JN438736

임상해부학 강의

Takashi Ito, Hiroko Takano 지음
정 혁 상 감수

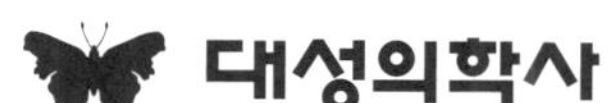

초판 서문

해부학은 두말할 나위 없이 의대생이 의학의 제일 첫걸음으로 배워야 할 기초학문의 하나로, 이 학문으로 얻는 지식은 의학을 습득하는 데 기반이 된다. 의대생 여러분은 의학의 출발선상에서 결의를 다지며 해부학에 임할 것이다. 그러나 실제로 해부학을 시작하면 이 학문이 방대한 양의 해부학 용어와 단조로운 사실의 나열처럼 느끼는 경우가 많은 것 같다. 그래서 해부학에 대한 망설임을 느끼는 학생도 있는 것 같다. 나는 해부학을 전공한 사람으로서 이 학문이 많은 학생들에게 올바르게 이해되지 않는 것을 매우 유감스럽게 생각한다. 그렇지만 그것에 대해서는 여기에서 언급하지 않을 것이다. 어쨌든 학생 여러분은 해부학이 의학을 공부하고 습득하기 위해서는 필수불가결한 학과임을 의심하지 않을 것이다. 그러나 해부학이 실제로 의학, 특히 임상의학과와 어떻게 관련되고, 어디에서 접점을 가지는지를 구체적으로 알지 못한 채 무언가 부족한 마음을 갖고 있지는 않은가. 이러한 한탄 섞인 감회가 실제로도 자주 들리는데, 그럴 경우 해부학은 유감스럽게도 단지 기억을 강요하는 학과로서 끝나버리게 될 수도 있다.

이렇게 임상의학을 이수하게 되면 임상의학과 관련하여 해부학을 다시 공부하고 싶어하는 학생도 적지 않다. 그러나 오늘의 의학교육에서 필요한 정보량은 일과 함께 증대하였다. 현행 커리큘럼에서 해부학, 특히 강의에 충당되는 시간은 지난날에 비하여 눈에 띄게 짧아져서 강의는 학생 스스로의 학습을 전제로 한 요점중심의 수업으로 진행되고 있다. 이러한 현상 때문에 나는 미리 가능한 한 구체적으로 임상의학과의 접점을 서술하면서 해부학을 교수하고자 했다. 해부학이 실제로 의학, 특히 임상의학의 습득에 활용될 것을 바라는 것과 동시에, 인체의 형태와 구조를 임상의학의 시점으로 바라본다면 그 이해가 깊어질 수 있다고 생각하기 때문이다. 이러한 염원을 담아서 나는 이 책을 쓰게 되었다. 그러나 지금 돌이켜 보면 역량 부족 때문에 나의 염원이 어느 정도까지 완수되어 구현되었나 하는 생각이 든다. 예를 들어 제시한 임상의학과의 관련도 한정된 범위에만 머물고, 그 내용도 만족과는 거리가 멀어 보인다. 향후에도 전력을 다해 충실하게 노력하고 싶다. 그러기 위해서라도 이 책에 대해서 다양한 기탄없는 의견과 비판을 바라는 바이다.

이 책의 기획 · 준비 · 기고부터 출판에 이르기까지 10년 가까운 세월이 필요했다. 나의 태만과 느린 서필, 건강상의 이유로 인해 예상한 기간보다 긴 세월이 지나버렸다. 그 사이에 많은 분들로부터 편달 · 조언 · 협력을 받았다. 이러한 행운을 항상 감사하게 생각하고 있다.

이 책의 그림은 홋카이도대학 의학부 해부학교실의 대학원생 마츠무라 유우지가 수고해주었다. 그의 헌신적인 노고에 깊이 감사한다. 또한 교정은 아베 카즈히로, 사사키 카즈노부 두 명의 조교수가 도와 주었다. 그리고 원고의 수정과 정리는 소토야마 소노코 씨의 도움을 받았다. 홋카이도대학 의학부 해부학교실의 여러분으로부터 받은 따뜻한 협력과 배려에 깊이 감사한다. 덧붙여 나의 아내 레이코는 병으로 고생하는 와중에도 원고를 수정해주었다. 사적인 일이지만 여기에 언급하는 것을 이해해주셨으면 한다.

1983년 7월 삿포로에서

이토 타카시

머리말

인체해부학(human anatomy)은 인체의 정상적인 형태 · 구조를 연구하는 학문이다.

구조를 밝히기 위해서는 외부뿐만 아니라 절개하여 내부를 세세하게 나누어 연구해야 한다. anatomy란 'ana' 서로 또는 아래에서 위로 'tomia' 자른다는 의미이며 완전히 풀어헤친다는 것이다.

해부학은 역사가 매우 오래된 학문으로 예로부터 육안 관찰에 의해 구축되어왔지만 현미경을 사용하면서 더욱 미세한 구조가 연구되어 밝혀져왔다. 이렇게 해부학은 육안 관찰을 주체로 하는 육안해부학(macroscopic anatomy, gross anatomy)과 현미경을 사용하여 연구하는 현미해부학(microscopic anatomy)으로 나누어지게 되었다. 현미경에 의한 관찰은 생체를 구성하는 최소의 형태적 생명단위인 세포나 동종의 세포가 모여 생기는 조직을 대상으로 한다. 그래서 현미해부학을 조직학(histology)이라고도 한다. 육안해부학과 현미해부학(조직학)은 원래 연구 수단에 따라 나누어진 것이며 인체구조 규명을 위해서는 육안 단계에서 현미경 단계에까지 미치는 관찰연구를 필요로 한다.

의학을 학습하고 터득하는 데 인체구조를 정확히 이해하는 것이 기초가 된다는 것은 말할 것도 없다.

따라서 해부학은 의대생이 최초로 배우는 기초의학의 하나이다. 최근 의대생에 대한 해부학교육은 일반적으로 육안해부학과 현미해부학(조직학)으로 나누어져 이루어지고 있다. 이것은 편의에 의해 나눈 것이지만 그 나름대로 능률적이기도 하고 실제적이기도 하기 때문일 것이다.

육안해부학은 일반적으로 계통해부학과 국소해부학으로 나눌 수 있다.

계통해부학(systemic anatomy)은 인체를 몇 개의 계통으로 나누어 각각의 구조를 구술한다. 뒤에서 서술하는 것처럼 골격계 · 근육계 · 혈관계 등 특정 기능에 관계하는 일련의 구조를 모아서 계(system)라고 하는데, 각 계마다 그 구조를 밝히는 것이다.

국소해부학(topographic or regional anatomy)은 인체를 머리부위 · 목부위 · 가슴 · 배부위 등 몇 부분으로 나누어 각 부위마다 구조를 밝히는 것으로, 계통해부학에서 얻은 지식이 기초를 이룬다. 국소해부학은 임상의학, 특히 외과학에서 중요하며 응용해부학(applied anatomy) 또는 외과해부학(surgical anantomy)이라고도 한다.

이렇게 계통해부학은 인체의 구조를 종관적으로 연구하는 데 비해 국소해부학은 횡단적 관찰에 근거한다.

의학교육에서는 일반적으로 저학년에서 계통해부학 강의가 이루어지고 있지만, 고학년에서는 임상의학과 관련하여 국소해부학이 요망된다. 이 경우 의대생에게는 단지 외과학뿐만 아니라 널리 임상의학과의 관련을 지향하는 해부학, 즉 임상해부학(clinical anatomy)이 바람직하다. 그러나 현실의 의학교육에서는 교육내용이 너무 많으므로 특별히 임상해부학을 커리큘럼에 포함시킬 시간적 여유가 거의 없다. 이러한 현상을 생각하면 의대생에게 저학년 때 해부학의 기초지식을 전하는 것과 함께 그것이 가지는 임상적 의의를 이해시켜 해부학이 임상의학 수득에 직접 도움이 되도록 하는 방향의 교육학습이 바람직하다.

이 책에서는 이러한 방향을 지향하여 우선 **해부학 총론**으로서 인체를 구성하는 각 계에 대해 개요를 서술하였다. 이어서 **팔 · 다리 · 등부위 · 가슴부위 · 배부위 · 골반부위 · 머리와 목 부위**의 각 체부마다 구조를 계통적으로 기술하였다. 그리고 마지막으로 **중추신경계**의 해부학, 즉 신경해부학(neuroanatomy)을 다루고, 곳곳의 구조가 갖는 기능적 의의나 임상의학과의 관련에 대해 다루었다. 또한 최근 생체에서 체표 관찰의 중요성이 인정되고 있으므로 이 책에서도 **표면해부학**(surface anatomy)까지 고려하였다. 이러한 해부학 학습에 의해 인체의 구조를 이해함과 동시에 그 기초적 지식이 바로 임상의학의 면학 · 수득에 도움이 되기를 기대한다.

차 례

2 팔

3 다리

4 등부위

5 가슴부위

6 배부위

7 골반부위

8 머리와 목 부위

9 중추신경계

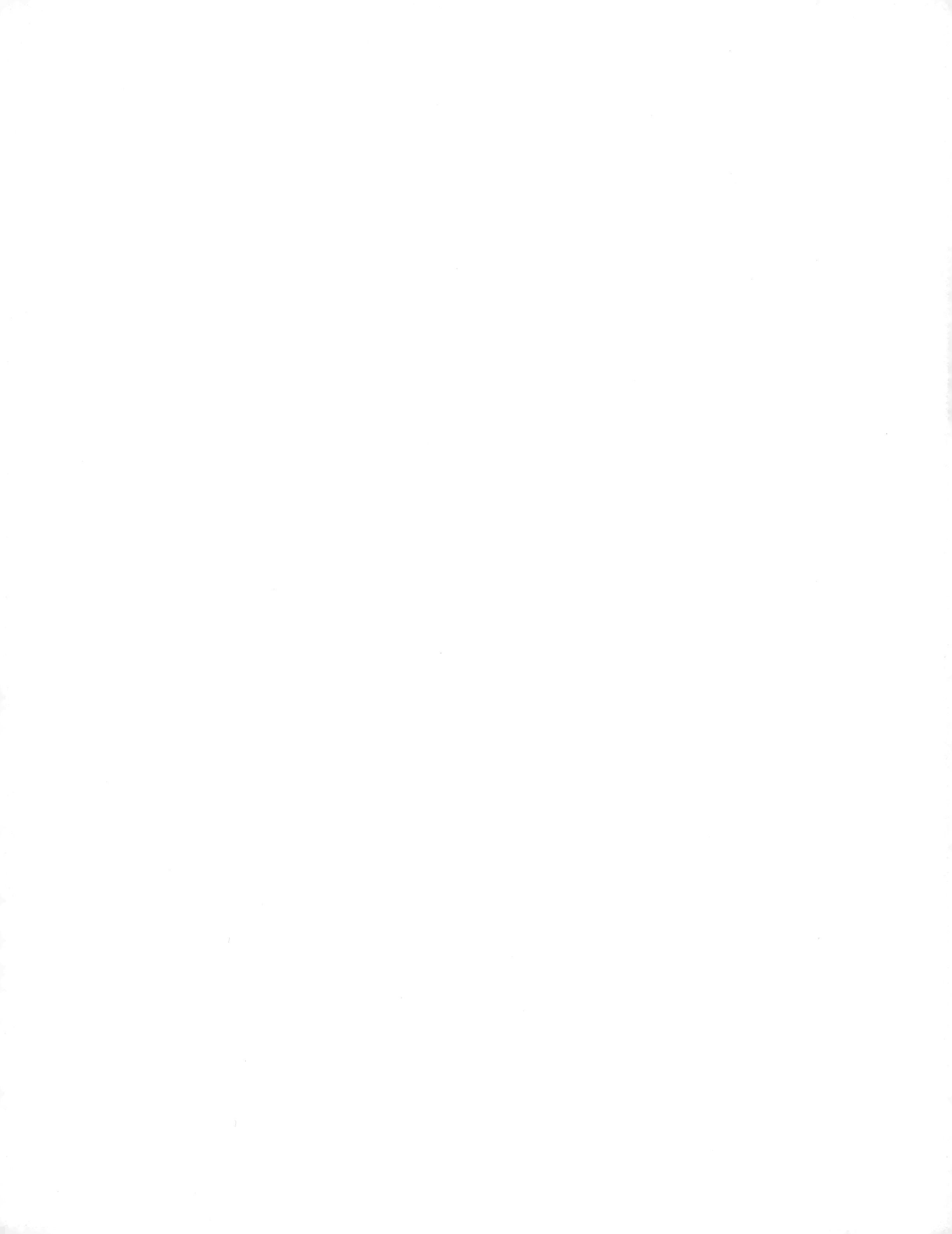

1 해부학 총론

이 장에서는 신체 전체에 관해 요약하여 설명한다. 해부학을 처음 배우는 독자는 이 장을 먼저 읽고 난 후 다른 장으로 넘어가기 바란다.

I. 해부학 기록의 규칙

해부학 서적을 읽기 전에 기록의 규칙을 익힌다.

① 해부학적 자세

② 신체의 면

③ 신체의 상대적인 위치관계를 나타내는 용어

1 해부학적 자세

해부학적 자세(anatomical position)란 신체 내부 구조물의 상대적인 위치를 나타낼 때 기준이 되는 자세이다. 상하, 전후, 좌우는 신체가 해부학적 자세를 취했을 때의 위치관계에서 볼 수 있다.

해부학적 자세란 다음과 같은 자세이다.

가슴을 펴고 얼굴과 눈은 정면을 향하고 먼 수평선을 바라보도록 한다. 발끝은 똑바로 앞을 향하게 하고 발바닥을 바닥에 붙여 양발을 모아서 선다. 팔꿈치는 펴서 몸의 양쪽 옆으로 떨어뜨려 손바닥을 앞으로 향하게 하고 손가락을 편다.

해부학적 자세는 가장 편안한 자세가 아니라는 것에 주의한다.

2 신체의 면

3개의 직각으로 교차하는 면을 정의한다(그림 1-1).

◆**시상면**(sagittal plane) 정면에서 화살을 쏘았을 때 관통하는 방향의 면을 말한다. 매우 많다.

시상면 중 신체의 앞면과 뒷면을 균등하게 2등분하는 앞정중선, 뒤정중선을 통하는 면을 **정중면**(median sagittal plane)이라 한다. 이것은 1면뿐이다.

◆**이마면**(전두면 frontal plane) 시상면에 수직인 면. 매우 많다. **관상면**(coronal plane)이라고도 한다.

◆**수평면**(horizontal plane) 서 있을 때 지면과 평행한 면을 말한다. 매우 많다. **가로면**(횡단면 transverse plane)이라고도 한다.

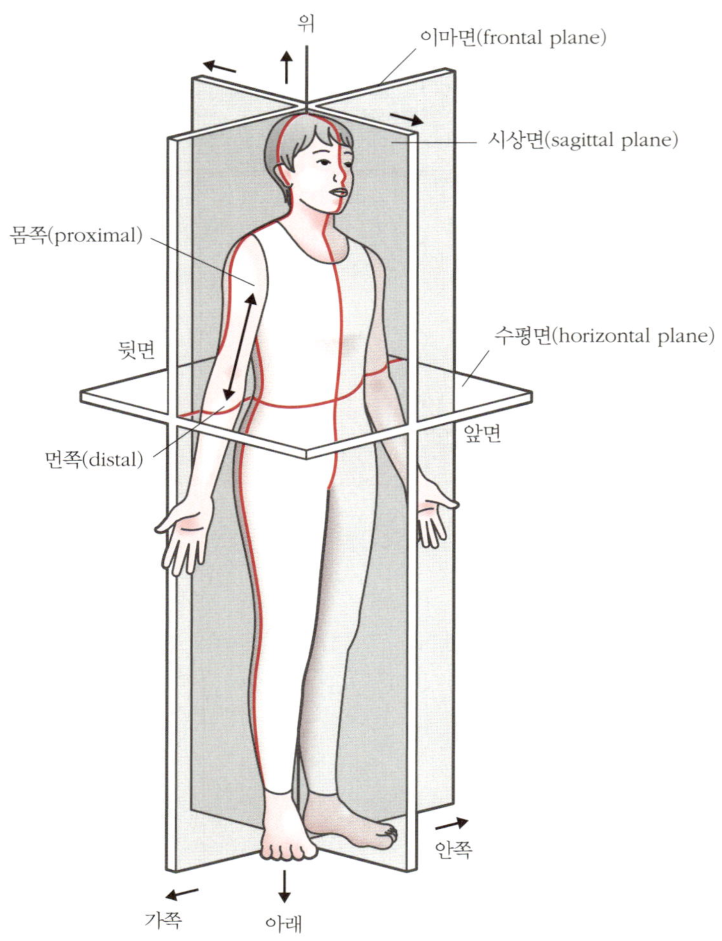

그림 1-1 신체의 면과 방향
몸쪽과 먼쪽은 같은 팔다리 안에서 사용된다. 몸통에서는 안쪽과 가쪽이 사용된다.

3 신체의 상대적인 위치관계를 나타내는 용어

◆**왼**(좌 left), **오른**(우 right) 해부학적 자세를 취한 경우의 왼쪽 · 오른쪽이다.

◆**앞**(전 anterior), **뒤**(후 posterior) 해부학적 자세를 취한 경우의 앞쪽 · 뒤쪽이다. **배쪽**(복측 ventral), **등쪽**(배측 dorsal)이라고도 한다.

◆**위**(상 superior), **아래**(하 inferior) 해부학적 자세를 취한 경우의 위 · 아래이다. **머리쪽**(두측 cranial), **꼬리쪽**(미측 caudal)이라고도 한다. 발생학에서는 입에 가까운 쪽을 **입쪽**(문측 rostral), 꼬리에 가까운 쪽을 **꼬리쪽**(미측 caudal)이라 한다.

◆**가쪽**(외측 lateral), **안쪽**(내측 medial), **정중**(median) 정중면에 가까우면 **안쪽**이라 하고 멀면 **가쪽**이라 한다. 정중면 위에 있으면 **정중**이라 한다.

◆**얕은**(천 superficial), **중간**(intermediate), **깊은**(심 deep) 체표나 기관의 바깥면에 가까운 쪽을 **얕은쪽**, 먼 쪽을 **깊은쪽**, 그 사이를 **중간**이라 한다.

◆**몸쪽**(근위 proximal), **먼쪽**(원위 distal) 몸통에 가까운 쪽을 **몸쪽**, 먼 쪽을 **먼쪽**이라 한다.

Ⅱ. 인체의 부위

인체 각 부위의 해부학적 명칭을 하나씩 알아본다(그림 1-2~7). 영어 의학용어에서는 명사와 형용사가 유사하지 않은 경우가 종종 있는데, 그것은 형용사가 그리스어 또는 라틴어의 명사에서 유래하였기 때문이다.

인체의 큰 구분 (그림 1-2)

다음의 9부위로 구분된다.

머리(두 head)	얼굴(안면 face)	목(경 neck)
가슴(흉 chest)	배(복 abdomen)	등(배 back)
샅(회음 perineum)	팔(상지 upper limb)	다리(하지 lower limb)

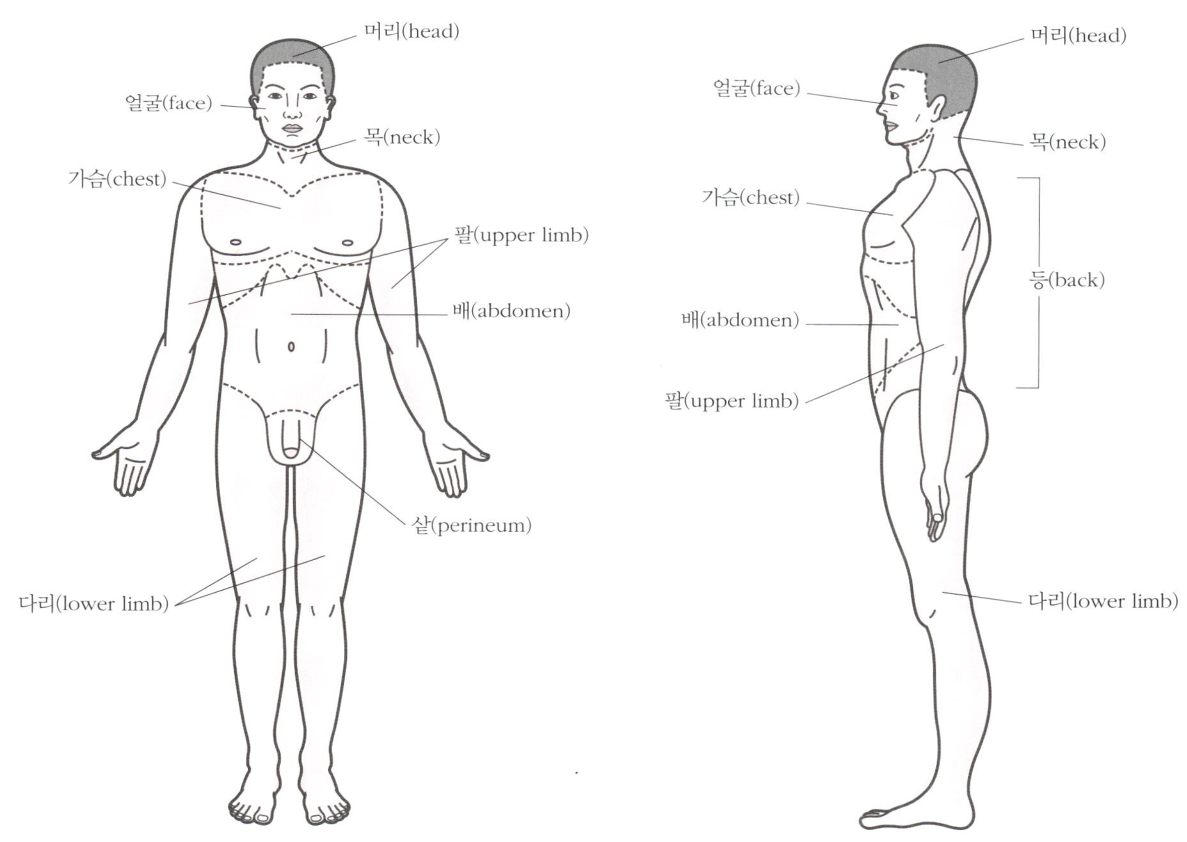

그림 1-2 인체의 구분
몸통이란 가슴·배·등·샅을 아울러 말하는 것이다.

머리, 목부위 (그림 1-3)

머리 · 얼굴 · 목으로 나누어지며 더욱 세분화된 명칭은 다음과 같다.

◆ **머리부위**(두부 regions of head)

이마부위(전두부 frontal region) = 이마(전두 forehead)
마루부위(두정부 parietal region)
뒤통수부위(후두부 occipital region)
관자부위(측두부 temporal region)
귓바퀴부위(이개부 auricular region) = 귀(이 ear)

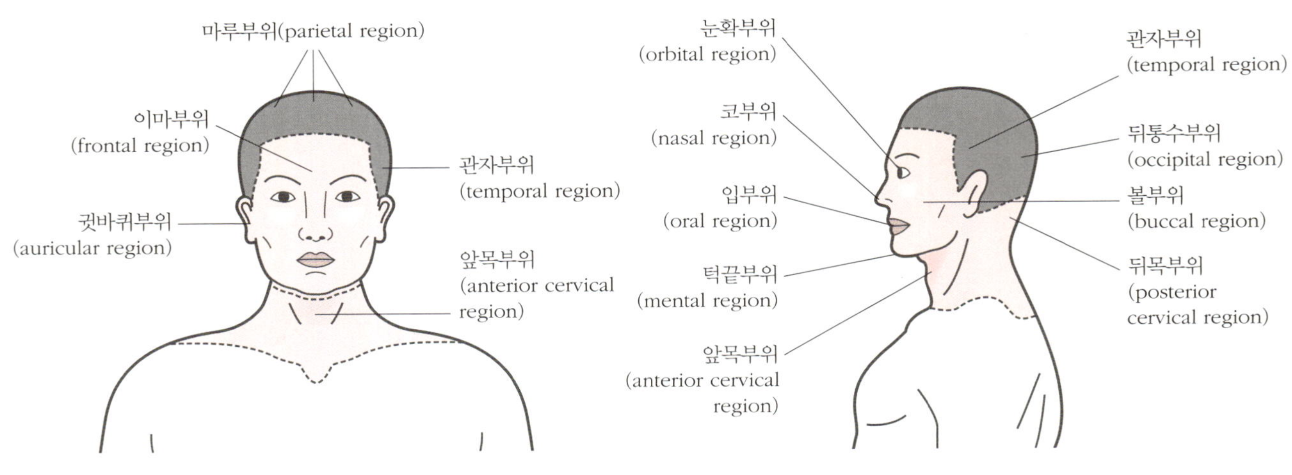

그림 1-3 머리와 목부위의 구분

◆ **얼굴부위**(안면부위 facial regions)

코부위(비부 nasal region) = 코(비 nose)
입부위(구강부 oral region) = 입(구 mouth)
눈확부위(안와부 orbital region) = 눈(안 eye)
볼부위(협부 buccal region) = 볼(협 cheek)
턱끝부위(이부 mental region) = 턱(chin)

◆ **목부위**(경부 regions of the neck)

앞목부위(전경부 anterior cervical region)
뒤목부위(후경부 posterior cervical region) = 목덜미(항 nucha)

몸통(Trunk) (그림 1-4~6)

몸통은 가슴 · 배 · 등으로 나누어지며, 더욱 세분화된 명칭은 다음과 같다.

◆ **가슴부위**(흉부 pectoral regions)

빗장부위(쇄골부 clavicular region)
복장부위(전흉골부 presternal region)
가슴부위(흉부 pectoral region, 좁은 의미의 가슴부위이므로)
유방부위(mammary region) = 젖(유방 breast)
유방밑부위(유방하부 submammary region)
겨드랑부위(액와부 axillary region) = 겨드랑(액와 axilla)

◆ **배부위**(복부 abdominal regions)

갈비밑부위(늑하부 subcostal region)
명치부위(상복부 epigastric region)
배꼽부위(제부 umbilical region)
가쪽배부위(측복부 lateral abdominal region)
두덩부위(치골부 pubic region)
샅굴부위(서혜부 inguinal region) = 샅굴(서혜부 groin)

◆ **등부위**(배부 regions of back)

척주부위(척주부 vertebral region)
어깨위부위(견갑상부 suprascapular region)
어깨부위(견갑부 scapular region)
어깨아래부위(견갑하부 infrascapular region)
허리부위(요부 lumbar region) = 허리(요 waist)
엉치부위(천골부 sacral region)

팔다리(사지 Limbs) (그림 1-7)

◆ **팔부위**(상지부 regions of upper limb)

어깨뼈봉우리(견봉 acromion)
어깨세모근부위(삼각근부 deltoid region)
위팔부위(상완부 brachial region) = 팔(상완 arms)
팔꿈치부위(주부 cubital region)= 팔꿈치(주 elbow)
아래팔부위(전완부 antebrachial region) = 아래팔(전완 forearm)
손부위(수부 hand region) = 손(수 hand)
  손목부위(수근부 carpal region) = 손목(수근 wrist)
  손등부위(수배부 dorsal region of hand) = 손등(수배 dorsum of hand)
  손바닥부위(수장부 palmar region) = 손바닥(수장 palm)
  손가락(지 fingers including thumb)
  엄지손가락(모지 thumb)

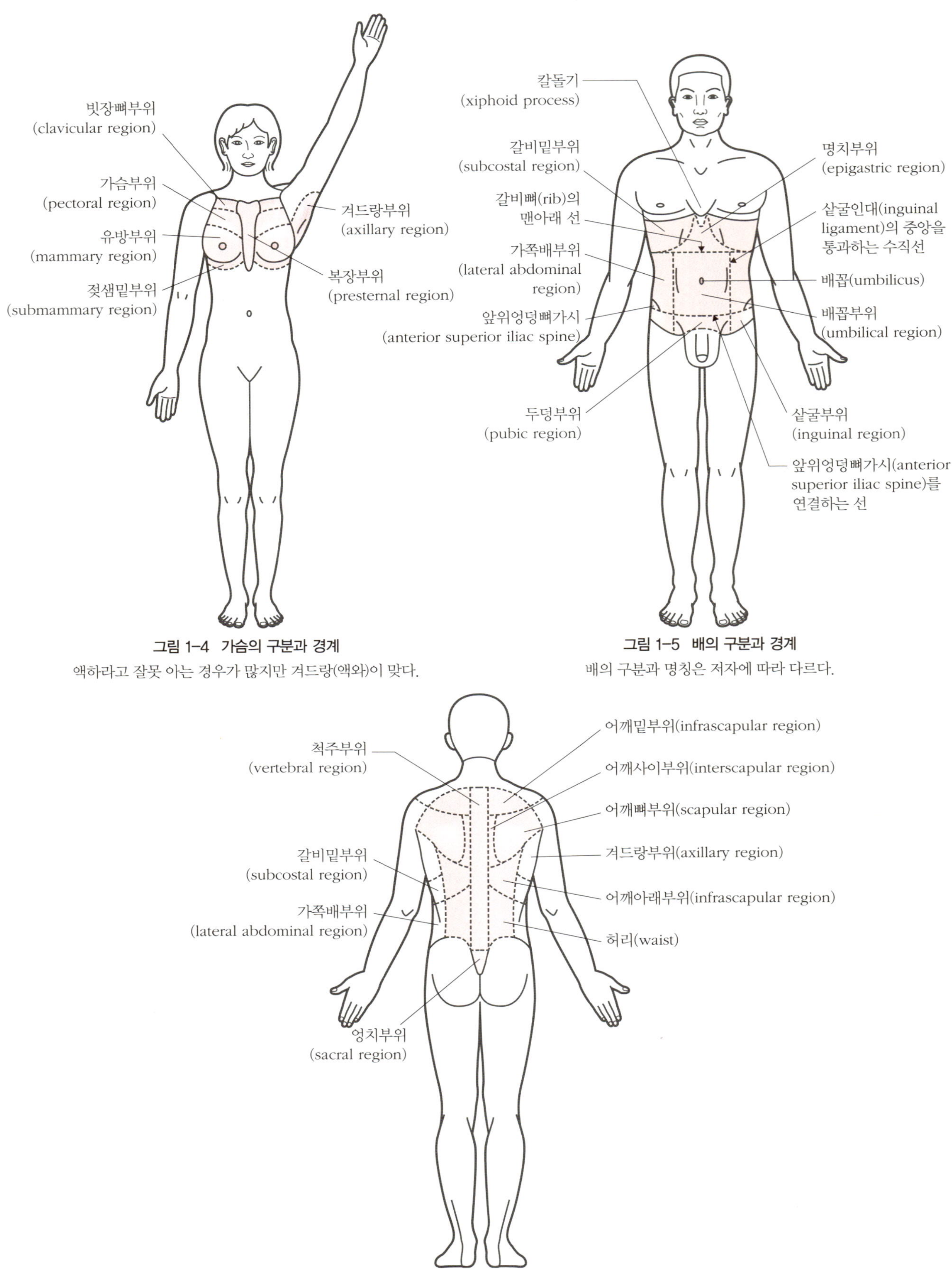

그림 1-4 가슴의 구분과 경계

액하라고 잘못 아는 경우가 많지만 겨드랑(액와)이 맞다.

그림 1-5 배의 구분과 경계

배의 구분과 명칭은 저자에 따라 다르다.

그림 1-6 등의 구분과 경계

◆ **다리부위**(하지부 regions of lower limb)

볼기부위(둔부 gluteal region)
넙다리부위(대퇴부 femoral region) = 넙다리(대퇴 thigh)
무릎부위(슬부 knee region) = 무릎(슬 knee)
다리오금(슬와 popliteal fossa)
다리부위(하퇴부 crural region) = 종아리(하퇴 leg)[*1]
장딴지(비복 sura)
가쪽복사(외과 lateral malleolus)
안쪽복사(내과 medial malleolus)

＊1 일반적으로 leg는 다리이지만 해부학에서는 종아리를 말한다.

발부위(족부 foot region) = 발(족 foot)
발목부위(족근부 ankle region) = 발목(족근 ankle)
발등부위(족배부위 dorsal region of foot) = 발등(족배 dorsum of foot)
발바닥부위(족저부 plantar region) = 발바닥(족저 sole)
발꿈치부위(종부위 heel region) = 발꿈치(종 heel)
발가락(족지 toe)
엄지발가락(족무지 great toe)

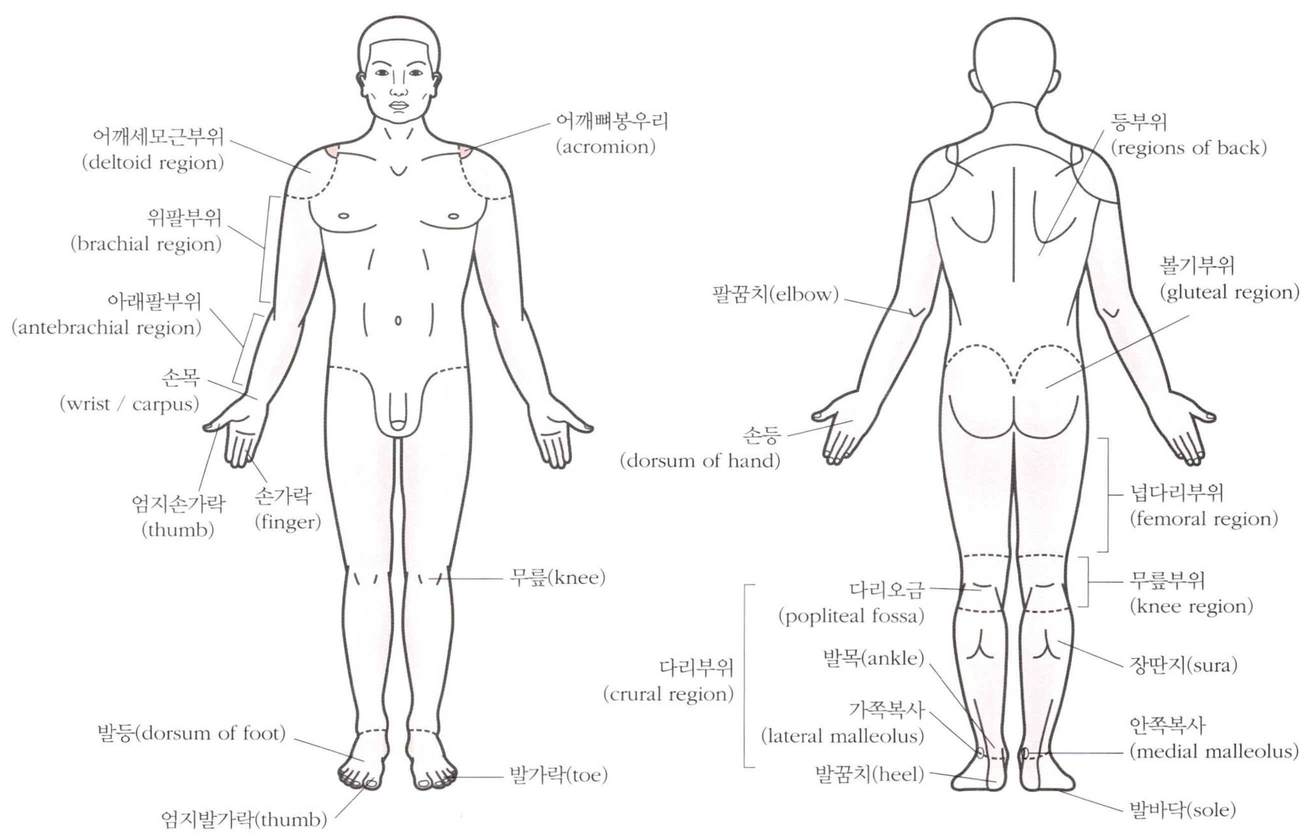

그림 1-7 팔, 다리의 구분과 경계

가쪽복사는 종아리뼈, 안쪽복사는 정강뼈로 이루어진다.

Ⅲ. 골격계

골격은 뼈 · 연골 · 관절로 이루어져 있다. 골격은 인체를 특징짓는 형태를 만든다.

골격의 중심이 되는 것은 뼈이다. 뼈는 칼슘을 많이 포함하고 있어 딱딱하므로 무거운 머리를 지지하는 지주로서 작용한다. 머리, 가슴우리(흉곽 thoracic cage), 골반에서 골격은 그릇과 같은 형태를 취하여 그 안에 들어 있는 주요 장기를 보호한다.

골격 중에서 탄력성이 요구되는 곳에는 뼈 대신 연골이 배치되어 있다.

뼈와 뼈가 연결되는 부위에는 관절이 있어 근육의 도움을 받아 뼈를 움직일 수 있게 한다.

인체의 골격을 구성하는 뼈는 약 200개이다. 전신의 골격을 그린 그림에 주요 뼈의 명칭을 기입한 것을 그림 1-8에 제시한다. 적어도 여기에 명칭을 기입한 뼈는 다른 뼈와의 상대적인 위치관계와 함께 기억해두어야 한다. 이것은 뒤에서 서술하는 근육계를 이해하는 데 필수적이다. 또한 주요 관절의 명칭도 기억해둔다.

A. 뼈(골 Bone)의 총론

1 뼈의 형태에 따른 분류 (그림 1-10, 11)

뼈는 형태에 따라 긴뼈 · 짧은뼈 · 납작뼈 · 불규칙뼈 등으로 나누어진다.

◆**긴뼈**(장골 long bone) 이름처럼 세로로 긴 모양의 뼈이며 팔다리에서 볼 수 있다.

예를 들면 위팔뼈, 아래팔의 노뼈 · 자뼈, 넙다리뼈, 다리의 정강뼈 · 종아리뼈 등이 긴뼈이다. 마디뼈는 작지만 긴뼈에 속한다.

긴뼈는 일반적으로 근육에 의해 지렛대로서 움직이며 주로 몸의 지지 · 이동이나 운동에 도움이 된다.

◆**짧은뼈**(단골 short bone) 정육면체와 같이 가로 · 세로의 구별이 없는 형태의 뼈이다.

예를 들면 손목뼈나 발목뼈이다.

짧은뼈는 일반적으로 손목이나 발목과 같이 하나가 아니라 여러 개가 모여 있어 운동은 제한되지만 강하고 탄성이 있는 골격을 만든다.

◆**납작뼈**(편평골 flat bone) 편평하며 일반적으로 약간 휘어져 있다.

예를 들면 머리뼈, 복장뼈, 갈비뼈, 어깨뼈 등이다.

납작뼈는 머리덮개뼈를 만드는 이마뼈나 마루뼈와 같이 속공간을 에워싸 보호함과 동시에 그 넓은 표면이 근육의 부착면이 된다.

◆**불규칙뼈**(불규칙골 irregular bone) 위에서 말한 뼈 중 어디에도 속하지 않는 뼈이며, 기능과 관련하여 불규칙한 특유의 형태를 가지고 있다(척추뼈 · 볼기뼈 · 얼굴의 뼈 등).

앞에서 말한 것 같은 형태의 뼈 외에 종자뼈나 공기뼈 등이 있다.

◆**종자뼈**(종자골 sesamoid bone) 일반적으로 힘줄 안에 있으며 문자 그대로 종자(참깨 씨)와 같이 작은 뼈이다(p.26). 단, 무릎뼈는 크지만 일종의 종자뼈이다.

◆**공기뼈**(함기골 pneumatic bone) 일반적으로 머리의 뼈에서 볼 수 있으며 뼈아교질 내부에 큰 공간이 있는 뼈이다. 공간은 코안 등으로 연결되어 공기안(cavity)이 된다.

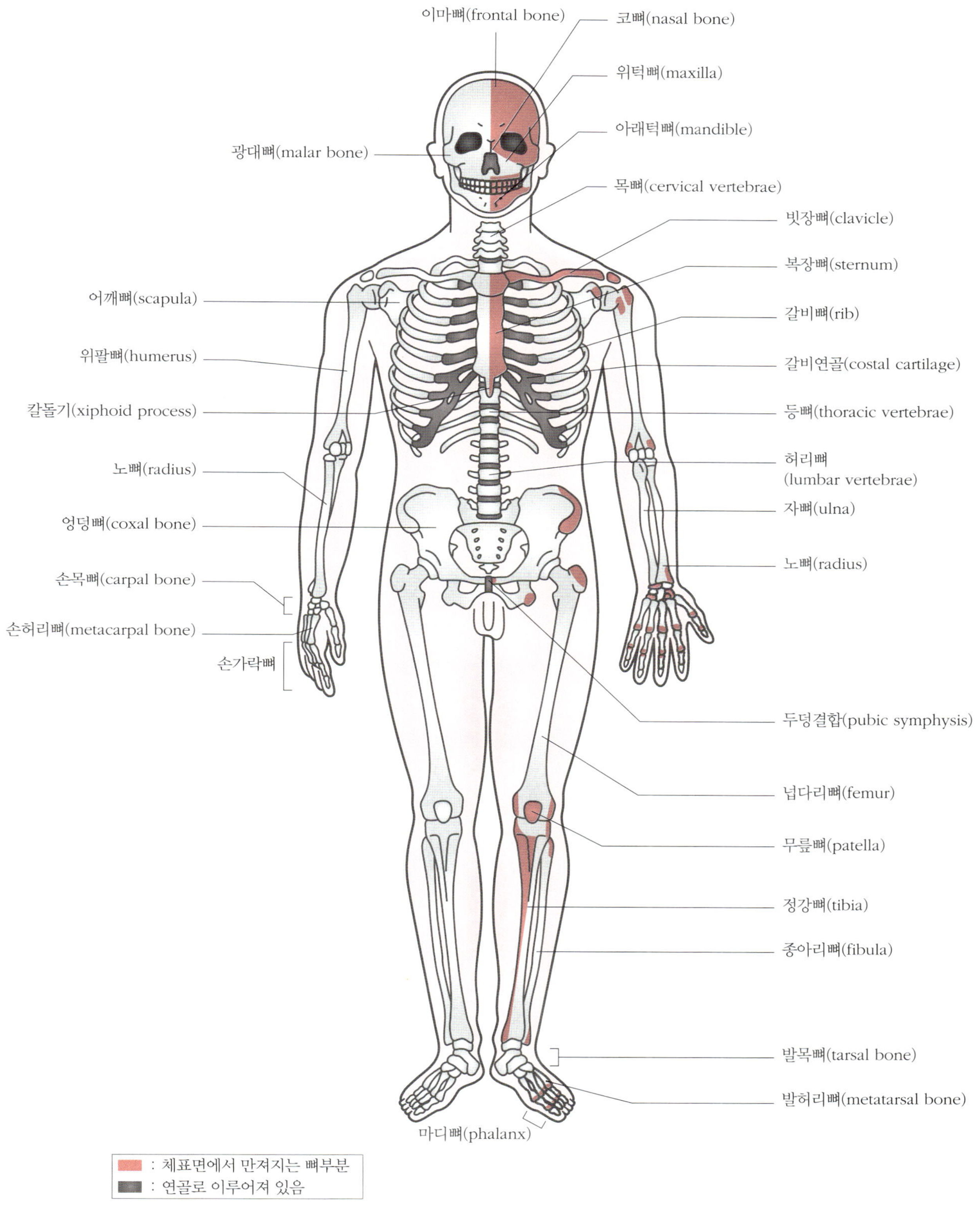

그림 1-8 전신 골격상

노뼈는 아래팔, 정강뼈는 다리의 엄지발가락쪽에 있다.

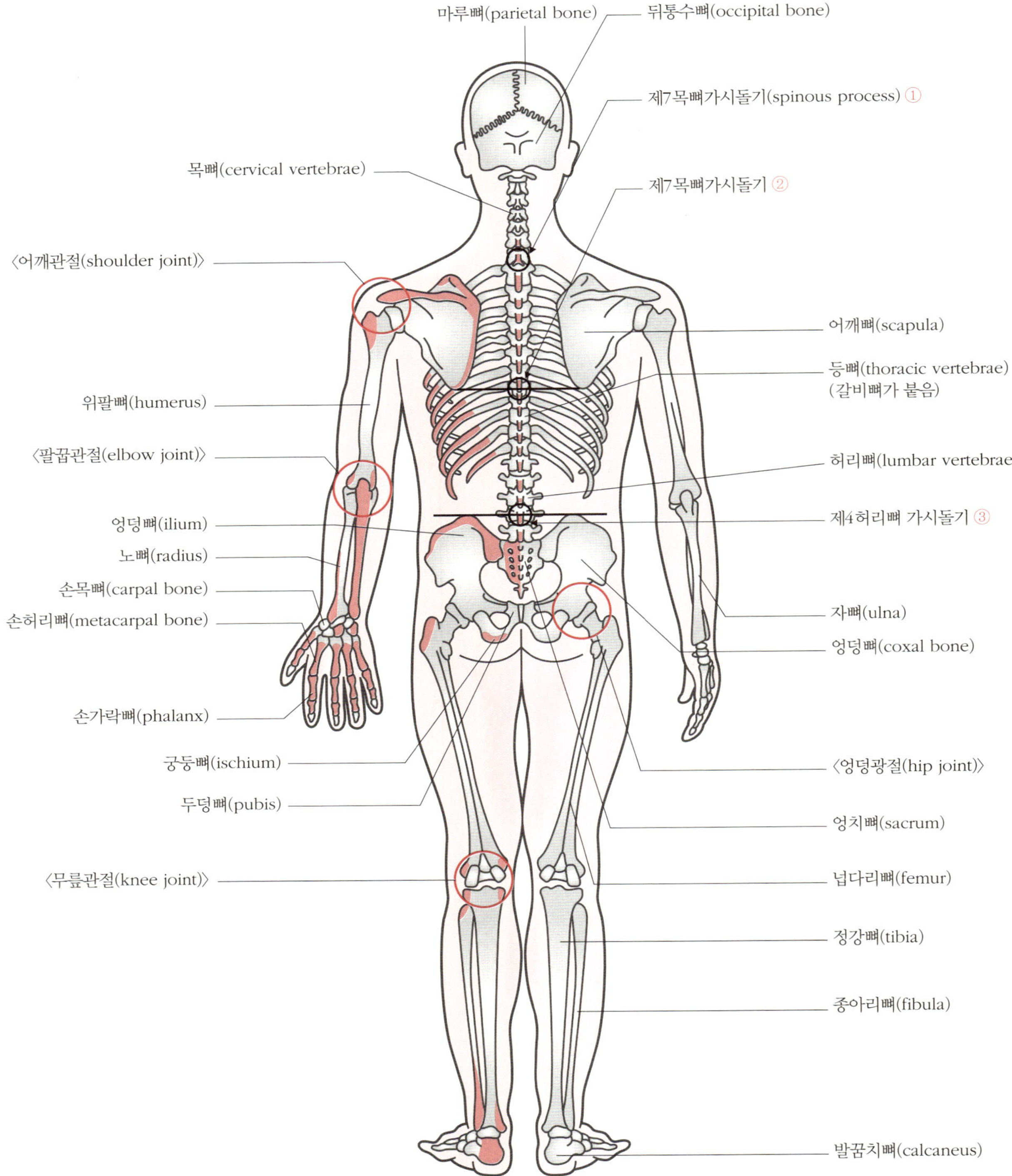

표지가 되는 것은
① 제7목뼈의 극돌기는 체표면에서 볼 수 있으며 만질 수도 있다.
② 좌우 어깨뼈 아래각을 통과하는 선은 제7등뼈의 가시돌기를 통과한다.
③ 좌우 엉덩뼈능선의 가장 위 경계부를 통과하는 선은 제4허리뼈 가시돌기를 통과한다.

그림 1-9 전신 골격상

관절은 신체 운동에서 가장 중요한 것이다.

2 뼈의 구축(Contracture)

뼈는 치밀뼈와 갯솜뼈로 나누어진다.

치밀뼈(치밀골 compact bone)는 단단한 뼈아교질이며, **갯솜뼈**(해면골 spongy bone)는 얇은 판모양 또는 들보모양의 뼈잔기둥(골소주 bony trabecula)이 이어져 교착(conglutination)하여 생긴다.

치밀뼈와 갯솜뼈의 구축형태는 긴뼈 · 짧은뼈 · 납작뼈 · 불규칙뼈에서 각각 받는 역학적 부하(load)에 따라 다르다.

임상에서 치밀질과 갯솜질은 치밀뼈와 갯솜뼈라 불린다.

긴뼈는 중앙부의 **뼈몸통**(골간 diaphysis)과 양 끝부분의 **뼈끝**(골단 epiphysis)으로 구별된다(그림 1-10). 뼈몸통의 내부에는 공간, 즉 **뼈속질공간**(골수강 medullary cavity)이 있으며, 긴뼈는 관모양을 띠므로 장관골이라고도 한다. 긴뼈는 파이프와 같이 안이 비어 있는 구조여서 가벼우면서도 역학적으로도 단단한 구조를 이루고 있다.

뼈몸통의 바깥층은 두꺼운 치밀뼈, 안쪽층은 얇은 갯솜뼈로 이루어져 있다. 뼈몸통은 직접 외력을 받는 일이 많으므로 표층부가 단단한 치밀뼈로 이루어져 있다. 치밀뼈는 뼈몸통의 중앙부에서 가장 두꺼우며 중량 부하가 큰 부위에서 두꺼워진다.

뼈끝은 약간 크게 확대되어 있으며 관절면을 가진다.

뼈끝에서는 표층이 얇은 치밀뼈로 덮여 있고, 내부는 갯솜뼈로 이루어져 있다. 갯솜뼈의 뼈잔기둥은 뼈끝에 가해지는 부하나 장력에 대응하는 배열 방향을 취하고 있어 역학적으로 뛰어나게 적응된 구조를 보인다(그림 1-11).

갯솜뼈 사이의 틈이나 뼈속질공간은 뼈속질조직으로 채워져 있다.

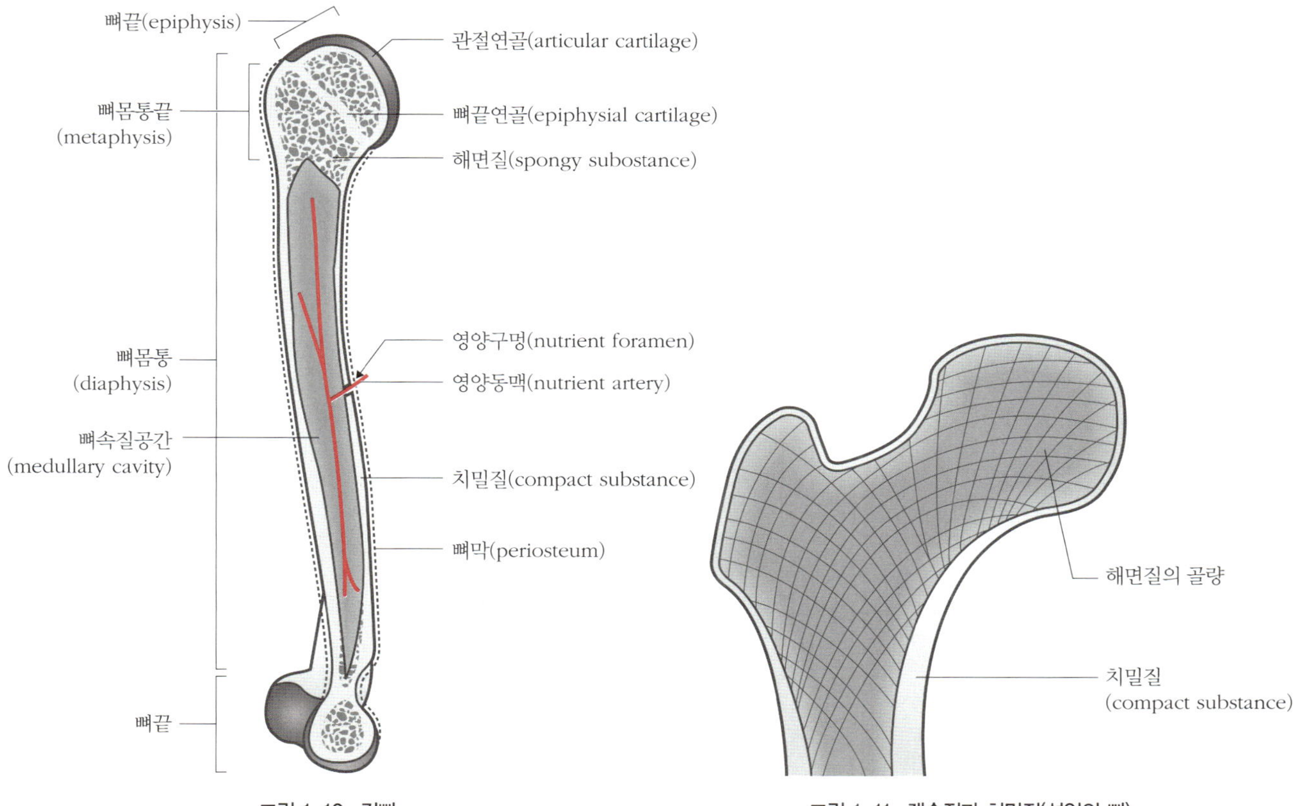

그림 1-10 긴뼈
두꺼운 영양동맥 1개가 뼈몸통 중앙에서 약간 비스듬하게 대각선으로 뼈속질공간으로 들어간다.

그림 1-11 갯솜질과 치밀질(성인의 뼈)
기둥(trabecula)에 따라 무게가 적당한 방향으로 전해진다.

짧은뼈 · 불규칙뼈는 긴뼈의 뼈끝과 같은 구조를 가지고 있으며, 표층은 얇은 치밀뼈로 덮여 있고 내부는 대부분 갯솜뼈로 이루어져 있으며 뼈속질공간은 없다. 짧은뼈 · 불규칙뼈는 비교적 소량의 뼈아교질로 이루어져 가볍지만, 갯솜뼈의 뼈잔기둥은 긴뼈의 뼈끝과 마찬가지로 부하에 대해서 역학적으로 단단한 배열을 보인다(예 : 목말뼈 · 발꿈치뼈 등, 그림 1-12).

납작뼈에서 특히 머리덮개뼈의 이마뼈 · 마루뼈 등은 외력으로부터 내부를 보호하기 위해 바깥층과 안쪽층이 두꺼운 판모양의 치밀뼈로 이루어져 있다. 이 치밀뼈를 각각 **바깥판**(외판 external table), **속판**(내판 internal table)이라 하며, 안팎 양쪽 판의 사이에는 갯솜뼈로 이루어진 **판사이층**(판간층 diploe)이 있다(그림 1-13). 갯솜뼈는 뼈를 가볍게 하는 동시에 역학적인 완충작용을 한다.

3 골조직

골조직은 혈관을 중심으로 하는 층판 구조를 취한다. 뼈아교질은 화학적으로 약 2/3가 인산칼슘을 주성분으로 하는 무기질로 채워져 있고, 나머지 약 1/3은 아교섬유, 뼈세포 등의 유기질로 이루어져 있다. 무기질은 뼈아교질에 단단함을 부여하고, 유기질은 탄탄함과 탄성을 부여한다(그림 1-14). 아교섬유는 뼈층판마다 수직으로 교차하여 배열되어 있으며 그 섬유조직 사이에 칼슘이 침착된다.

불완전굴곡골절 : 뼈아교질에서 무기질과 유기질의 비율은 연령에 따라 변화한다. 유소아에서는 유기질이 비교적 많은 양을 차지하므로 뼈에 탄성이 있어 쉽게 휘어진다. 따라서 성인에 비해 외력에 의한 골절은 일어나기 어려우며 골절도 뼈의 한쪽에만 한정되어 있어 불완전골절인 경우가 많다. 이러한 유소아의 골절은 마치 신선한 생나무를 부러트리는 것과 같으므로 불완전굴곡골절(생나무골절 greenstick fracture)이라고도 한다.

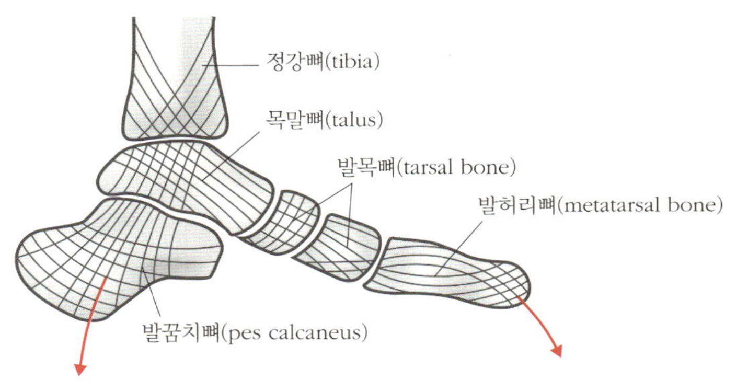

그림 1-12 해면질 뼈잔기둥의 배열방향
발꿈치와 제1발허리뼈의 앞쪽 끝에 체중이 걸린다.

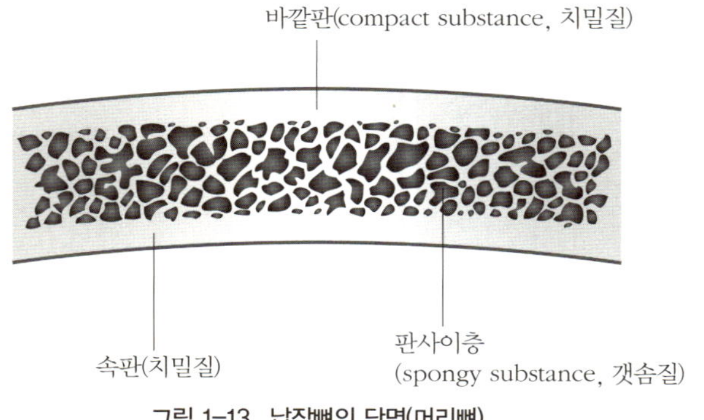

그림 1-13 납작뼈의 단면(머리뼈)
납작뼈(flat bone) 내부는 갯솜질로 채워져 있다.

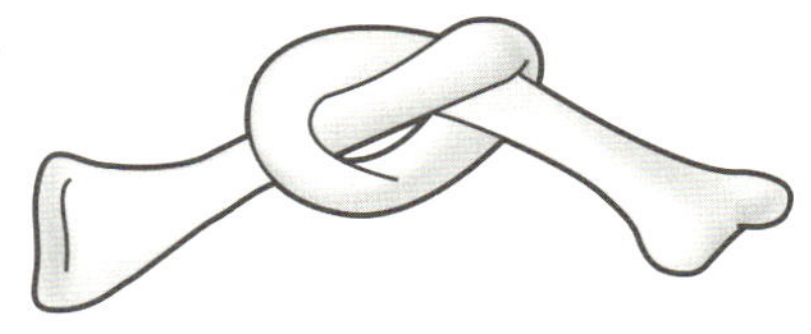

그림 1-14 탈회된 긴뼈(정강뼈)
탈회(decalcification)란 칼슘을 빼는 것이다.
산이나 킬레이트제에 담가두면 탈회할 수 있다.
탈회해도 교원섬유는 남아 있으므로 뼈의 형태는 유지된다.

뼈의 굽이 : 유아기에 구루병 등의 질병으로 무기질침착이 충분히 이루어지지 않으면 뼈가 굽어져 변형된다. 성인에서도 골절이 치료되는 과정에서 초기에 체중부하가 걸리게 되면 뼈가 굽어진다. 금방 만들어진 뼈아교질의 무기질침착은 일반 뼈에서보다 적기 때문이다.

뼈밀도의 노화에 따른 변화 : 뼛속 무기질의 양은 X선 필름상의 뼈음영 농도 분석을 통해 뼈밀도(골밀도 bone mineral density)로서 측정된다. 뼈밀도는 남녀 모두 30세까지는 연령과 함께 증가하고 그 후에는 점차 감소한다. 여성에서는 폐경 후 5~10년에 걸쳐 급격하게 뼈밀도가 감소하는 시기가 있다. 따라서 폐경 후 여성은 뼈가 약해져 골절되기 쉽다(**뼈엉성증** 골다공증 osteoporosis).

4 뼈 표면의 모습

뼈의 표면은 관절면에서는 연골로 덮여 있으며 매끄럽다. 또한 근육이 넓게 부착되는 면도 비교적 매끄럽다. 이에 비해 인대나 힘줄의 부착면은 그 섬유가 뼈아교질 안으로 진입하기 위해 거칠게 되어 있다. 그 밖에 뼈의 표면에는 다음과 같이 다양한 돌출 · 두덩 · 오목 · 구멍 등이 나타난다. 이들 표면구조는 각각 기능적 의미를 가지고 있다.

돌출

크기 · 형태에 따라 다양한 이름이 붙여져 있다.

두덩(융기 eminence)	작은 돌출부
결절(tubercle)	주위와 구별될 정도로 튀어나온 부위
거친면(조면 tuberosity)	약간 융기되고 표면이 까칠까칠한 부위
돌기(전자 trochanter)	돌출된 부위. 모두 강대한 근육의 부착부
가시(극 spine)	가시 같은 작은 돌출부
돌기(process)	뚜렷한 돌출
능선(ridge), 선(line)	능선은 길게 연결된 융기. 선은 선모양의 융기
관절융기(과상돌기 condyle)*2	끝부분이 두꺼운 돌출부이며 관절면이 있음
위관절융기(상과 epicondyle)	관절융기의 바로 위에 있는 융기이며 관절면은 없지만 종종 근육 · 인대가 붙음

* 2 그리스어 condylus에서 유래한 단어로 본래 손가락 등 관절의 뼈마디를 말한다.

오목

오목(와 fovea)	얕은 패임. 특히 작은 패임을 오목(소와 foveola)이라 함
오목(와 fossa)	비교적 깊은 패임
패임(절흔 notch)	도려낸 것 같은 자국
틈새(열 fissure)	갈라진 곳
고랑(구 groove)	좁고 긴 홈

구멍

뼈의 표면에는 일반적으로 혈관이 진입하는 가는 구멍(볼크만관 Volkmann's canal)이나 약간 큰 영양구멍(그림 1-10)이 있다. 뼈의 구멍은 주로 혈관이나 신경의 통로이다.

5 뼈막(골막 Periosteum)

뼈의 표면은 섬유성결합조직의 막, 즉 뼈막으로 덮여 있다(그림 1-10 참조). 뼈막에는 혈관 · 신경이 풍부하다.

뼈막은 뼈를 보호함과 동시에 혈관분포가 풍부하여 뼈에 영양을 공급한다. 뼈막이 염증 등에 의해 뼈아교질로부터 박리되면 뼈는 혈액공급이 중단되어 괴사(necrosis)에 빠진다.

뼈막으로부터의 골신생 : 성장기에는 뼈막으로부터 뼈가 신생되어 뼈 두께가 증가한다. 골절과 같이 뼈가 손상된 경우에도 뼈막으로부터 뼈의 신생이 일어난다.

6 뼈속질(골수 Bone marrow)

뼈속질은 뼈의 내부, 즉 긴뼈의 뼈속질공간이나 뼈끝 및 그 외 뼈의 갯솜뼈 뼈잔기둥의 사이를 채우는 조직으로, 혈구를 생성하는 조혈조직이다.

뼈속질은 조혈기능이 활발한 경우에는 적색을 띠어 **적색뼈속질**(적색골수 red marrow)이라 한다.

뼈속질에 지방조직이 증가하면 점점 황색을 띠게 되어 **황색뼈속질**(황색골수 yellow marrow)이라 한다.

발육기에 있는 유소아의 뼈속질은 모두 적색뼈속질로 채워져 있으나 성장과 함께 긴뼈의 뼈속질에는 황색뼈속질이 점점 증가한다. 7세 이후 황색뼈속질은 팔다리의 긴뼈 먼쪽으로부터 몸쪽을 향해 점점 증가한다. 따라서 성인에서 적색뼈속질은 주로 몸통의 뼈(머리뼈 · 척추뼈 · 복장뼈 · 갈비뼈) 및 팔이음뼈 · 다리이음뼈의 뼈(볼기뼈 등), 긴뼈에서는 위팔뼈 · 넙다리뼈의 몸쪽끝에 한정된다.

골수천자부위 : 뼈속질조직은 임상검사를 위해 골수천자(bone marrow puncture)로 채취된다. 천자는 성인에서는 복장뼈에서 시행하는 것이 일반적이지만 볼기뼈(위뒤엉덩뼈가시 · 위앞엉덩뼈가시 · 엉덩뼈능선)에서 시행하는 경우도 있다. 영아기에는 정강뼈 몸쪽끝에서 시행한다.

7 뼈의 혈관

긴뼈는 다음과 같은 동맥에서 영양을 받는다.

◆**뼈막동맥**(골막동맥 periosteal artery) 뼈막으로부터 직접 볼크만관을 통과하여 뼈아교질 안으로 진입하는 가는 동맥으로, 치밀뼈 안에서 하버스관(Haversian canal)을 주행하며 뼈몸통의 치밀뼈 영양에 관계한다.

◆**뼈끝동맥**(골단동맥 epiphysial artery) 관절 주위의 동맥연결로부터 진입하는 동맥으로, 뼈끝과 여기에 접하는 뼈몸통의 끝부분(뼈몸통끝 골간단 metaphysis)을 영양화한다.

뼈속질염이 잘 발생하는 부위 : 뼈몸통끝은 주위로부터 특히 많은 혈관이 진입하므로 혈액공급이 풍부하다. 특히 큰 긴뼈의 뼈몸통끝은 임상적으로 뼈속질염 등의 감염이 잘 발생하는 부위이다.

뼈끝연골 : 뼈몸통끝은 뼈끝연골에 접하는 뼈몸통의 끝부분이며 이 부위에서 뼈끝연골에 의해 뼈의 길이 성장이 이루어진다.

◆**영양동맥**(nutrient artery) 영양구멍으로부터 진입하는 동맥을 말한다(그림 1-10 참조). 영양동맥은 치밀뼈를 관통하여 직접 뼈속질공간에 이르며 거기에서 나뉘어 뼈속질과 뼈몸통부분의 치밀뼈 안쪽층부위를 영양화한다.

앞서 말한 3종류의 동맥가지(뼈막동맥, 뼈끝동맥, 영양동맥)는 서로 연결된다.

정맥은 동맥과 함께 주행하는데 특히 영양동맥에는 종종 2개의 정맥이 함께 주행한다.

긴뼈 이외의 뼈에서는 뼈막으로부터 표층의 치밀뼈를 관통하여 진입하는 동맥에 의해 영양화된다.

8 뼈의 신경

신경은 주로 뼈막에 분포하는 감각신경섬유이며 통증감각 · 압력감각에 관계한다. 그 밖에 교감신경섬유가 혈관에 분포한다(혈관운동신경).

뼈의 통증 : 뼈막에는 감각신경섬유가 분포하므로 통각이 있다. 뼈의 종양이나 감염으로 뼈막이 침윤되면 심한 통증이 발생한다. 뼈막에 분포하는 신경섬유는 부근 신경의 분지이며 통증은 종종 신경을 따라 방산한다.

뼈 자체에는 통증감각이 없어서 외과적으로 절단되는 경우에도 둔통을 느끼는 정도이다.

9 뼈의 발생과 성장

뼈의 발생

뼈의 발생(뼈되기 골화 ossification)에는 두 가지 양식이 있다. 막속뼈되기(결합조직성)와 연골뼈되기이다.

◆**막속뼈되기**(막내골화 intramembranous ossification)　주로 머리뼈(머리뼈바닥을 만드는 뼈를 제외)에서 보이는데, 유약한 결합조직성이 기초가 되어 거기에 뼈가 신생되는 양식이다.

◆**연골뼈되기**(연골내골화 cartilaginous ossification)　앞서 말한 머리뼈 이외 뼈의 발생 양식으로 우선 연골이 형성되고 이어서 연골이 2차적으로 신생 뼈조직으로 치환되어 뼈가 된다.

모든 양식에서 결합조직 또는 연골이 기초가 되며, 그 일정부위에 뼈되기가 시작되어 진행된다.

뼈되기가 시작되는 부위를 **뼈되기중심**(골화중심 ossification center)이라 한다.

예를 들면 긴뼈의 발생에서는 우선 연골이 형성되고 그 뼈몸통에 해당하는 중앙부에 **일차뼈되기중심**(일차골화중심 primary ossification center)이 나타나 뼈몸통부위의 뼈되기가 시작된다. 이어서 뼈끝의 모든 부위에서 하나 또는 둘 이상의 **이차뼈되기중심**(이차골화중심 secondary ossification center)이 나타나며, 여기에서부터 뼈끝의 뼈되기가 시작된다(그림 1-15).

이렇게 뼈몸통과 뼈끝의 뼈되기중심으로부터 뼈되기가 진행하여 뼈아교질이 형성되어가면 뼈몸통과 뼈끝 사이에 판모양의 연골이 남는다. 이 연골을 **뼈끝연골**(골단연골 epiphysial cartilage)이라 한다.

뼈의 성장

긴뼈는 일단 형성된 후에도 계속 성장한다. 성장에는 길이의 성장과 두께의 성장이 있다.

◆**길이의 성장**　뼈끝연골에서 이루어진다. 이것을 연골속뼈되기라 한다. 여기에서 연골이 성장하면서 뼈몸통쪽에 뼈아교질 형성이 활발히 이루어져 뼈몸통이 점점 길어진다. 뼈의 길이 성장이 계속되는 동안 뼈끝연골은 존재하지만, 연골이 뼈되기에 의해 소실되면 길이의 성장은 더 이상 일어나지 않게 된다.

◆**두께의 성장**　뼈의 표면을 덮는 뼈막에서 이루어진다. 이것을 막속뼈되기라 한다. 여기에서 뼈아교질이 새롭게 부가되어 뼈의 두께가 증가된다.

연골뼈되기의 처음에 생기는 연골은 앞서 말한 뼈끝연골 외에 인접한 뼈와 마주보는 뼈끝면, 즉 관절면에도 남는다. 이 연골은 **관절연골**(articular cartilage)이라 하며 뼈끝의 성장에 관계함과 동시에 관절면에 가해지는 외력에 대한 완충대가 되어 관절면에서의 마찰을 줄여 뼈를 보호한다.

긴뼈 이외 뼈의 발생은 일반적으로 긴뼈의 뼈끝과 마찬가지로 이루어진다.

손목뼈는 출생 시에는 연골로 이루어지며 그 후에 뼈되기한다. 뼈되기하는 시기는 뼈마다 거의 일정하다(p.70). 또한 뼈끝연골이 폐쇄되는 시기도 남녀의 차이는 있지만 거의 일정하다.

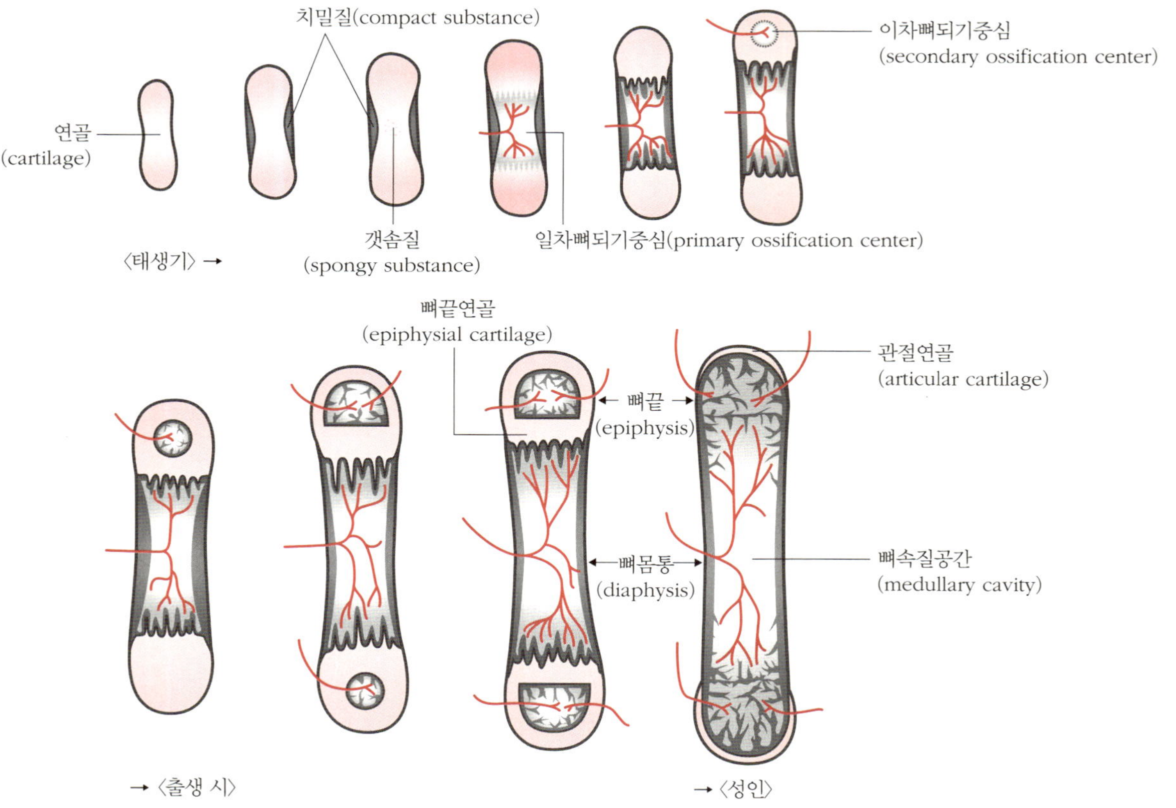

그림 1-15 긴뼈의 발생

긴뼈는 연골뼈되기(cartilaginous ossification)한다. 몸의 중심에 있는 뼈는 연골뼈되기한다고 생각해도 좋다.

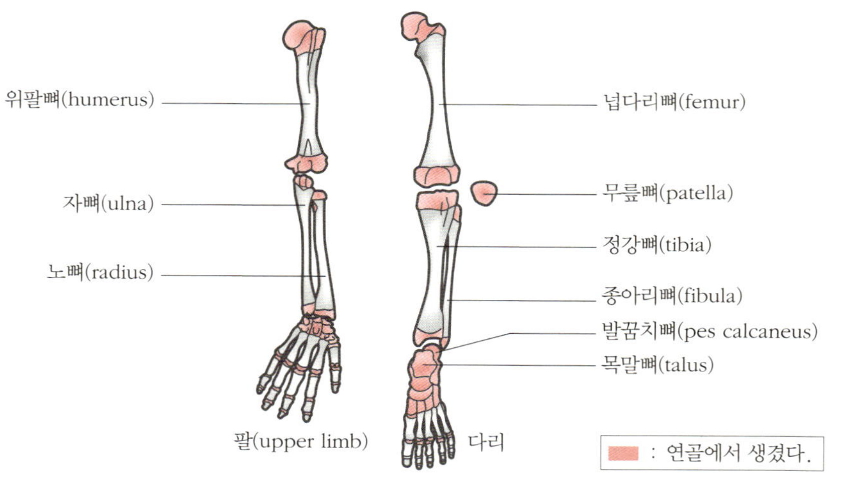

그림 1-16 신생아의 팔다리 뼈되기

긴뼈의 뼈끝부분과 손목뼈·발목뼈는 아직 뼈되기가 되지 않았다.

뼈나이 : 방사선으로 손목뼈의 뼈되기중심이나 뼈끝연골의 상태를 조사하여 뼈의 발생(뼈나이 골연령 bone age)이나 신체발육을 알 수 있는 지표로 삼을 수 있다(그림 1-16).

10 뼈의 기능

뼈는 기관으로서 다음과 같은 기능을 가지고 있다.

① 신체의 **기둥**이 된다.

② 중요한 기관을 에워싸 **보호**한다. 예를 들면 머리뼈는 내부에 뇌를 수용하고, 가슴우리는 내부에 심장 · 허파 등 가슴의 기관을 수용하여 보호한다.

③ 부착하는 근육에 의해 지레로서 움직여 **운동기**로서 신체의 이동 · 운동에 관계한다.

④ 뼈아교질은 무기질, 특히 매우 대량의 칼슘을 포함하여 **칼슘저장**의 장소가 된다. 전신 칼슘의 99.9%는 뼈에 함유되어 있다.

⑤ 뼈속질은 **조혈조직**으로서 혈구를 생성한다.

B. 뼈의 연결

뼈는 연결되어 골격을 만든다. 뼈의 연결(넓은 의미의 관절 joint)은 못움직관절과 움직관절로 나눌 수 있다.

1 못움직관절(부동관절 Synarthrosis)

못움직관절은 2개의 뼈가 연속적으로 결합되어 있으며, 그 사이에 틈이 없어 양쪽 뼈의 가동성이 없거나 매우 적은 결합이다. 양쪽 뼈를 결합하는 조직에 의해 다음 3종류로 나누어진다.

섬유관절(Fibrous joint)

2개의 뼈가 섬유성결합조직으로 결합된다(그림 1-17). 인대결합과 봉합이 있다.

◆**인대결합**(syndesmosis)　강인한 섬유성결합조직에 의한 결합이다. 결합하는 섬유성결합조직이 끈모양인 경우에는 **뼈사이인대**(골간인대 interosseous ligament), 넓은 막모양일 때는 **뼈사이막**(골간막 interosseous membrane)이라 한다.

◆**봉합**(suture)　머리뼈에서 볼 수 있으며, 납작뼈의 긴 가장자리가 이름처럼 봉합되듯이 접하고 그 사이를 채우는 결합조직으로 결합된다.

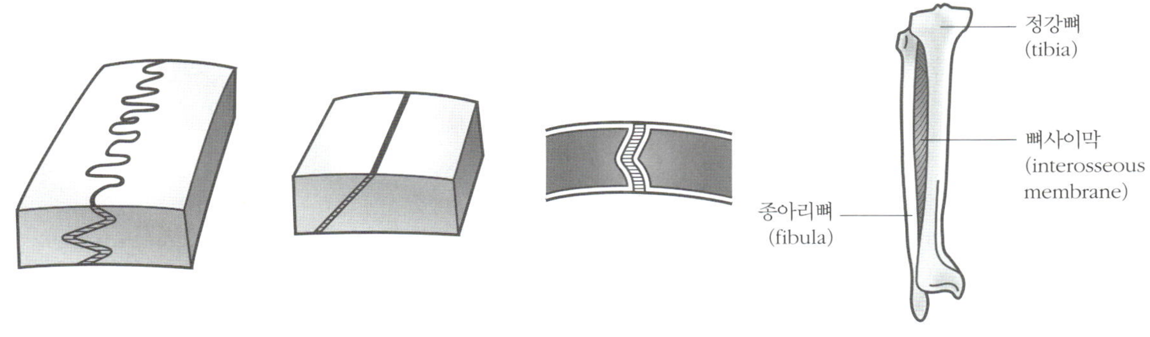

그림 1-17 뼈의 섬유성 연결

봉합과 뼈사이막은 모두 아교섬유(collagen fiber)가 뼈를 단단히 연결하는 구조로 되어 있다.

연골관절(Cartilaginous joint)

2개 이상의 뼈가 연골로 결합되는 것이다(그림 1-18). 유리연골에 의한 **유리연골결합**(연골결합 synchondrosis)은 머리뼈바닥에서의 뼈의 연결에서 나타난다. 긴뼈의 뼈몸통과 뼈끝 사이에 있는 뼈끝연골도 하나의 유리연골결합으로 간주된다.

섬유연골에 의한 연결을 **섬유연골결합**(symphysis)이라 하며 척추뼈몸통의 연결이나 복장뼈의 자루와 몸통의 연결 등에서 볼 수 있다.

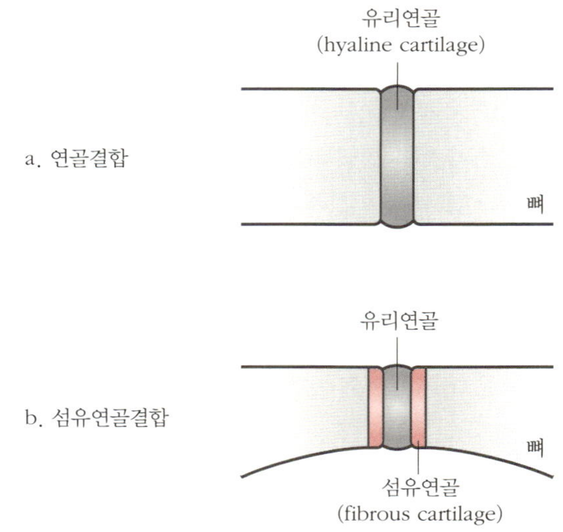

그림 1-18 뼈의 연골성 연결
연골에는 뼈에서 볼 수 없는 탄력성이 있다. 칼슘 대신 프로테오글리칸을 함유하기 때문이다. 프로테오글리칸은 수화성(hydration)이 높다.

뼈붙음(골유합 Synostosis)

뼈가 뼈아교질로 결합되는 연결이다. 이 경우 일반적으로 처음에는 결합조직 또는 연골로 결합되어 있지만 그 후 뼈되기가 이루어져 뼈아교질로 결합된다. 결합된 뼈는 하나의 뼈가 되는데, 볼기뼈나 엉치뼈가 그 예이다.

2 움직관절(가동관절 Diarthrosis, 좁은 의미의 관절)

움직관절은 연결되는 뼈 사이에 액체(활액)로 채워진 공간이 있는 연결이며, 이 연결의 경우에는 큰 가동성을 보인다. **윤활관절**(활막관절 synovial joint)이다.

관절의 구조 (그림 1-19)

마주보는 뼈의 면은 **관절면**(articular surface)이라 하며 얇은 유리연골층, 즉 **관절연골**(articular cartilage)로 덮여 있다.

관절연골은 관절면을 평활하게 하고 잘 맞물리게 하여 마찰을 줄이고 그 탄성에 의해 외력에 대한 완충대가 된다.

관절을 만드는 뼈의 뼈막은 서로 연속하여 **관절주머니**(관절낭 articular capsule)가 된다. 뼈 사이에 관절주머니로 에워싸인 공간을 **관절공간**(관절강 articular cavity)이라 한다.

관절주머니는 안쪽층과 바깥층의 2층으로 이루어진다. 바깥층은 뼈막의 표층에 이어지는 튼튼한 섬유성 막으로 **섬유막**(fibrous membrane)이라 한다. 안쪽층은 혈관이 풍부한 부드러운 막으로 **윤활막**(활액막 synovial membrane)이라 하며, 종종 관절공간에 섬모형 또는 주름형의 돌출을 만든다(**윤활융모** 활막융모 synovial villi와 **윤활주름** 활막주름 synovial fold).

윤활막은 **윤활액**(활액 synovial fluid)이라는 끈적한 액을 분비한다. 윤활액은 관절공간을 채워 관절 안쪽면을 윤활하게 하여 마찰을 줄이고, 관절연골에 영양을 공급한다.

그 밖의 관절에서는 다음과 같은 구조가 보이는 경우도 있다.

◆**인대**(ligament) 관절주머니를 보강하는 주름형의 결합조직섬유다발이며 일반적으로 관절주머니에 유착한다. 인대는 관절주머니를 강화함과 동시에 관절의 과도한 운동을 저지하여 손상을 막는다.

인대는 일반적으로 관절주머니 바깥면에 있지만(**관절주머니바깥인대** 관절낭외인대 extracapsular ligament) 종종 관절공간에 있는 경우도 있다(**관절주머니속인대** 관절낭내인대 intracapsular ligament). 관절주머니속인대에는 넙다리뼈머리인대나 절구가로인대(그림 3-10 참조)가 있다.

◆**관절반달**(관절반월 articular meniscus) 관절주머니에서 관절공간을 향해 고리모양의 섬유연골이 나와 있는 경

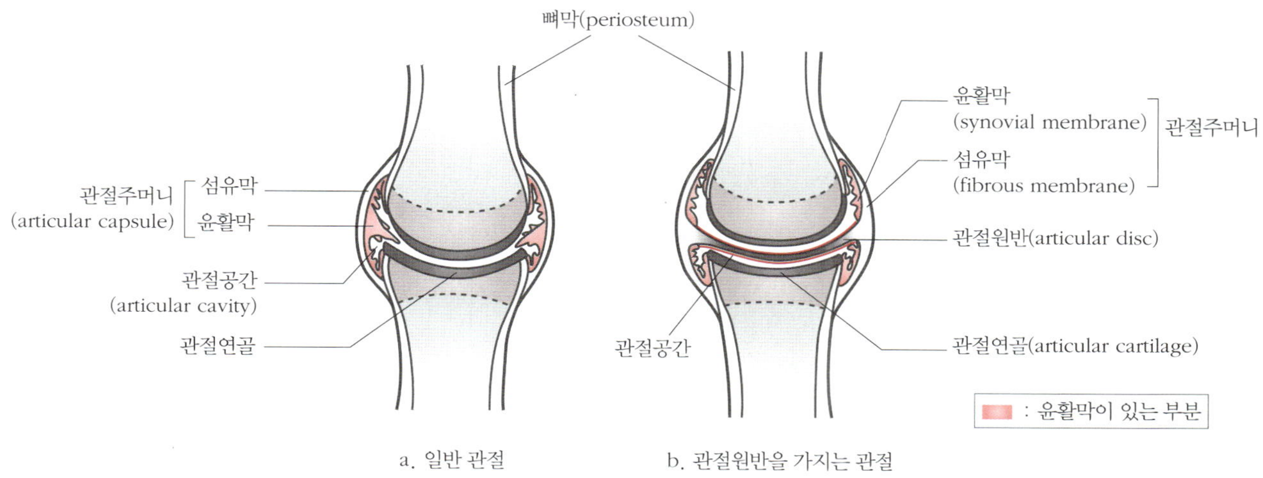

그림 1-19 관절의 구조
관절공간에는 윤활유 역할을 하는 관절액이 들어 있으며 관절연골은 여기에서 영양을 받는다.

우가 있다. 이 연골을 관절반달이라 한다. 관절반달이 더욱 발달하여 원반형이 되면 **관절원반**(관절원판 articular disc)이라 하며 관절공간을 이분한다.

관절반달이나 관절원반은 관절면이 잘 맞지 않는 경우에는 그 사이에 끼어 잘 들어맞게 하여 운동을 원활하게 하고, 완충작용을 한다.

관절의 종류

관절은 관절면의 형상에 따라 다음과 같이 나눌 수 있다(그림 1-20).

◆**절구관절**(구관절 spheroidal joint) 관절머리는 공모양이며 관절오목은 관절머리에 맞도록 패여 있다.

예 : 어깨관절

관절오목이 특히 깊으면 **절구관절**(구상관절 cotyloid joint)이라 한다.

예 : 엉덩관절

cotyloid joint라는 이름의 유래 : cotyloid는 '그리스어 kotylē(밥공기)+oid(~와 닮음)'라는 의미

절구관절의 운동은 관절머리를 만드는 절구의 중심을 통과하는 축을 중심으로 하는 돌림운동이다. 운동에서 절구관절은 **뭇축관절**(다축관절 multiaxial joint)이라 할 수 있다.

◆**타원관절**(ellipsoid joint) 관절머리와 관절오목이 숟가락 위에 올린 계란처럼 타원체면의 일부가 되어 있는 관절이다.

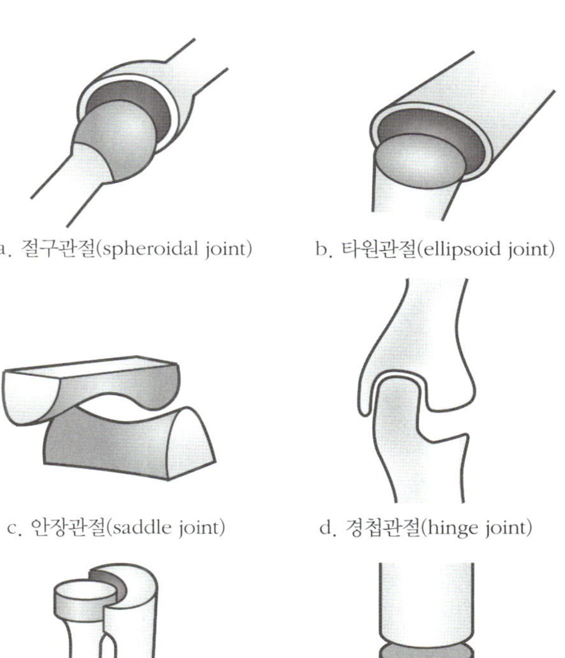

그림 1-20 관절의 종류
관절의 움직임은 관절면의 방향뿐만 아니라 인대 등에 의해서도 제한된다.

운동은 타원체의 장축과 단축을 회전축으로 하여 이루어진다. 그러나 절구관절과 같이 돌림(회전)은 할 수 없다. 운동에서 보면 **쌍축관절**(이축성관절 biaxial joint)이다.

예 : 손목관절, 손허리손가락관절

◆**안장관절**(saddle joint) 관절머리와 관절오목은 안장의 등쪽면과 같이 쌍곡면으로 마주보고 있다. 운동에서 보면 **쌍축관절**이다.

예 : 엄지손가락의 손목손허리관절, 발목관절

◆**경첩관절**(접번관절 hinge joint) 관절머리와 관절오목이 원주면의 일부가 되고 있다. 이 관절은 경첩과 같이 원주축을 운동축으로 하여 한 방향으로만 운동한다. **홑축관절**(일축성관절 uniaxial joint)이다.

예 : 위팔자뼈관절, 손가락뼈사이관절

◆**중쇠관절**(차축관절 pivot joint) 한쪽 관절면이 다른 쪽 관절면에 대해 중쇠와 같이 회전한다. 홑축관절이다.

예 : 몸쪽노자관절, 정중고리중쇠관절

◆**평면관절**(plane joint) 마주보는 관절면이 평면형이다. 운동은 미끄럼에 의하지만 인대 등에 의해 제한되므로 매우 작은 움직임일 뿐이다.

예 : 발허리사이관절, 손목뼈사이관절

2개의 관절면이 맞물리는 것처럼 불규칙한 오목을 나타내며 가동성이 매우 제한되는 경우도 있다.

예 : 엉치엉덩관절

◆**두융기관절**(과상관절 bicondylar joints) 관절머리가 2개의 두덩을 가지고 있으며 관절오목은 오목한 면 또는 평면이다. 운동에서 보면 주로 홑축관절이다.

예 : 무릎관절, 턱관절

관절은 일반적으로 2개의 뼈 사이에 생기지만(단순관절 단관절 simple joint) 3개 이상의 뼈가 공통의 관절주머니로 에워싸이는 경우(복합관절 complex joint)도 있다.

턱관절은 전체의 움직임으로서 좌우가 협조적으로 움직일 필요가 있다. 좌우는 별개의 관절주머니로 싸여 있으나 두융기관절이다.

관절의 안정성

관절은 운동을 실시하는 한편, 운동이 일정 범위를 넘지 않도록 제한시켜 안정화한다.

탈구의 정의 : 관절면이 서로 정상의 위치관계로부터 벗어난 상태가 탈구(luxation)이다.

관절의 안정성에는 일반적으로 다음과 같은 요인이 관여한다.

◆**관절면의 형상** 관절을 구성하는 뼈는 운동과 함께 안정화에도 적합한 형상을 나타낸다.

예 : 엉덩관절 · 발목관절 · 팔꿉관절

◆**관절주머니 · 인대** 특히 인대는 관절주머니를 보강함과 동시에 운동을 일정 방향으로만 제한하여 과도한 운동을 막아 관절을 안정화하고 보호한다.

삠의 정의 : 관절에서 정상 운동범위를 넘는 과도한 운동이 이루어지면 인대가 긴장되어 단열 등의 손상이 발생한다. 이러한 상태가 삠(염좌 sprain)이다.

◆**관절에 작용하는 근육** 근육은 관절의 운동을 실시한다. 또한 관절의 안정화에도 가장 중요한 역할을 담당한다. 예를 들면 관절을 구부리는 근육(굽힘근)이 갑자기 작용하는 경우에는 그에 대항하는 작용을 가지는 근육(폄근), 즉 대항근(p.26)이 동시에 작용하여 운동을 조절한다. 그 밖에도 다양한 근육이 관절을 정상 위치로 유지하도

록 작용한다(고정근육).

관절의 혈관

관절에서 관절연골 · 관절원반 등에는 혈관이 없지만 관절주머니는 주위 동맥으로부터 풍부한 혈관이 분포되어 있다. 관절, 특히 팔다리의 관절에서는 가까운 동맥이 서로 연결된다(관절주위연결).

일부 동맥에 혈행장애가 일어나더라도 관절주위연결에 의해 관절주머니는 측부혈행로로부터 혈액을 공급받는다.

관절의 신경

신경은 관절주머니 · 인대에 분포한다. 주로 통각섬유와 깊은감각의 감각신경섬유이다. 관절주머니가 과도하게 늘어나면 이 통각섬유에 의해 통증이 생긴다. 깊은감각은 관절주머니의 폄 · 긴장에 의해 생기는 관절의 위치 · 운동 · 상태 등의 감각정보이며, 근육 · 힘줄로부터의 깊은감각과 함께 끊임없이 중추신경계로 보내져 자세유지나 운동협조에 관계한다. 그 밖에 혈관에 분포하는 자율신경섬유(혈관운동신경)도 있다.

관절에 작용하는 근육을 지배하는 신경은 그 부착부분을 덮는 피부와 관절에도 분포한다(Hilton's law). 이러한 지배신경에 의해 관절주머니가 펴지면 관절의 과도한 운동을 막기 위해 근육이 수축한다.

Ⅳ. 근육계

근육은 민무늬근육 · 심장근육 · 뼈대근육의 3종류로 나누어진다. 인체에는 약 650개의 근육(muscle)이 있으며 체중의 40~50%를 차지한다.

특히 뼈대근육이 만드는 기관으로서의 근육을 근육계라 한다. 근육계는 골격계와 합해서 운동계통(운동계 locomotor system)이라 하기도 한다.

A. 전신의 뼈대근육

전신의 뼈대근육(골격근 skeletal muscle)을 그린 그림에 주요한 근육의 명칭을 기입한 것을 그림 1-21에 제시한다. 적어도 여기에 명칭을 기입한 근육은 주변근육과의 상대적인 위치관계와 함께 기억해두어야 한다. 근육은 수축하기 위해 에너지를 필요로 하며, 그 결과로 생성되는 대사산물은 신속하게 운반되어야 한다. 이것은 혈관을 통해 이루어진다. 근육의 수축은 신경계로부터 명령이 내려와 이루어진다. 따라서 전신의 뼈대근육 배치는 혈관계나 신경계 배치와도 밀접하게 관련된다.

B. 뼈대근육 총론

뼈대근육은 일반적으로 골격에 붙지만 관절주머니에 붙는 근육(관절근 articular muscle), 피부에 붙는 근육(피부근육 피근 cutaneous muscle), 내장벽에 있는 근육(식도벽, 요도 등) 등도 있다.

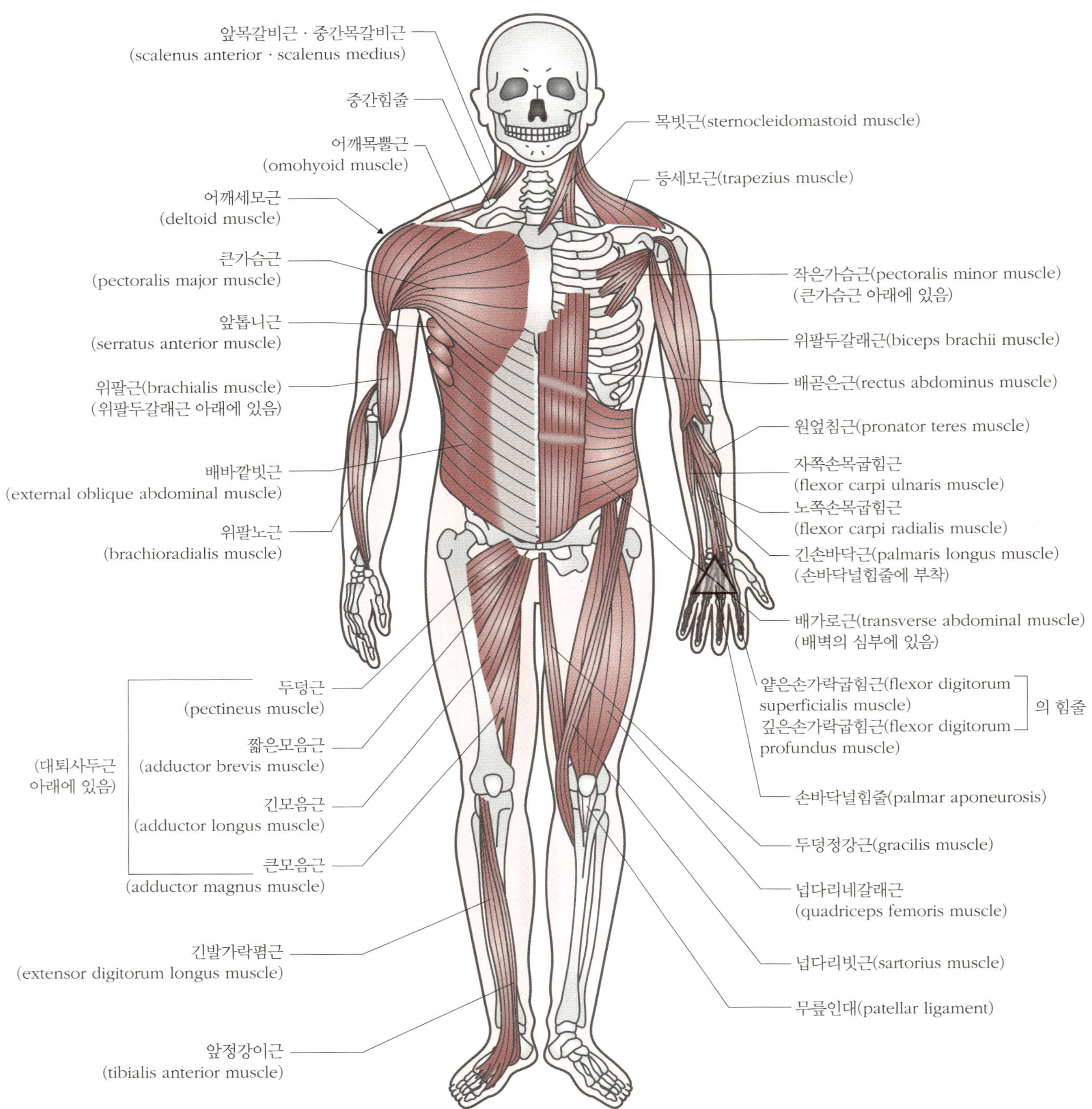

그림 1-21 전신의 근육

이 그림은 얕은층과 깊은층의 근육이 겹치지 않도록 좌우로 나누어 그렸다. 깊이에 대해서는 괄호 안에 기재하였다.

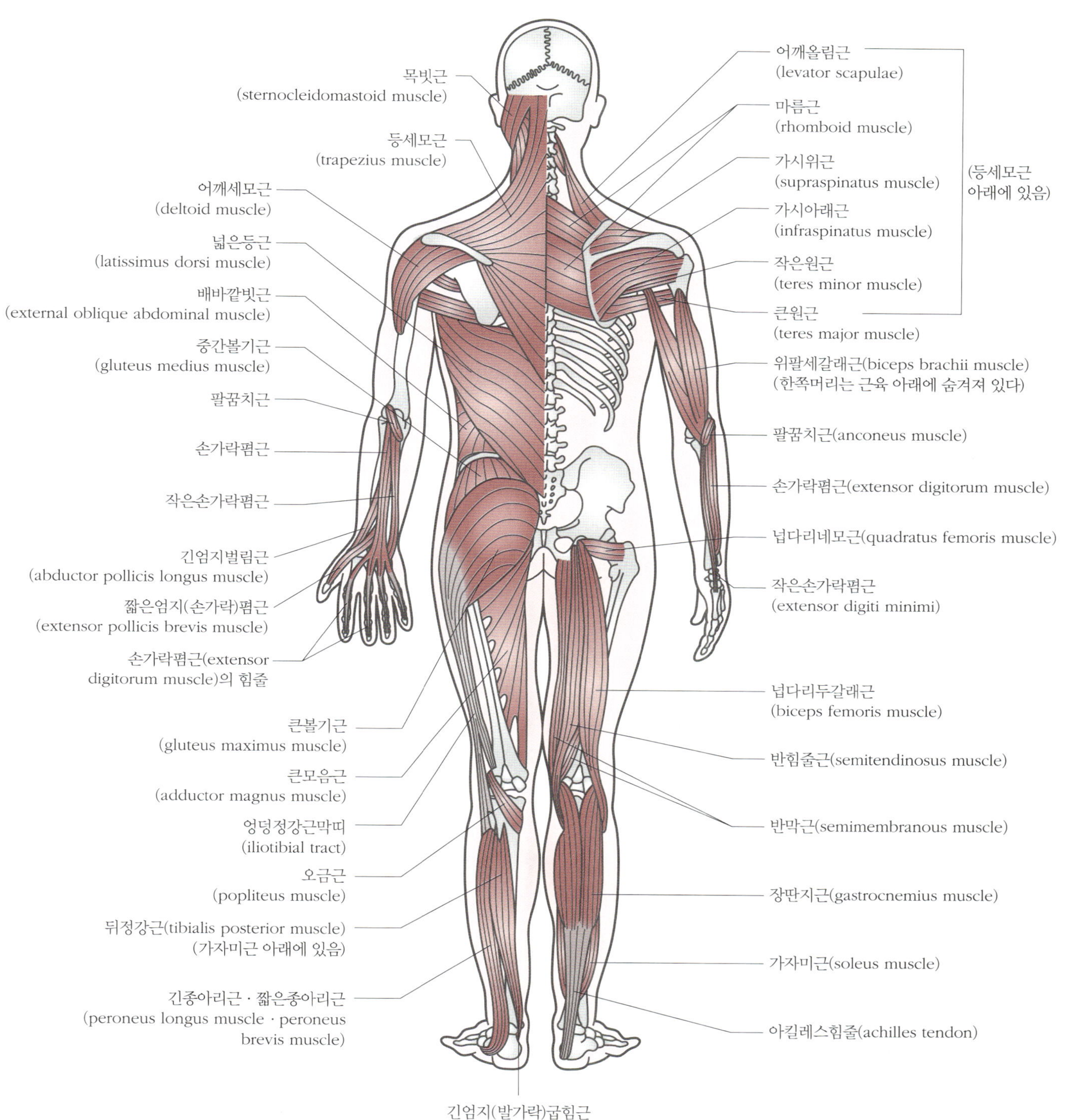
목빗근
(sternocleidomastoid muscle)
등세모근
(trapezius muscle)
어깨세모근
(deltoid muscle)
넓은등근
(latissimus dorsi muscle)
배바깥빗근
(external oblique abdominal muscle)
중간볼기근
(gluteus medius muscle)
팔꿈치근
손가락폄근
작은손가락폄근
긴엄지벌림근
(abductor pollicis longus muscle)
짧은엄지(손가락)폄근
(extensor pollicis brevis muscle)
손가락폄근(extensor digitorum muscle)의 힘줄
큰볼기근
(gluteus maximus muscle)
큰모음근
(adductor magnus muscle)
엉덩정강근막띠
(iliotibial tract)
오금근
(popliteus muscle)
뒤정강근(tibialis posterior muscle)
(가자미근 아래에 있음)
긴종아리근 · 짧은종아리근
(peroneus longus muscle · peroneus brevis muscle)
긴엄지(발가락)굽힘근
(flexor hallucis longus muscle)
어깨올림근
(levator scapulae)
마름근
(rhomboid muscle)
가시위근
(supraspinatus muscle)
가시아래근
(infraspinatus muscle)
작은원근
(teres minor muscle)
큰원근
(teres major muscle)
(등세모근 아래에 있음)
위팔세갈래근(biceps brachii muscle)
(한쪽머리는 근육 아래에 숨겨져 있다)
팔꿈치근(anconeus muscle)
손가락폄근(extensor digitorum muscle)
넙다리네모근(quadratus femoris muscle)
작은손가락폄근
(extensor digiti minimi)
넙다리두갈래근
(biceps femoris muscle)
반힘줄근(semitendinosus muscle)
반막근(semimembranous muscle)
장딴지근(gastrocnemius muscle)
가자미근(soleus muscle)
아킬레스힘줄(achilles tendon)

1 고정말단과 이동끝

근육은 일반적으로 2개의 뼈 사이에 있으며, 수축에 의해 뼈 상호간의 위치적 관계를 바꾼다. 뼈에 붙는 근육의 양쪽 끝 중에서 운동할 때 고정되어 있거나 움직임이 적은 끝을 **고정말단**(기시 fixed end), 크게 움직이는 끝을 **이동끝**(정지 mobile end)이라 한다(그림 1-22). 그러나 실제로는 운동에 의한 이동은 상대적이어서 움직이는 정도만으로 고정말단과 이동말단을 구별할 수 없는 경우도 많다. 따라서 일반적으로 팔다리의 근육에서는 몸통에 가까운 쪽의 끝, 즉 몸쪽끝을 고정말단이라 하고 먼쪽끝을 이동끝이라 한다. 또한 몸통의 근육에서 등과 배쪽 방향으로 주행하는 근육에서는 척주에 가까운 쪽의 끝을 고정말단이라 하고, 머리와 꼬리 방향으로 주행하는 근육에서는 골반에 가까운 쪽의 끝을 고정말단이라 한다.

근육의 고정말단 · 이동끝은 일반적으로 결합조직섬유다발로 이루어지는 **힘줄**(건 tendon)이 되어 뼈에 붙는다. 힘줄은 일반적으로 끈모양인데, 넓은 막모양 또는 판모양인 경우에는 **널힘줄**(건막 aponeurosis)이라 한다.

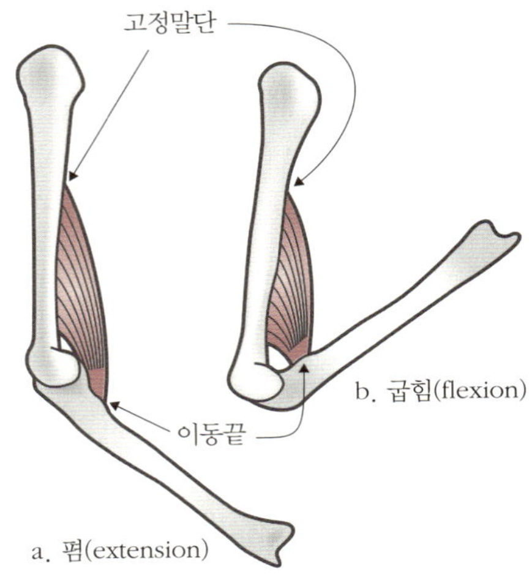

그림 1-22 근육의 고정말단과 이동끝
근육의 고정말단이란 신체의 정중시상면에 가까운 쪽의 근육 부착부를 말한다. 또는 관절운동에 수반하는 움직임이 작은 쪽을 말한다.

2 근육의 형상

근육의 전형적인 형태는 방추모양이지만 날개모양 · 판모양 · 고리모양 · 삼각형 · 사각형 등 다양한 형태의 근육도 있다(그림 1-23).

◆ **방추근육**(방추상근 fusiform muscle) 중앙부가 불룩해 **힘살**(근복 muscle belly)이라 하며 양쪽 끝이 가늘어져 있는 근육이다. 양쪽 끝 중 비교적 고정되어 있어 움직이지 않는 쪽의 끝을 **근육머리**(근두 muscle head), 다른 쪽 끝을 **근육꼬리**(근미 muscle tail)라 한다. 근육머리가 2개, 3개 또는 4개로 나누어져 있는 경우에는 각각 두갈래근(two-headed muscle), 세머리근(삼두근 three-headed muscle), 네머리근(사두근 four-headed muscle)이라 한다.

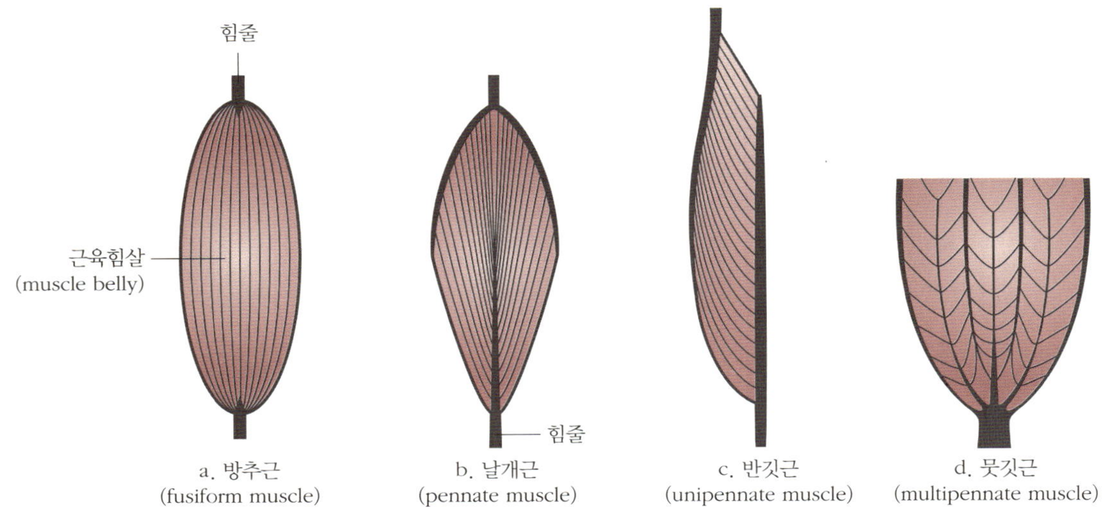

그림 1-23 근육의 형상
근육세포(muscle fiber)가 배열하는 방향이 그 근육의 운동 방향을 나타낸다.

또한 힘살(근복 muscle belly)이 힘줄로 이분되어 있는 근육을 두힘살근(이복근 two-bellied muscle)이라 한다.

◆ **날개근**(익상근 pterygoid muscle) 근육의 중앙에 세로로 뻗은 힘줄이 있고 양쪽에서 힘줄을 향해 비스듬히 뻗은 근육섬유가 모여 날개모양을 띠는 근육이다. 근육섬유가 근육의 한쪽에만 있는 경우는 **반깃근**(반우상근 unipennate muscle)이라 하며 긴발가락폄근을 예로 들 수 있다. 많은 날개근이 모여 하나의 근육을 만드는 경우는 **뭇깃근육**(다우상근 multipennate muscle)이라 하며 어깨세모근, 큰볼기근이 그 예이다.

날개근은 방추근육(방추상근 fusiform muscle)에 비해 여러 개의 근육섬유를 가지므로 강력한 운동을 할 수 있다. 그러나 근육의 섬유는 비스듬히 뻗어 있으므로 그 수축에 의한 근육으로서의 운동거리는 비교적 작다. 따라서 날개근은 수축은 작아도 강력한 운동을 하는 데 적합하다.

3 근육의 명칭

근육은 다음과 같이 명칭을 붙일 수 있다.

위치 : 큰가슴근 · 큰볼기근 · 갈비사이근 · 가시위근 · 이마근 등
주행방향 : 배곧은근 · 배가로근 · 배빗근 등
작용 : 폄근 · 굽힘근 · 모음근 · 돌림근 · 올림근 등
형태 : 어깨세모근 · 마름근 · 톱니근 · 원근(단면이 원형을 띠는 원기둥모양의 근육) 등
갈래 · 힘살의 수 : 두갈래근 · 세갈래근 · 두힘살근 등
고정말단 · 이동끝 : 목빗근 · 위팔노근 · 복장방패근 등

4 근육의 보조장치

근육의 기능을 원활하게 수행하기 위해 다음과 같은 보조장치가 있다.

근막(Fascia)

근막(그림 1-24)은 근육의 표면을 감싸는 결합조직성 막이다. 근육을 보호함과 동시에 근육이 수축할 때 마주하는 근육과의 사이에 마찰이 일어나지 않도록 하여 연동을 원활하게 한다. 또한 근육은 수축하면 두꺼워지므로 이럴 때 근막은 근육을 조이도록 작용한다. 근육에 따라서는 근막이 고정말단이 되는 경우도 있다. 예를 들면 넙다리근막긴장근은 넙다리근막의 안쪽면에서 일어난다.

근육 또는 근육무리를 감싸는 근막을 **깊은근막**(심근막 deep fascia)이라 하고, 피부의 피부조직층을 **얕은근막**(천근막 superficial fascia)이라 하는 경우도 있다.

윤활주머니(윤활낭 Synovial bursa)

힘줄 또는 근육이 뼈 · 피부 · 근육과 접하는 부위에서는 종종 두 조직 사이에 끈끈한 액(윤활액)을 포함하는 작은 주머니가 있어 마찰을 줄여 미끄럼을 원활하게 한다. 이러한 작은 주머니를 **윤활주머니**라 한다(그림 1-25). 윤활주머니는 관절 주위에서 보이는 경우가 많으며 **피부밑윤활주머니**(피하윤활낭 subcutaneous bursa) · **근육밑주머니**(근하윤활낭 submuscular bursa) · **근막밑주머니**(근막하낭 subfascial bursa) · **힘줄밑주머니**(건하낭 subtendinous bursa) 등이 있다.

윤활주머니가 관절주머니의 연속으로 생겨나 때로는 관절공간과 교통하는 경우도 있다. 또한 힘줄은 윤활주머니가 길어져서 생기는 **윤활집**(활막초 synovial sheath, **힘줄집** 건초 tendon sheath)에 의해 칼집모양으로 싸여져 있는 경우도 있다(그림 1-26). 윤활집은 특히 손이나 발의 긴 힘줄 주위에서 볼 수 있다.

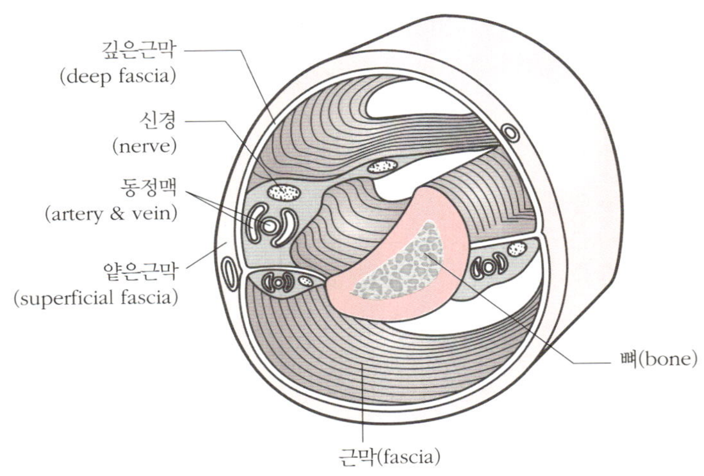

그림 1-24 근막

근막은 근육이나 내장을 체표로부터 단단히 조여주는 교원섬유의 튼튼한 막으로, 몸의 형태를 만든다. 근막에는 근육의 성분은 포함되어 있지 않다.

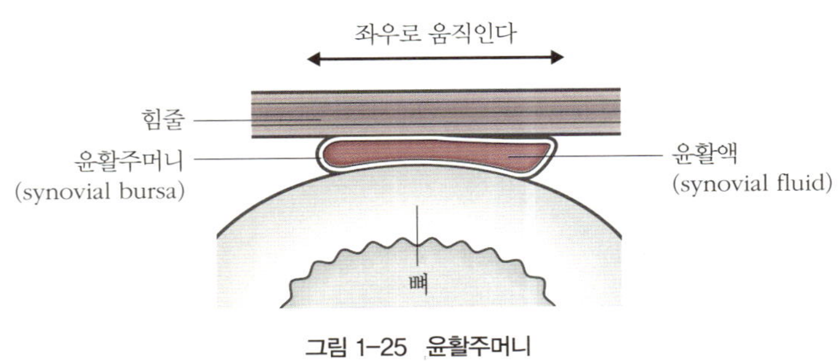

그림 1-25 윤활주머니

윤활주머니는 뼈와 뼈, 뼈와 근육이 직접 스치는 것을 막는다.

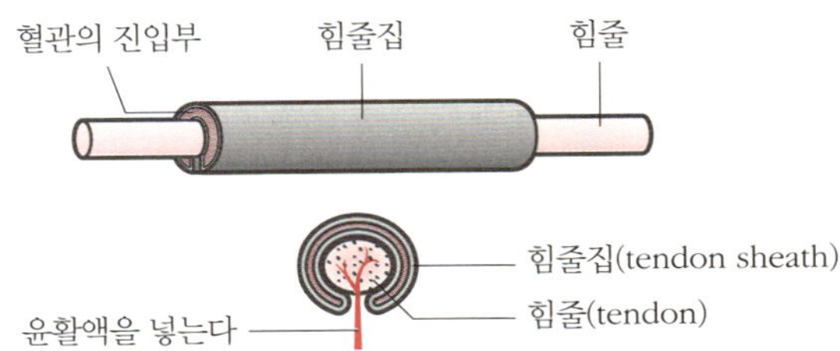

그림 1-26 윤활집

윤활집이란 윤활주머니가 힘줄 주변을 휘감아 싸개(sheath)를 만든 것을 말한다.

종자뼈(종자골 Sesamoid bone)

힘줄이 관절을 넘어 주행하는 경우 관절 주위에서 힘줄 안에 뼈가 들어 있고 힘줄은 중간에 이러한 뼈를 거쳐 뼈에 붙는 경우가 있다. 이러한 뼈는 힘줄 안에 마치 종자(씨)처럼 들어 있어 종자뼈라 한다(p.8).

종자뼈의 작용 : 힘줄이 관절을 넘어 주행하는 경우 거기에서 받는 압력 · 마찰에 의해 생기는 힘줄의 손상을 막는다. 또한 근육이 가지는 견인력의 작용방향을 전환하는 작용도 한다.

5 근육의 작용

뼈대근육은 대부분 뼈에 부착하여 관절의 운동 · 고정에 관계한다. 근육은 작용에 의해 작용근 · 대항근 · 협동근 등으로 나누어진다.

◆**작용근**(agonist)　한 가지 운동의 주력이 되어 작용하는 근육이며 **대항근**(antagonist)은 주동근과 반대방향의 작용을 가지는 근육이다. 예를 들면 관절을 굽히는 경우에는 굽힘근이 주동근이며 폄근이 대항근이다.

◆**협동근**(협력근 synergist)　주동근과 같은 방향의 운동을 실시하는 근육이다. 또한 주동근이 작용할 때에는 그 고정말단이 되는 뼈를 고정할 필요가 있는데, 이러한 고정에 관계하는 근육을 **고정근**(fixator)이라 하며 협동근으로도 간주된다.

작용근 · 협동근 · 대항근의 작용 : 운동을 하는 경우에는 작용근이나 협동근이 수축함과 동시에 대항근이 이완할 필요가 있다. 근육은 정지할 때에도 가벼운 수축상태에 있다. 즉 **근육긴장도**(근긴장 muscle tone)가 보인다. 주동근의 수축이 시작되면 그에 따라 대항근은 점점 근육긴장도를 줄여 주동근의 작용을 조절한다. 이렇게 하나의 운동에서는 주동근 · 협동근과 함께 대항근도 운동을 조절하여 정확하게 하기 위해 중요한 역할을 담당하게 된다.

항중력근 : 근육에는 중력의 작용에 대항하여 작용하는 것도 있다. 이러한 근육을 항중력근(antigravity muscle)이라 한다. 예를 들면 바로서기자세를 취하는 경우에는 중력의 작용으로 몸이 엉덩관절에서 앞쪽으로 기울어지는(구부러지는) 경향이 있다. 따라서 앞쪽으로 기울어지지 않기 위해서는 엉덩관절을 펴는 근육이 작용할 필요가 있다. 이렇게 작용하는 근육이 항중력근이다. 항중력근은 실제로 관절운동을 실시하지 않고 중력에 대항하여 자세를 유지하기 위해 끊임없이 반사적으로 작용하는 경우가 많다.

6 근육의 혈관

근육에는 혈관의 분포가 풍부하다. 동맥은 일반적으로 신경과 함께 진입하고 분기하여 조밀한 모세혈관의 망을 만든다.

근육에의 혈액공급 : 근육은 운동할 때 많은 양의 산소와 영양을 필요로 하며 활발한 대사의 결과로 노폐물이 증가하므로 혈액 · 림프의 순환량이 증가한다. 근육운동을 시작하면 일반적으로 내장 등의 세동맥은 수축하고 그 대신 근육으로의 혈액공급량은 증가한다. 즉, 근육은 동맥으로부터 더욱 대량의 혈액을 유입받는다.

근허혈에 의한 통증 : 근육에 분포하는 동맥의 협착 또는 폐쇄에 의해 혈액공급이 차단되면 근육에는 국소적인 빈혈(허혈 ischemia)이 일어나 젖산 등의 대사산물이 체류하여 통증이 발생한다. 빈혈이 계속되면 변성, 나아가 괴사에 빠지는 경우도 있다.

7 근육의 신경

근육에 분포하는 신경은 일정부위에서 근막을 관통하여 근육 안으로 진입해서 차례로 분기한다.

진입부위는 일반적으로 깊은쪽면의 거의 중앙에 있으며 **운동점**(motor point)이라 한다. 따라서 신경은 근육의 수축 · 이완에 의해 기계적 영향을 거의 받지 않는다.

신경에는 운동신경섬유와 감각신경섬유가 포함된다. 일반적으로 운동신경섬유는 약 60%, 감각신경섬유는 약 40%이다.

① **운동신경섬유**(운동섬유 motor fiber)는 근육에 수축하라는 명령을 전달하는 날신경섬유이며 뇌 · 척수에 있는 운동성신경세포로부터 일어난다. 운동성신경세포와 거기에서 나오는 돌기(섬유)를 합해서 운동신경세포(motor neuron)라 한다. 하나의 운동신경세포로부터 일어나는 신경섬유가 지배하는 근육섬유를 합해서 **운동단위**(motor unit)라고 한다. 하나의 운동단위를 만드는 근육섬유의 수는 근육에 따라 다르다. 일반적으로 정밀 · 미묘한 운동을 하는 근육(예 : 안구근육이나 손가락을 움직이는 작은 근육 등)에서는 하나의 신경세포가 지배하는 근육섬유의 수가 적다. 즉 운동단위가 작다. 이에 반해 큰 운동을 하는 근육(예 : 볼기근 등)에서는 하나의 신경세포가 많은 근육섬유를 지배한다. 예를 들면 하나의 신경세포가 지배하는 근육섬유의 수가 손목에서는 몇 개 정도지만 볼기근에서는 약 200개라고 한다.

② **감각신경섬유**(sensory fiber)는 근육으로부터 중추신경계로 임펄스를 전달하는 들신경섬유이며, 통각이나 근육섬유의 수축력 · 장력이나 수동적 폄 등의 깊은감각을 전달한다. 깊은감각을 수용하는 종말구조는 근육방추나 힘줄방추이다.

③ 신경에는 **교감신경섬유**(sympathetic fiber)도 포함된다. 교감신경섬유는 주로 혈관벽의 근육에 분포하며 혈류의 조절과 관계가 있다. 그 밖에 근육섬유에도 분포한다. 눈꺼풀판근을 예로 들 수 있다.

8 근육의 발생

몸통근육의 발생

몸통의 근육은 발생학적으로 **몸분절**(체절 somite)에서 생기는 **근육판**에서 유래한다(그림 1-27).

몸분절은 배아의 등쪽에 있는 신경관과 척삭 양쪽에서 중배엽이 두꺼워져 생기는 분절형의 덩어리로, 머리쪽에서 꼬리쪽을 향해 순차적으로 형성됨과 동시에 안쪽의 **뼈분절**(경절 sclerotome), 안쪽의 **근육분절**(근절 myotome), 바깥쪽의 **피부분절**(dermatome)과 같이 3부분으로 나누어진다. 뼈분절은 신경관과 척삭을 에워싸 척추뼈를 만들며 피부분절은 피부의 진피를 형성한다. 근육판은 몸분절과 마찬가지로 분절형으로 **근육마디**(근절 myomere)를 만들며, 이곳에서 몸통의 근육이 생긴다.

근육마디는 다시 등쪽의 작은 부위(횡체절 epimere)와 배쪽의 큰 부위(배쪽가쪽근육분절 복외측근절 hypomere)로 나누어지며, 등쪽부분은 척주의 등쪽에 있는 고유등근이 되고 배쪽부분은 몸통의 가쪽면으로부터 배쪽으로 확대되어 몸통 가쪽벽 및 앞벽의 근육이 된다.

근육마디는 척수가 대응하는 높이에서 몸들신경섬유(체성원심신경섬유 somatic efferent fibers)를 받는다.

근육마디의 등쪽부분에서 생기는 고유등근육(고유배근 muscles of back proper)은 척수신경 뒤의 **뒷가지**를 받고 배쪽부분에서 생기는 근육은 모두 **앞가지**를 받는다.

근육과 지배신경의 원칙 : 근육의 지배신경은 발생 초기에 이미 결정되어 있다. 근육의 발생 과정 중에 원래의 장소로부터 이동해도 신경은 그대로 따라가므로 근육과 지배신경과의 관계는 변하지 않는다. 따라서 근육의 지배신경을 조사하면 근육의 발생학적 기원이나 계통을 밝힐 수 있다.

팔다리근육의 발생

팔다리의 근육은 주로 뼈의 원시체를 에워싸는 피부분절에서 생긴다. 팔다리근육의 원시체는 우선 굽힘근원시체와 폄근원시체로 나눠지며, 다시 세밀하게 나누어진다. 이에 따라 근육을 지배하는 신경도 나누어진다. 팔이음뼈 및 다리이음뼈의 일부 근육은 근육판에서 생기는 것으로 밝혀졌다.

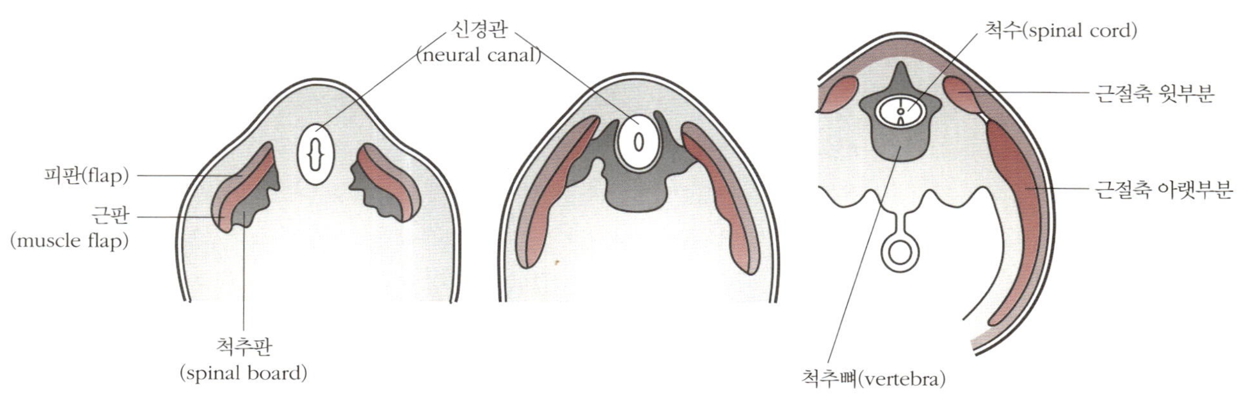

그림 1-27 근육의 발생(배아의 가로단면)
몸분절(somite) 내에 근판이 생겨 그것이 피부밑으로 확대되었으나 몸통의 근육이다.
이 그림은 신경관이 척수가 되어 척추뼈의 척추뼈구멍으로 들어가는 과정을 나타내고 있다.

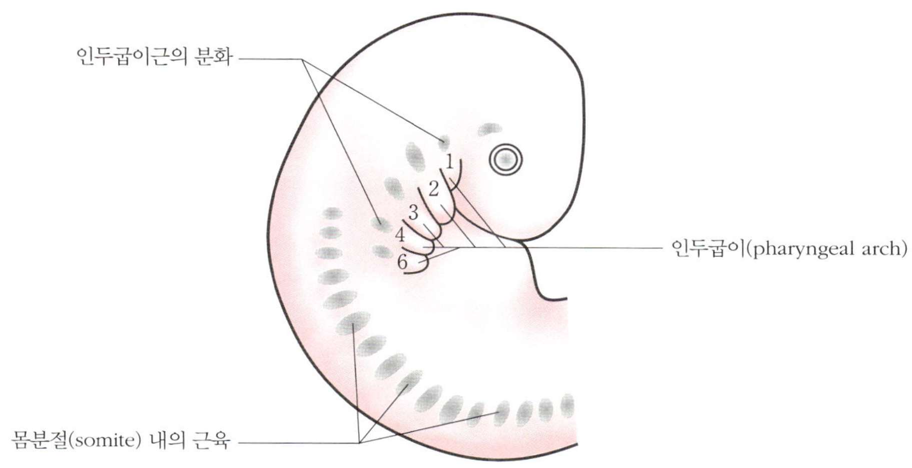

그림 1-28 인두굽이와 몸분절 내의 근육 발생

머리와 목 근육의 발생

머리와 목에서 몸분절은 명료하지 않아 **체절분절**(somitomere)이라 한다. 머리와 목의 근육은 대부분이 체절분절로부터 생긴다. 체절분절은 원래 분절이 불명료한데, 이에서 유래하는 미래의 근육모세포는 인두굽이를 향해 유주하는 도중에 혼합되어 분절성을 잃는다. 근육모세포는 유주하여 도달한 인두굽이 안에서 거기에 도달하는 신경의 영향을 받아 근육원시체를 형성한다. 한편 머리와 목의 근육 중 바깥눈근육은 이전체절(耳前體節)에서 유래한다. 이전체절은 몸분절과 체절분절 어디에도 속하지 않는다. 혀근육과 후두근은 후두체절에서 유래하며 후두체절은 체절분절의 일부로 여겨지고 있다.

◆**인두굽이**(pharyngeal arch, 인두궁 branchial arch) 발생 초기에 인두에 해당하는 부위이며 그 안쪽면의 내배엽 상피는 좌우 양쪽을 향해 5쌍의 돌출을 만든다. 이 돌출을 인두물혹(인두낭 pharyngeal cyst)이라 한다. 돌출된 각 인두물혹 사이에는 중배엽(간엽)에서 생기는 두꺼운 부위, 즉 인두굽이가 생긴다(그림 1-28).

이 책에서는 이후 인두궁이라는 용어를 사용하지 않고 인두굽이라고 쓴다.

인두굽이에는 각각 고유의 뇌신경이 분포하며 각 인두굽이로부터 생기는 근육은 이 신경의 영향을 받아 분화한다. 각 인두굽이에 분포하는 뇌신경의 명칭과 형성되는 근육을 정리하여 아래에 제시한다.

제1인두굽이 – 삼차신경(V) – 씹기근육
제2인두굽이 – 얼굴신경(VII) – 얼굴표정근
제3인두굽이 – 혀인두신경(IX) – 인두 윗부분의 근육
제4인두굽이 – 미주신경(X) – 인두 아랫부분의 근육
제6인두굽이 – 미주신경(X) – 후두근
제5인두굽이는 사람에게는 없다.

9 근육의 기능

근육의 기능은 다음과 같이 정리할 수 있다.

① **운동기** 근육은 수축하여 그 부착하는 뼈를 이동시켜 관절운동을 실시하며, 또한 관절을 고정한다(운동과 자세의 유지).

② **열생산** 근육은 수축과 함께 열을 발생시킨다.

③ **근육펌프** 근육은 수축에 의해 두께가 증가하므로 근접하여 주행하는 정맥이나 림프관에 압력을 미친다. 정맥이나 림프관에는 혈압이 거의 없으므로 환류하기 위해서는 주위로부터 압력을 받을 필요가 있다. 근육에는 순환계의 환류를 촉진하는 펌프로서의 작용도 있다(그림 1-34 참조).

V. 순환계

순환계(vascular system)는 혈관계와 림프계로 나누어진다.

인체의 세포는 생활을 영위하기 위해 항상 필요한 물질을 공급받는 한편, 대사의 결과로 노폐물을 발생시킨다. 이렇게 필요한 물질을 공급하고 불필요한 대사산물을 운반하기 위한 수송은 혈액과 림프에 의해 이루어지며 그 수송로가 혈관계와 림프계이다.

A. 전신의 혈관계

전신의 혈관계(동정맥)와 주요혈관을 그림 1-29에 제시한다. 여기에 표시한 혈관은 혈액이 흐르는 방향도 중요하다.

B. 혈관계 총론

혈관계는 혈액이 순환하는 폐쇄관계이며 심장 · 동맥 · 모세혈관 · 정맥으로 이루어진다(그림 1-30).

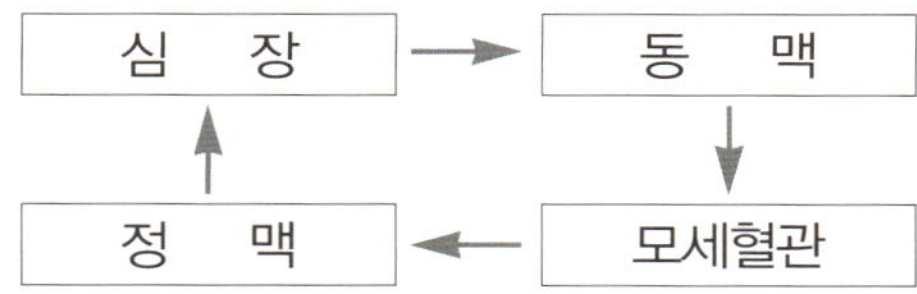

1 심장(Heart)

심장은 혈관계의 중심에 있으며 혈액순환의 원동력을 주는 펌프로서 작용한다. 심장은 좌우 두 부분으로 나누어지며, 각각 심방과 심실로 이루어진다. 오른심방 · 오른심실과 왼심방 · 왼심실의 4개 방으로 나누어진다.

심장을 중심으로 하는 순환계(circulatory system)는 허파순환계와 온몸순환계의 2계통으로 나누어진다.

◆**허파순환**(폐순환 pulmonary circulation) 우심계의 순환이며 오른심실 → 허파동맥 → 허파 → 허파정맥 → 왼심방의 경로를 취한다. 허파에서 혈액은 공기로부터 산소를 흡수하고 탄산가스를 배출한다. 혈액과 공기 사이의 가스교환을 위한 순환이다.

◆**온몸순환**(체순환 systemic circulation) 좌심계의 순환이며 왼심실 → 대동맥 → 전신 → 위대정맥 · 아래대정맥 → 오른심방의 경로를 취한다. 전신 각 부위에 산소와 영양 등을 운반하고, 여기에서부터 탄산가스 · 대사산물 등

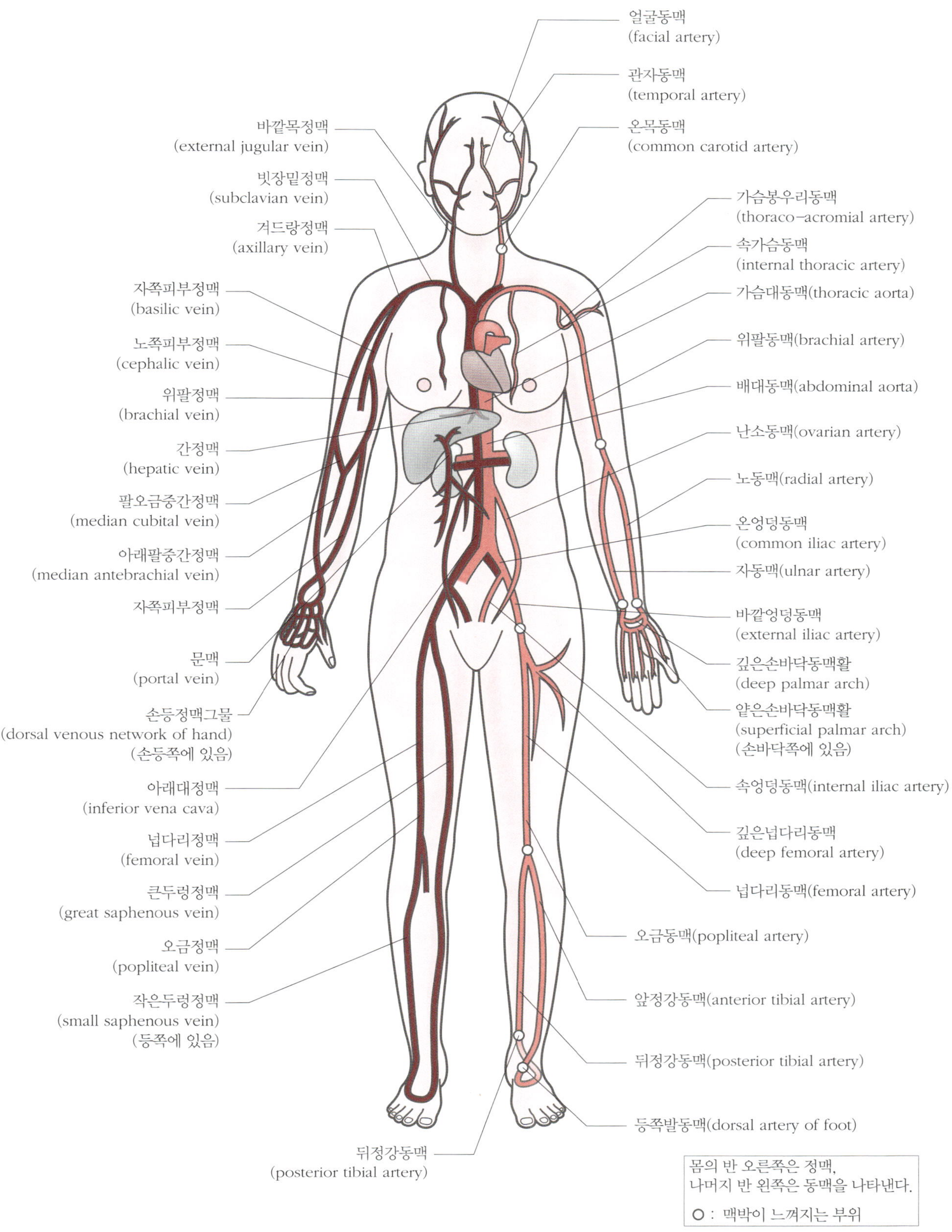

그림 1-29 전신의 혈관계(동 · 정맥)

오른팔에는 피부정맥만을 나타냈다. 오른쪽 다리의 큰두렁정맥 · 작은두렁정맥은 피부정맥이다. 깊은정맥은 동맥과 함께 주행하여 같은 명칭으로 불린다.

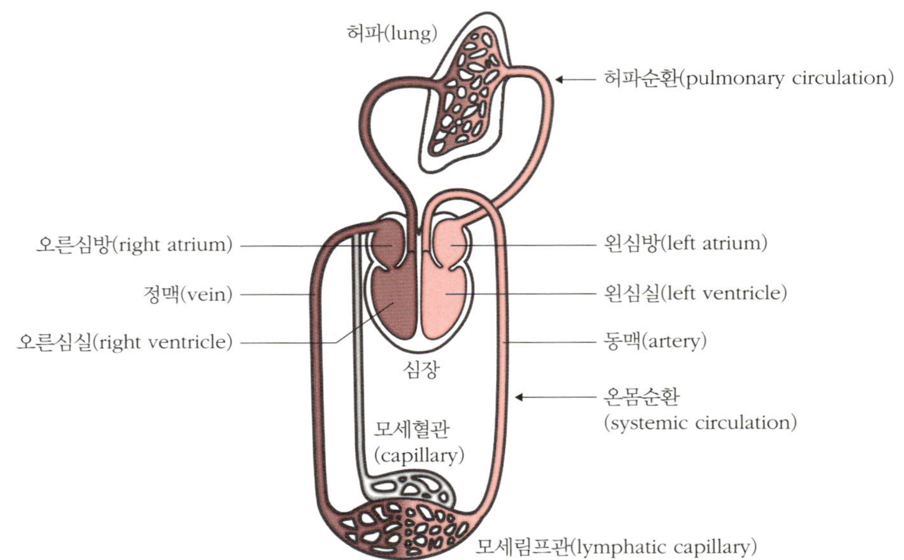

그림 1-30 혈관계(허파순환계와 온몸순환계)
심장에서 나오는 혈액이 들어가는 혈관을 동맥, 심장으로 돌아오는 혈액을 넣는 혈관을 정맥이라고 한다.

을 운반한다.

허파순환계와 온몸순환계는 심장으로 연결되며 전체적으로 하나의 순환계가 형성된다.

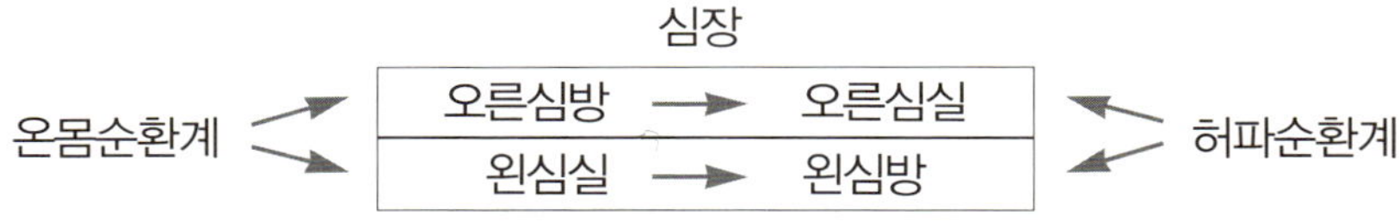

심장기능상실 : 심장의 기능장애로 순환이 유지되지 않는 상태를 심장기능상실(심부전 heart failure)이라 한다. 왼심장기능상실에서는 허파순환계에 장애가 일어나며(예 : 허파울혈 등), 오른심장기능상실에서는 온몸순환계에 장애가 일어난다(예 : 전신부종 · 간울혈 등).

2 동맥(Artery)

동맥은 심장으로부터 나오는 혈액이 흐르는 혈관으로, 심장에서 대동맥이 나와 가지내기를 반복하여 점점 가늘어진다. 동맥은 대 · 중 · 소 · 세동맥으로 나누어진다. 대동맥은 심장에서 나와 온엉덩동맥으로 분기한 곳까지를 말하며, 그 뒤는 중동맥 그리고 소동맥이 되며 마지막으로 세동맥을 거쳐 모세혈관이 된다.

혈관벽의 구조상 대동맥의 벽은 여러 층의 탄성판이 겹쳐져 이루어져 있으며, 중 · 소동맥의 벽은 여러 층의 민무늬근육으로 이루어져 있다. 따라서 각각 탄성형 동맥, 근육형 동맥이라고도 불린다.

세동맥 벽의 민무늬근육은 1층이나 2층이며 민무늬근육의 수축에 의해 속공간이 닫히므로 저항혈관이라고도 불린다.

모세혈관은 직경 10 μm의 가는 혈관이며 여기에서 혈압과 교질삼투압의 차이에 의해 수분이 이동하여 혈액과 조직 · 세포 사이에 영양 · 대사산물 등의 물질이동이 이루어진다.

동맥의 가지가 서로 교통하여 연결되어 있는 것을 **연결**(문합 anastomosis)이라 한다.

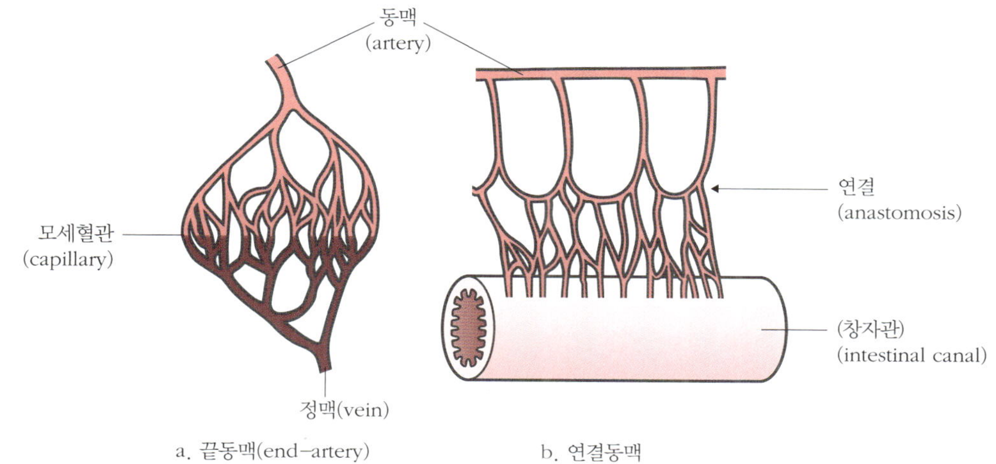

그림 1-31 끝동맥과 연결동맥
한 개의 동맥이 그밖의 동맥과 연결되지 않아 모세혈관으로 이어지는 경우를 끝동맥이라고 한다.

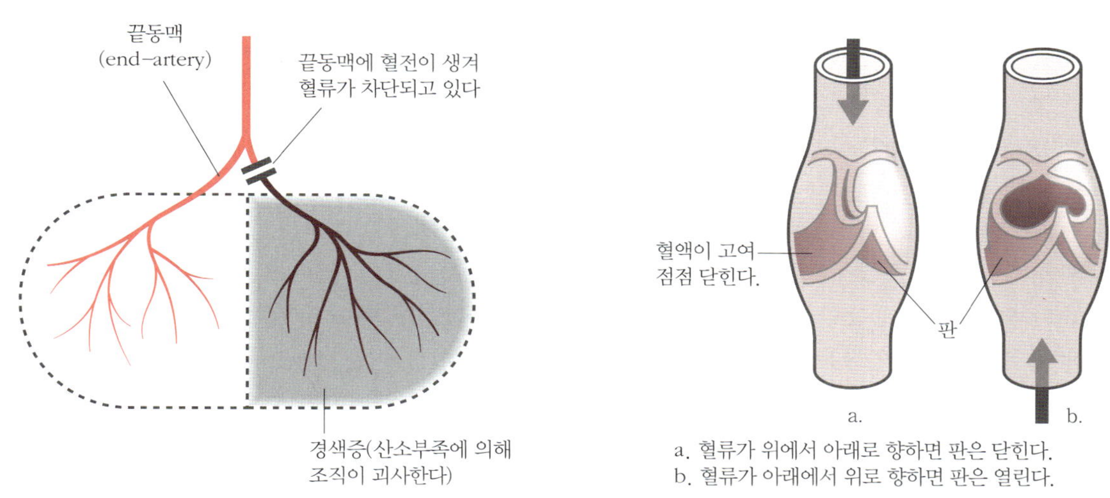

그림 1-32 끝동맥 폐쇄에 의해 일어나는 폐색
끝동맥은 지배영역에 경색증을 일으킬 위험성이 있다.

그림 1-33 정맥의 판
정맥은 판이 있는 부분이 불룩해져 있다.

한편 분포동맥이 연결가지를 가지지 않는 경우도 있다(그림 1-31). 이러한 동맥은 **끝동맥**(종동맥 end–artery)이라고 하며 혈행이 차단되면 분포영역에 혈액공급이 차단되어 심한 빈혈, 즉 **허혈**(ischemia)로 인한 변성 · 괴사에 빠진다. 이러한 국한성혈행장애에 의해 일어나는 괴사를 **경색증**(infarction)이라 한다.

곁순환 : 일정 영역에 분포하는 동맥에 연결이 있는 경우에는 그 동맥이 폐색되어도 분포영역은 연결된 동맥가지를 통해 혈액을 공급받으므로 영양장애에 빠지는 일은 없다. 이 경우 연결가지에 의한 경로를 **측부혈행로**, 그 순환을 **곁순환**(측부순환 collateral circulation)이라 한다.

기능성끝동맥 : 분포동맥이 연결을 가지고 있어도 연결가지가 가늘면 동맥의 혈행이 차단되어 연결가지에 의한 혈액공급이 충분히 이루어지지 않아 경색증을 일으키는 경우도 있다(그림 1-32). 이러한 동맥을 기능성끝동맥(기능성종동맥 functional end artery)이라 한다. 기능성끝동맥은 심장 · 지라 · 콩팥 등에서 보인다. 예를 들면 심장의 관상동맥은 기능성끝동맥이며, 그 혈행이 장애되면 분포영역의 심장근육은 변성괴사에 빠진다(**심근경색증** myocardial infarction).

3 정맥(Vein)

정맥은 심장을 향해 가는 혈액이 흐르는 혈관이다(그림 1-33). 모세혈관은 세정맥이 되며 합류를 반복하면서 점점 두꺼운 정맥이 된다. 정맥벽의 구조는 동맥처럼 두께에 따라 달라지는 일은 없다. 정맥에서는 두꺼운 정맥을 따라가는 정맥을 가지라고 하지 않고 **뿌리**(tributaries)라 한다.

정맥은 마지막으로 심방으로 흘러든다. 허파순환계에서는 좌우 허파로부터 각각 2개씩의 허파정맥이 왼심방으로 흘러들고 온몸순환계에서 전신의 정맥혈은 위대정맥과 아래대정맥에 모여 오른심방으로 흘러든다.

정맥은 동맥에 비해 연결이 풍부하여 종종 **정맥얼기**(정맥총 venous plexus)를 만든다. 식도정맥얼기, 곧창자정맥얼기는 임상적으로도 중요하다.

정맥은 벽이 얇고 혈압이 낮으므로 압박되기 쉽지만 연결이 풍부하므로 혈류장애가 발생하는 경우는 거의 없다.

정맥의 분류

정맥은 신체의 얕은 부분을 주행하는 얕은정맥(천정맥 superficial vein)과 깊은 부분에 있는 깊은정맥(심정맥 deep vein)으로 나눌 수 있다.

얕은정맥은 피부밑에 있어 **피부정맥**(피정맥 cutaneous vein)이라 하며 일반적으로 동맥과 관계없이 주행하고 특히 많은 연결을 가지고 있다.

깊은정맥은 일반적으로 동맥과 함께 주행하여 **동반정맥**(concomitant vein)이라 하며 동맥과 같은 이름으로 불린다. 팔다리에서는 하나의 동맥을 따라 종종 2개의 동반정맥이 보인다. 뇌와 배의 내장에서 정맥은 동맥과 완전히 다른 주행방향을 취한다.

정맥혈의 환류

온몸순환계에서 정맥은 순환혈액량의 70~75%를 포함한다. 심장을 향하는 정맥혈의 환류는 혈압의 기울기나 가슴안의 음압에 의한 흡입작용 등에 의해 이루어진다.

바로선 자세에서 하반신 특히 다리정맥의 환류는 중력으로 인해 정수역학적으로 약해지는 경향이 있다. 그런데 정맥에는 **판**(valve)이 있어서 혈액이 역류하지 않고 한 방향으로만 흐른다.

판은 정맥의 내막에서 생기는 주머니모양의 주름으로 특히 팔다리의 정맥에 많다. 그리고 정맥은 뼈대근육의 운동 · 수축에 의해 압박되고, 동맥과 함께 주행하는 경우에는 동맥의 박동에 의해서도 압력을 받는다(그림 1-34). 이렇게 주위에서 가해지는 압력은 정맥을 세게 훑듯이 작용하여 판과 함께 정맥의 환류를 촉진한다.

4 태아의 순환계

태아에서 허파는 호흡기능이 없으며 장관의 영양흡수나 콩팥에서의 노폐물 배설도 이루어지지 않는다. 출생 후 허파 · 장관 · 콩팥 등이 행하게 될 기능은 태반에서 이루어진다.

따라서 태아에서는 특유의 태반순환이 이루어지는데 허파순환계 · 문맥순환계가 단락로에 의해 직접 온몸순환계로 연결된다. 태아의 혈액순환은 그림 1-35에 제시된 바와 같은 경로로 이루어진다.

① **태반**(placenta)에서 모체혈액으로부터 산소와 영양을 받은 태아혈액은 **탯줄**(제대 umbilical cord)을 통과하는 **배꼽정맥**(제정맥 umbilical vein)을 거쳐 태아의 몸속으로 들어간다.

② 배꼽정맥은 간에 도달하면 분기한다. 혈액의 일부는 간문맥을 거쳐, 또는 직접 간안을 환류한 후 간정맥이 되어 아래대정맥으로 유입된다. 나머지 대부분의 혈액은 **정맥관**(ductus venous)을 통해 간을 통과하지 않고 직접 아래대정맥으로 흘러든다. 이렇게 해서 비교적 산소가 풍부한 배꼽정맥의 혈액은 아래대정맥을 거쳐 오른심방으로 유입된다.

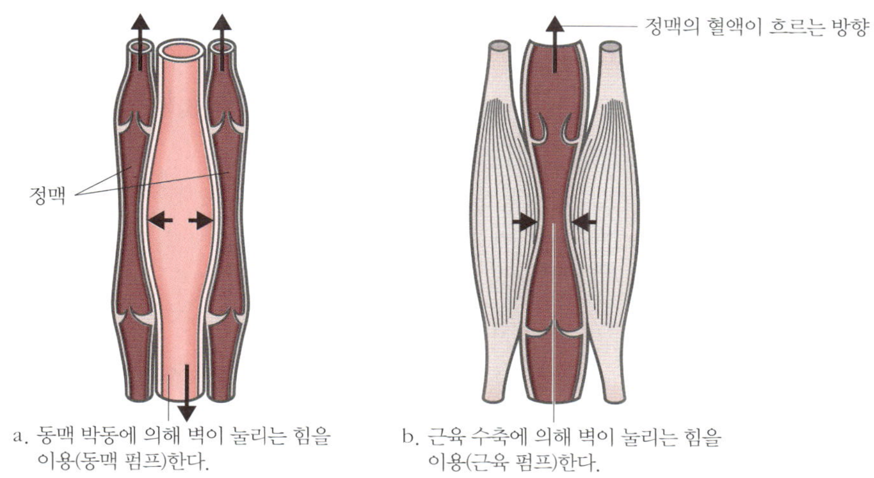

그림 1-34 정맥에서 혈액의 환류
정맥은 혈압이 낮으므로 심장으로 혈액을 돌아오게 하기 위해 옆에 있는 동맥이나 근육의 도움을 받는다.

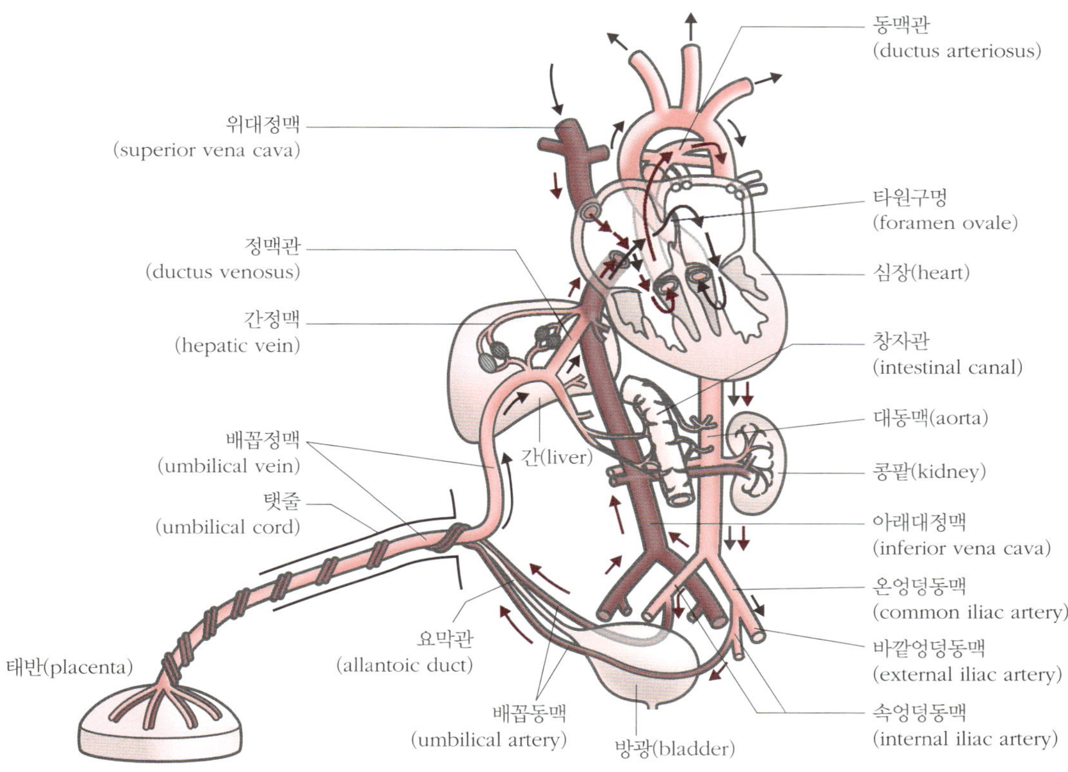

그림 1-35 태아의 순환계
태생기에는 태아의 허파, 간장, 장이 기능하지 않으므로 그곳을 통과하지 않는 우회로(bypass)가 있다.

③ 아래대정맥으로부터 오른심방에 유입된 혈액의 대부분(약 60%)은 심방사이막에 있는 **타원구멍**(난원공 foramen ovale)을 통해 왼심방으로 들어가고 왼심실을 거쳐 대동맥으로 나온다. 이 혈액은 오름대동맥 → 대동맥활로부터 머리부위 · 팔에 특히 대량으로 보내져 비교적 소량이 내림대동맥에 이른다.

④ 위대정맥은 머리부위 · 팔로부터의 혈액을 모아 오른심방으로 흘러든다. 이렇게 위대정맥으로부터 오른심방으로 흘러드는 정맥혈은 주로 오른심실로 들어가 허파동맥으로 보내진다. 그러나 허파는 호흡기능을 가지고 있지 않으므로 허파에 보내지는 혈액은 매우 소량이다. 허파동맥의 혈액은 대부분이 단락로인 **동맥관**(ductus arteriosus)을 거쳐 직접 내림대동맥의 시작부로 유입되어 왼심실 → 오름대동맥 → 대동맥활의 경로로 나오는 혈액과 함께 하반신으로 보내진다.

⑤ 태아의 혈액은 배대동맥 → 온엉덩동맥 → 속엉덩동맥 → **배꼽동맥**(제동맥 umbilical artery)의 경로로 태반에 보내져 여기에서 모체혈액과의 사이에 물질교환을 실시한다.

배꼽동맥은 좌우의 속엉덩동맥으로부터 일어나므로 2개이다.

태아에서 상반신이 더 잘 발달하는 이유 : 태아의 상반신(특히 뇌 · 팔 등)에는 주로 아래대정맥 → 오른심방(타원구멍) → 왼심방 → 왼심실 → 오름대동맥 → 대동맥활의 경로로 산소가 풍부한 혈액이 공급된다. 따라서 상반신은 하반신에 비해 발달이 더욱 양호해진다.

출생 후 순환계의 변화

출생과 함께 태아는 태반과의 연결이 끊어지는데 허파 · 소화관 · 간 · 콩팥의 기능이 발달하여 출생 후의 순환계가 된다. 동시에 배꼽동맥 · 배꼽정맥은 각각 닫혀 결합조직섬유인대(배꼽동맥인대 · 간원인대)가 되며 정맥관 · 동맥관도 퇴화하여 그 잔존이 섬유인대(정맥관인대 · 동맥관인대)가 된다. 또한 타원구멍은 닫혀 타원오목이 된다.

선천성 심장병 : 태생기의 순환계에 보이는 단락로, 특히 타원구멍이나 동맥관이 출생 후에도 열려 있는 경우에는 다양한 장애가 일어난다.

C. 림프계

체내에서 조직 · 세포는 액체, 즉 조직액(tissue fluid)에 잠겨 있다. 조직액은 주로 혈액의 액상성분이 모세혈관으로부터 누출되어 생기는 것으로, 조직액을 사이에 두고 조직 · 세포의 물질교환이 이루어진다. 조직액은 모세혈관을 거쳐 다시 혈액으로 돌아와 환류하지만, 조직액의 일부(약 10%)는 모세림프관에 유입되어 림프(lymph)로서 회수되어 운반된다. 조직액 중 특히 모세혈관에 회수되기 어려운 물질, 예를 들면 고분자의 단백 · 입자 · 지질은 수분 · 염류와 함께 림프관에 유입한다.

부종 : 조직액이 과잉되어 림프관의 회수처리능력을 초과하면 조직간극(tissue space)에 고인다. 이러한 상태를 부종(edema)이라 한다.

부종을 일으키는 원인으로는 간장애 · 콩팥장애 · 오른심장기능상실 · 깊은정맥혈전증 등이 있다.

모세림프관(lymphatic capillary)은 말초가 맹단에서 시작되고 합류되어 림프관(lymphatic vessel)이 된다(그림 1-36). 림프관은 합류를 반복하여 점점 두꺼워지며 마지막에는 림프관줄기가 되어 정맥으로 흘러든다. 림프관은 중간에 다수의 림프절을 가지며, 림프는 대부분의 림프절을 경유한 후 정맥에 유입된다.

이렇게 림프계는 림프관과 림프절로 이루어진다.

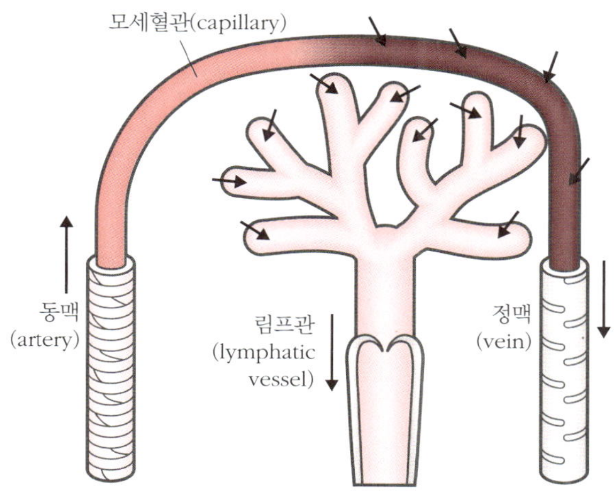

그림 1-36 림프계의 작용
림프관은 정맥으로 돌아오지 않았던 액체성분을 다른 루트로 정맥으로 돌아오게 하기 위해 존재한다. 림프가 흐르는 방향은 정맥과 일치한다.

1 림프관

림프관은 일반적으로 혈관, 특히 정맥과 함께 주행한다.

림프관은 정맥과 마찬가지로 피부 또는 피부밑에 있는 표재성의 **얕은림프관**(superficial lymph vessel)과 깊은 부분을 주행하는 심재성의 **깊은림프관**(deep lymph vessel)으로 나누어진다.

신체 각 부위의 림프관은 점차 합류하여 마지막으로 정맥으로 흘러든다. 정맥각 또는 배부위에 있는 가슴림프관팽대에 들어가는 림프관의 줄기를 **림프관줄기**(lymphatic trunk)라 하며 다음과 같은 것이 있다(그림 1-37).

◆**목림프줄기**(jugular trunk) 머리부위 · 목부위의 림프관이 좌우 양쪽에서 각각 흘러드는 림프관줄기.

◆**빗장밑림프줄기**(subclavian trunk) 팔의 림프관과 몸통 상반부(배꼽보다 위쪽)의 얕은 림프관이 모이는 림프관줄기.

◆**기관지세로칸줄기**(기관지종격줄기 bronchomediastinal trunk) 가슴안의 장기(허파와 가슴세로칸에 있는 심장 · 기관 · 식도 등)와 가슴안 깊은 부분으로부터의 림프관이 모이는 줄기.

◆**가슴림프관**(흉관 thoracic duct) 가슴림프관팽대가 위로 주행하여 가슴안으로 들어가 가슴림프관이 된다. 가슴림프관은 왼목림프줄기 · 빗장밑림프줄기 및 기관지세로칸줄기를 받아 왼쪽의 정맥각(속목정맥과 빗장밑정맥과의 합류부)으로 흘러든다. 이처럼 가슴림프관은 **하반신**과 **왼쪽 상반신**의 림프가 모여 정맥으로 흘러드는 줄기이다.

◆**허리림프줄기**(lumbar trunk) 허리림프줄기는 배대동맥의 좌우 양쪽에 있으며, 다리 · 배안 장기의 일부(좌우 양쪽에 있는 대칭성의 콩팥 · 콩팥위샘 · 고환 · 난소 등) 림프관 및 줄기 하반부(배꼽보다 아래쪽)의 얕은림프관이 모인다.

◆**창자림프줄기**(intestinal trunk) 배안 장기(위 · 창자 · 간 · 이자 · 지라 등 비대칭성 장기)로부터의 림프관이 모인다.

◆**가슴림프관팽대**(cisterna chyli) 가슴림프관팽대는 배대동맥 상단부 오른쪽에 있으며, 길이 약 5 cm의 주머니 모양으로 불룩한 림프관줄기이다. 창자림프줄기와 허리림프줄기가 합류하여 생긴다.

◆**오른림프관**(right lymphatic vessel) 오른쪽의 목림프줄기 · 빗장밑림프줄기 및 기관지세로칸줄기가 합류하는 림프관줄기이며 매우 짧아 오른쪽 정맥각으로 바로 흘러든다. 이처럼 오른림프관은 **오른쪽 상반신**의 림프를 모아 정맥으로 흘러드는 줄기이다(그림 1-38).

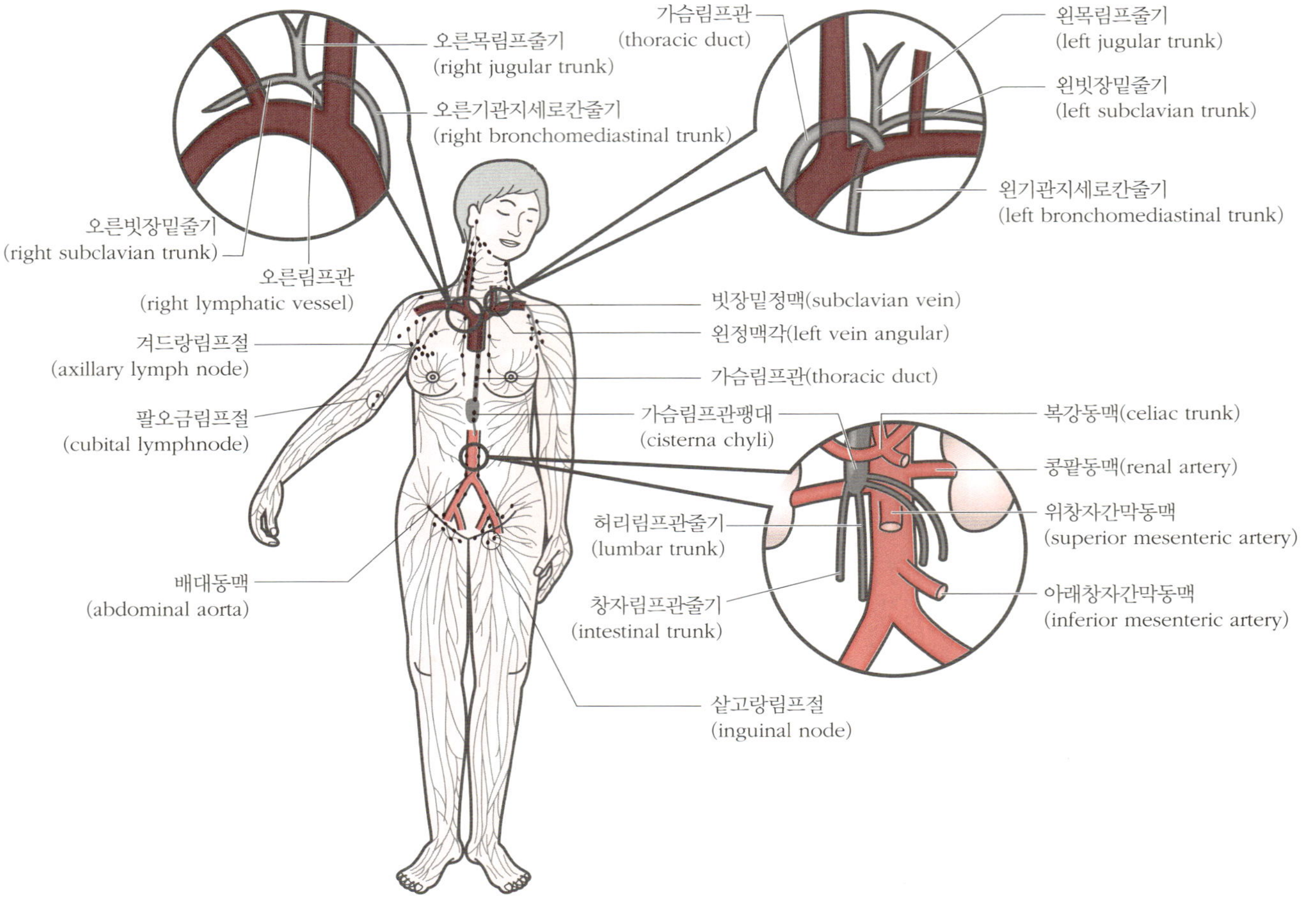

가슴림프관
(thoracic duct)
오른목림프줄기
(right jugular trunk)
오른기관지세로칸줄기
(right bronchomediastinal trunk)
왼목림프줄기
(left jugular trunk)
왼빗장밑줄기
(left subclavian trunk)
왼기관지세로칸줄기
(left bronchomediastinal trunk)
오른빗장밑줄기
(right subclavian trunk)
오른림프관
(right lymphatic vessel)
빗장밑정맥(subclavian vein)
왼정맥각(left vein angular)
겨드랑림프절
(axillary lymph node)
가슴림프관(thoracic duct)
팔오금림프절
(cubital lymphnode)
가슴림프관팽대
(cisterna chyli)
복강동맥(celiac trunk)
콩팥동맥(renal artery)
위창자간막동맥
(superior mesenteric artery)
허리림프관줄기
(lumbar trunk)
배대동맥
(abdominal aorta)
창자림프관줄기
(intestinal trunk)
아래창자간막동맥
(inferior mesenteric artery)
샅고랑림프절
(inguinal node)

그림 1-37 전신 림프계

피부밑에 있는 림프관과 몸 깊은 곳에 있는 림프관이 있다. 이 그림에는 모두 그려져 있다.

오른림프관
(right lymphatic vessel)
유입 영역
가슴림프관(thoracic
duct) 유입 영역

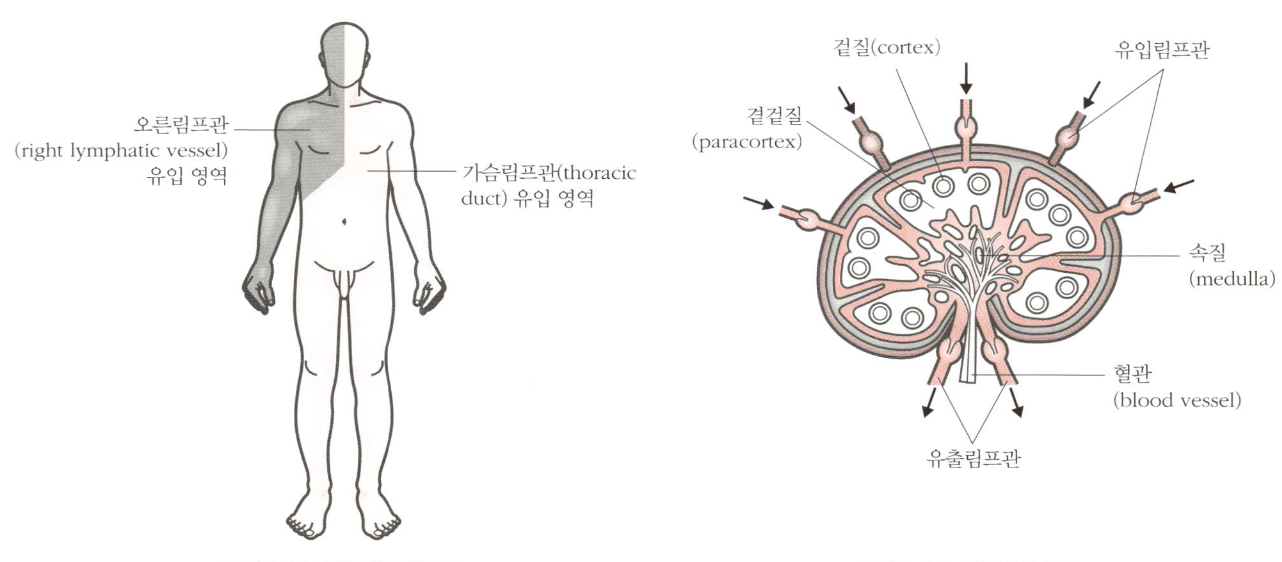

그림 1-38 림프의 유입영역

가슴림프관에 유입되는 영역이 전체의 3/4을 차지한다.

겉질(cortex)
유입림프관
곁겉질
(paracortex)
속질
(medulla)
혈관
(blood vessel)
유출림프관

그림 1-39 림프절의 구조

림프는 림프절 안의 림프동굴(핑크색 부분)을 흐른다.

림프관줄기는 주행 · 합류 양식에 개체차가 심하다.

림프의 흐름 : 림프관계에서는 혈관계와 같이 모터로서 작용하는 심장에 해당하는 장치 · 기관은 보이지 않는다. 림프관에는 정맥에서 보이는 것과 같은 판이 매우 많이 발달하여 이것에 의해 림프의 역류가 방지되고 있다. 림프의 환류는 정맥에서와 마찬가지로 뼈대근육의 수축(근육펌프)이나 인접한 동맥의 박동에 의해 촉진된다.

2 림프절(Lymph node)

림프절(그림 1-39)은 일반적으로 타원형 또는 콩팥모양을 띠며 긴 지름은 1~25 mm이다. 림프절에는 얕은림프절과 깊은림프절이 있다. 말초림프조직으로서 항체를 생성하는 기관이다.

얕은림프절은 부어서 커질 경우에는 체표에서 만질 수 있다. 깊은림프절은 만질 수는 없지만 붓게 되면 인접하는 조직 · 기관을 압박하여 다양한 장애를 일으키는 경우가 있다.

신체의 일정 영역으로부터 모이는 림프관이 반드시 경유하는 림프절을 **부위림프절**(regional lymph node)이라 한다.

부위림프절의 임상적 의미 : 감염소가 있으면 감염은 림프관을 거쳐 부위림프절로 파급된다. 또한 악성종양의 경우에 종양세포는 종종 부위림프절로 전이된다.

감시림프절생검 : 악성종양부위로부터의 림프가 최초로 유입하는 림프절을 **감시림프절**(전초림프절 sentinel node)이라 한다. 악성종양을 적출하기 전에 종양에 색소를 주입하여 색소의 이동에 따라 부위림프절을 확인하여 그 림프절에 종양세포가 전이되었는지 조사한다(감시림프절생검 전초림프절생검 sentinel lymph node biopsy). 여기에 전이가 없으면 이보다 멀리 있는 림프절에도 전이는 없는 것으로 간주한다. 유방암 수술 시에 자주 이루어지는 생검이다.

Ⅵ. 신경계(Nervous system)

신경계는 중추신경계와 말초신경계로 나누어진다(그림 1-40).

생체는 말초신경계를 통해 외부환경이나 생체내부(내부환경)의 상황에 대한 정보를 중추신경계에 모아 처리 · 통합한다. 그리고 다시 말초신경계를 거쳐 조직 · 기관을 조절 · 연결하여 환경에 따라 생활활동을 영위하고 항상성을 유지한다.

중추신경계(central nervous system)는 기능을 중심으로 하는 것으로 **뇌**와 **척수**로 이루어진다.

말초신경계(peripheral nervous system)는 중추신경계와 신체 각 부위를 연결하는 것으로 뇌와 말초를 연결하는 **뇌신경**(cranial nerve)과 척수와 말초를 연결하는 **척수신경**(spinal nerve)으로 나눌 수 있다. 말초신경 중에서 주로 외부환경으로부터의 정보를 받아 그에 대응하도록 뼈대근육(수의근 voluntary muscle)의 운동을 시작하게 하는 작용을 하는 신경, 즉 감각 · 수의운동과 같은 이른바 동물성 기능에 관계하는 것을 **몸신경계**(체성신경계 somatic nervous system)라 한다. 한편 주로 심장근육 · 민무늬근육(불수의근 involuntary muscle)의 운동이나 샘(gland)의 분비 등 모든 식물성 기능에 관여하는 신경을 **자율신경계통**(autonomic nervous system)이라 한다.

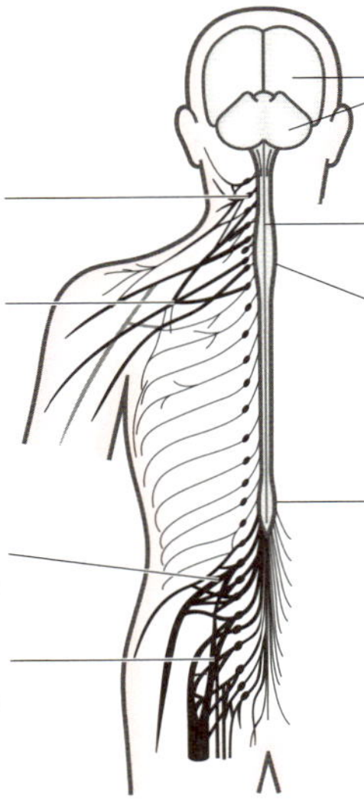

뇌
(brain)
중추신경계
(central nervous system)
목신경얼기
(cervical plexus)
척수
(spinal cord)
팔신경얼기
(brachial plexus)
목팽대
(cervical enlargement)
허리엉치팽대
(lumbosacral enlargement)
허리신경얼기
(lumbar plexus)
엉치신경얼기
(sacral plexus)

그림 1-40 신경계(중추신경계와 말초신경계)
척수에서 나온 신경얼기는 몇 개가 연결되어 신경얼기를 만든다.
팔신경얼기는 팔의 신경을, 허리신경얼기와 엉치신경얼기는 다리의 신경을 내보낸다.

1 신경계의 구조

신경계를 만드는 조직은 **신경조직**(nervous tissue)으로, 신경세포와 신경아교(신경교 neuroglia, 아교세포 교세포 glia)로 이루어진다. 신경세포(신경원 neuron)가 기능의 단위이다.

신경세포(신경원 Neuron)

신경세포는 핵을 에워싸는 세포체와 세포체에서 나오는 돌기로 이루어진다. 돌기는 2종류로 나누어진다. 흥분을 세포체로 전달하는 **가지돌기**(수상돌기 dendrite), 흥분을 세포체에서 먼 곳으로 전달하는 **신경돌기**(neurite)이다.

신경계는 신경세포의 광범위한 연쇄로부터 생긴다. 2개의 신경세포가 접하여 연결되는 부위를 **연접**(synapse)이라 한다.

일반적으로 핵을 에워싸는 세포체 부분을 신경세포라 한다.

신경섬유(Nerve fiber)

신경섬유는 신경세포의 돌기 중 특히 긴 것을 말하며, 주로 중추신경계의 백색질과 말초신경을 만든다. 신경섬유는 흥분의 전달방향에 따라 들신경섬유와 날신경섬유로 나누어진다. **들신경섬유**(구심신경섬유 afferent nerve fiber)는 흥분을 말초로부터 중추를 향해 전달하는 것으로 **감각신경섬유**(sensory fiber)라고도 한다.

날신경섬유(원심신경섬유 efferent nerve fiber)는 중추로부터 말초를 향해 흥분을 전달하는 것으로 근육의 운동을 주관하는 **운동신경섬유**(운동섬유 motor fiber)와 샘에 분포하여 그 분비를 지배하는 **분비섬유**(secretory fiber)가 있다.

2 중추신경계

중추신경계는 뇌와 척수이며, 신경세포가 많이 모여 있는 부위가 있다. 신경세포가 모여 있는 부위는 약간 어두운 회백색을 띠어 **회색질**(회백질 gray matter)이라 한다. 이에 비해 신경섬유가 모여 있는 부위는 흰색으로 보여 **백**

색질(백질 white matter)이라 한다. 척수에서 회색질은 중앙에 있으며 그 주위를 에워싸듯이 백색질이 보인다. 뇌에서 회색질과 백색질의 배열은 복잡하지만 대뇌나 소뇌에서는 회색질이 표층을 차지하며 백색질은 내부에 있다. 그러나 백색질 내에도 회색질 덩어리가 보이는데 이를 **신경핵**(nerve nucleus)이라 한다. 척수 · 뇌에 대해서는 중추신경계(제9장)에서 서술한다.

3 말초신경계

신경(nerve)은 신경섬유의 다발에 있으며, 일반적으로 들신경섬유와 날신경섬유가 섞여서 이루어져 있다.

신경의 줄기 또는 가지 사이에는 종종 연결이 보이는데 이것을 **연결**(문합 anastomosis)이라 한다. 대부분의 신경줄기나 가지 사이에 연결이 있으면 전체적으로 얼기모양을 띠어 **신경얼기**(신경총 nerve plexus)라고 한다.

신경은 그 주행경과 중에 신경세포의 집단을 포함하는 경우가 있다. 이러한 신경세포의 집단을 **신경절**(ganglion)이라 한다. 신경절은 크기가 다양하지만 기능적으로는 감각성신경절과 자율성신경절로 나누어진다. 감각성신경절에는 척수신경에 나타나는 척수신경절과 뇌신경에서 척수신경절에 해당하는 것이 있다.

감각성신경절에 있는 신경세포는 2개의 긴 돌기를 가지고 있는데, 하나의 돌기는 말초에 이르는 말초성돌기이며, 다른 하나는 중추로 향하는 중추성돌기이다.

말초신경계는 뇌신경 · 척수신경 및 자율신경계로 나누어진다.

뇌신경(Cranial nerve)

뇌신경은 뇌에 출입하는 말초신경으로 12쌍이다.

신경은 각각의 명칭 외에 I에서 XII까지의 번호가 붙어 있다.

I 후각신경	II 시각신경	III 눈돌림신경	IV 도르래신경
V 삼차신경	VI 갓돌림신경	VII 얼굴신경	VIII 속귀신경
IX 혀인두신경	X 미주신경	XI 더부신경	XII 혀밑신경

미주신경 이외의 뇌신경은 주로 머리부위에 분포하여 운동과 감각을 주관한다. 미주신경은 가슴부위 · 배부위에까지 이른다.

또한 III · VII · IX · X 뇌신경은 체성신경섬유 외에 자율신경(부교감성)섬유를 포함한다.

척수신경(Spinal nerve)

척수에 출입하는 말초신경으로 31쌍이다. 신경은 출입하는 척추의 높이에 따라 다음 5군으로 나눌 수 있다.

목신경(8쌍) …제1~8목신경(C1~8)
가슴신경(12쌍) …제1~12가슴신경(T1~12)
허리신경(5쌍) …제1~5허리신경(L1~5)
엉치신경(5쌍) …제1~5엉치신경(S1~5)
꼬리뼈신경(1쌍, Co)

척수신경은 척수의 앞 바깥쪽에서 나오는 앞뿌리와 뒤 바깥쪽에서 나오는 뒤뿌리의 2뿌리가 합해져 이루어진다(그림 1-41). 뒤뿌리에는 **척수신경절**(spinal ganglion)이 있다.

앞뿌리와 뒤뿌리는 합해져 하나의 척수신경이 되며 척추사이구멍을 거쳐 척주관으로부터 나오면 앞가지와 뒷

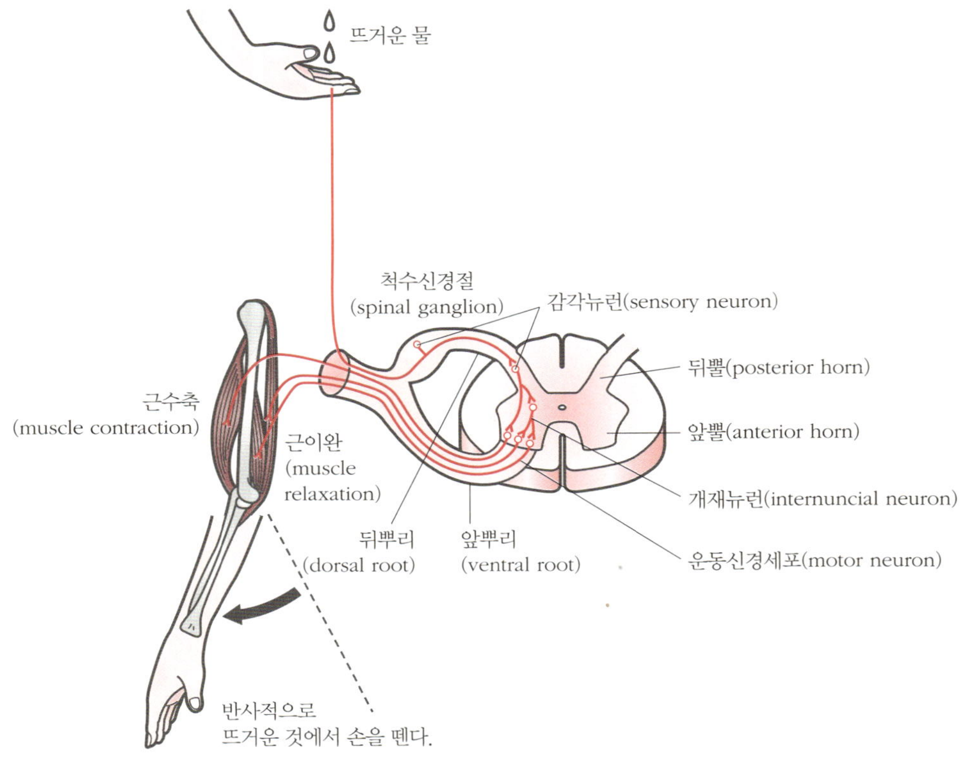

그림 1-41 척수반사에 관계하는 감각섬유와 운동섬유
감각성신경세포는 척수신경절과 척수뒤뿔에 있으며 운동성신경세포는 척수앞뿔에 있다.

가지의 2가지로 나누어진다.

앞뿌리(전근 ventral root)는 척수의 앞각에 있는 운동신경세포의 신경섬유(운동신경섬유)와 가쪽각에 있는 자율신경계 신경세포의 섬유로 이루어진다. 모두 날신경섬유이다. **뒤뿌리**(후근 dorsal root)는 척수신경절의 신경세포 돌기(신경섬유)로 이루어진다.

척수신경절의 신경세포는 2개의 긴 돌기를 가지고 있는데, 하나는 중추가지로서 척수를 향하고 다른 하나는 말초가지로서 말초에 이른다. 말초의 감각정보는 말초가지로부터 척수신경절의 신경세포에 이르며, 나아가 중추가지에 의해 뒤뿌리를 통해 척수에 전달된다. 이렇게 뒤뿌리는 들신경섬유로 이루어진다. 여기에는 자율신경계의 들신경섬유도 포함된다.

척수신경은 앞뿌리와 뒤뿌리가 합해져 생기고 날신경섬유와 들신경섬유가 모두 포함된 혼재성이며 앞가지와 뒷가지로 나누어진다.

뒷가지(후지 posterior ramus)는 몸통의 등부위에 이르며 등근육(고유등근육)과 피부에 분포한다.

앞가지(전지 anterior ramus)는 몸통의 가쪽벽 · 앞벽 및 팔다리의 근육 · 피부에 분포한다.

근육에 분포하는 가지를 **근육가지**(근지 muscular branch), 피부에 분포하는 가지를 **피부가지**(피지 cutaneous branch)라 한다. 척수신경은 위아래의 앞가지 사이가 연결되어 신경얼기를 만든다.

목신경얼기(C1~4), **팔신경얼기**(C5~T1), **허리신경얼기**(T12~L4), **엉치신경얼기**(L4~S3), 꼬리뼈신경얼기(S4 · 5, Co)이며 앞의 4개가 중요하다. 자세한 해설은 제9장에서 한다.

축삭 : 척수신경절 신경세포의 중추가지와 말초가지는 모두 수초에 덮여 있어 축삭(axon)이라 불린다.

Magendie 법칙(Magendie law) : 척수 앞뿌리는 운동계이며 뒤뿌리는 감각계의 신경섬유로 구성된다.

자율신경계(Autonomic nervous system)

개체의 생명유지나 종족보존에 관계하는 순환 · 호흡 · 소화 · 분비 · 생식 등의 기능은 무의식적 또는 불수의적으로, 즉 자율적으로 운영된다. 이러한 자율성(식물성) 기능을 조절 · 지배하는 신경계가 자율신경계이다. 혈관벽이나 내장벽의 민무늬근육 · 심장근육과 같은 불수의근 및 샘분비를 지배하는 날신경섬유와 내장벽에 분포하여 늘어남이나 통증을 느끼는 들신경섬유로 이루어진다(그림 1-42).

자율신경계의 날신경섬유는 중추신경계에서 나와 말초의 효과기(민무늬근육, 심장근육이나 샘)에 이르기까지 도중에 1회 신경세포를 교대한다(그림 1-43). 이렇게 도중에서 교대하여 중단하는 신경세포가 모여 **자율신경절**(autonomic ganglion)을 만든다.

신경절보다 중추쪽에 있는 신경세포를 **신경절이전신경세포**(절전신경세포 preganglionic neuron)라 하며 그 섬유를 **신경절이전섬유**(신경절전섬유 preganglionic fiber)라 한다.

신경절에서 연접을 만들어 교대하는 말초쪽의 신경세포를 **신경절이후신경세포**(절후신경세포 postganglionic neuron)라 하며 그 섬유를 **신경절이후섬유**(신경절후섬유 postganglionic fiber)라 한다. 신경절이전섬유는 수초라고 하는 싸개로 덮인 유수섬유로 흰색으로 보이며, 신경절이후섬유는 무수섬유로 회백색으로 보인다.

자율신경계는 교감신경계와 부교감신경계로 나누어진다.

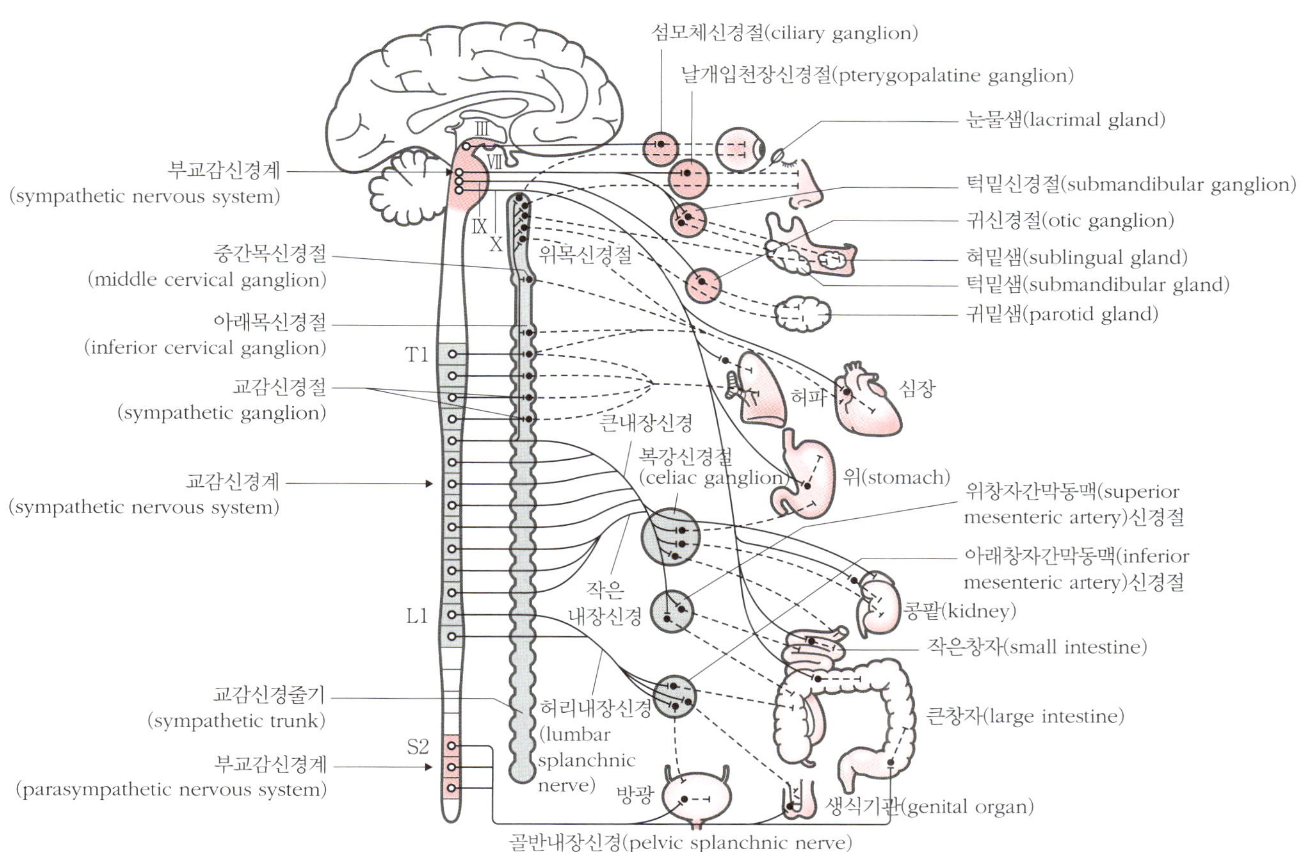

그림 1-42 자율신경계

자율신경중추는 시상하부에 있다.

◆ **교감신경계**(sympathetic nervous system)

교감신경계(그림 1-44)의 신경절앞신경세포는 척수의 제1가슴척수로부터 제2 또는 제3 허리척수까지의 가쪽뿔에 있다. 신경절이전섬유는 앞뿌리를 거쳐 척수신경에 들어간다. 즉 **백색교통가지**(백색교통지 white ramus communicans)가 되어 척수신경으로부터 나눠져 척주 양쪽을 따라 세로로 뻗은 긴 신경다발로 들어간다. 이 신경다발은 **교감신경줄기**(교감신경간 sympathetic trunk)라 불리며, 머리뼈바닥에서 꼬리뼈까지 척주의 양쪽에 세로로 뻗어 있다. 신경줄기는 일정한 간격을 두고 나란히 20개의 방추모양 신경절을 가진다. 이 신경절을 **교감신경줄기신경절**(교감신경간신경절 ganglion of sympathetic trunk), 신경절을 연결하는 섬유다발을 **신경절사이가지**(신경절간지 interganglionic branch)라 한다.

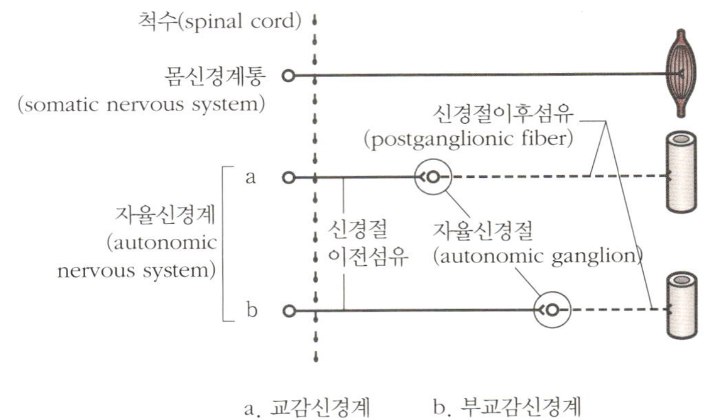

그림 1-43 척수에서 나오는 날신경섬유
부교감신경절(sympathetic ganglion)은 장기 주위 또는 장기안에 있다.

교감신경줄기신경절은 목부위에 3개(위 · 중간 · 아래목 신경절), 가슴부위에 11개(가슴신경절), 허리부위에 4개(허리신경절), 골반부위에 4개(엉치신경절)가 있다.

교감신경줄기신경절은 대응하는 척수신경과의 사이를 백색교통가지 외에 **회색교통가지**(회백교통지 gray ramus communicans)로 연결한다. 회색교통가지는 신경절에서 신경세포를 교대한 신경절이후섬유(무수섬유)로 만들어지며 신경절이후섬유는 다시 척수신경으로 들어가 말초로 향한다.

교감신경줄기에 들어가는 신경절이전섬유는 다음 3개의 경로로 말초에 이른다.

1) 교감신경절에서 신경세포를 교대하여 신경절이후섬유가 되어 교감신경줄기로부터 나와 직접적으로 말초에 이른다. 이러한 신경절이후섬유는 머리부위 · 목부위 · 가슴부위의 장기에 분포한다.

① **머리부위 · 목부위** : 가슴척수 윗부분(T1~5, 특히 T1 · 2)에 있는 신경절앞신경세포가 위목신경절에서 신경절

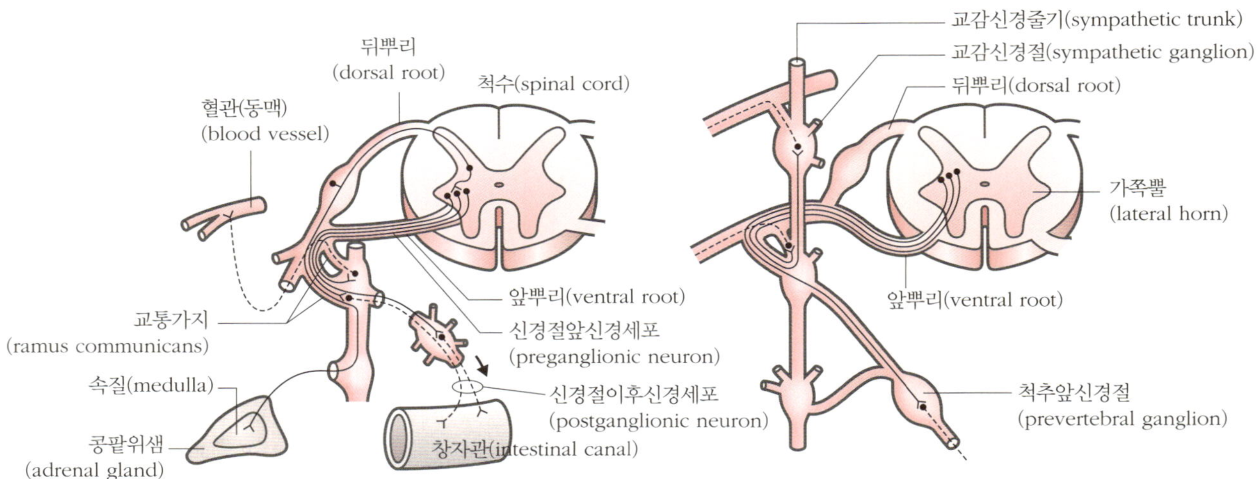

그림 1-44 교감신경계
교감신경세포가 있는 가쪽뿔은 제1가슴높이에서 제2허리높이까지, 때로는 제3허리높이까지이다.

이후신경세포와 교대한다. 그리고 신경절이후섬유는 바깥 · 속목동맥, 척추동맥을 따라 신경얼기를 만들어 위로 주행하여 머리부위의 침샘, 눈알 · 눈꺼풀 · 눈확의 민무늬근육, 머리와 목의 혈관 등에 분포한다.

② **가슴부위** : 심장이나 식도, 기관지, 허파 등의 가슴장기에 대해서는 가슴척수의 상반부(T1~4)에서 일어나는 신경절앞신경세포가 아래목신경절 · 가슴신경절에서 신경절이후신경세포에 이르러 분포한다. 특히 **심장**에는 T3 · 4에서 일어나는 신경절앞신경세포가 목신경절이나 가슴신경절에서 신경절이후신경세포와 교대하여 그 신경절이후섬유가 아래목심장신경, 가슴심장신경이 되어 분포한다.

2) 교감신경절에서 신경세포를 교대한 신경절이후섬유는 앞서 말한 회색교통가지를 거쳐 척수신경에 들어가 척수신경에 섞여 말초에 이른다.

이들 신경절이후섬유는 척수신경을 사이에 두고 말초에 이른다. 특히 몸통 · 팔 · 다리 피부의 땀샘(분비신경), 털세움근(운동신경), 혈관(혈관운동신경)에 분포한다.

팔에 대한 신경절앞신경세포는 가슴척수 T3~6에 있으며 아래목신경절, 제1~2가슴신경절에서 신경절이후신경세포로 교대된다.

다리에 대한 신경절앞신경세포는 T7~12에 있으며 허리신경절과 엉치신경절에서 신경절이후신경세포로 교대된다.

3) 신경절이전섬유는 교감신경줄기로 들어가는데, 그대로 통과하여 배안 및 골반안에 이르며 거기서 신경절을 만들어 신경절이후신경세포에 이르러 배부위 및 골반장기에 분포한다.

① **배의 장기** : 가슴척수의 하반부(T5~12)에 걸쳐 존재하는 신경절앞신경세포의 신경절이전섬유는 교감신경줄기를 지나가 **큰내장신경**(greater splanchnic nerve)과 **작은내장신경**(소내장신경 lesser splanchnic nerve)이 되어 배안에 이른다. 그리고 이곳에 있는 신경절(**척추앞신경절** prevertebral ganglion : 복강신경절 · 위창자간막동맥신경절 · 아래창자간막동맥신경절 등)에서 신경절이후신경세포로 교대하여 신경절이후섬유가 되어 동맥을 따라 배의 장기에 분포한다.

② **골반장기** : 주로 허리척수 윗부분(L1 · 2)에 있는 신경절앞신경세포의 신경절이전섬유가 교감신경줄기를 지나가 **허리내장신경**(요내장신경 lumbar splanchnic nerve) 및 **엉치내장신경**(천골내장신경 sacral splanchnic nerve)이 되어 골반 내의 아랫배신경얼기를 만든다. 신경절이전섬유는 아랫배신경얼기 내의 신경절에서 신경절이후신경세포로 교대하는 것과 말초에서 신경절이후신경세포에 이르는 것이 있다. 결국 이들 신경절이후섬유가 골반장기에 분포한다.

◆**부교감신경계**(parasympathetic nervous system) 부교감신경계는 신경절앞신경세포를 뇌(중간뇌 · 숨뇌의 부교감신경핵)와 엉치척수(S2~4)에 가지고 있으며, 신경절이전섬유는 뇌신경 및 엉치신경에 포함되어 말초에 분포한다. 따라서 부교감신경계는 별도로 뇌척수신경으로부터 구별하여 관찰할 수 없다.

뇌 안의 부교감신경핵으로부터 일어나는 신경절이전섬유는 뇌신경〔III 눈돌림신경, VII 얼굴신경(중간신경), IX 혀인두신경 및 X 미주신경〕에 포함되어 말초를 향하며, 지배하는 효과기 주위에서 신경절이후신경세포로 교대하여 신경절이후섬유가 되어 분포한다.

> 뇌신경에 포함되는 부교감신경이 분포하는 곳 : 눈돌림신경의 부교감신경섬유는 눈알의 민무늬근육, 얼굴신경의 부교감신경섬유는 눈물샘 · 턱밑샘 · 혀밑샘, 혀인두신경의 부교감신경섬유는 귀밑샘, 미주신경의 부교감신경섬유는 목부위 · 가슴부위의 장기(샘 · 민무늬근육)에 각각 분포한다.

엉치척수에서 일어나는 부교감신경섬유는 엉치신경을 거쳐 **골반내장신경**(pelvic splanchnic nerve)이 되어 아래아랫배신경얼기에 들어가 골반장기에 분포한다.

신경절이전섬유가 신경절이후신경세포에 이어지는 부교감신경절은 일반적으로 분포하는 장기 · 조직 주위나 장기안에 있으며 작다. 따라서 부교감신경계의 신경절이후섬유는 교감신경계의 신경절이후섬유에 비하면 짧다(그림 1-43). 또한 하나의 신경절앞신경세포에 이어지는 신경절이후신경세포의 수도 적다.

자율신경절의 위치와 그 의미 : 일반적으로 교감신경계에서는 신경절앞신경세포가 신경절이후신경세포에 이르러 교대하는 자율신경절은 효과기로부터 떨어져 존재한다. 그리고 1개의 신경절앞신경세포는 다수의 신경절이후신경세포에 접속한다. 이런 까닭에 교감신경계의 작용은 넓은 범위에 걸치는 경향이 있다. 한편 부교감신경계에서는 신경절앞신경세포에서 신경절이후신경세포로의 교대가 이루어지는 자율신경절이 말초의 효과기 부근에 있으며 신경의 작용도 비교적 좁은 범위로 제한된다.

자율신경계의 기능

교감신경계는 일반적으로 신체를 활동적인 상태에 있도록 하는 작용이 있다. 특히 위급 · 불안 상황에서 대응하는 작용을 한다.

예를 들면 동물은 적을 만났을 때 투쟁 또는 도주행동(fight or flight)을 일으켜 대응한다. 동공은 확대되어 시야를 넓혀 위험한 대상을 잘 볼 수 있게 되며, 심장박동은 빠르고 강력해지고, 피부 등의 말초혈관은 수축되어 뼈대근육에 대량의 혈액을 보낸다. 또한 기관지는 확장되어 공기유입이 증가되고, 소화관 연동운동은 억제된다. 그리고 털세움근은 수축되어 발한이 촉진된다.

한편 **부교감신경계**는 신체가 피로를 회복하도록 평온한 상태로 유지하고, 에너지를 보존하는 방향으로 작용한다. 예를 들면 동공을 축소하여 외부에서 들어오는 빛을 감소시키고, 심장박동을 늦춘다. 또한 소화관에서는 연동을 촉진하고, 침샘분비를 높이는 등 소화기능을 활발하게 하도록 작용하고, 방광 · 곧창자에 대해서는 배설을 촉진하는 작용을 한다.

교감신경계와 부교감신경계에는 이와 같은 길항작용이 있어서 두 신경계가 각각 적절한 흥분 · 긴장 상태에 있도록 하고, 그 균형을 근거로 신체의 항상성이 유지된다. 그리고 환경의 변화에 대응하여 적절한 반응을 일으킨다.

연관통증 : 자율신경계는 지배하는 장기에 날신경섬유와 함께 들신경섬유를 보낸다. 들신경섬유는 장기의 통각에 관계한다. 들신경섬유는 척수신경절 또는 그에 상당하는 뇌신경핵 신경세포의 말초성돌기이며, 중추성돌기는 척수 뒤뿌리 또는 뇌신경을 거쳐 척수 또는 뇌에 도달한다. 특히 통각섬유는 척수의 뒤뿔에서 신경세포를 교대하여 더욱 위로 주행하는데, 뒤뿔 안에서 피부통각에 관계하는 신경세포와 연결된다. 이러한 연결에 의해 특정 장기에 통각자극이 있으면 그 통각섬유가 이르는 척수와 같은 높이의 피부영역(**피부분절**, p.58)에 통증을 느끼는 경우가 있다. 이렇게 내장의 통각자극과 함께 일어나는 피부통각을 연관통증(referred pain)이라 한다. 연관통증으로부터 내장의 이상을 추측할 수 있으므로 임상진단에 응용된다.

Ⅶ. 내장

체내 특히 체강 안에 있는 장기를 **내장**(viscera)이라 하며 소화기 · 호흡기 · 비뇨기 · 생식기 및 내분비샘으로 이루어진다.

일반적으로 뇌 · 척수는 신경계에, 가슴안에 있는 심장이나 배안에 있는 지라는 기능적으로 혈관계에 포함되며 감각기관은 별도로 취급된다.

1 장기의 일반구조

장기는 구조에 의해 속빈기관과 실질기관으로 나누어진다.

속빈기관(중공기관 Hollow organ)

속빈기관은 내부가 비어 있으며 주머니모양 또는 관모양을 띠는 기관이다(그림 1-45). 기관의 벽은 원칙적으로 점막층 · 근육층 · 융모막(바깥막)의 3층으로 이루어져 있다.

◆ **점막층**(mucosa)　가장 안쪽층의 부드러운 막으로 안쪽을 향한 표면은 **상피**(epithelium)로 덮여 있으며 점액으로 젖어 있다. 상피는 기관 또는 기관의 부위에 따라 특유의 성상을 가지며 기관의 기능과 관계가 있다. 상피의 바로 바깥쪽에 있는 결합조직층을 **점막고유층**(propria mucosae)이라 하며, 그보다 더욱 바깥쪽에 **점막밑층**(점막하층 submucosa)이라는 성긴아교결합조직이 있어 점막층과 근육층을 결합한다.

소화관에서는 점막고유층과 점막밑층 사이에 **점막근육층**(점막근층 muscularis mucosae)이라는 민무늬근육의 얇은 층을 볼 수 있다. 따라서 점막근육층이 존재하는 경우에는 점막고유층과 점막밑층을 명료하게 구별할 수 있다. 점막근육층에 의해 점막층은 자동운동을 실시한다.

◆ **근육층**(근층 muscular coat)　속빈장기 벽의 중간층이며 일반적으로는 민무늬근육으로 이루어지는 두꺼운 층이다. 기관은 기능을 영위하기 위해 근육층에 의해 일정한 운동(예 : 연동 · 분절 운동 등)을 실시한다.

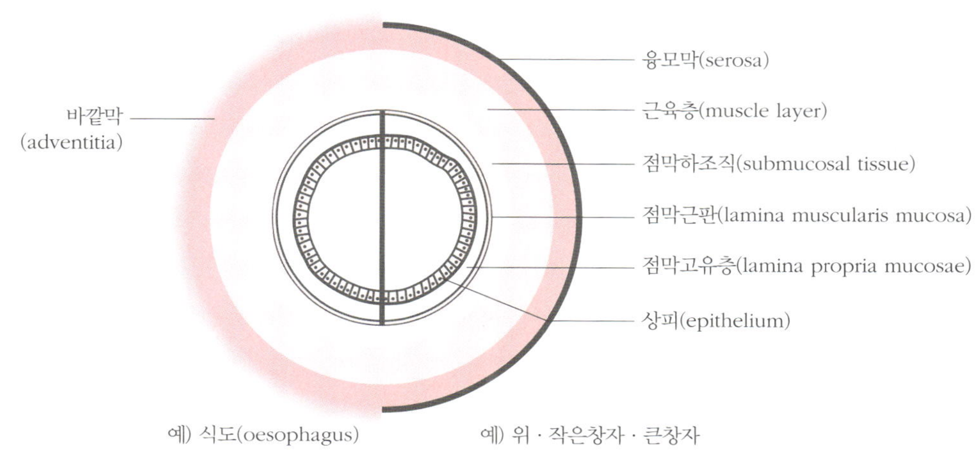

그림 1-45 소화관벽의 기본적 구조

식도는 융모막이 없고 결합조직으로 이루어지는 바깥막(adventitia)을 가진다.

◆**융모막**(장막 serosa) 또는 **바깥막**(외막 adventitia)
가장 바깥층이며 섬유성결합조직으로 이루어진다. 바깥표면이 매끄러운 자유면인 경우를 융모막, 주위와 결합되어 있는 경우를 바깥막이라 한다.

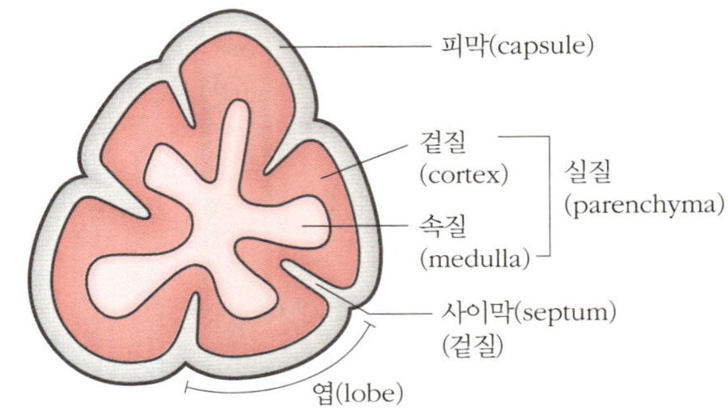

그림 1-46 실질기관
겉질은 결합조직에서 생겨 혈관을 통과한다.
혈관은 실질에 산소와 영양을 운반한다.

실질기관(parenchymatous organ, 그림 1-46)은 내부가 특유의 형태 · 기능을 가지는 세포로 채워져 있는 기관이다. 내부를 채우는 조직을 **실질**(parenchyma)이라 한다. 실질은 다시 겉질(피질 cortex)과 속질(수질 medulla)로 나뉘는 경우도 있는데 콩팥, 콩팥위샘, 림프절, 가슴샘이 그러하다. 기관의 표면은 결합조직성 **피막**(capsule)으로 덮인다. 피막으로부터 기관 내부로 결합조직이 유입되어 실질을 구획으로 나눈다. 이러한 구획을 **엽**(lobe), 좀더 미세한 구획을 **소엽**(lobule)이라 한다. 그리고 기관 내로 들어가는 결합조직을 **버팀질**(간질 stroma)이라 한다. 버팀질은 구조적 기둥인 동시에 기관에 출입하는 혈관 · 신경 · 도관 등을 이끄는 통로가 된다.

2 소화기계(Alimentary system)

소화기계(그림 1-47)는 소화기능, 즉 음식물을 섭취하고 씹고 소화액으로 분해하여 영양을 흡수하는 기관이며, 입에서 항문에 이르는 소화관과 소화샘 등의 부속기로 이루어진다.

소화관 : 입과 입안 · 인두(제8장), 식도(제5장), 위 · 작은창자 · 큰창자(제6장), 항문(제7장)

부속기 : 치아 · 혀 · 입안샘(제8장), 간 · 쓸개 · 이자 · 배막(제6장)

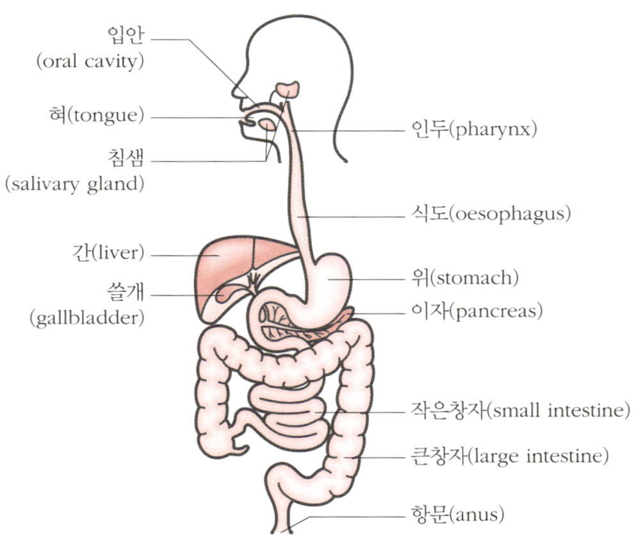

그림 1-47 소화기계
소화기는 소화관과 소화선을 합해서 말하는 것이다.

3 호흡기계(Respiratory system)

호흡기계(그림 1-48)는 호흡(외호흡), 즉 외부공기로부터 산소를 흡수하고 체내에서 생기는 탄산가스를 외부로 배출하는 작용을 하는 기관이다.

외부공기와 혈액 사이에서의 가스교환, 즉 외호흡을 실시하는 기관은 허파이며, 허파까지 공기를 통과시키는 통로가 기도이다.

기도 : 코 · 코안 · 인두 · 후두(제8장), 기관과 기관지 · 허파 · 가슴우리 · 가로막(제5장)

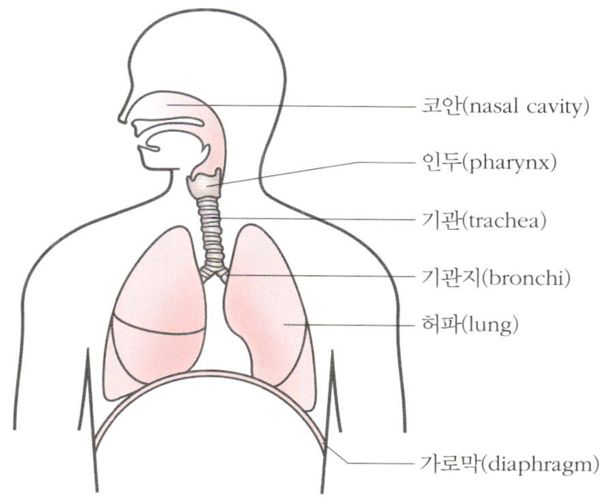

그림 1-48 호흡기계
가슴과 가로막은 호흡하는 데 없어서는 안 되는 구조물이다.

호흡기의 원기

호흡기계는 발생학적으로 소화기계와 같은 원기인 장관으로부터 나누어져 생기는 것이다. 특히 상기도는 해부학적으로도 소화기계와 밀접한 관계에 있으며, 인두는 소화기계와 호흡기계의 공통통로가 된다.

4 비뇨기계(Urinary system)

비뇨기계(그림 1-49)는 체내물질대사 결과 생기는 분해산물 · 노폐물을 소변으로 체외로 배출하는 기관계이다. 소변을 생성하는 콩팥과 소변을 몸 밖으로 유도하는 요로로 이루어진다.

콩팥(제6장)

요로 : 요관(제6장), 방광 · 요도(제7장)

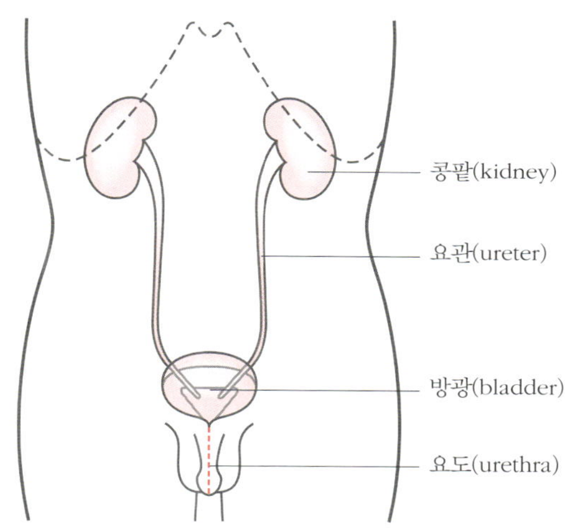

그림 1-49 비뇨기계
요관은 소변을 방광으로 운반하는 관이며, 요도는 소변을 방광에서 외부로 내보내는 관이다.

남성의 요도는 생식계의 일부를 이루므로 두 계통을 합해 **비뇨생식기계**(urogenital system)라고 부르기도 한다.

5 생식계(Reproductive system)

생식계(그림 1-50)는 생식기능, 즉 종족을 유지하기 위해 새로운 개체를 만드는 기능을 하는 기관이며, 남성과 여성은 구조가 다르다.

해부학용어집에서는 생식계의 영문을 genital system이라고 하지만 여기서는 일반적으로 널리 사용되고 있는 reproductive system을 사용한다.

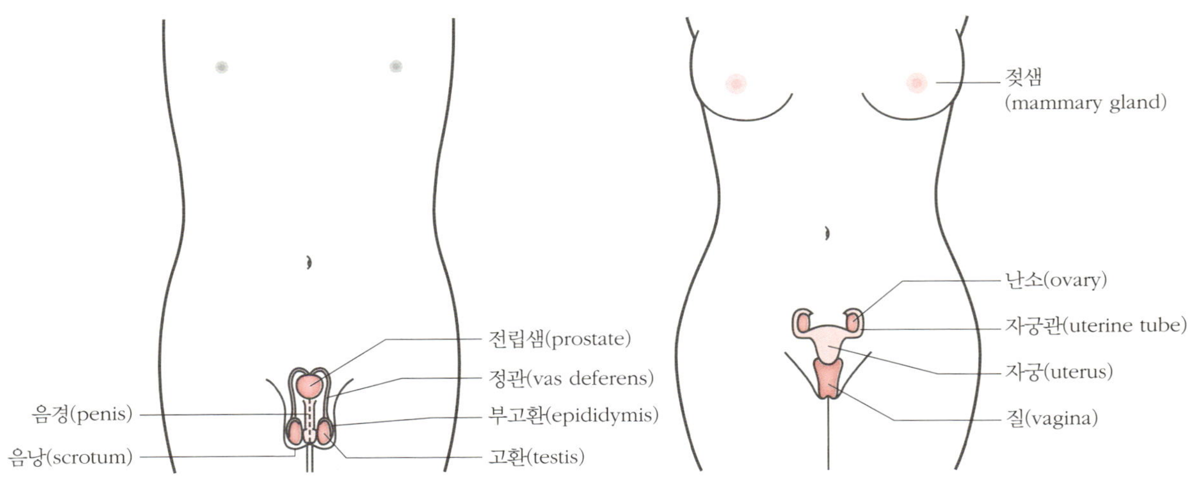

그림 1-50 생식계

고환과 난소가 가장 중요하다. 성숙한 난자와 정자가 여기에서 만들어진다.

남성생식계(Male reproductive system)

남성생식계는 생식세포인 정자를 만드는 고환, 정자를 체외로 운반하는 정로, 부속샘 및 외생식기로 이루어진다.

성선	고환(제7장)
내생식기	정로 : 고환유출관과 부고환관 · 정관(제7장)
	부속샘 : 정낭 · 전립샘 · 망울요도샘(제7장)
외생식기	음경 · 음낭(제7장)

여성생식계(Female reproductive system)

여성생식계는 생식세포인 난자를 만드는 난소, 난자를 운반하는 자궁관, 수정란을 태아가 될 때까지 키우는 자궁, 출산길과 교접기인 질 및 외생식기, 수유를 위한 젖샘으로 이루어진다.

성선	난소(제7장)
내생식기	자궁관 · 자궁 · 질(제7장)
외생식기	바깥음부(제7장), 젖샘(제5장)

6 내분비샘(Endocrine gland)

내분비샘(그림 1-51)은 도관이 없는 분비샘으로 분비물, 즉 **호르몬**(hormone)을 직접 혈액 또는 림프에 보내 체내 여러 기관 · 조직의 기능활성을 조절한다. 내분비샘은 신경계와 함께 신체기능의 주요한 조절계이며, 두 계통에 의해 신체는 항상성을 유지할 수 있다. 내분비샘에는 다음과 같은 것이 있다.

하수체 · 솔방울샘(제9장), 갑상샘 · 부갑상샘(제8장), 콩팥위샘(제6장)

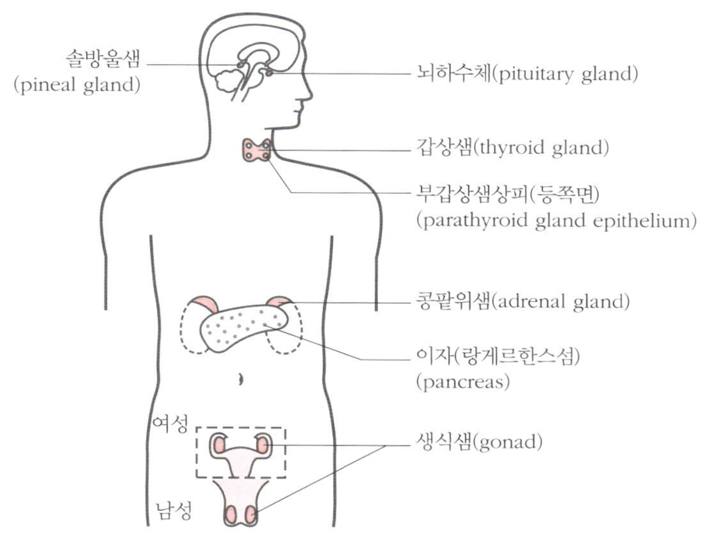

그림 1-51 내분비계

내분비기관은 호르몬을 혈액으로 보내 전신의 기능을 통합한다. 그 중추는 시상하부에 있다.

그 밖에 **이자**의 랑게르한스섬 · **생식샘**(고환 · 난소) 등 다양한 기관 · 조직에 포함되어 있는 내분비세포도 있다.

가슴샘은 이름에 샘이라는 글자가 들어가 있지만 실제로는 림프조직이며, 면역기능의 중심역할을 한다.

Ⅷ. 감각기관(Sense organ)

내 · 외 환경에서 다양한 물리적 또는 화학적 자극에 대한 수용장치를 감각기관이라 한다. 감각기관에서 수용되는 자극은 구심신경에 의해 임펄스로서 중추신경계에 전달된다.

시각기관(Visual organ)

시각에 관계하는 기관으로 **눈알**과 눈알의 작용을 돕는 **눈부속기관**(안구근육, 눈꺼풀, 눈물기관 등)으로 이루어진다.

평형청각기관(Vestibulocochlear organ)

신체의 위치 · 방향 등의 감각, 즉 평형감각과 소리의 감각, 즉 청각을 감수하는 감각기이다. **바깥귀 · 가운데귀 · 속귀**로 이루어진다.

속귀에는 평형감각과 청각의 수용장치가 있으며, 가운데귀와 바깥귀는 청각자극을 속귀에 전달하는 경로이다.

후각기관(Olfactory organ)

후각의 수용장치이며 코안의 후각부위에 있다.

미각기관(Gustatory organ)

맛봉오리(taste bud)가 미각의 수용장치이며 주로 혀에 있다.

피부(Skin)

피부는 이른바 피부감각의 감각기관이기도 하지만 그 밖에도 다양한 기능을 가지므로 별도로 정리하여 서술한다.

IX. 피부(Skin)

피부는 신체의 바깥표면을 덮는 강인한 피막이며 발생학적으로 피부의 상피(표피)에 유래하는 부속기(피부샘 · 털 · 손발톱)를 포함하여 **외피**(integument)라 한다.

A. 피부

피부의 전체표면적은 성인에서 1.5~1.8 m²로 피부밑조직을 제외하면 중량은 체중의 약 16%를 차지한다. 피부는 인체에서 가장 큰 장기로 간주할 수 있다.

화상(burn)을 입은 면적이 전체표면적에서 차지하는 비율 : 화상과 같은 피부손상으로 손상면적이 전체표면적의 1/3을 넘으면 염분 · 수분을 잃어 생명이 위험해진다. 성인에서 신체 각 부위의 피부표면적이 전체표면적에 대해 차지하는 대략적인 비율(%)은 일반적으로 **9의 법칙**(rule of nine)이라는 간편한 방법으로 구할 수 있다. 머리와 목은 9%, 몸통의 앞면과 뒷면은 각각 18%, 팔은 좌우 각각 9%, 다리는 각각 18%, 샅부위는 1%로 간주된다(그림 1-52).

피부의 두께는 1~4 mm이며 부위에 따라 상당히 다르다. 일반적으로 배쪽이 등쪽보다 얇다. 아래팔과 종아리의 굽힘쪽, 손등 · 발등, 눈꺼풀, 바깥귀길 등의 피부는 특히 얇다. 또한 유아나 고령자는 성인에 비해 얇다. 특히 두꺼운 부위는 손바닥 · 발바닥이다.

1 피부의 구조

피부는 표피 · 진피 · 피부밑조직의 3층으로 나누어진다(그림 1-53).

표피(Epidermis)

피부의 상피조직을 표피라 하며 각질중층편평상피로 이루어진다. 상피세포는 바닥쪽에서 분열 · 증식하여 겉쪽을 향해 이동하고 각질화하여 각질층으로서 표면에 잠시 머무른 후에 때가 되어 벗겨진다(박리).

표피의 두께는 신체부위마다 다르다(0.05~0.2 mm). 손바닥이나 발바닥에서는 표피가 특히 두꺼워져 약 1 mm에 이르며, 기계적 자극을 받으면 각질층은 더욱 두꺼워진다.

진피(Dermis)

진피는 그물 모양의 구조를 이루는 교직성(交織性) 결합조직으로 이루어지며, 혈관 · 신경을 포함하는 층이다.

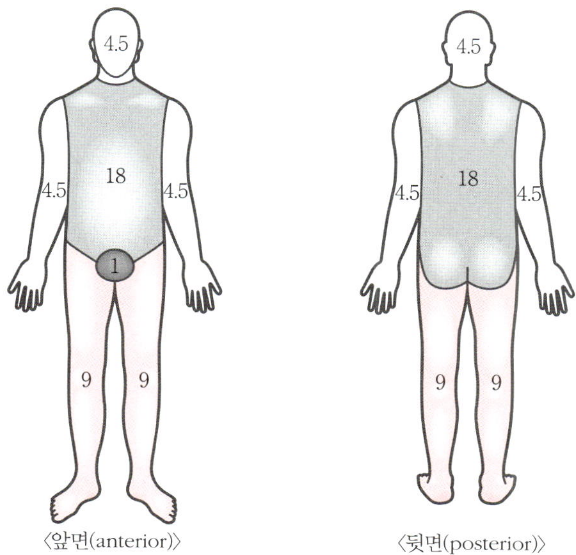

그림 1-52 체표면적에서 '9의 법칙'

머리, 목과 팔은 앞면과 뒷면을 합해 9%가 된다. 어린이의 경우에는 '5의 법칙'이 사용된다.

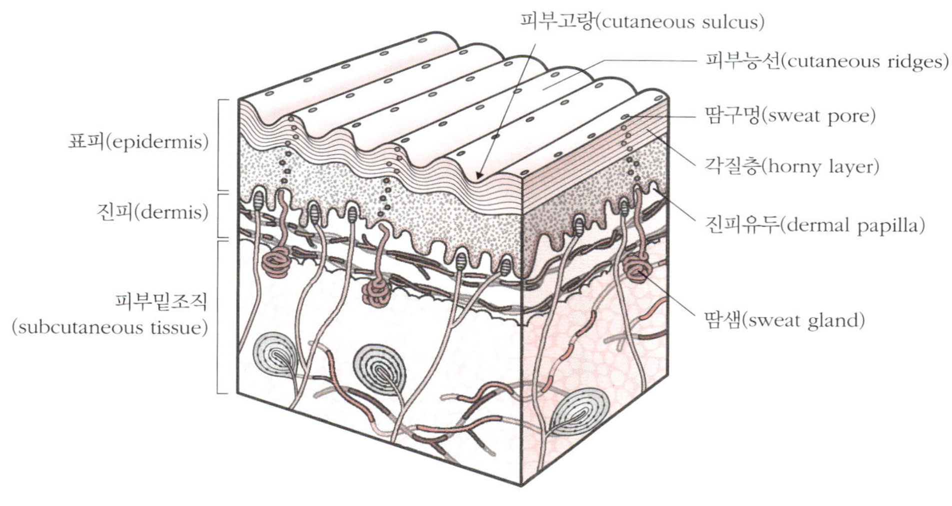

그림 1-53 피부의 구조(손바닥쪽)

손바닥쪽 피부의 특수성으로 각질층이 두꺼운 것이나 털이 없는 것이 있다.

두께는 1~2.5 mm이지만 손바닥 · 발바닥에서는 3 mm 이상에 달하기도 한다.

진피의 교원섬유는 일반적으로 복잡한 그물모양의 배열방향을 나타내며 또한 탄성섬유를 수반한다. 이러한 섬유와 배열방향에 의해 피부는 강인함과 함께 신전성과 탄성을 가진다.

> **피혁제품으로 사용되는 동물의 진피** : 피혁은 소나 말 등의 피부를 가공 처리하여 진피의 교원섬유를 화학적으로 무두질한 것이다. 벨트나 가방으로 제품화된다.

진피는 얕은층의 유두층과 깊은층의 그물층으로 나눌 수 있다.

◆**유두층**(papillary layer) 표피를 향해 많은 유두형 돌출, 즉 진피유두(papillae)를 가지고 있다. 진피유두에는 모세혈관 또는 마이스너소체(Meissner's corpuscle)라는 촉각을 느끼는 종말장치가 들어 있다.
◆**그물층**(망상층 reticular layer) 두꺼운 교원섬유다발이 그물모양으로 밀집하여 생긴다.

유두는 손바닥 · 발바닥과 같이 표피가 두꺼운 피부에서 특히 현저히 발달하여 규칙적으로 열을 지어 있다. 이러한 유두열은 표피의 표면에 긴 능선모양의 고조를 만든다. 이 고조를 **진피능선**(dermal ridge)이라 하며 작은 능선 사이의 고랑을 **피부고랑**(피부소구 skin sulcus)이라 한다. 땀샘은 작은 능선의 정점에 일렬로 늘어서 열려 있다(**땀구멍** 한선공 sweat pore). 특히 손가락의 끝마디 손바닥면에서 진피능선은 특징 있는 무늬를 만든다. 이것이 **지문**(fingerprint)이다.

손바닥 · 발바닥에서도 가는 융기선에 의해 손바닥지문(수장문 palmar print) 또는 발바닥지문(족저지문 plantar print)이라는 문리가 보인다.

> 피부문리 : 지문 · 손바닥지문 등의 피부문리는 모양촉각(촉문 figura tactilis)이라 하며, 본래 물건을 쥐거나 걸을 때 마찰을 크게 하여 미끄러지지 않도록 하는 데 도움을 준다. 또한 피부의 표면적을 넓게 하고 특히 신경의 감각효과를 높이는 데에도 도움이 되는 구조이다. 피부문리는 법의학 · 인류학 및 임상의학에서 개인 식별이나 유전과 관련하여 상세하게 연구되고 있다(지문학 dermatoglyphics).

◆**굽힘주름** 관절의 운동과 관련하여 생기는 피부의 주름은 손바닥 · 발바닥 · 손가락 등에서 명료하게 나타난다(그림 1-54). 이것을 굽힘주름(굴곡선 flexion crease)이라 한다. 특히 손목의 굽힘쪽면에는 **손목주름**[수근선 wrist crease (먼쪽손목주름 원위수근선 distal wrist crease · 중간손목주름 중간수근선 middle wrist crease · 몸쪽손목주름 근위수근선 proximal wrist crease)]이 보이며, 손바닥에는 명료한 **손바닥주름**(수장선 palmar crease)이 보인다.

손바닥주름에는 **노쪽세로주름**(요측종선 radial longitudinal crease) · **중간세로주름**(중간종선 middle longitudinal crease) · **자쪽세로주름**(척측종선 ulnar longitudinal crease) · **몸쪽가로주름**(근위횡선 proximal transverse crease) · **먼쪽가로주름**(원위횡선 distal transverse crease) 등도 있다.

> 손바닥주름-굽힘주름 : 몸쪽가로주름과 먼쪽가로주름이 합해져 손바닥을 가로질러 주행하는 선이 생기는 경

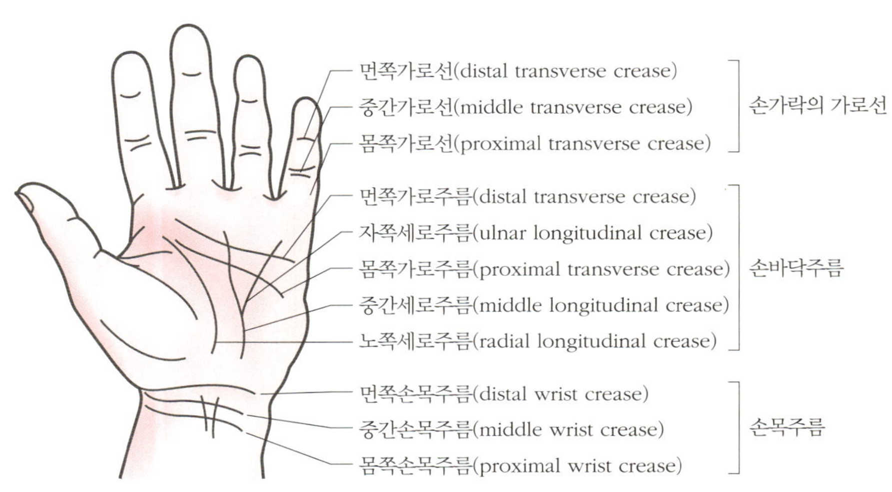

그림 1-54 손바닥 피부에 나타나는 굴곡선
손바닥주름은 손금을 보는 데 이용된다. 노쪽세로주름을 생명선, 중간세로주름을 운명선, 먼쪽가로주름을 감정선, 몸쪽가로주름을 두뇌선이라고 한다.

우로 원숭이손금(simian crease)이라고도 한다. 다운증후군(Down's syndrome)과 같은 염색체 이상에 수반하여 나타나는 경우도 있다.

피부밑조직(피하조직 Subcutaneous tissue)

피부밑조직은 피부밑과 깊은조직을 결합하는 층으로 성긴결합조직(소성결합조직 loose connective tissue)으로 이루어진다. 피부밑조직은 일반적으로 다량의 지방조직, 즉 피하지방을 포함하며 **지방층**(fatty layer)이라고도 한다. 피부밑조직에 의해 피부는 깊은조직(근육이나 뼈 등)에 고정되지 않고 움직일 수 있다.

피부밑조직의 역할 : 피부를 감쌀 수 있는 것은 피부밑조직이 있기 때문이다. 피부밑조직이 부족하거나 거의 없는 부위(코나 귓바퀴 등)에서 피부는 깊은층의 조직과 강하게 결합한다.
피부밑조직의 이동성으로 혈관 · 신경의 손상을 피할 수 있다.

피하지방의 역할 : 지방조직은 영양을 축적함과 동시에 체온의 발산을 막아 보온작용을 한다. 또한 외력에 대해 역학적 완충작용도 있어 보호에도 도움이 된다고 생각된다.

피하지방조직은 사춘기 이후 여성에서 특히 잘 발달한다. 유방 · 볼기 · 넓적다리 앞면 등에서 잘 발달하며 여성 특유의 둥근 체형을 만든다(이차성징).

피하지방조직의 발달은 신체부위에 따라 다른데, 여성에게서 앞서 말한 부위 외에 겨드랑 · 손바닥 · 발바닥, 유아 · 소아에서는 볼 등이 잘 발달한 부위이다. 또한 중장년에서는 특히 목덜미 · 어깨사이부위 · 아랫배에서 증가를 보인다.

아랫배의 피하지방 증가는 여성에서는 특히 배꼽보다 아래쪽, 남성에서는 배꼽보다 위쪽에 비교적 뚜렷하다. 또한 여성에서는 허리부위 · 무릎부위에도 피하지방의 증가가 뚜렷이 나타난다.

손가락의 끝마디 바닥쪽이나 발꿈치에서는 다량의 피하지방조직이 있다. 이러한 지방조직은 외력에 대해 쿠션과 같이 보호작용을 한다고 생각된다.

한편 지방조직이 적거나 거의 없는 부위는 귓바퀴 · 눈꺼풀 · 음낭 · 음경 · 소음순 등이다.

손발톱주위염 : 손가락 끝마디의 급성화농성염증을 손발톱주위염(생인손 parongima)이라 한다. 특히 손가락의 등쪽에서는 지방조직이 피부와 마디뼈 사이에서 사이막모양의 결합조직으로 구분지어져 있어 염증이 지방조직을 통해 깊은쪽, 즉 마디뼈에 이르기 쉽다.

2 피부의 색(Skin color)

피부의 색은 주로 표피에 포함되는 멜라닌(melanin)의 양에 따라 결정된다. 그 밖에 진피표층의 모세혈관 또는 세정맥 혈액의 헤모글로빈이나 결합조직에 포함되어 있는 카로틴에 의해서도 색조가 바뀐다. 멜라닌은 주로 표피의 바닥층 세포에 포함된다.

흑인에서는 멜라닌이 매우 많으며 표피 전체 층에 걸쳐 있다. 그러나 멜라닌세포가 나타나는 비율은 변하지 않는다. 백인에서는 멜라닌이 적어 종종 표피를 투과하여 보이는 진피의 혈관망에 의해 피부가 핑크색을 띤다.

바깥음부 · 항문주위부 · 젖꼭지 · 젖꽃판 등의 착색피부부위에는 멜라닌이 풍부하다.

청색증 : 청색증(cyanosis)은 피부 · 점막층이 어두운 적자색을 띠는 상태이며, 모세혈관내 혈액의 환원헤모글로빈 양이 5 g/dL 이상으로 증가한 경우로 정의된다.

멜라닌 : 멜라닌은 검은색소이며 태양광선 특히 자외선으로부터 체내의 조직을 보호하는 작용이 있다. 멜라닌은 발생학적으로 신경능선(neural crest)에 유래하는 멜라닌세포(melanocyte)에서 생성되며, 표피내에서 표피세포에 전달된다.

몽고반점 : 영유아의 엉치뼈부위 피부에 보이는 청색반을 몽고반점(mongolian spot)이라 한다. 진피 중간층에 멜라닌이 있는 세포가 다수 모이며, 이것이 표피를 투과하여 파랗게 보이는 것이다.

3 피부의 노화에 의한 변화

노화와 함께 피부는 일반적으로 두께가 줄어든다. 표피는 얇아지고 진피유두는 낮아진다. 또한 진피도 얇아지고 수분이 감소한다. 피부는 탄성을 잃고 주름이 생긴다. 또한 색소이상도 종종 보인다. 예를 들면 색소침착에 의한 주름이나 색소소실에 의한 백반 등이다.

주름의 원인 : 태양광에 포함되는 자외선이 피부의 아교원섬유(collagenous fibril)를 단열시킨 후 새로 생긴 아교원섬유가 탄성섬유에 달라붙어 피부는 탄성을 잃는다.

4 피부의 분할선

피부를 끝이 둥근 바늘로 찌른다고 가정하면 찌른 자국은 일반적으로 둥근 구멍이 아니라 일정한 방향으로 뻗은 선이 된다.

이러한 선이 뻗는 방향은 피부부위에 따라 일정하며 **분할선**(cleavage lines, **랑게르선** Langer's lines)이라 한다. 분할선은 그 부위 진피의 아교원섬유 배열방향에서 생기는 장력에 의한 것으로 일반적으로 팔다리에서는 장축에 따라 세로로 뻗으며 몸통에서는 거의 가로로 뻗는 경향이 있다(그림 1-55).

Kraissl's line : 외과적으로 피부절개를 하는 경우에는 신체의 주름에 일치한 선(Kraissl's line)을 따라 절개하면 눈에 띄지 않게 할 수 있다.

5 피부의 혈관

동맥은 진피와 피부밑조직 사이 및 진피의 유두 아래에서 그물을 만든다. 유두아래그물로부터 모세혈관이 유두 안에 분포한다(그림 1-56).

정맥은 유두 아래와 진피내에서 정맥얼기를 만들며 피부밑조직의 정맥으로 흘러든다.

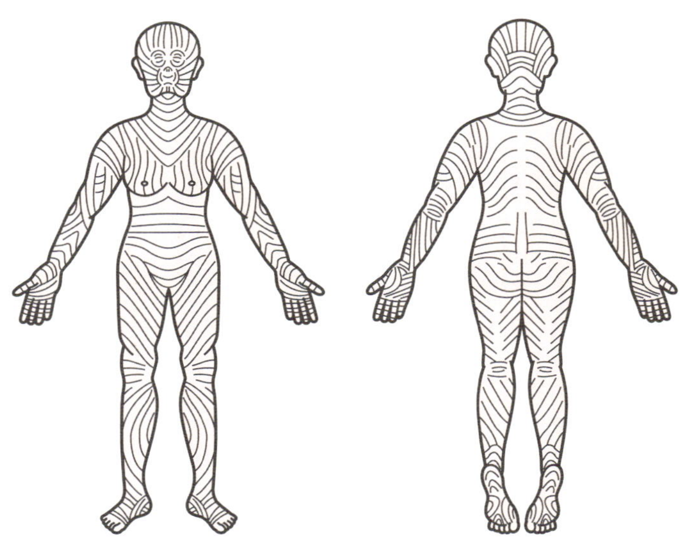

그림 1-55 피부의 분할선

분할선은 진피 아교섬유(collagenous fiber)의 배열방향에서 생기는 장력에 의해 생긴다.

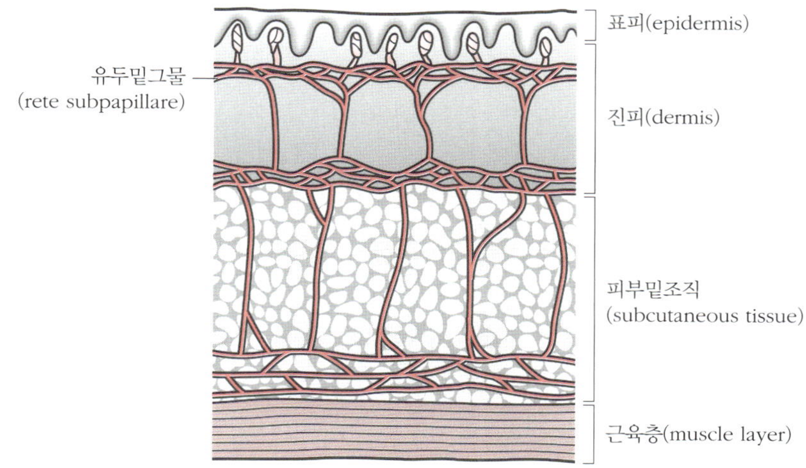

그림 1-56 피부의 동맥
피부밑조직 및 진피의 경계와 진피유두 바로 아래에 동맥그물이 있다.

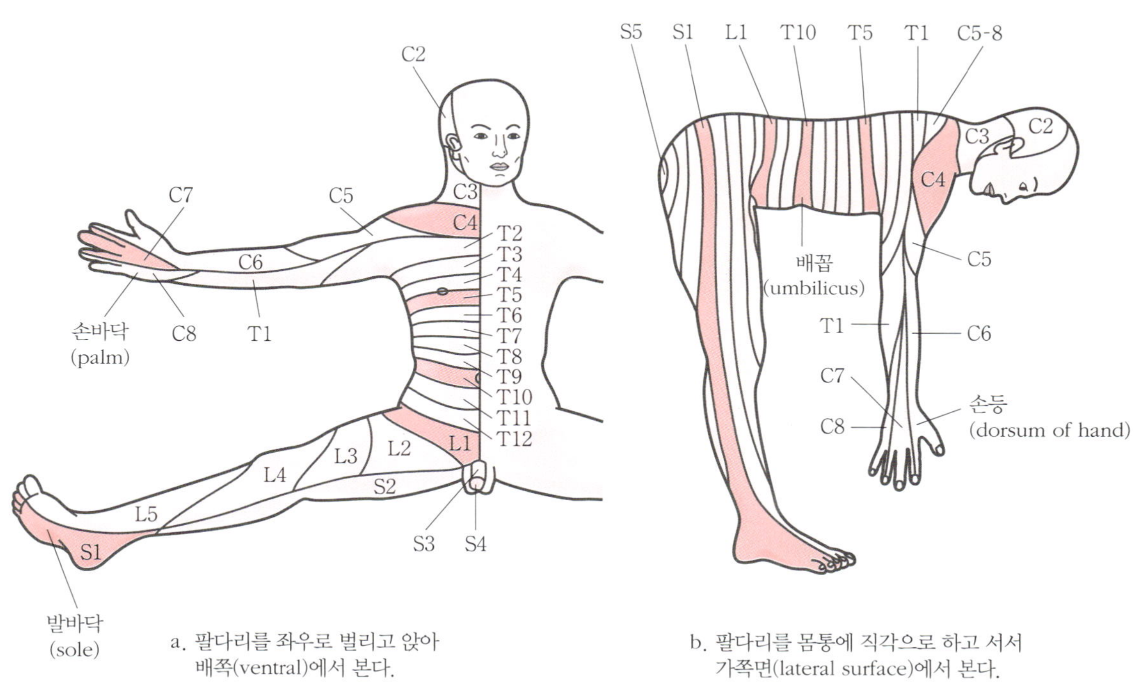

그림 1-57 피부분절
어깨는 C4, 유방은 T4나 T5, 배꼽은 T10의 피부분절(dermatome)에 속한다.

림프는 진피의 모세림프관에서 일어나 진피 · 피부밑조직에서 점차 두꺼운 림프관에 모인다.

피부혈관의 역할 : 피부의 혈관은 체열의 방산과 체온조절에 관계한다. 피부혈관이 확장되면 혈류가 증가하여 열의 발산이 촉진되고 피부혈관의 수축은 열의 발산을 줄인다.

6 피부의 신경

피부에는 많은 신경이 분포한다. 다양한 피부감각을 수용하는 자유종말이나 종말장치가 표피 · 진피 · 피부밑조직에 보인다. 피부가 감각기관의 하나로 간주되는 원인이다.

피부분절

피부에서 척수신경의 감각성 분포영역은 분절형을 띠며, 특히 몸통에서는 위쪽에서 아래쪽을 향해 거의 띠모양으로 순서대로 배열한다. 팔다리에서 분포영역은 길이축을 따라 세로로 가늘고 길게 배열한다(그림 1-57). 이것을 **피부분절**(dermatome)이라 한다.

7 피부의 기능

피부에는 다음 4가지 기능이 있다.

① 표면을 덮어 **보호**한다.

각질화한 상피는 물리적 · 화학적으로 저항이 심하여 물이나 화학물질이 외부에서 진입하거나 내부로부터 체액이 상실되는 것을 막고 세균 등의 진입도 저지한다.

② **체온 조절작용**을 한다.

정상에서 체열의 약 5/6는 피부에서 잃는다. 열의 발산은 주로 피부혈류량과 땀샘분비(발한)로 조절된다. 피부혈관의 확장 · 수축에 의해 혈류가 증감되어 체열의 발산이 조절된다. 환경 온도가 높아졌을 때에는 발한에 의한 증발작용도 더해져 체열의 발산에 관계한다.

한편, 피부밑조직을 만드는 지방층은 체열의 발산을 차단하여 보온에 도움을 준다.

③ **감각기관**으로서의 기능을 한다.

피부는 촉각이나 압각(pressure sense) · 통각(pain sense) · 온도각 등을 감수하는 감각수용기를 가지며 외부의 자극을 수용한다.

④ 영양의 저장(피하지방조직) · 분비(피부샘)나 비타민 D 생성 등의 작용도 있다.

B. 피부의 부속기

1 피부샘(피부선 Skin gland)

피부샘에는 땀샘 · 피부기름샘 · 젖샘이 있는데, 이들은 모두 발생학적으로 피부상피가 함입되어 생긴다(그림 1-58).

땀샘(한선 Sweat gland)

땀샘에는 에크린샘과 부분분비샘의 2종이 있다.

◆ **에크린샘**(에크린선 eccrine gland)　출생할 때부터 전신의 피부에 분포한다. 이 땀샘이 가장 많은 부위는 손바닥 · 발바닥이며 겨드랑이나 이마부위에도 풍부하게 존재한다.

에크린샘은 체온조절에 중요한 역할을 한다(온열성 발한). 손바닥 · 발바닥 · 이마부위에 있는 에크린샘은 정신적 긴장이나 감동에 의해서도 강한 발한이 일어난다(정신성 발한). 에크린샘은 교감신경에 의해서만 지배를 받는다.

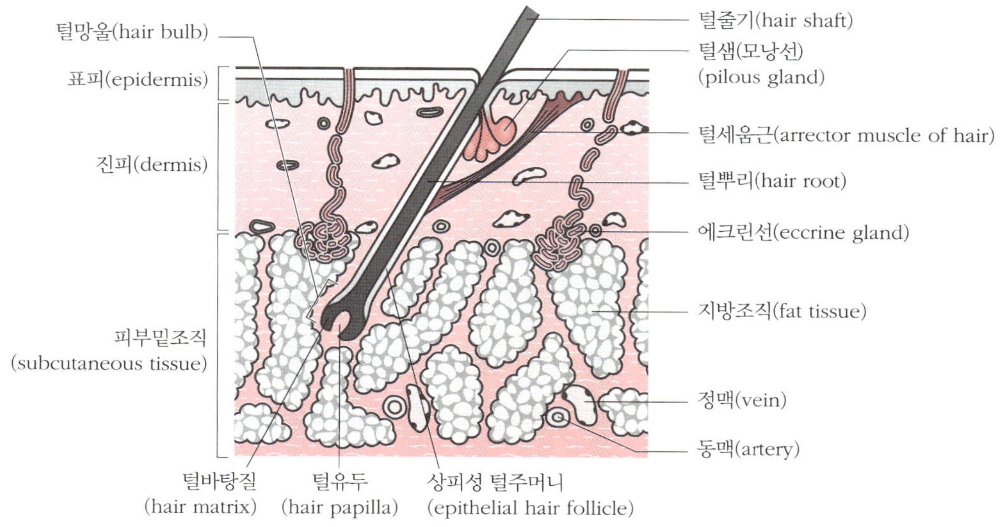

그림 1-58 털뿌리(hair root)와 피부샘
털에 붙는 털샘과 민무늬근육(smooth muscle, 털세움근)은 둔각쪽에 있다.

◆**부분분비샘**(아포크린샘 apocrine gland) 성호르몬의 영향 아래에서 사춘기에 발달한다. 특정부위, 예를 들면 겨드랑 · 젖꽃판 · 항문주위 · 바깥음부에 보인다. 그 밖에 바깥귀길에 있는 귀지샘이나 눈꺼풀의 속눈썹샘도 부분분비샘의 특수형이다.

겨드랑땀악취증 : 겨드랑의 부분분비샘 분비물은 알칼리성이며 세균으로 분해되면 특유의 냄새를 발산한다. 냄새가 심해지면 겨드랑땀악취증(액취증 axillary osmidrosis)이라 한다.

피부기름샘(피지선 Sebaceous gland)

피부기름샘은 피부기름을 분비한다. 일반적으로 털에 부속하여 털주머니 윗부분으로 열려 털샘(모낭선 pilous gland)이라고도 한다. 따라서 털이 없는 부위인 손바닥 · 발바닥을 제외하고 전신의 피부에 존재한다. 털에 관계없이 직접적으로 피부로 열리는 피부기름샘도 있는데 콧방울에서 보인다.

피부기름(피지 sebum)은 피부 · 털을 매끄럽게 하여 건조를 막고 방수에 도움이 되며, 세균의 진입에 대해서도 보호작용을 한다. 피부기름샘 분비활동은 성호르몬의 영향을 받아 사춘기에 분비가 활발해지며 샘이 비대해진다.

여드름 : 피부기름샘의 분비물 배출이 막혀 주위에 염증이 속발한 것을 여드름(심상성좌창 acne vulgaris)이라 한다.

젖샘(유선 Mammary gland)

젖샘의 선방은 임신 시에 젖샘의 도관에서 분화하여 발달하며 신생아가 젖을 빨면 유즙을 분비한다. 선방은 수유가 끝나면 다시 퇴화한다. 임신 시 젖샘의 분화 · 발달에 가장 관계가 있는 호르몬은 프로락틴이다. 태반에서 나오는 에스트로겐과 프로게스테론이 임신 기간 중 유즙분비를 억제한다. 모유에는 출생아에게 필요한 영양 외에 항체가 포함되어 있어 영아를 감염으로부터 보호한다.

2 털(모 Hair)

털은 표피가 각질화 · 변형되어 생기는 것으로 손발톱과 함께 **각질기관**(horny organ)이라 한다.

손바닥 · 발바닥 · 입술 · 젖꼭지 · 귀두 · 음핵 등의 특정한 부위를 제외하고 피부 전체에 존재한다.

털은 태생 3개월경부터 생기며 5~6개월에 태아피부의 거의 전체를 덮는다. 이러한 털은 가늘고 부드러우며 **배냇솜털**(태아생모 primary hair)이라 한다. 그러나 배냇솜털은 출생까지 대부분 소실되어 출생 후에는 가는 털로 교체된다. 이렇게 출생 후에 생겨나는 털은 **이차털**(이차모 secondary hair)이라고 하여 대부분의 부위에서 그 후에도 유지된다. 두피나 눈썹 등에서는 **종말털**(성숙털 terminal hair)이라 불리는 두꺼운 털로 바뀐다.

그리고 사춘기가 되면 **겨드랑털**(액모 axillary hair), **거웃**(음모 pubic hair), **수염**(beard) 등이 생긴다. 성 성숙과 함께 생기는 이들 털은 특히 성호르몬과 관련되어 있어 **성털**(성모 sexual hair)이라고도 한다.

◆ **털의 색** 포함되는 멜라닌색소의 양에 따라 다르며 흑색에서 갈색 그리고 적색까지 다양한 색조를 띤다. 털에 포함되어 있는 멜라닌색소가 적고 용해형이면 금발이나 은발이 되며, 멜라닌이 감소하여 기포가 포함되면 백발이 된다.

◆ **털의 성장** 부위에 따라 다르지만 머리카락은 1개월에 약 1 cm 자란다고 한다.

◆ **털의 수명** 털의 수명은 다양한데 머리카락은 약 5년, 속눈썹은 3~5개월이라 한다. 머리카락은 평균 약 10만 개이며 매일 약 60개가 다시 난다고 한다.

털의 구조 (그림 1-58)

피부에서 돌출한 부위를 **털줄기**(모간 hair shaft)라 하며, 피부 안에 묻혀 있는 부위를 **털뿌리**(모근 hair root)라 한다. 털뿌리의 하단부는 망울과 같이 불룩해져 **털망울**(모구 hair bulb)이라 하며, 여기에 아래쪽에서 결합조직이 혈관 · 신경을 수반해 진입하여 **털유두**(모유두 hair papilla)를 만든다.

털뿌리는 칼집모양이며 **털주머니**(모낭 hair follicle)로 싸여 있다. 털주머니는 표피에 연결되는 상피성 털주머니와 진피 유래의 결합조직성 털주머니로 이루어진다.

털유두에 접하는 부위에서는 털망울과 털주머니를 구별할 수 없어서 이것을 **털바탕질**(모기질 hair matrix)이라 한다. 털 · 털주머니 양쪽 방향의 세포 신생을 볼 수 있다.

털뿌리의 피부면에 대한 둔각쪽에 피부기름샘(털샘)이 있으며 털샘 아래쪽에 비스듬히 뻗은 민무늬근육다발이 나타난다. 이 민무늬근육은 털세움근(입모근 arrector muscle of hair)이라 하며, 수축하면 문자 그대로 털을 세워 털샘의 분비물을 내보낸다. 털세움근은 교감신경의 지배만 받는다.

교감신경계의 흥분이나 추위로 털세움근이 수축하면 피부에 이른바 소름(goose fresh)이 돋게 된다.

3 손발톱(Nail)

손발톱(그림 1-59)은 손가락 끝마디의 등쪽에 있는 각질판으로, 밖에서 보이는 **손톱몸통**(조갑체 body of nail)과 피부 안에 묻혀 있는 손발톱의 기시부인 **손발톱뿌리**(조갑근 nail root)로 이루어진다. 손발톱 기시부에는 종종 **손톱반달**(lunule)이라 불리는 손가락끝쪽으로 튀어 나온 백색부위가 보인다. 손발톱의 반달은 표피와 손발톱뿌리를 위에서 덮는 표피와 피부에서 신생되므로 여기를 **손발톱바탕질**(조갑기질 nail matrix)이라 한다. 손발톱바탕질에서 만들어진 손발톱은 손발톱바닥(조갑저 nail bed)의 위를 미끄러져 성장한다. 손발톱은 한 달에 2~4 mm 자란다.

손발톱 가쪽모서리를 덮는 피부의 두덩을 **손발톱성곽**(조갑곽 nail wall)이라 한다.

손발톱 가쪽모서리와 기시부는 얇고 부드러운 표피층으로 덮여 있다. 이 얇은층을 **위손발톱허물**(상조피 eponychium, 손발톱의 내피)이라 한다. 또한 손발톱끝(자유모서리)의 아래에 있는 표피의 각질층을 **아래손발톱허물**(하조피 hyponychium)이라 한다.

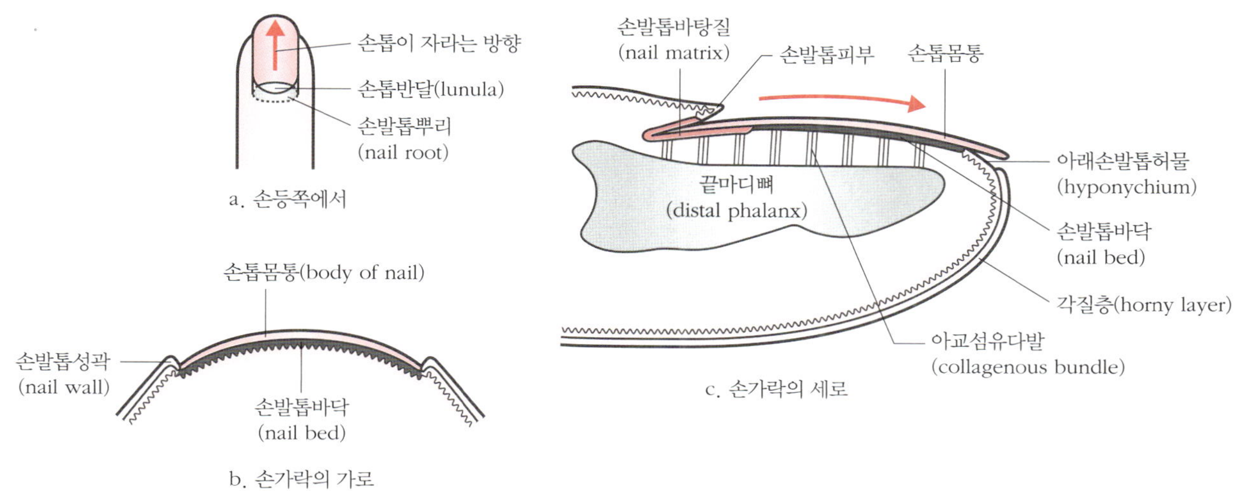

그림 1-59 손톱(손발톱바탕질과 손톱의 성장)
손발톱바닥과 끝마디뼈(distal phalanx) 사이는 아교섬유다발로 강하게 결합되어 있어 손가락끝의 배쪽부위에 힘을 가해도 미끄러져 움직이지 않는다.

인간의 손발톱은 편평한 판모양이며, 이러한 평조는 고등영장류 이상에서 나타나는 특징이다.

손발톱의 역할

손발톱은 보호작용 외에 손가락끝의 바닥쪽 피부면(지복)에 가해지는 압력에 대해 저항하고 촉각을 강하게 하는 작용을 한다. 특히 엄지손가락과 그 밖의 손가락으로 작은 물건을 잡는 데 도움이 된다고 생각된다.

손발톱의 이상 : 손발톱의 형태는 다양한 전신적 질환으로 변화하는 경우도 있어 임상적으로도 주의를 요한다.

예를 들면 철결핍성빈혈과 같은 만성빈혈의 경우에 손발톱이 얇아져 중앙부가 숟가락처럼 패이는 일이 있는데, 이를 숟가락손발톱(스푼조갑 spoon nail)이라 한다. 또한 만성호흡기질환이나 심장질환 등 만성저산소혈증의 경우에 손발톱이 둥글게 손가락 끝을 감싸듯이 굽혀지는데 이를 히포크라테스손톱(Hippocratic nail)이라 한다. 그것이 더욱 진행되면 손가락끝이 불룩하게 커져서 곤봉손가락(clubbed finger)이 된다.

2 팔

I. 팔의 뼈

팔뼈(상지골 bones of upper limb)는 팔이음뼈와 자유팔뼈로 나누어지며 각각 다음의 뼈로 이루어진다.

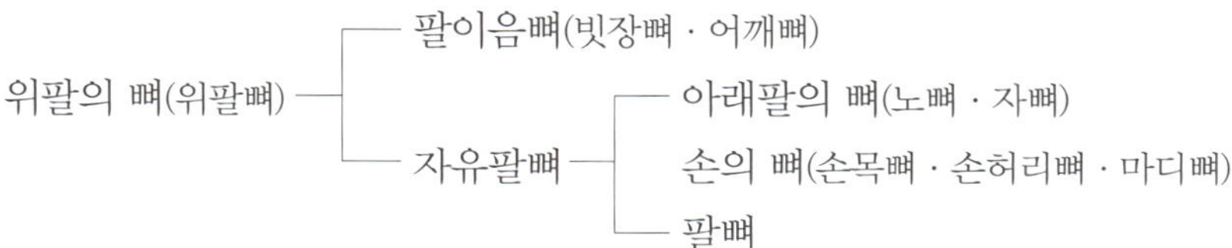

팔의 골격 구성은 원칙적으로는 다리와 같다. 그러나 인간이 직립이족보행을 하게 되면서 팔은 기능적으로 체중의 지지와 신체의 이동이라는 역할에서 해방되었다. 팔이음뼈에는 큰 가동성이 있어 팔이 넓은 범위의 운동을 할 수 있게 되었고, 특히 손으로 여러 가지 복잡하고 미묘한 작업을 할 수 있게 되었다.

이러한 손의 작용은 인간의 특징이며 대뇌의 고도발달과 함께 인류문명을 구축했다고 할 수 있다.

A. 팔이음뼈(상지대 Shoulder girdle)

팔이음뼈는 팔을 몸통(가슴우리)과 연결하는 부위이며 빗장뼈와 어깨뼈의 2가지 뼈로 이루어진다. 빗장뼈는 몸통의 앞쪽에, 어깨뼈는 뒤쪽에 있으며 위가슴우리문을 바깥쪽으로부터 에워싼다.

빗장뼈(쇄골 Clavicle) (그림 2-1)

빗장뼈는 위가슴우리문 앞에 수평으로 놓인 긴 곤봉모양의 뼈이다.

바깥쪽 1/3부분은 두껍고 편평하며 앞으로 패인 굽이를 나타내는 데 비해 안쪽 2/3부분은 기둥모양으로 앞으로 튀어나온 형태로 굽어져 있다. 즉, 빗장뼈는 전체적으로 완만한 S모양 굽이를 나타낸다.

안쪽끝(**복장끝** 흉골단 sternal end)은 두꺼워져 있으며 복장뼈와 연결되어 복장뼈관절(p.73)을 만든다. **가쪽끝**(**봉우리끝** 견봉단 acromial end)은 어깨뼈의 어깨뼈봉우리와 연결되어 봉우리빗장관절(p.73)을 만든다.

빗장뼈의 역할

빗장뼈는 가쪽끝에서 어깨뼈와 연결되어 어깨뼈와 위팔뼈 사이에 생기는 어깨관절을 가슴우리로부터 떨어진 위치에 유지시킨다. 그 결과 위팔뼈의 운동, 특히 앞뒤방향의 운동이 가슴우리에 의해 방해받지 않는다(그림 2-1).

인간에게는 빗장뼈가 있어 위팔의 광범위한 운동이 가능해졌다. 이것은 인간의 특징이다. 예를 들면 큰 가축(소, 말)에서는 빗장뼈가 없고, 개 · 고양이 · 토끼에서 빗장뼈는 작은 뼈조각이며 다른 뼈와 관절을 만들지 않는다.

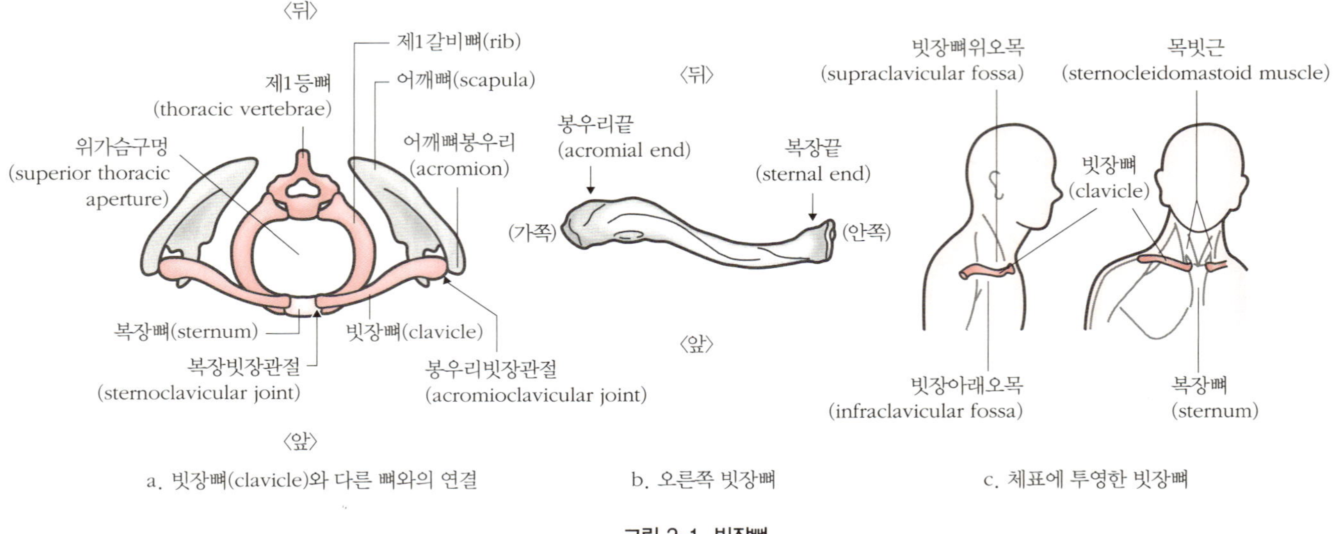

a. 빗장뼈(clavicle)와 다른 뼈와의 연결 b. 오른쪽 빗장뼈 c. 체표에 투영한 빗장뼈

그림 2-1 빗장뼈

빗장뼈골절(쇄골골절 fracture of the clavicle) : 빗장뼈는 골절(bone fracture)이 많은 뼈이다. 예를 들면 어깨나 팔꿈치로 짚고 넘어진 경우에 외력은 어깨관절을 지나 어깨뼈에서 빗장뼈 장축방향에 가해져 빗장뼈 바깥쪽 1/3부분과 안쪽 2/3부분의 경계에서 골절을 일으킨다. 이 부위는 가쪽과 안쪽의 굽이가 이행하는 부위이며 2개의 뼈되기중심으로부터 생긴 부위가 합해지는 부위이기도 하므로, 장축방향의 압박에 약하다.

표면해부학

빗장뼈는 피부밑의 얕은 부분에 있으므로 전체 길이가 체표에서 만져지며 눈으로 볼 수도 있다. 빗장뼈는 돌출되어 있으므로 그 위쪽과 아래쪽에 패임이 생긴다. 그 패임이 **빗장위오목**(쇄골상와 supraclavicular fossa)과 **빗장아래오목**(쇄골하와 infraclavicular fossa)이다(그림 2-1).

어깨뼈(견갑골 Scapula bone) (그림 2-2)

어깨뼈는 거의 역삼각형의 편평한 뼈이다. **위모서리**(상연 superior border) · **안쪽모서리**(내측연 medial border) · **가쪽모서리**(외측연 lateral border)의 3가장자리와 각각의 가장자리가 합해지는 **위각**(상각 superior angle) · **아래각**(하각 inferior angle) · **가쪽각**(외측각 lateral angle)의 3각 및 **갈비면**(늑골면 costal surface)과 **등쪽면**(posterior surface)의 2면으로 구별할 수 있다.

가쪽각은 눈에 띄게 두꺼우며 여기에 타원형의 얕은 **관절오목**(관절와 glenoid cavity)이 있어 위팔뼈머리에서 어깨관절(p.75)을 만든다. 관절오목의 가장자리를 에워싸는 부위는 약간 가늘어져 **어깨뼈목**(견갑경 neck of scapula)이라 한다. 어깨뼈목으로부터 앞으로 갈고리모양의 돌기가 돌출된다. 이 돌기를 **부리돌기**(오훼돌기 coracoid process)라 하며 그 끝은 앞쪽 바깥쪽으로 직각으로 굽혀져 끝난다.

위모서리에서 부리돌기 바로 안쪽에 **어깨위패임**(견갑상절흔 suprascapular notch, 어깨위동맥 · 신경의 통로)이 있다.

어깨뼈 **갈비면**(늑골면 costal surface)은 약간 오목하여 **어깨뼈밑오목**(견갑하와 subscapular fossa)이 된다.

등쪽면(posterior surface)에는 위쪽 1/3부분에 가로로 뻗은 선반모양의 돌출이 나타난다. 이 돌출을 **어깨뼈가시**(견갑극 spine of scapula)라 한다. 어깨뼈가시에 의해 등쪽면이 위쪽의 **가시위오목**(극상와 supraspinatus fossa)과 아래쪽의 **가시아래오목**(극하와 infraspinatus fossa)으로 나누어진다. 어깨뼈가시는 가쪽을 향하면서 점점 높아지고

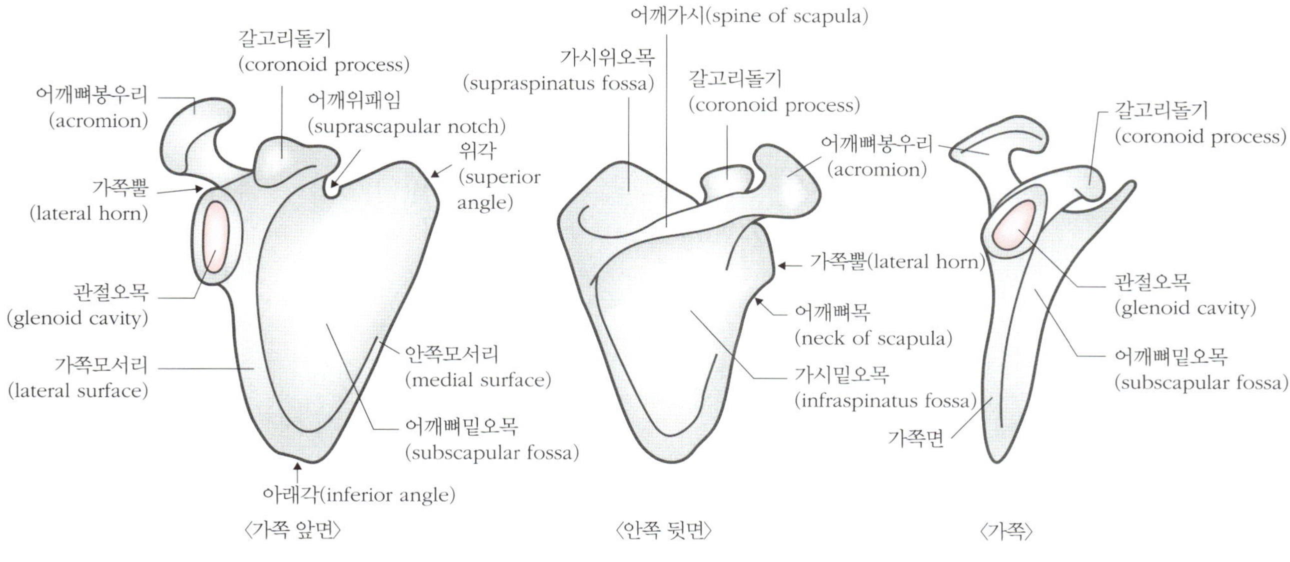

그림 2-2 어깨뼈(오른쪽)

가쪽끝은 뚜렷하게 돌출되어 **어깨뼈봉우리**(견봉 acromion)가 된다.

표면해부학

어깨뼈를 체표면에서 만지면 **안쪽모서리**는 척주에 거의 평행하며 제2갈비뼈에서 제7갈비뼈에까지 뻗어 있다. **아래각**은 제7등뼈 가시돌기 높이에 있지만 팔을 벌리면 함께 움직여 어깨뼈 운동을 조사할 때의 기준이 된다.

어깨뼈가시는 안쪽끝이 제3등뼈 가시돌기의 높이에 있으며 가쪽을 향해 따라가면 **어깨뼈봉우리**에 이른다. 즉 어깨뼈가시는 가쪽에서 앞으로 굽혀져 돌출한다. 이 돌출이 어깨뼈봉우리이며 구부러진 부분을 **봉우리각**(견봉각 acromial angle)이라 한다. 봉우리각은 피부밑에서 특히 명료하게 만져지며 팔의 길이를 계측할 때 기준점으로 사용된다.

부리돌기의 앞쪽 끝은 빗장아래오목에서 빗장뼈 바깥쪽 1/3부분의 약간 아래쪽 깊은 부분에서 만져진다.

B. 자유팔뼈

1 위팔의 뼈

위팔뼈(상완골 Humerus) (그림 2-3)

몸쪽끝(상단)에는 반구(hemisphere)모양의 **위팔뼈머리**(상완골두 head of humerus)가 있다. 머리(head)는 거의 1/3이 구면(sphere)이며 어깨뼈의 관절오목과 어깨관절을 만든다. 머리의 토대 부분은 약간 잘록하여 **해부목**(해부경 anatomical neck)이라 한다.

머리의 앞 안쪽과 뒤 가쪽에 두덩이 있는데 각각 **작은결절**(소결절 lesser tubercle), **큰결절**(대결절 greater tubercle)이라 부른다. 큰결절과 작은결절 사이에는 수직으로 주행하는 **결절사이고랑**(결절간구 intertubercular groove)이 있다.

큰결절과 작은결절 바로 아래는 약간 잘록하여 **외과목**(외과경 surgical neck)이라 한다. 외과목이라고 하는 이유는 위팔뼈 상단부의 골절이 이 부위에 많기 때문이다.

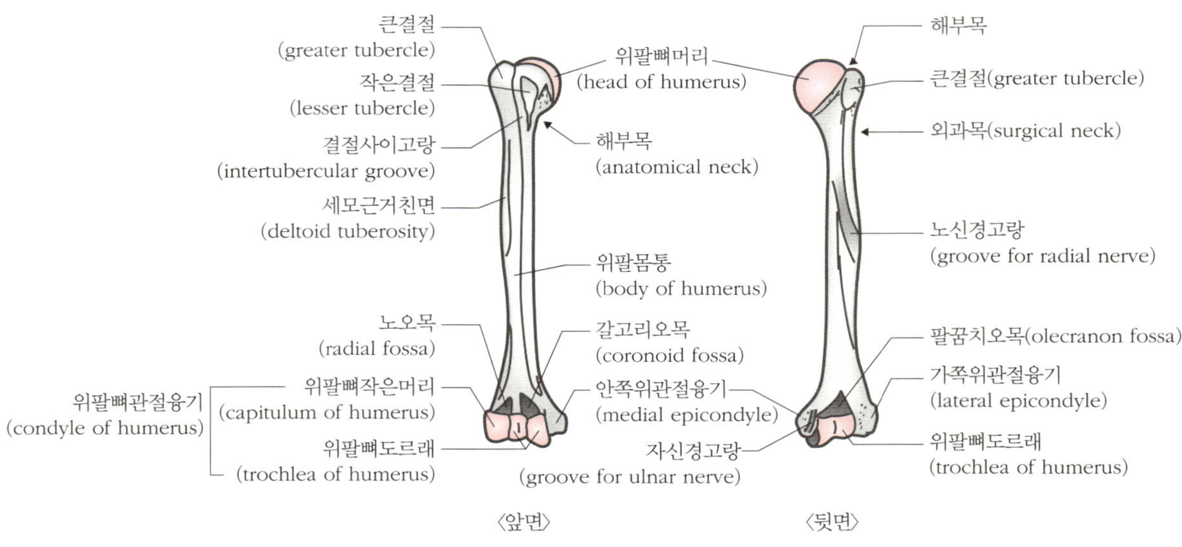

그림 2-3 위팔뼈(오른쪽)

결절사이고랑은 위팔두갈래근 긴갈래(p.97)의 힘줄이 통과하고 있으므로 두갈래근고랑(이두근구 bicipital groove)이라고도 한다.

뼈몸통은 **위팔몸통**(상완골체 body of humerus)이며 몸쪽 절반은 원기둥모양이고, 먼쪽 절반은 앞뒤로 편평하다. 뼈몸통의 거의 중앙 가쪽부분에 **세모근거친면**(삼각근조면 deltoid tuberosity)이 있다.

세모근거친면이란 어깨세모근의 힘줄이 위팔뼈에 붙는 부분이며 뼈의 표면이 까칠까칠하다.

몸의 뒷면에는 안쪽 위에서 바깥아래쪽을 향해 나선형으로 비스듬히 뻗은 얕은 고랑, 즉 **노신경고랑**(요골신경구 groove for radial nerve)이 보인다.

위팔뼈 **먼쪽끝**(하단)은 앞뒤로 편평하게 넓어지고, 가쪽모서리와 안쪽모서리는 돌출되어 각각 **가쪽위관절융기**(외측상과 lateral epicondyle)와 **안쪽위관절융기**(내측상과 medial epicondyle)라 한다. 가쪽위관절융기와 안쪽위관절융기 사이에서 위팔뼈 먼쪽끝이 관절면이 되어 **위팔뼈관절융기**(상완관절융기 condyle of humerus)라 한다. 위팔뼈관절융기는 안쪽 2/3부분의 **위팔뼈도르래**(상완골활차 trochlea of humerus)와 바깥쪽 1/3부분의 **위팔뼈작은머리**(상완골소두 capitulum of humerus)로 나누어진다. 위팔뼈도르래는 자뼈와 관절을 만들며 도르래 위쪽에는 앞면에 **갈고리오목**(구상돌기와 coronoid fossa), 뒷면에 **팔꿈치오목**(주두와 olecranon fossa)이 있다. 이들 오목은 각각 자뼈 갈고리돌기와 팔꿈치머리에 대응하는 패임이다. 팔꿉관절을 굽히면 갈고리돌기가 갈고리오목에, 팔꿉관절을 펴면 팔꿈치머리가 팔꿈치오목에 들어간다.

위팔뼈작은머리 위쪽에도 **노오목**(요골와 radial fossa)이라는 작은 패임이 있다. 노오목에는 팔꿉관절을 강하게 굽힐 때 노뼈머리가 들어간다.

안쪽위관절융기 뒷면에는 **자신경고랑**(척골신경구 groove for ulnar nerve)이 주행한다.

표면해부학

위팔뼈 몸쪽끝은 근육으로 덮여 있으므로 체표에서 만지기 어렵다.

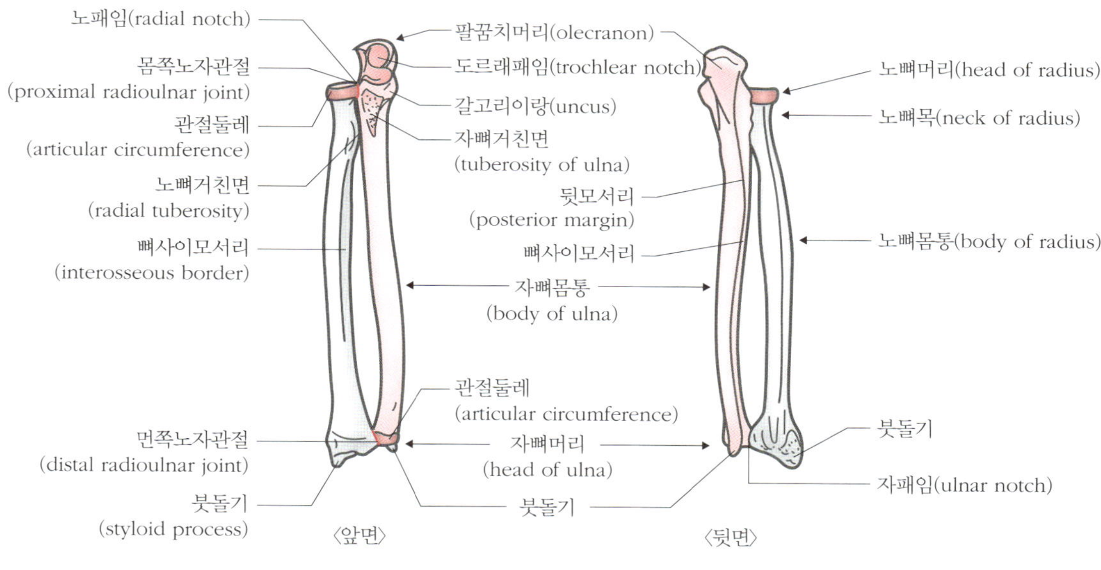

그림 2-4 아래팔의 뼈(오른팔)
노뼈와 자뼈로 이루어진다.

단, 위팔뼈머리는 위팔을 벌리면 겨드랑에서 만져진다.

큰결절은 어깨세모근으로 덮여 있는데, 이 근육이 이완되면 어깨뼈봉우리 바로 아래에서 만져진다.

위팔몸통은 앞면 · 뒷면 모두 근육으로 덮여 있는데, 안쪽모서리와 가쪽모서리는 만질 수 있다. 먼쪽끝에서는 **안쪽위관절융기**와 **가쪽위관절융기** 모두 피부 밑에서 쉽게 만져진다. 특히 안쪽위관절융기는 명료하다.

2 아래팔의 뼈 (그림 2–4)

안쪽(새끼손가락쪽)에 있는 자뼈와 가쪽(엄지손가락쪽)에 있는 노뼈로 이루어진다.

자뼈(척골 Ulna)

몸쪽끝(상단)에는 앞뒤로 2개의 큰 돌기가 있다. 앞에 있는 **갈고리돌기**(구상돌기 coronoid process)와 뒤의 **팔꿈치머리**(주두 olecranon)이다.

갈고리돌기와 팔꿈치머리 사이는 깊이 오목하게 패여 있으며 **도르래패임**(활차절흔 trochlear notch)이라 한다. 이렇게 자뼈 몸쪽부위는 스패너 같은 모양이며 도르래패임이 위팔뼈 먼쪽끝의 도르래에 들어맞아 관절(위팔자관절, p.78)을 만든다.

갈고리돌기 가쪽에는 **노패임**(요골절흔 radial notch)이라는 작은 오목이 있어 노뼈머리에 대응한다. 갈고리돌기의 바로 먼쪽에는 **자뼈거친면**(척골조면 tuberosity of ulna)이 있다.

뼈몸통은 **자뼈몸통**(척골체 body of ulna)으로 삼각기둥모양이며 노뼈를 향하는 가쪽모서리는 날카로워 **뼈사이모서리**(골간연 interosseous border)라 하며, 노뼈와의 사이에 뻗어나가는 뼈사이막이 붙는다.

먼쪽끝(하단)은 **자뼈머리**(척골두 head of ulna)라 하며 그 앞 가쪽에 노뼈 먼쪽끝과의 관절면(**관절둘레** 관절환상면 articular circumference)이 보인다. 먼쪽끝 안쪽에는 **자붓돌기**(척골경상돌기 ulnar styloid process)라 불리는 작은 돌기가 있다.

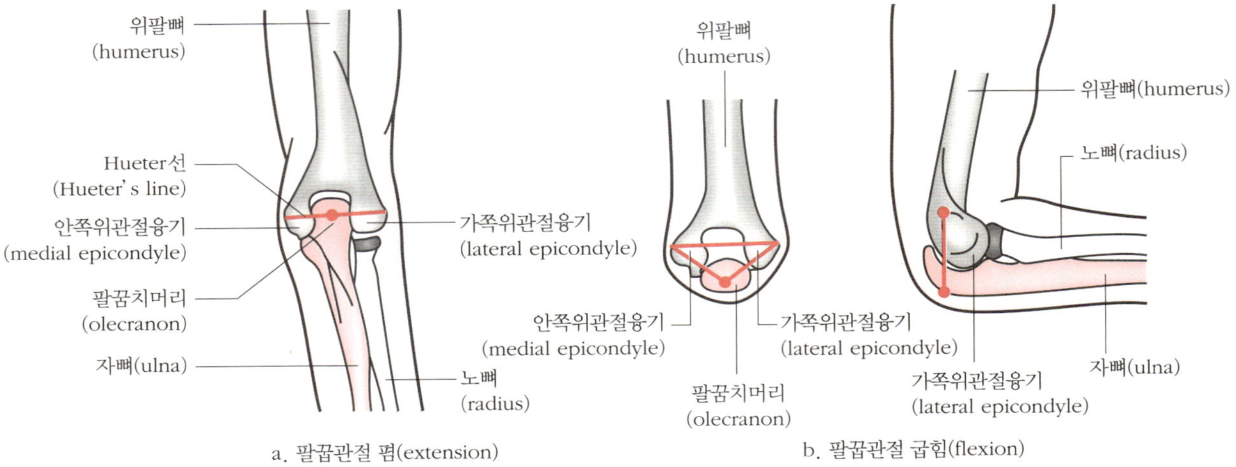

그림 2-5 Hueter 선

표면해부학

팔꿈치머리는 팔꿈치 부분에서 피부 밑으로 돌출한다.

팔꿈치머리와 피부 사이에는 마찰을 줄이기 위해 윤활주머니(**팔꿈치피부밑주머니**)가 있다. 이 윤활주머니에 염증이 생기는 경우가 있다.

자뼈 **뒷모서리**는 팔꿈치머리에서 먼쪽방향으로 전체 길이에 걸쳐 피부 밑에서 만져진다.

자뼈머리는 손목부위의 등쪽면에서 둥글게 돌출된다.

붓돌기는 아래팔을 엎침상태에서 손목부위의 손등면 자쪽에서 만져진다.

팔꿉관절을 충분히 펴면 팔꿈치머리의 끝은 위팔뼈 가쪽위관절융기와 안쪽위관절융기를 연결하는 선(**위관절융기선** 상과선 epicondylar line 또는 **Hueter's선** Hueter's line) 위에 있다.

> Hueter's선 : 팔꿉관절을 굽히면 팔꿈치머리 · 가쪽위관절융기 및 안쪽위관절융기의 3점은 정점이 아래로 향하는 이등변삼각형을 만든다(그림 2-5). 이러한 팔꿈치머리와 안쪽위관절융기 및 가쪽위관절융기와의 위치 관계는 팔꿉관절에 병적변화(예 : 탈구나 골절 등)가 일어나면 변화하므로 진단에 도움이 된다.

노뼈(요골 Radius)

노뼈는 자뼈와 마찬가지로 몸쪽 · 먼쪽의 양끝과 그 사이의 몸통(체 body)으로 나누어지는데, 자뼈와 반대로 몸쪽끝이 가늘고 작으며 먼쪽끝이 크고 두껍다.

몸쪽끝(상단)은 원반모양의 **노뼈머리**(요골두 head of radius)이며 그 윗면은 얕게 패여 위팔뼈의 소두에 대한 관절면이 되어 있다. 노뼈머리의 가쪽면은 자뼈의 노패임에 대한 고리모양 관절면이 되어 **관절둘레**(관절환상면 articular circumference)라 한다.

노뼈머리의 아래쪽은 급격히 가늘어져 **노뼈목**(요골경 neck of radius)이라 한다. 노뼈목 바로 아래에서 앞 안쪽에 결절형의 **노뼈거친면**(요골조면 radial tuberosity)이 있다.

> 노뼈거친면에는 위팔두갈래근힘줄이 붙는다.

노뼈몸통(요골체 body of radius)은 가쪽으로 살짝 튀어나온 형태로 굽어진다. 몸통은 자뼈몸통과 마찬가지로 삼각기둥모양이며 자뼈에 대한 안쪽모서리는 날카로운 **뼈사이모서리**(골간연 interosseous border)이다.

먼쪽끝(하단)은 두껍고 넓으며 가쪽에는 **노쪽붓돌기**(요골경상돌기 radial styloid processe)가 돌출된다. 노뼈의 붓돌기는 자뼈의 붓돌기보다 크다. 먼쪽끝 안쪽은 자뼈 먼쪽끝의 자뼈머리를 받아 약간 패여 **자패임**(척골절흔 ulnar notch)이라 한다.

노뼈 먼쪽끝 아랫면은 손목뼈에 대한 관절면(**손목관절면** 수근관절면 carpal articular surface)이 되어 손목관절을 만든다.

표면해부학

노뼈 몸쪽부위는 근육으로 덮여 있으므로 체표면에서는 만져지지 않는다. 단, **노뼈머리**는 위팔뼈 가쪽위관절융기의 먼쪽에서 아래팔의 엎침 · 뒤침운동(p.80)과 함께 움직이므로 그 움직임을 체표면에서 만질 수 있다.

노뼈 먼쪽부위는 피부밑에서 만져진다. 먼쪽끝 **붓돌기**는 손목 가쪽부위에서 피부밑에서 만져진다.

노뼈 붓돌기는 자뼈 붓돌기보다 약 1손가락굵기(약 2 cm) 먼쪽에 있다.

먼쪽끝 손등면에는 세로로 뻗은 고조가 있다. 이러한 고조는 손바닥방향으로 구부리면 손목부위 손등면에서 만져진다[고조 사이를 아래팔로부터 손목이나 손가락에 이르는 근육(폄근)의 힘줄이 주행한다]. 특히 노뼈와 자뼈의 붓돌기를 연결하는 선 위에서 노쪽 1/3부분과 중앙 1/3부분의 경계에서 노뼈 손등면에 있는 고조를 **Lister뒤결절**(Lister후결절 dorsal tubercle of Lister)이라 한다. 결절의 자쪽을 긴엄지폄근힘줄(p.110)이 주행한다.

3 손의 뼈 (그림 2-6)

손목뼈 · 손허리뼈 · 마디뼈로 나눌 수 있다.

손목뼈(수근골 Carpal bone)

손목(수근 carpus)을 만드는 뼈이며 8개의 작은 뼈로 이루어진다. 몸쪽과 먼쪽에 4개씩 2열로 늘어선다. 엄지손가락쪽에서 새끼손가락쪽을 향해 다음의 뼈가 있다.

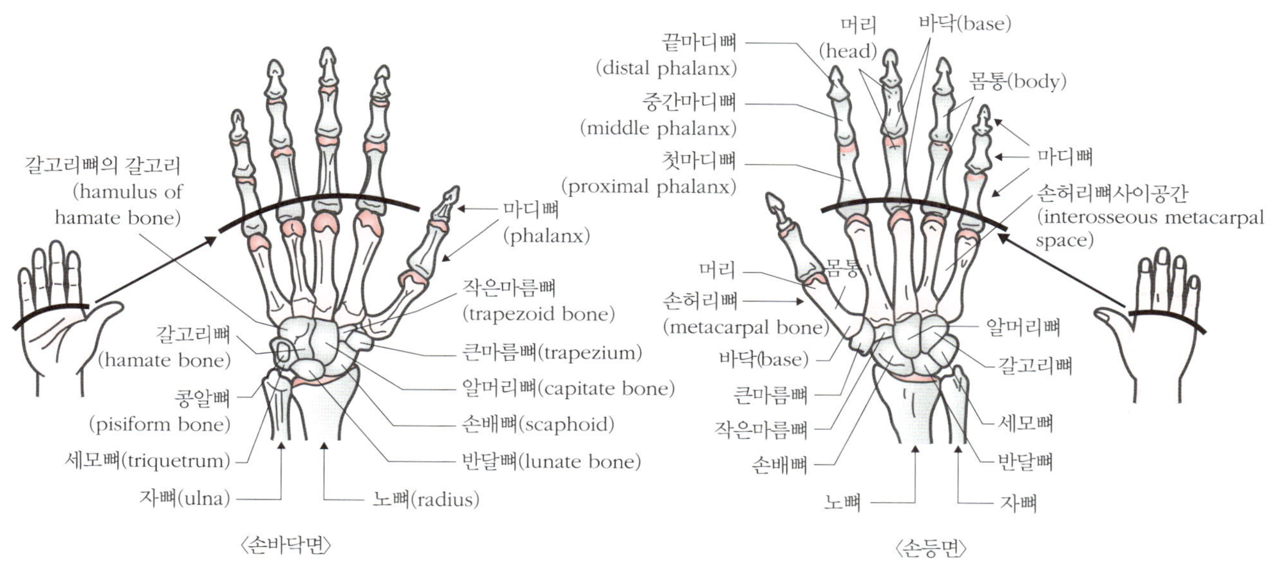

그림 2-6 손의 뼈(오른손)

① 몸쪽열 : **손배뼈**(주상골 scaphoid) · **반달뼈**(월상골 lunate bone) · **세모뼈**(삼각골 triquetrum) · **콩알뼈**(두상골 pisiform bone)

② 먼쪽열 : **큰마름뼈**(대능형골 trapezium) · **작은마름뼈**(소능형골 trapezoid) · **알머리뼈**(유두골 capitate bone) · **갈고리뼈**(유구골 hamate bone)

각 손목뼈는 형태에 따라 이름이 붙여져 있다. 예를 들면 손배뼈는 배(통나무배)모양과 유사하다. 반달뼈는 가쪽면이 반달모양이며 콩알뼈는 콩모양이다. 마름뼈는 불규칙한 다면체형, 알머리뼈는 둥근머리를 가지고 있다.

◆**손배뼈** 바닥쪽에 **손배뼈결절**(tubercle)이라는 고조가 돌출된다.

손배뼈골절 : 손배뼈는 피부밑으로 돌출되어 있으므로 골절이 일어나기 쉽다. 예를 들면 손이 뒤로 젖혀져(배굴) 짚고 넘어졌을 때 일어난다. 손배뼈의 골절은 손목의 골절 중에서 가장 빈도가 높다. 손배뼈의 영양혈관은 일반적으로 뼈의 중앙부로부터 진입한다. 골절이 손배뼈 몸쪽에서 일어나면 몸쪽 골절 뼈조각은 영양혈관으로부터의 혈액공급이 차단되므로 괴사에 빠진다.

◆**반달뼈** 표면은 대부분이 연골로 덮여 있어 진입하는 혈관이 적다.

케인복병(Kienbock병) : 반달뼈는 분포혈관이 적으므로 괴사에 빠지는 일도 있다(케인복병). 또한 반달뼈는 손목뼈 중 가장 몸쪽에 있어 노뼈로부터 충격을 받기 쉽고 탈구도 많다.

◆**콩알뼈** 가장 작은 손목뼈이며 자쪽손목굽힘근힘줄에 있는 종자뼈이다.

◆**큰마름뼈** 바닥쪽에 **큰마름뼈결절**(대능형골결절 tubercle of trapezium)이 돌출된다. 큰마름뼈는 제1손허리뼈(엄지의 손허리뼈) 바닥과의 사이에 관절을 만든다.

큰마름뼈와 엄지의 손허리뼈 사이 관절은 엄지손가락의 운동과 밀접한 관계가 있는 중요한 관절이다. 큰마름뼈는 기능적으로 엄지손가락을 만드는 뼈로도 간주된다.

◆**알머리뼈** 손목뼈 중에서 가장 크다. 손목뼈의 거의 중앙에 있으며 손목운동의 중심이 된다.

◆**갈고리뼈** 바닥쪽에 갈고리형 돌기(갈고리 hook of hamate)가 돌출된다.

손목뼈의 뼈되기

손목뼈는 출생 시에는 연골이지만 출생 후 점점 뼈되기한다. 알머리뼈의 뼈되기가 가장 빨라 출생 후 2개월에 일어난다. 갈고리뼈의 뼈되기는 출생 후 3개월 말, 세모뼈는 3년, 반달뼈, 손배뼈, 큰 · 작은마름뼈의 뼈되기는 여아에서 4세, 남아에서 5세에 이루어진다(그림 2-7). 이들 뼈가 뼈되기하는 순서는 성별과 영양상태에 따라 달라지지만 모두 마지막은 콩알뼈이다. 거의 사춘기, 즉 여아에서는 9~10세, 남아에서는 12세에 뼈되기한다.

손목뼈는 인접한 것끼리 서로 인대로 연결되어 전체적인 손목의 골격을 만든다.

손목의 골격은 전체적으로 보면 손등면이 돌출하고 손바닥면이 패여 있다. 손바닥면 안팎 양쪽모서리는 특히 바닥쪽으로 융기하여 **안쪽손목융기**(내측수근융기 medial eminence of wrist, 콩알뼈와 갈고리뼈 갈고리로 이루어짐)와 **가쪽손목융기**(외측수근융기 lateral eminence of wrist, 손배뼈결절과 큰마름뼈결절로 이루어짐)라 한다. 안쪽손목융기와 가쪽손목융기 사이는 깊은 고랑과 같이 패여 **손목고랑**(수근구 carpal groove)이라 한다. 생체에서는 안쪽손목융기와 가쪽손목융기 사이에 인대(굽힘근지지띠, p.112)가 뻗어 있으므로 손목고랑은 **손목굴**(수근관 carpal tunnel, 그림 2-68과 69 참조)이 된다. 아래팔로부터 손에 이르는 긴 근육(굽힘근)의 힘줄이나 신경이 손목굴 안으로 주행한다(그림 2-68, 69 참조).

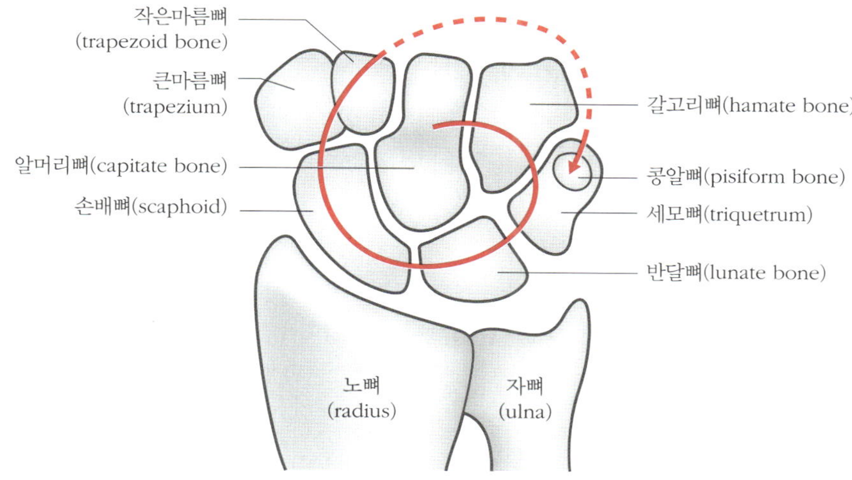

그림 2-7 손목뼈가 뼈되기하는 순서(손바닥면)

손목뼈(carpal bone)는 알머리뼈에서 시계방향으로 뼈되기한다.

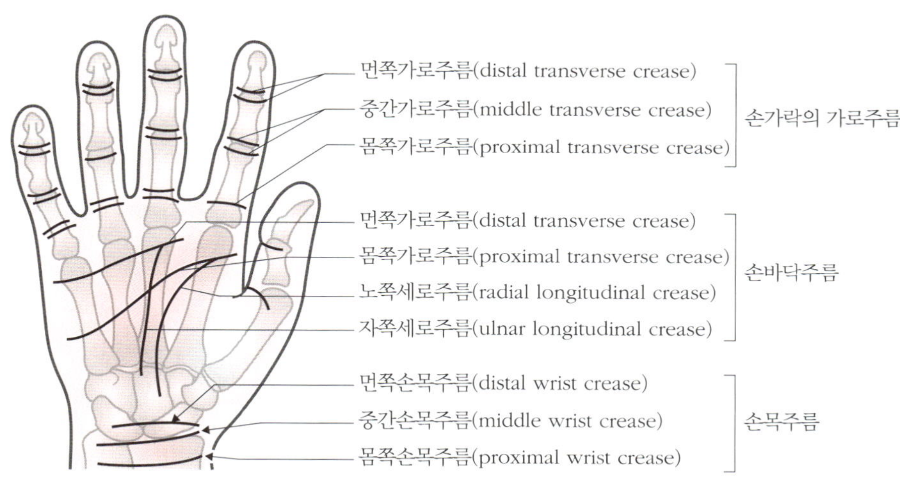

그림 2-8 손목주름(wrist crease)

표면해부학

손목뼈의 바닥쪽과 등쪽에는 아래팔에서 손에 이르는 근육의 힘줄이 주행하므로 손목뼈는 체표면에서 직접 만지기 어렵다. 단, **콩알뼈 · 손배뼈 · 갈고리뼈**는 피부밑에서 만져진다.

손목부위에서 바닥쪽 피부에 3개의 가로로 뻗은 주름이 보인다(그림 2-8). 몸쪽에서 **몸쪽손목주름**(근위수근선 proximal wrist crease), **중간손목주름**(중간수근선 middle wrist crease) 및 **먼쪽손목주름**(원위수근선 distal wrist crease)이라 불리며 손목의 관절운동에 의해 생기는 주름(굽힘주름)이다. 먼쪽손목주름이 가장 명료하며 그 자쪽에서 콩알뼈가, 노쪽에서 손배뼈가 만져진다. 특히 손배뼈결절은 손바닥 엄지두덩의 바로 몸쪽에서 명료하게 만져지며 손목을 등쪽으로 굽히면 돌출하여 체표면에서 볼 수도 있다.

손허리뼈(중수골 Metacarpal bone)

손허리(중수 metacarpus)는 손목과 손가락 사이에 있는 부위로 5개의 가늘고 긴 손허리뼈로 만들어진다.

엄지손가락쪽으로부터 새끼손가락쪽으로 **제1~5손허리뼈**(중수골 metacarpal bone I~V)라 한다. 엄지손가락의 손허리뼈인 제1손허리뼈는 가장 짧으며 두껍고 편평하다.

손허리뼈는 몸쪽끝의 **바닥**(기저 base), 중앙의 **몸통**(체 body), 먼쪽끝의 **머리**(head)의 3부분으로 구별한다.

바닥은 먼쪽열의 손목뼈와 관절을 만들고, 인접한 손허리뼈와는 서로 접한다. 그러나 먼쪽을 향하면 손허리뼈는 서로 벌어져 **손허리뼈사이공간**(중수골간극 interosseous metacarpal space)이 생긴다. 머리는 크고 공모양이며 먼쪽끝에서 바닥쪽에 걸쳐 관절면을 가지고 있고, 손가락 첫마디뼈 바닥과의 사이에 관절(손허리손가락관절)을 만든다.

표면해부학

손허리뼈는 특히 손등 피부밑에서 만져진다. 주먹을 쥐면 **손허리뼈머리**는 손등에서 손가락의 밑동 부분에 명료한 둥근 돌출(주먹결절 knuckle)로서 보인다(그림 2-27 참조). 손허리뼈머리는 손바닥면에서도 각 손가락의 밑동에 있는 가로로 뻗은 피부의 굽힘주름(손허리손가락관절주름 중수지절관절주름 metacarpophalangeal crease)의 몸쪽에 돌출로서 만져진다.

마디뼈(지골 Phalanx)

손의 마디뼈는 손가락을 만드는 작은 관모양의 뼈이며 엄지손가락은 2개의 마디뼈, 그 밖의 손가락은 3개의 마디뼈로 이루어진다. 마디뼈는 몸쪽에서부터 **첫마디뼈**(기절골 proximal phalanx)·**중간마디뼈**(중지골 middle phalanx)·**끝마디뼈**(말절골 distal phalanx)라고 한다. 엄지손가락에서는 중간마디뼈가 없다.

각 마디뼈는 몸쪽끝의 **바닥**(기저 base), 중앙의 **몸통**(체 body), 먼쪽끝의 **머리**(head)의 3부위로 구별한다.

표면해부학

마디뼈는 각 손가락에서 만질 수 있다.

Ⅱ. 팔뼈의 연결(관절)

A. 팔이음뼈(Arm girdle)의 연결

팔이음뼈는 빗장뼈와 어깨뼈가 봉우리빗장관절로 연결되어 생기며, 기능적으로 하나의 골격단위가 된다. 복장빗장관절은 빗장뼈와 복장뼈를 연결하며 팔이음뼈와 몸통의 골격을 연결하는 유일한 관절이다.

1 복장빗장관절(흉쇄관절 Sternoclavicular joint) (그림 2-9)

복장빗장관절은 빗장뼈 안쪽끝을 관절머리로 하며, 복장뼈의 빗장패임 및 일부 제1갈비연골을 관절오목으로 하는 관절이다.

관절머리와 관절오목의 관절면은 완전히 들어맞지 않는다. 그렇지만 양면 사이에 섬유연골의 **관절원반**(관절원판 articular disc)이 끼어 있어 원반의 양면과 관절면이 들어맞으므로 관절은 마치 절구관절과 같은 큰 가동성을 가진다.

관절은 강한 **관절주머니**로 덮여 있다. 관절주머니는 다시 **인대**(**복장빗장인대** 흉쇄인대 sternoclavicular ligament · **갈비빗장인대** 늑쇄인대 costoclavicular ligament · **빗장사이인대** 쇄골간인대 interclavicular ligament)에 의해 보강된다.

◆**갈비빗장인대** 매우 강한 인대이며 관절의 과도한 운동을 막음과 동시에 다음과 같이 관절운동의 지점이 되므로 중요하다.

운동 빗장뼈는 갈비빗장인대를 지점으로 하여 지렛대와 같이 앞뒤 · 위아래의 각 방향으로 움직인다(그림 2-10). 따라서 빗장뼈의 안쪽끝과 가쪽끝은 반대방향으로 움직여 가쪽끝으로 연결되는 어깨뼈의 운동에 의해 팔의 광범위한 운동이 가능해진다.

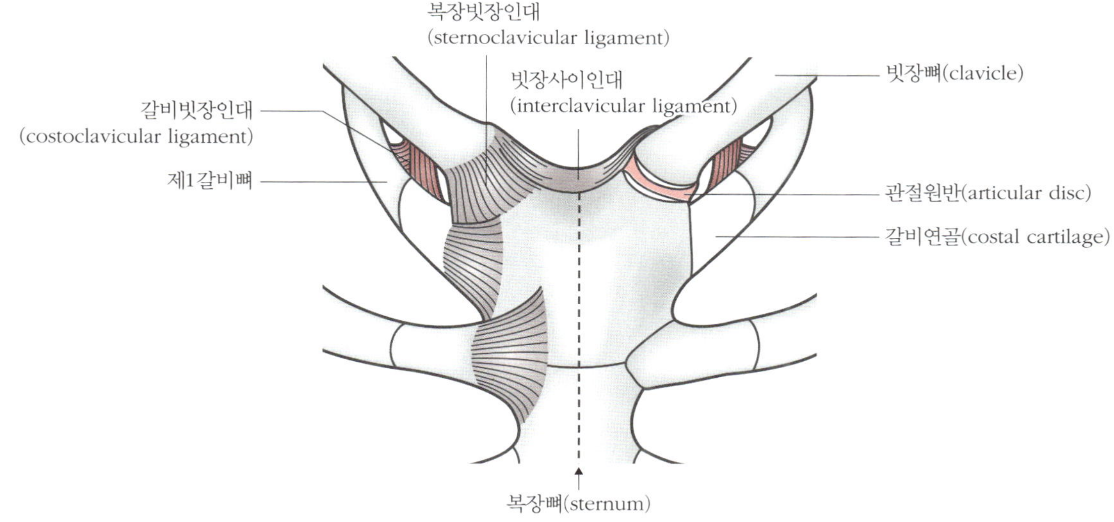

그림 2-9 복장뼈와 빗장뼈 · 갈비뼈의 연결

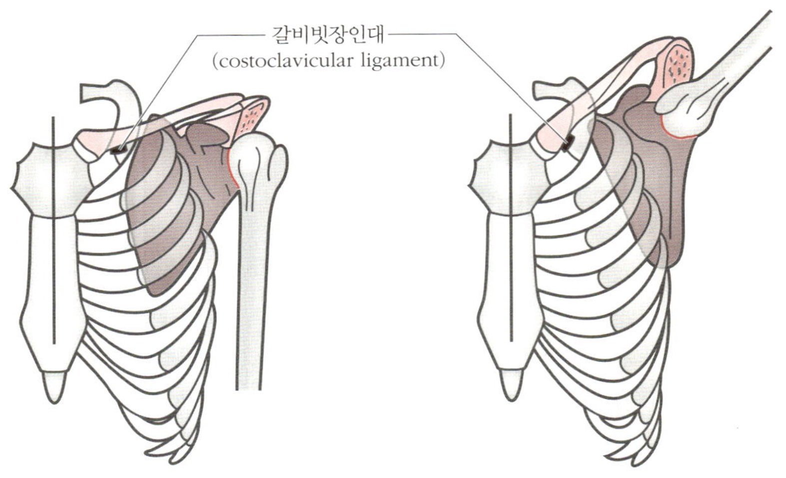

그림 2-10 빗장뼈 움직임의 지점이 되는 갈비빗장인대
빗장뼈가 들어 올려지고 있을 때만 팔을 위로 올릴 수 있다.

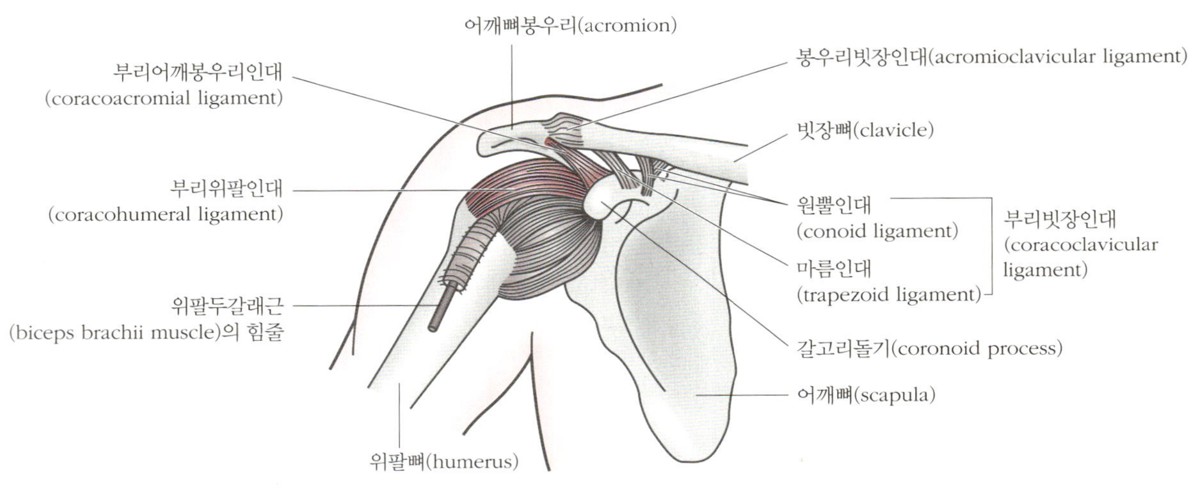

그림 2-11 봉우리빗장인대
부리어깨봉우리인대와 부리위팔인대는 교차하고 있어 강한 보강이 된다.

2 봉우리빗장관절(견봉쇄골관절 Acromioclavicular joint) (그림 2-11)

봉우리빗장관절은 빗장뼈 가쪽끝과 어깨뼈봉우리 안쪽모서리 사이에 생기는 관절이다. 양 관절면은 거의 평면이며 평면관절이다.

관절주머니는 위쪽에서는 두꺼운 **봉우리빗장인대**(견봉쇄골인대 acromioclavicular ligament)로 보강된다.

관절은 다시 어깨뼈의 부리돌기와 빗장뼈 아랫면을 연결하는 **부리빗장인대**(오훼쇄골인대 coracoclavicular ligament)로 강화된다.

부리빗장인대는 매우 강한 인대이며 앞 가쪽의 **마름인대**(능형인대 trapezoid ligament)와 뒤 안쪽의 **원뿔인대**(원추인대 conoid ligament)로 이루어진다.

빗장뼈의 관절면은 비스듬하게 약간 아래를 향하며 어깨뼈봉우리의 관절면은 약간 위를 향한다.

빗장뼈골절의 원인 : 부리빗장인대는 어깨뼈 및 거기에 연결되는 자유팔을 빗장뼈에 매단다. 자유팔에 대해 위쪽을 향하는 힘이 가해지면 힘은 자유팔로부터 어깨관절을 거쳐 어깨뼈에 전달되어 부리빗장인대를 사이에 두고 빗장뼈에 이른다. 이렇게 자유팔이나 어깨에 가해진 외력은 빗장뼈에 이르러 종종 빗장뼈골절을 일으킨다.

운동 봉우리빗장관절은 평면관절이며 미끄럼운동을 하는데, 그 운동범위는 매우 작다.

빗장뼈의 위쪽탈구 : 봉우리빗장관절의 관절면은 비스듬하게 되어 있으며 빗장뼈의 가쪽끝은 어깨뼈봉우리 위로 미끄러지는 경향이 있다. 예를 들면 어깨로 짚고 넘어져 부리빗장인대가 단열되면 빗장뼈가 위로 어긋나는(탈구 dislocation) 일이 많다.

B. 자유팔의 연결

1 어깨관절(견관절 Shoulder joint) (그림 2-12)

어깨관절은 어깨뼈관절오목과 위팔뼈머리로 이루어지며 절구관절이다. 관절오목은 관절머리인 위팔뼈머리에 비해 얕고 작아 위팔뼈머리의 약 1/3만을 수용한다. 관절오목의 가장자리는 섬유연골의 **오목테두리**(관절순 glenoid labrum)로 에워싸여 있고 관절오목은 약간 넓어져 있다. 그래도 관절오목은 관절머리에 비해 여전히 얕고 작다.

어깨관절의 탈구(dislocation) : 이 구조에 의해 어깨관절은 매우 큰 운동성을 가지는 한편, 안정성이 낮아 탈구가 일어나기 쉽다. 실제로 전신에서 외상성 탈구의 약 50%는 어깨관절의 탈구가 차지한다고 한다.

◆관절주머니 관절주머니는 안쪽에서는 어깨뼈목과 오목테두리 둘레에 붙고, 가쪽에서는 위팔뼈의 해부목에 붙는다. 관절주머니는 일반적으로 얇고 느슨하지만 특히 관절 아래쪽에서 느슨해져 있어 광범위에 걸친 자유로운 관절운동을 가능하게 한다.

어깨관절의 안정성을 높이기 위해 관절주머니는 다음과 같이 인대 · 근육(힘줄)으로 에워싸여 보강된다.

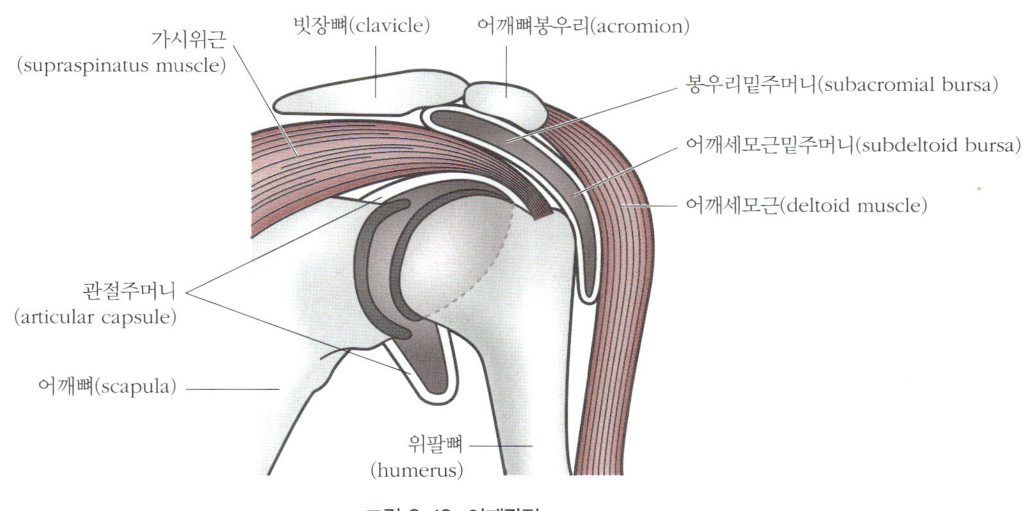

그림 2-12 어깨관절

관절주머니의 위쪽은 **부리어깨봉우리인대**(오훼견봉인대 coracoacromial ligament, 그림 2-11과 13)로 덮여 있다. 부리어깨봉우리인대는 부리돌기와 어깨뼈봉우리를 연결하는 강한 인대이며, 부리돌기 · 어깨뼈봉우리와 함께 어깨관절을 위쪽으로부터 아치와 같이 덮어 보호한다.

관절주머니의 앞 위쪽은 **부리위팔인대**(오훼상완인대 coracohumeral ligament, 그림 2-11과 13)로 덮여 있다. 부리위팔인대는 부리돌기로부터 위팔뼈의 큰결절에 이르는 인대이며 관절주머니를 보강하고, 특히 위팔의 벌림(외전 abduction)이나 처짐 시 긴장하여 탈구를 막는다.

돌림근띠

어깨뼈에서 일어나 어깨관절을 넘어 위팔뼈 위쪽 끝에 이르는 4개의 돌림근(어깨밑근 · 가시위근 · 가시아래근 · 작은원근, p.94~95)은 어깨관절의 안정성을 높이는 작용을 가지고 있다. 이들 근육의 힘줄은 관절주머니의 앞 · 위 · 뒤쪽을 마치 소매와 같이 에워싸 **돌림근띠**(회전근개 rotator cuff)라 한다(그림 2-13). 띠는 관절주머니와 유합하여 관절주머니를 보강함과 함께 관절머리를 관절오목에 보유하여 앞 · 위 · 뒤의 과도한 운동을 막는다.

어깨관절이 탈구되는 방향 : 어깨관절의 관절주머니는 앞 · 위 · 뒤쪽의 3방향에서 강화된다. 이에 따라 관절의 안정성은 높아지지만 관절 아래에서는 보강되지 않으므로 약한 부분이 된다. 실제로 어깨관절의 탈구에서는 위팔뼈머리가 부리돌기의 아래로 전위하는 일이 많다.

어깨관절의 관절주머니와 어깨뼈봉우리 · 어깨세모근 · 돌림근띠의 사이에는 윤활주머니(**봉우리밑주머니** 견봉하낭 subacromial bursa, **어깨세모근밑주머니** 삼각근하낭 subdeltoid bursa, 가시아래근 · 어깨밑근의 **힘줄밑주머니** 건하낭 subtendinous bursa)가 있으며 관절운동 시 관절주머니와의 사이에 생기는 마찰을 줄인다.

굳은어깨 : 중년 이후 어깨관절에는 종종 이른바 굳은어깨(동결견 오십견 frozen shoulder)가 발생한다. 주로 돌림근띠나 윤활주머니에 퇴행성 변화가 시작되고, 이어서 유착 · 만성염증 · 석회침착 등의 변화를 일으킨다. 특히 관절운동 시에 통증이나 운동제한이 일어난다.

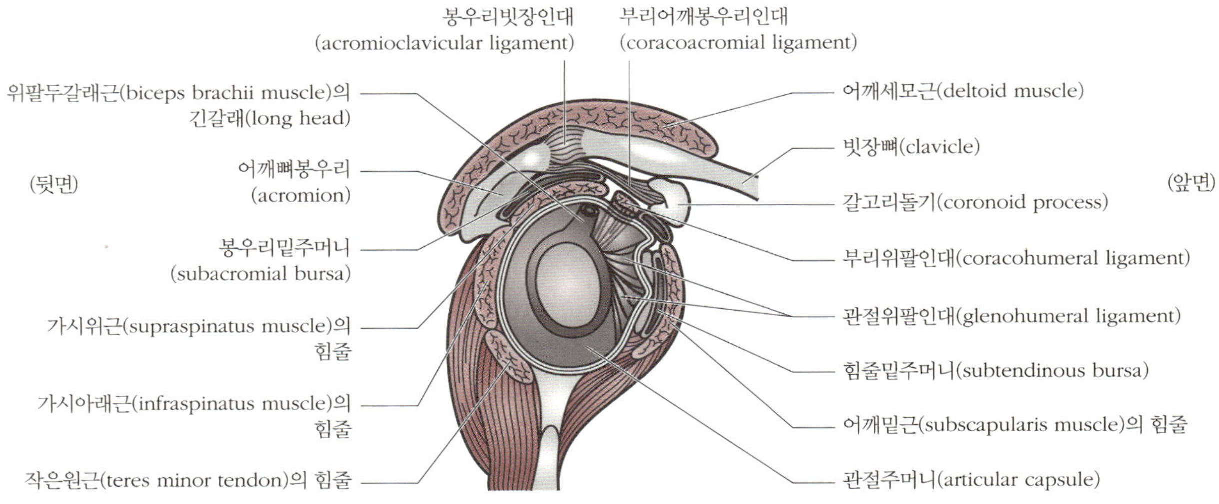

그림 2-13 돌림근(rotator muscle)건판과 어깨관절주머니를 둘러싸는 인대

4개의 근육이 어깨관절 주위를 소맷부리와 같이 둘러싸 어깨관절의 탈구를 막는다.

어깨관절의 운동

어깨관절의 운동은 기본적으로 굽힘 · 폄, 벌림 · 모음, 바깥돌림 · 안쪽돌림으로 나눌 수 있다(그림 2–14).

◆**굽힘**(굴곡 flexion)과 **폄**(신전 extension)　관절의 좌우축을 운동축으로 하는 운동으로 굽힘은 위팔의 앞올림, 폄은 뒤올림이다(그림 2–14a, b).

◆**벌림**(외전 abduction)과 **모음**(내전 adduction)　앞뒤축을 중심으로 하는 운동으로 벌림은 위팔의 옆방향 올림, 모음은 원래대로 되돌리는 운동이다(그림 2–14c, d).

◆**돌림**(회전 rotation)　수직축 주변의 운동으로 **바깥돌림**(외회전 external rotation)은 위팔을 바깥쪽으로 돌리는 운동, **안쪽돌림**(내회전 internal rotation)은 안쪽으로 되돌리는 운동이다(그림 2–14e, f)

어깨관절에서는 실제로 앞서 말한 모든 운동이 동시에 또는 순서대로 이루어진다.

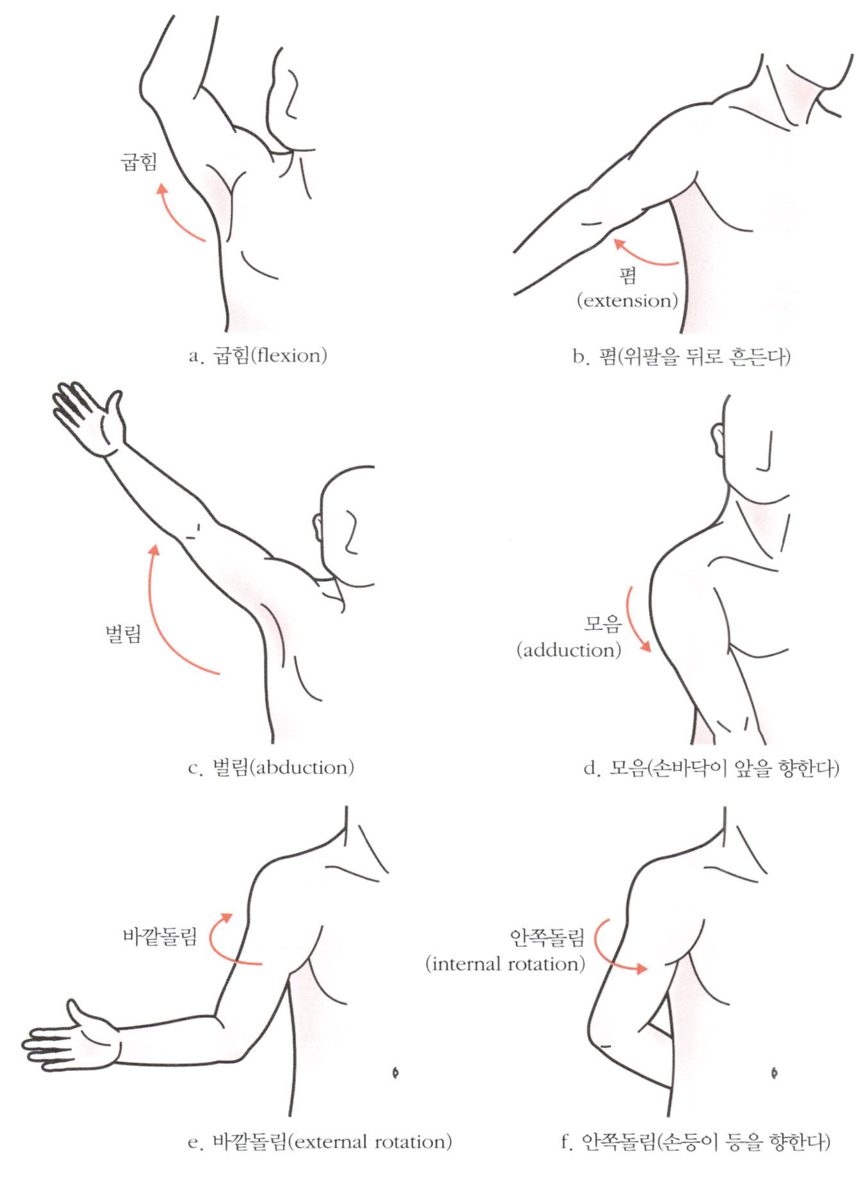

a. 굽힘(flexion)　b. 폄(위팔을 뒤로 흔든다)

c. 벌림(abduction)　d. 모음(손바닥이 앞을 향한다)

e. 바깥돌림(external rotation)　f. 안쪽돌림(손등이 등을 향한다)

그림 2–14 어깨관절의 운동

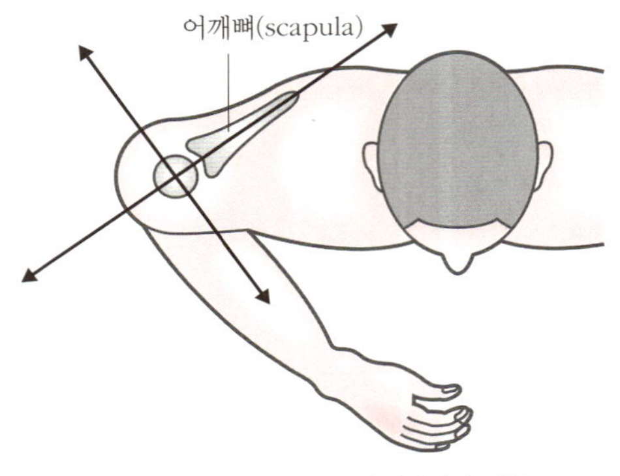

그림 2-15 어깨관절의 방향

어깨뼈는 가슴의 뒤 윗부분이며 이마면과 시상면의 중간위치에 있다. 따라서 위팔을 몸통을 따라 떨어뜨리면 어깨뼈관절오목은 앞 바깥쪽을 향하며 위팔뼈머리는 뒤 안쪽을 향한다. 즉 어깨관절의 좌우축·전후축은 각각 이마면·시상면 위가 아니라 비스듬히 앞쪽·안쪽으로 치우쳐 있다(그림 2-15). 따라서 굽힘과 폄(굴신)에서 위팔은 앞 안쪽과 뒤 바깥쪽으로 올라가고 벌림에서는 위팔이 바깥쪽, 앞쪽으로 올라간다.

이렇게 어깨관절의 운동이 앞으로 치우치는 것은 손의 작업을 몸의 앞쪽에서 실시하는 데에 적합하다.

벌림, 즉 위팔의 옆방향 올림은 약 90° 까지는 어깨관절에서 이루어진다. 그러나 90° 이상의 위쪽 올림은 어깨뼈봉우리와 부리어깨봉우리인대에 의해 저지된다. 따라서 위팔을 수평위치보다 더욱 위로 올리는 경우에는 동시에 팔이음뼈, 즉 어깨뼈와 빗장뼈를 움직이게 하여 어깨뼈의 관절오목을 위로 향하게 한다. 또한 위팔뼈를 옆방향으로 올리는 경우에는 큰결절이 어깨뼈봉우리에 닿으므로 그 충돌을 피하기 위해 위팔을 바깥돌림할 필요가 있다.

2 팔꿉관절 (그림 2-16)

팔꿉관절(주관절 elbow joint)은 위팔과 아래팔 사이의 관절이며 다음 3관절로 이루어진다.

◆ **위팔자관절**(상완척골관절 humeroulnar joint) 위팔뼈 먼쪽끝의 도르래와 자뼈 몸쪽끝의 도르래패임이 만들며, 팔꿉관절의 주체가 되는 관절이다.

◆ **위팔노관절**(상완요골관절 humeroradial joint) 위팔뼈작은머리와 노뼈머리의 윗면 사이 관절이다.

◆ **몸쪽노자관절**(근위요척골관절 proximal radioulnar joint) 노뼈머리의 관절둘레와 자뼈의 노패임 사이에 생기는 관절이며 중쇠관절이다(p.20).

이 3개의 관절이 공통의 관절주머니로 에워싸서 팔꿉관절을 만든다. 관절주머니는 앞면과 뒷면에서는 느슨하지만 안쪽과 가쪽에서는 **내측측부인대**(척골측부인대 ulnar collateral ligament) 및 **외측측부인대**(요골측부인대 radial collateral ligament)로 보강된다.

팔꿉관절의 운동

팔꿉관절의 주요 운동은 굽힘과 폄(굴신)이고 주로 위팔자관절에서 이루어지며, 위팔노관절은 수반하는 데 지나지 않는다.

팔꿈치각 : 아래팔을 뒤침자세로 두고 팔꿉관절을 펴면 위팔뼈와 자뼈와의 장축은 직선상이 아니라 아래팔이 약간 바깥쪽(노쪽)으로(10± 3°) 치우쳐 위팔과의 사이에 각도를 만든다. 이 각을 팔꿈치각(주관절각 cubital angle)이라 한다(그림 2-17). 팔꿈치각은 정상에서는 160~170° 이다.

또한 아래팔을 엎침자세에서 팔꿉관절을 펼 때에는 팔꿈치각은 보이지 않고 위팔과 아래팔은 곧게 된다.

팔꿈치각은 위팔뼈도르래의 위치·형태에 의해 만들어진다. 즉 도르래의 회전축은 위팔뼈 장축에 대해 직각이 아니라 약간 비스듬하게 치우쳐 있다. 또한 도르래의 안쪽부위는 가쪽부위에 비해 직경이 크다. 이러한 도르래의 위치·형태 때문에 팔꿉관절을 펴면 아래팔은 노쪽으로 치우치게 된다.

밖굽이팔꿈치와 안굽이팔꿈치 : 팔꿈치각이 정상보다 감소하여 팔꿈치가 바깥쪽(노쪽)으로 벌어진 상태를 밖

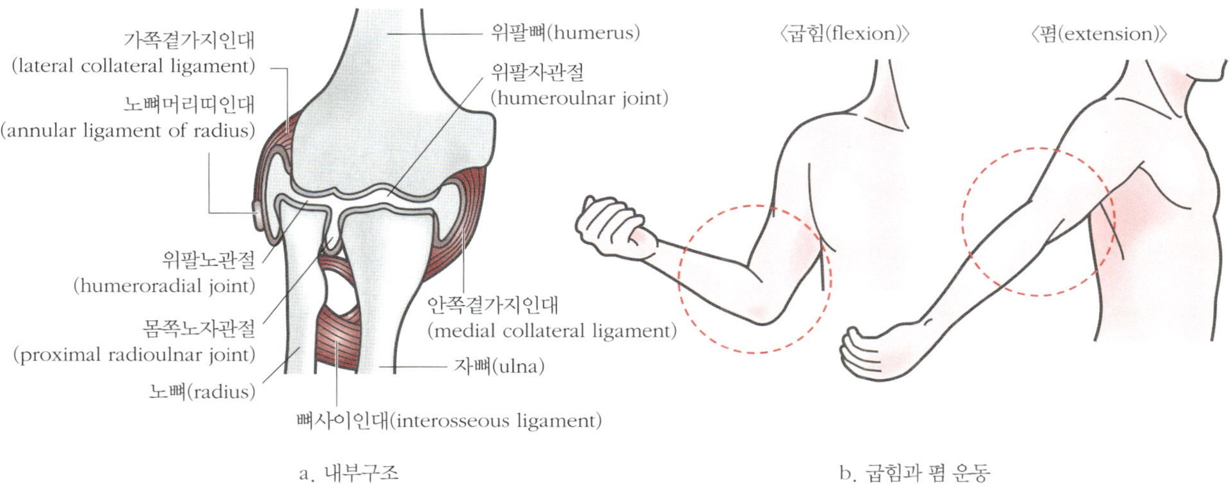

그림 2-16 팔꿉관절

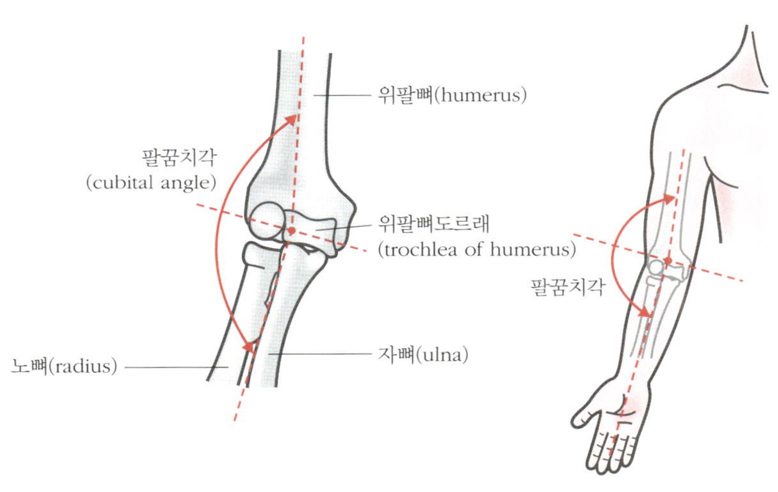

그림 2-17 팔꿈치각

굽이팔꿈치(외반주 cubitus valgus)라 하며, 반대로 팔꿈치각이 커서 180° 이상이 되어 안쪽(자쪽)으로 벌어진 상태를 안굽이팔꿈치(내반주 cubitus varus)라 한다. 앞서 말한 것처럼 생리적으로는 약간의 밖굽이팔꿈치이다. 어린이나 여성에서는 팔굽관절을 과다하게 펼 수 있는 경우가 많다. 팔꿈치머리(p.68)의 발육이 불충분하거나 작기 때문이다.

3 노뼈와 자뼈의 연결

노뼈와 자뼈는 몸쪽노자관절 · 먼쪽노자관절 및 뼈사이막으로 연결된다.

몸쪽노자관절(근위요척골관절 Proximal radioulnar joint) (그림 2-18)

노뼈머리띠인대(요골윤상인대 annular ligament of radius)라 불리는 띠모양의 인대가 노뼈머리의 관절둘레를 고리모양으로 에워싸서 자뼈노패임의 앞모서리와 뒷모서리에 붙어 있다(그림 2-19). 이 인대와 노패임으로 이루어

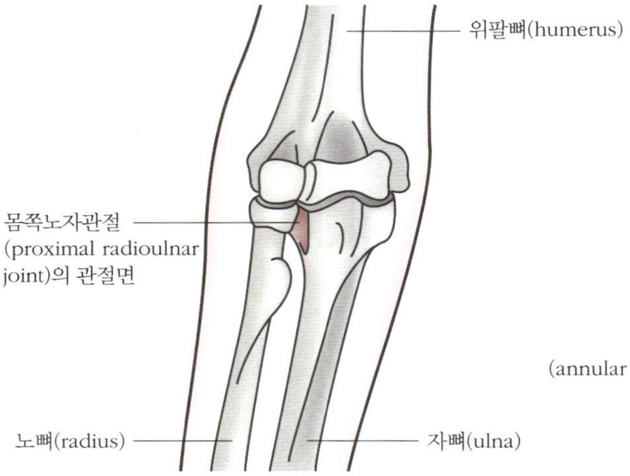

그림 2-18 몸쪽노자관절
자뼈쪽에는 노뼈의 관절둘레면 곡선에 맞는 관절면이 있다.

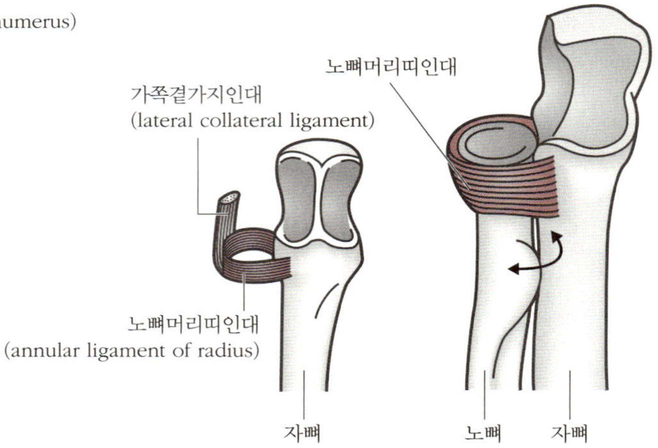

그림 2-19 노뼈머리띠인대
노뼈머리가 노뼈머리띠인대 안에서 회전한다(중쇠관절).

지는 고리 안에 노뼈머리가 있어 돌림운동을 한다.

팔꿉관절공간장애 : 노뼈머리띠인대의 아래모서리는 위모서리보다 좁아져 있다. 따라서 인대로 에워싸인 노뼈머리는 노뼈가 먼쪽방향으로 당겨져도 인대에서 빠지지 않도록 유지된다. 그러나 2~4세 유아에서는 노뼈머리가 충분히 발달하지 않아 작고, 노뼈머리띠인대의 위모서리와 아래모서리는 주위 길이가 거의 같으므로 손 또는 아래팔을 강하게 당기면 노뼈머리는 인대에서 빠지는 일이 있다. 이것을 팔꿉관절공간장애(주관절내장애 internal derangement of elbow joint)라 한다.

먼쪽노자관절(원위요척골관절 Distal radioulnar joint)

자뼈 먼쪽끝 자뼈머리의 관절둘레와 노뼈 먼쪽끝의 자패임 사이에 생기는 관절이다(그림 2-4 참조). 관절공간의 아래벽은 판모양의 섬유연골로 이루어져 있다. 이 연골판은 **관절원반**이며, 자뼈의 붓돌기와 노뼈의 자패임 아래모서리 사이에서 삼각형의 판모양을 띠며 자뼈와 노뼈의 먼쪽끝을 강하게 결합한다.

이러한 관절원반에 의해 먼쪽노자관절은 노뼈의 먼쪽면과 손목 사이에 생기는 손목관절로 가로막힌다.

아래팔뼈사이막(전완골간막 Interosseous membrane of forearm)

아래팔뼈사이막은 노뼈와 자뼈가 마주보는 뼈사이 모서리를 연결하는 강인한 섬유막이다.

뼈사이막은 주로 노뼈에서 자뼈를 향해 아래쪽 안쪽으로 비스듬히 뻗은 섬유로 이루어져 있다.

뼈사이막의 앞·뒤 양면에는 뒤에서 서술하는 것처럼 많은 아래팔근육이 부착하며, 뼈사이막은 많은 근육에 대해 넓은 고정말단(부착)면이 되기도 한다.

엎침(회내 pronation)과 뒤침(회외 supination)

아래팔의 엎침·뒤침과 함께 어깨관절의 돌림운동을 하면 손바닥을 약 360°까지 회전할 수 있다.

일반적으로 팔이 자연스러운 위치를 취할 때 아래팔은 뒤침과 엎침의 거의 중간위치에 있으며, 손으로 작업을 할 때에는 아래팔을 더욱 엎치는 일이 많다(예 : 글씨를 쓸 때 등).

손(손목뼈)은 노뼈와 연결되므로 아래팔을 엎침·뒤침할 때 손은 노뼈와 함께 움직인다.

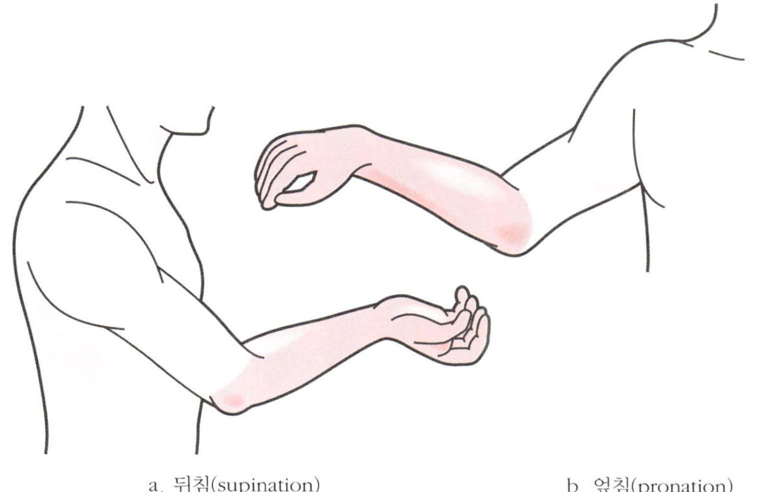

그림 2-20 아래팔의 운동
손바닥을 위로 향하게 하는 것이 뒤침이고, 아래로 향하게 하는 것이 엎침이다.

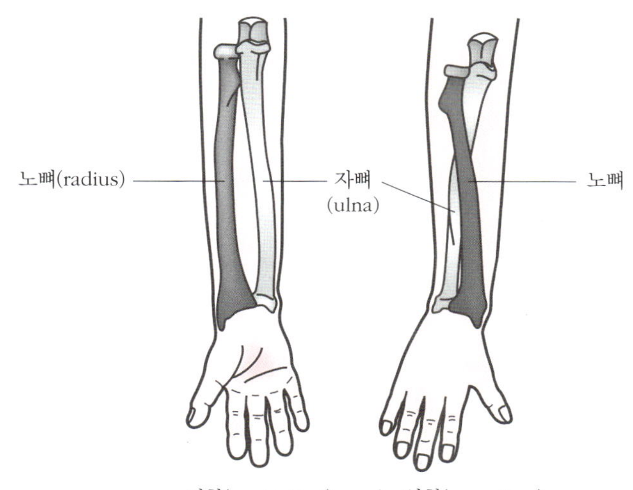

그림 2-21 엎침과 뒤침의 노뼈 작용
엎침에서는 노뼈와 자뼈가 X상으로 교차한다. 이 운동에서는 자뼈는 거의 고정되어 노뼈, 특히 그 먼쪽부위가 자뼈의 주변을 회전한다.

아래팔의 운동인 엎침 · 뒤침은 몸쪽노자관절과 먼쪽노자관절에서 수직축을 중심으로 하는 돌림운동이다(그림 2-20).

즉 **엎침**에서는 몸쪽노자관절에서 자뼈의 노패임과 노뼈머리띠인대로 만들어지는 고리 안을 노뼈머리가 회전한다. 그와 함께 먼쪽노자관절에서 노뼈의 먼쪽끝이 자뼈의 먼쪽끝 주위를 앞으로 회전하여 자뼈 앞으로부터 안쪽으로 이동한다(그림 2-21).

4 손의 관절

손목의 관절

주로 손목관절과 손목뼈중간관절로 이루어진다(그림 2-22a).

◆**손목관절**(요골수근관절 wrist joint)　노뼈 먼쪽끝의 아랫면과 먼쪽노자관절의 아래벽을 만드는 관절원반(p.19)에서 얕게 오목한 관절면을 만든다. 이 관절면(관절오목)에 대해 몸쪽열의 손목뼈(손배뼈 · 반달뼈 · 세모뼈)가 타원형으로 돌출하는 관절머리가 되어 손목관절을 만든다(그림 2-23).

관절주머니는 가쪽과 안쪽에서 **노쪽손목곁인대**(요측측부인대 radial collateral ligament)와 **자쪽손목곁인대**(척측측부인대 ulnar collateral ligament)로 보강된다(그림 2-22).

또한 바닥쪽과 등쪽에서는 노뼈와 몸쪽열의 손목뼈가 강한 인대로 결합된다(바닥쪽노손목인대 장측요골수근인대 palmar radiocarpal ligament, 등쪽노손목인대 배측요골수근인대 dorsal radiocarpal ligament). 자뼈손목인대와 노뼈손목인대는 모두 반달뼈와 알머리뼈에 붙어 있다. 손목뼈의 몸쪽열과 먼쪽열 사이를 연결하는 인대는 적다.

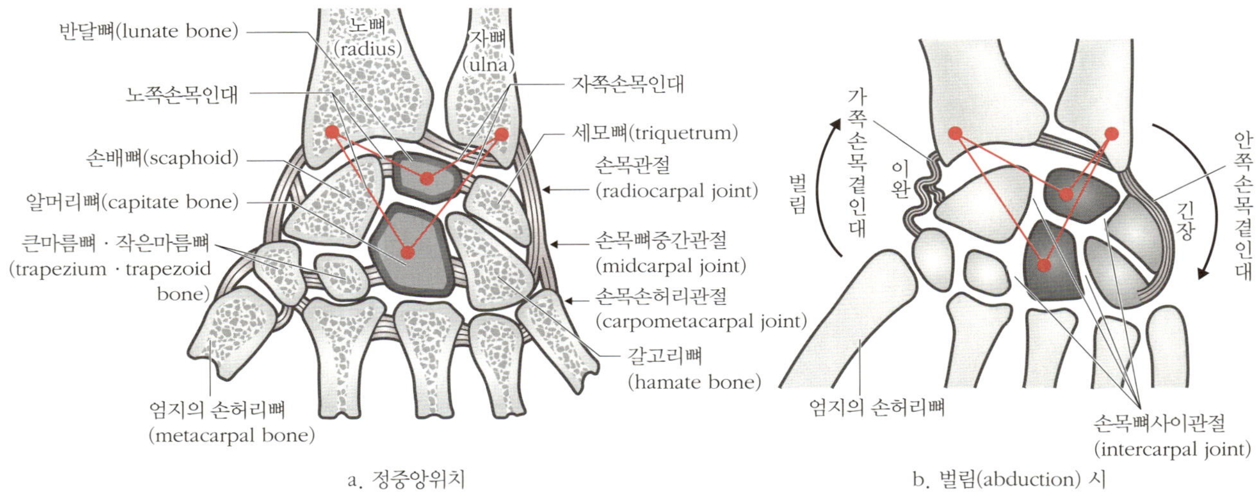

그림 2-22 손목관절의 움직임
손의 벌림(abduction)에도 알머리뼈의 위치는 바뀌지 않는다.

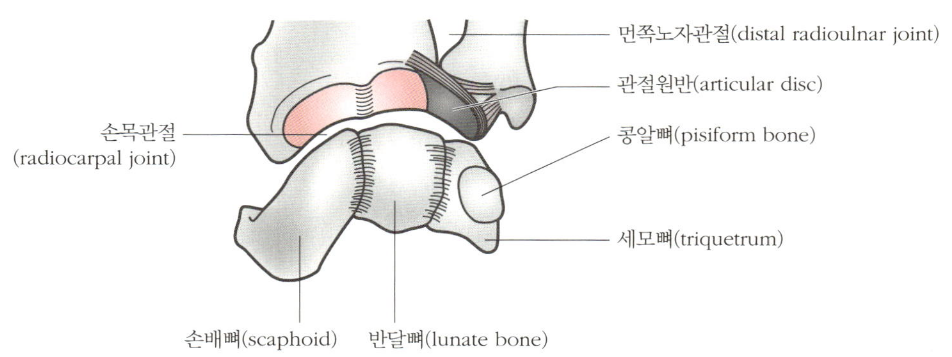

그림 2-23 손목관절
자뼈는 관절원반을 통해 반달뼈, 세모뼈에 상대한다.

콜리스골절 : 손은 노뼈와만 연결되어 있으므로 손바닥을 짚고 넘어진 경우에 힘이 손에서 노뼈로 가해져 노뼈의 먼쪽끝에 골절이 일어나기 쉽다. 이것을 콜리스골절(Colles' fracture)이라 하며 종종 볼 수 있는 골절이다. 특히 고령자에게 많다.

손목불안정증 : 손목뼈 사이를 연결하는 인대가 외상이나 만성적인 스트레스에 의해 기능부전을 일으키면 손목불안정증(수근골불안정증 carpal instability)을 일으킨다. 이것은 손배뼈 · 반달뼈 사이에서 일어나는 경우가 가장 많다.

◆**손목뼈중간관절**(중수관절 midcarpal joint) 손목뼈의 몸쪽열과 먼쪽열 사이에 있는 관절이다. 관절공간은 가로로 뻗은 완만한 S모양을 띠므로 안팎 양쪽으로의 굽힘은 어느 정도 제한된다. 몸쪽열과 먼쪽열 사이를 연결하는 인대는 적다.

◆**손목뼈사이관절**(수근간관절 intercarpal joint) 몸쪽열, 먼쪽열의 각 손목뼈 사이에 있는 작은 관절이다. 가동성은 작다(그림 2-22).

손목의 운동

손목의 운동은 주로 손목관절과 손목뼈중간관절에서 이루어진다.

◆**굽힘과 폄** (그림 2-24) 손목의 가로축을 중심으로 하는 운동이다. 손바닥을 아래팔의 손바닥면에 가까이 가져가는 운동이 굽힘(바닥쪽굽힘, 굴곡 flexion)이며, 반대로 손등을 아래팔 손등면에 가까이 가져가는 운동이 폄(등쪽굽힘, 신전 extension)이다. 굽힘은 약 90° 까지 할 수 있지만 폄의 운동범위는 약간 작다.

굽힘과 폄(굴신)은 주로 손목관절에서 이루어지지만 손목뼈중간관절이 가해지면 운동범위는 커진다.

◆**모음과 벌림** (그림 2-25) 손목의 앞뒤축(손바닥에 대해 수직인 축)을 중심으로 하는 운동이며, 자쪽으로 구부리는 운동을 모음(내전 adduction)이라 하며, 노쪽으로 굽히는 운동을 벌림(외전 abduction)이라 한다.

일반적으로 모음은 벌림에 비해 더 크게 할 수 있다. 즉 모음은 약 45° 까지 가능한 데 비해 벌림은 10~15° 밖에 안 된다. 이것은 노뼈의 붓돌기가 자뼈의 붓돌기보다 먼쪽에 있어 벌림을 제한하기 때문이다. 모음과 벌림 시에는 노뼈면과 손목뼈의 몸쪽열면 사이에서 미끄러진다. 이때 손목뼈 몸쪽열의 뼈는 알머리뼈와 함께 손의 움직임과는 반대쪽으로 미끄러진다(그림 2-22).

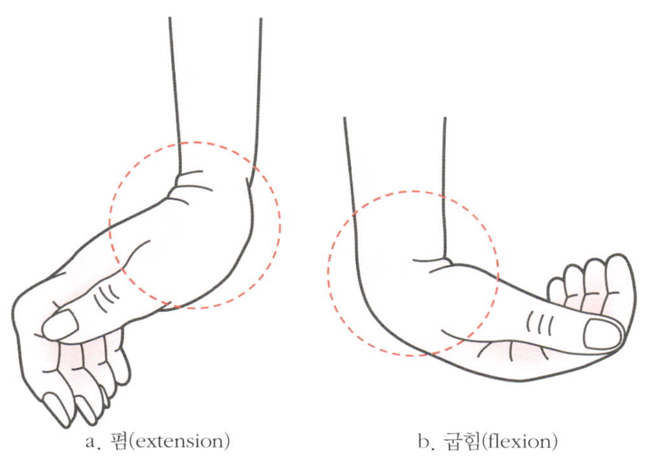

a. 폄(extension)　b. 굽힘(flexion)

그림 2-24 손목의 폄과 굽힘

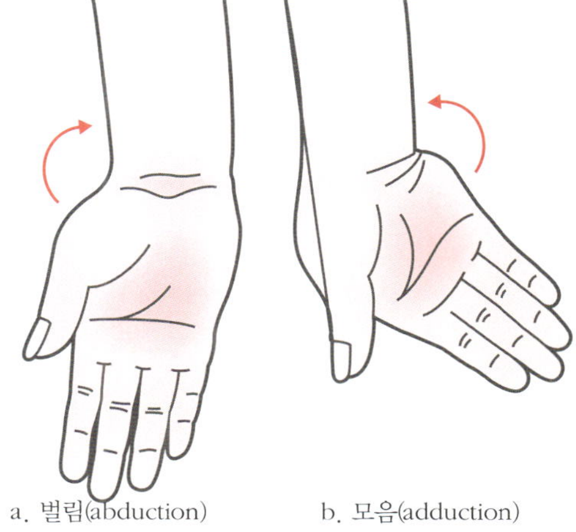

a. 벌림(abduction)　b. 모음(adduction)

그림 2-25 손목의 모음과 벌림

휘돌림(circumduction) : 굽힘 · 벌림 · 폄 · 모음을 순서대로 연속적으로 실시하면 가운데손가락의 끝에서 원을 그리는 듯한 운동이 된다. 이러한 운동이 휘돌림이다. 이것은 손목의 운동뿐만 아니라 어깨의 운동에서도 가능하다.

손목뼈와 손허리뼈의 연결

먼쪽열의 손목뼈와 손허리뼈바닥 사이에 **손목손허리관절**(수근중수관절 carpometacarpal joint, CM 관절)이 있다.

손목손허리관절은 손목의 굽힘과 폄(굴신) 운동이 가해지지만 운동범위는 작다. 그러나 엄지손가락의 손목손허리관절만은 넓은 범위의 운동이 가능하며 엄지손가락은 그 밖의 손가락과 다른 특유한 운동을 할 수 있다.

엄지손가락의 손목손허리관절은 큰마름뼈와 제1손허리뼈바닥 사이에 생기는 관절이며, 다른 손가락의 손목손허리관절로부터 독립되어 있다. 큰마름뼈의 관절면은 손바닥–손등 방향으로 돌출되고 노뼈–자뼈 방향으로 오목한데, 제1손허리뼈바닥은 이에 대응하는 형태를 취해 안장관절(p.20)이 된다.

큰마름뼈는 엄지손가락의 운동과 밀접한 관계가 있으며, 기능적으로는 엄지손가락의 뼈로 간주될 수도 있다.

손허리뼈와 마디뼈의 연결

손허리뼈머리와 손가락 첫마디뼈바닥 사이에 있는 **손허리손가락관절**(MP 관절, 중수지절관절 metacarpophalangeal joint)로 연결된다.

관절에서는 주로 굽힘 · 폄과 모음 · 벌림이 이루어진다.

MP 관절은 특히 물건을 쥐는 운동과 관계있는 중요한 관절이다.

관절주머니는 매우 얇지만 등쪽과 바닥쪽에서 폄근이나 굽힘근의 힘줄에 의해 덮여 있다. 관절주머니는 바닥쪽에서는 강한 **바닥쪽인대**(장측인대 palmar ligament)에 의해 보강되고, 안팎 양쪽에서는 **곁인대**(측부인대 collateral ligament)로 보강된다.

곁인대는 손허리뼈머리로부터 첫마디뼈를 향해 띠모양으로 주행하며, 손가락을 뻗을 때는 느슨해지고 손가락을 구부릴 때는 긴장한다(그림 2–26). 따라서 굽힐 때에 모음 · 벌림은 저지된다.

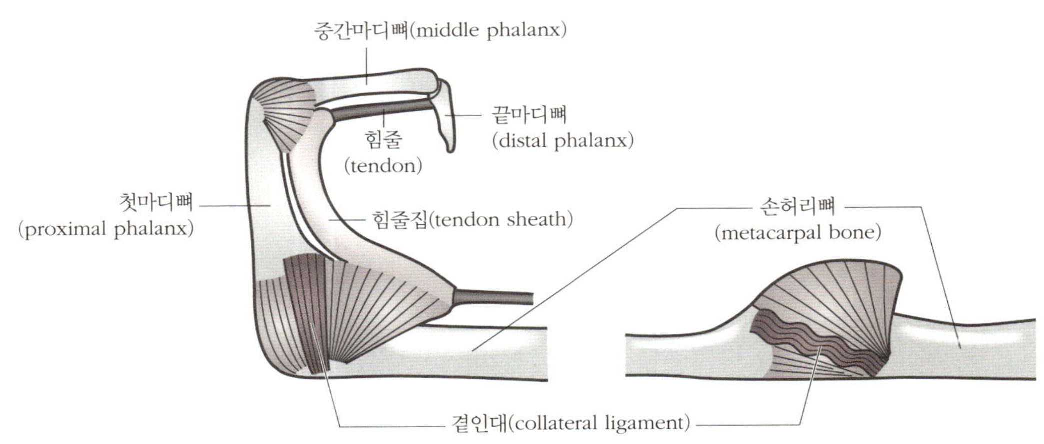

그림 2–26 손허리손가락관절(metacarpophalangeal joint)의 곁인대
손가락을 펴면 곁인대가 이완되어 손가락을 벌릴 수 있게 된다.

제2~5손허리뼈머리는 손바닥면에서 **깊은가로손허리인대**(심부횡중수인대 deep transverse metacarpal ligament)에 의해 서로 연결되어 있다(그림 2-50 참조).

마디뼈의 연결

손가락의 가락뼈 사이에는 **손가락뼈사이관절**(수지절간관절 interphalangeal joint of hand, IP 관절)이 있다(그림 2-27). 첫마디뼈와 중간마디뼈 사이에 있는 손가락뼈사이관절을 **몸쪽손가락뼈사이관절**(근위지절간관절 proximal interphalangeal joint, PIP 관절)이라 하며, 중간마디뼈와 끝마디뼈 사이에 있는 것을 **먼쪽손가락뼈사이관절**(원위지절간관절 distal interphalangeal joint, DIP 관절)이라 한다(그림 2-27).

관절은 경첩관절(접번관절 hinge joint, p.20)이며 굽힘과 폄(굴신) 운동만을 한다.

관절주머니는 바닥쪽에서 **바닥쪽인대**에 의해 보강되어 과도한 폄은 저지된다.

관절주머니 양쪽에는 **곁인대**가 있다.

PIP 관절의 손상 : 손가락뼈사이(IP)관절은 손허리손가락(MP)관절에 비해 피부밑의 얕은 부분에 있으므로 손상을 받기 쉽다. 특히 몸쪽손가락뼈사이(PIP)관절이 손상되면 손가락의 기능이 눈에 띄게 장애가 되므로 임상적으로 중요하다.

엄지손가락의 운동

엄지손가락(무지 thumb)의 손허리뼈는 다른 손가락(집게~새끼손가락)의 손허리뼈와 다른 방향을 향한다. 집게~새끼손가락의 손허리뼈는 그 장축이 손바닥면에 일치하여 거의 평행하게 늘어서듯이 위치하는 데 비해 엄지의 손허리뼈는 집게~새끼손가락의 손허리뼈, 즉 손바닥면에 대해 거의 90° 안쪽돌림한 위치에 있다. 즉 엄지는 손가락의 바닥면을 손바닥면에 대해 거의 직각으로 향하는 위치에 있다. 이러한 위치에 있으므로 엄지손가락의 운동은 다른 손가락의 운동과 같은 명칭으로 불려도 그 방향이 다르다는 점에 주의할 필요가 있다.

이에 따라 엄지손가락은 특이한 운동을 실시하며, 인간의 손이 하는 정밀한 운동은 주로 엄지손가락의 운동이 담당한다.

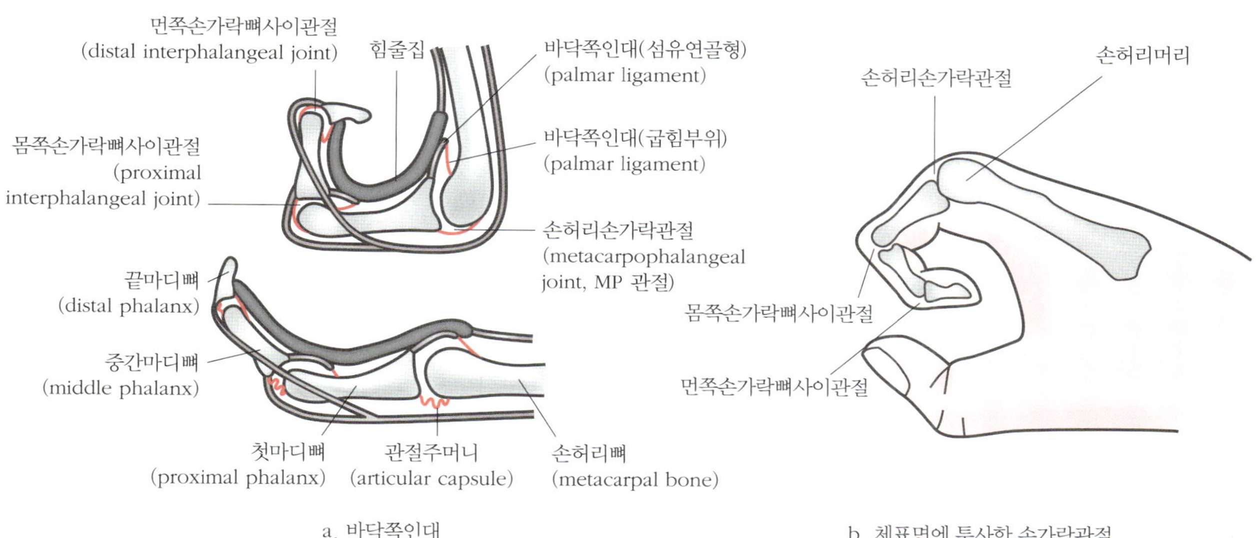

그림 2-27 손허리손가락관절, 몸쪽손가락뼈사이관절, 먼쪽손가락뼈사이관절

먼쪽손가락뼈사이관절은 변형성관절증이 최초로 일어나기 쉽다. 손허리손가락관절은 류마티스관절염이 가장 일어나기 쉬운 관절 중 하나이다.

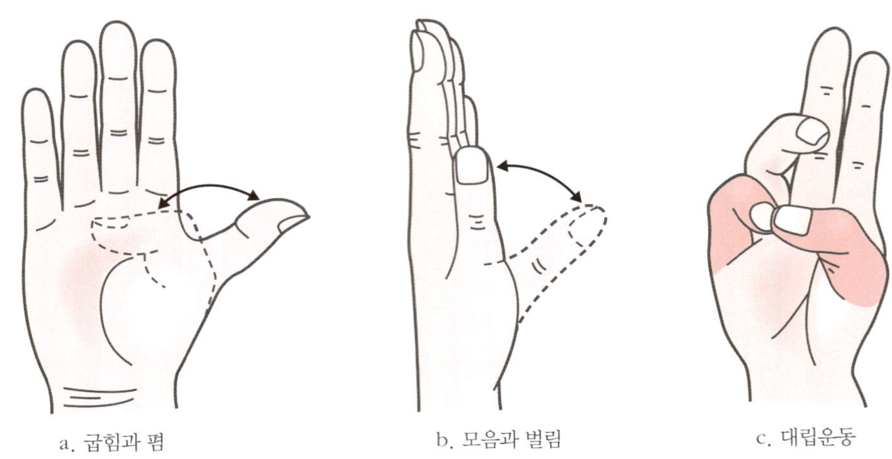

a. 굽힘과 폄　　b. 모음과 벌림　　c. 대립운동

그림 2-28 엄지손가락의 운동
엄지손가락의 대립운동은 인간만이 할 수 있다.

엄지의 운동은 굽힘 · 폄, 벌림 · 모음, 맞섬운동의 3종으로 나누어진다(그림 2-28).

◆**굽힘과 폄** 손바닥면 위에서 엄지손가락을 노쪽으로 움직이는 운동이 폄(신전 extension)이며, 반대방향의 운동이 굽힘(굴곡 flexion)이다.

◆**벌림과 모음** 손바닥면에 대해 직각인 면 위에서 엄지손가락이 손바닥면에서 떨어지는 운동이 벌림(외전 abduction)이며, 그 반대방향의 운동이 모음(내전 adduction)이다.

◆**맞섬운동** 엄지손가락 끝마디의 손바닥면을 다른 손가락 끝마디의 손바닥면과 마주보게 하는 운동을 맞섬운동(대립운동 opposition)이라 한다. 맞섬운동으로부터 원래의 위치로 돌리는 것을 위치복원(정복 reposition)이라 한다.

맞섬운동은 굽힘 · 안쪽돌림 · 모음이 조합된 운동이다.

엄지손가락에서 보이는 이들 3종류의 운동은 엄지손가락의 손목손허리(CM)관절과 손허리손가락(MP)관절에서 이루어진다. 손가락뼈사이(IP)관절의 운동은 다른 손가락과 같다.

엄지의 맞섬운동 : 손가락의 섬세한 동작, 예를 들면 펜을 쥐거나 젓가락질을 하는 등의 운동은 엄지손가락의 맞섬운동에 의해 가능해진다. 그 밖에 손 전체로 물건을 세게 쥐는 동작이나 손가락 끝으로 물건을 정확하게 쥐는 동작 등 인간의 손이 하는 특유의 운동도 엄지손가락의 맞섬운동에 의해 가능해진다.

엄지손가락의 탈구 : 엄지손가락의 탈구는 손가락의 탈구 중에서 가장 많으며, 특히 손허리손가락(MP)관절에서 일어나는 일이 많다.

집게~새끼손가락의 운동

굽힘 · 폄과 모음 · 벌림이다.

◆**굽힘과 폄** 굽힘 · 폄은 손가락의 바닥쪽 또는 등쪽을 향하는 운동이며 손허리손가락(MP)관절과 손가락뼈사이(IP)관절에서 이루어진다.

표면해부학

주먹을 쥘 때에는 손허리손가락(MP)관절과 손가락뼈사이(IP)관절에서 굽힌다.

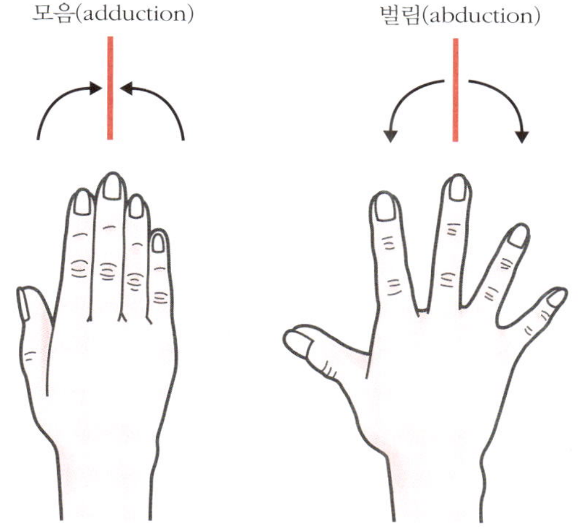

그림 2-29 손가락의 모음과 벌림
벌림 · 모음은 가운데손가락을 중심으로 한다.

이때 **손허리뼈머리**는 손등에서 돌출하여(주먹결절 knuckle) 그 바로 먼쪽 체표면에서 **손허리손가락(MP)관절**을 만질 수 있다(그림 2-27).

◆**모음과 벌림** (그림 2-29) 가운데손가락을 중심으로 하여 나머지 손가락을 그로부터 멀어지도록 양쪽으로 벌리는 것이 벌림이며, 그 반대방향의 운동이 모음이다.

모음 · 벌림은 손허리손가락(MP)관절에서 이루어지며 손가락을 폈을 때에만 가능하다.

손에서는 가운데손가락의 마디뼈 · 손허리뼈와 손목뼈의 알머리뼈를 연결하는 선을 축선(axial line)으로 생각한다. 주먹을 쥐어 손허리뼈머리로 물체를 칠 때 힘은 주로 축선인 제2 · 3 손허리뼈로부터 알머리뼈를 거쳐 노뼈에 전해진다.

Ⅲ. 팔의 근육

팔의 근육은 팔이음뼈의 근육 · 위팔의 근육 · 아래팔의 근육 · 손의 근육으로 나눌 수 있다.

A. 팔이음뼈의 근육

팔이음뼈의 근육은 ① 몸통에서 일어나 팔이음뼈에 이르는 근육(몸통 → 팔이음뼈), ② 몸통에서 일어나 팔이음뼈를 넘어 위팔뼈에 이르는 근육(몸통 → 위팔뼈), ③ 팔이음뼈에서 일어나 위팔뼈에 이르는 근육(팔이음뼈 → 위팔뼈)의 3군으로 나눌 수 있다.

1 몸통에서 일어나 팔이음뼈에 이르는 근육

등쪽의 근육무리와 배쪽의 근육무리로 나눌 수 있다.

등쪽의 근육무리

등세모근(승모근 trapezius muscle) (그림 2-30)

목덜미에서 등의 상반부에 걸쳐 얕은층에 있는 삼각형의 편평하고 큰 근육으로, 좌우 양쪽에서 거의 마름모꼴(trapezoid)을 이룬다.

등세모근은 m. cucullaris라고도 하며 '승모근'으로 번역된다. Cucullaris는 옷에 붙어 있는 모자를 말하는데, 이 근육은 카톨릭 신부의 옷에 달린 두건, 즉 승모(고깔 cuculla)의 모양과 비슷하여 m. cucullaris라고 이름지어졌다.

뒤통수뼈의 목덜미인대, 제6 · 7 목뼈가시돌기에서 제11등뼈의 가시돌기에 이르는 정중선에서 일어나 바깥쪽으로 모인다. 근육의 윗부분(상부 superior part)은 섬유가 아래로 주행하여 빗장뼈 바깥쪽 1/3부분에 붙으므로 내림부분(하행부 descending part)이라 하며, 중간부분(중간부 middle part)은 섬유가 바깥쪽으로 수평하게 주행하여 어깨뼈봉우리 · 어깨뼈가시에 붙으므로 가로부분(횡부 transverse part)이라 한다. 아랫부분(하부 inferior part)은 섬유가 바깥쪽 위로 주행하여 어깨뼈가시의 기초가 되는 부분에 붙으므로 오름부분(상행부 ascending part)이라 한다.

작용 등세모근은 주로 어깨뼈를 움직이게 하거나 고정하기도 하지만 위 · 중간 · 아래의 각 부위에서 섬유의 주행방향이 다르므로 운동방향은 각각 다르다.

윗부분은 어깨뼈와 빗장뼈 가쪽끝을 안쪽 위로 끌어올리는 이른바 어깨를 움츠리는 작용이다. **중간부분**은 어깨뼈를 뒤로 당겨 고정한다. 예를 들면 차렷 자세에서 어깨를 뒤로 당길 때 작용한다. **아랫부분**은 어깨뼈가시의 안쪽끝을 아래로 당기므로 윗부분과 함께 작용하여 어깨뼈의 관절오목이 위를 향하도록 회전한다. 이 운동은 위팔을 머리 높이(수평위)보다 더욱 위로 올릴 때 필요하다.

팔이음뼈가 내려가지 않도록 유지하기 위해서는 특히 등세모근 윗부분의 긴장을 요한다. 예를 들면 어깨로 물건을 짊어지는 경우나 손으로 무거운 것을 들어 올릴 때 강하게 수축한다.

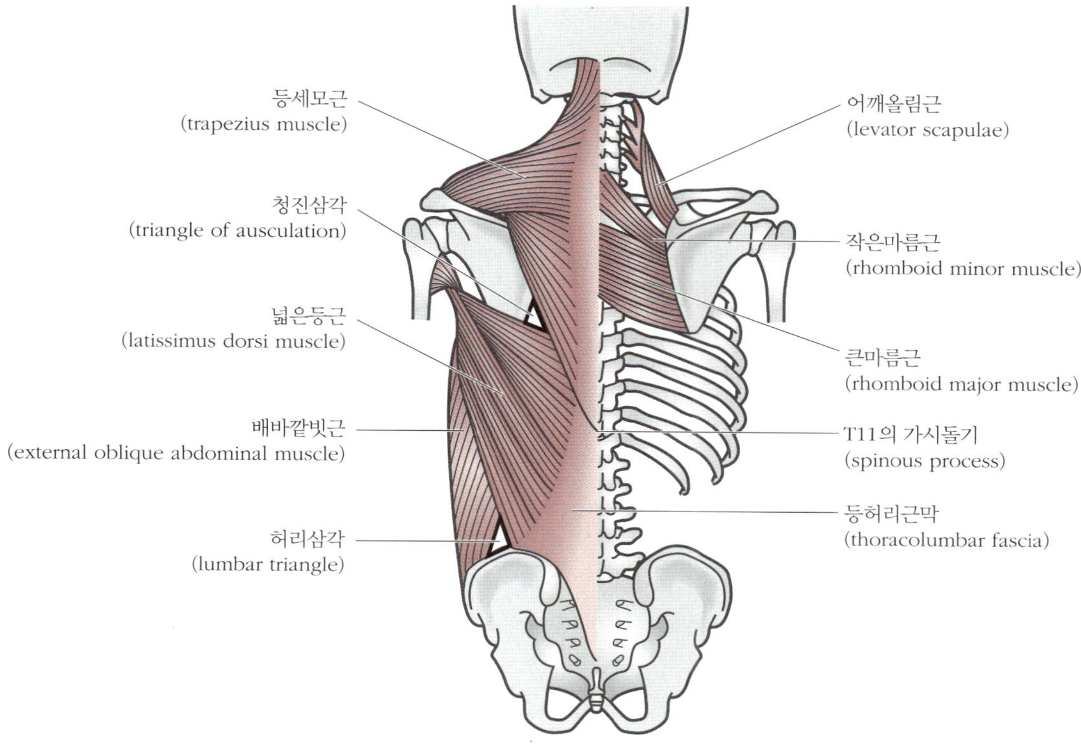

그림 2-30 등세모근 · 넓은등근 · 어깨올림근 · 마름근

지배신경 운동은 더부신경(부신경 accessory nerve), 감각은 목신경얼기(C2~4).

근육기능이 장애가 되면(더부신경의 마비) 어깨가 내려가(어깨뼈의 저하) 어깨뼈가 척주로부터 멀어진다.

어깨올림근(견갑거근 Levator scapulae) (그림 2-30)

등세모근과 목부위의 목빗근 깊은쪽에 있다.

제1~4목뼈의 가로돌기 뒤결절에서 일어나 어깨뼈 위각(angle)과 여기에 이어지는 안쪽모서리 윗부분에 붙는다.

작용 어깨뼈 위각을 위로 당겨 올린다. 그 결과 관절오목이 아래를 향한다.

지배신경 목신경 앞가지(C3 · 4)

마름근(능형근 Rhomboid muscle) (그림 2-30)

등세모근으로 덮여 있으며 그 깊은층에 있다. 제5목뼈가시돌기 높이의 목덜미인대와 상위 5등뼈(제1~5등뼈)의 가시돌기에서 일어나 바깥아래쪽으로 비스듬히 지나 어깨뼈 안쪽모서리에 붙는다.

가로목동맥 깊은가지를 수반하는 결합조직에 의해 상위의 **작은마름근**(소능형근 rhomboid minor muscle)과 하위의 **큰마름근**(대능형근 rhomboid major muscle)으로 나누어진다.

작용 어깨뼈의 안쪽모서리를 뒤쪽 위로 당긴다. 즉 어깨올림근과 함께 어깨뼈의 관절오목을 아래로 향하게 한다(예 : 위로 들어 올린 위팔을 내릴 때). 또한 어깨뼈를 가슴우리에 접해 고정한다.

지배신경 목신경얼기(C4 · 5)

앞톱니근(전방거근 Serratus anterior muscle) (그림 2-31)

가슴의 가쪽면에서부터 뒷부위까지 덮고 있는 얇은 근육이다.

제1~8갈비뼈 가쪽면으로부터 톱니모양으로 일어나 가슴의 가쪽면을 따라 뒤로 주행하여 어깨뼈와 가슴우리 사이를 지나 어깨뼈 위각, 안쪽모서리 전체 길이 및 어깨뼈 아래각에 붙는다.

작용 어깨뼈를 앞 바깥쪽으로 당긴다. 이 작용으로 어깨뼈가 가슴우리에 긴밀하게 고정 · 유지된다. 또한 특히 강한 섬유가 어깨뼈 아래각에 붙으므로 관절오목이 위를 향하도록 회전하는 작용도 있다.

지배신경 긴가슴신경(C5~7)

날개어깨뼈 : 앞톱니근이 마비되면(지배신경인 긴가슴신경이 다양한 원인으로 손상되거나 마비되는 경우) 어깨뼈는 안쪽모서리가 가슴우리에서 떨어져 뒤로 천사의 날개처럼 돌출된다. 이 상태를 **날개어깨뼈**(날개견갑골 winged scapula)라 한다. 이렇게 되면 위팔을 수평위보다 위쪽으로 올릴 수 없게 된다.

배쪽의 근육무리

작은가슴근(소흉근 Pectoralis minor muscle) (그림 2-32)

앞가슴벽에서 큰가슴근(p.91)으로 덮이며 그 깊은쪽에 있는 편평한 삼각형의 근육이다.

제2~5갈비뼈의 앞쪽 모서리에서 일어나 어깨뼈의 부리돌기에 붙는다.

겨드랑동맥 · 겨드랑신경의 지표 : 작은가슴근의 깊은쪽을 위팔의 혈관(겨드랑동정맥)과 신경(팔신경얼기)이 겨드랑을 향해 주행한다(p.124, 137). 따라서 이들 혈관 · 신경을 찾을 때 작은가슴근이 중요한 지표가 된다.

작용 어깨뼈를 앞쪽 아래로 당긴다. 이 작용으로 어깨뼈의 관절오목이 앞쪽 아래를 향하게 된다. 위팔을 앞으로 늘일 때 볼 수 있는 운동이다.

어깨뼈가 고정될 때에는 갈비뼈를 올리므로 호흡의 보조근으로서도 작용한다.

지배신경 안쪽가슴근신경(C8 · T1)

빗장밑근(쇄골하근 Subclavius muscle) (그림 2-32)

제1갈비뼈의 앞모서리에서 일어나 위 바깥쪽으로 주행하여 빗장뼈 중앙으로부터 가쪽부분에 걸쳐 아랫면에 붙

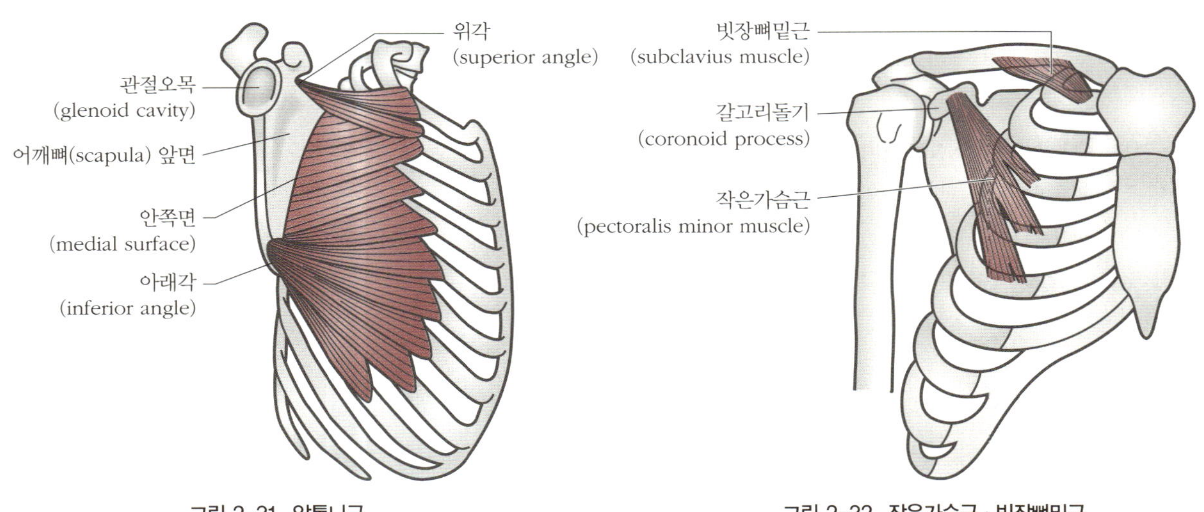

그림 2-31 앞톱니근

그림 2-32 작은가슴근 · 빗장뼈밑근

는다.

작용 빗장뼈를 안쪽 아래로 끌어당긴다. 이 작용으로 팔이 강력한 운동을 할 때 빗장뼈는 과도하게 올라가거나 앞쪽으로 이동하지 않도록 고정되어 복장빗장관절의 탈구가 방지된다. 근육은 빗장뼈 아래를 주행하는 중요한 혈관(빗장뼈밑동정맥)을 유지하는 데 도움이 된다.

지배신경 빗장밑근신경(C5)

2 몸통에서 일어나 팔이음뼈를 넘어 위팔뼈에 이르는 근육

등쪽의 근육무리

넓은등근(광배근 Latissimus dorsi muscle) (그림 2-33, 38)

등부위의 하반부에서 가슴부위의 가쪽부분에 걸쳐 넓어지는 삼각형의 근육이다.

어깨뼈 아래각, 하위 6개의 등뼈(제7~12등뼈) · 모든 허리뼈 및 엉치뼈의 가시돌기와 엉덩뼈능선의 후반부 · 하위갈비뼈(제9 · 10갈비뼈)에서 널힘줄로서 일어나 바깥위쪽에 모여 위팔뼈의 작은결절에 붙는다.

작용 위팔을 뒤로 당겨(폄) 모음 또는 안쪽돌림한다. 즉 팔을 등부위로 돌리도록 작용한다. 등을 손으로 긁거나 배변 후에 항문부위를 휴지로 닦거나 수영에서 자유형의 스트로크를 할 때 넓은등근이 작용한다.

닿는곳을 고정하면 몸통을 들어 올리도록 작용한다. 예를 들면 철봉에 매달린 경우에 큰가슴근과 함께 몸을 들어 올린다. 또한 팔을 사용하여 등반하는 경우에도 사용된다(climbing muscle). 철봉에 매달릴 때에 근육은 위팔뼈를 아래로 당겨 위로 어긋나는 것을 막도록 작용한다.

넓은등근은 가슴의 뒤쪽 가쪽벽을 따라 주행하므로 수축하면 가슴 아랫부분을 압박하여 호흡을 돕는다. 이 작용은 기침을 심하게 하는 경우 등에 볼 수 있다.

지배신경 가슴등신경(C6~8)

가슴등신경마비 : 유방암수술 등으로 가슴등신경이 손상되면 넓은등근마비가 일어나 위팔을 뒤쪽으로 돌릴 수

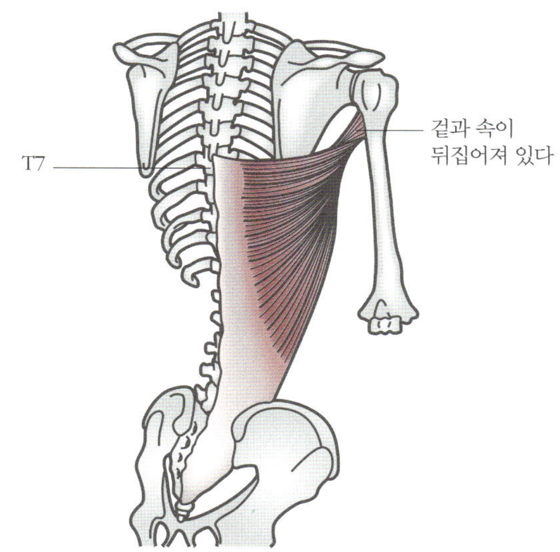

그림 2-33 넓은등근
정지부는 위팔뼈 앞면에 있는 작은결절이다.

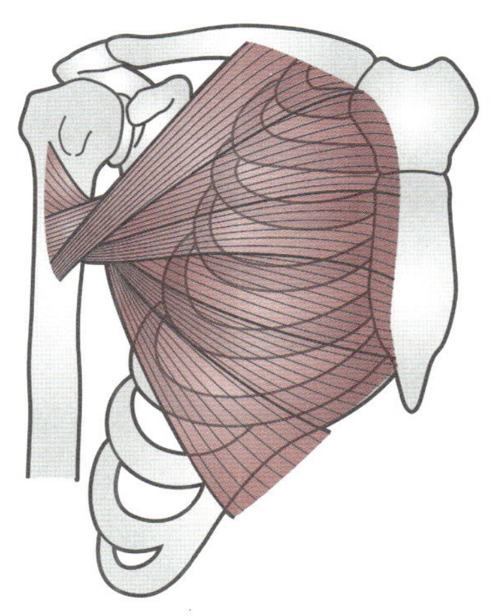

그림 2-34 큰가슴근
위팔을 내리면 큰가슴근의 이동끝은 비틀어지지만 위팔을 올리면 비틀림이 없어진다.

없게 된다.

청진삼각 : 넓은등근의 위모서리는 수평으로 뻗어 어깨뼈 안쪽모서리와 등세모근의 가쪽모서리 사이에 삼각형 틈새가 생긴다. 이 삼각을 청진삼각(triangle of auscultation, 그림 2-30)이라 한다. 특히 왼쪽의 청진삼각에서는 깊은 부분에 위의 들문이 있으므로 식도협착 등이 있을 때 물을 삼키게 하여 삼각 부위에서 청진한다.

허리삼각 : 넓은등근 가쪽모서리와 배바깥빗근의 뒷모서리 및 엉덩뼈능선에 의해 에워싸인 삼각형의 작은 틈새를 허리삼각(요삼각 lumbar triangle, 그림 2-30)이라 한다. 허리삼각은 뒤배벽에서 저항이 약한 부위이며 허리탈장(lumbar hernia)이 나타나는 경우가 있다.

배쪽의 근육무리

큰가슴근(대흉근 Pectoralis major muscle) (그림 2-34)

앞가슴벽에 있는 큰 부채모양의 근육이다.

빗장뼈 안쪽 1/3부분(빗장뼈부위 clavicular head), 복장뼈와 상위갈비연골(복장갈비머리 흉늑두 sternocostal head) 및 배곧은근집 위쪽 끝(배부위 abdominal part)의 3부분으로부터 일어나 바깥쪽으로 뻗는다. 또한 모여서 위팔뼈 큰결절에 붙는다.

위팔부위의 부착부에서 근육섬유는 위 · 아래가 교차되어 모인다. 즉 빗장뼈부위의 섬유는 앞쪽에서 아래로 주행하여 부착하며 복장갈비부분은 빗장뼈부위 섬유의 깊은쪽에 있고 배부위의 섬유는 가장 깊은층을 위로 주행하여 붙는다.

작용 각각 다른 고정말단에서 일어나는 3부위는 작용도 각각 다르지만 전체적인 작용은 위팔의 앞쪽 올림(어깨관절의 굽힘)과 모음이다.

위팔뼈의 닿는곳을 고정하면 몸통을 위로 끌어올리도록 작용한다. 예를 들면 철봉에 매달렸을 때 몸을 당겨 올리는 것은 큰가슴근과 넓은등근의 작용에 의한다. 또한 위팔을 벌려 고정하면 큰가슴근은 갈비뼈를 당겨 올리므로 호흡의 보조근이 되기도 한다(예 : 깊은 호흡의 경우에 사용된다).

지배신경 가쪽가슴근신경(C5~7)과 안쪽가슴근신경의 일부(C8 · T1).

3 팔이음뼈에서 위팔뼈에 이르는 근육

다음 7가지 근육이 있다(그림 2-35~39).

어깨세모근(삼각근 Deltoid muscle) (그림 2-35)

뭇깃근육이다(p.25).

어깨에서 위팔의 윗부분에 걸쳐 둥글게 만드는 강한 근육이다.

어깨뼈가시 · 어깨뼈봉우리 · 빗장뼈의 바깥쪽 1/3부분에서 일어나 어깨관절을 덮어 위팔뼈의 중앙 가쪽면(세모근거친면)에 붙는다.

작용 위팔을 벌린다. 그러나 어깨세모근은 위팔을 몸통을 따라 떨어뜨린 상태에서 곧바로 벌리는 것은 불가능하다(어깨세모근 근육섬유의 주행방향이 위팔뼈의 장축과 평행하므로 처음에는 위팔을 위로 끌어올리는 데 지나지 않는다). 따라서 위팔을 떨어뜨린 위치에서 벌리기 위해서는 처음에 가시위근(p.94)의 작용으로 벌림이 시작되어야 한다.

어깨세모근은 위팔을 수평위치보다 높게 들어 올릴 수 없다. 수평위치보다 높게 올리기 위해서는 관절오목이 위를 향하게 해야 한다(어깨뼈의 위쪽회전).

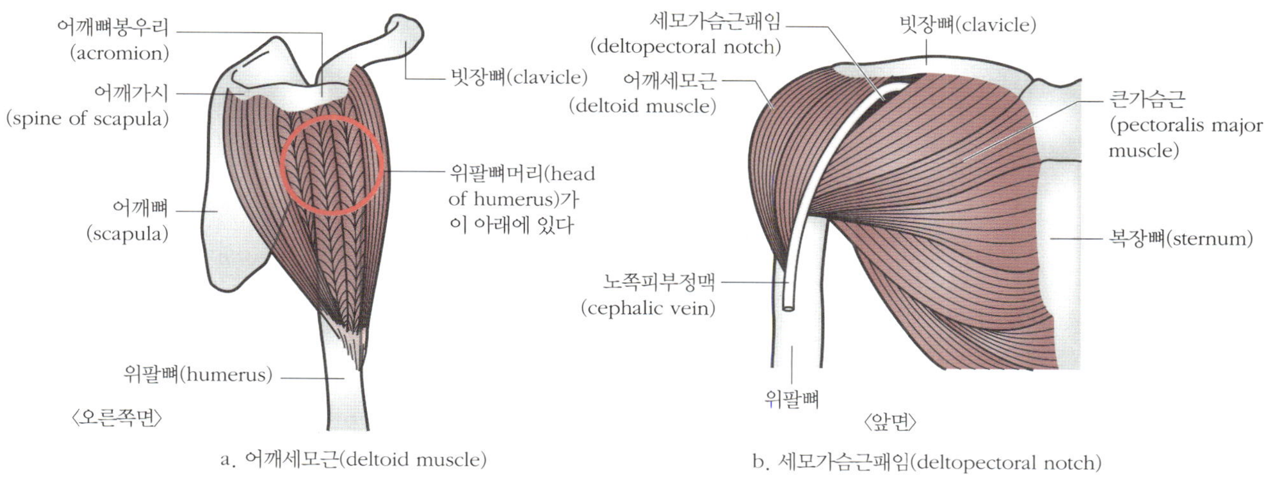

a. 어깨세모근(deltoid muscle)

b. 세모가슴근패임(deltopectoral notch)

그림 2-35 어깨세모근과 세모가슴근패임

어깨세모근은 위팔의 강력한 벌림근인 동시에 근육의 앞부위는 위팔을 앞으로 올리는 작용(굽힘), 뒷부위는 위팔을 펴는 작용을 한다.

지배신경 겨드랑신경(C5~6)

겨드랑신경마비 : 겨드랑신경마비(액와신경마비 paralysis of axillary nerve)로 어깨세모근이 위축되면 어깨의 둥그스름함이 사라진다.

세모가슴근패임(삼각흉근절흔 Deltopectoral notch) (그림 2-35)

이 고랑은 어깨세모근과 큰가슴근(빗장뼈부위) 사이에 있다. 고랑은 위로 주행하면서 넓어져 **세모가슴근삼각**(삼각흉근삼각 deltopectoral triangle)이 된다. 세모가슴근삼각은 체표면에서 빗장아래오목에 있다. 세모가슴근패임으로 노쪽피부정맥(p.133)이 위로 주행하여 빗장뼈 아래에서 깊은 부분으로 나아가 겨드랑정맥으로 흘러든다.

부리위팔근(오훼완근 Coracobrachialis muscle) (그림 2-36)

어깨뼈 부리돌기의 앞쪽 끝에서 일어나 위팔뼈의 중간부위 안쪽모서리에 붙는 작은 근육.

작용 위팔의 앞쪽 올림(굽힘)과 모음에 작용하지만 작용은 강하지 않다.

부리위팔근은 다리의 모음근에 해당하는 근육이다. 그러나 다리에서는 바로서기를 위해 모음근이 잘 발달하여 강인(p.188)한 데 비해, 팔에서는 발달이 약하고 기능적 의의도 적다. 위팔의 모음은 주로 큰가슴근 · 넓은등근에서 이루어진다.

지배신경 근육피부신경(C5~7)

큰원근(대원형근 Teres major muscle) (그림 2-37, 38)

어깨뼈의 아래각 및 가까운 부위에서 일어나 위팔뼈 작은결절에 넓은등근과 함께 부착한다.

teres : 라틴어로 둥글다, 원기둥모양이라는 의미. 큰원근과 작은원근은 근육의 형태에 의해 명명되었다.

작용 위팔을 모음 · 안쪽돌림한다.

지배신경 어깨밑신경(C5 · 6)

아래 근육은 어깨관절의 안정성을 높인다.

어깨밑근(견갑하근 Subscapularis muscle) (그림 2-38, 39)

어깨뼈 앞면(어깨뼈밑오목)에서 일어나 모아지면서 어깨관절 앞을 주행하여 위팔뼈의 작은결절 윗부분에 붙는다.

힘줄과 어깨관절 사이에 **윤활주머니**가 있다(p.25).

작용 위팔의 안쪽돌림

지배신경 어깨밑신경(C5~7)

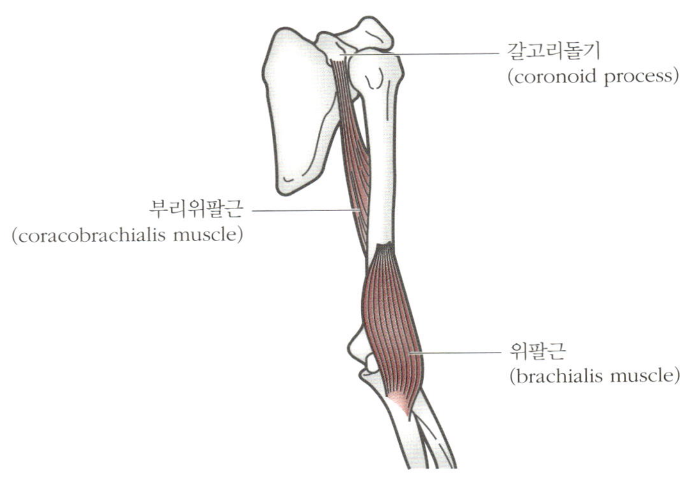

그림 2-36 부리위팔근 · 위팔근

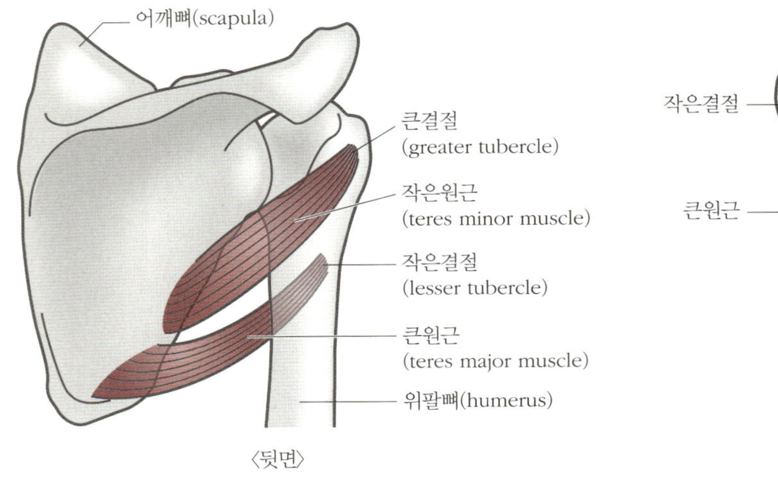

그림 2-38 큰원근 · 작은원근

큰원근과 작은원근은 각각 위팔뼈 앞과 뒤에 부착한다.

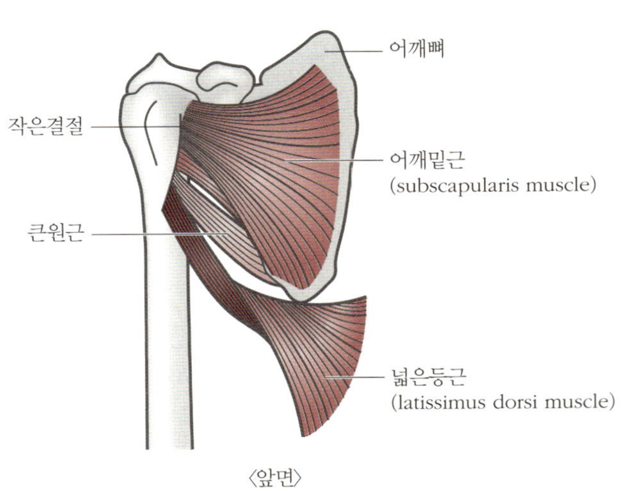

그림 2-38 어깨밑근 · 넓은등근 · 큰원근

이 3개의 근육은 작은결절에 부착한다.

가시위근(극상근 Supraspinatus muscle) (그림 2-39)

어깨뼈 가시위오목에서 일어나 어깨관절의 바로 위를 주행하며 위팔뼈 큰결절 윗부분에 붙는다.

어깨관절의 위쪽에서 힘줄이 되어 주행한다. 힘줄은 관절주머니와 유합하여 관절주머니를 보강한다. 힘줄의 겉쪽은 어깨세모근으로 덮여 있는데, 어깨세모근과 사이에 윤활주머니(어깨세모근밑주머니)가 있다. 또한 가시위근의 힘줄은 부리어깨봉우리인대와 교차하며, 그 사이에는 큰 윤활주머니(어깨봉우리밑주머니)가 있다(p.76). 힘줄의 운동 시 이들 윤활주머니에 의해 마찰이 줄어들어 원활하게 이루어진다.

작용 위팔의 벌림과 약한 바깥돌림. 가시위근은 떨어뜨린 위팔의 벌림을 시작할 때 작용한다. 시작된 이후에는 강력한 벌림근인 어깨세모근에 의해 벌림이 이루어진다.

가시위근이 마비되면 벌림을 시작할 수 없다.

지배신경 어깨위신경(C5)

가시아래근(극하근 Infraspinatus muscle) (그림 2-37, 39)

어깨뼈의 가시아래오목에서 일어나 가쪽을 향해 주행하며 모여서 위팔뼈 큰결절 뒷부위 중앙에 붙는다. 힘줄은 어깨관절 뒤를 주행하여 관절주머니와 유합한다.

작용 위팔의 바깥돌림

지배신경 어깨위신경(C5)

작은원근(소원근 Teres minor muscle) (그림 2-37, 39)

어깨뼈 등쪽면 상반부의 가쪽모서리에서 일어나 힘줄이 어깨관절 뒤를 주행하고 위팔뼈 큰결절 뒷부위의 아랫부분에 붙는다.

작용 위팔의 바깥돌림

지배신경 겨드랑신경(C5)

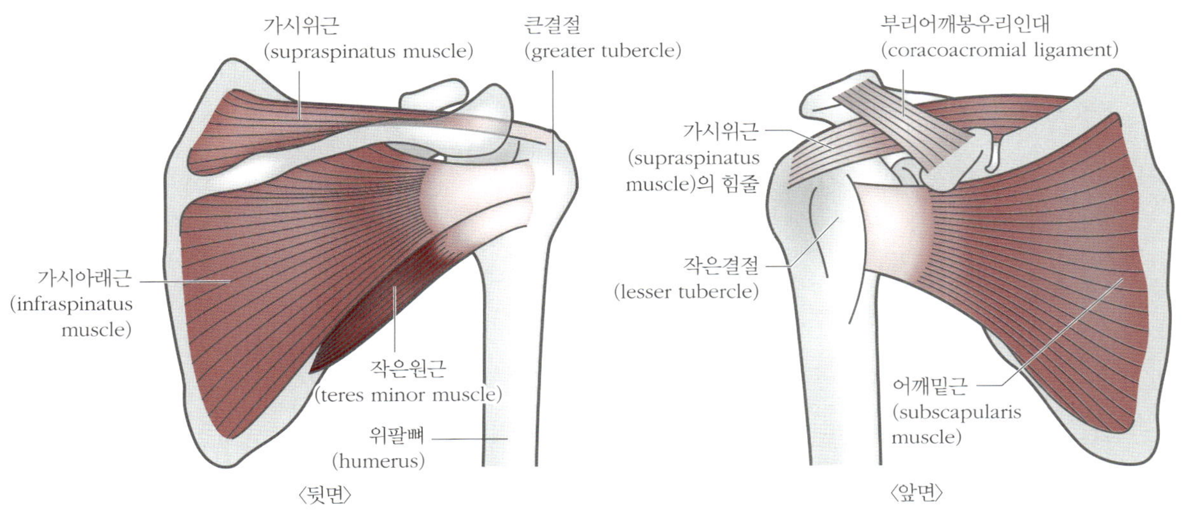

그림 2-39 돌림근띠를 구성하는 근육

어깨관절을 위로부터 보강하고 있는 가시위근의 힘줄은 위팔의 회전에 수반하여 작용한다.

이미 서술한 것처럼 어깨밑근 · 가시위근 · 가시아래근 · 작은원근의 힘줄은 어깨관절을 보강하고 있다. 이들 4개의 돌림근을 합해서 돌림근띠라고 부른다(그림 2-13, 39 참조).

돌림근띠의 장애 : 돌림근띠나 윤활주머니에 손상 등의 변화가 생기면 어깨관절의 운동장애나 통증이 일어난다.

어깨관절은 매우 큰 가동성이 있지만 한편으로는 불안정하여 어긋나기 쉽다. 돌림근띠는 관절의 탈구를 막아 안정화에 중요한 역할을 한다. 예를 들면 위팔을 벌리는(어깨세모근에 의한) 경우에는 가시위근 · 가시아래근 · 작은원근이 동시에 작용하여 관절머리를 아래로 당겨 관절오목에 유지시켜 안정화한다.

겨드랑(액와 axilla)

겨드랑(그림 2-40)은 어깨관절의 아래쪽에서 위팔과 가슴우리 사이에 있으며, 다음과 같은 벽으로 에워싸인 피라미드모양의 패임이다.

① **앞벽** : 큰가슴근 · 작은가슴근〔아래모서리는 **앞겨드랑주름**(전액와주름 anterior axillary fold)이라 하며 큰가슴근의 아래모서리에서 생긴다.〕

② **뒷벽** : 넓은등근 · 큰원근 · 어깨밑근〔아래모서리는 **뒤겨드랑주름**(후액와주름 posterior axillary fold)이며 넓은등근 아래모서리에서 생긴다.〕

③ **안쪽벽** : 가슴우리(앞톱니근)

④ **가쪽벽** : 위팔뼈의 윗부분

피라미드의 바닥에 닿는 아래벽은 피부밑의 근막(**겨드랑근막** 액와근막 axillary fascia)으로 덮여 있으며, 피라미드의 꼭대기는 빗장뼈 · 어깨뼈 · 제1갈비뼈로 에워싸여 위쪽에서 목부위로 연결된다.

겨드랑은 지방조직으로 채워져 있으며 위팔에 분포하는 혈관(겨드랑동정맥), 신경(팔신경얼기)이나 림프절(겨드랑림프절)이 포함된다. 이렇게 겨드랑은 위팔의 혈관 · 신경의 통로로서 중요하다.

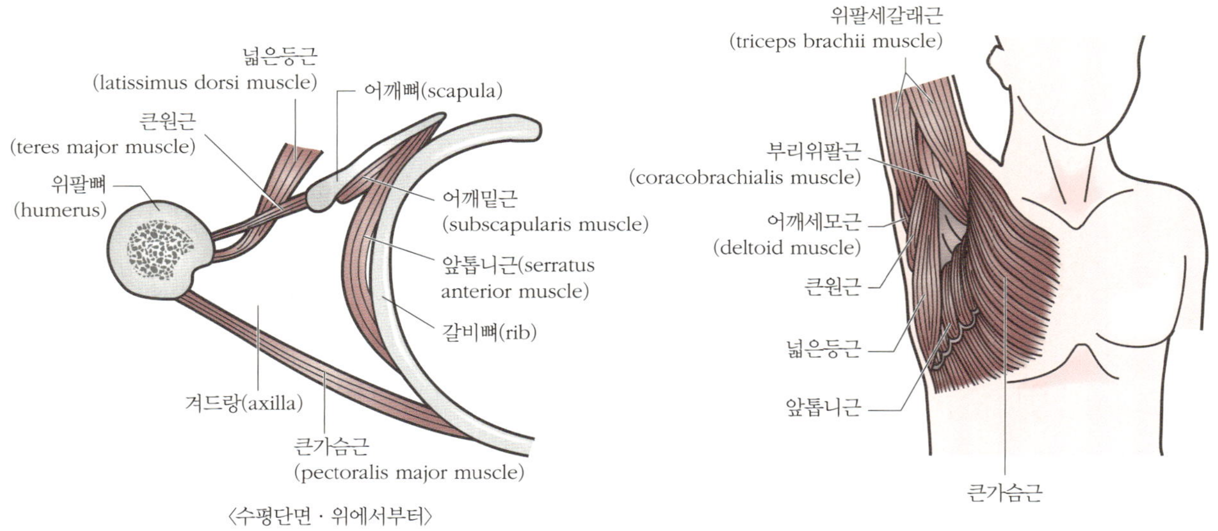

그림 2-40 겨드랑
겨드랑에는 팔신경얼기(brachial plexus)가 통과한다.

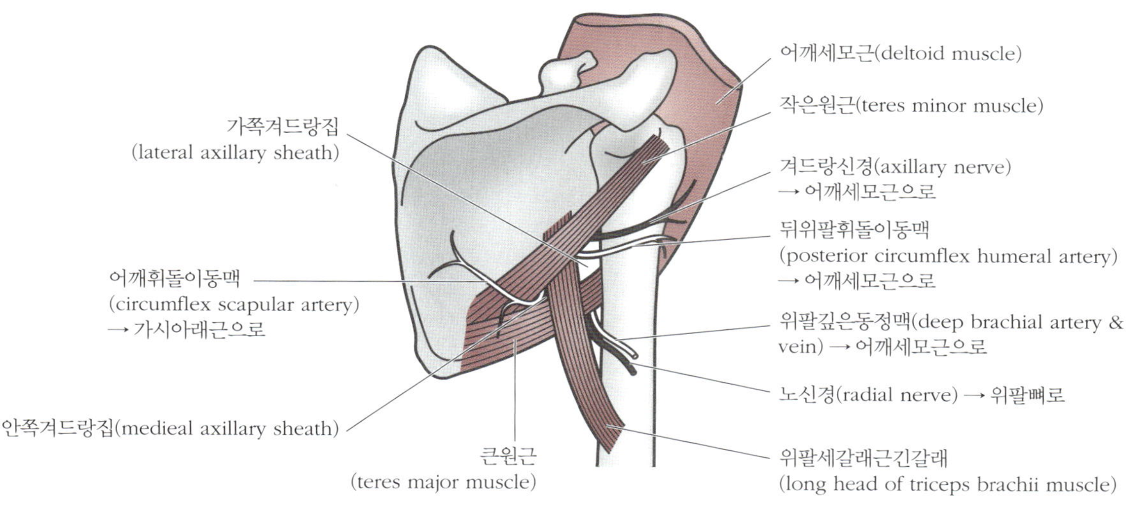

그림 2-41 안쪽겨드랑집과 가쪽겨드랑집

안쪽겨드랑집과 가쪽겨드랑집 (그림 2-41)

겨드랑의 뒷벽에 있는 틈새이다.

안쪽겨드랑집(삼각공간 triangular space)은 큰원근 · 작은원근 · 위팔세갈래근의 긴갈래로 에워싸인 삼각형의 간극이며 어깨휘돌이동맥이 통과한다.

가쪽겨드랑집(사각공간 quadrangular space)은 큰원근 · 작은원근 · 위팔세갈래근의 긴갈래 및 위팔뼈로 에워싸인 사각형의 틈새이며 뒤위팔휘돌이동정맥 및 겨드랑신경이 통과한다.

B. 위팔의 근육

위팔(상완 arm)의 근육은 앞쪽에 있는 근육(위팔두갈래근 · 위팔근)과 뒤쪽에 있는 근육(위팔세갈래근)으로 나누어진다.

위팔의 근육은 주로 팔꿉관절에 작용하며 앞쪽의 근육은 굽힘근, 뒤쪽의 근육은 폄근이다.

1 위팔 앞쪽의 근육(굽힘근)

위팔두갈래근(상완이두근 Biceps brachii muscle) (그림 2-42)

위팔의 앞면에 있는 긴 방추형의 근육이다.

고정말단은 긴갈래와 짧은갈래의 2개의 갈래로 이루어진다.

긴갈래(장두 long head)는 어깨뼈의 관절오목 바로 위(관절상결절)에서 일어난다. 긴갈래의 긴 고정말단힘줄은 어깨관절 안을 주행하여 결절사이고랑을 아래로 향한다.

짧은갈래(단두 short head)는 어깨뼈의 부리돌기에서 일어난다.

긴갈래와 짧은갈래는 합해서 큰 근복부(근육의 가장 굵은 곳)를 이루어 아래로 주행하고 끈모양의 힘줄이 되어 노뼈목의 아래쪽에서 앞 안쪽에 있는 노뼈거친면에 붙는다.

일부는 널힘줄(**위팔두갈래근널힘줄** bicipital aponeurosis)이 되어 안쪽 아래로 비스듬히 지나 아래팔의 근막으로 이어진다.

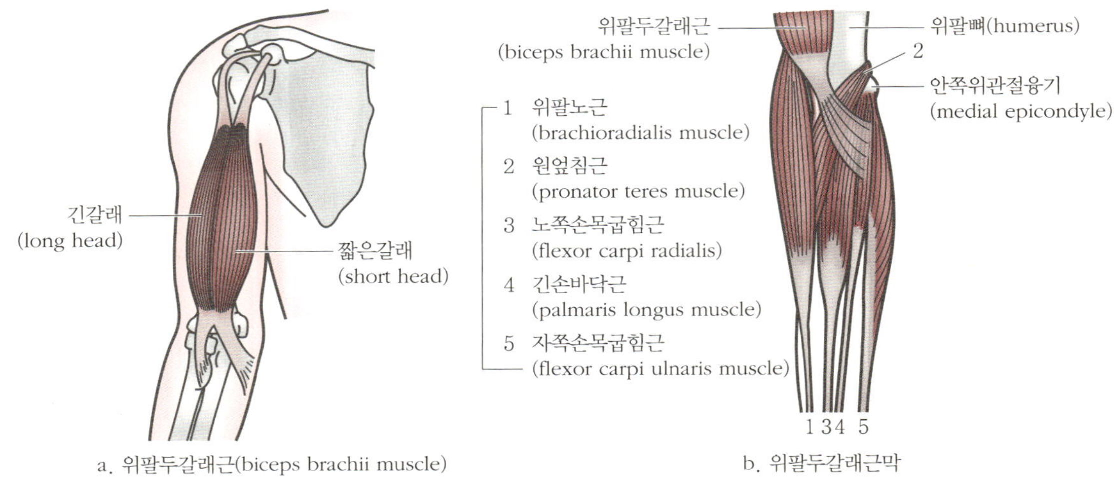

그림 2-42 위팔두갈래근과 위팔두갈래근널힘줄(brachial bicipital aponeurosis)
위팔두갈래근널힘줄이 그 외 4근육의 근막 위로 확대되어 있다.

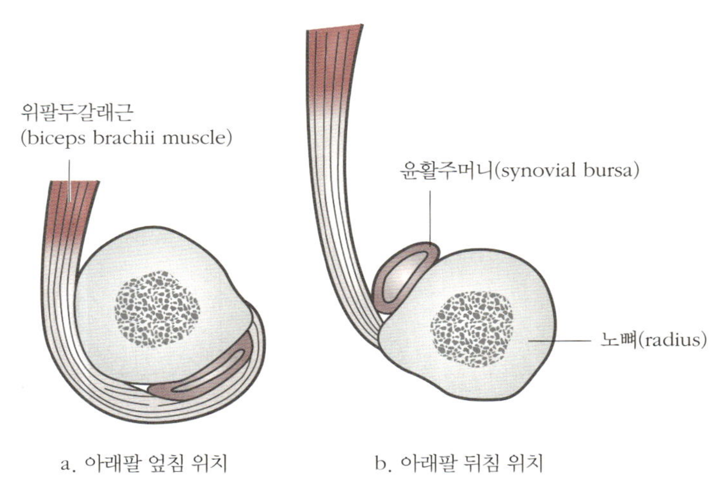

그림 2-43 위팔두갈래근의 아래팔 뒤침작용
위팔두갈래근의 노뼈 부착부는 돌아들어간 부분에 있으므로 위팔두갈래근이 수축하면 노뼈머리는 바깥돌림(external rotation)한다.

작용 팔꿉관절에서 아래팔을 굽혀 뒤친다(회외 supination).

아래팔을 엎침(회내 pronation)하면 노뼈의 노뼈거친면은 뒤쪽을 향하며 여기에 붙는 위팔두갈래근힘줄은 노뼈 윗부분을 에워싸듯이 돌아서 들어간다. 이러한 아래팔의 엎친 상태에서 위팔두갈래근이 수축하면 노뼈 위를 둘러 싸듯이 주행하는 힘줄은 노뼈머리를 바깥돌림하여 아래팔을 뒤침하게 된다(그림 2-43). 위팔두갈래근은 특히 저항에 대항하여 아래팔을 강하게 굽혀 뒤침할 때 작용한다.

위팔두갈래근은 어깨관절을 넘어 주행하므로 어깨관절에 대해서도 작용한다. 즉 어깨관절을 고정하여 위팔을 앞으로 올린다. 그러나 이 작용은 비교적 약하다.

지배신경 근육피부신경(C5 · 6)

표면해부학

위팔두갈래근의 수축에 의해 **알통**이 생긴다. 근육의 부착힘줄은 팔꿈치 앞면에서 정중부위에 닿을 수 있다. 특히 근육을 수축시키면 힘줄은 명료해지고 그 안쪽(자쪽)에서 널힘줄도 만질 수 있다. 널힘줄의 깊은쪽에는 중요한 혈관 · 신경(위팔동맥이나 정중신경)이 주행한다.

위팔두갈래근의 안과 밖 양쪽에 각각 **안쪽두갈래근패임**(내측이두근절흔 medial bicipital notch)과 **가쪽두갈래근패임**(외측이두근절흔 lateral bicipital notch)이 있다. 안쪽패임에는 자쪽피부정맥(패임의 중간부위에서 깊은쪽으로 진입하여 위팔정맥으로 흘러든다), 가쪽패임에는 노쪽피부정맥(세모가슴근패임을 위로 주행하여 깊은 부분으로 진행하여 빗장밑정맥으로 흘러든다)이 주행한다.

위팔근(상완근 Brachialis muscle) (그림 2-36 참조)

위팔뼈의 앞면 하반부에서 일어나 팔꿉관절 앞을 주행하여 자뼈의 갈고리돌기 바로 아래(자뼈거친면)에 붙는다.

작용 팔꿉관절의 주요 굽힘근. 그러나 위팔근은 위팔두갈래근으로 덮여 있으므로 그 작용은 표면에 나타나지 않는다.

지배신경 근육피부신경(C5~7)과 노신경(C5~7)의 이중신경지배.

2 위팔 뒤쪽의 근육(폄근)

위팔세갈래근(상완삼두근 Triceps brachii muscle) (그림 2-44)

고정말단은 긴갈래 · 가쪽갈래 · 안쪽갈래의 3갈래로 이루어진다.

긴갈래(장두 long head)는 어깨뼈의 관절오목 바로 아래(관절아래결절)에서 일어난다. **가쪽갈래**(외측두 lateral head)는 위팔뼈 뒷면에서 노신경고랑의 바깥위쪽에서 일어나며, **안쪽갈래**(내측두 medial head)는 위팔뼈 뒷면의 노신경고랑 안쪽 아래에서 일어난다. 3개의 갈래는 합해서 근복부를 이루어 아래로 주행하여 자뼈의 팔꿈치머리에 붙는다.

긴갈래와 가쪽갈래는 얕은층에서 함께 주행하며 위팔 앞면의 위팔두갈래근에 대응한다. 안쪽갈래는 깊은층에 있어 앞면의 위팔근에 대응한다.

작용 팔꿉관절에서 아래팔을 편다.

대개 아래팔을 펼 때에는 안쪽갈래만 작용하며 특히 강한 폄이 필요할 때에는 긴갈래와 가쪽갈래도 작용한다. 긴갈래는 위팔의 모음작용이 크다. 아래팔의 폄에는 중력의 작용도 가해지는 경우가 많으므로 그다지 큰 근육의 작용을 필요로 하지 않는다. 그러나 팔로 물체를 누르는 것 같은 경우에는 팔꿉관절을 강하게 고정할 필요가 있으며, 관절을 고정하기 위해 위팔의 굽힘근과 폄근이 함께 작용한다. 즉 팔꿉관절의 고정은 위팔세갈래근의 중요한 기능이다.

지배신경 노신경(C6~8)

팔꿈치머리윤활주머니염 : 위팔세갈래근 부착힘줄의 겉쪽에는 피부와의 사이에 윤활주머니(**팔꿈치머리피부밑주머니** 주두골피하윤활낭 subcutaneous olecranon bursa)가 있어 마찰을 줄인다. 이 윤활주머니에 염증이 일어나는 일이 있다(**팔꿈치머리윤활주머니염** 주두윤활낭염 olecranon bursitis).

위팔세갈래근반사(상완삼두근반사 triceps reflex) : 팔꿈치머리의 바로 위에서 부착힘줄을 두드리면 근육이 수축하여 팔꿈치가 펴지는 반사이다. 반사의 중추는 C6~8에 있다.

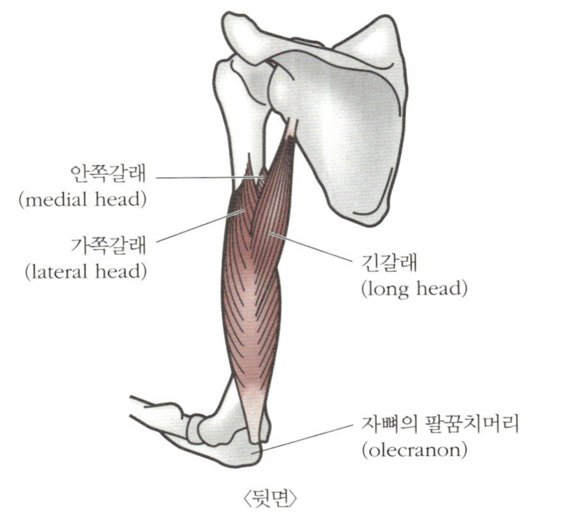

그림 2-44 위팔세갈래근(triceps brachii muscle)

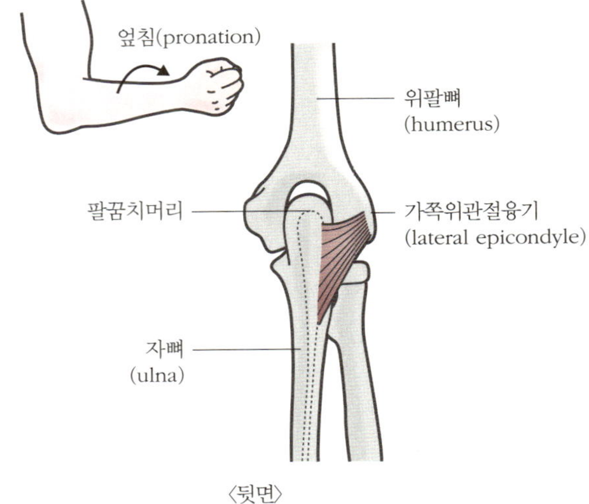

그림 2-45 팔꿈치근(주근 anconeus muscle)

팔꿈치근(주근 Anconeus muscle) (그림 2-45)

위팔세갈래근의 일부가 분리되어 생기는 삼각형의 작은 근육으로, 위팔뼈 가쪽위관절융기 뒷면과 팔꿉관절주머니에서 일어나 팔꿈치머리의 가쪽면에 붙는다. 위팔세갈래근의 안쪽갈래와의 사이에 연속성이 있다.

작용 팔꿉관절의 폄과 관절주머니의 긴장(tension). 팔꿉관절 굽힘 시에는 위팔노근과 함께 엎침 작용.

지배신경 노신경(C7 · 8)

위팔근막(상완근막 Brachial fascia)

위팔의 근육은 전체적으로 위팔근막(그림 2-56)으로 싸여 있다.

위팔근막은 위쪽에서는 어깨세모근 · 큰가슴근을 싸는 근막이나 겨드랑근막으로부터 이어져 아래쪽에서는 위팔뼈의 안쪽위관절융기 · 가쪽위관절융기와 자뼈의 팔꿈치머리에 부착하고 나아가 아래팔의 근막으로 이어진다.

위팔근막은 특히 뒤쪽에서 두껍고 강인하다.

위팔근막은 깊은쪽을 향해 **안쪽위팔근육사이막**(내측상완근간중격 medial intermuscular septum of arm)과 **가쪽위팔근육사이막**(외측상완근간중격 lateral intermuscular septum of arm)을 보내 위팔의 앞쪽 근육과 뒤쪽 근육을 나눌 수 있다. 근육사이막 안을 혈관 · 신경이 주행한다. 특히 안쪽위팔근육사이막은 위팔 몸쪽 2/3에서 두꺼워지며, 위팔동정맥 및 정중신경 · 자신경 등이 주행한다. 한편, 가쪽위팔근육사이막은 위팔 중앙부에서 두꺼워지며, 노신경 · 깊은위팔동정맥을 수용한다.

C. 아래팔의 근육

아래팔(전완 forearm)의 근육은 앞쪽의 근육(굽힘근)과 뒤쪽의 근육(폄근), 2무리로 나눌 수 있다.

아래팔의 근육은 위팔뼈 또는 아래팔의 뼈(노뼈 · 자뼈)에서 일어난다. 대부분은 손의 뼈에서 끝나며 손목이나 손가락을 움직이는데, 일부는 노뼈에서 끝나서 아래팔의 엎침 · 뒤침 운동을 한다.

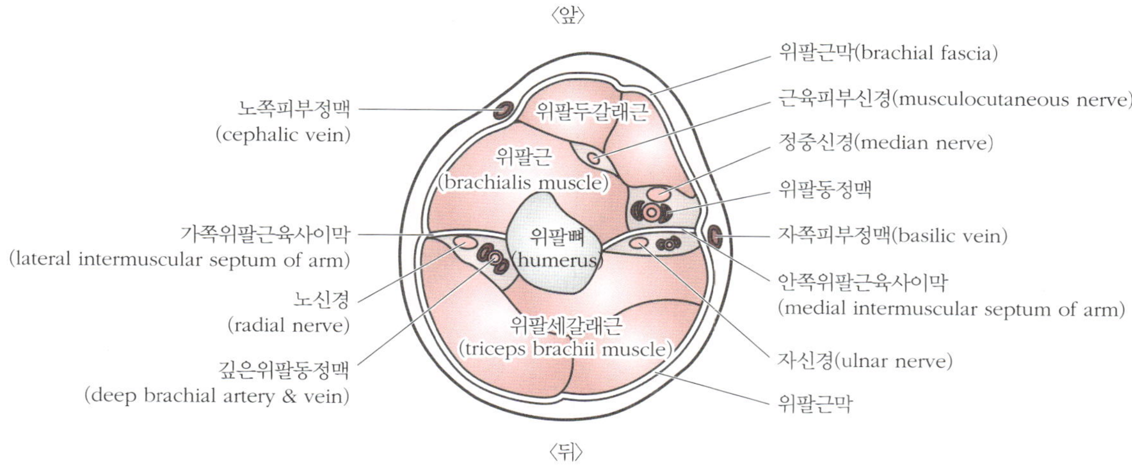

그림 2-46 위팔 중앙부의 가로단면

1 아래팔 앞쪽의 근육(굽힘근)

근육은 얕은층 · 중간층 · 깊은층의 3층으로 나눌 수 있다.

지배신경 자쪽손목굽힘근과 깊은손가락굽힘근의 자쪽부위는 자신경이 지배하지만 그 밖의 근육은 모두 정중신경의 지배를 받는다.

얕은층의 근육무리

얕은층의 굽힘근은 모두 위팔뼈 안쪽위관절융기에서 일어나며, 주로 손허리뼈의 바닥에 부착하고 손목의 관절에 작용한다. 노쪽으로부터 다음 4개의 근육이 있다.

원엎침근(원형회내근 Pronator teres muscle) (그림 2-47)

위팔뼈 안쪽위관절융기와 자뼈 갈고리돌기의 2개 갈래에서 일어나는데, 각각 위팔뼈머리와 자뼈머리라 한다. 아래팔의 상반부를 바깥아래쪽으로 비스듬히 지나가 노뼈 중간부위의 가쪽면에 붙는다.

작용 아래팔의 엎침. 또한 팔꿉관절에서 굽힘도 한다.

지배신경 정중신경(C6 · 7)

노쪽손목굽힘근(요측수근굴근 Flexor carpi radialis muscle) (그림 2-48)
긴손바닥근(장수장근 Palmaris longus muscle) (그림 2-48)
자쪽손목굽힘근(척측수근굴근 Flexor carpi ulnaris muscle) (그림 2-49)

이들 3개의 굽힘근은 위팔뼈의 안쪽위관절융기에서 일어나 팔오금(p.107) 안쪽모서리가 된다. **자쪽손목굽힘근**은 그 밖에 팔꿈치머리 및 자뼈 중간부위까지의 뒷모서리로부터도 일어난다. 각각 위팔뼈머리와 자뼈머리라 한다.

노쪽손목굽힘근은 아래팔 중앙에서 편평한 힘줄이 되어 아래로 주행하며 제2손허리뼈바닥에 붙는다.

긴손바닥근은 고정말단으로부터 일어나면 바로 가늘고 긴 힘줄이 되며, 노쪽손목굽힘근 안쪽을 따라 아래로 주행하여 손목에서 굽힘근지지띠(p.112)의 겉쪽을 주행하여 손바닥에서 날개모양의 **손바닥널힘줄**(수장건막 palmar

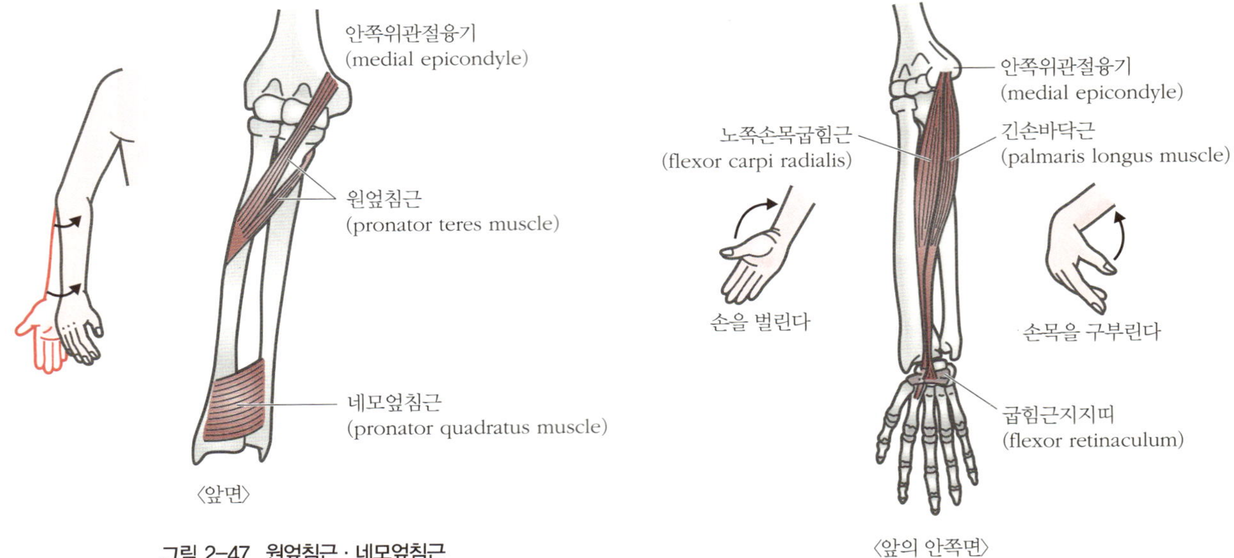

그림 2-47 원엎침근 · 네모엎침근

그림 2-48 노쪽손목굽힘근 · 긴손바닥근
긴손바닥근은 손바닥널힘줄 위로 넓어져 정지한다.

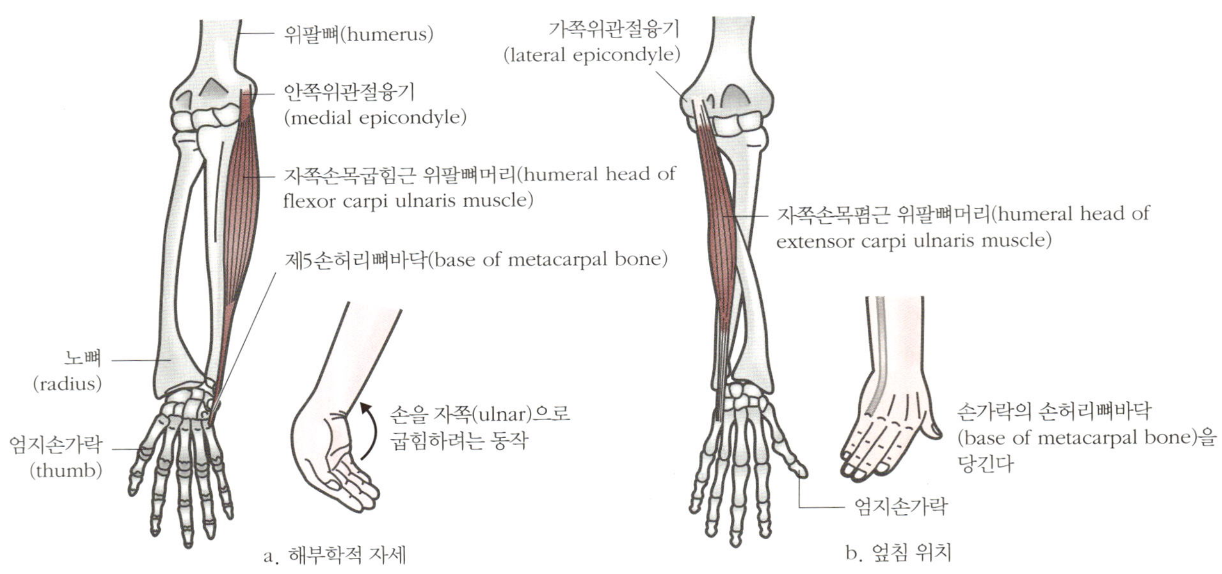

그림 2-49 자쪽손목굽힘근과 자쪽손목폄근(오른손)
콩알뼈는 자쪽손목굽힘근힘줄 사이에 묻혀 있다.

aponeurosis)이 된다(그림 2-50, 51).

자쪽손목굽힘근은 가장 안쪽을 주행하여 아래팔 중앙부에서 가는 힘줄이 되며, 손목의 콩알뼈를 거쳐 갈고리뼈, 제5손허리뼈바닥에 붙는다. 또한 콩알뼈는 자쪽손목굽힘근의 힘줄에 있는 종자뼈이다.

손바닥널힘줄 : 손바닥널힘줄은 손바닥의 피부와 단단히 결합하여 그 깊은쪽에 있는 여러 조직을 보호한다. 널힘줄은 피부와 강하게 유합하고 있으므로 손바닥에서는 피부만을 잡을 수는 없다. 손바닥널힘줄은 손의 쥐는 동작을 강하게 하는 작용이 있다.

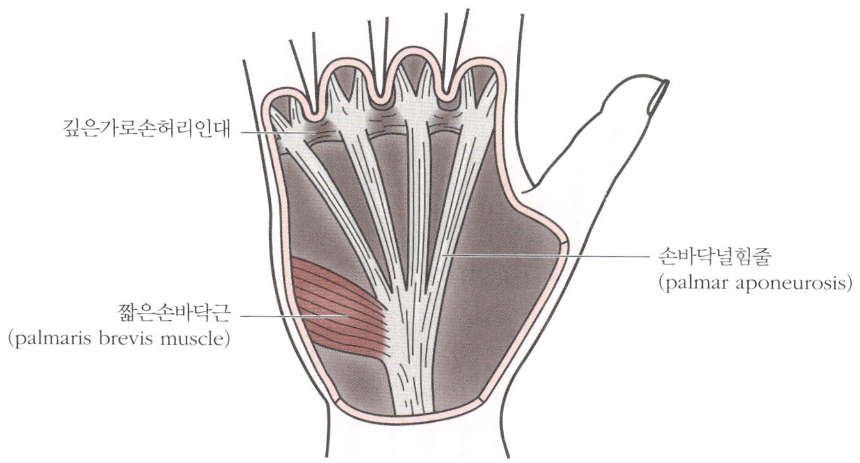

그림 2-50 손바닥널힘줄과 짧은손바닥근

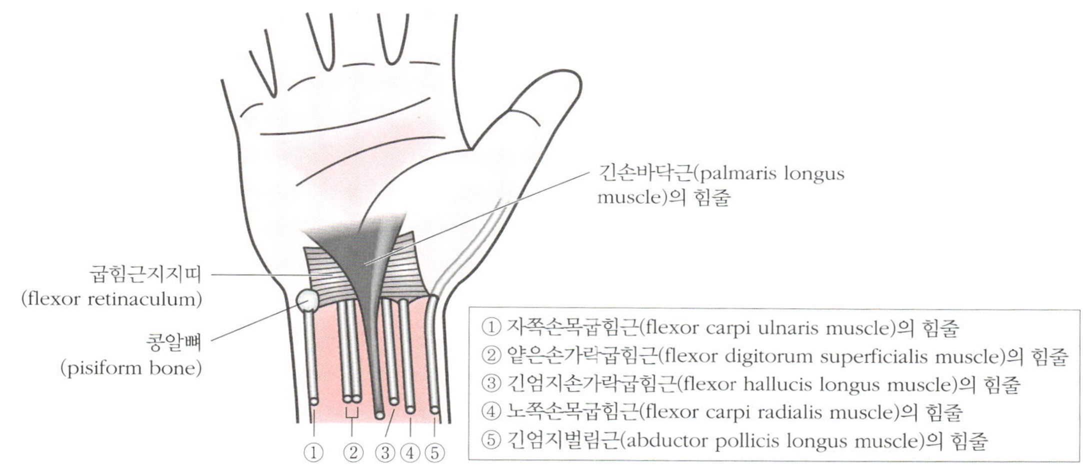

그림 2-51 손목 바닥쪽의 힘줄

작용 얕은층의 3개 굽힘근은 손목을 굽힌다. 손목의 폄근과 함께 작용하면 손목을 고정하며, 손목의 고정은 손이나 손가락 운동 시에 필요하다. 그 밖에 노쪽손목굽힘근과 자쪽손목굽힘근은 각각 손목에서 벌림(abduction)과 모음(adduction)을 한다. 특히 자쪽손목굽힘근은 자쪽손목폄근(p.109)과 함께 손목의 주요한 모음근이다.

지배신경 노쪽손목굽힘근은 정중신경(C6 · 7), 긴손바닥근은 정중신경(C7 · 8, T1), 자쪽손목굽힘근은 자신경(C7 · 8, T1).

표면해부학

노쪽손목굽힘근 · 긴손바닥근 · 자쪽손목굽힘근의 힘줄은 아래팔의 앞면 아랫부분에서 손목부분에 걸쳐 있으며 체표면에서 쉽게 만져지고, 눈으로 볼 수도 있다(그림 2-51). **긴손바닥근**의 힘줄은 가늘고 특히 손목을 강하게 굽히면 손목부분에서 정중선의 피부밑에 명료하게 돌출한다.

노쪽손목굽힘근의 힘줄은 긴손바닥근의 노쪽에서 만져진다. 노쪽손목굽힘근힘줄의 노쪽에서 노동맥이 만져진다. **자쪽손목굽힘근**의 힘줄은 콩알뼈에 붙으므로 체표면에서 만질 수 있다.

중간층의 근육무리

얕은손가락굽힘근(표재지굴근 Flexor digitorum superficialis muscle) (그림 2-52)

위팔뼈 안쪽위관절융기 · 자뼈의 거친면에서 일어나는 위팔자뼈머리와 노뼈 앞모서리 윗부분을 고정말단으로 하는 노뼈머리의 2개 머리로 이루어진다. 아래로 주행하여 가장 두꺼운 부분을 이루고, 손목에 가까워지면 4개의 힘줄이 된다. 손바닥에서 각각 집게손가락~새끼손가락에 이른다.

각 힘줄은 각 손가락의 기부에서 둘로 나뉘어 중간마디뼈몸통에 붙는다. 이분된 부착힘줄의 사이를 깊은손가락굽힘근(뒤에서 서술)의 힘줄이 주행한다(그림 2-53).

각 부착힘줄은 마찰을 줄이기 위해 윤활집(힘줄집)으로 에워싸인다.

작용 손가락의 중간마디를 굽힌다.

얕은손가락굽힘근은 깊은손가락굽힘근과 함께 손가락을 굽히지만 특히 손가락의 강한 굽힘은 손목을 굽히지 않을 때에만 가능하다. 예를 들면 물체를 강하게 쥐는(손가락을 강하게 굽히는) 경우에는 동시에 손목폄근의 작용으로 손목이 굽혀지지 않도록 고정할 필요가 있다.

지배신경 정중신경(C7 · 8, T1)

표면해부학

얕은손가락굽힘근의 힘줄은 손목 부근에서 긴손바닥근힘줄의 자쪽에서 만질 수 있다(그림 2-51).

깊은층의 근육무리

깊은층의 굽힘근은 노뼈 · 자뼈에서 일어나 얕은층의 근육에 비해 먼쪽에 붙는다. 다음 3개의 근육이 있다.

깊은손가락굽힘근(심수지굴근 Flexor digitorum profundus muscle) (그림 2-52)
긴엄지굽힘근(장무지굴근 Flexor pollicis longus muscle) (그림 2-52)

이 2개의 근육은 노뼈 · 자뼈 및 그 사이의 뼈사이막에서 일어난다. 깊은손가락굽힘근은 안쪽 반, 즉 자뼈와 그에 접하는 뼈사이막에서 일어나며 긴엄지굽힘근은 바깥쪽 절반, 즉 노뼈와 그에 접하는 뼈사이막에서 일어난다. 양 근육은 아래로 주행하여 5개의 힘줄이 되며 손목굴의 가장 깊은쪽을 통과하여 손바닥에 도달해 각 손가락에 이른다. 각각의 손가락에서 힘줄은 얕은손가락굽힘근의 힘줄을 관통하여 손가락의 끝마디바닥에 붙는다.

작용 손가락 끝마디를 굽힌다. 2차적으로 중간마디 · 첫마디의 굽힘에도 관계한다. 각 손가락의 깊은손가락굽힘근만을 단독으로 작용하게 하는 것은 불가능하다.

일반적으로 손가락을 굽히려면 근육에 의해 중간마디가 동시에 굽혀진다. 물체를 강하게 쥐는 경우에는 손허리손가락(MP)관절과 손가락뼈사이(IP)관절을 굽힘근에 의해 굽힌다.

이때 굽힘근이 충분히 작용하기 위해서는 동시에 손목이 손목폄근(긴 · 짧은 노쪽손목폄근과 자쪽손목폄근)에 의해 고정되고 펴질 필요가 있다.

지배신경 정중신경(C8 · T1). 단, 깊은손가락굽힘근의 자쪽 반은 자신경(C8 · T1).

얕은손가락굽힘근힘줄과 깊은손가락굽힘근힘줄은 손가락에서 공통의 윤활집(**굽힘근온힘줄집** 지굴근총건초 common flexor sheath)으로 싸여 운동 시의 마찰이 방지된다. 힘줄집은 겉쪽에서 칼집모양으로 강인한 섬유막(손

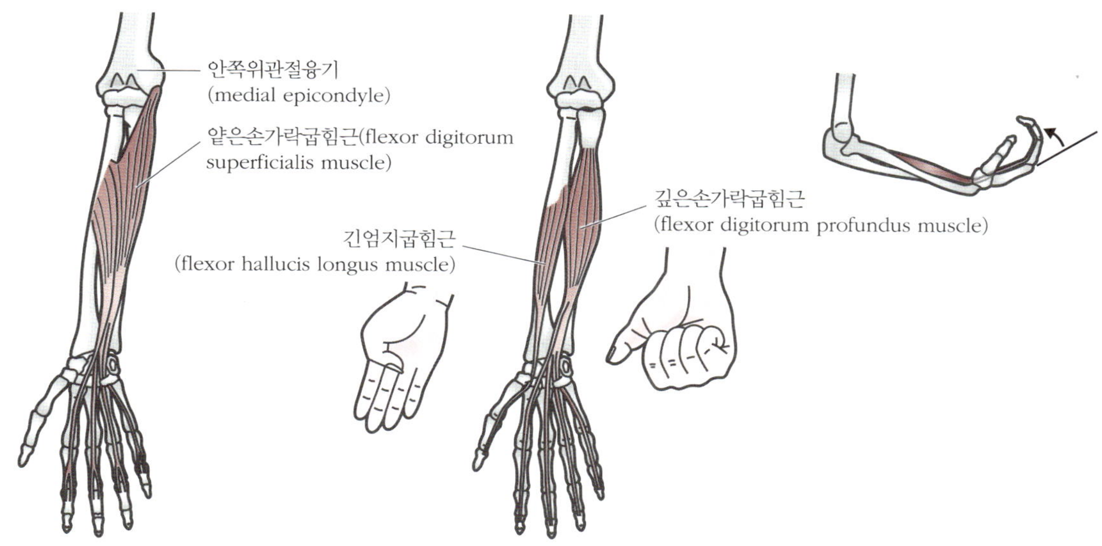

그림 2-52 얕은손가락굽힘근 · 깊은손가락굽힘근 · 긴엄지굽힘근(오른손)

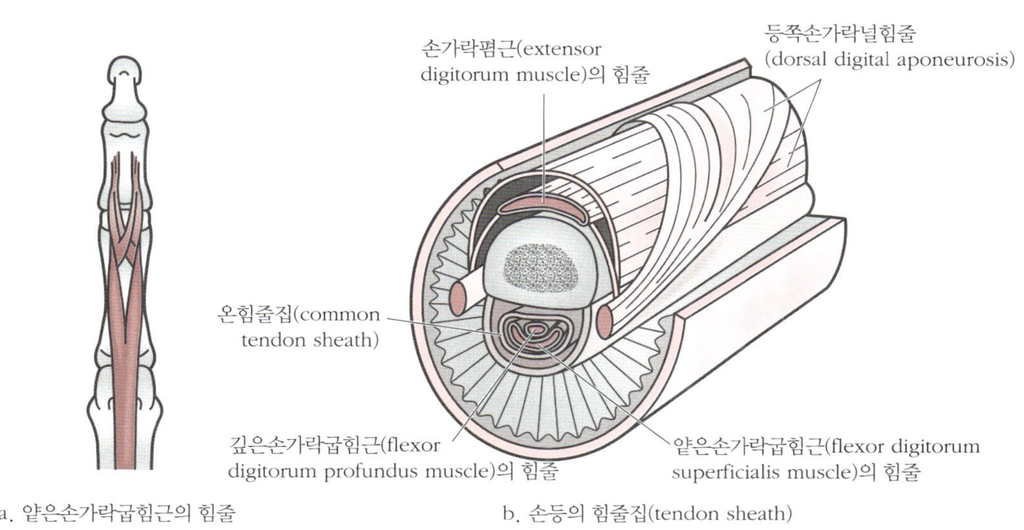

그림 2-53 얕은손가락굽힘근의 힘줄과 손등의 힘줄집

가락섬유집 수지섬유초 fibrous sheath of digit of hand)으로 싸여 있다. 섬유집은 양쪽에서 손가락뼈에 붙어 힘줄을 칼집모양으로 단단히 싸서 운동 시에 떠오르지 않도록 지지한다(그림 2-53). 또한 힘줄로부터도 가는 섬유다발(힘줄끈 vinculum tendinum)이 나와 손가락뼈와 결합한다.

바닥쪽손목힘줄집

얕은손가락굽힘근힘줄 및 깊은손가락굽힘근힘줄을 싸는 힘줄집은 먼쪽에서 손바닥의 거의 중앙에서 끝난다. 그런데 자쪽(새끼손가락쪽)에서는 새끼손가락에까지 이르러 **자쪽윤활주머니**(척측윤활낭 ulnar bursa)라 한다. 자쪽윤활주머니는 몸쪽에서는 굽힘근지지띠의 약 1~2 cm 몸쪽에까지 이른다. 한편 긴엄지굽힘근의 힘줄집은 먼쪽에서 엄지손가락의 끝마디에까지 이르며 **노쪽윤활주머니**(요측윤활낭 radial bursa)라 한다. 노쪽윤활주머니 몸쪽에서 아래팔의 아래쪽 끝까지 이른다(그림 2-54). 따라서 새끼손가락이나 엄지손가락 힘줄집의 염증은 자쪽윤활주머니나 노쪽윤활주머니를 거쳐 몸쪽에 미치며 아래팔 아래쪽 끝까지 이르는 일이 있다.

또한 자쪽윤활주머니와 노쪽윤활주머니는 종종 연결되며 이 경우에는 새끼손가락힘줄집의 염증이 힘줄집을 따라 몸쪽으로 파급되고, 나아가 노쪽윤활주머니를 거쳐 엄지손가락쪽에까지 파급되거나 반대로 엄지손가락쪽에서 새끼손가락쪽으로 파급되는 경우가 있다.

No man's land : 얕은손가락굽힘근힘줄과 깊은손가락굽힘근힘줄은 특히 손허리손가락(MP)관절과 몸쪽손가락뼈사이(PIP)관절 사이에서는 좁은 섬유집 안을 붙어서 함께 주행한다. 따라서 이 부위에서 힘줄이 손상되면 유착이 일어나기 쉽고, 현저한 기능장애가 발생한다. 이러한 이유로 손허리손가락(MP)관절과 몸쪽손가락뼈사이(PIP)관절 사이를 정형외과 영역에서는 no man's land라 하여 여기에 경솔하게 메스를 가해 진입하는 것을 경계하고 있다. no man's land는 체표면에서는 손바닥의 먼쪽가로능선과 손가락의 중간가로능선 사이가 해당한다(그림 2-55).

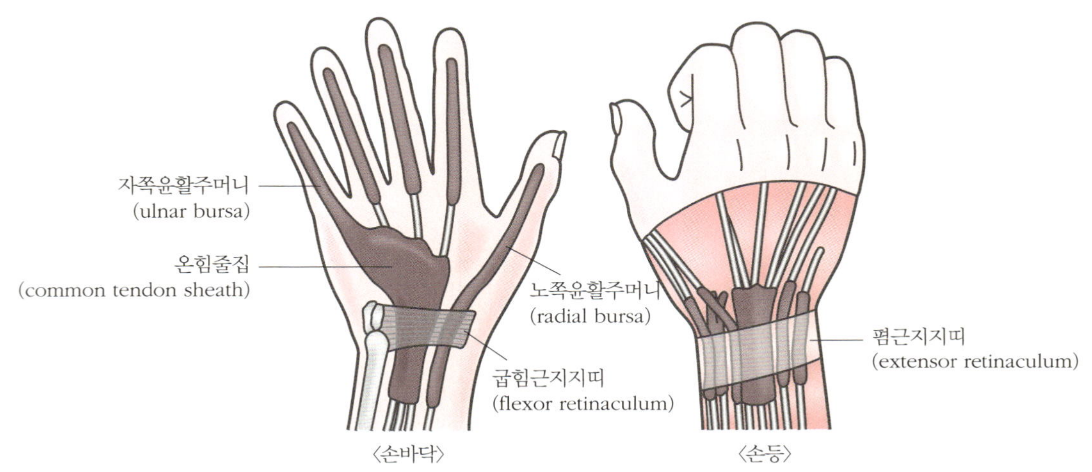

그림 2-54 손바닥과 손등에서 본 힘줄집

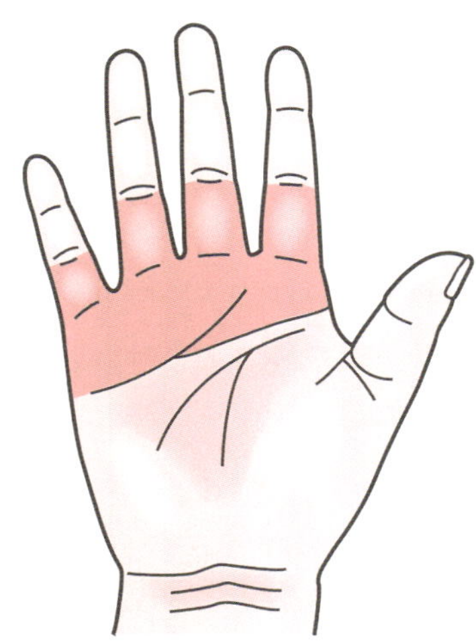

그림 2-55 no man's land

이 부위에서 힘줄이 유착하면 손가락이 움직이지 않게 되므로 손 전문의 외에는 메스를 대어서는 안 된다.

네모엎침근(방형회내근 Pronator quadratus muscle) (그림 2-47)

자뼈의 아래 1/4부분 앞면에서 일어나 가쪽을 향해 가로로 주행하며 노뼈 먼쪽부위 앞면에 붙는다.

작용 아래팔의 엎침.

네모엎침근은 원엎침근(p.100)보다 강력한 엎침근이며, 아래팔의 엎침은 일반적으로 네모엎침근에서 이루어진다. 더욱 강하게 엎침할 필요가 있을 때는 원엎침근도 작용하게 된다.

지배신경 정중신경(C7 · 8, T1)

2 아래팔 뒤쪽의 근육(폄근)

얕은층과 깊은층으로 나눌 수 있다.

지배신경은 모두 노신경이다.

얕은층의 근육무리

위팔노근(상완요골근 Brachioradialis muscle) (그림 2-56, 57)

위팔뼈의 가쪽모서리 먼쪽부위에서 일어나 아래팔의 노쪽을 아래로 주행하여 노뼈 먼쪽끝 가쪽모서리에 붙는다.

작용 폄근군에 포함되지만 실제로는 팔꿉관절의 강력한 굽힘근이다.

위팔노근은 특히 손으로 무거운 것을 들거나 팔꿉관절을 갑자기 굽힐 때 작용한다. 일반적으로 아래팔의 반엎침 상태에서 작용한다. 반엎침자세는 자연스러운 자세로 팔이 작용하는 데 가장 적합하다.

지배신경 노신경(C5~7)

표면해부학

위팔노근은 아래팔의 앞면에서 노뼈 가장자리를 따라 주행한다. 팔오금의 가쪽 경계가 되고, 팔꿉관절을 저항에 대항하여 굽히면 근육의 두덩이 만져진다.

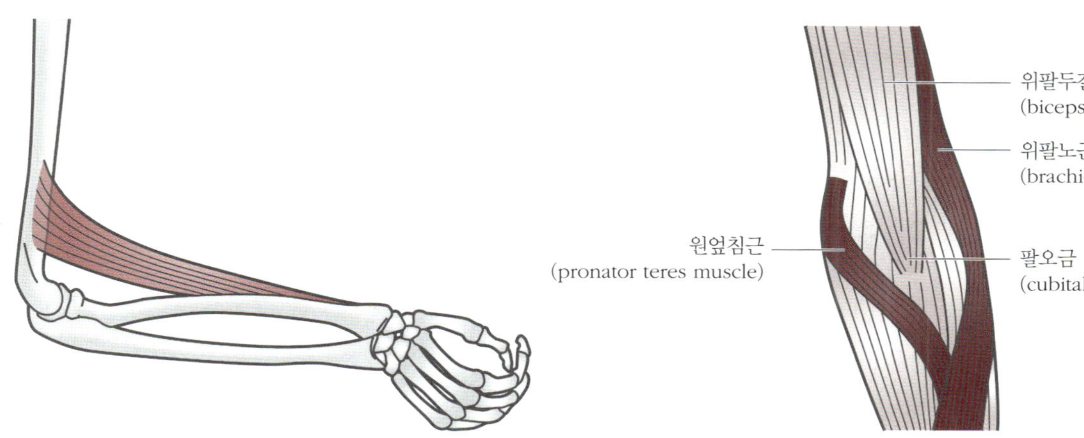

그림 2-56 위팔노근(바깥쪽에서)

팔이 위 그림과 같이 반엎침상태에서 굽힘하고 있을 때 위팔노근은 가장 힘을 발휘할 수 있다. 즉, 무거운 것을 손으로 잡아 지지하는 것이 가능하다.

그림 2-57 원엎침근과 위팔노근의 상대적 위치

위팔두갈래근을 얼굴이라고 하면 원엎침근과 위팔노근은 옷깃과 같이 앞에서 교차한다. 위팔노근이 위로 올라온다.

팔오금(주관절와 cubital fossa)

팔꿉관절을 펴면 관절의 앞면(손바닥면)에 정점이 아래로 향하는 삼각형의 패임이 보인다. 이 패임이 팔오금이며 가쪽은 위팔노근, 안쪽은 원엎침근으로 경계된다. 팔오금의 피부밑에는 피부정맥이나 신경이 주행한다. 특히 피부정맥은 정맥주사에 사용된다(그림 2-95 참조). 또한 팔오금의 정중부위에 두꺼운 위팔두갈래근힘줄이 만져진다. 힘줄의 안쪽에 위팔동맥(p.128)이 주행하고 나아가 그 안쪽에 정중신경(p.142)이 주행한다. 이들 동맥이나 신경은 위팔두갈래근의 바깥아래쪽으로 넓어지는 널힘줄로 덮여 있다(그림 2-95 참조).

긴노쪽손목폄근(장요측수근신근 Extensor carpi radialis longus muscle) (그림 2-58)
짧은노쪽손목폄근(단요측수근신근 Extensor carpi radialis brevis muscle) (그림 2-58)

긴노쪽손목폄근은 위팔뼈 가쪽모서리로부터 일어나며 짧은노쪽손목폄근은 긴노쪽손목폄근보다 약간 아래에서 가쪽위관절융기로부터 일어난다. 두 근육은 모두 아래팔의 먼쪽 절반부위에서 긴 힘줄이 되어 아래로 뻗고, 긴노쪽손목폄근은 제2손허리뼈바닥의 등쪽에 붙으며, 짧은노쪽손목폄근은 제3손허리뼈바닥의 등쪽에 붙는다.

작용 손목을 편다(등쪽굽힘). 또한 벌림(abduction)도 한다.

노쪽손목폄근은 자쪽손목폄근과 함께 작용하면 손목을 펴고(등쪽굽힘), 노쪽손목굽힘근과 함께 작용하면 손목을 벌린다(abduction).

지배신경 노신경(C6~8)

표면해부학

긴 · 짧은 **노쪽손목폄근**은 위팔노근의 등 가쪽에 있어 아래팔의 노쪽가장자리에 두덩을 만든다.

손가락폄근(지신근 Extensor digitorum muscle) (그림 2-59)
작은손가락폄근(소지신근 Extensor digiti minimi) (그림 2-59)

손가락폄근은 위팔뼈 가쪽위관절융기에서 일어나 아래팔 등면의 먼쪽부위에서 3개의 편평한 힘줄로 나눠지며 손등을 주행하여 집게손가락~새끼손가락의 등쪽에서 막모양으로 넓어져 **등쪽손가락널힘줄**(지배건막 dorsal

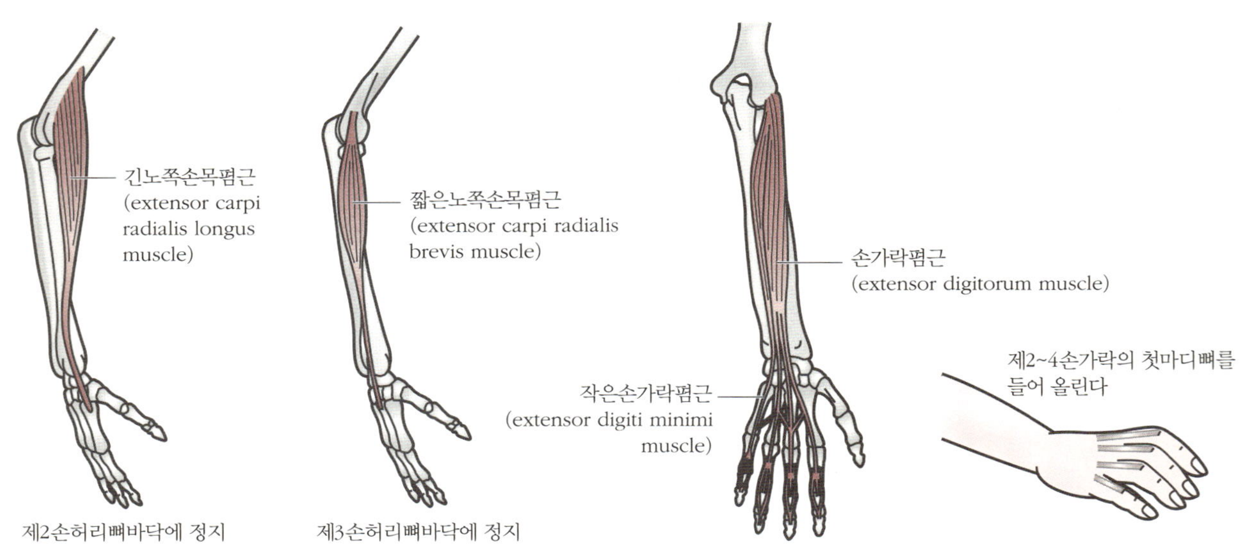

그림 2-58 긴노쪽손목폄근과 짧은노쪽손목폄근

그림 2-59 손가락폄근과 작은손가락폄근

digital aponeurosis)이 된다. 등쪽손가락널힘줄은 집게손가락~새끼손가락 먼쪽에서 3개의 끈으로 나눠져 정중의 끈은 중간마디뼈바닥에, 안팎 양쪽의 끈은 끝마디바닥에 붙는다.

작은손가락폄근은 손가락폄근과 같이 위팔뼈 가쪽위관절융기에서 일어나 대개 2개의 힘줄로 나눠져 새끼손가락의 등쪽손가락널힘줄에 가해진다.

작용 집게손가락~새끼손가락을 편다. 주로 손허리손가락(MP)관절에 작용한다.

지배신경 노신경(C7 · 8)

표면해부학

손가락폄근 · 작은손가락폄근의 힘줄은 특히 손과 손가락을 펴면 손등의 피부밑에 명료하게 나타난다.

자쪽손목폄근(척측수근신근 Extensor carpi ulnaris muscle) (그림 2-49 참조)

위팔뼈의 가쪽위관절융기 및 자뼈 뒷모서리 몸쪽부위에서 일어나 각각 위팔뼈머리(상완골두 humeral head), 자뼈머리(척골두 head of ulna)라 한다. 아래팔의 폄근 중에서 가장 자쪽을 주행하여 손등에서 제5손허리뼈의 바닥에 붙는다.

작용 손목을 펴(등쪽굽힘) 모음(adduction)한다.

지배신경 노신경(C6~8)

테니스팔꿈증 : 아래팔의 뒷면 얕은층에 있는 폄근의 대부분(위팔노근과 긴노쪽손목폄근 이외의 폄근)과 손뒤침근은 위팔뼈 **가쪽위관절융기**로부터 공통의 고정말단힘줄(**온폄힘줄** 공통신건 common extensor tendon)을 가지고 일어난다. 이들 근육의 견인에 의해 외상성뼈막염(위팔뼈가쪽위관절융기염)을 일으키는 일이 있다. 이것은 젊은 사람에서는 테니스의 백핸드에 의해 일어나는 경우가 많으므로 테니스팔꿈증(테니스엘보우 tennis elbow)이라고 한다. 중년 여성에서는 뼈막이 약하므로 일상적인 가사노동에 의해 생기는 일이 종종 있다.

깊은층의 근육무리

손뒤침근(회외근 Supinator muscle) (그림 2-60)

위팔뼈 가쪽위관절융기, 팔꿉관절주머니의 뒷면, 자뼈 노패임의 뒷면(뒤침근능선 회외근능선 supinator crest)에서 일어나 노뼈의 몸쪽부위를 에워싸듯이 바깥아래쪽으로 비스듬히 지나 노뼈 몸쪽 1/3부분의 바깥쪽면에 붙는다.

작용 아래팔의 뒤침.

특히 저항하여 강하게 뒤침할 때에는 손뒤침근 외에 위팔두갈래근의 뒤침작용(그림 2-43)이 가해진다.

지배신경 노신경(C5 · 6)

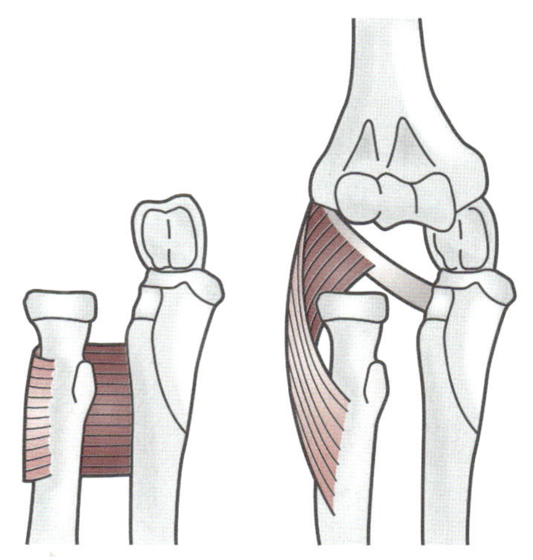
그림 2-60 손뒤침근(supinator muscle)

긴엄지벌림근(장무지외전근 Abductor pollicis longus muscle) (그림 2-61, 62)

자뼈와 노뼈의 중앙부 등면과 두 뼈 사이에 있는 뼈사이막의 등면에서 일어나 바깥아래쪽으로 비스듬히 지나 힘줄이 되며, 아래팔 먼쪽부위에서 긴 · 짧은 노쪽손목폄근의 힘줄 위를 넘어 제1

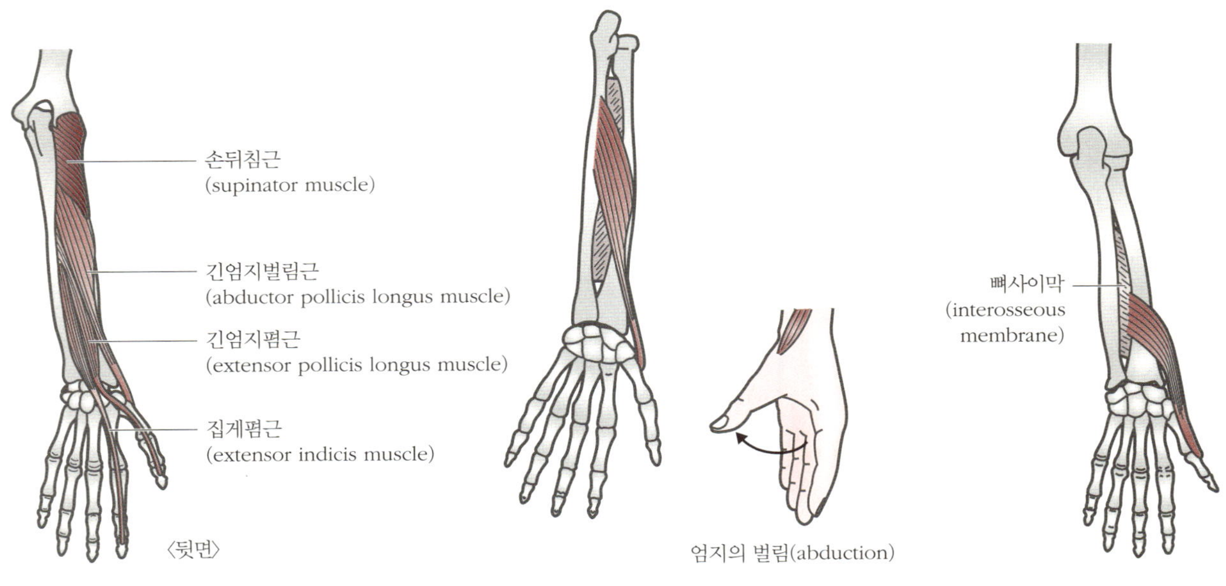

그림 2-61 아래팔 깊은층 폄쪽에 있는 근육

그림 2-62 긴엄지벌림근

그림 2-63 짧은엄지폄근

손허리뼈바닥에 붙는다.

작용 엄지의 벌림, 손목의 벌림에도 가해진다.

지배신경 노신경(C7 · 8)

짧은엄지폄근(단무지신근 Extensor pollicis brevis muscle) (그림 2-63)

긴엄지벌림근 아래에서 노뼈의 등쪽과 뼈사이막 등쪽으로부터 일어나 긴엄지벌림근과 함께 주행하여 엄지손가락의 첫마디뼈바닥에 붙는다.

작용 엄지손가락의 첫마디를 폄과 벌림한다. 손목의 벌림에도 관여한다.

지배신경 노신경(C7 · 8)

긴엄지폄근(장무지신근 Extensor pollicis longus muscle) (그림 2-64)

자뼈의 중간부위 등면과 그에 접하는 뼈사이막의 등면에서 일어나 긴엄지벌림근 · 짧은엄지폄근의 안쪽을 아래로 주행하여 힘줄이 되며, 손등에 이르러 엄지손가락의 끝마디뼈에 붙는다.

작용 엄지손가락의 폄과 벌림. 손목의 벌림에도 관여한다.

지배신경 노신경(C7 · 8)

표면해부학

긴엄지폄근의 힘줄은 엄지손가락을 펴면 손등의 노쪽에서 엄지손가락의 등면에 걸쳐 명료하게 볼 수 있다. 또한 **짧은엄지폄근**의 힘줄은 손목의 노쪽면에서 분명하게 만져진다. 그리고 엄지손가락을 벌리면(엄지를 손바닥면으로부터 면과 직각 방향으로 멀어지게 한다) 손목의 노쪽면에서 짧은엄지폄근힘줄의 바닥쪽을 따라 **긴엄지벌림근**의 힘줄이 만져진다.

엄지손가락을 강하게 펴면 손등의 손목부위에서 긴엄지폄근힘줄과 짧은엄지폄근힘줄 사이에 패임이 나타난다. 이 패임을 **해부학적코담배갑**(anatomical snuff-box)이라 한다(그림 2-65). 해부학적코담배갑 몸쪽에 노뼈의 붓돌기가 있으

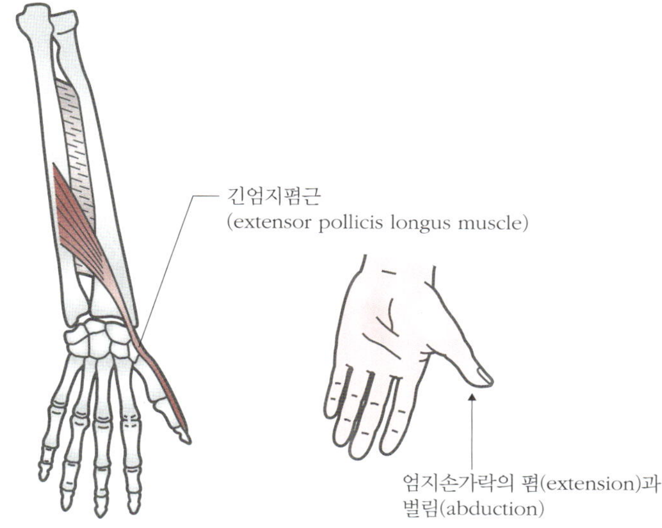

그림 2-64 긴엄지폄근

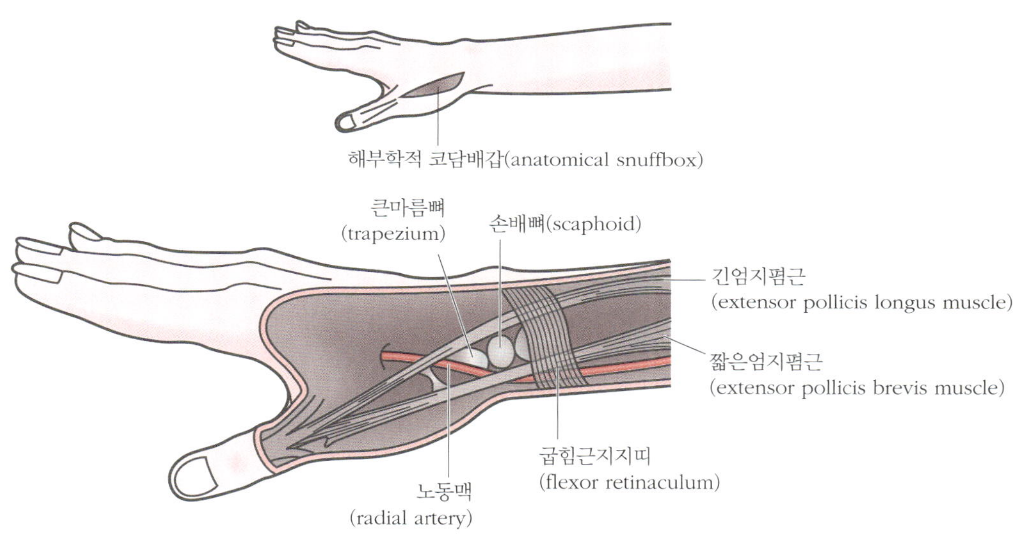

그림 2-65 해부학적 코담배갑

며, 먼쪽에 제1손허리뼈바닥이 있다. 또한 깊은쪽에는 손배뼈와 큰마름뼈가 있으며 패임의 바닥을 노동맥이 비스듬히 지난다.

해부학적코담배갑 : 이 패임에 코담배를 올려두고 그 향을 맡으므로 이러한 이름이 붙여졌다.

손배뼈(주상골 scaphoid bone)의 골절 : 손배뼈의 골절(p.70) 시에는 해부학적코담배갑에 국한성압박통이 나타난다.

집게폄근(시지신근 Extensor indicis muscle) (그림 2-66)

자뼈의 등면 먼쪽부위에서 일어나 아래로 주행하여 힘줄이 되어 손등을 주행하며, 집게손가락의 등쪽손가락널힘줄로 이행한다.

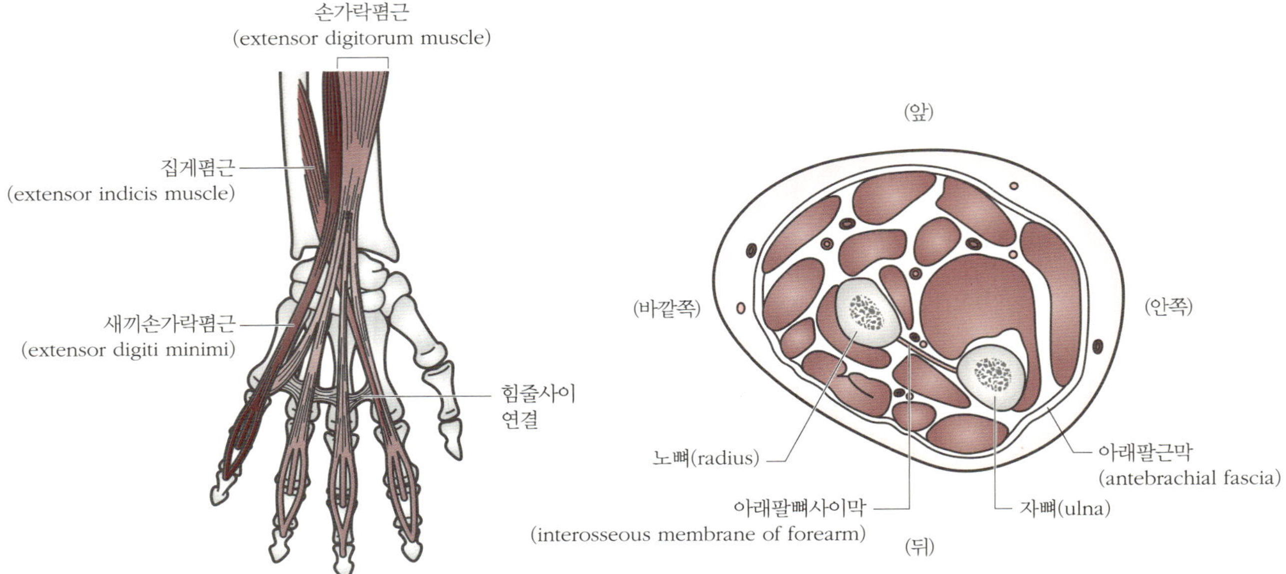

그림 2-66 집게폄근 · 손가락폄근 · 새끼손가락폄근
손가락폄근과 새끼손가락폄근의 힘줄은 손등에서 비스듬히 주행하는 섬유다발(손가락사이결합)에 의해 서로 결합되어 있으므로 각 손가락을 단독으로 펴기는 어렵다. 단, 집게손가락은 별도로 집게폄근을 가지므로 단독으로 펼 수 있다.

그림 2-67 아래팔근막

작용 집게손가락을 편다.
지배신경 노신경(C7 · 8)

3 아래팔근막

아래팔의 근육은 전체적으로 아래팔근막(전완근막 antebrachial fascia)으로 싸여 있다(그림 2-67). 아래팔근막은 손목부분에서 특히 두꺼워져 바닥쪽은 굽힘근지지띠가 되며 등쪽에서는 폄근지지띠를 만든다.

◆**굽힘근지지띠**(굴근지대 flexor retinaculum) 손목부위의 바닥쪽에 있는 직사각형(폭 2~3 cm · 길이 약 2 cm)의 가로인대(횡인대 transverse ligament)이며, 네 모퉁이에서 손배뼈 · 큰마름뼈(노쪽)와 콩알뼈 · 갈고리뼈고리(자쪽)에 붙어 있다. 이렇게 굽힘근지지띠는 손목뼈 바닥쪽에서 손목굴(수근관 carpal tunnel, 그림 2-68, 69)을 만들며, 관 안쪽을 주행하는 힘줄을 눌러 운동할 때 떠오르지 않도록 유지한다.

손목굴 안을 주행하는 아래팔굽힘근의 힘줄은 윤활집(힘줄집)으로 싸여 있어 마찰이 적어지므로 원활하게 작용할 수 있다.

얕은손가락굽힘근과 깊은손가락굽힘근의 힘줄은 공통의 힘줄집(**손가락굽힘근의 온힘줄집**)으로 싸이고(그림 2-53) 긴엄지굽힘근의 힘줄은 고유의 힘줄집으로 싸인다.

손목굴의 좁은 관 안을 많은 힘줄과 함께 신경(정중신경)이 통과한다.

손목굴증후군 : 손목굴 안의 힘줄집이 염증(예 : 손을 많이 사용하는 중년여성에게 많음)으로 인해 부으면 관 안을 주행하는 정중신경이 압박되어 다양한 장애(감각이상 · 마비, 운동마비)를 일으키는데, 이를 손목굴증후군(수근관증후군 carpal tunnel syndrome, p.142)이라 한다.

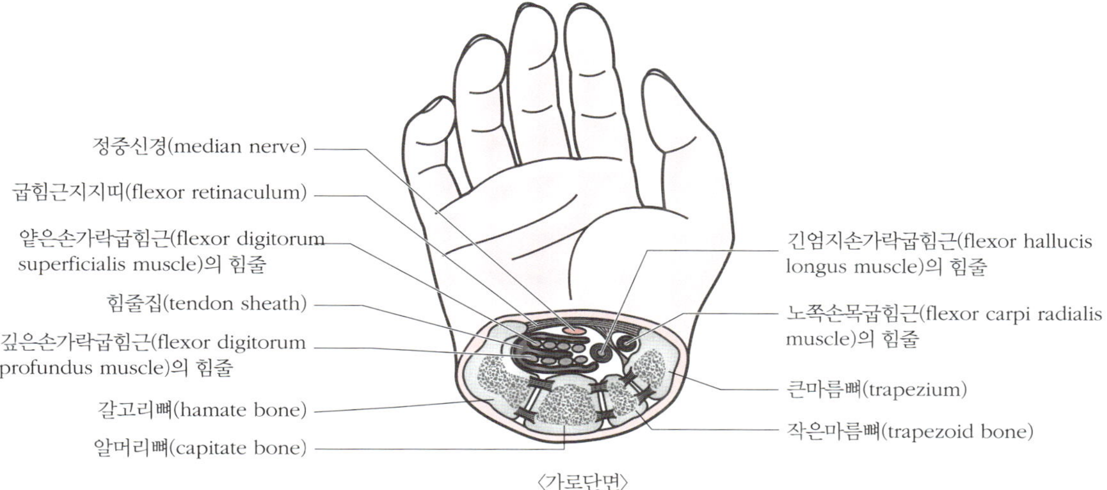

그림 2-68 손목굴(carpal tunnel)

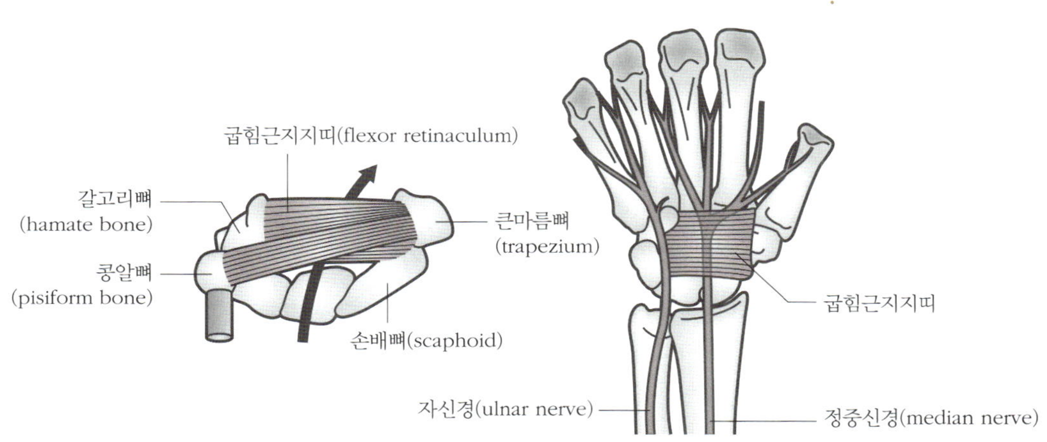

그림 2-69 손목굴과 자신경

자신경은 손목굴 안을 통과하지 않는다.

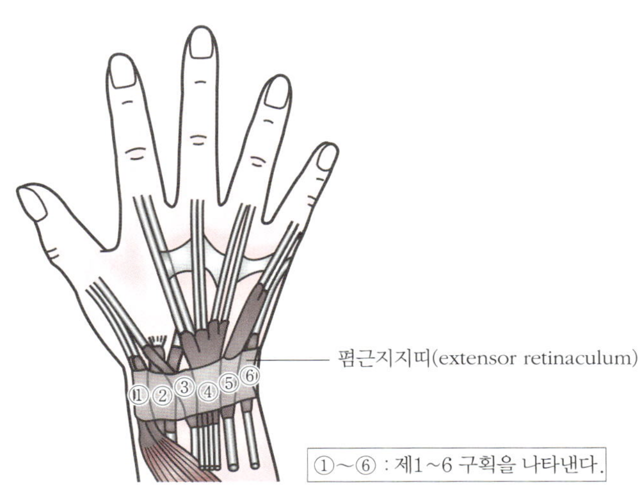

그림 2-70 폄근지지띠

◆**폄근지지띠**(신근지지띠 extensor retinaculum)　손목부위의 등쪽에서 노뼈와 자뼈 사이에 가로로 뻗은 인대(그림 2-70)이며, 그 아래를 주행하는 아래팔폄근의 힘줄이 운동할 때 떠오르지 않도록 누른다.

폄근지지띠는 깊은쪽에 사이막을 보내며 6개의 구획으로 나뉜다. 이 구획을 **힘줄구획**(건구획 tendon compartment)이라 하며, 각 구획을 힘줄집으로 감싼 폄근힘줄이 아래팔에서 손등을 향해 주행한다.

구획은 노쪽에서 자쪽을 향해 다음과 같이 나눌 수 있다(그림 2-70).

① **제1 구획**(노뼈의 가쪽모서리) : 긴엄지벌림근힘줄 · 짧은엄지폄근힘줄

② **제2 구획**(노뼈의 뒤가쪽모서리) : 긴 · 짧은 노쪽손목폄근힘줄

③ **제3 구획**(노뼈의 뒷면) : 긴엄지폄근힘줄

④ **제4 구획**(노뼈의 뒷면) : 집게폄근힘줄 · 손가락폄근힘줄

⑤ **제5 구획**(노뼈와 자뼈 사이의 뒤쪽) : 새끼손가락폄근힘줄

⑥ **제6 구획**(자뼈머리와 붓돌기 사이) : 자쪽손목폄근힘줄

데퀴바인힘줄윤활막염(데퀴바인건초염 De Quervain tenovaginitis) : 긴엄지손가락벌림근과 짧은엄지폄근의 힘줄집에는 엄지손가락의 과도한 사용 등으로 종종 염증(힘줄윤활막염 건초염 tenovaginitis)이 생기며 힘줄을 통과하는 구획(노뼈붓돌기)과 일치되게 종창(swelling)과 압통을 발생시킨다.

신경절 : 손목부위의 등쪽에서 힘줄집에 젤리같은 윤활액 등이 고여 부종이 발생하는 경우가 있다. 이것을 결절종(ganglion)이라 하며, 특히 젊은 여성에서 나타나는 경우가 많다.

D. 손의 근육

손가락을 움직이게 하는 근육에는 위팔뼈 · 아래팔뼈에서 일어나 손가락에 이르는 긴 근육(extrinsic muscles)과 손목보다 먼쪽, 즉 손에 있는 짧고 작은 근육(intrinsic muscles)이 있다.

손에 있는 짧은 근육을 손의 근육이라 하며 18개의 작은 근육으로 이루어지는데 모두 바닥쪽에 있다.

일반적으로 긴 근육은 거칠고 큰 운동을 하고, 짧은 근육은 섬세한 운동에 필요하다. 실제로 손으로 하는 복잡하고 미묘한 운동은 많은 근육의 협동작용이다.

손의 근육은 엄지손가락쪽의 근육, 새끼손가락쪽의 근육 및 손바닥의 중앙부에 있는 손가락 손머리근육의 3무리로 나눌 수 있다.

1 엄지손가락쪽의 근육

근육은 손바닥의 엄지손가락 쪽에서 높아져 **엄지두덩**(무지구 thenar eminence)을 만들므로 **엄지두덩근**(무지구근 thenar muscles)이라 한다. 엄지두덩근에 들어가는 것은 짧은엄지벌림근, 엄지맞섬근, 짧은엄지굽힘근, 엄지손가락모음근의 4가지이다. 단, 엄지손가락모음근은 이 책에서는 손머리근육으로 분류하였다.

엄지손가락에서는 앞서 말한 것처럼 특히 제1손허리뼈의 가동성이 크며, 그 운동은 특이적이고 손의 기능을 영위하는 데 가장 중요하다(p.85). 따라서 엄지손가락의 운동에 관계하는 근육은 특히 중요하다.

짧은엄지벌림근(단무지외전근 Abductor pollicis brevis muscle) (그림 2-71)

엄지두덩의 가장 노쪽에 있는 근육. 손배뼈(결절)와 굽힘근지지띠에서 일어나 엄지손가락의 첫마디뼈바닥에 붙는다.

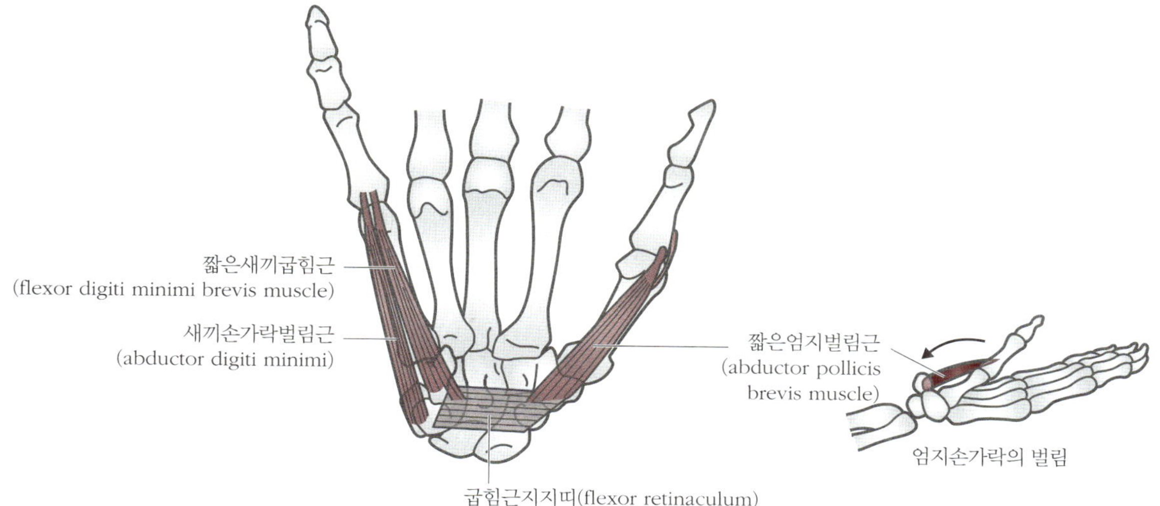

그림 2-71 짧은엄지벌림근, 짧은새끼굽힘근, 새끼손가락벌림근

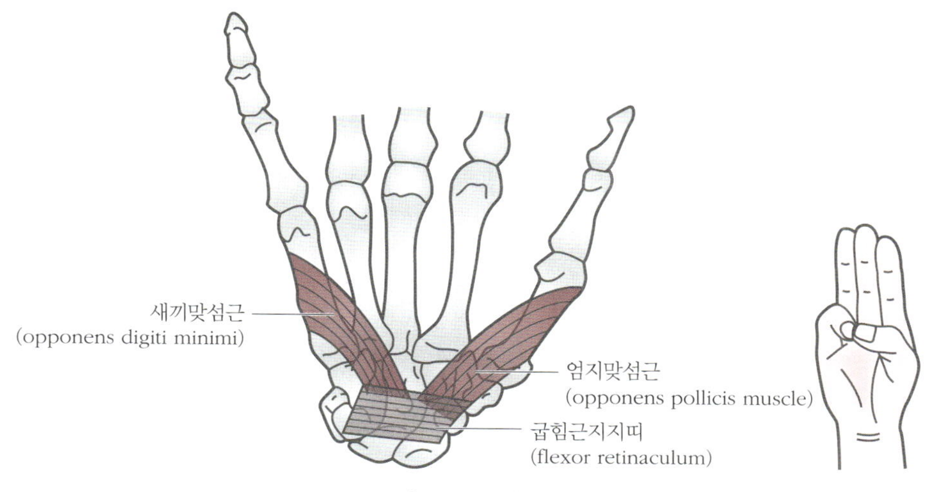

그림 2-72 엄지맞섬근 · 새끼맞섬근

작용 엄지손가락을 벌린다.

지배신경 정중신경(C8 · T1)

엄지맞섬근(무지대립근 Opponens pollicis muscle) (그림 2-72)

짧은엄지벌림근의 깊은쪽에 있다. 큰마름뼈와 굽힘근지지띠에서 일어나 엄지손가락 손허리뼈의 노쪽가장자리에 붙는다.

작용 엄지의 맞섬운동을 한다.

지배신경 정중신경(C6 · 7)

짧은엄지굽힘근(단무지굴근 Flexor pollicis brevis muscle) (그림 2-73)

굽힘근지지띠 · 큰마름뼈 · 작은마름뼈 · 알머리뼈에서 일어나 엄지손가락의 첫마디뼈바닥에 붙는다.

작용 엄지의 첫마디를 손허리손가락(MP)관절에서 굽힌다.

지배신경 정중신경(C8 · T1)

2 새끼손가락쪽의 근육

근육은 손바닥의 새끼손가락쪽에서 높아져 **새끼두덩**(소지구 hypothenar eminence)을 만들므로 **새끼두덩근**(소지구근 hypothenar muscles)이라 한다.

엄지두덩근에 대응하는 3개의 근육으로 이루어지지만 그만큼 발달하지는 않는다.

새끼벌림근(소지외전근 Abductor digiti minimi) (그림 2-71)

콩알뼈에서 일어나 새끼손가락의 첫마디뼈바닥에 붙는다.

작용 새끼손가락을 벌린다.

지배신경 자신경(C8 · T1)

새끼맞섬근(소지대립근 Opponens digiti minimi) (그림 2-72)

갈고리뼈와 굽힘근지지띠에서 일어나 제5손허리뼈의 자쪽가장자리에 붙는다.

작용 새끼손가락의 손허리뼈를 손목손허리(CM)관절에서 약간 회전시키는 것뿐이지만 짧은새끼굽힘근과 함께 작용하여 손바닥에 물을 담을 수 있도록 움푹 들어가게 하는 데 도움이 된다.

지배신경 자신경(C8 · T1)

짧은새끼굽힘근(단소지굴근 Flexor digiti minimi brevis muscle) (그림 2-71)

굽힘근지지띠와 갈고리뼈에서 일어나 새끼손가락의 첫마디뼈바닥에 붙는다.

작용 새끼손가락을 손허리손가락(MP)관절에서 굽힌다.

지배신경 자신경(C8 · T1)

3 손허리근육

손바닥에서 손바닥널힘줄(수장건막 palmar aponeurosis)의 깊은쪽에 있는 근육.

엄지모음근(무지내전근 Adductor pollicis muscle) (그림 2-74)

깊은손가락굽힘근의 힘줄과 벌레근의 깊은쪽에 있는 삼각형 근육으로 가로갈래와 빗갈래의 2가지 근육갈래를 가지고 있다. 가로갈래는 제2, 제3손허리뼈바닥으로부터, 빗갈래는 작은마름뼈와 알머리뼈의 손바닥면을 덮는 인대에서 일어나 엄지의 첫마디뼈바닥에 붙는다.

작용 엄지의 모음(엄지손가락을 손바닥면과 직교하는 면 위에서 손바닥면으로 돌린다).

엄지손가락모음근은 긴엄지굽힘근이나 엄지맞섬근과 협력하여 엄지를 대립위치로 하여 굽히도록 작용한다. 예를 들면 물건을 강하게 쥐는 경우에 작용한다.

엄지손가락모음근이 마비되면 세게 잡는 것에 현저한 장애가 일어난다.

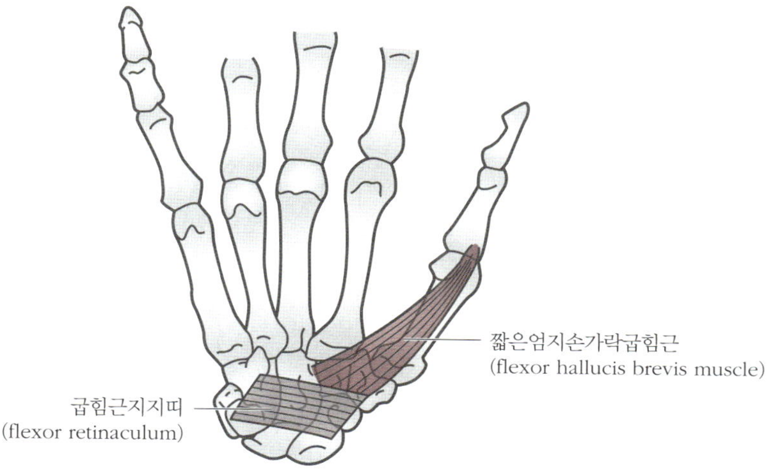

그림 2-73 짧은엄지손가락굽힘근

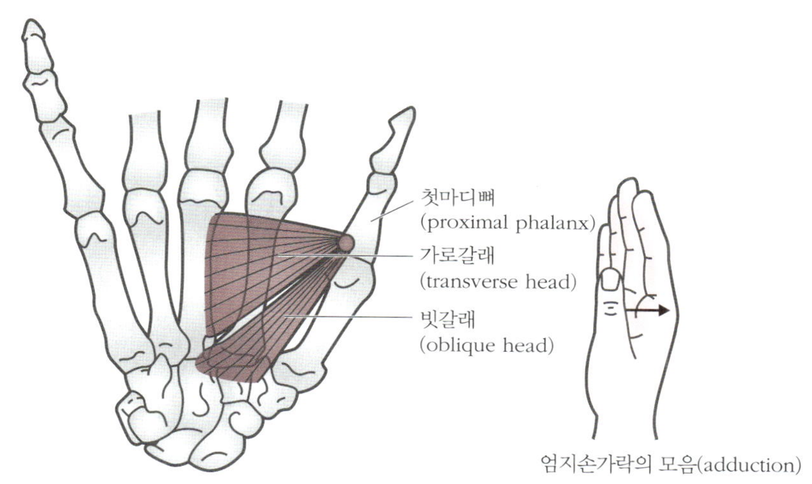

그림 2-74 엄지모음근

지배신경 자신경(C8 · T1)

벌레근(충양근 Lumbrical muscle) (그림 2-75)

깊은손가락굽힘근의 4개 힘줄에서 일어나는 4개의 작은근육(제1~4벌레근)이다. 각 근육은 각각 집게~새끼손가락 첫마디뼈바닥의 노쪽에서 등쪽으로 돌아 등쪽손가락널힘줄에 가해진다.

작용 손가락의 첫마디를 손허리손가락(MP)관절에서 굽힌다. 또한 손가락의 등쪽손가락널힘줄에 가해지므로 손가락폄근과 함께 중간마디와 끝마디를 손가락뼈사이(IP)관절에서 펴는 작용이 있다.

벌레근의 운동을 예를 들면 붓으로 글씨를 쓰는 경우 등에서 볼 수 있다(그림 2-75).

지배신경 제1 · 2 벌레근 – 정중신경(C8 · T1)

제3 · 4 벌레근 – 자신경(C8 · T1)

정중신경과 자신경의 양쪽이 마비되면 갈퀴손(clawhand), 자신경만 마비되면 갈퀴손가락(claw finger hand)이 된다(그림 2-107 참조).

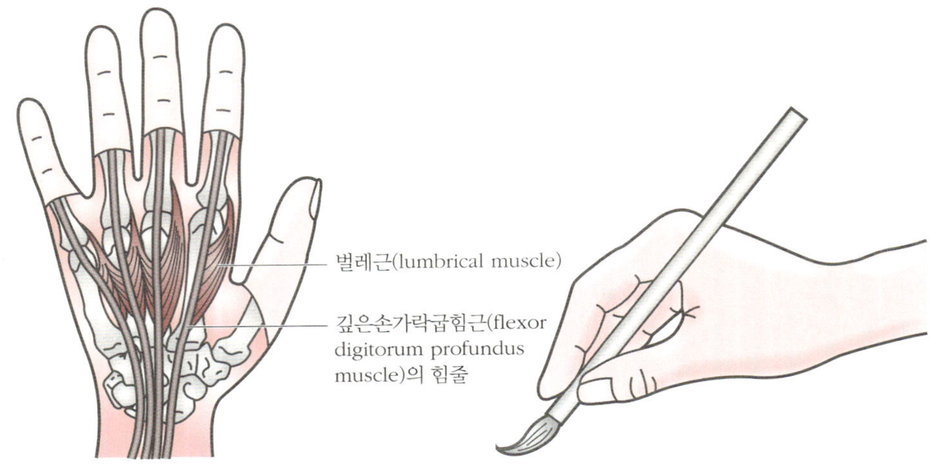

그림 2-75 벌레근과 벌레근을 사용하는 동작
벌레근은 깊은손가락굽힘근의 힘줄에 고정말단한다.

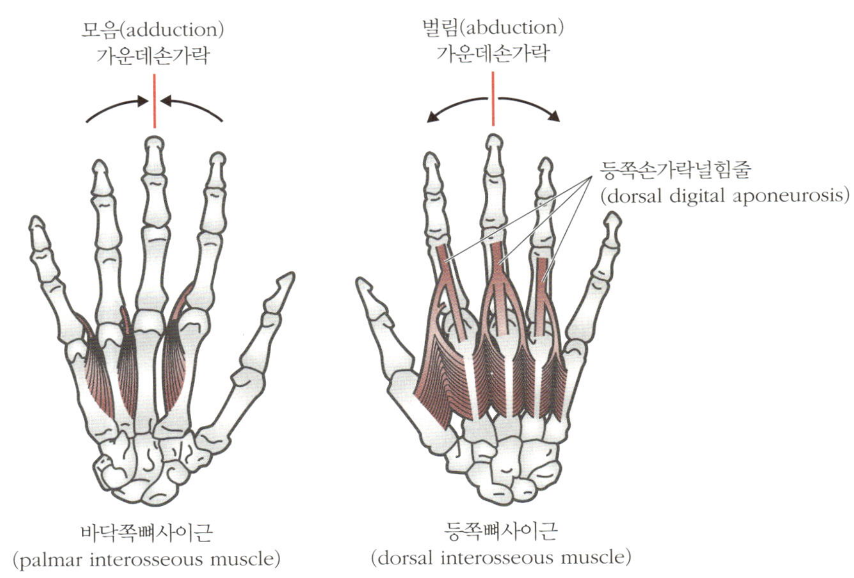

그림 2-76 뼈사이근
바닥쪽뼈사이근은 벌어진 손가락을 오므리는 작용을 하며, 등쪽뼈사이근은 손가락을 벌리는 작용을 한다.

뼈사이근(골간근 Interosseous muscles)

이름 그대로 각 손허리뼈의 뼈사이공간을 채우는 7개의 작은근육으로, 3개의 바닥쪽뼈사이근과 4개의 등쪽뼈사이근으로 이루어진다.

◆**바닥쪽뼈사이근**(장측골간근 palmar interosseus muscle, 그림 2-76, 77) 제2손허리뼈의 자쪽, 제4 · 5손허리뼈의 노쪽에서 일어나 먼쪽으로 주행하여 집게 · 약지 · 새끼손가락의 첫마디뼈 등쪽으로 돌아 등쪽손가락널힘줄에 가해져 중간마디뼈몸통과 끝마디바닥에 붙는다(그림 2-77).

작용 각 손가락을 가운데손가락(손의 축선)을 향해 가까이 모은다(손가락의 모음). 또한 집게 · 가운데 · 새끼

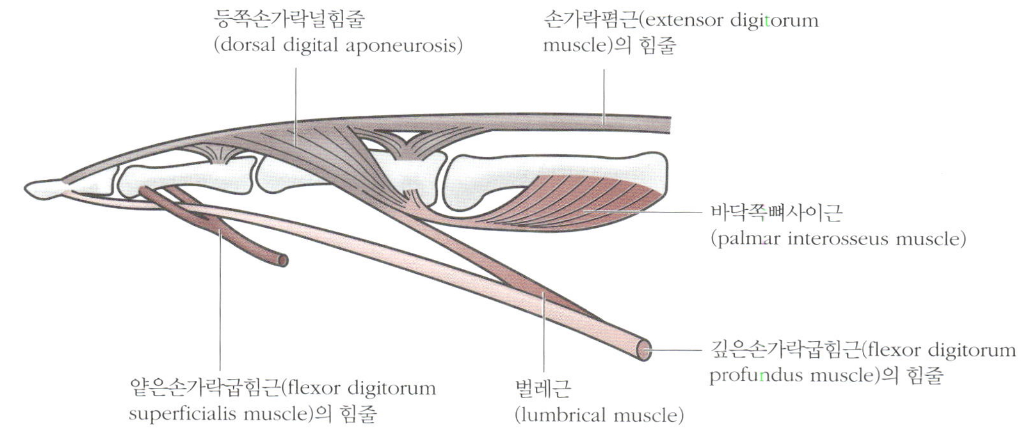

그림 2-77 등쪽손가락널힘줄 · 바닥쪽뼈사이근 · 벌레근

손가락폄근, 뼈사이근, 벌레근, 얕은손가락굽힘근, 깊은손가락굽힘근 이들 5개 근육의 긴장 정도에 따라 손가락 굽힘(flexion)과 폄(extension)이 결정된다.

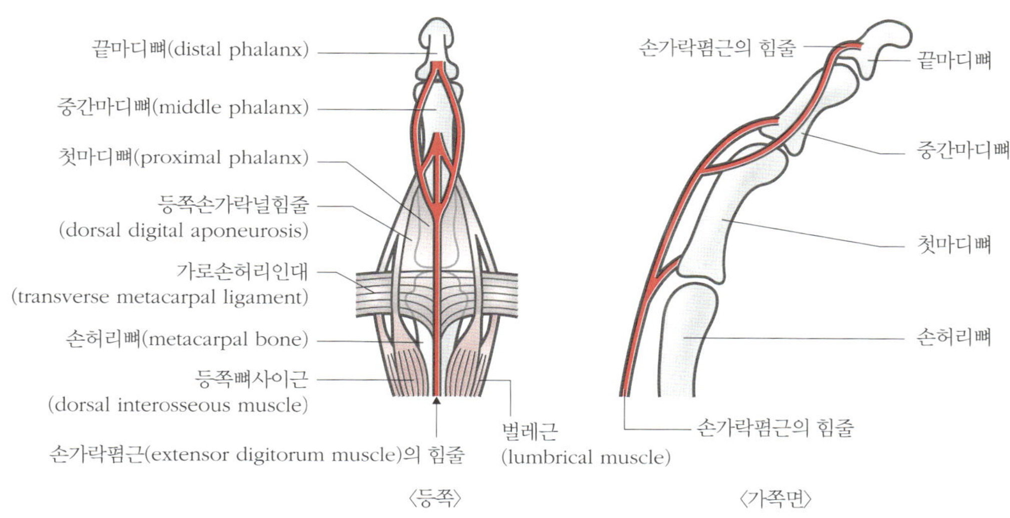

그림 2-78 손가락폄근의 힘줄과 등쪽손가락널힘줄

손가락의 첫마디를 굽히고 중간마디와 끝마디를 편다.

엄지손가락과 가운데손가락에는 바닥쪽뼈사이근이 없다.

엄지손가락은 고유의 엄지손가락모음근에 의해 모아진다. 가운데손가락에서는 양쪽에 강한 등쪽뼈사이근을 가지며 이것에 의해 움직여진다.

◆**등쪽뼈사이근**(배측골간근 dorsal interosseous muscle, 그림 2-76, 78) 각 등쪽뼈사이근은 2개의 갈래를 가지고 있다. 제1~5손허리뼈의 마주보는 면에서 일어나 집게손가락의 노쪽, 가운데손가락의 양쪽, 약손가락의 자쪽에서 첫마디뼈바닥에 붙는다. 그리고 등쪽손가락널힘줄에도 가해진다.

작용 집게 · 약손가락을 가운데손가락(손의 축선)에서 멀어지게 한다(손가락의 벌림). 또한 가운데손가락을 안팎 양쪽으로 움직인다.

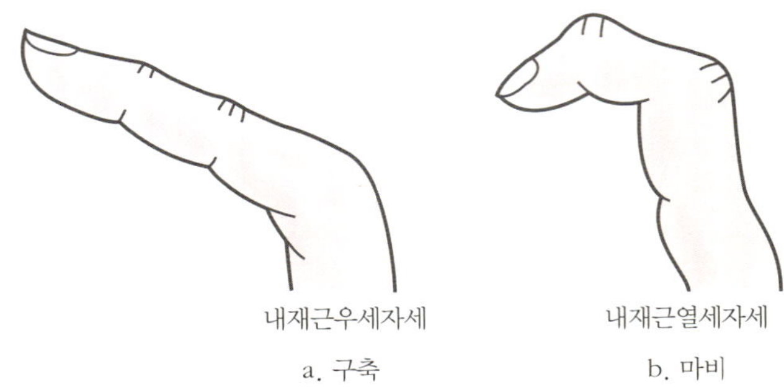

그림 2-79 손허리근육의 구축과 마비

바닥쪽뼈사이근과 등쪽뼈사이근을 동시에 작용시키면 각 근육의 모음작용과 벌림작용은 상쇄되어 손가락의 첫마디를 굽혀 중간마디와 끝마디를 펴게 된다.

지배신경 자신경(C8 · T1)

손허리근육(중수근)의 기능장애 : 앞서 말한 것처럼 손허리근육(벌레근, 엄지손가락모음근, 뼈사이근)은 손가락을 MP관절에서 굽힘, IP관절에서 폄 작용을 가지고 있다. 손허리근육의 기능이 손상되면 손가락 굽힘과 폄(굴신)의 균형이 깨져 손가락에 특유의 변형이 나타난다. 예를 들어 손허리근육의 구축이 일어나면 손가락은 MP관절에서 굽히고 IP관절에서 폄 자세를 취한다. 이 상태를 내재근우세자세(intrinsic plus position)라 한다. 반대로 손허리근육의 마비가 일어나면(예 : 자신경마비) MP관절에서 과다 폄, IP관절에서 굽힘자세를 취한다(갈퀴손변형, p.144). 이 자세를 내재근수세자세(intrinsic minus position)라 한다(그림 2-79).

4 손의 근막

손바닥의 근막

엄지두덩과 새끼두덩을 덮는 엄지두덩근막(무지근막 thenar fascia)과 새끼두덩근막(소지구근막 hypothenar fascia)은 얇지만, 손바닥 중앙부위에는 두껍고 강인한 손바닥널힘줄이 있다.

◆**손바닥널힘줄**(수장건막 palmar aponeurosis, p.102) 정점을 몸쪽으로 향하게 한 삼각형의 강인한 널힘줄로 아래팔 긴손바닥근의 힘줄에서 연결된다. 널힘줄은 먼쪽을 향해 넓어지며 손목손허리(CM)관절 부근에서 4개의 종주섬유다발로 나눠져 집게~새끼손가락의 기부에 이른다. 각 종주섬유다발은 가로로 뻗은 섬유다발(**가로다발** 횡속 transverse fasciculi)로 연결된다. 손바닥의 먼쪽부위에서 4개의 종주섬유다발 사이는 지방조직으로 채워진다. 이 지방조직은 손가락 밑부분 사이의 물갈퀴에 해당하는 부위에 작은두덩(**작은돌기** 소구 monticule, **가락사이덩이** 지간소구 interdigital ball)을 만들며, 그 내부를 손가락에 분포하는 혈관 · 신경이 주행한다.

손바닥널힘줄은 피부와 강하게 결합하여 피부의 이동성을 줄이고, 손의 움켜잡기운동을 확실하게 하는 데 도움이 된다. 또한 깊은쪽의 힘줄이나 혈관 · 신경을 보호한다.

뒤퓌트랑구축 : 손바닥널힘줄이 비대 · 단축(구축)하여 손가락의 첫마디 · 중간마디가 굽혀지는 변형을 일으키는 경우가 있다. 이것을 뒤퓌트랑구축(Dupuytren's contracture)이라 한다. 손을 혹사하는 중년 남성에게 많고, 특히 약손가락과 새끼손가락에 나타난다.

◆**짧은손바닥근**(단수장근 palmaris brevis muscle) 손바닥널힘줄의 자쪽이 고정말단이 되고, 가로로 주행하여 손바닥의 자쪽가장자리 피부에서 끝나는 얇고 작은 피부근육이다(그림 2-50 참조). 근육은 새끼두덩을 덮는 피부를

긴장시켜 강하게 쥘 수 있게 한다고 생각된다.

지배신경 자신경(C8 · T1)

손등의 근막(수배근막 Dorsal fascia of hand)

손등근막은 손등의 폄근힘줄을 덮어 손가락의 등쪽손가락널힘줄로 연결된다.

E. 위팔의 관절에 작용하는 근육

위팔의 각 관절운동을 중심으로 하여 위팔의 근육을 정리한다.

1 어깨뼈 운동에 관계하는 근육 (그림 2-80, 81)

팔이음뼈관절(복장빗장관절 · 봉우리빗장관절)의 운동은 어깨뼈 운동과 함께 이루어진다.

어깨뼈는 가슴우리 위에 거의 근육만으로 보유되며, 다음과 같은 운동을 하여 어깨관절의 운동과도 관련된다.

◆**등세모근**(윗부분) · **어깨올림근** · **마름근** 올림(elevation, 어깨뼈를 위로 당긴다. 어깨를 움츠리는 운동).

어깨뼈는 팔의 무게 때문에 아래로 내려간다. 손으로 물건을 들어 올리는 경우에는 특히 강하게 아래로 당겨지므로 이에 대항하여 어깨뼈는 올라간다.

어깨결림 : 이른바 어깨결림은 등세모근 · 어깨올림근 등 올림근의 긴장과 관련된다고 할 수 있다.

◆**등세모근**(아랫부분) · **넓은등근** · **작은가슴근** 내림(억제 depression, 어깨뼈를 아래로 당긴다).

어깨뼈와 함께 빗장뼈도 내려가지만 빗장뼈의 내림은 제1갈비뼈가 있어 제한되며, 동시에 어깨뼈 내림도 억제된다.

◆**앞톱니근** · **작은가슴근** · **큰가슴근** 내밈(전진 protraction, 어깨뼈를 가슴을 따라 앞으로 당긴다).

이 작용은 손으로 물체를 누르는 경우 등에 중요하며 특히 앞톱니근이 작용근이 된다.

◆**등세모근**(중간부분) · **마름근** · **넓은등근** 뒤당김(수축 retraction, 가슴우리를 따라 어깨뼈를 뒤로 당긴다).

◆**등세모근**(윗부분) · **앞톱니근** 위쪽돌림(상방회전 upward rotation, 어깨뼈 아래각을 바깥쪽으로 돌림하여 관절오목을 위로 향하게 한다).

◆**마름근** · **어깨올림근** · **큰가슴근** · **작은가슴근** · **넓은등근** 아래회전(하방회전 downward rotation, 어깨뼈의 관절오목을 아래로 향하게 한다).

2 어깨관절의 운동에 관계하는 근육

◆**큰가슴근** · **어깨세모근**(앞부분) · **부리위팔근** · **위팔두갈래근** 굽힘(굴곡 flexion)

◆**넓은등근** · **어깨세모근**(뒷부분) · **큰원근** · **위팔세갈래근** 폄(신전 extension)

◆**가시위근** · **어깨세모근**(중간부분) · **위팔세갈래근** 벌림(외전 abduction)

◆**큰가슴근** · **넓은등근** · **어깨밑근** · **큰원근** · **부리위팔근** · **작은원근** 모음(내전 adduction)

◆**어깨밑근** · **큰원근** · **큰가슴근** · **어깨세모근**(앞부분) · **넓은등근** 안쪽돌림(내회전 internal rotation)

◆**가시아래근** · **작은원근** · **어깨세모근**(뒷부분) 바깥돌림(외회전 external rotation)

3 팔꿉관절의 운동에 관계하는 근육

◆**위팔근 · 위팔두갈래근 · 위팔노근**(굽힘) 굽힘근 중에서 위팔두갈래근은 아래팔의 뒤침자세에서만 작용한다. 즉 위팔두갈래근에 의해 강하게 굽히기 위해서는 우선 아래팔을 뒤침자세에 둘 필요가 있다(위팔의 알통을 만드는 경우 등).

위팔노근은 맥주잔을 손으로 쥐는 위치에서 직선이 되며 굽힘에 가장 효과적으로 작용한다.

◆**위팔세갈래근 · 팔꿈치근**(폄) 굽힘과 폄은 굽힘근과 폄근의 뒤당김 · 이완의 협조에 의해 원활하게 이루어진다. 굽힘근 · 폄근이 동시에 강하게 수축되면 팔꿉관절은 폄자세로 고정된다. 이 상태는 손으로 물체를 누르는 경우 등에 필요하다.

4 아래팔의 엎침 · 뒤침을 실시하는 근육

◆**네모엎침근 · 원엎침근**(엎침) 주로 네모엎침근이 작용하며 저항에 대항하여 더욱 강하게 엎칠 때 원엎침근의 작용이 더해진다.

◆**뒤침근 · 위팔두갈래근**(뒤침) 엎침과 뒤침을 비교하면 뒤침이 더 강력하다. 뒤침은 강력한 위팔두갈래근이 담당하고 있기 때문이다.

문의 손잡이나 드라이버 등은 주로 오른손의 뒤침운동을 사용하도록 만들어져 있다.

5 손목의 운동에 관계하는 근육

손목의 운동은 주로 노근 손목관절에서 이루어지며 먼쪽노자관절이나 손목뼈중간관절의 운동도 가해진다.

◆**노쪽손목굽힘근 · 자쪽손목굽힘근 · 긴손바닥근** · 손가락과 엄지손가락과의 **긴굽힘근무리** 굽힘(바닥쪽굽힘)

◆**긴노쪽손목폄근 · 짧은노쪽손목폄근 · 자쪽손목폄근** · 손가락과 엄지손가락과의 **폄근무리** 폄(등쪽굽힘)

◆**노쪽손목굽힘근, 긴 · 짧은 노쪽손목폄근** 벌림(abduction)

◆**자쪽손목굽힘근 · 자쪽손목폄근** 모음(adduction)

손목에서는 대부분의 경우 폄과 벌림, 또는 굽힘과 모음이 동시에 일어난다. 폄 · 벌림은 중력에 저항하여 강력하다. 굽힘근은 노쪽과 자쪽에 1개씩 있는 데 비해 폄근은 특히 노쪽에 2개가 있다.

6 엄지손가락의 운동에 관계하는 근육 (그림 2–82)

◆**짧은엄지폄근**(첫마디의 폄) · **긴엄지폄근**(끝마디의 폄) 폄

◆**긴엄지굽힘근 · 짧은엄지굽힘근** 굽힘

◆**긴엄지벌림근 · 짧은엄지벌림근** 벌림

◆**엄지손가락모음근** · 제1등쪽뼈사이근 모음

◆**엄지맞섬근**, 긴 · 짧은 엄지벌림근(짧은엄지굽힘근 등 많은 근육의 협동작용) 맞섬

7 손가락 운동에 관계하는 근육

◆**손가락폄근 · 집게폄근 · 새끼손가락폄근 · 뼈사이근 · 벌레근**

첫마디의 폄 : 손가락폄근 · 집게폄근 · 새끼손가락폄근

중간마디의 폄 : 뼈사이근 · 벌레근 · 손가락폄근

끝마디의 폄 : 뼈사이근 · 벌레근

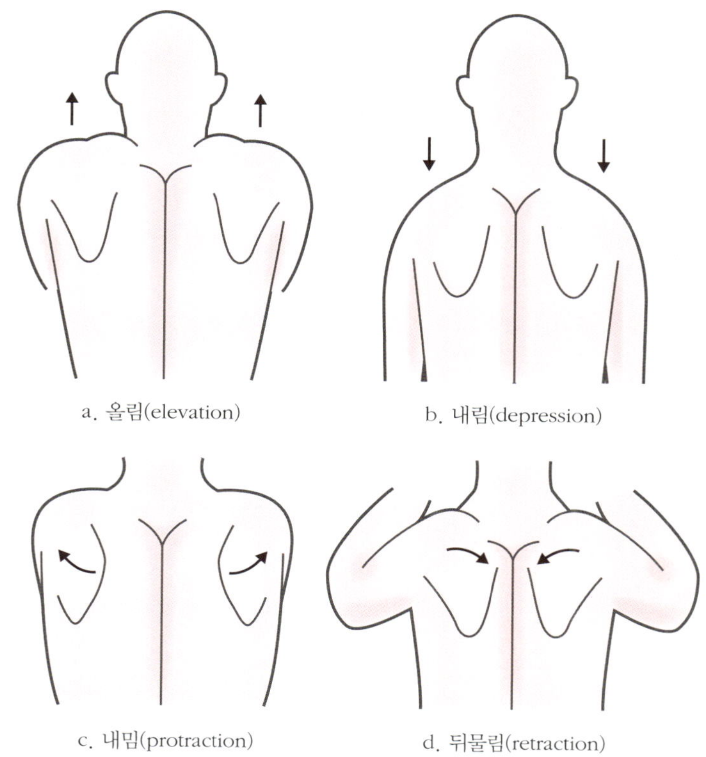

그림 2-80 어깨뼈의 운동

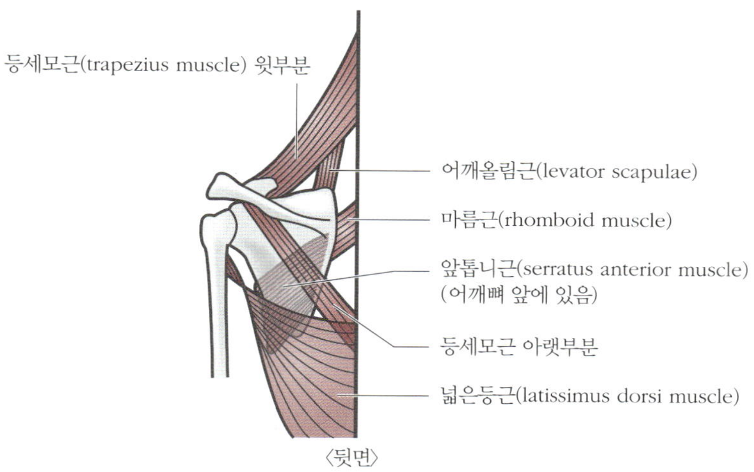

그림 2-81 어깨뼈 운동에 관여하는 근육

◆ **얕은손가락굽힘근 · 깊은손가락굽힘근 · 벌레근 · 뼈사이근**

첫마디의 굽힘 : 벌레근 · 뼈사이근

중간마디의 굽힘 : 얕은손가락굽힘근

끝마디의 굽힘 : 깊은손가락굽힘근

◆ **등쪽뼈사이근** 벌림

◆ **바닥쪽뼈사이근** 모음

세로활과 가로활

손은 특별히 힘을 가하지 않는 휴식상태에서는 장축방향에서 바닥쪽으로 가볍게 만곡(curvature, 손허리손가락관절과 손가락뼈사이관절에서 가볍게 굽힘)한다. 이 만곡을 세로활[종(축)궁 longitudinal arch]이라 한다. 세로활은 손가락의 폄근(손가락폄근 · 뼈사이근 · 벌레근)과 굽힘근(얕은 · 깊은 손가락굽힘근) 긴장의 균형에 의해 생긴다. 근육이나 지배신경이 손상되어 굽힘근과 폄근의 균형이 깨지면 세로활의 굴곡도 변화한다.

손에는 가로방향으로도 바닥쪽으로 오목한 만곡, 즉 가로활(횡궁 transverse arch)이 나타난다. 가로활은 엄지두덩근과 새끼두덩근과의 긴장에 의해 생긴다. 특히 자신경마비(척골신경마비 paralysis of ulnar nerve) 등으로 근육의 마비가 일어나면 가로활의 굴곡에 변화가 생긴다.

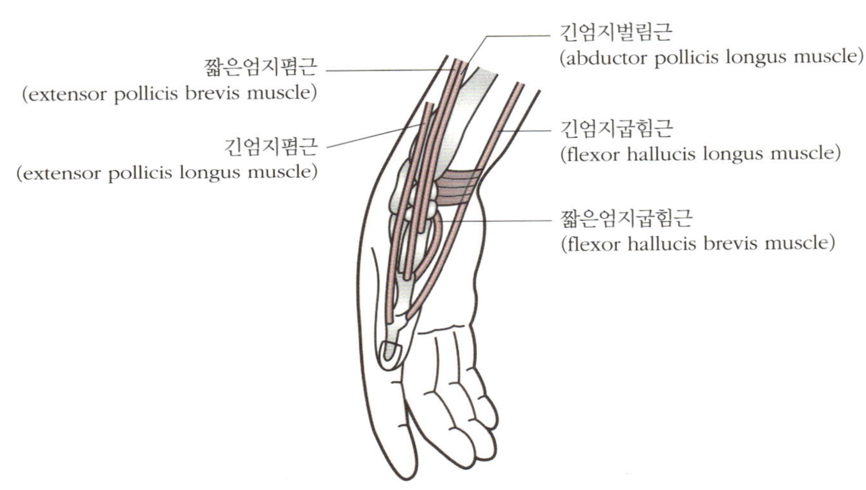

그림 2-82 엄지손가락 운동에 관여하는 근육

Ⅳ. 위팔의 혈관

A. 동맥

위팔에 분포하는 동맥줄기는 빗장밑동맥에서 이어지는 겨드랑동맥이다(그림 2-83).

빗장밑동맥은 오른쪽에서는 팔머리동맥, 왼쪽에서는 대동맥활에서 일어나 빗장뼈의 뒤쪽, 가슴막꼭대기 앞쪽에서 호(弧)를 그리며 바깥쪽으로 주행하여 빗장뼈와 제1갈비뼈 사이를 통과하여 겨드랑으로 나가 겨드랑동맥이 된다.

빗장밑동맥 – 겨드랑동맥 – 위팔동맥 ┌ 노동맥
　　　　　　　　　　　　　　　　　　└ 자동맥

1 겨드랑동맥(액와동맥 Axillary artery) (그림 2-84, 85)

겨드랑동맥은 제1갈비뼈의 가쪽모서리를 넘어 큰가슴근 · 작은가슴근의 뒤를 주행하여 어깨관절의 아래쪽, 큰원근 아래모서리에서 위팔동맥이 된다.

겨드랑동맥은 길이 12~15 cm이며 작은가슴근과의 위치 관계에서 3부분(I부 · II부 · III부)으로 나누어진다. I부는 제1갈비뼈의 가쪽모서리로부터 작은가슴근의 위쪽모서리까지이며, 가슴에 접하고 길이는 약 2.5 cm이다. II부는 작은가슴근 뒤에 있는 부위이며 길이는 약 3 cm이다. III부는 작은가슴근 아래쪽에서 위팔뼈에 접해 주행하는 부위이며 길이는 약 6.5 cm이다.

표면해부학

겨드랑동맥은 겨드랑의 깊은 곳에 있으므로 체표에서 만질 수 없다. 그런데 III부는 비교적 얕은 곳에 있어 특히 위팔을 바깥쪽으로 수직 높이까지 올림(벌림)하면 위팔뼈에 대해 눌러서 만져지는 경우도 있다.

겨드랑동맥의 가지

겨드랑동맥에서 나오는 가지는 가슴부위와 어깨뼈부위에 분포한다. I부로부터는 1개, II부로부터는 2개, III부로부터는 3개의 동맥가지가 나온다.

I부	맨위가슴동맥
II부	가슴봉우리동맥, 가쪽가슴동맥
III부	어깨밑동맥, 앞위팔휘돌이동맥, 뒤위팔휘돌이동맥

맨위가슴동맥(상흉동맥 Superior thoracic artery)

작은 가지이며 겨드랑의 안쪽벽 윗부분(작은가슴근 · 앞톱니근)에 분포한다.

가슴봉우리동맥(흉견봉동맥 Thoracoacromial artery)

빗장뼈의 바로 아래에서 일어나 가슴 앞벽의 근육(어깨세모근 · 큰가슴근) · 어깨뼈봉우리부위 · 빗장뼈 아랫부분에 분포한다.

가쪽가슴동맥(외측흉동맥 Lateral thoracic artery)

가슴의 가쪽벽을 아래로 주행하여 앞톱니근에 분포한다. 특히 여성에서는 젖샘에 큰 가지(**가쪽젖샘가지** 외측유선지 lateral mammary branches)를 낸다.

어깨밑동맥(견갑하동맥 Subscapular artery)

겨드랑동맥의 가지 중 가장 큰 가지이며 어깨뼈 가쪽모서리를 따라 뒤쪽으로 아래로 주행하고 가슴등동맥과 어

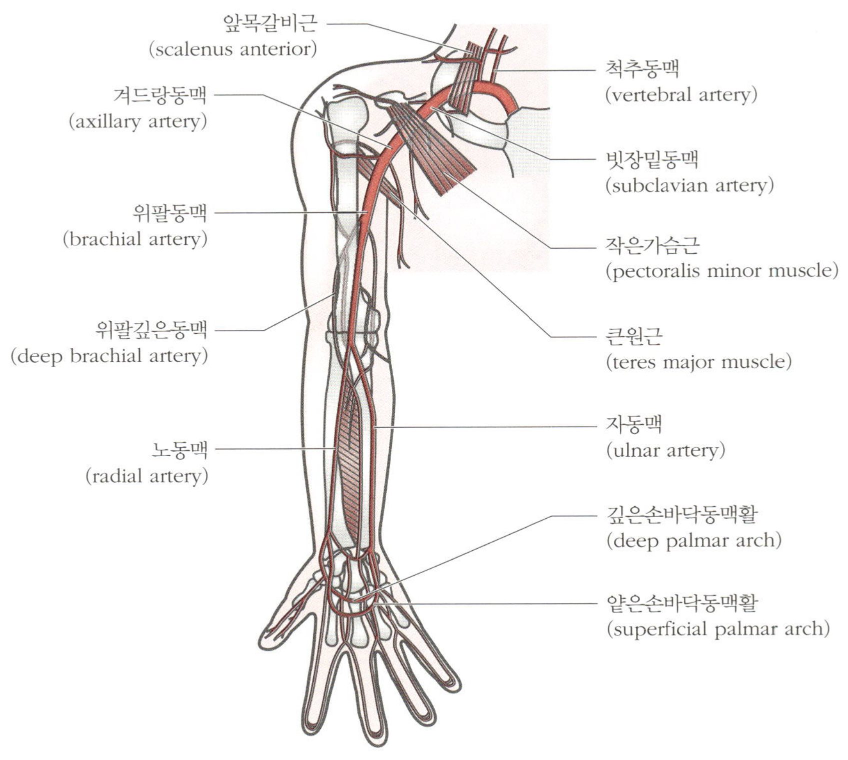

그림 2-83 팔의 동맥

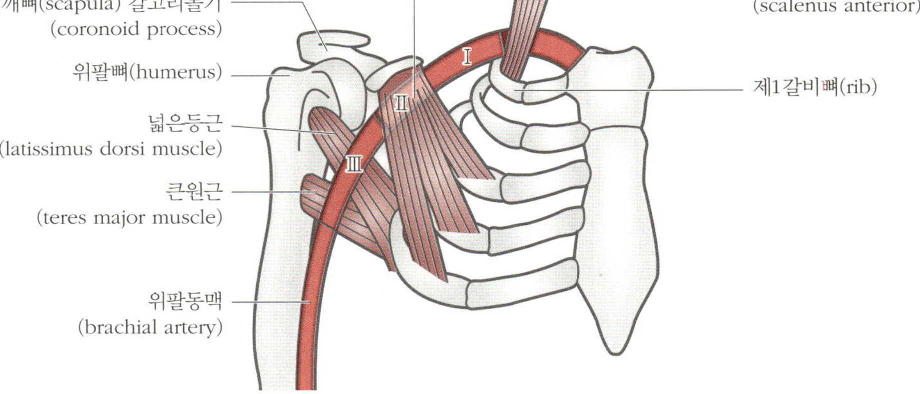

그림 2-84 겨드랑동맥

깨휘돌이동맥의 2가지로 나눠진다.

◆**가슴등동맥**(흉배동맥 thoracodorsal artery) 넓은등근과 앞톱니근 사이를 아래로 주행하여 양쪽 근육에 분포한다.

◆**어깨휘돌이동맥**(견갑회선동맥 circumflex scapular artery) 안쪽겨드랑집(그림 2-41)을 통과하여 등쪽으로 주행하며 가시아래근에 분포한다.

어깨동맥연결 : 어깨휘돌이동맥은 목부위로부터 **어깨위동맥**(견갑상동맥 suprascapular artery, ← 갑상목동맥 ← 빗장밑동맥) 및 **등쪽어깨동맥**(배측견갑동맥 dorsal scapular artery, ← 가로목동맥 ← 빗장밑동맥)과 연결된다. 이 경우를 어깨동맥연결(견갑동맥문합 scapular anastomosis)이라 한다(그림 2-86). 이는 어깨뼈 주위에 발달하는 연결로 임상적으로 중요하다. 예를 들면 빗장밑동맥 · 겨드랑동맥이 폐쇄 또는 묶일(ligature) 경우에도 연결에 의해 측부혈행이 발생하여 위팔에 혈액이 보내진다. 그러나 어깨밑동맥의 분기부보다 말초쪽에 있어서 위팔깊은동맥의 분기부까지의 사이에서는 겨드랑동맥 · 위팔동맥을 묶지 않는다. 이 부위에서는 연결이 없으므로 측부혈행로가 생기지 않기 때문이다.

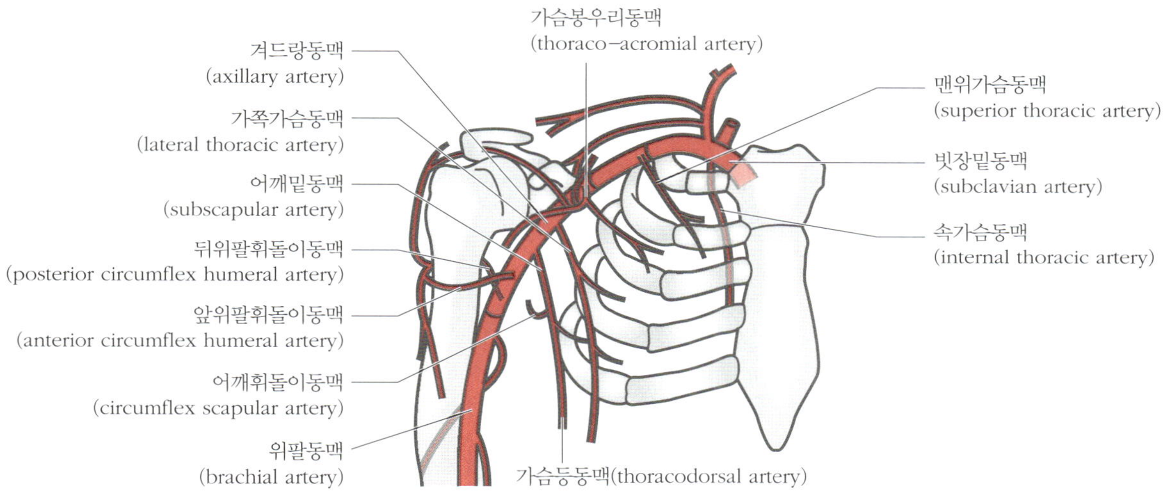

그림 2-85 겨드랑동맥의 가지

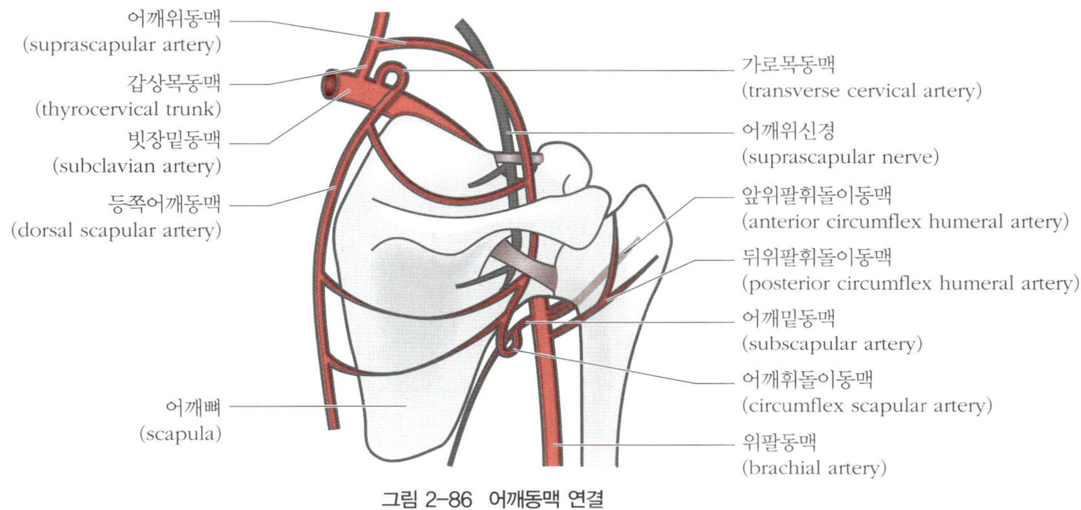

그림 2-86 어깨동맥 연결

앞위팔휘돌이동맥(전상완회선동맥 Anterior circumflex humeral artery)
뒤위팔휘돌이동맥(후상완회선동맥 Posterior circumflex humeral artery)

앞위팔휘돌이동맥은 위팔뼈의 외과목을 앞쪽으로부터 에워싸듯이 가로로 주행하여 어깨관절 및 그 주위의 근육에 분포한다.

뒤위팔휘돌이동맥은 가쪽겨드랑집(그림 2-41)을 통과하여 위팔뼈 외과목을 뒤에서 에워싸 어깨관절 및 주위의 근육에 분포한다.

뒤위팔휘돌이동맥은 앞위팔휘돌이동맥과 연결되는 것 외에 어깨위동맥 · 가슴봉우리동맥 · 위팔깊은동맥(← 위팔동맥)과도 연결된다,

2 위팔동맥(상완동맥 Brachial artery)

위팔동맥(그림 2-87)은 겨드랑동맥에 이어지며, 큰원근의 아래모서리에서 팔오금까지의 사이이다.

위팔동맥은 위팔정맥 · 정중신경과 함께 위팔두갈래근의 안쪽모서리를 따라 아래로 주행하여 위팔의 아랫부분에서는 점점 앞면으로 나와 팔오금에 이른다. 그리고 이곳의 위팔두갈래근널힘줄 아래에서 노동맥과 자동맥으로 나누어진다.

표면해부학

위팔동맥의 주행을 체표에 투영하면 위팔을 가쪽으로 직각으로 올림(벌림)하여 아래팔 뒤침자세에서 빗장뼈의 거의 중간점과 팔오금의 중앙을 연결하는 선에 일치한다. 위팔동맥은 비교적 얕은 부분에 있으므로 전체 길이에 걸쳐 동맥을 체표에서 만질 수 있다.

위팔동맥의 가지

위팔동맥은 위팔 앞면에 있는 근육(굽힘근)에 분포하는 가지(앞가지)나 위팔뼈에 분포하는 가지(영양동맥)를 보내는 것 외에 다음의 가지를 낸다.

위팔깊은동맥(상완심부동맥 Profunda brachial artery)

위팔동맥 윗부분에서 일어나 뒤쪽으로 뻗어 위팔뼈의 뒷면을 노신경과 함께 아래로 주행한다.

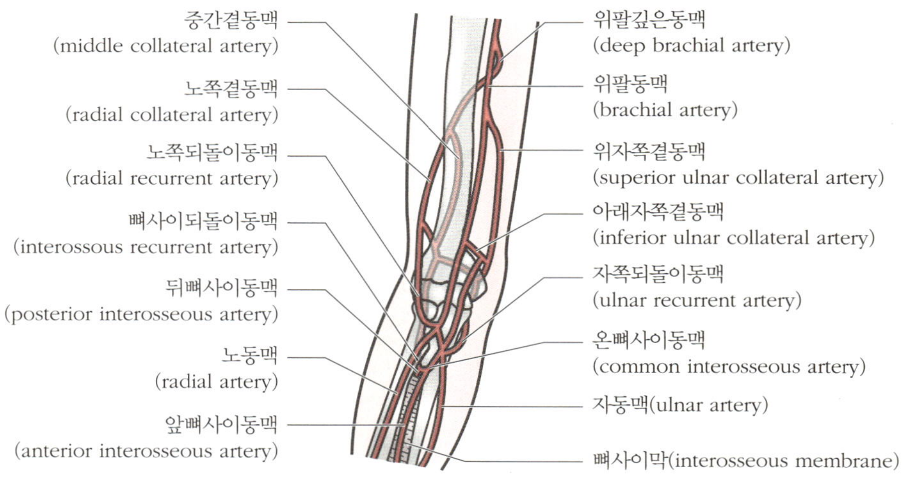

그림 2-87 위팔동맥 · 노동맥 · 자동맥

위팔깊은동맥은 위팔영양동맥(상완골영양동맥 humeral nutrient artery)과 어깨세모근가지(삼각근가지 deltoid branch)를 낸 후 위팔뼈 뒤쪽에서 2개의 끝가지(**안쪽곁동맥** 내측측부동맥 medial collateral artery과 **노쪽곁동맥** 요측측부동맥 radial collateral artery)로 나눠지며, 팔꿉관절 주위의 동맥그물(팔꿉관절동맥그물) 형성에 더해진다.

위자쪽곁동맥(상척골측측부동맥 Superior ulnar collateral artery)

위팔깊은동맥 주위에서 안쪽으로 나와 아래로 주행하며, 위팔근과 위팔세갈래근에 분포하여 팔꿉관절동맥그물에 더해진다.

아래자쪽곁동맥(하척골측측부동맥 Inferior ulnar collateral artery)

위팔동맥의 아랫부분에서 일어나 아래로 주행하며, 팔꿉관절동맥그물에 더해진다.

팔꿉관절동맥그물(주관절동맥망 Cubital artery anastomosis)

팔꿉관절 주위에서 다양한 동맥이 연결되어 동맥그물을 만든다. 앞서 말한 위팔동맥으로부터의 가지(위팔깊은동맥의 안쪽곁동맥 · 노쪽곁동맥, 위 · 아래 자쪽곁동맥) 외에 노동맥 · 자동맥으로부터 위로 주행하는 가지(노쪽 및 자쪽 되돌이동맥 · 되돌이뼈사이동맥)도 더해진다.

팔꿉관절동맥그물의 역할 : 위팔동맥이 아랫부분에서 폐쇄, 차단되어도 팔꿉관절동맥그물의 연결에 의해 곁혈행로가 생겨 혈액이 말초로 보내진다.

3 아래팔의 동맥

위팔동맥은 팔오금에서 2개의 끝가지, 즉 노동맥과 자동맥으로 나눠진다(그림 2-88). 두 동맥은 아래팔과 손에 분포한다.

노동맥(요골동맥 Radial artery)

노동맥은 팔오금에서 자동맥과 나눠져 아래팔 노쪽에서 위팔노근 안쪽을 아래로 주행한다. 손목부위에서는 얕아져 노쪽손목굽힘근힘줄의 노쪽을 주행한다.

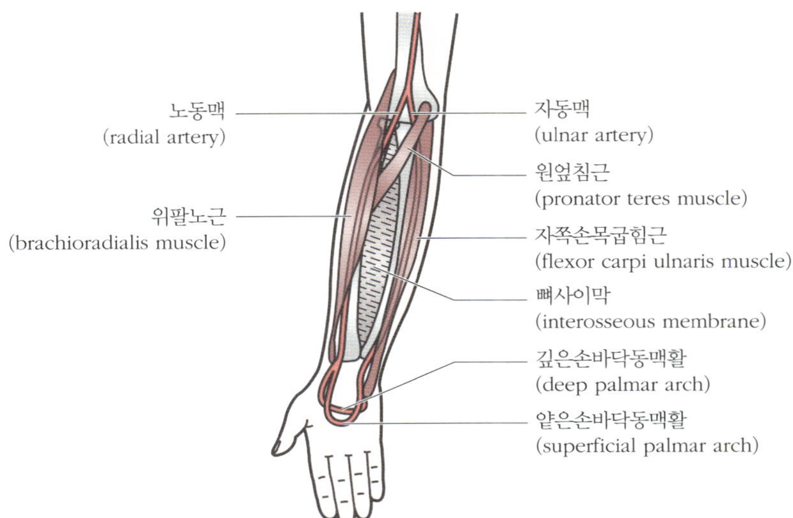

그림 2-88 아래팔 동맥의 주행

노동맥의 가지

노동맥은 아래팔의 노쪽에 있는 근육에 근육가지를 보내는 것 외에 다음의 가지를 낸다.

1) **노쪽되돌이동맥**(요측반회동맥 radial recurrent artery) : 노동맥의 윗부분으로부터 위쪽으로 주행하여 팔꿉관절동맥그물에 더해진다.

2) **바닥쪽 및 등쪽 손목가지**(장측 및 배측수근지 palmar and dorsal carpal branches) : 노동맥의 아랫부분에서 나와 손목부위의 바닥쪽과 등쪽에 있는 손목동맥그물에 더해진다.

3) **얕은손바닥가지**(표재수장지 superficial palmar branch)

4) **엄지으뜸동맥**(무지주동맥 princeps pollicis artery)

5) **깊은손바닥동맥활**(심부수장동맥궁 deep palmar artery arch)

3)~5)는 **4** 손의 동맥에서 서술한다.

노동맥은 관상동맥의 바이패스수술에 이용된다. 이 목적으로 노동맥을 절제하여 제거해도 혈류는 자동맥에서 유지된다.

표면해부학

노동맥은 손목부위에서 노쪽손목굽힘근힘줄의 노쪽에 닿는다(이른바 맥을 짚는 부분).

자동맥(척골동맥 Ulnar artery)

자동맥은 팔오금에서 위팔동맥으로부터 일어나 아래팔의 자쪽 얕은손가락굽힘근과 깊은손가락굽힘근 사이를 아래로 주행한다. 자쪽손목굽힘근힘줄의 노쪽을 따라 굽힘근지지띠의 겉쪽을 통과하여 콩알뼈 바로 노쪽에서 손바닥에 이른다.

자동맥의 가지

아래팔의 자쪽에 있는 근육에 가지(근육가지)를 보내는 것 외에 다음의 가지를 낸다.

1) **자쪽되돌이동맥**(척측반회동맥 ulnar recurrent artery) : 자동맥의 고정말단에서 일어나 위로 주행하여 팔꿉관절동맥그물에 더해진다.

2) **온뼈사이동맥**(총골간동맥 common interosseous artery) : 팔오금의 아래모서리에서 자동맥으로부터 일어나 **앞뼈사이동맥**(전골간동맥 anterior interosseous artery)과 **뒤뼈사이동맥**(후골간동맥 posterior interosseous artery)으로 나눠져 각각 뼈사이막의 앞면과 뒷면을 따라 아래로 주행한다.

앞뼈사이동맥은 아래팔의 굽힘근에 근육가지를, 노뼈 · 자뼈에 영양동맥을 보낸다. 또한 정중신경과 함께 아래로 주행하는 가는 가지(**정중동맥** median artery)를 낸다.

뒤뼈사이동맥은 아래팔 등쪽의 폄근에 근육가지를 내는 것 외에 위를 향해 팔꿉관절동맥그물에 **뼈사이되돌이동맥**(반회골간동맥 interosseous recurrent artery)을 낸다.

3) **등쪽 및 바닥쪽 손목가지**(배측 및 장측수근지 dorsal and palmar carpal branch) : 손목부위에서 손목동맥그물을 만든다.

4) **깊은손바닥가지**(심부수장지 deep palmar branch)

5) **얕은손바닥동맥활**(표재수장동맥궁 superficial palmar artery arch)

3)~5)는 아래에 서술한다.

4 손의 동맥

손목과 손등의 동맥 (그림 2-89)

손목에는 등쪽과 바닥쪽에서 인대의 겉쪽에 동맥활이 있다. 즉 **등쪽 및 바닥쪽 손목동맥활**(배측 · 장측수근동맥궁 dorsal and palmar carpal arches)이 있어 노동맥 및 자동맥의 손목가지, 앞 · 뒤 뼈사이동맥으로부터의 가지를 받아 생긴다. 동맥그물은 손목부위의 인대 · 널힘줄 · 관절에 가지를 보낸다.

등쪽손목동맥그물에서 3개의 **등쪽손허리동맥**(배측중수동맥 dorsal metacarpal artery)이 나온다. 동맥은 제2~4 손허리뼈 사이틈을 지나 **등쪽손가락동맥**(배측지동맥 dorsal digital artery)으로 나눠져 집게~새끼손가락의 마주보는 가장자리에 분포한다.

손바닥의 동맥 (그림 2-90)

노동맥과 자동맥의 끝가지는 손바닥 중앙부에서 활모양으로 가로로 뻗은 얕은손바닥동맥활과 깊은손바닥동맥활을 만든다.

◆ **얕은손바닥동맥활**(천장동맥궁 superficial palmar artery arch)　자동맥의 끝가지는 콩알뼈의 노쪽을 주행하여 손바닥에 이른다. 그리고 손바닥널힘줄 아래에서 노쪽을 향해 활모양으로 주행하며 노동맥 끝가지(얕은손바닥가지)와 연결하여 얕은손바닥동맥활을 만든다.

동맥활 먼쪽에서 4개의 **온바닥쪽손가락동맥**(총장측지동맥 common palmar digital artery)이 일어난다. 이 동맥은 제2~4손허리뼈 사이틈을 나아가 손가락 시작부분에서 **고유바닥쪽손가락동맥**(고유장측지동맥 proper palmar digital artery)이 되어 집게~새끼손가락의 마주보는 가장자리에 분포한다,

◆ **깊은손바닥동맥활**(심부수장동맥궁 deep palmar artery arch)　노동맥의 끝가지가 손바닥의 깊은 부분, 즉 손허리뼈 바닥쪽에서 자쪽을 향해 가로로 주행하여 자동맥의 끝가지(깊은손바닥가지)와 연결하여 깊은손바닥동맥활을 만든다.

동맥활의 튀어나온 먼쪽에서 4개의 **바닥쪽손허리동맥**(장측중수동맥 palmar metacarpal arteries)이 나와 온바닥쪽손가락동맥과 합류한다.

노동맥이 손바닥에 들어간 직후 엄지손가락을 향해 **엄지으뜸동맥**(무지주동맥 princeps pollicis artery)이 나오고

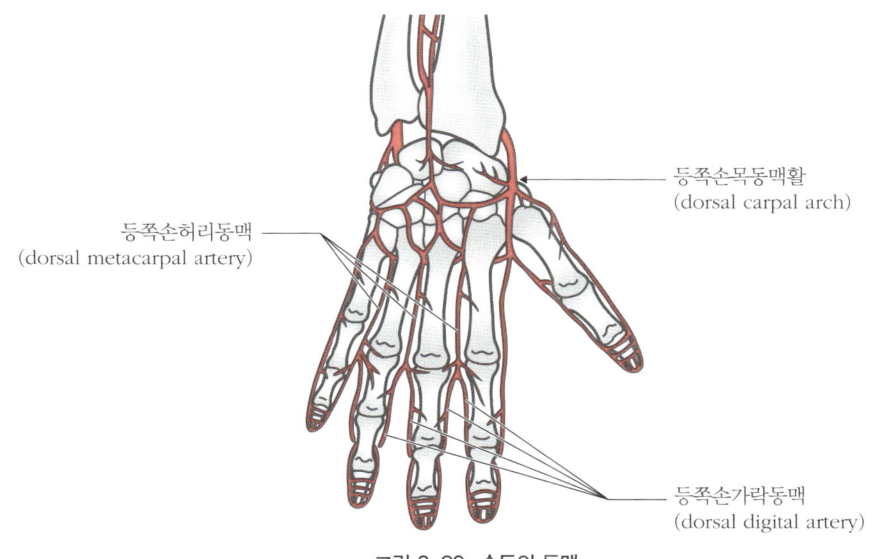

그림 2-89 손등의 동맥

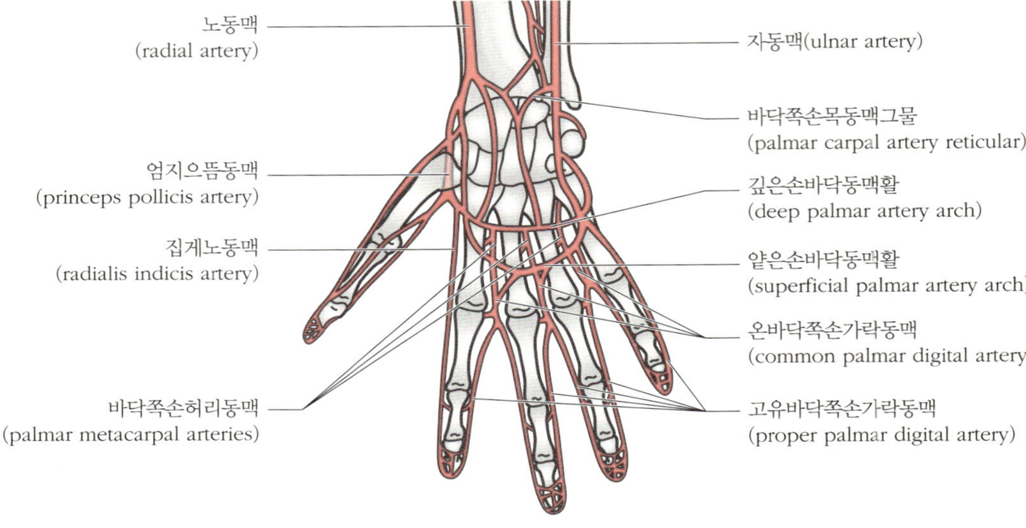

그림 2-90 손바닥의 동맥

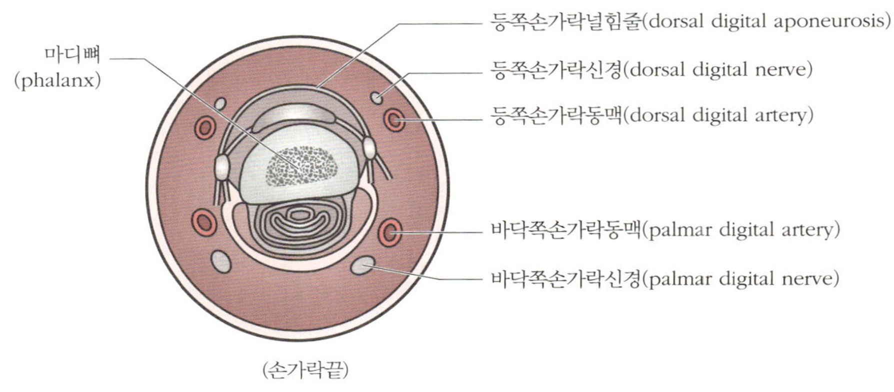

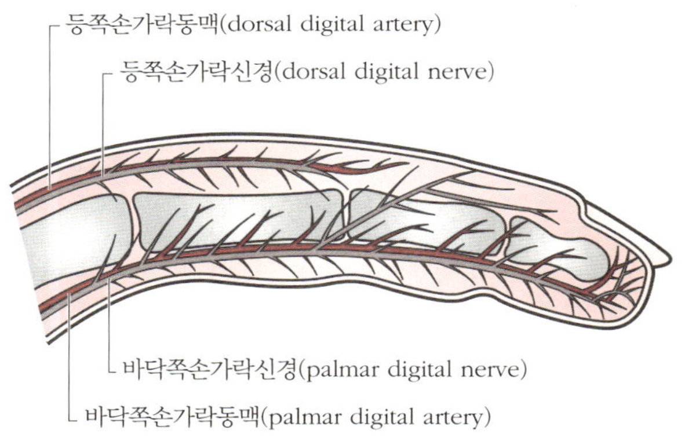

그림 2-91 손가락의 동맥과 신경

엄지손가락과 집게손가락의 노쪽(**집게노쪽동맥** 시지요측동맥 radial indicis artery)에 분포한다.

손가락의 동맥 (그림 2-91)

손가락 특히 손가락 끝마디 바닥쪽은 혈관분포가 매우 풍부하다. 분포하는 동맥은 손가락 양쪽모서리를 따라 등쪽과 바닥쪽을 주행하는 **등쪽손가락동맥**(배측지동맥 dorsal digital artery)과 **고유바닥쪽손가락동맥**(고유장측지동맥 proper palmar digital artery)이다.

등쪽과 바닥쪽 손가락동맥은 특히 손가락뼈사이관절 주위에서 서로 합해진다. 등쪽손가락동맥은 바닥쪽손가락동맥에 비해 가늘어서 손가락 거의 중간마디에서 끝나며, 그보다 말초에서는 손가락 등쪽도 바닥쪽손가락동맥의 분포를 받는다.

표면해부학

노동맥은 아래팔 먼쪽끝에서 손등으로 돌아 제1손허리뼈와 제2손허리뼈 사이를 통과하여 손바닥에 이른다. 노동맥은 손등의 손목 노쪽부위에서 긴엄지손가락벌림근힘줄과 긴엄지폄근힘줄 아래를 가로로 주행한다. 즉 체표에서 해부학적 코담배갑(그림 2-65)의 바닥을 비스듬히 가로질러 주행하므로 여기에서 맥박이 만져지는 경우도 있다.

얕은손바닥동맥활은 손바닥의 거의 중앙을 가로로 주행한다.

깊은손바닥동맥활은 얕은손바닥동맥활의 약 1횡지 몸쪽을 주행한다(횡지란 손가락의 가로 폭).

B. 정맥

팔의 정맥은 피부밑을 주행하는 얕은 부분의 피부정맥(cutaneous vein)과 깊은 부분의 깊은정맥(deep vein)으로 크게 나눌 수 있다.

1 피부정맥

손가락 · 손의 피부밑을 주행하는 피부정맥은 손바닥과 손등에 있는 정맥그물로 모인다(그림 2-92). 특히 **손등정맥그물**(dorsal venous network of hand)이 잘 발달되어 있으며, 정맥그물의 노쪽과 자쪽으로부터 각각 노쪽피부정맥과 자쪽피부정맥이 일어나 위로 주행한다.

노쪽피부정맥(Cephalic vein)

손등정맥그물의 노쪽으로부터 일어나 아래팔의 노쪽을 위로 주행하며 팔에서는 가쪽위팔두갈래근고랑을 주행한다. 위팔의 위쪽에서는 어깨세모근과 큰가슴근 사이의 세모가슴근패임(p.92)을 위로 주행하여 빗장뼈의 가쪽끝 아래(빗장뼈아래오목)에서 깊은쪽으로 진입해 깊은정맥(겨드랑정맥)으로 흘러든다(그림 2-93).

cephalic : 라틴어의 cephalicus(머리의)가 어원. 옛날에 두통을 치료하기 위해 이 정맥에서 피를 빼던 것에서 이러한 명칭이 붙여졌다고 하는데 정확한 것은 아니다.

자쪽피부정맥(Basilic vein)

손등의 자쪽으로부터 일어나 아래팔의 자쪽을 위로 주행하여 손바닥쪽으로 돌아 팔꿈치에 이른다. 위팔에서는 안쪽위팔두갈래근고랑을 주행하고 위팔의 중간부분에서 깊은쪽으로 진입하여 깊은정맥(위팔정맥)으로 흘러든다.

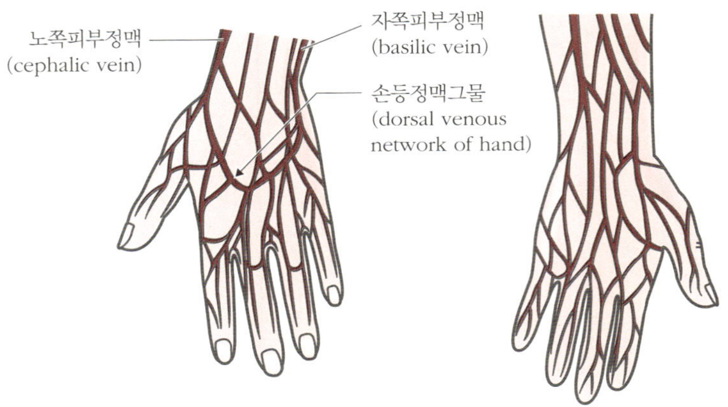

그림 2-92 손등과 손바닥의 피부정맥

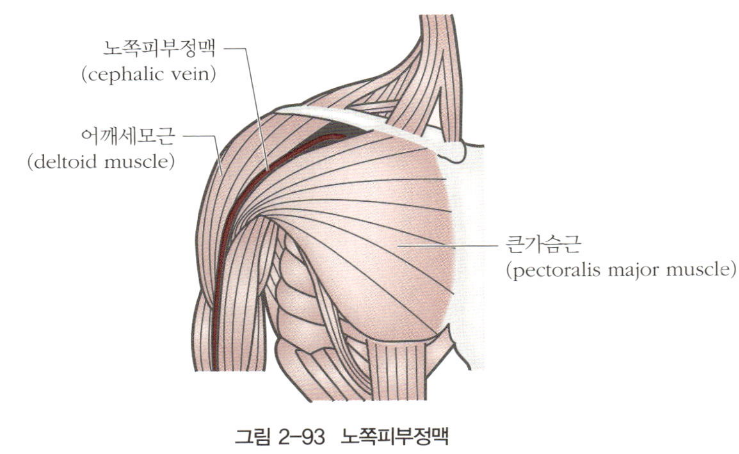

그림 2-93 노쪽피부정맥

basilic : basilikos(그리스어로 '왕의' 라는 의미)가 어원. 옛날에 정맥을 가장 중요한 것으로 생각하여 이름 붙여졌다고도 하고, basililk(아라비아어로 '안쪽의')에서 유래했다고도 하는데 정확한 것은 아니다.

또한 아래팔의 바닥쪽, 특히 팔꿈치 주위에는 노쪽피부정맥이나 자쪽피부정맥으로 연결되는 피부정맥이 보인다. 예를 들면 **아래팔중간정맥**(median antebrachial vein)이 손바닥에서부터 아래팔의 정중앙을 위로 주행하여 노쪽피부정맥과 자쪽피부정맥으로 흘러든다. 또한 팔꿈치에서 노쪽피부정맥과 자쪽피부정맥을 연결하는 **팔오금중간정맥**(median cubital vein)이 보인다(그림 2-94, 95).

2 깊은정맥

깊은정맥은 깊은 부분에서 동맥에 동반하여 주행하는 동반정맥(vena comitans)이며 동맥과 같은 명칭으로 불린다(겨드랑정맥, 위팔정맥, 노정맥, 자정맥 등). 겨드랑정맥을 제외하고는 같은 이름의 동맥 양쪽에서 2개의 정맥이 마주보고 주행한다. 겨드랑정맥은 같은 이름의 동맥 안쪽을 따라 주행하여 빗장밑정맥이 된다. 빗장밑정맥은 빗장밑동맥의 아래쪽을 따라 주행한다.

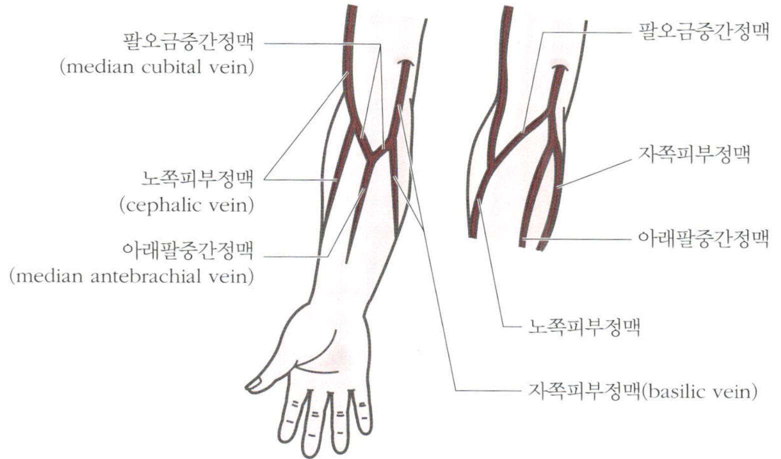

그림 2-94 팔오금 피부정맥의 2가지 형태

팔오금(cubital fossa)에서 피부정맥은 M형, N형 또는 H형 등의 주행을 나타낸다.

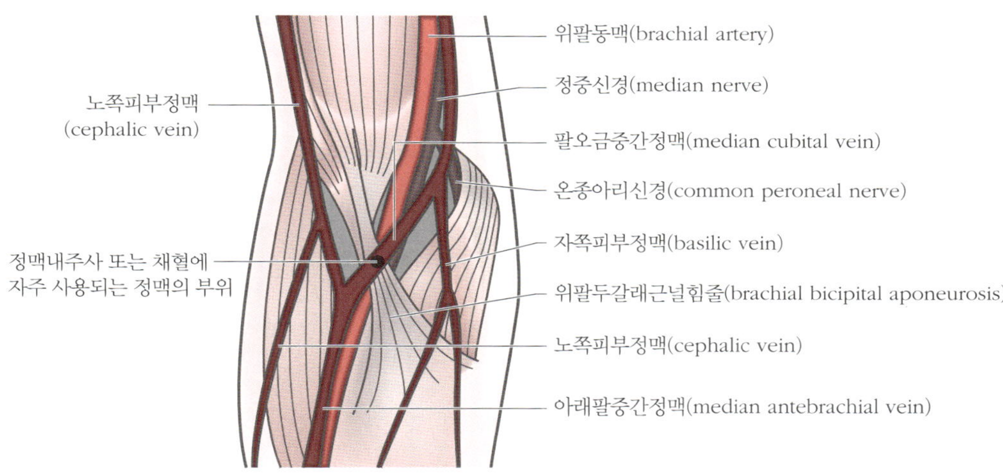

그림 2-95 팔오금중간정맥

이 정맥은 위팔두갈래근널힘줄 위를 통과한다.
이 널힘줄 덕분에 그 아래에 있는 위팔동맥이나 정중신경을 상처내지 않고 정맥에 바늘을 주입할 수 있다.

C. 림프계

1 림프관

림프관에는 피부밑에 있는 얕은림프관과 깊은 부분을 주행하는 깊은림프관이 있다.

얕은림프관(표재림프관 Superficial lymphatic vessel)

얕은림프관은 주로 피부의 림프를 모아 시작된다. 손가락 특히 그 바닥쪽이나 손바닥에서 림프관은 조밀한 그물을 만든다. 손에서 아래팔을 향해 많은 얕은림프관이 피부정맥을 따라 위로 주행한다.

엄지 · 집게손가락 및 손의 노쪽부위 림프를 모으는 림프관은 주로 노쪽피부정맥을 따라 위로 주행하여 겨드랑림프절로 흘러든다.

가운데손가락 · 약손가락 · 새끼손가락 및 손의 자쪽부위 림프를 모으는 얕은림프관은 일반적으로 자쪽피부정맥을 따라 위로 주행하여 일부는 팔꿉관절 바로 위에서 팔꿈치림프절을 거쳐 겨드랑림프절로 흘러든다.

손바닥 · 손목의 림프는 아래팔 앞면의 얕은림프관에 모여 팔오금을 거쳐 위팔을 위로 주행하여 겨드랑림프절로 흘러든다.

림프관염(lymphangitis): 얕은림프관을 따라 염증이 진행되며, 나아가 림프절로 파급되는 경우가 있다. 손가락이나 손바닥에 감염이 있으면 염증성 변화가 림프관의 주행을 따라 손목을 거쳐 아래팔에 미치는 경우가 있다.

깊은림프관(심부림프관 Deep lymphatic vessels)

깊은림프관은 깊은 동맥 또는 정맥을 따라 위로 주행하여 얕은림프관과도 교통한다. 깊은림프관은 약간 깊이 존재하는 작은 림프절을 거쳐 최종적으로는 겨드랑림프절로 흘러든다.

2 림프절

위팔에는 다음의 림프절이 있다(그림 2-96).

깊은림프절(심부림프절 Deep nodes)

깊은부위 작은림프절은 아래팔에서는 노동맥 · 자동맥 · 뼈사이동맥을 따라 나타나며, 팔오금에서는 위팔동맥의 분기부에, 위팔에서는 위팔동맥 주위에 존재한다. 그러나 이들 깊은부위 작은림프절은 일정하지 않다.

팔꿈치림프절(Cubital nodes)

팔꿈치림프절은 위팔뼈 안쪽위관절융기의 위쪽이며 자뼈피부정맥을 따라 존재한다. 또한 팔오금의 약간 깊은 부분에도 존재한다.

표면해부학

안쪽위관절융기 위에 있는 림프절은 1~2개로, 얕은 곳에 존재하며 붓게 되면 체표에서 만져진다.

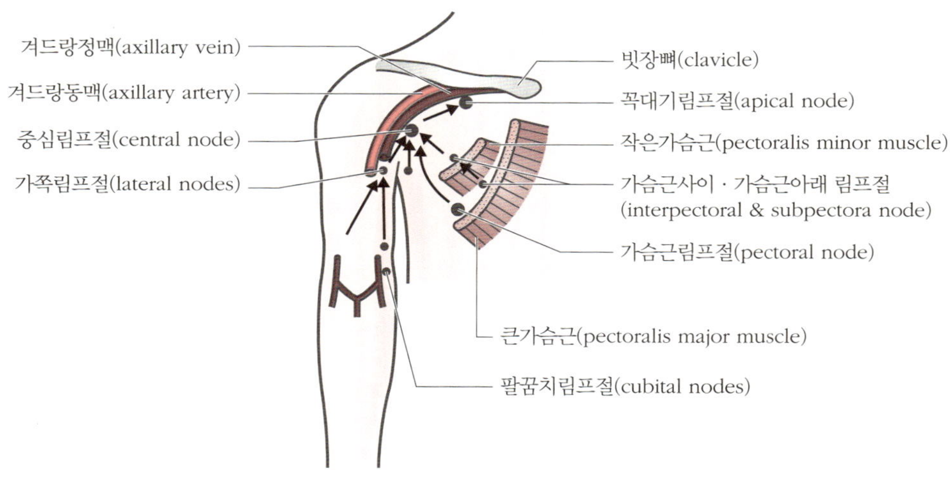

그림 2-96 팔의 림프절

겨드랑림프절(액와림프절 Axillary lymph node)

겨드랑림프절은 겨드랑을 채우는 지방조직 안에 있는 20~30개의 림프절 무리이며 위팔 · 어깨뼈부위 · 가슴벽 및 젖샘으로부터 림프를 받는다.

다음 5무리로 나누어진다.

◆**가슴근림프절**(흉근림프절 pectoral node) 큰가슴근의 깊은쪽에 있으며 작은가슴근 아래모서리를 따라 존재하는 3~4개의 림프절.

큰 · 작은 가슴근 사이에도 있다(**가슴근사이림프절** 흉근간림프절 interpectoral node).

가쪽가슴벽 · 앞가슴벽 · 젖샘의 큰 부분으로부터 림프관을 받는다.

◆**가쪽림프절**(외측림프절 lateral nodes) 겨드랑의 가쪽벽에서 겨드랑정맥의 뒤쪽을 따라 존재하는 여러 개의 림프절. 위팔 대부분의 림프관을 받는다.

◆**어깨밑림프절**(견갑하림프절 subscapular nodes) 겨드랑의 뒷부위에서 어깨뼈 가쪽모서리를 주행하는 어깨밑동맥을 따라 존재하는 5~6개의 림프절. 어깨뼈부위의 뒷부위 · 가슴부위의 뒷벽으로부터의 림프관을 받는다.

◆**중심림프절**(central node) 겨드랑의 중심부이며 지방조직 안에 있는 여러 개의 림프절. 가장 큰 무리이며 체표에서 쉽게 만질 수 있다. 앞서 말한 3개의 림프관 무리로부터 림프관을 받는다.

◆**꼭대기림프절**(첨단림프절 apical node) 겨드랑의 윗부위, 빗장뼈의 바로 뒤에서 빗장뼈밑동정맥 주위에 있는 6~12개의 림프절.

앞서 말한 중심림프절로부터 림프관을 받지만 때로는 젖샘으로부터 직접 림프관을 받는다. 꼭대기림프절에서 나오는 림프관은 빗장밑림프관줄기를 거쳐 오른림프관(오른쪽) 또는 가슴림프관(왼쪽)으로 흘러든다.

> 유방암의 림프절 전이 : 겨드랑림프절은 위팔뿐만 아니라 젖샘으로부터의 림프절을 받으므로 특히 유방암과의 관련에서 임상적으로 중요하다.

V. 팔의 신경

팔의 신경은 팔신경얼기에서 유래한다.

A. 팔신경얼기

팔신경얼기(완신경총 brachial plexus)는 제5~8목신경(C5~8)과 제1가슴신경(T1)의 앞가지에 의해 형성되어, 목빗근의 깊은쪽에서 목부위의 아랫부분으로부터 비스듬히 바깥아래쪽으로 향하며 겨드랑에 이르는 큰 신경얼기이다. 신경얼기는 중추쪽에서 말초쪽을 향해 신경뿌리 · 신경줄기 · 신경다발의 3부분으로 나누어진다(그림 2-97).

◆**뿌리**(root) 척수신경의 앞가지에서 목빗근의 깊은쪽에 있어 앞목갈비근과 중간목갈비근 사이를 주행한다. 중간목신경절과 목가슴신경절로부터 교감신경섬유도 받는다.

◆**신경줄기**(trunk) 1개의 뿌리로부터, 또는 2개의 뿌리가 합해져 생긴다. **위신경줄기**(superior nerve trunk) · **중간신경줄기**(middle nerve trunk) · **아래신경줄기**(inferior nerve trunk)의 3개 신경줄기가 있다. 위신경줄기는 위의 2뿌리(C5 · 6)가 합해져 생기고, 중간신경줄기는 중앙의 뿌리(C7)에서 생기며, 아래신경줄기는 아래의 2뿌리(C8 · T1)에서 생긴다.

신경줄기는 빗장뼈 위쪽(빗장위오목)에서 비교적 얕은 부분에 있다.

◆**신경다발**(cord) 위 · 중간 · 아래 신경줄기는 빗장뼈 뒤쪽에서 각각 **앞신경갈래**(전분지 anterior division)와 **뒤신경갈래**(후분지 posterior division)로 분기하며, 그 각 부위가 합해져 3개의 끈, 즉 **가쪽신경다발**(외측신경삭 lateral nerve cord) · **안쪽신경다발**(내측신경삭 medial nerve cord) · **뒤쪽신경다발**(후신경삭 posterior nerve cord)을 만든다.

가쪽신경끈은 위신경줄기와 중간신경줄기의 앞부위(C5~7)가 합해져 생기고, 안쪽신경끈은 아래신경줄기 앞부위(C8 · T1)에서 생기며, 뒤신경끈은 위 · 중간 · 아래 신경줄기의 뒷부위(C5~8, T1)가 합해져서 생긴다.

신경끈은 빗장뼈 아래의 겨드랑에 있으며 겨드랑동맥을 에워싼다. 가쪽신경끈은 동맥 가쪽에, 안쪽신경끈은 동맥 안쪽에, 뒤신경끈은 동맥 뒤쪽에 있다.

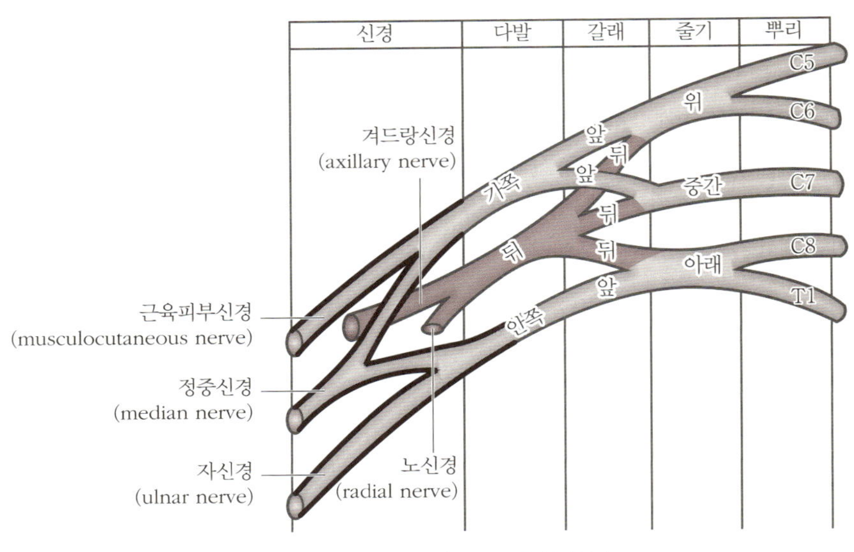

그림 2-97 팔신경얼기

가쪽신경다발과 안쪽신경다발이 근육피부신경, 정중신경, 자신경의 3개 신경으로 나누어져 팔신경얼기(brachial plexus)를 만든다는 점을 이해한다.

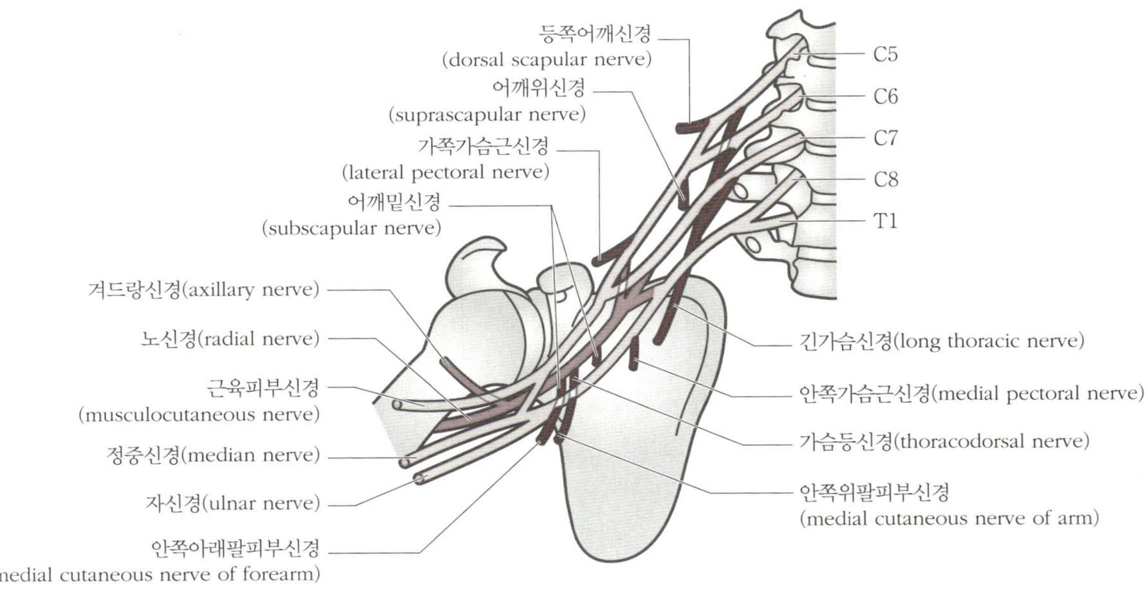

그림 2-98 팔신경얼기의 가지

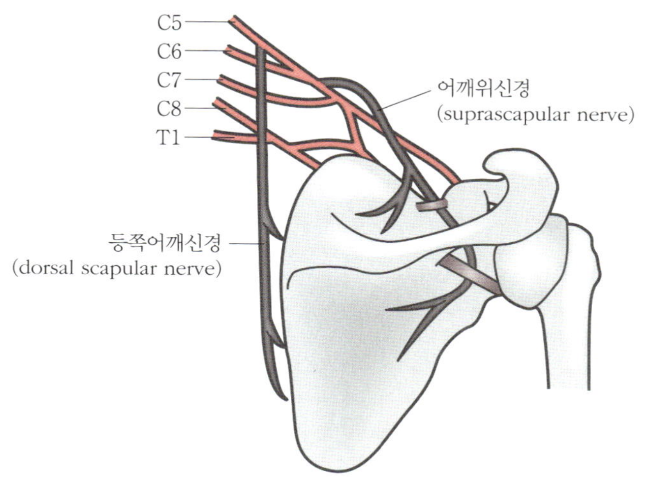

그림 2-99 등쪽어깨신경 · 어깨위신경

가쪽신경끈과 안쪽신경끈에서 일어나는 가지는 겨드랑 앞벽과 위팔 및 아래팔의 앞벽에 분포하며, 뒤신경끈으로부터 일어나는 가지는 겨드랑 뒷벽과 위팔 및 아래팔의 뒤쪽에 분포한다.

◆**팔신경얼기에서 일어나는 신경** (그림 2-98) 뿌리 · 줄기는 팔신경얼기의 빗장위부위(쇄골상부 supraclavicular part)라 하며 몇 개의 신경가지가 일어난다. 다발 아래는 빗장뼈아랫부분(쇄골하부 infraclavicular part)이라 하며 많은 신경가지가 일어난다.

뿌리 · 줄기에서 일어나는 가지

팔신경얼기의 뿌리 · 줄기에서 일어나는 가지는 빗장위가지(쇄골상가지 supraclavicular branch)라고도 하며 주로 가까운 근육(특히 위팔의 올림에 관여하는 팔이음뼈의 근육)에 분포한다(그림 2-99).

◆**등쪽어깨신경**(배측견갑신경 dorsal scapular nerve, C4 · 5) 마름근에 분포한다.

◆**긴가슴신경**(long thoracic nerve, C5~7) 겨드랑의 정점을 통과해 앞톱니근 가쪽면을 따라 아래로 주행하여 이 근육에 분포한다.

앞톱니근의 마비 : 긴가슴신경은 목부위의 뒤목삼각에 있어서 압박이나 유방암수술 등으로 손상되는 일이 있다. 신경이 손상되면 지배하는 앞톱니근의 마비(p.89)가 일어난다.

◆**어깨위신경**(견갑상신경 suprascapular nerve, C5 · 6) 빗장뼈의 뒤쪽 위신경줄기에서 일어나 어깨뼈 위모서리의 어깨위패임을 통과하여 어깨뼈 뒷면에 있는 가시위근 · 가시아래근에 분포한다. 그 밖에 어깨관절(감각가지)에 분포하여 목갈비근 · 목긴근 · 빗장밑근에도 근육가지를 보낸다.

신경다발에서 일어나는 가지

각 신경다발에서 일어나는 가지는 빗장아래가지(쇄골하가지 infraclavicular branch)라고도 한다.

◆**가쪽신경다발에서 일어나는 가지** 가쪽가슴근신경(외측흉근신경 lateral pectoral nerve, C5~7)이라 하며 작은가슴근 · 큰가슴근에 분포한다.

◆**안쪽신경다발에서 일어나는 가지**

1) **안쪽가슴근신경**(내측흉근신경 medial pectoral nerve, C8 · T1) : 작은가슴근 · 큰가슴근에 분포한다.

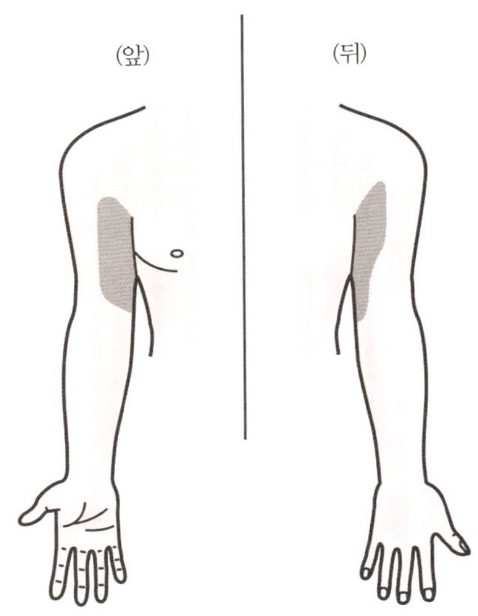

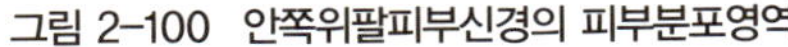
그림 2-100 안쪽위팔피부신경의 피부분포영역

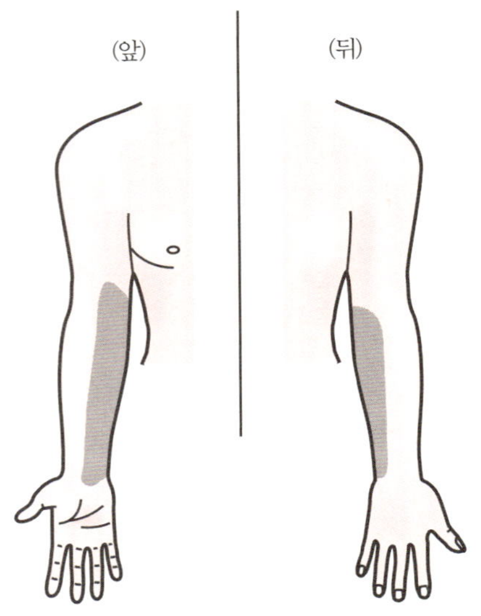

그림 2-101 안쪽아래팔피부신경의 피부분포영역

가쪽가슴근신경 · 안쪽가슴근신경은 각각 가쪽신경다발 · 안쪽신경다발에서 일어나기 때문에 붙여진 이름이며 실제로는 안쪽가슴근신경은 가쪽가슴근신경 가쪽을 주행한다. 안쪽가슴근신경은 피부가지를 위팔 앞면, 겨드랑 앞벽 부위, 봉우리빗장관절과 그 부근으로 보낸다.

2) **안쪽위팔피부신경**(내측상완피부신경 medial cutaneous nerve of arm, C8 · T1) : 위팔 안쪽에서 등쪽의 피부에 분포한다(그림 2-100).

3) **안쪽아래팔피부신경**(내측전완피부신경 medial cutaneous nerve of forearm, C8 · T1) : 아래팔 안쪽의 피부에 분포한다(그림 2-101).

◆뒤신경다발에서 일어나는 가지

1) **어깨밑신경**(견갑하신경 subscapular nerve, C5 · 6) : 겨드랑의 뒷벽을 만드는 근육(어깨밑근 · 큰원근)에 분포한다.

2) **가슴등신경**(흉배신경 thoracodorsal nerve, C6~8) : 넓은등근에 분포한다.

넓은등근의 마비 : 가슴등신경이 유방암 수술 등으로 손상되면 넓은등근의 마비가 일어나 위팔을 뒤로 돌릴 수 없게 된다(p.91).

신경다발의 끝가지

가쪽신경다발 · 안쪽신경다발 및 뒤신경다발은 각각 2개의 끝가지로 나눠진다. 그중에서 가쪽신경다발과 안쪽신경다발이 만드는 2개의 끝가지 중 1가지는 서로 합쳐져서 1개가 되므로 끝가지는 앞부위에서 다음의 5개가 된다.

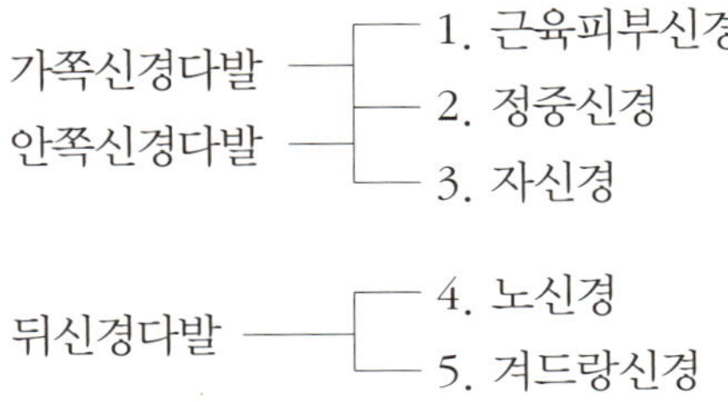

이들 끝가지는 겨드랑신경얼기에서 가장 중요한 신경이므로 나누어서 뒤에서 서술한다.

팔신경얼기마비 : 팔신경얼기는 목뼈의 가쪽모서리로부터 겨드랑까지 15~20 cm에 이른다. 거의 수직으로 주행하는데 그 경과 중에 손상을 받아 마비를 일으키는 경우가 있다. 팔신경얼기마비(완신경총마비 brachialis plexus paralysis)에는 특히 신경얼기 윗부위의 뿌리 · 줄기가 손상되는 상위형과 아랫부위의 뿌리 · 줄기 손상에 의한 하위형이 있다.

1) 상위형(에르브마비 Erb's paralysis) : 팔신경얼기마비에서 가장 많다. 특히 윗부위의 뿌리 · 위신경줄기(C5 · 6)는 목부위와 어깨뼈부위가 갈라지는 등 외부의 힘을 받으면 손상된다. 분만마비(birth paralysis)나 빗장위오목의 외상 등에 의한 마비가 많다. 이때 C5 · 6을 만드는 신경(어깨위신경 · 근육피부신경 · 겨드랑신경 등)이 손상을 받으면 그 지배하는 근육(가시위근 · 작은원근 · 위팔근 · 부리위팔근 · 위팔두갈래근 · 어깨세모근 등)에 의한 어깨관절운동이 장애가 된다. 예를 들면 위팔은 안쪽돌림(어깨밑근에 의해 당겨지므로)하여 아래로 떨어뜨리고, 아래팔은 엎침자세(위팔두갈래근 · 손뒤침근의 마비에 의해)를 취한 손바닥을 뒤로 향하게 한다. 이것은 웨이터가 팁을 뒤로 요구하는 것 같은 손동작과 유사하여 waiter's tip position이라 한다.

2) 하위형(크룸프케마비 Klumpke's paralysis) : 위팔이 과도하게 벌림 · 올림되면(예 : 높은 곳에서 떨어져 무언가에 매달린 경우 등), 아랫부위의 뿌리 · 아래신경줄기(C8 · T1)가 과다하게 폄되어 일어난다. 특히 T1이 손상되면 갈퀴손변형(p.144)을 발생시키는 일이 많다.

그 밖에 목갈비뼈나 빗장위림프절의 종창(악성종양) · 허파꼭대기 종양의 침윤 등으로 손상되어 일어나는 경우도 있다(팬코스트증후군 Pancoast's syndrome). 이 마비에서는 T1에 가해지는 교감신경섬유가 손상되면 호너증후군(Horner's syndrome)이 보이는 일도 있다.

B. 팔의 주요 신경

근육피부신경(근피신경 Musculocutaneous nerve, C5~7) (그림 2-102)

가쪽신경다발에서 직접 연결되는 끝가지이다. 신경은 부리위팔근을 관통하여 위팔두갈래근과 위팔근 사이를 주행하여 이들 근육에 근육가지를 전한다. 그리고 팔꿉관절 2~3 cm 위 위팔두갈래근 가쪽에서 **가쪽아래팔피부신경**(외측전완피신경 lateral cutaneous nerve of forearm)이 되어 아래팔굽힘쪽 노쪽 절반의 피부에 분포한다(그림 2-103).

근육피부신경을 정리하면 **근육가지**는 위팔 앞쪽의 굽힘근(부리위팔근 · 위팔근 · 위팔두갈래근)에 분포하며 **피부가지**는 아래팔 가쪽의 피부에 분포한다. 그 밖에 **관절가지**를 팔꿉관절로 보낸다.

근육피부신경마비 : 위팔의 굽힘근이 손상되므로 팔꿉관절을 굽히는 힘이 없어진다. 그러나 팔꿉관절은 아래팔의 근육(위팔노근이나 굽힘근)에 의해 약하지만 굽힐 수 있다.

위팔두갈래근이 마비되므로 아래팔의 뒤침운동은 약해진다.

정중신경(Median nerve, C5~8, T1) (그림 2-104)

안쪽신경다발과 가쪽신경다발에서 일어난다.

위팔에서 처음에 위팔동맥의 가쪽을 따라 위팔의 안쪽(안쪽위팔두갈래근고랑)을 아래로 주행하여 위팔의 거의 중간 높이에서 위팔동맥 앞을 교차하고, 동맥의 안쪽을 주행하여 팔오금에 이른다.

팔오금에서 위팔두갈래근널힘줄 바로 깊은쪽에서 위팔동맥 안쪽을 따라 거의 중앙선상에 있다. 신경은 위팔에서 팔오금까지는 가지를 내지 않고 아래로 주행한다.

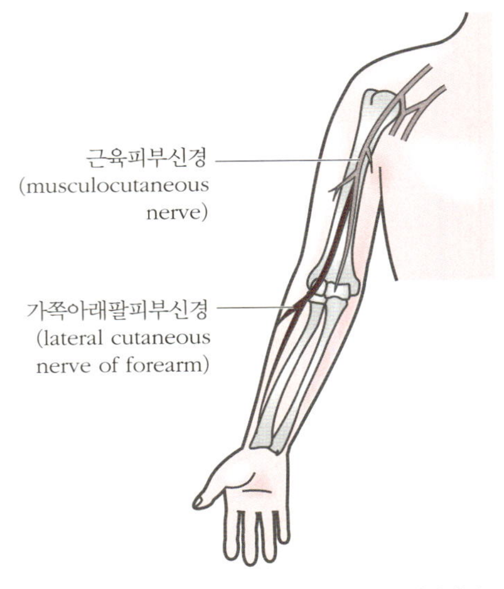

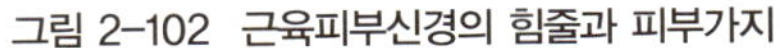
그림 2-102 근육피부신경의 힘줄과 피부가지

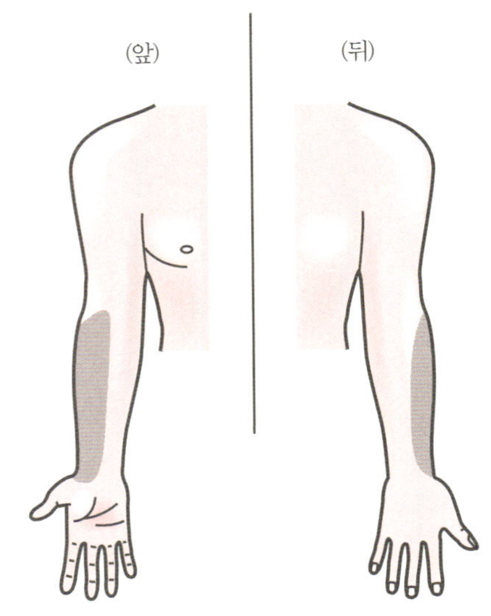

그림 2-103 근육피부신경(가쪽아래팔피부신경)의 피부분포영역

아래팔에서 신경은 원엎침근을 관통하여 얕은손가락굽힘근의 바로 깊은쪽을 중앙선을 따라 아래로 주행한다.

정중신경은 아래팔의 거의 정중앙을 주행하므로 이러한 이름이 붙여졌다.

아래팔에서 근육가지를 원엎침근 · 긴손바닥근 · 노쪽손목굽힘근 · 얕은손가락굽힙근 등의 굽힘근으로 보낸다.

아래팔의 윗부분에서 **앞뼈사이신경**(전골간신경 anterior interosseous nerve)이 일어난다. 앞뼈사이신경은 깊은쪽에서 같은 이름의 동맥과 함께 뼈사이막 앞면을 아래로 주행하여 아래팔 깊은 부분에 있는 굽힘근(깊은손가락굽힘근 · 긴엄지굽힘근 · 네모엎침근)에 근육가지를 보낸다.

아래팔의 아랫부분에서 **손바닥가지**(수장가지 palmar branch)가 일어나며 손바닥의 엄지손가락쪽 피부에 분포한다(그림 2-105).

손목부위에서 신경은 긴손바닥근힘줄의 깊은쪽을 얕은손가락굽힘근힘줄(안쪽)과 노쪽손목굽힘근힘줄(가쪽) 사이를 주행하여 손바닥에 이른다. 정중신경은 굽힘근지지띠의 아래, 즉 손목굴 안을 통과한다.

손바닥에서 정중신경은 근육가지를 엄지두덩근(짧은엄지벌림근 · 엄지맞섬근 · 짧은엄지굽힘근)과 2개의 엄지쪽 벌레근으로 보낸다. 이어서 신경은 3개의 **온바닥쪽손가락신경**(총장측지신경 common palmar digital nerve)으로 나뉘며, 나아가 각각 **고유바닥쪽손가락신경**(고유장측지신경 proper palmar digital nerve)이 되어 노쪽 3과 1/2손가락(엄지손가락 · 집게손가락 · 가운데손가락 · 약손가락의 노쪽 절반)의 손바닥면에 분포한다. 고유바닥쪽손가락신경의 끝가지는 손가락의 중간마디 · 끝마디에서는 손등면에도 분포한다.

그 밖에 정중신경은 경과 중에 다양한 관절(팔꿉관절 · 손목관절 · 손가락사이관절)에 작은 가지(관절가지)를 보낸다.

정중신경을 정리하면 **근육가지**는 아래팔 앞쪽의 근육(굽힘근) 대부분과 엄지두덩의 근육에 분포하고, **피부가지**는 엄지손가락쪽의 3과 1/2손가락의 바닥쪽 피부 및 손가락의 중간마디 · 끝마디의 등쪽피부에 분포한다(그림 2-105). 그 밖에 정중신경에는 교감신경섬유가 비교적 많이 포함된다.

정중신경마비 : 정중신경의 마비는 특히 팔꿈치부위와 손목부위에서 발생하는 경우가 많으며, 저위마비와 고위마비로 나눌 수 있다.

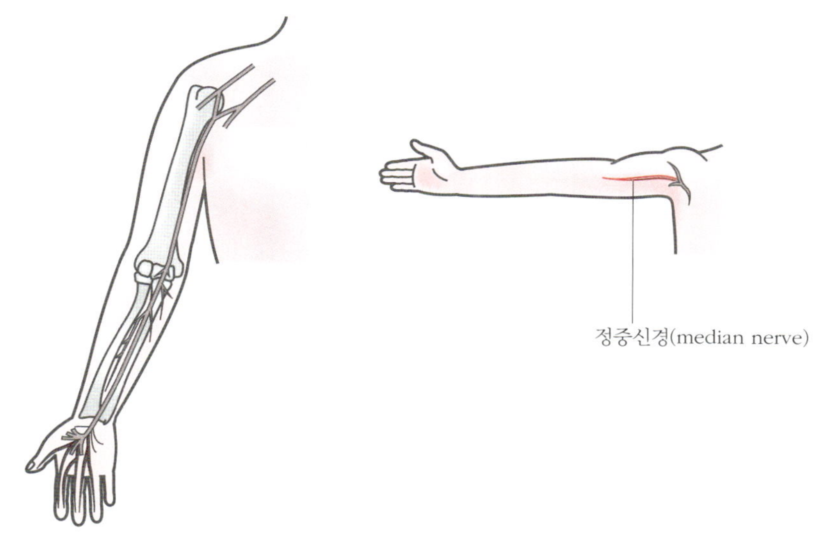

그림 2-104 정중신경

정중신경은 손바닥을 앞으로 향하게 하여 수평으로 들어 올렸을 때 위팔의 중앙을 주행한다.

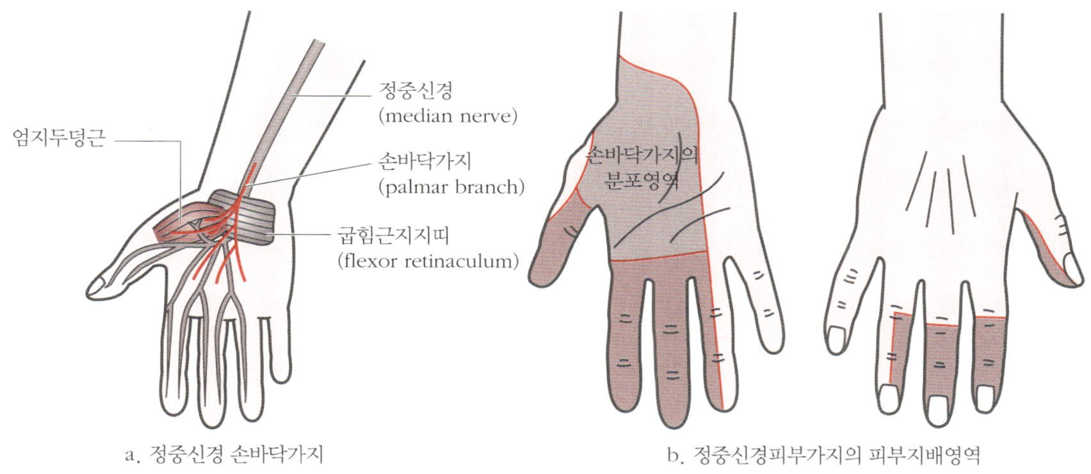

그림 2-105 정중신경피부가지와 피부지배영역

손바닥가지(palmar branch)는 피부가지(cutaneous branch)이다. 이것이 굽힘근지지띠 위를 통과하므로 손바닥의 감각은 손목굴증후군(carpal tunnel syndrome) 때에도 유지된다.

1) **저위마비** : 정중신경은 손상이 아래팔의 먼쪽부위 또는 손목부위에 발생하는 경우로 가장 많다. 정중신경은 손목굴 안을 통과하므로 힘줄윤활막염(건초염)이나 손목뼈의 골절 · 탈구 등에 의해 압박을 받기 쉽다(**포착신경병증** etrapment neuropathy). 정중신경이 손목굴 안에서 압박되어 일어나는 신경마비를 **손목굴증후군**(수근관증후군 carpal tunnel syndrome, p.112)이라 한다.

정중신경 저위마비에서는 엄지손가락의 맞섬운동장애나 피부가지의 분포영역인 엄지손가락 · 집게손가락 · 가운데손가락 바닥면의 감각장애 · 소실이 일어난다. 또한 엄지두덩은 근위축 때문에 편평해진다. 이렇게 엄지두덩이 위축되어 엄지손가락를 굽힘 · 폄할 수 없어 집게손가락을 따라 펴 있는(자신경지배의 엄지손가락모음근과 노신경지배의 폄근에 의한) 상태를 **원숭이손**(ape hand)이라 한다(그림 2-107).

2) 고위마비 : 정중신경이 위팔의 아랫부분 · 아래팔 윗부분에서 손상된 경우에 일어난다. 예를 들면 위팔뼈의 관절융기위골절에 따라 나타난다. 이러한 고위의 신경손상에서는 저위마비에 나타나는 운동 · 감각 장애 외에 아래팔의 긴 폄근무리나 엎침근의 운동마비가 일어난다. 손가락에서는 집게손가락과 가운데손가락을 구부릴 수 없다(노쪽 2개의 벌레근마비 때문).

정중신경에는 많은 교감신경섬유가 포함되므로 이 신경의 손상에서는 그 분포영역의 피부에 세동맥확장(혈관운동장애)이나 땀남장애(sweating disorder)가 나타난다. 또한 정중신경손상 후에 심한 **작열통**(causalgia)이 발생하는 일이 있다.

자신경(척골신경 Ulnar nerve, C7 · 8, T1) (그림 2-106)

자신경은 안쪽신경다발에 이어진다.

위팔에서는 위팔동맥의 안쪽을 따라 주행하지만 중앙부위에서 안쪽위팔근사이막을 관통하여 뒤쪽을 향하며, 아랫부분에서는 위팔뼈의 안쪽위관절융기(epicondylar) 바로 뒤(자신경고랑)를 주행한다. 위팔에서는 분지를 내지 않는다.

표면해부학

자신경은 위팔의 아랫부분 안쪽위관절융기 뒤에서 피부밑에 닿을 수 있다. 이 부위가 딱딱한 물체에 부딪히면 새끼손가락 끝까지 저림이 주행한다.

아래팔에 이르면 자신경은 아래팔의 앞쪽으로 나와 자쪽손목굽힘근의 깊은쪽을 자뼈동정맥의 안쪽을 따라 아래로 주행하며 손목부위에 이른다. 아래팔에서 자신경은 근육가지를 자쪽손목굽힘근 · 깊은손가락굽힘근(자쪽 절반)으로 보낸다. 아래팔 아랫부분에서 손등에 분포하는 피부가지(손등가지)를 낸다.

손목부위에서 자신경은 자동맥과 함께 굽힘근지지띠의 겉쪽을 비교적 얕게 주행하여 손바닥에 이른다. 여기에서 기용터널로 들어가 신경은 콩알뼈의 바로 노쪽에서 동맥과의 사이를 주행한다.

기용터널 안에서 신경은 얕은가지와 깊은가지로 나뉜다. **얕은가지**(표재가지 superficial branch)는 손바닥의 자쪽과 자쪽 1과 1/2(새끼손가락과 약손가락의 자쪽 절반)의 피부에 분포한다(**고유바닥쪽손가락신경** 고유장측지신경 proper palmar digital nerve). **깊은가지**(심부가지 deep branch)는 새끼두덩근 · 자쪽 2개의 벌레근 · 모든 뼈사이근 · 엄지손가락모음근에 분포한다.

손등가지(dorsal branch of hand)는 아래팔의 아랫부분에서 나누어져 손등에 이르며 손등 자쪽 절반부와 자쪽 1과 1/2손가락(약손가락의 자쪽 · 새끼손가락)의 손등면에 분포한다(**등쪽손가락신경** 배측지신경 dorsal digital nerve).

자신경을 정리하면 **근육가지**는 아래팔 굽힘근의 일부(자쪽손목굽힘근, 깊은손가락굽힘근의 자쪽 절반) · 새끼두덩근 · 뼈사이근 · 자쪽의 벌레근 · 엄지손가락모음근에 분포한다. **피부가지**는 아래팔 아랫부분의 자쪽 · 손바닥과 손등의 자쪽 1과 1/2손가락의 피부에 분포한다. 그 밖에 **관절가지**는 팔꿉관절과 손의 관절에 분포한다.

음악가의 신경 : 자신경이 지배하는 손의 작은 근육은 근육의 미묘한 운동을 담당하므로 자신경을 음악가의 신경(musician's nerve)이라고도 한다.

자신경마비(그림 2-107) : 자신경의 손상은 아래팔의 먼쪽부위 · 손목부위 · 위팔의 아랫부분 · 팔꿈치부위에서 일어나는 경우가 많으며 저위마비와 고위마비로 나눌 수 있다.

1) 저위마비 : 새끼두덩근의 마비와 위축에 의해 새끼두덩이 편평해진다. 뼈사이근 · 자쪽의 벌레근이 마비되므로 손가락의 개폐운동이 불가능해져 손허리손가락(MP)관절의 과다 폄자세와 손가락뼈사이(PIP · DIP)관절

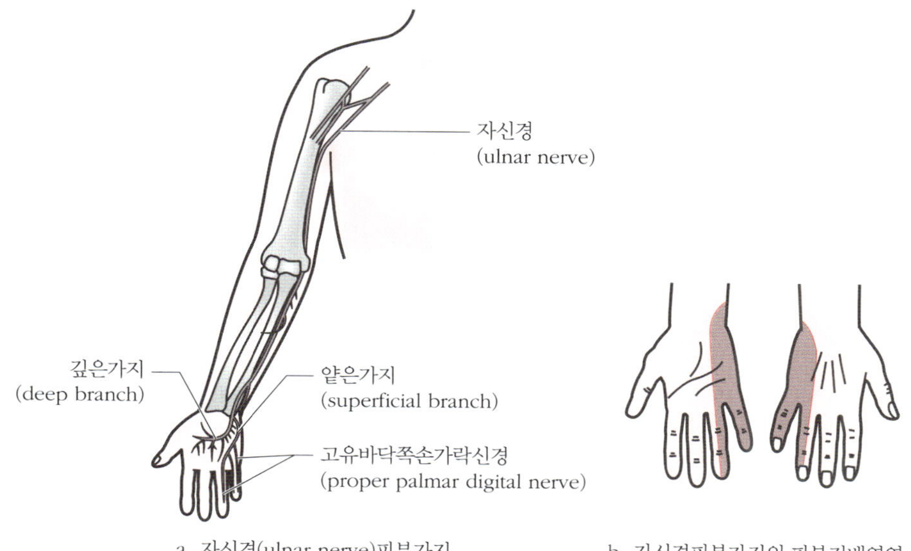

그림 2-106 자신경피부가지와 피부지배영역

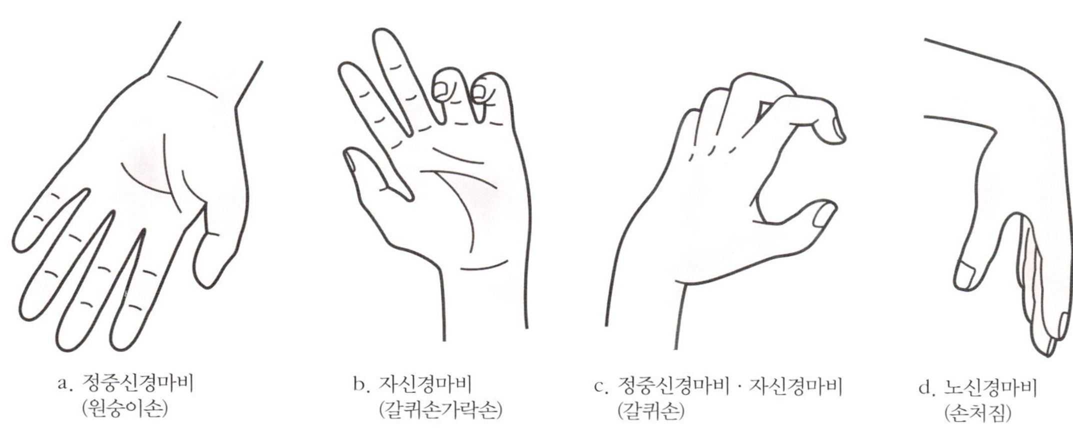

그림 2-107 정중신경마비 · 자신경마비 · 노신경마비

의 굽힘자세를 취한다(내재근수세자세, p.120). 이러한 변형을 보이는 손을 **갈퀴손가락**(claw finger hand)이라 한다(그림 2-107b).

노쪽의 벌레근은 정중신경의 지배를 받으므로 자신경만 손상되었을 경우 집게손가락 · 가운데손가락은 내재근수세자세를 취하지 않는다. 그러나 자신경과 함께 정중신경도 손상되면 손가락이 모두 내재근수세자세를 취한다. 이것을 **갈퀴손**(claw hand)이라 한다(그림 2-107c).

엄지손가락모음근이 마비되면 엄지손가락과 손바닥 노쪽가장자리로 종이를 집을 수 없다(Froment's paper징후).

그 밖에 피부가지의 분포영역에 감각장애가 생긴다.

2) **고위마비** : 저위마비의 증상과 함께 아래팔에서 근육가지를 받는 굽힘근도 마비된다. 그러나 자신경이 지배하는 근육은 자쪽손목굽힘근과 깊은손가락굽힘근의 일부뿐이며 아래팔의 운동장애는 적다.

노신경(요골신경 Radial nerve, C5~8, T1) (그림 2-108, 109)

노신경은 뒤신경다발의 연결이며 위팔에서 가장 큰 신경이다.

겨드랑에서 겨드랑동맥의 뒤쪽에 있다. 위팔깊은동맥과 함께 위팔뼈의 뒤쪽에 이른다.

위팔에서는 위팔뼈 뒷면(노신경고랑)을 나선형으로 바깥아래쪽으로 비스듬히 지난다. 위팔 아랫부분에서 가쪽위관절융기의 위에 있어서 가쪽위팔근육사이막을 관통하여 앞쪽으로 나와 위팔근과 위팔노근 사이를 주행하여 팔오금에 이른다.

위팔에서 **근육가지**를 위팔 뒤쪽의 근육(폄근)으로 보낸다. **피부가지**는 위팔 윗부분에서 **뒤위팔피부신경**(후상완피부신경 posterior cutaneous nerve of arm)으로서 위팔 뒤쪽의 피부에 분포하며, 위팔 중간부위에서 **아래가쪽위팔피부신경**(하외측상완피부신경 inferior lateral cutaneous nerve of arm)으로서 위팔의 하반부 바깥쪽 피부에 분포

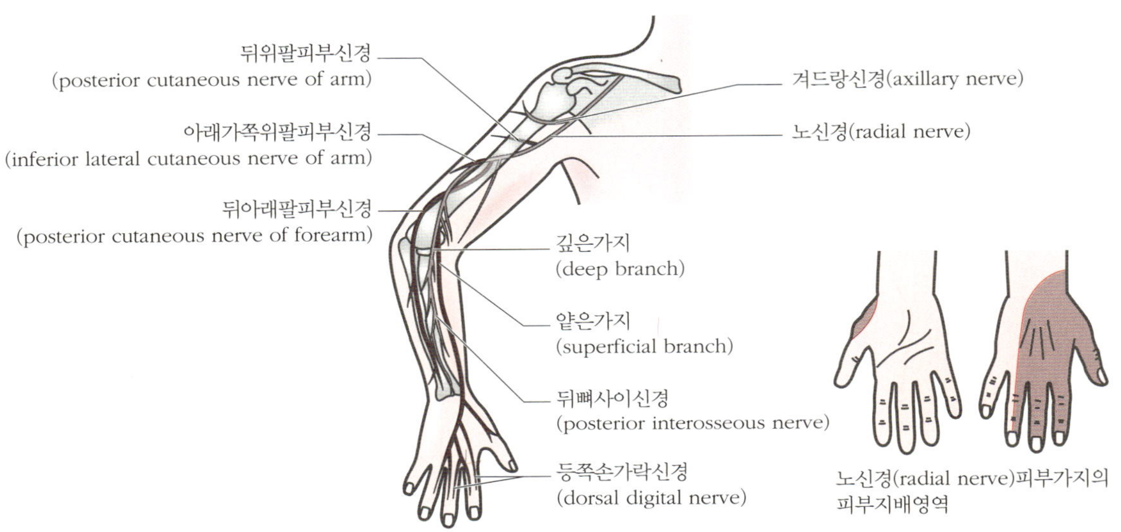

그림 2-108 노신경과 겨드랑신경

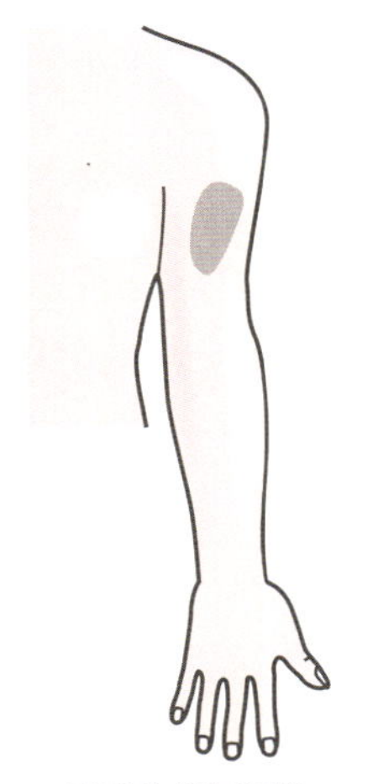

a. 뒤위팔피부신경(posterior cutaneous nerve of arm)

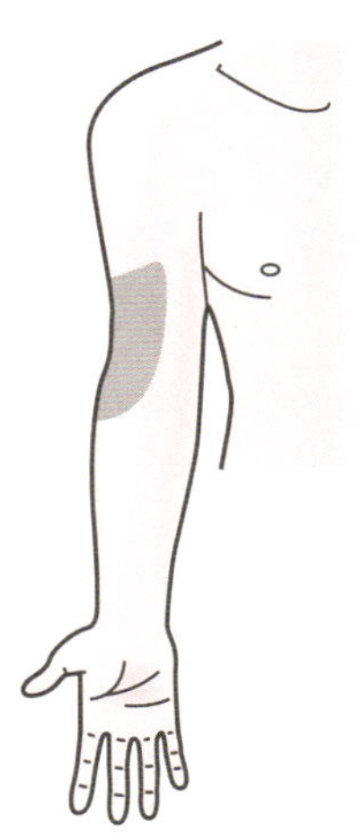

b. 아래가쪽위팔피부신경(inferior lateral cutaneous nerve of arm)

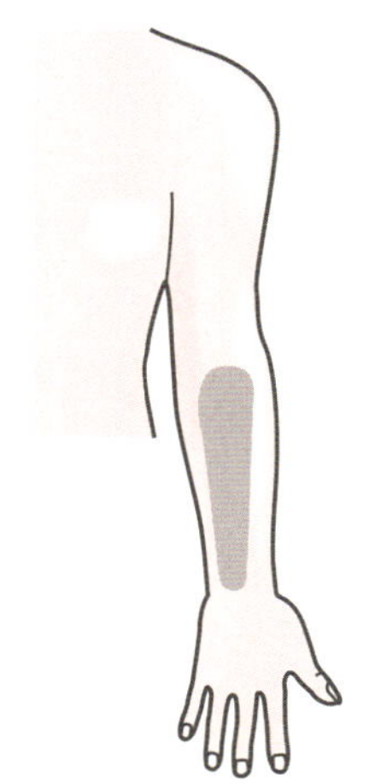

c. 뒤아래팔피부신경(posterior cutaneous nerve of forearm)

그림 2-109 뒤위팔피부신경 · 아래가쪽위팔피부신경 · 뒤아래팔피부신경의 피부분포영역

한다. 또한 위팔의 아랫부분에서 **뒤아래팔피부신경**(후전완피부신경 posterior cutaneous nerve of forearm)이 일어나며 아래로 주행하여 아래팔 뒤쪽부분의 피부에 분포한다.

아래팔에서 노신경은 팔오금의 노쪽에서 얕은가지와 깊은가지의 2개 가지로 나누어진다. **얕은가지**는 주로 감각신경섬유로 이루어진다. 노동맥의 노쪽을 따라 위팔노근의 깊은쪽을 아래로 주행하여 아래팔의 아래 1/3부분에서 위팔노근힘줄과 노뼈 사이를 뒤로 주행하여 손등에 이른다. **깊은가지**는 운동신경섬유로 이루어지며 아래팔 뒤쪽으로 나와 깊은 부분을 아래로 주행하여 **뒤뼈사이신경**(후골간신경 posterior interosseous nerve)이 된다. 깊은가지는 아래팔 뒤쪽의 모든 폄근 · 손뒤침근에 근육가지를 보낸다.

손에서 손등에 이르는 얕은가지가 손등의 엄지손가락쪽 2와 1/2 또는 3과 1/2손가락의 피부에 분포한다(**등쪽손가락신경** 배측지신경 dorsal digital nerve).

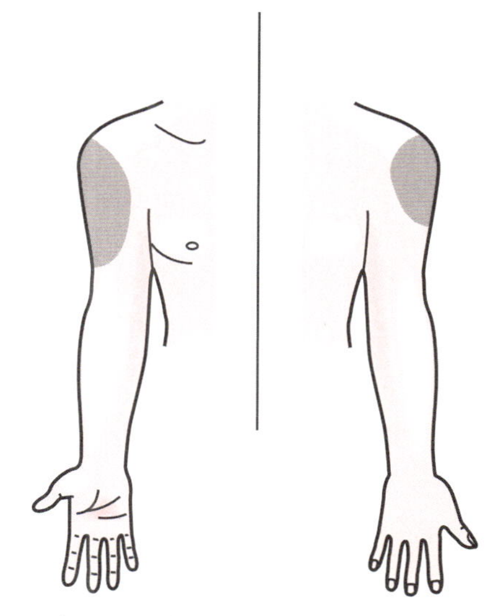

그림 2-110 위가쪽위팔피부신경의 피부분포영역

노신경을 정리해보면 **근육가지**는 위팔과 아래팔의 모든 폄근에 분포하고 **피부가지**는 위팔의 뒤쪽, 위팔 아랫부분의 가쪽, 아래팔의 뒤쪽, 손등과 손가락 등쪽의 노쪽 피부에 분포한다. 또한 **관절가지**는 팔꿉관절 · 손의 관절에 분포한다.

노신경마비 : 노신경의 손상은 겨드랑, 위팔뼈의 뒷면(노신경고랑), 위팔의 아랫부분에서 일어나는 경우가 많다. 겨드랑에서 위로 압박되어 손상을 입거나[예 : 목발의 압박으로 생기는 **목발마비**(crutch palsy)], 위팔에서 위팔뼈에 대해 장시간 압박되는[예 : 술에 취해 팔베개를 하고 잤을 때 생기는 **수면마비**(sleep paralysis)] 등 종종 위팔뼈의 골절에 의해 손상된다.

노신경은 위팔 · 아래팔의 모든 폄근을 지배하므로 마비되면 팔꿉관절 · 손관절을 펼 수 없게 된다. 특히 손이 축 늘어지듯이 떨어져 손목에서 굽혀진다(저항근인 굽힘근의 작용에 의해). 이 상태를 **손처짐**(손하수 drop hand)이라 한다(그림 2-107d). 또한 손뒤침근이 마비되므로 아래팔을 뒤칠 수 없다.

노신경마비에서 감각장애는 피부가지가 분포하는 피부영역(위팔과 아래팔의 뒷면 · 손등의 노쪽부위)에서 일어나는데, 다른 신경의 분포영역과 서로 겹치므로 작은 구역에 한정된다.

일반적으로 노신경마비는 정중신경 · 자신경의 마비에 비하면 기능장애가 비교적 가볍다.

겨드랑신경(액와신경 Axillary nerve, C5~7)

겨드랑신경은 팔신경얼기의 뒤신경다발에서 일어나 겨드랑의 뒷벽에서 가쪽겨드랑집(p.97)을 뒤위팔휘돌이동맥(← 겨드랑동맥)과 함께 통과하여 위팔뼈의 외과목을 에워싸듯이 뒤쪽으로 주행한다.

근육가지는 작은원근 · 어깨세모근에 분포하며 **피부가지**는 어깨세모근 뒷모서리에서 피부밑으로 나와 위팔 윗부분의 가쪽피부에 분포한다(**위가쪽위팔피부신경** 상외측상완피부신경 superior lateral cutaneous nerve of arm, 그림 2-110).

겨드랑신경마비 : 겨드랑신경은 겨드랑에서 손상을 받는 경우가 있다. 예를 들면 위로 가해지는 압박이나 어깨관절의 아래쪽 탈구 또는 위팔뼈 윗부분(외과목)의 골절 등으로 손상된다. 겨드랑신경이 손상되면 어깨세모근 · 작은원근의 마비가 일어난다. 특히 어깨세모근이 마비되면 위팔의 벌림(옆쪽 올림)이 불가능해져 굽힘과 폄도 장애가 된다. 근육은 위축되어 둥근 외형이 사라진다. 어깨세모근을 덮는 피부에 감각장애가 발생한다.

C. 팔의 신경분포

팔의 신경분포를 정리한다.

피부의 감각신경

팔의 피부에서 감각신경의 분포영역은 그림 2-111과 같다.

◆**위팔의 감각신경** 안쪽위팔피부신경(← 안쪽신경다발), 위가쪽위팔피부신경(← 겨드랑신경), 뒤위팔피부신경(← 노신경), 아래가쪽위팔신경(← 노신경)

◆**아래팔의 감각신경** 안쪽아래팔피부신경(← 안쪽신경다발), 가쪽아래팔피부신경(← 근육피부신경), 뒤아래팔피부신경(← 노신경)

◆**손의 감각신경**

① 손바닥 : 정중신경(노쪽), 자신경(자쪽)

② 손등 : 노신경(노쪽), 자신경(자쪽)

◆**손가락의 감각신경** 손가락에 분포하는 감각신경은 혈관과 함께 손가락의 첫마디로부터 가장자리를 따라 바닥쪽과 등쪽을 앞으로 주행한다.

① 바닥쪽 : 정중신경(노쪽 3과 1/2손가락), 자신경(자쪽 1과 1/2손가락)

② 등쪽 : 정중신경(노쪽 3과 1/2손가락), 자신경(자쪽 1과 1/2손가락)

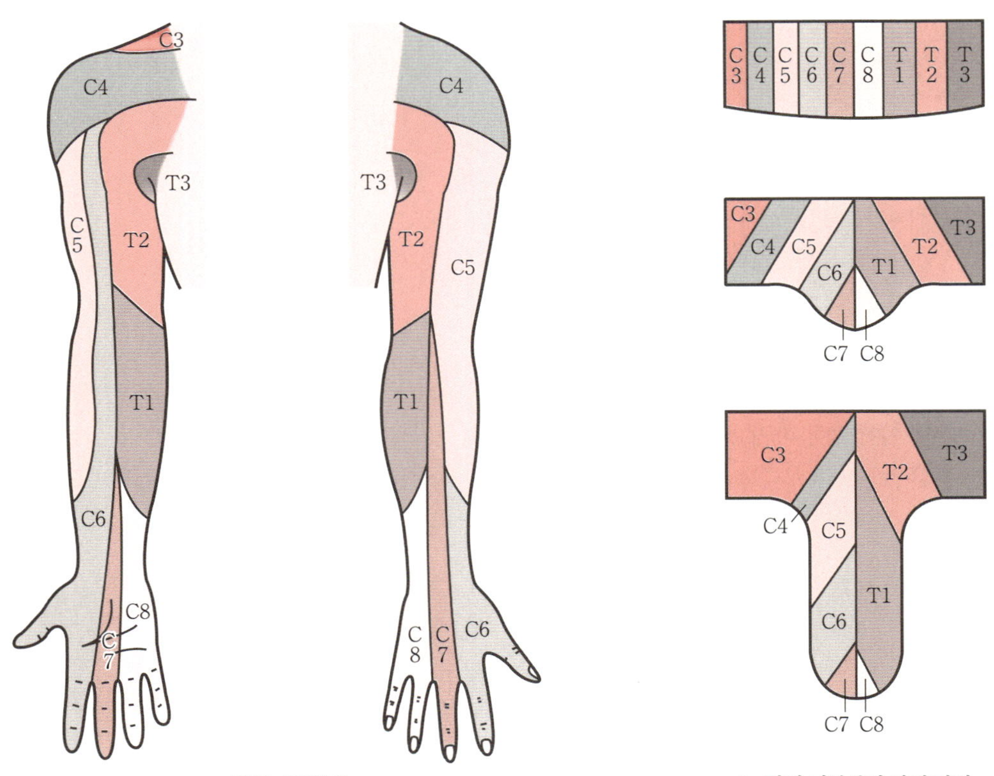

a. 팔의 피부분절 b. 팔의 피부분절 발생 과정

그림 2-111 팔의 피부분절과 그 발생 과정

가락차단 : 손가락 등쪽의 신경(등쪽손가락신경)은 손가락 중간마디에서 세밀하게 갈라져서 끝난다. 손가락의 중간마디보다 말초쪽(끝마디)에서는 바닥쪽의 신경(정중신경 · 자신경의 바닥쪽손가락신경)이 등쪽에 이르러 분포한다. 따라서 손가락을 끝마디까지 마취하기 위해서는(예 : 손가락의 염증, 즉 생인손 등을 절개할 경우) 손가락의 첫마디 양쪽모서리에서 등쪽과 바닥쪽을 주행하는 신경(등쪽 · 바닥쪽 손가락신경)을 모두 마취하여 그 감각전달을 차단한다(가락차단 digital block).

위팔의 피부분절

위팔 피부에 분포하는 감각신경의 뿌리는 C5~T2이며 피부분절(dermatome)은 그림 2-111a와 같다.

위팔은 발생학적으로 몸통의 C5~T2 지배영역이 옆으로 튀어나와 생긴다(그림 2-111b). 이 결과 몸통에 있어서 각 분절의 띠모양 지배영역은 길게 늘어난 형태를 취한다. 특히 C7 · 8 분포영역은 가장 먼쪽이 된다.

C5 : 위팔의 노쪽　　C6 : 손 · 아래팔의 노쪽　C7 : 손 · 아래팔의 중앙　C8 : 손 · 아래팔의 자쪽

T1 · T2 : 위팔의 자쪽

인접하는 피부분절의 분포신경은 겹쳐져 있으므로 하나의 뿌리가 손상되어도 감각이상 · 감각소실 등의 장애는 실제로 적다.

근육의 운동신경

위팔 각 부위 근육무리의 지배신경을 척수신경의 높이로 정리하면 다음과 같다.

◆**어깨관절에 작용하는 근육**

① 굽힘 · 벌림 · 바깥돌림에 관계하는 근육 : C5

② 폄 · 모음 · 안쪽돌림에 관계하는 근육 : C6

◆**팔꿉관절에 작용하는 근육**

① 굽힘근 : C5 · 6

② 폄근 : C7 · 8

◆**아래팔의 엎침 · 뒤침근** : C6

◆**손목의 굽힘근 · 폄근** : C6 · 7

◆**손가락의 굽힘근 · 폄근**(아래팔의 긴 근육) : C7 · 8

◆**손의 작은근육** : C8 · T1

위팔의 자율신경

팔신경얼기의 각 뿌리는 교감신경섬유(회색가지)를 받는다. 교감신경섬유는 각 신경에 포함되며 말초에 분포한다. 또한 부교감신경섬유는 포함되지 않는다(팔다리에는 부교감신경은 분포하지 않는다).

교감신경의 신경절이전섬유는 주로 윗부위의 4개 가슴척수(T3~6)에서 일어나 교감신경줄기로 들어가 위로 주행하여 아래목신경절(별신경절) · 중간목신경절에서 신경세포를 교대하여 신경절이후섬유가 되어 팔신경얼기를 만드는 신경에 가해져 말초에 이른다.

교감신경섬유는 말초에서 동맥 · 땀샘 · 민무늬근육(평활근, 털세움근)에 분포하며 주로 체온조절에 관계한다.

교감신경이 손상되면 혈관운동신경장애 · 땀남장애 등이 일어난다.

레이노병 : 동맥, 특히 손가락 동맥의 연축(혈관운동신경장애)에 의해 일어난다고 생각되는 레이노병(Raynaud's disease)의 경우에 **교감신경절제술**(cervicothoracic preganglionic sympathetectomy)을 하는 경우가 있다. 그에 따라 동맥을 확장시켜 혈류를 증가시키기 때문이다.

3 다리

다리뼈는 기본적으로는 팔뼈와 거의 같은 구성을 나타낸다. 그렇지만 인간에서 다리는 직립과 신체의 이동을 주요 기능으로 하므로 다리뼈에는 체중지지와 이동을 위해 강력한 근육이 부착되어 팔뼈에 비해 일반적으로 크고 튼튼하다.

I. 다리의 뼈

다리뼈(하지골 bones of lower limb)는 다리이음뼈와 자유다리뼈로 나뉘지며 각각 다음의 뼈로 이루어진다.

- 다리뼈
  - 다리이음뼈 —— 볼기뼈(엉덩뼈 · 궁둥뼈 · 두덩뼈)
  - 자유다리뼈
    - 넙다리의 뼈(넙다리뼈 · 무릎뼈)
    - 종아리의 뼈(정강뼈 · 종아리뼈)
    - 발의 뼈(발목뼈 · 발허리뼈 · 마디뼈)

A. 다리이음뼈(Pelvic girdle)

다리이음뼈는 볼기뼈에서 생긴다. 왼쪽과 오른쪽의 볼기뼈는 앞쪽에서 두덩결합에 의해 결합하며, 뒤쪽에서는 엉치뼈와 결합하여 전체로서 **골반**(pelvis)을 만든다. 엉치뼈와 꼬리뼈에 대해서는 제4장(등부위)에서, 골반은 제7장(골반부위)에서 서술한다.

1 볼기뼈(관골 Coxal bone)의 구성

볼기뼈(그림 3-1)는 발생학적으로 엉덩뼈 · 궁둥뼈 · 두덩뼈의 3개 뼈로 이루어지는데 성인에서는 3개의 뼈가 유합하여 1개의 볼기뼈가 된다.

볼기뼈 가쪽면의 중앙에는 반구(hemisphere)모양의 오목이 있다. 이 오목은 **절구**(비구 acetabulum)라 하며, 여기에서 엉덩뼈 · 궁둥뼈 · 두덩뼈의 3뼈가 유합한다. 절구(acetabular)는 앞 바깥아래쪽으로 향하며 넙다리뼈머리를 수용하여 엉덩관절을 만든다. 절구의 관절면은 반달모양이어서 **반달뼈면**(월상면 lunate surface)이라 하며, 그 아래는 떨어져 **절구패임**(관골구절흔 acetabular notch)이 된다. 절구 중앙은 반달뼈면으로 에워싸인 패임이 되며, 여기를 **절구오목**(관골구와 acetabular fossa)이라 한다.

Y연골 : 절구의 상반부는 엉덩뼈, 하반부는 궁둥뼈와 두덩뼈로 이루어진다. 소아에서 3뼈의 경계는 Y자형 연골(Y연골 Y-shaped cartilage)로 이루어져 있다(그림 3-2). 연골은 16~18세에 소실되어 3개의 뼈가 유합한다.

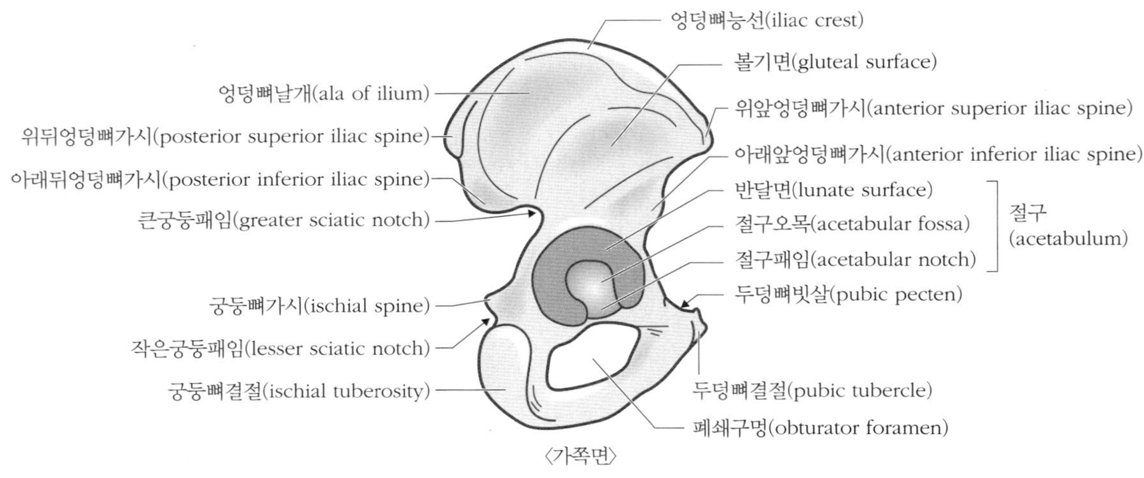

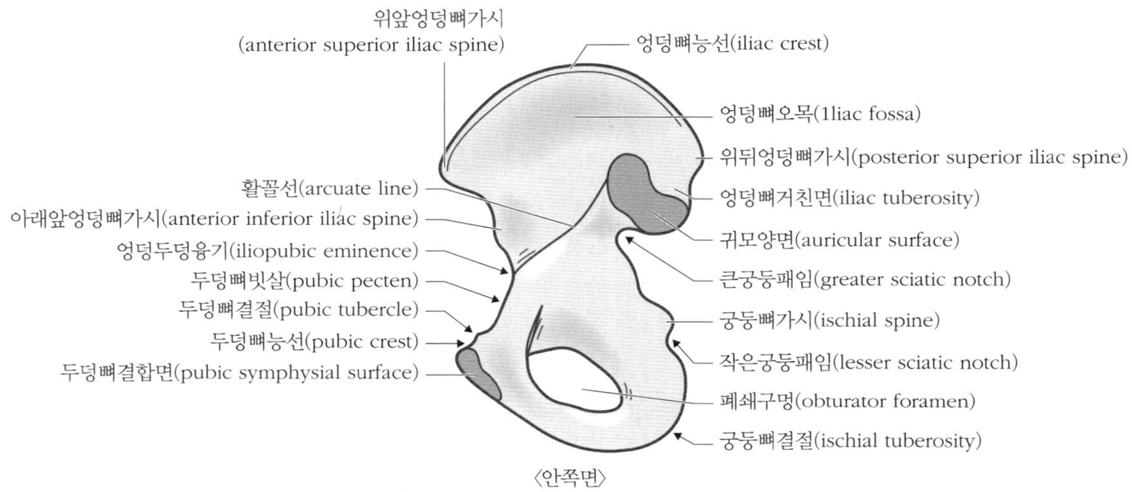

그림 3-1 엉덩뼈

폐쇄구멍은 막으로 폐쇄되어 있어 이러한 이름이 붙여졌다.

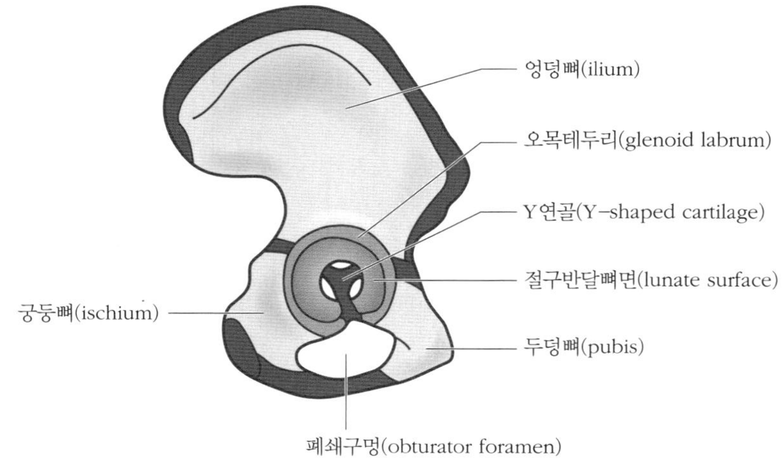

그림 3-2 청년의 엉덩뼈(coxal bone)

Y연골은 16~18세에 뼈되기한다.

볼기뼈의 앞 아랫부분에 큰 구멍이 있다. 이 구멍은 **폐쇄구멍**(폐쇄공 obturator foramen)이라 하며 남성에서는 타원형, 여성에서는 삼각형에 가까운 형태를 나타낸다. 폐쇄구멍의 앞쪽은 두덩뼈, 뒤쪽은 궁둥뼈이다.

폐쇄구멍은 자연적으로는 섬유성결합조직에서 생긴 막(폐쇄막 obturator membrane)으로 닫혀 있다. 단, 구멍의 앞 위쪽 모퉁이에서 막이 뚫려서 폐쇄관(obturator canal)이라 하며, 혈관 · 신경(폐쇄동정맥, 폐쇄신경)의 통로가 되고 있다.

엉덩뼈(장골 Ilium)

엉덩뼈는 볼기뼈의 상반부를 차지한다. 위로 확대되는 부위는 엉덩뼈날개(장골익 ala of ilium)라 하며, 특히 중앙부위가 매우 얇고 가쪽면은 약간 튀어나오고 안쪽면은 패여 있다.

엉덩뼈날개 안쪽면의 앞 2/3부분은 편평하며 얕게 패여 **엉덩뼈오목**(장골와 iliac fossa)이라 한다. 안쪽면의 뒤 1/3부분에는 엉치뼈와 접하는 **귀모양면**(이상면 auricular surface)이 있고, 그 뒤쪽 위에 **엉덩뼈거친면**(장골조면 iliac tuberosity)이 있다.

엉덩뼈오목의 아래모서리는 귀모양면의 앞모서리로부터 앞쪽 아래를 향해 활모양으로 주행하는 능선으로 **활꼴선**(궁상선 arcuate line)이라 한다. 활꼴선은 앞쪽에서 두덩뼈 위모서리의 두덩뼈빗살로 연결된다.

엉덩뼈날개의 가쪽면은 **볼기면**(둔근면 gluteal surface)이라 하며, 여기에 3개의 앞 · 뒤 · 아래 볼기근선(전 · 후 · 하둔근선 anterior, posterior and inferior gluteal line)이 나타난다.

엉덩뼈의 위모서리는 두꺼워 **엉덩뼈능선**(장골능 iliac crest)이라 한다. 엉덩뼈능선 앞쪽 끝은 약간 돌출되어 **위앞엉덩뼈가시**(상전장골극 anterior superior iliac spine)라 한다. 뒤쪽의 끝도 돌출하여 **위뒤엉덩뼈가시**(상후장골극 posterior superior iliac spine)라 한다. 위앞엉덩뼈가시의 아래에는 **아래앞엉덩뼈가시**(하전장골극 anterior inferior iliac spine)가 돌출하며, 위뒤엉덩뼈가시 아래에는 **아래뒤엉덩뼈가시**(하후장골극 posterior inferior iliac spine)가 있다.

궁둥뼈(좌골 Ischium)

궁둥뼈는 볼기뼈 뒤쪽 아랫부분을 차지하며 뒤쪽과 아래쪽으로부터 폐쇄구멍을 에워싼다.

폐쇄구멍 뒤에 있는 부위는 매우 두꺼워져서 절구를 이루어 **궁둥뼈몸통**(좌골체 body of ischium)이라 불리며 폐쇄구멍 아래에 있는 부위는 **궁둥뼈가지**(좌골지 ramus of ischium)라 한다.

궁둥뼈의 뒤모서리에는 뒤로 돌출하는 **궁둥뼈가시**(좌골극 ischial spine)가 있다. 뒤모서리의 아래에는 크고 둥근 두덩, 즉 **궁둥뼈결절**(좌골결절 ischial tuberosity)이 있다.

궁둥뼈가시 위쪽에는 아래뒤엉덩뼈가시와의 사이에 **큰궁둥패임**(대좌골절흔 greater sciatic notch)이 있으며 아래에는 궁둥뼈결절과의 사이에 **작은궁둥패임**(소좌골절흔 lesser sciatic notch)이 있다.

큰궁둥패임 : 큰궁둥패임은 여성에서는 넓어서 약 90°이고, 남성에서는 좁아 U모양이다.

두덩뼈(치골 Pubis)

두덩뼈는 볼기뼈의 앞 아래 안쪽부위를 차지한다. **두덩뼈몸통**(치골체 body of pubis) · **두덩뼈위가지**(치골상지 superior pubic ramus) · **두덩뼈아래가지**(치골하지 inferior pubic ramus)의 3부분으로 나누어진다.

두덩뼈몸통은 두덩뼈 안쪽부위에서, 그 앞 안쪽끝은 **두덩결합면**(치골결합면 pubic symphysial surface)에서 반대쪽의 두덩결합면과 결합하여 **두덩결합**(치골결합 pubic symphysis, 그림 7-2 참조)을 만든다.

두덩뼈위가지는 절구를 만들며 폐쇄구멍을 위로부터 에워싸는 부위이다. 위가지의 위모서리에서 두덩결합의 가쪽으로 이어지는 두덩을 **두덩뼈능선**(치골릉 pubic crest)이라 한다. 두덩결합의 앞 가쪽에 **두덩뼈결절**(치골결절

pubic tubercle)이라는 작은 돌출부가 있다. 위가지의 위모서리는 두덩결합에서 바깥위쪽을 향해 날카로운 뼈능선이 되어 이어져 **두덩뼈빗살**(치골즐 pecten pubis)이라 한다. 두덩뼈빗살 가쪽끝은 **엉덩두덩뼈가지**(장치골융기 iliopubic ramus)라는 낮은 두덩이 된다. 엉덩두덩뼈가지는 엉덩뼈와 두덩뼈의 유합부이다.

두덩뼈위가지는 폐쇄구멍을 에워싸며 뒤는 궁둥뼈가지에 이어진다.

표면해부학

다음 각 부위를 체표에서 만질 수 있다.

엉덩뼈능선 거의 전체 길이에 걸쳐 체표에서 만져진다. 엉덩뼈능선의 가장 높은 위치에 있는 꼭대기는 중앙에서 약간 뒤에 있다. 등부위에서 좌우 양쪽 엉덩뼈능선의 꼭대기를 연결하는 선을 **Jacoby선**(Jacoby line)이라 하며, 거의 제4허리뼈의 높이를 통과한다. Jacoby선은 허리(요추)천자 시 체표에서 천자부위를 찾는 기준이 된다(그림 9-21 참조).

위앞엉덩뼈가시 엉덩뼈능선 앞 아래를 향해 따라가면 이르게 된다. 위앞엉덩뼈가시는 체표에 있어서 중요한 기준점의 하나이다. 예를 들면 다리의 길이는 위앞엉덩뼈가시에서 정강뼈의 안쪽복사 앞쪽 끝까지의 길이로서 측정된다.

위뒤엉덩뼈가시 엉덩뼈능선 뒤 안쪽을 향해 따라가면 이르게 된다.

위뒤엉덩뼈가시에서는 뼈막과 피부가 강하게 결합하므로 등쪽의 피부에는 오목(skin dimple)이 생긴다. 이 오목은 볼기의 바로 위이며 정중선으로부터 약 3 cm 가쪽에 보인다. 제2엉치뼈의 높이에 해당하며 엉치엉덩관절(그림 7-3 참조)의 거의 중심 높이이기도 하며 척수거미막밑공간의 아래끝 높이에 해당한다.

궁둥뼈결절 의자에 앉을 때 의자에 닿는 부분이며 체표에서 만져진다. 바로서기자세에서는 엉덩뼈의 가장 아랫부위가 된다.

두덩뼈결절 두덩결합의 바로 가쪽에서 만져진다. 정중선으로부터 약 3 cm 가쪽에 있으며 배벽 아랫부분에 있어서 중요한 기준점이다.

B. 자유다리뼈

1 넙다리의 뼈

넙다리뼈(대퇴골 Femur) (그림 3-3)

넙다리뼈는 인체에서 가장 강한 관모양 뼈이며 길이는 37~41 cm로 키에 거의 비례한다.

몸쪽끝은 넙다리뼈머리와 넙다리뼈목으로 이루어진다.

◆**넙다리뼈머리**(대퇴골두 head of femur) 2/3가 둥근 공면이고 안쪽위 또한 약간 앞을 향하며 엉덩관절의 관절머리가 되어 절구에 꼭 들어맞는다. 넙다리뼈머리의 거의 중앙에는 작은 오목, 즉 **넙다리뼈머리오목**(대퇴골두와 fovea for femur of head)이 있다.

넙다리뼈머리오목은 넙다리뼈머리인대(p.163)가 붙는 부위이며, 여기에서 폐쇄동맥가지의 넙다리뼈머리동맥이 넙다리뼈머리의 안쪽으로 진입한다. 이 혈관은 가늘며 성인 넙다리뼈머리의 1/3~1/5에만 혈액을 공급할 뿐이다. 또한 20~30%의 사람에서는 닫혀 있다.

◆**넙다리뼈목**(대퇴골경 neck of femur) 넙다리뼈머리에 이어지는 35~40 mm 길이의 약간 가늘고 짧은 원기둥 모양 부위로, 뒤쪽 아래를 향해 주행하며 굽혀져 넙다리뼈몸통으로 이행한다. 넙다리뼈목에서 넙다리뼈몸통으로 이행하는 부위에는 가쪽과 안쪽에 두덩이 나타난다. 가쪽위쪽에 있는 두덩은 커서 **큰돌기**(대전자 greater trochanter)라 하고, 안쪽 아래에 있는 두덩은 **작은돌기**(소전자 lesser trochanter)라 한다. 큰돌기와 작은돌기 사이에 앞쪽에서는 **돌기사이선**(전자간선 intertrochanteric line)이라는 거친선(rough line)이 비스듬히 주행하며, 뒤쪽에

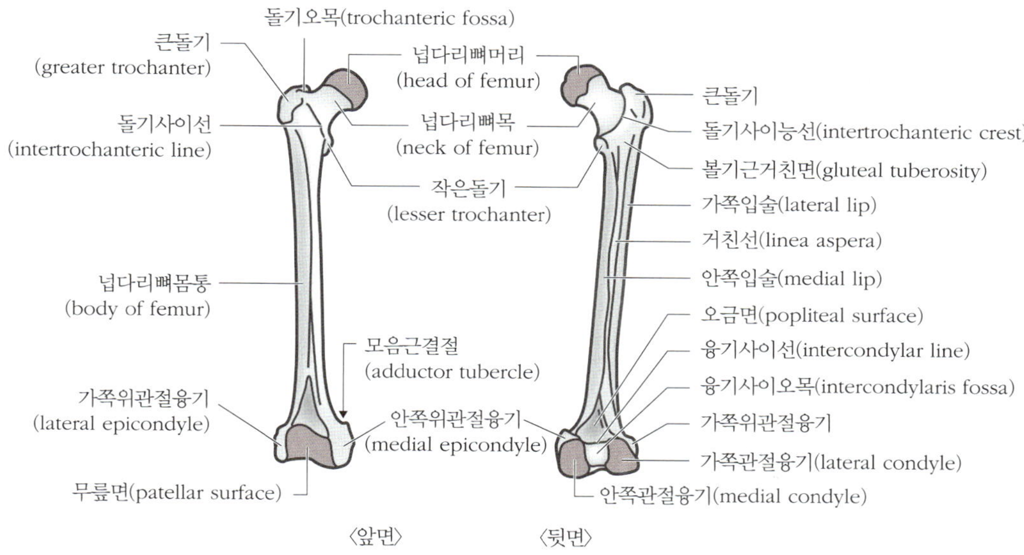

그림 3-3 넙다리뼈
넙다리뼈에서 안쪽관절융기와 가쪽관절융기가 보이는 것이 뒷면이다.

는 **돌기사이능선**(전자간릉 intertrochanteric crest)이라는 뼈능선이 주행한다. 큰돌기 밑부분 안쪽에는 **돌기오목**(전자와 trochanteric fossa)이라는 오목이 있다.

큰돌기와 작은돌기는 많은 강한 근육이 부착하는 융기부위이다.

체중부하와 뼈되기 : 체중부하는 넙다리뼈목을 거쳐 넙다리뼈몸통에 전달되는데, 이때 목에는 역학적으로 큰 힘이 가해진다. 특히 목 안쪽부위에는 큰 부하가 걸리며 이 부위의 치밀뼈는 두껍게 발달한다.

Wolff's 법칙(Wolff's law) : 뼈에 외력이 가해지면 뼈는 여기에 길항할 수 있도록 골조직이 증식하여 두꺼워진다.

목줄기각의 연령에 따른 변화

넙다리뼈목과 넙다리뼈몸통 사이에 생기는 각을 목줄기각(경체각 neck-shaft angle)이라 하며(그림 3-4) 연령과 성에 의해 변화한다. 영아에서 뼈목과 뼈몸통은 거의 곧다. 유아에서는 각이 크지만 그 후 골반이 넓게 발달함과 함께 작아져 성인에서 약 130°, 고령자에서는 120°가 된다. 여성이 남성보다 작다. 여성은 골반이 넓고 넙다리뼈가 짧기 때문이다.

좌우 양쪽 무릎이 정중부위에서 접하고 있는 것은 넙다리뼈에 목줄기각이 있고 넙다리뼈몸통이 바깥위쪽으로부터 안쪽 아래로 비스듬하게 주행하고 있기 때문이다.

안굽이엉덩관절 · 밖굽이엉덩관절 : 목줄기각은 임상적으로도 중요하며 넙다리뼈머리나 넙다리뼈목의 질환에 의해 변한다. 특히 감소하는 경우가 많다. 목줄기각이 작아져 직각에 가까워지면 넙다리뼈머리는 수평위에 가까워진다. 이 상태를 안굽이엉덩관절(내반고 coxa vara)이라 한다. 이와 반대로 목줄기각이 정상보다 커진 상태를 밖굽이엉덩관절(외반고 coxa valga)이라 한다.

뼈몸통은 **넙다리뼈몸통**(대퇴골체 body of femur)이며 원기둥모양을 띠고 앞을 향해 가볍게 튀어나오듯이 굽어진다. 넙다리뼈몸통의 표면은 일반적으로 매끄럽지만 뒷면에는 위아래로 뻗은 큰 선모양의 두덩이 있다. 이 선형융기를 **거친선**(조선 linea aspera)이라 하며, 가쪽의 **가쪽입술**(외측순 lateral lip)과 안쪽의 **안쪽입술**(내측순 medial

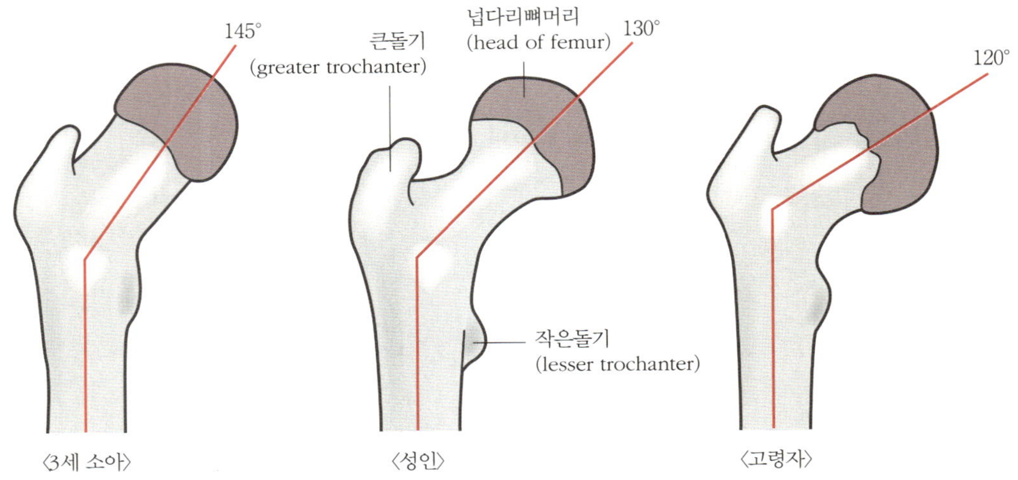

그림 3-4 목줄기각의 연령 증가에 따른 변화
나이가 들수록 목줄기각은 작아져간다.

lip)로 이루어진다. 가쪽입술과 안쪽입술은 중앙에서는 서로 접해 주행하지만 위와 아래에서는 점점 멀어진다. 위쪽에서 가쪽입술은 큰돌기에, 안쪽입술은 작은돌기에 이른다. 가쪽입술이 큰돌기의 아래에 이르는 부위는 **볼기근거친면**(둔근조면 gluteal tuberosity)이라 한다. 볼기근거친면이 특히 발달하여 돌출하면 **제3돌기**(제3전자 third trochanter)라 한다.

거친선이 갖는 의미 : 거친선은 특히 두 발로 직립보행하는 데 필요한 근육이 부착되기 위해 발달한 것으로 사람의 넙다리뼈가 갖는 특징이다.

해부학과 임상에서 명칭의 차이 : 넙다리뼈목, 넙다리뼈몸통은 정형외과 영역에서는 각각 넙다리뼈목부위, 넙다리뼈몸통부위라고 한다.

넙다리뼈 먼쪽끝은 점점 폭이 넓어지며 안 · 밖 양쪽에서 두꺼워져 **안쪽관절융기**(내측과 medial condyle)와 **가쪽관절융기**(외측과 lateral condyle)가 된다. 안쪽관절융기와 가쪽관절융기는 모두 넓고 매끈한 관절면을 가지며, 특히 뒤로 돌출된다. 안쪽관절융기와 가쪽관절융기는 앞쪽에서는 서로 연결되어 **무릎면**(슬개면 patellar surface)이 된다. 무릎면은 약간 패여 무릎뼈와 마주보는 관절면이다. 또한 안쪽관절융기와 가쪽관절융기는 뒤쪽에서는 깊은 오목으로 가로막힌다. 이 오목을 **융기사이오목**(과간와 intercondylar fossa)이라 한다.

안쪽관절융기와 가쪽관절융기는 각각 옆방향으로 특히 돌출되어 **안쪽위관절융기**(내측상과 medial epicondyle)와 **가쪽위관절융기**(외측상과 lateral epicondyle)를 만든다. 안쪽위관절융기의 몸쪽끝에는 **모음근결절**(내전근결절 adductor tubercle)이라는 작은 돌기가 있다. 안쪽위관절융기와 가쪽위관절융기는 각각 위에서 넙다리뼈몸통 거친선의 안쪽엉덩이와 가쪽엉덩이에 이어진다.

융기사이오목의 위모서리는 **융기사이선**(과간선 intercondylar line)이라고 한다. 융기사이선과 안쪽엉덩이 · 가쪽엉덩이 사이에 생기는 삼각형 부위를 **오금면**(슬와면 popliteal surface)이라 하며, 무릎의 뒷면에 있는 다리오금 상반부의 바닥이 된다.

표면해부학

넙다리뼈는 대부분이 강하고 큰 근육으로 에워싸여 있으므로 체표에서 만질 수 있는 부위는 다음 부위로 한정된다.

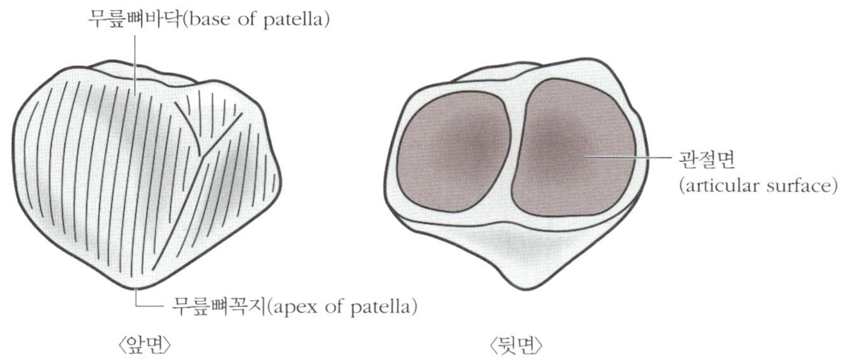

그림 3-5 무릎뼈(오른쪽)
관절면은 매끈하다.

큰돌기 위앞엉덩뼈가시의 뒤 아래에서 만져진다. 큰돌기의 위치는 엉덩관절탈구(disolocation) 등에 의해 변화하므로 임상진단에서 중요하다.

안쪽관절융기와 가쪽관절융기 체표에서 윤곽이 만져진다.

안쪽위관절융기와 가쪽위관절융기 안쪽관절융기와 가쪽관절융기의 뒤모서리 주위에서 만져진다. 특히 안쪽위관절융기의 위쪽 끝에 있는 모음근결절은 체표에 있어서 기준점이 된다.

무릎뼈(슬개골 Patella) (그림 3-5)

무릎뼈는 넓적다리 앞면에 있는 강력한 폄근인 넙다리네갈래근(p.187)의 힘줄에 존재하는 종자뼈이다.

무릎뼈는 삼각형의 편평한 뼈로 그 앞쪽 끝은 아래를 향해 **무릎뼈꼭지**(슬개골첨 apex of patella)라 불리며, 넓은 위모서리는 **무릎뼈바닥**(슬개골저 base of patella)이라 한다. 무릎뼈 뒷면은 매끈하여 넙다리뼈 아래쪽 끝의 무릎면에 대한 관절면이 된다. 관절면은 중앙부를 세로로 뻗은 두덩에 의해 넙다리뼈 안쪽관절융기와 가쪽관절융기에 대응하는 안쪽면과 가쪽면으로 나눈다. 관절면의 가쪽면은 안쪽면에 비해 넓다.

넙다리네갈래근은 위로는 무릎뼈바닥에 붙으며, 힘줄은 무릎뼈꼭지로부터 무릎인대로서 아래로 주행하여 정강뼈 위쪽 끝의 앞모서리(정강뼈거친면)에 붙는다.

표면해부학

무릎뼈는 무릎관절 앞면에 있어서 윤곽을 쉽게 만질 수 있다(무릎). 무릎관절을 펴서 넙다리네갈래근을 이완시킨 상태에서 무릎뼈는 수동적으로 상하 · 좌우로 움직일 수 있다.

무릎관절을 강하게 굽히면 무릎뼈는 넙다리뼈 아랫면을 향하며 안쪽관절융기와 가쪽관절융기 사이에 압박된다.

2 종아리의 뼈 (그림 3-6)

정강뼈와 종아리뼈의 2개 뼈로 이루어진다. 팔에서 아래팔의 뼈(노뼈와 자뼈)에 해당하지만 다리에서는 정강뼈가 종아리뼈에 비해 매우 강하고 크며, 아래팔에서 보이는 것 같은 엎침 · 뒤침은 일어나지 않는다.

정강뼈(경골 Tibia)

정강뼈는 종아리 안쪽에 있는 강한 장관골이며 몸안에서는 넙다리뼈에 이어지는 길고 무거운 뼈이다.

정강뼈의 길이는 30~33 cm이며 키에 비례한다. 바로서기자세에서 체중은 다리이음뼈를 거쳐 넙다리뼈에 전

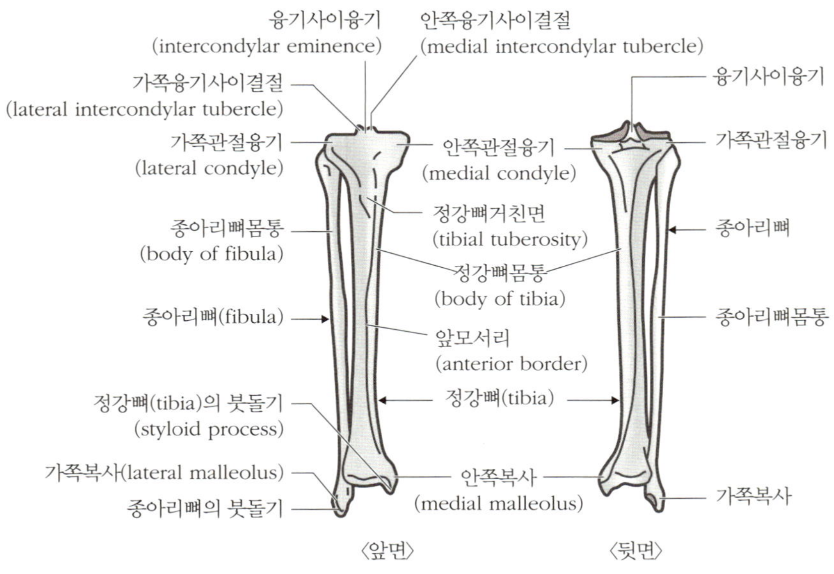

그림 3-6 다리의 뼈
종아리뼈는 정강뼈 뒤 가쪽에 있다.

해지며, 나아가 종아리에서는 정강뼈에 의해 지지되어 발(목말뼈)에 이른다.

몸쪽끝은 특히 두꺼우며 좌우 양쪽으로 넓어져 **안쪽관절융기**(내측과 medial condyle)와 **가쪽관절융기**(외측과 lateral condyle)가 된다. 안쪽관절융기와 가쪽관절융기의 윗면은 거의 편평하며 넙다리뼈 안쪽관절융기와 가쪽관절융기에 대해 2개의 타원형 관절면(**위관절면** 상관절면 superior articular surface)이 된다. 2개의 관절면 사이에서 중앙부가 융기하여 **융기사이융기**(과간융기 intercondylar eminence)를 이루며, 그 앞쪽 끝은 **안쪽융기사이결절**(내측과간결절 medial intercondylar tubercle) 및 **가쪽융기사이결절**(외측과간결절 lateral intercondylar tubercle)이라는 작은 결절이 된다. 융기사이융기의 앞뒤에는 약간 오목한 **앞융기사이구역**(전과간구 anterior intercondylar area)과 **뒤융기사이구역**(후과간구 posterior intercondylar area)이 있다.

가쪽관절융기의 뒤 가쪽아래쪽에는 종아리뼈머리와의 관절면이 있다.

뼈몸통은 **정강뼈몸통**(경골체 body of tibia)이라 불리며 삼각기둥모양으로 먼쪽 2/3부분은 약간 가늘어진다. 정강뼈몸통의 **앞모서리**는 날카롭게 돌출되고 그 몸쪽끝에는 **정강뼈거친면**(경골조면 tibial tuberosity)이 융기한다.

먼쪽끝은 거의 사각기둥모양이며 약간 두껍다. 먼쪽끝 안쪽은 아래로 돌출하여 **안쪽복사**(내과 medial malleolus)라 한다. 먼쪽끝의 아랫면으로부터 안쪽복사의 안쪽면은 발목뼈의 목말뼈에 대한 관절면이 된다. 먼쪽끝의 가쪽부위는 종아리뼈의 먼쪽끝과 접하는 **종아리패임**(비골절흔 fibular notch)이 된다.

표면해부학

안쪽관절융기와 가쪽관절융기 정강뼈의 몸쪽끝에서 만져진다. 특히 무릎관절을 굽히면 넙다리뼈 먼쪽끝 안쪽관절융기와 가쪽관절융기 사이에 패임이 있으며 그 먼쪽에서 만져진다.

정강뼈거친면 몸쪽끝의 앞면에서 만져진다. 여기에는 무릎뼈 끝에서 아래로 주행하는 무릎인대가 붙는다. 무릎을 짚고 서면 체중이 정강뼈거친면과 무릎인대로 지지된다.

정강뼈앞모서리 정강뼈거친면으로부터 종아리 앞면의 전체 길이에 걸쳐 만져진다. 이른바 정강이라고 한다.

안쪽복사 먼쪽끝 안쪽으로 돌출한다.

종아리뼈(비골 Fibula)

종아리뼈는 종아리의 가쪽에 있는 가늘고 긴뼈이다.

몸쪽끝은 약간 두꺼우며 **종아리뼈머리**(비골두 head of fibula)라 한다.

뼈몸통은 **종아리뼈몸통**(비골체 body of fibula)이며, 가늘고 길며 살짝 비틀어져 있다.

먼쪽끝은 두꺼우며 특히 가쪽부위는 먼쪽끝방향으로 돌출하여 **가쪽복사**(외과 lateral malleolus)가 된다.

종아리뼈의 역할 : 종아리뼈는 정강뼈에 비해 매우 가늘어서 바로서기자세에서 체중은 종아리에서 주로 정강뼈로 지지된다.

종아리뼈의 역할로서는 ① 다양한 근육의 고정말단이 된다. ② 종아리에서 일어나 발에 이르는 근육의 힘줄이 가쪽복사의 뒤를 돌아가고, 가쪽복사는 도르래로서 역할을 한다. ③ 종아리뼈의 먼쪽끝은 발목관절(p.173) 관절오목의 가쪽부위가 되며 관절을 안정 및 강화한다(이 역할이 가장 중요하다고 생각된다).

종아리뼈는 긴뼈의 이식에 사용하고자 하는 경우에 사용된다.

표면해부학

종아리뼈머리 정강뼈 가쪽관절융기의 뒤 가쪽에서 만져진다. 정강뼈거친면과 거의 같은 높이에 있다.

종아리뼈몸통 대부분이 근육으로 덮여 있으므로 체표에서는 만질 수 없지만 먼쪽 약 1/4부분은 피부밑에서 만져진다. 그 먼쪽끝이 **가쪽복사**이다. 가쪽복사는 정강뼈의 안쪽복사로부터 1~2 cm 먼쪽 뒤쪽에 있다.

3 발의 뼈

발의 뼈는 발목뼈, 발허리뼈 및 발의 마디뼈로 나눌 수 있다(그림 3-7).

발의 안쪽모서리와 가쪽모서리의 중간점을 연결하는 선이다. 발을 전반부와 후반부로 나누면 발목뼈는 후반부에, 발허리뼈와 마디뼈는 전반부에 있다.

발목뼈(족근골 Tarsal bone)

발목뼈는 7개의 뼈로 이루어진다. 즉 몸쪽열의 2개 뼈(목말뼈 · 발꿈치뼈)와 먼쪽열의 5개 뼈(손배뼈 · 안쪽쐐기

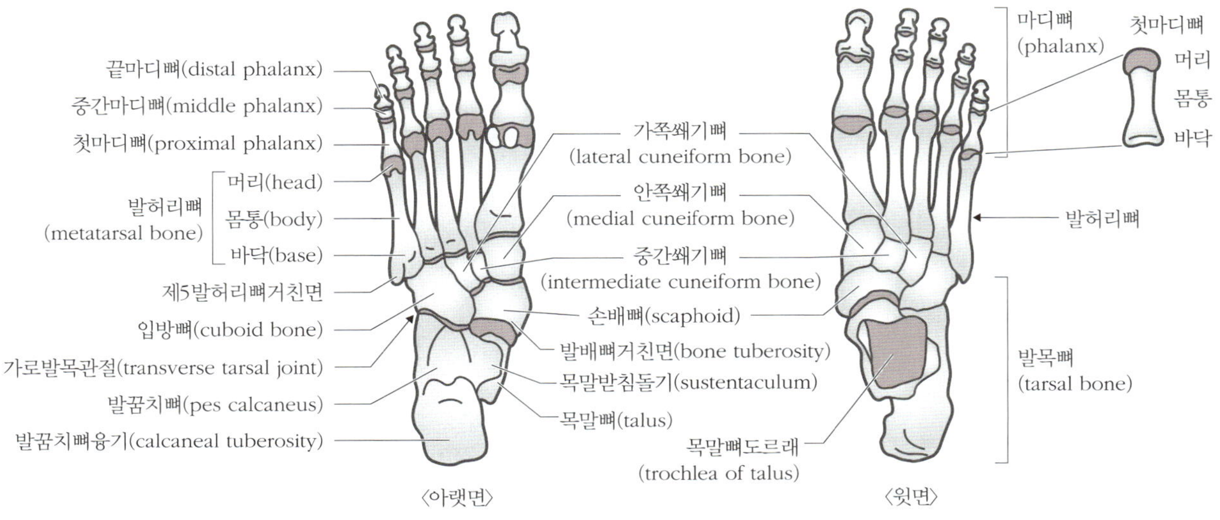

그림 3-7 발의 뼈

발목뼈의 수는 손목뼈보다 하나 적은 7개이다.

뼈 · 중간쐐기뼈 · 가쪽쐐기뼈 · 입방뼈)이다.

발의 뒤쪽 부위를 다시 앞 1/3부분과 뒤 2/3부분으로 나누면 몸쪽열의 2개 뼈는 뒤 2/3부분에, 먼쪽열의 5개 뼈는 앞 1/3부분에 있다.

◆ **목말뼈**(거골 talus) 목말뼈는 발꿈치뼈와 함께 그 밖의 발목뼈에 비해 눈에 띄게 크고, 가장 높은 위치에 있다. 위쪽에서 정강이의 뼈(정강뼈와 종아리뼈)와의 사이에 발목관절을 만든다. 목말뼈와 발꿈치뼈는 위아래로 포개어져 체중을 지지한다.

목말뼈의 앞부위는 반구모양으로 돌출하며 **목말뼈머리**(거골두 head of talus)라 한다. 목말뼈머리의 뒤는 약간 잘록해져 **목말뼈목**(거골경 neck of talus)이 된다. 목의 뒤에서 목말뼈의 대부분을 만드는 것은 **목말뼈몸통**(거골체 body of talus)이다.

목말뼈몸통의 윗면은 **목말뼈도르래**(거골활차 trochlea of talus)라 하며 발목관절의 관절머리가 된다.

목말뼈몸통의 아랫면(그림 3-8)은 패여 있으며, 아래에 있는 발꿈치뼈에 대해 3개의 관절면(**앞발꿈치뼈관절면** 전종골관절면 anterior facet for calcaneus · **중간발꿈치뼈관절면** 중종골관절면 middle facet for calcaneus · **뒤발꿈치뼈관절면** 후종골관절면 posterior facet for calcaneus)이 있다. 중간발꿈치뼈관절면과 뒤발꿈치뼈관절면 사이에는 **목말뼈고랑**(거골구 sulcus talus)이라는 고랑이 있다.

◆ **발꿈치뼈**(종골 calcaneus) 발꿈치뼈는 발목뼈 중에서 가장 크며, 위쪽의 목말뼈를 지지하여 발꿈치를 만든다.

발꿈치뼈는 불규칙한 다각체 형태이다. 윗면(그림 3-8)의 중앙부에는 목말뼈몸통 아랫면에 있는 뒤발꿈치뼈관절면과 마주보는 관절면(**뒤목말뼈관절면** 후거골관절면 posterior talar articular surface)이 있다. 발꿈치뼈는 중앙에서 안쪽을 향해 선반모양으로 돌기를 낸다. 이 돌기는 **목말선반**(거골선반 talar shelf)이라 하며, 목말뼈의 아랫면에 있는 앞발꿈치뼈관절면과 중간발꿈치뼈관절면에 대한 관절면(**앞목말관절면** 전거골관절면 anterior talar articular surface 및 **중간목말관절면** 중거골관절면 middle talar articular surface)을 가지며, 그 이름과 같이 목말뼈가 올라가 있다.

앞서 말한 것처럼 발꿈치뼈의 윗면에는 앞 · 중간 · 뒤 목말뼈관절면이 있으며 목말뼈가 올라가 있다. 앞목말관절면, 중간목말관절면과 뒤목말뼈관절면 사이에는 **발꿈치뼈고랑**(종골구 calcaneal sulcus)이 있다. 이 고랑은 목말뼈 아랫면에 있는 목말뼈고랑과 마주보아 **발목뼈굴**(족근동 tarsal sinus)을 만든다.

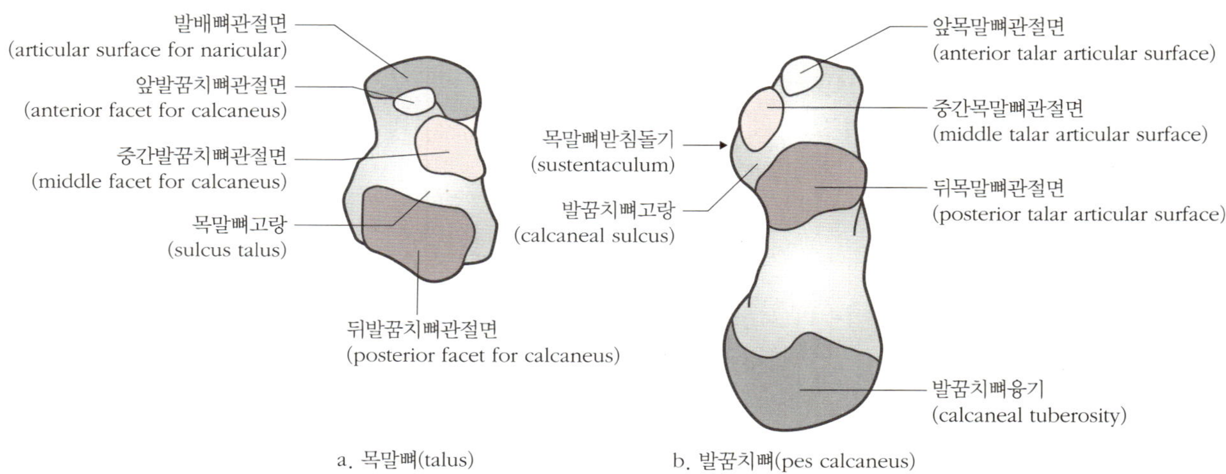

그림 3-8 발꿈치뼈와 목말뼈
발꿈치뼈 위에 목말뼈가 올라온다.

발목뼈굴에는 목말뼈와 발꿈치뼈를 연결하는 뼈사이인대가 있다.

발꿈치뼈의 뒤 1/3부분은 뒤쪽 아래로 돌출하여 **발꿈치뼈융기**(종골융기 calcaneal tuberosity)가 된다. 발꿈치뼈융기의 발달은 인간에게 특유하며 발꿈치(종 heel)를 만든다.

◆**발배뼈**(주상골 navicular) 발배뼈는 발의 안쪽이며 목말뼈의 둥근머리 앞에 있다. 앞뒤로 압박된 형태이며 안쪽면에는 융기, 즉 **발배뼈거친면**(주상골조면 tuberosity)이 있다.

◆**입방뼈**(입방골 cuboid bone) 발의 가쪽에서 발꿈치뼈 앞에 있다. 아랫면의 앞부위로 가로로 뻗은 고랑(**긴종아리근힘줄고랑** 장비골근건구 groove for tendon of peroneus longus muscle, 긴종아리근힘줄이 주행)이 있다.

◆**안쪽쐐기뼈**(내측설상골 medial cuneiform bone)

◆**중간쐐기뼈**(중간설상골 intermediate cuneiform bone)

◆**가쪽쐐기뼈**(외측설상골 lateral cuneiform bone)

이들 3개의 쐐기뼈는 이름과 같이 쐐기모양의 뼈이며 발배뼈 앞에 늘어선다. 안쪽쐐기뼈가 가장 크다.

발허리뼈(중족골 Metatarsal bone)

발허리뼈는 5개의 관상골이며 안쪽에서 제1~5발허리뼈(metatarsals I–V)로 이루어진다. 각 발허리뼈는 몸쪽끝의 **바닥**(base), 중앙의 **몸통**(body) 및 먼쪽끝의 **머리**(head)로 나뉘지며 머리를 향해 가면서 가늘어진다.

체중의 부하는 절반 부분이 발꿈치에, 나머지 절반 부분이 제1~5발허리뼈머리에 부하된다.

제1발허리뼈(엄지발가락의 발허리뼈)는 두껍고 짧다. 제1발허리뼈는 바로서기자세에서 체중을 지지하는 데 중요하다. 제1발허리뼈머리 아랫면에 1쌍의 콩모양 종자뼈가 있다. 바로서기자세에서의 체중부하는 발꿈치에 걸리는 하중의 1/3이 제1발허리뼈머리에 걸리며 종자뼈를 통해 지면에 이른다.

이들 종자뼈는 제1발허리뼈머리 아래에 있는 굽힘근힘줄을 마찰로부터 보호한다.

제5발허리뼈의 바닥은 두껍고 가쪽으로 돌출되어 **제5발허리뼈거친면**이라 한다.

앞서 말한 것처럼 발허리뼈머리에는 체중의 상당 부분이 걸린다. 따라서 발바닥 피부와 발허리뼈머리 사이에는 튼튼한 섬유성 구조물이 발달하여 체중이 지면에 효율적으로 전달되는 것을 돕는다(그림 3–9).

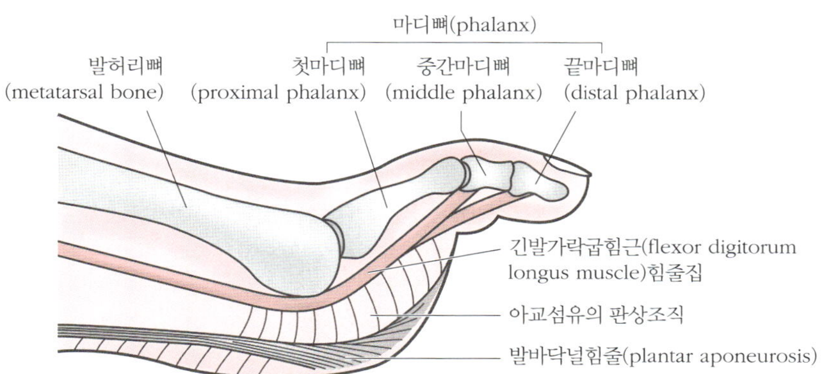

그림 3–9 발허리뼈와 마디뼈의 지지조직
발허리뼈머리는 발꿈치뼈와 함께 체중을 지면에 전달하는 역할을 담당한다.
효율을 높이기 위해 발바닥의 피부와 뼈는 섬유구조로 강하게 결합되어 있다.

표면해부학

목말뼈돌기는 안쪽복사(정강뼈)의 1횡지 아래쪽에서 만져진다.

발배뼈거친면은 안쪽복사의 앞 아래쪽 약 2 cm 체표에서 만져진다.

제5발허리뼈의 바닥은 발의 가쪽모서리의 체표에서 만져진다.

마디뼈(지골 Phalanx) (그림 3-7)

마디뼈는 손의 마디뼈와 같은 형태를 하고 있지만 훨씬 짧다. 손에서와 같이 엄지발가락(족무지 great toe)은 2개, 그 밖의 발가락은 3개의 마디뼈로 이루어져 있다. **첫마디뼈**(기절골 proximal phalanx) · **중간마디뼈**(중절골 middle phalanx) · **끝마디뼈**(말절골 distal phalanx)이며 각각 **바닥** · **몸통** · **머리**를 구별할 수 있다.

Ⅱ. 다리뼈의 연결

A. 엉덩관절(고관절 Hip joint)

엉덩관절(그림 3-10)은 엉덩뼈와 넙다리뼈를 연결하며 몸안에서 가장 큰 관절이다. 절구를 관절오목으로 하고 넙다리뼈머리를 관절머리로 하여 만들어지는 절구관절이다.

엉덩관절은 위팔의 어깨관절에 해당하는데, 체중의 지지와 걷기 등의 이동에 관계하므로 어깨관절에 비해 훨씬 안정되고 단단한 구조를 가지고 있다.

관절오목(절구)은 깊고 반구모양으로 오목하지만 절구의 가장자리를 따라 C모양을 띠는 반달뼈면만 관절연골로 덮여 관절면이 된다. 절구의 중앙에 있는 깊은 절구오목은 지방조직으로 채워져 있고 윤활막으로 덮여 있다. 절구의 가장자리에는 섬유연골로 이루어진 **절구테두리**(관절순 acetabular labrum)가 붙어 관절오목을 더욱 깊게 한다. 절구패임에는 절구테두리가 없지만, **절구가로인대**(관골구횡인대 transverse acetabular ligament)로 채워진다. 인대와 패임의 틈을 통과하여 혈관이 관절 안으로 진입한다.

관절머리(넙다리뼈머리)는 깊은 관절오목에 꼭 들어맞는다.

관절주머니는 매우 강인하며 앞쪽에서 특히 두껍다. 관절주머니는 엉덩뼈에서 절구 가장자리에 있는 절구테두리의 바로 바깥가장자리에 붙는다. 넙다리뼈에서는 앞쪽에서 돌기사이선에 부착하며 뒤쪽에서 돌기사이능선의 1~1.5 cm 위에 붙는다.

넙다리뼈목 골절의 치료가 어려운 이유 : 넙다리뼈목의 골절은 고령자에게 많으며 치료가 어렵다. 넙다리뼈목은 대부분이 관절주머니 안에 있어 뼈막이 손상되므로, 뼈막으로부터 뼈가 신생되지 않기 때문이기도 하다.

관절주머니의 인대

관절주머니는 두껍지만 다음과 같은 인대에 의해 보강된다(그림 3-11).

엉덩관절 : 절구관절(spheroidal joint)에서 여러 방향으로 움직일 수 있지만 인대에 의해 관절운동이 제한되고 또한 과도한 운동이 억제되므로 비교적 안정된 관절이 된다.

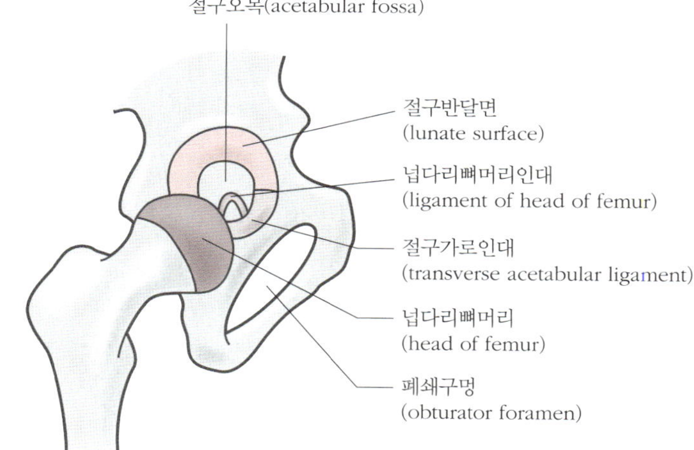

그림 3-10 절구가로인대
절구가로인대는 반달뼈면의 양끝 사이에 뻗어 있다. 여기에는 연골이 없다.

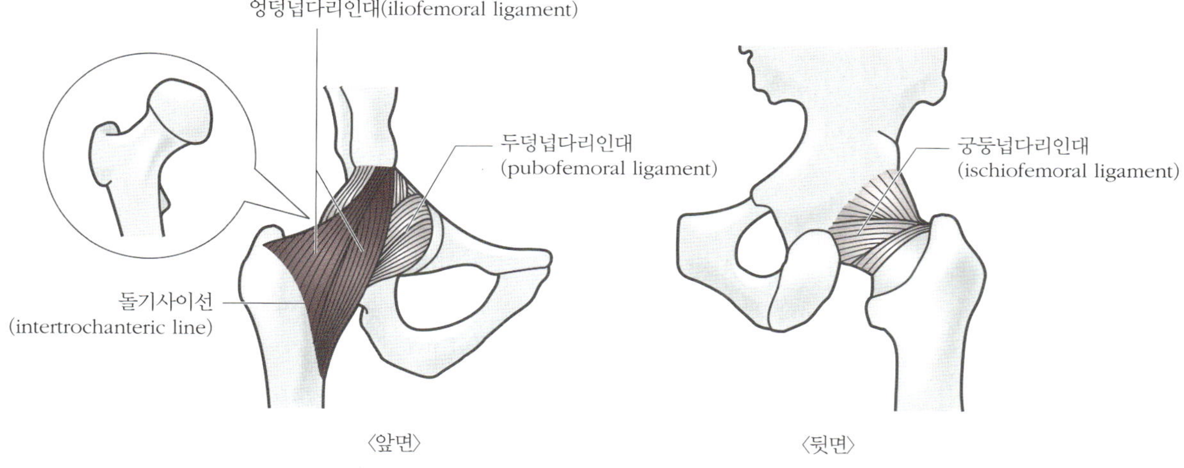

그림 3-11 엉덩관절 관절주머니의 인대
엉덩넙다리인대는 Y자 모양이므로 Y인대라고도 한다.

◆**엉덩넙다리인대**(장골대퇴인대 Iliofemoral ligament) 관절주머니의 앞쪽을 보강하는 매우 강인한 인대이다. 절구의 위모서리에서 일어나 아래로 넓어져 돌기사이선에 붙는다. 인대는 관절주머니의 앞면을 보강함과 함께 넙다리의 과도한 폄을 막는다.

엉덩넙다리인대의 역할 : 바로서기자세에서 인체의 중심선이 엉덩관절의 약간 뒤를 통과하므로 엉덩관절은 뒤로 과도하게 펴지는 경향이 있다. 이러한 과다폄에 의해 신체가 뒤로 넘어지지 않도록 엉덩넙다리인대가 작용한다.

◆**두덩넙다리인대**(치골대퇴인대 pubofemoral ligament) 관절주머니의 앞 아랫면을 강하게 한다.
◆**궁둥넙다리인대**(좌골대퇴인대 ischiofemoral ligament) 관절주머니 뒷면을 보강한다.
◆**넙다리뼈머리인대**(대퇴골두인대 ligament of head of femur) 관절 안에 있으며 절구에서 일어나 넙다리뼈머리

오목에 붙는다. 편평한 끈모양이며 폐쇄동맥의 가지인 넙다리뼈머리동맥이 들어 있지만 이 혈관은 성인의 20~30%에서 폐쇄되어 있다.

넙다리뼈머리괴사 : 넙다리뼈머리의 영양혈관은 소아에서는 넙다리뼈머리인대와 넙다리뼈목으로부터 진입한다. 성인에서는 넙다리뼈머리인대를 통과하는 혈관이 열려 있는 경우에도 동맥은 가늘며, 뼈머리의 안쪽 1/5~1/3을 영양하는 데 지나지 않는다. 따라서 성인 특히 고령자의 넙다리뼈목 골절에서 넙다리뼈목으로부터 진입하는 혈관이 손상되면 뼈머리는 혈류가 차단되어 괴사에 빠진다(p.214).

지배신경 엉덩관절에 분포하는 신경은 그 관절의 운동에 관여하는 근육을 지배하는 신경과 같은 신경줄기에서 유래하며, 근육의 부착부위를 덮는 피부에도 분포한다(힐톤법칙 Hilton's law, p.21). 엉덩관절은 넙다리신경, 궁둥신경, 폐쇄신경, 제2 · 3 · 4허리신경의 앞가지로부터 가지를 받는다. 따라서 이들 신경이 침해되면 엉덩관절에 통증이 생긴다.

엉덩관절은 매우 안정된 관절이다. 안정성은 ① 관절오목이 깊게 관절머리를 에워싸는 것, ② 관절주머니가 강인하며 또한 인대로 보강되는 것, ③ 관절이 많은 근육으로 에워싸여 덮여 있는 것 등에 의한다.

성인에서의 깊은 절구도 출생 시에는 평면에 가까우며, 출생 후 점점 깊어져서 완성된다.

선천엉덩관절탈구 : 선천엉덩관절탈구(선천성고관절탈구 congenital hip dislocation)는 정형외과 영역에서 가장 중요한 선천성질환이었다. 그렇지만 영유아 검진 시에 절구가 미발달한 아이에게 절구의 정상적인 발육을 돕도록 넙다리뼈를 바깥돌림 위치로 유지하도록 하는 교육이 이루어져 최근 감소하였다.

엉덩관절의 운동

엉덩관절의 운동에 의해 넓적다리가 움직이는데, 반대로 넓적다리가 고정되면 골반 · 몸통이 못 움직이게 된다. 따라서 엉덩관절의 운동은 자세의 유지나 걷기 등 신체 이동과 관계가 있으므로 매우 중요하다.

엉덩관절은 절구관절(spheroidal joint)이며 운동은 넙다리뼈머리의 중심을 통과하는 좌우축 · 전후축 · 수직축을 운동축으로 하여 굽힘 · 폄 · 모음 · 벌림 · 안쪽돌림 · 바깥돌림으로 나눌 수 있다(그림 3-12, 13).

굽힘	넓적다리를 앞으로 올리는 운동이다. 넙다리뼈가 고정될 때에는 몸통을 앞으로 굽히게 된다.
폄	굽힘에서 원위치로 돌아오고, 다시 뒤로 약 15°까지 펼 수 있다. 그 이상의 과도한 폄은 관절주머니와 그 앞에 있는 엉덩넙다리인대의 긴장에 의해 억제된다.
모음 · 벌림	전후축을 운동축으로 하여 넓적다리를 안쪽으로 움직이는 것이 모음이며, 바깥쪽으로 움직이는 운동이 벌림이다.
안쪽돌림 · 바깥돌림	넙다리뼈의 수직축을 운동축으로 하여 넓적다리의 앞면이 안쪽을 향하도록 회전하는 것이 안쪽돌림, 그 반대방향의 돌림이 바깥돌림이다.
벌림	엉덩관절을 직각으로 굽혀 양쪽 넓적다리를 바깥쪽으로 벌리게 하는(벌림) 운동을 말한다.

무릎관절과 엉덩관절의 운동은 관련되어 있다. 무릎관절이 펴지는 경우에는 무릎관절의 폄근이 긴장하고 이 때문에 엉덩관절의 굽힘은 제한된다. 반대로 무릎관절을 동시에 굽히면 엉덩관절은 강하게 굽힐 수 있다.

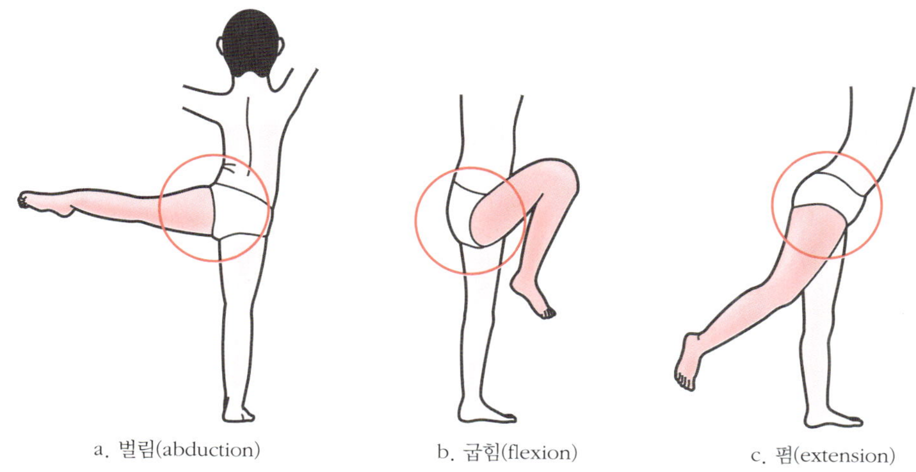

그림 3-12 엉덩관절 운동의 종류

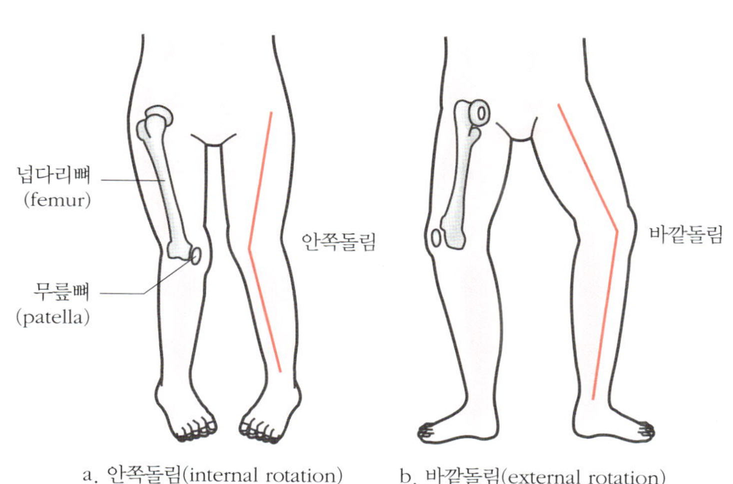

그림 3-13 안쪽돌림과 바깥돌림

안쪽돌림과 바깥돌림에서는 넙다리뼈머리의 방향, 무릎뼈의 위치가 크게 달라진다.

벌림은 특히 걷기에 관계하는 중요한 운동이다. 걸을 때에는 체중이 주기적으로 지면에 닿는 한쪽 다리에서 교차로 지지된다. 이때 골반은 엉덩관절의 벌림운동에 의해 지면에 닿는 다리쪽으로 기울어져 반대쪽 다리의 발을 지면에서 떼어 앞으로 추진시킨다.

트렌델렌버그징후(Trendelenburg's sign, 그림 3-14) : 한쪽 다리로 서서 반대쪽 발을 지면에서 들면 정상에서 골반은 발을 든 쪽으로 올라간다. 이를 위해서 디딤발은 다음과 같은 상태에 있을 필요가 있다. ① 넙다리뼈머리가 절구 안에 바르게 위치한다. ② 넙다리뼈머리가 정상이며 넙다리뼈의 목줄기각(p.155)도 정상이다. ③ 엉덩관절 벌림근(중간볼기근 · 작은볼기근)의 기능(p.184)이 정상이다. 이들 상태에 변화가 생기면 골반은 발을 든 쪽으로 올라가지 않고 오히려 내려간다. 이 현상을 트렌델렌버그징후 양성이라 하며 이 검사는 엉덩관절의 지지성 · 안정성을 알기 위해 중요하다.

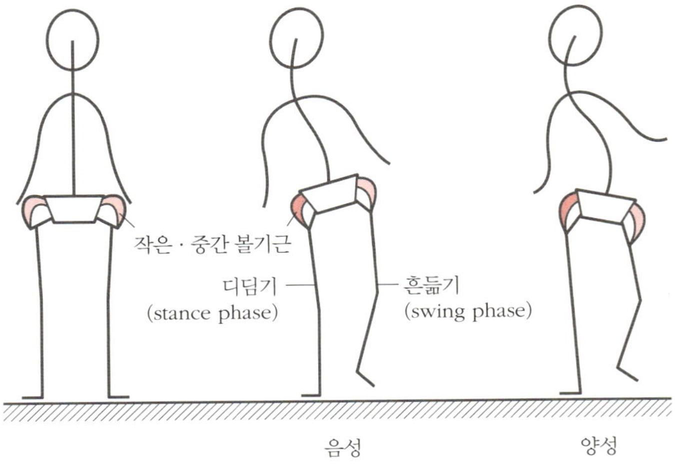

작은 · 중간 볼기근
디딤기 (stance phase)
흔듦기 (swing phase)
음성
양성

그림 3-14 Trendelenburg징후

Trendelenburg징후 음성이란 흔듦쪽의 골반이 올라가는 경우로 엉덩관절이 안정되어 있다. 한편 양성에서는 흔듦쪽의 골반이 내려간다. 양성은 엉덩관절탈구, 넙다리뼈목골절, 작은 · 중간 볼기근마비에서 보인다.

B. 무릎관절(슬관절 Knee joint)

무릎관절(그림 3-15과 16)은 위팔의 팔꿉관절에 해당하지만 팔꿉관절은 앞으로 굽히는 데 비해 무릎관절은 뒤로 굽힌다.

무릎관절은 엉덩관절과 함께 몸안에서 가장 크며 복잡한 구조를 가지고 있는 관절이다.

무릎관절은 넙다리뼈 먼쪽끝의 안쪽관절융기 · 가쪽관절융기와 정강뼈 몸쪽끝 안쪽관절융기 · 가쪽관절융기 윗면에 있는 관절면과의 사이에 생긴다. 넙다리뼈 먼쪽끝은 앞쪽에서 무릎뼈와도 관절을 만들며, 이들 관절이 공통 관절주머니로 싸이는 복합관절이다.

넙다리뼈의 안쪽관절융기와 가쪽관절융기는 모두 앞뒤 및 옆 방향으로 돌출하지만 뒤를 향해 특히 더 돌출한다. 한편 정강뼈 몸쪽끝의 안쪽관절융기와 가쪽관절융기의 관절면은 모두 앞뒤로 긴 타원형이며, 약간 패인 평면이다.

이렇게 넙다리뼈 안쪽관절융기와 가쪽관절융기는 돌출하여 튀어나온 데 비해 정강뼈 몸쪽끝의 윗면은 거의 평면이다. 따라서 넙다리뼈와 정강뼈와의 관절면은 그대로는 잘 적합하지 않지만 그 사이에 관절반달이 끼어 있으므로 잘 맞는다. 관절반달은 정강뼈 윗면에서 안팎 양쪽에 있으며 고리모양의 섬유연골로 이루어진다. 안쪽에 있는 반달을 **안쪽반달**(내측반월 medial meniscus), 가쪽에 있는 반달을 **가쪽반달**(외측반월 lateral meniscus)이라 한다(그림 3-17).

가쪽반달은 안쪽반달에 비해 약간 작고 안쪽끝은 정강뼈 윗면의 융기사이융기의 앞뒤에 붙어 O 모양을 띤다. 안쪽반달의 가쪽끝은 가쪽반달 안쪽끝을 앞뒤로 끼고 있으며, 앞융기사이구역과 뒤융기사이구역에 붙어 C 모양을 띤다.

또한 가쪽반달은 가장자리 일부분만이 관절주머니에 붙는데, 안쪽반달은 거의 전체 둘레에 걸쳐 관절주머니에 붙는다(그림 3-18).

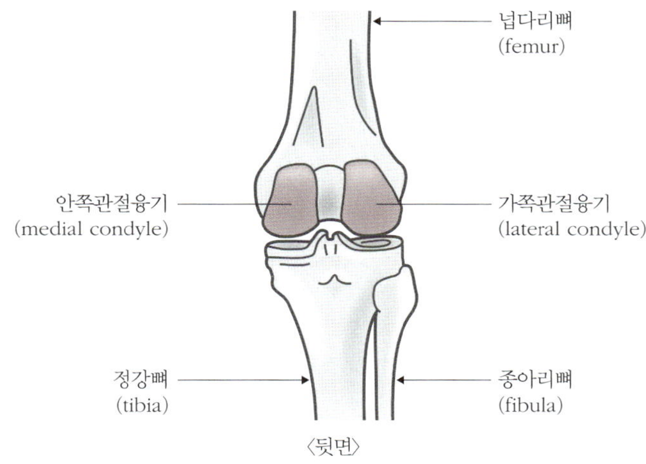

그림 3-15 무릎관절

넙다리뼈와 정강뼈 사이에는 안쪽 · 가쪽 반달이 끼어 있으며, 무릎관절의 폄(extension)과 굽힘(flexion) 시 넙다리뼈관절머리의 형태가 달라지는 것에 적합해지는 구조로 되어 있다.

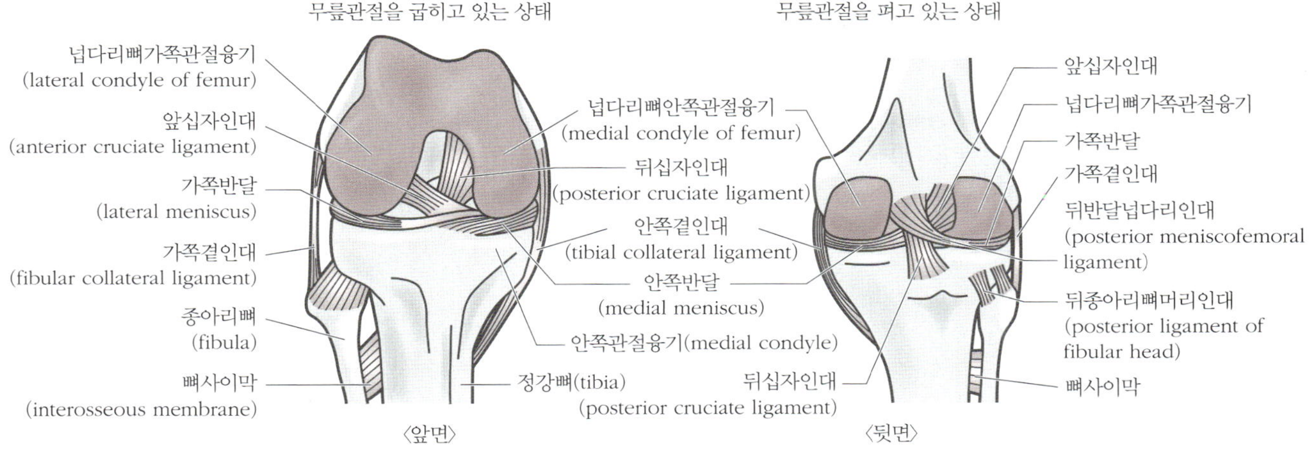

그림 3-16 무릎관절의 인대

앞 · 뒤 십자인대와 안쪽 · 가쪽 곁가지인대가 중요하다.

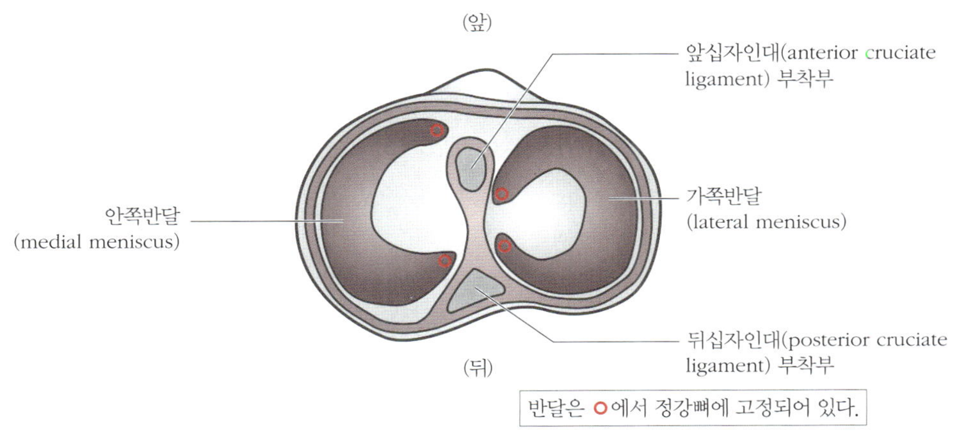

그림 3-17 무릎관절의 관절반달

알파벳 O와 같이 원이 닫혀 있지 않지만 여기에 가까운 형태를 띠고 있는 것이 가쪽반달이다.

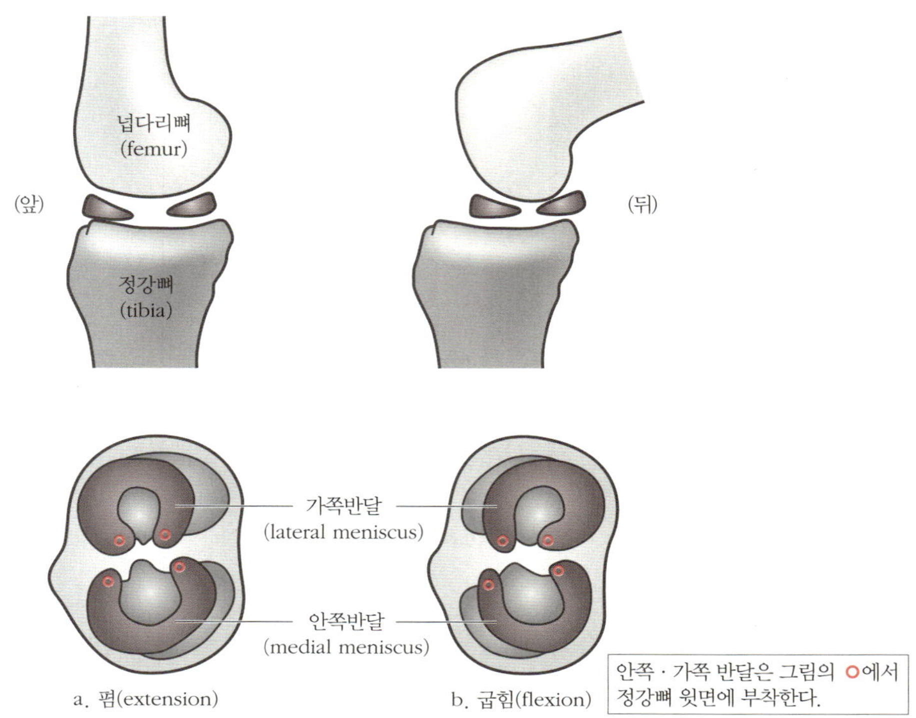

그림 3-18 무릎운동에 수반하는 반달판(semilunar valve)의 이동
무릎을 굽힘시키면 안쪽 · 가쪽반달은 후방으로 어긋나, 형태를 넙다리뼈에 맞출 수 있다.

반달판의 손상 : 반달판의 손상은 특히 스포츠 외상으로 비교적 종종 나타난다. 안쪽반달은 관절주머니에 강하게 부착하므로 가동성이 적어 가쪽반달에 비해 손상이 많다고 한다. 그러나 무릎관절을 가볍게 구부렸을 때 가쪽에서 강한 외부의 힘이 가해지면 가쪽반달도 손상되기 쉽다.

◆**관절주머니** 위쪽에서는 넙다리뼈의 앞면에서 관절면보다 약 1 cm 위에 붙어 안팎 양쪽에서는 안쪽위관절융기와 가쪽위관절융기에, 아래에서는 정강뼈의 관절면 가장자리에 붙는다. 관절주머니는 앞뒤 양면에서 넙적다리근육의 힘줄로 보강된다. 특히 앞면에서는 넙다리네갈래근의 힘줄이 관절주머니의 일부가 되며, 무릎뼈 뒷면이 관절을 만든다.

◆**인대** 넙다리뼈와 정강뼈의 서로 마주보는 관절면은 관절공간에 있는 강한 2개의 인대로 강하게 결합되어 있다. 2개의 인대는 서로 X모양으로 교차하여 **무릎십자인대**(슬십자인대 cruciate ligament of knee)라 하며, 앞쪽에 있는 **앞십자인대**(전십자인대 anterior cruciate ligament)와 뒤쪽에 있는 **뒤십자인대**(후십자인대 posterior cruciate ligament)로 이루어진다.

앞십자인대는 정강뼈의 앞융기사이구역의 안쪽부위에서 일어나 비스듬히 뒤 가쪽 위로 주행하여 넙다리뼈 가쪽관절융기의 안쪽면 뒷부위에 붙는다. 뒤십자인대는 정강뼈의 뒤융기사이구역 가쪽부위에서 일어나 앞십자인대 뒤쪽을 비스듬히 앞 안쪽을 향해 위로 주행하여 넙다리뼈 안쪽관절융기의 가쪽면 앞부위에 붙는다(그림 3-19).

앞십자인대와 뒤십자인대는 무릎관절의 거의 중앙에 있으며, 관절을 앞뒤로 어긋나지 않도록 안정시킨다. 즉 앞십자인대는 정강뼈가 앞쪽으로 전위하지 않도록 작용하며, 뒤십자인대는 정강뼈의 뒤쪽 전위를 막는다(그림 3-20).

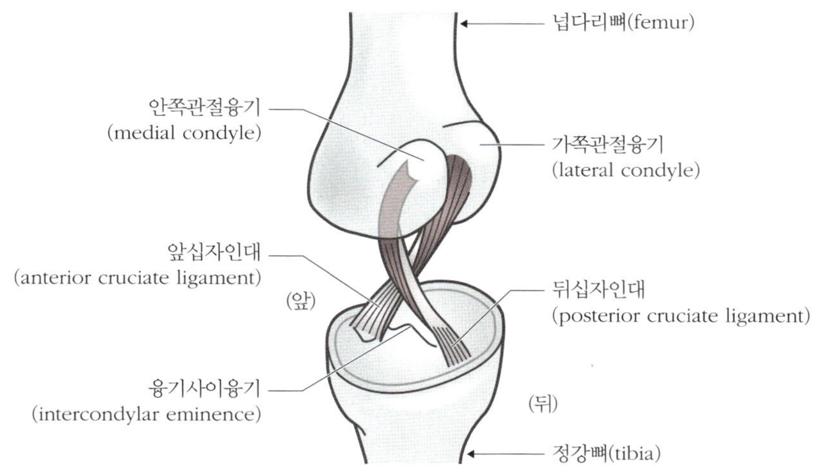

그림 3-19 앞 · 뒤 십자인대(왼쪽 무릎)

넙다리뼈에서 고정말단(fixed end)을 가져 정강뼈 앞쪽에 부착되는 인대를 앞십자인대라고 한다.

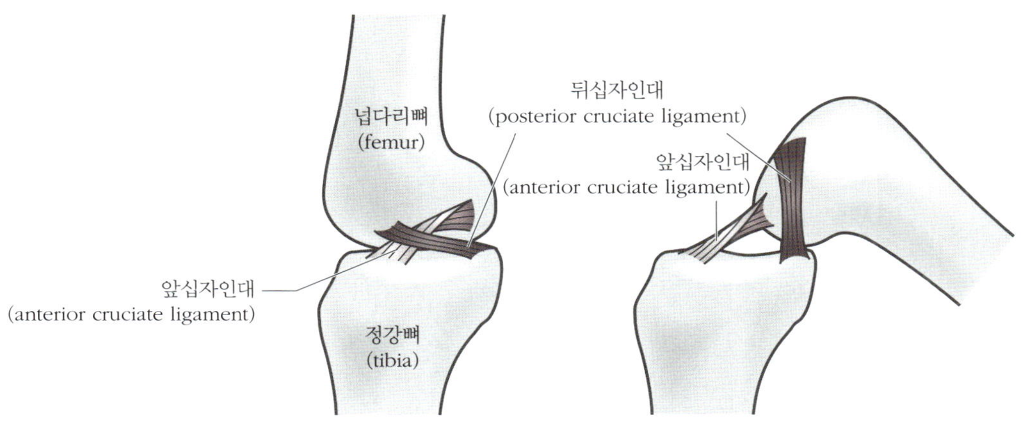

그림 3-20 앞 · 뒤 십자인대와 무릎관절의 운동

무릎을 구부렸을 때 뒤십자인대는 정강뼈 윗면에 대해 직각이 된다.

그리고 관절주머니의 안쪽과 가쪽에 각각 세로로 뻗은 **안쪽곁인대**(정강뼈곁인대 경골측부인대 tibial collateral ligament)와 **가쪽곁인대**(종아리곁인대 비골측부인대 fibular collateral ligament)가 있어 관절주머니를 보강한다.

안쪽곁인대는 폭이 넓고 넙다리뼈의 안쪽위관절융기에서 일어나며, 정강뼈 안쪽관절융기의 안쪽모서리와 뒤모서리에 붙는다.

가쪽곁인대는 끈모양이며 넙다리뼈 가쪽위관절융기에서 일어나 종아리뼈머리에 붙는다.

안쪽곁인대와 가쪽곁인대는 안팎 양쪽으로의 탈구를 막는다. 곁인대는 관절을 펴면 긴장하고 관절을 굽히면 이완한다. 따라서 관절을 굽히면 곁인대가 느슨해져서 관절에서 약간의 돌림운동이 가능해진다(그림 3-21).

관절의 뒤쪽에는 아래 안쪽에서 위 가쪽으로 비스듬히 뻗은 **빗오금인대**(경사슬와인대 oblique popliteal ligament)가 있어 관절의 과다폄을 막는다.

◆**관절공간** 무릎관절의 관절공간은 넓으며, 관절주머니의 안쪽면은 윤활막으로 덮여 있다. 윤활막은 관절 안의 안쪽반달 및 가쪽반달 · 무릎십자인대 등을 덮는다. 나아가 윤활막은 위를 향하며 넙다리네갈래근과 넙다리뼈 사이

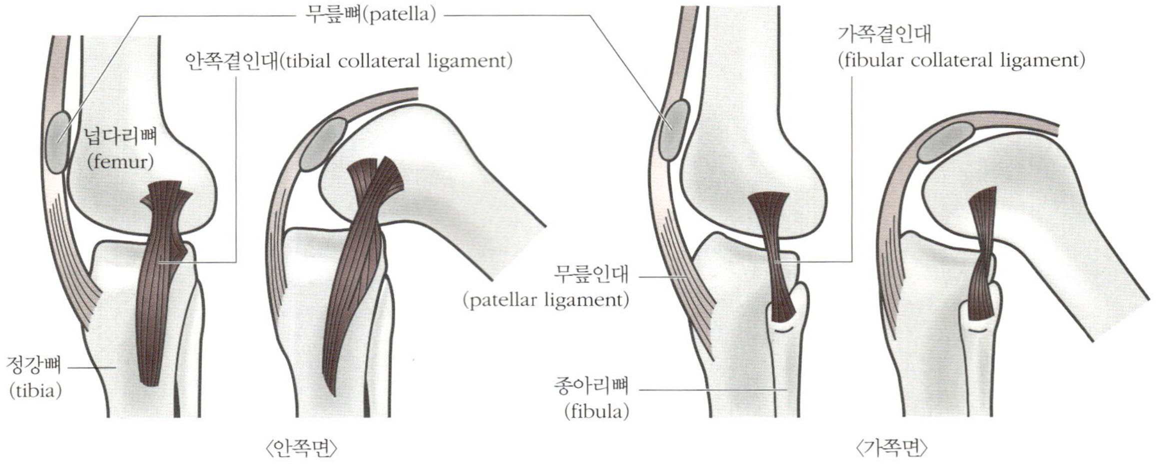

무릎뼈(patella)
안쪽곁인대(tibial collateral ligament)
넙다리뼈
(femur)
정강뼈
(tibia)
무릎인대
(patellar ligament)
가쪽곁인대
(fibular collateral ligament)
종아리뼈
(fibula)
〈안쪽면〉
〈가쪽면〉

그림 3-21 안쪽 · 가쪽 곁가지인대와 무릎관절의 운동

무릎을 구부렸을 때 안쪽 · 가쪽 곁가지인대가 비틀어진다.

무릎위주머니
(suprapatellar bursa)
넙다리뼈
(femur)
관절공간
(articular cavity)
무릎인대
(patellar ligament)
정강뼈
(tibia)
종아리뼈
(fibula)
a. 폄(extension)
b. 굽힘(flexion)

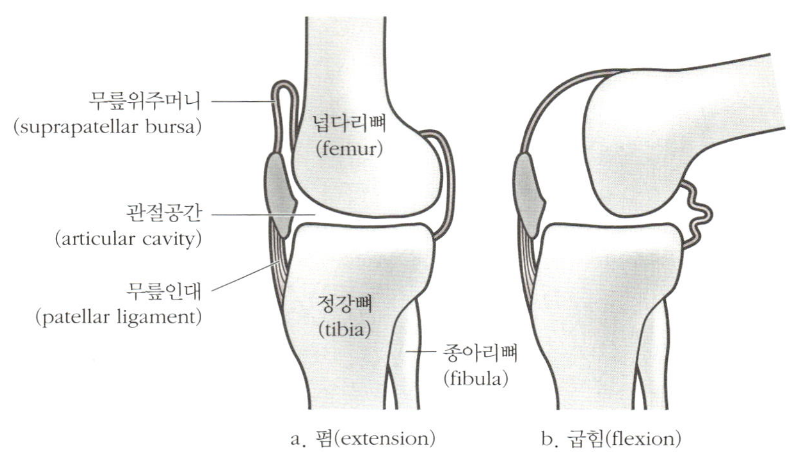

그림 3-22 무릎위주머니

무릎위주머니는 관절액을 넣은 주머니로 무릎을 구부렸을 때 무릎뼈 위에 나타난다.

a. 굽힘(flexion)
b. 폄(extension)
c. 안쪽돌림(internal rotation)
바깥돌림(external rotation)

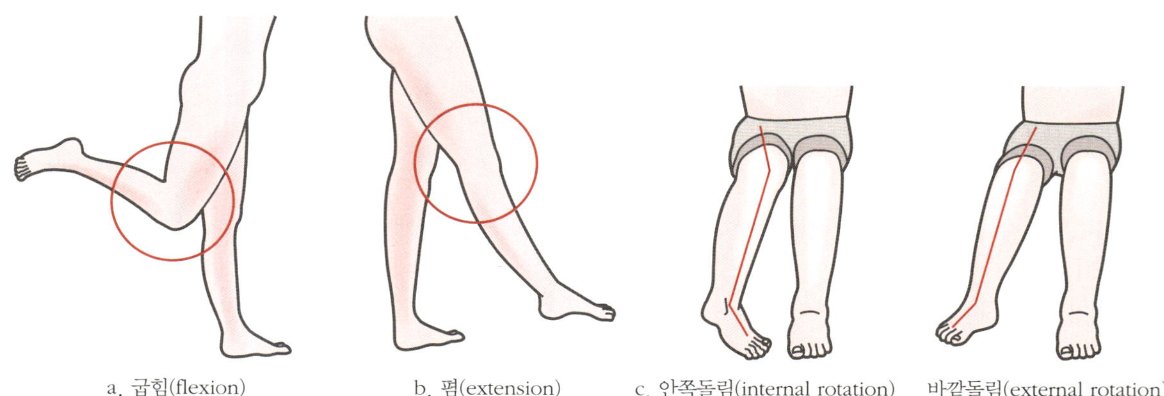

그림 3-23 무릎관절운동의 종류

에서 성장해 윤활주머니를 만든다. 이 윤활주머니를 **무릎위주머니**(슬개상낭 suprapatellar bursa)라 한다(그림 3-22).

무릎의 종창(swelling) : 관절공간이 염증에 의한 삼출물 때문에 부으면 관절공간과 교통하는 무릎위주머니도 붓고 무릎관절 역시 무릎뼈의 3~5 횡지 위쪽까지 붓는 경우가 있다.

윤활막은 아래쪽으로 무릎뼈의 아래에 이르러 **무릎아래윤활주름**(슬개하활막주름 infrapatellar synovial fold)을 만든다.

윤활막과 무릎인대 사이에는 지방조직(**무릎아래지방체** 슬개하지방체 infrapatellar fat pad)이 있으며, 그 일부는 무릎아래윤활주름으로 덮인 1쌍의 **날개주름**(익상주름 alar folds)을 만든다.

뜬무릎뼈 : 관절공간에 액체가 고여 있는 경우에 무릎뼈를 누르면 액체에 의해 떠 있는 느낌이 있다(뜬무릎뼈 부유슬개골 floating patella).

지배신경 무릎관절은 엉덩관절과 같이 폐쇄신경에서 분지를 받는다.

연관통증 : 이러한 신경분포 때문에 엉덩관절의 질환에서 무릎관절에 통증을 느끼는 일이 있다.

무릎관절의 운동

무릎관절의 운동은 주로 **굽힘과 폄**이다. 그 밖에 굽힘자세(약 90~120°)에서는 약간의 돌림(안쪽돌림과 바깥돌림)이 가능하다(그림 3-23). 그러나 벌림 · 모음은 무릎십자인대나 곁인대로 저지된다.

굽힘과 폄 운동에서는 관절머리인 넙다리뼈의 안쪽관절융기와 가쪽관절융기가 관절오목과 접촉하는 면의 넓이가 변화한다. 굽힘의 경우는 넙다리뼈의 안쪽관절융기와 가쪽관절융기가 돌출하는 뒷면에서 접촉하므로 접촉면이 작지만, 폄의 경우는 안팎 양쪽융기가 뒷면에서 넓게 접촉한다. 따라서 무릎관절을 폄과 동시에 관절머리가 관절오목과의 접촉면이 넓어져 안정된다. 폄의 경우 특히 넙다리뼈 안팎 양쪽융기는 반달과 정강뼈 윗면의 위를 구르듯이 미끄러져 마지막에 약간 안쪽으로 회전하여 가장 안정된 위치에서 고정된다.

안쪽반달이 가쪽반달보다 크며, 넙다리뼈 안쪽관절융기는 가쪽관절융기보다 더욱 회전하여 안정되게 한다.

앞서 말한 것처럼 무릎관절이 완전히 펴지는 경우에는 곁인대나 무릎십자인대가 긴장하여 관절의 안정성이 강화된다. 관절이 완전히 펴지지 않은 경우에 인대의 긴장은 약하다. 따라서 일반적인 바로서기자세에서 무릎관절의 고정은 인대보다 오히려 관절에 작용하는 근육(특히 넙다리네갈래근)의 긴장에 의한다고 생각된다.

무릎관절 차단

무릎관절이 완전히 펴지는 경우 넙다리뼈는 마지막에 약간 안쪽돌림하여 넙다리뼈의 관절머리가 관절오목에 비틀듯이 적합하게 맞춰져 강하게 고정된다. 이러한 최후의 돌림운동(screw-home movement)에 의해 무릎관절이 강하게 고정되는 것을 맞물림(잠금 locking)이라 한다. 반대로 강하게 고정된 폄자세로부터 굽히는 경우에는 처음에 넙다리뼈를 약간 바깥돌림하여 원래대로 돌아오지 않으면 안 된다(unlocking). 이러한 바깥돌림은 오금근(popliteus muscle, p.199)에 의해 이루어진다.

안굽이무릎과 밖굽이무릎 : 무릎관절을 앞면에서 보았을 때 종아리의 장축이 넓적다리 장축에 대해 똑바르지 않고 안쪽으로 벌어진 각도를 만들어 굽혀져 있는 것을 안굽이무릎(내반슬 genu varum)이라 한다. 반대로 바깥쪽으로 벌어지는 각을 만들어 굽혀져 있는 상태를 밖굽이무릎(외반슬 genu valgum)이라 한다.

O다리 : 안굽이무릎이 양측성으로 일어나면 양쪽 무릎이 서로 벌어져 O다리라 한다. 일반적으로 신생아에서는 생리적으로 나타나지만 2세가 되기 전에 자연적으로 치유된다. 심각한 O다리는 구루병 등에 의해 일어나

는 경우가 있다.

X다리 : 바굽이무릎이 양쪽에 있으면 무릎이 모아져 X다리라 한다. 생리적으로 3~6세에 나타나지만 그 후 점점 감소한다.

C. 정강뼈와 종아리뼈의 연결

정강뼈와 종아리뼈는 몸쪽끝에서 관절(정강종아리관절)을 이루고, 먼쪽끝에서는 인대결합(정강종아리인대결합)하며, 뼈몸통부분에서는 뼈사이막(다리뼈사이막)에 의해 강하게 연결되어 있다(그림 3-24).

◆**위정강종아리관절**(상경비관절 superior tibiofibular joint) 정강뼈의 가쪽관절융기의 뒤 가쪽 종아리뼈머리 사이에 생기는 작은 평면관절이다. 관절주머니는 특히 앞면과 뒷면에서 인대(**앞종아리뼈머리인대** 전비골두인대 anterior ligament of fibular head와 **뒤종아리뼈머리인대** 후비골두인대 posterior ligament of fibular head)에 의해 보강된다.

◆**아래정강종아리인대결합**(하경비 Inferior tibiofibular syndesmosis) 종아리뼈의 먼쪽끝은 정강뼈 먼쪽끝의 종아리패임에 들어맞아 뼈사이막으로 강하게 결합된다. 그리고 앞쪽과 뒤쪽에 바깥아래쪽으로 비스듬히 뻗은 인대가 있어 결합을 강화한다.

발목관절 운동에서는 정강뼈와 종아리뼈가 서로 벌어지도록 힘이 가해지지만 정강뼈와 종아리뼈의 강한 결합, 특히 먼쪽끝의 정강종아리인대결합에 의해 벌어지는 것이 저지된다.

◆**다리뼈사이막**(하퇴골간막 interosseous membrane of leg) 정강뼈와 종아리뼈가 마주보는 가장자리(뼈사이모서리)는 다리뼈사이막으로 결합된다. 막은 주로 정강뼈에서 종아리뼈를 향해 바깥아래쪽으로 비스듬히 뻗은 섬유로 이루어진다.

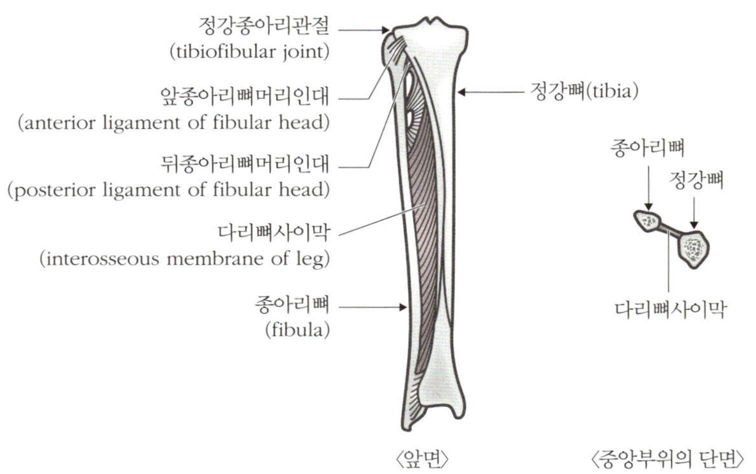

그림 3-24 정강뼈와 종아리뼈의 연결
정강뼈와 종아리뼈는 인대와 뼈사이막으로 강력하게 결합되어 있다.

D. 발의 관절

발목관절(거퇴관절 Talocrural articulation)

종아리와 발, 즉 정강뼈와 종아리뼈의 먼쪽끝과 발목뼈의 목말뼈와의 사이에 생기는 관절이다(그림 3-25).

이 관절은 **발관절**(족관절 joints of foot)이라고도 한다. 그러나 발목의 운동은 발목관절이 주체가 되며, 그 밖의 발목뼈사이관절(목말발꿈치 · 목말발꿈치발배 · 발꿈치입방 관절 등)도 가해지는 복잡한 운동이므로 발관절에서는 발목관절에 발목뼈사이관절이 더해지는 일이 많다.

발목관절의 **관절오목**은 정강뼈 먼쪽끝 아랫면의 아래관절면과 정강뼈 안쪽복사 안쪽면의 안쪽복사 관절면 및 종아리뼈 가쪽복사 안쪽면에 있는 가쪽복사 관절면으로 이루어진다. 이처럼 아래로 벌어진 깊은 관절오목에 대해 목말뼈의 도르래가 **관절머리**가 되어 딱 들어맞아 관절이 생긴다.

관절주머니는 앞뒤 양면에서는 느슨하고 약하지만 안팎 양쪽에서는 두껍고, 나아가 인대로 보강된다(그림 3-26).

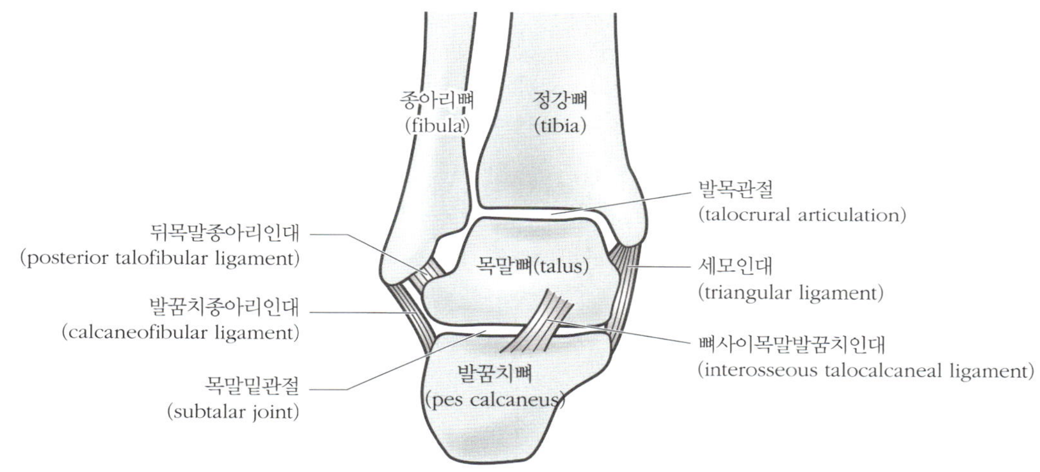

그림 3-25 발목관절과 목말밑관절
종아리부위의 뼈와 발목뼈는 인대로 연결되어 있다.

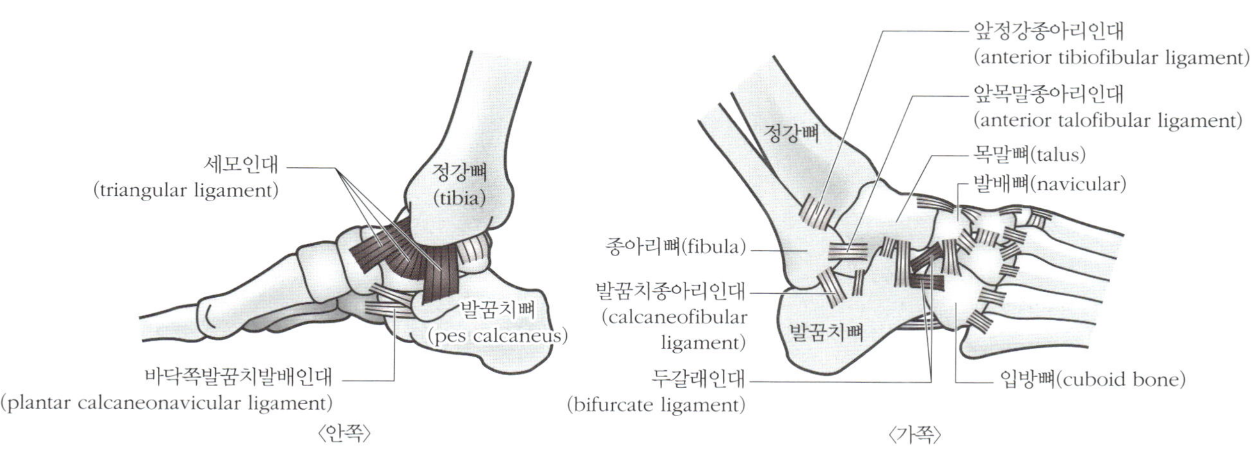

그림 3-26 발목부위의 인대
정강뼈와 발목뼈를 연결하는 세모인대는 특히 강력하다. 발목뼈끼리의 결합은 인대에서 이루어진다.

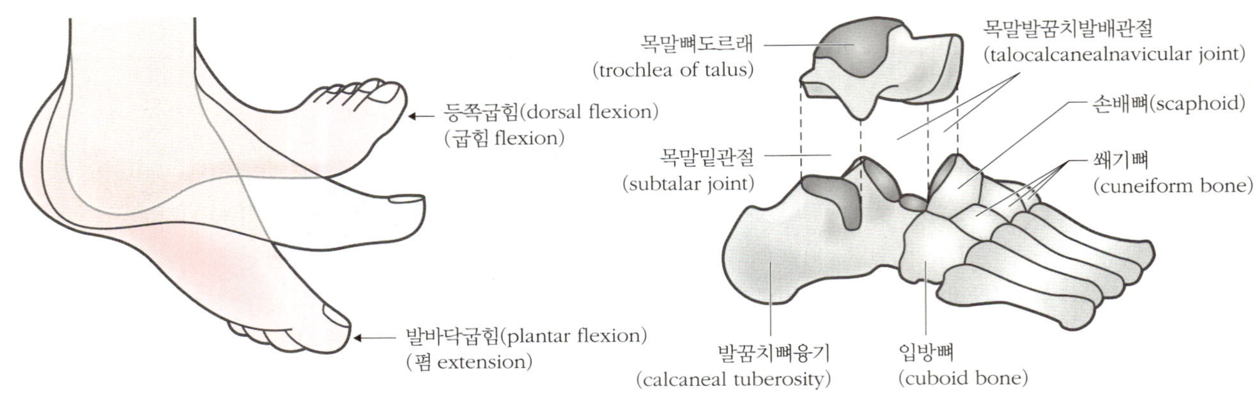

그림 3-27 발목관절의 운동
발의 등쪽굽힘은 다리 앞면에 있는 근육이 실시하며 발바닥굽힘은 다리 뒷면에 있는 근육이 실시한다.

그림 3-28 목말밑관절과 목말발꿈치발배관절
목말뼈는 5개의 관절면이 있다.

관절의 가쪽에는 **가쪽곁인대**(외측측부인대 lateral collateral ligament)가 있다. 여기에는 종아리뼈의 가쪽복사 앞쪽 끝에서 일어나 목말뼈에 붙는 강한 끈모양의 인대(**앞목말종아리인대** 전거비인대 anterior talofibular ligament와 **뒤목말종아리인대** 후거비인대 posterior talofibular ligament)와 뒤쪽 아래로 비스듬히 주행하여 발꿈치뼈에 붙는 인대(**발꿈치종아리인대** 종비인대 calcaneofibular ligament)가 있다. 또한 관절 안쪽에는 정강뼈 안쪽복사와 발배뼈 · 발꿈치뼈 · 목말뼈 사이에 뻗은 삼각형의 강인한 인대(**세모인대** deltoid ligament)가 있다. 세모인대는 안쪽인대(**내측인대** medial ligament)라고도 한다.

발목관절의 운동

발목관절은 경첩관절(접번관절 hinge joint)이며, 관절머리인 목말뼈도르래의 좌우축을 운동축으로 하여 등쪽굽힘이나 발바닥쪽굽힘이 이루어진다(그림 3-27).

등쪽굽힘(배굴 dorsal flexion)은 종아리와 발등이 가까워지는 것 같은 운동, 즉 발끝을 올리는 운동이다.

발바닥쪽굽힘(plantar flexion)은 등쪽굽힘과 반대방향의 운동, 즉 발끝을 내리는 운동이다.

발관절은 등쪽굽힘으로 더욱 안정된다. 왜냐하면 관절머리인 목말뼈도르래와 그에 대응하는 관절오목은 모두 앞부위가 뒷부위에 비해 폭이 넓기 때문이다. 따라서 등쪽굽힘에서는 폭넓은 앞부위가 안쪽복사와 가쪽복사 사이에 강하게 끼어 인대도 긴장하므로 관절이 확실히 고정되어 안정성을 높인다. 이에 비해 발바닥쪽굽힘에서는(예 : 발끝으로 섰을 때) 관절머리인 목말뼈도르래의 폭이 좁은 뒷부위가 좁은 관절오목에 있으며, 관절의 안정성은 줄이고 약간의 모음 · 벌림도 가능해진다.

발목관절의 삠 : 발목관절을 주체로 하는 발관절은 매우 안정성이 높은 관절이지만 정상범위를 넘는 과도한 운동이 강제되면 관절주머니나 인대가 과도하게 펴져서 손상되어 단열되는 경우도 있다. 이 상태가 **삠**(염좌 sprain)이다. 삠은 과도한 안쪽굽이(내반 varus, p.176)에 의해 일어나는 일이 많으며, 관절의 가쪽에 있는 인대가 손상되기 쉽다. 과도한 바깥굽이(외반 valgus)에 의한 삠은 비교적 드물지만 이 경우에는 안쪽의 인대가 손상된다. 더욱 과도한 바깥굽이 · 바깥돌림에서는 발목관절의 탈구나 골절이 일어난다.

발목뼈사이관절(족근간관절 Intertarsal joint) (그림 3-28)

발목뼈사이관절은 발목뼈 사이에 있는 관절이며, 이들 관절에 있어서 발목뼈의 운동은 체중의 지지 · 걷기 등발 전체의 운동에 관계가 있다.

◆**목말밑관절**(거골하관절 subtalar joint)　목말뼈몸통은 발꿈치뼈 위에 올라가 있다. 이 두 뼈 사이에 생기는 관절이 목말밑관절이며 목말뼈몸통의 아랫면(뒤발꿈치뼈관절면)과 발꿈치뼈 윗면(뒤목말뼈관절면) 사이에 생긴다(**뒤목말발꿈치관절**).

관절주머니는 안쪽 · 가쪽 및 뒤쪽을 인대로 보강하며, 나아가 관절을 만드는 두 뼈는 강인한 뼈사이인대(**뼈사이목말발꿈치인대**)로 연결된다(그림 3-25).

◆**목말발꿈치발배관절**(거종주관절 talocalcanealnavicular joint)　목말뼈와 발꿈치뼈 · 발배뼈 사이에 생기는 관절이며, 목말뼈머리가 관절머리가 되어 발꿈치뼈와 발배뼈가 관절오목을 만든다.

목말뼈머리는 대부분이 목말돌기 앞으로 돌출되어 발배뼈와의 사이에 **목말발배관절**을 만든다. 목말뼈몸통 아랫면에 있는 앞발꿈치뼈관절면과 중간발꿈치뼈관절면은 발꿈치뼈 윗면의 앞목말관절면과 중간목말관절면 사이에 관절(**앞목말발꿈치관절**과 **중간목말발꿈치관절** 전 · 중 거종관절 anterior, middle talocalcaneal joint)을 만든다. 목말발배관절과 목말발꿈치관절은 관절공간이 연결되므로 합해서 목말발꿈치발배관절이라 한다.

발배뼈 뒷면의 아래모서리와 발꿈치뼈의 목말돌기 안쪽모서리 사이에는 매우 강인한 인대가 있다. 이 인대를 **바닥쪽발꿈치발배인대**(척측종주인대 plantar calcaneonavicular ligament)라 한다. 바닥쪽발꿈치발배인대의 윗면은 섬유연골을 포함하여 평활하며 그 위에 목말뼈머리를 올려 이것을 지지한다.

이 인대는 짧지만 매우 중요한 인대이며, 강하고 탄성이 풍부하며 **탄력인대**(스프링인대 spring ligament)라고도 한다(그림 3-29). 이것은 뒤에서 설명할 세로발활(p.178)의 안쪽부위 가장 높은 위치에 있어 발활을 유지한다.

편평족 : 탄력인대가 늘어나 느슨해지면 목말뼈머리가 낮아지고 발바닥이 편평해진다.

◆**발꿈치입방관절**(종입방관절 calcaneocuboid joint)　발꿈치뼈의 앞면과 입방뼈의 뒷면과의 사이에 생기는 관절이다. 관절의 윗면에는 **두갈래인대**(이분인대 bifurcate ligament)가 있으며, 뒷면에는 **짧은발바닥인대**(바닥쪽발꿈치입방인대)〔단척인대 short plantar ligament(척측종입방인대 plantar calcaneocuboid ligament)〕가 있다.

두갈래인대는 Y자형의 강한 인대이며, 발꿈치뼈의 앞부위 윗면과 입방뼈 · 발배뼈의 윗면을 연결한다(발꿈치발

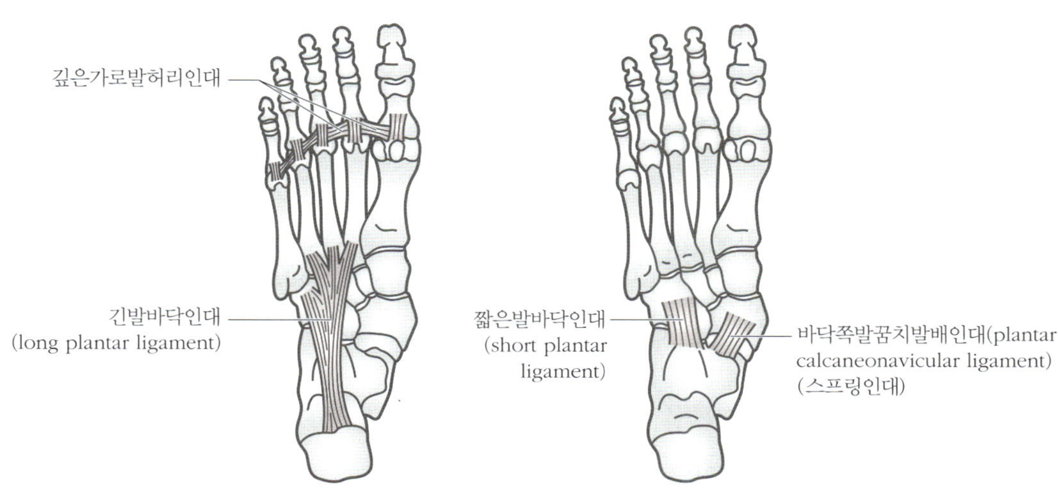

그림 3-29　발바닥의 주요 인대
인대는 잡아당김에 강하다.

배인대와 발꿈치입방인대).

짧은발바닥인대는 넓고 강한 인대이며 그보다 얕은쪽에는 **긴발바닥인대**(장척인대 long plantar ligament)가 있다(그림 3-29). 긴발바닥인대는 발꿈치뼈 아랫면과 입방뼈 아랫면 · 제2~5 발허리뼈바닥을 연결하는 강한 인대이다.

짧은발바닥인대는 뒤에서 설명하는 세로발활의 가쪽부위를 지지한다. 세로발활의 안쪽부위를 지지하는 바닥쪽발꿈치발배인대(탄력인대)와 함께 발활(족궁)을 유지한다.

안쪽굽이와 바깥굽이

발목뼈사이관절(목말밑관절 · 목말발꿈치발배관절 · 발꿈치입방관절) 각각의 관절에서 운동은 비교적 작지만 전체적으로 발의 중요한 운동인 안쪽굽이와 바깥굽이(그림 3-31, 32)에 관계한다.

안쪽굽이는 발의 안쪽모서리를 올려 발바닥을 안쪽으로 향하게 하는 운동이다. 안쪽굽이는 발 앞부위의 모음(내전 adduction)을 수반하며 손의 뒤침에 해당한다.

바깥굽이는 안쪽굽이의 반대방향, 즉 발바닥을 바깥쪽으로 향하게 하는 운동이며 발 앞부위의 벌림(외전 abduction)을 수반하며 손의 엎침에 해당한다.

초파트관절(Chopart's joint)

목말발꿈치발배관절과 발꿈치입방관절은 가로로 나란히 배열되고 협조하여 작용하므로 기능적으로는 하나의 관절이라고 간주되며 합해서 초파트관절이라 한다(그림 3-30).

표면해부학

초파트관절은 거의 하나의 선이 되며 체표에서 안쪽끝은 발배뼈거친면(p.161)의 바로 뒤에 있고, 가쪽끝은 가쪽복사와 제5발허리뼈거친면을 연결하는 선의 거의 중간점에 있다.

발목발허리관절(족근중족관절 Tarsometatarsal joint)

발목발허리관절은 먼쪽열의 발목뼈와 발허리뼈바닥의 사이에 생기는 가동성이 작은 관절(그림 3-30)이다. Lisfranc's관절(Lisfranc's joint)이라고도 한다.

표면해부학

Lisfranc's관절은 체표에서 안쪽끝이 발배뼈거친면의 2~3 cm 앞쪽에 있으며, 가쪽끝은 제5발허리뼈거친면(p.161)의 바로 뒤에 있다.

발목발허리관절의 가동성

관절의 가동성은 엄지발가락의 발목발허리관절(안쪽쐐기뼈와 제1발허리뼈바닥의 사이의 관절)에서는 비교적 크다. 제2발목발허리관절(중간쐐기뼈와 제2발허리뼈바닥 사이의 관절)은 가장 가동성이 작아 골절이 비교적 많이 일어난다.

발허리사이관절(중족간관절 Intermetatarsal joints)

발허리사이관절은 각 발허리뼈바닥 사이에 있으며 발목발허리관절과 통한다.

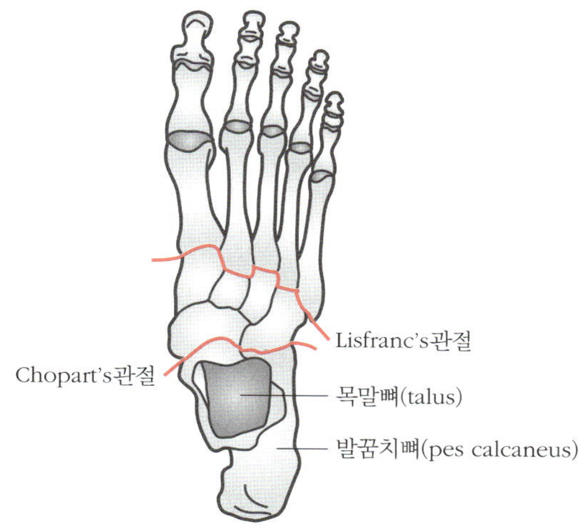

그림 3-30 Chopart's관절과 Lisfranc관절
이들 관절의 이름은 임상에서 사용되고 있다.

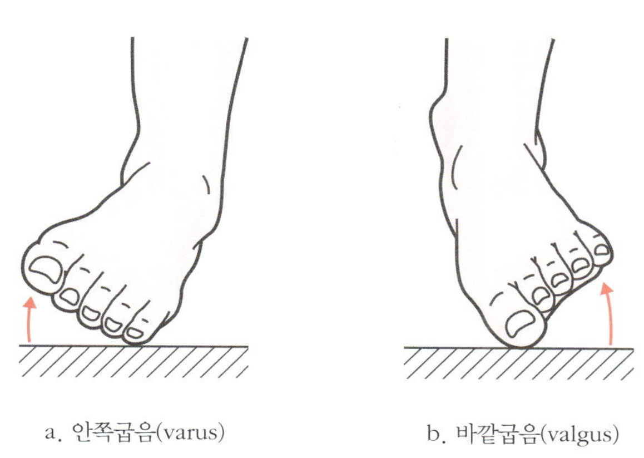

그림 3-31 발의 안쪽굽음과 바깥굽음(왼발)
엄지발가락쪽을 들어 올리는 운동이 안쪽굽음(varus)이며, 새끼발가락쪽을 들어 올리는 운동이 바깥굽음(valgus)이다.

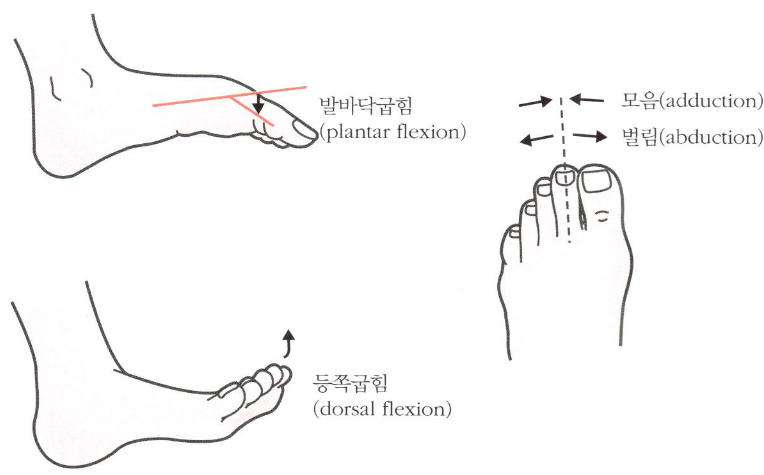

그림 3-32 발가락의 등쪽굽힘 · 발바닥굽힘, 모음 · 벌림

발목발허리관절 · 발허리사이관절은 모두 평면관절(p.20)이며 각 관절에서는 작은 미끄럼이 나타날 뿐이지만 전체적으로 보면 이러한 미끄럼에 의해 발의 앞부위에 가동성 · 유연성 · 탄력성이 전해진다.

발허리발가락관절(중족지절관절 Metatarsophalangeal joints)

발허리발가락관절은 발허리뼈머리와 발가락의 첫마디뼈바닥 사이에 생긴다.

발허리뼈머리는 가로로 뻗은 **깊은가로발허리인대**(심횡중족인대 deep transverse metatarsal ligament)에서 서로 결합되고 있으므로 엄지발가락은 엄지손가락과 같이 자유롭게 운동할 수 없다.

걸을 때에는 발로 지면을 차 앞으로 발을 내딛지만(p.209) 이때 발가락은 발허리발가락관절에서 과다폄 상태가 된다. 따라서 발허리뼈머리의 관절면은 발등을 향해 넓어져 있다(그림 3-7 참조). 특히 엄지발가락에서 현저하다.

발가락뼈사이관절(족지절간관절 Interphalangeal joints of foot)

발의 가락뼈사이관절은 각 가락뼈 사이에 있는 경첩관절(접번관절 hinge joint, p.20)이다.

E. 발활(족궁 Arch of foot)

발은 종아리에 대해 앞을 향해 직각으로 구부리며, 바로서기 시에는 체중을 지지하고 몸의 이동(걷기 · 주행) 시에는 지면에 대해 탄력성이 있는 지렛대로서 작용한다. 이러한 기능을 가지므로 발뼈는 강하게 연결됨과 동시에 발 전체로서 원활한 가동성을 가진다. 또한 발이 지면에 닿을 때에 받는 충격을 완화 · 흡수하도록 탄력적인 구조를 띤다. 이러한 목적에 맞도록 발의 골격은 전체적으로 활모양의 굽이가 나타난다. 발에서 볼 수 있는 이 굽이를 **발활**이라 한다.

발활은 인간의 발에서 특유한 구조이며 출생 시에 이미 가지고 있지만 소아에서는 피하지방이 많으므로 뚜렷하지 않다.

발활에는 앞뒤방향의 **세로활**과 가로방향의 **가로활**이 있다. 세로활은 다시 안쪽구역(내측구 medial segment)과 가쪽구역(외측구 lateral segment)으로 나눌 수 있다.

세로활(종족궁 Longitudinal arch)

발목뼈와 발허리뼈가 세로방향으로 위쪽으로 돌출한 활모양 배열을 하고 있는 세로활이 생긴다(그림 3-33).

◆**안쪽부위** 안쪽활(medial arch)이라고도 하며 뒤쪽으로부터 발꿈치뼈, 목말뼈, 발배뼈, 3개의 쐐기뼈, 제1~3 발허리뼈에 의해 만들어진다.

안쪽활은 인대(바닥쪽발꿈치발배인대 · 뼈사이인대 · 발바닥널힘줄)와 근육(엄지벌림근 · 짧은엄지굽힘근 · 짧은발가락굽힘근 · 앞정강근 · 긴엄지굽힘근 · 뒤정강근 및 발바닥의 작은 근육)으로 지지된다.

◆**가쪽부위** 가쪽활(외족궁 lateral arch)이라고도 하며, 발꿈치뼈, 입방뼈, 제4와 제5발허리뼈에서 만들어진다.

가쪽활은 인대(발바닥널힘줄 · 긴발바닥인대 · 짧은발바닥인대 · 뼈사이인대)와 근육(긴종아리근 · 새끼벌림근 · 짧은발가락굽힘근)으로 지지된다.

세로활에서 안쪽부위는 가쪽부위에 비해 높고 많은 관절로 이루어져 탄력성(elasticity)이 풍부하며, 특히 걸을 때 몸을 앞으로 추진시키는 작용을 한다. 가쪽부위는 낮아 일반적으로 체중을 지지하는 작용이 있다.

장심 : 발활 중에서는 세로활의 안쪽부위가 가장 현저한 굽이를 나타내며 이에 따라 발바닥에 '장심'이 생긴다. 젖은 발로 발자국(footprint)을 만들면 '장심'을 뚜렷하게 볼 수 있다.

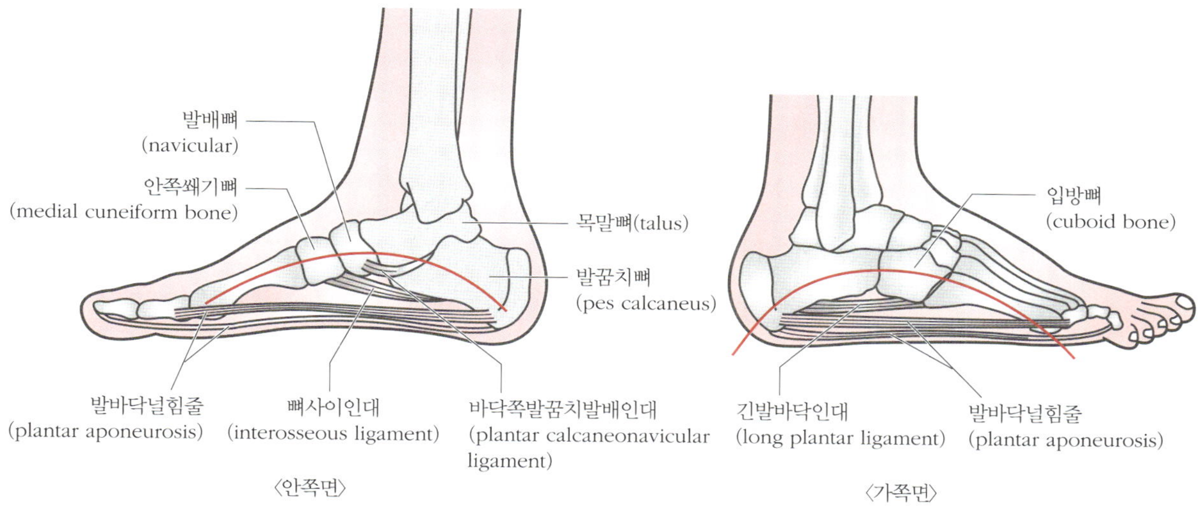

그림 3-33 세로활

세로활(longitudinal arch) 안쪽부분은 높게 유지되고 탄력성이 풍부하며 보행 시에 도움이 되는 데 비해 가쪽부분은 낮게 유지되며 체중을 지지한다.

가로활(Transverse arch)

주로 먼쪽열의 발목뼈(쐐기뼈 · 입방뼈)와 발허리뼈바닥으로 구성된다(그림 3-34).

가로활은 뼈의 형태 · 뼈사이인대 및 근육(엄지모음근 · 긴종아리근)에 의해 형성, 지지된다(그림 3-35).

일반적인 발활의 형성

발활은 뼈 · 인대 및 근육의 작용에 의해 형성 · 유지된다.

◆**뼈** 발활은 쐐기모양의 돌을 나란히 늘어놓아 만든 아치와 비슷하다. 즉 쐐기형 뼈가 전체적으로 아치형으로 배열하여 발활을 만든다.

◆**인대** 발활의 형성 · 유지에 가장 중요하다. 발활에 중량이 가해지면 발활을 만드는 뼈가 서로 벌어지므로 그것을 막기 위해 뼈는 특히 아랫면에서 인대에 의해 강하게 결합된다.

◆**근육** 발활의 아치는 위를 향하고, 종아리에서 일어나는 긴 근육의 힘줄로 치켜올려진다. 또한 발바닥의 작은 근육은 인대와 함께 발활을 만드는 뼈를 연결하도록 작용한다.

발활의 기능

정상적으로 바로서기하고 있을 때 발활은 뼈의 형태 · 배열과 인대의 작용으로 유지되며, 근육의 작용은 거의 필요로 하지 않는다. 그러나 걷거나 달리기 운동을 할 때에는 근육의 활동 · 긴장이 발활의 지지에 중요하다. 근육의 작용으로 발활이 탄력적으로 조정되며 특히 편평하지 않은 지면에 대해 발바닥을 적합하게 만든다.

바로서기자세에서 체중은 종아리에서 목말뼈로 전해진다. 목말뼈에 가해지는 중량은 발활에 의해 발바닥에 널리 분배된다. 즉 목말뼈가 받는 중량의 약 1/2은 뒤로 가해 발꿈치뼈의 발꿈치뼈융기(발꿈치)에 전달되고, 나머지 1/2은 앞으로 전해져 제1~5발허리뼈머리에 걸린다. 발허리뼈머리에 가해지는 중량에서 약 1/3은 엄지발가락의 발허리뼈머리에, 나머지는 다른 발가락의 발허리뼈머리에 배분된다.

걷기 동작에서(p.209) 발이 지면에 닿을 때 생기는 충격은 발활의 탄력적인 구조로 완화된다. 착지 시 발에 가해지는 체중은 우선 발꿈치에 걸리며, 이어서 신속하게 앞으로도 이동하여 발허리뼈머리에 이른다. 발을 지면에서

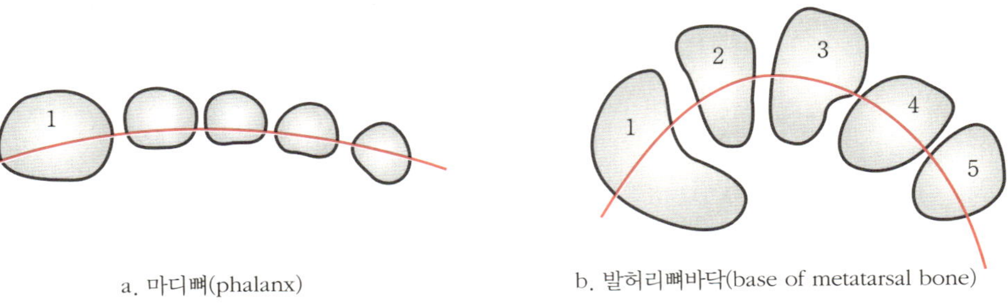

a. 마디뼈(phalanx)

b. 발허리뼈바닥(base of metatarsal bone)

중간쐐기뼈(intermediate cuneiform bone)
안쪽쐐기뼈
(medial cuneiform bone)
가쪽쐐기뼈(lateral cuneiform bone)
입방뼈(cuboid bone)

발배뼈
(navicular)
입방뼈

c. 쐐기뼈(cuneiform bone)와 입방뼈

d. 발배뼈와 입방뼈

그림 3-34 가로활

가로활(transverse arch)은 주로 발허리뼈바닥과 쐐기뼈 · 입방뼈에 의해 만들어진다.

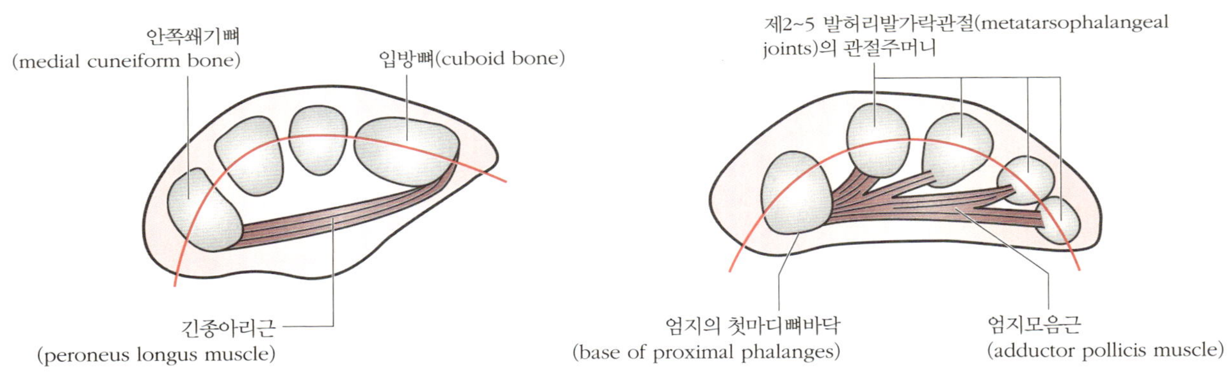

그림 3-35 가로활을 형성 · 지지하는 근육

긴종아리근과 엄지모음근은 가로활 형성에 도움이 된다.

뗄 때에는 발로 지면을 차서 몸을 앞으로 추진시키는데, 지면을 압박하는 추진력은 주로 제1발허리뼈머리에 가해진다. 이러한 발활은 걸을 때에는 스프링으로 작용한다.

발바닥을 주행하는 혈관 · 신경은 발활에 의해 직접 압박을 받지 않도록 보호된다.

오목발 : 세로활의 굽이가 매우 심해지면 오목발(pes cavus)이라 한다.

Ⅲ. 다리의 근육

다리근육(하지근 muscles of lower limb)은 다리이음뼈 근육(볼기뼈근육) · 넙다리 근육 · 종아리 근육 · 발 근육의 4군으로 나누어진다.

A. 다리이음뼈의 근육(볼기뼈근육)

주로 볼기뼈에서 일어나 넙다리뼈에 붙는 근육으로 골반안에 있는 내관골근과 골반 외에 있는 외관골근으로 나누어진다.

1 내관골근

엉덩허리근(장요근 Iliopsoas muscle) (그림 3-36, 37)

엉덩근(장골근 iliacus muscle)과 **큰허리근**(대요근 psoas major muscle)으로 이루어진다.

엉덩근은 엉덩뼈오목(엉덩뼈날개의 안쪽면)에서 일어난다. 큰허리근은 제12등뼈에서 제4허리뼈의 척추뼈몸통과 척추사이원반(얕은갈래) 및 제12갈비뼈와 제1~5허리뼈갈비돌기(깊은갈래)에서 일어난다.

엉덩근과 큰허리근은 합해져 아래로 주행하며 샅고랑인대의 아래를 통과해 넙다리로 나온다. 엉덩관절의 앞을 주행하여 강한 힘줄이 되어 뒤쪽 아래를 향하며 넙다리뼈의 작은돌기에 붙는다.

작은허리근(소요근 psoas minor muscle)은 큰허리근 앞쪽을 주행하는 작은 근육인데, 없는 경우도 종종 있다.

작용 엉덩근과 큰허리근은 공통의 힘줄이 되어 넙다리뼈의 작은돌기에 붙으며, 기능적으로는 주로 하나의 근육으로서 작용한다.

엉덩허리근은 엉덩관절 앞쪽에 있으며 가장 강력한 굽힘근이다. 걸을 때 넙다리를 앞으로 올린다.

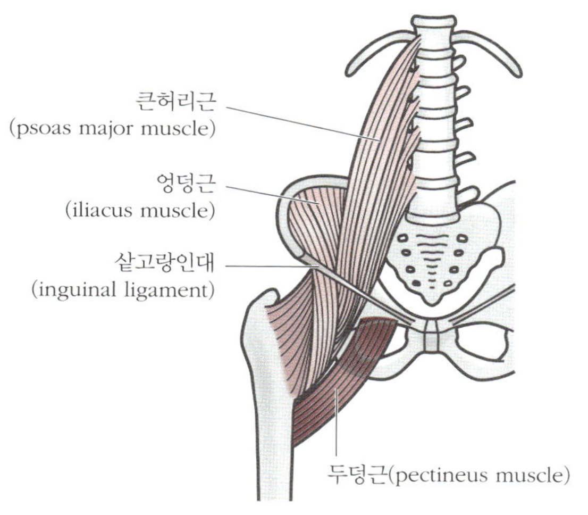

그림 3-36 엉덩허리근
큰허리근과 엉덩근을 합해 엉덩허리근(iliopsoas muscle)이라고 한다.

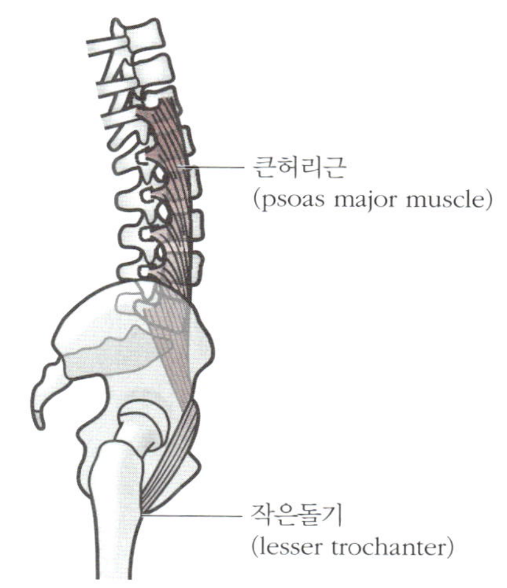

그림 3-37 큰허리근
큰허리근은 엉덩관절의 굽힘근이다.

한편, 걸을 때 엉덩관절의 폄근(큰볼기근)과 함께 관절을 고정 · 안정시켜 몸통과 신체의 균형을 유지한다.

다리가 고정되면 척주를 엉덩관절에서 앞으로 굽힌다. 예를 들면 누운 자세에서 몸통을 일으킬 때 작용한다.

큰허리근은 한쪽만이 작용하면 척주를 옆으로 구부린다. 또한 양쪽의 작용으로 바로서기자세에서 척주 아랫부분을 곧게 하여 자세를 유지할 수 있다.

지배신경 허리신경얼기. 엉덩근은 넙다리신경(L2~4), 큰허리근은 직접 L2 · 3을 받는다.

엉덩근막(장골근막 Iliac fascia)

엉덩허리근을 덮는 근막을 엉덩근막이라 한다. 엉덩허리근은 샅고랑인대 아래를 통과하여 넓적다리에 나타나는데 근막이 근육 안쪽모서리에서 샅고랑인대와 엉덩두덩융기를 연결하여 **칸사이근막활**(장골치골궁 iliopectineal arch)을 만든다. 칸사이근막활에 의해 샅고랑인대와 엉덩뼈 사이의 틈(간극 interspace)은 바깥쪽 절반부위의 **근육공간**(근극 muscular space)과 안쪽 절반부위의 **혈관공간**(vascular space)으로 나눌 수 있다(p.212).

엉덩허리근이 넙다리신경과 함께 근육공간을 통과하여 넓적다리에 나타난다.

혈관공간에는 가쪽을 넙다리동맥 · 넙다리정맥이 통과하고, 정맥의 보다 안쪽을 림프관이 통과한다.

2 외관골근

골반의 뒤쪽에 있는 근육이며 얕은층의 볼기근무리(큰볼기근 · 넙다리근막긴장근 · 중간볼기근 · 작은볼기근)와 깊은층의 돌림근무리(궁둥구멍근 · 속폐쇄근 · 위쌍둥이근 · 아래쌍둥이근 · 넙다리네모근 · 바깥폐쇄근)로 나눌 수 있다.

볼기근무리

◆**큰볼기근**(대둔근 gluteus maximus muscle, 그림 3-38) 엉덩관절 뒤쪽에 있는 매우 두껍고 강한 근육이다. 엉덩뼈날개의 뒷부위에서 엉치뼈 가쪽모서리에 걸쳐 일어나 바깥아래쪽을 비스듬히 지나 3/4이 엉덩정강근막띠에 붙고, 나머지가 넙다리뼈 뒷면(볼기근거친면)에 붙는다.

작용 엉덩관절의 강력한 바깥돌림근인 동시에 엉덩관절의 폄에 작용하며 특히 강하게 펼 때 작용한다. 앉아 있다가 일어서거나 걷거나 계단을 오를 때 등의 경우에는 큰볼기근에 의해 엉덩관절이 강하게 펴진다. 예를 들면 계단을 오를 때에는 엉덩허리근에 의해 넓적다리를 앞으로 들어 올리고(굽힘) 이어서 큰볼기근에 의해 넓적다리를 뒤로 당긴다(폄). 이렇게 큰볼기근은 엉덩허리근과 협조하여 작용한다.

큰볼기근은 엉덩정강근막띠를 긴장시킨다. 이 인대의 긴장에 의해 무릎관절이 펴지고 다리는 폄자세로 고정된다(바로서기자세의 유지).

지배신경 아래볼기신경(L5, S1 · 2)

표면해부학

큰볼기근은 직립보행에 중요한 역할을 하는 근육으로 인간에서 눈에 띄게 발달하였다. 근육과 그 겉쪽에 있는 피하지방조직의 발달에 의해 인간의 볼기에는 특유한 부풀음이 생긴다.

체표에서 보면 볼기와 넓적다리 뒷면과의 사이에 **볼기주름**(gluteal fold)이라는 깊은 고랑이 있다. 볼기주름은 큰볼기근의 아래모서리가 아니라 피하지방조직 아래모서리에 해당한다. 볼기의 피하지방조직은 사춘기가 되면 여성에서 눈에 띄게 발달하여 특유의 곡선을 만들어 이차성징이 된다.

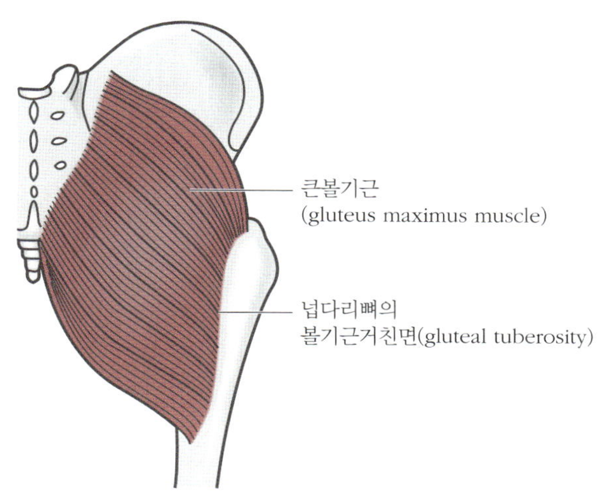

그림 3-38 큰볼기근
큰볼기근은 엉덩관절의 폄근이다.

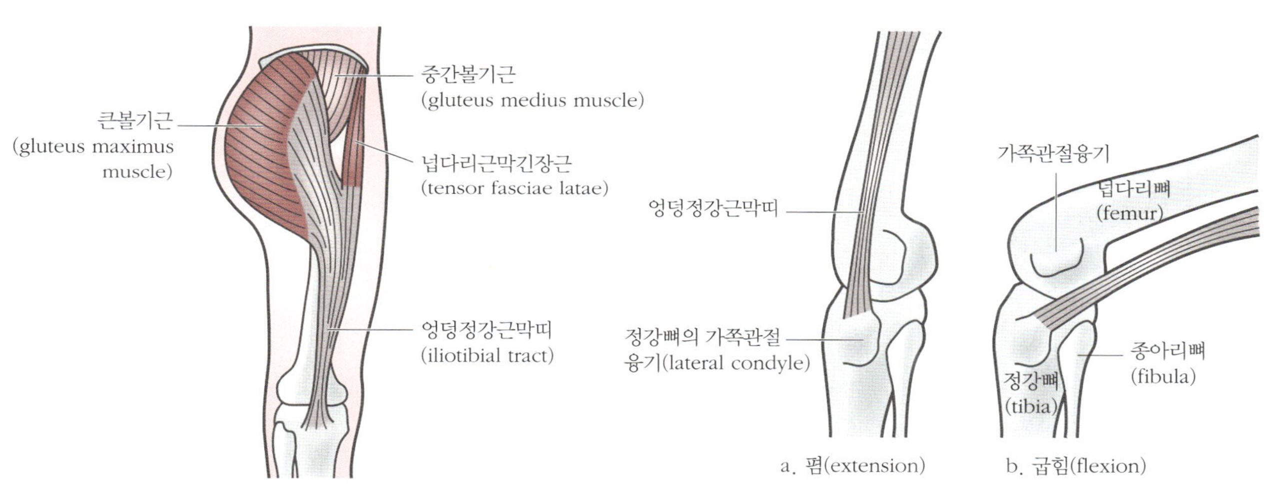

그림 3-39 넙다리근막긴장근
넙다리근막긴장근은 엉덩정강근막띠를 앞으로, 큰볼기근은 뒤로 당긴다.

그림 3-40 엉덩정강근막띠의 작용
엉덩정강근막띠는 무릎을 펴하고 있을 때에는 무릎의 폄을 돕고, 무릎을 굽힘하고 있을 때에는 무릎의 굽힘을 돕는다.

◆**넙다리근막긴장근**(대퇴근막장근 tensor fascia lata, 그림 3-39) 엉덩정강근막띠 안에 보이는 얇은 근육으로, 엉덩뼈의 위앞엉덩뼈가시 바로 뒤쪽에서 엉덩뼈능선 및 넙다리근막 안쪽면에서 일어나 수직으로 아래로 주행하여 큰볼기근과 함께 엉덩정강근막띠에 붙는다.

작용 엉덩정강근막띠를 긴장시켜 무릎관절을 고정한다. 이 작용은 기립이나 바로서기자세의 유지에 중요하다.

지배신경 위볼기신경(L5, S1 · 2)

엉덩정강근막띠 (그림 3-39, 40)

넓적다리의 근육 전체를 덮는 넙다리근막(p.193)은 넓적다리의 가쪽면에서 특히 두꺼워져 엉덩정강근막띠(장경인대 iliotibial tract)를 만든다. 인대는 엉덩뼈능선으로부터 아래를 향해 수직으로 주행하여 정강뼈의 가쪽관절융기에 이르는 띠모양의 널힘줄이다. 그 작용은 넙다리뼈가쪽관절융기(대퇴골외측과 lateral condyle of femur) 앞을 통과하고 있을 때(폄)와 뒤를 통과하고 있을 때(굽힘)에서 다르다.

표면해부학

엉덩정강근막띠는 큰볼기근 · 넙다리근막긴장근의 작용으로 긴장된다. 예를 들면 무릎을 강하게 펴면 긴장된 인대가 넓적다리 아랫부분의 바깥쪽 피부밑에서 만져진다.

◆**중간볼기근**(중간둔근 gluteus medius muscle, 그림 3-41) 엉덩뼈날개의 바깥면에서 큰볼기근보다 앞쪽에서 일어나 넙다리뼈의 큰돌기에 붙는다.

중간볼기근은 삼각형이며 뒷부위는 큰볼기근으로 덮이고, 그 깊은쪽에 있다.

◆**작은볼기근**(소둔근 gluteus minimus muscle, 그림 3-42) 중간볼기근으로 덮인 편평한 삼각형의 근육으로 엉덩뼈날개의 가쪽면 아랫부분으로부터 일어나 넓적다리의 큰돌기에 붙는다.

작용 중간볼기근과 작은볼기근의 작용은 같다. 주요 작용은 엉덩관절에서 넓적다리의 벌림이지만 바깥돌림작용도 있다.

넓적다리의 벌림은 특히 걷기서 매우 중요하다. 걸을 때에 한쪽의 다리가 교차로 지면에 닿아 체중을 지지하는데, 이 경우 넓적다리 위에 골반을 지지 · 고정하기 위해 착지 다리쪽의 중간볼기근과 작은볼기근이 벌림작용으로 골반을 기울어지게 한다. 이렇게 하여 골반의 반대쪽은 올라가고 올라간 쪽의 다리에서는 넓적다리가 엉덩관절에서 굽혀져 발로 지면을 차서 몸을 앞쪽으로 추진시킨다. 이렇게 걷기에서는 좌우 양쪽의 중간볼기근과 작은볼기근이 교차로 작용하여 골반의 좌우 양쪽을 교차로 기울여 올린다.

그 밖에 넓적다리의 안쪽돌림 · 폄도 한다.

뒤뚱걸음 : 중간볼기근과 작은볼기근이 양측성으로 마비되면 오리처럼 뒤뚱뒤뚱 걷게 된다. 이것을 뒤뚱걸음(동요성보행 waddling gait)이라 한다. 일측성의 경우 장애쪽에 트렌델렌버그징후(p.165) 양성이 된다.

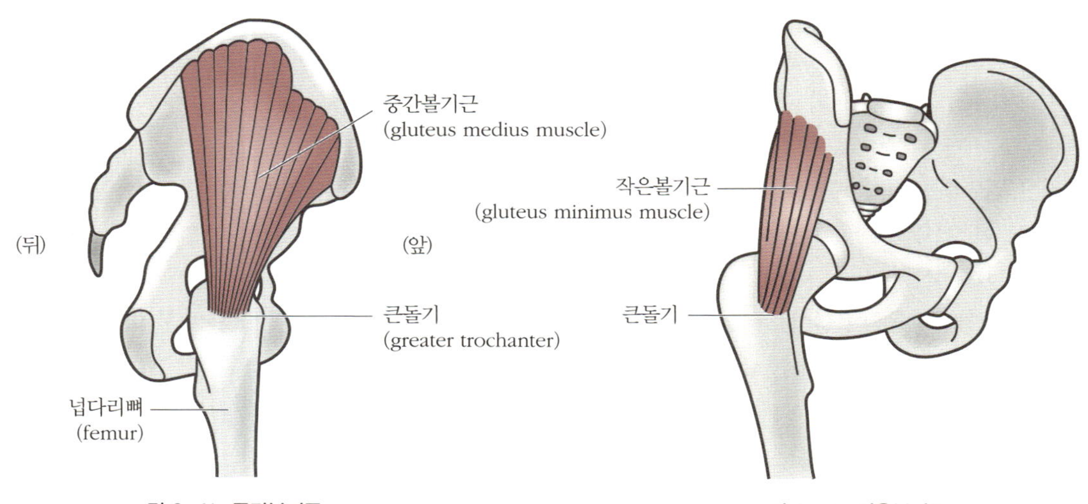

그림 3-41 중간볼기근

중간볼기근은 큰돌기에 부착하여 넙다리를 벌림(abduction)시킨다.

그림 3-42 작은볼기근

작은볼기근은 중간볼기근 아래에 있다.

지배신경 중간볼기근, 작은볼기근은 위볼기신경(L4 · 5, S1)

각 볼기근은 그 부착 주위에서 큰돌기와의 사이에 마찰을 막기 위해 **윤활주머니**(**돌기윤활주머니** 전자낭 trochanteric bursa)를 가지고 있다. 특히 큰볼기근의 깊은쪽에는 큰 윤활주머니가 보인다. 또한 큰볼기근의 힘줄 깊은쪽에도 큰돌기와 피부 사이에 윤활주머니(**피부밑돌기윤활주머니** 피하전자낭 subcutaneous trochanteric bursa)가 있다.

볼기근 주사 : 근육내 주사의 경우에는 볼기근육내주사를 시행하는 일이 많다. 주사에 의해 다양한 신경이 손상되며 특히 궁둥신경마비를 일으키는 일이 있으므로 주사부위에 주의할 필요가 있다. 볼기근육내주사는 중간볼기근내에 주사하는 것이 안전하다(p.227).

돌림근무리

바깥엉덩근의 깊은층 근육이며 골반 안쪽면에서 일어나 엉덩관절 뒤쪽을 바깥방향으로 주행하고, 넙다리뼈 몸쪽끝(큰돌기 안쪽)에 붙는다. 따라서 엉덩관절에서 넓적다리를 바깥돌림하도록 작용한다. 이것에 의해 엉덩관절에서 몸통의 균형을 유지하는 데 도움이 된다.

위에서 아래쪽을 향해 다음 6개의 근육이 있다.

◆**궁둥구멍근**(이상근 piriform muscle, 그림 3-43) 엉치뼈 앞면에서 일어난다. 엉치뼈공간의 뼈에 붙는 3개의 손가락모양 돌기를 가지고 일어나 큰궁둥구멍을 통해 넙다리뼈의 큰돌기에 붙는다.

지배신경 엉치신경얼기(S1 · 2)

궁둥구멍근은 큰궁둥구멍을 가로질러 주행한다. 따라서 큰궁둥구멍은 궁둥구멍근에 의해 위아래로 이분되어 근육의 위쪽을 **궁둥구멍근위구멍**, 아래쪽을 **궁둥구멍근아래구멍**이라 한다. 위 · 아래 구멍에는 각각 중요한 혈관과 신경이 통과한다.

① **궁둥구멍근위구멍** : 위볼기동정맥, 위볼기신경

② **궁둥구멍근아래구멍** : 궁둥신경, 뒤넙다리피부신경, 아래볼기동정맥 · 아래볼기신경, 속음부동정맥 · 음부신경

표면해부학

앞서 말한 것처럼 **궁둥구멍근**의 위 · 아래를 큰 혈관과 신경이 통과하므로 근육의 위치는 중요하다. 궁둥구멍근을 체표에 투영하면 위모서리는 위뒤엉덩뼈가시(피부의 패임이 보인다. 그림 3-96 참조)와 큰돌기의 앞쪽 끝을 연결하는 선에 일치하고, 아래모서리는 위모서리의 2~3 cm 아래쪽에 있으며 위뒤엉덩뼈가시와 꼬리뼈 앞쪽 끝의 중간점과 큰돌기 앞쪽 끝을 연결하는 선에 해당한다.

◆**속폐쇄근**(내폐쇄근 obturator internus, 그림 3-43) 엉덩뼈의 폐쇄구멍을 닫는 폐쇄막의 안쪽면에서 일어나 일단 뒤를 향하고, 궁둥뼈가시 아래에서 직각으로 굽어져 힘줄이 되어 앞 가쪽으로 주행하며 큰돌기의 안쪽(돌기오목)에 붙는다.

궁둥뼈가시(ischial spine) 아래에서 굽힐 때에는 뼈와의 사이에 마찰을 줄이기 위해 윤활주머니가 있다.

◆**위쌍둥이근**(상쌍자근 gemellus superior muscle, 그림 3-44)

◆**아래쌍둥이근**(하쌍자근 gemellus inferior muscle, 그림 3-44)

위쌍둥이근과 아래쌍둥이근은 속폐쇄근 힘줄의 위 · 아래에 있다. 위쌍둥이근은 궁둥뼈가시에서 일어나고 아

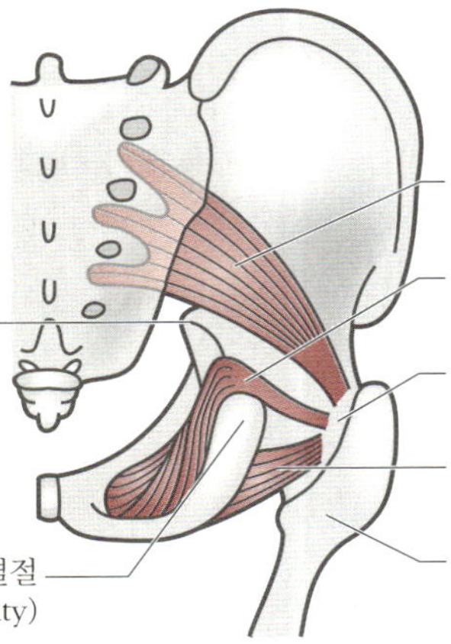

그림 3-43 궁둥구멍근, 속 · 바깥 폐쇄근
속폐쇄근은 도중에 방향이 90° 바뀐다.

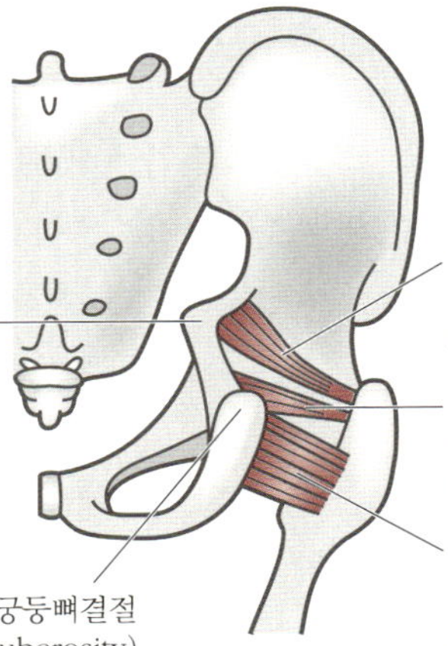

그림 3-44 위 · 아래 쌍둥이근과 넙다리네모근
위 · 아래 쌍둥이근은 속폐쇄근을 사이에 끼고 있다(그림 3-43과 합해서 본다).

래쌍둥이근은 궁둥뼈결절에서 일어나며 속폐쇄근과 함께 돌기오목에 붙는다.

지배신경 속폐쇄근, 위쌍둥이근, 아래쌍둥이근은 엉치신경얼기(L5, S1 · 2) 지배

◆**넙다리네모근**(대퇴방형근 quadratus femoris muscle, 그림 3-44) 직사각형의 근육이며 궁둥뼈결절에서 일어나 거의 수평으로 바깥쪽으로 주행하여 돌기사이능선에 붙는다.

지배신경 엉치신경얼기(L5, S1)

◆**바깥폐쇄근**(외폐쇄근 obturator externus, 그림 3-43) 가장 깊은쪽에 있으며 넙다리네모근으로 덮여 있다. 엉덩뼈의 폐쇄막 바깥면에서 일어나 넙다리뼈목 뒤쪽을 돌아 바깥쪽으로 주행하여 돌기오목 아랫부분에 붙는다.

지배신경 폐쇄신경(L3 · 4)

B. 넓적다리의 근육

넓적다리의 근육은 앞쪽에 있는 근육 · 안쪽에 있는 근육 · 뒤쪽에 있는 근육의 3무리로 나누어진다.

1 넓적다리 앞쪽의 근육

넙다리뼈몸통 앞면을 덮는 근육으로, 주로 무릎관절에 작용하는 폄근이다.

넙다리빗근(봉공근 Sartorius muscle) (그림 3-45)

넓적다리 앞면에서 가장 표면쪽에 있는 가늘고 긴 근육이다. 위앞엉덩뼈가시에서 일어나 넓적다리 앞면을 비스듬히 안쪽 아래로 주행하여 정강뼈 몸쪽끝(정강뼈거친면) 안쪽부위에 붙는다.

작용 엉덩관절의 굽힘 · 벌림 · 바깥돌림과 무릎관절의 굽힘 · 안쪽돌림을 한다. 근육의 힘은 비교적 약해

서 걸을 때 무릎관절을 안정시키는 데 도움이 된다.

일찍이 재봉사(sartor)는 작업할 때 책상다리를 하듯이 다리를 꼬는 자세를 취하였다. 이때 넓적다리를 굽힘 · 벌림 · 바깥돌림하고, 무릎을 굽히는 데에 넙다리빗근이 작용한다고 생각하여 'sartorius muscle'이라는 이름이 붙여졌다.

지배신경 넙다리신경(L2~4)

넙다리네갈래근(대퇴사두근 Quadriceps femoris muscle) (그림 3-45, 46)

1개의 곧은근과 3개의 넓은근으로 이루어진다.

◆**넙다리곧은근**(대퇴직근 rectus femoris muscle) 아래앞엉덩뼈가시와 절구 위모서리에서 일어나 넓적다리 앞면을 똑바로 아래로 주행하여 힘줄이 되서 무릎뼈 위모서리에 붙는다. 힘줄은 나아가 무릎뼈 아래 끝에서 강한 **무릎인대**(슬개인대 patellar ligament)가 되어 정강뼈거친면에 붙는다.

작용 넙다리곧은근은 엉덩관절과 무릎관절을 넘어 뻗어가는 2관절근(two-joint muscle)이며, 엉덩관절을 굽히고 무릎관절을 편다.

넙다리곧은근은 엉덩허리근과 함께 엉덩관절을 굽히므로 걸을 때 사용된다.

◆**가쪽넓은근**(외측광근 vastus lateralis) 넙다리뼈 거친면의 가쪽가장자리에서 일어나 넙다리뼈 가쪽면을 돌아 아래로 주행한다.

◆**중간넓은근**(중간광근 vastus intermedius) 넙다리뼈 앞면에서 일어나 아래로 주행한다.

◆**안쪽넓은근**(내측광근 vastus medialis) 넙다리뼈 거친선의 안쪽가장자리에서 일어나 넙다리뼈 안쪽면을 돌아 아래로 주행한다.

가쪽넓은근과 안쪽넓은근은 넙다리뼈를 양쪽에서 에워싸 앞쪽에서 서로 합해져 중간넓은근을 덮는다.

가쪽넓은근과 안쪽넓은근은 넙다리곧은근의 힘줄 좌우 양쪽과 무릎뼈 위모서리에 붙으며, 중간넓은근은 넙다리곧은근의 힘줄 뒷면에 합해져 무릎뼈에 붙는다.

작용 가쪽 · 중간 · 안쪽 넓은근은 넙다리곧은근에 합해지며 무릎관절의 강력한 폄근이다.

넙다리네갈래근의 마비 : 넙다리네갈래근이 마비되면 무릎관절을 펼 수 없다. 그러나 바로서기자세에서 무릎관절을 폄자세로 유지하기 위해서는 넙다리근막긴장근으로 엉덩정강근막띠를 긴장시키면 되며, 넙다리네갈래근의 작용은 필요 없다. 예를 들면 서 있는 사람의 무릎관절에 갑자기 뒤쪽에서 힘을 가해 굽히게 하면 무릎관절은 쉽게 덜컥하고 구부러진다. 이것으로부터 넙다리네갈래근이 작용하지 않는 것을 알 수 있다.

무릎힘줄반사 : 무릎인대를 두드리면 넙다리네갈래근이 펴져서 무릎힘줄반사(슬개건반사 patellar tendon reflex)에 의해 반사적으로 수축하여 무릎관절의 폄이 일어난다. 반사의 중추는 척수의 허리척수부위(L2~4)에 있다.

지배신경 넙다리신경(L2~4)

표면해부학

무릎을 강하게 펴면 **넙다리네갈래근**이 긴장되므로 특히 넓적다리 아랫부위 체표에서 윤곽을 볼 수 있다. **넙다리곧은근**은 넓적다리 앞면 중앙부위에서 높게 융기하고, 힘줄부위는 무릎관절 위쪽에서 얕게 패여 있다. **안쪽넓은근**과 **가쪽넓은근**의 융기부는 각각 넓적다리 아랫부분 안쪽과 가쪽에서 보인다.

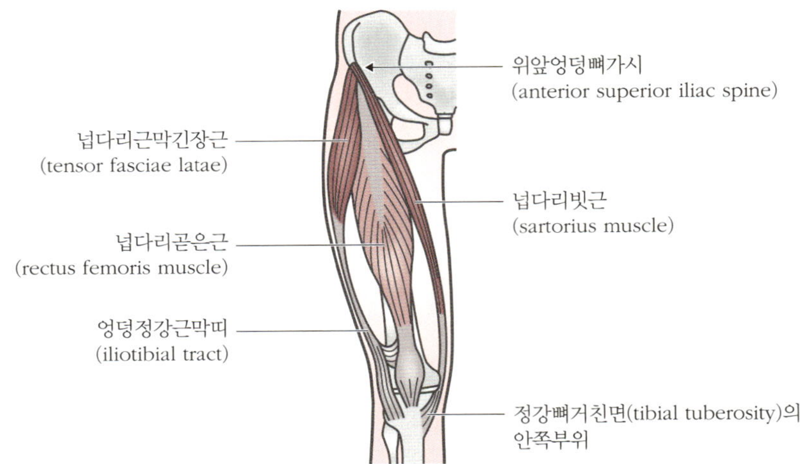

그림 3-45 넙다리빗근 · 넙다리곧은근 · 넙다리근막긴장근의 위치관계
넙다리빗근은 체내에서 가장 긴 근육이다.

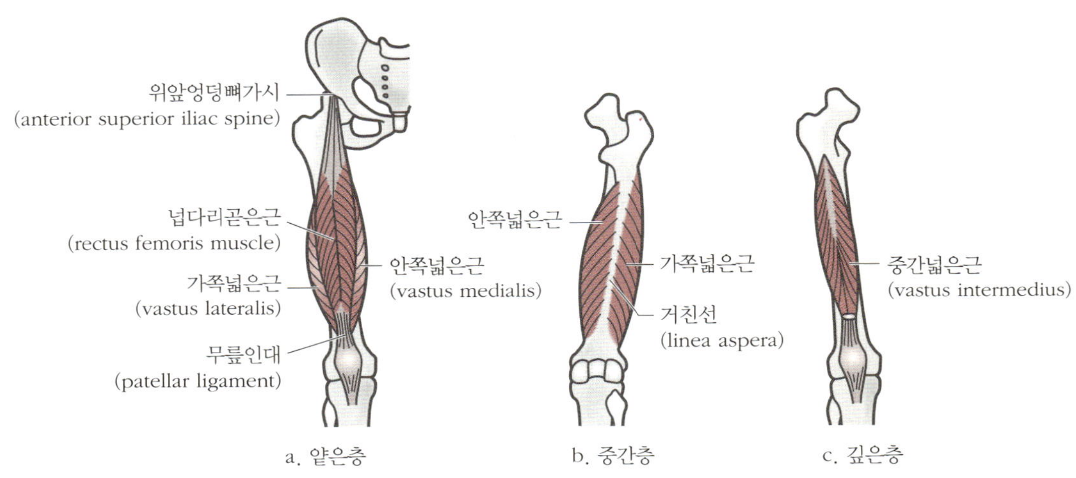

그림 3-46 넙다리네갈래근
넙다리네갈래근(quadriceps femoris muscle)은 공을 찰 때 강력하게 작용하므로 kicking muscle이라고도 불린다.

2 넓적다리 안쪽의 근육

일반적으로 두덩뼈의 앞면과 궁둥뼈에서 일어나 바깥아래쪽으로 비스듬히 지나고 주로 넙다리뼈의 안쪽에 붙는 근육무리이다. 주로 넓적다리를 모으는 근육이므로 **모음근무리**(내전근군 adductors group)라고도 하며, 두덩정강근, 두덩근, 긴 · 짧은 모음근, 큰모음근으로 이루어진다.

작용 모음근무리는 주로 넓적다리를 모은다. 특히 긴 · 짧은 · 큰 모음근은 모아져서 양쪽의 넓적다리를 서로 접근시킨다.

모음근무리는 넓적다리의 모음 외에 엉덩관절의 굽힘작용도 한다. 또한 두덩정강근 이외의 모음근무리는 넙다리뼈의 바깥돌림도 한다. 이것은 근육의 부착부위가 넙다리뼈의 뒤쪽에 있는 것에 의한다. 또한 두덩정강근에는 무릎관절의 굽힘과 종아리의 안쪽돌림작용도 있다. 모음근의 강한 모음작용은 바로서기자세에서 넓적다리를 서로 근접시켜 바로서기자세를 유지 · 안정하는 데 중요하며, 모음근의 발달은 인간에서 특히 뚜렷하게 나타난다.

지배신경 폐쇄신경(L2~4). 큰모음근은 궁둥신경으로부터도 근육가지를 받는다. 단, 두덩근만은 다른 모음근무리와 달리 넙다리신경(L2~4)을 받는다.

두덩정강근(박근 Gracilis muscle) (그림 3-47)

얇고 긴 근육으로 두덩뼈아래가지의 아래쪽에서 일어나 넓적다리의 안쪽모서리를 따라 수직으로 아래로 주행하여 정강뼈거친면 안쪽부위에 붙는다.

넙다리뼈몸통은 바깥 위쪽에서 안쪽 아래를 향해 비스듬하게 위치하므로 넙다리뼈와 두덩정강근 사이에 V모양의 틈이 생기고, 이 틈을 채우듯이 두덩정강근 이외의 모음근무리가 층모양으로 존재한다. 모음근은 두덩뼈 · 궁둥뼈의 비교적 국한된 부위에서 일어나 부채모양으로 넓어져 넙다리뼈의 작은돌기에서 안쪽위관절융기에 걸쳐 선모양으로 부착되므로 삼각형모양을 띤다.

두덩근(치골근 Pectineus muscle) (그림 3-36 참조)

모음근 중에서 가장 높은 부위에 있다. 두덩뼈위가지에서 일어나 큰허리근 안쪽에 접해 주행하며, 모여서 넙다리뼈몸통 몸쪽부위(작은돌기의 아래쪽에 있는 두덩근선)에 붙는다.

긴모음근(장내전근 Adductor longus muscle) (그림 3-48)

두덩뼈결절 아래에서 두덩정강근과 함께 일어나 근육다발이 되어 퍼져서 넙다리뼈거친선 안쪽가장자리의 중앙 1/3부분에 붙는다.

짧은모음근(단내전근 Adductor brevis) (그림 3-47)

근육 전체가 두덩근과 긴모음근으로 덮여 있고 깊은쪽에 있다. 두덩뼈몸통에서 두덩뼈아래가지에 걸쳐 일어나

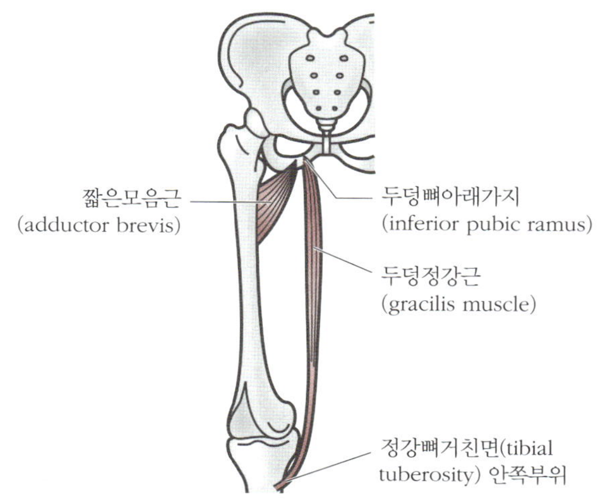

그림 3-47 두덩정강근과 짧은모음근
두덩정강근은 모음근무리(adductors group)에 속한다.

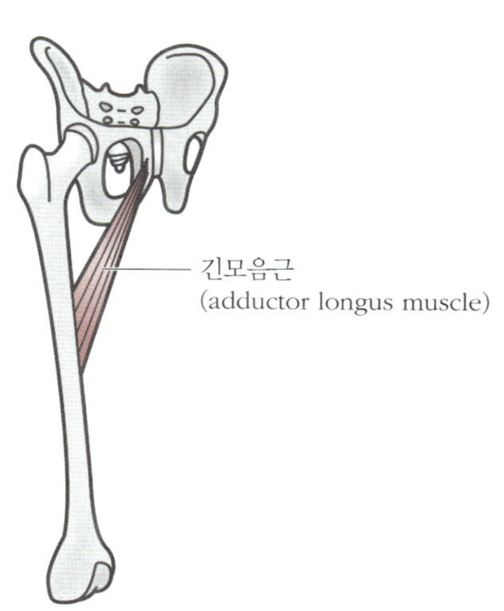

그림 3-48 긴모음근

며 넙다리뼈 거친선의 안쪽가장자리 몸쪽 1/3부분에 붙는다.

큰모음근(대내전근 Adductor magnus muscle) (그림 3-49)

짧은모음근의 깊은쪽에 있는 큰 삼각형 근육이다. 큰볼기근과 함께 몸안에서 가장 강대한 근육에 속한다.

두덩뼈아래가지에서 궁둥뼈결절에 이르는 부위에서 일어나 넙다리뼈거친선 안쪽가장자리의 거의 전체 길이와 안쪽위관절융기(모음근결절)에 붙는다.

안쪽위관절융기에 붙는 힘줄의 위에는 거친선에 붙는 힘줄과의 사이에 틈이 있다. 이 틈을 **모음근구멍**(내전근열공 adductor hiatus)이라 한다.

넙다리삼각 (그림 3-50)

넓적다리 앞면의 위 안쪽부위에서 위쪽은 샅고랑인대, 가쪽은 넙다리빗근 안쪽모서리, 안쪽은 긴모음근 가쪽

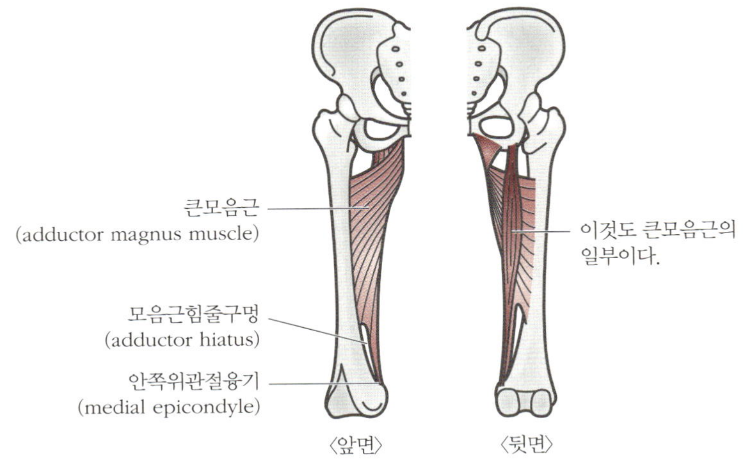

그림 3-49 큰모음근
안쪽위관절융기에 정지하는 부분만은 정강신경에 의해 지배된다.

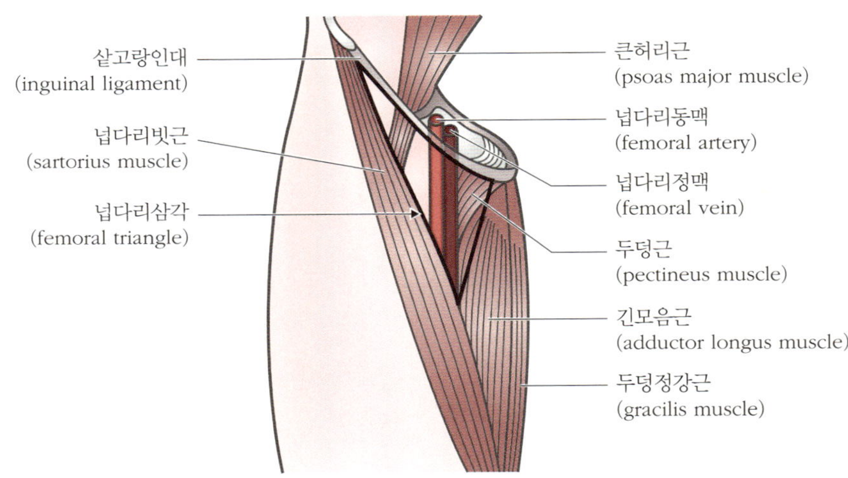

그림 3-50 넙다리삼각
넙다리삼각에는 근육으로부터 생기는 패임(엉덩두덩오목)이 있으며, 넙다리동정맥을 받아들인다.

모서리로 에워싸인 삼각형 구역을 넙다리삼각(대퇴삼각 femoral triangle, Scarpa's triangle)이라 한다. 삼각이 약간 패여 있어 체표에서도 볼 수 있다. 넙다리삼각에는 넙다리동정맥, 넙다리신경이나 깊은샅고랑림프절 등이 있다. 삼각의 깊은쪽에 넙다리뼈머리가 있다.

모음근굴(내전근관 adductor canal)

넓적다리의 중앙부위 안쪽에서 넙다리빗근 중앙 1/3부분의 깊은쪽에 있는 관모양의 틈을 모음근굴(헌터관 Hunter's canal)이라 한다.

관은 길이 3~5 cm이며 앞쪽은 안쪽넓은근과 큰모음근 사이에 뻗어 있는 강한 섬유막(앞안쪽넙다리근육사이막 전내측대퇴근간중격 anteromedial intermuscular septum)으로 덮여 있고, 관의 가쪽은 안쪽넓은근, 안쪽과 뒤쪽은 큰모음근으로 싸여 있다. 관은 위쪽에서 넙다리삼각의 아래쪽 끝에서 일어나며, 아래쪽에서는 큰모음근의 정지힘줄에 있는 모음근구멍을 통해 넓적다리의 뒷면에 이른다. 이러한 모음근굴은 넓적다리의 앞면(넙다리삼각)과 뒷면(다리오금, p.192)의 교통로가 되어 넙다리동정맥, 림프관, 두렁신경 등의 혈관과 신경이 주행한다.

3 넙다리뒤근육(슬와부근육 Hamstrings muscles)

3개의 근육으로 이루어지며 궁둥뼈결절에서 일어나 넓적다리 뒷면을 아래로 주행하고, 무릎관절 뒤쪽을 주행하여 종아리의 몸쪽부위에 붙는다.

> 넙다리뒤인대 : 넙다리두갈래근, 반힘줄근, 반막근의 힘줄은 무릎관절 뒷면에서 다리오금의 좌우 양쪽을 에워싸는데 3개의 근육을 합해 넙다리뒤인대(hamstring)라 한다.

작용 넓적다리 뒷면의 근육은 엉덩관절과 무릎관절의 2개 관절을 넘어 주행하는 2관절근육(articular muscle)이다. 주로 엉덩관절에서 넓적다리를 펴고 무릎관절에서 종아리를 굽힌다. 이러한 작용은 특히 걸을 때 볼 수 있다. 넓적다리 뒷면의 3근육은 큰볼기근에 비하면 작고 약하지만 일반적인 직립보행에는 중요한 근육이다. 근육이 마비되면 특히 엉덩관절을 폄자세로 유지하는 것이 불가능하므로 몸통이 앞으로 굽혀져 넘어진다.

넓적다리 · 종아리를 고정하면 몸통이 바로서기한다. 이들 3근육은 2관절근이지만 2개의 관절에 대해 동시에 충분히 작용하는 것은 불가능하다. 따라서 엉덩관절을 강하게 굽힐 때는 동시에 무릎관절을 펼 수 없다. 또한 무릎을 충분히 펴면 동시에 엉덩관절을 강하게 굽힐 수 없다.

지배신경 넙다리두갈래근, 반힘줄근, 반막근은 정강신경(L5, S1) 지배. 단, 넙다리두갈래근 짧은갈래는 온종아리신경(L4 · 5, S1) 지배.

넙다리두갈래근(대퇴이두근 Biceps femoris muscle) (그림 3-51)

넓적다리 뒷면의 얕은층에 있으며 긴갈래와 짧은갈래의 2개 갈래에서 일어난다. **긴갈래**(장두 long head)는 궁둥뼈결절에서 일어나며 **짧은갈래**(단두 short head)는 넙다리뼈의 거친선에서 일어난다. 두 갈래는 합해져서 넓적다리 뒷면을 바깥아래쪽으로 지나서 종아리뼈머리 바깥쪽에 붙는다.

표면해부학

종아리뼈머리에 붙는 **넙다리두갈래근**의 힘줄은 체표에서 만져진다.

반힘줄근(반건형근 Semitendinosus muscle) (그림 3-51)

넓적다리의 뒷면 안쪽의 표면층에 있는 근육. 넙다리두갈래근의 긴갈래와 함께 궁둥뼈결절에서 일어나 넙다리두갈래근 안쪽을 아래로 주행한다. 근육의 아랫부위는 긴 끈모양의 힘줄이 되어 무릎관절 안쪽을 앞으로 넘어 넙다리빗근 · 두덩정강근과 함께 정강뼈거친면의 안쪽부위에 붙는다.

반힘줄근 : 매우 긴 힘줄을 가지고 있으므로 이러한 이름이 붙여졌다. 힘줄은 십자인대나 앞십자인대의 재건에 사용되는 것 외에 각종 수술에 이용된다.

표면해부학

반힘줄근의 부착힘줄은 가는 끈모양이고 딱딱하며 체표에서 쉽게 만져진다.

거위발 (그림 3-52)

넙다리빗근 · 두덩정강근 · 반힘줄근의 3개 근육의 힘줄은 정지부위에서 부채모양으로 넓어진다. 그 형태가 거위의 발과 비슷하여 거위발(pes anserinus)이라 한다.

반막근(반막형근 Semimembranous muscle) (그림 3-53)

넓적다리 뒷면의 안쪽에서 반힘줄근 깊은쪽(앞쪽)에 있는 편평한 근육. 궁둥뼈결절에서 일어나 큰모음근의 뒤쪽을 아래로 주행하여 아래쪽 끝은 두껍고 둥근 힘줄이 되어 정강뼈의 안쪽관절융기에 붙는다.

다리오금 (그림 3-54)

다리오금(슬와 popliteal fossa)은 무릎관절 뒷면에 있는 마름모꼴의 패임이다. 위쪽부위는 가쪽이 넙다리두갈래근의 힘줄로 안쪽은 반힘줄근 · 반막근의 힘줄로 에워싸이고, 아래쪽부위는 양쪽에서 장딴지근육의 안팎 양쪽 갈래(p.198)로 에워싸인다. 다리오금의 위쪽부위는 특히 명료하며 체표에서 볼 수 있다.

넙다리동정맥은 모음근굴을 통과하여 넓적다리 앞면으로부터 다리오금에 이르러 다리오금동정맥이 된다. 그

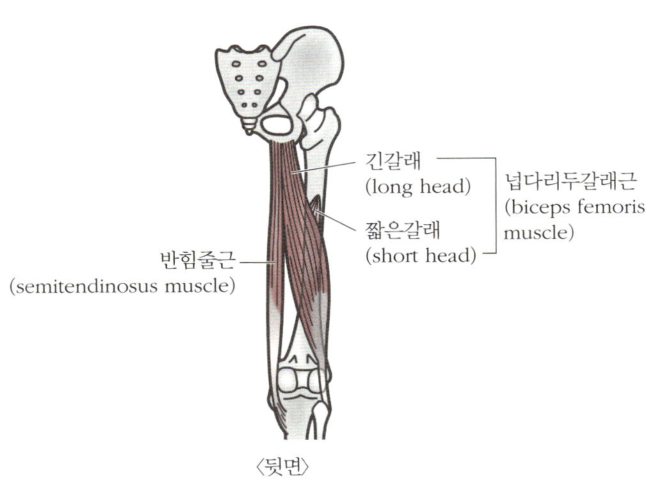

그림 3-51 넙다리두갈래근과 반힘줄근

같은 고정말단(fixed end) 부위를 갖는 넙다리두갈래근 긴갈래와 반힘줄근이 무릎관절의 안쪽과 가쪽에 정지한다.

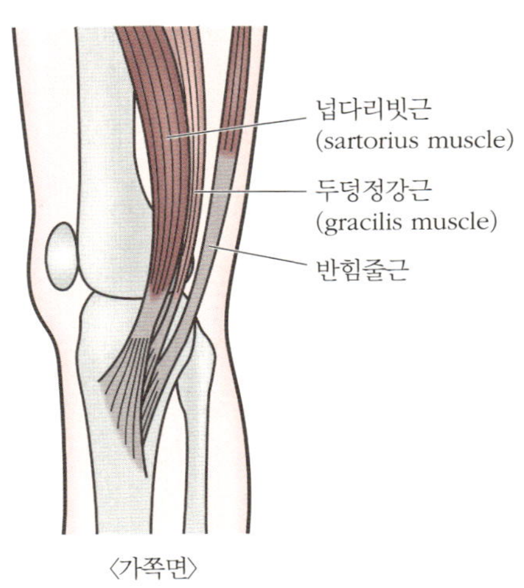

그림 3-52 거위발

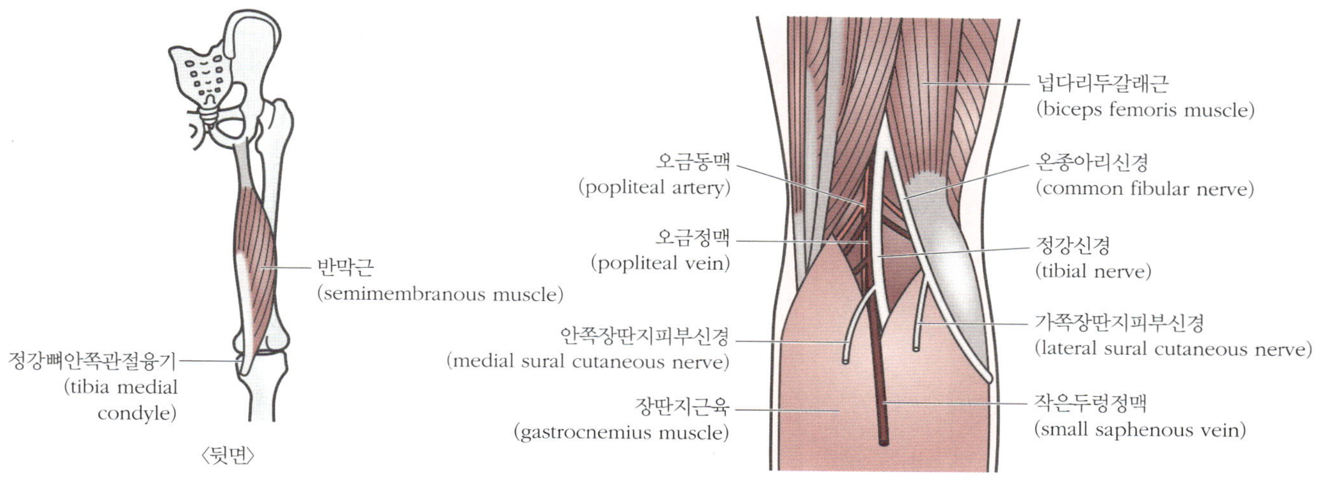

그림 3-53 반막근

그림 3-54 다리오금

다리오금 위쪽 끝에서 궁둥신경은 정강신경과 온종아리신경으로 나뉜다.

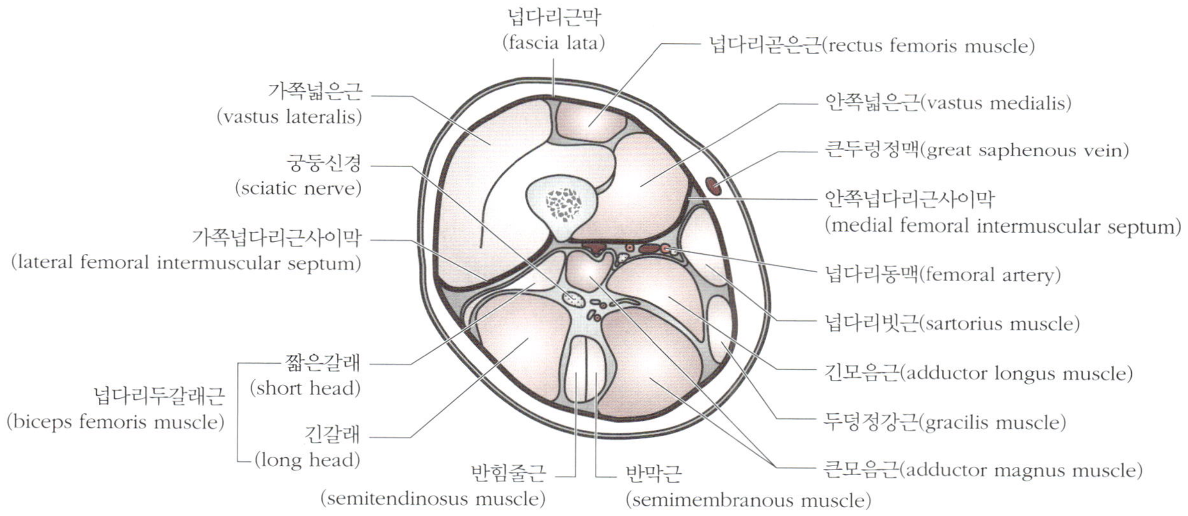

그림 3-55 넓적다리 중앙부의 단면

넙다리근막으로부터 근육사이막이 들어가 넓적다리 안쪽부위의 근육을 구분한다.

밖에 다리오금에는 신경(온종아리신경 · 정강신경 · 뒤넙다리피부신경), 작은두렁정맥, 림프절 등이 지방조직과 함께 포함된다.

넙다리근막

넓적다리의 근육무리는 전체적으로 근막, 즉 넙다리근막(대퇴근막 fascia lata, 그림 3-55)으로 싸여 있다. 넙다리근막은 넓적다리 가쪽에서 특히 두꺼워져 **엉덩정강근막띠**(장경인대 iliotibial tract, p.184)가 된다. 넓적다리의 가쪽과 안쪽에서 넙다리근막은 깊은쪽을 향해 가로막모양의 결합조직판, 즉 **가쪽넙다리근육사이막**(외측대퇴근간중격 lateral femoral intermuscular septum)과 **안쪽넙다리근육사이막**(내측대퇴근간중격 medial femoral intermuscular septum)을 보내 넓적다리의 근육무리를 앞면의 근육무리와 안쪽 및 뒷면의 근육무리로 나눈다.

두렁구멍

넙다리근막 앞면에는 샅고랑인대 안쪽끝의 아래(두덩뼈결절의 약 4 cm 바깥아래쪽)에 타원형의 구멍이 보인다. 이것을 **두렁구멍**(복재열공 saphenous hiatus)이라 하며, 그 가쪽모서리는 활모양이고 날카로워 **낫모서리**(겸상연 falciform margin)라 한다. 구멍을 통과하여 큰두렁정맥이나 림프관이 깊은 부분으로 진입한다. 두렁구멍은 소성 결합조직으로 덮인다. 이 결합조직막으로 많은 작은혈관이나 림프관이 관통하므로 **체근막**(사상근막 cribriform fascia)이라 한다. 두렁구멍은 넙다리관(p.212)의 바깥구멍에 해당한다.

C. 종아리의 근육

종아리의 근육은 주로 종아리에서 발에 이르며, 발의 운동에 관계한다. 앞쪽의 근육 · 가쪽의 근육 및 뒤쪽의 근육으로 나누어진다.

1 종아리 앞쪽의 근육

정강뼈의 가쪽, 종아리뼈의 앞쪽에 해당하는 근육이다. 근육은 종아리의 아랫부분에서 힘줄이 되며, 발목관절 앞을 주행하여 발에 이른다. 주로 발목관절의 등쪽굽힘(폄)과 발가락의 폄에 관계한다(**폄근** 신근 extensor muscles).

앞정강근(전경골근 Tibialis anterior muscle) (그림 3-56)

종아리의 앞면에 있는 폄근무리 중에서 가장 안쪽에 위치하며 가장 강력한 근육이다.

정강뼈의 가쪽면과 종아리뼈사이막에서 일어나 정강뼈 앞모서리의 가쪽을 따라 아래로 주행하여 힘줄은 발등의 안쪽에 이르며, 제1발허리뼈바닥 · 안쪽쐐기뼈 발바닥면에 붙는다.

작용 주로 발목관절에서 발의 등쪽굽힘과 안쪽굽이(발의 안쪽모서리를 든다)를 한다.
발을 고정하면 종아리를 앞으로 기울일 수 있다.

지배신경 깊은종아리신경(L4 · 5)

앞정강근은 발의 등쪽굽힘근으로서 중요하며, 걸을 때에는 앞으로 내는 발을 등쪽굽힘하여 발끝을 들고 발가락이 지면에 끌리지 않도록 한다.

발처짐 : 앞정강근이 마비되면 발처짐(족하수 foot drop)이 일어난다. 이때는 걸을 때 발가락이 지면에 끌리지 않도록 하기 위해 발을 매우 높게 들고 걷는다.

구획증후군 : 종아리의 근막은 특히 발달하여 근육을 완전한 칸막이로 몇 개의 구획(compartment)으로 나눈다. 근육이 부으면(예 : 장시간의 걷기 등) 좁은 구획 안에서 혈관, 신경의 압박이 일어나 1~10시간 후에 이들 근육은 조혈성괴사에 빠진다. 이렇게 되면 종아리는 심한 통증, 발적 · 열감 · 종창의 염증증상 외에 압박된 신경의 지배피부영역 감각이 둔마(flattening)된다. 이것을 구획증후군(compartment syndrome)이라 한다.

표면해부학

앞정강근은 발을 등쪽굽힘하면 긴장하고 딱딱해져 정강뼈 앞모서리의 바로 가쪽에서 만져진다. 또한 발목의 등쪽부위에서 두꺼운 힘줄을 만질 수 있다.

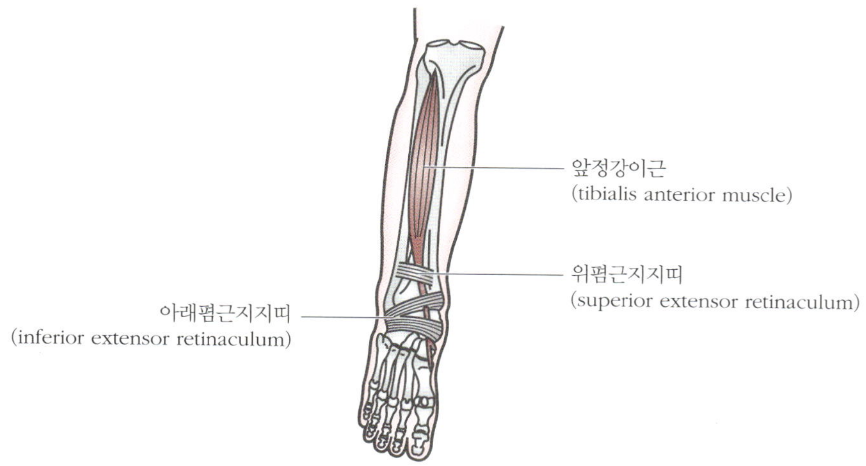

그림 3-56 앞정강이근
앞정강이근은 발을 등쪽굽힘하는 작용이 있다. 정강뼈의 바깥면에 고정말단하여 정강뼈 앞면을 통해 발등 안쪽에 부착한다.

긴발가락폄근(장지신근 Extensor digitorum longus) (그림 3-57)

종아리뼈 앞면의 위 2/3부분과 뼈사이막의 위쪽 3/4부분에서 일어나 앞정강근의 가쪽을 아래로 주행하여 발목관절 앞쪽에서 4개의 힘줄로 나누어 발등을 앞으로 주행하고 엄지발가락 이외의 4개 발가락에 이른다. 손가락에서와 마찬가지로 힘줄은 등쪽발가락널힘줄이 되어 발가락의 중간마디뼈와 끝마디뼈에 붙는다.

작용 발가락을 등쪽굽힘한다. 발의 등쪽굽힘에도 가해진다.

지배신경 깊은종아리신경(L5 · S1)

표면해부학

긴발가락폄근의 힘줄은 앞정강근의 힘줄 가쪽으로 늘어서고, 발가락을 펴면(등쪽굽힘) 발목에서 명료하게 만져진다.

셋째종아리근(제삼비골근 Peroneus tertius muscle) (그림 3-58)

긴발가락폄근의 아래 가쪽부위가 분리되어 생기는 작은 근육이며, 없는 경우도 있다. 종아리뼈 안쪽면과 뼈사이막 아래 1/3부분에서 일어나 힘줄은 발등에 이르며 제5발허리뼈바닥에 붙는다.

작용 발을 등쪽굽힘하여 발 가쪽모서리를 든다(바깥굽이).

지배신경 깊은종아리신경(L5 · S1)

긴엄지발가락폄근(장족무지신근 Extensor hallucis longus muscle) (그림 3-59)

앞정강근의 깊은쪽에 있다. 종아리뼈의 중앙부 앞면과 뼈사이막에서 일어나며 반깃근이다(p.25). 힘줄은 발등에서 앞정강근의 힘줄 안쪽에 접해 주행하며, 주로 엄지발가락의 끝마디바닥에 붙고 일부는 첫마디뼈바닥에 붙는다.

작용 엄지발가락을 등쪽굽힘한다. 발목관절의 등쪽굽힘을 돕는다.

지배신경 깊은종아리신경(L4 · 5)

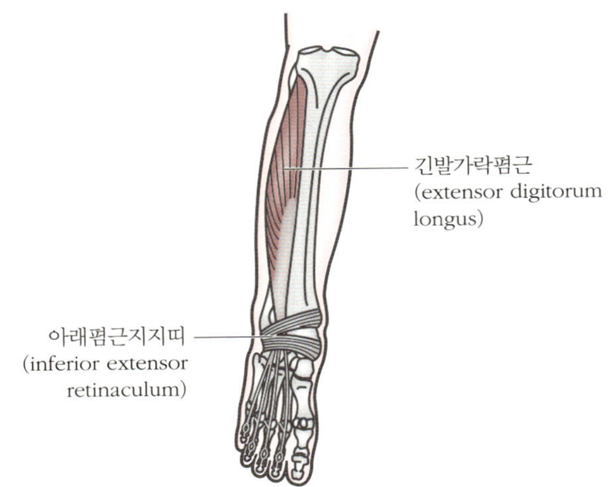

그림 3-57 긴발가락폄근
발가락을 등쪽굽힘한다.

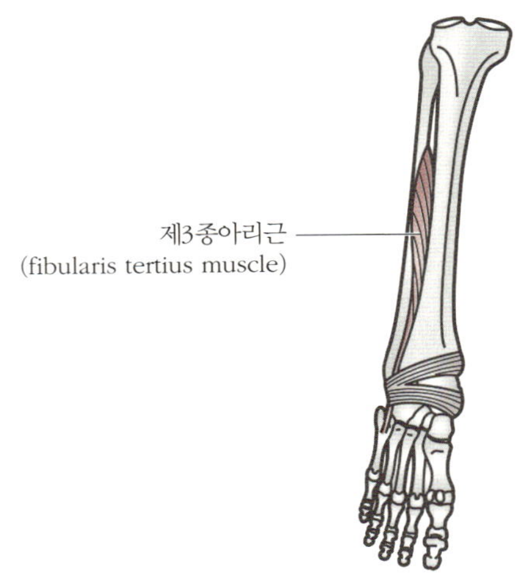

그림 3-58 제3종아리근
제3종아리근은 긴발가락폄근의 아래쪽에서 분리하여 새끼발가락의 발허리뼈바닥에 정지한다.

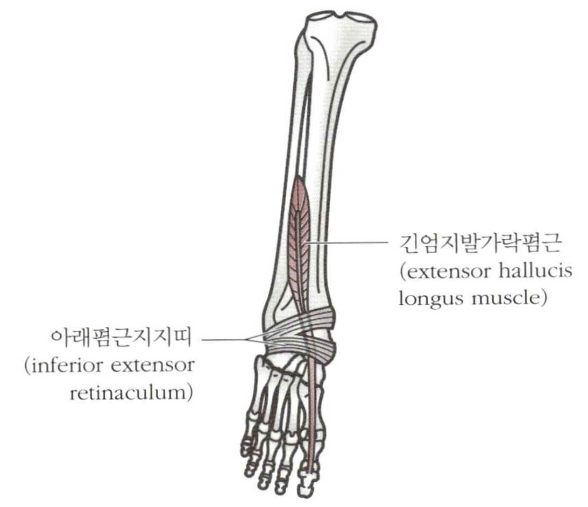

그림 3-59 긴엄지발가락폄근
긴엄지발가락폄근은 종아리뼈에 고정말단하여 엄지발가락의 끝마디바닥에 부착한다.

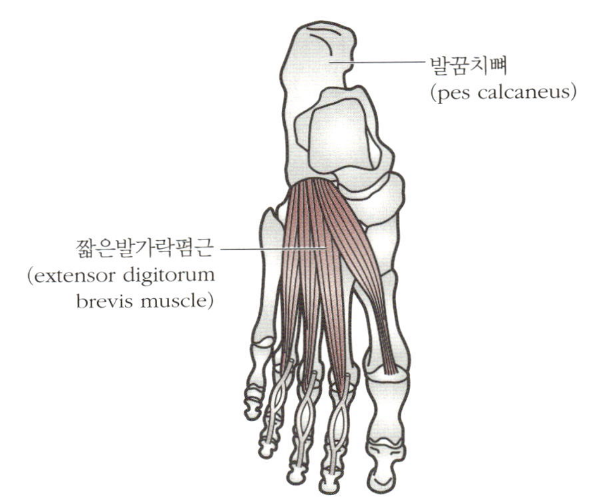

그림 3-60 짧은발가락폄근
발가락을 등쪽굽힘한다.

표면해부학

엄지발가락을 강하게 등쪽굽힘하면 발등에서 **긴엄지발가락폄근**의 힘줄을 부착부위까지 만질 수 있다.

긴엄지발가락폄근의 힘줄 바로 가쪽에 **발등동맥**(dorsalis pedis artery, p.216)의 박동이 만져진다.

짧은발가락폄근(단족지신근 Extensor digitorum brevis muscle) (그림 3-60)

발의 근육이며 발등에서 일어나는 유일한 근육이지만 편의상 여기에서 서술한다.

넓고 얇은 근육이며 발꿈치뼈의 윗면에서 일어나 앞으로 주행하여 4개의 가는 힘줄로 나누어지며, 긴발가락폄근의 힘줄 아래쪽에서 이 힘줄과 합해 엄지~넷째발가락의 중간마디뼈와 끝마디뼈에 붙는다.

가장 안쪽에서 엄지발가락에 붙는 것을 **짧은엄지폄근**(단무지신근 extensor hallucis brevis muscle)이라 한다.

작용 발가락을 등쪽굽힘한다. 발이 등쪽굽힘자세로 있으면 긴엄지폄근은 작용하지 않지만 이때에도 짧은 발가락폄근에서 발가락을 등쪽굽힘할 수 있다.

지배신경 깊은종아리신경(L4 · 5, S1)

2 종아리 가쪽의 근육

종아리뼈 가쪽에 있어, 힘줄은 가쪽복사 뒤를 통해 발의 가쪽모서리에 이른다(종아리근무리). 발을 바깥굽이한다.

긴종아리근(장비골근 Fibularis longus muscle) (그림 3-61)

종아리뼈 위쪽 2/3부분에서 일어난다. 긴종아리근힘줄(tendon of fibularis longus)은 가쪽복사 뒤를 통해 발바닥 깊은 부위에 이르며, 입방뼈 아랫면의 고랑(긴종아리근고랑 장비골근구 groove for peroneus longus muscle)을 안쪽으로 가로로 주행하여 제1발허리뼈바닥과 안쪽쐐기뼈에 붙는다.

짧은종아리근(단비골근 Fibularis brevis muscle) (그림 3-61)

긴종아리근 깊은쪽에 있다. 종아리뼈의 먼쪽 2/3부분에서 일어나 힘줄은 가쪽복사 뒤를 돌아 제5발허리뼈의 거친면에 붙는다.

작용 긴 · 짧은 종아리근은 발을 바깥굽이(발의 가쪽모서리를 올림)한다. 또한 발의 발바닥굽힘도 한다.

지배신경 얕은종아리신경(S1 · 2)

발의 안쪽굽이와 바깥굽이의 역할

발의 안쪽굽이 · 바깥굽이(p.176)는 편평하지 않은 지면을 걸을 때 중요하며, 이 운동에 의해 발바닥을 지면에 맞게 할 수 있다. 안쪽굽이 · 바깥굽이는 근육의 작용으로 미묘하게 조정된다(p.210).

표면해부학

짧은종아리근의 힘줄은 가쪽복사의 뒤쪽에서 더듬어 갈 수 있다. 긴종아리근의 근육은 가쪽복사 뒤쪽에서 깊은 부분으로 진행하므로 체표에서는 만질 수 없다.

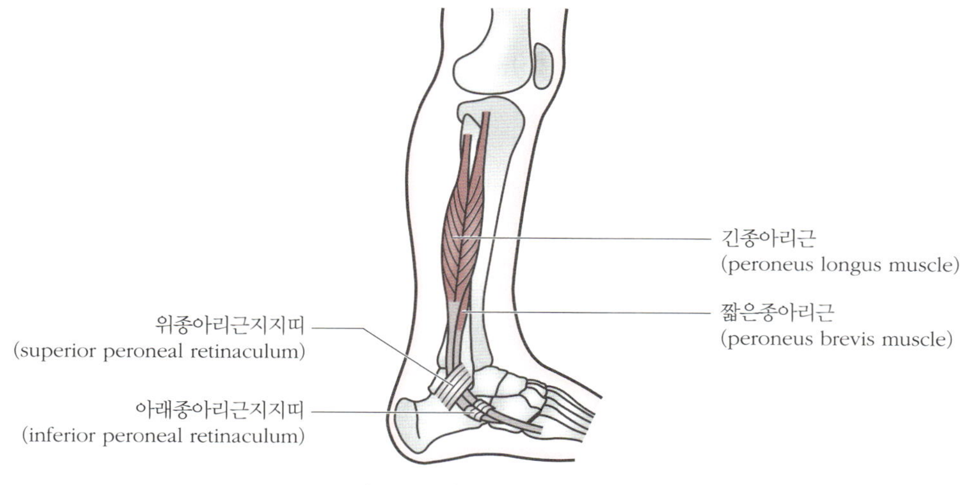

그림 3-61 긴종아리근 · 짧은종아리근
2개의 종아리근은 다리의 가쪽에 있다.

3 종아리 뒤쪽의 근육

종아리의 뒷면에 있으며 주로 발바닥굽힘과 발가락굽힘을 하는 **굽힘근무리**(굴근 flexor muscles)이다. 얕은층과 깊은층으로 나누어진다.

얕은층

장딴지세갈래근(하퇴삼두근 Triceps sura)

종아리 뒷면의 장딴지(비복 sura)를 만드는 강대한 근육이며, 장딴지근과 가자미근의 2개 근육으로 이루어진다. 장딴지근은 2갈래를 가지고 있으므로 장딴지세갈래근이라 한다. 가는 장딴지빗근이 여기에 추가되는 경우도 있다.

작용 발을 발바닥굽힘하고 발꿈치를 올린다.

발꿈치를 드는 운동은 걷기나 달리기를 할 때 중요하다.

장딴지근육은 두 관절근육으로 무릎관절(굽힘)과 발목관절(발바닥굽힘)에 작용한다. 그런데 무릎관절의 굽힘과 발목관절의 바닥굽힘을 동시에 하는 것은 불가능하다. 즉 무릎을 굽히고 있을 때는 장딴지근육은 작용하지 않는다.

지배신경 정강신경(장딴지근은 S1, 가자미근은 S1 · 2)

◆**장딴지근**(비복근 gastrocnemius muscle, 그림 3-62) 장딴지근은 얕은층에 있으며 2개의 갈래를 가지고 있어 넙다리뼈의 안쪽위관절융기(**안쪽갈래** 내측두 medial head)와 가쪽위관절융기(**가쪽갈래** 외측두 lateral head)에서 일어난다. 2개의 갈래가 합해져서 아래로 주행하며 종아리의 거의 중앙에서 강하고 편평한 힘줄(**발꿈치힘줄**)이 된다.

◆**가자미근**(soleus muscle, 그림 3-63) 가자미근은 장딴지근으로 덮여 있으며, 그 깊은쪽에 있는 편평하고 폭넓은 근육이다. 정강뼈와 종아리뼈의 뒷면에서 일어나 아래로 주행하여 발꿈치힘줄에 합해진다.

발꿈치힘줄(종골건 calcaneal tendon, **아킬레스힘줄** 아킬레스건 achilles tendon)은 장딴지근과 가자미근의 힘줄이 합해져 생기는 강한 힘줄로 발꿈치뼈의 뒷부위(발꿈치뼈융기)에 붙는다.

◆**장딴지빗근**(족척근 plantaris muscle, 그림 3-63) 장딴지근의 가쪽갈래와 함께 넙다리뼈의 가쪽위관절융기에서 일어나는 가늘고 작은 근육이다. 장딴지빗근은 곧바로 가늘고 긴 힘줄이 되어 발꿈치힘줄의 안쪽모서리에 합해진다. 약 10%의 빈도로 없는 경우가 있다.

하이힐과 가자미근 : 하이힐을 신고 있는 경우에 발목관절은 바닥굽힘 상태에서 비교적 불안정하지만 가자미근이 수축하여 관절을 안정화하여 앞으로 넘어지는 것을 막는다.

발꿈치들린휜발증(첨족)과 발끝들린휜발증(종족) : 종아리세갈래근이 구축 등으로 단축하면 발은 바닥굽힘상태로 고정된다. 이 상태를 발꿈치들린휜발증(마제족 talipes equinus)이라 한다. 발꿈치들린휜발증과 반대로 발이 등쪽굽힘상태로 고정되면 발끝들린휜발증(종족 talipes calcaneus)라 하며, 장딴지세갈래근이 마비되어 발의 등쪽굽힘근만 작용하는 경우 등에 보인다.

아킬레스힘줄 절단 : 아킬레스힘줄 절단(아킬레스건 분절 achilles tendon fragmentation)은 높은 빈도의 외상이며 대부분 30세 이후에 나타난다. 장딴지세갈래근에 강한 장력이 발생하고 있을 때 급히 발목관절에 등쪽굽힘을 강제로 하는 상황(예 : 점프 등)에서 일어나기 쉽다.

표면해부학

장딴지근은 특히 발을 바닥굽힘하면(발끝으로 서면) 수축하여 체표에서 명료하게 볼 수 있다. **가자미근**은 장딴지근의 깊은쪽에 있지만 수축시키면 근복부가 장딴지근의 약간 아래에서 양쪽으로 불거져 나오므로 알 수 있다.

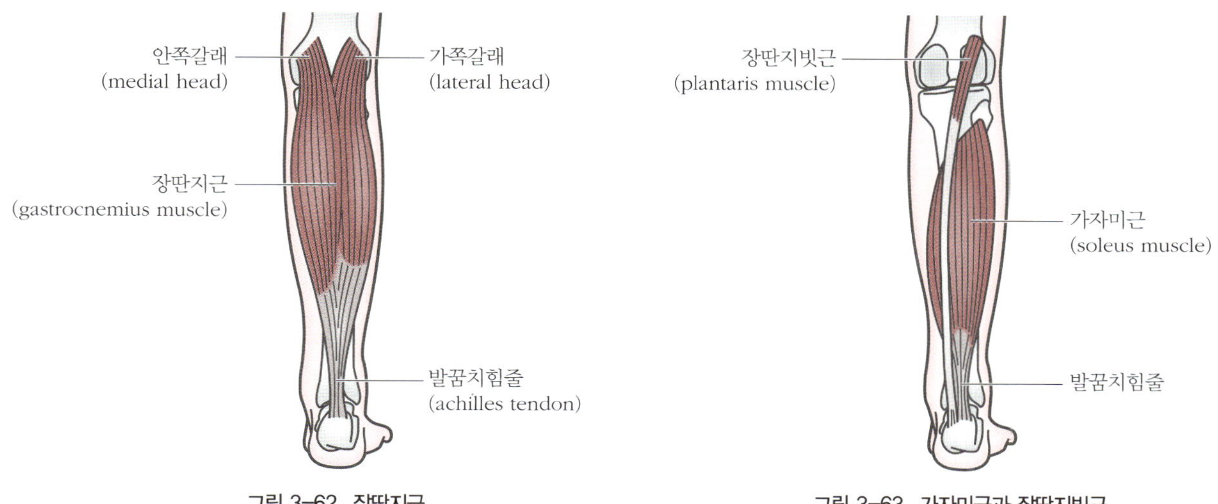

그림 3-62 장딴지근
장딴지근은 두갈래이며 이것과 가자미근과 합하면 세갈래가 되므로 종아리세갈래근이라고 한다.

그림 3-63 가자미근과 장딴지빗근
장딴지빗근은 결손되는 경우도 있다.

발꿈치힘줄(아킬레스힘줄)은 몸안에서 가장 강한 힘줄이며, 체표에서 명료하게 볼 수 있다.

오금근(슬와근 Popliteus muscle) (그림 3-64)

무릎관절의 뒤쪽 깊은쪽에 있는 얇은 근육. 넙다리뼈 가쪽위관절융기에서 일어나 안쪽 아래로 비스듬히 지나 정강뼈 뒷면 윗부분에 붙는다.

작용 무릎관절을 굽혀 정강뼈를 안쪽돌림(넙다리뼈를 바깥돌림)한다.

지배신경 정강신경(L4 · 5, S1)

깊은층

종아리 뒷면의 깊은층에는 다음 3개의 근육이 있으며, 그 힘줄은 정강뼈의 안쪽복사 뒤쪽을 돌아 발바닥에 이른다.

긴엄지발가락굽힘근(장족무지굴근 Flexor hallucis longus muscle) (그림 3-65)

가자미근의 깊은쪽에 있는 3개의 근육 중에서 가장 가쪽에 있다.

종아리뼈몸통의 뒷면에서 일어나 힘줄은 정강뼈 아래쪽 끝의 안쪽복사 뒤쪽, 그리고 목말뼈의 뒤를 돌아 발바닥에 이르며, 발꿈치뼈의 목말받침돌기(sustentaculum) 아래를 주행하여 엄지발가락의 끝마디바닥에 붙는다. 긴엄지발가락굽힘근힘줄은 발바닥에서 긴발가락굽힘근힘줄과 교차한다(그림 3-73 참조). 이때 힘줄의 일부를 긴발가락굽힘근힘줄로 보낸다. 긴엄지발가락굽힘근힘줄은 제1발허리뼈의 머리 아래에서 비교적 큰 2개의 종자뼈(sesamoid)를 가지고 있다.

종자뼈는 달리기할 때, 발을 내디딜 때 체중을 받쳐 힘줄이 압박되는 것을 막는다.

작용 엄지발가락을 바닥굽힘한다. 또한 발의 바닥굽힘 · 안쪽굽이를 돕는다. 그리고 발의 세로활을 지지하는 작용도 중요하다.

지배신경 정강신경(S2 · 3)

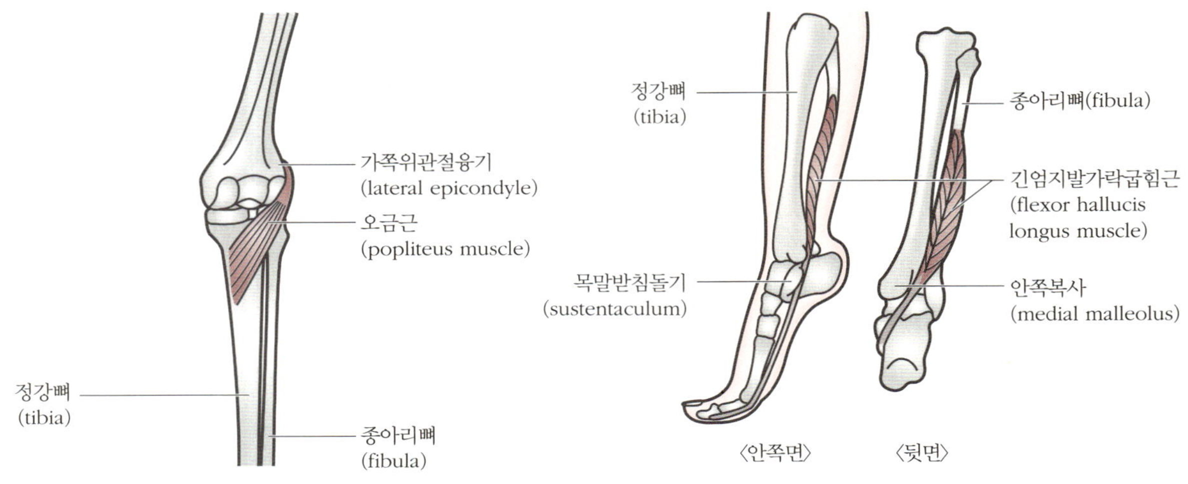

그림 3-64 오금근
오금근은 정강뼈의 안쪽돌림에 작용한다.

그림 3-65 긴엄지발가락굽힘근
긴엄지발가락굽힘근은 다리의 뒷면에 있으며 종아리뼈에서 고정말단하여 엄지발가락의 끝마디바닥에 부착한다.

긴발가락굽힘근(장지굴근 Flexor digitorum longus muscle) (그림 3-66)

가자미근의 깊은쪽에 있는 3근육 중 가장 안쪽에 있다.

정강뼈의 뒷면에서 일어나 힘줄은 안쪽복사의 뒤를 돌아 발꿈치뼈의 목말받침돌기 안쪽모서리를 따라 발바닥을 비스듬히 주행하여 4개의 힘줄로 나누어져 둘째~새끼발가락의 끝마디바닥에 붙는다. 도중에 종아리 먼쪽부위 안쪽에서 뒤정강근과 발바닥에서 긴엄지발가락굽힘근과 교차한다.

작용 발가락을 바닥굽힘한다. 발의 발바닥굽힘 · 안쪽굽이에도 가해진다. 또한 세로활의 유지에도 관계한다.

지배신경 정강신경(S2 · 3)

뒤정강근(후경골근 Tibialis posterior muscle) (그림 3-67)

긴엄지발가락굽힘근과 긴발가락굽힘근 사이의 가장 깊은층에 있다.

다리뼈사이막의 뒷면과 여기에 접촉하는 정강뼈와 종아리뼈에서 일어난다. 힘줄은 안쪽복사의 뒤를 주행하여 발바닥 안쪽부위에서 발배뼈거친면 · 쐐기뼈 · 제2~4 발허리뼈바닥에 붙는다.

작용 발을 강하게 안쪽굽이하여 가볍게 바닥굽힘한다. 또한 세로활의 안쪽부위를 높게 유지하는 작용이 있다.

지배신경 정강신경(L4 · 5)

4 종아리의 근막

종아리근막(심부하퇴근막 deep fascia of leg, 그림 3-68)은 종아리의 근육을 전체적으로 스타킹처럼 감싼다. 근막에서 깊은쪽을 향해 가로막, 즉 종아리근육사이막이 나와 3개의 근육무리를 구획한다. 앞쪽의 근육무리와 가쪽의 근육무리 사이에 있는 **앞종아리근육사이막**과 바깥쪽의 근육무리와 뒤쪽의 근육무리 사이에 있는 **뒤종아리근육사이막**이다.

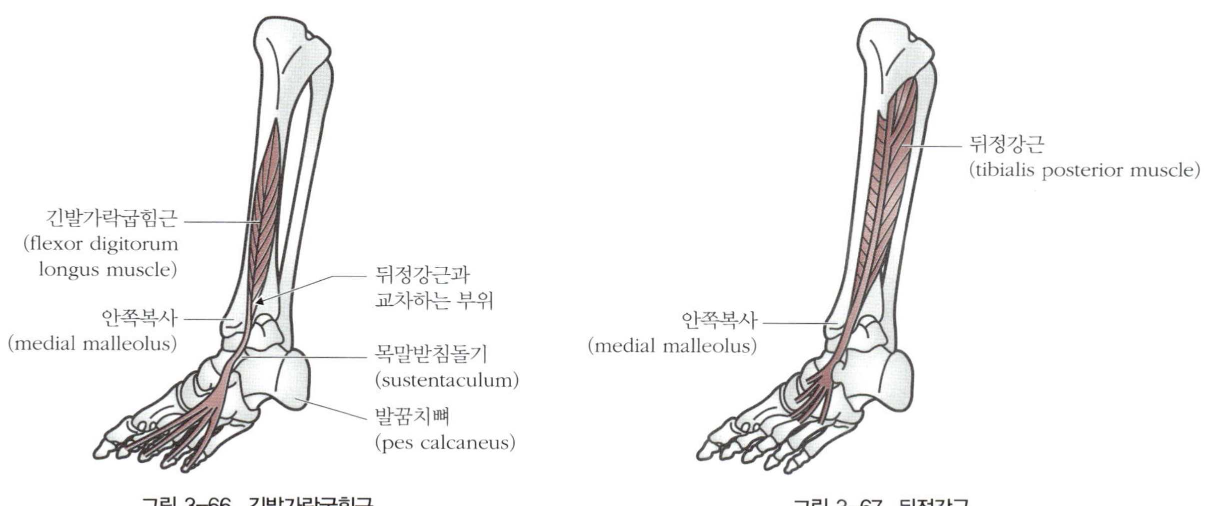

그림 3-66 긴발가락굽힘근
긴발가락굽힘근은 뒤정강근의 뒤를 교차한다.

그림 3-67 뒤정강근
뒤정강근은 고정말단 부분에 U자형의 부착힘줄을 가진다.

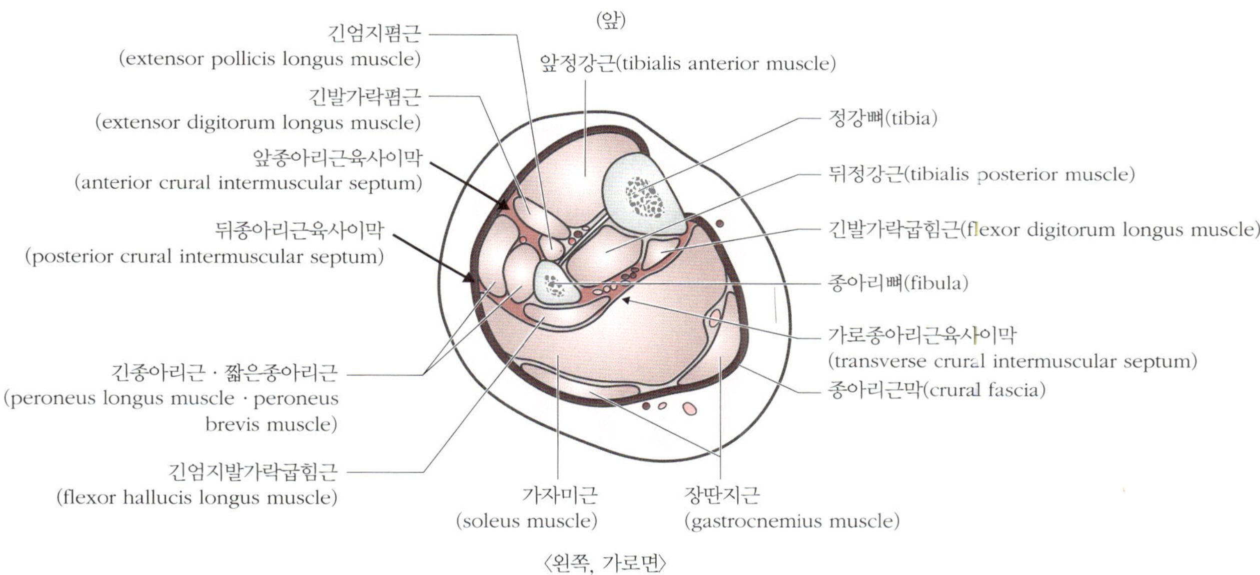

그림 3-68 다리 중앙부의 구조
종아리근막과 앞 · 뒤 · 가로 종아리근육사이막에 의해 다리의 근육 구획(compartment)이 완전해진다.

뒤쪽의 근육무리는 **가로종아리근육사이막**에 의해 2무리로 나누어진다.

종아리근막은 종아리 먼쪽끝(발목부위)에서 가로로 뻗은 띠모양의 섬유다발을 만든다. 이것을 지지띠(지대 retinaculum)라 하며, 종아리에서 발에 이르는 종아리근육의 힘줄을 발목부위에서 조이듯이 유지하여 빠짐을 막는다.

종아리 먼쪽부위의 앞쪽에는 **위폄근지지띠**와 **아래폄근지지띠**(상 · 하 신근지대 superior and inferior extensor retinaculum)가 있으며, 종아리 앞쪽 근육(폄근)의 힘줄을 유지한다(그림 3-69).

종아리 먼쪽부위의 가쪽에는 **위종아리지지띠**와 **아래종아리지지띠**(상 · 하 비골지대 superior and inferior fibular retinacula)가 있어 종아리 뒤쪽 근육(종아리근)의 힘줄을 유지한다. 그리고 종아리의 먼쪽부위 안쪽에는 안쪽복사와 발꿈치뼈 사이에 **굽힘근지지띠**(굴근지대 flexor retinaculum)가 있으며, 종아리뒤쪽 근육(굽힘근)의 힘줄을 유지한다(그림 3-70).

지지띠 주위에서 힘줄은 마찰을 줄여 미끄러질 수 있도록 **힘줄집**(tendon sheath)으로 에워싸이며 윤활주머니가 보인다.

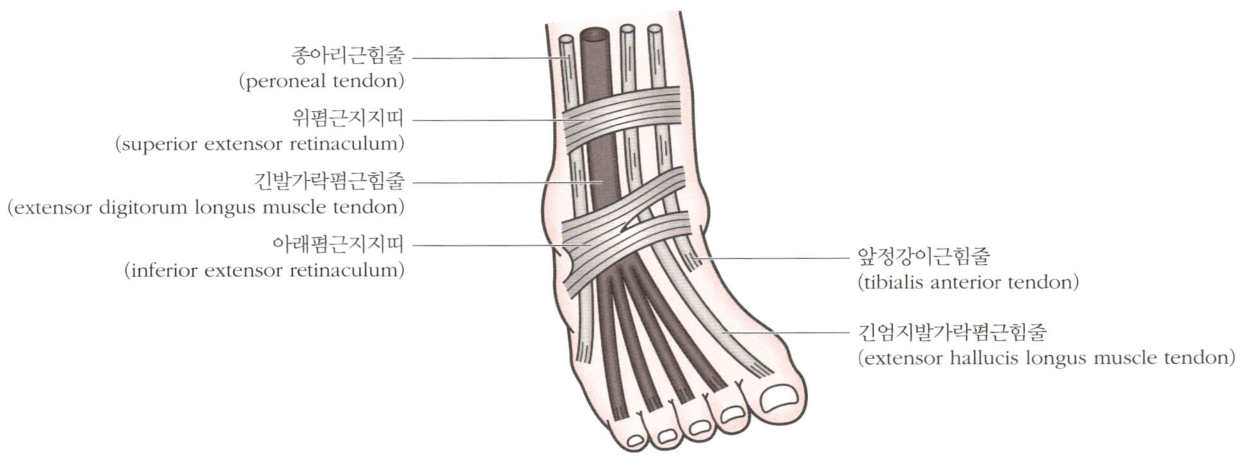

그림 3-69 발등의 지지띠
위 · 아래 폄근지지띠는 힘줄이 튀어나오는 것을 방지한다.

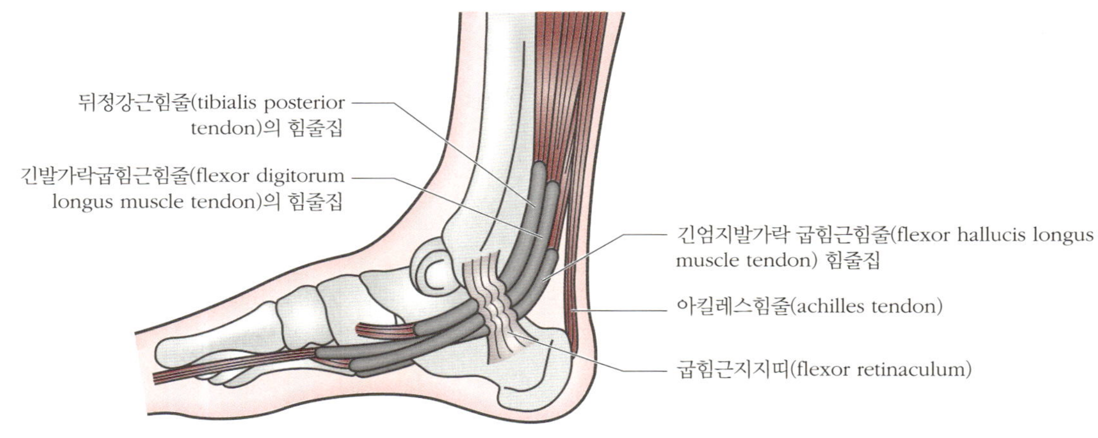

그림 3-70 굽힘근지지띠
굽힘근지지띠 아래를 통과하는 근육의 명칭을 기억한다.

D. 발의 근육

발의 근육은 고정말단 · 이동끝이 모두 발에 있는 근육이며, 발등의 근육과 발바닥의 근육이 있다. 발등의 근육은 짧은발가락폄근 뿐인데 이미 서술하였으므로(p.196) 여기에서는 발바닥의 근육만을 다룬다(그림 3-71).

발바닥에서는 두꺼운 피부 아래에서 얕은근막이 앞면을 덮고 있다. 근막은 중앙부에서 눈에 띄게 두꺼우며 강한 세로방향 주행섬유로 이루어져 **발바닥널힘줄**(족척건막 plantar aponeurosis, 그림 3-9 참조)을 만든다. 발바닥널힘줄은 발꿈치뼈융기에서 일어나 앞쪽으로 넓어지며, 발허리뼈머리 부근에서 5개의 다발로 나뉘어 엄지~새끼발가락에 이른다. 발바닥널힘줄은 손의 손바닥널힘줄에 해당하는 것으로, 본래 종아리 뒤쪽 발바닥근육의 정지힘줄이다. 그렇지만 발바닥근육의 발달은 약하며, 힘줄은 독립하여 발바닥널힘줄로서 발달한다. 널힘줄은 발활의 지지 · 고정에 도움이 된다고 생각된다.

발바닥의 근육은 발바닥널힘줄의 깊은층에 11종류가 있으며, 얕은쪽에서 깊은쪽을 향해 다음과 같이 4층으로 나눠진다.

1 제1층의 근육

발꿈치뼈융기에서 일어나 앞으로 뻗는 근육으로, 안쪽에서 가쪽을 향해 다음 3개의 근육이 있다(그림 3-72).

엄지벌림근(무지외전근 Abductor hallucis)

발꿈치뼈융기 안쪽돌기에서 일어나 제1발허리뼈머리 아래에 있는 종자뼈를 통해 엄지발가락의 첫마디뼈바닥에 붙는다. 발의 안쪽모서리에 보이는 부풀음을 만드는 근육이다.

지배신경 안쪽발바닥신경(S2 · 3)

표면해부학

발바닥의 안쪽부위를 만지면서 엄지발가락을 벌리면 **엄지벌림근**의 수축이 만져진다.

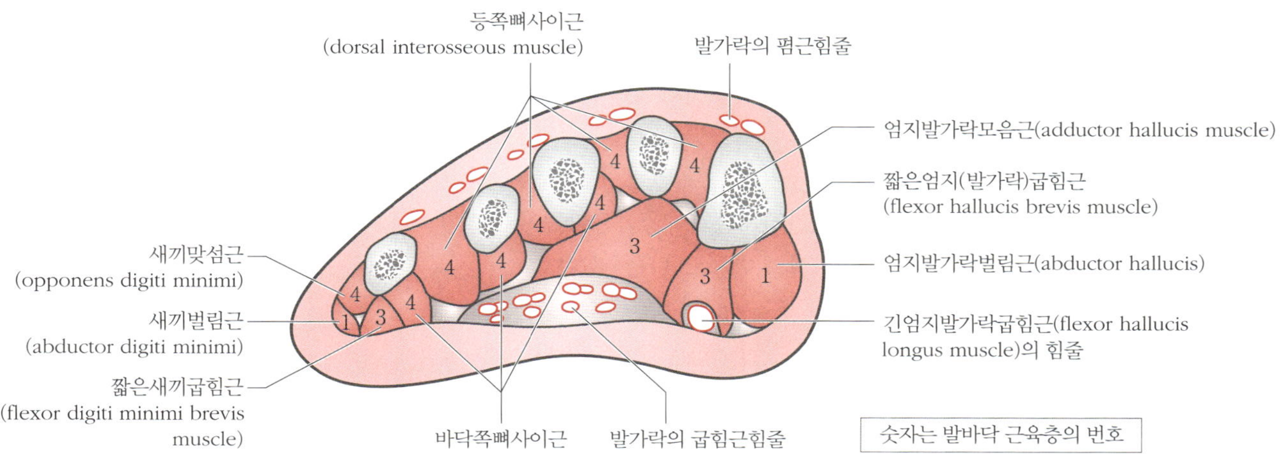

그림 3-71 발바닥의 근육
새끼맞섬근은 없는 경우가 많다. 발의 폄근은 발등에 있다.

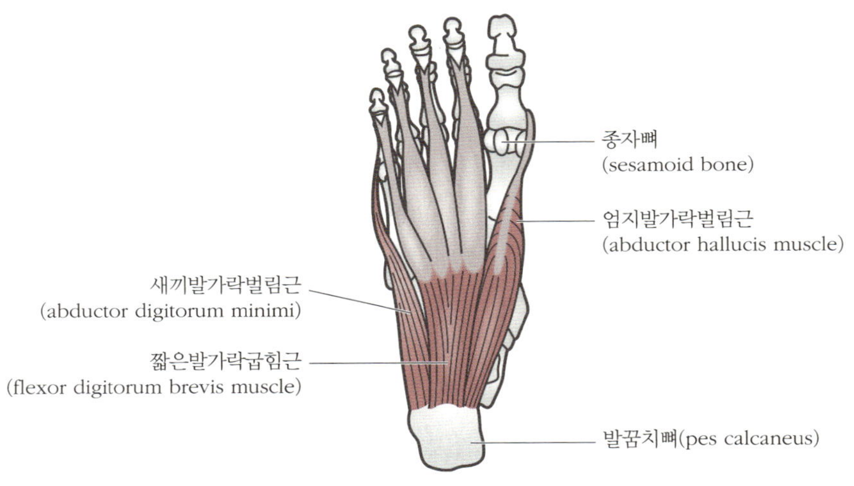

그림 3-72 발의 근육 제1층

제1층은 가장 표면에 있는 근육이다.

짧은발가락굽힘근(단지굴근 Flexor digitorum brevis)

발꿈치뼈융기의 안쪽돌기와 가쪽돌기 사이에서 일어나 발바닥널힘줄의 바로 깊은쪽에서 둘째~새끼발가락의 중간마디뼈에 붙는다. 끝날 때 힘줄은 우선 4개로 나누어져 뻗어가며, 마지막으로 각 힘줄은 이분하여 그 사이에 긴발가락굽힘근의 힘줄을 통과시킨다. 위팔의 얕은손가락굽힘근에 해당하는 근육이다.

지배신경 안쪽발바닥신경(S2 · 3)

새끼발가락벌림근(소지외전근 Abductor digiti minimi)

발꿈치뼈융기 가쪽돌기에서 일어나 새끼발가락의 첫마디뼈바닥에 붙는다. 발의 가쪽모서리에 부풀음을 만든다.

작용 이들 3근육은 각각 명칭이 나타내는 것 같은 작용을 하지만 작용은 약하며, 특히 바로서기자세에서 발에 체중이 부하될 때에는 거의 보이지 않는다. 그러나 발이 체중을 받지 않을 때 근육은 각 명칭이 나타내는 작용을 할 수 있다. 근육은 발바닥에서 발꿈치뼈와 마디뼈를 연결하며 발활의 아치 양쪽 끝을 연결하는 쐐기와 같은 작용을 하며, 인대와 함께 발활을 유지하도록 작용한다고 생각된다.

지배신경 가쪽발바닥신경(S2 · 3)

2 제2층의 근육 (그림 3-73)

이 층에서는 종아리에서 일어나는 긴엄지발가락굽힘근힘줄이 긴발가락굽힘근힘줄의 깊은쪽을 교차하여 주행한다. 이러한 교차하는 굽힘근힘줄과 함께 다음 2근육이 있다.

발바닥네모근(족척방형근 Quadratus plantae muscle)

제1층의 짧은발가락굽힘근 깊은쪽에 있으며 발꿈치뼈의 안쪽돌기(안쪽갈래)와 가쪽돌기(가쪽갈래)에서 일어나 발바닥의 중앙부를 세로로 주행하여 긴발가락굽힘근힘줄에 붙는다. 손에는 이 근육에 해당하는 근육이 없다.

작용 긴발가락굽힘근의 작용을 도와 발가락을 굽힌다.

지배신경 가쪽발바닥신경(S2 · 3)

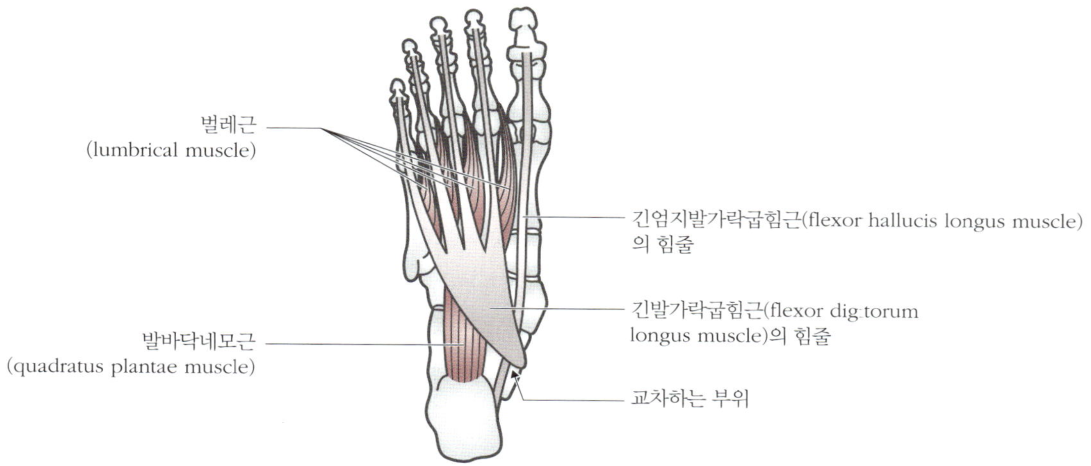

그림 3-73 발의 근육 제2층

발바닥네모근은 긴발가락굽힘근힘줄에 부착되며, 벌레근은 긴발가락굽힘근의 힘줄에서 일어난다.

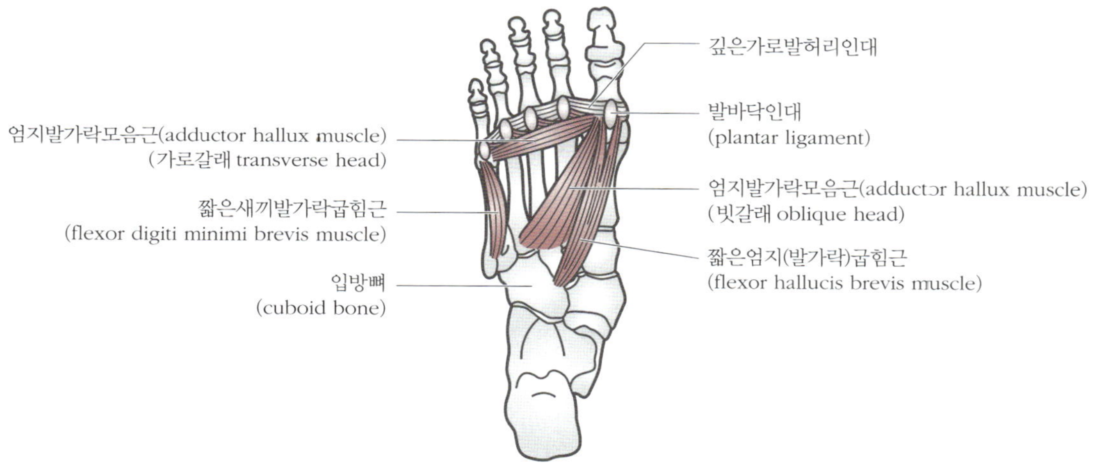

그림 3-74 발의 근육 제3층

엄지발가락모음근의 가로갈래는 제2~5발허리발가락관절의 관절주머니(articular capsule)에서 고정말단한다.

벌레근(충양근 Lumbrical muscle)

긴발가락굽힘근힘줄에서 일어나 둘째~새끼발가락의 등쪽발가락널힘줄(p.185)에 붙는 4개의 작은 근육이다.

작용 둘째~새끼발가락의 첫마디를 굽히고 중간마디와 끝마디를 늘인다.

지배신경 안쪽의 1근육은 안쪽발바닥신경(S2 · 3), 가쪽의 3근육은 가쪽발바닥신경(S2 · 3)

3 제3층의 근육 (그림 3-74)

엄지발가락과 새끼발가락에 붙는 짧은 근육으로 다음 3개의 근육이 있다.

짧은엄지발가락굽힘근(단무지굴근 Flexor hallux brevis muscle)

입방뼈의 아랫면 안쪽부위, 안쪽 · 중간 · 가쪽 쐐기뼈에서 일어나 2개의 힘살로 나누어져 앞쪽을 향한다. 그리고 각각은 제1발허리뼈머리에 있는 2개의 종자뼈를 사이에 두고 엄지발가락의 첫마디뼈바닥에 붙는다.

작용 엄지발가락을 굽힌다. 세로활 안쪽부위의 유지에 도움이 된다.

지배신경 안쪽발바닥신경(S2・3)

엄지발가락모음근(무지내전근 Adductor hallux muscle)

발목의 중앙부(제2~4발허리뼈바닥・가쪽쐐기뼈・입방뼈)에서 일어나는 **빗갈래**(사두 oblique head)와 제2~5발허리발가락관절의 관절주머니에서 일어나는 **가로갈래**(횡두 transverse head)로 이루어진다. 양 갈래는 합해져 짧은 엄지굽힘근의 힘줄과 함께 엄지발가락의 첫마디뼈바닥에 붙는다.

작용 엄지발가락의 굽힘에 가해진다. 발의 앞부위를 고정하여 가로활을 유지하는 데 도움이 된다.

지배신경 안쪽・가쪽발바닥신경(S2・3)

짧은새끼발가락굽힘근(단소지굴근 Flexor digiti minimi brevis muscle)

제5발허리뼈바닥에서 일어나 새끼발가락의 첫마디뼈바닥에 붙는다.

작용 새끼발가락의 굽힘

지배신경 가쪽발바닥신경(S2・3)

4 제4층의 근육 (그림 3-75)

이 층에는 긴종아리근힘줄과 뒤정강근힘줄이 있는데, 이들 힘줄과 함께 7개의 뼈사이근이 있다. 뼈사이근은 발허리뼈 사이에 있으며, 4개의 등쪽뼈사이근과 3개의 바닥쪽뼈사이근으로 이루어진다. 새끼맞섬근이 보이는 경우도 있다.

등쪽뼈사이근(배측골간근 Dorsal interosseous muscle) (그림 3-75)

발허리뼈의 마주보는 가쪽면에서 2개의 갈래로 일어나 둘째~넷째발가락의 첫마디뼈에 붙는다.

작용 발가락을 둘째발가락에서 멀어지게 한다(벌림). 발허리발가락관절과 발가락뼈사이관절의 폄도 한다.

또한 근육은 인접하는 2개의 발허리뼈에서 일어나므로 발허리뼈를 서로 결합하여 발의 앞부위를 고정하는 작용을 한다.

지배신경 가쪽발바닥신경(S2・3)

바닥쪽뼈사이근(척측골간근 Plantar interosseous muscle) (그림 3-75)

제3~5 발허리뼈 아랫면에서 일어나 발가락의 첫마디뼈 안쪽에 붙는다.

작용 발가락을 둘째발가락을 향해 접근시킨다(모음). 발허리발가락관절의 굽힘・발가락뼈사이관절의 굽힘도 한다.

지배신경 가쪽발바닥신경(S2・3)

새끼발가락맞섬근(소지대립근 Opponens digiti minimi) (그림 3-71)

긴발바닥인대와 긴종아리근힘줄의 힘줄집에서 일어나 새끼발가락의 발허리뼈 가쪽모서리에 붙는다.

작용 발활의 형성을 돕는다.

지배신경 가쪽발바닥신경(S2・3)

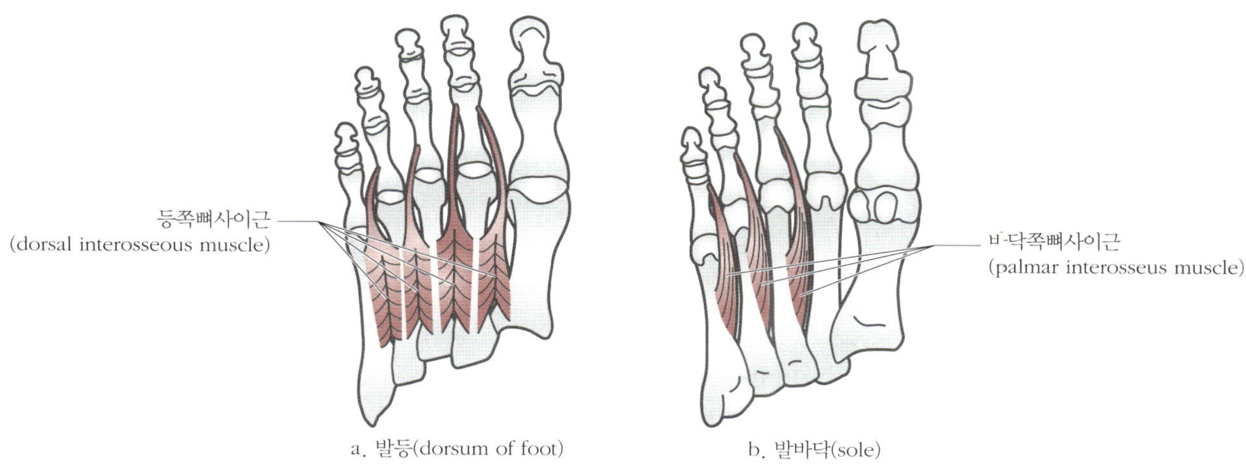

그림 3-75 발의 근육 제4층
제4층은 가장 깊은층에 있는 근육이다.

발의 근육에는 있고 손의 근육에는 없는 역할 : 발의 근육은 이족직립보행에 관여한다. 이 기능에 따라 형성된 발활(p.178)의 유지 · 안정에 관계하고, 발에 이르는 종아리의 근육이나 인대와 함께 중요한 역할을 담당한다.

E. 다리의 관절에 작용하는 근육

다리근육을 다리의 각 관절운동을 중심으로 정리한다.

◆**엉덩관절의 운동에 관계하는 근육** 엉덩관절의 운동에 관계하는 근육은 일반적으로 강대하다. 운동은 일반적으로 각각의 근육에 의해 단독으로 이루어지는 것이 아니라 많은 근육의 협동작용으로 이루어진다.

일반적으로 바깥돌림이 안쪽돌림보다 강하게 이루어지며, 모음이 벌림보다 강력하고, 폄이 굽힘보다 강력하게 이루어진다. 이러한 동일한 운동축에 있어서 운동의 강약은 주로 직립보행과 관계가 있다.

굽힘 : 엉덩허리근 · 넙다리곧은근 · 넙다리근막긴장근 · 중간볼기근 · 작은볼기근

폄 : 큰볼기근 · 큰모음근 · 반막근 · 중간볼기근의 뒷부위섬유

벌림 : 중간볼기근 · 작은볼기근 · 넙다리근막긴장근 · 큰볼기근 · 넙다리곧은근

모음 : 큰모음근 · 긴모음근 · 두덩근 · 반막근 · 엉덩허리근

바깥돌림 : 큰볼기근 · 중간작은볼기근의 뒷부위섬유 · 속폐쇄근 · 쌍둥이근무리 · 엉덩허리근

안쪽돌림 : 큰모음근 · 긴모음근 · 중간작은볼기근의 앞부위섬유 · 넙다리근막긴장근

◆ **무릎관절의 운동에 관계하는 근육**

굽힘 · 폄이 주요 운동이며 안쪽돌림 · 바깥돌림은 굽힘자세에서만 이루어진다.

굽힘 : 반막근 · 반힘줄근 · 넙다리두갈래근 · 두덩정강근 · 넙다리빗근
폄 : 넙다리네갈래근 · 넙다리근막긴장근
정강뼈의 안쪽돌림 : 반막근 · 오금근 · 반힘줄근 · 두덩정강근 · 넙다리빗근
정강뼈의 바깥돌림 : 넙다리두갈래근 · 넙다리근막긴장근

◆ **발목관절의 운동에 관계하는 근육**

등쪽굽힘 : 앞정강근 · 긴발가락폄근 · 제3종아리근 · 긴엄지발가락폄근
바닥쪽굽힘 : 장딴지근 · 가자미근 · 긴엄지발가락굽힘근 · 뒤정강근 · 긴발가락굽힘근 · 긴종아리근

◆ **발목뼈사이관절의 운동에 관계하는 근육**

안쪽굽이는 발의 안쪽부위에 붙는 근육에서 이루어지는데 동시에 발의 앞부위가 안쪽으로 움직인다(모음).
바깥굽이는 발의 가쪽모서리를 따라 주행하는 근육에서 이루어지지만 동시에 발 앞부위의 벌림도 이루어진다.

안쪽굽이 : 뒤정강근 · 앞정강근 · 긴발가락굽힘근 · 긴엄지발가락굽힘근
바깥굽이 : 긴종아리근 · 짧은종아리근 · 긴발가락폄근 · 제3종아리근

F. 바로서기의 구조

두 발로 바로서는 것은 인간 특유의 자세이며, 이때 발은 종아리에 대해 거의 직각으로 굽혀져 체중을 지지한다.

이렇게 인간은 다리로 바로서기하므로 위팔이 체중의 지지와 신체의 이동이라는 역할로부터 해방되어 자유로워지고, 특히 손은 매우 정밀한 작업을 할 수 있게 되었다. 이에 따라 대뇌의 발달과 함께 인간의 문화가 구축된 것이다. 그러나 한편으로는 바로서기 때문에 일어나는 인간 특유의 장애나 질환도 적지 않다.

바로서기자세

일반적으로 신체의 중심선은 제2엉치뼈 부근을 통과하는 수직선상에 있다. 엉덩관절 가로축의 약간 뒤쪽을 통과하며 무릎관절과 발목관절에서는 각각의 가로축보다 앞쪽을 통과한다. 따라서 바로서기자세에서 중력의 작용은 엉덩관절에서는 몸통이 뒤로 넘어지고(과다폄), 무릎관절과 발목관절에서는 앞으로 넘어지도록(무릎관절의 과다폄과 발목관절의 과다등쪽굽힘) 작용한다. 이러한 다리의 3관절에 대한 중력의 작용에 대항하도록 관절은 각각 주로 인대에 의해 안정된다. 즉 엉덩관절에서는 관절의 앞쪽에 있는 강인한 엉덩넙다리인대로 과다폄이 방지되어 안정된다. 무릎관절은 충분히 펴지면 가장 안정되고 인대도 긴장하여 고정된다(맞물림 locking, p.171). 발목관절에서는 종아리가 앞으로 넘어지면(과다등쪽굽힘) 목말뼈도르래의 폭넓은 앞부위가 종아리 가쪽복사와 안쪽복사 사이에 생기는 관절오목 안에 단단히 들어맞아 안정된다. 또한 발목관절에서도 과도한 등쪽굽힘은 종아리세갈래근 특히 가자미근의 수축에 의해 방지된다.

바로서기자세에서 다리의 관절은 주로 인대와 관절을 만드는 뼈 형태의 적합함에 의해 안정적으로 유지되고, 근육의 작용은 거의 필요하지 않다. 그러나 바로서기자세를 지속하면 근육의 작용을 필요로 하지 않는 **정지기**로 이어지고, 흔듦을 초래하는 **흔듦기**(유각기 swing phase)가 일어난다.

◆**흔듦기** 일반적으로 바로서기자세에서는 정지기와 흔듦기가 약 30초마다 교차로 반복된다. 흔듦기에는 신체의 중심선이 이동하므로 균형을 잃는다. 따라서 바로서기자세를 유지하기 위해서는 균형을 유지하기 위해 근육의 작용이 필요해진다. 즉 우선 발에 대해 종아리를, 그리고 종아리에 대해 넓적다리를, 넓적다리에 대해 몸통을 각각 균형을 유지하도록 근육이 작용한다. 예를 들면 앞뒤방향의 흔듦에 대해서는 발목관절 · 무릎관절 · 엉덩관절 각각에서 폄근과 굽힘근이 협조하고 작용하여 균형을 유지한다.

바로서기자세는 주로 중력에 대항하여 작용하는 근육(항중력근)의 활동에 의해 유지된다. 바로서기자세에서 중심선을 유지하기 위해 중추신경계는 시각 · 평형각 및 모든 감각 등의 입력 · 정보를 받아 항상 근육긴장도를 조절한다. 특히 다리의 깊은감각 · 발바닥의 압박각 등의 입력이 중요하며, 이러한 말초로부터의 감각입력이 소뇌나 뇌줄기에서 결합되어 끊임없이 근육활동을 보정한다. 그 결과 바로서기자세를 유지하는 관절에 가해지는 힘은 끊임없이 변동하고 중심선도 흔들리게 된다.

또한 실제로 바로서기에는 다리뿐만 아니라 몸통 · 목부위 등 여러 근육의 작용도 가해져 복잡한 기전으로 균형이 유지된다.

G. 걷기와 달리기의 구조

다리의 기능인 신체의 이동(locomotion)을 위해 이루어지는 운동이 걷기(walking)와 달리기(running)이다.

걷기

걸을 때에는 교차로 한쪽의 다리를 지면에 대어 체중을 지지하고 반대쪽 다리를 지면에서 떼어 앞쪽으로 나아가게 한다.

걷기를 시작할 때 우선 체중이 지면에 대고 있는 한쪽 다리에만 옮겨져 지지된다. 동시에 반대쪽 다리의 발꿈치를 들면 몸이 앞으로 기울어지므로 발의 앞부위로 지면을 강하게 차 다리를 앞으로 나오게 한다. 이렇게 걷기에서 좌우의 각 다리는 체중을 지지하는 **디딤기**(입각기 stance phase)와 앞으로 전진하게 하는 **흔듦기**(유각기 swing phase)를 교대로 반복한다(그림 3-76). 걷기는 이러한 주기운동이며 한쪽 발의 발꿈치가 지면에 닿을 때부터 지면에서 발을 떼고 이어서 다시 지면에 닿을 때까지가 1주기가 된다.

일반적인 걷기에서는 다리를 지면에서 떼어 앞으로 나오게 하는 시기(흔듦기)는 지면에 닿고 있는 시기(디딤기)보다 짧다. 1주기 중 흔듦기와 디딤기가 겹칠 때, 즉 양쪽 발이 모두 지면에 닿을 때가 2회이다. 걷기 속도를 빠르게 하면 디딤기는 짧아지며 점점 흔듦기와 겹쳐지는 시간도 줄어들어 마침내 없어진다. 이렇게 걷기에서 달리기로 옮겨간다.

걷기에는 다양한 관절의 운동이 일어나고, 따라서 그 운동을 담당하는 많은 근육의 작용을 필요로 한다.

걷기장애는 중추신경계의 장애에 의해 일어나는 일이 많아 임상적으로 중요하다.

◆**흔듦기** 다리를 앞으로 나오게 할 때에는 우선 엉덩관절에서 넓적다리를 앞쪽으로 굽히고(주로 **엉덩허리근**) 동시에 무릎관절을 약간 굽히며(주로 **넙다리뒤근육** hamstrings muscles), 발목관절에서 처음에 발을 가볍게 등쪽굽힘한다(**앞정강근** 등). 다음으로 무릎관절을 펴(주로 **넙다리네갈래근**) 발을 등쪽굽힘하여 발꿈치부터 지면에 닿는다.

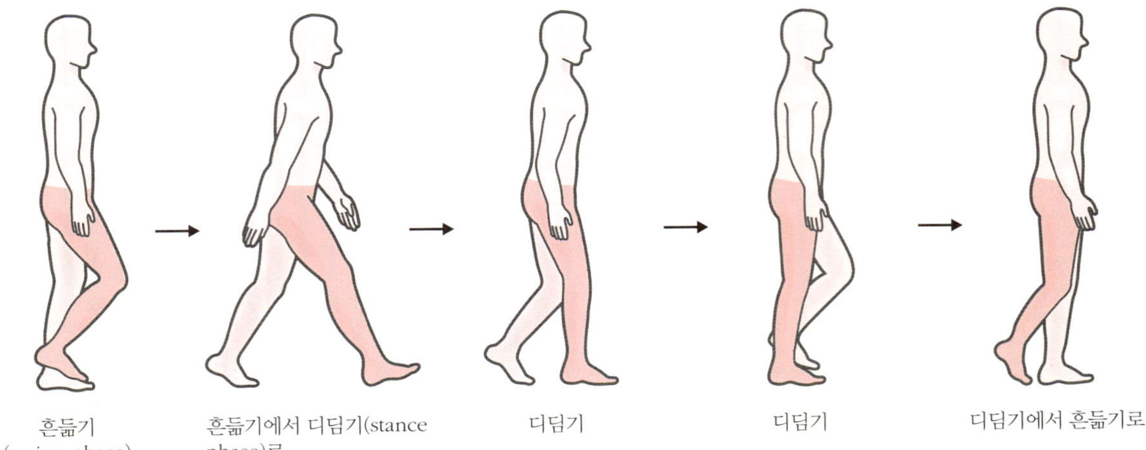

그림 3-76 보행주기

이렇게 흔듦기에서 다리를 앞으로 나오게 하는데, 그때 발이 지면에서 떨어지듯이 넓적다리가 굽힘과 함께 바깥돌림되어 무릎을 굽힌다. 발은 등쪽굽힘하는 것 외에 골반을 기울여 흔드는 쪽이 올라간다. 즉 반대쪽의 지지하는 쪽 엉덩관절에서 벌림과 안쪽돌림이 이루어져(주로 **중간볼기근** · 작은볼기근), 골반의 흔드는 쪽이 올라가 그쪽의 다리를 앞으로 나오게 하는 것이다.

◆**디딤기** 발꿈치가 지면에 닿고 나서 떨어질 때까지의 시기이다. 앞서 말한 것처럼 흔듦기 끝에 다리의 엉덩관절 · 무릎관절에서 폄되고 발목관절에서 등쪽굽힘된 상태에서 발꿈치가 최초로 지면에 닿는다. 이렇게 하여 체중은 처음에 발꿈치에 걸리지만 이어서 발이 안쪽굽이되어(**뒤정강근** 등) 체중은 발의 가쪽모서리를 따라 앞쪽으로, 그리고 발허리뼈머리를 따라 안쪽으로 분배된다.

발을 안정시키기 위해 안쪽굽이와 바깥굽이가 적당히 이루어져 특히 편평하지 않은 지면에 대해 발바닥을 적응시킨다.

디딤기에서는 처음에 엉덩관절을 펴고(**큰볼기근** 등) 무릎관절을 펴(주로 **넙다리네갈래근**) 그쪽의 다리로 체중을 지지한다. 이때 엉덩관절에서는 폄 외에 앞서 말한 것처럼 골반을 기울이듯이 벌림 · 안쪽돌림이 이루어진다.

발목관절에서는 종아리가 앞으로 넘어지지 않도록 유지한다(**종아리세갈래근** 특히 가자미근).

디딤기 끝에는 발꿈치를 들고(**종아리세갈래근** 특히 가자미근) 몸을 앞으로 기울여 발을 가볍게 바깥굽이하고 강하게 바닥굽힘하여(특히 **긴엄지굽힘근**) 발의 앞부위 특히 엄지쪽(발허리뼈머리)에서 지면을 차 흔듦기로 이행한다.

걸을 때에는 앞서 말한 것처럼 골반을 주기적으로 흔드는 쪽으로 올림(디딘 쪽의 엉덩관절 벌림)하여 앞으로 향한다. 따라서 걷기의 주기와 일치하여 골반이 기울어져 신체의 중심선이 좌우 양쪽으로 교차로 이동한다. 이렇게 좌우방향으로 중심이 주기적으로 이동하는 것에 대해 신체균형을 취하기 위해 상반신을 지지쪽의 반대쪽으로 구부려(주로 척주세움근 · 배벽의 근육에 의한) 흔드는 쪽의 반대쪽 위팔을 흔든다.

달리기(Running)

달리기는 본질적으로는 걷기와 유사한 운동이지만 달리기할 때는 신체를 더욱 앞으로 기울여 운동을 강력하고 신속하게 한다. 달리기의 주기에서는 좌우 양쪽의 발이 모두 지면에서 떨어지는 순간이 있으며, 디딤기에서도 발꿈치가 지면에 닿지 않고 발허리뼈머리만으로 착지가 이루어진다.

Ⅳ. 다리의 혈관

A. 동맥

다리에 혈액을 공급하는 동맥줄기는 넙다리동맥이다(그림 3-77). 넙다리동맥은 바깥엉덩동맥(← 온엉덩동맥)의 연결이며, 바깥엉덩동맥이 샅고랑인대의 아래를 통과하여 넓적다리 앞면으로 나와 넙다리동맥이 된다.

또한 볼기에서는 속엉덩동맥에서 일어나는 **위볼기동맥**과 **아래볼기동맥**이 큰궁둥구멍을 거쳐 골반안으로부터 볼기의 깊은 부분으로 나와 볼기근과 그 부근에 분포한다(p.225).

위볼기동맥은 속엉덩동맥의 최대 가지이며, 궁둥구멍근 윗구멍을 통해 나온다. 아래볼기동맥은 궁둥구멍근 아래구멍을 통해 나온다.

바깥엉덩동맥 — 넙다리동맥 — 오금동맥 ┬ 앞정강동맥
　　　　　　　　　　　　　　　　　　　　└ 뒤정강동맥

1 넙다리동맥(대퇴동맥 Femoral artery)

넙다리동맥(그림 3-78)은 샅고랑인대의 거의 중앙에서 그 아래를 통과하여 넓적다리의 앞면으로 나와 넙다리삼각을 거의 수직으로 아래로 주행한다. 즉 동맥은 처음 넙다리빗근의 안쪽모서리를 따라 주행하여 넓적다리 중앙부에서 넙다리빗근의 깊은쪽 모음근굴로 들어간다. 이어서 모음근굴(adductor canal)을 뒤로 주행하여 모음근힘줄구멍을 통해 다리오금에 이르러 **오금동맥**이 된다.

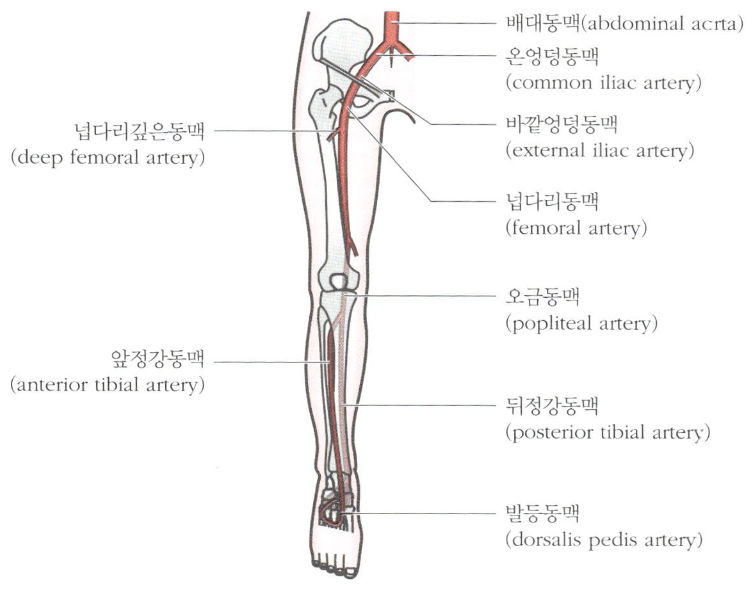

그림 3-77 다리의 동맥
앞정강동맥은 오금동맥에서 나누어져 다리의 뒤에서 앞으로 나온다.

혈관공간 (그림 3–79)

넙다리동맥은 샅고랑인대 아래에서 안쪽에 있는 구멍을 통해 넓적다리 앞면으로 나온다. 이 구멍을 **혈관공간**(vascular space)이라 한다. 혈관공간에서 넙다리동맥은 넙다리정맥과 함께 주행한다. 동맥은 가쪽에, 정맥은 안쪽에 있다. 넙다리정맥의 더욱 안쪽, 즉 혈관공간의 안쪽고통이가 **넙다리관**(대퇴관 femoral canal)이며(p.194) 이 공간이 있으므로 넙다리정맥은 확장할 수 있다. 넙다리관은 성긴결합조직으로 채워지고, 여기에는 림프관이 주행하여 로젠뮐러 림프절(샅고랑림프절, p.221)이 있다. 넙다리관은 두께 약 1.3 cm이며 그 위쪽끝을 넙다리관구멍(대퇴륜 femoral ring)이라 한다.

넙다리탈장 : 넙다리관구멍은 배벽 안쪽면을 덮는 가로근막의 일부로 덮여 있지만 많은 림프관이 통과하므로 배벽에서 저항이 약한 부위다. 여기에서 큰그물막 · 작은창자 등 배안의 장기가 탈출하는 경우가 있다. 이것을 넙다리탈장(대퇴탈장 femoral hernia)이라 하며, 특히 중년 이상의 출산력이 있는 여성(parous)에서 많다.

넙다리집

넙다리동맥과 넙다리정맥은 넓적다리 윗부분에서 배벽 안쪽면을 덮는 근막(가로근막)과 엉덩근막의 연속으로 칼집모양으로 싸여 있다. 이것을 **넙다리집**(대퇴초 femoral sheath)이라 하며, 집은 샅고랑인대의 3~4 cm 아래에 이른다.

넙다리동맥은 윗부분에서는 넙다리정맥의 가쪽에 있지만 아래로 주행함과 동시에 점점 정맥의 앞에 위치하게 된다.

넙다리동맥의 가지

넙다리동맥으로부터는 다음의 가지가 일어난다. 가지는 넓적다리 앞면뿐만 아니라 뒷면이나 샅굴부위 · 앞배벽의 아랫부분에도 분포한다(그림 3–78).

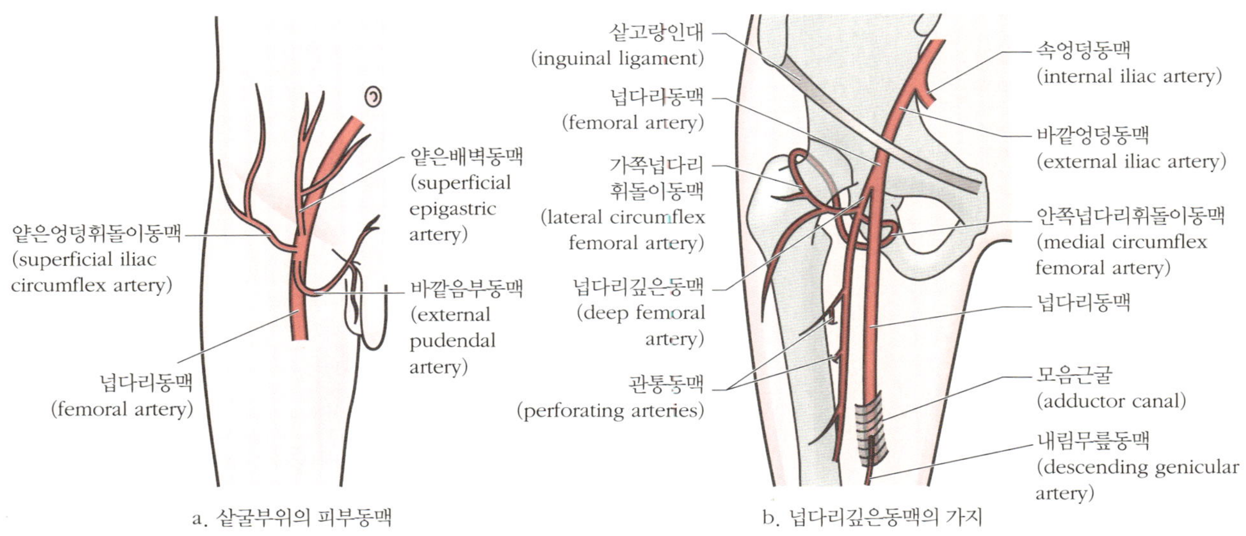

그림 3–78 넙다리동맥과 그 가지

넙다리동맥에서 갈라진 넙다리깊은동맥은 넓적다리의 근육에 분포한다.

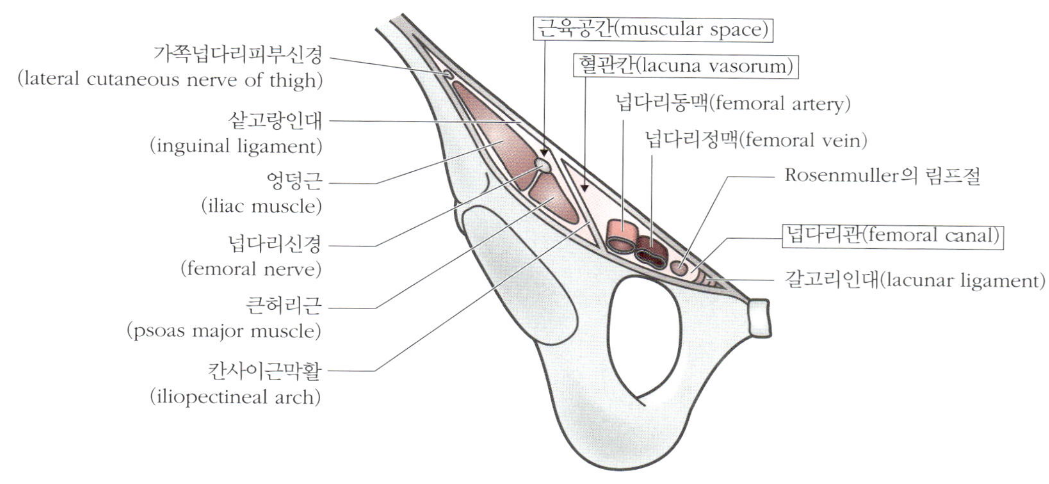

그림 3-79 혈관칸과 근육공간
넙다리동맥은 혈관칸에서 대퇴정맥 가쪽을 통과한다.

얕은배벽동맥(천복벽동맥 Superficial epigastric artery)

샅고랑인대 바로 아래에서 일어나 인대를 넘어 위로 주행하여 앞배벽 아랫부분의 피부밑조직에 분포한다. 배꼽높이에서 위배벽동맥(← 속가슴동맥 ← 빗장밑동맥)과 연결된다.

얕은엉덩휘돌이동맥(천장골회선동맥 Superficial circumflex iliac vein)

샅고랑인대 바로 아래쪽에서 일어나 인대를 따라 피부밑을 바깥위쪽으로 주행하여 주위 피부밑조직에 분포한다.

바깥음부동맥(외음부동맥 External pudendal artery)

얕은배벽동맥 · 얕은엉덩휘돌이동맥의 약간 아래쪽에서 일어나 바깥음부(음낭 · 대음순)에 분포한다.

얕은배벽동맥 · 얕은엉덩휘돌이동맥 · 바깥음부동맥의 3개 동맥은 넙다리동맥이 샅굴부위에서 나오는 가지이며, 얕은 곳에 있으므로 샅굴부위 절개 시에 손상되지 않도록 주의가 필요하다.

깊은넙다리동맥(심부대퇴동맥 Deep femoral artery)

넙다리동맥의 최대 가지이며 넓적다리에 분포하는 주동맥이다.

깊은넙다리동맥은 샅고랑인대의 약 5 cm 아래에서 넙다리동맥이 넙다리집에서 나온 직후에 그 뒤쪽으로부터 일어나 넓적다리의 깊은 부분(긴모음근의 깊은쪽)을 아래로 주행한다.

깊은넙다리동맥은 넓적다리의 근육에 분포하는 근육가지 외에 다음의 가지를 낸다.

◆**안쪽넙다리휘돌이동맥**(내측대퇴회선동맥 medial circumflex femoral artery) 모음근무리의 위쪽에서 일단 뒤 안쪽으로 주행한 후 넙다리뼈목을 돌아 넓적다리 뒷면 윗부분에 이른다.

◆**가쪽넙다리휘돌이동맥**(외측대퇴회선동맥 lateral circumflex femoral artery) 바깥쪽으로 돌아 주행하는 큰 동맥이며 위 · 아래로 나누어져 넓적다리의 전체 길이에 걸쳐 분포한다.

◆**관통동맥**(perforating arteries) 깊은넙다리동맥의 끝가지이며, 큰모음근의 이동끝 부근에서 일어난다. 동맥은 3~4개 있으며 큰모음근을 관통하여 뒤로 주행하며 넓적다리 뒷면의 근육에 분포한다. 또한 넙다리뼈에 영양동맥

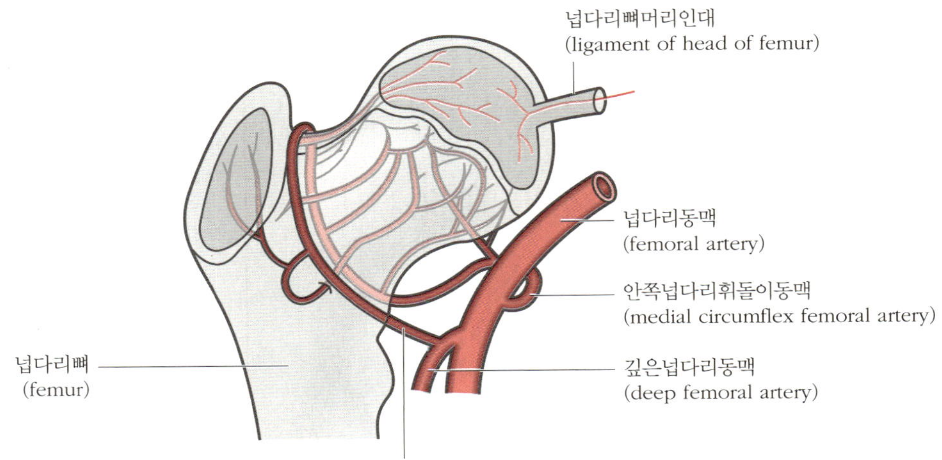

그림 3-80 넙다리뼈목과 넙다리뼈머리에 분포하는 동맥
성인에서는 넙다리뼈머리동맥은 뼈머리를 영양할 만큼의 혈액을 공급할 수 없다.
안쪽 및 가쪽 넙다리휘돌이동맥이 뼈머리를 영양한다.

을 보낸다.

넙다리뼈머리를 영양하는 동맥 : 안쪽넙다리휘들이동맥과 가쪽넙다리휘돌이동맥은 넙다리뼈목을 앞뒤에서 고리모양으로 에워싸며, 넙다리뼈머리에 분포하는 가는 동맥을 낸다(그림 3-80). 넙다리뼈머리에 분포하는 동맥가지는 넙다리뼈목을 따라 주행하므로 넙다리뼈목이 골절로 손상되면 넙다리뼈머리는 혈액공급이 차단되어 허혈성괴사에 빠지는 경우가 있다(p.164).

넓적다리에 분포하는 동맥의 연결 : 안쪽 및 가쪽 넙다리휘돌이동맥은 넓적다리 몸쪽부위의 근육에 혈액을 공급하는 것 외에 아래볼기동맥(← 속엉덩동맥)이나 관통동맥(← 깊은넙다리동맥)과 연결된다. 이 연결에 의해 바깥엉덩동맥이나 넙다리동맥을 깊은넙다리동맥의 분기부로부터 몸쪽에서 묶음(ligation)해도 측부혈행로가 생겨 넓적다리의 근육은 허혈성괴사에 이르지 않는다.

무릎내림동맥(하행슬동맥 Descending genicular artery)

무릎내림동맥은 모음근굴 내에서 넙다리동맥으로부터 일어나 넓적다리 안쪽을 아래로 주행하여 근육에 분포한다. 그리고 그 외에 무릎관절 주위의 동맥연결에 가해진다.

표면해부학

넙다리동맥의 주행은 체표에서 샅고랑인대의 중간점과 넙다리뼈 먼쪽끝의 안쪽위관절융기 위쪽끝(모음근결절)을 연결하는 선에 거의 일치한다. 샅고랑인대 아래를 통과하여 넙다리의 앞면으로 나오는 동맥의 시작부위는 얕은 곳에 있어 쉽게 도달할 수 있으므로 외상도 입기 쉽다.

체표에서 위앞엉덩뼈가시와 두덩결합을 연결하는 선의 중간점 2~3 cm 아래에서 넙다리동맥의 박동을 만질 수 있다.

2 오금동맥 (그림 3-81)

넙다리동맥은 큰모음근의 모음근구멍을 통해 무릎의 뒤쪽에 있는 다리오금에 이르러 오금동맥(슬와동맥 popliteal artery)이 된다.

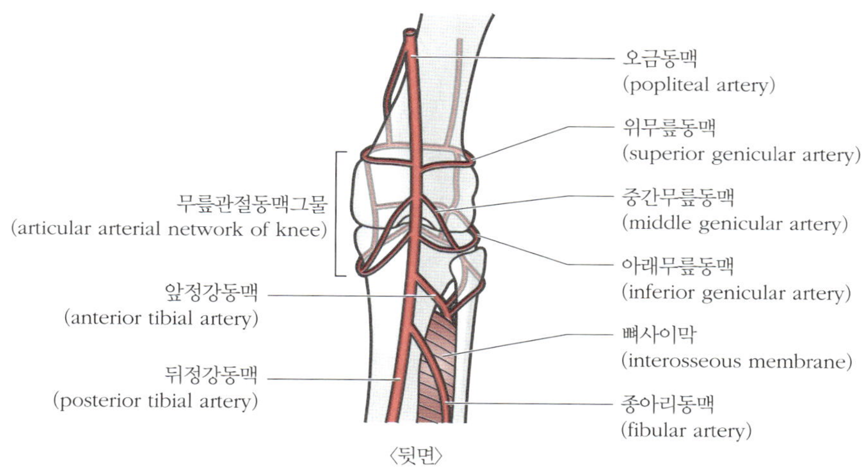

그림 3-81 무릎관절동맥그물
무릎관절에 분포하는 동맥은 오금동맥의 가지이다.

오금동맥은 넙다리뼈 먼쪽끝과 무릎관절주머니 뒷면에 접해 아래로 주행하며 정강뼈와 종아리뼈 사이에서 앞정강동맥과 뒤정강동맥으로 나누어진다.

오금동맥의 가지

오금동맥은 경과 중에 여러 개의 무릎동맥과 근육가지를 낸다.

◆**무릎동맥** 윗부분에서 일어나는 **위무릎동맥**(안쪽 및 가쪽 위무릎동맥 superior medial and lateral genicular artery), 중간부위에서 일어나는 **중간무릎동맥**(중슬동맥 middle genicular artery), 아랫부분에서 일어나는 **아래무릎동맥**(하슬동맥 inferior genicular artery, 안쪽 및 가쪽아래무릎동맥)이 있다. 무릎동맥은 무릎관절 주위에서 연결하여 동맥그물(**무릎관절동맥그물** genicular anastomosis)을 만들며, 관절이나 부근의 근육에 분포한다.

무릎관절동맥그물은 무릎내림동맥(← 넙다리동맥)이나 가쪽넙다리휘돌이동맥(← 깊은넙다리동맥)과도 연결된다.

◆**근육가지** 근육가지는 부근의 근육에 분포한다. 특히 장딴지근육에 분포하는 가지를 **장딴지동맥**(비복동맥 sural artery)이라 한다.

3 종아리와 발의 동맥 (그림 3-82)

오금동맥의 끝가지인 앞정강동맥과 뒤정강동맥이 종아리 아래로 주행하여 종아리와 발에 분포한다.

앞정강동맥(전경골동맥 Anterior tibial artery)

앞정강동맥은 종아리뼈사이막의 윗부분을 넘어 뼈사이막 앞면으로 나와 아래로 주행한다. 경과 중에 종아리의 앞 바깥쪽에 있는 근육과 그 주위에 가지를 보낸다.

앞정강동맥은 발목관절의 바로 위에서 표면층에 나타나며, 발목관절의 앞쪽에서 앞정강근힘줄의 가쪽을 따라

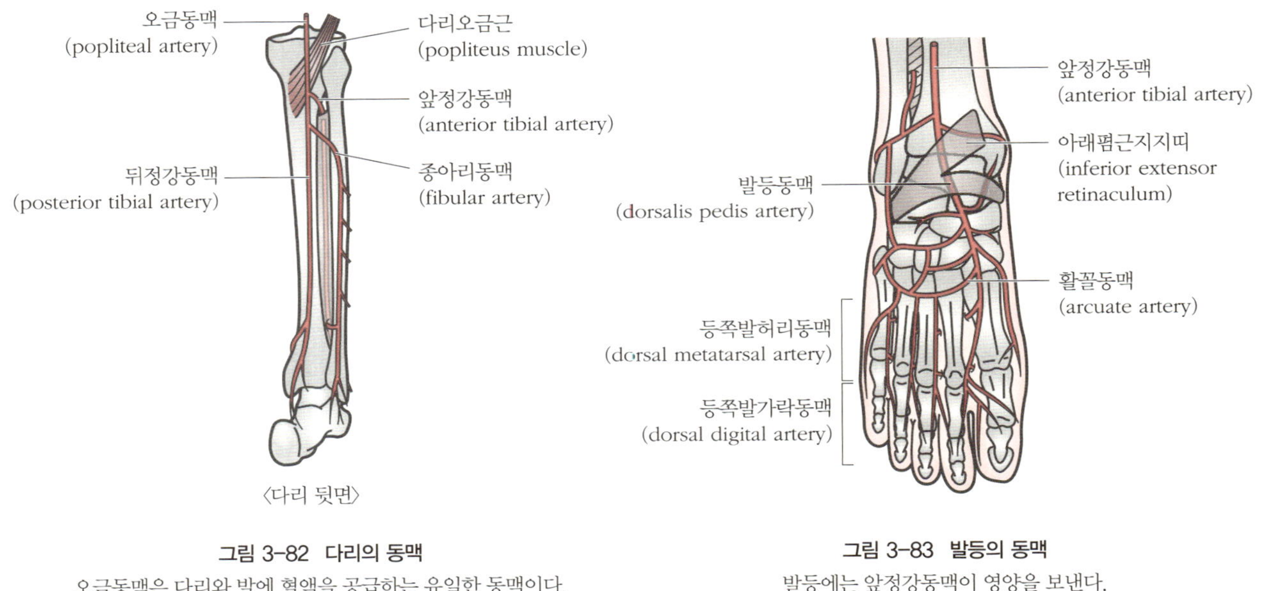

그림 3-82 다리의 동맥
오금동맥은 다리와 발에 혈액을 공급하는 유일한 동맥이다.

그림 3-83 발등의 동맥
발등에는 앞정강동맥이 영양을 보낸다.

주행하여 발등에서 발등동맥이 된다.

발등동맥(족배동맥 dorsalis pedis artery, 그림 3-83)은 긴엄지폄근힘줄 안쪽을 따라 앞으로 주행하여 활꼴동맥이 된다.

활꼴동맥(궁상동맥 arcuate artery)은 발허리뼈의 기부에서 앞으로 튀어나온 형태로 활모양의 주행방향을 취하며, 발허리 · 발가락에 분포하는 가지(**등쪽발허리동맥** 배측중족동맥 dorsal metatarsal artery과 **등쪽발가락동맥** 배측지동맥 dorsal digital artery)를 낸다.

발등동맥의 끝가지(깊은발바닥동맥 족척동맥 deep plantar artery)는 제1발허리뼈와 제2발허리뼈 사이에서 발바닥으로 나와 발바닥의 동맥과 연결된다.

표면해부학

앞정강동맥은 종아리 먼쪽부위의 앞면에서 앞정강근힘줄의 가쪽을 따라 주행하여 긴엄지폄근힘줄과의 사이에서 박동이 만져진다.

발등동맥은 발등에서 긴엄지폄근힘줄과 긴발가락폄근힘줄 사이에서 박동이 만져진다.

발등동맥의 맥을 조사해보고 박동이 만져지면 그 몸쪽에 있는 넙다리동맥이나 오금동맥에 동맥폐색은 없다고 할 수 있다.

뒤정강동맥(후경골동맥 Posterior tibial artery) (그림 3-84)

뒤정강동맥은 앞정강동맥보다 두껍다. 종아리의 뒤쪽에서 가자미근과 깊은층의 굽힘근 사이를 아래로 주행하여 부근의 근육이나 정강뼈에 가지를 보낸다.

◆**종아리동맥**(비골동맥 fibular artery) 뒤정강동맥의 고정말단 부근에서 일어난다. 뒤정강동맥의 최대 가지이며 종아리뼈 뒤쪽을 따라 아래로 주행하여 종아리뼈와 가까운 근육으로 가지를 보낸다. 종아리동맥의 끝가지는 가쪽복사에서 발꿈치뼈 가쪽으로 주행하여 발등의 동맥과 연결된다.

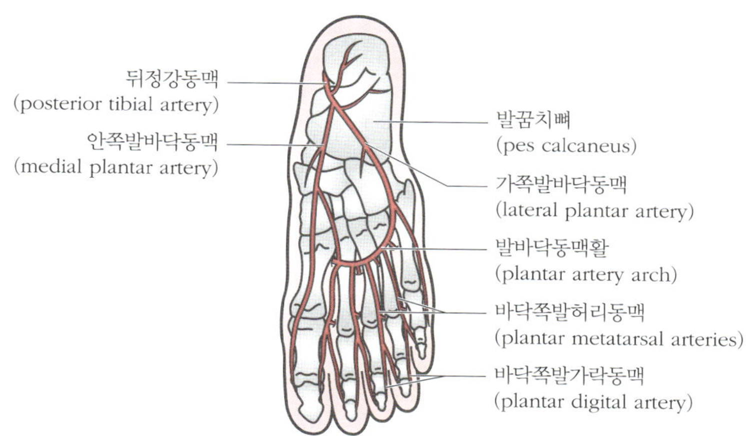

그림 3-84 발바닥의 동맥
발바닥에 영양을 보내는 것은 뒤정강동맥이다.

뒤정강동맥은 종아리의 먼쪽 약 1/3부분의 높이에서 발꿈치힘줄(아킬레스힘줄) 안쪽에 나타나 힘줄을 따라 아래로 주행하여 안쪽복사 뒤쪽을 돌아 발바닥에 이르며, 안쪽발바닥동맥과 가쪽발바닥동맥으로 나누어진다.

◆**안쪽발바닥동맥**(내측족척동맥 medial plantar artery) 안쪽세로활을 따라 주행하며 주로 엄지발가락에 분포한다.

◆**가쪽발바닥동맥**(외측족척동맥 lateral plantar artery) 발바닥을 안쪽을 향해 활모양으로 가로로 주행하여 **발바닥동맥활**(족척동맥궁 plantar artery arch)을 만든다.

발바닥동맥활로부터 발허리 · 발가락에 분포하는 가지(**바닥쪽발허리동맥** 척측중족동맥 plantar metatarsal arteries · **바닥쪽발가락동맥** 척측지동맥 plantar digital artery)가 나온다.

발바닥동맥활은 발등동맥의 끝가지와 연결된다.

표면해부학

뒤정강동맥의 안쪽복사 약 2 cm 뒤 아래방향의 체표에서 만질 수 있다.

다리의 동맥폐쇄와 간헐절뚝거림(간헐성파행) : 다리의 동맥에는 폐쇄성동맥질환이 비교적 종종 일어난다. 예를 들어 폐쇄성혈전동맥염(Buerger's disease)으로 장딴지근육 등에 혈액공급 장애가 일어나면 통증을 발생시켜 걸을 수 없게 되는데, 쉬면 혈액이 공급되어 다시 걸을 수 있게 된다(간헐절뚝거림 간헐파행 intermittent claudication).

동맥의 연결 : 동맥의 폐색 · 협착 또는 묶임의 경우에 동맥 연결은 곁순환을 위한 혈행로로서 중요하다. 다리의 동맥에서 연결은 엉덩관절 · 무릎관절 · 발목관절의 주위에 있는 동맥연결 이외에도 여기에서 서술한 다양한 동맥에서 볼 수 있다.

B. 정맥

다리의 정맥은 얕은정맥(표재정맥 superficial vein)과 깊은정맥(심부정맥 deep vein)으로 나눌 수 있다.

1 얕은정맥 (그림 3-85)

얕은정맥은 피부밑을 주행하여 피부 및 피부밑조직으로부터 정맥혈을 모은다. 얕은정맥은 2개의 얕은정맥, 즉 큰두렁정맥과 작은두렁정맥에 모이며, 마지막에는 깊은정맥으로 흘러드는데 다양한 부위에서 깊은정맥과 교통한다.

큰두렁정맥(대복재정맥 Great saphenous vein)

발의 정맥은 발등과 발바닥에 모여 큰 **발등정맥그물**(족배정맥망 dorsal venous network of foot)과 작은 **발바닥정맥그물**(족저정맥망 plantar venous network)을 만든다. 정맥그물의 안쪽에서 큰두렁정맥이 일어나 안쪽복사의 바로 앞쪽을 주행하여 종아리의 안쪽을 따라 위로 주행한다. 무릎뼈 안쪽모서리의 뒤를 위로 주행하여 넓적다리에 이르며, 점점 안쪽으로부터 앞쪽으로 이동하며 샅고랑인대의 아래 두렁구멍(그림 3-85)에서 깊은 부분으로 들어가 넙다리정맥으로 유입된다.

큰두렁정맥은 주행 중에 주위에서 피부정맥을 받는다. 또한 두렁구멍으로 들어가기 바로 전에 샅굴부위 · 배벽아랫부분 · 바깥음부에서 얕은정맥(얕은엉덩휘돌이동맥 표재장골회선동맥 superficial circumflex iliac vein · 얕은배벽정맥 표재복벽정맥 superficial epigastric vein · 바깥음부정맥 외음부정맥 external pudendal veins)을 받는다.

큰두렁정맥 : 일찍이 대동맥과 심장동맥을 연결하는 우회로조성술(AC bypass grafting)에 자주 사용되었지만 수술 후 10년 정도 지나면 폐쇄되는 일이 많아 최근에는 그다지 사용되지 않는다.

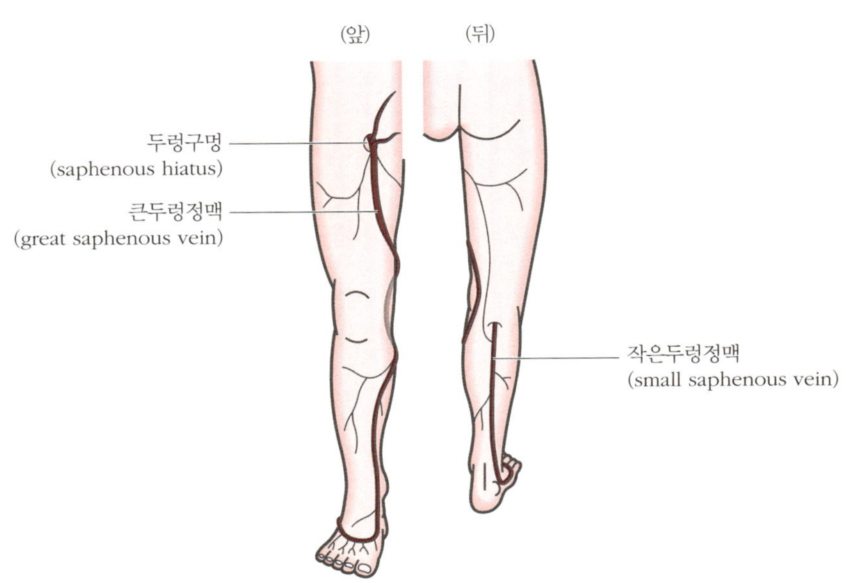

그림 3-85 큰두렁정맥 · 작은두렁정맥
발에서 넓적다리 윗부위까지 다리의 안쪽피부 얕은부분을 주행하는 것은 큰두렁정맥이다.

표면해부학

큰두렁정맥은 발목부위에서 안쪽복사의 바로 앞을 위로 주행하여 이 부위에서 **정맥절개술**(venous cut down)이 이루어지지만 두렁신경(p.223)을 수반하므로 주의를 요한다.

작은두렁정맥(소복재정맥 Small saphenous vein)

작은두렁정맥은 발의 가쪽모서리에서 발등정맥그물과 발바닥정맥그물에서 일어나 가쪽복사의 뒤쪽을 주행하여 종아리의 뒤 가쪽을 위로 주행한다. 다리오금에서 깊은 부분으로 들어가 깊은정맥(오금정맥)으로 흘러든다.

작은두렁정맥은 주행 중에 큰두렁정맥과도 연결된다.

다리정맥류 : 큰 · 작은 두렁정맥에는 정맥류(varix)가 일어나기 쉽다. 정맥류는 특히 장시간 서 있는 직업인에서 종종 나타난다. 또한 골반내종양이나 임신 시 자궁 등에 의해 정맥환류가 장애가 되는 경우에도 정맥류를 발생시키는 일이 있다.

2 깊은정맥

깊은정맥은 근육 · 뼈 · 관절 등 깊은 부분의 조직으로부터 혈액을 모으는 정맥으로 점차 합류하여 두꺼워진다. 일반적으로 동맥과 함께 주행하며, 동맥과 명칭이 같다. 즉 넙다리정맥 · 오금정맥 · 앞정강뼈정맥 · 뒤정강정맥 등이다.

넙다리정맥(대퇴정맥 Femoral vein)

넙다리정맥은 넙다리동맥과 함께 주행한다. 넙다리의 먼쪽부위에서 정맥은 넙다리동맥 가쪽을 따라 주행한다. 정맥은 위로 주행하는 동시에 넙다리동맥 뒤쪽에서 안쪽으로 이동하여 넓적다리 몸쪽부위에서는 넙다리동맥 안쪽을 주행한다. 동맥과 함께 샅고랑인대 아래(혈관공간)를 통과해서 위로 주행하여 바깥엉덩정맥이 된다.

오금정맥(슬와정맥 Popliteal vein)

오금정맥은 다리오금에서 오금동맥의 표면쪽을 따라 위로 주행하여 모음근구멍을 통과하여 넙다리정맥이 된다.

앞 · 뒤 정강정맥(전 · 후 경골정맥 Anterior and posterior tibial veins)

앞정강정맥과 뒤정강정맥은 각각 같은 명칭의 동맥을 따라 위로 주행한다. 일반적으로 다리에서는 1개의 동맥에 대해 2개의 정맥이 수반한다. 앞정강정맥과 뒤정강정맥은 다리오금에서 합해져 1개의 오금정맥이 된다.

가자미근정맥 : 앞 · 뒤 정강정맥에는 가자미근에서 모인 혈액을 넣는 가자미근정맥이 유입된다. 가자미근정맥은 혈전이 형성되는 부위로서 최근 주목되고 있다

다리에서 깊은정맥과 깊은동맥의 동행 : 깊은정맥은 같은 명칭의 동맥과 함께 공통의 결합조직으로 칼집모양으로 싸여 있다. 따라서 정맥혈에 의해 동맥혈이 냉각되어 말초부위에서 과도한 열의 발산이 방지된다. 또한 정맥의 환류는 동맥의 박동에 의해 촉진된다.

C. 림프계

1 림프관과 림프절 (그림 3-86)

다리의 림프관은 표재성과 심재성으로 나눠지며, 피부 · 피부밑조직의 림프를 모으는 얕은림프관은 얕은정맥(superficial lympoduct), 즉 큰 · 작은 두렁정맥을 따라 위로 주행한다. 깊은 부분의 림프를 모으는 깊은림프관은 깊은동정맥을 따라 위로 주행한다.

림프관은 주행 중에 림프절을 경유한다. 림프절은 얕은 · 깊은 2군으로 나누어진다.

얕은림프절(표재림프절 Superficial nodes)

얕은림프절은 피부 및 피부밑조직의 림프를 모으는 표재성 림프관의 경과 중에 존재하는 림프절로 다음 림프절이 있다.

◆**얕은샅고랑림프절**(표재서혜림프절 superficial inguinal rodes) 샅굴부위에 있는 얕은림프절무리이며, 윗무리와 아래무리로 나눌 수 있다.

1) **윗무리** : 샅고랑인대 아래쪽을 따라 비스듬히 늘어서는 5~6개의 림프절이며 앞배벽 아랫부분(배꼽보다 아래) · 샅 · 바깥음부 · 볼기 · 자궁 · 요도 · 항문 등으로부터 림프를 받는다. 유출림프관은 얕은샅굴림프절의 아래무리 · 깊은샅고랑림프절, 나아가 바깥엉덩림프절로 들어간다.

2) **아래무리** : 큰두렁정맥의 위쪽끝을 따라 세로로 늘어서는 4~5개의 림프절이며 넓적다리 · 종아리의 안쪽부위 · 발의 피부로부터 림프를 받는다. 또한 윗무리으로부터의 유출림프관도 받는다. 아래무리로부터의 유출림프관은 두렁구멍을 통과하여 깊은샅고랑림프절로 들어간다.

◆**얕은오금림프절**(표재슬와림프절 superficial popliteal nodes) 다리오금에서 작은두렁정맥을 따라 존재하는 작은 림프절이며 종아리의 가쪽부위와 발, 특히 발꿈치의 가쪽부위 피부로부터 림프관이 유입된다. 유출림프관은 깊은샅고랑림프절로 흘러든다.

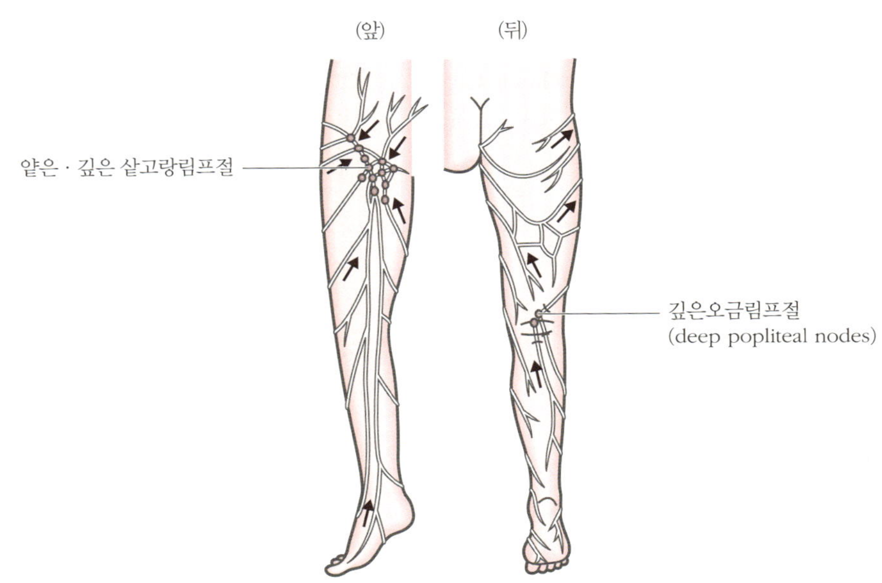

그림 3-86 다리의 림프절
다리의 림프는 샅고랑림프절(inguinal nodes)에 모인다.

깊은림프절(심부림프절 Deep nodes)

깊은림프절은 주로 깊은샅고랑림프절로 이루어진다.

깊은샅고랑림프절(심부서혜림프절 deep inguinal nodes)은 넙다리정맥 안쪽을 따라 존재하는 3~4개의 림프절이다. 가장 윗부분에 있는 림프절은 크며 혈관공간안에 있다. 이 림프절을 **로젠뮐러림프절**(Rosenmuller's node)이라고도 한다.

로젠뮐러림프절의 임상 : 이 림프절에는 다리 전체의 림프절이 흘러들므로 다리에 감염이 있으면 붓고, 방광이나 곧창자 · 자궁에 생긴 암세포가 역행(retrograde)하여 전이되는 경우도 있다.

깊은샅고랑림프절은 다리의 깊은 부분에서 림프를 받는다. 깊은 부분의 림프관은 깊은등정맥을 따라 위로 주행하여 깊은샅고랑림프절로 들어간다. 그 밖에 얕은샅고랑림프절이나 오금림프절로부터의 림프관도 받는다. 깊은샅고랑림프절의 유출림프관은 주로 넙다리동정맥과 함께 샅고랑인대 아래를 주행하여 골반안의 바깥엉덩림프절(바깥엉덩동정맥을 따라 존재한다)로 들어간다.

깊은림프절로서는 종아리에서 앞정강동맥의 고정말단(fixed end)을 따라 존재하는 **앞정강림프절**(전경골림프절 anterior tibial node)이나 다리오금의 깊은 부분에 존재하는 **깊은오금림프절**(심슬와림프절 deep popliteal nodes) 등도 있다. 이들 림프절로부터의 유출관도 깊은샅고랑림프절로 들어간다.

볼기의 깊은 림프관은 위볼기 및 아래볼기 동정맥을 따라 골반으로 들어가서 속엉덩림프절(속엉덩동정맥을 따라 존재한다)로 들어간다.

V. 다리의 신경

다리에 분포하는 척수신경(spinal nerve)은 허리신경과 엉치신경이다.

◆**허리신경**(요추신경 lumbar nerve)　5쌍이 있으며 각각 앞가지와 뒷가지로 나누어진다.

1) **앞가지**(anterior rami) : 허리뼈의 척추사이구멍에서 나와 제12가슴신경(T12)의 앞가지와 함께 큰허리근 안에서 **허리신경얼기**(요추신경총 lumbar plexus)를 만든다.

2) **뒷가지**(posterior rami) : 앞가지에 비하면 발달이 좋지 않다. 뒷가지는 안쪽가지(medial branch)와 가쪽가지(외측지 lateral branch)로 나누어져 허리부위의 등근육(근육가지)과 그것을 덮는 피부(피부가지)와 볼기 윗부분의 피부에 분포한다. 제1~3허리신경(L1~3) 뒷가지의 가쪽가지는 **위볼기신경**(상둔피신경 superior clunial nerves)으로서 볼기 윗부분의 피부에 분포한다.

◆**엉치신경**(천골신경 sacral nerves)　5쌍이 있으며 각각 앞가지와 뒷가지로 나누어진다.

1) **앞가지** : 앞엉치뼈구멍을 통해 나온다. 제1~4엉치신경의 앞가지는 제4 · 5허리신경의 앞가지와 함께 엉치신경얼기(천골신경총 sacral plexus)를 만든다.

2) **뒷가지** : 뒤엉치뼈구멍을 통해 나온다. 제1~3엉치신경(S1~3) 뒷가지의 가쪽가지는 **중간볼기신경**(중둔피신경 middle clunial nerve)으로서 볼기의 중간부위 피부에 분포한다.

A. 허리신경얼기(요추신경총 Lumbar plexus)

허리신경얼기(그림 3-87)는 T12, L1~4의 앞가지에서 만들어진다. 신경얼기는 큰허리근 안쪽에 있으며, 주로 다리의 앞면에 신경을 보낸다. 신경얼기에서 직접 큰허리근 · 허리네모근으로 근육가지가 나오는 것 외에 다음 6개의 신경이 나온다.

엉덩아랫배신경(장골하복신경 Iliohypogastric nerve, T12 또는 L1)

제12갈비사이신경(갈비밑신경)의 아래를, 이와 병행하여 앞쪽 아래로 주행하여 근육가지를 앞배근육에, 피부가지를 아랫배부위와 볼기의 피부에 전달한다.

엉덩샅굴신경(장골서혜신경 Ilioinguinal nerve, L1)

엉덩아랫배신경 아래쪽을 평행하게 주행하며 근육가지를 옆배근육으로 전달한 후 정삭(여성에서는 자궁원인대)과 함께 샅굴을 통과하여 샅굴부위 피부밑에 나타나며, 음낭(여성에서는 대음순)에 분포한다(**앞음낭신경** 또는 **앞음순신경** 전음순신경 anterior scrotal or labial nerves).

음부넙다리신경(음부대퇴신경 Genitofemoral nerve, L1 · 2)

가느다란 신경이며 큰허리근의 앞면으로 나와 2개 가지로 나누어진다. 1개는 정삭(자궁원인대)을 따라 음낭(대음순)에 분포하며, 다른 1개는 바깥엉덩동맥을 따라 아래로 주행하여 샅고랑인대 아래를 통과하여 두렁구멍으로부터 나와 넓적다리 위쪽의 안쪽 피부에 분포한다(그림 3-88).

고환올림근반사 : 음부넙다리신경의 음부가지는 고환올림근에도 분포하여 고환올림근반사(고환거근반사 cremasteric reflex)에 관계한다. 즉 신경이 분포하는 넓적다리 몸안쪽 피부를 문지르면 고환올림근의 반사적 수축에 의해 고환이 상승한다.

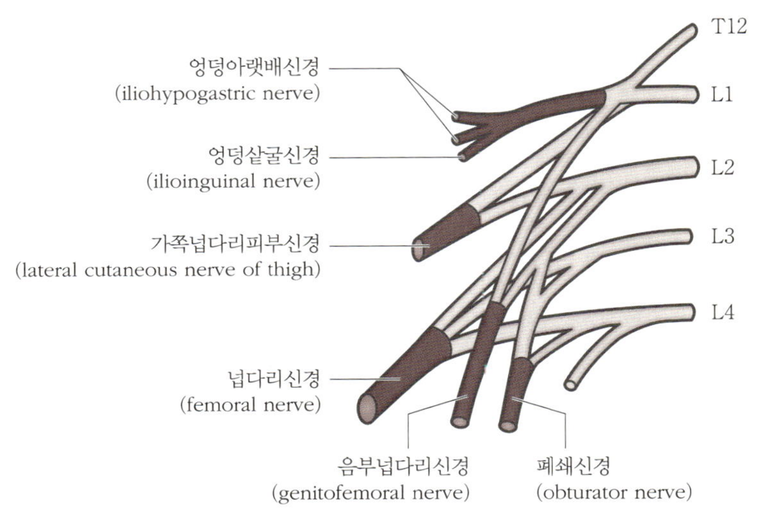

그림 3-87 허리신경얼기
허리신경얼기(lumbar plexus)에서 나온 가장 두꺼운 신경은 넙다리신경이다.

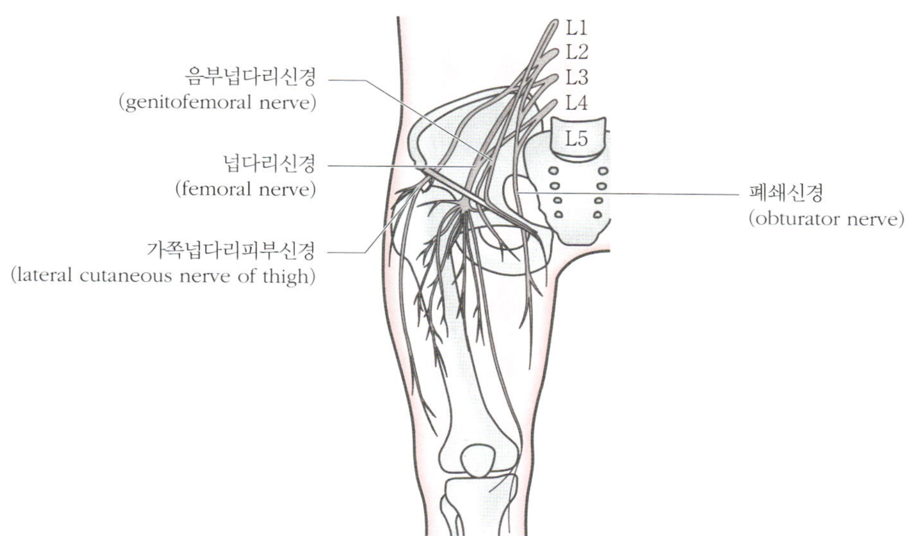

그림 3-88 음부넙다리신경 · 가쪽넙다리피부신경 · 폐쇄신경
넙다리동맥은 샅고랑인대 아래에서 한 번에 여러 개의 가지로 나누어져 확대되어 있다.

가쪽넙다리피부신경(외측대퇴피부신경 Lateral cutaneous nerve of thigh, L1 · 2)

허리네모근과 엉덩근의 앞쪽을 바깥아래쪽으로 비스듬히 지나 위앞엉덩뼈가시의 안쪽에서 샅고랑인대 아래를 통과하여 넓적다리 가쪽부위의 피부에 분포한다(그림 3-88, 89).

넙다리신경(대퇴신경 Femoral nerve, L2~4)

허리신경얼기의 신경 중에서 가장 큰 신경이다. 큰허리근과 엉덩근의 사이를 바깥아래쪽으로 지나서 이 근육과 함께 샅고랑인대 아래의 근육공간을 통과해 넙다리의 앞면으로 나온다(그림 3-88). 또한 골반안에서 엉덩허리근에 근육가지를 낸다. 넙다리신경은 샅고랑인대의 거의 중간점 아래에서 넓적다리로 나온다. 넙다리몸쪽부위(넙다리삼각)의 넙다리신경은 넙다리동맥의 약 1횡지 가쪽을 따라 아래로 주행하여 샅고랑인대의 약 5 cm 아래에서 끝가지로 나누어진다.

◆**피부가지** 넓적다리 앞면의 피부에 분포한다(**앞피부가지** 전방피부가지 anterior cutaneous branches, 그림 3-90).

피부가지 중에서 특히 긴 가지는 **두렁신경**(복재신경 saphenous nerve, L3 · 4)이 된다. 두렁신경은 넙다리동맥 가쪽을 따라 주행하여 동맥과 함께 모음근굴 안을 아래로 주행한다. 무릎관절 안쪽에서 피부밑으로 나와 큰두렁정맥을 따라 아래로 주행하여 종아리와 발등 안쪽면에 분포한다.

◆**관절가지** 엉덩관절과 무릎관절에 분포한다.

◆**근육가지** 넓적다리의 넙다리빗근, 넙다리네갈래근 및 두덩근에 분포한다.

폐쇄신경(Obturator nerve, L2~4)

폐쇄신경은 큰허리근의 안쪽모서리에서 나타나며 작은골반의 벽을 따라 앞으로 주행하여 폐쇄동맥과 함께 폐쇄관을 통해 넓적다리 몸쪽부위의 안쪽부위로 나온다(그림 3-88).

◆**피부가지** 넓적다리 안쪽의 피부에 분포한다(그림 3-91).

◆**근육가지** 넓적다리의 모음근(두덩정강근 · 긴모음근 · 짧은모음근 · 큰모음근)에 분포한다.

◆**관절가지** 엉덩관절과 무릎관절에 분포한다.

폐쇄신경의 손상 : 폐쇄신경은 음부넙다리신경의 피부가지와 함께 넓적다리 안쪽의 피부에 분포한다. 이들 신경은 작은골반의 옆벽 안쪽면을 따라 주행하므로 골반안 기관(예 : 난소)의 종양 등에 의해 압박되면 넓적다리 안쪽에 통증을 느끼는 경우가 있다. 또한 폐쇄신경이 골반안에서 손상되면(예 : 수술 등) 넓적다리의 모음이 장애된다.

연관통증 : 엉덩관절과 무릎관절은 모두 넙다리신경, 폐쇄신경 및 궁둥신경의 분포를 받는다. 따라서 엉덩관절의 질환으로 무릎관절에 통증이 발생하는 경우도 있으며, 넓적다리 안쪽의 피부(폐쇄신경의 피부가지 분포영역)에 통증을 느끼는 경우도 있다.

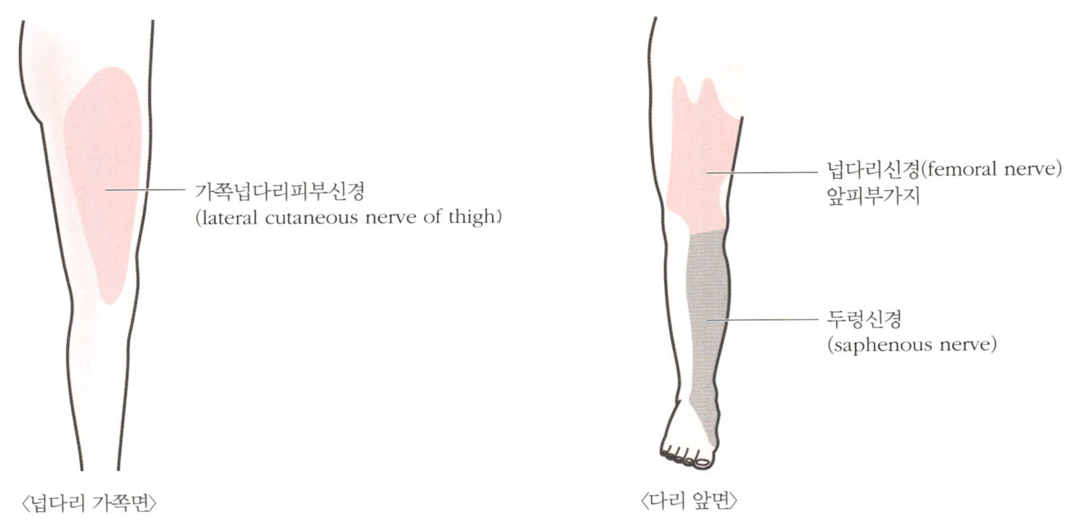

그림 3-89 가쪽넙다리피부신경의 피부분포영역

그림 3-90 넙다리신경(피부가지)의 피부분포영역
넙다리 앞면의 피부는 넙다리신경지배이다.

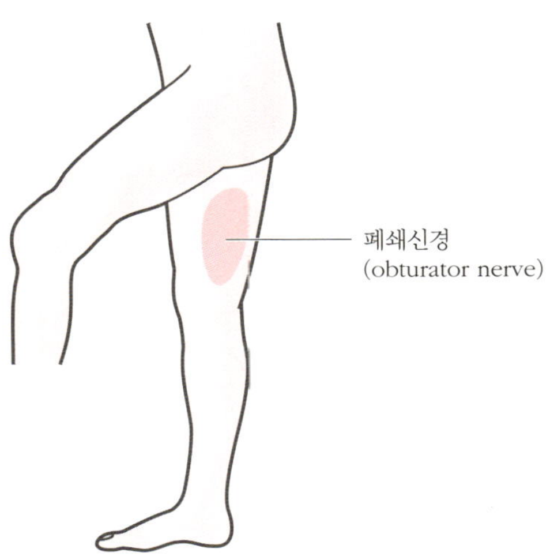

그림 3-91 폐쇄신경(피부가지)의 피부분포영역
폐쇄신경은 넙다리의 안쪽 피부를 지배한다.

B. 엉치신경얼기(천골신경총 Sacral plexus)

엉치신경얼기(그림 3-92)는 L4 · 5, S1~4의 앞가지에서 생기는 강한 신경얼기로 골반의 뒷벽을 따라 큰궁둥구멍을 향해 비스듬히 아래로 주행한다.

신경얼기는 주로 다리의 뒤쪽(등쪽)에 분포하는 신경을 낸다. 신경얼기로부터 직접 외관골근(궁둥구멍근 · 속폐쇄근 · 쌍둥이근 · 넙다리네모근)에 분포하는 근육가지 외에 다음의 신경을 낸다(그림 3-93).

위볼기신경(상둔신경 Superior gluteal nerve, L4 · 5, S1)

위볼기동정맥과 함께 큰궁둥구멍을 통과하여 궁둥구멍근 위(궁둥구멍근 위구멍)로부터 볼기의 깊은 부분으로 나와 중간볼기근 · 작은볼기근 · 넙다리근막긴장근과 그 피부에 분포한다.

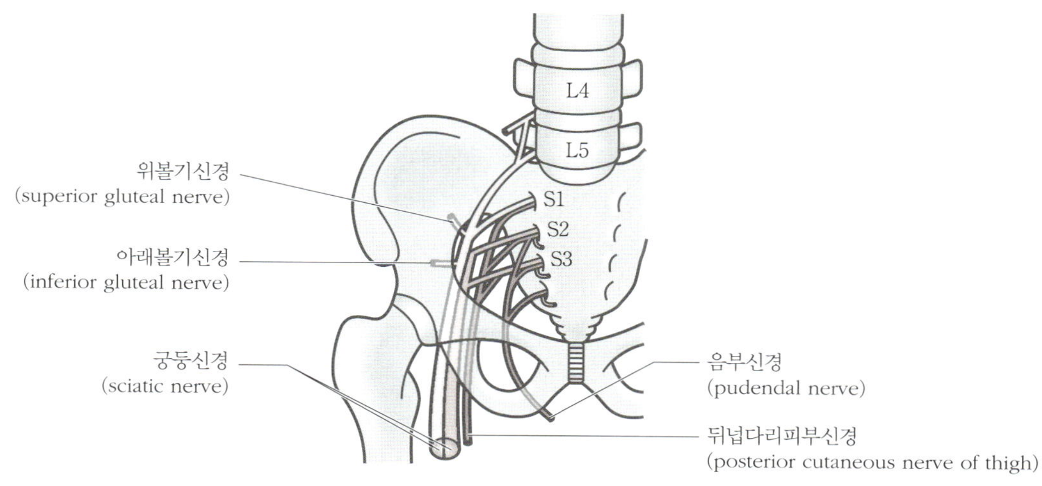

그림 3-92 엉치신경얼기

엉치신경얼기로부터 나온 가장 두꺼운 신경은 궁둥신경이다. 가쪽 반쪽은 온종아리신경이 되어 나누어지는 부분이다.

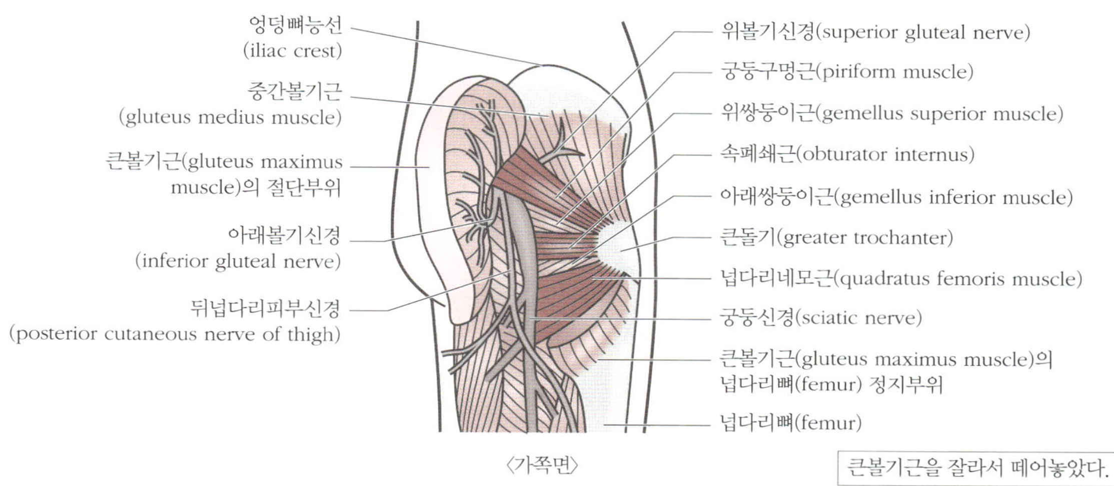

그림 3-93 볼기부위의 신경

궁둥신경은 넓적다리 뒷면, 종아리와 발의 전부를 지배한다.

위볼기신경의 손상 : 중간볼기근 · 작은볼기근의 마비가 일어나 엉덩관절에서 벌림이 불가능해진다(p.184).

아래볼기신경(하둔신경 Inferior gluteal nerve, S1 · 2)

궁둥구멍근 아래쪽(궁둥구멍근 아래구멍)에서 같은 명칭의 동정맥, 궁둥신경, 뒤넙다리피부신경과 함께 볼기의 깊은 부분으로 나와 큰볼기근과 그 위의 피부에 분포한다(그림 3-94).

아래볼기신경의 손상 : 엉덩관절의 펴짐이 불가능해진다. 즉 걸을 때 엉덩관절이 안정성을 잃고, 의자에서 일어날 때에는 손을 사용하지 않을 수 없게 된다. 또한 큰볼기근이 위축된다.

뒤넓적다리피부신경(Posterior cutaneous nerve of thigh, S1 · 2)

아래볼기신경과 함께 궁둥구멍근 아래구멍에서 나온다. 큰볼기근의 아래모서리에서 피부밑에 나타나 넓적다리 뒷면 및 무릎관절의 피부에 분포한다(그림 3-94).

또한 큰볼기근의 아래모서리를 돌아 위로 주행하며 주위의 볼기피부에도 분포한다(**아래볼기피부신경** 하둔피신경 inferior clunial nerve).

궁둥신경(좌골신경 Sciatic nerve, L4 · 5, S1~3)

인체에서 제일 큰 신경이다. 큰궁둥구멍을 통과하여 궁둥구멍근 아래구멍에서 나와 넓적다리 뒷면(큰모음근 뒷면 위에서 다리두갈래근 긴갈래의 깊은쪽)을 거의 수직으로 아래로 주행한다(그림 3-95).

넓적다리에서 **근육가지**를 넓적다리 뒤쪽의 굽힘근무리(다리두갈래근 · 반힘줄근 · 반막근 및 큰모음근의 뒷부위)에 전달한다. 또한 **관절가지**를 엉덩관절로 낸다. 종아리 · 발의 근육, 종아리 피부의 대부분에 분포한다.

표면해부학

궁둥신경이 궁둥구멍근 아래구멍에서 나오는 부위는 체표면에서 위뒤엉덩뼈가시와 궁둥뼈결절을 연결하는 선

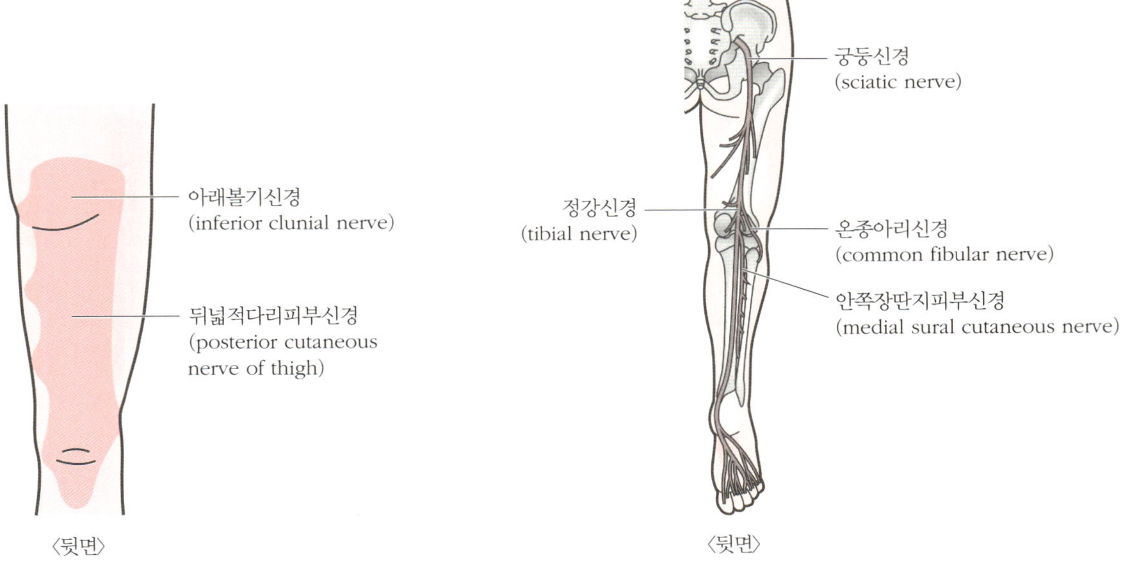

그림 3-94 아래볼기신경과 뒤넓적다리피부신경의 피부분포영역

그림 3-95 궁둥신경
다리오금 위에서 정강신경과 온종아리신경으로 나누어진다.

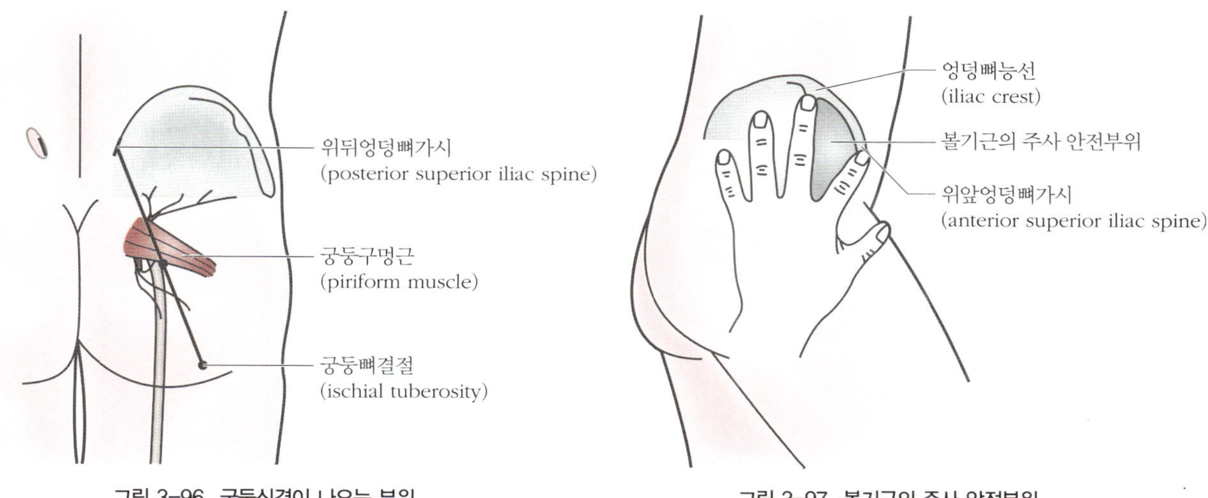

그림 3-96 궁둥신경이 나오는 부위
궁둥신경은 위뒤엉덩뼈가시와 궁둥뼈결절을 연결하는 선의 중점에서 궁둥구멍근 아래로 나온다.

그림 3-97 볼기근의 주사 안전부위
볼기근 중앙에 주사한다.

(spinetuberosity line)의 거의 중간점에 해당한다(그림 3-96). 또한 궁둥신경이 큰볼기근의 아래모서리로 나오는 부위는 궁둥뼈결절과 큰돌기를 연결하는 선(tuberosity-trochanter line)의 중앙 1/3과 안쪽 1/3의 경계에 해당한다.

궁둥신경손상의 원인 : 외상, 골반골절, 엉덩관절탈구, 볼기근육내 주사 등에 의해 손상되는 경우가 있다.

볼기근 주사의 안전부위 : 볼기근 주사의 안전부위는 볼기의 바깥 위 1/4 부분(upper lateral quadrant)이다. 즉 오른쪽의 경우에 시술자는 왼손 손가락을 넓게 벌려 엄지손가락 끝을 위앞엉덩뼈가시에 두고 집게손가락과 가운데손가락 끝으로 엉덩뼈능선을 만지고, 엄지손가락과 집게손가락의 중간부위에 주사바늘을 주입한다(그림 3-97).

궁둥신경손상 : 넙다리뒤근육(hamstring muscles)이나 종아리근육이 마비되어 체중 지지나 걷기에 장애가 된다. 발은 자체의 무게로 인해 발목관절에서 처진다(발바닥굽힘, **발처짐** 족하수 foot drop). 또한 피부가지 분포영역에서 감각소실된다(종아리에서 두렁신경이 분포하는 안쪽면의 감각은 침해되지 않는다).

궁둥신경통(좌골신경통 sciatica) : 궁둥신경의 분포영역에 방산하는 신경통으로 신경 경과 중의 병변(예: 허리뼈 아랫부분의 원반탈출, 카리에스 caries, 종양에 의한 압박 등)이 일어난다. 특히 L4 · 5, S1의 장애가 많다. 신경의 주행을 따라 통증이 발생하며, 신경이 펴지면 통증이 심해진다. 예를 들어 누운 자세에서 무릎을 편 채로 다리를 들어 올려 엉덩관절을 굽히면 신경에 따라 강한 통증이 일어난다(**Lasegue's징후** Lasegue's sign).

◆**온종아리신경**(총비골신경 common fibular nerve, L4 · 5, S1) 궁둥신경 2개의 끝가지 중에서 가늘고 가쪽에 있는 가지이다. 다리두갈래의 근안쪽모서리를 따라 아래로 주행하여 종아리뼈머리의 바로 아래에서 종아리뼈 가쪽을 앞쪽 아래로 돌아 가쪽장딴지피부신경가지를 낸 후 얕은종아리신경과 깊은종아리신경으로 나누어진다(그림 3-98).

온종아리신경은 무릎관절에 관절가지를 보낸다.

표면해부학

온종아리신경은 종아리뼈머리의 바로 아래에 얕게 존재하며, 종아리뼈를 직접 주행하므로 체표면에서 만질 수 있다.

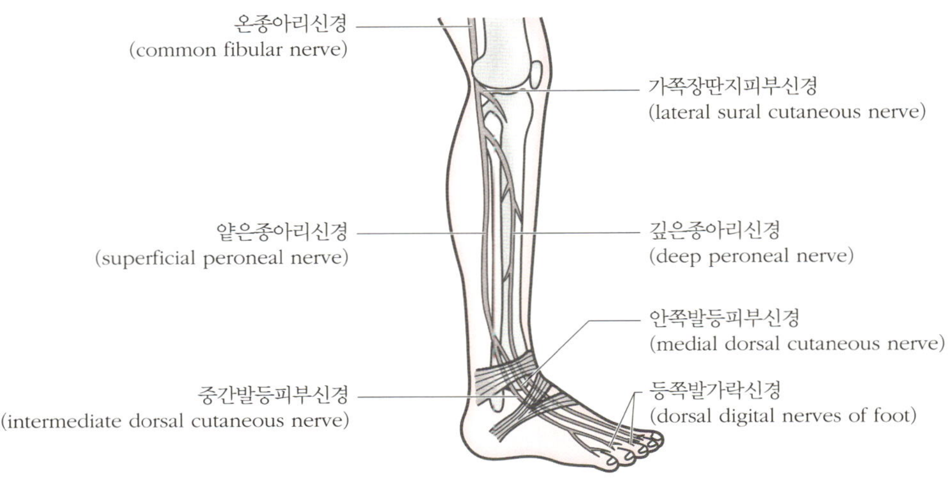

그림 3-98 온종아리신경
온종아리신경 가지는 발등부위의 피부로 간다.

① **가쪽장딴지피부신경**(외측비복피신경 lateral sural cutaneous nerve) : 다리오금의 온종아리신경에서 나뉘어 아래로 주행하며 종아리 바깥쪽의 피부에 분포한다(그림 3-101).

② **얕은종아리신경**(천비골신경 superficial peroneal nerve) : 종아리의 가쪽에서 긴발가락폄근과 종아리근의 사이를 아래로 주행하며 종아리 먼쪽 약 1/3부위에서 피부밑에 나타나 발등에 이른다. **힘줄가지**는 종아리근무리(긴 · 짧은 종아리근)에 분포한다.

피부가지는 종아리의 아랫부위와 발등 대부분의 피부에 분포한다(그림 3-99, 100).

발등에서는 **안쪽발등피부신경**(내측족배피부신경 medial dorsal cutaneous nerve)과 **중간발등피부신경**(중간족배피부신경 intermediate dorsal cutaneous nerve)으로 나누어지며 발가락에서는 **등쪽발가락신경**(족배측지신경 dorsal digital nerves of foot)이 된다.

③ **깊은종아리신경**(심부비골신경 deep peroneal nerve) : 종아리 앞쪽에서 깊은쪽 앞정강동맥 가쪽을 따라 아래로 주행하여 발등에 이른다.

근육가지는 종아리의 앞쪽에 있는 폄근군(앞정강근 · 긴발가락폄근 · 긴엄지폄근)이나 발등의 폄근군에 분포한다. 그 밖에 **피부가지**는 발등의 일부(엄지발가락과 둘째발가락의 마주보는 등면)에 분포한다(그림 3-99).

표면해부학

깊은종아리신경은 종아리 앞면의 먼쪽부위에서 앞정강동맥의 가쪽을 따라 주행한다. 앞정강동맥의 박동이 만져지는 부위를 강하게 압박하면 신경이 압박되어 특유의 불쾌감을 느낀다.

온종아리신경의 손상 : 온종아리신경은 종아리뼈 몸쪽끝을 뒤쪽 위로부터 앞쪽 아래를 향해 돌아서 아래로 주행하는데, 이 부위에는 얕게 존재하므로 압박 · 손상을 받기 쉽다. 예를 들면 종아리뼈의 골절이나 기브스 포대 등에서 일어난다. 온종아리신경이 손상되면 근육가지(얕은 · 깊은 종아리신경)가 지배하는 종아리 바깥쪽의 근육(긴 · 짧은 종아리근)이나 앞쪽의 근육(앞정강근 · 긴발가락폄근 · 긴엄지폄근)에서 마비가 일어난다(**발처짐**). 또한 피부가지가 분포하는 종아리의 앞 바깥면이나 발등의 피부감각이 소실된다.

장시간 앉아 있다가 일어서면 발생하는 '발저림'은 온종아리신경이 압박되어 생기는 것이다.

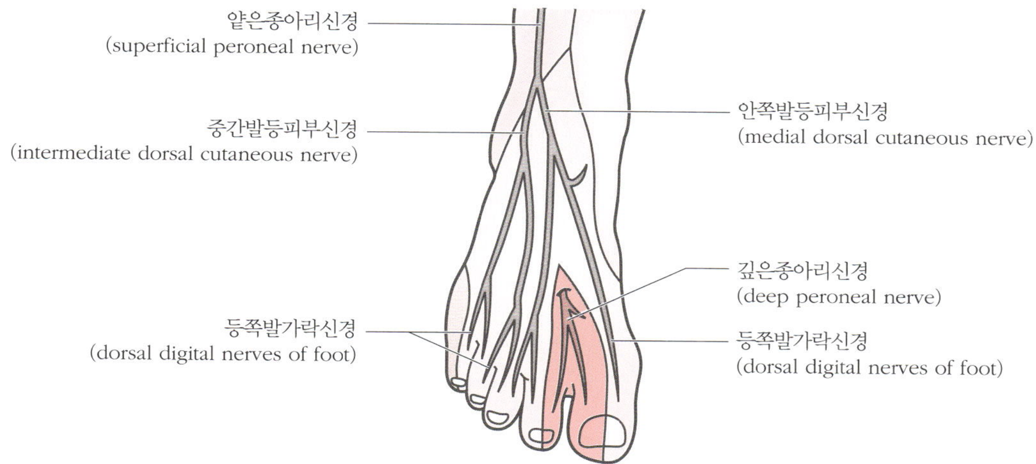

그림 3-99 발등에서 얕은 · 깊은 종아리신경의 피부가지 분포영역
깊은종아리신경은 엄지발가락과 둘째발가락이 마주보고 있는 면의 피부에 분포한다.

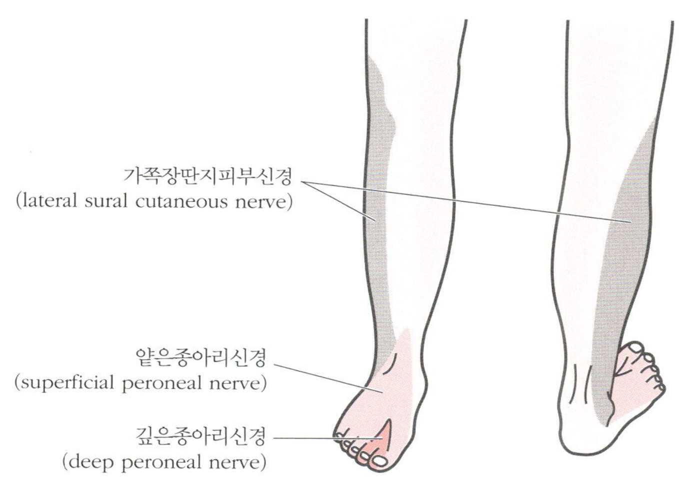

그림 3-100 온종아리신경 피부가지의 분포영역
온종아리신경의 피부분포영역은 다리의 가쪽 반이다.

◆ **정강신경**(경골신경 tibial nerve, L4 · 5, S1~3) 정강신경은 궁둥신경으로 직접 이어지며, 온종아리신경 두께의 약 2배이다. 다리오금에서는 오금동맥의 얕은쪽을 따라 아래로 주행하여 종아리의 뒤쪽에서는 가자미근 깊은쪽을 뒤정강동맥을 따라 아래로 주행한다. 안쪽복사의 뒤에서 **안쪽발바닥신경**(내측족척신경 medial plantar nerve)과 **가쪽발바닥신경**(외측족척신경 lateral plantar nerve)으로 나누어져 발바닥에 이른다. 안쪽발바닥신경은 손의 정중신경에 해당하며 엄지발가락의 근육과 안쪽 3.5지에 분포하고, 가쪽발바닥신경은 손의 자신경에 해당하며 엄지발가락근육 이외의 발바닥근육과 바깥쪽 1.5지에 분포한다(그림 3-102).

근육가지는 종아리 뒤쪽의 근육(장딴지근육 · 가자미근 · 다리오금근 · 긴발가락굽힘근 · 긴엄지굽힘근 · 뒤정강근)과 발바닥의 근육에 분포한다.

피부가지는 다리오금에서 **안쪽장딴지피부신경**(내측비복피부신경 medial sural cutaneous nerve)이 된다. 이 신경은 작은두렁정맥을 따라 아래로 주행하여 종아리 중앙에서 가쪽장딴지피부신경에서 일어나는 가지와 교통하여

장딴지신경(비복신경 sural nerve)이 되며, 종아리 뒷면 먼쪽부위의 피부에 분포한다(그림 3-101). 그리고 장딴지신경은 가쪽복사 뒤쪽을 돌아 발등으로 나와서 **가쪽발등피부신경**(외측족배피부신경 lateral dorsal cutaneous nerve)이 되며, 발등 가쪽모서리의 피부에 분포한다. 그 밖에 **관절가지**가 발의 관절에 분포한다.

정강신경의 손상 : 정강신경은 다리오금 · 종아리에서 비교적 깊은 부위에 있으므로 손상은 드물다. 그러나 무릎관절의 탈구 등으로 손상되면 근육가지가 지배하는 종아리 뒤쪽 근육(장딴지근육 · 가자미근 · 긴발가락굽힘근 · 긴엄지굽힘근 · 뒤정강근 등)과 발바닥근육에서 마비가 일어난다. 이들 근육이 마비되면 발은 등쪽굽힘 · 바깥굽이한다(**발끝들린휜발증** talipes calcaneus). 또한 걸을 때 발바닥으로 지면을 내디딜 수 없게 된다. 발활이 저하 · 소실되어 발이 탄성을 잃어 체중의 지지 및 걷기가 곤란해지며, 발바닥 감각을 잃는다. 따라서 발바닥에 손상이 생겨도 알지 못해 궤양이 되어 깊은 부위까지 이르는 경우가 있다.

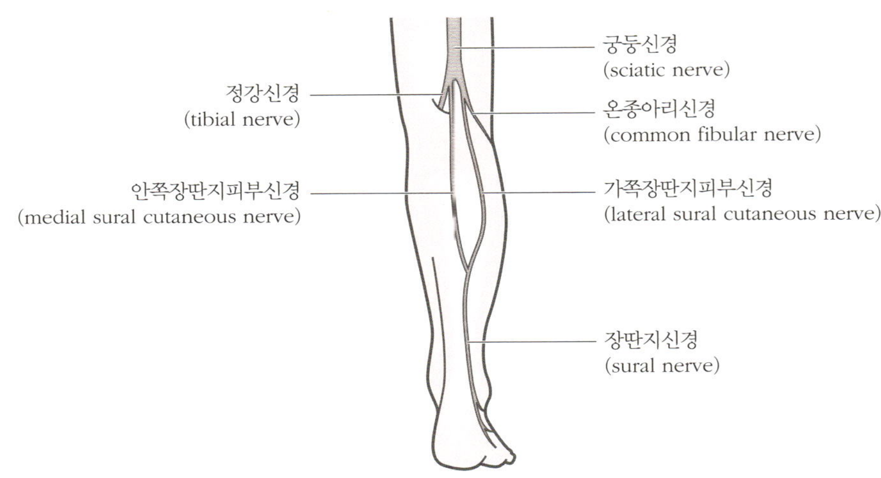

그림 3-101 안쪽장딴지피부신경과 가쪽장딴지피부신경
이 중 온종아리신경에서 나오는 것은 가쪽장딴지피부신경이다.

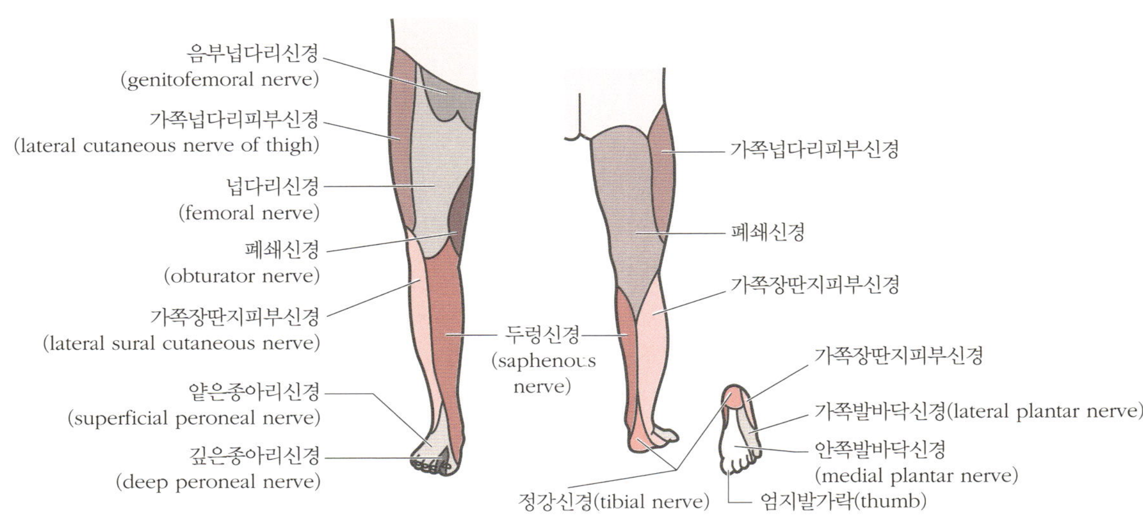

그림 3-102 다리 피부의 감각신경분포

C. 다리의 신경분포

다리의 신경분포를 정리한다.

1 피부의 감각신경

다리의 피부에서 감각신경 분포영역은 그림 3-102에 나타낸 것과 같다.

척수신경 높이에 의한 분포영역, 즉 **피부분절**(dermatome)은 그림 3-103에 제시하는 것처럼 일반적으로 다리의 앞면에서 신경은 주로 허리척수(L)에 유래하며, 분포영역은 척수 높이의 순서대로 위에서 아래로 늘어서서 배열한다. 다리 뒷면은 주로 엉치척수(S)에서 유래하는 신경이 분포하며, 분포영역은 높이 순서로 아래에서 위를 향해 늘어선다(그림 3-104).

뒷면	L1 · 2 · 3 ········	넓적다리의 앞면
	L4 ·················	종아리의 앞 안쪽면
	L5···················	종아리의 앞 안쪽면과 발등의 중앙부 · 엄지발가락
앞면	S1···················	발바닥의 가쪽(새끼발가락쪽)부위와 종아리 뒷면의 먼쪽부위
	S2···················	종아리 뒷면과 넓적다리 뒷면
	S3 · 4 ··············	볼기와 샅굴부위

(척추)원반탈출에 의한 감각장애 : 척추원반탈출은 허리뼈 아랫부위에서 일어나는 일이 많으며, 그 경우 종종 L4 · 5의 분포영역(피부분절)에 감각장애가 나타난다.

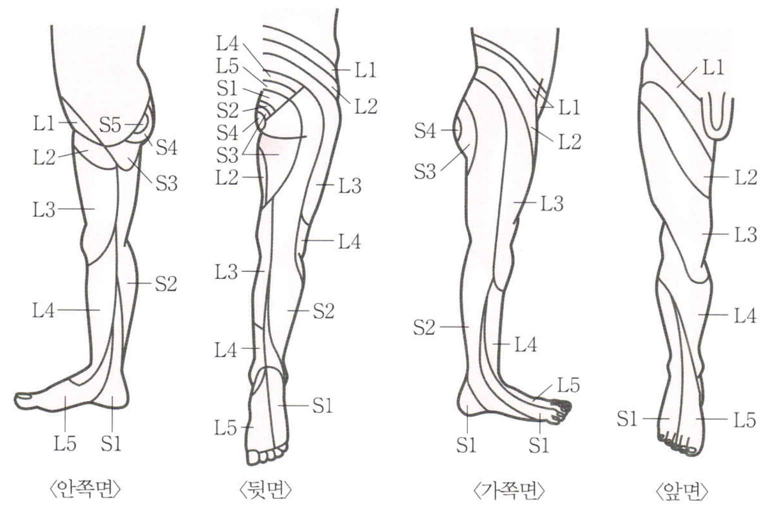

그림 3-103 다리의 피부분절
다리에는 L1~S4가 분포한다.

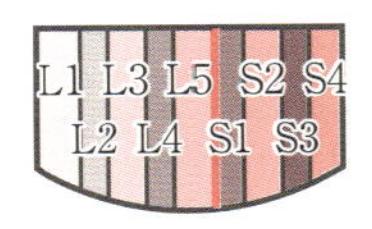

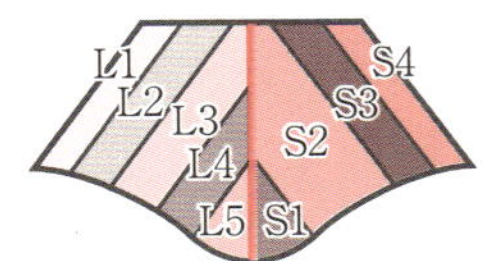

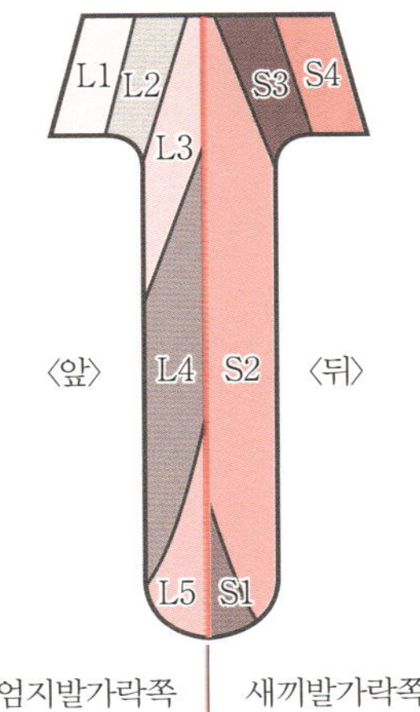

그림 3-104 다리의 피부분절 발생
다리의 앞면에는 허리신경(L)이, 뒷면에는 엉치신경(S)이 분포한다.

2 근육의 운동신경

◆엉덩관절에 작용하는 근육

① 굽힘 : L2 · 3 ② 폄 : L5, S1 · 2

◆무릎관절에 작용하는 근육

① 폄 : L3 · 4 ② 굽힘 : L5, S1

◆발목관절에 작용하는 근육

① 등쪽굽힘 : L4 · 5 ② 발바닥굽힘 : S1 · 2

◆발의 운동

① 안쪽굽이 : L4 · 5 ② 바깥굽이 : S1 · 2

3 다리의 자율신경

다리의 혈관 · 민무늬근육 · 땀샘에는 교감신경섬유가 분포한다. 특히 동맥의 교감신경지배는 중요하다.

다리에 분포하는 교감신경은 주로 아래쪽의 가슴척수(T7~12)에서 유래한다. 신경절이전섬유는 백색교통가지를 거쳐 아래쪽의 가슴신경줄기와 위쪽의 허리신경줄기에 이르며, 줄기신경절에서 신경세포를 교대하여 신경절이후섬유는 허리신경얼기 · 엉치신경얼기에서 일어나는 신경을 거쳐 말초에 이른다. 일부는 대동맥 주위의 신경얼기(배대동맥신경얼기 복부대동맥신경총 abdominal aortic plexus)에서 온엉덩동맥 · 바깥엉덩동맥을 따라 진행하며, 다리의 동맥줄기 고정말단에 분포한다.

허리교감신경절제술 : 레이노병(Raynaud's disease)과 같이 다리 말초쪽의 소동맥 수축에 의한다고 생각되는 동맥질환에서는 이를 치료하기 위해 허리교감신경절제술(요추교감신경절제술 lumbar sympathectomy)을 하는 경우가 있다. 교감신경지배를 제외함으로써 혈관을 확장시켜 혈류를 증가시키기 위해서이다.

4 등부위

이 장에서는 등부위를 차지하는 구조물에 대해 강의한다. 주요한 것은 척주이다. 척주는 머리뼈와 함께 몸통의 중간 축이 되는 골격이며, 척추뼈가 위아래로 연결되어 생긴 것이다. 척추뼈 사이에 있는 척추사이원반(연골로 이루어짐), 척추뼈를 연결하는 인대와 근육도 척주의 작용을 지지하는 중요한 구조물이다. 인간은 일어서서 생활하므로 등부위에 있는 이들 구조물이 인간의 자세 유지나 몸통의 운동에 도움이 된다.

I. 골격

등골뼈(척주 vertebral column)가 골격을 만든다. 등골뼈는 머리뼈와 함께 몸통의 중간 축이 되는 골격이며, 척추뼈가 위아래로 연결되어 만들어진다.

A. 척추뼈(척추골 Vertebra)

척추뼈는 다음 5가지로 나누어진다(그림 4-1).

목뼈(7개), **등뼈**(12개), **허리뼈**(5개), **엉치뼈**(5개), **꼬리뼈**(3~5개)

목뼈 · 등뼈 · 허리뼈는 각각의 뼈이며, 엉치뼈와 꼬리뼈는 유합하여 각각 1개의 뼈, 즉 엉치뼈와 꼬리뼈를 만든다.

1 척추뼈의 기본 형태

척추뼈는 등골뼈의 각 부위에서 형태가 매우 다르지만, 다음과 같은 기본적인 형태를 보인다(그림 4-2).

척추뼈몸통과 척추뼈고리

척추뼈는 척추뼈몸통과 척추뼈고리로 이루어진다.

◆**척추뼈몸통**(척추체 vertebral body) 배쪽에 있어 짧은 원기둥모양이며 뒷면의 양쪽으로부터 척추뼈고리가 일어난다.

◆**척추뼈고리**(척추궁 vertebral arch) 척추뼈의 등쪽에 있고 뒤에서 합해져 고리모양이 되며 척추뼈몸통과의 사이에 **척추뼈구멍**(척추공 vertebral foramen)을 에워싼다. 척추뼈몸통에 붙는 척추뼈고리의 앞부위는 거의 원기둥모양으로 **척추뼈고리줄기**(척추궁근 vertebral arch pedicle)라 하며, 척추뼈고리의 뒷부위는 편평하여 **척추뼈고리판**(척추궁판 vertebral arch lamina)이라 한다.

척추뼈구멍은 위아래로 연결되어 **척주관**(vertebral canal)을 만들며, 그 안에 척수를 수용한다.

척주관에 이르기 위해서는 옆방향에서 척추뼈고리판을 절단하여 들어간다(고리판절제술 추궁절제술 laminectomy).

척추뼈고리줄기는 위모서리와 아래모서리에 각각 **위척추뼈패임**(상추골절흔 superior vertebral notch)과 **아래척추뼈패임**(하추골절흔 inferior vertebral notch)을 가지고 있다. 위아래의 척추뼈패임이 에워싸는 구멍을 **척추사이구멍**(추간공 intervertebral foramen)이라 하며, 여기에서 척수신경이 나온다.

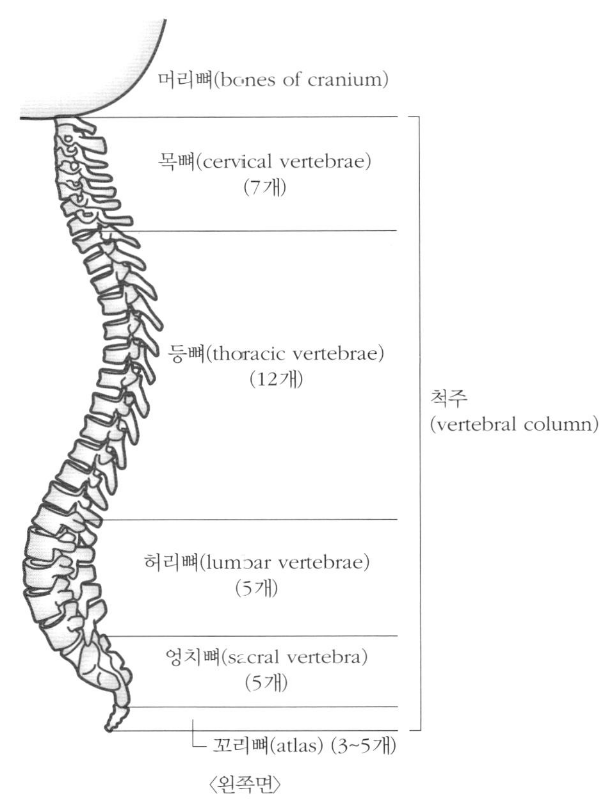

그림 4-1 척주

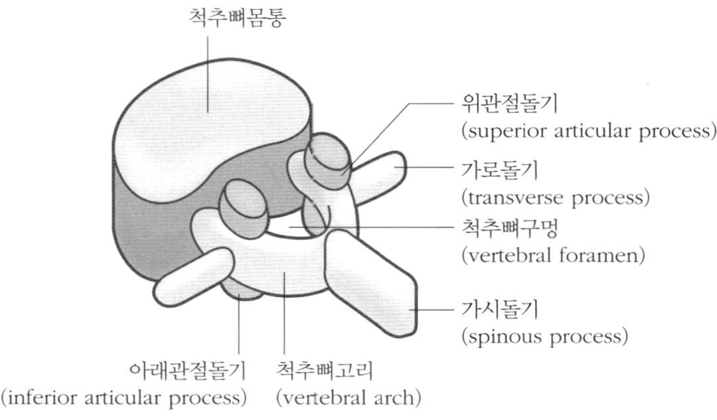

그림 4-2 척추뼈의 기본 형태

돌기

척추뼈고리로부터 뒤쪽 · 좌우 양쪽 · 상하 양쪽을 향해 3종(7개)의 돌기가 돌출한다.

◆ **가시돌기**(극돌기 spinous process) 척추뼈고리의 뒤끝 중앙에서 뒤쪽 아래로 돌출한다.

◆ **가로돌기**(횡돌기 transverse process) 척추뼈고리의 뿌리와 판의 경계로부터 옆방향으로 돌출한다.

◆ **위관절돌기**(상관절돌기 superior articular process)와 **아래관절돌기**(하관절돌기 inferior articular process) 척추뼈고리줄기 바로 뒤에서 위와 아래로 돌출한다.

관절돌기는 앞쪽끝에 관절면을 가지고 있으며, 척추뼈의 위관절돌기와 바로 위쪽 척추뼈의 아래관절돌기와 사이에 관절이 생긴다.

2 각 척추뼈의 특징

목뼈(경추 Cervical vertebra) (그림 4-3)

목뼈는 다른 척추뼈에 비해 작다. 척추뼈몸통은 작고 가로로 긴 타원형의 짧은 원기둥모양이다. 척추뼈구멍은 삼각형이며 비교적 크다. 가로돌기에는 **가로돌기구멍**(횡돌공 foramen transversarium, 척추동맥이 통과함)이 있다. 가로돌기의 앞쪽끝은 **앞결절**(전결절 anterior tubercle)과 **뒤결절**(후결절 posterior tubercle)로 나누어진다.

목동맥결절(경동맥결절 carotid tubercle) : 제6목뼈의 앞결절은 특히 크고 온목동맥의 바로 뒤에 있으며 목동맥결절이라 한다.

목갈비뼈 : 제7목뼈에서는 2%의 경우에 앞결절이 작은 갈비뼈로 분리되어 있는 경우가 있다. 이것을 목갈비뼈(경늑골 cervical rib)라 하며, 이 때문에 신경(팔신경얼기의 아랫부위)이나 혈관(빗장밑동맥)이 압박되어 신경증상이나 순환장애를 발생시키는 경우가 있다(목갈비뼈증후군 경늑골증후군 cervical rib syndrome).

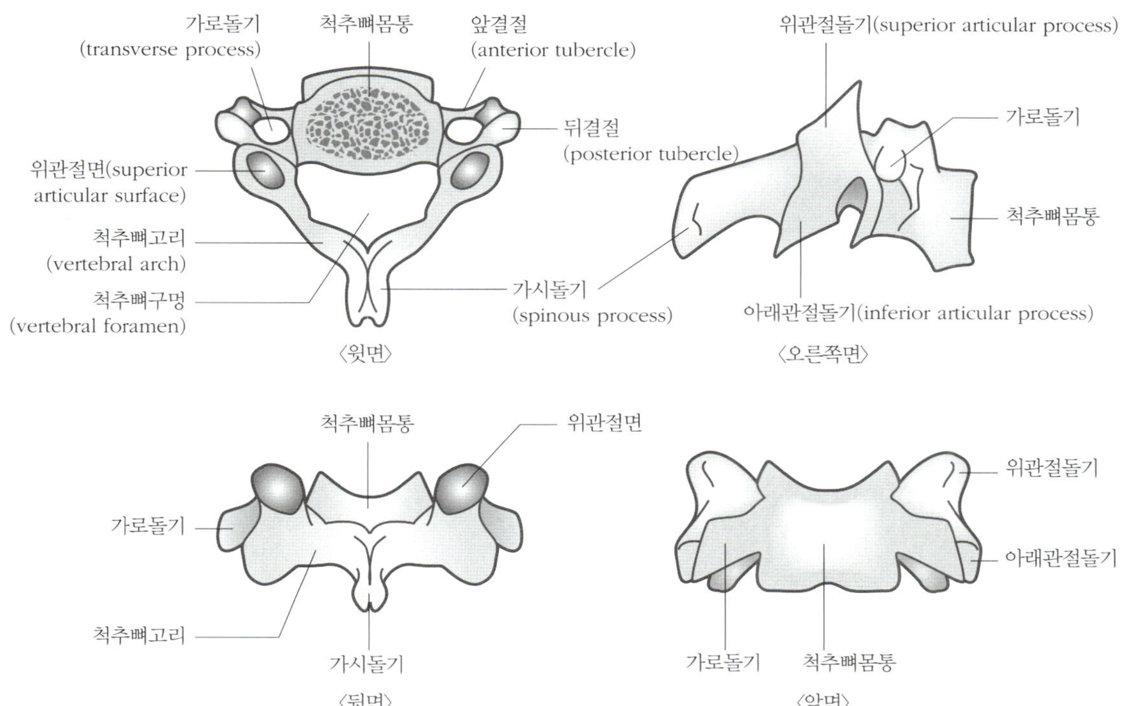

그림 4-3 목뼈

목뼈의 가시돌기는 짧고 수평으로 돌출된다. 제2~6목뼈에서 가시돌기 앞쪽끝은 두 개로 나뉘어진다. 제7목뼈의 가시돌기는 특히 길게 돌출한다. 따라서 제7목뼈를 **척추융기**(추골돌기 vertebra prominence)라고도 한다.

제7목뼈는 등뼈로 이행하는 척추뼈이며, 목뼈와 등뼈 모두와 비슷한 형태를 가지고 있다. 예를 들면 제7목뼈의 가시돌기 앞쪽끝은 다른 목뼈와 달리 두 개로 갈라지지 않는다. 가로돌기구멍은 목뼈에서 가장 작다.

제7목뼈의 가로돌기구멍에는 척추동맥이 통과하지 않는다.

표면해부학

제7목뼈(추골돌기)의 가시돌기는 체표면에서 쉽게 만져진다. 목을 앞쪽으로 구부리면 돌출한다. 따라서 제7목뼈는 신체에서 척추뼈의 번호를 결정할 때 기준으로 사용된다.

목뼈 중 제1목뼈와 제2목뼈는 특히 특수한 형태이다(그림 4-4).

◆ **제1 목뼈(고리뼈)** 척추뼈몸통을 빼고, 양쪽의 **가쪽덩이**(외측괴 lateral mass)와 이것을 앞뒤로 활모양으로 연결하는 **앞고리**(전궁 anterior arch) 및 **뒤고리**(후궁 posterior arch)로 이루어진다. 이렇게 제1목뼈는 전체적으로 고리 모양을 띠므로 **고리뼈**(환추 atlas)라 한다.

뒤고리의 뒤쪽끝에는 **뒤결절**(후결절 posterior tubercle)이라는 작은결절이 보인다. 뒤결절은 가시돌기의 흔적이다.

가쪽덩이로부터는 가로돌기가 나온다. 제1목뼈의 가로돌기는 목뼈 중에서 가장 가쪽으로 돌출한다. 관절돌기는 없고 가쪽덩이의 윗면과 아랫면에 각각 **위관절면**(상관절면 superior articular surface)과 **아래관절면**(하관절면 inferior articular surface)이 있다.

표면해부학

고리뼈의 가로돌기는 관자뼈의 꼭지돌기 앞쪽끝의 약 1.5 cm 아래에서 깊이 만져진다.

◆ **제2 목뼈(중쇠뼈)** 척추뼈몸통의 윗면에서 위쪽으로 **치아돌기**(치돌기 dens)가 돌출한다. 치아돌기는 본래 제1목뼈의 척추뼈몸통에 해당하는 것으로 제1목뼈로부터 분리되어 제2목뼈에 결합하여 생긴 돌기이다.

치아돌기는 제1목뼈의 앞고리와 가쪽덩이로 에워싸여 척추뼈구멍의 앞쪽부위(치아돌기면 치돌기면 facet for dens)에 딱 들어맞는다. 이렇게 고리뼈는 치아돌기를 축으로 하여 회전한다. 이 회전에 의해 꼬리뼈 위에 올려진 머리뼈가 회전할 수 있다. 이렇게 제2목뼈는 제1목뼈(고리뼈) 돌림운동의 축이 되므로 **중쇠뼈**(축추 axis)라 한다.

제2목뼈는 치아돌기 외에 울퉁불퉁한 가쪽덩이와 큰 가시돌기를 가지는 것도 특징이다.

가시돌기가 큰 것은 강한 근육이 부착되기 때문이다.

가로돌기는 목뼈 중 가장 작다.

등뼈(흉추 Thoracic vertebra) (그림 4-5)

등뼈는 척추뼈 중에서 가장 전형적인 기본 형태이다.

뼈몸통은 하트 모양의 위 · 아래 양면을 가지고 있으며 아래쪽의 등뼈만큼 커진다.

척추뼈구멍은 둥글고 비교적 작다.

가시돌기는 길고 위아래로 강하게 경사져 있다.

관절돌기 특히 위관절돌기는 심하게 돌출되고, 그 관절면은 뒤 가쪽방향을 향해 거의 수직 위치를 취한다. 관절돌기 형태에 의해 등뼈의 돌림운동이 제한된다.

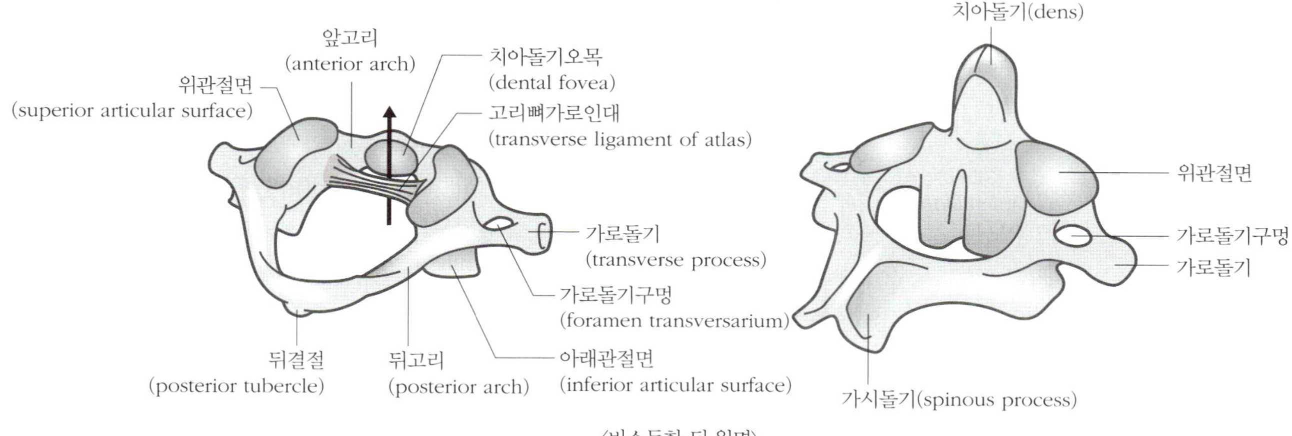

그림 4-4 제1 · 2 목뼈

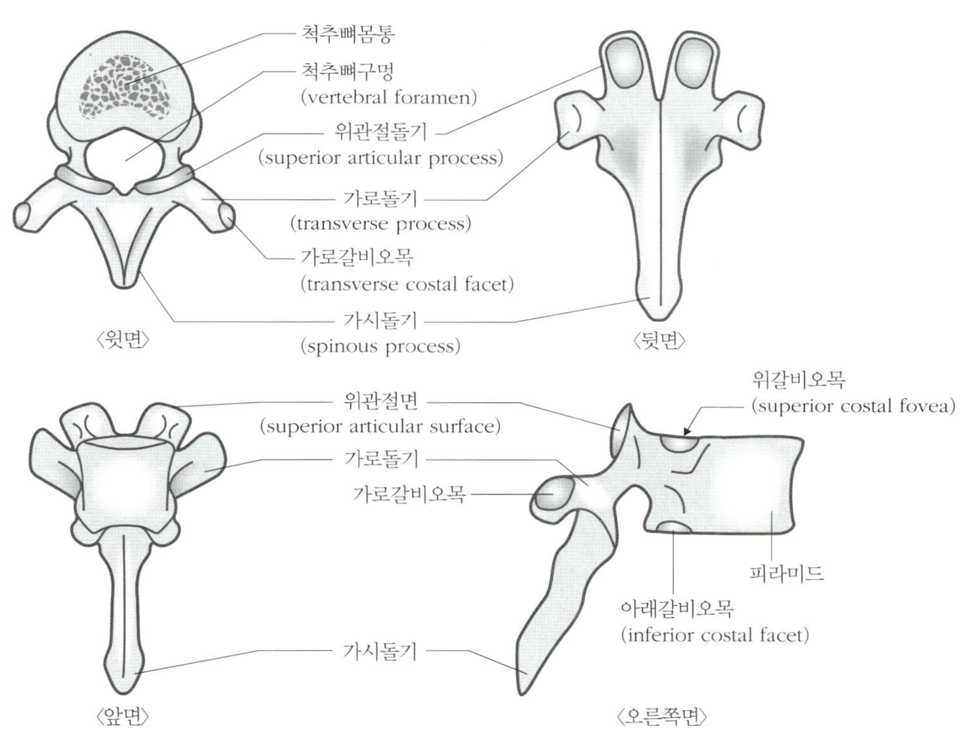

그림 4-5 등뼈
위관절돌기는 뒤쪽을 향하고 있다.

◆**갈비뼈면과 가로갈비뼈면** 척추뼈몸통의 가쪽면에 반원형 또는 원형의 얕은 패임, 즉 **갈비오목**(늑골와 costal facet)이 보인다(그림 4-6). 갈비뼈면은 갈비뼈와 연결하기 위한 관절면으로 등뼈의 가장 현저한 특징이 된다.

제1등뼈에는 원형의 **위갈비오목**(상늑골와 superior costal fovea)과 작은 반원형의 **아래갈비오목**(하늑골와 inferior costal facet)이 있다. 제2~9등뼈에는 척추뼈몸통 가쪽면의 위아래 양쪽 끝에 반원형의 위갈비오목과 아래갈비오목이 있다. 인접하는 척추뼈의 위갈비오목과 아래갈비오목은 척추사이원반을 사이에 낀 1개의 갈비뼈 뒤쪽 경계와 관절을 만든다.

제10등뼈에는 위갈비오목만 있으며, 제11 · 12등뼈에는 등뼈 가쪽면의 중앙에 1개의 원형 갈비뼈면만 보인다.

제1~10등뼈에는 가로돌기의 끝 앞면에도 갈비결절과 연결되는 **가로갈비오목**(횡늑골와 transverse costal facet)이 있다.

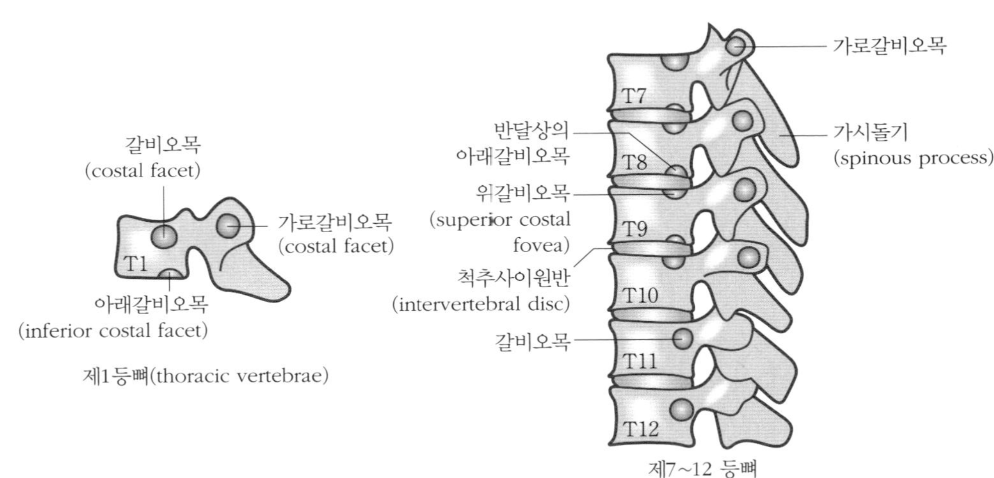

그림 4-6 갈비오목과 가로갈비오목

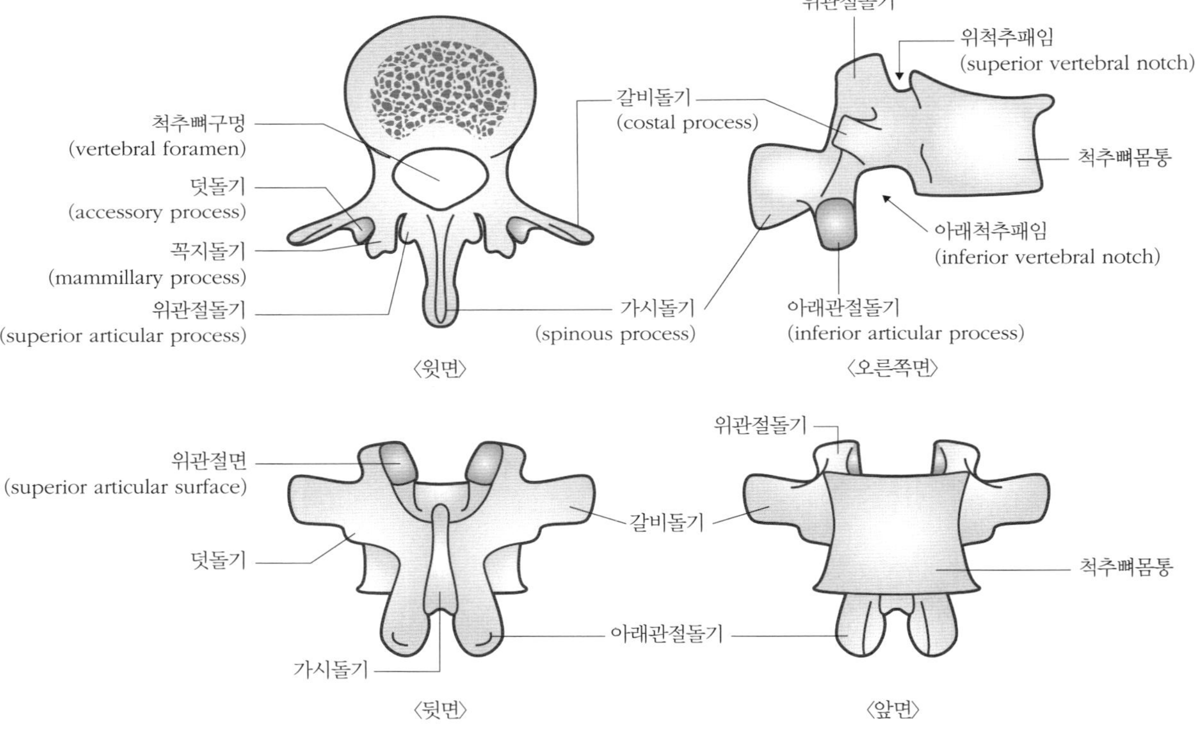

그림 4-7 허리뼈

위관절면은 안쪽을 향하고 있다.

허리뼈(요추 Lumbar vertebra) (그림 4-7)

척추뼈몸통은 크고 두꺼우며 그 위 · 아래 양면은 콩팥모양이다.

척추뼈구멍은 삼각형이다.

돌기는 특히 허리(척추)뼈의 특징이 되는데, 옆방향으로 크고 긴 돌기가 돌출되어 있다. 이 돌기는 갈비뼈에 해당하는 것이므로 **갈비돌기**(늑골돌기 costal process)라고 한다.

본래의 가로돌기는 갈비돌기 기초부위의 뒤쪽 아래에 있는 작은 돌기이며 **덧돌기**(부돌기 accessory process)라 한다.

관절돌기 중에서도 위관절돌기는 높게 위로 돌출되고, 관절면은 뒤 안쪽을 향해 거의 수직 위치에 있다. 따라서 허리뼈에서는 돌림이 제한된다.

위관절돌기의 관절면 바로 가쪽에 접해 작은 두덩이 있다. 이 두덩을 **꼭지돌기**(유두돌기 mammillary process)라 하며, 가로돌기의 일부로 간주된다.

가시돌기는 편평한 사각판 모양이며 뒤를 향해 거의 수평으로 돌출된다.

> **허리천자** : 허리뼈의 가시돌기는 뒤를 향해 수평으로 돌출하므로 신체에서 인접하는 위아래의 가시돌기 사이에 체표에서 바늘을 넣어 척주관에 이를 수 있다. 즉 **허리천자**(요추천자 lumbar puncture)는 제3과 4허리뼈 사이, 또는 제4과 5허리뼈 사이에서 이루어진다. 척수는 제1과 2허리뼈 사이의 높이에서 끝나며 척수거미막밑 공간은 제2엉치뼈의 높이에서 끝나므로 여기에서 바늘을 찔러 넣으면 척수를 손상시키지 않고 뇌척수액을 채취할 수 있다. 임상검사법의 하나이다.

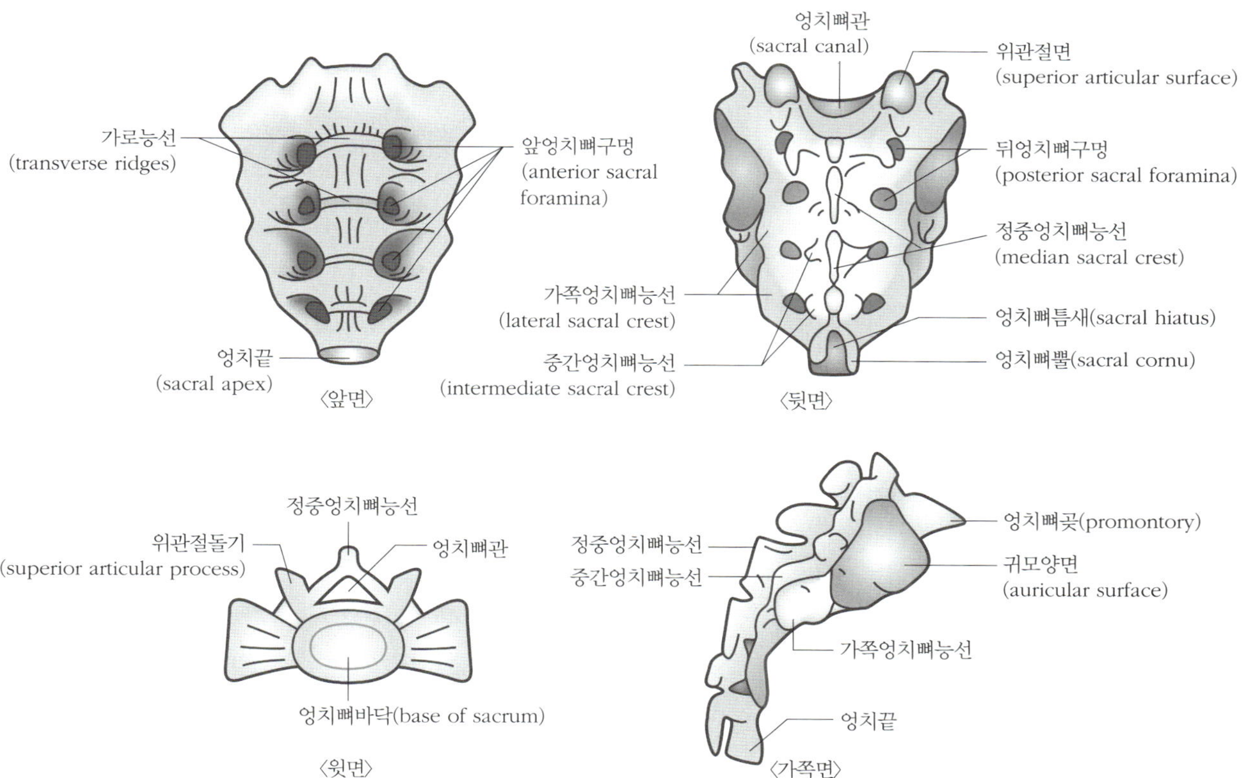

그림 4-8 엉치뼈

엉치뼈틈새는 제5엉치뼈의 솔기닫힘장애(유합부전 dysraphism)에 의해 생긴 것이다. 귀모양면을 형성하는 엉치뼈는 S1 · 2 그리고 S3의 일부이다.

엉치뼈(천골 Sacrum) (그림 4-8)

5개의 엉치뼈(천추 sacral vertebra)는 유합하여 1개의 엉치뼈(sacrum)가 된다. 엉치뼈는 역삼각형이며 위쪽끝을 엉치뼈바닥, 아래쪽끝을 엉치뼈끝이라 한다.

엉치뼈바닥(천골저 base of sacrum)은 제1엉치뼈의 척추뼈몸통 윗면에 해당하며, 그 앞모서리는 앞으로 돌출하

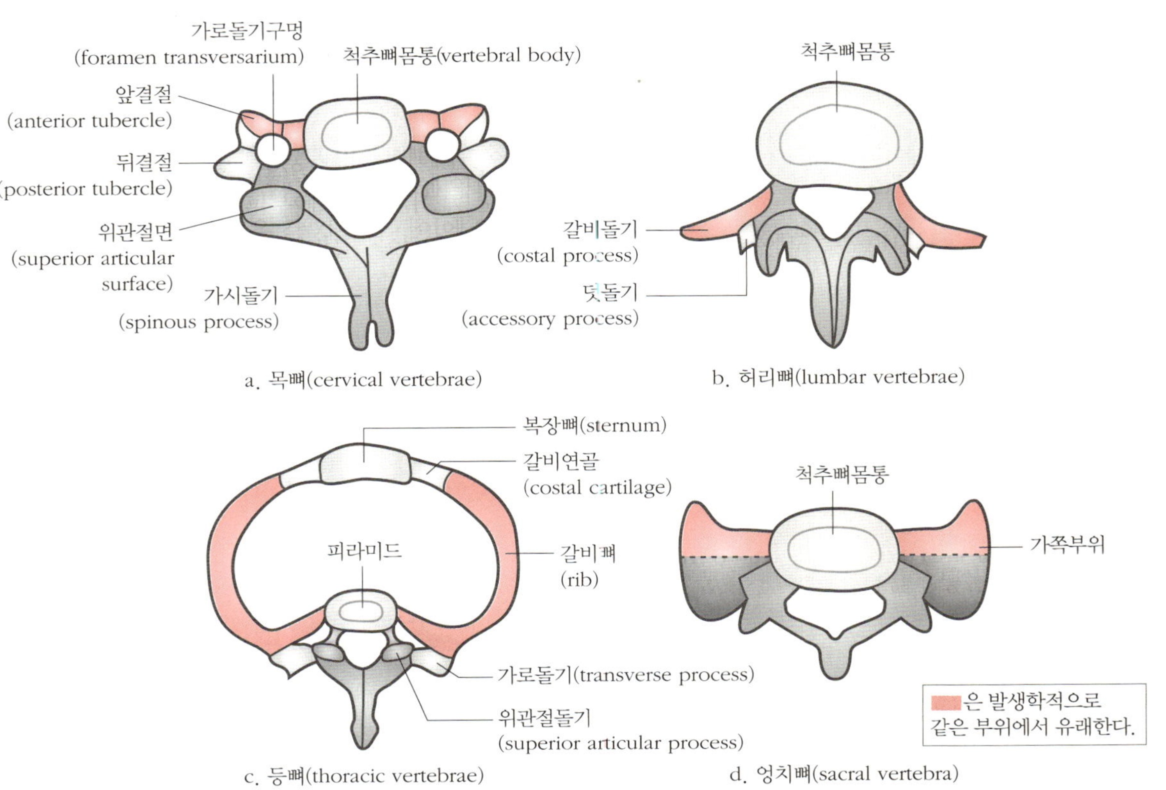

그림 4-9 척추뼈와 갈비뼈의 관계

척추뼈와 갈비뼈는 모두 척추판에서 유래한다. 갈비뼈가 되는 것은 등뼈에 부착하는 12쌍뿐이다.

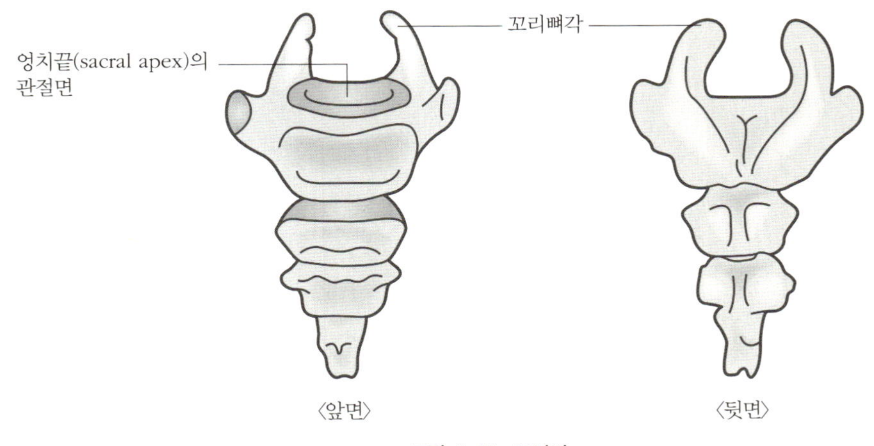

그림 4-10 꼬리뼈

여 **엉치뼈곶**(sacral promontory)이라 한다. 바닥의 뒷부위에는 척추뼈구멍에 해당하는 삼각형의 구멍이 있으며 아래를 향해 **엉치뼈관**(천골관 sacral canal)으로 이어진다.

엉치뼈끝(천골첨 sacral apex)의 아래쪽 끝은 제5엉치뼈의 척추뼈몸통 아랫면에서 꼬리뼈와 결합한다.

엉치뼈의 **앞쪽면**(골반면 pelvic surface)은 평활하며 가볍게 패인 오목면이 되어 골반안을 향한다. 골반면에는 4개의 평행하게 주행하는 **가로능선**(횡선 transverse ridges)이 보인다. 이들 가로능선은 엉치뼈의 척추뼈몸통이 유합하여 생긴 것으로 양쪽에 4쌍의 **앞엉치뼈구멍**(전천골공 anterior sacral foramina)이 있다.

엉치뼈의 **뒤쪽면**(dorsal surface)은 전체적으로 튀어나와 있으며, 세로로 뻗은 울퉁불퉁한 두덩이 보인다. 이들 두덩은 엉치뼈의 가시돌기 · 관절돌기 · 가로돌기가 연결되어 유합하여 생긴 것이므로 정중부위에 있는 두덩은 **정중엉치뼈능선**(정중천골능 median sacral crest, 가시돌기에 유래), 그 양쪽에 있는 두덩은 **중간엉치뼈능선**(중간천골능 intermediate sacral crest, 관절돌기에 유래), 가장 가쪽에 있는 두덩은 **가쪽엉치뼈능선**(외측천골능 lateral sacral crest, 가로돌기에 유래)이라 한다. 중간엉치뼈능선의 바로 가쪽에 4쌍의 **뒤엉치뼈구멍**(후천골공 posterior sacral foramina)이 있다.

중간엉치뼈능선의 아래쪽끝은 아래로 뻗어 **엉치뼈뿔**(천골각 sacral cornu of horn)이 되며, 엉치뼈관의 아래둔덕인 **엉치뼈틈새**(천골열공 sacral hiatus)를 좌우에서 에워싼다.

앞엉치뼈구멍과 뒤엉치뼈구멍보다 가쪽에 있는 부위를 **가쪽덩이**(외측괴 lateral mass)라 한다.

가쪽부위의 앞쪽부위는 본래의 갈비뼈에 해당한다(그림 4-9).

가쪽부위는 윗부위에서 두껍고 가쪽면에는 귀모양의 관절면, 즉 **귀모양면**(이상면 auricular surface)이 있다.

귓바퀴면은 볼기뼈(엉덩뼈)의 귓바퀴면과 마주보아 엉치엉덩관절을 만든다.

엉치뼈의 형태에는 남녀 차이가 있다. 이것은 골반의 성별 차이와 관계가 있다.

표면해부학

좌우의 위뒤엉덩뼈가시(피부에 패임을 만든다, 그림 3-96 참조)를 연결하는 선은 **제2엉치뼈**의 가시돌기에 해당하는 높이를 통과한다. 좌우 볼기 사이에 있는 항문틈새의 위쪽끝은 일반적으로 **제4엉치뼈** 가시돌기의 높이에 있다.

체표면에서 제5허리뼈의 가시돌기와 좌우 양쪽의 위뒤엉덩뼈가시(피부에 패임이 보인다) 및 엉치뼈 아래쪽끝을 연결하면 마름모가 생긴다. 이 마름모를 **엉치마름모**(천골능형 sacral rhomboid, Michaelis rhomboid)라 하며, 이 아랫부위의 삼각을 **엉치뼈삼각**(천골삼각 sacral triangle)이라 한다. 척주의 병변 등에 의해 마름모꼴이나 삼각형에 변형을 일으키는 경우가 있다.

꼬리뼈(미골 Coccyx) (그림 4-10)

꼬리뼈는 퇴화한 꼬리가 유합하여 생기는 역삼각형의 작은 뼈이다.

엉치뼈경질막바깥마취 : 엉치뼈틈새로부터 바늘을 찔러 경질막위공간에 마취제를 주입하면 S2~Co 척수신경을 마취할 수 있다. 이것을 엉치꼬리마취(천골경막외마취 sacral caudal anesthesia)라고 한다.

B. 척추뼈의 연결

척추뼈는 위아래로 연결되어 등골뼈(척주 vertebral column)를 만든다. 척추뼈의 연결은 척추뼈몸통과 척추뼈고리로 이루어진다(그림 4-11).

1 척추뼈몸통의 연결

척추사이원반(추간원판 Intervertebral disc)

척추사이원반은 위아래로 겹쳐져 척추뼈의 척추뼈몸통 사이에 있어서 척추뼈몸통을 서로 연결한다. 척추사이원반은 이름처럼 원반모양이며 중심부의 **속질핵**(수핵 nucleus pulposus)과 가장자리의 **섬유고리**(섬유륜 anulus fibrosus)로 이루어진다(그림 4-12).

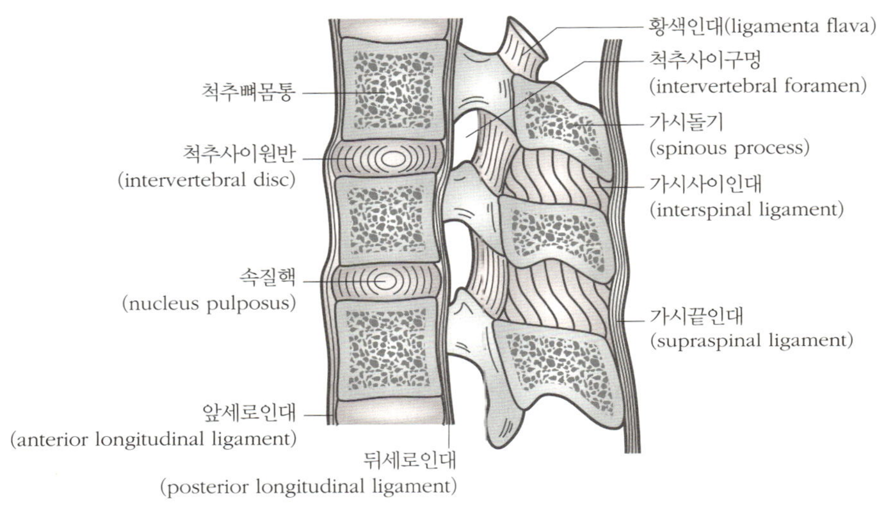

그림 4-11 척추뼈의 연결

뒤고리(posterior arch)에는 탄성섬유에서 생기는 황색인대가 위아래로 뻗어 있다. 황색인대는 잡아당기면 고무줄처럼 늘어나며, 그 후 원래의 길이로 돌아온다.

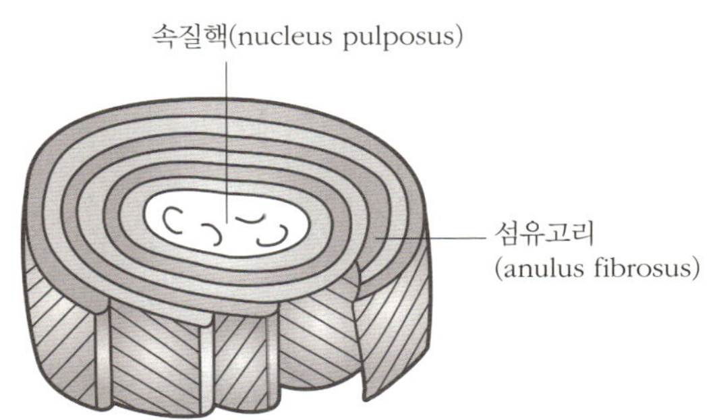

그림 4-12 척추사이원반의 교원(아교)섬유 주행방향

섬유고리(anulus fibrosus)가 층판 모양으로 중첩되고, 층판마다 고원섬유의 방향이 직각으로 교차하여 튼튼한 구조를 만든다.

속질핵은 수분이 풍부한 젤리형의 부드러운 조직이며, 태생기의 척삭(notochord)이 남아 있는 것이다.

섬유고리는 섬유연골이며 원반의 바깥가장자리에 평행한 고리모양의 층판을 이룬다. 각 층판은 평행하게 주행하는 교원섬유로 이루어진다. 인접하는 층판의 섬유는 서로 직각으로 교차하는 방향으로 주행한다. 이러한 층판으로 이루어지므로 섬유고리는 여러 방향으로부터의 충격에 대해 저항이 강하다.

척추사이원반의 두께는 전체적으로 보면 척주의 약 1/4의 길이를 차지한다. 원반의 두께는 척주의 높이에서 다른데, 목부위와 허리부위에서는 두껍고 가슴에서는 얇다. 원반이 두꺼운 목부위와 허리부위에서 척주는 비교적 큰 가동성(굴곡성)을 가지고 있다.

나이가 들면 키가 줄어드는 이유 : 척추사이원반은 노화와 함께 얇아지고 탄성이 줄어 속질핵도 수분이 감소하고, 섬유고리와의 구별이 불명료해진다. 특히 고령이 되면 척추사이원반이 위축되어 키가 줄어든다.

원반탈출 : 척추사이원반의 뒷부위에서 섬유고리는 비교적 얇고 속질핵은 원반의 약간 뒤쪽에 편재한다. 따라서 섬유고리의 뒷부위에 손상이나 열상, 틈이 생기면 속질핵은 뒤쪽의 척주관을 향해 돌출한다. 즉 원반탈출(추간판탈출 disc herniation)이다. 원반탈출은 척주의 가동성이 큰 부위와 비교적 작은 부위와의 경계, 예를 들면 제5와 제6목뼈 사이, 제4와 제5허리뼈 사이, 허리뼈와 엉치뼈 사이에서 일어나기 쉽다.

척주관협착증 : 척추에서 엉치뼈에 이르는 각각의 척추뼈고리와 척추뼈몸통이 에워싸는 구멍은 연결되어 터널이 되며 척주관(vertebral canal)을 만든다. 척주관이 좁아지면 안을 통과하는 척수를 압박하여 팔다리와 몸통에 통증이나 저림을 일으킨다(척주관협착증 spinal canal stenosis).

인대(Ligament)

척추뼈몸통과 척추사이원반은 척주의 전체 길이에 걸쳐 앞뒤 양면에서 인대로 더욱 강하게 연결된다. 즉 앞면과 뒷면에 각각 세로로 뻗은 **앞세로인대**(전종인대 anterior longitudinal ligament)와 **뒤세로인대**(후종인대 posterior longitudinal ligament)가 있다.

앞 · 뒤 세로인대는 각 척추뼈를 미끄러지지 않도록 유지하며, 강력한 지지작용은 척주의 형태를 유지하는 데 매우 중요하다. 인대가 손상되면 척주의 안정성을 잃는다. 앞 · 뒤 세로인대는 동시에 척주의 굽힘과 폄 운동을 제한한다. 특히 허리부위에서는 강한 앞세로인대에 의해 과도한 등쪽굽힘(폄)이 억제된다.

뒤세로인대뼈되기 : 뒤세로인대에 뼈되기가 일어나는 경우가 있다(뒤세로인대뼈되기 후종인대골화증 ossification of posterior longitudinal ligament). 특히 중년 남성의 목뼈 높이에 많다. 뼈되기에 의해 척주관이 좁아지며, 압박 때문에 종종 신경장애가 나타난다. 동양인이 서양인보다 발생 빈도가 높다.

2 척추뼈고리의 연결

인접하는 위아래의 척추뼈고리는 위쪽 척추뼈의 아래관절돌기와 아래쪽 척추뼈의 위관절돌기 사이에 생기는 관절과 척추뼈고리 및 가시돌기 사이로 뻗어 나가 인대로 연결된다.

관절돌기사이의 관절

관절돌기 사이에 생기는 관절은 **돌기사이관절**(추간관절 zygapophysial joint)이라 하며 평면관절이다. 관절주머니는 얇지만 작은 인대에 의해 보강된다. 연결은 목뼈에서는 약하지만 등뼈에서는 강하다.

척추뼈고리 및 가시돌기사이의 인대

위아래 척추뼈의 척추뼈고리 사이에 있는 인대는 다량의 탄성섬유를 포함하여 황색으로 보이므로 **황색인대**(ligamenta flava, 그림 4-11)라 한다. 황색인대는 아래쪽으로 가면서 두꺼워진다.

척주를 굽히면 인접하는 척추뼈고리가 벌어지므로 황색인대가 길게 늘어난다. 황색인대는 원래의 길이로 돌아오므로 척주에 대해 지지작용을 한다.

가시돌기 사이에 있는 인대는 **가시사이인대**(극간인대 interspinal ligament)라 한다. 또한 가시돌기의 뒤쪽끝에는 위아래로 연결되어 세로로 뻗은 **가시끝인대**(극상인대 supraspinal ligament)가 있다. 목부위에서 가시끝인대는 정중부위에서 뒤통수뼈의 바깥뒤통수뼈융기와 제7목뼈의 가시돌기 사이에서 삼각형의 판모양을 나타내어 **목덜미인대**(항인대 nuchal ligament)라 한다.

목덜미인대는 네발 짐승에서는 탄성섬유가 풍부하여 특히 눈에 띄게 발달하고, 뒤통수부위의 근육과 함께 머리가 아래로 떨어지지 않도록 지지한다. 인간에서 목덜미인대는 교원섬유에서 생기며, 머리는 주로 근육으로 지지된다.

목 · 허리 부위에서 가시사이 · 가시끝 인대는 척주의 굽힘을 제한한다.

표면해부학

목부위의 피부는 **목덜미인대**에 의해 깊은쪽으로 당겨져 정중부위가 패인다. 이 패임을 **목덜미오목**(목덜미와 nuchal fovea)이라 한다.

C. 머리뼈와 등골뼈의 연결

뒤통수뼈와 고리뼈(제1목뼈) · 중쇠뼈(제2목뼈) 사이에 있는 관절은 머리의 운동에 관계하므로 **머리윤활관절**(두개활막관절 cranial synovial joints)이라 하며, 다음의 관절과 인대로 이루어진다(그림 4-13).

고리뒤통수관절(환추후두관절 Atlanto-occipital joint) (그림 4-14)

뒤통수뼈의 뒤통수뼈관절융기(그림 8-10 참조)와 고리뼈의 위관절면 사이에 생기는 관절이다.

운동 머리를 앞뒤와 좌우로 굽힌다.

고리중쇠관절(환추관절 Atlanto-axial joints)

고리뼈와 중쇠뼈 사이에 생기는 관절이며 다음 관절이 있다.

◆ **정중고리중쇠관절**(정중환축관절 median atlanto-axial joints, 그림 4-15) 고리뼈와 중쇠뼈의 치아돌기 사이에 생기는 관절. 고리뼈는 머리뼈를 올린 채 중쇠뼈의 치아돌기를 축으로 하여 회전한다.

◆ **가쪽고리중쇠관절**(외측환축관절 lateral atlanto-axial joints, 그림 4-14) 고리뼈의 아래관절면과 중쇠뼈의 위관절면 사이에 생기는 관절이며 좌우 양쪽에 있다.

인대

◆ **덮개막**(피개막 tectorial membrane) 뒤세로인대가 위로 뻗어 생기는 것으로 중쇠뼈의 척추뼈몸통 뒷면으로부터 뒤통수뼈의 큰구멍(그림 8-16 참조) 앞모서리에까지 이른다. 척수의 경질막 앞에 있으며, 이것과 강하게 유착한다.

◆ **고리십자인대**(환추십자인대 cruciate ligament of atlas) 덮개막 앞에 있으며 고리뼈의 가쪽덩이 사이에 있는 **고리가로인대**(환추횡인대 transverse ligament of atlas)와 중쇠뼈의 척추뼈몸통으로부터 큰구멍 앞모서리에 이르는 **세로다발**(세로띠 longitudinal bands)로 이루어진다.

머리부위의 돌림운동 : 머리는 정중고리중쇠관절에서의 운동 외에 목뼈운동이 더해져 광범위하게 운동할 수 있다.

고리십자인대의 파열 : 고리십자인대 특히 가로인대는 두껍고 중요한 인대이며, 중쇠뼈의 치아돌기를 그 위치에 고정한다. 인대가 파열되면 치아돌기가 뒤로 치우쳐져 숨뇌를 압박해 생명이 위험해진다(예 : 익사의 경우).

◆ **날개인대**(익상인대 alar ligament) 중쇠뼈의 치아돌기 윗부분으로부터 좌우 양쪽으로 넓어져 큰구멍 가쪽모서리에 이르는 인대이다.

날개인대는 머리의 돌림을 제한하므로 제한인대(제어인대 check ligament)라고도 한다.

◆ **치아끝인대**(치첨인대 apical ligament of dens) 고리십자인대의 앞에 있는 얇은 인대이며, 치아돌기 앞쪽끝으로부터 큰구멍의 앞모서리에 이른다.

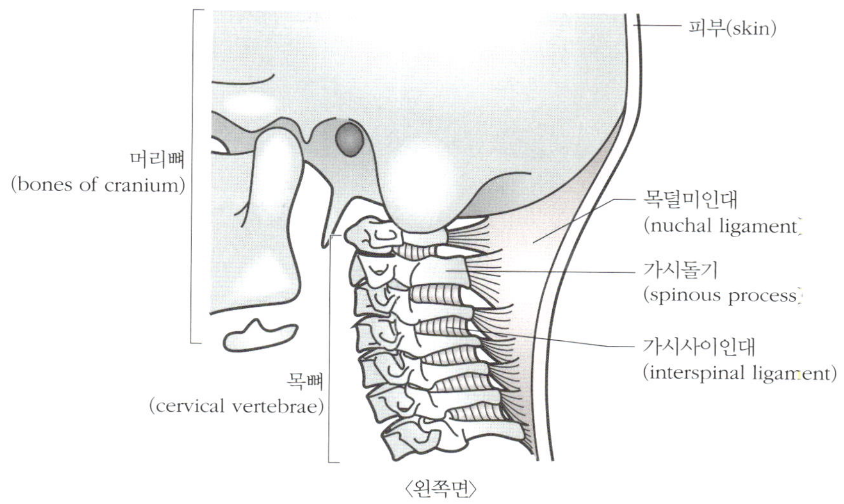

〈왼쪽면〉

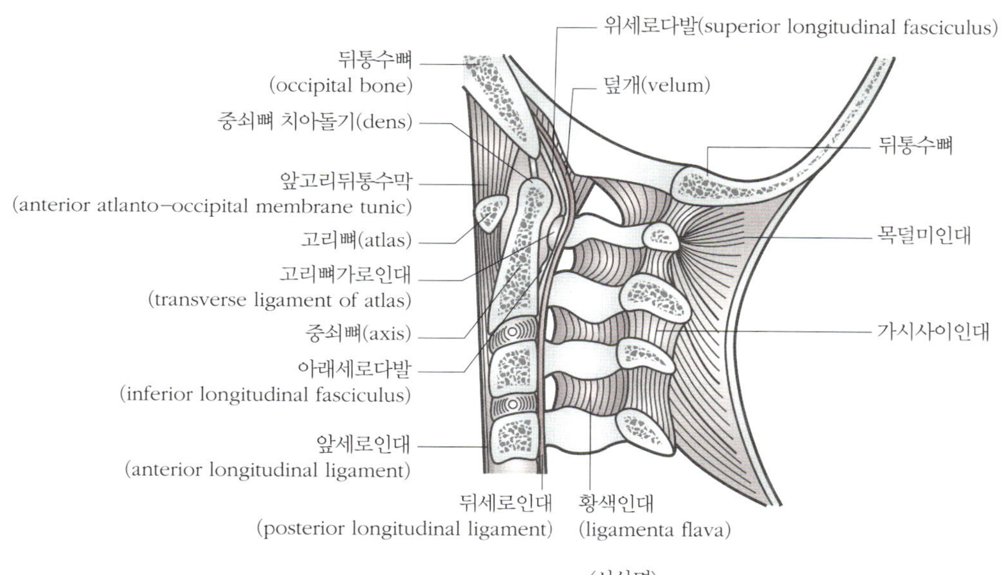

〈시상면〉

그림 4-13 머리와 척주의 연결

덮개(velum)는 아래에서 뒤세로인대(posterior longitudinal ligament)가 된다.

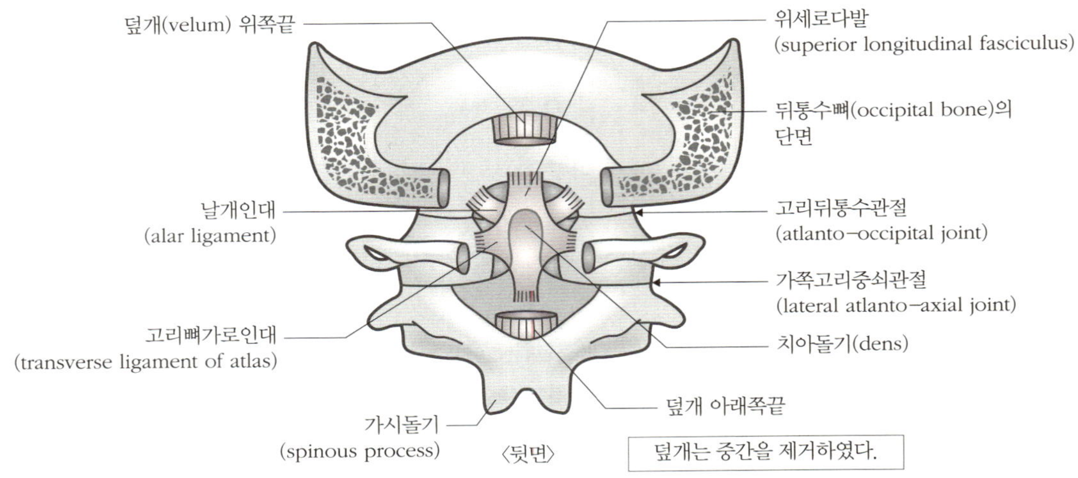

그림 4-14 고리뒤통수관절(atlanto-occipital joint)과 고리중쇠관절을 지지하는 인대

치아돌기(dens)가 뒷방향으로 어긋나면 척수가 손상된다. 이것을 막기 위해 많은 인대가 배치되어 있다.

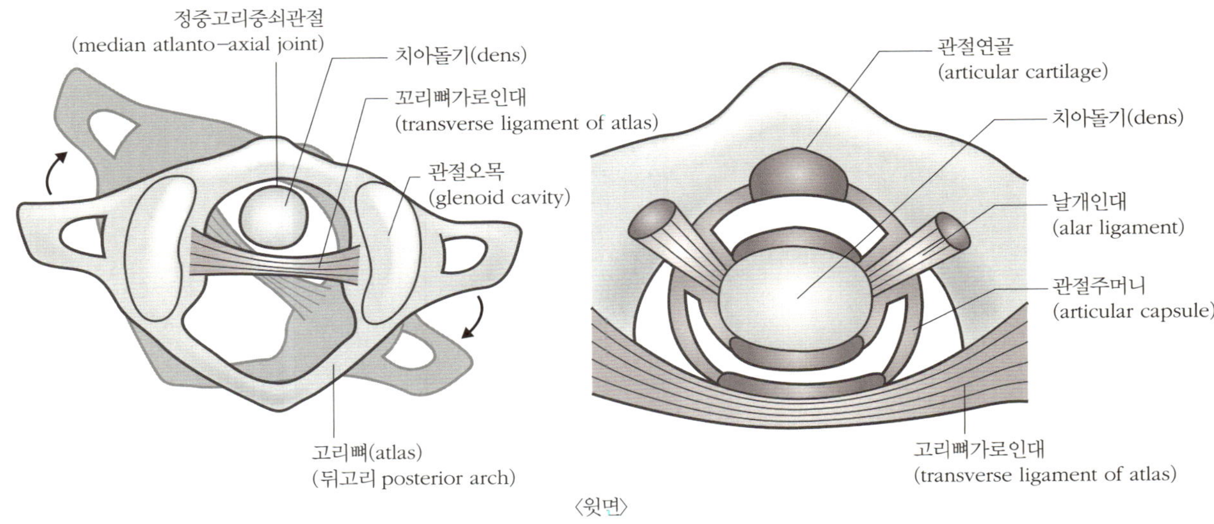

그림 4-15 정중고리중쇠관절

치아돌기를 중심으로 고리뼈가 돌아 그 위에 올라오는 머리뼈가 회전한다. 관절면에는 관절연골이 부착되어 있다.

D. 등골뼈(척주 Vertebral column)

등골뼈는 척추뼈가 위아래로 연결되어 생기며 머리부위와 몸통을 지지하는 골격이다. 특히 바로서기자세에서 체중은 등골뼈로 지지되며, 엉치뼈로부터 엉덩뼈를 거쳐 다리로 전달된다. 이렇게 체중을 지지하므로 척추뼈 특히 척추뼈몸통은 위에서 아래를 향해 제2엉치뼈까지 점점 강대해진다.

등골뼈는 그 밖에 몸통 운동에 관계하며 척주관에 척수를 넣어 보호한다.

1 척주의 굽이 (그림 4-16)

척주를 옆에서 보면 곧은 것이 아니라 전체적으로 완만한 S모양을 그리며 굽어진다. 이러한 굽이(생리적굽이 생리적만곡 physiological curvature)는 목부위와 허리부위에서는 앞으로 튀어나온 굽이(**척추앞굽음증** 척추전만증 lordosis)이며, 가슴과 엉치뼈부위에서는 뒤쪽으로 튀어나온 굽이(**척추뒤굽음** 척추후만 kyphosis)이다. 굽이는 전체적으로 완만하게 이동하하지만 제5허리뼈와 엉치뼈 사이에서는 구부러지고(허리엉치각 요천추각 lumbosacral angle), 엉치뼈의 위모서리가 앞으로 돌출하여 **엉치뼈곶**(sacral promontory)이 된다.

잘룩척추전방전위증 : 허리뼈와 엉치뼈 사이의 굽힘은 직립보행과 관련하여 생긴다고 생각된다. 제5허리뼈는 마주보는 면이 이마면에 가까우므로 앞으로 미끄러져 전위하기 쉬운 경향이 있으며, 잘룩척추전방전위증(분리성척추전방전위증 isthmic spondylolisthesis)의 원인이 된다. 분리성이라는 것은 척추뼈고리가 분리되어 뒤에 남는 것으로, 증상은 허리를 구부렸을 때 요통을 느끼는 것이다.

굽이의 발생

태아에서 척주는 전체적으로 완만한 C모양으로 굽어져 뒤쪽으로 튀어나온 커브, 즉 뒤굽음을 나타낸다. 이 굽이를 **일차굽이**(일차만곡 primary curvature)라 한다. 출생 후에 척주가 체중을 지지하게 되면 목부위와 허리부위에 앞서 말한 것 같은 앞굽이(**이차굽이** 이차만곡 secondary curvature)가 나타난다. 이렇게 해서 가슴부위와 엉치뼈부위에 일차굽이가 남아 척주는 전체적으로 완만한 파도형 굽이를 띠게 된다.

일차굽이	주로 척추뼈몸통과 척추사이원반의 형태에 의한다. 즉 앞부위가 뒷부위보다 약간 얇기 때문이다.
이차굽이	척추사이원반 형태의 변화에 의해 생긴다. 이차굽이는 직립보행에 적응하여 나타나며, 충격을 완충하는 작용을 갖고 있는 **보상굽이**(보상만곡 compensatory curvature)이다.
목부위의 이차굽이 (**목척추앞굽음증** 경추전만증 cervical lordosis)	출생 후 3개월에 머리를 일으켜 세우게 되면(목을 가누게 되면) 나타난다. 이 굽이는 머리를 들어 올리는 작용을 하는 근육이 발달하기 때문에 생긴다.
허리부위의 이차굽이 (**허리척주앞굽음증** 요추전만증 lumbar lordosis)	출생 약 1년 이후 직립보행을 하게 되면 나타난다. 바로서기하면 골반이 앞쪽으로 기울어져 허리부위가 충분히 펴지며 척추사이원반의 앞부위가 뒷부위보다 두꺼워지기 때문에 허리부위는 앞굽음을 나타낸다.

둥근등 : 가슴에서 뒤굽음이 특히 강하며, 등부분이 뒤로 돌출하면 둥근등(원배 roundback)이라 한다. 폐경 후 여성에서는 뼈엉성증(골다공증)에 의한 척추뼈몸통의 압박골절이나 등의 근력저하에 의한 것이 많다.

등골뼈에는 좌우 방향의 굽이, 즉 **척주옆굽음증**(척주측만증 scoliosis)도 나타난다.

어린이의 척주옆굽음증 : 특히 어린이에서는 가슴에 경도의 척주옆굽음증이 나타난다. 이러한 척주옆굽음증은 왼손잡이인지 오른손잡이인지와 관계가 있다. 오른손잡이에서는 그쪽 근육이 발달하여 가슴이 약간 오른쪽으로 튀어나오며 그 위아래에는 서로 반대방향의 굽이가 나타난다.

척주옆굽음증 : 병적으로 나타나는 고도의 옆굽음, 즉 척주옆굽음증은 여러 가지 원인으로 일어나는데, 특히

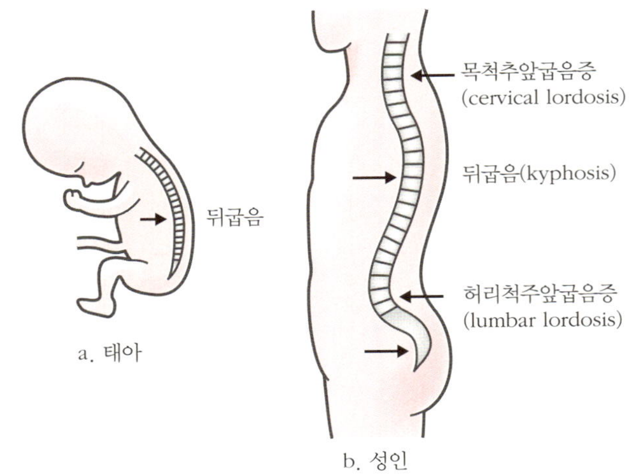

그림 4-16 등골뼈의 굽이
생후에 나타나는 앞굽음은 직립보행에 적응한 것으로 척추사이원반 형상의 변화에 의한다.

11세 이후의 사춘기에 발생하는 경우가 가장 많다. 가슴에서는 오른쪽으로 튀어나온 형태로 굽어지는 경우가 많다.

2 척주의 운동

척주의 운동은 굽힘 · 폄 · 가쪽굽힘 · 돌림이다. 인접하는 2개의 척추뼈 사이에서 이루어지는 운동은 작지만 그것이 합쳐져 척주 전체가 되면 매우 큰 운동이 된다. 척추뼈 사이의 운동은 일반적으로 목뼈에서 가장 크며, 이어서 허리뼈에서 크고 등뼈에서는 가장 작다.

인접하는 척추뼈 사이의 운동은 관절돌기 사이 관절면의 미끄럼과 척추사이원반의 압박변형에 의해 이루어진다.

관절돌기 사이의 관절운동은 관절돌기의 형태와 관절면의 방향과 관계가 있으며, 척추뼈몸통 사이의 운동은 척추사이원반의 두께 · 탄력성과 관계가 있다.

◆**굽힘**(굴곡 flexion), **폄**(신전 extension) (그림 4-17a, b)　굽힘은 앞으로의 굽힘운동이고 폄은 뒤로의 굽힘운동이다. 척주 각 부위에서 이루어지지만 특히 고리뒤통수관절과 허리부위에서 현저하며 이어서 목부위에서 크다. 가슴에서는 제한된다.

굽힘과 폄 운동은 척추사이원반에서 속질핵이 지점이 되어 이루어진다. 척추뼈몸통 앞면에서 지점(속질핵)까지의 거리를 1로 하면 지점에서 뒤의 가시돌기까지의 거리는 3.5가 되며, 가시돌기에 붙는 등근육은 가시돌기를 지렛대로 하여 굽힘과 폄 운동을 한다.

◆**가쪽굽힘**(외측굴곡 lateral flexion, 그림 4-17c)　옆방향의 굽힘이며 특히 고리뒤통수관절과 가슴에서 이루어진다. 목부위에서도 가벼운 가쪽굽힘은 가능하다. 허리부위에서는 약간만 가능하다.

◆**돌림**(회전 rotation)　주로 고리중쇠관절에서 이루어진다. 그 외에서는 매우 드물며 관절돌기 때문에 제한된다.

척주 각 부위의 운동

운동을 척주 각 부위에서 보면 다음과 같이 된다.

① **목부위** : 척주의 모든 운동이 이루어진다. 머리뼈는 꼬리뼈 위에 올려져 있어 앞뒤로 굽힘과 폄 운동이 이루

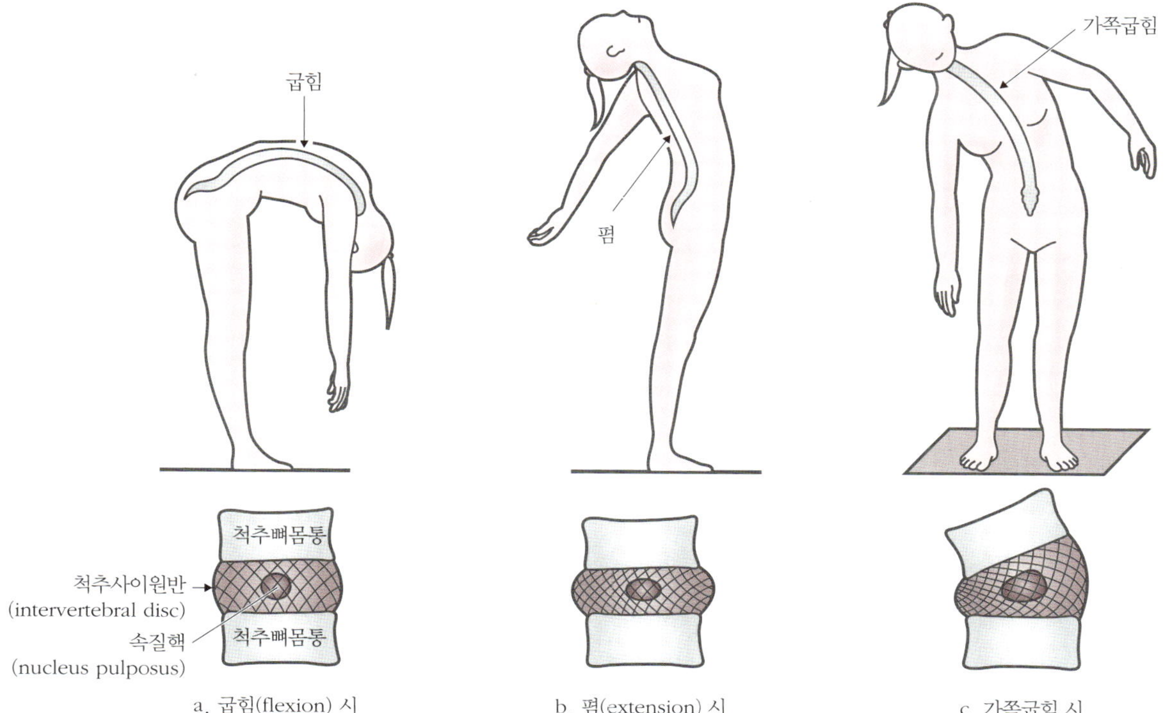

그림 4-17 척주의 운동과 척추사이원반의 유연성
척추사이원반은 수분을 많이 포함하며 탄력성이 있으므로 쉽게 휘어진다.

어진다. 머리뼈의 회전은 꼬리뼈와 함께 고리중쇠관절의 치아돌기를 축으로 하여 이루어진다.

머리 돌림은 고리중쇠관절에서 돌림이 주체가 되고, 이에 목뼈의 가벼운 돌림이 가해져 이루어지며 머리는 좌우로 약 60° 까지 회전할 수 있다. 이렇게 몸통의 방향을 바꾸지 않아도 머리를 회전하여 수평방향으로 넓은 범위에 걸쳐 볼 수 있다.

② **가슴부위** : 등뼈에는 갈비뼈가 붙으며 나아가 가시돌기가 심한 경사로 서로 겹쳐지므로 돌림이 아주 조금밖에 되지 않는다. 관절돌기의 관절면이 이마면을 취하는 등쪽굽힘은 가능하지만 굽힘과 폄은 어느 정도 제한된다.

③ **허리부위** : 척추사이원반은 두꺼워서 굽힘과 폄을 매우 크게 할 수 있다. 관절돌기의 관절면이 앞뒤방향으로 향해 있어 척추뼈몸통 사이에서 옆으로 미끄러지는 것이 불가능하므로 돌림은 매우 제한된다. 허리의 돌림은 엉덩관절에서 이루어진다. 등쪽굽힘은 관절면이 일부 이마면을 취하므로 약간 가능하다.

Ⅱ. 등근육(Muscles of back)

등근육은 얕은층 · 중간층 · 깊은층의 3층으로 나눌 수 있다.

◆**얕은층의 근육**(얕은등근육) 등세모근 · 넓은등근 · 어깨올림근 · 마름근이며, 등부위에서 일어나 위팔뼈(어깨뼈 · 빗장뼈 · 위팔뼈)에 붙는다. 위팔 운동을 담당하고 위팔 근육에 속한다(제2장 참조).

지배신경 척수신경의 앞가지

◆**중간층의 근육** 위뒤톱니근과 아래뒤톱니근에서 척추뼈(가시돌기)와 갈비뼈를 연결하여(극갈비근) 갈비뼈의 운동, 즉 호흡운동에 관계한다. 본래 가슴근이다(제5장 참조).

지배신경 갈비사이신경

◆**깊은층의 근육**(깊은등근육) 본래의 등근육, 즉 고유등근육이며 척주의 양쪽을 따라 가시돌기와 가로돌기 · 갈비돌기 사이에 있는 고랑형의 패임을 채워 존재한다. 근육은 엉치뼈에서 뒤통수까지 걸쳐 기둥모양으로 세로로 주행한다.

지배신경 척수신경의 뒷가지

여기에서는 **깊은등근육(고유등근육)**에 대해 서술한다. 깊은등근육(고유등근육)은 여러 개의 다양한 길이의 근육으로 이루어지며, 고정말단과 부착은 서로 겹쳐져서 머리의 지지와 운동, 척주 운동, 자세 유지에 관계한다.

작용 등근육은 일반적으로 척주 폄 자세를 조절한다. 척주는 똑바로 바로서기하는 경우에는 근육이 작용하지만 편안한 자세에서 척주가 굽어지는 경우에는 근육이 이완하여 인대 작용으로 척주가 유지된다.

척추뒤근육과 척추앞근육 : 고유등근육은 척추뼈 뒤에 있으며, 전체적으로 척추뒤근육(척추후근 postvertebral muscle)이라 하며 척주 폄(뒤굽이) 작용을 한다. 한편 척주 앞쪽에 있는 근육은 배벽근육 · 엉덩허리근도 포함하며, 합쳐서 넓은 의미의 척추앞근육(척추전근 prevertebral muscle)이라 하고 척주에 대해 척추뒤근육과 반대방향의 작용을 한다. 이렇게 하여 척주의 앞쪽과 뒤쪽에 있는 양 근육무리가 척주의 운동에 작용하고, 그 밖에 척주를 바로서기자세로 유지하여 자세의 유지와 조절에도 관계한다.

고유등근육은 장배근군, 단배근군, 뒤통수밑근육으로 나눌 수 있다.

A. 긴등근무리

고유등근육 중에서 얕은층에 있으며, 널판근과 척주세움근으로 이루어진다.

널판근(판상근 Splenius muscle) (그림 4-18)

목부위에서 등세모근의 깊은쪽에 있으며 편평한 판모양을 나타내는 근육이다.

목덜미인대의 아래 절반부분에서 일어나 바깥 위쪽으로 비스듬히 지나며 뒤통수뼈의 위목덜미선과 아래목덜미선 사이의 바깥 1/3부분 · 관자뼈의 꼭지돌기에 붙는 **머리널판근**(두판상근 splenius capitis muscle)과 제3~6등뼈의 가시돌기에서 일어나 제1~4목뼈의 가로돌기에 붙는 **목널판근**(경판상근 splenius cervicis muscle)으로 나누어진다.

작용 머리를 뒤로 젖힌다(목의 폄). 한쪽으로 작용하면 등쪽굽힘과 회전한다. 널판근은 그 밖의 등근육(가장

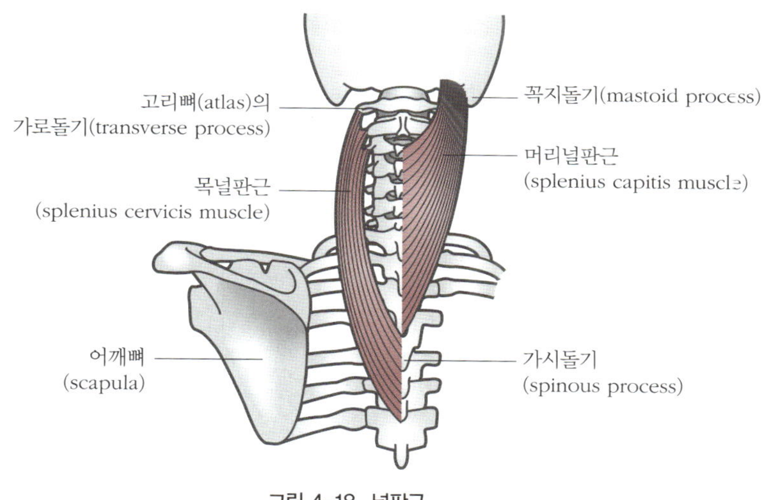

그림 4-18 널판근

널판근(splenius muscle)은 머리가 앞으로 기울어지는 것을 막는다.

긴근 · 반가시근 등)과 함께 머리를 중력 작용으로 앞으로 기울어지지 않도록 유지하며, 머리를 앞굽음 자세로부터 원래의 상태로 돌아오도록 작용한다.

지배신경 큰뒤통수신경(C2, p.261)과 그 밖의 척수신경가지(C3~5).

척주세움근(척주기립근 Erector spinae muscle) (그림 4-19)

등근육 중에서 가장 크며 엉덩뼈와 엉치뼈의 뒷면에서 일어나 위쪽은 관자뼈의 꼭지돌기에 이른다. 특히 아래쪽에서 발달이 양호하다.

표면해부학

척주세움근은 척주의 양쪽에서 세로로 뻗는데, 특히 허리부위에서 잘 발달하여 체표면으로 융기한다.

척주세움근은 가쪽에서 안쪽을 향하며 다음 3근육으로 이루어진다.

◆**엉덩갈비근**(장늑근 iliocostalis muscle) 가장 가쪽에 있다. 아래쪽에서는 등허리근막(p.258)에서 일어나며 아래쪽 6개 갈비뼈 갈비각에 붙는다. 위쪽에서는 아래쪽 6개 갈비뼈 위모서리에서 일어나 약간 위 바깥쪽을 향해 몇 개 위의 갈비뼈 갈비각에 붙는 것과 제3~6갈비뼈 위모서리에서 나와 제4~6목뼈의 가로돌기에 붙는 것이 있다. 부착부위에 의해 **허리엉덩갈비근**(요장늑근 iliocostalis lumborum muscle, 허리부분 요추부 lumbar part와 가슴부분 흉부 thoracic part)과 **목엉덩갈비근**(경장늑근 iliocostalis cervicis muscle)으로 나누어진다.

◆**가장긴근**(최장근 longissimus muscle) 엉덩갈비근의 안쪽에 있으며 주로 가로돌기 사이를 주행한다. 부착부위에 의해 **등가장긴근 · 목가장긴근 · 머리가장긴근**(흉최장근 · 경최장근 · 두최장근 longissimus thoracis, cervicis, and capitis)으로 나누어진다. 등가장긴근은 등허리근막에서 일어나 제3~12등뼈의 가로돌기와 인접하는 갈비뼈에 붙는다. 목가장긴근은 위쪽 4~5등뼈 가로돌기에서 일어나 제2~6목뼈 가로돌기에 붙는다. 머리가장긴근은 위쪽 3등뼈와 하위 5등뼈 가로돌기에서 일어나 관자뼈 꼭지돌기 뒤모서리에 붙는다.

◆**가시근**(spinalis muscle) 척주세움근 중에서 가장 안쪽에 있다. 아래쪽 가시돌기에서 여러 개 뛰어넘어 위의 가시돌기에 붙는다. 근육의 부착부위에 따라 **등가시근 · 목가시근 · 머리가시근**(spinalis thoracis, cervicis, and

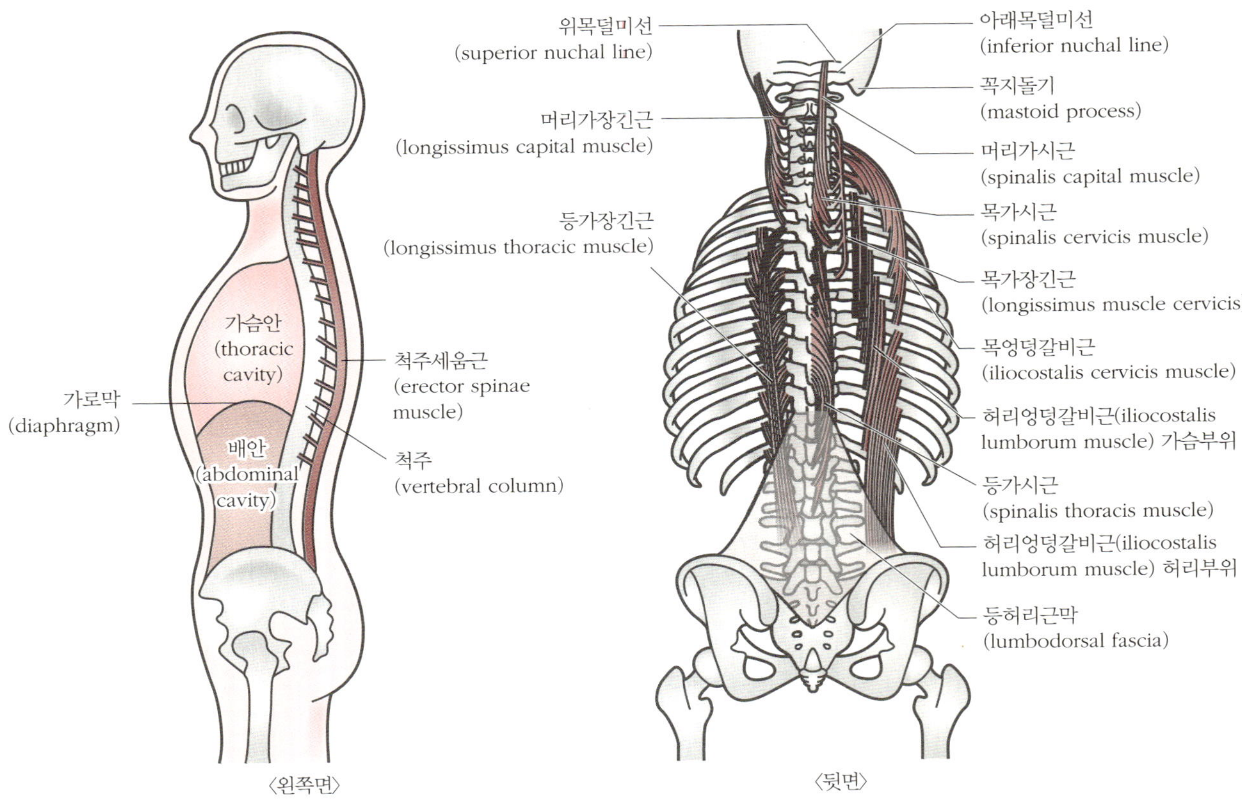

그림 4-19 척주세움근

가쪽에서 안쪽을 향하며 엉덩갈비근, 가장긴근, 가시근으로 배열하며 척주를 뒤로 당긴다.

capitis)으로 나누어진다. 등가시근은 아래쪽 2등뼈와 위쪽 2허리뼈 가시돌기에서 일어나 제2~9등뼈 가시돌기에 붙는다. 목가시근은 아래쪽 2목뼈와 위쪽 2등뼈 가시돌기에서 일어나 제2~4목뼈 가시돌기에 붙는다. 머리가시근은 머리반가시근(p.255)의 일부가 나누어져 목반가시근의 안쪽모서리에 합쳐지는 것을 말한다.

작용 척주세움근의 3근육은 근육무리로서 협동해서 작용하며 척주를 펴 굽힘을 막고, 이름과 같이 척주를 세우며 걸을 때에는 척주를 골반 위로 유지한다. 한쪽만 작용하면 등쪽굽힘 · 돌림한다. 특히 비스듬히 뻗은 근육무리는 배벽 빗근과 함께 작용하여 척주를 돌린다. 머리부위와 목부위에 붙는 근육(머리가장긴근 · 목가장긴근 · 머리가시근 · 목가시근)은 특히 머리와 목의 운동에 관여한다.

지배신경 척수신경 뒷가지

B. 짧은등근무리 (그림 4-20)

긴등근무리의 깊은쪽에 있다. **반가시근 · 뭇갈래근 · 돌림근**의 3근육은 고유등근육의 중간층에 있으며, 모두 척추뼈 가로돌기에서 일어나 비스듬히 위로 주행하여 척추뼈 가시돌기에 부착하며 **가로돌기가시근**(횡돌기극근 transversospinales muscle, 그림 4-21)이라 한다.

가시사이근과 **가로돌기사이근**은 더욱 깊은쪽에 있으며 가장 깊은층의 고유등근육이다.

반가시근(반극근 Semispinalis muscle)

근육의 부착부위에 따라 **등반가시근 · 목반가시근 · 머리반가시근**(semispinalis thoracis, cervicis, and capitis)으로 나누어진다. 등반가시근은 아래쪽 6등뼈 가로돌기에서 일어나 4~6개 위쪽 등뼈 및 아래쪽 제2목뼈 가시돌기에 붙는다. 목반가시근은 위쪽 6등뼈 가로돌기에서 일어나 제2~6목뼈 가시돌기에 붙는다. 머리반가시근은 하위 3~4목뼈 및 위쪽 6등뼈 가로돌기에서 일어나 뒤통수뼈 위목덜미선과 아래목덜미선 사이의 뒤통수뼈비늘에 붙는다.

반가시근이라는 명칭은 척주의 위쪽부위(제12 등뼈보다 위쪽)에 있는 것에 의한다.

작용 머리반가시근과 목반가시근은 머리와 목에서 발달이 양호한 근육으로 척주세움근보다 짧고, 안쪽 위를 향해 비스듬히 지나 척주를 펴서 바로서기자세에서 머리를 지지하는 데 중요한 근육이다.

지배신경 척수신경 뒷가지

머리는 특히 아래턱의 발달을 위해 중심이 머리뼈의 앞부위에 있어서 앞으로 기울어진다. 이에 대항하여 머리반가시근은 머리뼈를 뒤로 당겨 앞으로 기울어지는 것을 막는다. 졸 때에는 머리반가시근이 이완되어 머리가 앞쪽으로 떨어진다.

머리반가시근과 목반가시근은 머리를 지지함과 동시에 척주의 목부위 굽이를 만들도록 작용한다. 또한 한쪽만 작용하면 머리를 등쪽굽힘 · 회전한다.

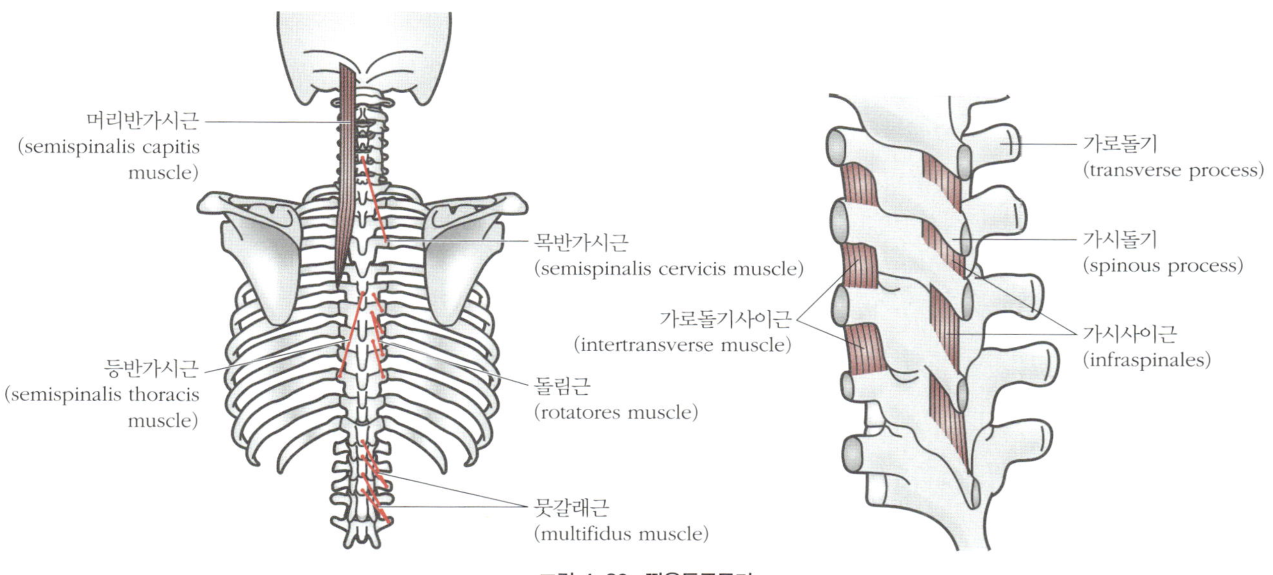

그림 4-20 짧은등근무리

짧은등근무리에는 가로돌기근(반가시근, 뭇갈래근, 돌림근), 가시사이근, 가로돌기사이근이 들어간다.

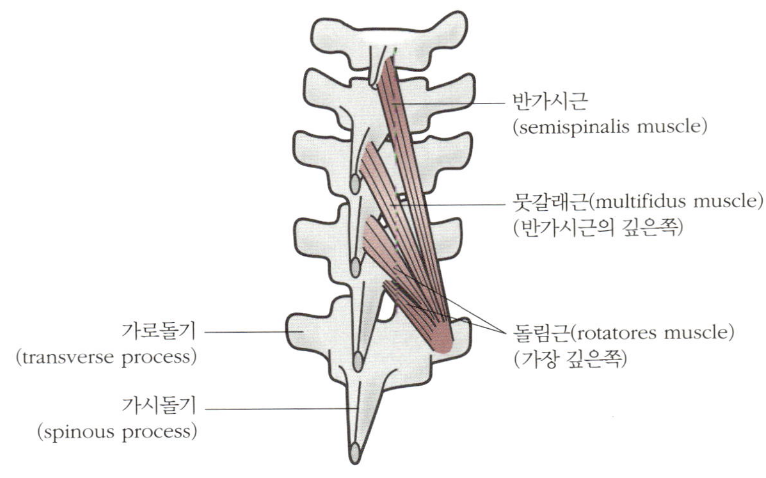

그림 4-21 가로돌기가시근에서 3개의 근육
긴 근육부터 순서대로 반가시근, 뭇갈래근, 돌림근이다.

뭇갈래근(다열근 Multifidus muscle)

반가시근의 깊은쪽에 있으며 엉치뼈 등면에서 제4목뼈에 이르는 사이의 가로돌기에서 일어나 2~3개 위쪽 척추뼈가시돌기에 붙는다(이름과 같이 근육다발로 나누어진다). 특히 허리엉치부위에서 발달한다.

작용 굽이의 폄(등쪽굽힘)과 약간의 회전

지배신경 척수신경 뒷가지

돌림근(회전근 Rotator muscle)

뭇갈래근은 더욱 깊은쪽에 있으며 꼬리뼈 이외의 척추뼈 가로돌기에서 일어나 1~2개 위쪽 척추뼈고리(가시돌기의 근원)에 붙는다. **목돌림근 · 등돌림근 · 허리돌림근**(rotator cervical, thoracic, and lumborum muscle)으로 이루어진다.

작용 척주의 돌림

지배신경 척수신경 뒷가지

가시사이근(Interspinalis muscle)

인접하는 2개의 가시돌기 사이에 있는 작은 근육. 주로 목부위와 허리부위에 있다(**목가시사이근 · 허리가시사이근** 경극간근 · 요극간근 interspinales cervicis and lumborum muscle). 등사이가시근(흉극간근 interspinales thoracis muscle)도 있는데 결여되는 경우가 많다.

작용 척주의 등쪽굽힘

지배신경 척수신경 뒷가지

가로돌기사이근(횡돌기간근 Intertransverse muscle)

인접하는 위아래의 가로돌기 사이에 있는 작은 근육. 주로 목부위와 허리부위에 있다.

작용 척주의 등쪽굽힘

지배신경 목신경얼기와 팔신경얼기의 가지, 제1~5허리신경 뒷가지(L1~5)

C. 뒤통수밑근육(후두하근 Suboccipital muscles)

뒤통수밑근육이란 머리뼈 아래쪽에서 깊은 부위(반가시근의 깊은쪽)에 있는 작은 근육이다.

고리뼈(제1목뼈) · 중쇠뼈(제2목뼈)에서 일어나 뒤통수뼈에 이르며, 다음 4개의 근육으로 이루어진다(그림 4-22).

◆**큰뒤머리곧은근**(대후두직근 rectus capitis posterior major) 중쇠뼈의 가시돌기 → 뒤통수뼈 아래목덜미선 중앙부.

◆**작은뒤머리곧은근**(소후두직근 rectus capitis posterior minor) 고리뼈의 뒤고리 → 뒤통수뼈 아래목덜미선 안쪽 1/3부분.

◆**위머리빗근**(상두사근 obliquus capitis superior muscle) 고리뼈의 가로돌기 → 뒤통수뼈 위목덜미선과 아래목덜미선 사이에서 머리반가시근 가쪽의 뒤통수뼈.

◆**아래머리빗근**(하두사근 obliquus capitis inferior muscle) 중쇠뼈의 가시돌기 → 고리뼈 가로돌기.

작용 뒤통수밑근육은 주로 머리만 움직인다. 즉 머리를 뒤굽이(폄)하여 바로서기자세로 유지한다. 한쪽만 작용하면 머리의 가쪽굽힘과 돌림에 작용한다.

지배신경 위 4개의 근육은 뒤통수밑신경(C1) 뒷가지의 지배.

뒤통수밑근육은 척추앞근육인 앞머리곧은근 · 가쪽머리곧은근과 함께 머리뼈바닥에 고리모양으로 부착하여 머리의 폄 · 등쪽굽힘 · 돌림을 한다. 안구운동에 동반하는 머리의 민첩하고 미묘한 자동운동은 주로 이들 근육에 의해 이루어진다.

◆**뒤통수밑삼각**(후두하삼각 suboccipital triangle) 큰뒤머리곧은근 · 윗머리빗근 · 아래머리빗근으로 에워싸인 삼각형 부위를 말한다. 척추동맥 · 뒤통수밑신경(C1)이 삼각을 통과하고, 큰뒤통수신경(C2)이 삼각의 아래모서리 아래머리빗근을 돌아 위로 주행한다.

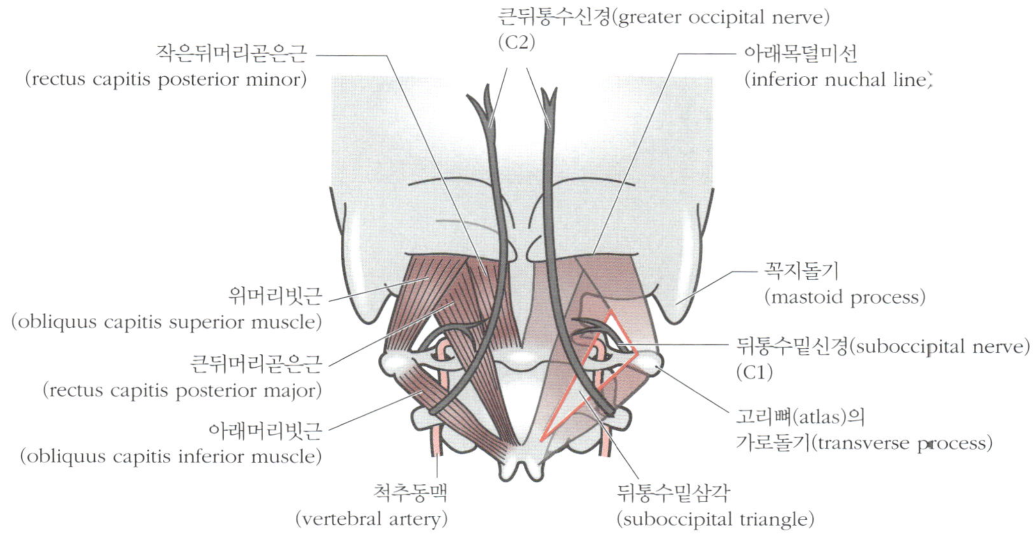

그림 4-22 뒤통수밑근육과 뒤통수밑삼각

일어나 있을 때에는 뒤통수밑근육이 머리를 뒤로 당기고, 머리반가시근과 함께 머리가 앞으로 기울어지는 것을 막는다.

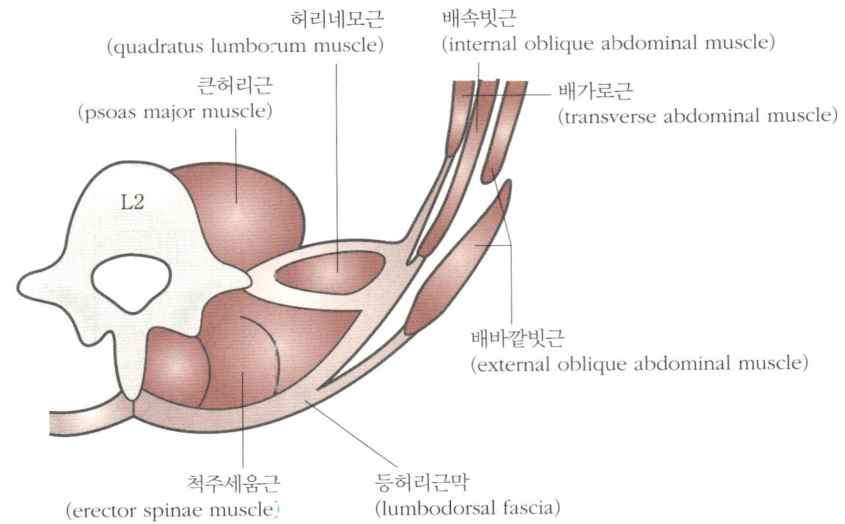

그림 4-23 등허리근막
등허리근막(thoracolumbar fascia)은 두껍고 튼튼한 결합섬유성 막이며 배 중앙에서 가시돌기에 부착된다.

근막(Fascia)

고유등근육은 앞뒤로부터 칼집모양의 근막으로 싸인다. 이 근막은 **등허리근막**(흉요근막 thoracolumbar fascia, 그림 4-23)이라 한다.

근막의 뒷면은 특히 허리부위에서 두껍고 강인하며 **등허리근막**(요배근막 lumbodorsal fascia)이라 한다. 등허리근막은 엉덩뼈능선과 제12갈비뼈 사이로 뻗으며, 앞 바깥쪽에서는 특히 두꺼워 널힘줄모양이 되어 배속빗근 · 배가로근의 고정말단이 된다.

등허리근막은 위쪽에서 목부위의 고유근육층(널판근 · 머리반가시근)을 덮어 **목덜미근막**(항근막 nuchal fascia)이라 한다. 목덜미근막은 정중부위에서 목덜미인대에 붙는다(p.246).

Ⅲ. 등부위의 혈관 · 신경

A. 동맥

척주 · 등근육 및 등부위 피부에는 다음의 동맥가지가 분포한다.

목부위 : 뒤통수동맥(← 바깥목동맥), 척추동맥(← 빗장밑동맥), 깊은목동맥(← 목갈비동맥 ← 빗장밑동맥) 및 아래갑상선동맥(← 갑상목동맥 ← 빗장밑동맥)의 가지.

가슴부위 : 뒤갈비사이동맥(← 가슴대동맥)의 가지.

허리부위 : 갈비아래동맥(← 가슴대동맥), 허리동맥(← 배대동맥)의 가지.

엉치뼈부위 : 엉덩허리동맥(← 속엉덩동맥), 가쪽엉치동맥(← 속엉덩동맥)의 가지.

B. 정맥

정맥은 동맥과 함께 주행한다. 그 밖에 척주의 정맥으로는 **척추정맥얼기**(척추정맥총 vertebral venous plexus)가 있다(그림 4-24).

척추정맥얼기는 척주의 전체 길이에 걸쳐 존재하는 정맥얼기이며 척주의 가쪽면(척추뼈몸통 앞과 척추뼈고리 뒤)에 있는 **바깥척주정맥얼기**(외척추정맥총 external vertebral venous plexus)와 척주관 안쪽면의 경질막 바깥공간에 있는 **속척주정맥얼기**(내척추정맥총 internal vertebral venous plexus)로 이루어진다. 속척주정맥얼기에는 척추뼈몸통으로부터 **척추뼈몸통정맥**(척추체정맥 basivertebral vein)과 척수로부터 **척수정맥**(veins of spinal cord)이 유입된다. 속척주정맥얼기로부터의 정맥은 척추사이구멍을 거쳐 척주관 밖으로 나와 바깥척추정맥얼기와 연결된다.

그리고 목부위에서는 목뼈정맥, 가슴에서는 갈비사이정맥, 허리부위에서는 허리정맥, 엉치뼈부위에서는 가쪽엉치정맥으로 흘러들어 각각 최종적으로 위대정맥과 아래대정맥으로 들어간다.

척추동맥얼기는 목부위 · 가슴부위 · 허리부위 · 엉치뼈부위의 정맥과 연결되고, 나아가 홑정맥 · 반홑정맥 · 오름허리정맥을 거쳐 위대정맥과 아래대정맥 사이를 연결하므로 위대정맥과 아래대정맥을 연결하는 우회로(bypass)가 된다.

속척주정맥얼기를 통한 암 전이 : 척추정맥얼기의 정맥은 벽이 얇고 판이 없으며 위쪽에서는 머리 공간내 정맥굴로도 연결되고 가슴부위 · 배부위 · 골반부위의 정맥과도 연결된다. 특히 배안이나 골반안의 정맥과 연결되므로 복압이 높아지면(예 : 기침 · 재채기 · 배에 힘주기 등) 아래대정맥이 압박되그, 혈류는 정맥얼기 특히 척주관 안의 속척주정맥얼기로 역류하기 쉽다. 따라서 배안 · 골반안 기관의 악성종양(예 : 전립샘암prostatic cancer) 등은 혈행성으로 역행경로를 취해 척추뼈나 머리안에 전이가 발생한다.

등부위 염증의 수막으로의 파급 : 속 · 바깥 척추정맥얼기는 서로 연결된다. 또한 척추뼈고리 뒤에 있는 바깥척추정맥얼기는 등부위의 피부 · 근육과도 연결되므로 등부위의 염증이 정맥을 통해 바깥척추정맥얼기, 그리고 척주관 안의 속척주정맥얼기에 이르며 척수 수막으로 파급되는 경우도 있다.

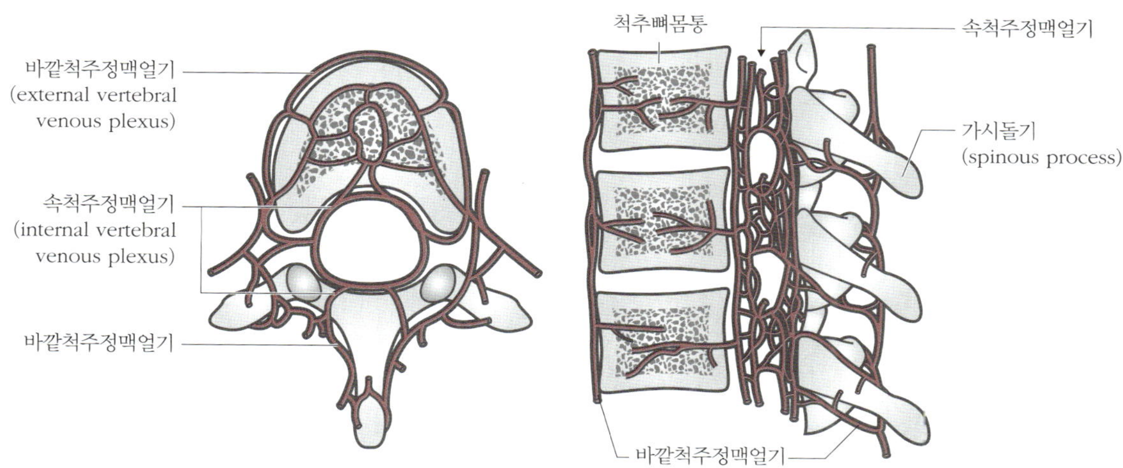

그림 4-24 척추정맥얼기
속척주정맥얼기는 속목정맥(internal jugular vein)의 역할을 대신해줄 수 있을 정도이다.

C. 림프계

등부위 피부의 림프는 상반부(배꼽높이보다 위쪽)에서는 겨드랑림프절에, 하반부에서는 샅굴림프절에 유입한다. 등부위의 깊은부위에서 림프관은 정맥과 함께 주행하며 깊은목림프절 · 가슴안뒤세로칸림프절 · 복강림프절 · 엉치림프절로 흘러든다.

D. 신경

등부위 피부와 근육(고유등근육)에는 척수신경 뒷가지가 분절형으로 분포한다(그림 4-25).

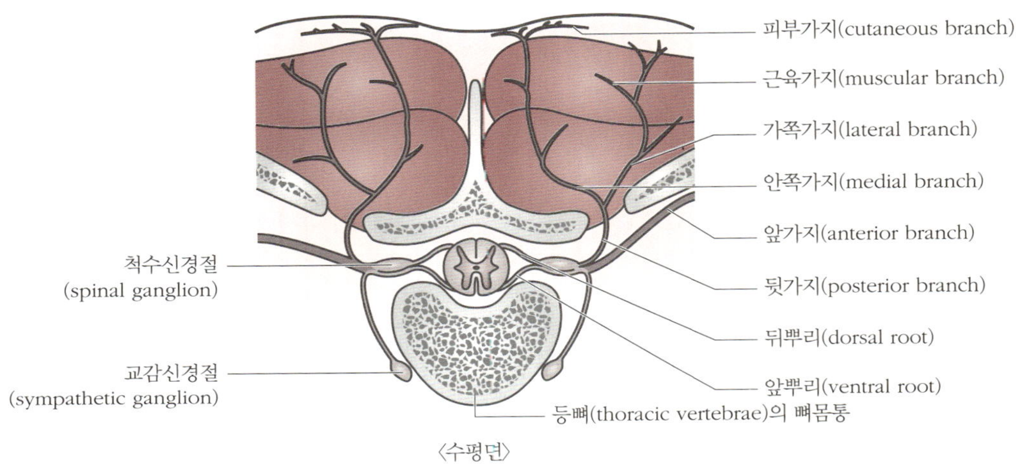

그림 4-25 척수신경 뒷가지

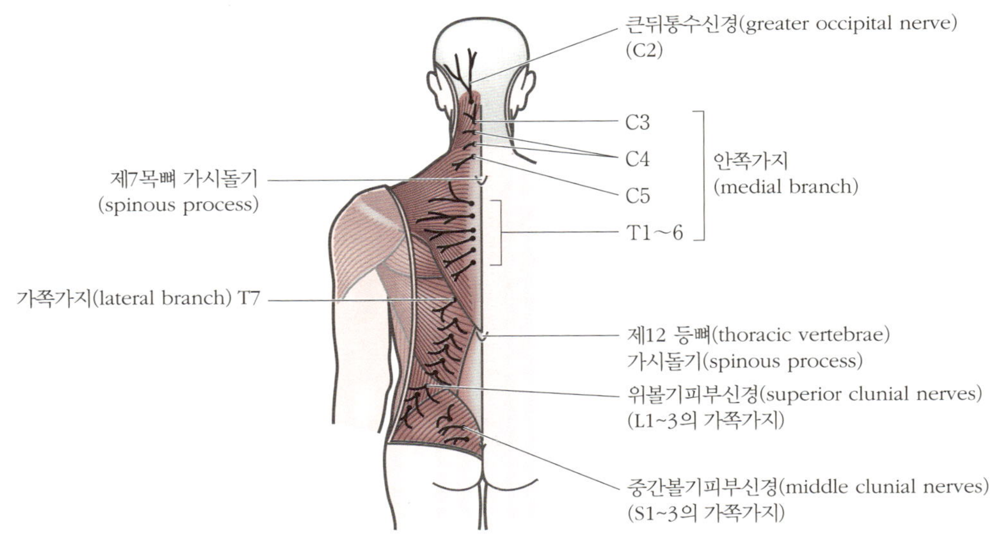

그림 4-26 등부위 피부에서 뒤피부가지의 피부분포영역

안쪽피부가지가 등부위의 피부가지가 되는 것은 C2~T6이다. 피부에 도달하지 않는 가지도 있다.

뒷가지는 안쪽가지(내측지 medial branch)와 가쪽가지(외측지 lateral branch)로 나누어진다. 피부에는 안쪽가지 또는 가쪽가지가 분포하여 피부분절을 만들며 고유등근육에는 안팎 양쪽 가지에 분포한다.

등부위 피부에서 뒷가지(피부가지) 분포영역은 그림 4-26에서 제시한 것과 같다. C2의 뒷가지는 커서 **큰뒤통수신경**(대후두신경 greater occipital nerve)이 되어 위로 주행하며 뒤통수 피부에 분포한다. L1~3의 뒷가지는 **위볼기피부가지**(상둔피신경 superior clunial nerves)로서 볼기의 위쪽 피부에 분포한다. 또한 S1~3의 뒷가지는 **중간볼기신경**(중둔신경 middle clunial nerve)으로 볼기의 중간부위 피부에 분포한다.

5 가슴부위

이 장에서는 가슴벽과 가슴안으로 나누어 서술한다.

가슴부위는 가로막에 의해 배부위와 가로막힌다. 가슴에는 심장과 허파가 있으며, 가슴우리로 보호된다. 심장과 허파는 호흡순환기계의 중요 장기이므로 이들을 중심으로 학습한다.

표면해부학

가슴부위의 위쪽은 목부위에, 아래쪽은 배부위에 이어진다. 목부위와 경계는 복장뼈 위모서리(목정맥패임) · 좌우 빗장뼈 · 어깨뼈봉우리를 연결하는 선이다. 배부위와 경계는 복장뼈 칼돌기와 좌우 갈비활을 연결하는 선이다.

기재의 편의상 다음과 같은 수직선을 정한다.

1) **앞정중선**(전정중선 anterior median line) : 복장뼈 정중선
2) **복장옆선**(흉골옆선 parasternal line) : 복장뼈 가쪽모서리에서 바깥쪽으로 약 1 cm 떨어져 수직으로 그은 선(복장뼈 정중선과 빗장뼈 중앙선의 중간에 있는 수직선)
3) **젖꼭지선**(유두선 mammary line, nipple line, **빗장중간선** 쇄골중간선 midclavicular line) : 젖꼭지 또는 빗장뼈 중선을 통과하는 수직선
4) **앞겨드랑선**(전액와선 anterior axillary line) : 앞겨드랑주름을 통과하는 수직선
5) **중간겨드랑선**(중액와선 midaxillary line) : 앞겨드랑주름과 뒤겨드랑주름의 중앙을 통과하는 수직선
6) **뒤겨드랑선**(후액와선 posterior axillary line) : 뒤겨드랑주름을 통과하는 수직선
7) **어깨뼈선**(견갑선 scapular line) : 어깨뼈의 아래각을 통과하는 수직선

I. 가슴벽

A. 뼈

가슴벽의 골격, 즉 **가슴우리**(흉곽 thoracic cage)는 복장뼈, 갈비뼈, 등뼈로 이루어진다(그림 5-1).

복장뼈(흉골 Sternum) (그림 5-2)

복장뼈는 가슴우리의 앞부위 정중에 있는 가늘고 길고 편평한 뼈이다. 위쪽부터 복장뼈자루 · 복장뼈몸통 · 칼돌기의 3부분으로 이루어진다.

◆**복장뼈자루**(흉골병 manubrium sterni) 복장뼈의 윗부분에서 거의 팔각형을 띤다. 위모서리에는 **목정맥패임**(경정맥절흔 jugular notch)이 있다. 목정맥패임의 가쪽에는 **빗장패임**(쇄골절흔 clavicular notch)이 있어 빗장뼈의 안쪽 끝(복장끝)에 대한 관절면이 된다.

◆**복장뼈몸통**(흉골체 body of sternum) 위아래로 긴 직사각형이며 복장뼈자루의 약 2배 길이이다.

복장뼈의 가장자리에는 복장막에서 몸에 걸쳐 제1~7갈비연골의 전단과 연결되는 7쌍의 **갈비패임**(늑골절흔

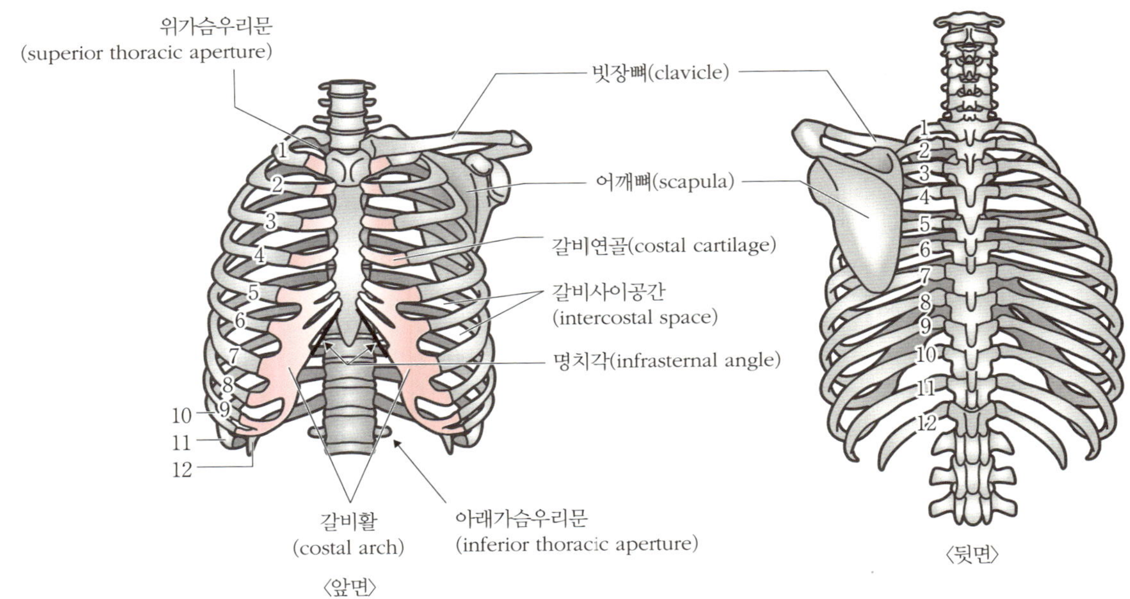

그림 5-1 가슴
어깨뼈와 가슴은 떨어져 있으므로 움직임이 자유롭다.

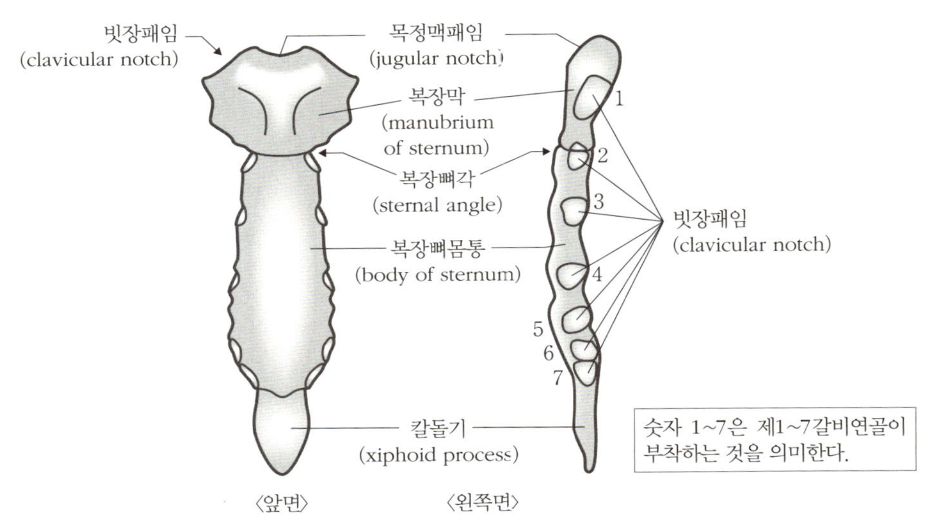

그림 5-2 복장뼈
복장뼈각(sternal angle)에는 제2갈비뼈가 부착한다.

costal notch)이 있다.

복장뼈자루와 복장뼈몸통의 결합부(복장뼈몸통자루연골결합)는 앞으로 약간 돌출하여 **복장뼈각**(흉골각 sternal angle)이라 한다.

◆ **복장뼈자루몸통결합**(흉골병연골결합 manubriosternal joint) 연골결합으로 약간의 가동성을 가지며 호흡운동과 함께 작용한다. 결합은 고령이 되면 뼈되기하여 부동성 결합이 된다.

◆ **칼돌기**(검상돌기 xiphoid process) 복장뼈 아래끝의 작은 부위이다.

복장뼈자루와 칼돌기라는 이름의 유래 : 복장뼈의 형태가 칼과 유사하여 복장뼈자루나 칼돌기라고 이름 붙여졌다.

표면해부학

목정맥패임은 앞목부위의 피부밑에서 만질 수 있다. 제2등뼈 아래모서리의 높이에 해당한다.

복장뼈각은 체표면에서 앞가슴벽의 중요한 지표이다. 복장뼈각 양쪽에 제2갈비뼈가 붙어 있으므로 체표면에서 갈비뼈의 수를 셀 때 기준이 된다. 복장뼈각은 제4등뼈 아래모서리의 높이에 해당하며, 기관갈림부위와 대동맥활의 고정말단 높이에도 해당한다. 제1갈비뼈는 빗장뼈의 깊은쪽에 있으므로 체표면에서 만질 수 없다.

칼돌기부위는 체표면에서 약간 패여 이른바 명치오목(상복와 epigastric fossa)이라는 부분에 해당한다. 거의 제9등뼈의 높이에 해당한다.

복장뚫기(흉골천자) : 복장뼈는 편평한 뼈이며 표면층의 뼈아교질(치밀뼈)은 얇고 내부의 갯솜뼈에는 생애조혈을 하는 적색뼈속질이 포함된다. 이에 따라 뼈속질의 생검에는 복장뼈의 뼈속질을 종종 사용한다.

복장뼈의 뼈속질은 체표면에서 복장뚫기(흉골천자 sternal puncture)에 의해 채취된다. 뚫기는 통상 제2 또는 제3갈비사이의 높이 또는 정중선에서 약간 가쪽에서 이루어진다. 갈비연골의 높이에서는 복장뼈가 뼈되기하지 않아 연골이 남아 있는 경우가 있으므로 이것을 피하기 위해 갈비 사이의 높이에서 뚫는 것이다.

갈비뼈(늑골 Rib) (그림 5-3)

갈비뼈는 가슴우리의 옆벽을 만드는 12쌍의 가늘고 긴 편평한 뼈이며, 뒤쪽의 대부분은 **갈비뼈**(늑골 rib)라 하지만, 앞쪽의 일부는 연골에서 생겨 **갈비연골**(늑연골 costal cartilage)이라 한다.

갈비뼈 뒤끝은 **갈비뼈머리**(늑골두 costal head)라 하며 등뼈몸통과 관절을 만든다. 갈비뼈머리는 일반적으로 대응하는 번호의 등뼈와 그 바로 상위 등뼈 사이에서 관절을 만든다. 따라서 갈비뼈머리의 관절면(**갈비뼈머리관절면** 늑골두관절면 articular facet of head)은 **갈비뼈머리능선**(늑골두능 costal crest of head)이라는 작은 둔덕에 의해 위아래로 나누어진다.

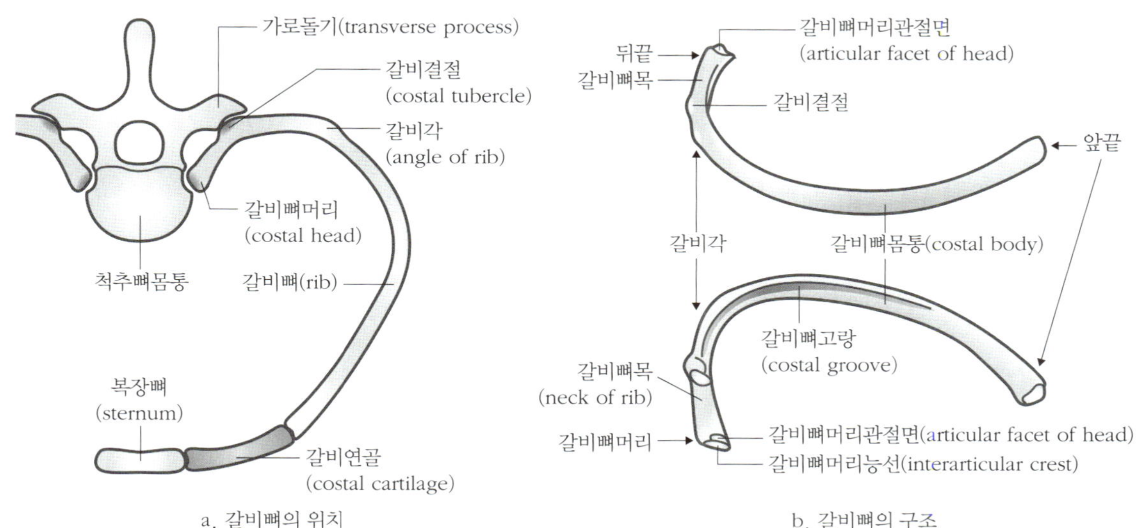

그림 5-3 갈비뼈

복장뼈(sternum)에 부착되어 있는 것은 갈비연골이다. 갈비뼈는 12쌍이다.

갈비뼈머리에 이어지는 가는 부위를 **갈비뼈목**(늑골경 neck of rib)이라 한다. 갈비뼈목 가쪽끝은 약간 부풀어 **갈비뼈결절**(늑골결절 costal tubercle)이라 하며, 여기에 등뼈 가로돌기와 관절을 만드는 관절면(**갈비뼈결절관절면** 늑골결절관절면 articular facet of tubercle)이 있다.

갈비뼈결절에서 앞으로 이어지는 갈비뼈의 주요 부위를 **갈비뼈몸통**(늑골체 costal body)이라 하며, 갈비뼈몸통은 갈비뼈결절에서 이어져 처음에는 뒤 바깥쪽으로 주행하지만 바로 굽어져서 앞 안쪽을 향해 주행한다. 이러한 갈비뼈결절의 바로 가쪽에 있는 강한 굽이를 **갈비각**(늑골각 angle of rib)이라 한다.

갈비뼈몸통의 뒤 1/4부분은 원기둥모양이지만 앞 3/4부분은 편평하며 아래모서리는 약간 날카롭다. 갈비뼈몸통의 안쪽면에는 아래모서리를 따라 **갈비뼈고랑**(늑골구 costal groove)이라는 얕은 고랑이 주행한다.

갈비뼈고랑에는 갈비사이동정맥과 갈비사이신경이 주행한다. 이들 혈관과 신경은 갈비뼈의 안쪽면에 있어 보호된다.

갈비뼈의 앞쪽끝에는 타원형 원기둥모양의 갈비연골이 붙어 있다. 갈비연골은 유리연골이며 제1갈비연골에서 제7갈비연골까지 점점 길어지며 제7갈비연골이 가장 길어서 약 12 cm이다. 그 아래의 갈비연골은 다시 점점 짧아진다(그림 5-1).

제1~7갈비연골은 직접 복장뼈 가쪽모서리(복장패임)에 붙어 제1~7갈비뼈를 **참갈비뼈**(진성늑골 true rib)라 한다.

제8~12갈비뼈는 갈비연골이 직접 복장뼈에 붙지 않으므로 **거짓갈비뼈**(가성늑골 false rib)라 한다. 제8~10갈비연골은 바로 위쪽의 갈비연골에 결합하여 복장뼈에 붙는다. 제11 · 12갈비뼈는 복장뼈에 부착하지 않고 유리되어 끝나며 **뜬갈비뼈**(부유늑골 floating rib)라 한다.

제1갈비연골은 안쪽을 향해 약간 아래로 주행하며 제2갈비연골은 거의 수평으로 주행한다. 제3갈비연골 아래의 갈비연골은 복장뼈를 향해 위로 주행한다.

제7~10갈비연골 아래모서리는 연결되어 활모양을 띠어 **갈비활**(늑골궁 costal arch)이라 한다. 좌우 양쪽의 갈비활은 복장뼈몸통 아래끝에서 합쳐져 **명치각**을 만든다(그림 5-1). 복장뼈아래각은 약 80°이며, 정점은 거의 제9등뼈의 높이에 있다.

> **갈비연골의 탄력성** : 갈비연골은 가슴우리에 탄력성을 준다. 따라서 인공호흡을 할 때 가슴부위를 압박해도 복장뼈 · 갈비뼈의 골절은 잘 일어나지 않는다. 그러나 나이가 들면 갈비연골이 석회화나 뼈되기하므로 가슴우리의 탄력성이 줄어 쉽게 골절된다.

갈비뼈 중에서 제3~9갈비뼈는 앞서 말한 것 같은 전형적인 형태를 나타내는데, 가장 위쪽의 제1 · 2 갈비뼈와 아래쪽의 제11 · 12 갈비뼈는 약간 특이한 형태를 띤다.

◆ **제1 갈비뼈** (그림 5-4)　가장 폭넓고 짧은 갈비뼈이며, 위아래로 편평하고 강하게 굽어진다. 윗면의 안쪽모서리 중앙에 앞목갈비근이 붙는 작은 두덩, 즉 **목갈비근결절**(사각근결절 scalene tubercle)이 있다. 결절의 앞쪽에는 그 위를 주행하는 빗장밑정맥을 위한 고랑(**빗장밑정맥고랑** 쇄골하정맥구 groove for subclavian vein)이 있으며, 뒤쪽에는 빗장밑동맥이 주행하기 위해 생기는 고랑(**빗장밑동맥고랑** 쇄골하동맥구 groove for subclavian artery)이 있다.

> **중심정맥영양을 위한 빗장밑정맥천자** : 빗장뼈와 제1갈비뼈의 사이에서 바늘을 중앙쪽으로 비스듬하게 넣어 빗장밑정맥에 주입한다. 바늘을 너무 깊이 찔러 넣으면 허파에 닿아 공기가슴증을 일으킬 수 있으므로 주의가 필요하다.

◆ **제2 갈비뼈**　제1갈비뼈 길이의 약 2배이며, 굽이는 경도이다.

◆ **제11 · 제12갈비뼈**　갈비뼈머리의 관절면은 1개이며, 갈비뼈목은 분명하지 않고 갈비뼈결절도 없다. 갈비뼈몸통의 굽이도 약하고 갈비뼈고랑도 없다. 특히 제12갈비뼈는 길이의 차이가 심하며 눈에 띄게 짧거나 없는 경우

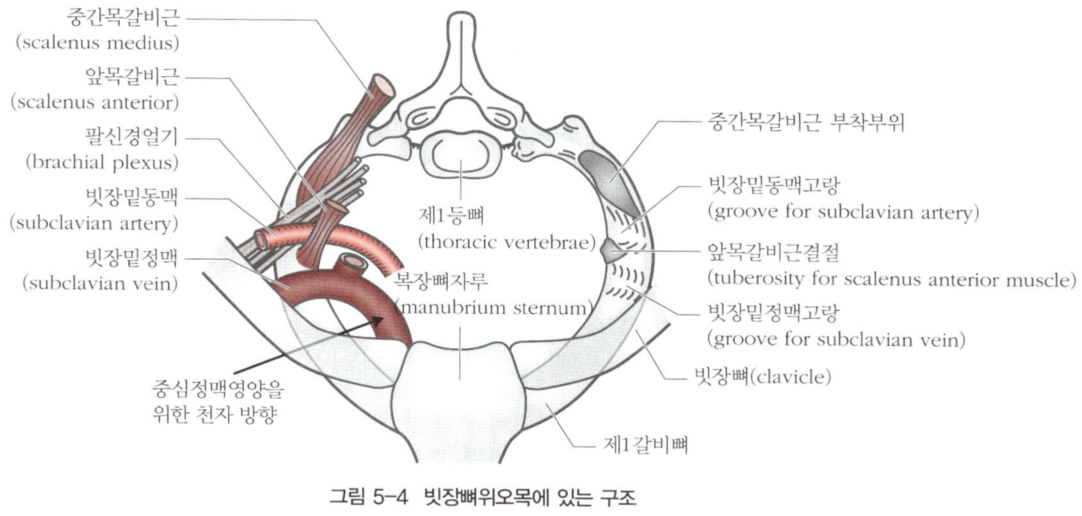

그림 5-4 빗장뼈위오목에 있는 구조
빗장밑정맥이 가장 앞쪽에 있다.

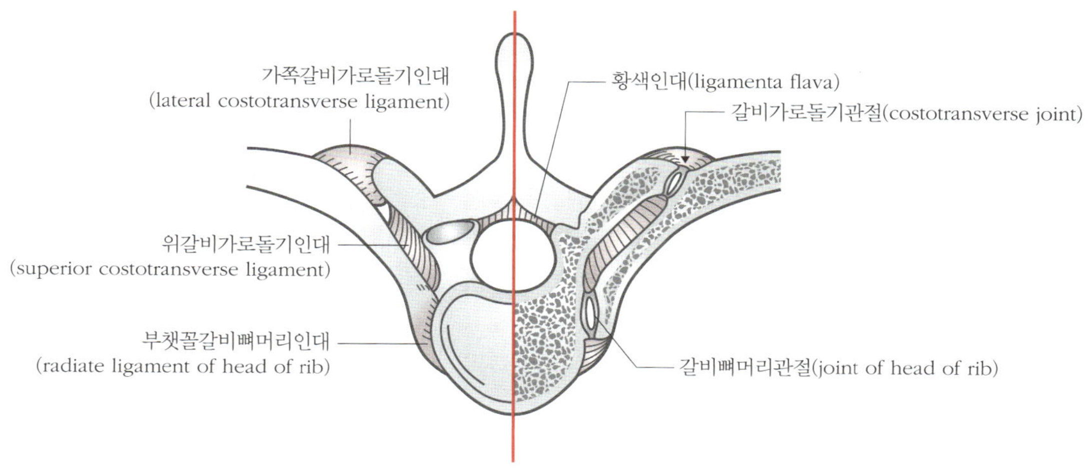

그림 5-5 갈비척추관절(costovertebral joint)
갈비뼈와 척추뼈 사이의 관절은 2군데로 이루어진다.

도 있다.

등뼈(흉추 Thoracic vertebra)

등부위(제4장) 참조.

B. 뼈의 연결

가슴우리를 만드는 뼈는 다음 관절로 연결된다.

갈비척추관절(늑골척추관절 Costovertebral joint) (그림 5-5)

갈비뼈머리와 등뼈의 척추뼈몸통 및 척추사이원반 사이에 생기는 **갈비뼈머리관절**(늑골두관절 joint of head of rib)과 갈비뼈결절과 등뼈가로돌기 사이에 있는 **갈비가로돌기관절**(늑횡돌기관절 costotransverse joint)이 있다.

이들 관절의 주머니는 여러 가지 인대로 보강된다(**부챗꼴갈비뼈머리인대** 방사상늑골두인대 radiate ligament of head of rib, **위 · 가쪽 갈비가로돌기인대** superior and lateral costotransverse ligament).

갈비척추관절에서는 갈비뼈머리와 갈비뼈결절을 연결하는 축을 중심으로 하며, 갈비뼈는 위아래로 돌림운동을 하여 올라간다.

복장갈비관절(흉늑관절 Sternocostal joint)

제1~7갈비연골과 복장뼈 가쪽모서리의 갈비패임 사이 연결이다.

C. 가슴우리(흉곽 Thoracic cage)

가슴우리(그림 5-1 참조)는 복장뼈, 갈비뼈, 등뼈로 이루어지는 새장모양의 골격이며, 그것으로 에워싸인 속공간을 **가슴안**(흉강 thoracic cavity)이라 한다.

가슴의 형태

가슴은 거의 원뿔모양이며 위둔덕과 아래둔덕 및 갈비뼈에서 생기는 옆벽이 있다. 뒷부위에서는 등뼈의 척추뼈몸통이 가슴안으로 돌출되어 있으므로 가슴안의 가로면은 콩팥모양을 나타낸다.

성인의 가슴에서는 좌우지름이 앞뒤지름에 비해 크다. 좌우지름은 제9갈비뼈 높이에서 가장 크다. 유아 · 소아에서는 좌우지름과 앞뒤지름이 거의 같으며 가슴이 둥글고 술통모양이다. 가슴 형태는 연령 외에 성별에 따라서 다르며 일반적으로 여성은 남성에 비해 복장뼈가 짧고 가슴안이 작다.

술통가슴 : 앞뒤지름이 커서 가로지름과 거의 같은 가슴을 술통가슴(통모양가슴 barrel chest)이라 한다. 예를 들면 폐기종의 경우에 나타난다.

오목가슴과 새가슴 : 복장뼈 아랫부분과 칼돌기가 심하게 오목한 가슴을 오목가슴(누두흉 funnel chest)이라 한다. 반대로 복장뼈가 앞으로 돌출하면 새가슴(pigeon chest)이라 한다. 새가슴은 선천성심장질환과 기관지 천식에서 나타난다.

◆**위가슴우리문**(흉곽상구 superior thoracic aperture) 제1등뼈, 제1갈비뼈, 복장막 위모서리로 둘러싸여 전체적으로 앞쪽 아래로 경사진다. 좌우지름 약 10 cm · 앞뒤지름 약 5 cm이며, 크기는 양손의 엄지손가락과 집게손가락으로 만드는 하트모양과 거의 같다.

◆**아래가슴우리문**(흉곽하구 inferior thoracic aperture) 제12등뼈, 제12갈비뼈, 갈비활 및 복장뼈 아래끝(칼돌기)으로 에워싸인다. 위둔덕보다 넓고 앞 중앙에서는 높은 위치이지만 좌우 양쪽에서는 낮게 내려가 있다.

아래가슴우리문은 가로막(p.273)에서 닫힌다. 가로막은 위아래를 향해 돔모양으로 돌출하므로 가로막 아래쪽에 있는 간과 위 등의 배안 장기는 가슴 아랫부분에 있어서 보호된다.

◆**갈비사이공간**(늑간극 intercostal space) 갈비뼈와 그 바로 아래의 갈비뼈 사이에 있는 공간이며 갈비사이근(그림 5-8 참조)으로 닫힌다.

갈비사이공간의 폭은 약 2 cm이지만 일반적으로 뒤쪽보다 앞쪽에서 넓으며, 아래쪽 갈비뼈 사이보다 위쪽 갈비뼈 사이가 넓다. 제2갈비뼈와 제3갈비뼈 사이(제2갈비사이공간)가 가장 넓다.

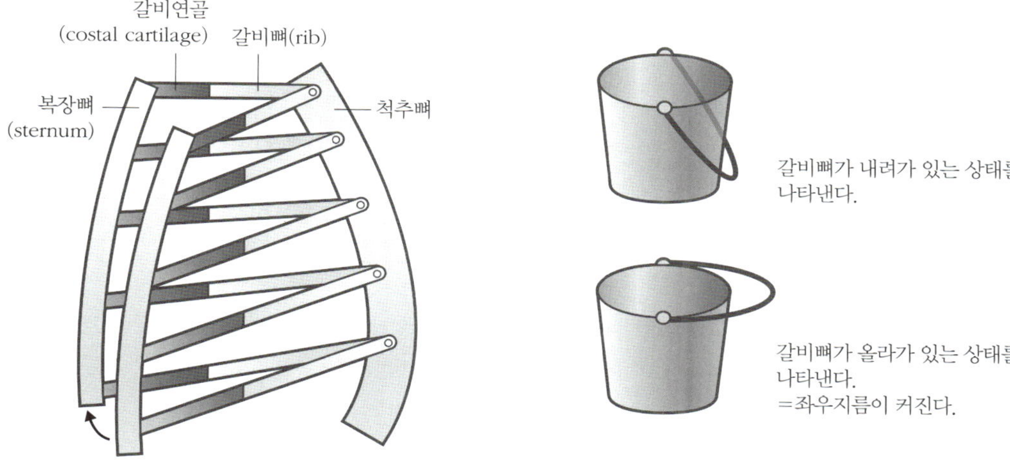

그림 5-6 가슴우리의 운동

폐의 들숨 시에는 갈비뼈가 올라간다.
가슴우리운동에는 갈비뼈와 복장뼈의 운동과 함께 갈비연골의 탄력성도 중요하다.
갈비뼈가 올라가면 가슴우리의 앞뒤지름과 좌우지름이 커진다.

가슴우리의 운동

가슴우리는 가동성이 있으며 운동은 호흡과 관계된다. 즉 가슴우리는 들숨 시에 확대되고 날숨 시에 축소된다.

가슴우리의 확장은 좌우지름 · 앞뒤지름 · 위아래지름의 증대에 의한다(그림 5-6a).

◆**좌우지름의 증대** 갈비뼈의 올림에 의한다.

◆**앞뒤지름의 증대** 복장뼈몸통이 복장막결합(복장뼈각)으로 앞으로 움직이는 것에 의한다.

갈비뼈의 올림 : 갈비뼈는 활모양이며 그 앞뒤 양쪽 끝에서 각각 복장뼈와 등뼈 사이에서 관절(복장갈비관절과 갈비척추관절)을 만들어 연결되어 있다. 갈비뼈의 운동은 양동이 손잡이에 비유하면 이해하기 쉽다.

양동이 손잡이가 내려가 있는 상태에서 위로 들어 올리는 것과 같이 갈비뼈가 올라가면 가슴우리의 좌우지름이 커져서 가슴우리가 넓어지게 된다(그림 5-6b). 갈비뼈가 올라가면 앞쪽 끝은 복장뼈몸통을 앞 위쪽으로 움직이므로 가슴우리의 앞뒤지름도 커진다.

◆**위아래지름의 증가** 아래가슴우리문을 닫고 있는 가로막이 수축되어 내려가는 것에 의한다.

D. 가슴벽(흉벽 Chest wall)의 근육

가슴벽은 가슴안을 에워싸고 있으므로 가슴우리를 구조(framework)로 하여 여기에 붙는 근육과 이것을 덮는 피부와 연부조직으로 이루어진다.

가슴벽에는 갈비뼈에 붙는 많은 근육이 있다. 가슴우리의 얕은층에 있는 얕은가슴근(큰가슴근 · 작은가슴근 · 빗장밑근 · 앞톱니근)이나 얕은층의 등근육(큰마름근 · 작은마름근 · 어깨올림근 등)은 주로 위팔에 작용하므로 위팔 근육으로서 서술하였다(p.87).

여기에서는 가슴우리에 고정말단과 부착을 모두 가지고 있는 고유의 가슴근(가슴벽근)과 가로막에 대해 서술한다.

고유가슴근(가슴벽근)

◆**바깥갈비사이근**(외늑간근 external intercostal muscle, 그림 5-7, 8) 인접하는 위아래 갈비뼈의 사이, 즉 갈비사이공간을 채우는 근육이며 좌우 11쌍이다. 근육은 위쪽 갈비뼈의 아래모서리에서 아래쪽 갈비뼈의 위모서리를 향해 주행한다. 근육섬유는 특히 앞부위에서는 뒤 위쪽으로부터 앞 아래쪽으로 비스듬히 지난다.

바깥갈비사이근의 주행방향은 배벽의 배바깥빗근(p.345)과 같이 손가락을 모아 편 손을 바지주머니에 넣으면 거의 손가락의 방향과 일치한다.

바깥갈비사이근은 뒤쪽에서는 갈비뼈결절 주위에서 일어나 앞쪽에서는 갈비연골 주위에 이르며 그보다 앞쪽, 즉 갈비연골 사이에서는 얇은 널힘줄모양의 **바깥갈비사이막**(외늑간막 external intercostal membrane)이 된다(그림 5-8).

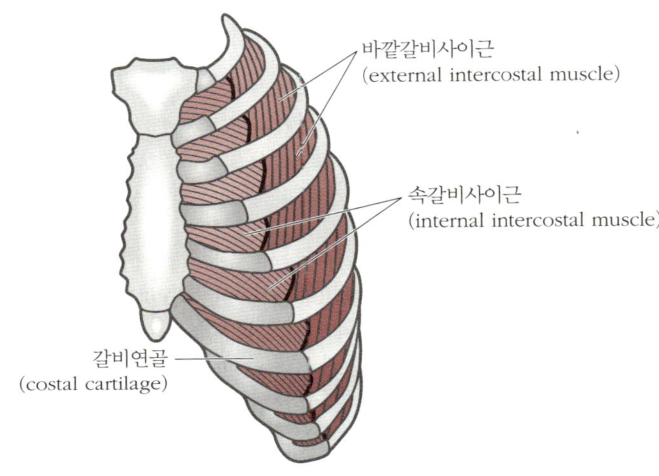

그림 5-7 바깥갈비사이근과 속갈비사이근

바깥갈비사이근과 속갈비사이근의 배열방향은 거의 수직으로 교차한다.

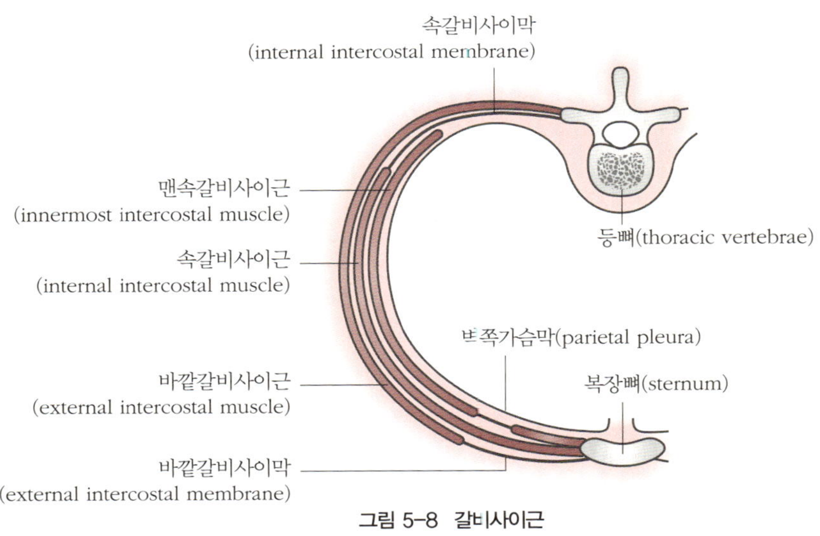

그림 5-8 갈비사이근

갈비사이근은 3층 구조로 되어 있다.

◆**속갈비사이근**(내늑간근 internal intercostal muscle, 그림 5-7, 8) 바깥갈비사이근의 깊은쪽에 있다. 근육섬유의 주행방향은 바깥갈비사이근과 반대이며, 이와 교차하도록 앞부위에서는 바깥아래쪽에서 안쪽 위로 비스듬히 지난다.

근육은 앞쪽 갈비연골 사이에서 일어나 뒤쪽 갈비뼈각 주위에까지 이른다. 갈비뼈각보다 뒤쪽에서 근육은 널힘줄모양의 **속갈비사이막**(내늑간막 internal intercostal membrane)이 된다.

갈비사이근에 의한 갈비뼈의 올림과 내림

갈비사이근은 갈비뼈의 운동, 즉 가슴우리의 운동에 관계가 있으며 바깥갈비사이근은 갈비뼈의 올림을 담당하고 속갈비사이근은 갈비뼈의 내림에 작용한다(그림 5-7).

갈비뼈의 올림에는 목갈비근 등의 목부위의 근육이 제1갈비뼈를 올림과 고정하고 바깥갈비사이근이 제2갈비

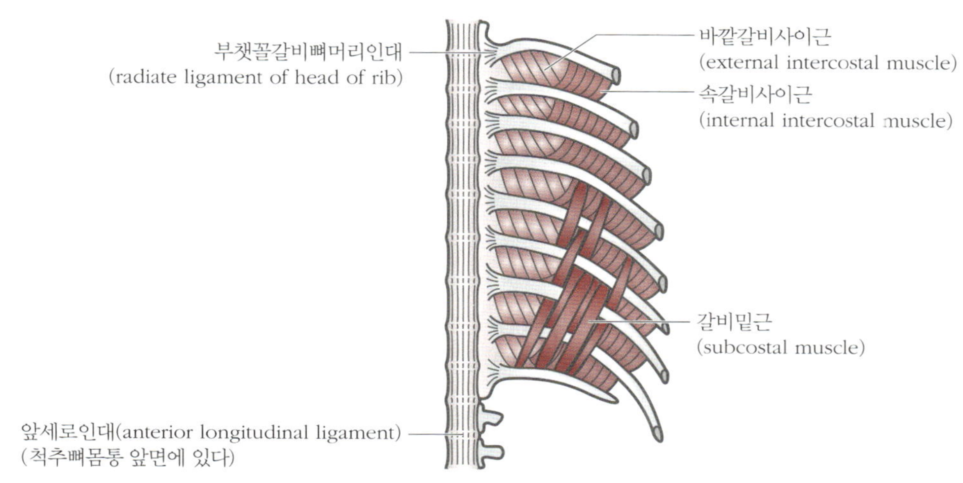

그림 5-9 갈비밑근
갈비밑근은 등부위에서 갈비사이근보다 안쪽에 있다.

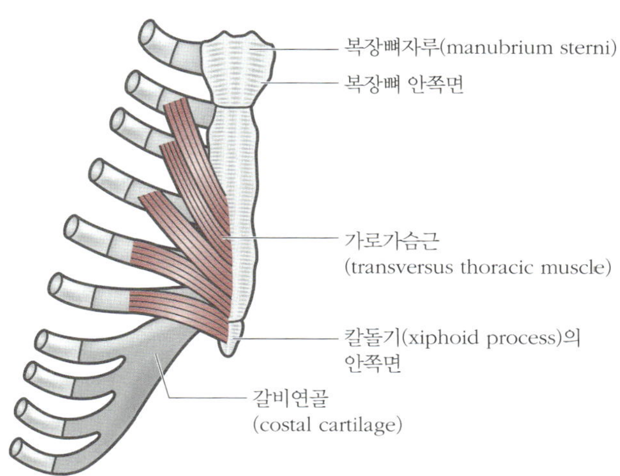

그림 5-10 가로가슴근
가로가슴근은 복장근에서 갈비사이근보다 안쪽에 있다.

뼈 아래의 갈비뼈를 끌어올린다. 한편 갈비뼈를 내리는 경우에는 제12갈비뼈를 배빗근이나 허리네모근 등의 배벽 근육으로 고정하여 속갈비사이근의 수축에 의해 제1~12갈비뼈를 끌어내린다.

그리고 갈비사이근은 갈비사이공간을 채우며, 근육 긴장은 호흡에 수반하는 가슴안 내압의 증감에 의해 갈비사이공간의 돌출 또는 오목을 막는다.

갈비연골은 복장뼈를 향해 바깥아래쪽에서 안쪽 위로 주행하며, 그 주행방향은 갈비뼈와 반대이다. 갈비연골 사이에는 바깥갈비사이근은 없고 속갈비사이근만이 존재한다. 따라서 갈비연골만 속갈비사이근 앞부위에서 올라간다. 따라서 갈비뼈를 올려 가슴을 넓히는 근육(호흡근)은 바깥갈비사이근과 속갈비사이근의 앞부위이다.

◆ **맨속갈비사이근**(최내늑간근 innermost intercostal muscle, 그림 5-8) 속갈비사이근보다 더욱 깊은쪽에 있다. 근육섬유의 주행방향은 속갈비사이근과 같다.

속갈비사이근과 사이에는 갈비사이동정맥과 갈비사이신경이 주행한다(그림 5-22, 23 참조).

◆ **갈비밑근**(늑하근 subcostal muscle, 그림 5-9) 속갈비사이근에서 나누어진 근육. 가슴벽의 뒷부위 안쪽면이며 아래쪽 갈비뼈의 갈비뼈각 주위에 있다. 근육섬유는 아래쪽 갈비뼈에서 1 또는 2개 위쪽의 갈비뼈를 향해 비스듬히 지난다.

지배신경 바깥갈비사이근, 속갈비사이근, 맨속갈비사이근, 갈비밑근은 근접한 갈비사이신경 지배

◆ **가로가슴근**(횡흉근 transversus thoracic muscle, 그림 5-10) 앞가슴벽의 안쪽면에 있다. 복장뼈몸통의 아래 1/3 부분과 칼돌기의 뒷면에서 일어나 바깥위쪽으로 비스듬히 지나 제2~6갈비연골에 붙는다.

지배신경 갈비사이신경(T2~6)

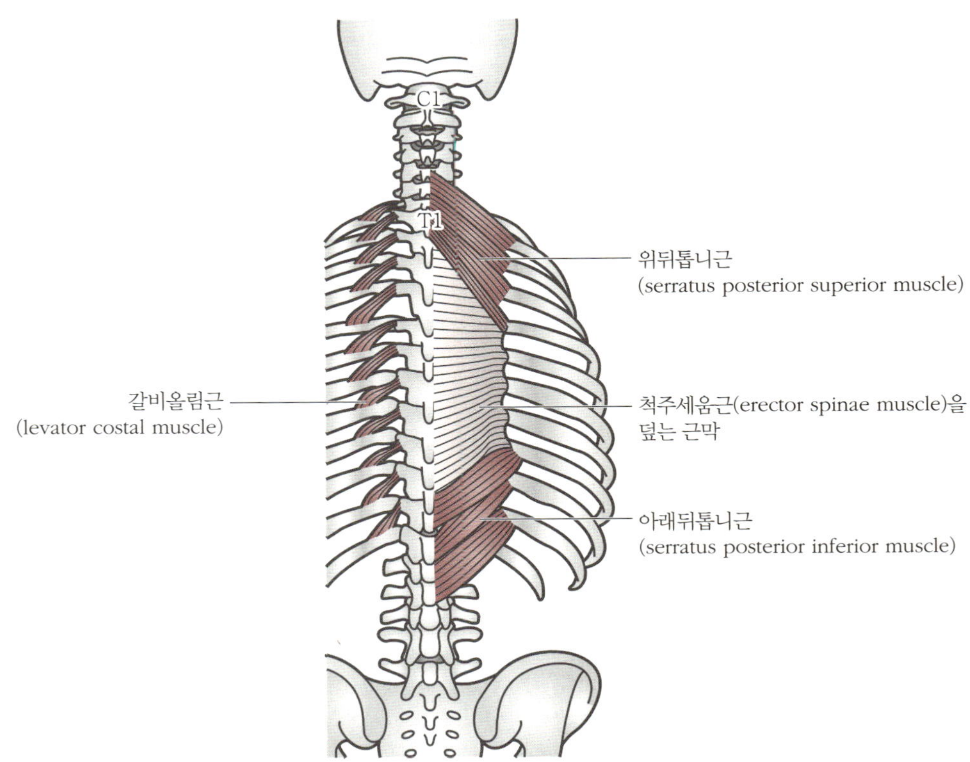

그림 5-11 갈비올림근과 뒤톱니근

갈비올림근과 위뒤·아래뒤 톱니근은 갈비사이근보다 가쪽에 있다.

◆**갈비뼈올림근**(늑골거근 levator costal muscle, 그림 5-11)　등쪽에서 척주 양쪽의 척주세움근(p.253) 깊은쪽에 12쌍이 있다. 제7목뼈와 제1~11등뼈 가로돌기에서 일어나 바깥아래쪽으로 지나서 아래쪽 갈비뼈 위모서리 혹은 가쪽면에서 갈비뼈결절과 갈비뼈각 사이에 붙는다.

작용　아래쪽갈비뼈를 올린다.

지배신경　척수신경의 뒷가지(C8, T1~11)

◆**위뒤톱니근**(상후거근 serratus posterior superior muscle) · **아래뒤톱니근**(하후거근 serratus posterior inferior muscle) (그림 5-11)　위뒤톱니근과 아래뒤톱니근은 편평한 얇은 근육이며, 척추뼈의 가시돌기에서 일어나 갈비뼈에 붙는다.

위뒤톱니근은 위쪽에서 제5목뼈~제1등뼈 가시돌기와 목덜미인대에서 일어나 바깥아래쪽으로 비스듬히 지나 제2~5갈비뼈각에 붙는다.

아래뒤톱니근은 제10등뼈~제2허리뼈 가시돌기에서 일어나 바깥위쪽으로 비스듬히 지나 제9~11갈비뼈 아래모서리에 붙는다.

작용　위뒤톱니근은 갈비뼈를 올린다. 아래뒤톱니근은 갈비뼈를 내린다.

지배신경　위뒤톱니근은 갈비사이신경 중 T2~5, 아래뒤톱니근은 갈비사이신경 중 T9~12 유래의 신경.

맨속갈비사이근 · 갈비올림근 · 위뒤톱니근 · 아래뒤톱니근은 갈비뼈에 붙지만 모두 약한 근육이며, 갈비뼈운동에 대한 작용은 매우 약하며 거의 없다고 할 수 있다.

가로막(횡격막 diaphragm)의 구조

가로막(그림 5-12)은 가슴안과 배안을 가로막는 막모양의 근육이다. 근육은 아래가슴우리문의 주위, 즉 위쪽 허리뼈의 척추뼈몸통 앞면과 갈비활(위쪽 갈비뼈)의 안쪽면 및 복장뼈칼돌기의 뒷면에서 일어나 중심을 향해 모이며 중앙에서 널힘줄모양의 **힘줄중심**을 만든다.

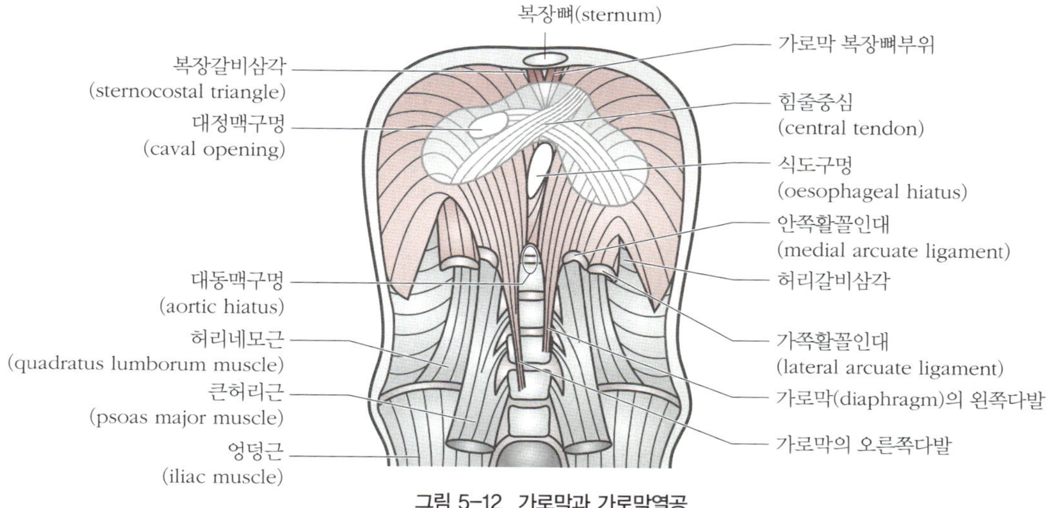

그림 5-12　가로막과 가로막열공
가로막의 중심부위는 막으로부터, 주변부위는 골격근으로부터 생긴다.

가로막의 발생 (그림 5–13)

심장막공간은 장과 연결되는 난황낭 줄기와의 사이에 중배엽성 조직으로 이루어지는 **가로사이막**(횡중격 transverse septum)을 가지고 있다. 이 가로사이막을 향해 등쪽으로부터 **등쪽식도사이막**이 뻗어와 가로사이막과 연결되므로 등쪽 절반부위에는 좌우대칭적으로 가슴안과 배안의 교통이 생긴다. 태생 5주의 처음에 **가슴배막주름**이 등쪽 옆벽에 나타나며 좌우에서 중앙을 향해 퍼진다. 제7주에는 **가슴배막주름**에 의해 가슴안과 배안이 분리된다. 그 후 체벽(body wall)으로부터 근육성분이 가로막으로 들어와 가로막의 근육성분이 된다.

가로막의 원기(rudiment) 특히 대부분을 차지하는 중앙부위는 발생학적으로 목부위에 생기며 내려가서 가로막이 된다. 발생 조기의 원기에 분포하는 목신경은 원기에 수반해 아래로 주행하여 가로막신경이 된다.

가로막은 고정말단에 의해 다음 3부분으로 나누어진다.

◆ **허리부위**(요추부 lumbar part) 위쪽 3허리뼈(제1~3허리뼈)의 척추뼈몸통과 그 양쪽에 있는 활모양의 인대(안쪽활꼴인대와 가쪽활꼴인대)에서 일어나는 부위이다.

① **안쪽활꼴인대**(내측궁상인대 medial arcuate ligament)는 제1허리뼈의 척추뼈몸통과 제2허리뼈의 갈비돌기 사이에 뻗어 있는 활모양의 힘줄이며 그 아래를 큰허리근이 아래로 주행한다.

② **가쪽활꼴인대**(외측궁상인대 lateral arcuate ligament)는 제2허리뼈의 갈비돌기와 제12갈비뼈의 앞쪽끝 사이에 뻗어 있는 활모양의 힘줄이며 그 아래를 허리네모근이 통과한다.

허리뼈의 척추뼈몸통에서 일어나는 근육다발은 척추뼈몸통의 좌우 양쪽에서 각각 **왼다리**(좌각 left crus)와 **오른다리**(우각 right crus)를 만든다. 양쪽 다리 사이에는 척추뼈몸통 앞면을 아래로 주행하는 대동맥을 덮는 **정중활꼴인대**(정중궁상인대 median arcuate ligament)가 있다.

◆ **갈비부위**(늑골부 costal part) 아래쪽 6쌍의 갈비뼈와 갈비연골에서 일어난다.

◆ **복장부위**(흉골부 sternal part) 복장뼈 칼돌기의 뒷면에서 일어나는 작은 부위이다.

복장갈비삼각과 허리갈비삼각

가로막에서 인접하는 2부위의 사이에는 좁은 틈이 있다. 즉 복장부위와 갈비부위 사이에는 **복장갈비삼각**(흉늑

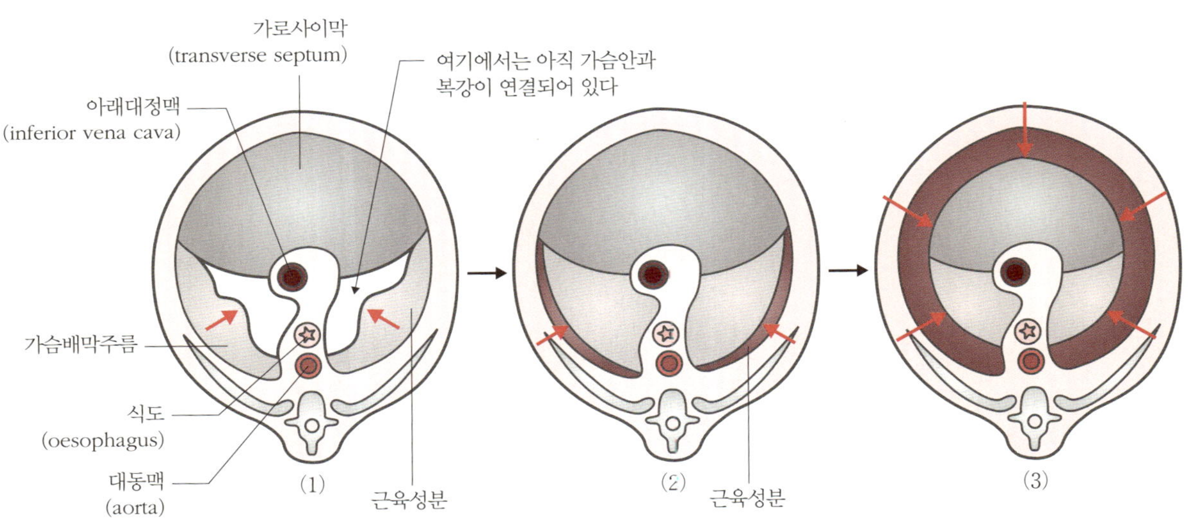

그림 5–13 가로막의 발생
가로막의 근육성분은 주변으로부터 들어온다(3).

삼각 sternocostal triangle)이 있으며, 허리부위와 갈비부위 사이에는 **허리갈비삼각**(요추늑골삼각 lumbocostal triangle, triangle of Bochdalek)이 있다. 이들 삼각은 저항이 약한 부위가 된다.

선청가로막탈장 : 가로막의 등쪽은 가슴배막주름으로부터 생긴다. 가슴막공간과 복막안이 태생기에 가슴배막주름으로 완전히 닫히지 않아 가로막에 손상이 생기면 결손부위를 통해 배안 장기가 가슴안으로 탈출한다. 즉 선천가로막탈장(선천횡격막탈장 congenital diaphragmatic hernia)이 발생한다. 탈장이란 체벽 또는 경계막의 약한 부위 또는 결손부위를 통과하여 장기 또는 조직이 정상위치에서 탈출한 상태를 말한다. 탈장을 발생시키는 결손부위는 가로막 뒤 가쪽에서 보이는데 Bochdalek구멍(foramen of Bochdalek)이라 하며 특히 왼쪽에 많다.

◆**힘줄중심**(건중심 central tendon) 가로막의 가장자리에서 일어나는 근육섬유가 중앙에 모여 생기는 클로버모양의 널힘줄을 힘줄중심이라 한다. 힘줄중심의 윗면은 심장을 싸는 섬유성심장바깥막과 일부 유착한다.

가로막의 구멍 (그림 5-12, 14)

가로막에는 혈관 및 신경이나 식도가 관통하여 주행하는 통로가 되는 구멍이 보인다. 주요 구멍은 다음 3개이다.

◆**대동맥구멍**(대동맥열공 aortic hiatus) 제12등뼈의 척추뼈몸통 앞에서 가로막의 허리부위 왼다리와 오른다리 사이에 있는 구멍이며, 대동맥 외에 홀정맥 및 가슴림프관이 통과한다.

◆**식도구멍**(식도열공 oesophageal hiatus) 대동맥구멍의 왼쪽 앞 위쪽에 있는 구멍. 제10등뼈의 높이에서 허리부위의 왼다리와 오른다리로부터 일어나는 근육섬유다발에서 루프모양으로 에워싼다. 이 구멍에는 식도 외에 왼위동맥의 가지 · 미주신경 · 왼쪽 가로막신경의 가지가 통과한다.

◆**대정맥구멍**(대정맥열공 caval opening) 힘줄중심에서 정중선의 바로 오른쪽에 있다. 제8등뼈의 높이에 있으며 아래대정맥 외에 오른가로막신경의 가지가 통과한다.

식도구멍탈장 : 식도구멍은 탈장이 잘 발생하는 부위이다. 여기에 일어나는 식도구멍탈장(식도열공탈장 esophageal hiatus hernia)은 가로막에 생기는 탈장 중에서 가장 많다.

가로막의 작용

가로막은 앞에서 보면 좌우 양쪽에서 가슴안을 향해 돔모양으로 돌출한다(그림 5-15). 오른쪽의 돔은 제5갈비뼈 위모서리 높이에 이르며, 왼쪽 돔은 약간 낮아 제5갈비뼈의 아래모서리 높이에 이른다. 오른쪽이 더 높게 있는 것은 간이 있기 때문이다. 또한 옆에서 보면 가로막은 뒷부분이 낮아 척주에서 앞쪽으로 갈수록 위로 주행하여 복장뼈 칼돌기에 이른다(그림 5-14).

이러한 가로막을 만드는 돔은 근육이 수축하면 내려가서 돔 형태에서 편평함에 가까워진다. 이렇게 하여 가슴안은 위아래지름이 증가하여 넓어진다. 또한 돔이 낮아져 고정되면 특히 갈비부위에 의해 아래쪽 갈비뼈가 올라가 가슴의 좌우지름 및 앞뒤지름도 증가한다. 이렇게 가로막은 수축에 의해 가슴안을 넓히게 되어 주요한 **들숨근육**(흡기근)으로서 작용한다.

◆**배호흡과 가슴호흡** 가로막이 수축하여 내려가면 배안이 작아지므로 그에 따라 배근육은 이완되고 배벽은 볼록해진다. 따라서 가로막에 의한 호흡운동에 수반하여 배벽에는 볼록과 오목이 교차로 나타난다. 이렇게 가로막호흡은 배벽 운동을 수반하므로 **배호흡**(복식호흡 abdominal breathing)이라 한다. 이에 비해 갈비뼈의 올림에 의한 호흡은 **가슴호흡**(흉식호흡 thoracic breathing)이라 한다.

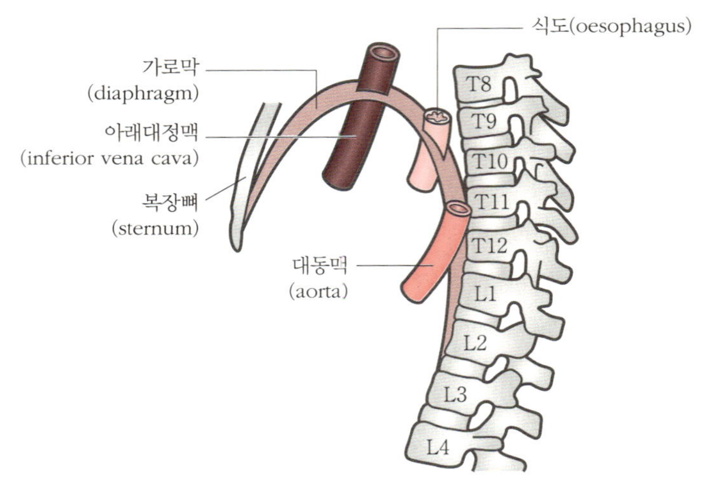

그림 5-14 가로막열공
가로막은 돔형이며 아래대정맥(inferior vena cava)은 가장 높은 부위의 바로 뒤를 관통한다.

신생아나 유아에서 갈비뼈는 거의 수평위치에 있으며 가슴은 술병모양이고 주로 가로막만으로 들숨이 이루어진다.

안정 시에는 두 호흡이 똑같이 되지 않고, 어느 한쪽의 호흡이 더욱 강하게 이루어지는 경우가 많다. 예를 들면 여성에서는 가슴호흡이, 남성에서는 배호흡이 강한 경우가 많다.

가로막의 수축과 동시에 배벽의 근육도 수축하면 배안이 작아져 배안 압력(복압)이 높아진다. 이렇게 가로막은 **복압**(abdominal muscle pressure)을 높이는 작용도 있다.

복압을 올릴 때 가로막의 참여 : 예를 들면 배뇨 · 배변 · 분만 등으로 복압을 높일 때에 깊이 들숨(가로막의 수축)하여 허파에 공기를 채운 후 성대문을 닫아 가로막의 올림을 막아 고정하고 이어서 배벽근을 수축시킨다. 복압이 높아지면 척주도 지지 · 고정되어 굽힘이 방지된다. 역도 등의 경우에도 이루어진다.

딸꾹질 : 딸꾹질(hiccups)은 가로막의 간대성경련(근육의 수축과 이완이 재빨리 교대를 반복하는 경련)에 의해 일어난다.

가로막의 지배신경

◆**운동신경** 가로막의 운동신경은 **가로막신경**(횡격막신경 phrenic nerve, C3~5)이다(그림 5-15). 가로막신경(p.338)은 목신경과 목부위에서 아래로 주행하여 가로막에 이른다(그림 5-83 참조).

가로막신경 손상 : 가로막신경이 손상되면 가로막이 마비되어 올라가므로 가슴안이 작아진다. 가로막신경은 긴 하행 경과 도중에 종종 장애를 받는다. 예를 들면 허파문 주위의 림프절이 악성종양의 전이 등으로 종대되어 가로막신경을 손상하는 경우가 있다.

◆**감각신경** 가로막의 중앙부 윗면과 아랫면을 덮는 가슴막과 배막에 분포하는 감각신경은 가로막신경에서 유래한다.

가로막의 가장자리는 발생학적으로 가슴벽에서 유래하며 감각신경섬유도 가슴신경(하위 5쌍의 갈비사이신경)에서 유래한다(그림 5-15).

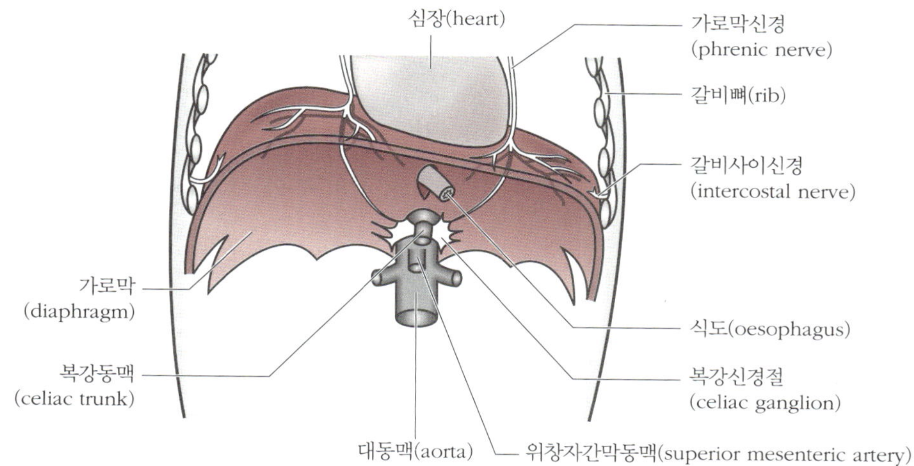

그림 5-15 가로막의 신경

가로막의 신경은 가로막신경과 갈비사이신경이다. 갈비사이신경은 감각지배뿐이다.

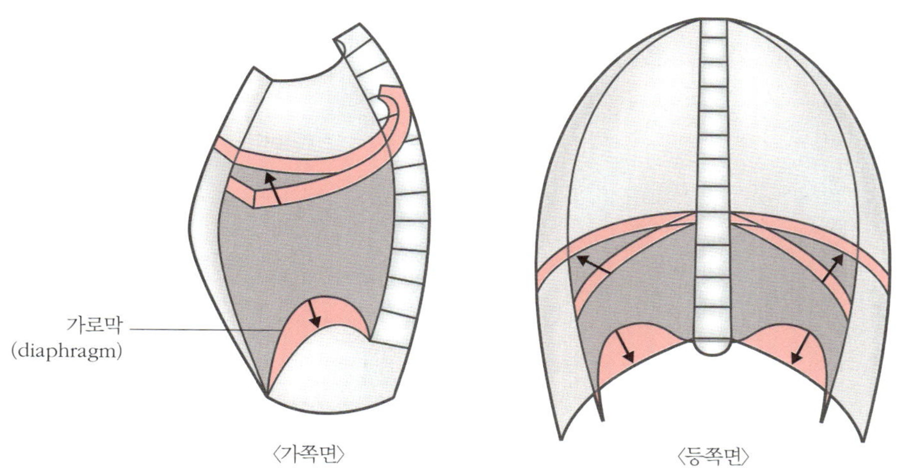

그림 5-16 들숨 시의 가슴운동

가슴은 가슴뼈를 들어 올리면 가로막 수축의 양방향에서 좌우지름, 앞뒤지름, 위아래지름이 증가하여 확대된다.

가로막이 자극되었을 때의 연관통증 : 가로막의 윗면을 덮는 가슴막이나 아랫면의 배막에 염증 등(예 : 가슴막염이나 가로막밑고름집)의 자극이 가해지면 가로막신경이 유래하는 C3~5의 감각신경섬유가 분포하는 목부위 · 어깨뼈부위의 피부 특히 어깨뼈봉우리 주위에 연관통증을 발생시키는 경우가 있다.

호흡운동 (그림 5-16)

가슴은 호흡에 관계하여 운동을 한다.

들숨(흡기 inspiration)에서는 가슴의 좌우지름 · 앞뒤지름 및 위아래지름 증가에 의해 가슴안이 넓어진다. 이러한 가슴 확대는 주로 가로막의 수축저하와 바깥갈비사이근에 의한 갈비뼈올림에 의해 이루어진다(그림 5-16, 17). 한편 **날숨**(호기 expiration)에서는 호흡근 이완에 의해 가슴이 원래의 상태로 돌아와 허파가 그 탄력성에 의해 내부 공기를 내보낸다. 호흡의 깊이는 호흡근의 작용강도와 관련된다.

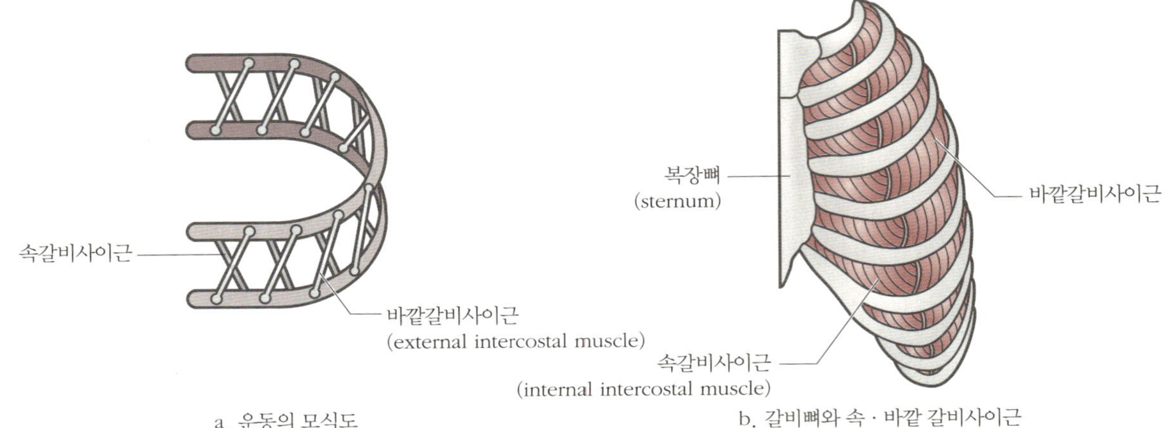

그림 5-17 갈비뼈를 올리고 내리는 구조
속갈비사이근과 바깥갈비사이근의 배열방향은 거의 수직으로 만난다.

◆**안정호흡**(quiet respiration) **안정들숨**(평정흡기 quiet inspiration)에서는 가로막과 바깥갈비사이근이 작용하는데, 그중에서도 가로막이 중심 역할을 한다. **안정날숨**(평정호기 quiet expiration)에서는 들숨근육이 이완되어 가슴이 원래 상태로 돌아온다.

가로막신경마비(횡격신경마비 phrenic nerve palsy) : 척추마취로 가로막신경을 마비시키면 가로막이 작용하지 않게 되며 호흡이 정지한다. 이로써 가로막이 들숨의 중심적 역할을 담당한다는 것을 알 수 있다.

◆**깊은호흡**(심부호흡 deep respiration) **깊은들숨**(심부흡기 deep inspiration)에서는 가로막과 바깥갈비사이근을 강하게 수축시키는 것과 함께 갈비뼈에 붙는 많은 근육(예 : 목빗근 · 목갈비근 · 큰가슴근 · 앞톱니근 등)을 작용하게 하여 갈비뼈를 크게 올려 가슴을 더욱 확장시킨다. **깊은날숨**(심호기 deep expiration)에서는 배벽근육을 강하게 수축시켜 복압을 높이고 가로막을 더욱 올린다. 또한 속갈비사이근 외에 갈비뼈를 내리도록 작용하는 근육(예 : 넓은등근 등)도 수축시킨다(그림 5-17).

E. 가슴벽의 혈관과 신경

1 동맥

속가슴동맥(내흉동맥 Internal thoracic artery)

속가슴동맥은 목부위에서 빗장밑동맥으로부터 일어나 앞가슴벽의 안쪽면(갈비연골의 뒷면)을 아래로 주행한다(그림 5-18, 19).

속가슴동맥은 복장뼈의 옆모서리를 따라 그 약 1 cm 가쪽을 아래로 주행하며 제6갈비사이공간에서 위배벽동맥과 근육가로막동맥으로 나누어져 끝난다.

속가슴동맥은 빗장뼈에서 배꼽높이까지 몸통 앞벽에 분포한다. 그 밖에 주행 중 다음의 가지를 보낸다.

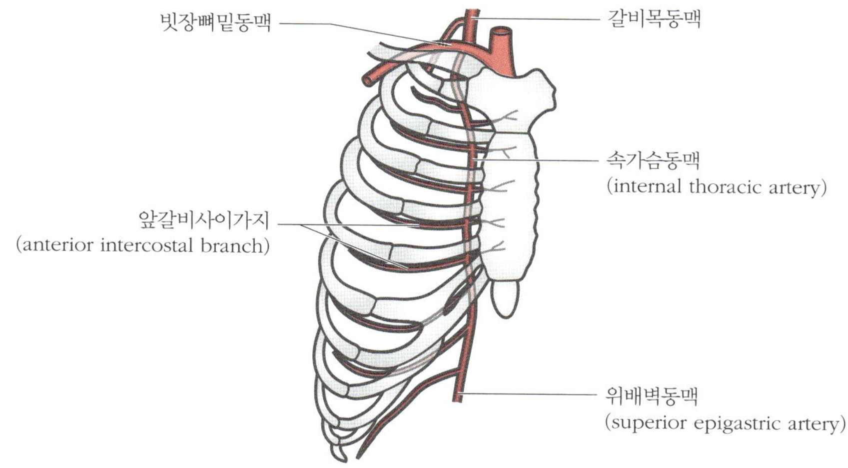

그림 5-18 속가슴동맥
속가슴동맥은 가슴우리 안쪽을 내려와 위배벽동맥과 문합한다.

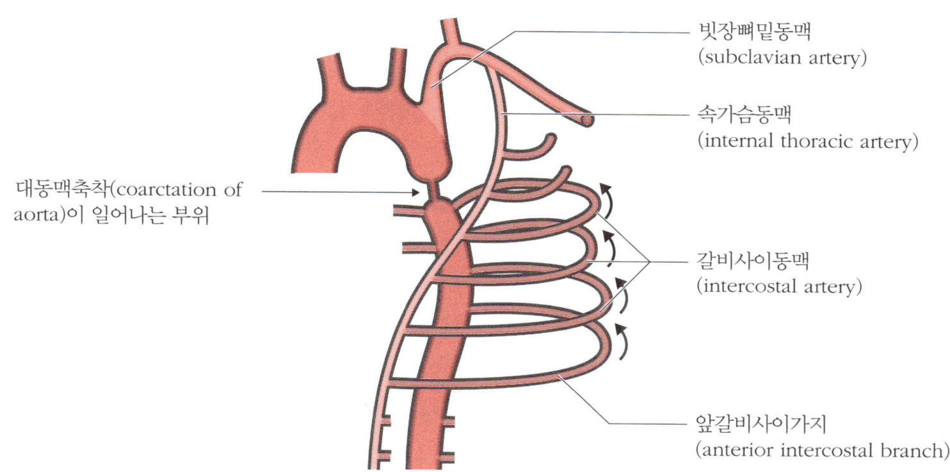

그림 5-19 대동맥축착 시의 곁혈행로
속가슴동맥과 갈비사이동맥은 대동맥축착 시의 곁혈행로가 된다.

속가슴동맥가지

다음의 3가지가 있다.

1) **앞갈비사이가지**(전늑간가지 anterior intercostal branch) : 앞갈비사이가지는 각 갈비사이공간에서 속가슴동맥으로부터 일어나 갈비뼈의 위모서리와 아래모서리를 따라 가로로 주행하여 뒤쪽으로부터 앞으로 주행하는 뒤갈비사이동맥(← 가슴대동맥, 뒤에서 서술)과 연결되어 동맥활을 만든다.

2) **위배벽동맥**(상복벽동맥 superior epigastric artery) : 가로막의 복장부위와 갈비부위 사이 틈(복장갈비삼각)을 통해 배부위로 나아가 배곧은근의 뒷면을 따라 아래로 주행한다. 배꼽높이 주위에서 아래배벽동맥(← 바깥엉덩동맥)과 연결된다.

3) **근육가로막동맥**(근횡격막동맥 musculophrenic artery) : 갈비활의 뒷면을 바깥아래쪽으로 나아가 가슴벽의 바깥쪽 아랫부분과 가로막에 분포한다.

위의 가지 외에 속가슴동맥은 주행 중에 세로칸가지, 심장가로막동맥(심장횡격막동맥 pericardiacophrenic artery, 가로막신경과 함께 심장막과 가로막에 분포), 기관가지, 가슴샘가지, 복장가지, 안쪽젖샘가지 등을 낸다.

속가슴동맥 : 가슴조임증(협심증 angina pectoris) 또는 심근경색증(myocardial infarction) 시 관상동맥 우회로조성술(bypass surgery)에 이용된다.

뒤갈비사이동맥(후늑간동맥 Posterior intercostal artery)

각 갈비사이공간에는 앞쪽으로부터 가느다란 앞갈비사이가지(← 속가슴동맥)가 갈비뼈의 위 · 아래 양쪽 가장자리를 따라 주행하고, 뒤쪽으로부터는 약간 두꺼운 뒤갈비사이동맥이 앞으로 주행한다.

이들 뒤갈비사이동맥은 가슴벽의 피부와 근육 및 벽쪽가슴막에 분포한다. 여성에서는 발달하는 유방에 두꺼운 가지를 보낸다.

◆**제1 · 2뒤갈비사이동맥** 제1 · 2갈비사이공간을 주행하는 뒤갈비사이동맥이며 **맨위갈비사이동맥**(최상늑간동맥 uppermost intercostal artery)으로부터 일어난다. 맨위갈비사이동맥은 목갈비동맥(늑경추동맥 costocervical trunk, ← 빗장밑동맥)에서 일어난다.

◆**제3~11뒤갈비사이동맥** 제3~11갈비사이공간을 주행하는 뒤갈비사이동맥이며 가슴대동맥에서 직접 일어나 좌우 양쪽 앞으로 주행한다.

뒤갈비사이동맥은 처음에 가슴막 뒤를 주행하고, 이어서 갈비뼈각보다 앞쪽에서 갈비뼈의 아래모서리(갈비뼈고랑)를 따라 속갈비사이근과 맨속갈비사이근 사이를 갈비사이정맥 및 갈비사이신경과 함께 앞으로 주행하여 앞쪽에서 앞갈비사이가지(← 속가슴동맥)와 연결된다.

뒤갈비사이동맥가지

뒤갈비사이동맥은 경과 중에 다음의 가지를 낸다.

1) **등쪽가지**(배측가지 dorsal branch) : 위아래의 갈비뼈목 사이를 통과하여 등쪽으로 나와 **근육가지**(등근육에 분포) · **척수가지**(척수피막에 분포) 및 **피부가지**(가쪽피부가지와 안쪽피부가지 : 등부위 피부에 분포)로 나누어진다.
2) **곁가지**(측부가지 collateral branch) : 갈비뼈 위모서리 바깥쪽으로 주행한다.
3) **가쪽피부가지**(측피지 lateral cutaneous branch) : **앞가지**와 **뒷가지**로 나누어지며, 가슴옆벽의 피부에 분포한다. 앞가지는 젖샘에 **가쪽젖샘가지**를 보낸다.

◆**갈비아래동맥**(늑하동맥 subcostal artery) 제12갈비뼈 아래를 주행하는 동맥을 갈비아래동맥이라 한다.

뒤갈비사이동맥의 연결

① 뒤갈비사이동맥은 겨드랑동맥가지(위가슴동맥 · 가슴봉우리동맥 · 가쪽가슴동맥 · 어깨밑동맥)와 연결된다.

② 뒤갈비사이동맥은 앞쪽에서 속가슴동맥(← 빗장밑동맥)가지(앞갈비사이가지)와 연결된다.

갈비뼈아래모서리의 벌레 먹은 모양 : 대동맥이 왼빗장밑동맥 고정말단보다 아래쪽에서 좁아져 순환장애가 일어나면(예 : **대동맥축착** coarctation of aorta), 연결에 의해 측부혈행로(빗장밑동맥 → 속가슴동맥 → 앞갈비사이가지 → 뒤갈비사이동맥 → 가슴대동맥)가 생기며, 대동맥 협착부보다 말초쪽으로 혈액이 보내진다(그림 5-19). 따라서 뒤갈비사이동맥 혈류는 정상과 반대방향이 되며, 동맥이 확장되어 두껍게 구부러진다. 이러한 뒤갈비사이동맥의 변화에 의해 갈비뼈아래모서리가 압박되어 침해되며 X선상에서 제3~7갈비뼈아래모서리에 벌레 먹은 모양이 나타나는 경우가 있다.

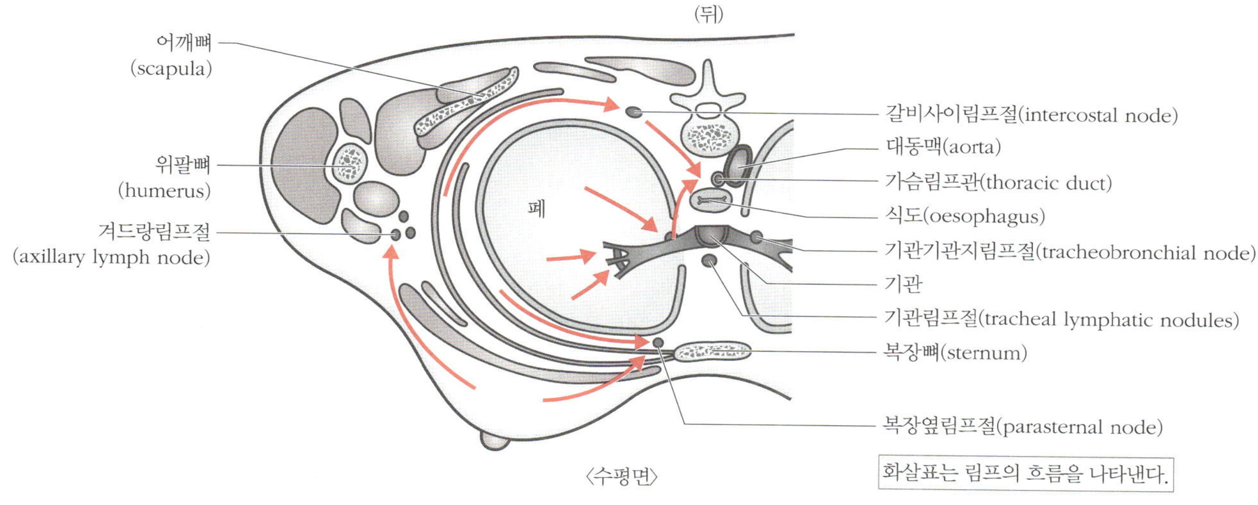

그림 5-20 가슴벽의 림프절

가슴벽의 림프는 복장뼈를 향하는 것과 가슴뼈를 따라 복장뼈와 반대방향으로 향하는 것이 있다.

2 정맥

정맥은 같은 이름의 동맥과 함께 주행한다. 갈비사이정맥은 홀정맥 또는 반홀정맥에서 유입한다.

3 림프계

가슴벽얕은층의 림프는 주로 **겨드랑림프절**(p.136)에서 흘러든다.

가슴벽깊은층의 림프는 주로 동맥을 따라 주행하는 림프관을 거쳐 다음 림프절에서 흘러든다(그림 5-20).

◆**복장옆림프절**(흉골방림프절 parasternal node) 갈비사이공간 앞부위에서 속가슴동맥을 따라 존재하는 림프절이다. 젖샘 안쪽부위, 가슴벽 윗부분 깊은층, 가로막, 심장막 등으로부터 림프가 유입된다. 유출림프관은 가슴안의 기관기관지림프절, 가슴세로칸 윗부분 림프절 유출림프관과 함께 기관지세로칸림프관줄기로 들어간다.

복장옆림프절은 유방암의 전이와도 관계가 있으므로 임상적으로 중요하다(p.287).

◆**갈비사이림프절**(늑간림프절 intercostal node) 갈비사이공간 뒤쪽모서리의 척주 양쪽에 있다. 가슴벽 가쪽부분과 뒷부위의 깊은층으로부터 림프를 모은다. 유출림프관은 가슴림프관 및 오른림프관으로 들어간다.

◆**가로막림프절**(횡격막림프절 diaphragmatic node) 가로막 윗면과 아랫면에 있는 림프절군이며, 가로막과 간의 윗면으로부터 림프를 모은다.

4 신경

갈비사이신경(늑간신경 Intercostal nerve) (그림 5-21~23)

갈비사이신경은 가슴신경 앞가지에서 갈비사이공간을 갈비뼈 아래모서리를 따라 갈비사이동정맥과 함께 속갈비사이근과 맨속갈비사이근 사이를 앞으로 주행하며, **근육가지**를 가슴벽 근육(바깥갈비사이근 · 속갈비사이근 · 맨속갈비사이근 · 갈비밑근 · 가로가슴근 · 위뒤톱니근 · 아래뒤톱니근)으로 보내고 **피부가지**(가쪽피부가지 · 앞피부가지)를 가슴벽 가쪽면과 앞면의 피부로 보낸다.

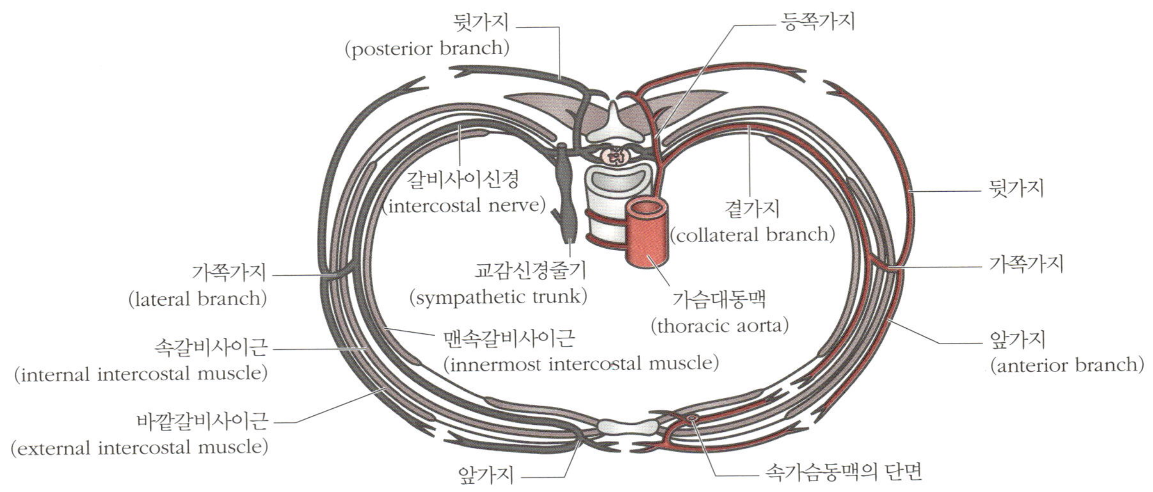

그림 5-21 갈비사이동맥과 갈비사이신경의 배열방향
갈비사이동맥과 갈비사이신경은 짝을 이루어 주행한다.

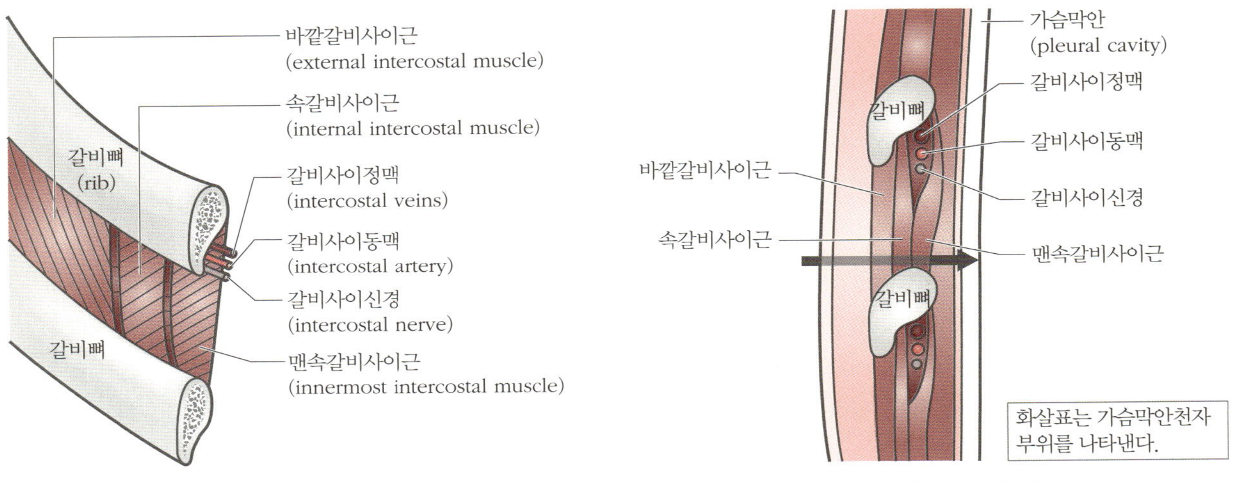

그림 5-22 갈비사이동정맥과 신경 통로
갈비사이동정맥과 갈비사이신경은 등쪽에서 속갈비사이근 안쪽의 갈비사이 아래모서리를 따라 주행한다.

그림 5-23 가슴막안천자의 안전부위

그 밖에 갈비사이신경은 벽쪽가슴막과 배막에도 분포한다.

◆ **제3～6 갈비사이신경** 앞서 말한 것 같은 주행방향 경과를 나타내지만 그 밖의 갈비사이신경은 약간 다른 주행방향으로 분포한다.

◆ **제1 · 2 갈비사이신경** 팔신경얼기가지와도 연결된다. 특히 제2갈비사이신경의 가쪽피부가지는 발달이 양호하며 **갈비사이위팔신경**(늑간상완신경 intercostobrachial nerve)이 되어 위팔 안쪽피부에도 분포한다.

갈비사이위팔신경마비 : 갈비사이위팔신경이 유방절제수술 시에 절제되면 위팔 안쪽에 저림이 일어난다.

◆**제7～11갈비사이신경** 앞쪽 아래로 주행하여 가슴벽뿐만 아니라 배벽의 근육과 피부에도 분포한다.

◆**제12갈비사이신경** 특히 갈비밑신경(늑하신경 subcostal nerve)이라 불리며, 가쪽피부가지는 배벽 아랫부위의 가쪽부위에 분포한다.

가슴막염에 의한 갈비사이신경통 : 갈비사이신경은 속갈비사이근과 맨속갈비사이근 사이로 진입하는 부위보다 뒤쪽에서는 가슴막에 거의 붙어서 주행한다. 따라서 가슴막염의 경우에는 갈비사이신경이 자극되는 일도 있다.

갈비사이신경차단 : 갈비사이신경은 갈비뼈 아래모서리의 갈비뼈고랑을 갈비사이동정맥과 함께 주행할 때 위쪽으로부터 정맥(V) · 동맥(A) · 신경(N)의 순서(VAN)로 늘어서 있다. 신경은 가장 아래쪽에 있으므로 갈비사이신경차단(늑간신경차단 intercostal nerve block)을 할 수 있다.

가슴벽피부에서 감각신경분포

갈비사이신경 피부가지(가쪽피부가지와 앞피부가지)가 위에서 아래의 순서대로 분절형으로 분포한다(피부분절). 또한 복장뼈각의 높이보다 위쪽에는 빗장위신경(C3 · 4)이 분포한다. 가슴벽 등쪽부위는 가슴신경 뒷가지가 분절형으로 분포한다.

가슴막안뚫기 : 흉수를 빼기 위한 목적 등으로 갈비사이공간에서 가슴막안뚫기(흉막강천자 pleural cavity puncture)가 이루어진다. 천자부위는 겨드랑선을 경계로 변화한다. 뚫기(천자)는 대개 제7갈비사이의 뒷부위(겨드랑선의 뒤쪽)에서 갈비뼈 위모서리를 따라 이루어진다(그림 5-23, 24). 왜냐하면 갈비뼈 아래모서리 안쪽면의 갈비뼈고랑을 갈비사이동정맥과 갈비사이신경이 주행하기 때문이다. 한편 겨드랑선보다 앞쪽에서 뚫는 경우에는 갈비사이공간에서 위쪽 갈비뼈와 아래쪽 갈비뼈의 중앙에서 뚫는다. 이렇게 하는 것은 뒤갈비사이동맥이 앞쪽에서 위 · 아래로 나누어져 갈비뼈의 위모서리와 아래모서리를 따라 주행하여 속가슴동맥에서 일어나는 앞갈비사이가지와 연결되기 때문이다. 이렇게 혈관을 손상시키지 않기 위해 갈비사이공간의 중앙에서 뚫는다. 또한 제7갈비사이보다 아래쪽에서 뚫으면 가로막을 관통할 위험이 있다.

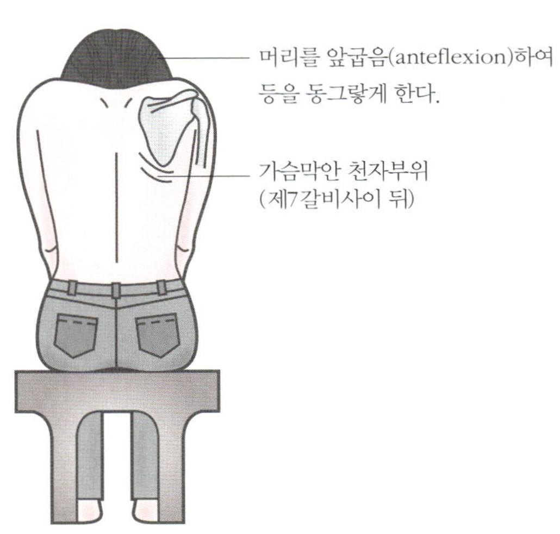

그림 5-24 가슴막안뚫기의 주사부위

F. 유방과 젖샘

유방(Breast)

유방은 여성에서 특히 발달하여 반구모양을 하고 있다. 가슴 앞면 제2~6갈비뼈 높이에 걸치며, 2/3부분은 큰가슴근의 위에, 1/3부분은 앞톱니근 위에 있다. 유방의 피부는 매우 얇다. 유방의 중앙부위는 피부에 색소가 풍부하여 갈색이며 원뿔모양으로 융기하여 **젖꼭지**(papillae)라 한다.

젖꼭지 주위의 피부도 젖꼭지와 같이 색소가 풍부하여 갈색조를 띠며 **젖꽃판**(유륜 areola)이라 한다.

젖꽃판에는 몇 개의 작은두덩이 보인다. 이 두덩은 **젖꽃판샘**(유륜선 areolar gland)에 의해 생긴다. 젖꽃판샘은 montgomery's gland라고도 하며 부속분비샘에서 약 12개가 거의 고리모양으로 늘어서 있다.

임신에 의한 젖꽃판의 변화 : 임신하면 젖꽃판의 색조가 진해지며 젖꽃판샘도 발달하여 커진다.

젖꼭지는 일반적으로 제4 또는 제5갈비사이에서 빗장뼈 중앙선에 있는데 위치는 사람에 따라 매우 다르다. 남성에서 유방은 일반적으로 잘 발달하지 않아 작은 젖꼭지와 젖꽃판으로 그친다. 여성에서는 사춘기 이후에 유방이 발달하지만 크기나 형태는 사람마다 차이가 크다. 이러한 차이는 주로 지방조직의 양에 의한다.

젖샘(유선 Mammary gland)

젖샘은 피부샘의 하나이며 지방조직(**유방지방층**) 안에 존재한다. 피부 깊은쪽에 있는 큰가슴근과 앞톱니근 사이 지방조직을 통과하여 결합조직섬유다발 내지 사이막이 주행한다. 이 결합조직섬유다발을 **유방걸이인대**(유방제인대 suspensory ligament of breast, 쿠퍼걸이인대 쿠퍼지지인대 Cooper suspensory ligament)라 한다(그림 5-25).

유방걸이인대의 임상적 의미 : 유방걸이인대는 탄력성이 있어서 유방의 형태와 단단함을 유지하는 데 도움이 된다. 분만여성에서는 걸이인대가 느슨해져 유방이 처지게 된다. 유방걸이인대가 유방암의 침윤이나 염증에 의한 반흔화로 침해되어 당겨지면 피부에 오독을 만드는 경우가 있다. 특히 젖꼭지의 오목이 급속하게 일어나는 경우에는 주의해야 한다. 그리고 큰가슴근에 암이 침윤하면 근육 수축에 의해 유방이 위로 당겨 올려진다.

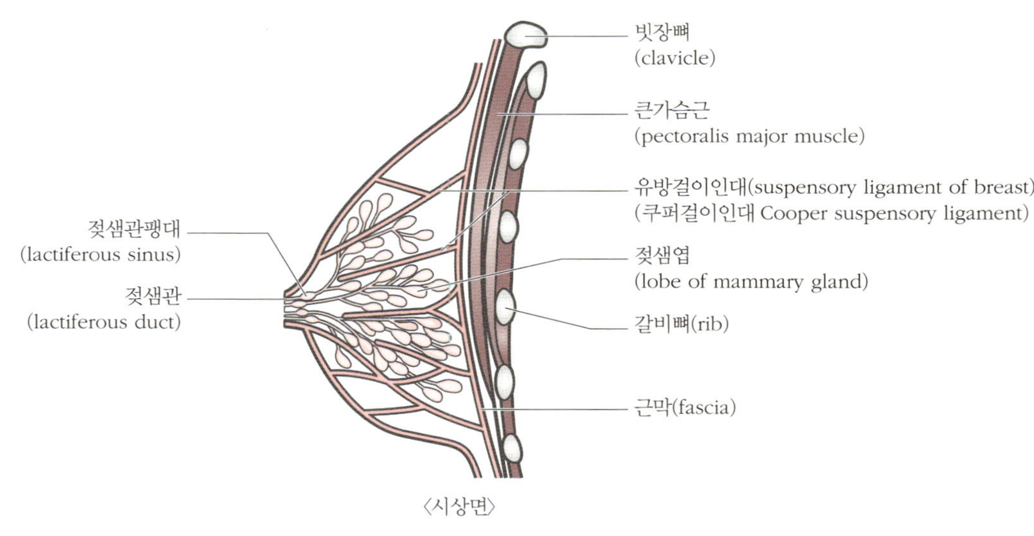

그림 5-25 유방

유방걸이인대(Cooper suspensory ligament)가 유방을 들어 올린다.

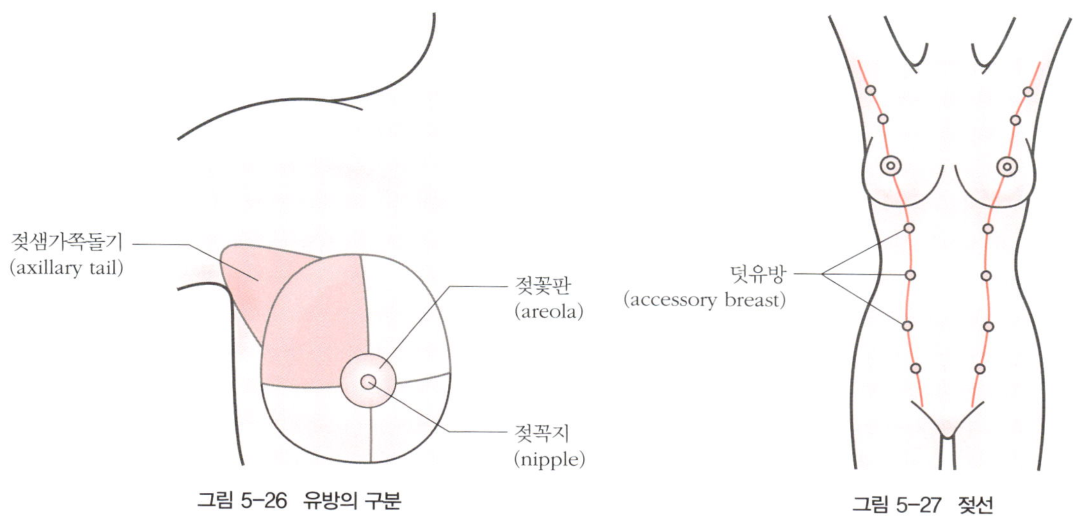

그림 5-26 유방의 구분
젖샘가쪽돌기와 가쪽 윗부분은 유방암의 발생빈도가 높다.

그림 5-27 젖선
젖선(milk line)은 발생학적으로 젖선능선에 해당한다.

젖샘은 15~20개의 **젖샘엽**(유선엽 lobe of mammary gland)으로 이루어진다. 젖샘엽은 앞서 말한 유방걸이인대로 가로막혀 젖꼭지를 중심으로 하여 부챗살모양으로 배열하며 각 엽은 각각 하나씩의 통로, 즉 **젖샘관**(유관 lactiferous duct)을 가지고 있다. 각 젖샘관은 젖꼭지에서 열려 있는데, 이 부위 바로 앞에서 방추형으로 확장된다. 이 확장부위를 **젖샘관팽대**(유관동 lactiferous sinus)라 한다(그림 5-25).

> 유방암이 자주 발생하는 부위 : 젖샘이 젖꼭지 주변에 부챗살모양으로 배열되므로 기록의 편의상 유방을 안쪽 · 가쪽 · 위 · 아래의 1/4부분 및 젖꽃판부위의 5부분으로 나눈다. 그리고 젖샘에는 바깥 위 1/4부분에서 겨드랑을 향하는 연장부위가 나타나며, 이 부위를 특히 **젖샘가쪽돌기**(액와꼬리 axillary tail)라 한다(그림 5-26). 유방암은 바깥쪽 윗부위와 젖샘가쪽돌기에 가장 많고 이어서 바깥쪽 아랫부위에 많다.

젖샘의 발생

젖샘은 피부샘의 하나이며 발생학적으로는 팔과 다리 원기의 기부에 걸쳐 외배엽성 상피의 두꺼워짐으로부터 생긴다. 이러한 상피의 발달을 **젖능선**(유방릉 mammary crest)이라 하며, 특히 가슴에서 발달하여 젖샘이 되지만 그 밖의 부위에서는 퇴화 · 소실된다. 젖능선의 퇴화가 불완전하여 부분적으로 남으면 **덧유방**(부유방 accessory breast)을 발생시킨다. 덧유방은 젖능선 위에 생기는 유방이며 겨드랑에서 나타나는 경우가 많고 수유 중인 여성의 1~2%에서 나타난다. 산욕기(분만 후 6~8주)에 부어서 압통을 발생시키는 일이 있지만 유즙이 분비되는 예는 드물다. 젖능선은 겨드랑에서 두덩뼈 위모서리에 걸치는 선(젖선 유선 milk line, 그림 5-27)이며 덧유방은 이 선 위에 나타난다.

1 유방과 젖샘의 혈관 · 신경

동맥

유방과 젖샘은 다음의 동맥을 받는다(그림 5-28).

◆**속가슴동맥**(← 빗장밑동맥) 유방의 안쪽부위에 안쪽젖샘가지를 보낸다.

◆**가쪽가슴동맥**(← 겨드랑동맥) 유방의 가쪽부위에 가쪽젖샘가지를 보낸다. 이 가지는 작은가슴근의 안쪽을 따라 아래로 주행한다.

◆ **가슴어깨봉우리동맥**(← 겨드랑동맥) 가슴근육가지가 유방의 깊은 부분에 분포한다.

그 밖에 뒤갈비사이동맥 · 어깨밑동맥(← 겨드랑동맥)으로부터 작은 가지를 받는다.

정맥

정맥은 주로 동맥과 함께 주행하며 속가슴정맥은 가쪽가슴정맥 · 갈비사이정맥으로 흘러든다. 또한 유방에서는 피부밑에 정맥그물이 특히 발달한다.

림프계

젖샘의 림프는 주로 다음의 림프절로 유입된다(그림 5-29).

◆ **겨드랑림프절**(액와림프절 axillary lymph node) 팔에서 서술한 것처럼(제2장) 몇 군의 림프절로 이루어진다. 젖

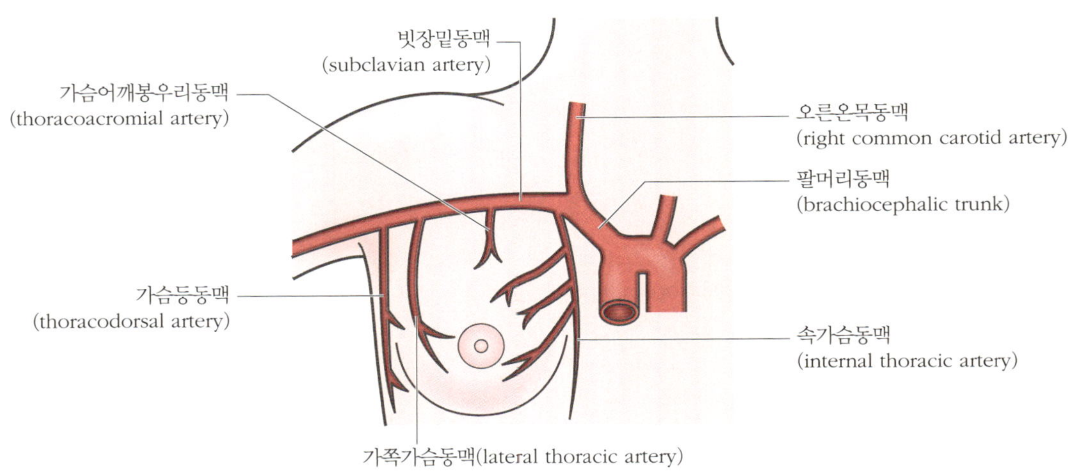

그림 5-28 젖샘의 영양동맥

유방암 수술 시에 유방으로 가는 동맥은 중요하다.

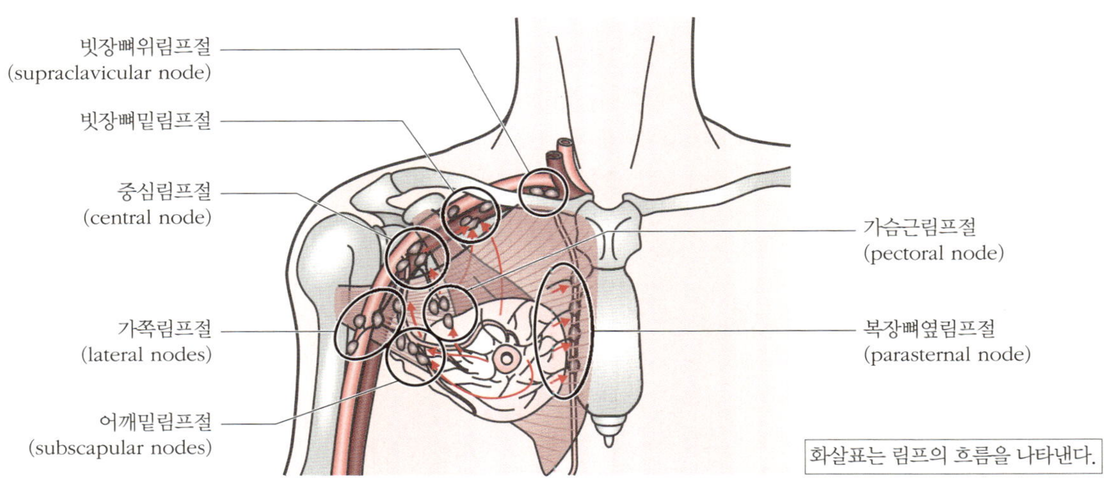

그림 5-29 젖샘의 림프계

유방암의 림프절 전이는 임상적으로 중요하다.

샘 가쪽부위의 림프는 주로 큰가슴근을 관통하여 **가슴근림프절**(흉근림프절 pectoral node)로 유입된다〔큰가슴근과 작은가슴근 사이에 있는 림프절을 가슴근사이림프절(흉근간림프절 interpectoral node) 또는 Rotter림프절이라 한다〕.

가슴근림프절은 앞림프절(전림프절 anterior node)이라고도 하며 큰가슴근의 아래모서리에서 가쪽가슴동맥을 따라 제3갈비근에 있는 2~4개의 림프절이다. 가슴근림프절로부터 림프가 흘러 겨드랑의 정점(상단)에 있는 **중심림프절**(central node)로 들어간다.

유방암의 림프절전이 : 유방암은 대개 가슴근림프절로 전이하지만 직접 중심림프절 또는 더욱 위에 있는 꼭대기림프절(apical node)이나 깊은목림프절(심경부림프절 deep cervical node)을 침범하는 경우도 있다.

유방암의 외과적 치료 : 유방암의 외과적 치료로는 근치유방절제술(radical mastectomy)과 유방보존술이 있다. 근치유방절제술은 겨드랑림프절을 넓게 제거하는 것이므로 수술 후 팔에 심한 부종을 발생시킨다. 그래서 암 발생부위의 부속림프절만 제거하고 유방을 보존하는 수술이 주류가 되고 있다.

◆**복장옆림프절**(parasternal node) 복장뼈모서리의 바깥쪽 1~3 cm 부위에서 속가슴동맥을 따라 존재하며, 위쪽의 갈비사이공간에 있다. 주로 젖샘 안쪽 절반부위의 림프가 유입된다. 림프는 나아가 빗장위림프절(쇄골상림프절 supraclavicular node)로 들어간다.

◆**갈비사이림프절**(늑간림프절 intercostal node) 척주의 양쪽에 있는 작은 림프절이다. 젖샘의 림프는 일부 뒤갈비사이동맥을 따라 뒤쪽을 향하며 갈비사이림프절에 유입된다.

신경

제3~7갈비사이신경으로부터 가지가 분포한다. 특히 젖꼭지와 젖꽃판에는 감각신경섬유가 풍부하게 분포한다.

Ⅱ. 가슴안의 장기

가슴안(흉강 Thoracic cavity)은 가슴의 내부이며 아래쪽은 가로막에 의해 배안과 나누어진다.

A. 기관과 기관지

기관(Trachea)

기관은 위쪽에서 제6목뼈 높이에서 후두로 연결되며, 정중선을 따라 수직으로 아래로 주행하여 제5등뼈 높이에서 좌우 기관지로 나누어진다(그림 5-30). 따라서 위쪽 절반은 목부위에 있으며, 아래쪽 절반은 가슴부위에 있다. 기관은 길이 10~13 cm와 지름 약 2 cm의 관모양 기관이며, 벽은 16~20개의 말굽모양 **기관연골**(tracheal cartilage)이 인대(**고리인대** annular ligament)로 연결되어 생긴다. 뒷벽은 연골이 없는 대신 민무늬근육다발이 있으며 **막성벽**(membranous wall)이라 한다(그림 5-31).

벽의 연골은 특히 들숨 시에 기관속공간이 닫히지 않도록 유지한다. 민무늬근육은 기관속공간을 좁혀 과도한 확장을 막는다.

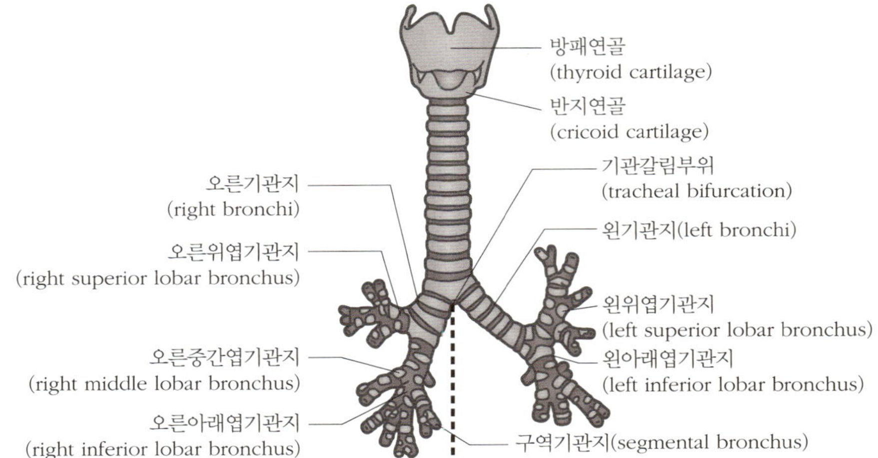

그림 5-30 기관과 기관지

오른기관지는 왼기관지보다 두껍고 수직에 가깝게 뻗는다. 따라서 잘못 삼킨 음식은 오른기관지로 들어간다.

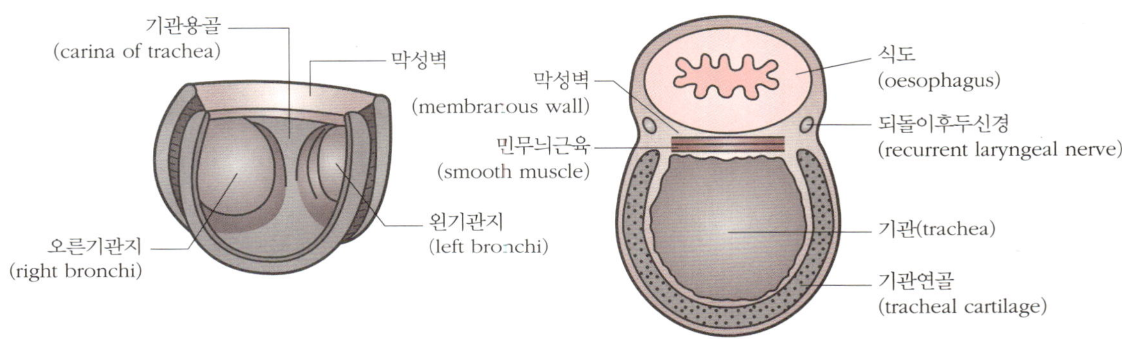

그림 5-31 기관의 단면과 기관갈림부

기관연골은 알파벳 C자형으로 식도를 향해 벌어져 있다.

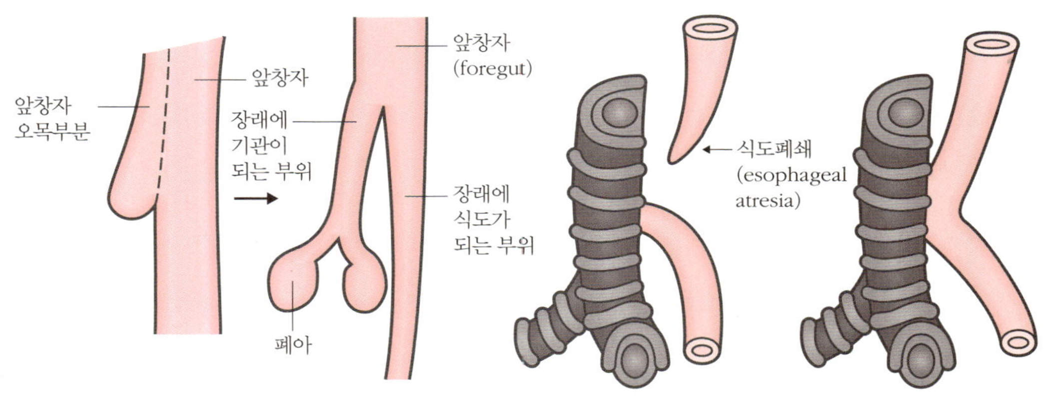

그림 5-32 기관의 발생과 식도기관지루

식도폐쇄가 있는 태아는 양수과다증을 일으키는 경우가 많다.

기관의 발생 (그림 5-32a)

기관은 앞창자의 배쪽에 생긴 오목한 부분이 꼬리쪽으로 늘어나고, 나중에 식도가 되는 부위와의 사이에 칸막이가 생겨 이루어진다.

기관식도샛길 : 이 칸막이가 불완전하면 기관과 식도 사이가 연결되는데, 이것을 기관식도샛길(기관식도루 tracheoesophageal fistula)이라 한다(그림 5-32b).

표면해부학

기관의 위쪽끝은 후두의 반지연골 바로 아래에 있으며, 아래쪽끝은 복장뼈각(그림 5-2 참조) 높이에 해당한다. 기관은 복장뼈 위모서리의 목정맥패임에서 만져진다.

기관 주위와의 관계

	앞쪽	갑상샘잘룩, 복장뼈목뿔근, 복장방패근
목부위	뒤쪽	식도, 되돌이후두신경(기관과 식도 사이의 고랑을 주행한다)
	가쪽	갑상샘의 좌 · 우 양엽, 온목동맥
	앞쪽	팔머리동맥, 왼온목동맥, 왼팔머리정맥
	뒤쪽	식도
가슴부위	왼쪽	대동맥활(고정말단은 기관 앞쪽에 있는데 이어서 왼쪽을 주행한다),
		왼빗장밑동맥, 왼되돌이후두신경, 가슴막
	오른쪽	팔머리동맥, 오른되돌이후두신경, 가슴막

기관의 편위(ectopia) : 기관은 주위의 기관 · 혈관의 변화(예 : 갑상샘종대나 대동맥확장 등)에 의해 압박되거나 편위되는 경우가 있다.

기관의 혈관 · 신경

- **동맥** 아래갑상샘동맥(← 갑상목동맥 ← 빗장밑동맥) 가지 분포.
- **정맥** 아래갑상샘정맥(← 팔머리정맥)으로 흘러든다.
- **림프계** 림프는 주위의 림프절(기관기관지림프절 · 기관림프소절nodule)로 흘러든다.
- **신경** 아래후두신경(← 되돌이후두신경)과 교감신경 분포.

부교감신경(아래후두신경)은 민무늬근육의 수축과 샘 분비를 촉진하며 신경에는 구심(감각)섬유도 포함된다. 들신경섬유는 통증감각과 기침반사에 관계한다. 교감신경은 민무늬근육을 이완시키는 작용을 한다.

기관 절개 : 기관절개술(tracheotomy)은 기도(특히 후두) 협착에 의한 호흡곤란에 대해 기도를 확보하기 위해 이루어진다.

기관절개술에는 위기관절개술와 아래기관절개술이 있다.

위기관절개술은 후두의 반지연골 약 3 cm 아래쪽, 제2 · 3 기관연골 사이에서 이루어진다. 앞쪽에 갑상샘잘룩이 있으면 결찰한 다음 절개 분리한다. 주로 성인에서 시행한다. 갑상샘을 손상시키면 큰 출혈이 일어나므로 주의를 요한다.

아래기관절개술은 갑상샘잘룩 아래쪽에서 복장뼈 위모서리와 사이에서 이루어진다. 주로 소아에서 시행된다. 소아에서는 성인에 비해 목부위가 짧고 갑상샘잘룩 위치도 높기 때문이다. 소아는 기관이 가늘며 가동성이 크므로 특히 주의를 요한다.

기관지(Bronchi)

좌우의 기관지는 제5등뼈 높이에서 기관에서 분기하여 바깥아래쪽으로 지나서 허파문에 이른다.

기관갈림부(기관분기부 tracheal bifurcation)의 안쪽면을 보면 좌우 기관지가 마름모꼴 융기부에서 막힌다. 이 고조를 **기관용골**(carina of trachea)이라 한다(그림 5-31).

> 기관용골 : 기관용골 점막층은 기관 · 기관지계에서 감각이 가장 예민한 부위이며, 자극하면 반사적으로 심한 기침이 일어난다.

좌우 기관지를 비교하면 오른기관지는 왼기관지보다 두껍고 짧으며 또한 수직에 가까운 주행방향을 취한다. **오른기관지**는 길이 2.5~3 cm · 지름 12~15 mm이며, 오른쪽 허파의 허파문에 들어가기 전에 허파 위엽을 향해 오른위엽기관지를 나오고 이어서 허파동맥 아래를 주행하여 허파에 이른다.

왼기관지는 길이 4~5 cm · 지름 10~13 mm이며, 바깥아래쪽으로 향해 식도 앞을 가로질러 대동맥활의 아래쪽을 주행하여 허파문에 이른다.

기관지의 혈관 · 신경

◆**동맥** 기관지동맥(← 가슴대동맥). 허파의 영양동맥이다.

> 허파의 화학요법 : 폐암치료에서는 항암제가 기관지동맥을 통해 투여된다.

◆**정맥** 기관지정맥

◆**림프계** 주위의 림프절(기관지허파림프절 · 기관기관지림프절)에서 흘러든다.

◆**신경** 기관과 같다.

B. 허파(폐 Lung)

허파는 가슴안의 좌우 양 절반부위를 채우며 반원뿔모양이다.

심장꼭대기가 왼쪽에 있으므로 왼허파는 오른허파보다 작으며 폭도 좁다. 왼허파와 오른허파의 중량 및 용적은 왼허파 450 g, 900 mL이고, 오른허파 500 g, 1,000 mL이다. 단 위아래지름은 왼허파가 오른허파에 비해 길다. 가로막은 좌우 양쪽에서 돔모양으로 위로 튀어나와 있는데, 특히 오른쪽에서는 가로막의 바로 아래에 간이 있으므로 왼쪽에 비해 약간 위로 돌출된다.

허파의 표면은 가슴막(p.301)으로 덮여 있으며 평활하다. 유아에서는 담홍색인데, 노화와 함께 흡입된 먼지가 허파 안에 침착되므로 암회색 또는 청흑색 얼룩이 보이게 된다.

허파조직은 탄력섬유가 풍부하고 내부는 공기로 채워져 있다. 허파의 탄력섬유는 날숨 시에 도움이 된다.

> 허파부양시험 : 허파조직은 공기를 포함하고 있으므로 그 조각을 물에 넣으면 떠오른다. 그러나 태아의 허파는 공기를 포함하고 있지 않으므로 허파조직이 물에 뜨지 않는다. 출생 후 공기가 흡입되면 떠오르게 된다. 성인에서도 허파가 병변으로 인해 공기를 포함하고 있지 않아 딱딱해지면 떠오르지 않는다.

허파의 외형 (그림 5-33, 34)

허파에서는 상하 양쪽 끝(허파꼭대기 · 허파바닥), 3면(갈비면 · 가로막면 · 안쪽면) 및 2모서리(앞모서리 · 아래모서리)를 구별할 수 있다.

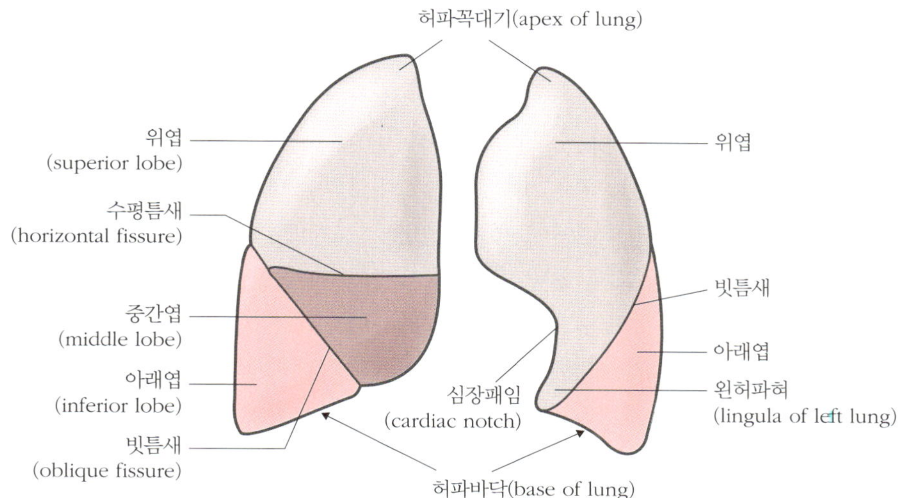

그림 5-33 허파의 앞면
오른허파는 3개의 엽으로 나뉜다.

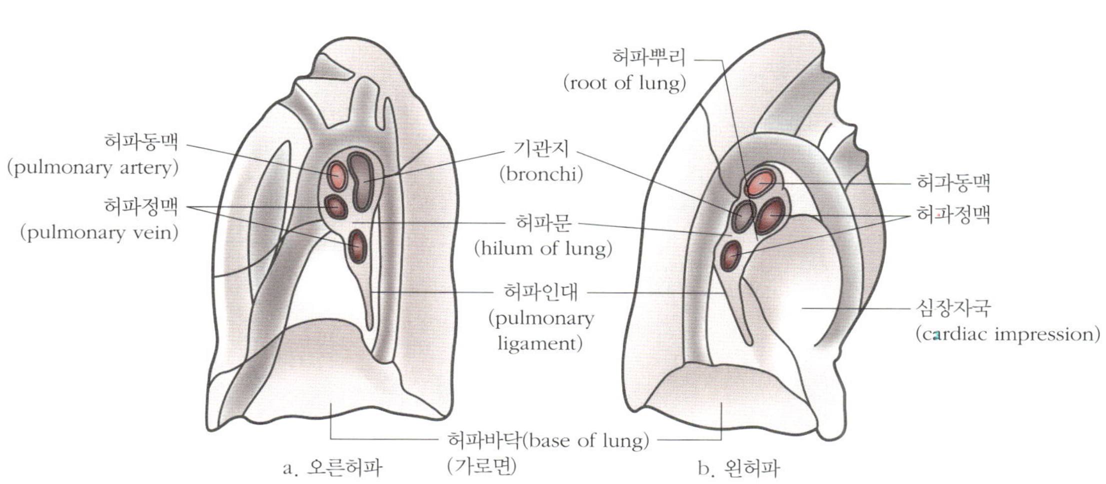

그림 5-34 허파의 안쪽면
허파동맥과 기관지는 함께 주행한다.
허파문이란 허파뿌리가 드나드는 부위를 말한다.

◆**허파꼭대기**(폐첨부 apex of lung) 허파의 상단부에서 빗장뼈 2~3 cm 위쪽에 이른다. 앞쪽에는 빗장뼈밑동정맥이 주행하며 뒤쪽에는 제1갈비뼈 목이 있다.

◆**허파바닥**(폐저 base of lung) 허파의 아래에서 가로막 위에 올라가 있다.

◆**갈비면**(늑골면 costal surface) 가쪽면에서 갈비뼈와 마주보며 가슴의 안쪽면에 일치하여 튀어나와 있다.

◆**가로막면**(횡격막면 diaphragmatic surface) 가로막과 마주보는 아랫면이며, 가로막이 돔모양으로 올라가 있으므로 그에 따라 패여 있다.

◆**세로칸면**(종격면 mediastinal surface) 왼허파와 오른허파 사이에 있는 가슴세로칸을 향해 약간 오목한 형태이다. 특히 심장과 마주보는 부위는 깊이 패여 **심장자국**(심장압흔 cardiac impression)이라 하며 왼허파에서 뚜렷하

다. 안쪽면의 거의 중앙, 심장자국의 뒤쪽 위에 기관지 · 혈관 · 림프관 · 신경 등의 출입부위, 즉 **허파문**(폐문 hilum of lung)이 있다. 허파문은 제5~7등뼈 높이에 있으며 그 단면은 꼭지가 아래쪽을 향하는 쐐기모양이다. 허파문에서 허파에 출입하는 기관지 · 혈관 · 신경은 전체적으로 결합조직으로 싸여 다발모양이 되며 **허파뿌리**(폐근 root of lung)라 한다.

그 밖에 안쪽면에는 오른허파에서 위대정맥 · 아래대정맥 · 홑정맥 · 빗장밑동맥 · 식도에 의해 압박되어 생긴 고랑이 보이며, 왼허파에서는 오른동맥활 · 가슴대동맥 · 빗장밑동맥 · 팔머리정맥에 의한 고랑이 보인다.

◆**앞모서리**(전연 anterior border)　갈비면과 안쪽면의 경계이며 비교적 날카롭다. 왼허파에서 앞모서리의 아랫부분은 심장 때문에 휘어들어가 **심장패임**(심장절흔 cardiac notch)을 만든다.

◆**아래모서리**(하연 inferior border)　갈비면과 가로막의 경계이다.

허파뿌리와 주위의 관계

허파뿌리(그림 5-34)는 제5~7등뼈 높이에 있으며, 그 앞에는 가로막신경, 심장가로막동맥이 있고 뒤에는 미주신경이 주행한다. 또한 오른쪽에서는 허파뿌리의 앞쪽에 위대정맥, 뒤쪽에 홑정맥이 주행한다. 왼쪽에서는 허파뿌리의 위쪽에 대동맥활이 있으며 뒤쪽으로 가슴대동맥이 주행한다.

허파문에서는 원칙적으로 앞쪽부터 뒤쪽으로 허파정맥 · 허파동맥 · 기관지가 순서대로 위치한다. 즉 **기관지**는 대개 허파뿌리의 뒷부위에 있다. **허파정맥**은 좌우 양쪽에 각각 2개씩 있고, 허파뿌리 앞쪽 아랫부분에 있다. **허파동맥**은 대개 기관지와 허파정맥 사이에 있지만 좌우에서 약간 다르다. 왼허파에서는 기관지의 앞쪽 위에 있고, 오른허파에서는 기관지 앞쪽 아래에 있다. 기관지동정맥은 기관지 뒤쪽에 있다.

허파의 표면을 덮는 가슴막(내장쪽가슴막)은 허파문에서 소매와 같이 허파뿌리를 둘러싼 후 가슴벽 안쪽면을 덮는 벽쪽 가슴막으로 주행한다. 허파문 아래쪽에서 앞뒤 양면의 가슴막은 서로 붙어서 아래로 뻗어 긴 주름모양을 띠며 **허파인대**(폐간막 pulmonary ligament)라 한다.

틈새와 엽(Fissure and lobe)

허파 표면에는 깊이 잘린 자국, 즉 **틈새**가 있다. 허파는 틈새에 의해 **엽**으로 나누어진다(그림 5-33). 틈새에는 빗틈새와 수평틈새가 있다.

◆**빗틈새**(경사열 oblique fissure)　좌우 양쪽 허파에서 보이며, 뒤쪽 위에서 앞쪽 아래를 향해 비스듬히 주행한다. 빗틈새는 허파 뒷면에 있어서 허파꼭대기의 약 6 cm 아래쪽(제3등뼈가시돌기 높이)에서 시작하여 앞쪽 아래로 비스듬히 지나 아래모서리의 안쪽부위에 이른다. 허파의 안쪽면에서 보면 빗틈새는 뒤 위쪽에서 앞 아래쪽으로 허파문을 비스듬히 가로지른다.

빗틈새에 의해 위엽과 중간엽은 앞쪽에서 허파바닥에 이른다. 호흡 시에 가슴안 아랫부분은 윗부분에 비해 크게 움직이지만 위엽과 중간엽이 모두 아랫부분에 이르므로 전체적으로 아래엽과 마찬가지로 확장할 수 있다고 생각된다.

◆**수평틈새**(수평열 horizontal fissure)　오른허파에서만 보인다. 수평틈새는 허파의 앞면에서 제4갈비뼈를 따라 거의 수평으로 옆쪽을 주행한다.

오른허파는 빗틈새와 수평틈새에 의해 **위엽**(상엽 superior lobe) · **중간엽**(중엽 middle lobe) · **아래엽**(하엽 inferior lobe)의 3엽으로 나누어진다. 왼허파는 빗틈새에서 **위엽**과 **아래엽** 2개의 엽으로 나누어진다. 왼허파에서는 앞모서리에 심장패임이 있으며 심장패임 아래쪽에 있는 위엽의 아랫부분을 **왼허파혀**(좌폐소설 lingula of left lung)라 한다. 왼허파혀는 오른허파의 중간엽에 해당한다.

이렇게 위엽은 주로 앞부위에 있으며 아래엽은 대부분이 뒷부위에 있다. 중간엽은 오른허파의 앞부위에 있으며, 위쪽끝이 뒤쪽을 향하는 쐐기형을 띤다.

기관지의 갈림(bifurcation)

좌우의 주기관지(left and right main bronchi)는 허파문에서 진입하여 각 엽으로의 가지, 즉 **엽기관지**(lobar bronchus)로 나누어진다(그림 5-35).

오른허파에서 **오른위엽기관지**(우상엽기관지 right superior lobar bronchi)는 허파문 밖에서 주기관지로부터 나누어져 거의 직각으로 바깥위쪽을 향해 주행한다.

주기관지는 위엽기관지의 약 2 cm 아래쪽에서 앞으로 **중간엽가지**(중엽지 middle lobar bronchial)를 내어 더욱 뒤 바깥쪽으로 나아가 **오른아래엽기관지**(우하엽기관지 right inferior lobar bronchi)가 된다.

> 중간엽증후군 : 중간엽기관지는 가늘며 주위에는 중간엽 림프가 흘러드는 림프절 외에 아래엽으로부터 림프를 받는 림프절이 모여 있다. 림프절종대에 의해 중간엽가지가 압박 · 폐쇄되기 쉽다. 본래는 이러한 원인으로 폐확장부전(무기폐 atelectasis)을 초래한 것을 중간엽증후군(middle lobe syndrome)이라 하였다. 그렇지만 점차 원인을 불문하고 중간엽이 폐확장부전을 초래하는 상태를 가리키게 되었다.

왼허파에서 주기관지는 갈라진 후 바깥아래쪽으로 약 5 cm 주행하여 허파문으로부터 진입하고, 허파 안에서 **왼위엽기관지**(좌상엽기관지 left superior lobar bronchi)를 낸다.

왼위엽기관지는 바로 위 · 아래의 2가지로 나누어진다. 위쪽의 가지는 오른허파의 위엽기관지에 해당하며, 아래쪽의 가지는 오른허파의 중간엽가지에 해당하는 것으로 왼허파의 왼허파혀에 분포한다(혀가지 설지 lingual branch).

왼기관지는 최종적으로 **왼아래엽기관지**(좌하엽기관지 left inferior lobar bronchus)가 된다.

각 엽기관지는 각 엽에서 각각 2~5개의 가지로 나누어진다. 이들 가지는 허파엽 안의 일정한 부분(구역), 즉 기관지허파구역에 분포하므로 **구역기관지**(segmental bronchus)라 한다.

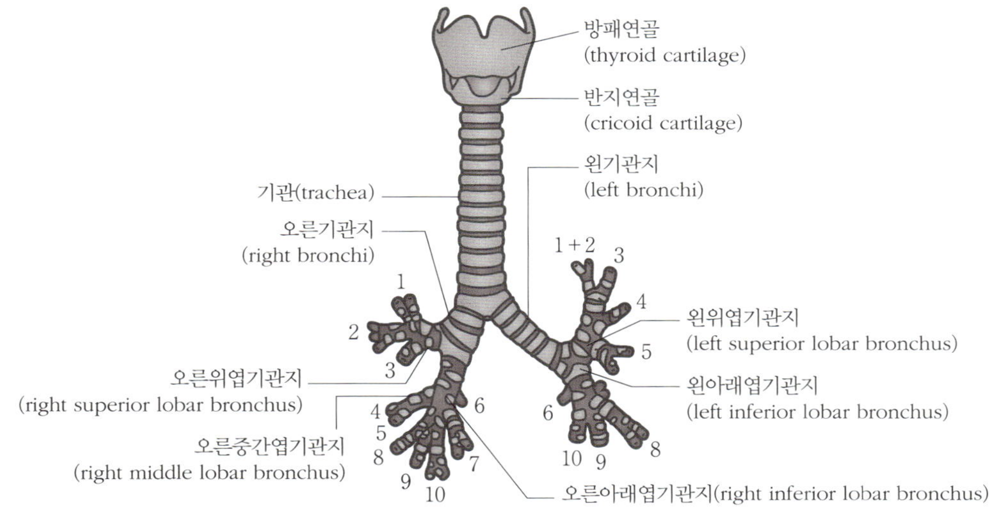

그림 5-35 기관지의 갈림(구역기관지)
구역기관지는 제1부터 제10까지 있다.

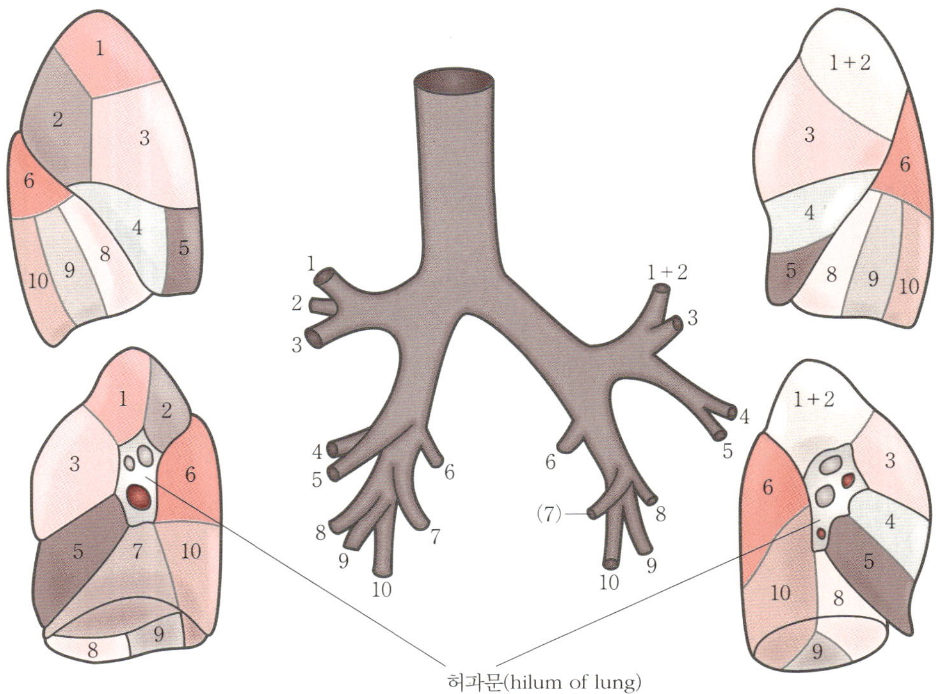

그림 5-36 허파의 구역

왼허파와 오른허파에는 각각 구역기관지가 있다(그림 5-36).
허파구역은 구역기관지에 일치한 명칭과 번호를 붙여 부른다(그림 5-35).

◆구역기관지

오른허파

오른위엽기관지
1) 허파꼭대기구역기관지(폐첨지 lung apical segmental bronchus) (B1)
2) 뒤구역기관지(후상엽지 posterior segmental bronchus) (B2)
3) 앞구역기관지(전상엽지 anterior segmental bronchus) (B3)
오른중간엽기관지
4) 가쪽구역기관지(외측중엽지 lateral segmental bronchus) (B4)
5) 안쪽구역기관지(내측중엽지 medial segmental bronchus) (B5)
오른아래엽기관지
6) 위구역기관지(상엽지 superior segmental bronchus) (B6)
7) 안쪽바닥구역기관지(내측폐저지 medial basal segmental bronchus) (B7)
8) 앞바닥구역기관지(전폐저지 anterior basal segmental bronchus) (B8)
9) 가쪽바닥구역기관지(가측폐저지 lateral basal segmental bronchus) (B9)
10) 뒤바닥구역기관지(후폐저지 posterior basal segmental bronchus) (B10)

왼허파

왼위엽기관지
1+2) 허파꼭대기뒤구역가지(폐첨후지 lung apicoposterior segmental bronchus) (B1+2)
3) 앞구역기관지(전상엽지 anterior segmental bronchus) (B3)
4) 위혀가지(상설지 superior lingual bronchus) (B4)
5) 아래혀가지(하설지 inferior lingual bronchus) (B5)
왼아래엽기관지
6) 위구역가지(상엽지 superior segmental bronchus) (B6)
7) 안쪽바닥구역기관지(내측폐저지 medial basal segmental bronchus) (B7)
8) 앞바닥구역기관지(전폐저지 anterior basal segmental bronchus) (B8)
9) 가쪽바닥구역기관지(외측폐저지 lateral basal segmental bronchus) (B9)
10) 뒤바닥구역기관지(후폐저지 posterior basal segmental bronchus) (B10)

* 왼허파에서 B1과 B2는 공통의 줄기(B1+2)가 된다. B7은 결여되는 일이 많고, 공통줄기(B7+8)가 되는 일도 있다.

◆**기관지허파구역**(기관지폐구역 bronchopulmonary segment) 구역기관지의 분포영역을 말한다. 구역은 일반적으로 피라미드모양이며 꼭대기가 허파문을, 바닥면이 허파면을 향하게 한다(그림 5-37).

오른허파

오른위엽
1) 허파꼭대기구역(폐첨구 lung apical segment) (S1+2)
2) 뒤구역(후구 posterior segment) (S2)
3) 앞구역(전구 anterior segment) (S3)
오른중간엽
4) 가쪽구역(외측구 lateral segment) (S4)
5) 안쪽구역(내측구 medial segment) (S5)
오른아래엽
6) 위구역(위엽구 superior segmental bronchus) (B6)
7) 안쪽바닥구역(내측폐저구 medial basal segmental bronchus) (B7)
8) 앞바닥구역(전폐저구 anterior basal segmental bronchus) (B8)
9) 가쪽바닥구역(가측폐저구 lateral basal segmental bronchus) (B9)
10) 뒤바닥구역(후폐저구 posterior basal segmental bronchus) (B10)

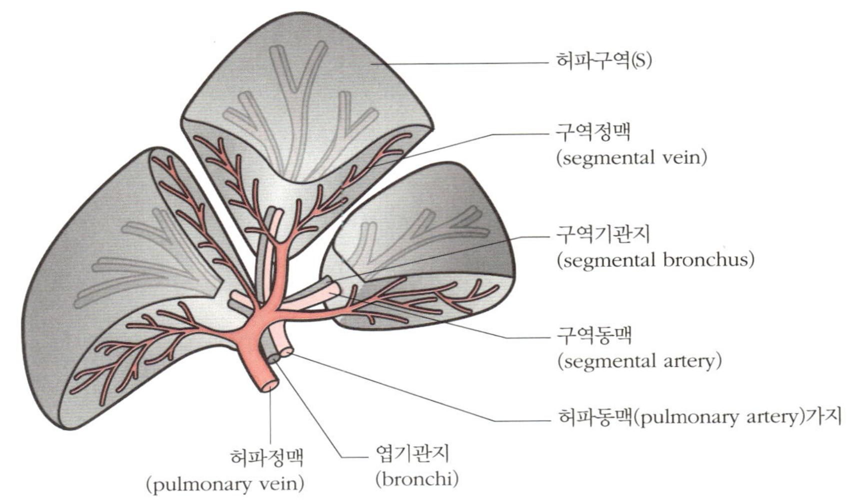

그림 5-37 각 구역에서 동정맥과 기관지의 관계
구역기관지와 구역동맥(segmental artery)은 나란히 각 구역의 중앙에서 들어간다.

왼허파

왼위엽
1+2) 허파꼭대기뒤구역(폐첨후구 lung apicoposterior segment) (S1+2)
3) 앞구역(전구 anterior segment) (S3)
4) 위혀구역(상설구 superior lingular segment) (S4)
5) 아래혀구역(하설구 inferior lingular segment) (S5)
왼아래엽
6) 위구역(상구역 superior segment) (S6)
7) 안쪽바닥구역(내측폐저구 medial basal segment) (S7) 왼아래엽의 S7은 결여되는 경우도 많다.
8) 앞바닥구역(전폐저구 anterior basal segment) (S8)
9) 가쪽바닥구역(외측폐저구 lateral basal segment) (S9)
10) 뒤바닥구역(후폐저구 posterior basal segment) (S10)

각 구역에는 각각 고유의 구역기관지와 함께 고유의 허파동맥가지가 분포한다. 구역동맥(artery : A)에는 기관지허파구역(S)과 구역기관지(B)에 준하여 같은 명칭과 번호를 붙인다(예 : 허파꼭대기구역 S1-허파꼭대기가지 B1-허파꼭대기동맥 A1 등).

정맥도 거의 같은데(예 : 허파꼭대기정맥 V1), 구역정맥(V)은 일반적으로 각각의 구역 안을 주행하는 정맥(**구역안부분** 구역내부 intrasegmental part)과 구역 사이를 주행하는 큰 정맥(**구역사이부분** 구간부 intersegmental part)으로 이루어진다.

구역절제 : 허파구역은 앞서 말한 것처럼 고유의 구역기관지와 동맥이 분포하며, 허파의 기본적인 구성단위로 간주된다(그림 5-37). 구역을 단위로 하여 생기는 병변도 많아 구역에 국한되는 병터에 대해서는 외과적으로 절제하는 것도 가능하다(구역절제술 segmental resection).

허파꽈리(폐포 Alveolus)

기관지 말단이 종말세기관지와 호흡세기관지가 되어 그 끝에 허파꽈리가 붙어 있다(그림 5-38). 가스교환을 할 수 있는 것은 호흡세기관지와 허파꽈리이다. 허파꽈리의 직경은 100~200 μm이며, 좌우 허파의 허파꽈리 표면적을 합하면 테니스코트 1면의 넓이(130 m^2)가 된다.

허파의 혈관 (그림 5-39)

허파의 혈관에는 기능혈관계와 영양혈관계의 2계가 있다. 기능혈관계는 허파의 기능에 관계되어 허파순환에 속하며 허파동맥과 허파정맥이다. 영양혈관계는 허파조직, 즉 기관지계의 영양에 관계하며 온몸순환계에 속하고 기관지동맥과 기관지정맥이다.

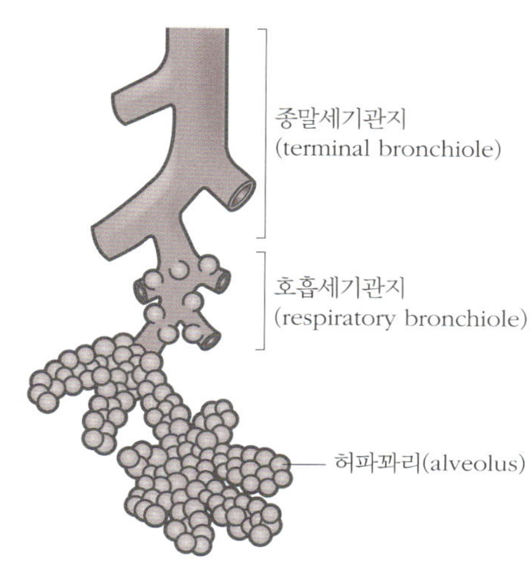

그림 5-38 허파의 가스교환부위

가스교환할 수 있는 것은 호흡세기관지와 허파꽈리이다.

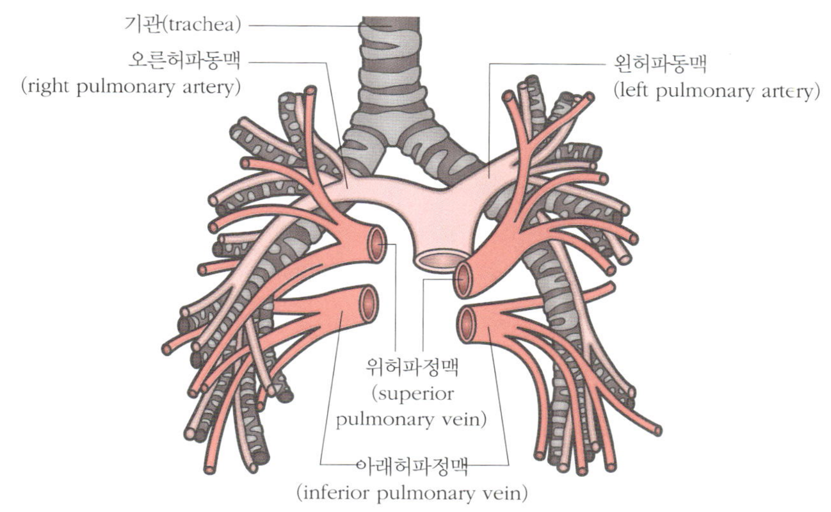

그림 5-39 기관갈림부에서 허파동정맥의 위치관계

허파문부위에서는 폐동맥보다 허파정맥이 앞에 있다.

◆ **기능혈관계**

1) **허파동맥** : 허파동맥줄기(폐동맥간 pulmonary trunk)는 심장의 오른심실에서 나오며 대동맥 시작부분 앞을 왼쪽 위로 주행하여 대동맥활 아래에서 오른허파동맥과 왼허파동맥으로 나누어져 각각 허파문에서 허파로 들어간다.

① **오른허파동맥**(우폐동맥 right pulmonary artery)은 왼허파동맥보다 길고 두껍다. 대동맥 · 위대정맥의 뒤, 오른주기관지 앞을 주행하여 오른허파문에 이르며 오른허파 안에서 분기하여 각 엽의 구역으로 들어간다.

② **왼허파동맥**(좌폐동맥 left pulmonary artery)은 왼주기관지 위를 넘어 왼허파문에 이르러 갈라져서 왼허파 각 엽의 구역에 분포한다.

허파동맥은 기관지를 따라 주행하며, 함께 갈라져서 구역기관지와 함께 구역에 분포한다.

2) **허파정맥** : 허파문에서 나오는 허파정맥(폐정맥 pulmonary vein)은 좌우 양쪽에 각각 2개씩 있다. 즉 **위허파정맥**(상폐정맥 superior pulmonary vein)과 **아래허파정맥**(하폐정맥 inferior pulmonary vein)이며 허파문으로부터 안쪽을 향해 거의 수평으로 주행하여 왼심방의 뒤쪽 위로 흘러든다.

위허파정맥은 빗틈새보다 위쪽으로부터의 정맥을 모으며 허파문에서 가장 앞에 있다. 아래허파정맥은 빗틈새보다 아래쪽의 정맥을 모으며 허파문에서 가장 아래쪽에 있다.

각 구역의 정맥(V)도 기관지(B) · 동맥(A)에 준하여 V1~V10의 번호를 붙이고 있는데, 정맥은 기관지나 동맥에 동반하지 않고 각 구역 사이를 주행한다(그림 5-37).

◆ **영양혈관계**　기관지와 그 가지에 영양을 주는 영양혈관계는 기관지동정맥이며, 허파동정맥에 비해 모두 매우 미세하다. 허파문에서 주기관지의 뒷면을 따라 주행한다.

1) **기관지동맥**(bronchial artery) : 왼쪽은 가슴대동맥으로부터, 오른쪽은 제3갈비사이동맥 등으로부터 일어나 허파문에서 허파로 들어간다. 기관지와 분지를 따라 주행하며 여기에 분포한다.

2) **기관지정맥**(bronchial vein) : 허파문에서 나와 홀정맥 또는 반홀정맥으로 흘러든다.

허파의 림프계

허파안의 림프관은 기관지 분지를 따라 말초에서 점점 합류하면서 허파문을 향해 주행한다.

허파안에서 림프관은 작은림프절을 경과한다. 이러한 림프절은 일반적으로 기관지 분지에 의해 생기는 갈림모서리 안에 존재하며 **허파속림프절**(폐내림프절 intrapulmonary node)이라 한다(그림 5-40).

허파속림프절로부터 림프관은 허파문 주위의 림프절에 모인다. 허파문의 림프절은 허파문 안팎에 걸쳐 있으며 합해서 **기관지허파림프절**(기관지폐림프절 bronchopulmcnary node)이라 한다. 기관지허파림프절은 **허파문림프절**(폐문림프절 hilar lymph node)이라고도 한다.

기관지허파림프절로부터 림프관은 기관지를 따라 위로 주행하여 기관갈림부위에 있는 **기관기관지림프절**(tracheobronchial node)로 들어가며 기관을 따라 더욱 위로 주행하여 기관 주위에 있는 **기관옆림프절**(paratracheal lymph node)에 이른다.

아래기관기관지림프절 : 기관갈림부위에 있는 기관기관지림프절 중에서 갈림 모서리의 아래쪽에 있는 것을 아래기관기관지림프절(inferior tracheobronchial node)이라 한다. 이 림프절에는 좌우 양쪽 허파로부터 림프가 흘러든다. 허파암의 림프절전이에 의해 이 림프절이 급속하게 종대하고 유합하여 큰 덩어리모양을 띠며 주위의 조직 · 기관(예 : 되돌이후두신경 · 위대정객 · 기관 · 기관지 · 식도 등)을 압박하기 때문에 장애(쉰목소리 · 혈행장애 · 호흡곤란 · 삼키기장애 등)가 발생하는 경우도 있다.

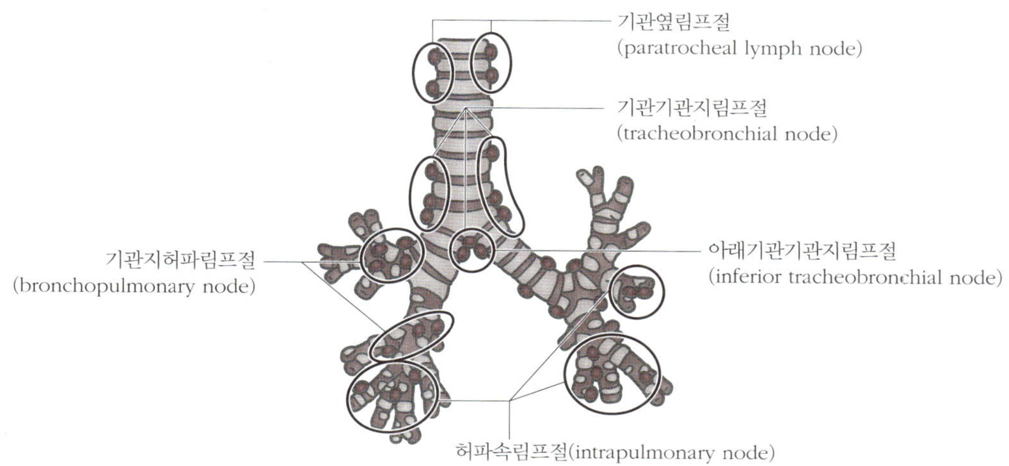

그림 5-40 기관과 기관지의 림프절
아래기관기관지림프절은 좌우의 허파에서 림프를 받으므로 폐암이 다른 쪽 허파로 전이되는 데 중요한 역할을 한다.

허파의 신경

허파에는 허파뿌리 앞면과 뒷면에 있는 **허파신경얼기**(폐신경총 pulmonary plexus)로부터의 신경이 분포한다. 허파신경얼기는 특히 허파뿌리 뒤에서 발달한다. 주로 미주신경으로부터 부교감신경섬유에서 생기지만 제1~4가슴신경절로부터의 교감신경섬유가 더해진다.

허파신경얼기로부터 신경섬유는 기관지와 허파동맥을 따라 나아가며 그 벽의 민무늬근육 · 샘에 분포한다.

교감신경의 허파에서의 작용 : 교감신경은 기관지갈림의 근육을 이완시켜 샘분비를 억제하는 작용을 하며, 부교감신경은 기관지 갈림의 근육을 수축시키는 작용을 한다. 즉 교감신경은 허파에서 가스교환을 촉진하도록 작용한다.

허파에는 **구심(감각)섬유**도 분포한다. 들신경섬유는 미주신경에 포함되어 주행한다.

미주신경의 들신경섬유는 허파 확장에 의한 폄을 호흡 중추에 전달하여 호흡운동의 조절반사에 관여한다고 생각된다(Hering-Breuer reflex).

또한 허파 및 허파가슴막에 통각섬유는 분포하지 않지만 벽쪽가슴막에는 통증감각이 있다.

가슴안천자에서는 통증이 벽쪽가슴막을 바늘이 뚫고 나갔다는 것을 나타내는 기준이 된다.

표면해부학 (그림 5-41, 42)

허파꼭대기는 앞면에서 빗장뼈 위쪽의 약 2횡지(2~3 cm)의 높이에 이른다.

허파의 **앞모서리**는 복장뼈 뒤에서 복장빗장관절로부터 복장뼈각의 중앙을 거쳐 아래로 주행하는 선으로 투영된다. 왼허파의 앞모서리에서는 심장패임이 보인다. **심장패임**은 제4갈비연골 높이에서 일어나 왼쪽으로 흉골모서리로부터 3.5 cm 부분에까지 이르며, 그 다음 제6갈비뼈 높이에서 흉골모서리로부터 2~3 cm 왼쪽의 부위까지 곡선을 그리며 아래로 주행한다. 심장패임으로 둘러싸이는 부위에서는 심장이 앞가슴벽에 붙으므로 타진에서 **얕은심장둔탁음영역**(심장탁음계 area of superficial cardiac dullness)이 된다.

허파의 **아래모서리**는 앞면에서는 복장뼈 옆모서리에서 제6갈비뼈 높이, 빗장뼈 중앙선(빗장뼈의 중앙점을 통과하는

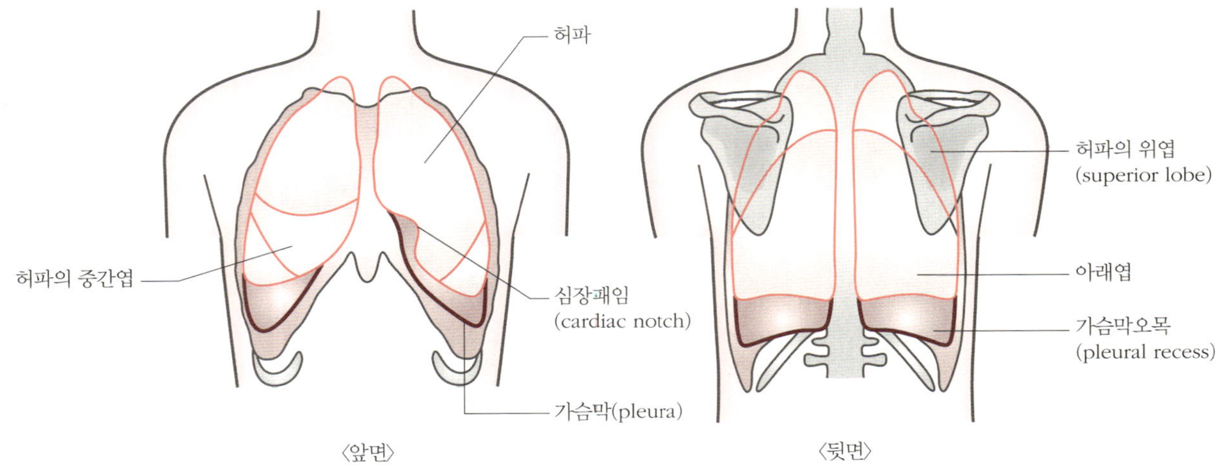

그림 5-41 허파와 가슴막의 체표면 투영
벽쪽가슴막은 허파보다 아래까지 늘어나 있다.

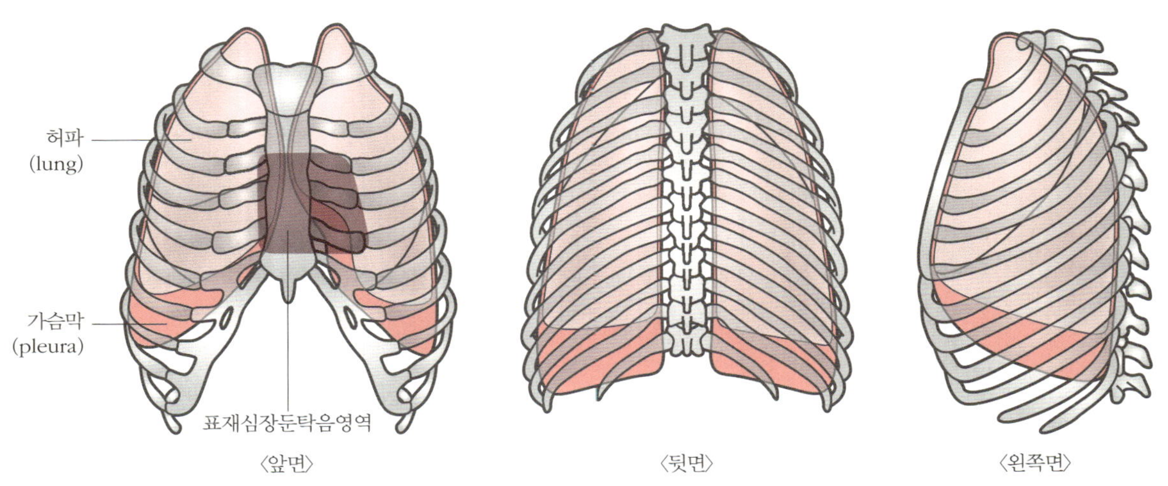

그림 5-42 허파와 가슴막이 가슴우리안에서 차지하는 위치
허파의 아래모서리는 안정 시 호흡에서 1 cm, 깊은호흡에서 3~5 cm 오르내린다.

수직선) 위에서 제7갈비뼈 높이, 중간겨드랑선(겨드랑 중심을 통과하는 수직선) 위에서 제8갈비뼈 높이를 주행한다. 아래모서리는 뒷면에서 어깨뼈선(어깨뼈의 아래각을 통과하는 수직선) 위에서 제10갈비뼈 높이, 등부위의 정중부위에서 제11등뼈 높이를 주행한다.

빗틈새는 뒷면에서 제2등뼈 가시돌기로부터 바깥아래쪽으로 비스듬히 지나 앞면에서 제6갈비연골에 이른다.

빗틈새는 뒷면에서 위팔을 어깨보다 위쪽으로 올렸을 때 어깨뼈 안쪽모서리에 거의 일치한다.

앞면에서 보면 오른허파에서는 **위엽**과 **중간엽**, 왼허파에서는 **위엽**이 표면과 넓게 마주한다. 뒷면에서는 오른허파, 왼허파 모두 주로 **아래엽**이 표면과 마주한다. 가쪽면에서는 위(중간)엽과 아래엽이 표면과 마주한다.

C. 가슴막(흉막 Pleura)

허파의 표면과 가슴벽 안쪽면은 매우 얇고 투명한 장막(serous membrance), 즉 **가슴막**으로 덮여 있다(그림 5-43).

허파표면을 덮는 가슴막을 **허파가슴막**(폐흉막 pleura pulmonalis)이라 하며, 허파엽의 사이로도 들어가 허파의 엽 사이면도 덮고 있다. 가슴벽 안쪽면을 덮는 가슴막은 **벽쪽가슴막**(벽측흉막 parietal pleura)이라 한다.

허파가슴막은 허파의 안쪽면에 있는 허파문에서 허파로 출입하는 허파뿌리를 감싼 후 벽쪽가슴막으로 이행한다. 이행부에서는 허파의 앞면과 뒷면으로부터의 가슴막은 허파문 아래쪽에서 서로 인접하여 이중의 가슴막으로 이루어지는 가늘고 긴 주름을 만든다. 이 주름을 **허파인대**(폐간막 pulmonary ligament, 그림 5-34 참조)라 한다.

벽쪽가슴막은 다시 부위에 따라 **갈비가슴막**(늑골흉막 costal pleura) · **세로칸가슴막**(종격흉막 mediastinal pleura) · **가로막가슴막**(횡격흉막 diaphragmatic pleura)으로 나누어진다.

벽쪽가슴막 특히 갈비가슴막과 가슴벽 사이에는 **가슴속근막**(흉내근막 endothoracic fascia)이라는 성긴아교결합조직층이 있다.

허파꼭대기는 제1갈비뼈와 빗장뼈 위로 돔모양으로 2~3 cm 돌출되어 있다. 허파꼭대기는 허파가슴막으로 덮여 있고, 표면은 벽쪽가슴막으로 덮여 있다. 허파꼭대기를 덮는 벽쪽가슴막을 **가슴막돔**(흉막돔 dome of pleura)이라 한다. 가슴막돔의 표면은 다시 **가슴막위막**(흉막상막 suprapleural membrane)이라는 가슴속근막의 연결로 덮여 있다.

> 십손근막 : 가슴막위막은 십손근막(Sibson's fascia)이라고도 한다. 특히 두껍고 튼튼하며 목근막의 척주앞엽으로도 연결되어 제1갈비뼈 안쪽모서리와 제7목뼈 가로돌기에 부착하여 마치 텐트를 친 것 같이 가슴막돔을 보강하여 허파꼭대기를 보호한다.

허파가슴막과 벽쪽가슴막 사이에는 매우 좁은 틈이 있다. 허파가슴막과 벽쪽가슴막으로 에워싸인 틈을 **가슴막공간**(흉막강 pleural cavity)이라 한다. 가슴막공간에는 소량의 장액(**가슴막액** 흉막액 pleural liquor)이 포함되며, 양쪽 가슴막의 표면을 매끄럽게 하여 호흡 시의 마찰을 막는다.

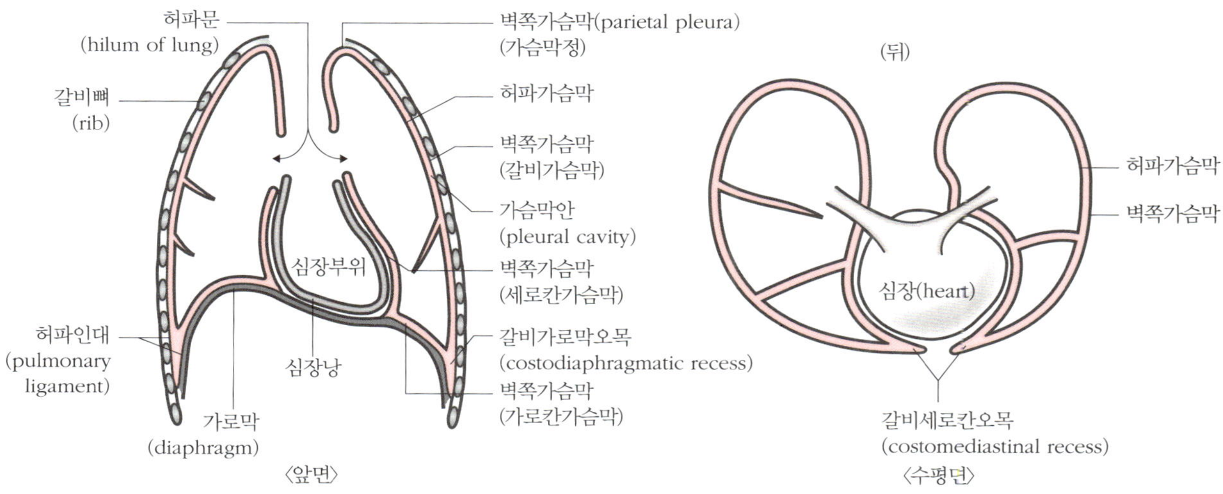

그림 5-43 가슴막

가슴막안은 소량의 액체를 포함하고 있으며, 이것으로 호흡에 의한 가슴막의 마찰을 줄인다. 각 폐엽은 가슴막으로 완전히 구분되어 있다.

허파가슴막과 벽쪽가슴막은 허파 표면 대부분에서는 거의 서로 붙어 있지만, 허파 앞모서리와 아래모서리에서는 가슴막공간이 넓어져 **가슴막오목**(흉막동 pleural recess)이라 한다.

허파의 앞모서리를 따르는 가슴막오목을 **갈비세로칸오목**(늑골종격동 costomediastinal recess)이라 하며, 허파 아래모서리를 따라 갈비가슴막과 가로막가슴막 사이에 있는 가슴막오목을 **갈비가로막오목**(늑골횡격막동 costodiaphragmatic recess)이라 한다.

안정호흡 시에는 허파가 가슴막오목으로 들어가지 않지만 깊은 호흡 시에는 허파가 확장되어 가슴막오목으로 들어간다. 따라서 가슴막오목은 좁아진다. 그러나 깊은 호흡 시에도 가슴막오목이 완전히 허파로 채워지는 것은 아니다.

표면해부학 (그림 5-42)

가슴막의 가장자리는 폐의 가장자리와 거의 일치하는데, 가슴막오목 특히 갈비가로막오목 아래모서리는 허파 아래모서리의 매우 아래쪽에 있다. 즉 가슴막 아래모서리는 앞면에서는 흉골가장자리에서 제6갈비연골 높이, 빗장뼈 중앙선에서는 제7갈비뼈 아래모서리 높이, 겨드랑선에서는 제10갈비뼈 높이를 주행한다. 그리고 뒷면에서는 어깨뼈선에서 제11갈비뼈로부터 제12등뼈 높이를 주행한다.

허파 아래모서리와 가슴막 아래모서리는 겨드랑선(가슴벽 가쪽면)에서 가장 떨어져 있다. 안정호흡시에는 약 8 cm 떨어지지만 깊은 호흡 시 허파 아래모서리는 약 4 cm 내려간다.

> **갈비가로막오목** : 갈비가로막오목은 특히 등쪽에서 아래쪽에까지 이르며, 심복부의 장기(예 : 간 · 지라 · 콩팥 등) 가까이에 위치한다. 이들 장기와 갈비가로막오목 사이에는 가로막이 있어 둘의 사이를 떼어놓지만 여러 가지 병변이 서로 전파되는 경우도 있다. 예를 들면 콩팥주위농양이 가슴막공간으로 전파되거나 지라가 가슴막과 동시에 손상되는 경우도 있다.

가슴안압력(흉곽내압 Intrathoracic pressure)

가슴막공간은 폐쇄된 공간이며 허파를 둘러싸고 있다. 허파는 탄력성이 있어서 수축하면 가슴막공간이 음압이 된다. 가슴막공간안의 압력을 **가슴안압력**이라 한다. 가슴안압력은 가슴우리나 가로막 운동에 의해 변동하며 그에 따라 허파가 확대 · 축소하여 **들숨**(흡기 inspiration)과 **날숨**(호기 expiration)이 이루어진다.

> **공기가슴증 · 고름가슴증** : 가슴막공간에 삼출액 · 누출액, 혈액, 고름, 공기 등이 발생하여 고이면 그 내용에 따라 **물가슴증**(수흉증 hydrothorax), **혈액가슴**(혈흉 hemothorax), 고름가슴증(농흉 pyothorax), 공기가슴증(기흉 pneumothorax) 등이라 한다.

가슴막의 혈관 · 신경

혈관 · 림프계는 가슴벽에서 유래한다.

허파가슴막 혈관에는 교감신경섬유가 분포한다. 통각 · 촉각 등 감각신경섬유의 분포는 보이지 않는다.

벽쪽가슴막에는 감각신경섬유가 분포한다. 감각신경섬유는 갈비가슴막과 가로막가슴막 주위에서는 갈비사이신경에서 유래하며, 세로칸가슴막과 가로막가슴막 중앙에서는 가로막신경에서 유래한다.

D. 식도(Oesophagus)

식도는 인두의 아래쪽으로 이어져 인두와 위를 연결하는 소화관이다. 길이는 약 25 cm이며, 목 · 가슴 · 배의 3부위로 나누어진다(그림 5-44). 여기에서는 편의상 가슴부위뿐만 아니라 다른 2부위도 함께 서술한다.

목부위(경부 cervical part)는 길이 5~6 cm(전체 길이의 약 1/5)이며 반지연골 아래모서리에서 복장뼈 위모서리까지의 높이로, 척추뼈의 앞쪽에 있다. 기관의 바로 뒤를 아래로 주행한다.

식도와 기관 사이에는 되돌이후두신경이 주행하며 식도 양쪽에는 온목동맥 · 속목정맥 · 미주신경이 주행한다.

가슴부위(흉부 thoracic part)는 길이 15~18 cm, 기관의 뒤를 약간 왼쪽으로 치우쳐 아래로 주행한다.

기관 갈림부위의 아래쪽에는 오른허파동맥 · 왼심방을 덮는 심장막의 바로 뒤쪽을 아래로 주행한다.

왼심방 확장과 식도 통과장애 : 왼심방이 확장되면(예 : 승모판막증) 식도의 앞벽이 압박되어 통과장애를 일으키는 일이 있다.

식도 가슴부위는 제5~7등뼈 높이에서 내림동맥 오른쪽에 있지만 아래로 주행함과 동시에 점점 대동맥 앞쪽으로 이행하여 대동맥 왼쪽 앞에서 가로막의 식도구멍을 통과하여 배안으로 들어간다.

배부위(abdominal part)는 짧아서 2~3 cm이다. 배부위는 제10등뼈 높이에서 가로막 식도구멍을 통과하면 약간 왼쪽으로 굽혀져 제11등뼈 앞 왼쪽에서 위의 들문으로 연결된다. 위가 가득차면 식도 배부위는 약간 길어진다.

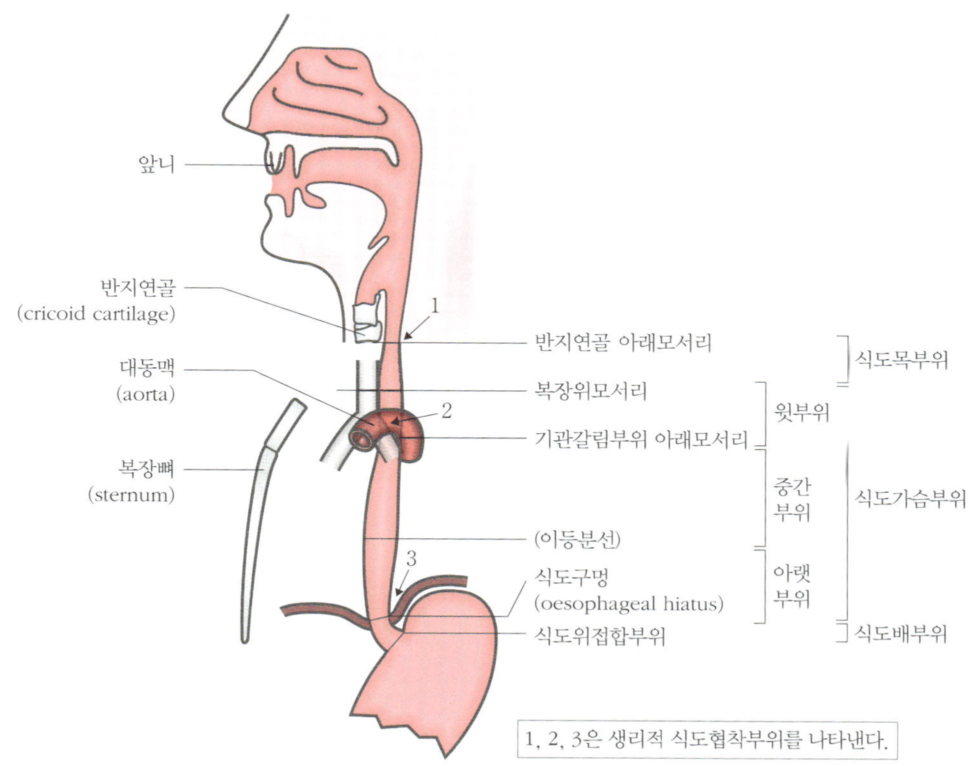

그림 5-44 식도의 구분과 생리적 식도협착부

식도의 생리적인 협착부는 3군데 있으며 암의 발생률이 높다.
윗부분 · 중간부분 · 아랫부분의 구분은 식도암 취급 규약에 의한 것이다.

표면해부학

식도 목부위의 위쪽끝은 제6목뼈 높이에 있으며, 앞면에서는 반지연골 높이에 해당한다. 반지연골은 복장뼈 위모서리, 즉 목정맥패임에서 약 5 cm 위쪽이며 정중선상에 닿는다.

가로막의 **식도구멍**은 제10등뼈 높이에 있다. 앞면에는 제7갈비연골 높이에서 정중선 바로 왼쪽에 해당한다.

식도는 앞뒤로 눌린 편평한 관상기관인데 음식물이 통과할 때 속공간이 확장된다.

식도에는 생리적으로 협착을 나타내는 곳이 3군데 있다.

식도의 생리적 협착부위

제1협착부위 : 식도의 위쪽끝에서 인두로 연결되는 부위(반지연골협착부위 : 아래인두수축근이 식도를 둘러싸고 반지연골에 붙어서 근육긴장에 의해 수축된다고 생각된다).

제2협착부위 : 식도 중간부위에서 대동맥활과 왼기관지가 교차하여 그에 따라 압박되는 부위(대동맥축착부위).

제3협착부위 : 아랫부위에서 가로막을 관통하는 부위(가로막협착부위).

이렇게 3부위이다.

생리적 협착부위의 임상 : 앞니로부터 제1 · 2 · 3 협착부위까지의 거리는 각각 15 cm, 25 cm, 38~40 cm이다.
협착부위는 삼킬 때에도 비교적 확장되기 어려워 통과의 지연이나 장애가 일어나기 쉽다. 특히 식도이물은 제1 협착부위에서 보이는 경우가 많다. 또한 생리적 협착부위는 식도암이 잘 발생하는 부위이다.

식도암의 확대 : 식도는 주위의 기관(기관, 대동맥 등)이 결합조직으로 이어지며 명료한 경계가 없다. 따라서 식도암이 침윤성으로 확대되기 쉽다.

식도의 혈관 · 신경

◆**동맥**　식도의 위쪽 1/3부위는 아래갑상선동맥(← 갑상목동맥 ← 빗장밑동맥)으로부터, 가운데 1/3부위는 식도동맥(← 가슴대동맥)으로부터 가지를 받는다. 아래 1/3부위에는 왼위동맥(← 복강동맥 ← 배대동맥)이 분포한다.

◆**정맥**　식도정맥은 주위의 정맥으로 흘러든다. 즉 식도 윗부위의 정맥은 아래갑상샘정맥으로, 중간부위의 정맥은 홀정맥 · 반홀정맥으로 흘러든다. 아랫부위의 정맥은 위(stomach)와 같이 왼위정맥(→ 간문맥)으로 흘러든다(그림 5-45).

식도정맥류 : 식도의 중간부위와 아랫부분의 정맥은 연결되는데, 홀정맥과 왼위정맥을 연결한다. 예를 들어 간경변 등으로 간문맥고혈압이 발생하면 간문맥혈액은 식도에서 연결로를 거쳐 홀정맥 → 위대정맥으로 환류하게 된다. 이렇게 되면 특히 점막층 바로 아래의 정맥이 눈에 띄게 확장되어 정맥류(식도정맥류 esophageal varix)가 발생한다. 식도정맥류가 터지면 입에서 심한 출혈이 발생한다.

◆**림프계**　식도의 림프관은 동맥을 따라 주행한다.

식도 윗부위의 림프관은 아래갑상선동맥을 따라 주행하며, 시작부위 주위의 깊은목림프절로 흘러든다.

식도 중간부위의 림프관은 식도동맥을 따라 주행하며, 가슴세로칸 뒷부위의 림프절(대동맥 앞에 있다)을 거쳐 빗장위림프절로 흘러든다.

식도 아랫부위의 림프관은 왼위동맥을 따라 주행하며, 복강림프절(대동맥 앞에 있다)로 흘러든다.

◆**신경**　식도에는 미주신경(부교감신경)과 교감신경이 분포한다.

좌우 양쪽의 미주신경은 기관지 뒤를 아래로 주행하여 허파에 가지를 낸 후에 식도에 모여 식도를 따라 배안에 이른다. 좌우의 미주신경은 식도에서 몇 개의 줄기가지로 나눠진다. 이 줄기가지는 허파뿌리 높이보다 아래쪽에

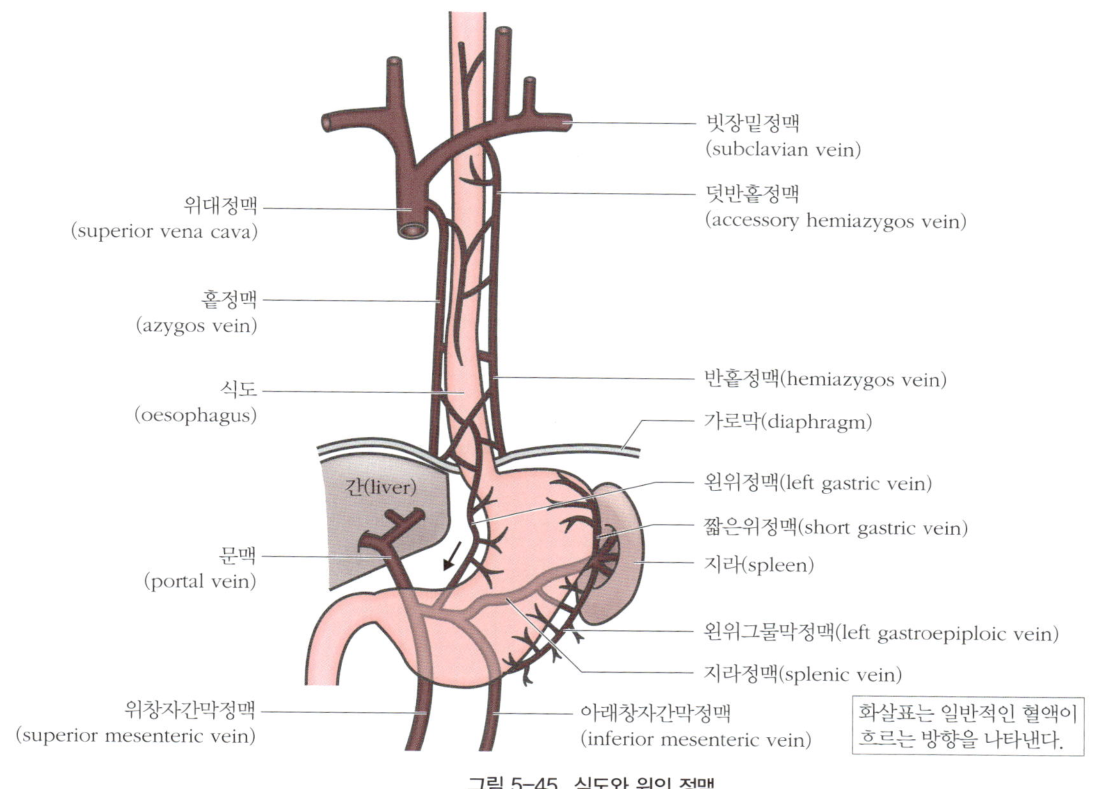

그림 5-45 식도와 위의 정맥
식도정맥과 문맥은 연결되어 있다.

서 서로 연결되어 신경얼기, 즉 **식도신경얼기**(식도신경총 esophageal plexus)를 만든다. 식도신경얼기에는 교감신경섬유(큰내장신경)도 더해진다.

부교감신경은 식도의 연동운동이나 샘분비에 관계하며, 교감신경은 혈관운동성이라 생각된다. 또한 교감신경에는 구심통각섬유도 포함된다.

식도에서 음식물의 이송 : 식도에서 이루어지는 삼키기(연하 deglutition)는 삼키기의 제3기(식도기)이다(삼키기의 제1기는 구강기, 제2기는 인두기). 식도에서는 미주신경에 의해 근육의 윤상수축이 위에서 아래로 진행하여(연동) 음식물을 위(stomach)로 보낸다. 식도에서 음식물의 이송은 연동에 의하지만 상반신을 일으킨 자세에서는 중력의 작용도 가해진다.

E. 심장(Heart)

심장은 근육(심장근육)으로 이루어진 두꺼운 벽을 가지고 있는 속이 빈 기관이다. 혈관의 일부가 특수화하여 혈액순환의 원동력을 주는 펌프로서 작용한다.

◆**위치** 심장은 좌우 허파의 사이, 즉 가슴세로칸의 앞쪽 아랫부분에 있으며, 심장막으로 둘러싸여 가로막 위에 위치한다. 심장은 약간 왼쪽에 편재하며 2/3는 정중선의 왼쪽에 있다(그림 5-46).

◆**크기** 심장은 거의 주먹 크기이며, 중량은 20세 평균 남성 300 g, 여성 250 g이다. 이후 40대 후반에는 남성 350 g, 여성 300 g이 되며, 그 후에는 거의 변화하지 않는다.

폐동맥판 청진부위
대동맥판(aortic valve) 청진부위
허파동맥구멍 (opening of pulmonary trunk)
대동맥구멍 (aortic hiatus)
왼방실구멍 (left atrioventricular orifice)
삼첨판(tricuspid valve) 청진부위
젖꼭지의 위치를 나타낸다
승모판(mitral valve) 청진부위
오른방실구멍 (right atrioventricular orifice)
심장꼭대기부위

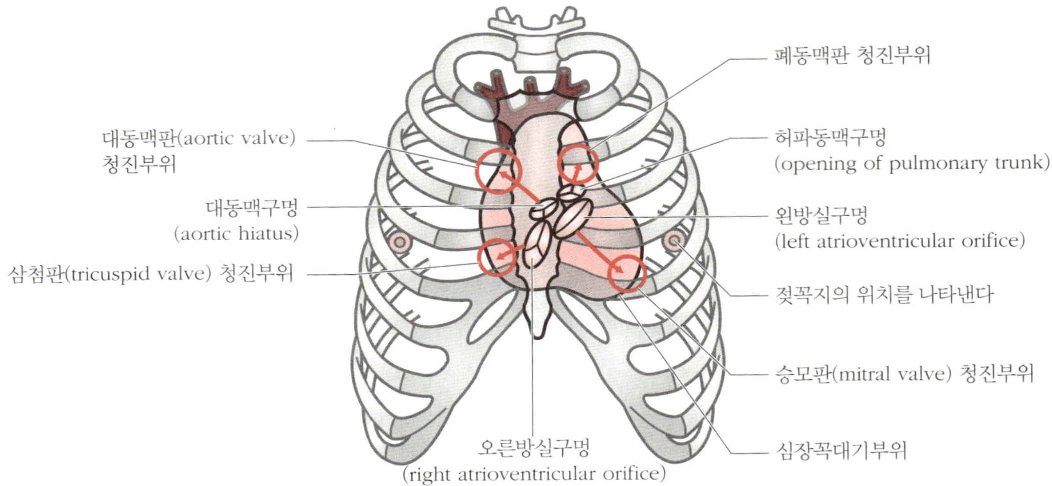

그림 5-46 심장의 위치
심장꼭대기 박동이 체표면에서 크게 만져지면 심장펌프가 잘 작동한다고 할 수 있다.

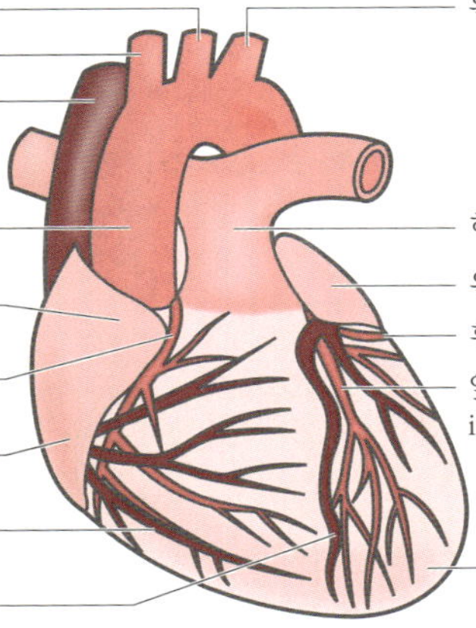

왼온목동맥(left common carotid artery)
왼빗장밑동맥(left subclavian artery)
팔머리동맥(brachiocephalic trunk)
위대정맥(superior vena cava)
대동맥(aorta)
허파동맥(pulmonary trunk)
왼심방귀(left atrial auricle)
오른심방귀(right auricle)
휘돌이가지(circumflex branch)
오른관상동맥(right coronary artery)
앞심실사이가지(anterior interventricular branch)
왼관상동맥 (left coronary artery)
오른심방(right atrium)
작은심장정맥(small cardiac vein)
심장꼭대기
큰심장정맥(great cardiac vein)
〈앞면〉

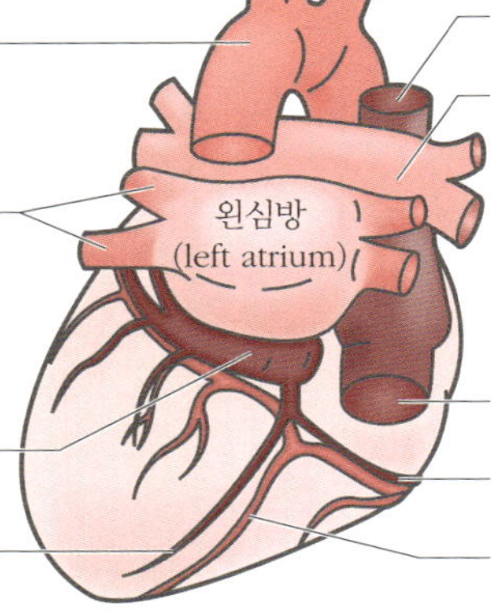

대동맥
위대정맥
허파동맥
허파정맥 (pulmonary vein)
왼심방 (left atrium)
아래대정맥(inferior vena cava)
관상정맥굴 (coronary sinus)
작은심장정맥
중간심장정맥 (middle cardiac vein)
뒤심실사이가지 (posterior interventricular branch)
〈뒷면〉

그림 5-47 심장의 외형
심장동맥은 심장바깥막(epicardium) 안을 주행한다. 심장정맥굴의 혈액은 오른심방으로 유입된다.

1 외형 (그림 5–47)

심장은 복숭아와 비슷한 모양이며, 위쪽부위는 넓어서 **심장바닥**(심저부 base of heart)이라 하고 아래쪽부위는 약간 뾰족하여 **심장꼭대기**(심첨 apex of heart)라 한다. 심장바닥은 심장의 뒷면이 되며 심장바닥으로부터 심장꼭대기를 향하는 긴 축(심장축)은 오른쪽 뒤 위쪽에서 왼쪽 앞 아래쪽으로 비스듬히 주행하고, 심장꼭대기는 앞가슴벽에 접한다.

표면해부학

심장꼭대기는 심장의 박동과 함께 앞가슴벽에 닿는다. 이것을 **심장꼭대기박동**(심첨박동 heart apex beat)이라 하는데 체표면에서 만져진다. 즉 일반적으로 왼쪽의 제5갈비사이이며(그림 5–46) 정중선에서 약 4횡지(약 7 cm) 왼쪽에서 만져진다. 이 위치는 남성에서 왼쪽 젖꼭지의 약간 안쪽 아래에 해당한다. 소아에서는 약간 높고 바깥쪽에 있다.

심장은 좌우로 나뉘며 각각 순환에서 펌프로서 작용한다. 오른쪽 절반부위는 전신에서 정맥혈을 받아 이것을 허파로 보내는 허파순환에 대한 펌프이다. 왼쪽 절반부위는 허파에서 심장으로 환류하는 혈액을 받아 이것을 전신으로 내보내 전신순환에서 펌프로 작용한다(p.30).

좌우의 각 절반부위에서 혈액을 받아들이는 부위는 **심방**(atrium)으로 심장의 위쪽부위이며, 혈액을 내보내는 부위는 **심실**(ventricle)로 심장 아래쪽에 있다. 좌우에 각각 심방과 심실이 있으므로 심장은 4개의 방, 즉 오른심방 · 오른심실, 왼심방 · 왼심실을 가지고 있다. 이러한 위 · 아래, 즉 방 · 실과 좌우를 가로막는 경계와 일치하여 심장의 표면에서 고랑이 보인다. 심방과 심실을 나누는 경계와 일치하는 고랑을 **방실사이고랑**(관상구 coronary sulcus)이라 하며, 심장의 위 1/3부위와 아래 2/3부위의 경계를 둘러싸듯이 주행한다(그림 5–48).

방실사이고랑에는 관상혈관이 주행하며 그 주위는 지방조직으로 채워진다. 방실사이고랑은 특히 뒷면에서 명확하며, 앞면에서는 대동맥 · 허파동맥에서 중단된다.

좌우의 경계, 특히 심실 앞면과 뒷면에서 각각 세로로 뻗은 고랑이 보이는데 이를 **앞심실사이고랑**(전심실간구 anterior interventricular sulcus)과 **뒤심실사이고랑**(후심실간구 posterior interventricular sulcus)이라 한다(그림 5–48).

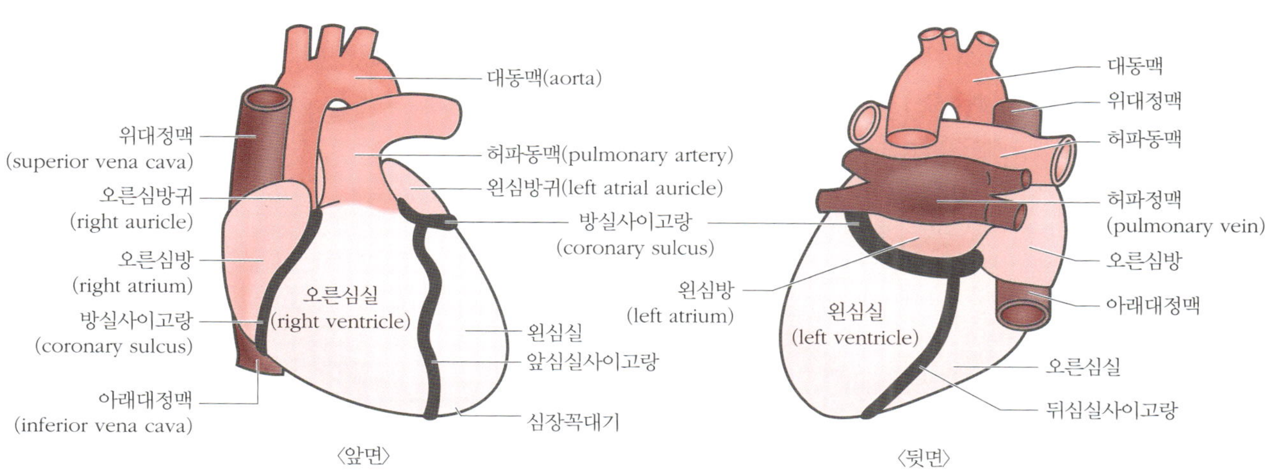

그림 5–48 심장의 안쪽 형태

심장바닥은 심장 뒷면의 왼심방과 오른심방 부분을 말한다. 그림의 검고 두꺼운 선이 심장 고랑을 나타낸다.

면(Surface)

심장의 바깥면은 복장갈비면(앞면) · 가로막면(아랫면) · 허파면(왼쪽면) · 심장바닥(뒷면)으로 나누어진다.

◆**복장갈비면**(흉늑면 sternocostal surface) 앞면에서 돌출하여 대부분이 오른심실에서 만들어진다. 복장갈비면은 위쪽으로 허파동맥(줄기)에 이어진다. 대동맥과 허파동맥을 좌우 양쪽에서 감싸듯이 **왼심방귀**와 **오른심방귀**가 보인다.

◆**가로막면**(횡격면 diaphragmatic surface) 아랫면에서 주로 가로막의 힘줄중심 위에 있다. 거의 평탄하며 왼심실과 오른심실의 일부에서 생긴다.

◆**허파면**(폐면 pulmonary surface) 왼쪽면이며, 왼쪽으로 돌출하여 왼허파의 심장자국에 접한다. 주로 왼심실에서 생긴다.

◆**심장바닥**(심장저부 base of heart) 뒷면의 왼심방과 오른심방의 일부에서 생긴다. 가로막면으로부터 방실사이고랑으로 경계지어진다.

가장자리(Marginal)

심장에는 상하좌우의 4가장자리를 구별할 수 있다.

◆**위가장자리** 왼심방에서 생기며 심장을 드나드는 대혈관이 보인다.

◆**오른가장자리** 오른심방에서 만들어지며 위 · 아래에서 위대정맥과 아래대정맥으로 연결된다.

◆**왼가장자리** 주로 왼심실에서 만들어지는데 윗부분은 왼심방귀에서 생긴다.

◆**아래가장자리** 주로 오른심실에서 만들어지며 일부가 왼심실(심장꼭대기)에서 만들어진다.

표면해부학

(1) 체표면에서 심장의 투영

심장은 다음과 같이 앞가슴벽에 투영된다.

오른모서리 : 복장뼈 오른모서리의 약 2 cm 오른쪽을 거의 평행하게 아래로 주행하는 선(오른쪽 제2갈비뼈 아래모서리에서 흉골모서리로부터 약 1횡지 떨어진 부위 → 오른쪽 제6갈비뼈 아래모서리).

왼모서리 : 왼쪽 제2갈비뼈 아래모서리이며 흉골모서리로부터 약 1횡지 떨어진 지점에서 아래쪽으로 심장꼭대기박동부위(제5갈비사이공간에서 빗장뼈 중앙선의 약간 안쪽)를 향하는 완만한 곡선과 일치한다.

위모서리 : 오른쪽 제3갈비연골과 왼쪽 제2갈비연골의 아래모서리를 연결하는 선.

아래모서리 : 오른쪽 제6갈비뼈의 복장뼈끝과 왼쪽 제5갈비사이공간(심장꼭대기박동 부위)을 연결하는 선.

오른방실구멍 : 복장뼈몸통에서 오른쪽 제5갈비연골의 복장 부착끝의 높이.

왼방실구멍 : 왼쪽 제4갈비연골의 복장 부착끝의 약간 왼쪽.

허파동맥구멍 : 왼쪽 제3갈비연골의 복장끝.

대동맥구멍 : 허파동맥구멍의 약간 오른쪽 아래에서 제3갈비사이공간의 높이.

(2) 심장의 청진

청진하면 심장 박동과 일치하여 리듬으로 일어나는 2개의 음, 즉 **심장음**(심음 heart sound)을 들을 수 있다. 심장음은 lubb-dupp라고 표현된다. 제I 음은 심장꼭대기박동과 거의 동시에 발생하며 비교적 길며 낮고 둔탁한 음이다. 심실수축기의 시작과 함께 방실판의 폐쇄 · 긴장에 의한 진동으로 생긴다고 한다. 제II 음은 짧고 높은 날카로운 음이며, 심실확장기의 시작과 일치하여 동맥판 폐쇄에 의한 진동으로 일어난다고 한다. 따라서 제I~II 음 사이는 수축기에, 제II~I 음 사이는 확장기에 해당한다.

이렇게 심장음은 주로 판의 진동에 의하지만 각각의 판에 따라 심장음을 가장 잘 들을 수 있는 부위를 **심장음청진영역**(심음청진부위 auscultatory area of heart sound)이라 한다. 이들 청진부위가 반드시 판의 체표면 투영부위와 일치하는 것은 아니다. 진동에 의한 음은 동맥이나 심실을 따라 가슴벽으로 전해지기 때문이라 한다.

심장의 축과 돌림 : 심장은 왼쪽으로 치우쳐 있고, 긴 축이 비스듬히 있으며, 오른쪽이 앞으로 왼쪽이 뒤로 향하도록 회전한 위치를 취한다. 그 결과 오른심방은 오른쪽에 오른심실은 앞쪽에 있으며, 왼심방은 뒤쪽에 왼심실은 왼모서리를 차지하게 된다.

심장의 형태 : 심장의 형태는 체격 · 가슴의 형태 · 가로막의 높이에 의해 변화한다. 비만체형인 사람에서 가슴은 폭이 넓고 짧으며, 가로막이 올라가 있으므로 심장도 밀려 올라가 수평위에 위치한다(**수평심장** horizontal heart). 반대로 마른체형의 사람에서 가슴은 좁고 가늘고 길며, 가로막도 낮으므로 심장도 세로로 가늘고 길며(**수직심장** vertical heart) 심한 경우에는 물방울모양이다(**심장처짐** 심장하수 drop heart).

소아에서는 가슴의 좌우지름이 비교적 크고 간이 크며, 가로막이 높은 위치에 있으므로 심장이 공모양이며 수평심장에 가깝다.

또한 임신이나 복수에 의해 가로막이 올라가는 경우에도 수평심장에 가까운 상태가 된다.

2 심장의 4실

앞서 말한 것처럼 4개의 방(오른심방 · 오른심실, 왼심방 · 왼심실)으로 이루어진다.

오른심방(우심방 Right atrium) (그림 5-49)

오른심방은 심장의 오른쪽 윗부분을 차지하며, 그 뒤 윗부분과 뒤 아랫부분으로는 각각 위대정맥과 아래대정맥이 흘러든다. 위대정맥의 바닥부위로부터 왼쪽 앞을 향해 개의 귀모양과 같은 삼각형의 돌기가 나와 있다. 이 돌기를 **오른심방귀**(right atrial auricle)라 하며, 대동맥의 시작부분을 오른쪽으로부터 둘러싼다.

◆**대정맥굴** 오른심방의 안쪽면을 보면 뒷부위에서는 위대정맥과 아래대정맥으로 연결되며, 양대정맥으로부터 유입되는 혈액을 받는 부분은 **대정맥굴**(대정맥동 sinus of vena cava)이라 한다. 이 부위는 위아래 양대정맥으로 이어지며, 벽은 얇고 평활한 안쪽면을 가지고 있다.

◆**오른심방귀** 오른심방의 앞부위는 오른심방귀의 안쪽면으로 연결된다. 오른심방귀의 안쪽면에는 평행하게 주행하는 빗살모양의 두덩이 보인다. 두덩은 평행하게 주행하는 근육섬유다발의 돌출에 의한 것이다. 이 근육을 **빗살근육**(즐상근 pectinate muscle)이라 한다. 빗살모양의 심장근육은 원시심방근육이다. 즉 오른심방귀 이외의 오른심방은 오른정맥굴이 원시심방의 오른쪽 뒷벽으로 들여져서 생긴 것이다.

◆**분계능선** 오른심방귀와 대정맥굴의 경계에는 활모양의 근육성 고조가 있다. 이 고조를 **분계능선**(분계릉 crista terminalis)이라 한다. 심장의 바깥면에는 분계능선과 일치하여 **종말고랑**(분계구 sulcus terminalis cordis)이라 불리는 고랑이 보인다.

◆**심방사이막** 오른심방은 **심방사이막**(심방중격 interatrial septum)에 의해 왼쪽 뒤에 있는 왼심방과 가로막힌다. 사이막에는 얕은 타원형의 패임, 즉 **타원오목**(난원와 oval fossa)이 보인다.

타원오목은 태생기 타원구멍(p.36)의 잔존으로 성인에서도 때로는 가는 틈이나 작은 구멍이 보인다.

◆**구멍** 오른심방의 안쪽면에는 다양한 구멍이 보인다. **위대정맥구멍**(상대정맥구 opening of superior vena cava)은 뒤 위쪽에 있으며 **아래대정맥구멍**(하대정맥구 opening of inferior vena cava)은 뒤 아래쪽에 보인다. 오른심실에 이어지는 **오른방실구멍**(우방실구 right atrioventricular orifice)은 앞 안쪽에 있다. 아래대정맥구멍과 오른방실구멍 사이에 **심장정맥굴** 구멍이 나타난다.

앞서 말한 4개의 주요 구멍 외에 여러 곳에서 작은 구멍이 보인다. 미세정맥구멍(opening of small cardiac vein)

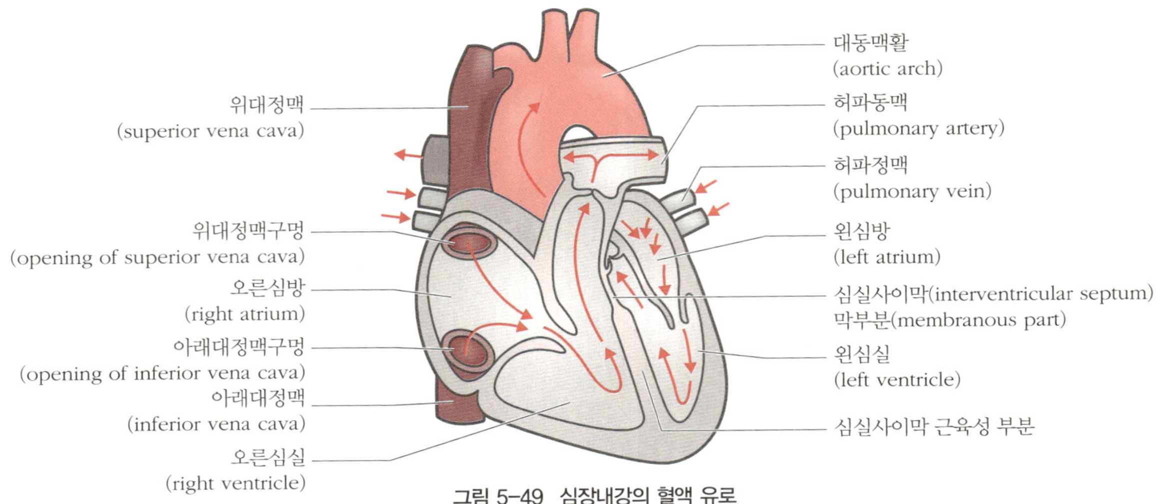

그림 5-49 심장내강의 혈액 유로

혈액이 흐르는 방향은 위 · 아래대정맥 → 오른심방 → 오른심실 → 허파 → 왼심방 → 왼심실 → 대동맥이다.

이다.

위대정맥구멍에는 판이 없지만 아래대정맥구멍이나 관상정맥굴 구멍부위에서는 흔적과 같은 판(**아래대정맥판막** 하대정맥판막 valve of inferior vena cava · **관상정맥굴판막** 관상정맥동판막 valve of coronary sinus)이 보인다. 방실구멍에는 방실판(뒤에서 서술)이 있다.

오른심실(우심실 Right ventricle) (그림 5-49)

오른심실은 심장의 가장 아랫부분을 차지하며, 뒤 위쪽에 있는 오른방실구멍에서 오른심방과 교통하여 앞 위쪽에 있는 허파동맥구멍에서 허파동맥과 연결된다.

◆**동맥원뿔** 허파동맥구멍에 연결되는 부위는 깔때기모양을 하고 있으며, 평활한 안쪽면으로 덮여 있다. 이 부위를 **동맥원뿔**(동맥원추 conus arteriosus or infundibulum)이라 하며 심실 안쪽면으로부터 근육성 고조로 경계된다. 이 고조를 **심실위능선**(실상릉 supraventricular crest)이라 하며 방실구멍으로부터 혈액유입로와 허파동맥구멍을 향하는 유출로를 가로막는다.

◆**심실사이막** 오른심실과 왼심실은 **심실사이막**(심실중격 interventricular septum)으로 가로막힌다. 심실사이막은 오른심실을 향해 볼록해져 있다(그림 5-49). 사이막은 대부분이 근육성이며 매우 두꺼워 **근육부위**(근부 muscular part)라고 한다. 사이막 윗부분의 작은부분은 얇은 막모양이므로 **막부위**(막부 membranous part)라고 한다. 허파동맥으로 연결되는 동맥원뿔과 왼심실 대동맥구멍에 이어지는 부위와 사이에 있다.

◆**꼭지근** 심실 안쪽면은 망모양의 근육융기, 즉 **근육기둥**(육주 trabecula carneae)에 의해 눈에 띄게 울퉁불퉁해져 있다. 특히 젖꼭지모양으로 돌출되는 근육을 꼭지근(유두근 papillary muscle)이라 한다. 앞쪽에 **앞꼭지근**(전유두근 anterior papillary muscle), 뒤쪽에 **뒤꼭지근**(후유두근 posterior papillary muscle) 및 심실사이막에서 일어나는 짧은 **사이막유두근**(중격유두근 septal papillary muscle)이 있다.

또한 심실사이막으로부터 앞꼭지근의 바닥부위를 향해 근육융기가 주행한다. 이 두덩을 **사이막모서리기둥**(중격변연기둥 septomarginal trabecula)이라 하며, 자극전도계 히스다발의 오른다리가 포함된다.

◆**오른방실구멍과 오른방실판막** 오른방실구멍(우방실구 right atrioventricular orifice)은 고리모양의 섬유성결합조직(섬유고리 섬유륜 anulus fibrosus)으로 둘러싸인 판을 가지고 있다(그림 5-50). 판은 **오른방실판막**(우방실판 right

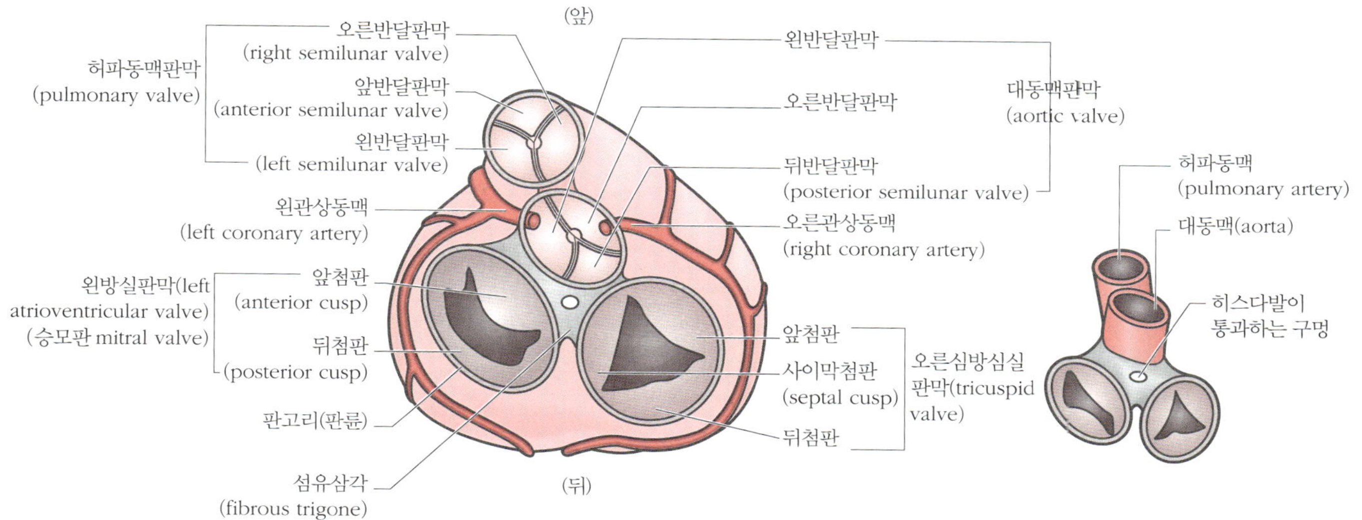

그림 5-50 심장의 판과 섬유성골격
가슴벽과 가장 가까운 위치에 있는 것은 허파동맥판이다.

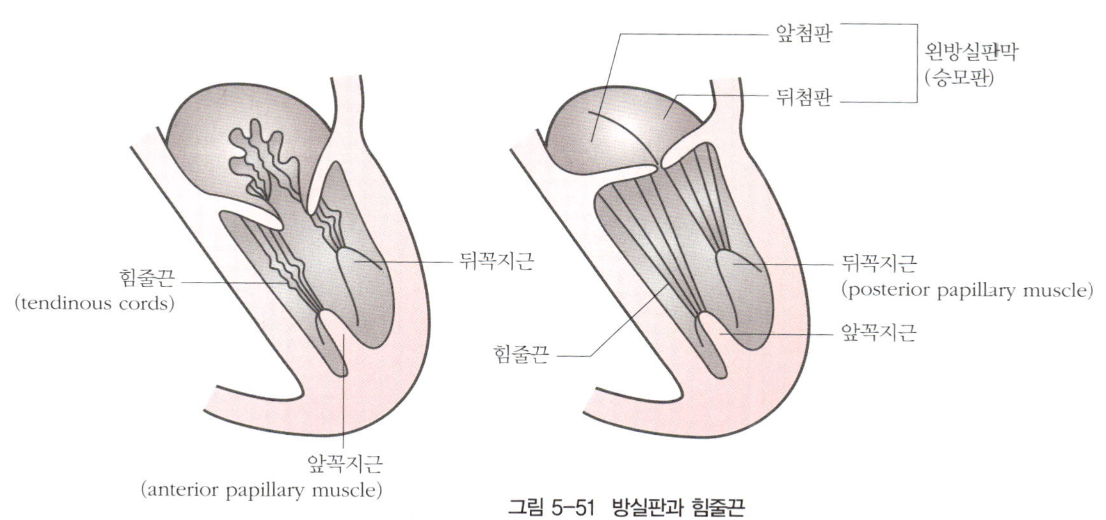

그림 5-51 방실판과 힘줄끈
방실판에서 힘줄끈을 그물이라 하며 낙하산에 비유된다.

atrioventricular valve)이라 하며 섬유고리로부터 일어나는 심장속막의 주름, 즉 첨판(첨 cusp)으로부터 생긴다. 첨판은 삼각형의 주름이며 앞쪽에 있는 **앞첨판**(전첨 anterior cusp), 뒤쪽에 있는 **뒤첨판**(후첨 posterior cusp) 및 안쪽에 있는 **사이막첨판**(중격첨 septal cusp)의 3장으로 이루어진다. 따라서 오른방실판막을 **삼첨판**(tricuspid valve)이라고도 한다.

첨판의 심실쪽에는 자유모서리에 많은 가느다란 실모양의 섬유인대가 붙어 있다. 이 섬유인대를 **힘줄끈**(건삭 tendinous cords)이라 하며(그림 5-51), 앞서 말한 꼭지근에서 일어나 첨판에 붙는다.

심실이 수축하면 꼭지근도 수축되고 힘줄끈이 당겨져서 방실구멍이 닫힌다. 이에 따라 첨판이 심방쪽으로 반전되지 않고 심실에서 심방으로의 혈액 역류가 저지된다.

◆**허파동맥구멍과 허파동맥판막** 허파동맥구멍(폐동맥구 opening of pulmonary trunk)은 오른심실 앞 윗부분이며 방실구멍 앞에 있다. 허파동맥구멍에는 **허파동맥판막**(폐동맥판 pulmonary valve)이 있다(그림 5–50). 허파동맥판막은 동맥구멍의 가장자리에서 일어나는 내막주름으로 이루어져 있다. 주름은 주머니와 같이 반달모양을 띠어 **반달판막**(반월판 semilunar valve)이라 하며 **앞반달판막**(전반월판 anterior semilunar cusp)·**오른반달판막**(우반월판 right semilunar cusp)·**왼반달판막**(좌반월판 left semilunar cusp)의 3장으로 이루어진다.

오른심실이 수축하여 허파동맥으로 혈액이 박출될 때 판은 동맥벽으로 압박되고 허파동맥구멍은 넓게 열린다. 이어서 심실이 이완되면 혈액은 허파동맥으로부터 심실을 향해 역류하려고 하는데, 이때 판은 혈액에서 마치 주머니를 채우는 것처럼 압박되어 밀접해져 허파동맥구멍을 닫아 심실로 혈액이 역류하는 것을 막는다.

반달판막의 자유모서리 중앙에 작은 결절형으로 두꺼워진 부분이 있는데, 이것을 **반달첨판결절**(반월판결절 nodule of semilunar cusp)이라 한다. 판이 닫혔을 때 서로 맞닿는 데 도움이 된다.

왼심방(좌심방 Left atrium) (그림 5–47 참조)

왼심방은 심장의 뒤 윗부분에 있으며 뒷면을 만든다. 왼심방은 오른심방보다 약간 작지만 벽은 조금 두껍다. 왼심방 뒷벽 윗부분에 좌우 양쪽 허파로부터 각각 2개씩, 앞부위에서 4개의 허파정맥 구멍이 열린다. 왼심방은 앞쪽 아래에서 방실구멍에 의해 왼심실을 통과한다.

◆**왼심방귀** 왼심방의 앞 왼쪽에는 오른심방에서 보이는 것과 같은 심방귀, 즉 **왼심방귀**(좌심이 left atrial auricle)가 있다. 왼심방귀는 허파동맥의 시작부분을 왼쪽으로부터 안듯이 둘러싼다.

왼심방의 안쪽면은 대부분이 평활하지만, 빗살근육에 의해 생기는 다수의 근육성융기가 보인다.

왼심실(좌심실 Left ventricle) (그림 5–52)

왼심실은 심장의 왼쪽 아랫부분을 차지하며, 뒤쪽 위에 있는 왼방실구멍에서 왼심방과 교통하여 오른쪽 위 모퉁이에 있는 대동맥구멍에 의해 대동맥으로 연결된다.

왼심실벽은 오른심실벽에 비해 2~3배 두껍다(그림 5–53).

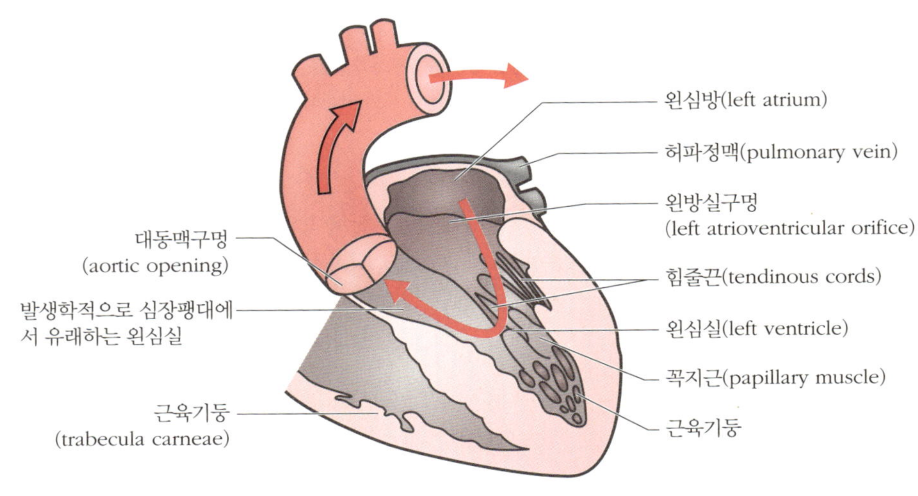

그림 5–52 왼심방과 왼심실 혈류의 방향

왼심실로 들어간 혈액은 일단 심장꼭대기부위를 향해 흐르고 나서 방향을 바꾸어 대동맥구멍을 향한다. 대동맥구멍에 연결되는 부위의 내면은 평탄하다.

◆**꼭지근** 왼심실의 안쪽면에는 오른심실과 마찬가지로 여러 개의 발달한 **근육기둥**이 보이며, 앞벽과 아래벽에는 강하고 큰 꼭지근(**앞꼭지근** 전유두근 anterior papillary muscle · **뒤꼭지근** 후유두근 posterior papillary muscle)이 돌출한다(그림 5-51).

◆**왼방실구멍과 왼방실판막** **왼방실구멍**(좌방실구 left atrioventricular orifice)에는 **왼방실판막**(좌방실판 left atrioventricular valve)이 있다. 왼방실판막은 2개의 첨판(**앞첨판** · **뒤첨판** 전첨 · 후첨 anterior and posterior cusps)으로 이루어지며 **승모판**(mitral valve)이라 한다.

오른방실판막과 마찬가지로 첨판 심실면의 자유모서리에는 꼭지근의 앞쪽끝에서 일어나는 가는 힘줄끈이 부착하여 판의 반전을 막는다.

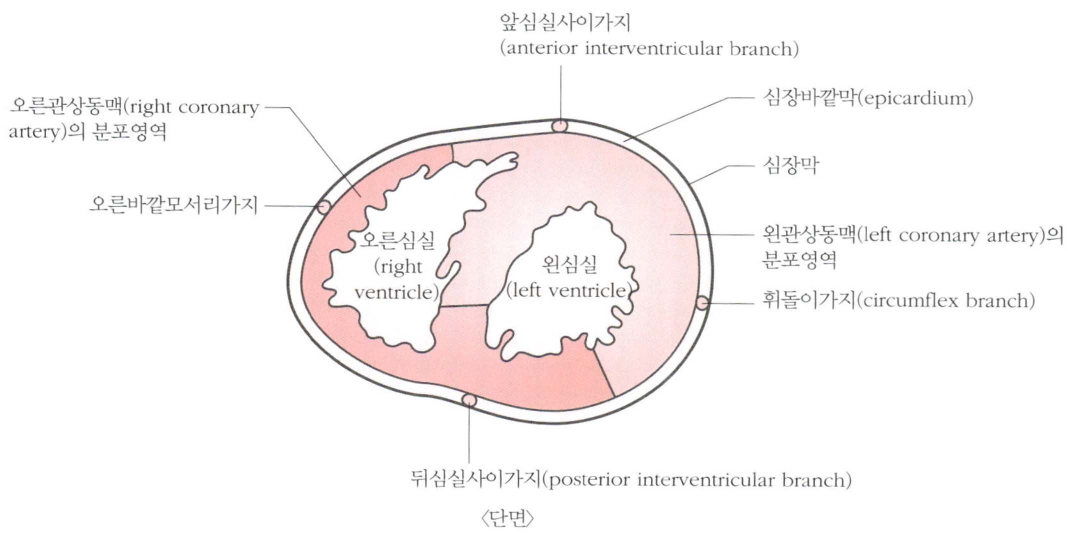

그림 5-53 심실
왼심실의 속공간 형태는 둥근 데 비해 오른심실의 속공간은 반달형이다.

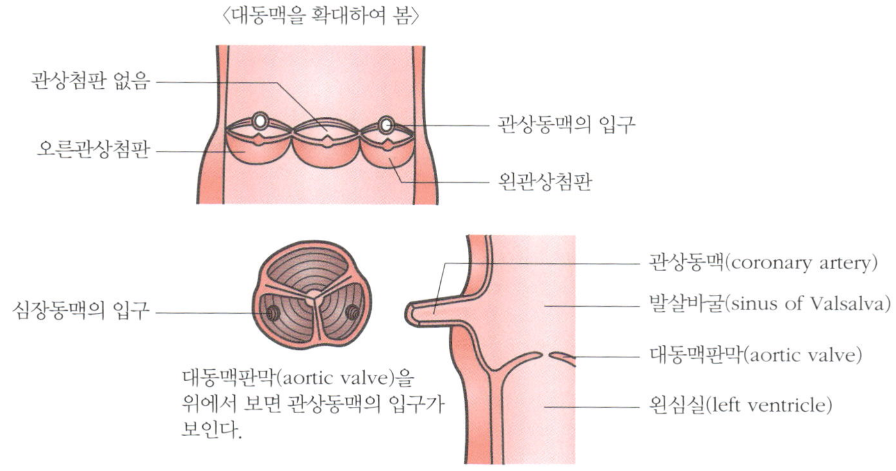

그림 5-54 대동맥판막과 관상동맥의 열린부위
관상동맥에 혈액이 흐르는 것은 심장의 확장기이다.

◆ **대동맥구멍과 대동맥판막** **대동맥구멍**(대동맥구 aortic orifice)에는 **대동맥판막**(대동맥판 aortic valve)이 있다. 대동맥판막은 허파동맥구멍에 있는 허파동맥판막과 기본적으로 같은 형태를 띠며, 3장의 주머니 같은 반달모양의 판, 즉 **뒤반달첨판**(후반월첨판 posterior semilunar cusp) · **오른반달첨판**(우반월첨판 right semilunar cusp) · **왼반달첨판**(좌반월첨판 left semilunar cusp)으로 이루어진다.

오른반달첨판, 왼반달첨판, 뒤반달첨판은 좌우 관상동맥의 고정말단과 관련하여 오른관상첨판(우관상첨판 right coronary cusp), 왼관상첨판(좌관상첨판 left coronary cusp), 무관상첨판(noncoronary cusp)이라고도 한다(그림 5–54).

심장판막병 : 심장의 판에 비대나 변형 등 병적변화가 생기면 판구멍의 폐쇄부전이나 협착 등의 기능장애가 일어난다. 이 상태가 심장판막병(heart valve disease)이며 심장의 펌프기능장애로 심장기능저하나 파열이 발생하여 심장기능상실(심부전 heart failure)에 빠진다.

3 심장벽의 구조

심장벽은 심장속막 · 심장근육층 · 심장바깥막의 3층으로 이루어진다.

심장속막(심내막 Endocardium)

심장속막은 심장의 안쪽면을 덮으며, 단층의 내피세포와 얇은 결합조직층으로 되어 있다. 속막은 심방에서는 비교적 두껍지만 심실에서는 얇다.

방실구멍 · 동맥구멍의 판(방실판 · 동맥판)은 속막에서 생기는 주름이다.

심장의 섬유성골격

방실구멍은 강한 윤상결합조직섬유, 즉 **섬유고리**(섬유륜 fibrous ring)로 둘러싸여 있다. 좌우의 방실구멍을 둘러싸는 섬유고리는 서로 연결되어 '8' 자 모양의 판형이 되며, 합해서 **심장**의 섬유성골격(**심장골격**)이라 한다. 이러한 섬유판은 거의 시상위에 있으며 오른쪽으로 심방, 왼쪽으로 심실을 가로막고 있다. 또한 동맥구멍(허파동맥구멍 · 대동맥구멍)도 고리형의 섬유로 둘러싸이며 이 섬유고리도 방실구멍의 섬유고리와 연결된다. 특히 좌우 방실구멍의 섬유고리와 대동맥구멍의 섬유고리 사이에서 결합조직이 두꺼워진다. 삼각형의 판모양을 띠어 **섬유삼각**(fibrous trigone, 그림 5–50)이라 불리고 심장골격의 중앙부위를 차지한다.

섬유고리의 작용

섬유고리에는 판이 부착할 뿐 아니라 심방 · 심실의 근육섬유도 붙으며(그림 5–55) 심실사이막 윗부분(막부위)도 붙는다. 이렇게 섬유고리는 심장의 중심에 있어 지지기능을 한다. 또한 섬유고리는 방실구멍 · 동맥구멍에 대해 판을 부착시킴과 동시에 판구멍을 강하게 조이듯이 에워싸 그 확장을 막는다. 만약 이들 판구멍이 확장되면 판으로 폐쇄할 수 없으므로 이것을 막도록 섬유고리가 작용한다고 생각된다.

심장근육층(심근층 Myocardium)

심장근육층은 심장근육섬유로 이루어지는 두꺼운 층이며, 심장벽의 주요 부분이 된다. 심방과 심실의 심장근육층을 만드는 심장근육섬유는 각각 방실구멍을 둘러싸는 섬유고리에서 일어난다.

① 심방의 심장근육층(그림 5–55)은 심실에 비해 얇고 거의 바깥 · 안의 2층으로 나누어진다. 바깥층의 섬유는 좌우의 양쪽 심방을 공통으로 에워싸듯이 가로로 주행한다. 안쪽층의 섬유고리에서 일어나 위를 향하며, 좌우 심방을 각각 에워싸듯이 루프형으로 비스듬히 또는 가로로 지나 다시 섬유고리에 붙는다. 안쪽 근육의 일

부는 심방사이막을 만든다.

② **심실**의 심장근육층(그림 5-56, 57)은 바깥층 · 중간층 · 안쪽층의 3층으로 되어 있다. 바깥층은 얇고 근육섬유는 2방향으로 주행한다. 하나는 오른쪽 방실판 섬유고리에서 일어나 오른심실 앞면을 왼쪽으로 비스듬히 아래로 주행해 심장꼭대기에서 나선형으로 주행하고, **심장똬리**(심와 vortex of heart)를 만든 후 안쪽층이 되어 왼심실의 안쪽면 주위를 비스듬히 위로 주행해 왼쪽 방실판 섬유고리에 붙는 심장근육군이다. 그리고 또 하나는 오른쪽 방실판 섬유고리에서 일어나 오른심실 뒷면을 뒤 오른쪽 아래로 주행하여 다양한 높이에서 U턴하여 안쪽층이 되어 동맥판의 섬유고리에 붙는 심장근육군이다. 중간층은 좌우의 심실을 각각 개별적으로 루프모양으로 에워싼다. 특히 왼심실에서 잘 발달되어 있다. 심실로부터 혈액구출은 주로 중간층의 근육수축에 의한다. 안쪽층은 심장속막의 바로 아래에 있는 잘 발달되지 않은 층으로 근육섬유의 주행방향은 불규칙하며 근육기둥이나 꼭지근을 만든다.

심실사이막의 대부분인 근육부위는 좌우 양쪽 심실의 근육층에서 만들어진다.

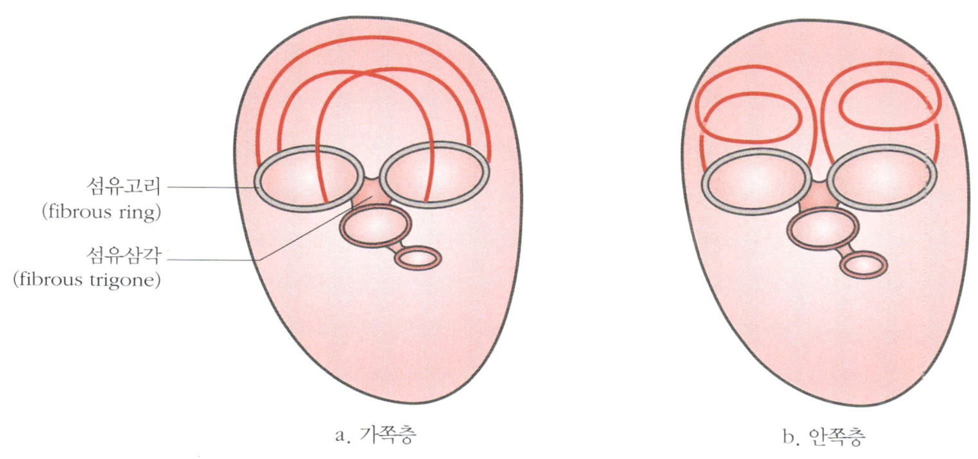

그림 5-55 심방근의 주행방향
심방근과 심실근이 연결되는 일은 없다.

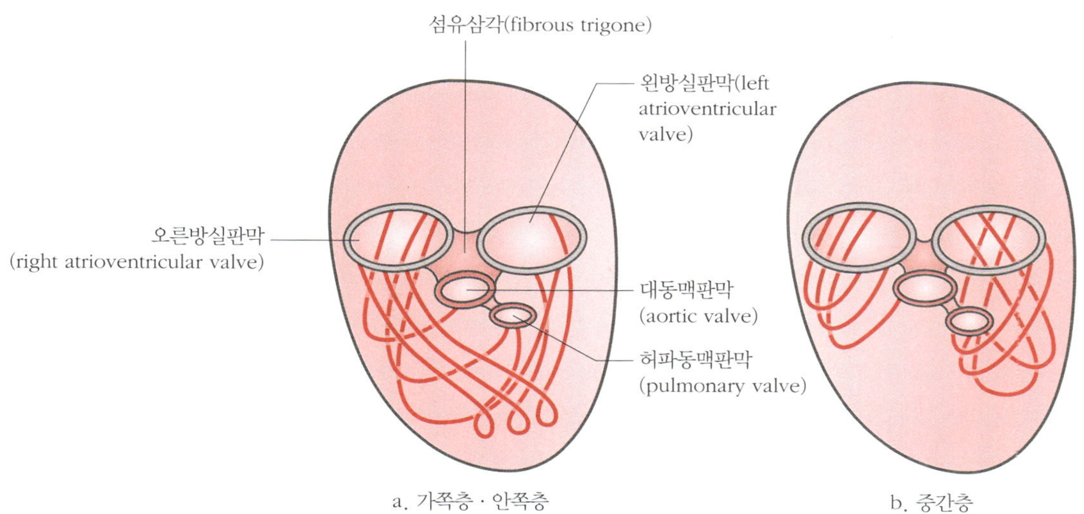

그림 5-56 심실근의 주행방향
중간층의 근육이 혈액을 구출한다.

심장바깥막(심외막 Epicardium)

심장바깥막이란 심장의 바깥면을 덮는 장막(serous membrance)과 그 아래에 있는 심장을 배양하는 혈관과 지방조직을 포함하여 일컫는다(p.326).

4 심장전도계(Conduction system of heart)

심장근육에는 심장근육층을 만드는 보통의 심장근육섬유 외에 특수심장근육섬유가 있다. 심장전도계는 특수심장근육섬유에서 생긴다.

심방과 심실의 심장근육층은 섬유고리로 가로막혀 직접 연결되지 않지만 심장전도계에 의해 연결된다. 심장은 들어내도 적당한 상태에 놓이면 자동적으로 박동을 계속한다. 이것은 특수심장근육섬유에 자동적으로 흥분이 발생하여 그것이 심장 전체에 전달되어 전체적으로 조화로운 수축을 하기 때문이다.

심장전도계는 굴심방계와 방실계의 2부로 나누어진다(그림 5-58).

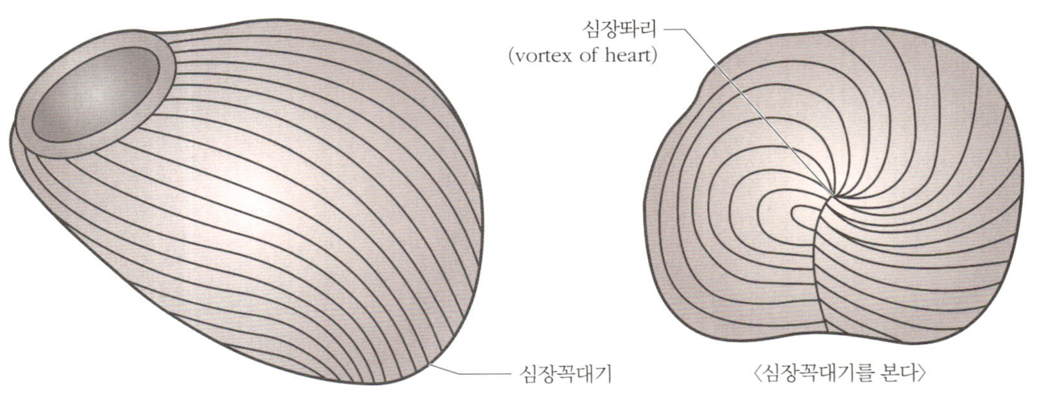

그림 5-57 심장똬리

오른쪽 방실판막에서 고정말단하여 왼쪽 방실판막에 부착하는 심장근육이 심장꼭대기부위에서 심장똬리를 만든다.

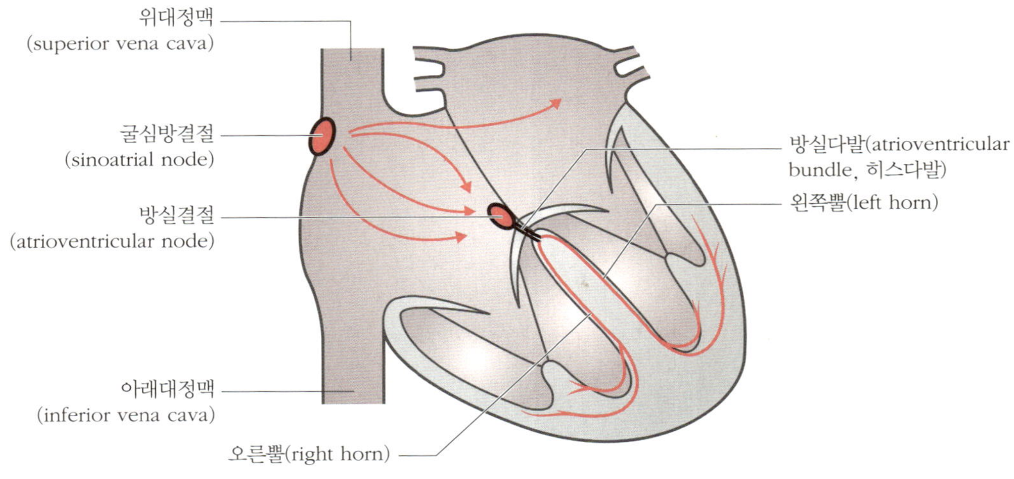

그림 5-58 심장전도계

굴심방결절은 위대정맥이 오른심방으로 열리는 부분에 있다.

굴심방계

굴심방결절로 이루어진다. **굴심방결절**(동심방결절 sinoatrial node, SA node)은 케이스프레크림프절(node of Keith-Flack)이라고도 불리며, 오른심방 안쪽면에서 위대정맥구멍 바로 오른쪽에 있으며 그물모양의 특수심장근육섬유로 이루어지는 작은 부위이다. 결절은 길이 약 2.5 cm, · 폭 약 0.2 cm이며 여기에서 특수심장근육섬유가 심방 안으로 퍼져서 근육층으로 이행한다. 굴심방결절에서는 주기적으로 흥분이 발생하여 이것이 심방 전체에 전달되어 심방이 수축된다. 이러한 굴심방결절에서 발생하는 흥분이 심장박동의 시작이 되므로 굴심방결절은 심장 수축운동의 박동조율기(pacemaker)라 한다.

방실계

방실결절과 방실다발로 이루어진다. 굴심방결절에서 시작되는 흥분은 심방 전체로 넓어져 방실결절에 이르며, 여기에서 방실다발에 의해 심실에 전달된다. **방실결절**(atrioventricular node, AV node)은 타와라림프절(node of Tawara)이라고도 하는데, 오른심방 뒷벽이며 심장정맥굴 구멍 바로 위에 있다. 방실결절은 굴심방결절보다 두껍고 조밀한 특수심장근육섬유로부터 생긴다. **방실다발**(방실속 atrioventricular bundle)은 **히스다발**(bundle of His)이라고도 불리며, 심방과 심실을 연결하는 특수심장근육섬유다발이다. 히스다발은 방실결절에서 일어나 섬유삼각을 관통하여 심실사이막 부위의 뒤모서리를 따라 아래로 주행하며, 이어서 심실사이막 근육부위 상단에서 좌우 2다발(**왼다발**과 **오른다발** 좌 · 우각 left and right bundle)로 나누어진다. 오른다발은 1개의 다발이 되어 심장꼭대기를 향하며 그것으로부터 **심장전도근육섬유**(푸르킨예섬유 Purkinje fiber)가 되어 오른심실 내막 전역으로 넓어진다. 한편 왼다발은 바로 앞가지와 뒷가지의 2개로 나누어져 심장꼭대기를 향하며 각각 왼심실의 앞벽과 뒷벽으로 심장전도근육섬유가 되어 분포한다. 심실사이막에는 왼다발 뒷가지에서 나누어진 섬유가 분포한다.

방실차단 : 방실다발이 완전히 차단되면(예 : 허혈 등에 의함) 심방과 심실의 연결이 끊어져 심방과 심실은 각각 독립되어 수축한다. 이 상태를 **완전방실차단**(complete atrioventricular block)이라 한다.

5 심장의 혈관 · 신경

동맥

심장에 분포하는 동맥은 대동맥의 고정말단에서 일어나는 2개의 관상동맥(오른관상동맥과 왼관상동맥)이다(그림 5-59).

◆**오른관상동맥**(우관상동맥 right coronary artery)　대동맥 시작부분(대동맥굴 대동맥동 aortic sinus, 발살바굴 발살바동 sinus of Valsalva이라고도 함)의 앞면에서 일어나 허파동맥과 오른심방귀 사이를 주행하여 방실사이고랑에 이르며, 이 고랑을 오른쪽으로 돌아 주행하여 심장의 뒷면으로 진행한다. 동맥은 뒷면에서 **뒤심실사이가지**(후실간지 posterior interventricular branch, **내림뒤동맥** 하행후동맥 posterior descending artery)가 되어 뒤심실사이고랑을 심장꼭대기를 향해 아래로 주행한다. 그 밖에 오른심실 아래모서리를 따라 주행하는 가지, **오른모서리가지**(우연지 right marginal branch, **급성모서리가지** 급성연지 acute marginal branch)를 낸다.

오른관상동맥은 주로 오른심방 · 오른심실 뒷벽, 심실사이막 뒤 1/3부분에 분포한다(그림 5-53 참조).

◆**왼관상동맥**(좌관상동맥 left coronary artery)　대동맥굴의 왼쪽에서 일어나 허파동맥과 왼심방귀 사이를 앞으로 주행하여 방실사이고랑에 이르며 앞심실사이가지와 휘돌이가지로 나누어진다. **앞심실사이가지**(전실간지 anterior interventricular branch, **앞내림동맥** anterior descending artery)는 심장 앞면의 앞심실사이고랑에서 심장꼭대기를 향해 아래로 주행하는 가장 두꺼운 가지이다. 심장꼭대기 주위에서 뒤심실사이가지와 연결된다. **휘돌이가지**(회선지 circumflex branch)는 방실사이고랑을 왼쪽으로 돌아 뒷면에 이르며, 오른관상동맥의 끝가지와 연결된다. 이들 연결은 약하므로 관상동맥은 기능적 끝동맥이다.

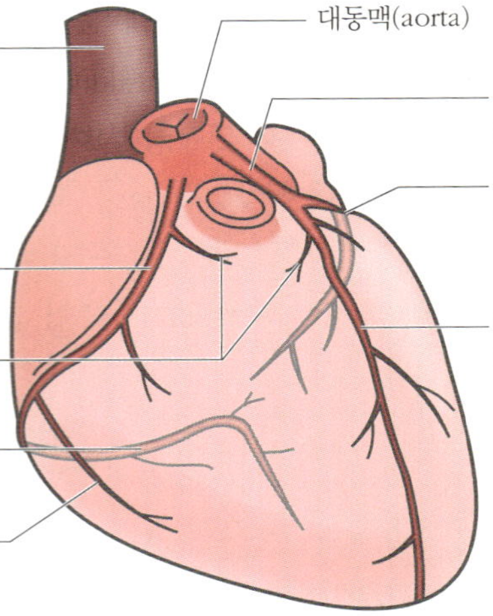

대동맥(aorta)
위대정맥
(superior vena cava)
왼관상동맥
(left coronary artery)
휘돌이가지
(circumflex branch)
오른관상동맥
(right coronary artery)
앞심실사이가지
(anterior interventricular branch)
동맥원뿔가지
(conus branch)
뒤심실사이가지
(posterior interventricular branch)
오른가쪽모서리가지

그림 5-59 오른 · 왼 관상동맥
앞심실사이가지의 뿌리 부분이 가장 폐쇄되기 쉽다.

왼관상동맥은 주로 왼심방 · 오른심실 앞벽 · 왼심실 앞벽과 뒷벽 · 심실사이막 대부분에서 분포한다(그림 5-53 참조).

관상동맥의 죽상경화증 : 심근경색증은 관상동맥의 죽상경화증(atherosclerosis)에 의한 혈전형성에 의해 일어나는 경우가 많다. 잘 발생하는 부위는 관상동맥의 시작부분이며 왼관상동맥의 앞심실사이가지가 가장 많고(70%), 이어서 오른관상동맥의 고정말단, 왼관상동맥의 휘돌이가지 순서로 많다. 관상동맥의 고정말단에 혈전이 발생하기 쉬운 이유는 죽상경화증이 빠른 혈류에 의한 내막의 손상에 의해 시작되기 때문이라고 생각된다.

심근경색증 : 왼 · 오른 관상동맥은 기능적 끝동맥이므로 한쪽의 관상동맥이 점점 협착 · 폐쇄되면 연결가지에 의한 측부로가 점점 발달하는 경우도 있지만, 급속한 폐쇄가 일어나는 경우에는 측부로가 발달할 틈이 없어 그 환류구역이 허혈성괴사에 빠진다. 즉 심근경색증(myocardial infarction)이 된다.

협심증 : 관상동맥이 완전히 폐쇄되지 않고 협착이 나타나는 경우에도 혈류부족(산소부족)에 의해 심장근육에 허혈성장애가 발생하며, 임상적으로 협심증(angina pectoris)이 되어 나타난다.

미국심장학회에서는 관상동맥의 협착부위를 기록하기 위해 오른관상동맥과 그 가지에 1~4, 왼관상동맥과 그 가지에 5~15의 번호를 붙였다.

정맥

심장의 정맥 중 많은(약 60%) 큰정맥이 관상정맥굴에 모여 오른심방으로 흘러든다. 그 밖에 작은정맥은 직접 심방 또는 심실로 흘러든다.

◆**관상정맥굴**(관상정맥동 coronary sinus, 그림 5-60) 심장 뒷면에서 왼심방과 왼심실 사이에 있는 방실사이고랑을 주행하는 두껍고 짧은 정맥이며 오른쪽을 향해 오른심방으로 열린다. 다음의 정맥이 유입된다.

① **큰심장정맥**(대심장정맥 great cardiac vein) : 앞심실사이고랑을 위로 주행하여 심장의 왼모서리를 돌아 관상정맥굴의 왼쪽 끝으로 흘러든다.

② **중간심장정맥**(중심장정맥 middle cardiac vein) : 뒤심실사이고랑을 위로 주행하여 관상정맥굴로 흘러든다.

③ **작은심장정맥**(소심장정맥 small cardiac vein) : 오른심실 뒷벽을 위로 주행하여 관상정맥굴로 흘러든다.

④ **왼심실뒤정맥**(좌심실후정맥 posterior vein of left ventricle) : 심장의 왼모서리를 위로 주행하여 관상정맥굴로

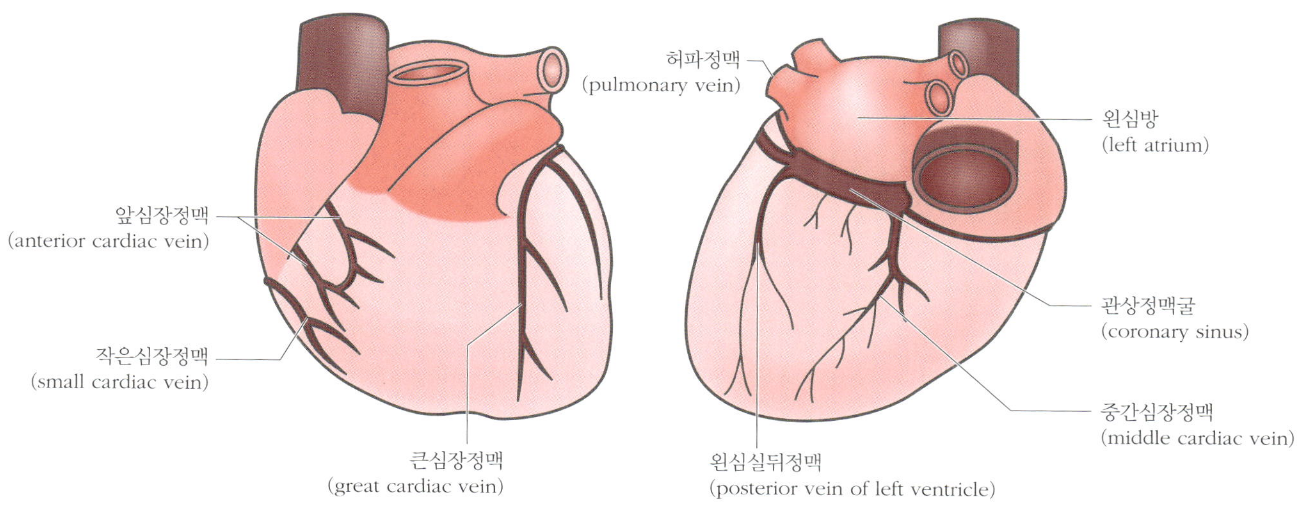

그림 5-60 심장의 정맥
뒤쪽에 있는 관상정맥굴은 마지막에 오른심방으로 흘러든다.

흘러든다.

⑤ **왼심방뒤정맥**(좌심방후정맥 posterior vein of left atrium) : 왼심방의 뒷벽에 있는 작은 정맥이며 관상정맥굴의 왼쪽 끝으로 흘러든다.

직접 심방 또는 심실 속공간으로 흘러드는 작은정맥

① **앞심장정맥**(전심장정맥 anterior cardiac vein) : 오른심실의 앞벽에 있는 1~3개의 작은정맥이며 직접 오른심방으로 열린다.

② **작은심장정맥**(소심장정맥 small cardiac vein) : 심장근육층으로부터의 정맥혈을 모아 직접 심장의 속공간, 주로 오른심방으로 흘러든다.

Thebesian정맥 : 직접 심장의 속공간으로 흘러드는 작은정맥을 합해서 Thebesian정맥(Thebesian vein)이라고 하는 경우가 있다. 심장안의 혈액은 이 작은정맥을 역류하여 심장근육층에 공급되는 경우도 있다. 심장의 정맥에는 판이 없으므로 심장수술 중에 관상정맥굴로부터 환류액을 넣어 심장근육에 영양을 준다.

림프계

심장벽은 림프관이 풍부하며 벽의 각 층에서 림프관망을 만든다. 림프관은 모여서 주로 기관갈림부위의 위기관기관지림프절로 흘러든다.

신경

심장의 신경은 교감신경과 미주신경(부교감신경)이다.

◆**교감신경** 위 · 중간 · 아래 목신경절에서 일어나 **위목심장신경**(상경심장신경 superior cervical cardiac nerve) · **중간목심장신경**(중경심장신경 middle cervical cardiac nerve) 및 **아래목심장신경**(하경심장신경 inferior cervical cardiac nerve)으로 심장에 이른다. 그 밖에 위쪽 가슴신경절로부터 **가슴심장신경**(흉심장신경 thoracic cardiac nerve)이 추가된다.

◆**미주신경** 심장에 **위목심장가지**(상경심장지 superior cervical cardiac branch) · **아래목심장가지**(하경심장지 inferior cervical cardiac branch) 및 **가슴심장가지**(흉심장지 thoracic cardiac branch)를 보내고 있다.

◆**심장신경얼기**(심장신경총 cardiac plexus) 앞서 말한 교감신경과 미주신경으로부터의 가지는 심장바닥에서 오름대동맥을 둘러싸는 신경얼기를 만든다. 이 신경얼기가 심장신경얼기이며, 신경얼기에는 신경세포가 포함되어 **심장신경절**(cardiac ganglia)이 만들어진다. 신경얼기로부터 섬유는 동맥을 따라 심장안으로 진행하여 분포한다.

자율신경에 의한 심장기능의 조절

교감신경은 심장기능에 대해 촉진적으로(심박수 증가 · 수축력 증강 등) 작용하고 부교감신경은 심장기능에 억제적으로(심박수 감소 · 수축력 저하 등) 작용한다. 심장의 기능활동은 교감신경과 부교감신경의 길항작용의 균형에 의해 유지된다. 관상동맥에 대한 작용은 일반적인 동맥과 반대로 교감신경은 확장작용, 부교감신경은 수축작용을 한다.

심장에서 자율신경들신경섬유의 작용

교감신경 · 미주신경에는 구심성의 **감각신경섬유**도 포함된다.

교감신경에 포함되는 들신경섬유는 심장의 통각에 관계한다.

미주신경에 포함되는 들신경섬유는 주로 심장반사에 관계한다. 예를 들어 심방으로 유입되는 혈액량이 증가하면 심방벽이 펴지고, 폄은 미주신경에 포함되는 들신경섬유에서 숨뇌로 전달되어 반사적으로 심박수가 증가하여 혈액을 재빨리 내보낸다(Bainbridge반사 Bainbridge reflex).

> 심장의 연관통증 : 심근경색증이나 협심증 등의 관상동맥부전 시에 생기는 통증은 복장뼈 뒤의 감각(복장뼈뒤통증 흉골후통증 retrosternal pain)과 동시에 종종 왼팔의 자쪽부위로 방산한다. 체표면에 나타나는 통증은 연관통증(referred pain)이며 척수의 C8, T1이 관계된다.

6 심장의 발생

심장의 발생에 대해 아는 것은 심장구조를 이해하기 위해 필요하다. 나아가 심장에서는 발생 과정에서 생기는 형성이상도 많으므로 임상적으로도 중요하다.

심장은 발생학적으로 좌우 양쪽에 대칭적으로 생기는 관상 원기(primordial)로서 발현한다. 이러한 발생 초기의 관상 원기는 내피로 둘러싸여 **심장속막관**(심내막관 endocardial heart tube)이라 한다. 좌우 양쪽의 심장속막관은 소화관 원기의 배쪽에서 서로 접근하며 결국에는 정중에서 유합되어 1개의 **심장관**(heart tube)이 된다. 심장관의 머리쪽 끝으로부터는 동맥이 일어나고 꼬리쪽 끝에는 정맥이 흘러든다.

심장관은 길어짐과 동시에 꼬리쪽에서 머리쪽을 향해 4개의 부분, 즉 ① **정맥굴**(정맥동 venous sinus), ② **원시심방**(primitive atrium), ③ **원시심실**(primitive ventricle), ④ **심장망울**(심장구 bulb of heart)을 구별할 수 있게 된다(그림 5-61). 심장망울은 머리쪽에서 **동맥줄기**(동맥간 arterial trunk)로 연결된다.

심장관은 특히 심장망울 · 심실부위가 급속히 눈에 띄게 발달하여 배쪽으로 그리고 약간 오른쪽으로 돌출하여 S모양으로 구부러지는 루프를 만든다. 이 루프를 **팽대심실고리**(구심실고리 bulboventricular loop)라 한다. 팽대심실고리는 성장을 계속하여 심방의 배쪽에 위치하며, 심장망울은 오른쪽 심실은 왼쪽에 늘어서게 된다.

정맥굴의 발달 (그림 5-62)

정맥굴은 심장관의 꼬리쪽부위에서 정맥이 흐르는 부위이다. 정맥굴은 왼쪽부위와 오른쪽부위, 즉 **왼뿔**(좌각 left horn)과 **오른뿔**(우각 right horn)로 나누어져 각각에 3개의 정맥이 유입된다. **기본정맥**(주정맥 cardinal vein, 위

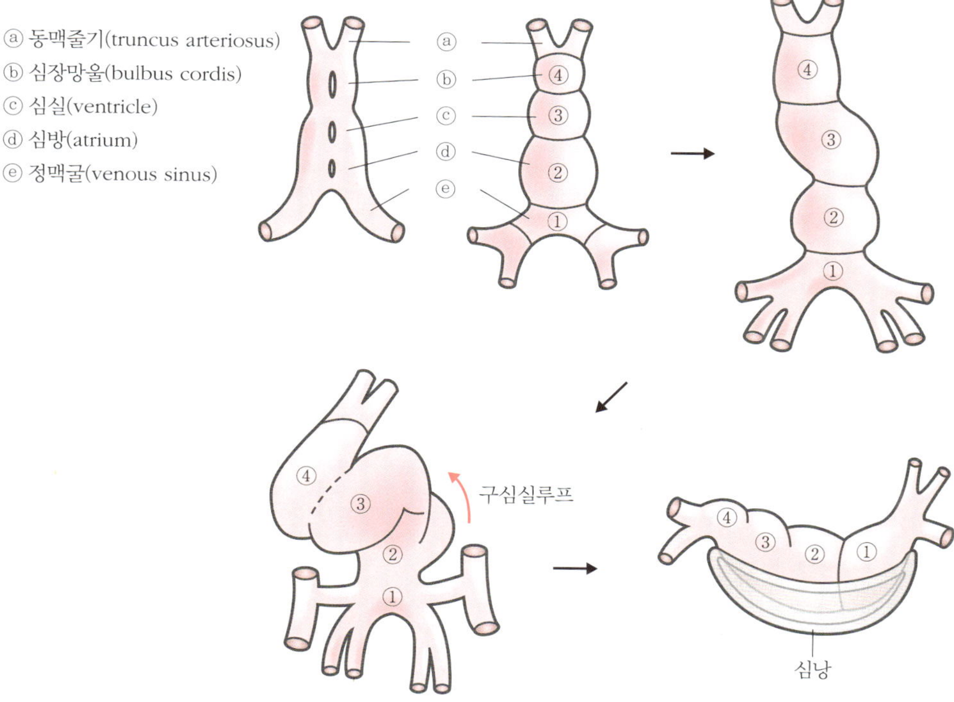

그림 5-61 심장관의 발달

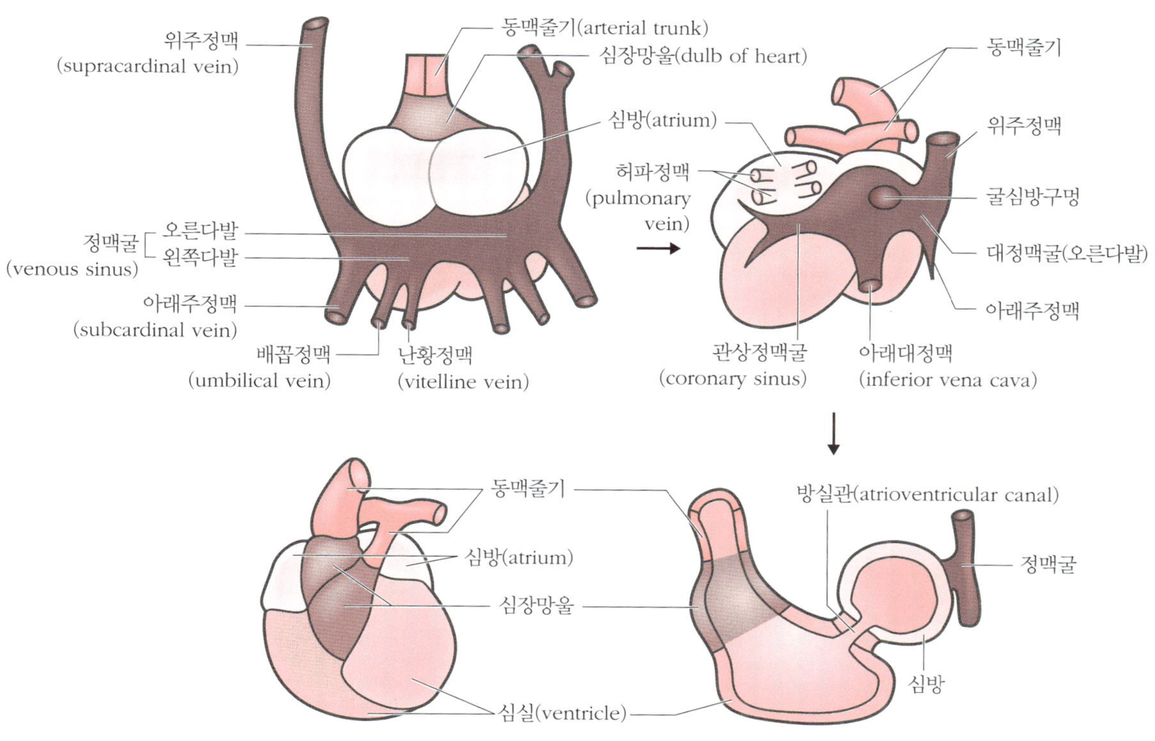

그림 5-62 정맥굴의 퇴화

왼다발정맥굴은 퇴화하고 오른정맥굴만 남는다.

기본정맥과 아래기본정맥) · **난황정맥**(vitelline vein) · **배꼽정맥**(제정맥 umbilical vein)이다. 그러나 오른쪽만 발달하고 왼쪽은 퇴화한다.

정맥굴은 정중부위에 있는 **굴심방구멍**(동방구 sinuatrial orifice)에 의해 심방과 교통하지만 굴심방구멍도 오른쪽으로 기울게 되어 가장자리가 정맥굴판(정맥동판 valve of sinus venosus)이 된다. 이렇게 정맥굴의 오른뿔이 오른심방의 뒷벽으로 이어져 위대정맥과 아래대정맥을 받는 **대정맥굴**(대정맥동 sinus of venae cavae)이 된다. 정맥굴의 왼쪽뿔은 퇴화하여 관상동정맥을 만든다.

심방의 형성

심방은 처음에는 넓은 **방실관**(atrioventricular canal)에서 심실과 연결되지만 관의 등쪽벽과 배쪽벽에서 심장속막이 돌출되어 **심장속막융기**(심내막융기 endocardial cushion)를 만들므로 방실관이 좌우 양쪽으로 나누어진다. 한

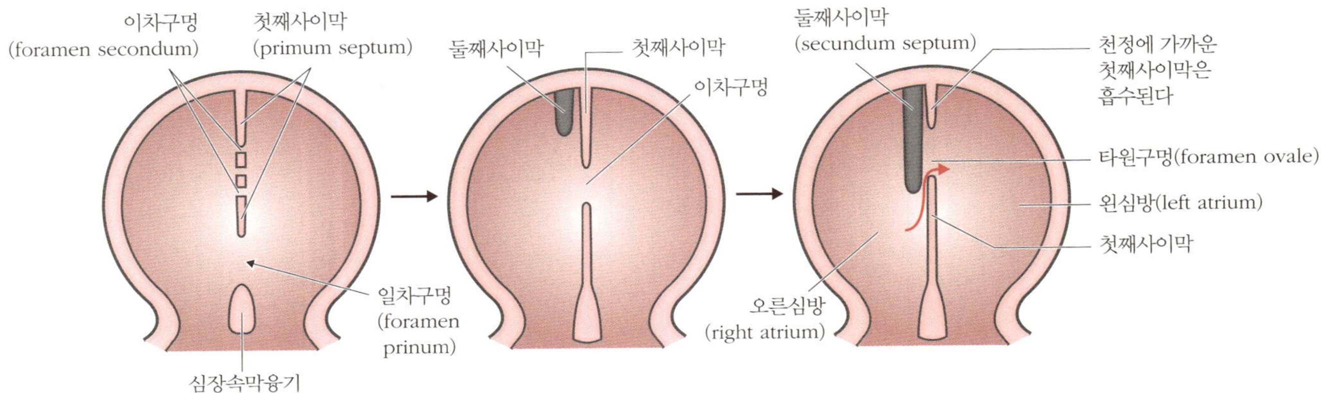

그림 5-63 심방사이막의 발달
타원구멍에는 판으로서 작용하는 첫째사이막이 있다.

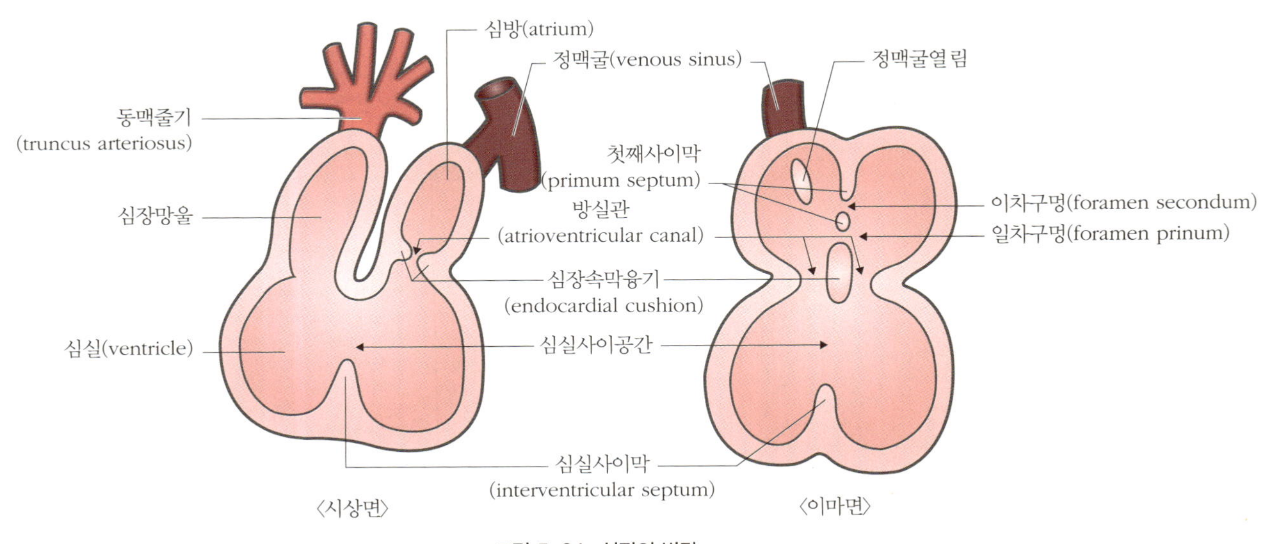

그림 5-64 심장의 발달

편 하나의 공간이었던 심방도 사이막에 의해 점점 좌우 양쪽으로 나누어져 왼심방과 오른심방이 된다. 사이막은 처음에 심방 천장 정중부위로부터 화살모양으로 낫모양의 주름으로서 발생한다. 처음에 형성되는 이 사이막을 **첫째사이막**(일차중격 primum septum)이라 한다. 첫째사이막은 아래쪽을 향해 길어져 아래모서리와 심장속막융기와의 사이에서 구멍(**일차구멍** 일차공 foramen prinum)이 보이지만 이어서 유합한다. 이렇게 첫째사이막이 심장속막융기와 유합하기 전에(일차구멍이 아직 보일 때) 사이막의 윗부분에 구멍이 나타난다. 이 구멍을 **이차구멍**(이차공 foramen secondum)이라 한다.

이차구멍이 생기면 첫째사이막의 오른쪽에 또 하나의 사이막, 즉 **둘째사이막**(이차중격 secundum septum)이 나타나며 아래로 늘어진다. 둘째사이막은 이차구멍을 오른쪽으로부터 덮는다. 동시에 첫째사이막 윗부분은 퇴화하여 흡수된다. 이렇게 이차구멍은 둘째사이막의 아래모서리로 둘러싸여 **타원구멍**(난원공 foramen ovale)이 된다. 타원구멍은 태아에서 오른심방으로부터 왼심방으로 통하는 통로이지만 출생 후 둘째사이막이 첫째사이막과 유합하여 타원구멍은 폐쇄된다(그림 5-63).

심실의 형성

앞서 말했듯이 심장관의 심장망울과 심실은 배쪽을 향해 오른쪽으로 돌출하는 팽대심실고리(오른쪽 루프 D-loop)를 만들며 심장망울은 오른쪽에, 심실은 왼쪽에 위치하게 된다. 심실은 심장꼭대기에 가까운 아래벽에 생기는 두덩에 의해 좌우 양실로 나누어진다(그림 5-64). 이 두덩은 근육성이며 심실사이막의 근육부위가 된다. 왼심실과 오른심실은 처음에는 사이막으로 완전히 가로막히지 않아 **심실사이구멍**(실간공 interventricular foramen)에 의해 교통한다. 그러나 심실사이구멍은 심실사이막의 막부위에서 닫히게 된다.

한편 심장망울 안쪽면에는 **숨뇌융기**(연수융기 bulbar ridge)라는 두덩이 나타난다. 심장망울에 연결되는 동맥줄기에도 숨뇌융기에 이어지는 두덩이 생기며 이에 따라 심장망울, 동맥줄기, 대동맥, 허파동맥으로 나누어진다(그림 5-65). 이렇게 심장망울은 점점 심실벽의 일부가 되며 오른심실에서는 허파동맥으로 이어지는 동맥원뿔에, 왼심실에서는 대동맥으로 이어지는 부위가 된다. 심실사이구멍은 좌우의 숨뇌융기와 심장속막융기가 유합하여 폐쇄된다. 이 유합부는 심실사이막의 막부위로서, 심실사이구멍이 닫히면 좌우 심실이 완전히 가로막혀 오른심실은 허파동맥으로, 왼심실은 대동맥으로 이어지게 된다.

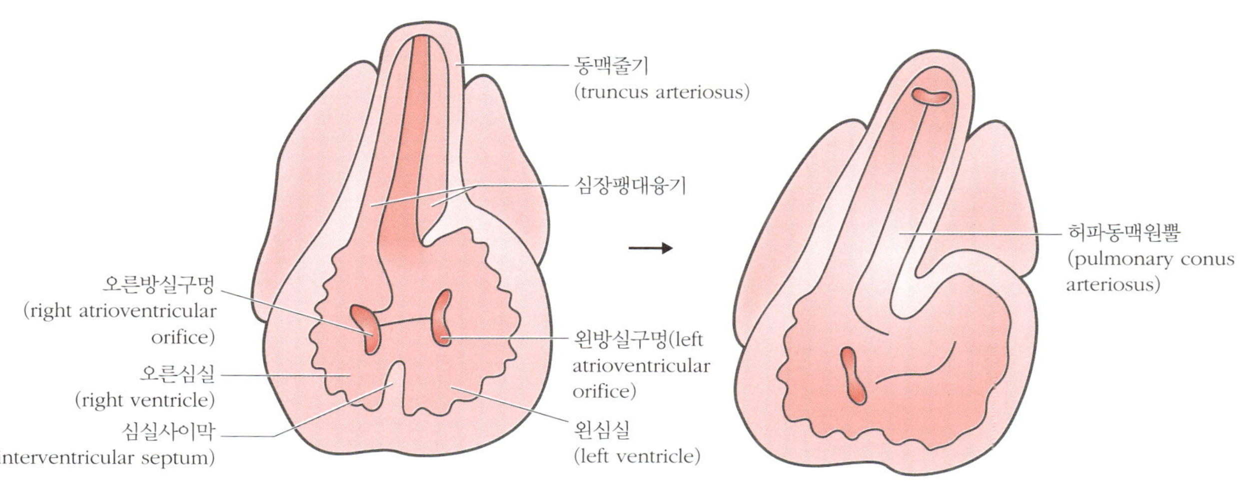

그림 5-65 심실의 형성

동맥줄기는 처음에 하나였으나 나중에 벽이 생겨 폐동맥과 대동맥으로 나누어진다.

동맥줄기의 발달

동맥줄기는 앞서 말한 것처럼 심실사이막에 의해 허파동맥줄기와 대동맥으로 나누어진다(그림 5-66).

동맥줄기는 머리쪽에서 좌우 양쪽의 배쪽대동맥(복측대동맥 ventral aorta)으로 이어진다. 배쪽대동맥에서 등쪽을 주행하는 등쪽대동맥을 향해 각 인두굽이 안을 활모양으로 주행하는 동맥이 발생한다. 이러한 활모양의 동맥을 **인두동맥**(branchial artery)이라 하며 머리쪽에서 인두굽이에 따라 제1~6인두동맥이 생긴다(그림 5-67a). 제1~6인두동맥 중에서 제3·4·6인두동맥만이 발달하여 각각 중요한 줄기동맥이 된다(그림 5-67b). 즉 제3인두동맥은 속목동맥의 시작부분이 되며 제4인두동맥은 왼쪽에서 대동맥활에, 오른쪽에서 빗장밑동맥의 시작부분이 된다. 제6인두동맥은 허파동맥줄기로 이어져 허파동맥이 되며 허파의 원기를 향해 작은 가지가 나온다. 그러나 왼쪽에

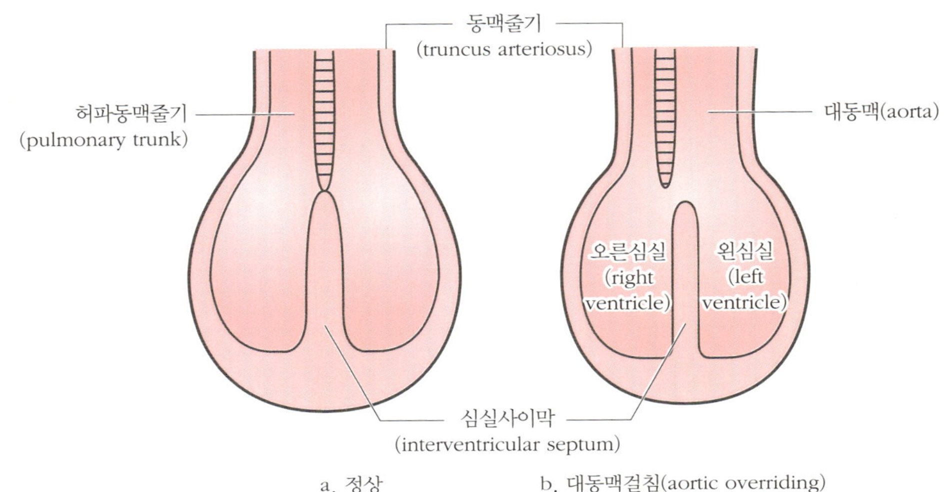

그림 5-66 동맥줄기의 사이 나뉨과 대동맥걸침

대동맥걸침이란 대동맥 열림부위가 오른심실과 왼심실 양쪽에 올라타는 위치에 있는 것을 말한다.
사이 나뉨이 오른쪽으로 어긋나면 대동맥이 좌우의 심실에 연결되어 폐동맥협착을 일으킨다.

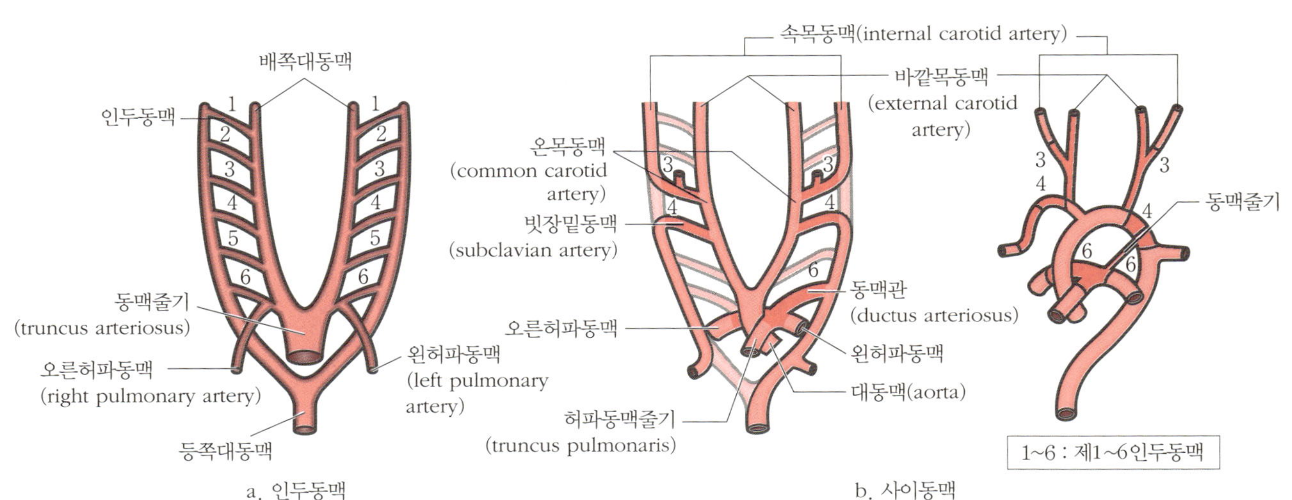

그림 5-67 인두동맥과 사이동맥의 발달

제3·4·6인두동맥만이 발달하여 중요한 사이동맥이 된다.

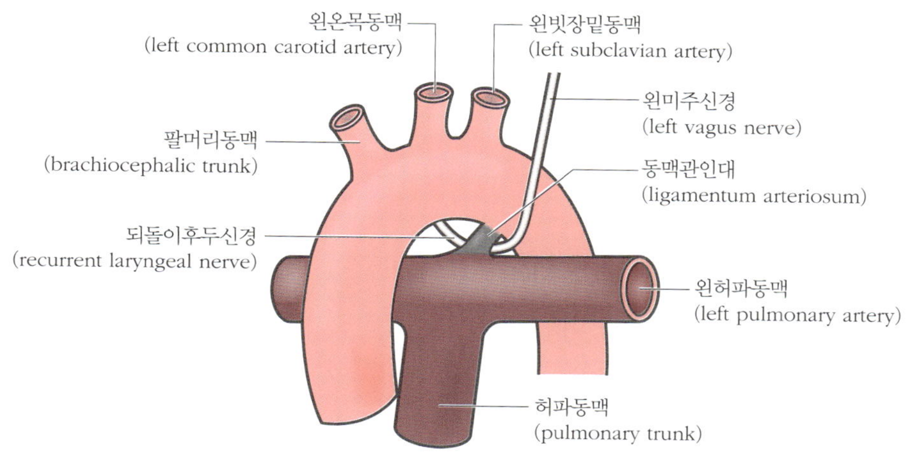

그림 5-68 동맥관인대
폐동맥과 대동맥을 연결하는 동맥관이 태생기에 있으며 그 유잔물이 동맥관인대이다.

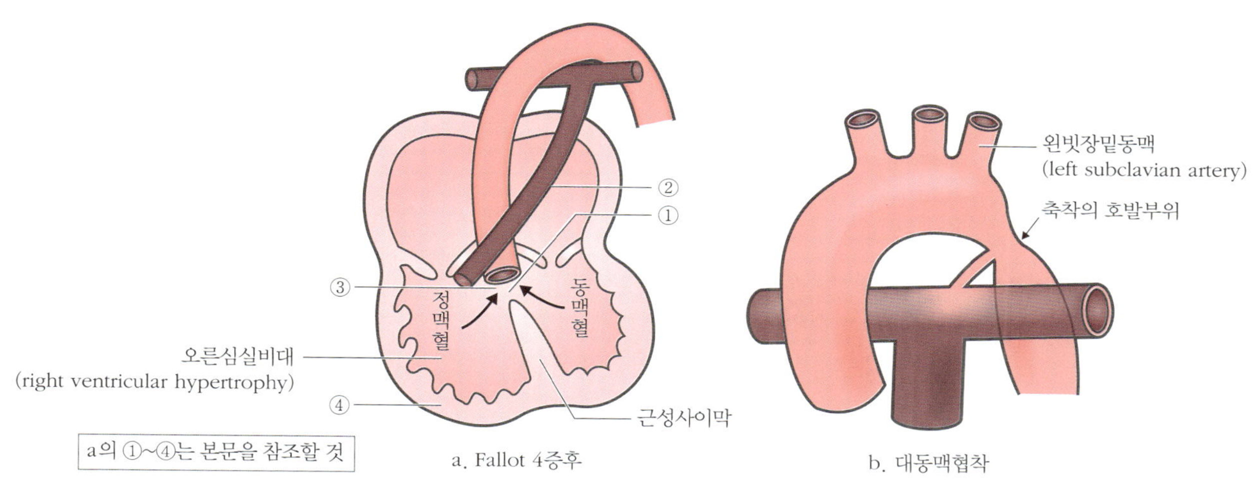

그림 5-69 Fallot 4증후와 대동맥협착
Fallot 4증후에서는 오른심실의 혈액이 왼심실에 유입되어 청색증이 일어난다.
대동맥협착에서는 혈류가 허파동맥을 향해 동맥관인대를 흐르므로 청색증을 일으키지 않는다.

서 제6인두동맥은 허파동맥과 대동맥을 연결하여 **동맥관**(ductus arteriosus, Botallo's관 Botallo's duct)이 된다.

태생기에 허파는 호흡기능을 하지 않으므로 오른심실로부터 허파동맥으로 구출되는 혈액은 대부분이 동맥관을 통해 직접 대동맥으로 유입된다. 동맥관이 출생 후 폐쇄 · 퇴화되어 생기는 섬유인대를 **동맥관인대**(동맥관삭 ligamentum arteriosum)라 한다(그림 5-68).

선천심장병 : 심장은 복잡한 발생 과정을 통해 형성된다. 이때 형성이상에 의해 여러 가지 선천심장병(congenital heart disease)이 생긴다. 선천심장병은 출생아의 약 0.5%에서 보이는데 심장질환의 10~15%를 차지하여 임상적으로 매우 중요하다.

1) **오른심장증**(우심증 dextrocardia) : 팽대심실고리가 오른쪽으로 굽힘(오른쪽 루프 D-loop)한다. 그러나 루프의 굽힘이 반대방향으로 일어나 왼쪽 루프(L-loop)가 되면 심장이 역위가 되어 오른심장증이라 한다. 그 밖

에 내장역위를 수반하는 경우도 있다. 이것은 **내장자리바뀜**(내장변위 visceral inversion)이라 한다.

2) **심방사이막결손**(심방중격결손 atrial septal defect; ASD) : 심방사이막의 타원구멍은 출생 후 바로 폐쇄되지만 출생 후에도 닫히지 않는 경우를 **열린타원구멍**(난원공개존 patent foramen ovale)이라 한다. 심방사이막결손은 주로 이차구멍이 닫히지 않은 경우로 타원오목을 중심으로 하여 생긴다.

3) **심실사이막결손**(심실중격결손 ventricular septal defect; VSD) : 심실사이막 윗부분의 막부위에 결손이 보이는 경우가 많으며 종종 심장 외의 형성이상을 수반한다.

4) **팔로네증후**(tetralogy of Fallot, 그림 5-69a) : 팔로네증후는 선천성으로 청색증이 보이는 영아심질환에서 가장 많다. 4개의 이상, 즉 ① 심실사이막 윗부분의 결손, ② 허파동맥협착, ③ 대동맥의 오른쪽 자리옮김(대동맥의 오른심실로의 걸침, 그림 5-66), ④ 오른심실의 비대가 보인다.

5) **동맥관열림증**(동맥관개존증 patent ductus arteriosus; PDA) : 동맥관이 출생 후에도 닫히지 않는 경우를 동맥관열림증이라 한다. 이 경우에 허파동맥은 동맥관에서 대동맥과 연결된다. 대동맥압은 허파동맥압보다 높으므로 동맥관열림증이 있으면 혈액이 대동맥에서 허파동맥으로 흘러 허파고혈압이 된다.

6) **대동맥축착**(coarctation of aorta) : 선천성으로 대동맥에 생기는 협착으로 동맥관 주위에 자주 발생한다(그림 5-69b). 협착이 동맥관 부착부위보다 가까운 쪽에서 보이는 경우를 관전형이라 하며 말초쪽에서 보이는 경우를 관후형이라 한다.

F. 심장막(심막 Pericardium)

심장막의 구조

심장막은 심장과 심장으로 출입하는 큰 혈관의 바닥부위를 둘러싸는 주머니이며, 바깥층의 섬유심장막과 안쪽층의 장막심장막 2층으로 이루어진다(그림 5-70).

◆ **섬유심장막**(fibrous pericardium)　강인한 섬유성결합조직으로 이루어지며 심낭이라고도 한다. 위쪽은 대혈관 바깥막으로 이어지고 아래쪽에서는 가로막 윗면에 접하며 힘줄중심과 유합한다. 복장뼈 뒷면에 붙어서 복장뼈와 **복장심장막인대**(흉골심막인대 stenopericardial ligament)로 결합된다. 뒤쪽에는 식도 · 가슴대동맥이 있으며 좌우 양쪽에는 허파뿌리 · 가슴막 · 가로막신경이 있다.

◆ **장막심장막**(장막성심막 serous pericardium)　단층의 편평상피로 덮인 얇은층이며 벽쪽판과 내장쪽판으로 나누어진다. **벽쪽판**(벽측판 parietal layer)은 섬유심장막의 안쪽면을 덮어 대혈관의 밑부분에서 반전하여 **내장판**(visceral layer, **심장바깥막** 심외막 epicardium)이 되어 심장의 바깥표면을 덮는다.

벽쪽층과 내장층 사이에는 좁은 틈, 즉 **심장막안**(심막강 pericardial cavity)이 있으며, 여기에 소량(약 20 mL)의 황색 투명한 장액(심장막액)이 포함된다.

내장층은 큰 혈관의 바닥부위를 둘러싸서 벽쪽층으로 이어진다. 큰 혈관을 싸는 내장층의 하나는 대동맥과 허파동맥의 바닥부위를 공통으로 둘러싸며, 또 하나는 위대정맥 · 아래대정맥과 4개의 허파정맥을 공통으로 둘러싼다(그림 5-71).

대동맥 · 허파동맥을 둘러싸는 내장층과 오른심방의 뒤에 있는 심장막공간의 좁은 부위를 **가로심장막굴**(횡심장막동 transverse pericardial sinus)이라 한다. 또한 위대정맥 · 아래대정맥 및 허파정맥을 둘러싸는 내장층이 벽쪽층으로 이행하는 부위로 둘러싸여 왼심방 뒤에 있는 심장막안의 패인 부분을 **경사심장막굴**(사심장막동 oblique pericardial sinus)이라 한다.

심장막가로굴의 임상 : 심장가로막굴은 심장수술 시에 여기에 실을 통과시켜 대동맥과 허파동맥줄기를 한 번에 결찰하여 혈류를 멈춘다.

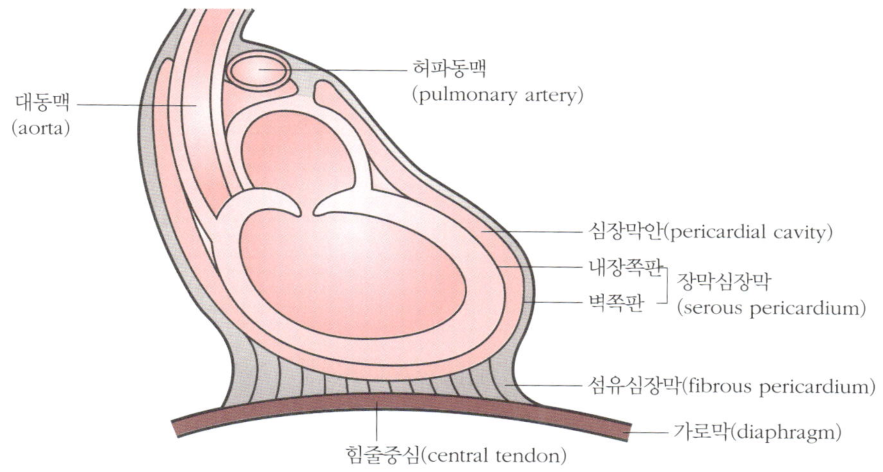

그림 5-70 심장막
장막심장막과 섬유심장막이 있다.

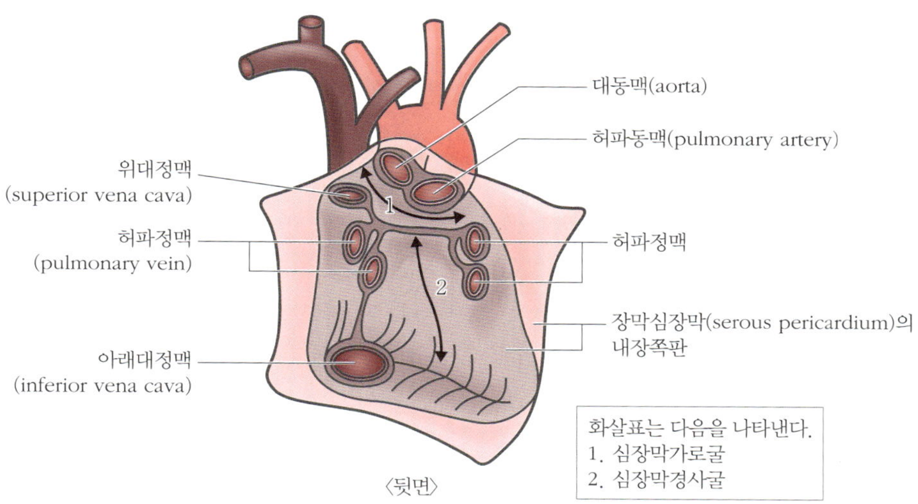

그림 5-71 심장막안
장막심장막은 심장에 드나드는 혈관의 근원을 공통으로 에워싸서 겹친다.

심장막의 기능

섬유심장막은 강인한 막이며 대혈관벽에 이어 심장을 고정 · 유지함과 함께 급격하고 과도한 확장을 막는다. 나아가 심장은 소량의 액체가 담긴 심장막안으로 둘러싸여 표면이 매끄러운 장막심장막으로 싸이므로 마찰 없이 박동할 수 있다.

심장눌림증 : 심장막안에 삼출물이나 혈액이 고이면 심장이 압박되어 확장이 방해되고, 특히 정맥으로부터 심방으로 혈액환류가 억제된다. 이 상태를 심장눌림증(cardiac tamponade)이라 한다. 예를 들면 교통사고에 의한 심장동맥의 혈관손상이나 악성종양 전이에 의한 혈관파열에 의해 심장막안의 출혈이 일어나는 경우에 볼 수 있다. 심장막염에 의해 삼출물이 심장막안에 점점 고이는 경우에는 그 양이 200~1,500 mL에 이르는 경우도 있다.

◆**심장막 동맥**　주로 속가슴동맥에서 가지를 받는다.

◆**심장막 신경**　섬유심장막과 장막심장막의 벽쪽판에는 주로 가로막신경(감각가지)이 분포한다. 장막심장막의 내장쪽판에는 감각신경섬유가 없다.

G. 가슴세로칸(종격 Mediastinum)

가슴세로칸의 위치

가슴안의 좌우 허파 사이에 있는 두꺼운 칸막이부위를 가슴세로칸이라 한다. 가슴세로칸은 가슴안의 정중부위에 있어 위쪽은 위가슴우리문을 거쳐 목부위로 이어지며 아래쪽은 가로막으로 경계지어진다.

가슴세로칸에는 중요한 기관, 혈관, 림프절, 신경이 들어 있으므로 종양이나 염증에 의한 림프절종대가 일어나면 다양한 압박증상이 나타난다. 따라서 가슴세로칸에서는 이들의 위치관계를 아는 것이 중요하다.

가슴세로칸은 편의상 심장보다 위에 있는 윗부위와 아래쪽의 아랫부위로 나누어지며, 아랫부위는 다시 앞부위 · 중간부위 · 뒷부위의 3부위로 나누어진다(그림 5-72).

각 부위의 경계와 내용은 다음과 같다.

◆**가슴세로칸의 윗부분**(superior mediastinum, 그림 5-73)　앞은 복장뼈자루, 뒤는 제1~4등뼈에서 경계되며 보다 위는 위가슴우리문, 아래는 심장의 위모서리(복장뼈각과 제4등뼈의 아래모서리를 연결하는 면)로 경계된다.

여기에는 가슴샘의 윗부분 · 기관 · 식도 · 대동맥활 · 위대정맥 · 팔머리정맥 · 홀정맥 · 가슴림프관 · 림프절 · 가로막신경 · 미주신경 · 교감신경줄기를 수용한다.

동맥은 아래갑상선동맥(← 빗장밑동맥)과 속가슴동맥(← 빗장밑동맥)에서 작은 가지를 받는다.

◆**가슴세로칸 앞부위**(anterior mediastinum, 그림 5-72)　앞부위는 복장뼈와 심장 사이에 있는 좁은 부위이다.

앞은 복장뼈몸통 뒤는 심장막의 앞면에서 경계를 짓고, 가운데에 가슴샘의 아랫부위 · 림프절을 수용한다.

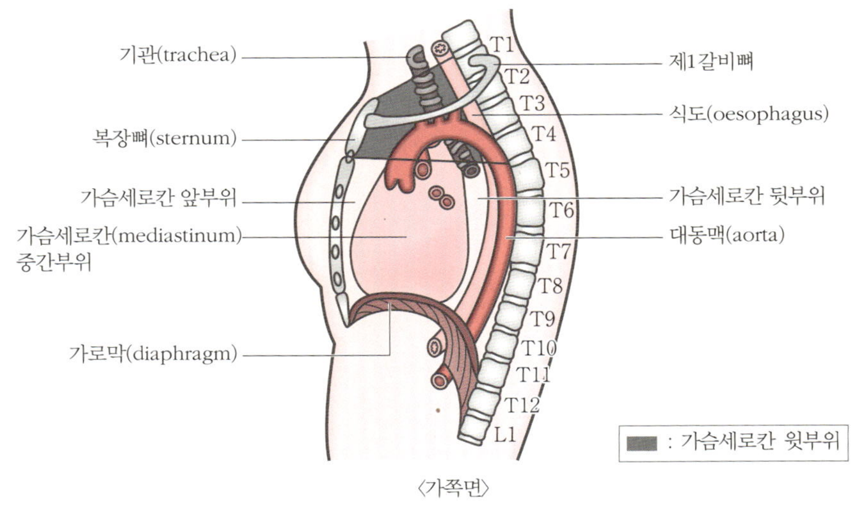

그림 5-72　가슴세로칸의 구분
심장이 있는 부위가 가슴세로칸 중간부위이다.

◆ **가슴세로칸 중간부위**(middle mediastinum, 그림 5-72) 중간부위는 심장 및 심장으로 출입하는 큰 혈관이 차지한다.

앞은 심장막 앞면 뒤는 심장막 뒷면으로 경계되고, 가운데는 심장 · 오름대동맥 · 허파동맥 · 허파정맥 · 위대정맥 · 가로막신경이 들어 있다.

◆ **가슴세로칸 뒷부위**(posterior mediastinum, 그림 5-72, 74) 뒷부위는 심장막과 척주 사이에 있는 부위이다.

앞은 심장막 뒷면 뒤는 제5~12등뼈로 경계되고, 가운데에 기관지 · 식도 · 가슴대동맥 · 홀정맥 · 반홀정맥 · 가슴림프관 · 림프절 · 미주신경 · 교감신경줄기가 들어간다.

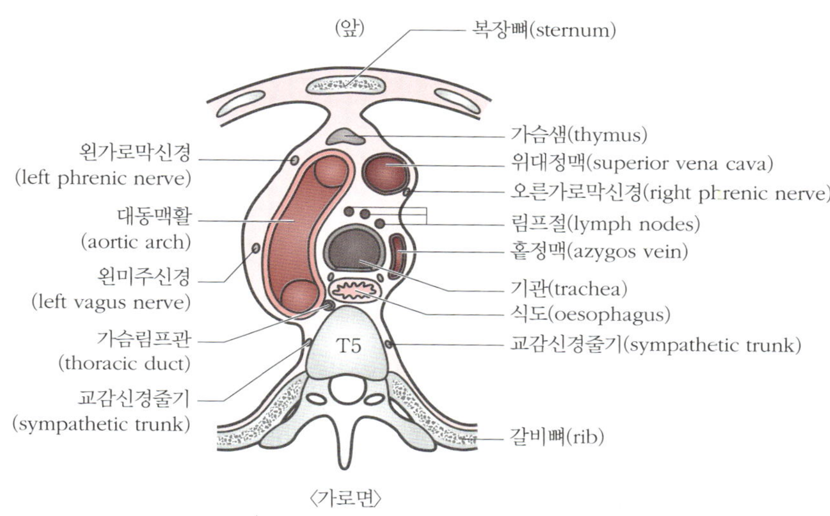

그림 5-73 가슴세로칸의 윗부위

가슴세로칸에는 좁은 부위에 중요한 구조물이 밀집되어 있으므로 여기에 종양이 생기면 다양한 압박증상이 나타난다.

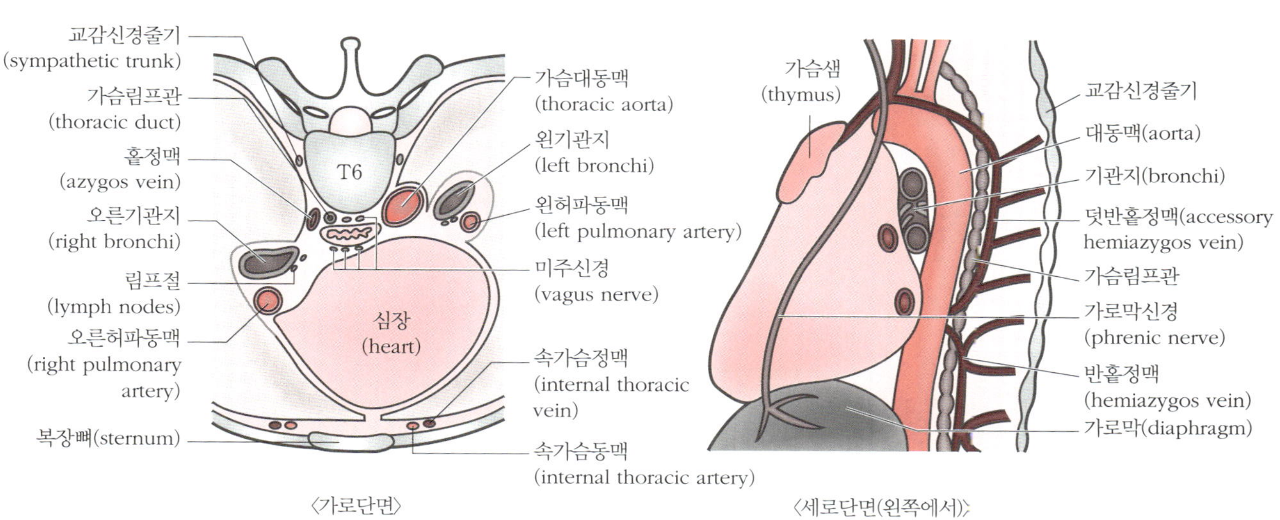

그림 5-74 가슴세로칸의 뒷부위

식도암은 왼심방에 침윤하는 경우가 있다. 식도암의 가슴절개수술은 오른쪽부터 접근한다.

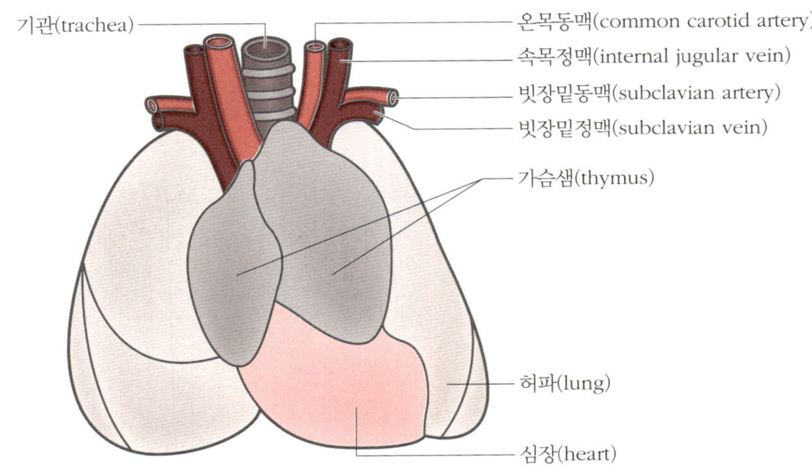

그림 5-75 신생아의 가슴샘
신생아의 가슴샘은 신체 크기에 비해 현저하게 크다.

가슴세로칸의 성긴아교결합조직

가슴세로칸에 포함되는 기관 · 혈관 · 림프절 · 신경은 성긴아교결합조직 안에 묻혀 있다. 이러한 성긴아교결합조직에 의해 가슴안안쪽기관의 운동, 예를 들면 허파의 호흡운동, 심장 및 큰 동맥의 박동, 식도의 음식물 통과에 동반하는 확장 등이 가능해진다.

가슴세로칸은 위쪽에서 목부위의 성긴아교결합조직으로 이어지므로 목부위 염증이 가슴세로칸으로 전파되는 경우도 있다.

가슴샘

가슴샘(흉선 thymus)은 뼈속질(골수 bone marrow)과 함께 면역계에서 중요한 역할을 하는 일차림프구기관(primary lymphoid organ)이다.

신생아에서는 종종 2엽성이고 길이 4~6 cm · 폭 2.5~5 cm · 두께 1 cm · 무게 10~15 g이며, 심장바닥 바로 위에 위치한다(그림 5-75). 출생 후 1년에 무게가 20 g에 이른 후 60대까지 변하지 않는다. 그러나 가슴샘의 실질조직은 노화와 함께 지방조직으로 변환되어 40대에는 대부분이 지방조직으로 변환된다. 이것을 가슴샘 노화에 의한 변화라고 한다.

Ⅲ. 가슴안의 혈관 · 신경

A. 동맥

허파동맥(폐동맥 Pulmonary trunk, 줄기)

허파동맥(줄기, 그림 5-76)은 심장에서 나오는 혈관 중에서 가장 앞쪽에 있다(그림 5-50 참조). 오른심실의 동맥원뿔에 이어져 대동맥 시작부분 왼쪽을 위로 주행하여 대동맥활 아래쪽에서 좌우의 허파동맥으로 나누어진다.

허파동맥줄기는 좌우의 허파동맥으로 나누어지는 부위에서 대동맥활 아래벽과 섬유인대로 연결된다. 이 인대는 동맥관인대(동맥관삭 ligamentum arteriosum)라 하며, 태생기에 허파동맥과 대동맥을 연결하는 동맥관의 잔존이다.

◆**오른허파동맥**(우폐동맥 right pulmonary artery) 오른허파동맥은 왼허파동맥보다 두껍고 길다. 오름대동맥과 위대정맥의 뒤쪽, 오른기관지 앞쪽을 주행하여 오른허파의 허파문에 이른다.

◆**왼허파동맥**(좌폐동맥 left pulmonary artery) 오른허파동맥보다 가늘고 짧다. 내림대동맥의 앞쪽, 왼기관지의 위쪽을 주행하며 왼허파의 허파문에 이른다.

대동맥(Aorta)

대동맥(그림 5-77)은 온몸순환계의 동맥 줄기이다. 대동맥은 왼심실에서 시작하여 약간 위로 주행한 후 왼쪽 뒤로 굽혀져 척주를 따라 아래로 주행한다. 이 주행에 의해 오름대동맥 · 대동맥활 · 내림대동맥으로 나누어진다. 내림대동맥이 가로막을 관통하기까지를 가슴대동맥이라 한다.

◆**오름대동맥**(상행대동맥 ascending aorta) 오름대동맥은 왼심실의 동맥구멍에서 일어나 처음에는 허파동맥줄기 뒤에 있지만 오른쪽 앞으로 위로 주행한 후 뒤쪽으로 굽혀져 대동맥활이 된다. 오름대동맥은 길이 약 5 cm이며, 대부분이 허파동맥줄기 고정말단과 함께 심장막(섬유심장막)으로 싸여 있다. 오름대동맥은 대동맥판막의 바로 위쪽에서 약간 팽대한다. 이 부위를 **대동맥팽대**(대동맥구 aortic bulb)라 하며, 속공간은 약간 확장되어 **대동맥굴**(대동맥동 aortic sinus, 발살바굴 sinus of Valsalva)이라 한다. 여기에서부터 **왼심장동맥**과 **오른심장동맥**(left and right coronary arteries)이 일어난다.

대동맥의 직경은 연령과 함께 증가한다. 40대에서는 시작부위에서 약 6.5 cm, 가로막을 관통하는 부위에서 약 4.5 cm, 끝나는 부위에서 약 3.5 cm이다.

표면해부학

오름대동맥은 대부분이 복장뼈 뒤쪽에 있으며, 복장뼈각 높이에서 대동맥활로 이행한다.

◆**대동맥활**(대동맥궁 aortic arch) 대동맥활은 오름대동맥에 이어져 위로 돌출한 커브를 그리면서 왼쪽 뒤쪽으로 굽어져 기관과 식도의 왼쪽을 주행하여 제4등뼈 왼쪽에서 내림대동맥이 된다(그림 5-77). 대동맥활은 왼기관지와 함께 식도 왼쪽벽을 압박한다. 이것에 의해 식도에 생리적 협착부위가 생긴다(p.304).

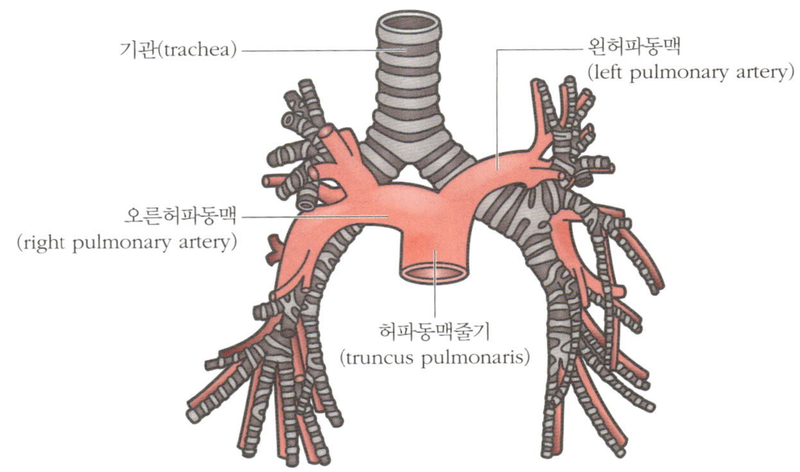

그림 5-76 폐동맥과 기관지갈림의 위치관계

허파동맥은 기관갈림부 앞의 약간 왼쪽아래에서 좌우로 나뉜다. 오른쪽이 두껍고 길다.

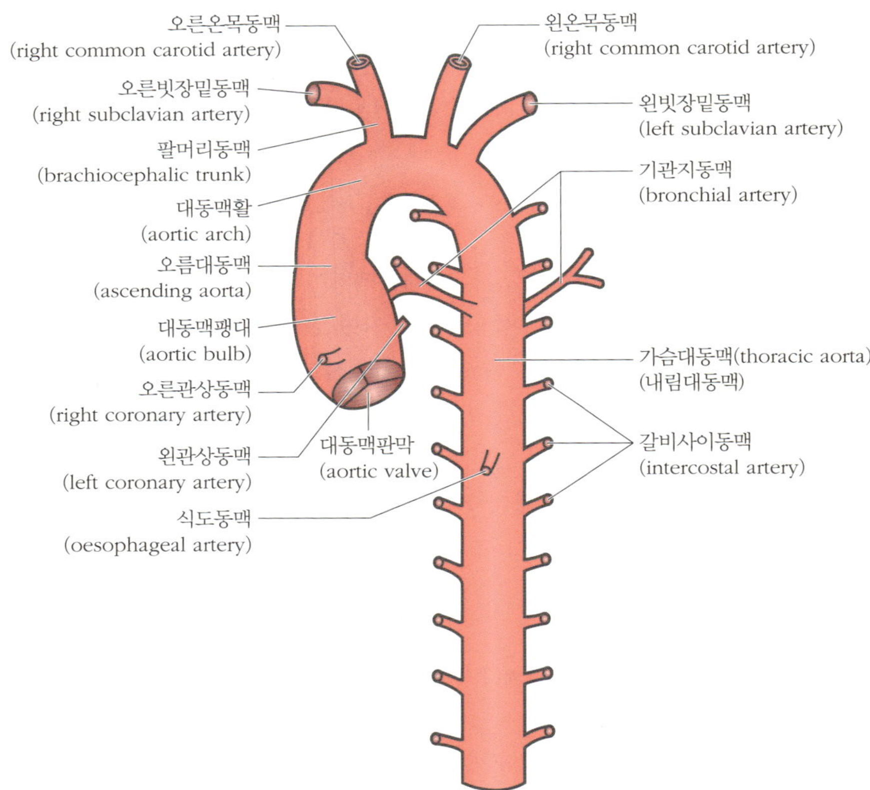

그림 5-77 대동맥과 갈림

대동맥판막 바로 위의 팽창되어 있는 부위를 발살바굴(sinus of Valsalva)이라고 한다. 대동맥 최초의 갈림으로 여기에서 관상동맥이 나온다.

표면해부학

대동맥활은 가슴세로칸 윗부위에 있어서 거의 시상위에 있으며, 그 위치는 거의 복장뼈자루(그림 5-2 참조) 아랫부위 뒤에 해당한다.

대동맥활의 가지

대동맥활 위쪽의 튀어나온 부위로부터 팔머리동맥, 왼온목동맥 및 왼빗장밑동맥의 3개 동맥이 일어난다.

1) **팔머리동맥**(완두동맥 brachiocephalic trunk) : 대동맥활에서 최초로 나오는 동맥이며, 오른복장빗장관절 뒤에서 오른온목동맥과 오른빗장밑동맥으로 나누어진다.

2) **왼온목동맥**(좌총경동맥 left common carotid artery) : 팔머리동맥의 약간 왼쪽에서 일어난다. 처음에는 기관 앞, 이어서 왼쪽을 위로 주행하여 왼쪽 복장빗장관절 뒤에서 목부위에 이른다.

3) **왼빗장밑동맥**(좌쇄골하동맥 left subclavian artery) : 왼온목동맥의 바로 왼쪽에서 일어나 기관 왼쪽을 따라 위로 주행하여 목부위에 이른다.

◆**가슴대동맥**(흉부대동맥 thoracic aorta) 가슴대동맥은 제4등뼈몸통 왼쪽에서 대동맥활로부터 이어져 가슴세로칸 뒷부위를 아래로 주행한다. 처음에는 식도와 척주의 왼쪽을 따라 주행하지만 아래로 주행함과 동시에 식도 뒤쪽, 척주 앞을 주행하게 된다. 제12등뼈몸통 앞에서 가로막의 대동맥구멍을 통해 배안으로 들어가 배대동맥이 된다.

가슴대동맥의 가지

크게 내장쪽가지와 벽쪽가지로 나눌 수 있다.

[내장쪽가지]

◆**기관지동맥**(bronchial branch artery) 2~3개의 가느다란 동맥이며, 기관지를 따라 허파문에서 허파로 들어간다.

◆**식도동맥**(oesophagea artery) 여러 개의 작은 동맥이며 식도(중간부위)에 분포한다.

[벽쪽가지]

◆**뒤갈비사이동맥**(후늑간동맥 posterior intercostal artery) 제3~11뒤갈비사이동맥이며 9쌍이다. 제3~11갈비사이틈을 갈비사이신경과 함께 주행하며 가슴벽 및 배벽의 윗부위에 분포한다. 속가슴동맥 · 위배벽동맥과 연결된다.

◆**위가로막동맥**(상횡격막동맥 superior phrenic artery) 가로막에 분포하는 작은 가지이다.

B. 정맥

허파정맥(폐정맥 Pulmonary vein)

허파정맥은 허파순환계의 정맥이며 좌우에 각각 2개씩 있다. 각 허파정맥은 거의 수평으로 주행하여 직접 왼심방의 뒤 위쪽으로 흘러든다. **왼허파정맥**(좌폐정맥 left pulmonary vein)은 왼허파동맥의 아래쪽에서 가슴대동맥 앞을 주행한다. **오른허파정맥**(오른폐정맥 right pulmonary vein)은 왼허파정맥보다 길며 오른허파동맥 아래쪽에서 위대정맥의 뒤를 주행한다.

좌우의 허파정맥은 각각 **위허파정맥**(상폐정맥 superior pulmonary vein)과 **아래허파정맥**(하폐정맥 inferior pulmonary vein)의 2개로 이루어진다. 위허파정맥은 허파문에서 가장 앞쪽, 즉 허파동맥 · 기관지보다 앞쪽에 있으며, 아래허파정맥은 허파문 뒤 아래쪽에 위치한다.

팔머리정맥(완두정맥 Brachiocephalic vein)

팔머리정맥(그림 5-78)은 좌우 양쪽, 각각 복장빗장관절 뒤쪽에서 **속목정맥**(내경정맥 internal jugular vein, 머리와 목으로부터 정맥을 모은다)과 **빗장밑정맥**(쇄골하정맥 subclavian vein, 위팔의 정맥을 모은다)이 합해져서 생긴다.

◆**오른팔머리정맥** 길이 약 3 cm로 짧으며 팔머리동맥의 오른쪽 앞을 거의 수직으로 아래로 주행한다.

◆**왼팔머리정맥** 길이 약 6 cm이며 복장뼈자루의 뒤쪽에서 대동맥으로부터 일어나는 3개의 동맥줄기 앞을 비스듬히 가로로 주행한다.

좌우의 팔머리정맥은 오른쪽 제2갈비연골 안쪽 끝 뒤쪽에서 거의 직각으로 합류하여 위대정맥이 된다.

위대정맥(상대정맥 Superior vena cava)

위대정맥은 좌우 팔머리정맥이 합류하여 생긴다. 오름대동맥 오른쪽에서 오른쪽 허파뿌리 바로 앞을 아래로 주행하여 오른심방으로 들어간다. 위대정맥은 길이 약 7.5 cm이며 하반부는 심장막안에 있고 심장으로 출입하는 대혈관 중에서 가장 오른쪽 그리고 뒤쪽에 있다.

위대정맥은 심장막으로 들어가기 바로 전에, 뒤쪽에서 홀정맥을 받는다.

아래대정맥(하대정맥 Inferior vena cava)

아래대정맥은 배안에서 가로막의 힘줄중심에 있는 대정맥구멍을 통과하여 위로 주행하여 가슴안으로 들어가 오른심방으로 흘러든다. 가로막 위쪽, 즉 가슴안에 있는 부위는 길이 2~3 cm에 지나지 않는다.

홀정맥계(Azygos system of vein)

홀정맥계는 홀정맥(기정맥 azygos vein)과 반홀정맥(반기정맥 hemiazygos vein) 및 덧반홀정맥으로 이루어진다(그림 5-79). 각각 척주 양쪽을 위로 주행하여 마지막에는 위대정맥으로 흘러든다. **홀정맥**은 배안 뒷벽에서 허리뼈 오른쪽을 위로 주행하는 오른오름허리정맥에서 시작한다. 가로막의 대동맥구멍을 통과하여 가슴안으로 들어가 등뼈 앞면을 위로 주행하여 제4등뼈의 높이에서 앞쪽으로 활모양으로 굽혀져 오른기관지(허파뿌리) 위쪽을 넘어서 위대정맥으로 들어간다. 홀정맥은 직접 아래대정맥과 교통하는 경우도 있다. **반홀정맥**은 배안에서 홀정맥과 같이 왼쪽 오름허리정맥에서 시작하여 척주의 왼쪽을 위로 주행하여 가슴안으로 들어간다. 가슴안에서는 홀정맥보다 가늘며 등뼈의 왼쪽을 따라 위로 주행하여 거의 제8등뼈 높이에서 식도 · 대동맥의 뒤를 가로로 주행하여 홀정맥으로 흘러든다. 이 부위보다 위쪽에 있는 반홀정맥은 **덧반홀정맥**(부반기정맥 accessory hemiazygos vein)이라 하며 제4갈비사이 높이에서 아래로 주행하여 홀정맥 또는 반홀정맥으로 흘러든다.

홀정맥과 반홀정맥에는 갈비사이정맥 · 식도정맥 · 기관지정맥 · 심장막정맥 · 세로칸정맥 · 위가로막정맥 등이 흘러든다.

홀정맥이라 이름 붙여진 이유 : 좌우가 대칭을 이루지 않기(그리스어의 azygos에 유래) 때문이다.

홀정맥계의 임상적 의미 : 홀정맥계는 위대정맥과 아래대정맥을 연결하는 중요한 연결로이며, 대정맥 특히 아래대정맥이 폐쇄된 경우에는 혈액이 심장으로 환류하는 곁통로가 된다.

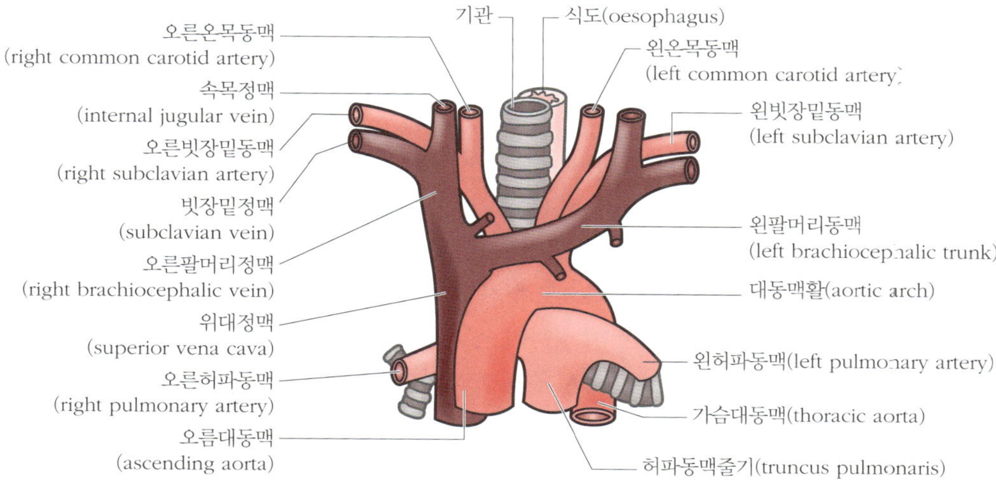

그림 5-78 가슴세로칸 윗부위의 혈관
대혈관의 대부분은 복장뼈 뒤에 있다.

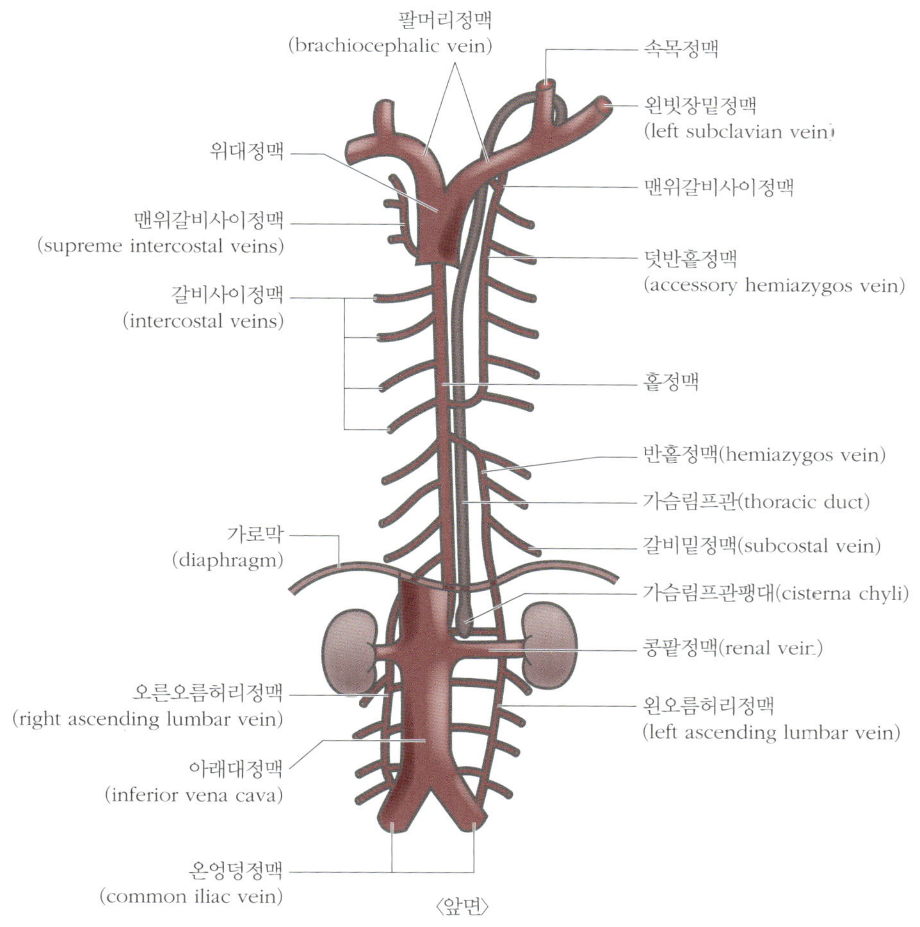

그림 5-79 홀정맥과 반홀 · 덧반홀 정맥
홀정맥은 척주의 거의 중앙에 위치한다.

C. 림프계

가슴림프관(흉관 Thoracic duct)

가슴림프관(그림 5-80)은 배안에서 제1~2허리뼈 앞에서 배대동맥 오른쪽 뒤에 있는 **가슴림프관팽대**(유미조 cisterna chyli)에서 일어난다. 가슴림프관팽대는 5~6 cm 길이의 확장된 주머니모양 림프관이며, 배부위 소화기의 대부분으로부터 림프를 모으는 **창자림프관줄기**(intestinal trunk)와 골반안과 다리로부터 림프가 모이는 **허리림프관줄기**(lumbar trunk)가 합해져서 생긴다. 위쪽으로 향하여 가슴림프관이 된다.

가슴림프관은 배대동맥의 오른쪽 뒤를 위로 주행하여 가로막의 대동맥구멍을 통과해 배안으로 들어간다. 배안에서는 척주 앞면을 따라 가슴대동맥의 오른쪽에서 홀정맥과 사이를 위로 주행한다. 제5등뼈 높이에서 식도 뒤를 왼쪽으로 주행하고 위로 주행하여 목부위에 이르며, 왼온목동맥과 왼빗장밑동맥 사이를 통해 빠져나가 왼속목정맥과 왼쪽 빗장밑정맥이 유합하는 부위(**왼정맥각**)로 흘러든다. 한편 정맥각으로 흘러들기 바로 전에 **왼빗장밑림프관줄기**(좌쇄골하임파본간 left subclavian trunk, 왼쪽 위팔의 림프를 모음) · **왼목림프관줄기**(left jugular trunk, 머리와 목의 왼쪽 절반부 림프를 모음) 및 **왼기관지세로칸림프관줄기**(left bronchomediastinal trunk, 왼기관지와 왼기관지의 림프를 모음)를 받는다.

오른림프관줄기(Right lymphatic trunk)

오른림프관줄기는 목부위에서 오른빗장밑림프관줄기, 오른목림프관줄기, 오른기관지세로칸줄기가 합류하여 생기며 오른쪽 정맥각으로 열린다. 오른림프관줄기가 짧고 가슴림프관에 비해 가늘며, 없는 경우도 많고 각 림프관줄기는 각각 별개로 큰정맥으로 흘러드는 경우도 있다.

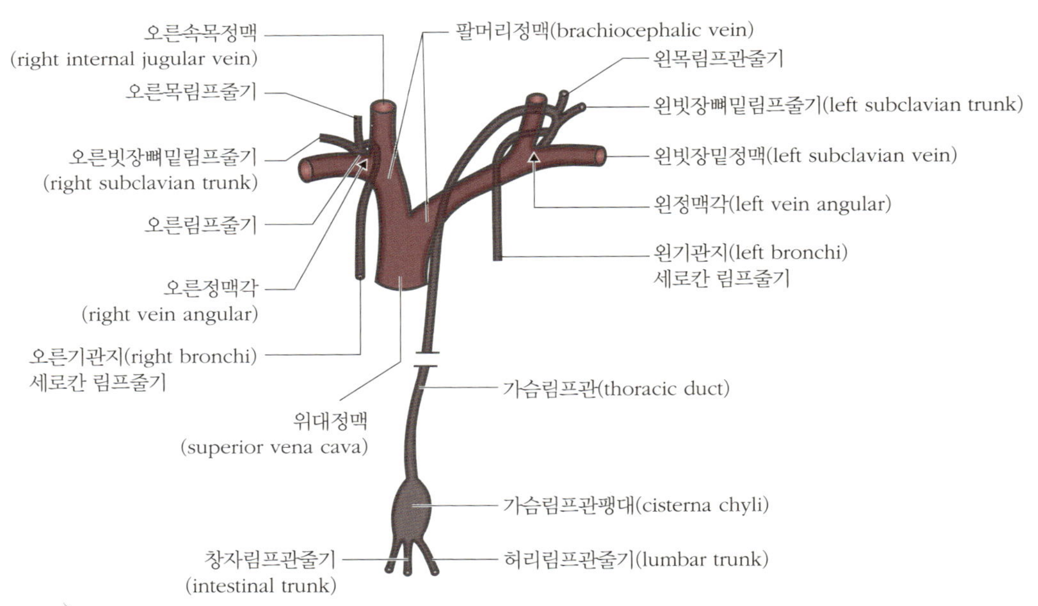

그림 5-80 가슴림프관

가슴림프관은 작은창자에서 흡수한 지방을 간으로 운반하는 도중의 림프관이다. 가슴림프관은 양쪽 다리로부터의 림프도 포함한다.

림프절(Lymph node)

가슴안림프절은 허파 · 가슴막 · 가슴세로칸으로부터 림프를 받아 기관 · 기관지를 따라 존재하는 림프절과 가슴세로칸에 있는 림프절로 나눌 수 있다. 가슴벽으로부터 림프를 받는 림프절에 대해서는 이미 서술하였다(p.281).

◆기관지 · 기관을 따라 있는 림프절 (그림 5-81)

허파 · 기관지 · 기관 및 심장으로부터 림프를 받으며, 다음의 림프절로 이루어진다.

① **허파속림프절**(폐내림프절 intrapulmonary node) : 허파 안에서 허파문 주위의 큰 기관지가지를 따라 존재하는 작은 림프절이다.

② **기관지허파림프절**(기관지폐림프절 bronchopulmonary node) : 허파문 특히 허파뿌리 안에 있는 이른바 **허파문림프절**(폐문림프절 hilar lymph node)이라 불리는 림프절이다.

③ **기관기관지림프절**(tracheobronchial node) : 기관갈림부위 아래에 있는 **아래기관기관지림프절**(inferior tracheobronchial node)과 기관과 기관지 사이에서 좌우 양쪽에 있는 **위기관기관지림프절**(superior tracheobronchial node)로 이루어진다.

④ **기관림프소절**(기관임파소절 tracheal lymphatic nodules) : 기관을 따라 존재하며 위쪽은 목부위에까지 이른다. 특히 기관의 좌우 양쪽을 따라 존재하는 림프절을 **기관옆림프절**(paratracheal lymph node), 앞면에 있는 것을 **기관앞림프절**(pretracheal lymph node)이라 한다.

허파속림프절 · 기관지허파림프절은 허파 · 허파가슴막 · 기관지로부터 림프를 받는다. 기관기관지림프절에는 허파속림프절 · 기관지허파림프절로부터 유입되는 림프관 외에 심장막으로부터 림프관도 유입된다. 기관림프절은 기관기관지림프절로부터 림프를 받는다.

허파암의 림프이행성 전이 : 아래기관기관지림프절은 좌우 양쪽 허파로부터 림프를 받는다. 따라서 허파암은 림프이행성으로 반대쪽 허파로 전이한다. 그리고 목부위의 빗장뼈위오목림프절(Virchow 림프절)에 림프이행성 전이가 발생되는 경우도 있다.

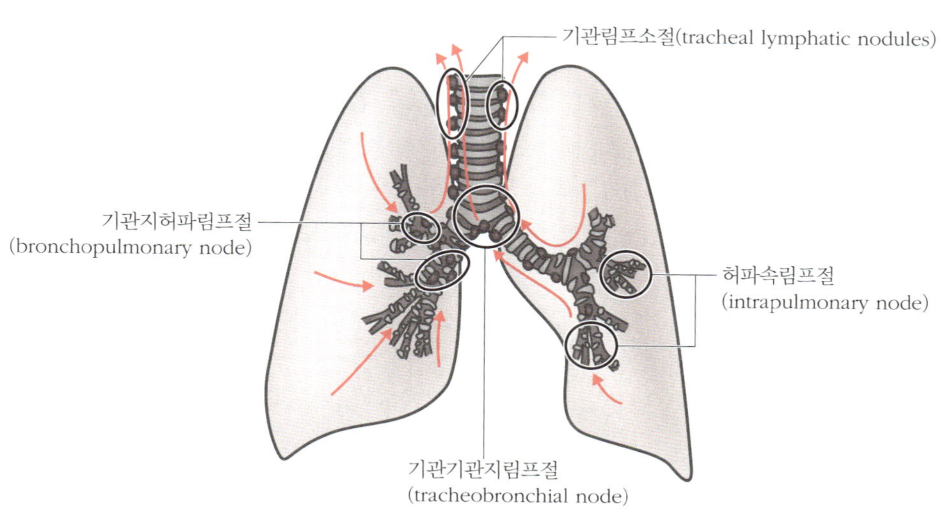

그림 5-81 기관지 · 기관을 따라 있는 림프절
왼아래엽 폐암은 오른쪽 기관옆림프절로도 전이한다. 그러나 오른아래엽 폐암은 왼쪽 기관지옆림프절로는 전이되지 않는다.

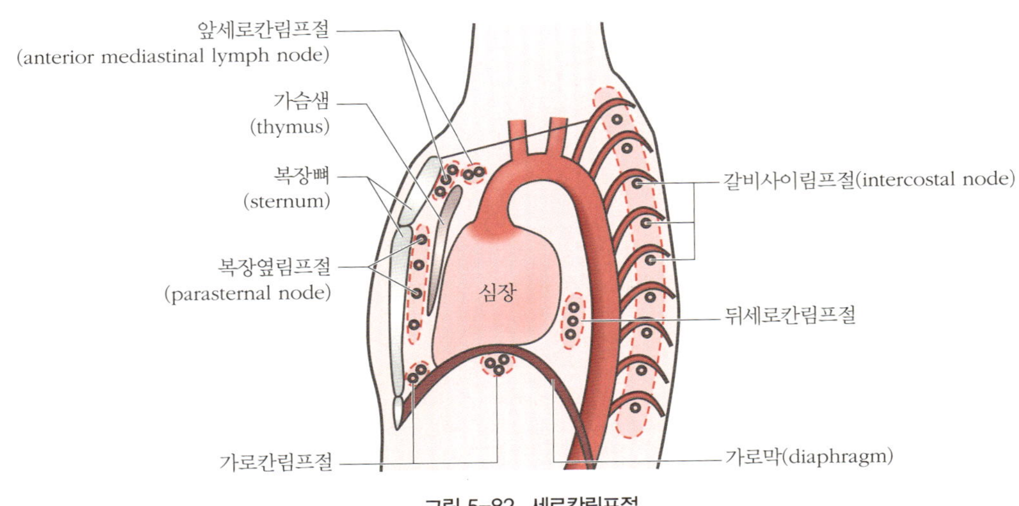

그림 5-82 세로칸림프절

◆ **세로칸림프절** (그림 5-82)

① **앞세로칸림프절**(전종격림프절 anterior mediastinal lymph node) : 가슴세로칸 윗부위에서 팔머리정맥 · 대동맥활을 따라 흩어져있는 소수의 작은 림프절. 가슴샘 · 심장막의 앞부위 등으로부터 림프를 받는다. 앞세로칸림프절의 유출림프관은 기관림프절로부터 림프관과 합쳐져서 기관지세로칸림프줄기가 되며, 가슴림프관 또는 오른림프줄기로 흘러든다.

② **뒤세로칸림프절**(후종격림프절 posterior mediastinal lymph node) : 심장막 뒤쪽에서 배대동맥 · 식도를 따라 있는 소수의 림프절. 주로 식도 · 심장막 뒷부위 · 가로막 등으로부터 림프를 받는다. 유출림프관은 가슴림프관으로 흘러든다.

D. 신경

가로막신경(횡격막신경 Phrenic nerve)

가로막신경(그림 5-83)은 이름처럼 가로막에 분포하는 신경인데, 목신경으로부터 일어나 가슴안을 아래로 주행하여 가로막에 이른다. 가로막신경은 주로 제4목신경(C4)에서 일어나는데 그 밖에 C3 · 5도 더해진다. 목부위에서 앞목갈비근 앞을 가로질러 빗장밑동맥 앞, 빗장밑정맥 뒤를 주행하여 가슴안으로 들어간다.

오른가로막신경은 위대정맥 · 오른심방의 오른쪽을 주행하여 허파뿌리 앞을 통과하여 심장막과 세로칸가슴막 사이를 아래로 주행하여 가로막에 이른다. 왼가로막신경은 왼빗장밑동맥과 온목동맥 사이를 주행하여 허파뿌리 앞을 아래로 주행하여 가로막에 이른다. 식도구멍을 통과하여 가로막 아랫면에도 이른다.

가로막신경은 운동신경섬유 · 감각신경섬유 및 교감신경섬유를 포함한다.

운동신경섬유는 전체 섬유의 약 2/3를 차지하며, 가로막의 가로무늬근육을 지배한다.

감각신경섬유는 전체 섬유의 약 1/3을 차지하며, 가로막 윗면의 가슴막(가로막가슴막) · 심장바깥막 및 가로막 아랫면을 덮는 배막(가로막배막)의 통각을 전달한다.

가로막신경마비 : 가로막신경이 차단되면 그쪽의 가로막이 마비되어 올라간다. 예를 들면 허파문(허파뿌리) 림프절이 허파암 전이 등으로 팽창하여 가로막신경을 손상시키는 경우가 있다.

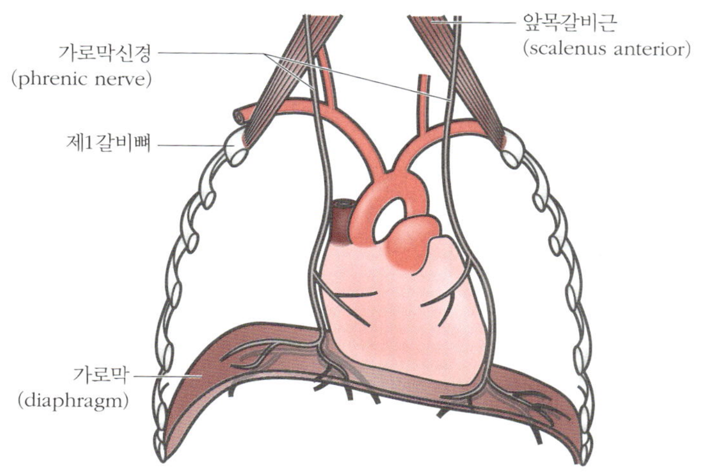

그림 5-83 가로막신경
좌우의 가로막신경은 C4에서 일어나 가슴세로칸 가운데 심장 옆쪽을 통과하여 가로막에 이르는 매우 긴 과정을 거친다.

◆**교감신경섬유** 교감신경줄기로부터 오므로 혈관운동신경이라고 생각된다.

◆**덧가로막신경**(부횡격막신경 accessory phrenic nerve) 빗장밑근에 분포하는 빗장밑근신경에서 종종 작은 가지가 일어나 제1갈비뼈 높이에서 가로막신경에 더해진다. 이 가지는 C5로의 섬유로 덧가로막신경이라 한다.

미주신경(Vagus nerve)

미주신경(X 뇌신경)은 뒤머리뼈우묵으로부터 목정맥구멍을 통과해 나온 후 목부위에서는 인두 좌우 양쪽에서 속목동맥・온목동맥의 뒤 가쪽을 따라 똑바로 아래로 주행하여 빗장밑동맥 앞을 주행하여 가슴안으로 들어간다. 좌우의 미주신경은 허파뿌리(기관지) 뒤를 주행해 식도를 따라 아래로 주행하여 그 주위에서 식도신경얼기를 만든다(그림 5-84a). 식도신경얼기에서 좌우 미주신경섬유는 혼합되어 식도의 앞과 뒤에서 **앞미주신경줄기**(전미주신경간 anterior vagus nerve trunk)와 **뒤미주신경줄기**(후미주신경간 posterior vagus nerve trunk)가 되며, 식도와 함께 식도구멍을 통해 배안에 도달한다.

미주신경가지

◆**되돌이후두신경**(반회후두신경 recurrent laryngeal nerve) 왼되돌이후두신경은 왼미주신경에서 일어나 대동맥활 아래를 뒤쪽으로 돌아 방향이 바뀌어 위로 주행한다. 오른되돌이후두신경은 오른미주신경에서 일어나 오른빗장밑동맥 아래를 뒤쪽으로 돌아 방향이 바뀌어 위로 주행한다.

좌우 되돌이후두신경은 모두 방향이 바뀐 후 기관과 식도 사이의 고랑을 따라 위로 주행하여 **아래후두신경**(하후두신경 inferior laryngeal nerve)이 되며, 후두근(반지방패근을 제외한다)과 후두 하반부의 점막층에 분포한다(그림 5-84b).

되돌이후두신경은 발생학적으로 제4인두동맥에 해당하는 대동맥활(왼쪽), 빗장밑동먹(오른쪽)의 아래를 통과하여 방향을 바꾼다(그림 5-67 참조).

되돌이후두신경마비 : 왼되돌이후두신경의 주행방향은 오른되돌이후두신경에 비해 길다. 이 때문에 손상받는 일도 많다. 특히 대동맥 병변(예 : 대동맥류)이나 가슴세로칸의 병변(예 : 허파암 전이에 의한 기관기관지림프절 팽대) 등으로 손상을 받는다. 신경이 자극되면 후두・기관의 점막층이 자극된 것처럼 기침이 발생한다. 나아가 신경이 마비되면 후두근 특히 성대마비에 의해 목소리가 쉰다(되돌이후두신경마비 반회후두신경마비 recurrent laryngeal nerve paralysis).

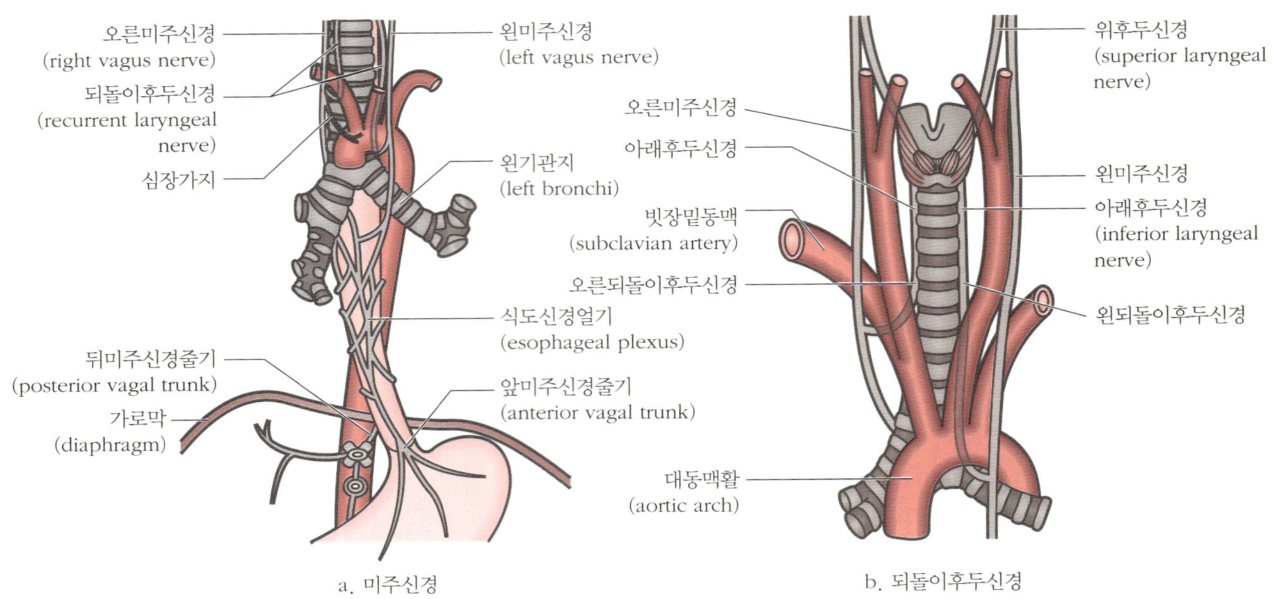

그림 5-84 식도신경얼기
좌우의 미주신경은 각각 되돌이후두신경을 내어 후두근육을 지배한다.

◆**가슴심장가지**(흉심장지 thoracic cardiac branch) 목부위에서 미주신경으로부터 일어나는 **위 · 아래 목심장분지**(상 · 하 경심장지 superior and inferior cervical cardiac branch) 및 교감신경줄기에서 일어나는 **가슴심장가지**와 함께 **심장신경얼기**(심장신경총 cardiac plexus, p.320)를 만든다(그림 5-85).

◆**기관지가지**(bronchial branch) 되돌이후두신경 아래쪽에서 일어나는 몇 개의 가지이며 교감신경가지와 함께 허파문의 앞과 뒤의 기관지 주위에서 **허파신경얼기**(폐신경총 pulmonary plexus, p.299)를 만든다.

◆**식도가지**(oesophageal branch) 식도 아랫부위에서 교감신경가지와 함께 **식도신경얼기**(식도신경총 esophageal plexus, p.305)를 만든다.

미주신경에는 운동신경섬유 · 감각신경섬유 및 부교감신경섬유가 포함된다.

가슴에서 **운동신경섬유**는 되돌이후두신경에 포함되며 후두의 가로무늬근육을 지배한다. **감각신경섬유**는 후두 · 기관 · 기관지 · 기관지가지의 점막층에 분포하며, 주로 허파나 심장 · 혈관의 반사에 관계한다. **부교감신경섬유**는 심장에 분포하며 심장박동 조절에 관계한다. 그 밖에 기관 · 식도의 민무늬근육 · 샘에 분포한다.

교감신경줄기(교감신경간 Sympathetic trunk)

교감신경줄기(그림 5-86)는 목부위에서 제1갈비뼈 앞을 주행하여 가슴안으로 들어가 척주를 따라 아래로 주행하여 가로막을 관통하고 배안에 도달한다. 교감신경줄기는 가슴에서 10~11쌍의 **가슴신경절**(흉신경절 thoracic ganglia)과 이것을 연결하는 **신경절사이가지**(신경절간지 interganglionic branch)로 이루어진다. 제1가슴신경절은 종종 아래신경절과 융합하여 제1갈비뼈목 앞에서 큰 **목가슴신경절**(경흉신경절 cervicothoracic ganglion, **별신경절** 성상신경절 stellate ganglion)을 만든다.

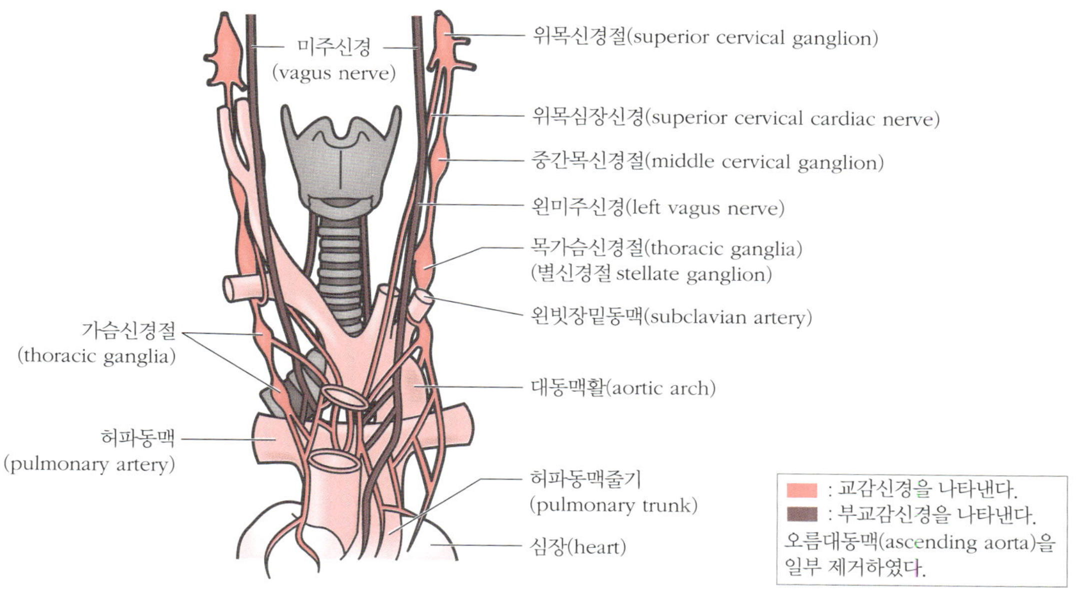

그림 5-85 심장신경얼기

심장신경얼기(cardiac plexus)에는 부교감신경과 교감신경이 모두 포함되어 있다.
심장신경얼기는 기관갈림부위 앞이나 허파동맥과 대동맥 사이에 있다.

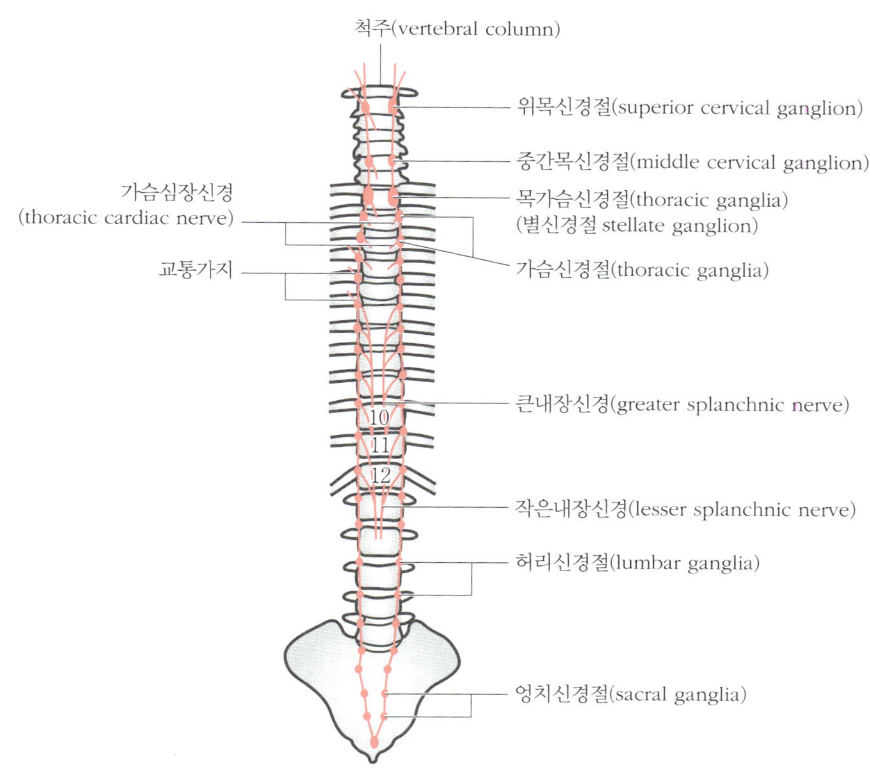

그림 5-86 교감신경줄기

큰내장신경과 작은내장신경은 가로막보다 위에서 시작하여 가로막을 관통하여 복강신경얼기로 들어간다.

교감신경줄기가지

◆ **큰내장신경**(대내장신경 greater splanchnic nerve) 제5~9가슴신경절에서 나오는 4~5개의 뿌리에서 만들어지는 신경이다. 교감신경줄기 안쪽을 척주를 따라 아래로 주행하고 가로막을 관통하여 배안으로 들어가 복강신경얼기에 도달한다.

◆ **작은내장신경**(소내장신경 lesser splanchnic nerve) 제10~11가슴신경절에서 나오는 2~3개의 뿌리에서 만들어진다. 작은내장신경은 교감신경줄기과 큰내장신경 사이를 아래로 주행하여 가로막을 관통하고 배안에 도달하며, 일부는 배안신경얼기로 일부는 콩팥신경얼기로 들어간다.

◆ **가슴심장신경**(흉심장신경 thoracic cardiac nerve) 제1~4가슴신경절에서 나와 아래목심장신경얼기로 들어간다.

◆ **가슴허파가지**(흉폐지 thoracic pulmonary branch) 제2~4가슴신경절에서 나와 허파신경얼기의 뒷부위에 도달한다.

◆ **대동맥가지** 제1~5가슴신경절에서 나오는 섬유에서 가슴대동맥을 둘러싸는 **가슴대동맥신경얼기**(흉대동맥신경총 thoracic aorta plexus)로 들어간다.

교감신경줄기의 가슴부분에는 신경절이전섬유의 대부분이 들어간다. 가슴신경에서 교통가지를 거쳐 간으로 들어가는 신경절이전섬유에는 신경줄기를 위로 주행하여 목부위에 이르는 것과 아래로 주행하여 배부위에 이르는 것도 많다.

① **머리부위 · 목부위의 신경절이전섬유**는 제1~2가슴신경(T1 · 2)을 통해 교감신경줄기에 들어가 위로 주행하여 위목신경절에 이른다.

② **심장의 신경절이전섬유**는 제1~4가슴신경을 거쳐 교감신경줄기로 들어가 위로 주행하여 위 · 중간 · 아래 목신경절에 이르며, 위 · 중간 · 아래목심장신경과 함께 나오지만 직접 가슴에서 가슴심장신경으로서 일어나는 경우도 있다.

③ **위팔의 신경절이전섬유**는 제3~6가슴신경을 거쳐 교감신경으로 들어가 위로 주행하여 아래 목신경절, 제1 · 2 가슴신경절에 도달하며 신경절이후섬유가 된다.

④ **배안장기의 신경절이전섬유**는 제5~12가슴신경을 거쳐 교감신경줄기로 들어가 큰내장신경 · 작은내장신경으로 배부위에 도달한다.

⑤ **다리의 신경절이전섬유**는 제7~12가슴신경을 거쳐 교감신경줄기로 들어가 허리신경절(요신경절 lumbar ganglia) · 엉치신경절(천골신경절 sacral ganglia)에 도달하여 신경절이후섬유가 된다.

6 배부위

배부위는 가슴과 골반 사이에 있는 부위이다. 여기에는 위 · 작은창자 · 큰창자, 간 · 이자 등의 소화기계 장기와 지라 및 콩팥이 있다.

I. 배부위(Abdominal part)의 구획

배부위의 위쪽 경계는 복장뼈의 칼돌기 · 좌우의 갈비활 · 제11 및 제12갈비뼈의 분리된 끝 · 제12등뼈를 연결하는 선이며, 아래쪽 경계는 두덩결합 · 좌우의 샅고랑인대 · 위앞엉덩뼈가시 · 엉덩뼈능선을 연결하는 선이다.

표면해부학

배부위는 체표면에서 편의상 다음 3개의 수평선과 2개의 수직선으로 구획된다(그림 6-2).

수평선

① 칼돌기의 상단을 통과하는 수평선

② 갈비활의 최하점을 통과하는 수평선

③ 좌우 위앞엉덩뼈가시를 연결하는 수평선 또는 좌우엉덩뼈능선의 가장 가쪽으로 돌출된 부위(엉덩뼈능선결절 : 위앞엉덩뼈가시의 약 5 cm 뒤)를 연결하는 선

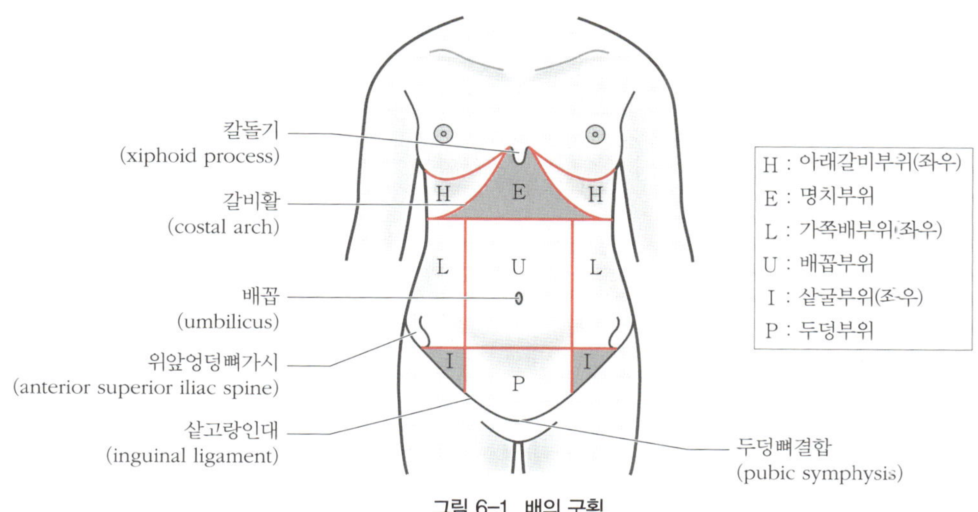

그림 6-1 배의 구획

아래갈비부위는 간이나 위 등의 배부위 장기를 포함하고 있으므로 배부위에 들어간다.

수직선

① 좌우 샅고랑인대의 중간점을 통과하는 수직선

② 앞서 말한 수평선과 수직선에 의해 다음 9부위로 구획된다.

상 : 좌우의 **갈비밑부위**(늑골하부 subcostal region)와 **명치부위**(상복부 epigastric region)

중 : 좌우의 **가쪽배부위**(측복부 lateral abdominal region)와 **배꼽부위**(제부 umbilical region)

하 : 좌우의 **샅굴부위**(서혜부 groin)와 **두덩부위**(치골부 pubic region)

또한 배꼽을 통과하는 수평선과 정중선으로 4부위(좌우 명치와 아랫배)로 나누어지기도 한다.

Ⅱ. 배벽

배벽의 앞부위와 옆부위는 주로 편평한 근육과 이것을 덮는 피부, 피부밑조직층이다. 겉쪽으로부터 깊은쪽을 향해 ① 피부, ② 피부밑조직층, ③ 근육, ④ 배막 외의 결합조직층, ⑤ 배막의 5층으로 구별할 수 있다.

피부는 가슴벽 피부에 이어지며 전체적으로 몸통을 덮는다. 피부는 일반적으로 배쪽에서 얇고 등쪽에서 두껍다.

배꼽보다 아래쪽 배벽의 **피부밑조직층**(**얕은근막** 천근막 superficial fascia)은 얕은층의 지방조직층과 깊은층의 막모양 섬유층으로 이루어진다. 지방조직층은 **Camper근막**(Camper's fascia)이라 불리며, 비만한 사람에서는 매우 두껍다. 깊은층의 섬유층은 **Scarpa's근막**(Scarpa's fascia)이라 불리며 정중선 위쪽에서는 백색선에 붙고 아래쪽에서는 두덩결합에 붙는다. Scarpa's근막은 샅고랑인대의 약 1횡지 아래에서 넓적다리 앞면의 넙다리근막에 유합한다. Scarpa's 근막은 샅굴부위를 향하면 얕은근막(**콜리스근막** Colles' fascia)에 연속된다(그림 6-2).

Scarpa's근막의 조직학적 특징 : Scarpa's근막은 탄력섬유가 풍부하며 앞배벽에서 배안 내장을 탄력적으로 지지하는 작용을 한다.

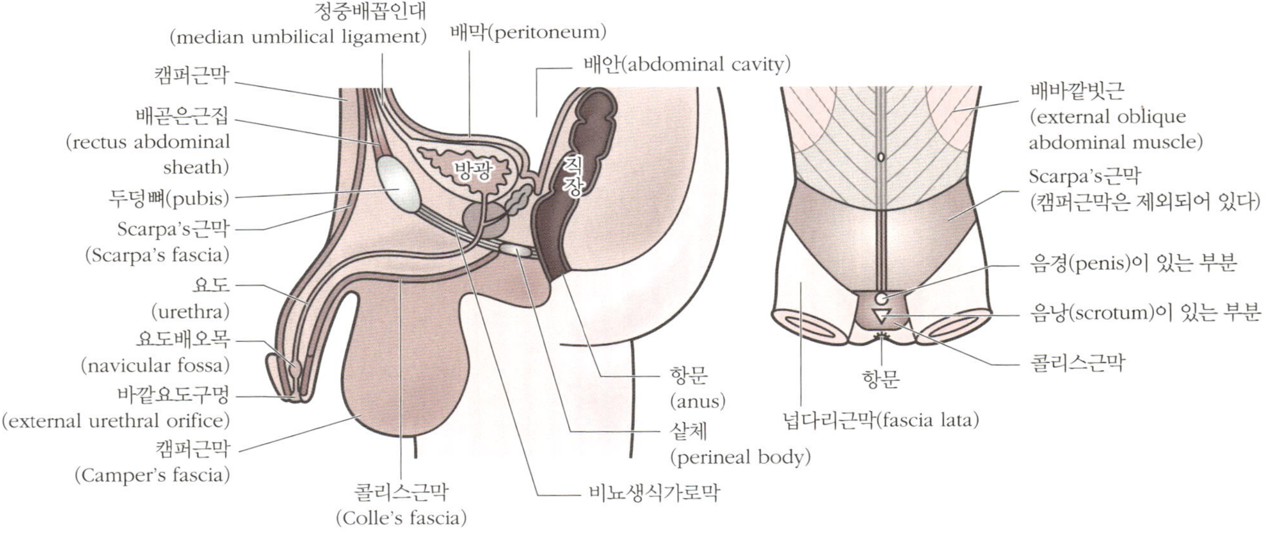

그림 6-2 배벽의 근막(남성)

Scarpa's근막을 앞에서 보면 팬티 모양과 비슷하다. 뒤에는 Scarpa's근막이 없다.

A. 배벽의 근육

배벽을 만드는 근육(배의 근육 muscle of abdomen)은 앞배벽 및 옆배벽의 근육과 뒤배벽의 근육으로 나누어진다.

1 앞배벽 및 옆배벽의 근육 (그림 6-3~5)

◆ **배바깥빗근**(외복사근 external oblique abdominal muscle) 배바깥빗근은 제5~12갈비뼈의 바깥면에서 일어나 앞쪽 아래로 비스듬히 지나 가장 아랫부분은 엉덩뼈능선 바깥능선에, 그 밖의 대부분은 넓은 널힘줄이 되어 배곧

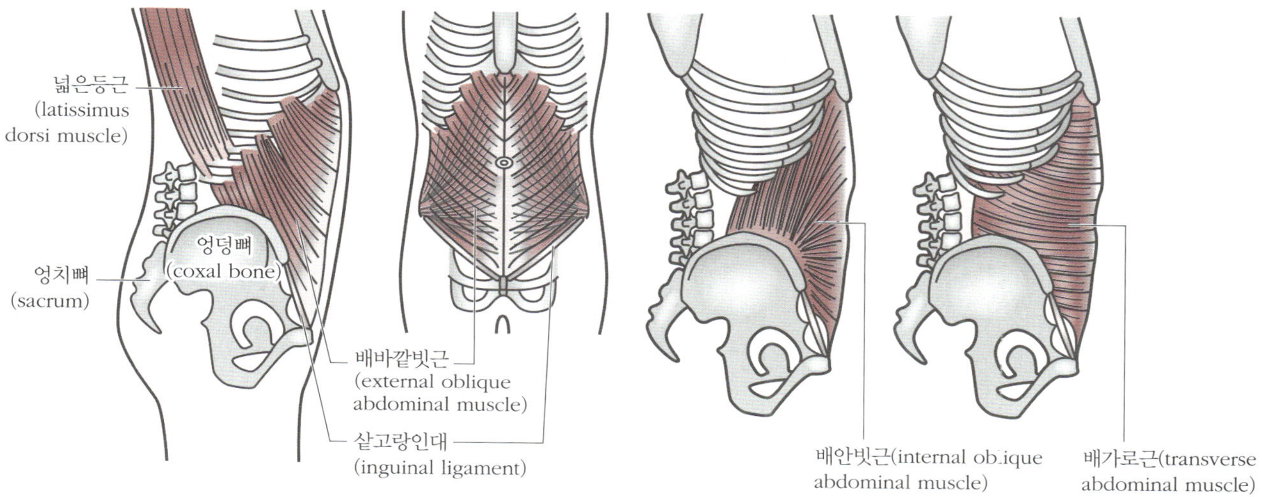

그림 6-3 배벽의 근육
배바깥빗근의 방향은 주머니에 손을 넣고 있을 때 팔의 방향이다.

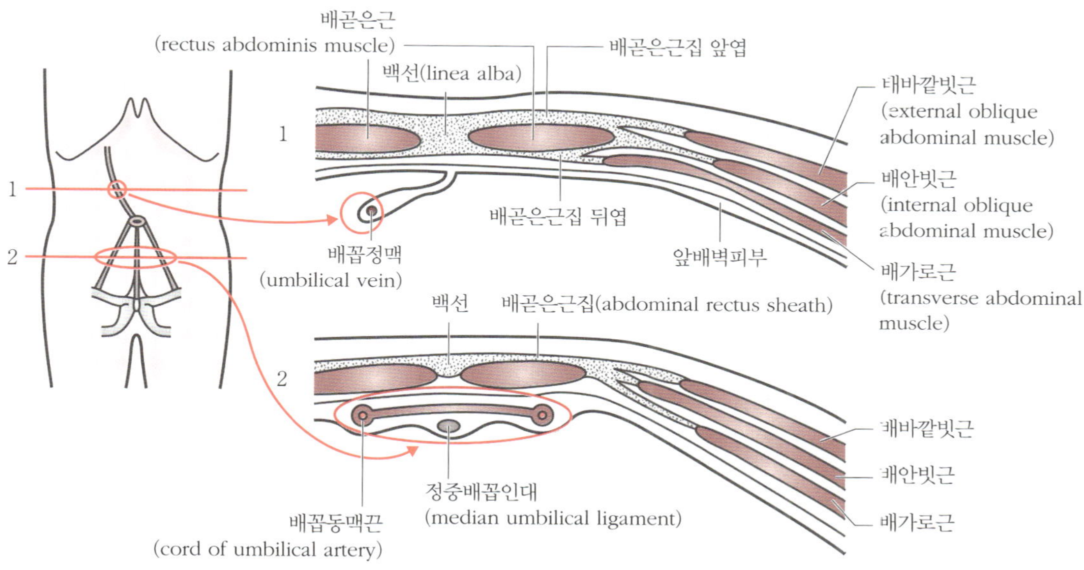

그림 6-4 배벽의 가로단면
배곧은근집은 아래쪽에서 뒤엽이 사라진다.

은근집 앞엽으로 들어가 백색선에 붙는다.

지배신경 제5~12가슴신경 앞가지

허리탈장 : 배바깥빗근의 뒷부위는 똑바로 아래로 주행하여 엉덩뼈능선에 붙는다. 근육의 뒤모서리는 자유모서리가 되며 그 아랫부분은 엉덩뼈능선과 넓은등근 사이 작은 삼각형의 틈을 에워싼다. 이 삼각은 **허리삼각**(요삼각 lumbar triangle, 그림 6-6)이라 하며, 저항이 약한 부위여서 장이 탈출하는 허리탈장(lumbar hernia)을 만드는 경우가 있다.

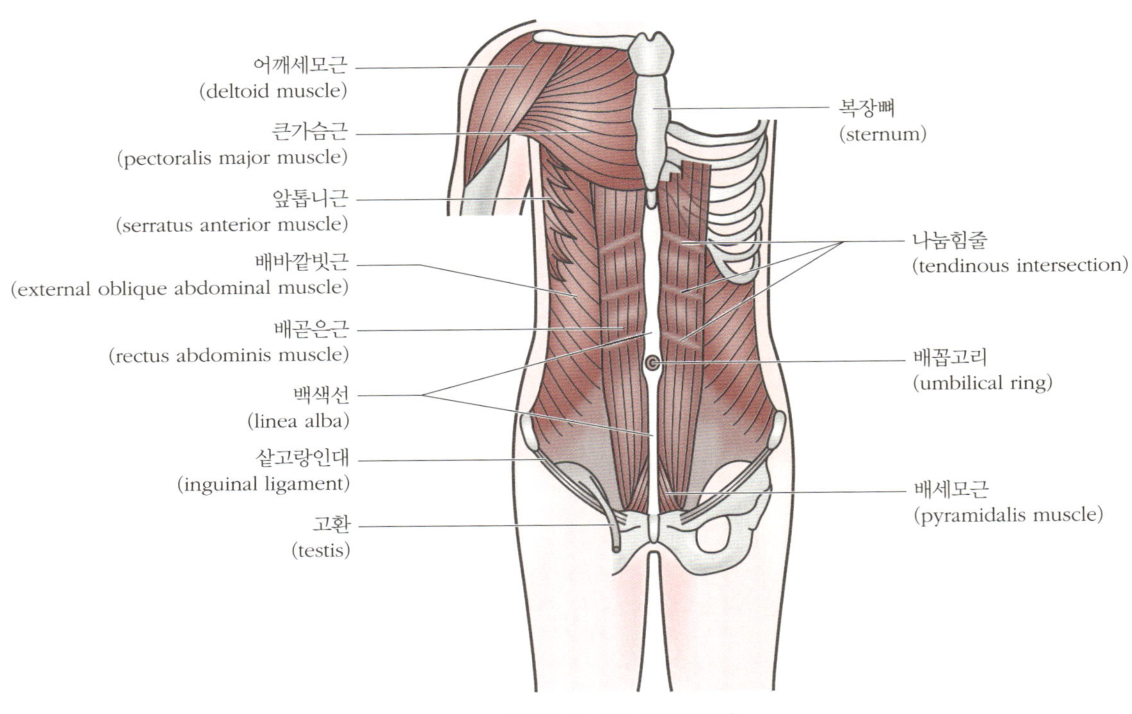

그림 6-5 체간 앞벽의 근육
배곧은근에는 나눔힘줄이 있다.

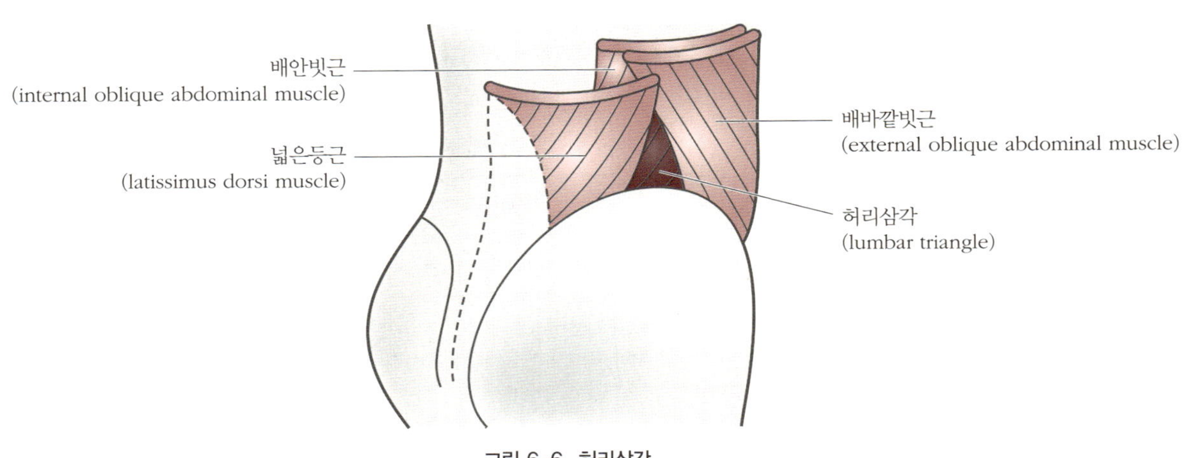

그림 6-6 허리삼각
허리삼각에서는 배바깥빗근을 들어내었다.

살고랑인대(서혜인대 Inguinal ligament) (그림 6-7)

배바깥빗근의 널힘줄 아래모서리는 위앞엉덩뼈가시와 두덩뼈결절 사이에서 두꺼워지며 끈모양을 나타내어 샅고랑인대라 한다. 샅고랑인대의 안쪽끝 주위에서 인대섬유의 일부는 뒤쪽 아래로 방산하여 두덩뼈 위모서리에 붙으며, 혈관공간(그림 3-79 참조)의 안쪽모서리를 만든다. 이것을 **갈고리인대**(열공인대 lacunar ligament)라 한다. 또한 샅고랑인대 안쪽부위로부터 정중선상의 백색선(그림 6-5)을 향해 비스듬히 위로 **접힌인대**(반전인대 reflected ligament)라 불리는 섬유다발이 활모양으로 주행한다.

배바깥빗근의 널힘줄에는 샅고랑인대 안쪽끝의 바로 위쪽, 즉 두덩뼈결절 위쪽에 삼각형의 틈이 있다. 이 틈을 **얕은샅굴구멍**(천서혜륜 superficial inguinal ring)이라 하며 그 안쪽모서리와 가쪽모서리를 각각 **안쪽다리**(내측각 medial crus) · **가쪽다리**(외측각 lateral crus)라 한다. 안쪽다리와 가쪽다리 사이에는 **다리사이섬유**(각간섬유 intercrural fibres)라는 섬유다발이 가로로 주행한다.

◆ **배속빗근**(내복사근 internal oblique abdominal muscle) 배속빗근은 배바깥빗근의 깊은쪽에 있다. 허리근막(얕은층) · 엉덩뼈능선의 앞 2/3부분 · 샅고랑인대의 바깥쪽 2/3부분에서 일어나 다음과 같이 3방향으로 넓어진다. ① 가장 윗부분(뒷부위)의 근육섬유는 위를 향해 주행하며 제8~12갈비뼈의 아래모서리에 붙는다. ② 중앙의 대부분 근육섬유는 안쪽 위로 주행하여 널힘줄이 되며, 복장뼈칼돌기와 두덩결합 사이에서 백색선에 붙는다. ③ 가장 아랫부분의 근육섬유는 샅고랑인대의 가쪽부위에서 일어나 안쪽으로 아래로 주행하여 편평한 짧은 힘줄이 되어 두덩빗살에 붙는다. 이 힘줄은 배가로근의 힘줄과 합해지므로 **샅고랑낫힘줄**(결합건 conjoined tendon)이라 한다.

배속빗근의 근육섬유는 상반부에서는 배바깥빗근의 근육섬유와 거의 직교하듯이 바깥아래쪽에서 안쪽 위를 향해 비스듬히 지나며, 하반부에서는 가로로 주행하고 더욱 아래를 향해 비스듬히 지난다.

배속빗근의 일부 근육다발은 정삭을 감싸 **고환올림근**(고환거근 cremaster muscle, 그림 6-10 참조)이 된다.

지배신경 제10~12가슴신경과 제1허리신경 앞가지

위허리삼각(상요부삼각 superior lumbar triangle) : 제12갈비뼈, 배속빗근 뒷모서리, 고유등근육 가쪽모서리로 에워싸인 삼각형의 영역으로 콩팥으로 이르는 통로가 된다.

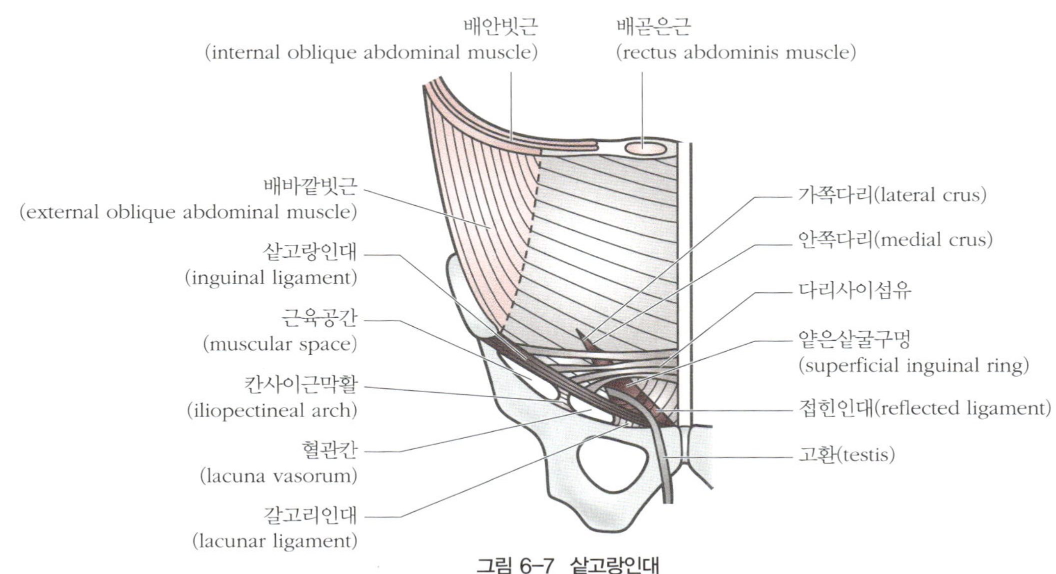

그림 6-7 샅고랑인대

얕은샅굴구멍은 배바깥빗근널힘줄에 생긴 틈새이다.

◆**배가로근**(복횡근 transverse abdominal muscle) 배속빗근의 깊은쪽에 있다. 제7~12늑(연)골의 안쪽면 · 허리근막(근막의 깊은엽을 통해 허리뼈의 갈비돌기) · 엉덩뼈능선 속능선의 앞 2/3부분 · 샅고랑인대의 바깥쪽 1/3부분에서 일어나 앞을 향해 거의 수평으로 가로로 주행하여 널힘줄이 되며 배곧은근집에 붙는다.

배가로근 가장 아랫부분의 섬유는 샅고랑인대 가쪽부위에서 일어나 아래로 주행하며, 배속빗근의 힘줄과 합해져 **샅고랑낫힘줄**이 되며 두덩빗살에 붙는다.

지배신경 제6가슴신경~제1허리신경의 앞가지

◆**배곧은근**(복직근 rectus abdominis muscle) 백색선의 양쪽에 있는 띠모양의 근육이며 배곧은근집으로 싸인다. 제5~7늑(연)골 · 복장뼈의 칼돌기에 고정말단하여 두덩결합의 앞면과 두덩뼈 위모서리에 붙는다.

근육 가쪽모서리는 완만한 커브를 그리므로 **반달선**(반월선 linea semilunar)이라 한다.

배곧은근은 중간힘줄을 가지고 있다. 중간힘줄은 **나눔힘줄**(tendinous intersection)이라 하며 일반적으로 3~4개 있다.

지배신경 제6가슴신경~제1허리신경 앞가지. 신경은 배곧은근집 가쪽에서 근육 안쪽면으로 진입한다. 나눔힘줄에 의해 나누어진 각 근육부위는 여러 개의 신경으로 지배된다.

배곧은근집의 구조와 염증의 확대 : 나눔힘줄은 근육을 싸는 배곧은근집의 앞엽에 단단히 붙지만 뒤엽에는 붙지 않는다. 따라서 염증 등의 병변이 근육 앞쪽에 있을 때에는 나눔힘줄에 의해 억제되어 퍼지지 않지만 뒤쪽에 있을 때에는 근육 전체로 퍼지기 쉽다.

표면해부학

배곧은근은 특히 발달이 양호한 사람에서는 누운 자세에서 손을 짚지 않고 상반신을 일으킬 때 수축하므로 그 윤곽과 나눔힘줄을 체표면에서 볼 수 있다.

◆**배세모근**(추체근 pyramidalis muscle) 배곧은근의 아랫부분 앞쪽에 있는 편평한 삼각형의 작은 근육이며, 두덩뼈위가지에서 일어나 백색선에 붙는 2가지로 나누어진 배곧은근집 앞엽의 사이에 존재한다.

지배신경 갈비밑신경(T12)

배곧은근집(복직근초 abdominal rectus sheath)

배곧은근을 싸는 길고 강한 싸개로 앞엽과 뒤엽으로 이루어지며, 배바깥빗근 · 배속빗근 · 배가로근의 편평한 널힘줄에서 생긴다. 즉 배바깥빗근 널힘줄의 앞엽이 되며 배속빗근 널힘줄의 앞쪽에서 2층으로 나누어져 배곧은근집의 앞엽과 뒤엽이 된다. 배가로근의 널힘줄은 배곧은근집의 뒤엽이 된다. 단 배꼽과 두덩결합의 중간점보다 아래쪽에서는 배바깥빗근 · 배속빗근 · 배가로근의 널힘줄이 모두 배곧은근집의 앞엽이 되며 뒤엽은 없다. 즉 이 높이에서 배곧은근집 뒤엽의 아래모서리는 활모양의 커브를 그리며 끝나 **활꼴선**(궁상선 arcuate line)이라 한다(그림 6-8).

좌우 양쪽 배곧은근집의 섬유는 정중선상에서 교차하여 연속된 널힘줄을 만든다. 그리고 칼돌기와 두덩결합 사이에서 강한 끈모양으로 존재하는데, 이것을 **백색선**(백선 linea alba)이라 한다. 백색선은 배꼽 주위에서 **배꼽고리**(제륜 umbilical ring)라 불리는 구멍을 관통한다. 백색선은 배꼽고리보다 위쪽에서는 폭넓고 아래쪽에서는 좁다.

배꼽고리 : 배꼽고리는 섬유성결합조직으로 막히며, 배꼽의 반흔조직과 유착된다. 이 부위에서는 피부밑조직도 비교적 얇으므로 피부가 패여 있다.

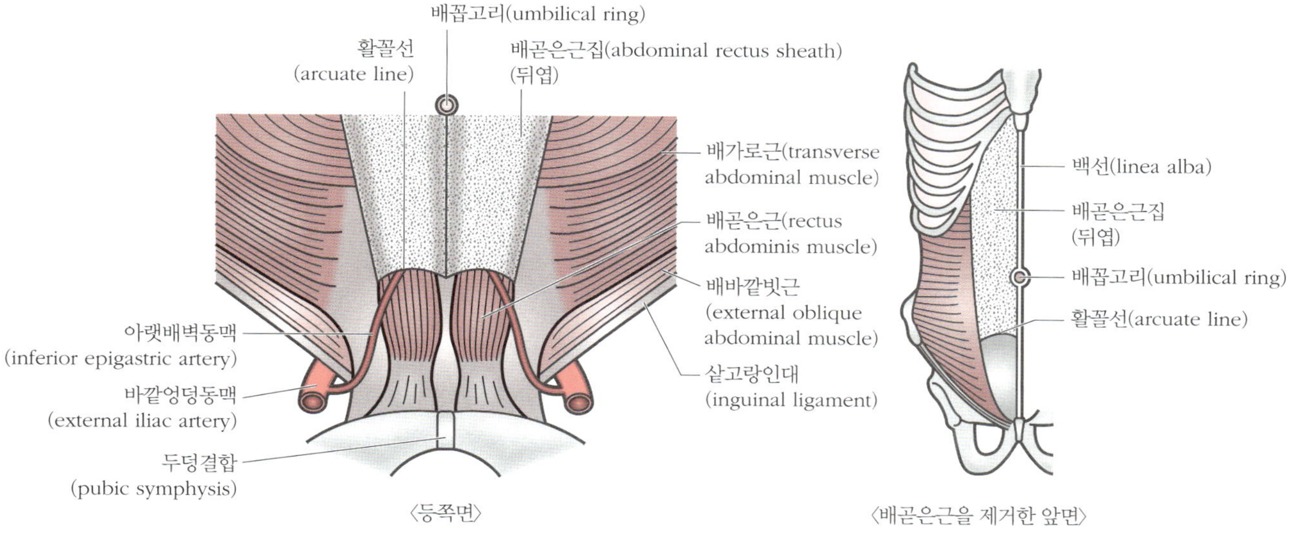

그림 6-8 활꼴선
배곧은근집 뒤엽은 배속빗근과 배가로근의 널힘줄로 생긴다.
이들 널힘줄은 활꼴선으로부터 아래에서는 앞엽에 더해지므로 뒤엽에는 없다.

배꼽탈장 : 배꼽탈장(umbilical hernia)에는 영아에서 나타나는 것과 성인에서 나타나는 것이 있다. 배꼽고리는 출생 후 점점 축소되어 폐쇄되지만 미숙아 등에서 폐쇄가 불완전한 경우에는 기침이나 울음 등으로 복압이 높아지면 배꼽고리로부터 장이 탈출하는 탈장이 일어난다. 이것을 **영아의 배꼽탈장**이라 한다. **성인의 배꼽탈장**은 반흔성으로 폐쇄된 배꼽부위에 출산이나 비만 등으로 복압이 가해져 일어나는 탈장이다.

근육의 작용

앞배벽 및 옆배벽을 만드는 앞서 말한 배근육은 다음과 같은 작용을 한다.

1) **지지와 보호** : 배근육은 배벽을 구성하여 배안의 내장을 보호하며 바로서기자세에서는 중력에 의해 내장이 처지지 않도록 지지한다.

배바깥빗근의 섬유는 배곧은근집을 만드는 널힘줄을 사이에 두고 반대쪽 배속빗근의 섬유와 연결된다. 이렇게 하여 좌우 양쪽의 빗근이 코르셋과 같이 배벽을 조여 지지한다.

바로서기자세에서 배안 내장의 무게는 배벽 아랫부분에 가해지므로 특히 배속빗근 아랫부분의 가로로 주행하는 섬유에 의해 배벽 아랫부분이 조여지며 지지된다.

작은창자의 처짐 : 배벽근육이 약하면 지지작용도 약해지며 배안 내장, 특히 작은창자가 처져 앞배벽의 아랫부분이 볼록해지는 경우도 있다. 여성, 특히 경산부에서 나타나는 경우가 있다.

근육방어 : 배벽에 외력이 가해지면 근육의 긴장이 높아져 내장을 보호한다. 또한 배벽 안쪽면을 덮는 벽쪽복막이 배안의 염증으로 자극되면 그 부위 배벽근육의 긴장이 높아진다. 이 현상을 근육방어(근성방어 muscular defense)라 하며, 촉진하면 딱딱하고 판모양으로 느껴진다. 예를 들면 급성 막창자꼬리염에서는 오른아랫배(McBurney 점의 주위, p.378)에, 쓸개염에서는 오른쪽 갈비밑부위에서 근육방어가 만져진다.

2) **호흡운동과의 관계** : 배벽은 호흡운동에 관계한다(p.277). 들숨 때에 가로막이 수축하여 내려가면 동시에 배벽근육이 이완되어 배벽이 볼록해진다. 그리고 배벽근육은 약간 수축하여 날숨으로 옮겨간다(배호흡). 호흡을 강하

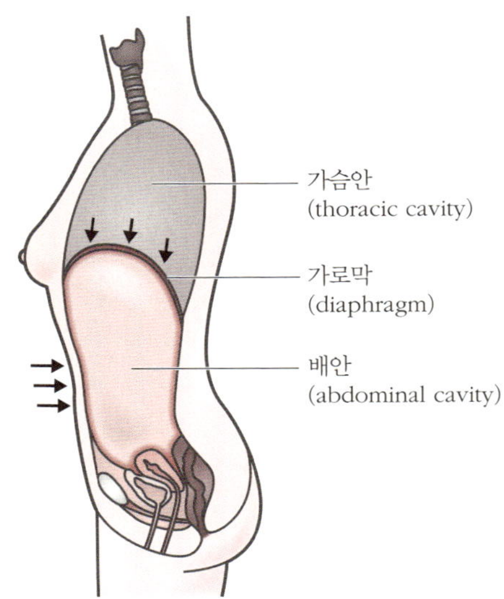

그림 6-9 배벽의 근육과 배속압의 관계
배속압(intraabdominal pressure)은 배빗근의 수축에 의해 올라간다.

게 하는 경우에는 배벽근육을 더욱 강하게 수축시켜 갈비뼈를 끌어내려 배안 내장을 누르고 가로막을 위로 밀어올린다.

3) **배속압을 높인다** : 배벽근육, 특히 배빗근을 수축시키면 배벽이 안쪽으로 압박되어 배속압(복강내압 intraabdominal pressure)이 높아진다(그림 6-9).

배속압을 높이는 데에는 가로막을 하강시킴(들숨)과 동시에 허파에 공기를 채워 후두(성대문)를 닫아 가슴우리를 고정하고 골반가로막(항문올림근)을 수축시켜 고정할 필요가 있다. 복압은 배변 · 분만 등의 경우에도 높아지지만 배변 · 분만 시에는 골반가로막이 이완된다.

4) **몸통(척주)의 운동** : 배벽근육이 가슴우리와 골반을 연결하므로 근육 수축에 의해 양자의 위치적 관계가 변화한다. 즉 배곧은근은 몸통(척주)을 앞으로 굽히고, 배빗근은 몸통을 가쪽굽힘 · 돌림한다.

배가로근막(복횡근막 transversalis fascia)

배가로근막은 배벽근의 안쪽면을 덮는 얇은 근막이며, 그 깊은쪽에는 지방조직과 배막(벽쪽배막)이 있다.

배가로근막은 위쪽에서는 가로막의 아랫면을 덮는 **가로막근막**에 이어지며, 아래쪽에서는 엉덩뼈능선과 샅고랑인대에 붙는다. 배가로근막은 앞쪽에서는 배곧은근집 뒤엽의 뒷면을 덮지만 아랫부분(활꼴선보다 아래쪽)에서는 배곧은근집의 뒤엽이 없으므로 직접 배곧은근의 뒷면에 붙는다.

배가로근막은 샅굴부위에서 특히 두껍다. 샅고랑인대의 아래쪽에서는 인대 아래를 통과하여 넙다리로 나와 넙다리동정맥을 감싸 **넙다리집**(대퇴초 femoral sheath)을 만든다.

샅고랑인대의 위쪽에서 가로무늬근육막은 정삭을 칼집모양으로 감싸서 가로근막 칼집돌기를 만든다. 이 칼집돌기는 아래로 뻗어 정삭 · 고환 · 부고환을 싸는 **속정삭근막**(내정삭근막 internal spermatic fascia)이 된다. 배가로근막이 정삭과 함께 돌출하는 부위를 **깊은샅굴구멍**(심서혜륜 deep inguinal ring)이라 한다.

2 살굴(서혜관 Inguinal canal) (그림 6-10, 11)

샅굴은 샅고랑인대 안쪽 절반부의 바로 위를 인대를 따라 비스듬히 안쪽 아래를 향해 주행하는 틈이다. 성인에서는 길이 약 4 cm이며 샅고랑인대의 중앙 바로 위쪽에 있는 깊은샅굴구멍에서 일어나고 인대와 평행하게 안쪽 아래로 비스듬히 지나 두덩결합 바로 위쪽의 **얕은샅굴구멍**(천서혜륜 superficial inguinal ring)에서 피부밑으로 열린다.

샅굴은 배벽에서 저항이 약한 부분이므로 탈장이 자주 일어나는 부위로, 임상적으로도 중요하다.

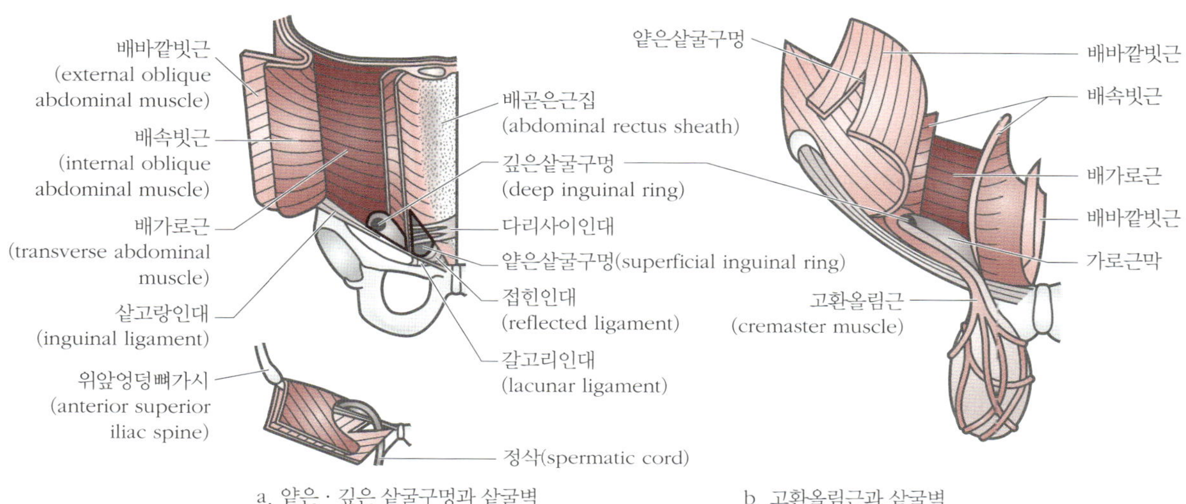

그림 6-10 샅굴의 벽을 만드는 구조와 고환올림근

깊은샅굴구멍에서 정삭은 배가로근이 만드는 아치를 빠져나가 샅굴(inguinal canal)로 들어온다. 고환올림근은 배속빗근의 연결로 그물이 되어 고환을 둘러싼다.

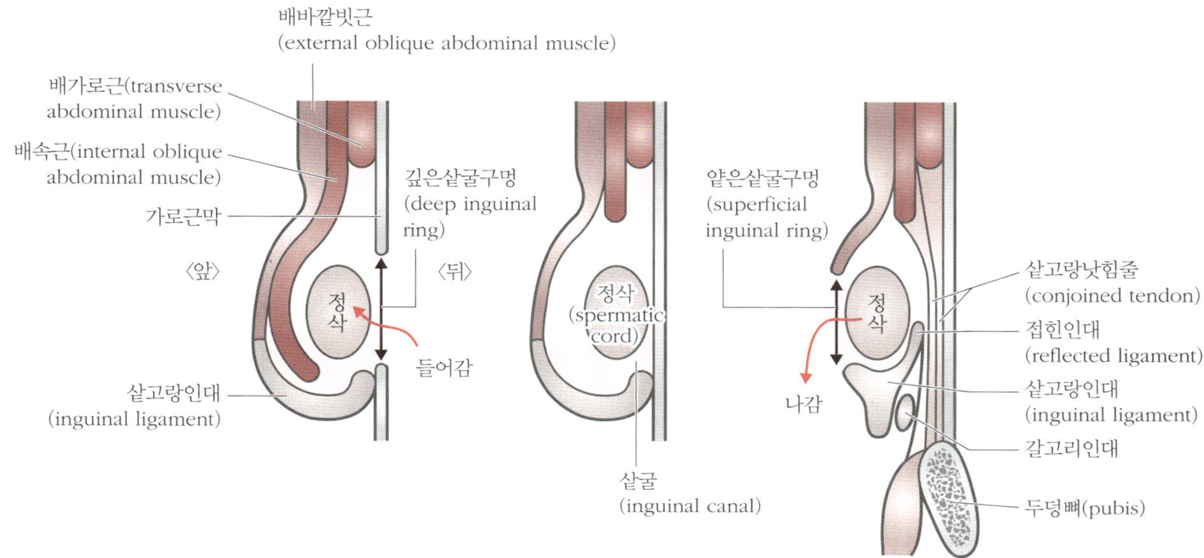

그림 6-11 샅굴의 단면(남성)

샅고랑인대는 샅굴(inguinal canal)의 바닥이 된다. 깊은샅굴구멍 앞에서 샅굴의 앞벽은 배속빗근의 섬유로 강화되고, 얕은샅굴구멍 뒤에서 뒷벽은 샅고랑낫힘줄(conjoined tendon)로 강화된다.

샅굴의 구성

배바깥빗근 널힘줄의 아래모서리는 꼬인 형태로 두꺼워져 샅고랑인대를 만든다. 샅고랑인대의 안쪽 절반부위에서 배속빗근과 배가로근의 아래모서리가 인대에 닿지 않아 자유모서리가 되므로 인대와의 사이에 틈이 생긴다. 이 틈이 샅굴이며 관은 앞벽 · 뒷벽 · 윗벽 · 아래벽의 4벽으로 싸여 있다.

◆**앞벽** 배바깥빗근의 널힘줄에서 생긴다. 샅고랑인대의 바깥쪽 절반부위에서 배속빗근이 일어나므로 앞벽의 바깥쪽 약 1/3부분은 이 근육에 의해 강화된다. 이 부분의 뒷벽에는 깊은샅굴구멍이 있어 저항이 약하지만 이에 대응하도록 앞벽은 배속빗근으로 보강되어 있다.

◆**뒷벽** 샅굴의 뒷벽에는 배속빗근 · 배가로근은 없고 가로근막만으로 이루어져 있다. 그러나 샅굴의 안쪽 1/3부분에서는 배속빗근과 배가로근의 널힘줄이 합해져 샅고랑낫힘줄이 되어 이것에 의해 뒷벽이 강화된다. 이 부위의 앞벽에는 얕은샅굴구멍이 있으며, 이는 저항이 약한 부분인데 뒷벽의 샅고랑낫힘줄에 의해 보강된다.

◆**윗벽** 배속빗근과 배가로근 가장 아랫부분의 섬유가 아치모양을 띠며 샅굴의 윗벽을 만든다.

◆**아래벽** 아랫벽은 샅고랑인대에서 생긴다. 인대 윗면은 홈통과 같이 패이며 가로근막에 붙는다. 아랫벽의 안쪽끝에서는 샅고랑인대로부터 접힌인대 · 갈고리인대(그림 6-7 참조)가 뒤를 향해 주행한다.

샅굴의 내용

샅굴안을 남성에서는 정삭, 여성에서는 자궁원인대가 주행한다. 그 밖에 남녀 모두 엉덩샅굴신경이 주행한다.

엉덩아랫배신경은 샅굴안이 아니라 배속빗근 앞을 주행한다.

◆**샅굴의 나이듦에 따른 변화** 신생아에서는 샅굴이 짧고 깊은샅굴구멍이 얕은샅굴구멍의 거의 뒤쪽에 있다. 성장하면서 깊은샅굴구멍이 얕은샅굴구멍의 바깥쪽으로 이동하며, 샅굴이 길게 비스듬히 지나게 된다.

복압이 높아질 때 배벽근육은 수축하는데, 샅굴의 아치형 윗벽을 만드는 배속빗근 · 배가로근의 가장 아랫부분 섬유도 수축되므로 아치가 낮아져 윗벽이 아랫벽에 가까워지고 샅굴은 좁아진다. 복압이 더욱 높아지면(예 : 배변 · 분만 등) 엉덩관절에서 넙다리를 굽히고 앞배벽의 아랫부분을 넙다리뼈로 압박하여 보호한다.

간접샅굴탈장 : 깊은샅굴구멍 · 얕은샅굴구멍 · 샅굴은 배벽에서 저항이 약한 부분이므로 여기를 통해 배안의 내장(특히 장이나 큰그물막 등)이 탈출하는 경우가 있다. 이러한 탈출을 간접샅굴탈장(간접서혜탈장 indirect inguinal hernia)이라 한다. 임상적으로 가장 많은 탈장이다.

3 뒤배벽의 근육

엉덩근(그림 3-36 참조), **큰허리근**(그림 3-37 참조), **허리네모근**의 3근육이며 척주의 좌우 양쪽에 있다.

◆**허리네모근**(요방형근 quadratus lumborum muscle) 허리뼈 양쪽에 있는 직사각형의 편평한 근육이며 제12갈비뼈에서 일어나 엉덩뼈능선 및 가슴허리인대에 붙는다.

작용 한쪽의 허리네모근이 작용하면 허리뼈를 가쪽굽힘한다. 양쪽의 허리네모근이 동시에 작용하면 제12갈비뼈를 내려 고정한다(가로막을 수축하는 경우에 이 작용이 나타난다).

지배신경 허리신경얼기(T12, L1~3)

B. 배벽의 혈관과 신경

1 동맥

배벽에는 다음의 동맥이 분포한다(그림 6-12).

◆**위배벽동맥**(상복벽동맥 superior epigastric artery) 위배벽동맥은 속가슴동맥(← 빗장밑동맥)의 끝가지이며 앞가슴벽의 뒷면을 아래로 주행하여 배벽에 이른다. 배곧은근집의 뒤엽을 관통하여 뒤엽과 배곧은근 사이를 아래로 주행하여 앞배벽의 윗부분에 분포한다.

위배벽동맥은 배꼽높이에서 아래배벽동맥과 교통한다.

◆**아래배벽동맥**(하복벽동맥 inferior epigastric artery) 아래배벽동맥은 바깥엉덩동맥의 가지이며, 샅고랑인대의 중앙 바로 위에서 일어나 앞배벽의 뒷면을 안쪽 위로 주행한다. 그리고 배곧은근집의 활꼴선 부분에서 근육속막 안으로 들어가 배곧은근의 뒷면을 따라 위로 주행한다. 앞배벽의 아랫부분에 분포하며 위배벽동맥과 연결된다. 이 연결에 의해 빗장밑동맥과 바깥엉덩동맥을 연결하는 곁혈행로가 생긴다.

아래배벽동맥의 가지

두덩뼈가지(pubis branch of inferior epigastric artery)와 **고환올림근동맥**(고환거근동맥 cremasteric artery)은 깊은 샅굴구멍 주위에서 일어난다. 두덩뼈가지는 두덩뼈 뒷면을 아래로 주행하여 폐쇄동맥(← 속엉덩동맥)의 두덩뼈가지와 연결된다. 고환올림근동맥은 샅굴을 통과하여 정삭 · 고환올림근에 분포한 후 고환동맥(← 배대동맥)과 연결된다.

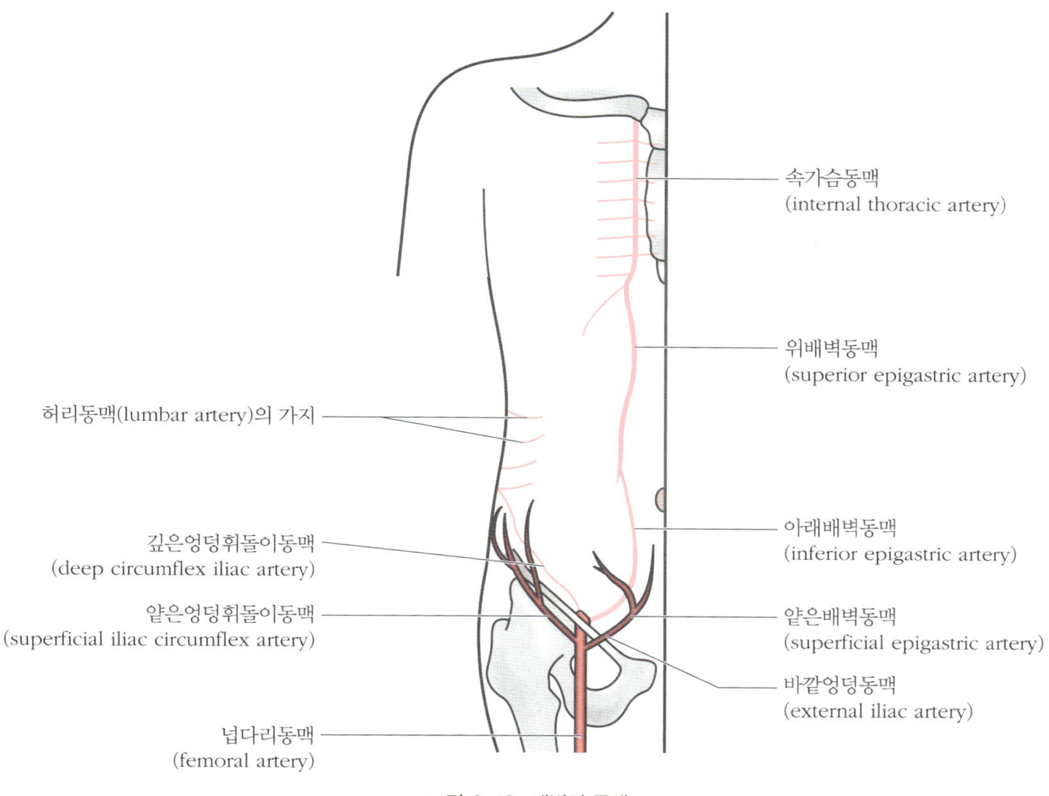

그림 6-12 배벽의 동맥

속가슴동맥, 위배벽동맥, 아래배벽동맥은 연결되어 있다.

아래배벽동맥은 정맥과 함께 배벽 뒷면을 주행하여 배 안쪽에서 보면 이 동정맥에 의해 벽쪽 배막에 주름이 생긴다. 이 주름을 **가쪽배꼽주름**(lateral umbilical fold)이라 한다(p.410).

◆**얕은배벽동맥**(천복벽동맥 superficial epigastric artery) 얕은배벽동맥은 샅고랑인대 중앙의 아래쪽이며 넙다리동맥에서 일어난다. 동맥은 샅고랑인대를 넘어 앞배벽의 피부밑을 위로 주행한다. 배꼽의 높이에서 위배벽동맥의 가지와 연결된다(그림 6-12).

배천자술 : 복수(ascite)를 제거하기 위해 배천자술(복부천자술 abdominal paracentesis)을 할 때에는 아랫배벽동정맥이나 얕은배벽동정맥을 손상시키지 않도록 주의해야 한다. 아랫배벽동정맥, 얕은배벽동정맥은 배꼽과 위앞엉덩뼈가시를 연결하는 선의 안쪽 1/3과 가운데 1/3의 경계점을 통과한다. 또한 오른쪽에서는 돌막창자의 가동성이 적어 창자를 손상시킬 위험이 있으므로 왼쪽에서 이루어진다. 왼쪽에 있는 구불잘록창자는 이동하기 쉬우므로 손상될 위험이 적다.

◆**얕은엉덩휘돌이동맥**(superficial circumflex iliac artery) 샅고랑인대의 아래쪽에서 넙다리동맥으로부터 일어난다. 동맥은 샅고랑인대를 따라 피부밑으로 위앞엉덩뼈가시를 향해 바깥위쪽으로 주행한다.

◆**깊은엉덩휘돌이동맥**(deep circumflex iliac artery) 바깥엉덩동맥에서 아래배벽동맥과 같은 높이에서 일어나며 샅고랑인대의 뒤쪽을 위앞엉덩뼈가시를 향해 바깥 위쪽으로 주행한다. 끝가지는 위앞엉덩뼈가시에서 엉덩뼈능선을 향해 뒤로 주행하여 옆배벽 아랫부분에 분포한다.

◆**제10 · 11 뒤갈비사이동맥**(tenth and eleventh posterior intercostal arteries), **갈비아래동맥**(늑하동맥 subcostal artery) 및 **허리동맥**(요동맥 lumbar artery) 이들 동맥은 가슴대동맥 · 배대동맥에서 일어나 배속빗근과 배가로근 사이를 앞 아래쪽으로 지나 배벽에 분포한다.

2 정맥

배벽의 깊은정맥은 동맥과 함께 주행한다.

배벽의 피부정맥 (그림 6-13)

배벽의 피부밑을 주행하는 피부정맥은 동맥과 따로 주행하며 서로 연결하여 그물모양을 나타낸다. 피부정맥은 일반적으로 배꼽높이보다 위쪽에서는 상행성이어서 가슴배벽정맥 · 가쪽가슴정맥 · 겨드랑정맥을 거쳐 최종적으로는 위대정맥으로 흘러든다. 한편 배꼽보다 아래쪽에서는 아래로 주행하며 얕은배벽정맥 · 얕은엉덩휘돌이정맥을 거쳐 샅고랑인대 아래쪽에서 큰두렁정맥 · 넙다리정맥으로 흘러들며 아래대정맥으로 유입된다.

대정맥 폐쇄에 동반하는 곁통로의 발달 : 위쪽과 아래쪽 피부정맥은 서로 연결되어 망을 만든다. 이렇게 연결이 있으므로 아래대정맥 또는 위대정맥이 폐쇄되면 양대정맥 사이를 연결하는 곁통로가 생긴다. 예를 들어 **아래대정맥의 폐쇄**가 일어나면 하반신의 정맥혈은 일부가 배벽 및 가슴벽의 피부정맥을 통해 위대정맥으로 유입되므로 배벽의 피부정맥이 눈에 띄게 확장되어 체표면으로 불거지며 혈류는 모두 상행성이 된다.

3 림프계

앞배벽 · 옆배벽의 얕은층에 있는 얕은림프관은 정맥을 따라 주행한다. 배꼽보다 위의 배벽림프는 위로 주행하여 **겨드랑림프절**로 흘러들며, 배꼽보다 아래쪽에서 림프는 아래로 주행하여 **얕은샅고랑림프절**로 유입된다(그림 6-14). 또한 배벽의 림프관은 배꼽고리를 통과하여 배안, 특히 간의 림프관과 연결된다.

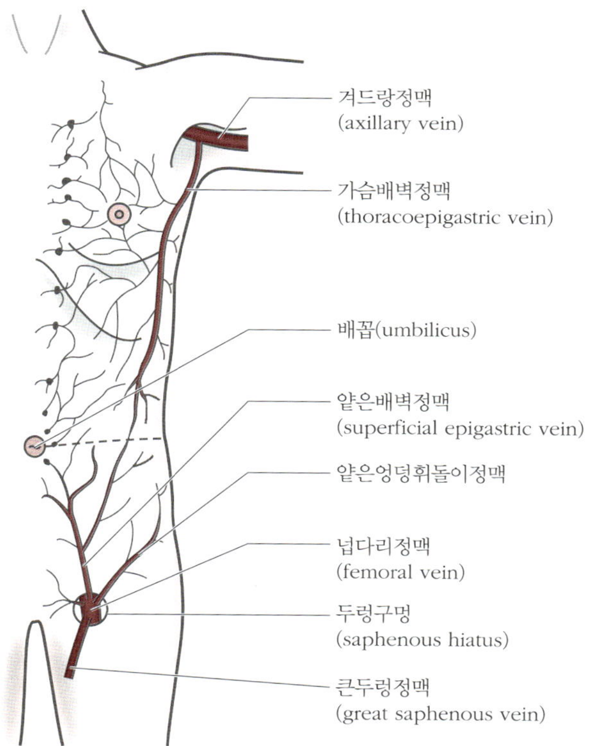

그림 6-13 앞배벽의 피부정맥

배꼽 높이에 분계선이 있으며 배벽의 피부정맥은 배꼽보다 위에서는 위대정맥으로, 아래에서는 넙다리정맥으로 흘러든다.

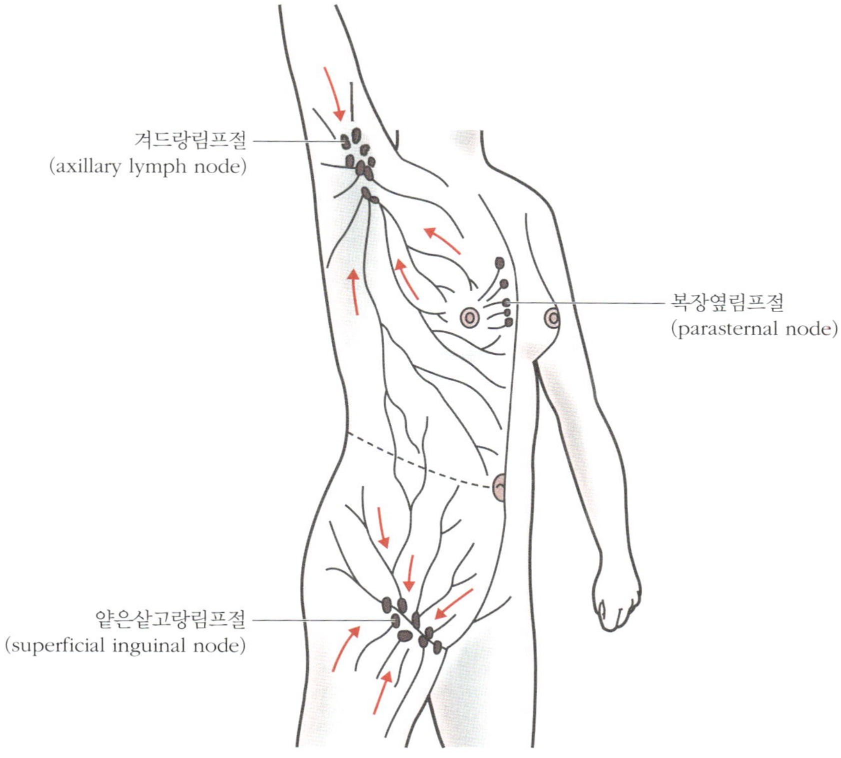

그림 6-14 배벽 얕은층의 림프계

배꼽 높이에 분계선이 있으며 얕은층의 림프는 배꼽보다 위에서는 겨드랑림프절로, 아래에서는 얕은샅고랑림프절로 흘러든다.

림프주행성 전이 : 림프관의 연결에 의해 간암이나 위암 등 배안 내장의 악성종양 전이가 배벽, 특히 배꼽에 보이거나 나아가 얕은샅고랑림프절에 생기는 경우도 있다.

배벽 깊은층의 림프관은 두꺼운 혈관을 따라 주행하며, 복장옆림프절(속가슴동정맥을 따라 존재한다) · 바깥엉덩림프절(바깥엉덩동정맥을 따라 존재한다) · 허리림프절(배대동맥 · 아래대정맥을 따라 존재한다)로 흘러든다.

4 신경

앞배벽 및 옆배벽에 분포하는 신경은 아래쪽의 갈비사이신경 · 갈비밑신경, 엉덩아랫배신경, 엉덩샅굴신경이다(그림 6-15). 이들 신경은 피부가지를 피부로, 근육가지를 배벽근육으로 보낸다.

◆**갈비사이신경**(늑간신경 intercostal nerve) · **갈비밑신경**(늑하신경 subcostal nerve) (T7~12) 갈비사이신경보다 아래쪽의 신경은 뒤쪽 위에서 앞쪽 아래를 향해 비스듬히 주행하며 근육가지를 가슴벽과 배벽근육으로, 피부가지

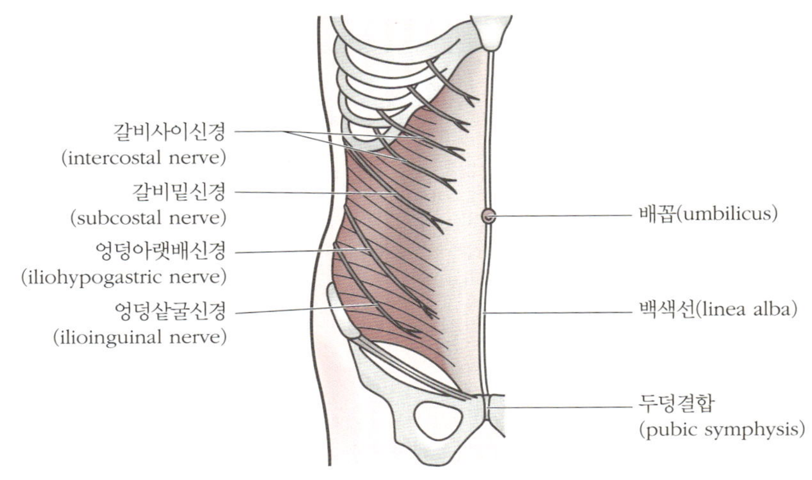

그림 6-15 배벽에 분포하는 신경

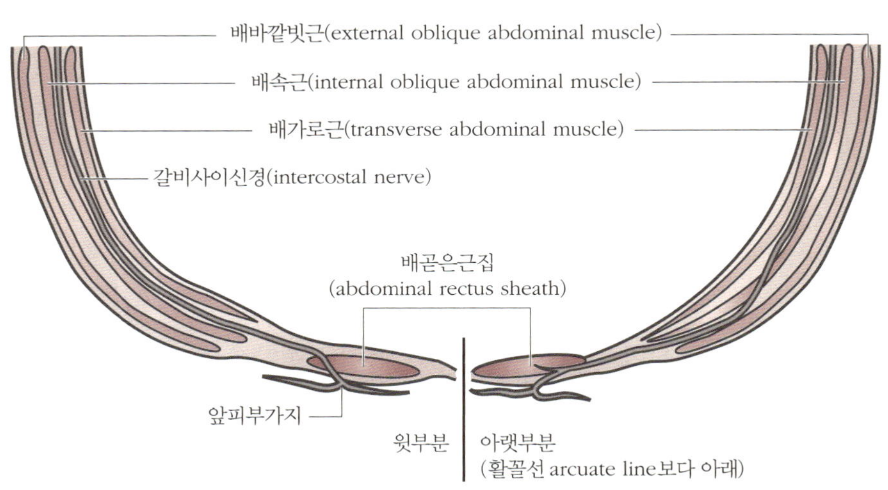

그림 6-16 배벽의 신경 배열방향

활꼴선 위와 아래에서 신경이 배열하는 위치는 조금 다르다.

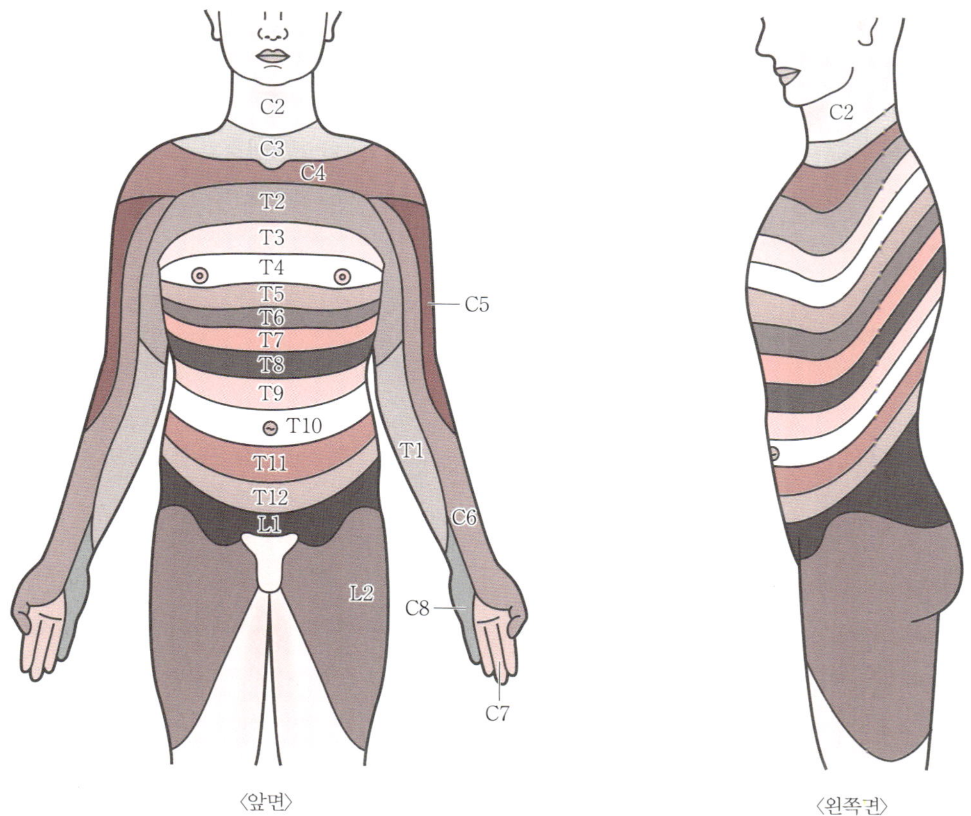

a. 가슴벽과 배벽의 피부분절

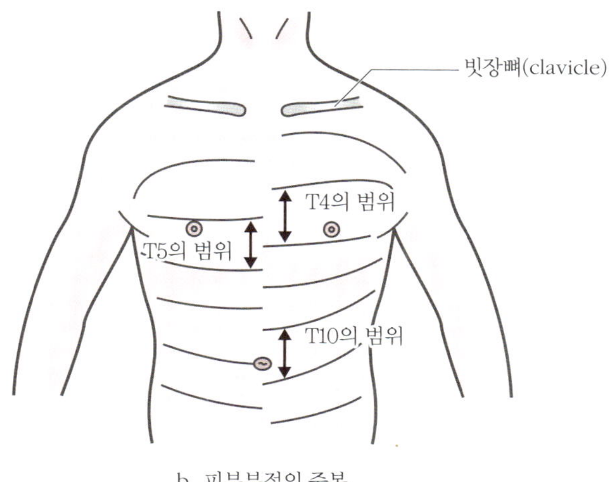

b. 피부분절의 중복

그림 6-17 가슴과 배의 피부분절

(가쪽피부가지 · 앞피부가지)를 가슴벽의 피부와 옆배벽 및 앞배벽의 피부로 보낸다.

◆**엉덩아랫배신경**(장골하복신경 iliohypogastric nerve, L1) 이 신경은 갈비밑신경(제12갈비사이신경) 아래를 주행하며 근육가지와 가쪽피부가지 · 앞피부가지를 배벽의 아랫부분으로 보낸다.

◆**엉덩샅굴신경**(장골서혜신경 ilioinguinal nerve, L1) 이 신경은 엉덩아랫배신경과 평행하게 앞쪽으로 아래로 주행하며, 정삭과 함께 샅굴을 통해 얕은샅굴구멍에서 나와 음낭 또는 대음순에 분포한다(**앞음낭신경** 전음낭신경 anterior scrotal nerve 또는 **앞음순신경** 전음순신경 anterior labial nerve, p.430).

신경혈관면 (그림 6-16)

갈비사이신경은 가슴벽에서 속갈비근(가슴벽의 중간층)과 맨속갈비사이근(가슴벽의 깊은층)의 사이를 주행하여 배벽에서 중간층 근육인 배속빗근과 깊은층 근육인 배가로근 사이를 주행한다. 이렇게 가슴벽과 배벽 모두에서 신경 · 혈관이 중간층 근육과 깊은층 근육 사이를 주행한다. 따라서 여기를 신경혈관면(neurovascular plane)이라 한다. 신경은 일반적으로 동맥의 아래쪽을 따라 주행한다.

배벽의 피부분절 (그림 6-17)

배벽의 피부에는 주로 갈비사이신경(가슴신경)이 띠모양으로 분포한다. 가슴신경 피부분절의 대략적인 기준은 칼돌기 아래 높이 T7, 배꼽 높이 T10, 샅고랑인대 · 두덩결합의 바로 윗부분인 L1이다.

> 피부분절의 중복 : 척주마취에 의한 수술을 할 때에는 위아래 2분절을 확인할 필요가 있다. 하나의 신경분포영역은 인접하는 신경분포영역과 중복되어 있으므로 하나의 신경이 장애되어도 그 분포영역의 감각이 모두 사라지는 일은 없다.

Ⅲ. 배안의 장기

A. 위(Stomach)

위는 소화관 중에서 가장 확장되어 주머니모양을 띠는 부분이며 용량은 1,200~1,500 mL이다.

위쪽은 **들문구멍**(분문구 cardiac orifice)에서 식도로부터 이어지고, 아래쪽은 **날문구멍**(유문구 pyloric orifice)에서 작은창자(샘창자)로 이어진다.

1 위의 형태 (그림 6-18)

위는 **앞벽**(anterior wall)과 **뒷벽**(posterior wall)의 2벽이 있으며, 두 벽은 활모양으로 굽어지는 위모서리와 아래모서리로 이어진다. 위모서리는 오른모서리에도 있으며 **작은굽이**(소만 lesser curvature)라 한다. 아래모서리는 왼모서리이며 길이가 위모서리의 4~5배로 길어서 **큰굽이**(대만 greater curvature)라 한다.

작은굽이는 아래 1/3부분의 경계에서 구부러져 **각패임**(각절흔 angular incisure)이라는 잘록한 부분을 만든다. 각패임은 X선상에서 볼 수 있다(그림 6-19). 위의 형태는 내용물의 양 · 자세 · 위벽의 긴장 등에 의해 변화한다.

> 위암 · 위궤양이 잘 발생하는 부위 : 위의 병적 변화는 작은굽이쪽에 많다. 예를 들면 위의 소화성궤양은 날문부의 작은굽이쪽에서 각패임 주위의 뒷벽에 많다. 위암도 날문부의 작은굽이쪽에 많다. 따라서 수술 등으로 적출한 위의 안쪽면을 관찰할 때에는 일반적으로 큰굽이쪽에서 절개한다.

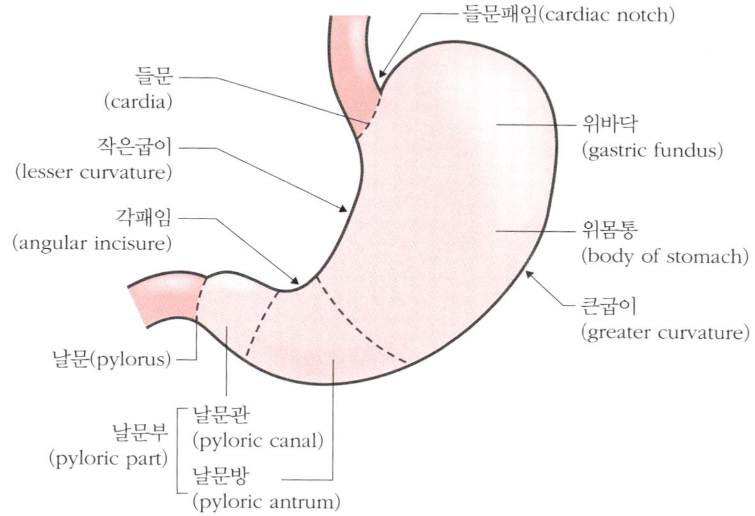

그림 6-18 위의 외관

위바닥은 위 수술 시에 위의 큰굽이 아래 1/3을 열어서 안을 보면 바닥으로 보여 이렇게 이름이 붙여졌다.

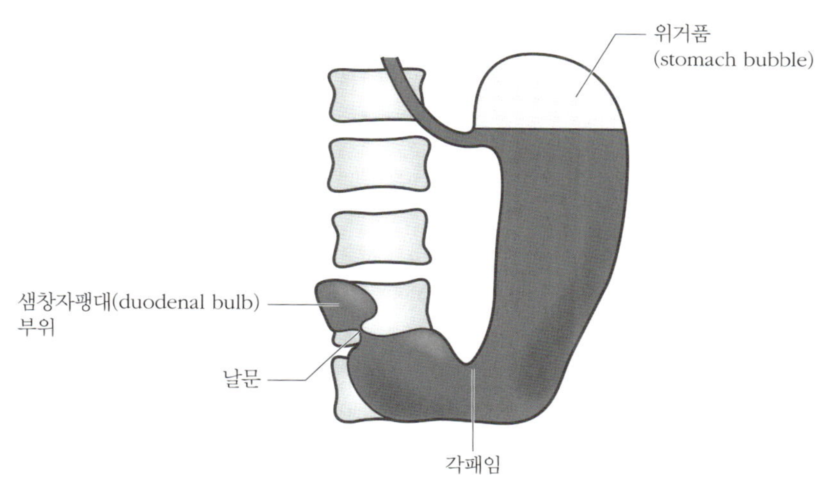

그림 6-19 위의 X선상

위와 장에 들어 있는 공기는 위에 모인다.

위는 일반적으로 다음 각 부위로 나누어진다.

◆**들문**(분문 cardia) 식도가 열려 들문구멍에 접하는 부위이며, 작은굽이 · 큰굽이가 시작되는 곳이다. 들문과 왼쪽 위바닥의 사이에는 둔각(50~80°)의 **들문패임**(분문절흔 cardiac notch)이 있다.

◆**위몸통**(위체 body of stomach) 들문부위에 이어지는 위의 대부분이며 작은굽이에서 보이는 각패임까지의 부위이다. 위몸통의 상단부는 들문 왼쪽에서 위를 향해 돔형으로 볼록하여 **위바닥**(위저 fundus of stomach)이라 한다.

위거품 : X선상에서 위바닥에는 삼킨 공기가 포함되어 위거품(위포말 stomach bubble)으로 보인다.

◆**날문부위**(유문부 pyloric part) 날문부위는 안뜰부위라고도 한다. 위몸통에 이어지는 위의 오른쪽 아랫부분이다. 위몸통과의 경계가 명료하지 않은 경우도 많지만 거의 작은굽이의 각패임에 해당한다.

날문부위는 다시 **날문방**(유문동 pyloric antrum)과 **날문관**(유문관 pyloric canal)의 2부분으로 나누어진다. 날문방은 몸쪽의 주머니모양 부위이며 벽이 얇다. 날문관은 먼쪽부위에서 길이가 2~3 cm이고, 속공간은 관모양이며 날문구멍에서 샘창자로 열린다. 날문부위의 근육은 연동운동에 의해 내용물을 소량씩 샘창자로 보낸다. 날문구멍이 있는 부분이 **날문**(유문 pylorus)이며, 벽은 고리형의 민무늬근육층(날문조임근 유문괄약근 pyloric sphincter)이 발달되어 두껍다.

날문은 바깥표면에서 보면 약간 좁아져 있고, 앞면에서는 날문앞정맥(유문전정맥 prepyloric vein)이 보인다.

2 위의 위치

위는 약 3/4부분이 왼쪽 갈비밑부위에, 약 1/4부분이 명치에 있다. 위의 위 · 아래 양쪽 끝, 즉 들문과 날문은 비교적 고정되어 있지만 그 사이의 부위는 가동성이 매우 크다.

들문구멍은 정중선의 약간 왼쪽이며, 제7갈비연골 부착부위보다 약 2 cm 왼쪽(제11등뼈의 높이)에 있다.

위바닥은 가로막 왼쪽의 돔 바로 아래에 있으며 위바닥의 상단은 왼쪽 제5갈비뼈 높이에 있다. 위바닥에는 공기가 포함되어 있으므로 타진하면 고음(tympanitic)이 발생된다.

날문은 위가 비어 있을 때 누운 자세에서는 정중선의 1~2 cm 오른쪽이며, 제1허리뼈의 오른쪽 앞에 있다.

날문가로면 : 날문의 높이, 즉 제1허리뼈 높이의 수평면을 날문가로면(유문횡단면 transpyloric plane)이라 한다. 이 면은 배벽 앞면에서 목정맥패임(복장뼈자루의 위모서리)과 두덩결합 위모서리를 연결하는 정중선의 거의 중간점을 통과하는 면에 해당한다. 이 높이에는 날문 외에 쓸개바닥, 이자몸통과 지라정맥, 콩팥문, 배대동맥에서 위창자간막동맥의 시작부위, 척수의 하단 등이 있다.

위처짐 : 큰굽이의 가장 낮은 위치는 일반적으로 위가 비어 있을 때에는 누운 자세에서 배꼽보다 위쪽에 있는데, 위가 가득 차 있을 때에는 바로서기자세에서 배꼽 높이 또는 그 아래쪽에까지 이른다. 특히 내려와서 골반안에까지 이르면 위처짐(위하수 gastroptosis)이라 불리는 경우도 있다. 종종 그 밖의 내장처짐을 수반한다. 마른체형의 여성에게 많다고 한다.

위와 배막의 관계 (그림 6-20)

위의 바깥표면은 배막으로 덮여 있다. 위의 앞벽과 뒷벽을 덮는 배막은 위쪽에서는 작은굽이에서 합해져 **작은그물막**(소망 lesser omentum, **간위인대** hepatogastric ligament)이 되어 간에 이른다. 앞벽과 뒷벽을 덮는 배벽은 아래쪽에서는 큰굽이에서 합해져 아래로 주행하여 **큰그물막**(대망 greater omentum, p.407)을 만든다. 큰굽이로부터 가로잘록창자까지의 부위를 **위잘록창자인대**(위결장인대 gastrocolic ligament)라 한다. 윗부분에서 왼쪽의 지라를 향하는 부위를 **위지라인대**(gastrosplenic ligament)라 한다.

3 위와 주위의 관계

위의 앞 작은굽이에 가까운 윗부분에는 간의 왼엽이 있고, 큰굽이에 가까운 아랫부분에는 앞배벽이 있다. 이렇게 위의 앞면에서 배벽에 바로 접촉하는 부위는 복장뼈의 아래쪽, 즉 명치에서 삼각형을 나타내 **위삼각**이라 한다(그림 6-21). 위삼각은 오른쪽 위에서는 간, 왼쪽 위에서는 왼쪽의 갈비활, 아래쪽에서는 가로잘록창자로 에워싸인다.

위의 뒤에는 그물막주머니(망낭 omental bursa)가 있다. 그리고 그물막주머니 뒤에 왼쪽에서부터 순서대로 지라 · 왼콩팥 · 왼부신 · 이자가 있다. 이들 장기는 뒤배벽의 배막으로 덮여 위의 뒷면에 붙어 있다.

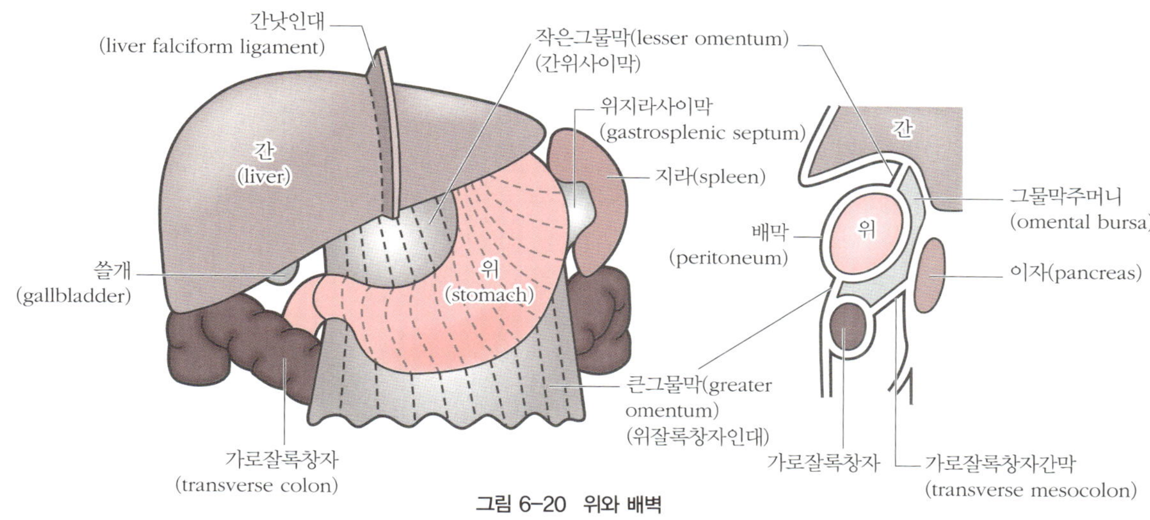

그림 6-20 위와 배벽
위의 표면을 덮는 배막을 장막(serosa)이라고 한다.

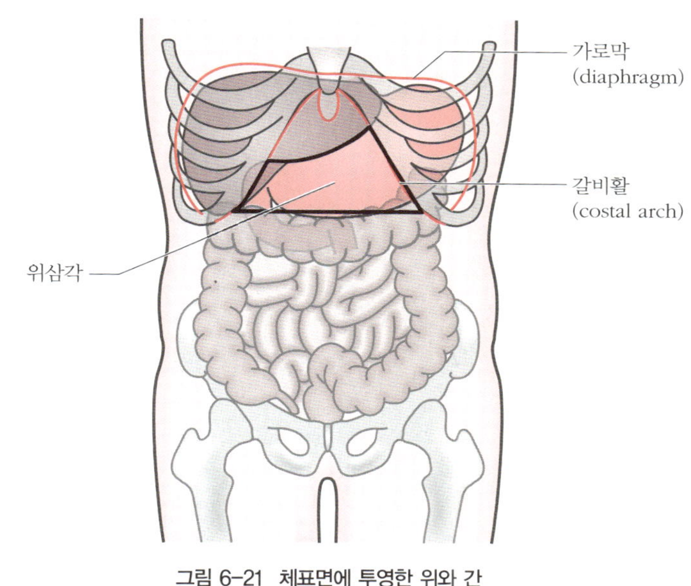

그림 6-21 체표면에 투영한 위와 간
위삼각은 명치에 있다.

천공성궤양과 천통성궤양 : 위의 앞벽에 생긴 궤양이 뚫리면(천공) 위의 속공간과 복막안이 연결되어 배막염을 일으킨다. 이것을 천공성 궤양이라 한다.

한편, 위의 뒷벽에 생긴 궤양은 뚫리기 전에 이자가 그 부위에 유착하여 위의 속공간과 복막안이 연결되지 않으므로 배막염을 일으키지 않는다. 이것을 천통성 궤양이라 한다. 배막염이 일어나는지 일어나지 않는지에 따라 임상증상이 모두 달라진다.

4 위의 구조

위는 점막층 · 근육층 · 장막층으로 이루어진다.

점막층에는 많은 세로로 뻗은 주름, 즉 **위점막주름**(gastric ruga)이 보인다(그림 6-22). 주름은 위가 확장되면 소실된다.

근육층은 속 · 중간 · 바깥 3층의 민무늬근육(그림 6-23)에서 생긴다. 바깥층은 세로로 뻗은 민무늬근육으로 이루어지는 **세로근육층**이며, 식도의 바깥세로근육층으로부터 이어진다. 특히 작은굽이와 큰굽이를 따라 발달한다. 중간층은 **돌림근육층**이고 근육섬유는 위를 감싸듯이 주행하며 3층 중 가장 잘 발달한다. 단, 위바닥에서는 발달이 좋지 않다. 날문에서는 눈에 띄게 발달하여 두꺼워져 **날문조임근**을 만든다. 돌림근육층은 들문에서는 식도의 내륜근층으로 이어지는데, 날문에서는 샘창자의 돌림근육층과 직접 연결되지 않는다.

안쪽층의 민무늬근육은 **빗섬유**(oblique fiber)라 하며, 들문의 왼쪽에서 앞벽과 뒷벽을 방사형으로 비스듬히 아래쪽으로 주행한다.

위몸통관 : 안쪽층의 비스듬히 뻗은 근육섬유가 작은굽이에서 약간 떨어져 이와 평행하게 주행하므로 작은굽이의 안쪽면에 관모양의 위몸통관(위도 gastric canal, 그림 6-22, 23)이 생긴다. 위가 가득 차 있을 때에도 액체는 위몸통관을 통과하여 바로 샘창자로 들어간다.

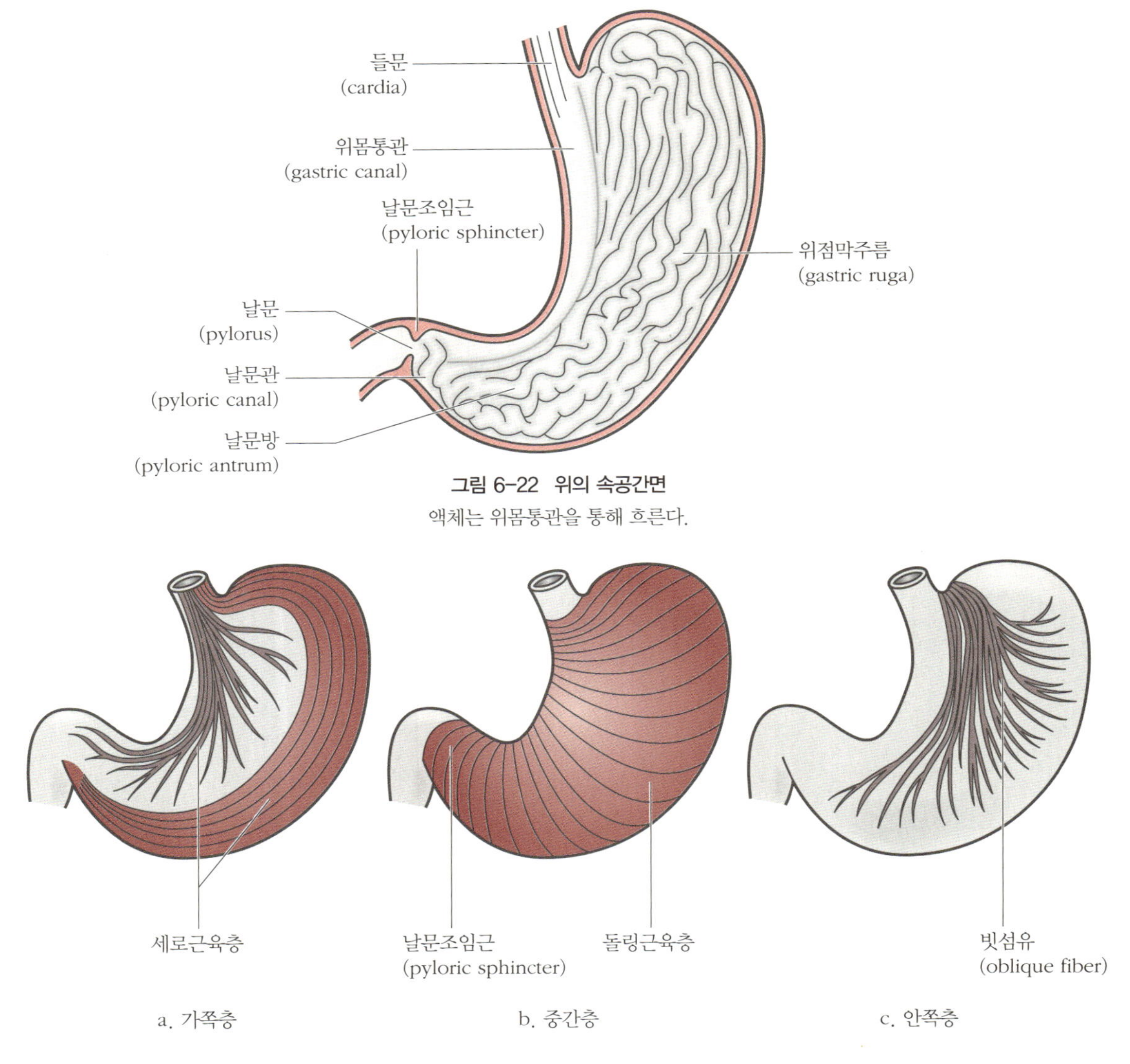

그림 6-22 위의 속공간면
액체는 위몸통관을 통해 흐른다.

그림 6-23 위의 근육층
빗섬유는 속공간쪽에 있다. 위 이외의 소화관에는 빗섬유가 없다.

5 위에서 식도로의 역류방지 장치

들문에는 조임근이 없다. 그럼에도 위의 내용물이 식도로 역류하지 않는 이유로는 다음 장치를 생각할 수 있다.

① 식도 아랫부분의 근육층은 항상 긴장하고 있다. 단, 식도의 연동파가 음식물을 운반해올 때에만 반사적으로 이완된다.

② 들문에서는 위바닥과의 사이에 들문패임이 있으며, 위가 가득 차면 위바닥쪽에서 들문이 압박된다. 또한 들문에서 점막층이 판과 같이 돌출된다.

③ 위 근육층의 빗섬유가 들문구멍을 왼쪽으로부터 U모양으로 에워싸 들문을 닫는 데 도움이 된다.

④ 배안은 가슴안에 비해 내압이 높고 식도 아랫부분은 압박되어 닫힌다. 또한 가로막의 식도구멍에서는 근육섬유가 식도를 루프형으로 에워싸서 수축하면 식도를 압박하여 식도의 배부위를 강하게 굽힌다. 이 경우도 들문을 닫는 데 도움이 된다.

이완못함증 : 식도 아랫부분의 근육층이 잘 이완되지 않으면(부교감신경섬유의 분포가 적기 때문) 삼키기장애가 일어난다. 이것을 이완못함증(이완불능증 achalasia)이라 한다.

영유아가 쉽게 토하는 이유 : 영유아는 위바닥이 잘 발달되어 있지 않으며, 들문패임의 각도가 성인에 비해 크고(80~85°) 위가 수평위에 가까운 위치를 취하므로 위의 내용물이 식도로 역류하기 쉽다. 특히 들문패임이 90° 이상이 되면 구토를 일으킨다고 한다.

6 위의 혈관 · 신경

동맥 (그림 6-24)

위에 분포하는 동맥은 모두 복강동맥으로부터 직접 또는 간접으로 일어나는 가지이다. 다음 동맥이 분포한다.

◆**왼위동맥**(좌위동맥 left gastric artery) 복강동맥에서 일어나 왼쪽 위로 주행하여 식도에 이르며 작은굽이를 따라 아래로 주행한다. 식도 아랫부분과 작은굽이에 따르는 위의 오른쪽 윗부분에 분포한다.

◆**오른위동맥**(우위동맥 right gastric artery) 날문의 위모서리 온간동맥(← 복강동맥)에서 일어나며 작은굽이를 따라 왼쪽으로 주행하여 위의 오른쪽 아랫부분에 분포한다. 거의 각패임의 높이에서 왼위동맥과 연결된다.

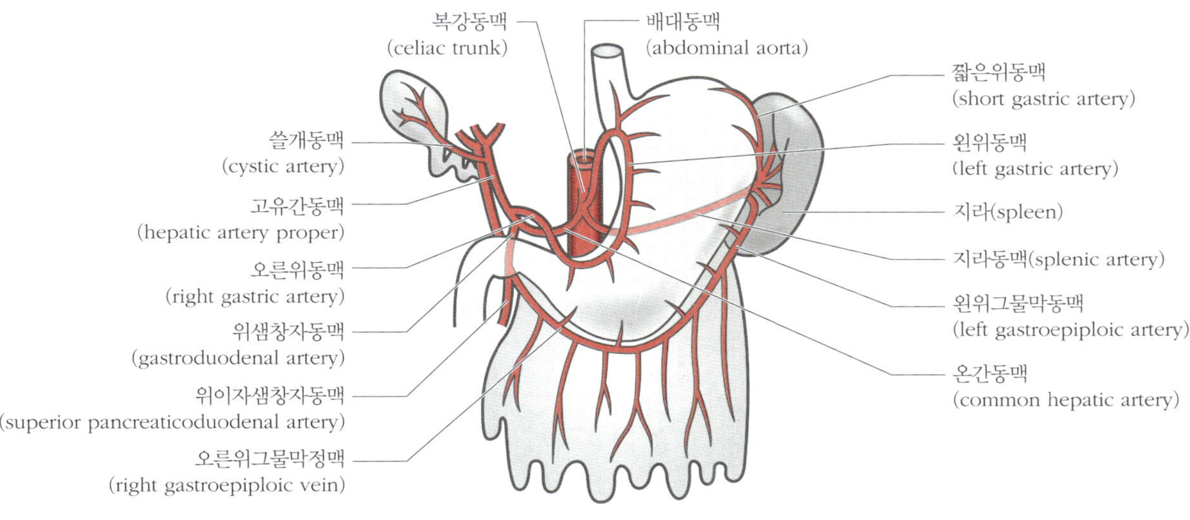

그림 6-24 복강동맥의 가지

위에 분포하는 동맥은 복강동맥의 가지이다.

◆ **짧은위동맥**(단위동맥 short gastric artery)　지라문에서 지라동맥(← 복강동맥)으로부터 일어나는 4~5개의 동맥이며, 위지라인대의 가운데에서 앞으로 주행하여 큰굽이쪽에서 위바닥에 분포한다.

◆ **왼위그물막동맥**(좌위대망동맥 left gastroepiploic artery)　지라동맥(← 복강동맥)에서 일어나 위지라인대 안을 앞으로 주행하여 큰굽이에 따르는 부위에 분포한다.

◆ **오른위그물막동맥**(우위대망동맥 right gastroepiploic artery)　날문의 아래모서리에서 위샘창자동맥(← 온간동맥 ← 복강동맥)으로부터 일어나 왼쪽으로 주행하여 큰굽이에 따르는 부위에 분포한다. 왼위그물막동맥의 끝가지와 연결된다.

왼위그물막동맥과 오른위그물막동맥은 큰그물막 안에서 위로부터 1~1.5 cm 떨어진 부분을 큰굽이를 따라서 주행한다.

bloodless line : 위의 동맥은 식도의 동맥과 위벽 안에서 연결되어 있지만 샘창자 동맥과의 연결은 부족하다. 그래서 위와 샘창자의 접합부에는 혈관이 부족한 '무혈계(bloodless line)' 라는 부위가 있다.

그물막출혈 : 오른위동맥과 위샘창자동맥은 날문 주위를 주행한다. 날문부의 작은굽이쪽에 잘 발생하는 위궤양이나 위암에 의해 이들 동맥이 침해되어 파열되면 그물막주머니 안에 출혈이 생긴다.

정맥 (그림 6-25)

위의 정맥은 일반적으로 동맥을 따라 주행한다. 정맥은 모두 직접적 또는 간접적으로 간문맥으로 흘러들어 간으로 들어간다.

◆ **왼위정맥**(좌위정맥 left gastric vein) → 간문맥　왼위정맥에는 식도 아랫부분의 정맥도 유입된다. 식도 아랫부분의 정맥은 식도 중간부위 위의 정맥으로도 이어지므로 간문맥계와 대정맥계를 연결하게 된다.

◆ **오른위정맥**(우위정맥 right gastric vein) → 간문맥

◆ **짧은위정맥**(단위정맥 short gastric vein) → 지라정맥 → 간문맥

◆ **왼위그물막정맥**(좌위대망정맥 left gastroepiploic vein) → 지라정맥 → 간문맥

◆ **오른위그물막정맥**(우위대망정맥 right gastroepiploic vein) → 위창자간막정맥 → 간문맥

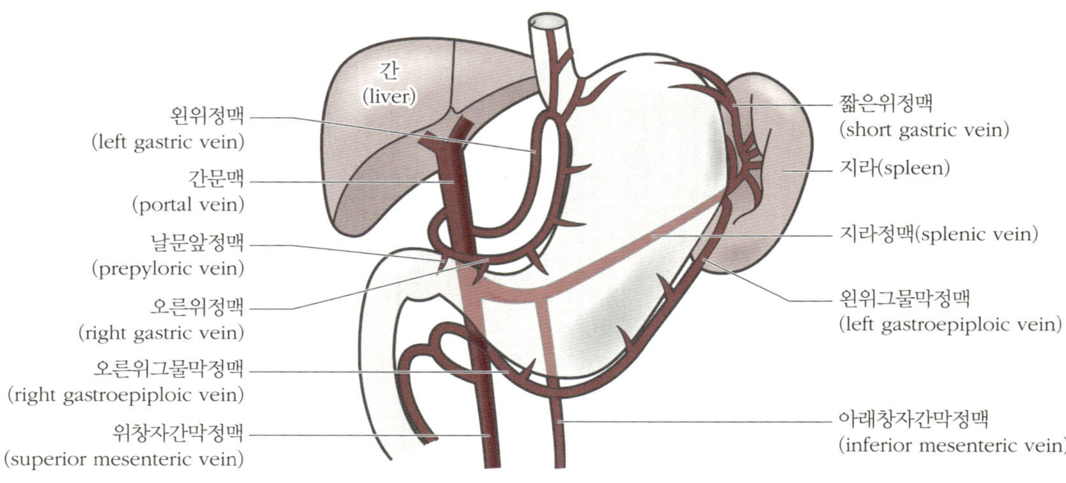

그림 6-25　위의 정맥

위의 정맥은 최종적으로는 문맥으로 들어간다.

날문앞정맥 : 날문의 앞면에는 오른위정맥과 오른위그물막정맥을 연결하는 작은 정맥이 주행한다. 이 정맥을 날문앞정맥(유문전정맥 prepyloric vein)이라 한다. 외과수술 시에 날문의 기준이 된다.

림프계 (그림 6-26)

위의 림프관은 주요 동맥을 따라 작은굽이와 큰굽이를 따라 주행하며, 다음의 소속 림프절로 흘러든다.

◆ **왼위림프절**(좌위림프절 left gastric node) 왼위동맥을 따라 작은굽이에 존재한다. 림프는 복강림프절(복강동맥의 주위에 있다)로 흘러든다.

◆ **오른위림프절**(우위림프절 right gastric node) 오른위동맥을 따라 작은굽이에 존재한다. 림프는 간림프절(간동맥을 따라 존재한다)을 거쳐 복강림프절로 흘러든다.

◆ **왼위그물막림프절**(좌위대망림프절 left gastroepiploic node) 왼위그물막동맥 · 짧은위동맥을 따라 큰굽이에 존재한다. 림프는 이자지라림프절(지라동맥을 따라 존재)을 거쳐 복강림프절로 흘러든다.

◆ **오른위그물막림프절**(우위대망림프절 right gastroepiploic node) 오른위그물막동맥을 따라 큰굽이에 존재한다. 림프는 날문림프절을 따라 흘러든다.

◆ **날문림프절**(유문림프절 pyloric lymph node) 위샘창자동맥을 따라 존재한다. 즉 샘창자 윗부분과 내림부분 사이이며 이자머리 앞에 있다.

림프는 이들 위의 림프절로부터 복강림프절을 통해 창자림프관줄기 → 가슴림프관팽대 → 가슴림프관으로 유입된다.

위암의 림프절전이 : 위의 림프계는 특히 위암의 전이와 관련하여 임상적으로 매우 중요하다. 위암은 날문부위의 작은굽이쪽에 잘 발생하며 날문림프절에는 종종 조기에 전이된다.

신경 (그림 6-27)

위에는 미주신경과 교감신경이 분포한다.

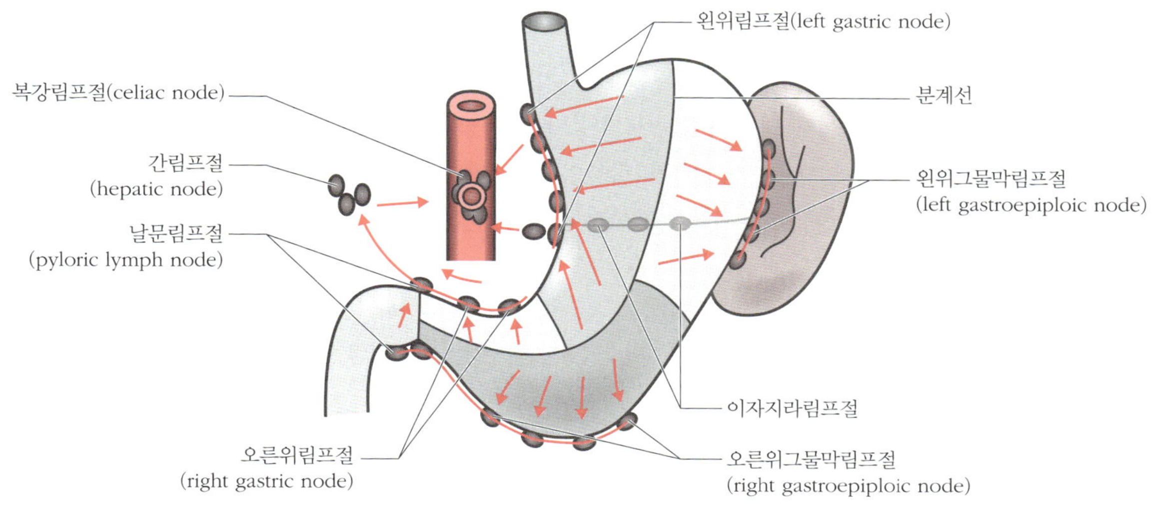

그림 6-26 위의 림프계

위의 림프는 샘창자(duodenum)로는 흐르지 않는다.

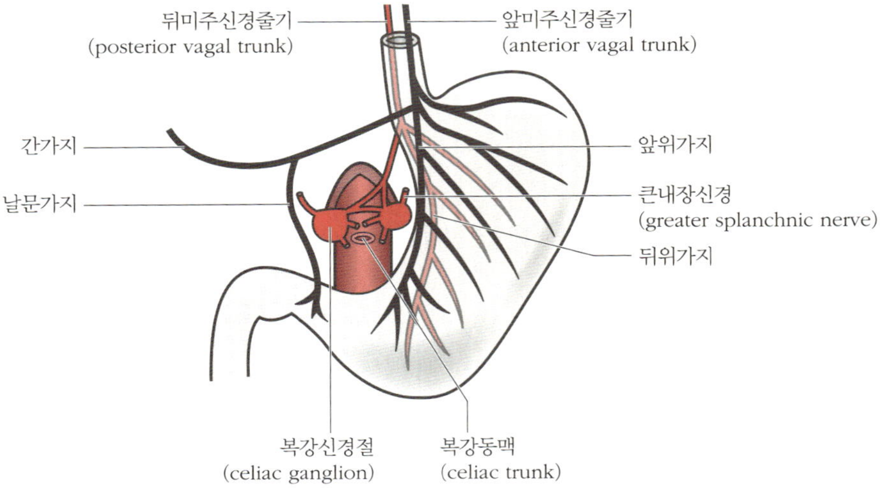

뒤미주신경줄기 (posterior vagal trunk)
앞미주신경줄기 (anterior vagal trunk)
간가지
날문가지
앞위가지
큰내장신경 (greater splanchnic nerve)
뒤위가지
복강신경절 (celiac ganglion)
복강동맥 (celiac trunk)

그림 6-27 위의 부교감신경
붉은색으로 나타낸 것이 뒤위가지이다.

◆**미주신경** 왼미주신경은 식도의 아랫부분에서 그 앞면을 아래로 주행하고, 오른미주신경은 식도의 뒷면을 아래로 주행하여 식도와 함께 가로막을 관통하여 배안으로 들어간다. 식도 앞면의 앞미주신경줄기(전미주신경간 anterior vagus nerve trunk)로부터의 가지는 **앞위가지**(전위지 anterior gastric branches)로서 위의 앞면에 분포하며, 식도 뒷면의 뒤미주신경줄기(후미주신경간 posterior vagus nerve trunk)로부터의 가지는 **뒤위가지**(후위지 posterior gastric branches)로서 위의 뒷면에 분포한다.

앞미주신경줄기와 뒤미주신경줄기는 식도 주위에서 식도신경얼기를 만들어 연결되므로 두 신경줄기에는 좌우 양쪽 미주신경 섬유가 포함되어 있다.

미주신경과 위의 작용 : 미주신경은 위의 연동운동을 촉진하는 작용이 있다. 또한 위액의 분비를 촉진한다. 미주신경의 구심(감각)섬유는 위액의 pH가 3 이하일 때 이것을 감지하여 가스트린의 분비를 억제한다. 그러나 위 안에 음식물이 들어가 pH가 상승하면 미주신경이 자극되어 가스트린이 방출됨으로써 위액이 분비된다.

◆**교감신경** 교감신경은 가슴척수의 하반부(T5~9)에서 일어나 교감신경줄기의 가슴신경절을 거쳐 **큰내장신경**으로서 척주의 양쪽을 아래로 주행하여 복강에 들어간다. 복강에 들어가면 복강동맥 주위의 **복강신경얼기**(복강신경총 celiac plexus)가 더해진다. 복강동맥 시작부위의 주위 신경절(**복강신경절** celiac ganglia)에서 신경세포를 교대하여 신경절이후섬유가 되어 동맥과 함께 위에 분포한다.

교감신경과 위의 작용 : 교감신경은 부교감신경과 길항적으로 작용하여 위의 운동·분비에 대해 억제작용을 한다. 교감신경에 포함되는 구심(감각)섬유는 위의 충만에 의한 위벽의 폄·긴장을 가슴척수로 전달한다. 연관통증은 T7~9의 피부분절, 즉 앞배벽에서 명치에 투사된다(**명치통증** 상복부통증 epigastric pain).

B. 작은창자(소장 Small intestine)

작은창자는 위에 이어지는 가늘고 긴 소화관이며, 배안의 뒷벽에 유착하여 창자간막이 없는 샘창자와 창자간막이 있는 빈창자, 돌창자로 나누어진다.

1 샘창자(십이지장 Duodenum)

샘창자(그림 6-28)는 위의 날문에 이어져 C모양을 나타내며 이자머리를 에워싼다. 길이 약 25 cm로 작은창자 중에서 가장 두꺼운 부분이다.

duodenum : 라틴어로 12라는 의미. intestinum duodenum digitorum의 줄임말. 길이가 손가락 12개를 가로로 늘어세운 폭(12횡지)과 같다는 것에서 붙여진 이름이다.

날문에 이어지는 길이 약 2.5 cm의 시작부위는 위와 마찬가지로 배막으로 덮여 있지만 그 밖의 대부분은 성긴 아교결합조직에 의해 뒤배벽에 밀착하여 앞면만이 배막으로 덮여 있다. 즉 복막뒤공간에 있다.

샘창자는 입쪽으로부터 다음의 4부위로 나누어진다.

◆ **윗부분**(상부 superior part)　날문에 이어지는 길이 약 5 cm의 부위이며, 제1허리뼈의 오른쪽에서 날문으로부터 뒤쪽 위로 주행한다. 윗부분 중의 입쪽 절반부에 있는 앞뒤 양면의 배막은 위쪽으로는 작은그물막, 아래쪽으로는 큰그물막으로 이어진다. 이렇게 시작부위는 배막으로 싸여 있으므로 가동성이 있다. 속공간은 샘창자 중에서 가장 넓으며 그 밖의 부분과 달리 점막층에는 고리형 주름(p.371)이 없다.

샘창자팽대 : 윗부분 중에서 시작부위는 X선상에서 보면 날문 위쪽에 있으며, 공모양 또는 삼각모자모양을 띠어 샘창자팽대(십이지장구 duodenal bulb)라 한다. 샘창자궤양이 잘 발생하는 부위이다.

◆ **내림부분**(하행부 descending part)　윗부분은 아래쪽으로 구부러져(**위샘창자굽이** 상십이지장곡 superior duodenal flexure) 내림부분이 된다. 내림부분은 길이 약 8 cm이며, 제2 · 3허리뼈의 오른쪽에서 오른콩팥의 콩팥문 앞을 수직으로 아래로 주행한다.

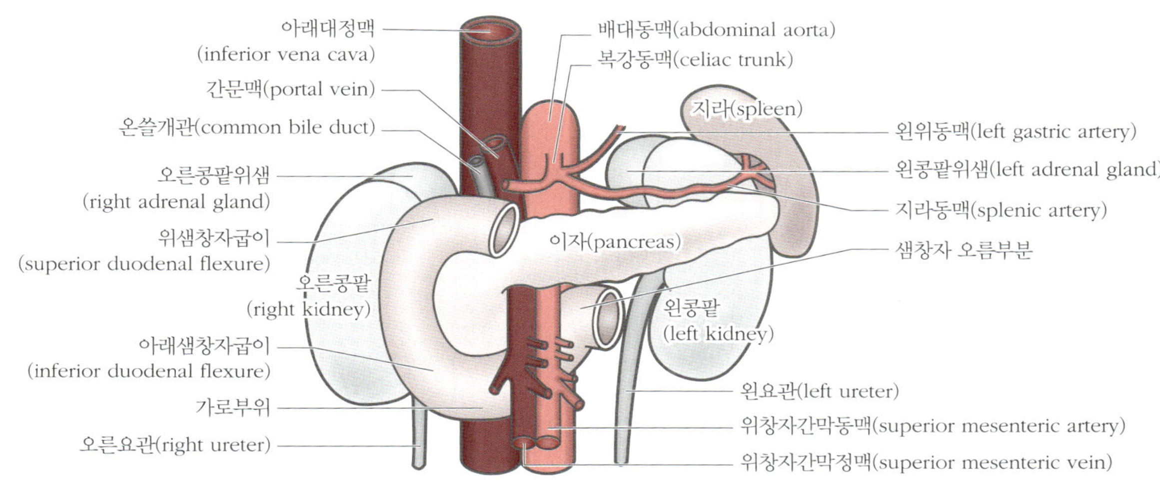

그림 6-28　샘창자와 이자의 위치관계

샘창자의 형태는 C자형이며, 그 패임에 이자머리(head of pancreas)가 꽉 끼어 있다.

내림부분의 뒤안쪽벽으로는 이자관과 쓸개관이 열린다. 이 열림부위는 내림부위의 거의 중앙(날문에서 약 8 cm 부분)에서 약간 융기하여 **큰샘창자유두**(대십이지장유두 major duodenal papilla, 바터유두 Vater's papilla)를 만든다(그림 6-29). 열림부위는 **오디조임근**(오디괄약근 Oddi's sphincter, p.398)이라는 민무늬근육이며 고리모양으로 에워싸인다.

큰샘창자 유두의 약 2 cm 위쪽에서 **작은샘창자유두**(소십이지장유두 minor duodenal papilla)가 보이며 여기로 덧이자관이 열린다.

샘창자곁주머니 : 큰샘창자유두 주위에서 샘창자는 이자를 향해 주머니모양으로 속공간이 돌출하는 경우가 있다. 이것을 샘창자곁주머니(십이지장게실 duodenal diverticulum)라 한다. 종종 볼 수 있는 곁주머니이다.

◆ **가로부위**(transverse part) 내림부위는 상단에서 왼쪽을 향해 굽혀져(**아래샘창자굽이** inferior duodenal flexure) 가로부위가 된다. 가로부위는 길이 약 8 cm이며, 이자머리의 아래모서리(제3허리뼈의 높이)를 따라 오른큰허리

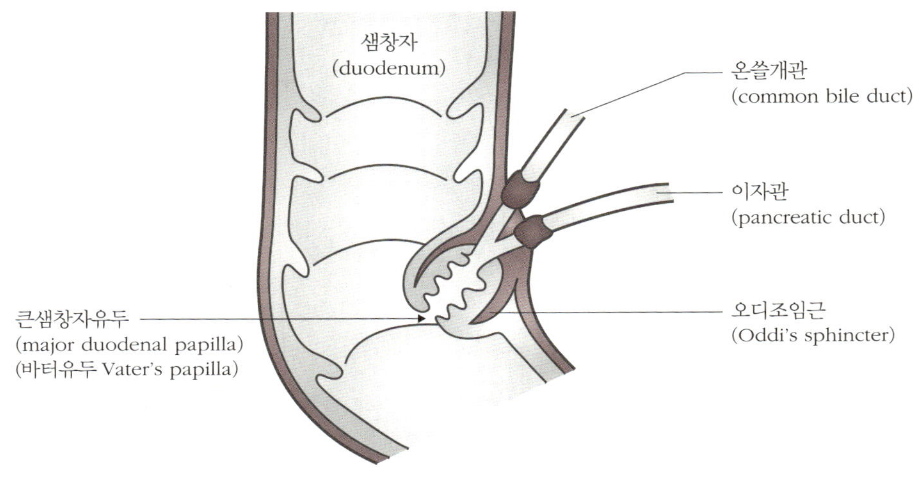

그림 6-29 큰샘창자유두
쓸개즙과 이자액은 오디조임근이 느슨해졌을 때 샘창자로 분비된다.

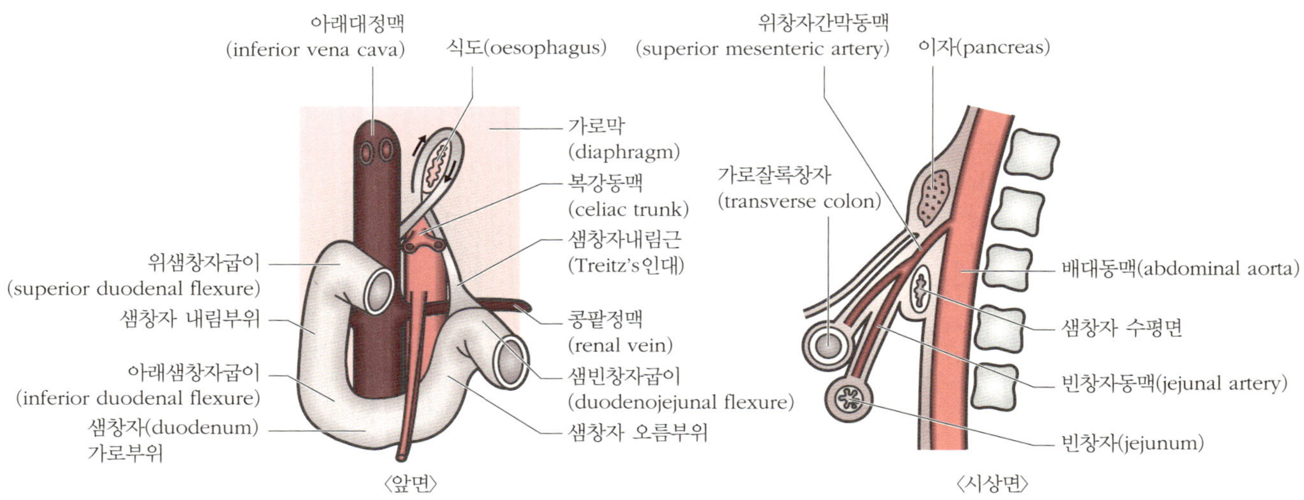

그림 6-30 샘창자와 위창자간막동맥의 위치관계

근 · 아래대정맥 · 배대동맥 · 왼큰허리근의 앞을 수평으로 주행한다.

가로부위의 앞면을 위창자간막동맥이 아래로 주행한다(그림 6-30).

위창자간막동맥성 샘창자폐쇄 : 위창자간막동맥에 의해 샘창자 가로부위가 압박되어 그 속공간의 협착 · 폐쇄를 일으키는 일이 있다(그림 6-30). 가로부위가 폐쇄되면 구토물에 쓸개즙이 섞인다.

◆ **오름부위**(상행부 ascending part) 오름부위는 가로부위에 이어지며, 왼쪽 위를 향해 비스듬히 위로 주행하는 부위이다. 길이는 약 5 cm이며 제2허리뼈의 왼쪽에서 급격히 앞으로 구부러져(**샘빈창자굽이** 십이지장공장굴곡 duodenojejunal flexure) 빈창자로 이행한다.

샘빈창자굽이에서 위를 향해 민무늬근육을 포함하는 결합조직섬유다발이 나와 가로막의 오른다리에 붙는다. 이 민무늬근육다발을 **샘창자걸이근**(십이지장제근 suspensory muscle of duodenum, Treitz's인대)이라 하며, 샘빈창자굽이를 고정 · 지지한다.

Treitz's인대 : Treitz's인대는 샘창자와 빈창자의 경계로 외과 수술 시에 중요한 기준이 된다.

샘창자와 주위와의 관계

	앞쪽	뒤쪽
윗부위	간의 네모엽, 쓸개	온쓸개관, 간문맥, 위샘창자동맥, 아래대정맥
내림부위	간의 오른엽, 가로잘록창자	오른요관, 오른콩팥의 콩팥문
가로부위	위창자간막정맥	아래대정맥, 배대동맥

윗부분이 앞쪽에서 쓸개에 붙으므로 해부할 때에는 쓸개에서 누출된 쓸개즙 때문에 착색되어 있는 일이 많다.

샘창자의 혈관 · 신경

◆ **동맥** (그림 6-31) 샘창자의 상반부, 즉 큰샘창자유두보다 입쪽부위에는 **위샘창자동맥**(gastroduodenal artery, ← 온간동맥 ← 복강동맥 ← 배대동맥)의 가지(**위이자샘창자동맥** 상췌십이지장동맥 superior pancreaticoduodenal artery)

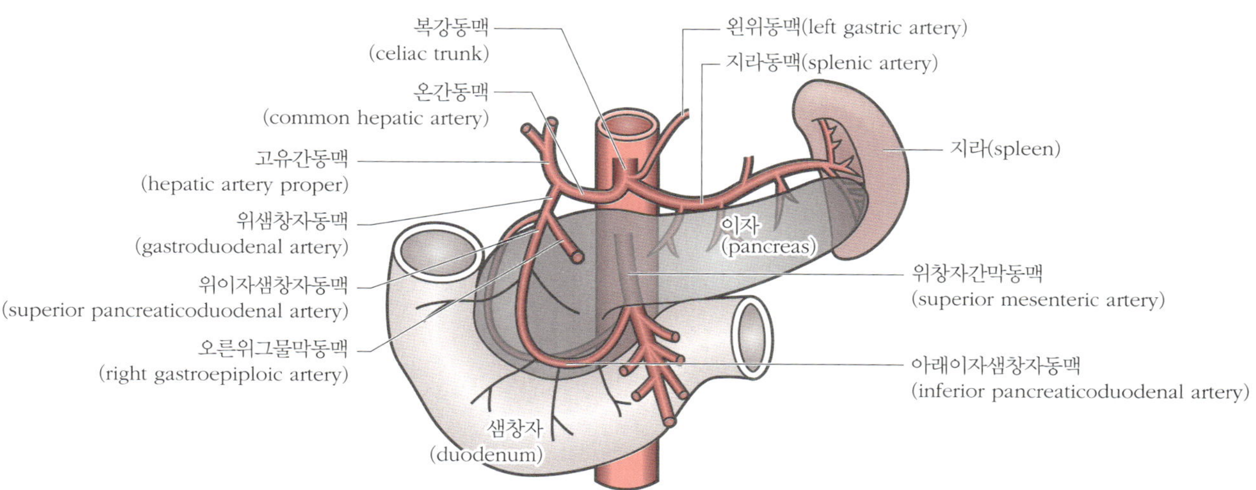

그림 6-31 샘창자와 이자의 동맥

이자머리(head of pancreas)에 분포하는 동맥은 샘창자에도 분포한다.

가 분포하며 샘창자의 하반부에는 위창자사이막동맥(← 배대동맥)의 가지(**아래이자샘창자동맥** 하췌십이지장동맥 inferior pancreaticoduodenal artery)가 분포한다.

위이자샘창자동맥과 **아래이자샘창자동맥**은 이자머리와 샘창자내림부위 사이를 위쪽과 아래쪽으로부터 주행하여 서로 연결되어 전체적으로 동맥활을 만든다.

위이자샘창자동맥과 아래이자샘창자동맥은 각각 앞뒤 2가지(앞 · 뒤 위이자샘창자동맥과 앞 · 뒤 아래이자샘창자동맥)로 나누어져 이자머리의 앞쪽과 뒤쪽에서 동맥활을 만들며 샘창자와 이자에 분포한다. 샘창자에 분포하는 동맥가지는 주로 샘창자의 오목한 쪽으로부터 진입한다.

샘창자 윗부분만 위샘창자동맥으로부터 직접 가지를 받는다.

◆**정맥** 정맥은 동맥을 따라 주행하며 직접 또는 간접적으로 간문맥으로 흘러든다. 샘창자 상반부로부터의 정맥은 직접 간문맥으로 흘러들며, 하반부로부터의 정맥은 위창자간막정맥으로 유입하여 위창자간막정맥이 간문맥으로 흘러든다.

◆**림프계** 림프관은 동맥을 따라 주행한다. 즉 위를 향해 주행하는 림프관은 위샘창자동맥을 따라 주행하며 날문 특히 그 뒤쪽에 있는 **날문림프절**을 거쳐 복강림프절(celiac node, 복강동맥의 주위에 있음)로 흘러든다. 한편 동맥을 따라 아래를 향하는 림프관은 **위창자간막림프절**(상장간막림프절 superior mesenteric node)로 흘러든다.

◆**신경** 작은창자 외의 부위와 같다.

2 빈창자(공장 Jejunum)와 돌창자(회장 Ileum)

빈창자와 돌창자는 창자간막을 가지고 있다. 샘빈창자굽이에서 샘창자로부터 이어져 돌창자구멍에서 큰창자(막창자)로 열린다. 빈창자와 돌창자는 전체 길이 약 6 m이며 양자의 사이에 명료한 경계는 없지만 빈창자가 입구쪽의 2/5부분, 돌창자가 나머지 3/5부분이다.

배안에서 빈창자는 일반적으로 왼쪽 윗부분에 있으며, 돌창자는 오른쪽 아랫부분에 있다.

빈창자와 돌창자의 길이는 생체에서는 훨씬 짧아 전체 길이가 2~3 m밖에 안 된다고 한다. 계측법에 따라서도

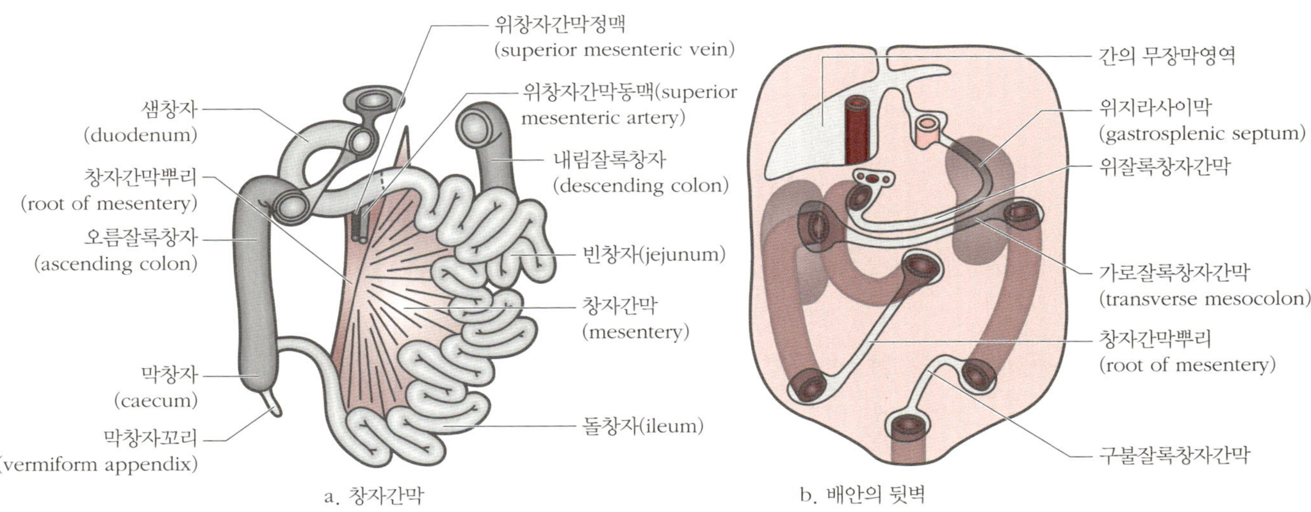

그림 6-32 창자간막뿌리와 복강의 뒷벽
창자간막뿌리란 창자간막이 뒤의 배벽에 부착하는 부위이다.
창자간막은 2장의 복막이 합해져 생긴다.

매우 다르며 장관벽의 민무늬근 수축 · 이완에 의해서도 길이가 변화한다.

빈창자와 돌창자를 덮는 배막은 장벽을 싼 후 합해져 2중층, 즉 **창자간막**이 되어 뒤배벽에 붙어 벽쪽복막으로 이행한다. 창자간막이 뒤배벽에 붙는 부위를 **창자간막뿌리**〔장간막근(뿌리) root of mesentery〕라 한다(그림 6-32). 창자간막뿌리는 제2허리뼈의 왼쪽에서 오른쪽 아래를 향해 비스듬히 지나고 배대동맥 · 아래대정맥의 앞을 가로질러 오른엉덩뼈오목(엉치엉덩관절의 상단부)에 이르는 길이 약 15 cm의 부분이며 선모양을 띤다.

창자간막은 창자간막뿌리로부터 부채모양으로 벌어지며, 그 연결 배막은 빈창자 · 돌창자를 전체 길이에 걸쳐 감싼다. 창자간막을 만드는 2장의 배막 사이에는 장관에 분포하는 혈관(위창자간막동정맥) · 림프관 · 신경이 주행하며, 그 밖에 림프절이나 지방조직이 포함된다.

메켈곁주머니 : 돌창자벽에는 돌창자 끝으로부터 0.3~1 m 입쪽의 창자간막부착부와 정반대쪽에 길이 약 5 cm의 돌출이 보이는 일이 있다. 이 돌출을 메켈곁주머니(메켈게실 meckel diverticulum)라 하며, 부검 예의 1~2% 빈도로 보인다. 태생기 난황창자관(vitello-intestinal duct)의 폐쇄부전에 의한 잔존이다. 곁주머니에 염증이나 궤양이 일어나는 경우가 있으며 곁주머니염은 막창자꼬리염과 유사한 증상을 일으킨다.

빈창자와 돌창자의 구조

작은창자는 점막(점막 mucosa) · 근육층(근층 muscle layer) · 융모막(serosa)의 3층으로 이루어진다.

작은창자의 **점막층**은 속공간을 향해 돌출하는 고리모양의 주름, 즉 **돌림주름**(윤상주름 circular folds, 그림 6-33)을 가지고 있다. 돌림주름은 샘창자의 시작부위(샘창자팽대)에서는 보이지 않지만 그보다 아래쪽에서는 점점 증가하여 빈창자, 특히 그 윗부분에서 가장 발달하여 커지고 여러 개가 밀집해 있다. 그러나 돌창자에서 주름은 작고 불규칙하고 적어지며 돌창자 끝부위에서는 소실되어 보이지 않는다.

점막층 표면에는 **창자융모**(장융모 intestinal villi)가 밀집해 있다. 섬모는 높이 0.5~1.2 mm의 가는 손가락모양 점막돌기이며, 작은창자 전체 길이에 걸쳐 존재하는데 윗부분일수록 두껍게 밀집해 있고 아랫부분으로 가면서 가늘고 느슨해진다.

점막층 안에는 다수의 림프소절이 있다. 림프소절에는 점막고유층 안에 개별적으로 산재하는 것, 즉 **홑림프소절**(고립림프소절 solitary lymphoid nodule)과 많은 림프소절이 모여서 생기는 **무리림프소절**(집합림프소절

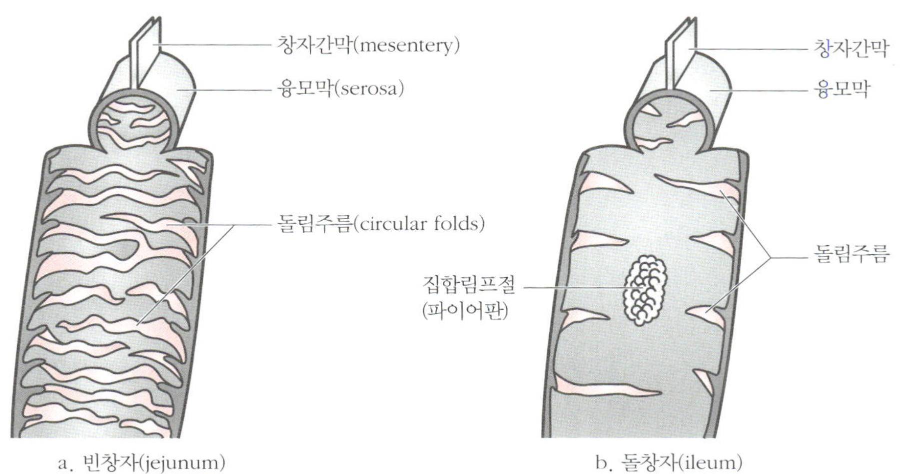

그림 6-33 빈창자와 돌창자의 차이
돌림주름은 빈창자에서 발달한다. 창자의 면역조직인 파이어판은 돌창자에서만 보인다.

aggregated lymphoid nodules, 파이어반 Peyer's patch)이 있다. 홑림프소절은 가봉바늘머리 정도의 크기이며, 작은창자 전체 길이에 걸쳐 존재한다. 무리림프소절은 다양한 크기(8×5~100×20 mm)의 긴 원반모양이며 돌창자에서 20~30개가 보이는데, 특히 돌창자 아랫부분에 많다. 집합림프절은 창자간막 부착부위의 반대쪽에 존재한다.

근육층은 민무늬근육에서 생기며 비교적 강한 안고리층과 약한 바깥세로층으로 이루어진다. 근육층은 일반적으로 작은창자 아랫부분일수록 덜 발달하므로 돌창자벽이 빈창자벽에 비해 약간 얇다.

빈창자와 돌창자의 차이점

빈창자와 돌창자 사이에 명확한 경계는 없지만 육안으로 다음과 같은 형태상의 차이가 보인다. 이와 같은 차이는 작은창자에서 소화흡수기능의 정도와 관련이 있다. 즉 소화흡수기능은 빈창자에서는 활발하지만 아래쪽으로 가면서 점점 줄어들며 이에 따라 형태도 변화한다.

1) **장관 두께** : 빈창자는 일반적으로 돌창자보다 두껍고 벽도 두껍다. 특히 벽의 근육층이 두껍고 운동도 활발하게 이루어진다.

> 빈창자라고 이름 붙여진 이유 : 빈창자에서는 내용물의 운송이 비교적 신속하게 이루어지므로 해부했을 때 속공간이 비어 있는 일이 많아 빈창자라 이름 붙여졌다.

2) **점막층** : 돌림주름과 창자융모는 작은창자의 윗부분일수록 잘 발달되어 있으며, 아래쪽으로 가면서 점점 적어진다. 따라서 흡수는 작은창자 윗부분에서 가장 활발하게 이루어진다고 생각된다.

3) **혈관 분포** : 작은창자의 윗부분일수록 혈관분포가 풍부하다. 생체에서 빈창자의 색조는 돌창자보다 붉은 색깔을 띤다.

4) **지방조직** : 창자간막에 포함되는 지방조직은 작은창자의 아랫부분일수록 많아진다.

> 빈창자에서는 돌창자에 비해 창자간막에 지방조직이 적으므로 해부했을 때 창자간막 안을 주행하는 혈관을 명확하게 볼 수 있다.

5) **림프조직** : 점막림프조직은 작은창자의 아랫부분일수록 발달이 양호하며, 특히 돌창자에서는 림프소절이 모여 이루어지는 무리림프소절(파이어반 Peyer's patch)이 보인다(그림 6-33b).

작은창자의 아랫부분으로 갈수록 분해산물이 많아지므로 방위조직으로서 림프조직이 발달한다고 생각된다.

빈창자와 돌창자의 혈관 · 신경

◆**동맥** 위창자간막동맥에서 일어나는 빈창자동맥과 돌창자동맥이 분포한다(그림 6-34).

1) **위창자간막동맥**(상장간막동맥 superior mesenteric artery) : 복강동맥의 약 1 cm 아래쪽에서 배대동맥으로부터 일어난다. 처음에 이자머리의 뒤쪽을 주행한 후 앞으로 나와 샘창자 가로부위의 앞을 넘어 아래로 주행하여 창자간막으로 들어간다. 창자간막 안에서 오른엉덩뼈오목을 향해 왼쪽으로 튀어나온 형태로 커브를 그리며 주행한다.

위창자간막동맥은 샘창자 내림부분에서 가로잘록창자까지의 장관에 분포하며, 아래이자샘창자동맥 · 빈창자동맥 · 돌잘록창자동맥 · 오른잘록창자동맥 · 중간잘록창자동맥을 낸다(p.424).

2) **빈창자동맥**(공장동맥 jejunal artery)과 **돌창자동맥**(회장동맥 ileal artery) : 창자간막 안에서 위창자간막동맥의 왼쪽(볼록한 부분)에서 일어난다. 동맥은 10~20개가 있으며 빈창자와 돌창자에 분포한다.

빈창자동맥과 돌창자동맥은 창자간막 안에서 분지하여 그 가지가 연결되어 동맥연결을 만든다. 즉 인접하는 동맥의 가지는 루프를 만들어 연결하는데, 이러한 루프가 반복적으로 만들어져 동맥 연결이 생긴다. 동맥 연결의 먼쪽에서 장관벽을 향해 다수의 곧장 주행하는 작은 가지와 곧은혈관(직혈관 vasa recta)이 나온다.

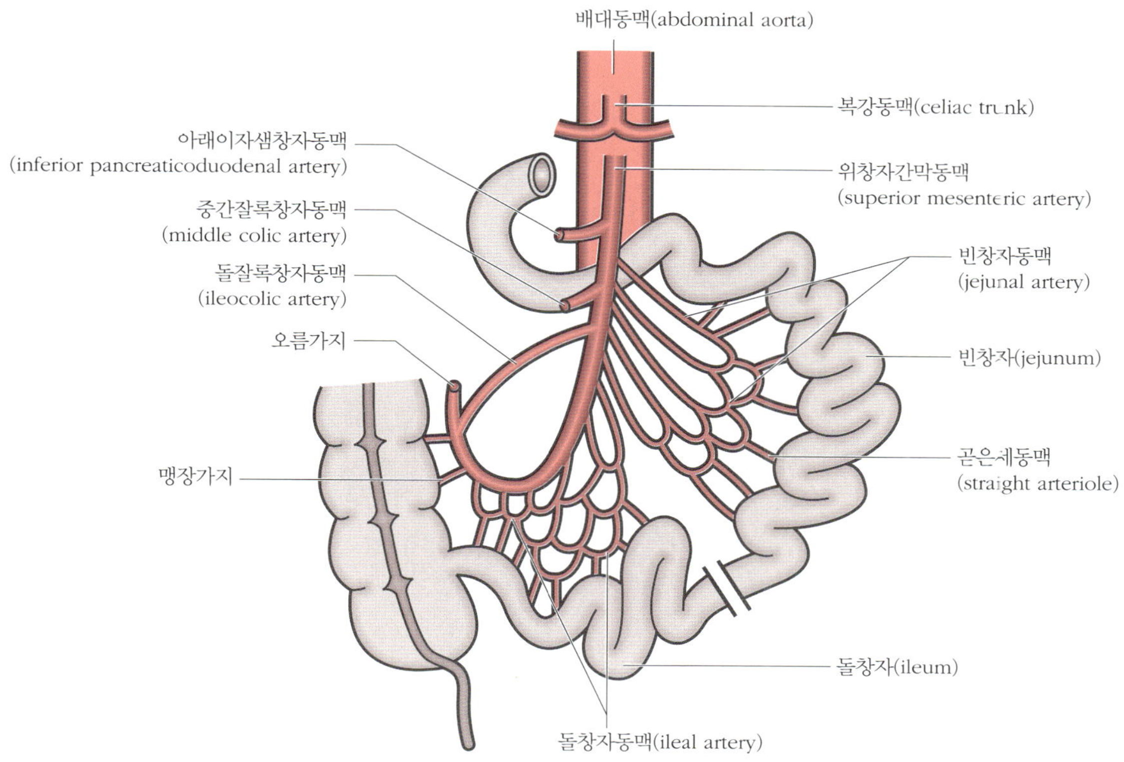

그림 6-34 작은창자의 동맥
빈창자에 분포하는 동맥은 연결 시작까지의 거리가 길지만 돌창자가 분포하는 동맥은 바로 연결을 시작한다.

빈창자의 창자간막에서 동맥 연결의 루프는 1~2열이며 곧은혈관은 길다. 돌창자에서는 루프가 4~5열로 겹쳐져 곧은혈관이 짧고, 동맥도 지방조직으로 덮여 있다.

> 위창자간막동맥폐쇄 : 동맥그물 루프의 말초쪽에서 장관벽으로 곧바로 뻗는 곧은세동맥은 연결되지 않는다. 그러나 장의 벽 안에서는 연결된다. 따라서 곧은세동맥은 기능성 끝동맥이다. 창자간막동맥이 폐쇄되면 분포하는 장관영역에 허혈 · 괴사가 일어난다. 이러한 병변은 특히 위창자간막동맥 지배영역에 많다고 한다.

◆**정맥** 정맥은 동맥과 함께 주행한다. **빈창자 · 돌창자정맥**(공장 · 회장정맥 jejunal and ileal vein)은 **위창자간막정맥**(상장간막정맥 superior mesenteric vein)으로 흘러든다. 위창자간막정맥은 이자의 뒤쪽에서 지라정맥과 합류하여 간문맥(hepatic portal vein)이 되어 간으로 들어간다(그림 6-57 참조).

◆**림프계** 빈창자 · 돌창자의 림프를 모으는 림프관은 창자간막 안을 동맥을 따라 주행한다. 창자간막 안에서 림프관은 매우 다수의 림프절을 거쳐 위창자간막동맥 주위에 있는 **위창자간막림프절**(상장간막림프절 superior mesenteric node)로 흘러든다(그림 6-35).

창자간막 안의 림프절은 다음 3무리로 나눌 수 있다.

① 장관 주위에 있는 것
② 창자간막 중앙부위에 있는 것
③ 창자간막뿌리 주위에 있는 것

림프관은 이들 3무리의 림프절을 순차적으로 통과한다. 림프절은 림프관이 뻗어 나가는 방향을 따라 점점 커

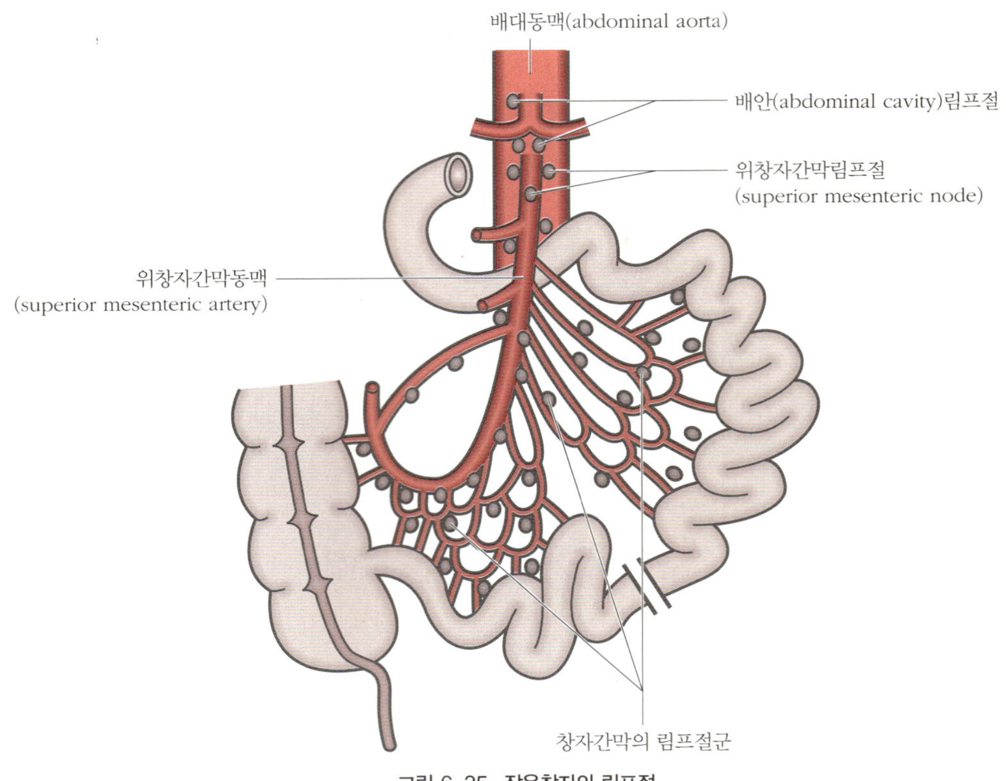

그림 6-35 작은창자의 림프절
작은창자의 림프절은 동맥 주변에 있다.

진다.

림프관은 점점 두꺼워져 이자 뒤에서 아래창자간막림프절로부터의 림프관과 합류하여 **창자림프관줄기**(intestinal trunk)가 된다. 창자림프관줄기는 배대동맥의 오른쪽 뒤(제2허리뼈의 높이)에서 다리 · 골반장기 등으로부터의 림프를 모으는 **허리림프관줄기**와 합해져서 부풀어 **가슴림프관팽대**(cisterna chyli)가 되며, 나아가 가슴림프관으로 이어진다.

장관의 림프관 임상 : 장벽 안의 림프관은 장관을 에워싸듯이 고리모양으로 주행한다. 따라서 결핵 등의 병변이 림프관을 따라 파급되는 경우에는 장관이 협착되는 경우도 있다.

◆**신경** 미주신경(부교감신경)과 교감신경이 분포한다.

신경은 **복강신경얼기**(복강신경총 celiac plexus, 복강동맥을 따라 존재)와 **위창자간막신경얼기**(상장간막동맥신경총 superior mesenteric plexus, 위창자간막동맥과 그 가지를 따라 존재)를 거쳐 혈관과 함께 장벽에 이른다(그림 6-36).

일반적으로 미주신경은 장벽근육의 긴장 · 운동을 항진(acceleration)하여 선의 분비를 촉진한다. 이에 비해 교감신경은 장관의 활동을 억제하는 작용을 하며 혈관을 수축시킨다.

미주신경 · 교감신경에는 들신경섬유도 포함된다.

① 미주신경의 들신경섬유는 장관의 반사적 운동과 분비에 관계한다.

② 교감신경에 포함되는 들신경섬유는 통각에 관계한다.

장벽의 폄 또는 수축에 의한 연관통증 : 교감신경에 포함되는 들신경섬유는 작은내장신경을 통과하여 가슴척

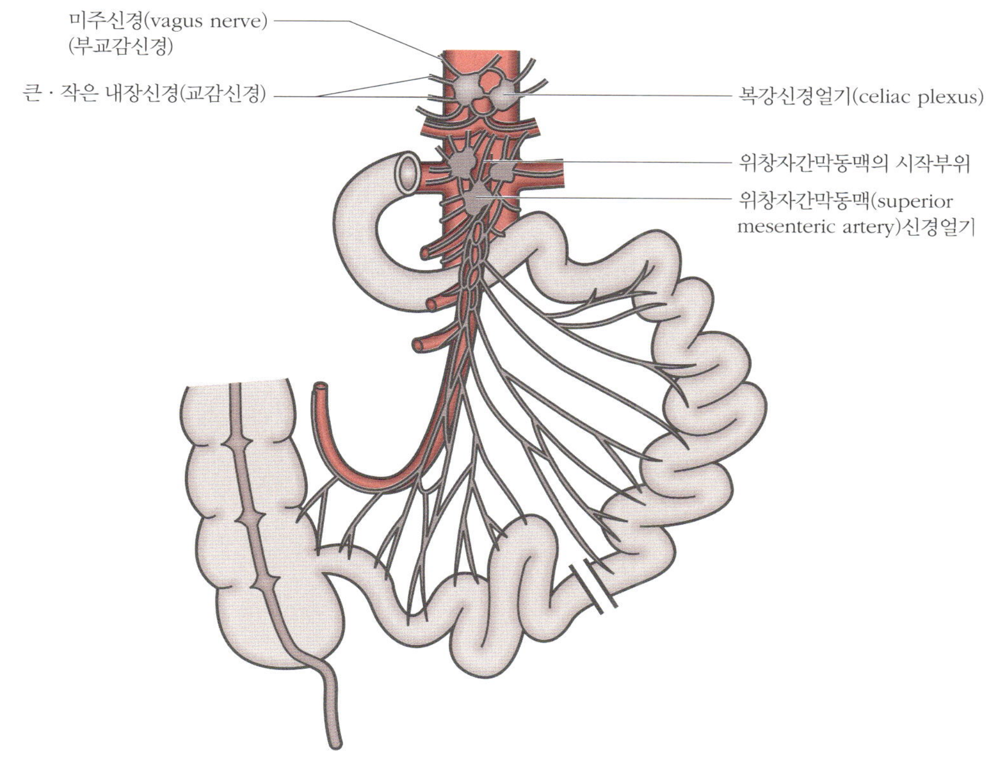

그림 6-36 작은창자의 신경
복강신경절, 위창자간막동맥신경절은 같은 명칭의 동맥이 시작되는 벽에 붙어 있다.

수분절(thoracic segment, T9~11)에 이른다. 일반적으로 장벽에서는 강한 근육의 폄 또는 수축 등에 의해 통각이 만들어지며, 이러한 통각자극에 대해 T9~11이 지배하는 피부영역(피부분절, 그림 6-17a 참조)에 통증(연관통증)을 느낀다. 특히 T10의 피부분절(배꼽부위)에 연관통증을 발생시키는 일이 많다.

C. 큰창자(대장 Large intestine)

큰창자는 작은창자에 이어지며 작은창자보다 두껍고 짧다. 전체 길이 약 1.6 m이며 막창자 · 잘록창자(오름잘록창자 · 가로잘록창자 · 내림잘록창자 · 구불잘록창자) · 곧창자의 3부위로 나누어진다(그림 6-37). 곧창자에 대해서는 골반부위(제7장)에서 서술한다.

1 막창자(맹장 Caecum)

막창자(그림 6-38)는 큰창자가 시작되는 부위이며, 오른엉덩뼈오목에서 엉덩허리근 앞에 있다. 돌창자가 큰창자로 열린 부분, 즉 돌창자구멍의 아래쪽에서 길이 5~6 cm의 주머니모양부위이다.

◆**돌창자구멍**(회장공 ileal orifice) 막창자의 상단 뒤 안쪽벽에 있다. 여기에서 돌창자의 끝이 큰창자 속공간으로 돌출하여 돌창자와 큰창자의 경계에 주름이 나타난다. 이 주름은 개구부의 위아래에서 마주보아 판형이 되며 **돌창자구멍주름띠**(회장구소대 frenulum of ileal orifice)라 한다. 여기에서는 돌창자끝의 근육 안고리층이 조임근과 갈

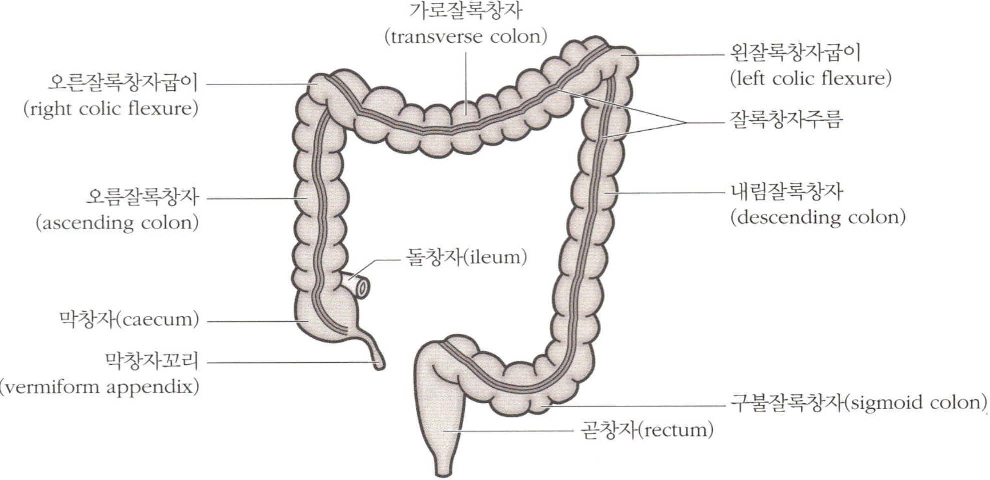

그림 6-37 큰창자
곧창자는 창자간막을 갖지 않는다.

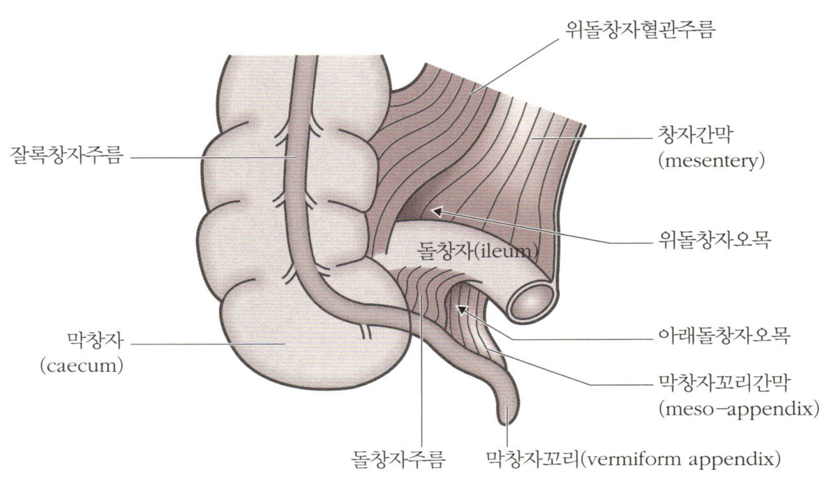

그림 6-38 막창자와 막창자꼬리
초식동물의 막창자는 길지만 인간의 막창자는 발달하지 않았다.

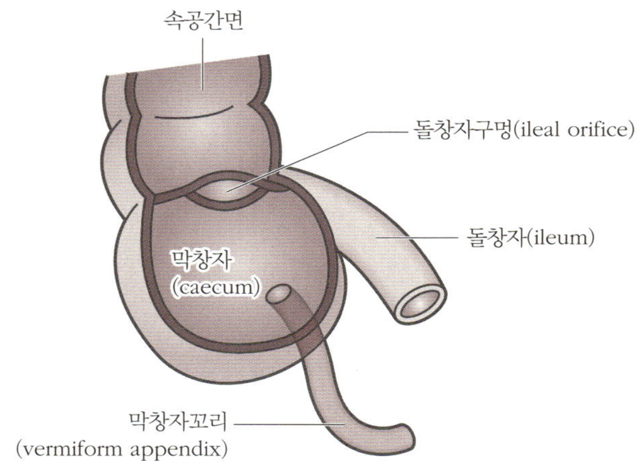

그림 6-39 돌창자구멍
돌창자끝 근육층의 안고리층이 돌창자구멍을 둘러싸고 있다. 돌창자구멍의 형태는 둥글게 보인다.

이 돌창자구멍을 에워싸 작은창자의 내용물이 큰창자로 유입되는 것을 조절하여 큰창자로부터의 역류를 막는다고 생각된다.

창자겹침증 : 돌창자구멍에서 돌창자의 돌출은 영유아에서 현저하다. 돌창자가 막창자로 들어가면 창자겹침증(장중첩증 intussusception)을 일으킨다. 돌창자구멍에서 일어나는 창자겹침은 2세 이하의 소아에게 많다.

이동맹장 : 막창자는 일반적으로 배막으로 싸여 있어 이동하기 쉽다. 막창자가 심하게 움직이며 위 내용물의 정체나 장의 팽만 · 염전 · 굽힘 등 때문에 임상증상이 나타나면 움직막창자(이동맹장 mobile caecum)라고 한다. 특히 마른체형의 여성에서 많다.

◆**막창자와 막창자꼬리의 발생과 발달** 막창자와 막창자꼬리는 발생학적으로 중간창자의 먼쪽 절반부위에 있는 작은 돌출, 즉 **막창자싹**(caecal bud)에서 생긴다(p.409). 막창자싹은 원추모양이며 몸쪽부위는 두껍고 막창자가 되는 데 비해 앞쪽부위는 잘 발달되지 않아 가는 관모양의 막창자꼬리가 된다. 막창자는 처음에는 상방에 있지만 잘록창자 몸쪽부위가 성장과 함께 길어지므로 막창자도 아래로 주행한다.

◆**막창자꼬리**(충수 vermiform appendix) 막창자의 뒤 안쪽벽에서 돌출하는 손가락모양의 부위이며, 길이 6~8 cm · 지름 6~10 mm이다. 내부에는 림프조직이 채워져 있다.

막창자가 간이나 콩팥 아래 등 높은 위치에 있는 경우, 골반안에서 낮은 위치에 있는 경우 등의 막창자 위치에 따라 막창자꼬리의 높이도 변화한다. 또한 막창자꼬리는 돌창자 끝부위의 앞이나 뒤 또는 막창자의 가쪽부위에 위치하는 경우도 있다(그림 6-40).

막창자꼬리는 배막으로 싸여 있다. 배막은 삼각형을 띠는 배막주름, 즉 **막창자꼬리간막**(충수간막 meso-appendix)을 만들며, 돌창자 끝부위의 창자간막으로 연결된다(그림 6-38).

막창자꼬리의 임상 : 외과적으로 막창자꼬리를 찾을 때에는 오름잘록창자에 보이는 잘록창자주름을 따라가면 막창자꼬리의 바닥부위에서 모여지므로 찾을 수 있다(그림 6-38). 막창자꼬리는 막창자 뒤쪽에서 큰허리근 앞에 위치하는 일이 있다. 이러한 경우 막창자꼬리염의 염증이 큰허리근에 미치면 근육이 자극되어 연축하고 엉덩관절이 굽혀져서 이것을 펴려고 할 때 통증을 느낀다.

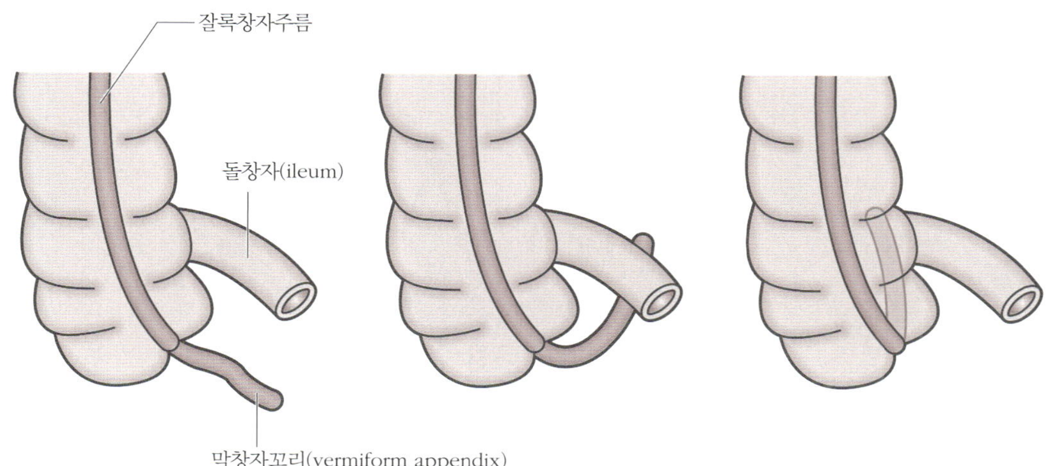

그림 6-40 막창자꼬리의 위치

막창자꼬리는 잘록창자주름 앞에 나와 있는 가늘고 긴 림프조직이다.

표면해부학

급성 막창자꼬리염의 압통점은 McBurney's point로 알려져 있다. 이 점은 배꼽과 오른위앞엉덩뼈가시를 연결하는 선 위에서 위앞엉덩뼈가시로부터 3~5 cm 안쪽에 있다(실제로는 배꼽과 오른위앞엉덩뼈가시를 연결하는 선 위에서 오른쪽 1/3과 가운데 1/3의 경계점이 되는 경우도 많다). 그 밖에 Lanz점(Lanz point)도 알려져 있다. Lanz점은 좌우 위앞엉덩뼈가시를 연결하는 선 위의 오른쪽 1/3과 가운데 1/3의 경계점이며 막창자꼬리 앞쪽끝의 투영점이라 한다.

막창자의 혈관 · 신경

◆**동맥** 막창자와 막창자꼬리에는 돌잘록창자동맥이 분포한다(그림 6-41).

돌잘록창자동맥(회결장동맥 ileocolic artery)은 위창자간막동맥에서 일어나 오른쪽 아래를 향해 주행하여 돌막창자에 이른다. 오름잘록창자의 시작부위(**잘록창자가지** colic branch) · 막창자의 앞부위(**앞막창자동맥** 전맹장동맥 anterior cecal artery) · 막창자의 뒷부위(**뒤막창자동맥** 후맹장동맥 posterior caecum artery) · 막창자꼬리(**막창자꼬리동맥** 충수동맥 appendicular artery)에 분포한다.

돌잘록창자동맥은 끝부위에서 돌창자동맥과 연결되어 돌창자의 끝부위에도 분포한다.

막창자꼬리동맥은 돌잘록창자동맥의 끝가지에서 돌창자의 끝부위 뒤쪽을 통과하여 막창자꼬리간막으로 들어가 막창자꼬리에 이른다. 막창자꼬리동맥은 2~3개의 끝동맥으로 나누어진다.

막창자꼬리의 천공 : 막창자꼬리염에서 막창자꼬리동맥의 끝동맥이 압박되면 분포한 막창자꼬리벽이 괴사되어 뚫리는 일도 있다.

◆**정맥** 정맥은 동맥과 함께 주행하며 위창자간막정맥을 거쳐 간문맥에 유입한다.

◆**림프계** 막창자꼬리간막에는 1~2개의 림프절이 있다. 림프관은 동맥을 따라 주행하여 **돌잘록창자림프절**(회결장림프절 ileocolic node)을 거쳐 **위창자간막림프절**(상장간막림프절 superior mesenteric node)로 유입된다.

림프절에 의한 돌창자의 협착 : 돌잘록창자림프절은 돌잘록창자동맥의 주위에 있는 약 20개의 림프절이며, 이 림프절이 종대되면 돌창자의 끝부위를 압박하여 협착되어 폐쇄를 일으키는 일이 있다.

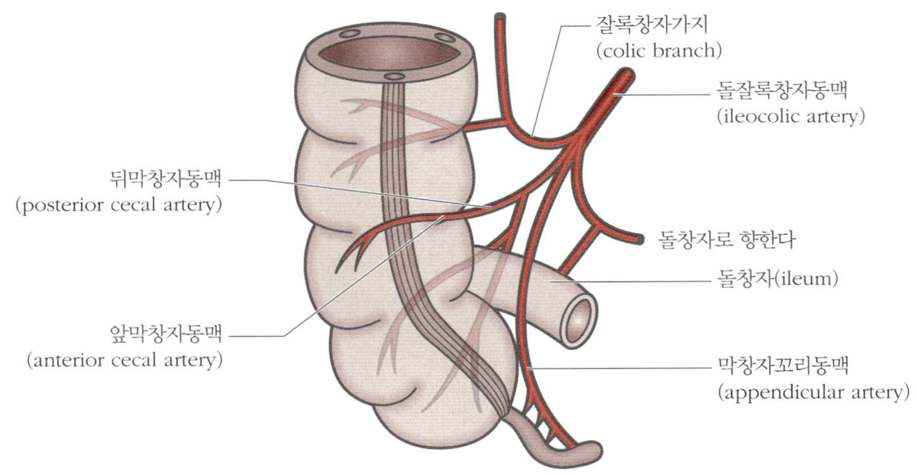

그림 6-41 막창자와 막창자꼬리의 동맥

막창자꼬리동맥은 끝동맥이므로 염증에 의한 동맥 압박으로 막창자꼬리가 괴사되어 천공이 발생한다.

◆**신경** 위창자간막신경얼기로부터 교감신경과 미주신경이 분포한다.

막창자꼬리의 통증 : 막창자꼬리에 분포하는 신경은 작은창자와 같다. 막창자꼬리의 들신경섬유는 교감신경과 함께 주행하며 가슴척수(T10)에 이른다. 급성막창자꼬리염에서는 막창자꼬리의 종대 · 근육층의 연축 때문에 종종 T10의 피부분절(배꼽부위)에 통증(연관통증)을 느낀다.

2 잘록창자(결장 Colon)

잘록창자는 전체 길이가 약 1.5 m이며, 주행방향에 의해 오름잘록창자 · 가로잘록창자 · 내림잘록창자 및 구불잘록창자의 4부분으로 나누어진다(그림 6-37). 잘록창자는 시작부위에서는 두꺼워서 직경 약 6 cm이지만 항문쪽을 향하면서 점점 가늘어져 끝부위에서는 약 2.5 cm가 된다.

◆**오름잘록창자**(상행결장 ascending colon) 오름잘록창자는 오른엉덩뼈오목에서 막창자로 이어져 배안의 뒷벽 오른쪽을 위로 주행한다.

길이는 약 13 cm이며 간 아래에서 왼쪽방향으로 굽혀져 가로잘록창자가 된다. 굽힘부위를 **오른잘록창자굽이**(우결장곡 right colic flexure)라 한다.

오름잘록창자 뒤쪽에는 배벽근육(허리네모근 · 엉덩근 · 배가로근의 시작부위)과 오른콩팥의 하단이 있으며, 엉덩아랫배신경 · 엉덩샅굴신경이 가로로 주행한다.

오름잘록창자를 덮는 배막 (그림 6-42)

오름잘록창자는 앞면과 가쪽면이 배막으로 덮여 있고 뒷면은 뒤배벽에 붙는다. 따라서 간막은 없다. 앞면과 가쪽면을 덮는 배막이 뒤배벽의 벽쪽복막으로 이행하는 부위는 잘록창자를 따라 위아래로 주행하는 얕은고랑이 된다. 이 고랑을 **잘록창자옆고랑**(결장옆고랑 paracolic gutter, 그림 6-43)이라 한다. 특히 잘록창자의 바깥쪽을 따라 주행하는 가쪽잘록창자옆고랑은 위쪽에서 오른잘록창자굽이의 위 가쪽에서 간 아래에 있는 **간밑공간**(p.390)으로 연결되며, 나아가 그물막주머니로도 연결된다. 잘록창자옆고랑은 아래쪽에서는 골반안으로 연결된다.

잘록창자옆고랑의 임상 : 감염이나 농양이 잘록창자옆고랑을 따라 위쪽 또는 아래쪽으로 파급되는 경우가 있다.

◆**가로잘록창자**(횡행결장 transverse colon) 가로잘록창자는 잘록창자 중에서 가장 길며 길이는 40~50 cm이다. 작은창자의 앞 위쪽에 있으며 간 아래 오른잘록창자굽이에서 시작하여 왼쪽 그리고 약간 위쪽으로 가로로 주행하여 지라의 바로 아래에서 **왼잘록창자굽이**(좌결장굴곡 left colic flexure)를 만들며, 갑자기 아래쪽으로 굽혀져 내림잘록창자로 이행한다.

왼잘록창자굽이는 오른잘록창자굽이에 비해 높은 위치에 있으며 굽힘도 심하다. 왼쪽 갈비밑부위에서 위 · 큰그물막의 뒤쪽에 있다.

가로잘록창자는 **가로잘록창자간막**(횡행결장간막 transverse mesocolon, 그림 6-42과 44)에 의해 뒤배벽에 매달려 있다. 가로잘록창자간막은 이자의 앞면에서 일어나는 넓은 배막주름이며, 가로잘록창자의 뒷벽에 이르고 이것을 감싼다. 또한 왼잘록창자굽이는 가로막과 배막주름(**가로막잘록창자인대** 횡격막결장인대 phrenicocolic ligament)으로 연결된다.

가로잘록창자의 처짐 : 가로잘록창자는 넓은 가로잘록창자간막을 가지고 있으므로 큰 가동성이 있다. 가로잘록창자는 앞 아래쪽으로 활모양으로 가로로 주행하여 중앙부위가 처진다. 가장 아랫부위는 누운 자세에서 거의 배꼽 높이에 있지만 바로서기자세에서 특히 충만할 때에는 아랫배 그리고 골반부위까지 처진다.

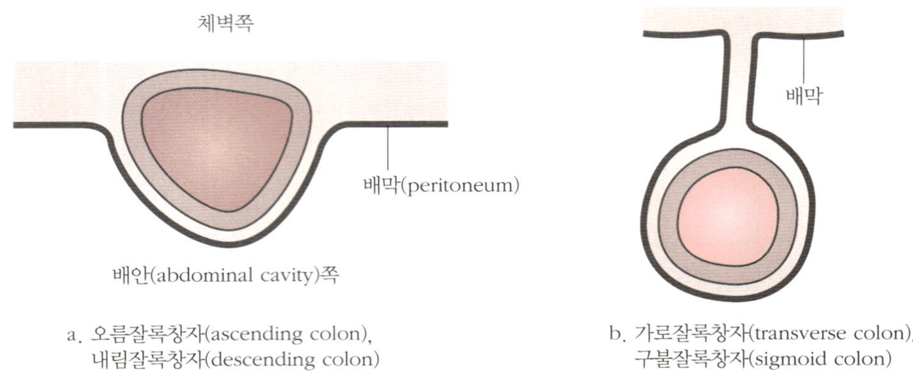

a. 오름잘록창자(ascending colon), 내림잘록창자(descending colon)

b. 가로잘록창자(transverse colon), 구불잘록창자(sigmoid colon)

그림 6-42 잘록창자와 배막의 관계
오름잘록창자와 내림잘록창자는 체벽에 반이 묻혀 있다.

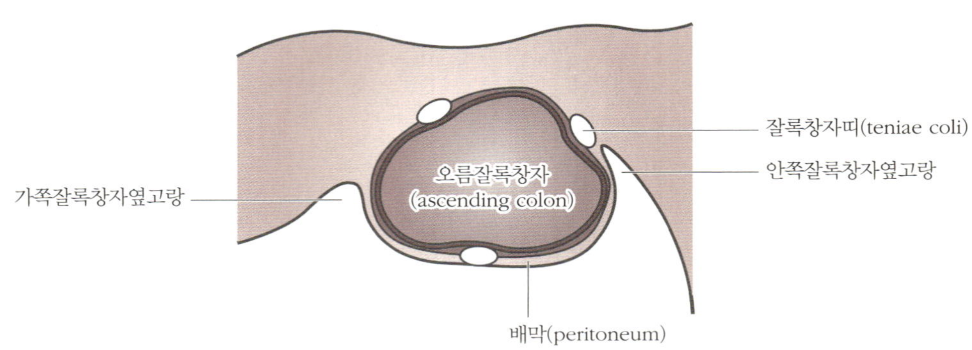

그림 6-43 잘록창자옆고랑
막창자주위염(perityphlitis)에서 천공에 의한 농양은 오름잘록창자의 잘록창자옆고랑을 따라서 간 아래오목으로 흐른다.

◆**내림잘록창자**(하행결장 descending colon) 내림잘록창자는 길이가 약 25~30 cm이며, 왼잘록창자굽이로부터 거의 수직으로 아래로 주행하여 왼엉덩뼈오목에서 구불잘록창자로 이행한다.

내림잘록창자는 오름잘록창자에 비해 가늘고 깊은 부위에 있다. 앞쪽에는 큰그물막 · 작은창자가 있으며 뒤쪽에는 왼콩팥의 가쪽모서리 · 허리네모근 · 엉덩근 · 큰허리근이 맞닿는다.

내림잘록창자는 오름잘록창자와 같이 앞벽과 옆벽만이 배막으로 덮여 있고, 뒷벽은 뒤배벽과 직접 맞닿는다.

내림잘록창자를 따라 **잘록창자옆고랑**(결장옆고랑 paracolic groove)이 주행한다. 특히 가쪽 옆고랑은 아래쪽에서 골반안으로 연결되며, 위쪽에서는 가로막잘록창자인대로 경계지어진다.

◆**구불잘록창자**(S상결장 sigmoid colon) 구불잘록창자는 내림잘록창자로부터 이어지는 잘록창자의 끝부분이며 길이는 30~40 cm이다. 거의 왼쪽의 엉덩뼈능선 높이에서 시작되어 왼바깥엉덩동맥의 앞을 불규칙한 S모양을 그리며 아래로 주행하여 곧창자로 이행한다.

구불잘록창자의 주행방향은 일반적으로 불규칙한 S모양이며 두 군데에서 굽어진다. 즉 우선 골반의 왼쪽벽에 붙어서 아래로 주행하며, 이어 굽어져서 작은골반안을 안쪽 위로 주행하고 다시 굽어져 아래로 주행하며, 엉치뼈 앞면 제3엉치뼈 높이에서 곧창자로 이행한다.

구불잘록창자는 성인에서는 골반안에 있지만 소아에서는 골반이 아직 작으므로 배부위에 있다.

구불잘록창자는 배막으로 싸여 있다. 배막은 구불창자간막(sigmoid mesocolon)이 된다. 간막은 구불잘록창자

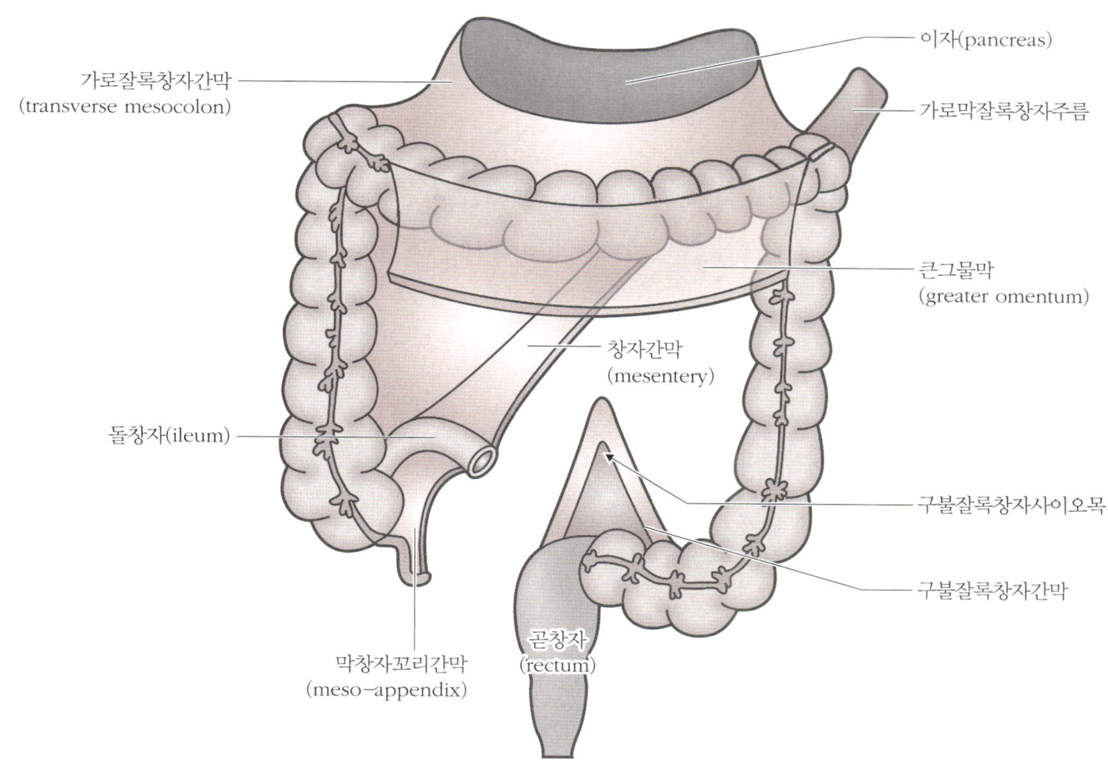

그림 6-44 잘록창자간막
오름잘록창자와 내림잘록창자의 창자간막은 소실되지만 가로잘록창자에는 창자간막이 있다.

를 뒤배벽에 매단다. 구불창자간막이 뒤배벽에 붙는 부분은 역 V모양을 나타내며, 아래쪽으로 패여 있다. 이 패임은 **구불창자사이오목**(intersigmoid recess, 그림 6-44)이라 한다.

창자꼬임 : 구불잘록창자는 가늘며 또한 간막을 가지고 있으므로 가동성이 크고 위치도 크게 변동한다. 따라서 간막의 꼬임에 의해 장벽이 괴사하는 경우가 있다. 이것을 창자꼬임(장염전 intestinal volvulus)이라 하는데, 구불잘록창자에 잘 발생하며 특히 노년남성에게 많다.

잘록창자의 구조

잘록창자에는 육안으로 다음 3개 특징적인 구조가 보인다. 이 구조는 육안으로 잘록창자를 작은창자와 구별하는 기준이 된다.

◆**잘록창자띠**(결장띠 taenia coli, 그림 6-45) 3개 장의 긴 축을 따라 세로로 뻗은 끈모양 구조이며, 근육층의 세로로 주행하여 민무늬근육이 다발모양으로 모여 있는 것이다. 3개의 끈은 **그물막띠**(대망띠 omental taenia) · **간막띠**(간막띠 mesocolic taenia) · **자유띠**(자유띠 free taenia)라 한다.

가로잘록창자에서 그물막띠는 앞벽의 큰그물막 부착부위에 있으며, 간막띠는 뒷벽의 잘록창자간막 부착부위에 있다. 자유띠는 뒷벽의 그물막띠와 간막띠 중간에 있다. 이 외의 잘록창자에서는 큰그물막 · 간막은 부착되어 있지 않지만 가로잘록창자의 잘록창자띠로부터 연속되어 있으므로 그 상호관계로부터 구별할 수 있다.

◆**잘록창자팽대**(결장팽대 haustra of colon, 그림 6-46) 잘록창자벽은 잘록창자띠로 세로로 오므라뜨려 안쪽면에 반달모양의 가로주름, 즉 **잘록창자반달주름**(결장반월주름 semilunar fold of colon)을 보인다. 2개의 반달주름 사이에서 잘록창자벽은 봉지처럼 부풀어 있다. 이 부풀음을 잘록창자팽대라 한다.

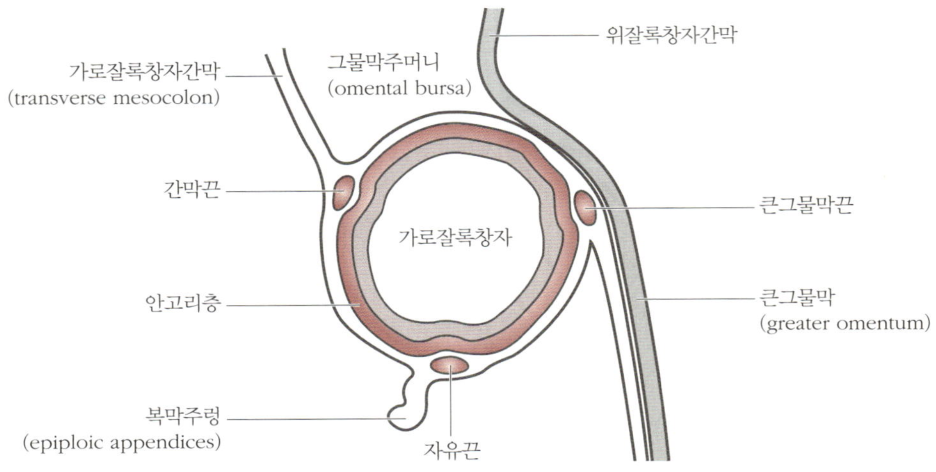

그림 6-45 잘록창자띠
잘록창자띠(teniae coli)는 3개가 있으며 종주민무늬근이다.

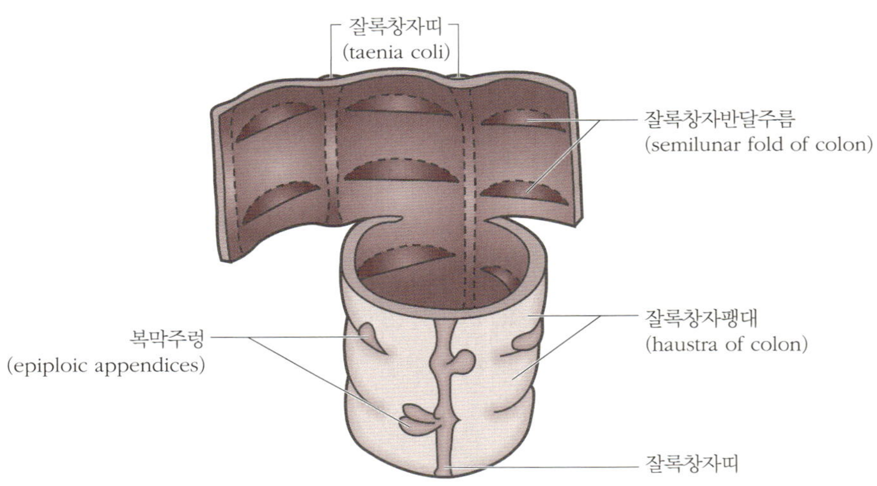

그림 6-46 잘록창자의 겉모양과 속공간면에 나타나는 특징
잘록창자 겉모양의 특징은 잘록창자주름, 복막주렁, 잘록창자팽대이다. 속공간면에는 반달주름이 있다.

◆**복막주렁**(복막수 epiploic appendices, 그림 6-46) 자유띠와 그물막띠를 따라 매달린 나뭇잎모양의 작은 덩어리이며, 표면을 덮는 배벽에 지방조직이 침착하여 생긴 것이다.

잘록창자의 혈관 · 신경

◆**동맥** 잘록창자에는 위창자간막동맥의 가지(돌잘록창자동맥 · 오른잘록창자동맥 · 중간잘록창자동맥)와 아래창자간막동맥의 가지(왼잘록창자동맥 · 구불잘록창자동맥 · 위곧창자동맥)가 분포한다(그림 6-47).

1) **돌잘록창자동맥**(회결장동맥 ileocolic artery) : 위창자간막동맥의 시작부위 주위 오른쪽에서 일어나 돌막창자를 향해 오른쪽으로 아래로 주행하며, 오름잘록창자 시작부분에 분포한다. 그 밖에 막창자 · 막창자꼬리에 분포하는 가지(앞막창자가지 · 뒤막창자가지 및 막창자꼬리동맥)나 돌창자에 분포하는 돌창자동맥과 연결되는 가지(돌창자가지)

를 낸다.

2) **오른잘록창자동맥**(우결장동맥 right colic artery) : 위창자간막동맥에서 일어나 배막의 뒤를 오른쪽으로 주행하여 오름잘록창자에 분포한다.

3) **중간잘록창자동맥**(중결장동맥 middle colic artery) : 위창자간막동맥의 시작부위에서 일어나 가로잘록창자간막 안으로 들어가 가로잘록창자에 분포한다.

4) **왼잘록창자동맥**(좌결장동맥 left colic artery) : 아래창자간막동맥에서 일어나며 주로 내림잘록창자에 분포한다.

5) **구불잘록창자동맥**(S상결장동맥 sigmoid artery) : 2~3개의 동맥이며 아래창자간막동맥과 왼잘록창자동맥으로부터 갈라져서 구불잘록창자간막으로 들어가 구불잘록창자에 분포한다.

6) **위곧창자동맥**(상직장동맥 superior rectal artery) : 아래창자간막동맥의 끝가지이며, 골반안으로 들어가 곧창자에 분포한다.

잘록창자에 분포하는 동맥은 작은창자와 마찬가지로 연결되어 루프를 형성한다. 이러한 루프의 말초쪽에서 잘록창자벽을 따라 주행하는 동맥가지를 **모서리동맥**(변연동맥 marginal artery)이라 한다. 모서리동맥으로부터 잘록창자벽을 향해 똑바로 **곧은세동맥**(직세동맥 straight arteriole)이 나온다.

잘록창자 동맥 연결의 임상 : 잘록창자에 분포하는 동맥은 연결되므로 폐쇄 또는 결찰(ligation)되어도 잘록창자벽의 혈액공급은 차단되지 않는다. 특히 구불잘록창자나 곧창자의 수술로 아래창자간막동맥이 결찰되어도 중간잘록창자동맥(← 위창자간막동맥) · 중간곧창자동맥(← 속엉덩동맥)이 곁혈행로가 된다. 그러나 돌잘록창자동맥과 오른잘록창자동맥에는 모서리동맥의 발달이 좋지 않아 연결이 없는 경우도 있다.

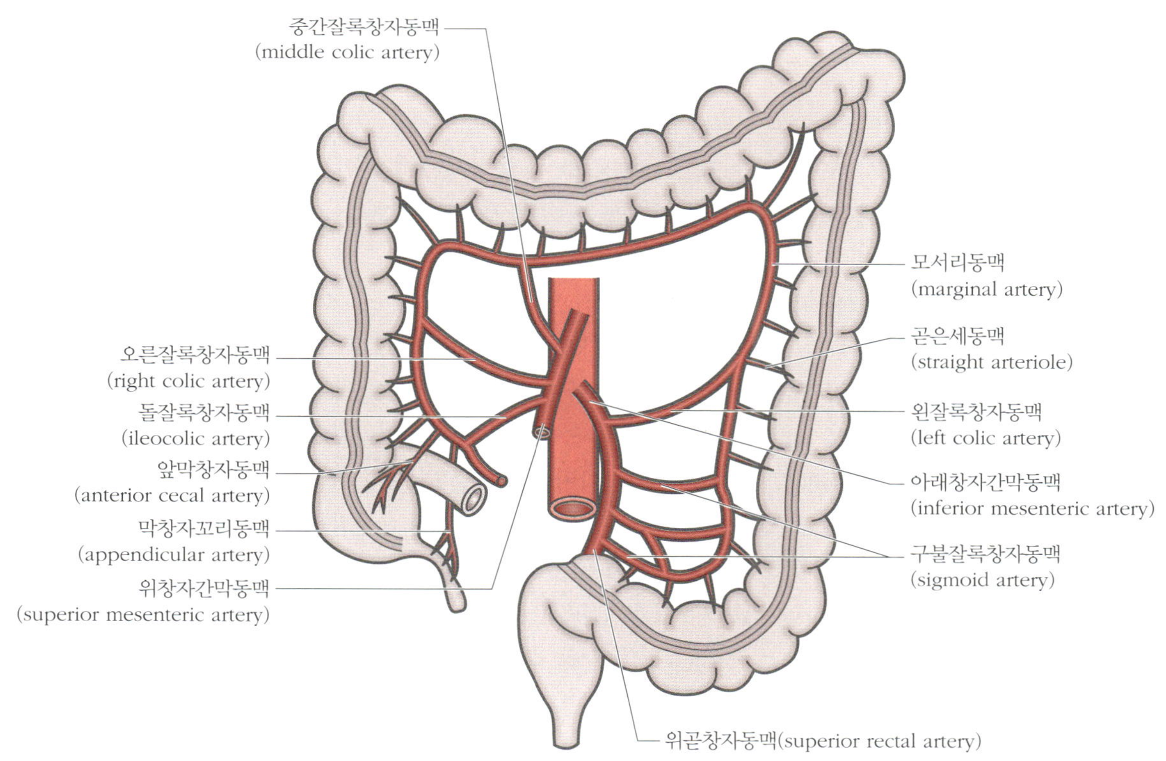

그림 6-47 잘록창자의 동맥

잘록창자동맥은 빈창자동맥이나 돌창자동맥과 마찬가지로 모서리동맥과 곧은세동맥으로 이루어진다.

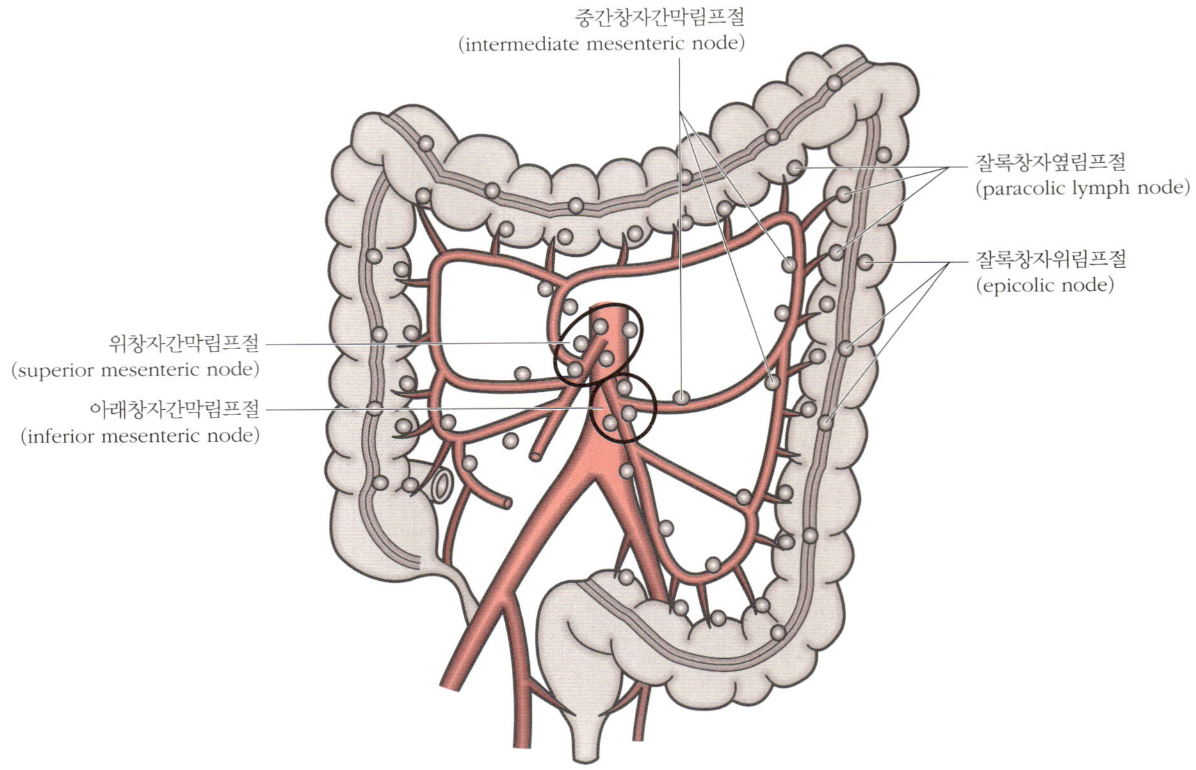

그림 6-48 잘록창자의 림프절
잘록창자의 림프관은 동맥을 따라간다. 그러나 림프가 흐르는 방향은 동맥과는 반대이다.

◆**정맥** 정맥은 동맥을 따라 주행하며 이름은 동일하다.
1) **돌잘록창자정맥 · 오른잘록창자정맥 · 중간잘록창자정맥** → 위창자간막정맥 → 간문맥
2) **왼잘록창자정맥 · 구불잘록창자정맥 · 위곧창자정맥** → 아래창자간막정맥 → 간문맥

◆**림프계** 림프관은 주로 동맥을 따라 주행하며 많은 림프절을 통과한다.
림프절은 말초쪽에서부터 다음의 4군으로 나누어진다(그림 6-48).
1) **잘록창자위림프절**(결장상림프절 epicolic node) : 잘록창자벽 또는 막창자꼬리그물막에 있는 작은 림프절.
2) **잘록창자옆림프절**(결장방림프절 paracolic lymph node) : 오름잘록창자 · 내림잘록창자의 안쪽모서리와 가로잘록창자 · 구불잘록창자의 잘록창자간막 부착모서리를 따라 존재하는 림프절.
3) **중간창자간막림프절**(중간장간막림프절 intermediate mesenteric node) : 돌잘록창자동맥 · 오른잘록창자동맥 · 중간잘록창자동맥 · 왼잘록창자동맥을 따라 있는 림프절(**돌잘록창자림프절** 회결장림프절 ileocolic node · **오른잘록창자림프절** right colic node · 중간잘록창자림프절 middle colic lymph node · 왼잘록창자림프절 left colic node).
4) **위창자간막람프절**(상장간막림프절 superior mesenteric node)과 **아래창자간막림프절**(하장간막림프절 inferior mesenteric node) : 위창자간막동맥 · 아래창자간막동맥의 시작부위 주위에 있는 림프절.

◆**신경** 오름잘록창자와 가로잘록창자는 **위창자간막신경얼기**(상장간막동맥신경총 superior mesenteric plexus, 위창자간막동맥과 그 가지 주위의 신경얼기)로부터 신경섬유를 받고, 내림잘록창자와 구불잘록창자는 **아래창자간막**

신경얼기(하장간막신경총 inferior mesenteric plexus, 아래창자간막동맥 주위에 있는 신경얼기)로부터 신경섬유를 받는다.

위창자간막신경얼기 섬유에는 교감신경 · 부교감(미주)신경의 날신경섬유와 들신경섬유가 포함된다. 신경섬유는 위창자간막동맥 분지와 함께 주행하며 오름잘록창자와 가로잘록창자에 분포한다.

아래창자간막신경얼기 신경섬유는 교감신경의 날신경섬유와 들신경섬유를 포함한다. 내림잘록창자와 구불잘록창자에 분포하는 부교감신경섬유는 골반신경얼기 · 위아랫배신경얼기(p.432)에서 유래한다.

큰창자의 자율신경 지배

큰창자에서도 위 · 작은창자와 마찬가지로 부교감신경은 장관의 운동(연동)을 촉진하고 교감신경은 억제하는 작용을 가진다.

교감신경섬유의 **들신경섬유**는 가슴척수 아랫부위~허리척수 윗부위(T11~L2)에 이르며, 장관 외의 부위와 마찬가지로 특히 벽의 급격한 폄 · 수축에 의해 통증을 발생시킨다.

히르슈슈프룽병 : 거대잘록창자증(거대결장증 megacolon)은 잘록창자가 비정상적으로 확장된 것이다. 특히 선천적으로 생기는 것을 **히르슈슈프룽병**(Hirschsprung's disease)이라 한다. 일반적으로 구불잘록창자의 아랫부위 · 곧창자의 벽 안에 있는 근육사이신경얼기의 부교감신경절세포가 결여되어 생긴다. 즉 부교감신경절세포가 없는 부위에서는 연동운동이 일어나지 않으므로 그 윗부위는 분변이 정체되어 비정상적으로 확장한다. 히르슈슈프룽병은 특히 남아에게 많다.

D. 간(간장 Liver)

간은 배안의 오른쪽 윗부위, 즉 오른쪽 갈비 아랫부위에서 명치 그리고 왼쪽 아래갈비부위에 걸쳐 존재하는 체내에서 가장 큰 실질성 장기이다. 무게는 40대 전반에 최고에 이르며 평균적으로 남성 1,500 g, 여성 1,350 g이지만 그 후 점점 감소하여 70대에는 남녀 모두 약 1,000 g이 된다.

간은 가로막 바로 아래에 있으며 거의 쐐기모양(바닥면이 오른쪽을, 꼭대기가 왼쪽을 향하는)을 나타내고, 윗면과 아랫면의 2면을 구별할 수 있다. 윗면은 가로막을 따라 돌출하여 가로막면이라 하며, 아랫면은 거의 평면으로 뒤쪽 아래를 향하며 여러 장기에 붙어서 내장면이라 한다.

1 간의 면

가로막면(횡격면 Diaphragmatic surface)

윗부위 · 앞부위 · 오른부위 · 뒷부위로 나누어지며 대부분이 배막으로 덮여 있다. 가로막면에서 간은 뒤에서 서술하는 배막주름(낫인대, p.387)에 의해 **왼간엽**(좌간엽 left hepatic lobe)과 **오른간엽**(우간엽 right hepatic lobe)으로 나누어진다(그림 6-49).

◆**대정맥고랑**(대정맥구 groove for vena cava)　가로막면의 뒷부위에 있는 중앙에 수직으로 주행하는 깊은고랑이다. 이 고랑에는 아래대정맥이 들어간다.

◆**무장막구역**(무장막야 bare area)　가로막면의 뒷부위이며 대정맥고랑의 오른쪽은 배막으로 덮여 있지 않아 가로막(힘줄중심)에 직접 유착하는 부위가 있다. 이것을 무장막구역이라 하며 꼭대기가 오른쪽을 향하는 부정삼각형을 나타낸다(그림 6-50).

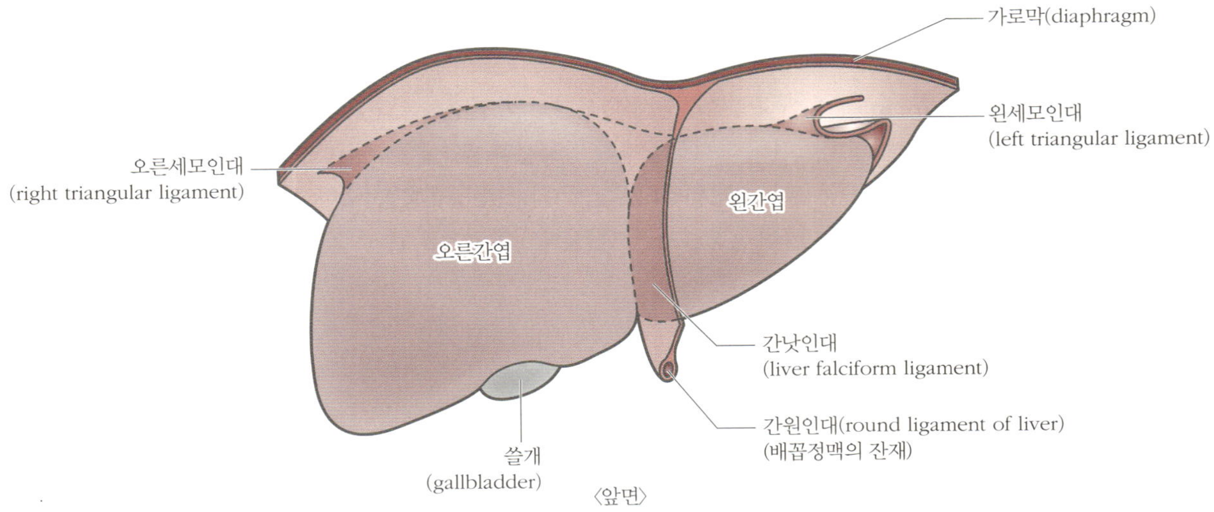

그림 6-49 간

간은 낫인대에 의해 오른엽과 왼엽으로 나누어진다(오른쪽:왼쪽=4:1).

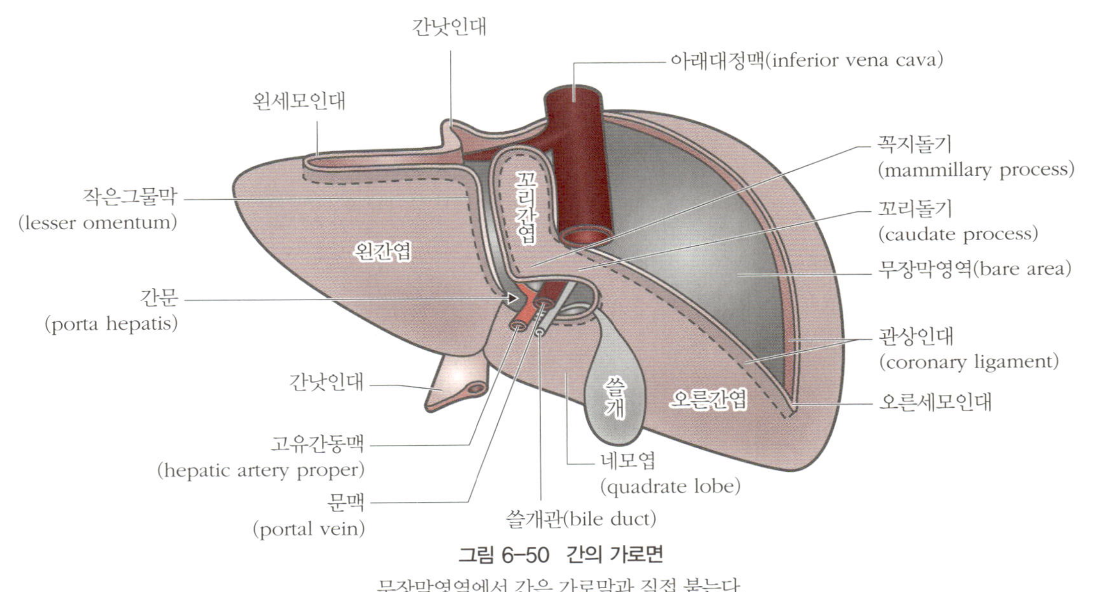

그림 6-50 간의 가로면

무장막영역에서 간은 가로막과 직접 붙는다.

내장면(Visceral surface)

뒤 아랫면에서 다양한 장기에 붙으므로 그에 따라 얕은 패임(자국 압흔 impression)이 보인다(그림 6-51). 왼쪽, 즉 왼엽의 아랫면에는 위에 의한 **위자국**(위압흔 gastric impression), 식도에 의한 **식도자국**(식도압흔 oesophageal impression)이 있다. 오른쪽(오른엽과 아랫면)에는 샘창자 · 오른잘록창자굽이 · 오른콩팥 · 콩팥위샘에 접하는 **샘창자자국**(십이지장압흔 duodenal impression) · **잘록창자자국**(결장압흔 colic impression) · **콩팥자국**(신장압흔 renal impression) · **콩팥위샘자국**(부신압흔 suprarenal impression)이 있다.

내장면의 중앙, 즉 오른엽의 왼쪽끝에는 H모양의 고랑이 있다. H의 가로축에 해당하는 패임은 **간문**(porta hepatis, 그림 6-51)이며 간으로 출입하는 혈관(고유간동맥 · 간문맥 · 림프관) · 신경 · **간관**(쓸개즙을 간에서 밖으로 운

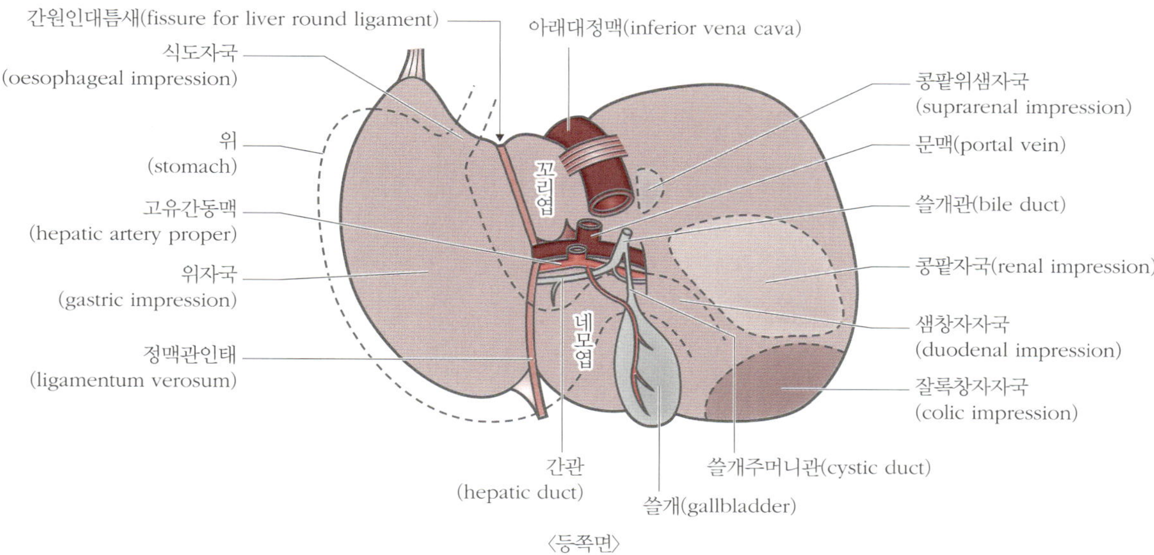

그림 6-51 간의 내장면
간문을 가로축으로 하는 H형태로 구성됨을 기억한다.

반하는 관)이 통과하는 부분이다. H의 왼다리에 해당하는 세로고랑은 왼엽과 오른엽의 경계가 되는 깊은 시상열이며, 앞부위는 **간원인대틈새**(간원인대열 fissure for liver round ligament)라 하며 **간원인대**(round ligament of the liver)를 수용한다. 뒷부위는 **정맥관인대틈새**(정맥관삭열 fissure for ligamentum venosum)라 하며 **정맥관인대**(정맥관삭 ligamentum venosum)를 수용한다. H의 오른다리에 해당하는 세로고랑은 얕은 패임이며 앞부위는 **쓸개오목**(담낭와 fossa for gallbladder)에서 쓸개가 들어가고, 뒷부위는 아래대정맥이 들어가는 **대정맥고랑**(대정맥구 groove for vena cava)이다.

H모양의 고랑으로 에워싸이며 간문의 앞쪽에 있는 직사각형 부위는 **네모엽**(방형엽 quadrate lobe)이라 하고 위의 날문과 샘창자의 앞에 맞닿아 있다. 간문 뒤쪽에 있는 부위는 작고 불규칙한 형태로 **꼬리엽**(미상엽 caudate lobe)이라 하고, 가로막 · 그물막주머니의 윗부분과 마주본다. 꼬리엽은 앞쪽으로 **꼭지돌기**(유두돌기 mammillary process)를 내며 오른쪽으로는 **꼬리돌기**(미상돌기 caudate process)를 내어 오른엽으로 연결된다(그림 6-50).

2 간과 배막의 관계

간은 가로막면의 뒷부위에 있는 무장막구역을 제외하고 대부분이 배막으로 덮여 있다. 간을 덮는 배벽은 앞배벽, 가로막 및 위 · 샘창자 배막과의 사이에 배막주름을 만들어 연결된다. 이러한 주름이 낫인대 · 세모인대 · 관상인대 및 작은그물막이다.

간은 발생학적으로 앞창자(샘창자부위) 배쪽벽의 돌출로부터 생긴다. 앞창자는 앞배벽과 배쪽위간막으로 연결되어 있다. 간은 배쪽위간막 안에서 발육하므로 배막으로 싸이게 된다. 배쪽위간막은 간의 배쪽에 있는 부위와 등쪽에 있는 부위로 나뉜다(그림 6-52). 배쪽에 있는 간막은 앞배벽과 간 사이에 있어 **낫인대**와 **세모인대**가 되며 등쪽에 있는 간막은 간과 앞창자(위와 샘창자) 사이에 있어 **간위인대**와 **간샘창자인대**(합해서 **작은그물막**)가 된다. 위는 태생기에 발육과 함께 오른쪽으로 약 90° 회전하므로 원래는 시상위에 있는 등쪽위간막(간위인대과 간샘창자인대)이 전두위를 취하게 된다(그림 6-53).

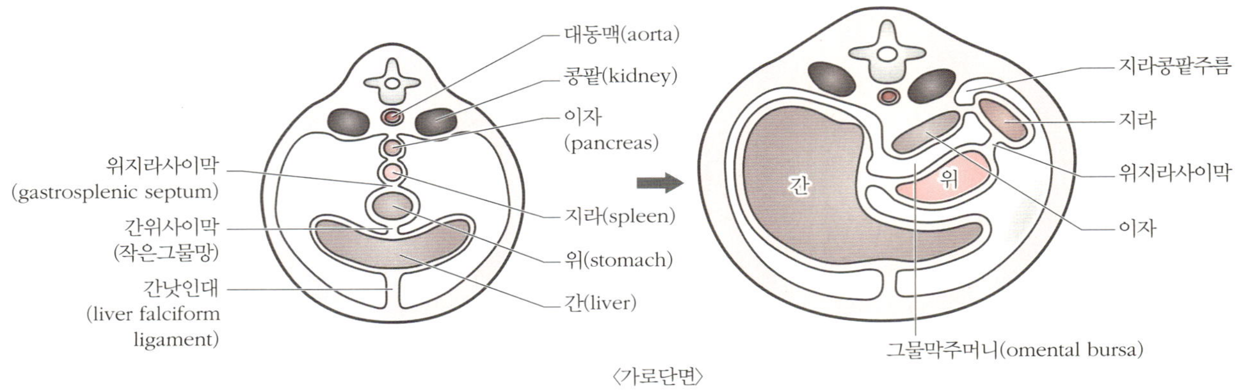

그림 6-52 창자관과 창자간막의 형성과 발달

원래는 앞뒤로 나란히 있던 간과 위가 90° 회전하여 옆으로 나란히 있게 된다.

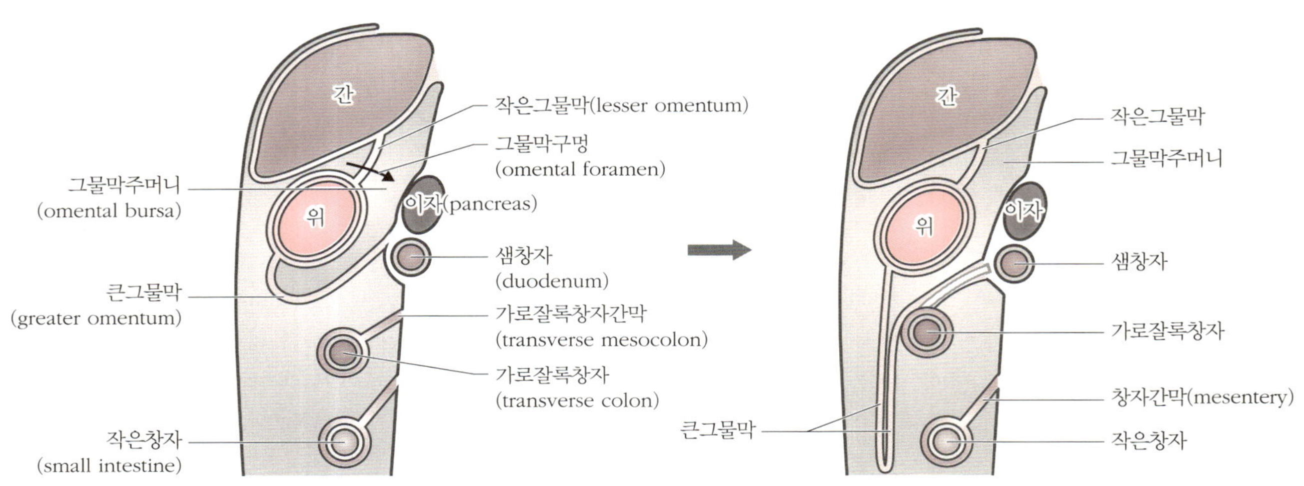

그림 6-53 배막의 발달과 형성

작은그물막은 간과 위 사이에 뻗어 있는 창자간막이며 뒷벽과의 사이에서 그물막을 둘러싼다.

◆**간낫인대**(간겸상간막 liver falciform ligament)　간의 앞 윗면과 앞배벽 · 가로막 사이에 있는 배막주름이다. 이 간막을 만드는 2장의 배막이 간에서 좌우로 나뉘어 그 표면을 덮고 있다. 낫인대의 앞배벽에의 부착모서리는 정중선상에 있으며 가로막의 아랫면에서 왼쪽을 향해 배꼽에 이른다. 낫인대의 아래모서리(유리연)는 **간원인대**(간원삭 round ligament of liver)를 수용한다.

간원인대는 태생기에 태반으로부터 탯줄을 통과해 간을 향하며 정맥관을 거쳐 아래대정맥으로 흘러드는 배꼽정맥의 잔존인 섬유인대이다. 배꼽에서 간의 아래모서리에 이르며 간 아랫면에서 간문의 왼쪽(간원인대틈새)을 주행한다.

결혈행로로서의 배꼽옆정맥 : 간원인대와 함께 가느다란 배꼽옆정맥(제방정맥 paraumbilical vein)이 주행한다. 이 작은정맥은 한쪽에서는 간문맥과 다른 쪽에서는 배꼽고리를 거쳐 앞배벽의 피부정맥과 교통한다. 따라서 간경변이나 간문맥폐쇄로 간문맥순환이 손상되면 결혈행로가 된다.

◆**관상인대**(coronary ligament)와 **세모인대**(삼각인대 triangular ligament)　간의 윗면과 뒷면을 덮는 배막은 가로막의 아랫면을 덮는 배막으로 연결된다. 간을 덮는 배막이 가로막을 덮는 배막으로 옮겨가는 부분이 관상인대이다.

낫인대로 연결되는 배막을 더듬어 가면 좌우로 나누어져 간의 윗면을 덮은 후 접혀서 가로막 아랫면을 덮는 배막으로 이행한다.

이 이행부가 **관상인대의 앞엽**이다. 앞엽을 왼쪽을 향해 더듬어 가면 간의 아랫면을 덮는 배막의 연결(**관상인대의 뒤엽**)과 합해져 배막의 2중층(주름)을 만든다. 이 주름이 **왼세모인대**와 **오른세모인대**를 만든다. 그러나 오른쪽에서는 관상인대의 앞엽과 뒤엽 사이가 가로막혀 있고, 그 사이에 배막으로 덮이지 않은 부위가 생긴다. 이 배막으로 덮이지 않은 부위가 **무장막구역**(무장막야 bare area)이다. 무장막구역은 거의 부정삼각형이며 그 모서리에서 배막이 합해져 이중주름(간막)이 된다. 즉 앞쪽에서는 낫인대, 좌우 양쪽에서는 왼 · 오른 세모인대, 뒤 아래쪽에서는 작은그물막이 된다.

◆**작은그물막**(소망 lesser omentum)　간의 아랫면을 덮는 배막은 간문에서 좌우가 합해져 배막주름이 되며 위의 작은굽이와 샘창자의 앞부위에 이른다. 이 배막주름이 작은그물막이며 위에 이르는 **간위인대**(간위간막 hepatogastric ligament)와 샘창자에 이르는 **간샘창자인대**(간십이지장간막 hepatoduodenal ligament)로부터 생긴다. 특히 간샘창자인대의 아래모서리는 그 안에 간문을 통과하여 출입하는 쓸개관 · 고유간동맥 · 간문맥을 포함하여 두꺼워져 있다. 그물막구멍에 집게손가락을 찔러 넣으면 엄지손가락과의 사이에서 이들을 만질 수 있다(그림 6-54).

배막오목

간 주위에는 배막에서 생긴 패임이 보인다. 이 패임을 **오목**(recess, space)이라 하며, 다음의 2가지가 있다(그림 6-55).

◆**가로막밑공간**(횡격막하공간 subphrenic space)　간의 가로막면(윗면과 앞면)과 가로막 사이에 생기는 배막의 틈이다. 가로막밑공간은 낫인대에 의해 좌우 양쪽으로 나누어진다.

> 가로막밑고름집 : 가로막밑공간에 생기는 국한성 고름집을 가로막밑고름집(횡격막하농양 subphrenic abscess)이라 한다.

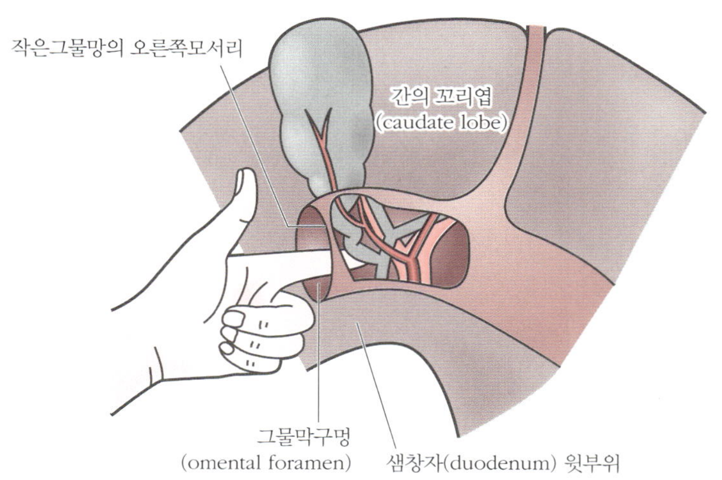

그림 6-54　간문과 그물막구멍
오른쪽에 쓸개관, 왼쪽에 간동맥, 그 뒤에 문맥이 주행한다.

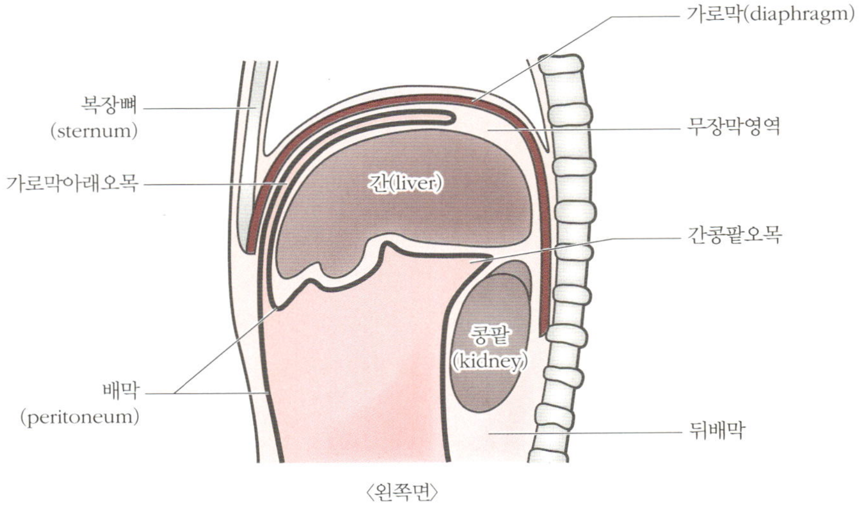

〈왼쪽면〉

그림 6-55 가로막아래오목과 간콩팥오목
농양은 이들 오목에 고이기 쉽다.

◆**간밑공간**(간하공간 subhepatic space) 간 오른엽의 아랫면과 뒤배벽 사이에 생기는 배막오목이다. 특히 콩팥과의 사이에 있는 오목을 **간콩팥오목**(간신장와 hepatorenal recess, morison's pouch)이라고 한다.

morison's오목 : morison's오목은 누운 자세일 때 복막안에서 가장 낮은 위치가 된다. 따라서 복막안의 감염이나 막창자꼬리염의 천공 등에 의해 생기는 농양이나 삼출물이 여기에 고이기 쉽다(그림 6-55).

3 간의 혈관 · 신경

혈관계

간에 혈액을 공급하는 혈관은 고유간동맥과 간문맥이며, 모두 간문으로부터 진입한다. 간안을 환류하는 혈관은 간정맥에 모여 아래대정맥으로 유입된다.

◆**고유간동맥**(hepatic artery proper, 그림 6-56) 고유간동맥은 이자의 위쪽에서 **온간동맥**(총간동맥 common hepatic artery, ← 복강동맥 ← 배대동맥)으로 나누어지며 작은그물막의 간샘창자인대 안을 오른쪽 위로 주행하여 간문에 이른다.

고유간동맥은 간샘창자인대 안에서 간문맥의 앞쪽, 쓸개관의 왼쪽을 따라 주행한다. 따라서 간문에서는 뒤쪽으로부터 앞을 향해 간문맥(V) · 고유간동맥(A), 간관(D)의 순서(VAD)로 늘어서 있다. 간문에서 고유간동맥은 **왼가지**(left branch)와 **오른가지**(right branch)로 나누어지며 각각 간의 왼엽과 오른엽에 분포한다.

고유간동맥의 혈액은 산소가 풍부한 동맥혈이며 간에 공급되는 혈액량의 20~30%를 차지한다.

온간동맥 · 고유간동맥의 시작부위 · 주행방향 · 갈라짐에는 종종 개체차가 보인다. 이것은 외과적으로 주의가 필요하다.

◆**간문맥**(hepatic portal vein, 그림 6-57) 간문맥은 간동맥에 비해 두껍다. 지라정맥 · 위창자간막정맥 · 아래창자간막정맥의 3개 기본 정맥이 이자 뒤에서 합쳐져 생긴다. 작은그물막의 간샘창자인대 안을 위로 주행하여 간문에 이르며, 길이는 약 6.5 cm이다. 간문맥은 간문에서 **왼가지**(left branch)와 **오른가지**(right branch)로 갈라져서 간

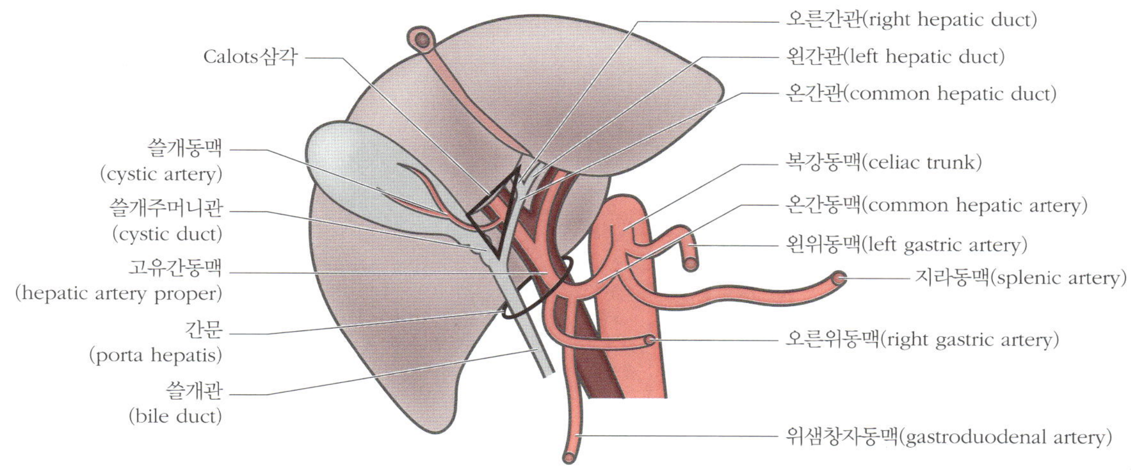

그림 6-56 고유간동맥
고유간동맥은 간세포에 산소를 공급한다.

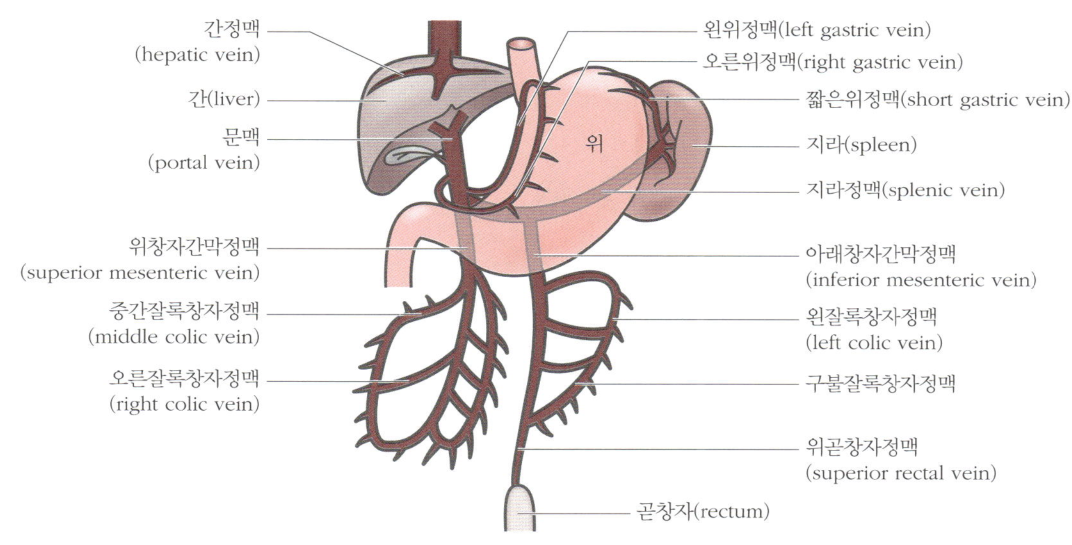

그림 6-57 문맥으로 흘러드는 정맥
아래창자간막정맥은 지라정맥에 합류한다. 문맥은 모세혈관 사이에 낀 정맥의 명칭이다.

에 진입한다.

간문맥은 소화관(식도 아랫부위 · 위 · 작은창자 · 큰창자) · 이자 · 쓸개 · 지라로부터 정맥을 모아 간에 유입되는 정맥줄기이다. 간문맥은 간안에서 다시 모세혈관으로 나누어진다.

간안의 모세혈관은 간문맥혈 외에 고유간동맥에 의해 운반되는 동맥혈도 받고 중심정맥에 모인 후 점점 합류하여 간정맥이 되어 간을 지나간다.

간문맥은 소화관에서 흡수된 영양을 간으로 운반하는 중요한 혈관이며, 간문맥의 혈액량은 간의 전체 혈액량 중 70~80%를 차지한다.

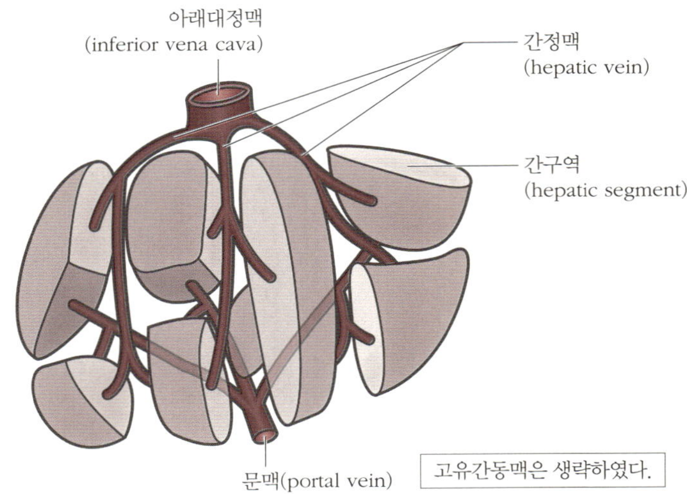

그림 6-58 문맥과 간정맥
고유간동맥의 가지는 문맥의 가지와 함께 간 안쪽을 주행한다.

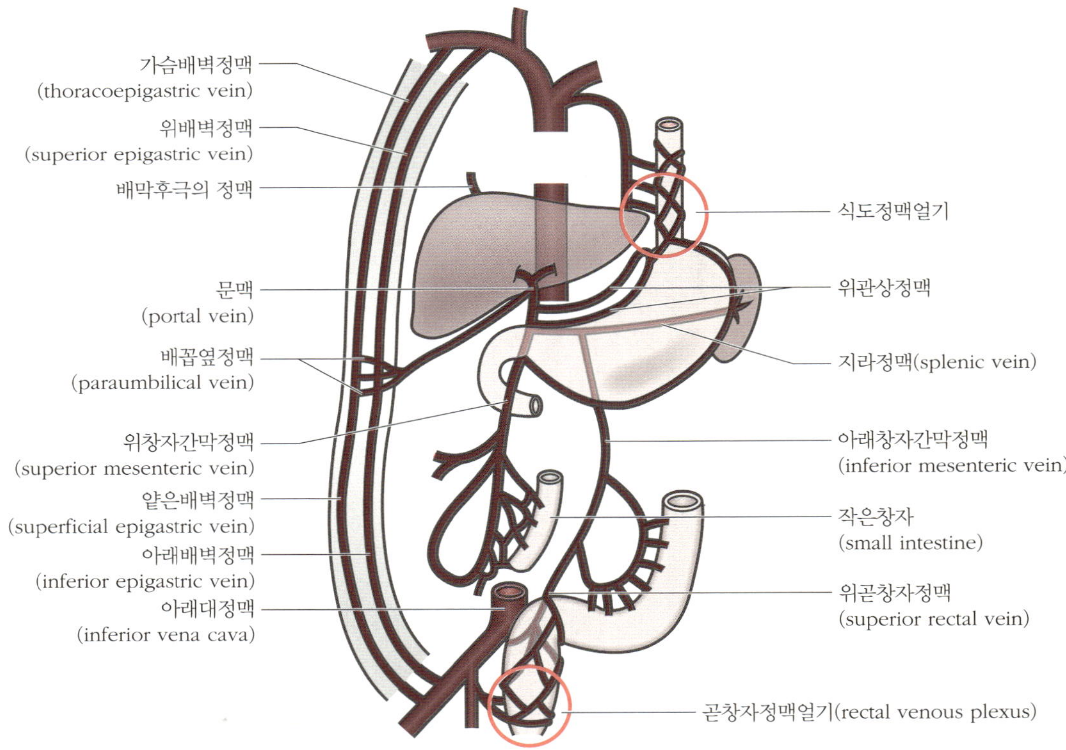

그림 6-59 문맥압항진으로 곁혈행로가 되는 정맥
문맥압항진의 징후로는 지라종대, 식도정맥류, 메두사머리, 치질이 있다.

◆**간정맥**(hepatic vein, 그림 6-58) 간정맥은 간에서 나오는 유일한 혈관이다. 간안에서 작은정맥이 점점 합류하여 마지막에는 3개의 간정맥(**왼간정맥** 좌간정맥 left hepatic vein · **중간간정맥** intermediate hepatic vein · **오른간정맥** 우간정맥 right hepatic vein)이 되어 간의 뒤쪽 윗면(무장막구역)에서 나온다.

간정맥은 가로막의 힘줄중심 바로 아래에서 아래대정맥으로 흘러든다.

간정맥은 짧고 대부분 간안에 있으며, 바로 아래대정맥으로 흘러들어 간의 지지 · 고정에도 도움이 된다고 생각된다.

문맥고혈압 : 간문맥계에 통과장애가 있으면 간문맥의 내압이 높아진다. 이 상태를 문맥고혈압(portal hypertension)이라 한다.

◆**간문맥과 대정맥을 연결하는 곁혈행로** 간문맥계에는 간을 경유하지 않으며 대정맥계에 이르는 다양한 단락통로(바이패스)가 있다(그림 6-59). 이러한 연결로는 정상에서 거의 기능적 의미를 갖지 않지단 간경변 등으로 간문맥혈류의 통과장애가 일어나면 간문맥계의 혈액이 대정맥계로 환류하는 곁통로가 된다.

1) **간문맥-홑정맥-위대정맥** 연결(portal-azygos anastomosis) : 이 연결로는 식도 아랫부위에 있으며, 간문맥 → 왼위정맥 → 식도 아랫부위의 정맥얼기 → 홑정맥 → 위대정맥의 경로를 취한다.

식도 아랫부위의 정맥은 왼위정맥 → 간문맥의 경로로 간문맥으로 유입되지만 일부는 식도정맥 → 홑정맥의 경로로 위대정맥으로 흘러든다.

식도정맥류 : 간문맥혈류에 통과장애가 있으면 식도 아랫부위의 점막상피 바로 아래 정맥얼기가 확장되어 정맥류(식도정맥류 esophageal varix)가 된다. 정맥류가 속공간으로 돌출하여 손상되어 파열되면 심한 출혈을 일으킨다.

2) **간문맥-곧창자정맥-아래대정맥** 연결(portal-rectal anastomosis) : 곧창자 · 항문의 정맥은 그 주위에서 정맥얼기(곧창자정맥얼기 직장정맥총 rectal venous plexus)를 만든다. 이 정맥얼기로부터의 정맥 중에 **위곧창자정맥**은 아래창자간막정맥을 거쳐 간문맥으로 흘러들지만 **중간곧창자정맥**과 **아래곧창자정맥**은 속엉덩정맥을 거쳐 아래대정맥으로 흘러든다. 따라서 간문맥 → 위곧창자정맥 → 곧창자정맥얼기 → 중간 · 아래 곧창자정맥 → 속엉덩정맥 → 온엉덩정맥 → 아래대정맥의 경로를 취하는 연결통로가 생긴다.

치핵 : 문맥고혈압항진증에서 곧창자정맥얼기가 확장되면 치핵(hemorrhoid)이 된다.

3) **간문맥-배꼽옆정맥-앞배벽의 피부정맥-대정맥** 연결(portal-umblical anastomosis) : 간문맥은 간원인대에 있는 작은정맥 → 배꼽옆정맥 → 앞배벽정맥(가슴배벽정맥 · 위배벽정맥 · 얕은배벽정맥 · 아랫배벽정맥)을 거쳐 위대정맥과 아래대정맥으로 연결된다.

메두사머리 : 배꼽 주위의 피부정맥(**배꼽옆정맥** 제방정맥 paraumbilical vein)은 배꼽고리로부터 안쪽방향으로 진입하여 간원인대를 따라 주행하는 작은정맥으로 연결되어 이것에 의해 다시 간문맥과도 연결된다(그림 6-59). 따라서 간정맥의 협착이나 폐쇄 또는 간경변이나 간문맥혈전증 등에 의해 간문맥고혈압이 일어나면 간문맥혈액은 앞서 말한 연결에 의해 배꼽고리로부터 배벽의 피부정맥을 거처 위대정맥 · 아래대정맥으로 유입된다. 이 경우 배꼽의 주위에 방사모양으로 피부정맥이 구불구불하게 확장되어 보인다. 이것을 메두사머리(caput medusae)라 한다(그림 6-60).

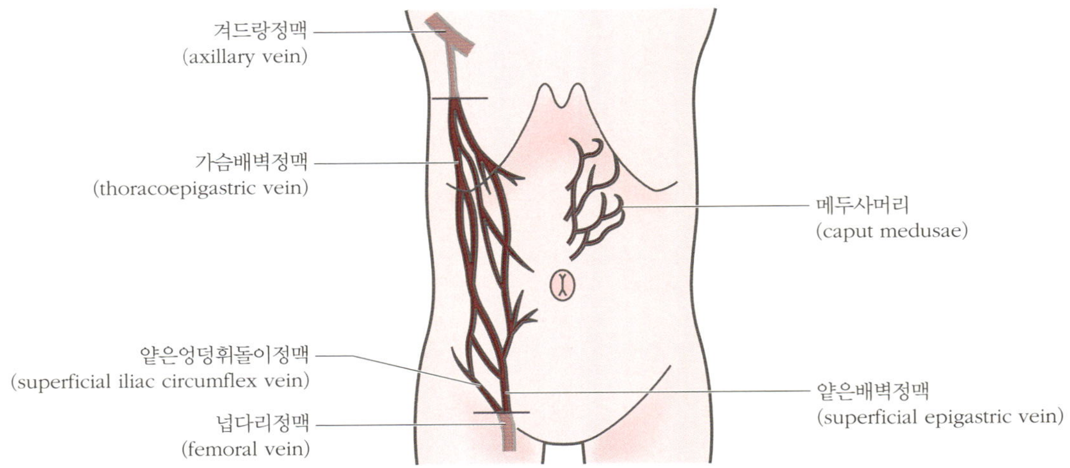

그림 6-60 얕은배벽의 정맥
일반적으로는 체표면에서 보이지 않는 정맥도 어떠한 원인으로 부풀어 오르면 보이게 된다.

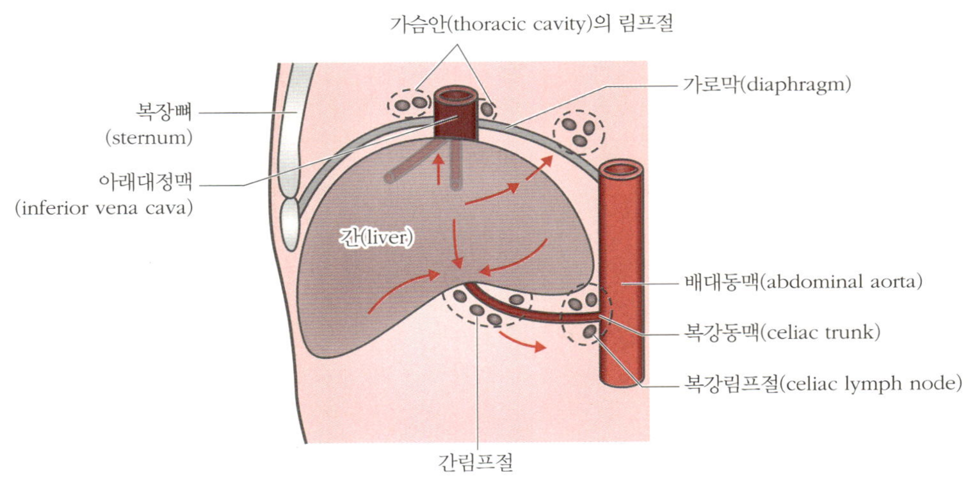

그림 6-61 간의 림프계
간의 림프계는 몇몇 방향으로 향한다. 위로 주행하는 것도 있지만 간 아래 반부위의 림프관은 간문에서 나와 간림프절로 들어간다.

4) **간문맥-복막뒤공간에 있는 정맥-아래대정맥** 연결(portal-retroperitoneal anastomosis) : 간문맥으로 흘러드는 소화관의 정맥(위창자간막정맥 · 지라정맥)은 복막뒤공간과 정맥과의 연결에 의해 아래대정맥으로 연결된다. 그 밖에 간의 무장막구역을 통해 간실질 안의 간문맥가지로부터 복막뒤공간에 걸친 정맥을 경유해 아래대정맥과도 연결된다.

림프계 (그림 6-61)

간의 실질 림프계는 동맥을 따라 주행하여 간문에 있는 3~4개의 림프절로 흘러든다. 이 림프절이 **간림프절**(hepatic node)이며 간 외에 쓸개 · 위 · 샘창자 · 이자로부터 림프를 받는다.

간림프절에서 나오는 유출림프관은 간동맥을 따라 주행하며 복강림프절(celiac node, 복강동맥을 따라 있음)로 흘러든다.

간의 림프관 중간에서 다발로 묶여 간정맥을 따라 위로 주행하여 대정맥구멍을 따라 가로막 위로 나와 아래대정맥 주위의 림프절에 이르는 것도 있다. 그 밖에 간의 림프관은 뒤 윗면의 무장막구역으로부터 가로막을 관통하여 가슴안의 림프절에 이르는 것도 있다.

신경

미주신경(부교감신경)과 교감신경이 분포한다.

미주신경섬유는 주로 앞미주신경줄기에서, 일부는 뒤미주신경줄기에서 유래하여 위의 작은굽이를 따라 작은그물막 안을 주행하여 간문에 이른다.

교감신경성 섬유는 복강신경얼기를 거쳐 고유간동맥을 따라 간문에 이른다.

4 간의 구역

간은 윗면과 앞면에서 낫인대의 부착모서리에 의해, 아랫면과 뒷면에서는 간원인대와 정맥관인대가 들어 있는 고랑(sulcus)에 의해 왼엽과 오른엽으로 나누어진다. 이렇게 해부학적으로 나누어지는 왼엽은 간의 약 1/5만을 차지하며, 간의 약 4/5는 오른엽에서 생긴다. 한편 간문에서 출입하는 간문맥 · 고유간동맥줄기관은 각각 간안에서 좌우 양쪽에 거의 같은 크기의 가지로 나눠지며, 각 분지가 분포 · 지배하는 좌우 양쪽 절반부위는 해부학적 왼엽 및 오른엽과 일치하지 않는다.

따라서 간은 환류하는 혈관계통이나 도관인 쓸개계통의 분포지배영역에 의해 거의 같은 크기의 좌우 양쪽 절반부위, 즉 기능적인 왼엽과 오른엽으로 나누어진다. 이러한 기능적인 왼엽과 오른엽의 경계는 간 아랫면에서 쓸개오목과 아래대정맥을 연결하는 선(**칸드리선** Cantlie's line)을 포함하는 시상면에 일치한다. 간 아랫면의 **네모엽**(방형엽 quadrate lobe)과 **꼬리엽**(미상엽 caudate lobe)은 해부학적 오른엽의 일부로 간주되지만 기능적 왼엽에 속한다.

기능적 왼엽과 오른엽은 다시 4개의 **간구역**(hepatic segment)으로 나누어진다(그림 6-62). 즉 왼쪽에서는 **안쪽구역**(내측구 medial segment)과 **가쪽구역**(외측구 lateral segment)으로 구분된다. 가쪽구역은 해부학적으로는 왼엽에 해당하며, 안쪽구역은 네모엽과 꼬리엽의 일부를 포함한다. 오른쪽구역에서는 **앞구역**(전구 anterior segment)과 **뒷구역**(후구 posterior segment)으로 나누어진다.

이들 각 구역은 각각 고유의 동맥계통 · 간문맥계통 · 쓸개계통을 가지고 있다. 각 구역으로부터의 정맥은 구역 사이를 주행하는 주요 간정맥(오른 · 중간 · 왼 간정맥)에 모여 아래대정맥으로 흘러든다.

오른간정맥은 오른엽의 앞구역과 뒷구역의 사이를 주행하며 중간정맥은 기능적 왼엽과 기능적 오른엽 사이를, 왼간정맥은 안쪽구역과 가쪽구역의 사이를 각각 주행한다.

외과적 간구역

가쪽구역, 안쪽구역, 앞구역, 뒷구역에 꼬리엽을 추가한 5구역을 **외과적 간구역**이라 하며 임상적으로 중요하다. 이밖에 Coinaud's subsegments of liver가 암 취급규약으로 채택되었다. 이것은 9구역으로 나누어지며 S1~9로 표시된다. S2 · 3은 가쪽구역, S4는 안쪽구역, S1 · 9는 꼬리엽, S5 · 8은 앞구역, S6 · 7은 뒷구역에 속한다.

표면해부학

간은 주로 오른갈비 아랫부위에서 명치에 걸쳐 존재한다(그림 6-21 참조).

간의 **위모서리**는 오른쪽의 빗장뼈 중앙선상에서 제5갈비뼈, 정중선상에서 복장뼈칼돌기의 상단, 왼쪽의 빗장뼈 중앙선상에서 제5갈비뼈 높이에 있다.

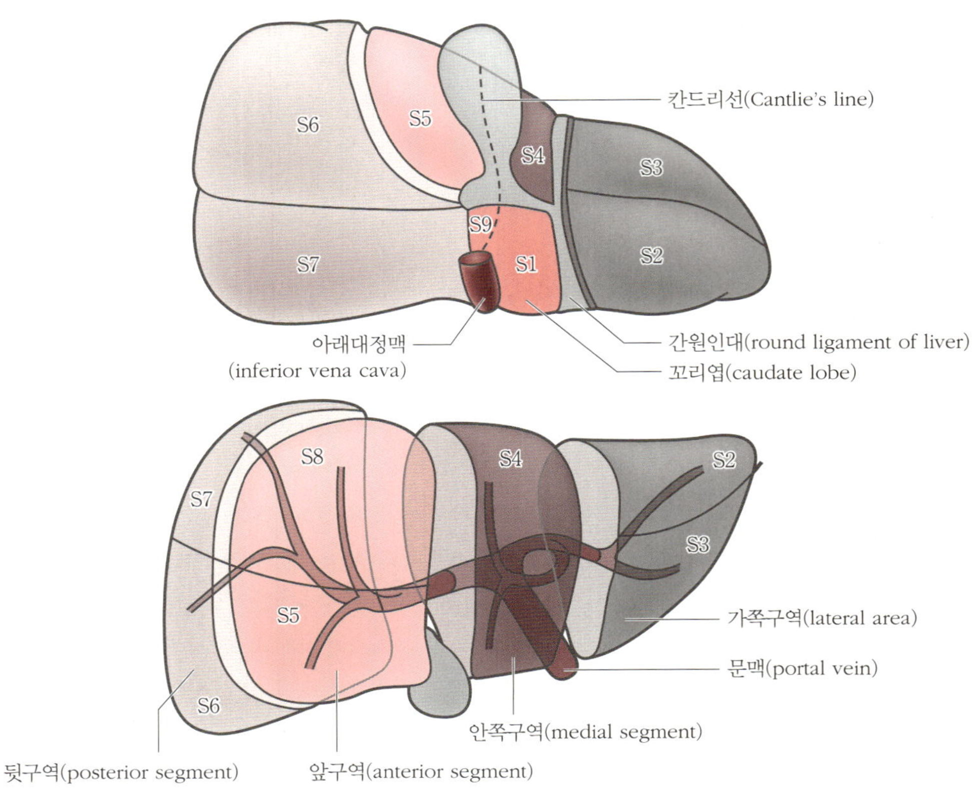

그림 6-62 간의 구역
S1~9는 Coinaud's의 간구역이다.

아래모서리는 오른갈비활을 따라 제9갈비연골의 앞쪽끝까지 왼쪽방향으로 위로 주행하며 이어서 복장뼈칼돌기의 약 2횡지 아래쪽을 가로로 주행하며 왼쪽의 제5갈비사이에 이른다.

간의 촉지 : 간은 명치에서 앞배벽의 바로 아래에 있다. 부드러우며 배곧은근이 있으므로 정상적인 상태에서는 체표면에서 만질 수 없다. 간이 종대되어 아래모서리가 갈비활의 아래로 내려오면 촉지할 수 있게 된다.

E. 쓸개길

간안에서 간세포가 생성하는 쓸개즙은 모세쓸개관으로 분비되어 점점 두꺼워지는 쓸개관을 거쳐 최종적으로 **왼간관**(좌간관 left hepatic duct)과 **오른간관**(우간관 right hepatic duct)에 모인다. 좌우의 간관은 간문으로부터 나오면 하나로 합해져 **온간관**(총간관 common hepatic duct)이 된다.

온간관은 작은그물막의 오른모서리를 따라 아래로 주행한다. 온간관은 약 4 cm 아래로 주행하여 쓸개주머니로부터 **쓸개주머니관**(담낭관 cystic duct)을 받아 **온쓸개관**(담관 bile duct)이 되며 샘창자로 벌어진다(그림 6-63).

1 쓸개(담낭 Gallbladder)

쓸개는 간 아랫면(내장면)의 쓸개오목에 들어 있는 가지와 같은 형태의 주머니모양 기관이다. 윗면은 간 아랫면에 마주하며, 아랫면은 간과 함께 배막으로 덮인다. 쓸개는 길이 7~9 cm, 용적은 30~50 mL이며 쓸개즙이 여기에 고여 농축된다.

쓸개는 바닥 · 몸통 · 목의 3부위로 나누어진다.

① **바닥**(fundus) : 전단부에서 둥글게 막힌 끝이 되며 종종 간의 아래모서리로부터 1~1.5 cm 앞쪽 아래로 돌출하여 앞배벽에 맞닿는다.

② **몸통**(body) : 쓸개의 중앙을 차지하는 대부분이다.

③ **목**(neck) : 몸통의 뒤쪽 위에 이어지는 부위이며, 뒤 상단은 가늘어지며 쓸개주머니관으로 이행한다.

목에서 쓸개주머니관으로 연결되는 부위는 S모양으로 구부러지며 그 안쪽면에는 나선형 점막주름을 가지고 있다. 이 주름을 **나선주름**(spiral fold, spiral valve of Heister)이라 한다.

◆**쓸개주머니관**(담낭관 cystic duct)　쓸개목에 이어지며 왼쪽 위를 향해 주행하여 쓸개관에 합류한다. 길이는 약 3 cm · 지름은 약 3 mm이다.

쓸개주머니관과 온간관의 합류부는 간문의 약 3 cm 아래쪽, 샘창자의 약 1 cm 위쪽에 있다.

간관과 쓸개주머니관의 길이 · 주행방향 · 갈라짐 양식에는 개체차가 크다. 외과수술 시 주위를 주행하는 쓸개동맥으로 오인하여 상처를 내거나 결찰(deligation)하지 않도록 주의한다.

주위와의 관계

쓸개는 위쪽에서는 간의 아랫면과 맞닿고 앞쪽에서는 바닥이 앞배벽에 맞닿는다. 뒤쪽에는 샘창자의 윗부위 · 내림부위와 가로잘록창자가 있다.

위치가 가깝기 때문에 쓸개의 염증에 의해 샘창자 · 잘록창자에 구멍이 뚫리는 일도 있다.

표면해부학

쓸개바닥이 앞배벽에 맞닿는 부위는 거의 오른갈비활의 아래모서리와 오른배곧은근의 가쪽모서리가 합해지는 부분에 있다.

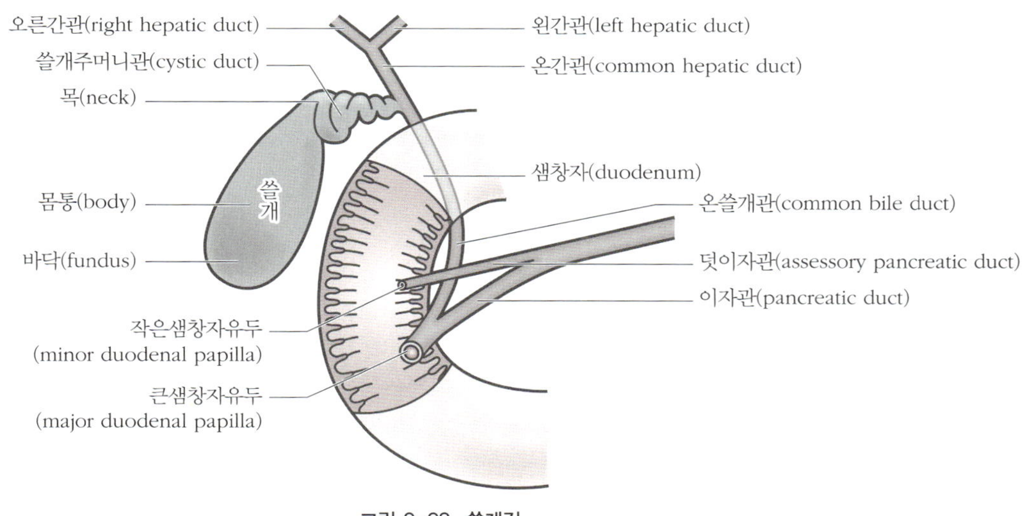

그림 6-63　쓸개길

쓸개주머니관에서 샘창자쪽의 쓸개길을 온쓸개관이라고 한다.

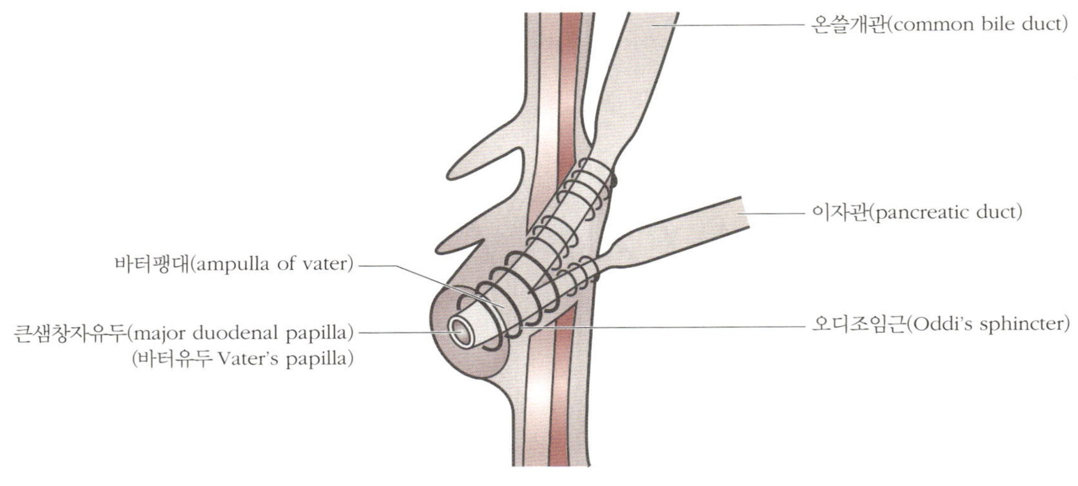

그림 6-64 오디조임근
바터팽대부를 감싸는 조임근이 오디조임근이다.

2 쓸개관(담관 Bile duct)

쓸개관은 온간관과 쓸개주머니관이 합해져 이루어진다(그림 6-63). 길이 7~8 cm · 지름 5~8 mm이며 샘창자 윗부분의 뒤쪽으로부터 이자의 뒤쪽을 아래로 주행하여 그 후 샘창자 내림부위의 거의 중앙에서 안쪽벽을 비스듬히 관통하여 큰샘창자유두(p.368) 부위로 열린다.

쓸개관은 하단에서 이자의 도관인 이자관과 합해져 **온쓸개이자관팽대**(담췌관팽대 hepatopancreatic ampulla, 바터팽대부 ampulla of vater)가 되며 샘창자로 열린다. 쓸개관의 끝부위와 이자관의 끝부위는 각각 민무늬근육이며 고리모양으로 에워싸인다. 온쓸개이자관팽대에서는 이것을 고리모양으로 에워싸는 민무늬근육이 조임근으로서 작용한다. 이것을 **팽대부조임근**(팽대부괄약근 sphincter of ampulla, **오디조임근** Oddi's sphincter)이라 한다(그림 6-64).

쓸개관과 이자관은 각각 샘창자로 열리는 경우도 있다.

쓸개관

간에서 생성되는 쓸개즙은 쓸개관(bile duct)에 모여 간에서 내보내진다. 간의 좌우 양쪽 절반부위로부터 쓸개즙이 각각 **왼간관**과 **오른간관**(left and right hepatic duct)에 모이며, 좌우의 간관이 합해서 **온간관**(총간관 common hepatic duct)이 되어 간문으로부터 나온다.

3 쓸개길의 혈관 · 신경

동맥

쓸개에는 **쓸개동맥**(담낭동맥 cystic artery)이 분포한다. 이 동맥은 일반적으로 고유간동맥의 오른가지에서 일어나 온간관과 쓸개주머니관의 뒤쪽을 주행하여 쓸개에 이른다.

칼로트삼각 : 쓸개주머니관, 온간관과 간 아랫면으로 에워싸인 삼각을 칼로트삼각(Calot's triangle, 그림 6-56 참조)이라 한다. 오른간동맥과 쓸개동맥은 이 삼각 안을 주행한다. 쓸개수술에서는 칼로트삼각 주위에서 손상을 일으키는 일이 많으므로 주의를 요한다.

정맥

쓸개의 정맥은 주로 간으로 유입되어 모세혈관으로 나누어진다. 일부는 직접 간문맥에 유입된다. 간관 · 쓸개관의 정맥도 간문맥으로 흘러든다.

림프계

쓸개길 · 쓸개의 림프관은 위쪽에서는 간의 림프관과 아래쪽에서는 이자 림프관과 연결된다.

신경

쓸개길의 신경은 복강신경얼기로 연결되는 간신경얼기(고유간동맥을 따라 존재)에서 유래한다. 미주신경은 쓸개의 수축 · 오디조임근의 이완을 촉진하는 작용을 한다.

신경에는 통각섬유도 포함된다. 통각섬유는 큰내장신경을 거쳐 가슴척수에 이른다. 가슴척수에서는 위로부터의 들신경섬유와 같은 높이로 들어간다.

쓸개돌증 : 쓸개돌증(담석증 cholelithiasis)이란 간 · 쓸개길 · 쓸개에 생긴 결석에 의해 '복통, 발열, 황달'이 생긴 것을 말한다. 쓸개길의 급격한 확장이나 민무늬근육의 연축에 의해 오른갈비 아랫부위 · 명치에 심한 통증을 느끼며, 등부위 특히 오른어깨부위에 연관통증을 느낀다.

쓸개염의 연관통증 : 쓸개의 염증은 가로막 아랫면의 배벽을 자극하여 통각이 오른가로막신경(C3~5)으로 전달된다. 따라서 C3~5의 분포하는 피부분절인 오른어깨부위에 연관통증을 발생시킨다.

F. 이자(췌장 Pancreas)

이자는 혀모양의 가느다란 장기이며 평균 길이는 16 cm이다. 무게의 평균은 성인남성에서 100 g, 여성에서 90 g이다. 거의 제1~2허리뼈 높이에서 뒤배벽에 맞닿아 앞면만 배막으로 덮여 있다.

1 이자의 구분

이자는 이자머리 · 이자몸통 · 이자꼬리의 3부위로 나누어진다(그림 6-65).

◆**이자머리**(췌두 head of pancreas) 이자 위모서리와 간문맥 왼모서리의 교차점, 이자 아래모서리와 위창자간막정맥 왼모서리의 교차점을 연결한 선보다 오른쪽에 있는 부분을 말한다.

이자머리는 C모양으로 굽어지는 샘창자로 에워싸여 있다. 이자머리의 일부는 왼쪽 아래로 뻗어 갈고리돌기(coronoid process)라 한다.

◆**이자몸통**(췌체 body of pancreas) 이자머리 이외의 이자 위모서리와 아래모서리의 각각 중간점을 연결한 선의 오른쪽이며, 이자머리 왼쪽에 오는 부분을 말한다. 삼각기둥모양을 띠며 척주(제2허리뼈 높이) 앞을 가로로 주행한다.

◆**이자꼬리**(췌미 tail of pancreas) 이자몸통 왼쪽의 가늘어진 부분을 말한다. 왼쪽 위를 향하며 앞쪽끝은 지라(지라문)에 이른다. 이자꼬리만 전체가 배막으로 싸여 있다.

이자의 도관은 이자관과 덧이자관의 2개가 있다.

◆**이자관**(췌관 pancreatic duct) 주요 도관이며 이자꼬리 앞에서 이자 안의 뒷면 주위를 오른쪽으로 주행한다. 이자관은 이자 안에서 다수의 도관을 모아 점점 두꺼워지며 이자머리 아래로 굽어져 쓸개관과 합쳐져서 큰샘창자유

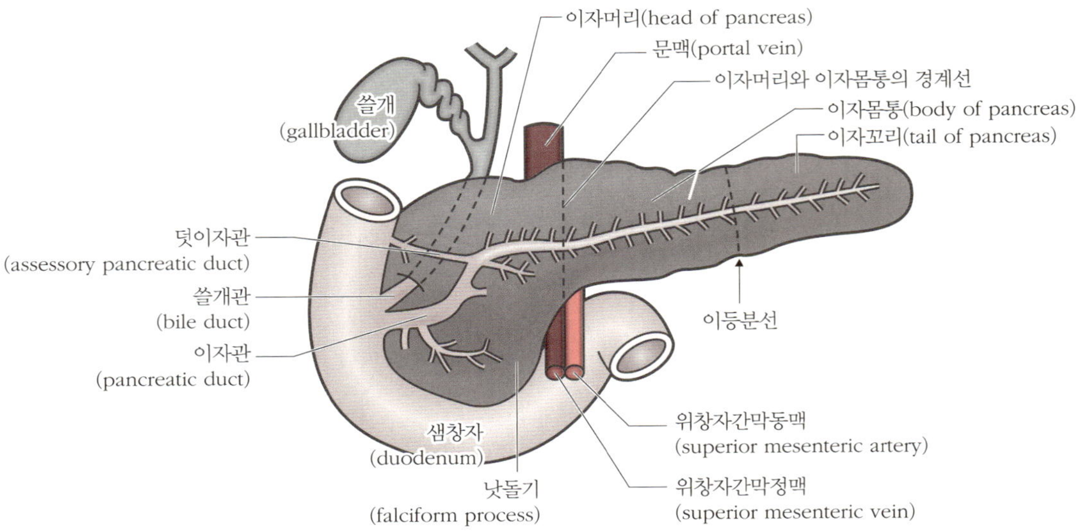

그림 6-65 이자의 구분

이자(pancreas)는 이자머리, 이자몸통, 이자꼬리로 나누어진다.

두에서 샘창자로 열린다(p.368).

◆**덧이자관**(부췌관 assessory pancreatic duct) 이자관보다도 얇으며 이자머리의 큰샘창자유두의 2~3 cm 위쪽에서 샘창자(작은샘창자유두)로 열린다. 덧이자관의 시작은 이자 안에서 이자관과 연결되어 있다. 덧이자관은 퇴화한 경우도 많으며 또한 샘창자로 열리지 않는 경우도 있다.

2 주위와의 관계

◆**앞** 위의 뒷벽(위와의 사이에는 그물막주머니가 있다), 샘창자 윗부분, 가로잘록창자, 가로잘록창자창자간막뿌리에 맞닿는다.

◆**뒤** 쓸개관, 간문맥, 지라정맥, 아래대정맥, 배대동맥, 위창자간막동맥, 왼쪽의 큰허리근, 왼부신, 왼콩팥, 지라문에 접한다.

> 이자머리부위암의 주위 조직 침윤 : 이자머리의 종양에 의해 쓸개관이 압박되어 더욱 폐쇄됨으로써 황달이 나타나는 경우가 있다.

3 이자의 발생 (그림 6-66)

이자는 발생학적으로 앞창자의 가장 아랫부위(샘창자의 입쪽부)로부터 돌출하여 생긴다. 이자의 원기(primordium)는 장관의 배쪽과 등쪽으로부터 배쪽창자간막과 등쪽창자간막 안에 발생하지만 배쪽의 원기는 작고 등쪽의 원기는 크다. 샘창자가 발육 · 분화하는 동시에 회전하므로 배쪽원기도 등쪽으로 돌아 등쪽원기에 접근해 유합한다. 이렇게 하여 배쪽원기는 이자머리의 아랫부분과 갈고리돌기가 되고, 등쪽원기가 이자의 나머지 대부분이 된다. 단, 이자관의 바닥부위는 배쪽원기로부터 생기며 덧이자관은 등쪽원기로부터 생긴다.

> 고리이자 : 이자의 배쪽원기가 드물게 샘창자를 고리모양으로 에워싸는 경우가 있다. 이것을 고리이자(고리췌장 annular pancreas)라 하며, 샘창자를 압박하기도 한다.

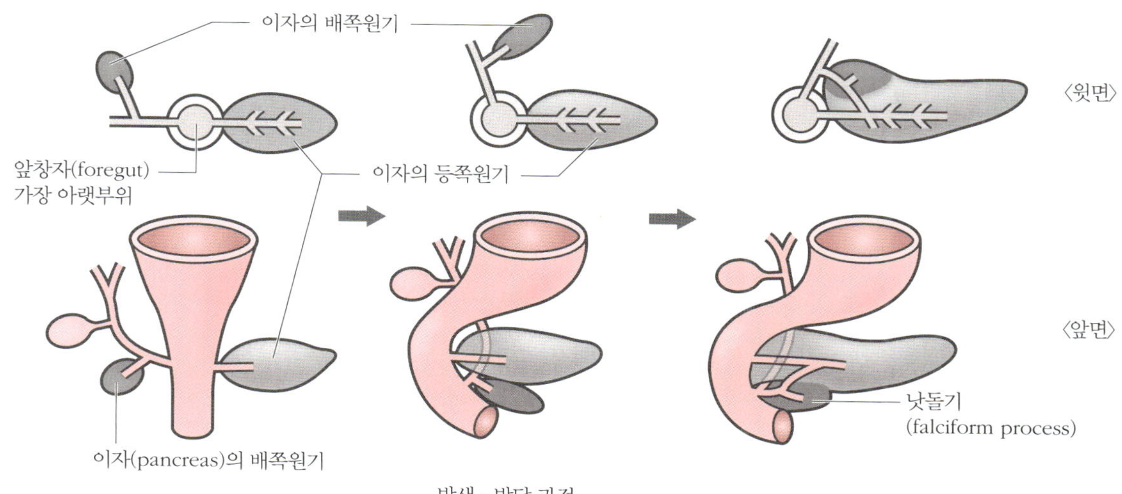

그림 6-66 이자의 발생
이자의 낫돌기는 이자의 등쪽원기에서 생겼다.

4 이자의 혈관 · 신경

동맥

이자에는 위 · 아래 이자샘창자동맥, 지라동맥이 분포한다.

위이자샘창자동맥(상췌십이지장동맥 superior pancreaticoduodenal artery, ← 위샘창자동맥 ← 온간동맥 ← 복강동맥)과 **아래이자샘창자동맥**(하췌십이지장동맥 inferior pancreaticoduodenal artery, ← 위창자간막동맥)은 이자머리와 샘창자의 사이에 활모양으로 연결되어 동맥활을 만든다. 이러한 동맥활은 앞뒤로 2개 있으며 여기로부터 이자머리와 샘창자에 가지를 보낸다.

지라동맥(비동맥 splenic artery, ← 복강동맥)은 이자의 위모서리를 따라 비스듬히 주행하면서 왼쪽으로 주행하여 그 경과 중에 **이자가지**(췌지 pancreatic branch)를 보낸다.

정맥

정맥은 주로 동맥과 동반하여 주행하며 오른위그물막정맥 · 지라정맥 · 위창자간막정맥을 거쳐 간문맥으로 유입된다. 일부는 쓸개관을 따라 직접 간문맥으로 흘러든다.

림프계

림프관은 동맥을 따라 존재하는 림프절(이자지라림프절 · 날문림프절 등)을 거쳐 위창자간막림프절 · 복강림프절로 흘러든다.

신경

복강신경얼기에서 유래하는 교감신경성섬유와 부교감신경성섬유가 분포한다.

통각섬유는 교감신경의 들신경섬유이다.

G. 지라(비장 Spleen)

지라는 배안의 왼쪽 위 모퉁이에 있는 약간 편평한 타원형의 장기이다. 길이 약 10 cm · 폭 약 7 cm · 두께 약 3 cm이다. 무게는 15세 전후에서 최고에 이르는데, 평균은 남성 145 g, 여성 125 g이지만 그 후에는 점점 감소하여 70세에서는 최고 무게의 약 절반이 된다.

지라의 중량은 내부에 고이는 혈액량에 의해 심하게 변동하지만 정상에서는 200 g을 넘지 않는다.

지라는 위(바닥)와 가로막의 사이에서 제9~11갈비뼈 높이에 있으며, 긴 축은 제10갈비뼈에 평행하게 앞쪽 아래로 비스듬히 지난다(그림 6-67).

표면해부학

지라는 정상에서는 왼갈비활 안에 있으며 체표면에서 만질 수 없다. 2~3배 이상으로 종대하면(지라비대) 갈비활의 아래로 나오므로 만져지게 된다.

1 지라의 면

지라에서는 가로막면과 내장면의 2면을 구별할 수 있다.

◆ **가로막면**(횡격면 diaphragmatic surface) 뒤 위쪽을 향하며 가로막에 마주보고 튀어나와 있으며 배막으로 덮여 편평하고 매끄럽다.

◆ **내장면**(visceral surface) 앞쪽을 향해 여러 장기에 맞닿아 있다(그림 6-68). 이 면의 중앙에는 혈관 · 신경이 출입하는 **지라문**(비장문 splenic hilum)이 있다.

지라문의 앞쪽에는 위바닥에 접하는 **위자국**(위압흔 gastric impression)이 있으며, 지라문의 뒤쪽에는 왼콩팥에

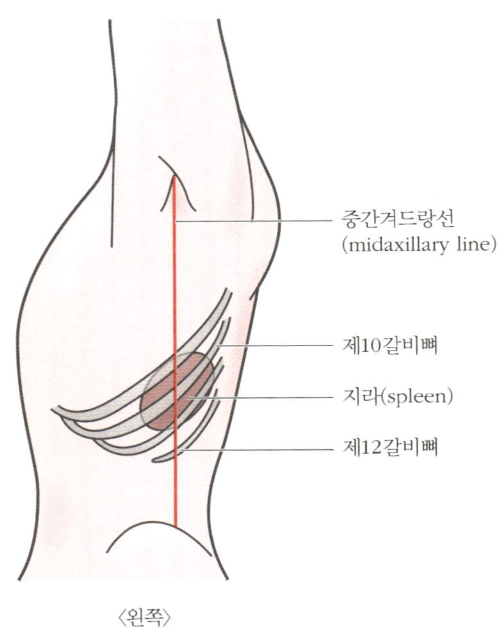

그림 6-67 체표면에 투영한 지라

지라는 왼쪽에 하나 있다. 그 긴 축은 제10갈비뼈에 평행하게 앞 아래로 비스듬히 주행한다.

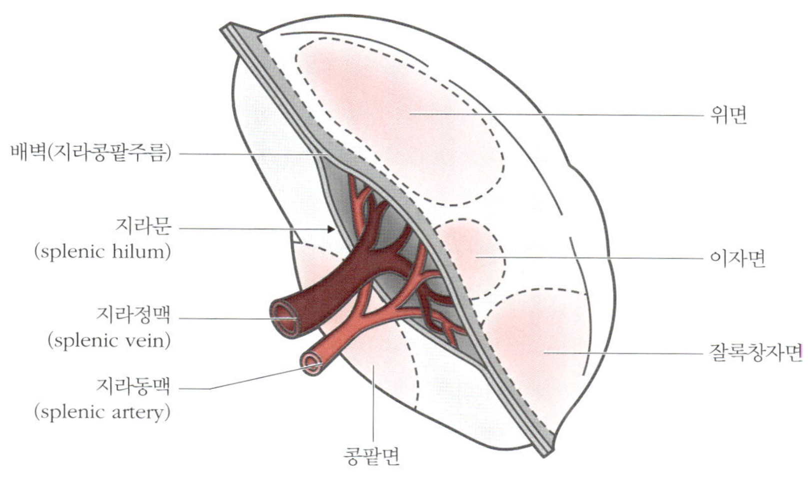

그림 6-68 지라가 마주보는 장기
지라에는 이자의 꼬리가 부착한다.

맞닿아 있는 **콩팥자국**(신장압흔 renal impression)이 있다. 또한 지라문의 아래쪽에는 가로잘록창자 · 왼잘록창자 굽이에 맞닿아 있는 **잘록창자자국**(결장압흔 colic impression)이 있다.

지라의 위모서리(가로막면과 윗면 사이의 모서리)는 날카롭게 튀어나온 형태로 굽어져 2~3개의 패임이 있다. 아래모서리(가로막면과 콩팥자국 사이의 모서리)는 둔하며 평활하다.

2 배막과의 관계

지라는 지라문을 제외하고 배막으로 싸인다(그림 6-69).

지라는 발생학적으로 위의 등쪽에 있는 등쪽위간막 내부의 중간엽에서 생기므로(그림 6-52 참조), 등쪽위간막을 만드는 배막으로 덮이게 된다. 등쪽위간막 중에서 위와 지라의 사이는 위지라인대가 되며, 지라와 뒤배벽 사이는 가로막지라인대와 지라콩팥인대가 된다.

◆**위지라인대**(위비인대 gastrosplenic ligament)　위의 큰굽이 왼쪽과 지라문 사이의 배막주름이다.

◆**가로막지라인대**(횡격비인대 phrenicosplenic ligament)　지라문과 가로막 사이에 있는 간막이며 이 주름의 아랫부분은 콩팥과의 사이에 뻗은 **지라콩팥인대**(비신인대 splenorenal ligament)가 된다.

지라콩팥인대 안쪽을 지라로 출입하는 비동정맥이 주행한다.

3 지라를 지지하는 주위의 조직 · 장기

배막의 간막 · 주름은 지라를 고정 · 지지하는 작용을 한다. 또한 지라의 하단은 가로막과 잘록창자 사이에 있는 가로막잘록창자인대의 위에 놓여 있으므로 이것에 의해서도 지지된다. 또한 지라는 주위의 장기로 압박된다. 이것도 지라의 위치를 유지하는 데 도움이 된다고 생각된다.

4 지라의 혈관 · 신경

동맥

지라는 지라동맥을 받는다.

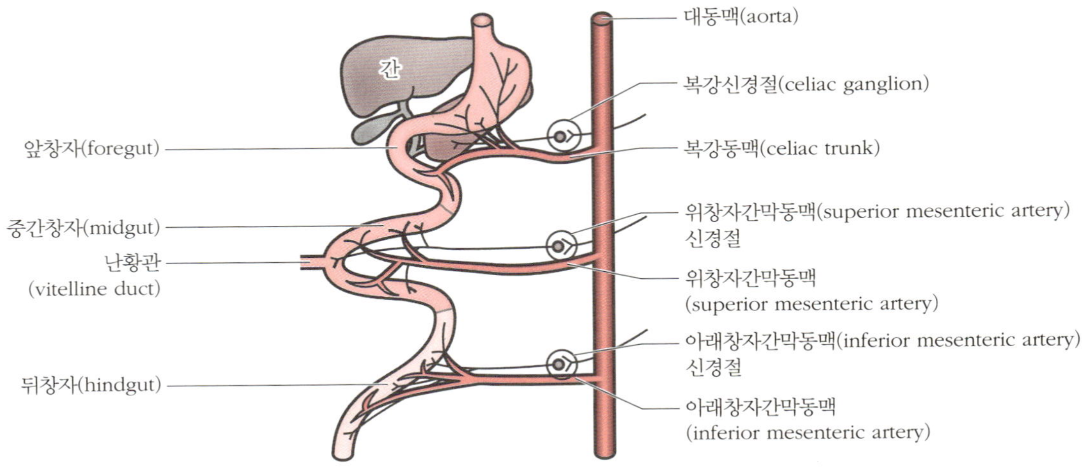

그림 6-69 창자관의 구분과 분포하는 동맥과 신경
앞창자, 중간창자, 뒤창자에는 각각 복강동맥, 위창자간막동맥, 아래창자간막동맥이 분포한다.

지라동맥(비동맥 splenic artery)은 복강동맥에서 일어나는 3개의 주요 가지 중 가장 두꺼운 동맥이다. 동맥은 이자의 위모서리를 따라 이자에 가지를 내어놓고 안쪽면에서 왼쪽방향으로 주행하며, 지라콩팥인대 안을 통과하여 지라문에 이른다. 지라문에서 여러 개의 가지로 나누어져 지라 안으로 진입한다(그림 6-69).

지라 안으로 들어가는 동맥가지는 끝동맥이며, 폐쇄되면 분포영역과 일치되게 쐐기모양의 경색을 발생시킨다.

정맥

지라문 주위에서 여러 개의 정맥이 합류하여 **지라정맥**(비정맥 splenic vein)이 되며 지라를 지나간다. 지라정맥은 지라동맥과 동반하며 그 아래쪽을 오른쪽 방향으로 주행하며 이자머리와 이자몸통의 이행부 뒤쪽에서 위창자간막정맥과 합류하여 간문맥이 된다.

지라정맥은 위의 큰굽이 · 위바닥 · 이자로부터의 정맥도 받는다.

지라비대 : 지라정맥은 간문맥으로 유입되므로 간문맥의 혈류에 장애가 생기면 지라는 울혈에 의해 종대한다(울혈지라비대 울혈비장비대 congestive splenomegaly). 매우 현저한 종대를 발생시키는 경우도 드물지 않다.

림프계

지라의 림프관은 피막 · 지라기둥만 보이며 실질 안에는 없다. 림프관은 지라문에서 나와 작은림프절을 거쳐 복강림프절로 유입된다.

신경

복강신경얼기로부터 지라동맥 주위의 신경얼기로 이어지며, 그 자율신경섬유는 지라문으로부터 들어간다.

H. 배막(복막 Peritoneum)

배막은 얇고 투명한 장막으로 배벽 안쪽면(가로막 아랫면과 골반벽 안쪽면도 포함한다)을 감싸고, 배안과 골반안에 있는 장기의 표면을 감싼다(그림 6-70). 배벽의 안쪽면을 감싸는 배막을 **벽쪽배막**(벽측복막 parietal peritoneum)이라 하고, 장기의 표면을 감싸는 배막을 **내장쪽배막**(내장측복막 visceral peritoneum)이라 한다. 벽쪽배막과 내장쪽 배막에 둘러싸이는 공간을 **배막안**(복막강 peritoneal cavity)이라고 한다.

배막안은 전체적으로 보면 복잡한 공간으로 이것을 감싸는 배막면의 면적은 상당히 넓다. 표면적이 약 1.7~2 m^2로 체표면적과 거의 비슷하다.

배막안에는 소량의 복수(seroperitoneum)가 흘러 배막의 표면을 적신다. 이 때문에 배막강 안의 장기가 거의 마찰 없이 운동할 수 있다.

배막유착 : 염증 등으로 서로 맞닿아 배막끼리 유착하면 내장의 활동을 방해하여 여러 가지 장해가 일어난다.

1 벽쪽배막과 내장쪽배막을 잇는 사이막

내장쪽배막은 장기의 표면을 감싼 후 벽쪽배막에 연결된다. 내장쪽배막과 벽쪽배막과의 이행부가 길고 장기와 배벽 사이에 배막이 합쳐져 이중층을 만드는 경우에 이중이 된 배막이행부를 **사이막**이라고 한다. 사이막은 장기를 체벽에 연결하여 지탱함과 동시에 2장의 배막 사이를 지나 장기를 출입하는 혈관과 신경을 이끄는 통로가 된다.

배막안장기와 뒤배막장기

장기가 배막에 싸여 사이막을 가지는 경우를 **배막안장기**(intraperitoneal organ)라고 한다. 특히 위에서 앞벽과 뒷벽을 감싸는 배막은 큰굽이와 작은굽이가 넓은 주름을 만드는데, 이를 Omentum(큰그물막과 작은그물막)이라고 한다. 그리고 2개의 비교적 활동성이 적은 장기 사이 혹은 배벽과의 사이를 묶는 배막은 주름[ligament (fold)]이라 부른다.

한편, 표면만 벽쪽배막으로 감싸지며 그 뒷부분, 즉 **배막뒤공간**(복막후극 retroperitoneal space)에 있는 장기를 **배막뒤장기**(후복막장기 retroperitoneal organ)라 한다(예 : 이자 · 콩팥 · 부신 등).

2 창자간막의 형성

배막, 특히 내장쪽배막과 벽쪽배막의 상호관계는 복잡한데 그 발생학적 형성과정은 특히 소화관의 발달과 관련되어 있다. 내장쪽배막은 배쪽과 등쪽으로 창자간막(**배쪽창자간막** ventral mesenterium과 **등쪽창자간막** dorsal mesenterium)이 되고, 각각 앞배벽과 뒤배벽의 벽쪽배막에 연결된다.

소화관의 원시세포인 원시창자관은 **앞창자**(전장 foregut) · **중간창자**(중장 midgut) · **뒤창자**(후장 hindgut) 3부분으로 나눈다. 배안에서 식도 아랫부위와 위, 샘창자의 상반부가 앞창자 아랫부위에서 형성되고, 샘창자 하반부에서 가로잘록창자까지는 중간창자에서 생성되며, 내림잘록창자 아래의 창자관부위는 뒤창자에서 형성되었다. 이러한 앞창자 · 중간창자 · 뒤창자에는 각각 고유의 동맥줄기(배안동맥 · 위창자간막림프절 · 아래창자간막동맥)가 등쪽창자간막 안에 분포하여 흐른다.

위와 간의 발생과 창자간막

위는 앞창자 아랫부분이 넓어지며 생성되어 그 배쪽창자간막은 **배쪽위간막**(복측위간막 ventral mesogastrium)이 되고, 등쪽창자간막은 **등쪽위간막**(배측위간막 dorsal mesogastrium)이 된다.

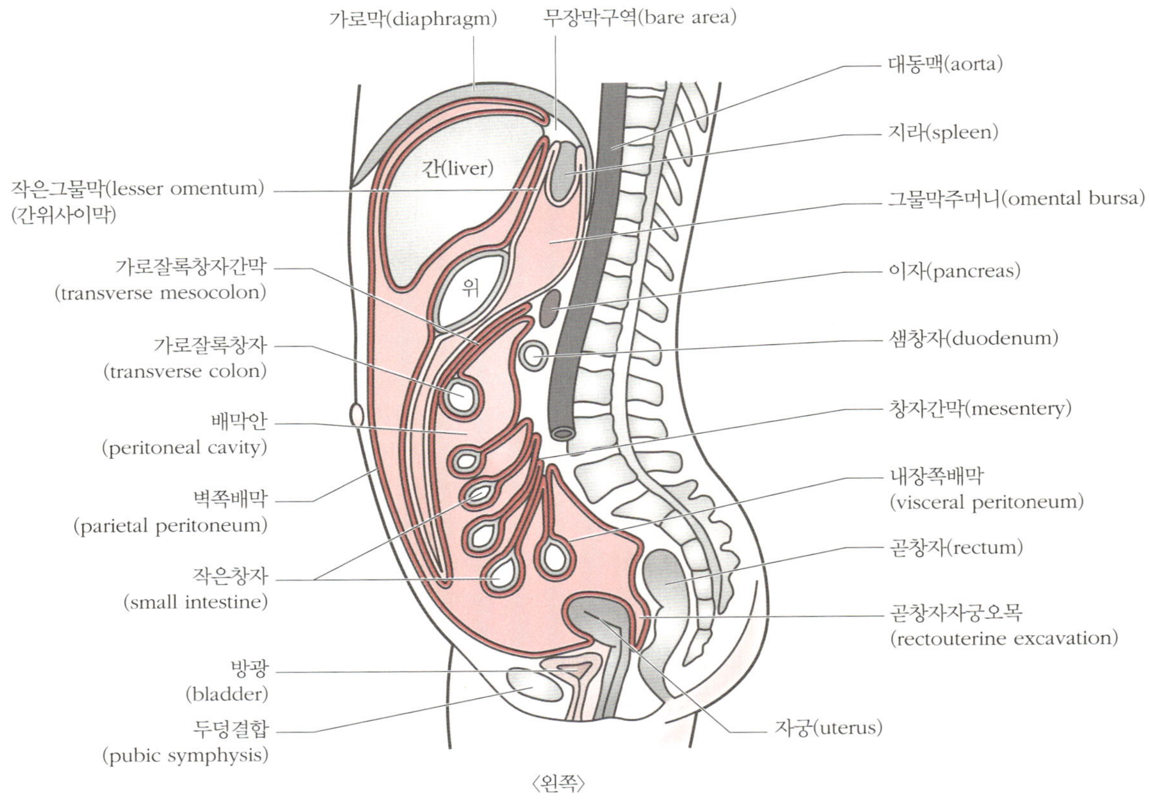

그림 6-70 배막(여성)

창자간막은 2장의 배막(peritoneum)으로 이어져 있다.

위는 발육 · 확장과 동시에 긴 지름의 주변을 시계방향으로 약 90° 회전하고, 앞모서리(배쪽위간막의 부착모서리, 즉 작은굽이)는 오른쪽에, 뒤모서리(등쪽위간막의 부착모서리, 즉 큰굽이)는 왼쪽에 위치하게 된다. 동시에 위는 앞뒤축을 중심으로 회전하여 들문은 왼쪽에, 날문은 오른쪽에 위치하고 작은굽이는 위쪽에, 큰굽이는 아래쪽을 향하게 된다(그림 6-73). 이때의 회전은 배쪽위간막 안쪽에서 생성되는 간이 오른쪽 방향으로 급속히 크게 발달하기 때문이라고 생각할 수 있다.

간의 발달 · 증대에 동반되는 위의 발달 · 회전을 위하여 처음 시상방향을 취했던 앞 · 등쪽 위간막은 좌우방향을 향하게 되어 배막안의 오른쪽 부위는 위의 뒷부분에서 왼쪽을 향해 돌출되고, 위와 앞배벽 사이에 주머니모양의 공간을 생성한다. 이렇게 생성되는 주머니모양의 공간을 **그물막주머니**라고 한다.

또한 등쪽위간막 안에 지라가 발생하여 그물막주머니가 넓어지는 것과 동시에 지라가 왼쪽으로 이동해 그물막주머니의 왼쪽벽으로 온다.

이렇게 하여 등쪽위간막은 위와 지라 사이에 있는 **위지라인대**(위비간막 gastrosplenic ligament)와 지라와 뒤배벽(가로막 또는 콩팥) 사이에 있는 **가로막지라인대**와 **지라콩팥인대**(비신인대 splenorenal ligament)로 나눈다.

◆ **작은그물막**(소망 lesser omentum) 배쪽위간막 중에 간과 위 사이에 있는 부분이 작은그물막이다. 작은그물막은 앞에서 설명하였듯이 발생학적으로 처음에는 앞뒤방향(시상위)을 취하지만, 위가 약 90° 회전함에 따라 좌우방향(전두위)에 위치하게 된다. 작은그물막은 간(아래면)과 위 · 샘창자 윗부분 사이에 쳐진 배막주름으로, 간과 위의 작은굽이 사이에 있는 넓은 **간위인대**(간위간막 hepatogastric ligament)와 샘창자 윗부분 사이에 있는 좁은 **간샘창자인대**(간십이지장인대 hepatoduodenal ligament)로 나눌 수 있다.

◆**그물막주머니**(망낭 omental bursa) 발생학적으로 위가 회전하여 작은그물막이 앞뒤방향에서 좌우방향으로 방향을 바꾸는 것과 동시에, 아래는 배쪽위간막 오른쪽에 있던 배막안의 오른쪽 부분이 위와 작은그물막의 뒤쪽에서 왼쪽방향으로 성장하여 주머니모양이 된다. 이와 같이 위와 작은그물막의 뒤에 생성되는 주머니모양의 공간이 그물막주머니이다. 그물막주머니의 왼쪽끝은 막다른 곳이고, 오른쪽끝에는 배막안으로 통하는 통로, 즉 **그물막구멍**(망낭공 omental foramen)이 있다.

그물막구멍 앞에는 작은그물막의 간샘창자인대 오른쪽끝이 있다. 그물막구멍의 뒤에는 아래대정맥이 흐른다. 또한 구멍의 위쪽에는 간(꼬리엽)이 있고 아래쪽에는 샘창자의 윗부분이 있다.

그물막주머니는 위의 뒤쪽에 있다. 이 때문에 위가 확장하는 경우에도 그 뒷면은 마찰 없이 매끈하게 움직일 수 있다.

그물막주머니탈장 : 그물막주머니는 배막안에서 가장 큰 배막오목으로, 드물게 그물막구멍을 통해 그물막주머니 안으로 작은창자 등이 빠져들어가 탈장(그물막주머니탈장)되는 경우가 있다.

◆**큰그물막**(대망 greater omentum) 등쪽위간막은 발생학적으로 처음에는 위의 뒷부분과 뒤배벽 사이에 쳐진 사이막이지만 위의 발달 · 회전과 함께 위의 왼쪽 아랫방향으로 길게 뻗게 된다. 특히 아래쪽을 향해 길게 뻗은 부분이 큰그물막이 된다(그림 6-71).

위의 앞면과 뒷면을 감싸는 배막은 큰굽이로 합쳐져 아래쪽으로 길게 뻗은 후(큰그물막의 앞엽), 다시 위쪽으로 방향을 바꾸어(큰그물막의 뒤엽) 가로잘록창자의 앞을 지나 뒤배벽으로 향한다. 이와 같이 큰그물막은 위의 큰굽이에서 아래로 향하는 앞엽과 방향을 바꾸어 다시 위로 향하는 뒤엽이 되고, 앞엽과 뒤엽 사이에 있는 공간은 위쪽에서 그물막주머니와 이어진다. 그러나 성인에서는 앞엽과 뒤엽이 유착하여 그 사이 공간은 소실된다. 또한 뒤엽은 가로잘록창자 및 가로잘록창자간막과도 유합된다(그림 6-69 참조). 위의 큰굽이와 가로잘록창자 사이에 있는 큰그물막(앞엽)의 윗부분을 **위잘록창자인대**(위결장인대 gastrocolic ligament)라고 한다. 큰그물막의 뒤엽은 가로잘록창자간막과 합쳐져 뒤배벽의 이자 앞면에 맞닿게 된다.

큰그물막의 기능 : 배안에 염증이 있을 때 큰그물막은 염증부위에 유착하여 병변부위를 감싸듯이 덮어 염증의 확산을 막는 데 도움을 준다고 알려져 있다.

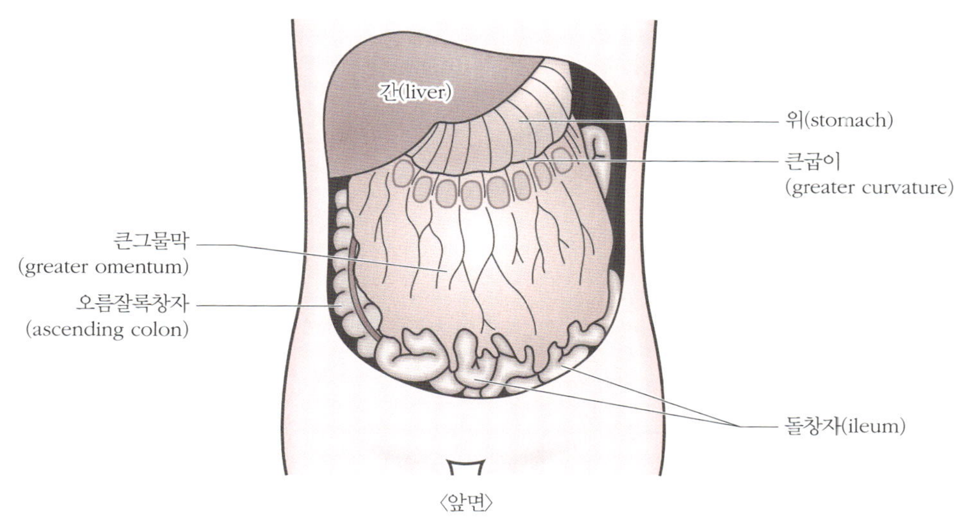

그림 6-71 큰그물막

큰그물막은 위의 큰굽이에서부터 앞치마처럼 아래로 쳐져 가로잘록창자와 작은창자를 감싼다.

큰그물막에는 혈관 외에 대량의 지방조직이 포함된다. 지방조직의 양은 영양상태에 따라 다르다. 또한 큰그물막에는 얼룩모양의 림프조직모양 구조가 존재한다. 이 조직은 육안으로 얇은 반투명의 큰그물막 위쪽에서 유백색을 띠므로 **유백색반점**(우유반점 milky spot)이라고 한다.

◆ **위지라인대**(위비간막 gastrosplenic ligament) 등쪽위간막 안에서 지라가 생성되며 큰굽이와 지라 사이의 사이막은 위지라인대라고 한다. 위지라인대는 큰그물막의 왼쪽 끝에 있다.

◆ **위가로막인대**(위횡격간막 gastrophrenic ligament) 위 아랫부분과 가로막 사이에 있는 사이막이다.

샘창자와 이자의 발생과 창자간막

샘창자는 위와 이어져 발생학적으로 앞창자 아랫부분과 중간창자 윗부분에서 분화한다. 위의 발달과 함께 샘창자도 급격히 커져서 C모양의 루프를 만든다. 이러한 루프모양의 샘창자는 원래 사이막과 함께 정중앙에서 시상위에 있지만 앞에서 설명한 것처럼 위가 회전함에 따라 샘창자도 오른쪽으로 이동하여 루프가 시상위에서 전두위로 바뀌게 되어 사이막은 더더욱 뒤배벽에 유착한다.

이와 같이 샘창자는 발생 시에는 배막안에 존재하지만 이차적으로 배막 뒤에 위치하게 된다. 이자는 샘창자의 창자간막 안에 발생하여 샘창자와 함께 뒤배벽에 맞닿게 된다(그림 6-72).

작은창자와 큰창자의 발생과 창자간막

태생기 창자관의 중간창자는 앞창자에서 이어져 샘창자의 대부분 · 빈창자 · 돌창자 및 잘록창자의 주위 2/3부위가 된다. 중간창자는 첫 꼭짓점에서 배쪽으로 향하는 U상의 루프, 즉 **원발창자고리**(원발장루프 primary intestinal loop)를 만든다. 이 루프의 꼭짓점에서 난황주머니로 향하는 **난황창자관**(vitello-intestinal duct)이 생성된다(그림 6-73). 이것은 출생초기에 창자관과 난황주머니를 연결하지만 태생 5주 이후에 폐쇄된다.

중간창자는 창자간막이 소실되어 뒤배벽과의 사이에는 등쪽창자간막만 존재하고, 그 안을 중간창자에 분포하는 위창자간막림프절이 흐른다.

원발창자고리(중간창자루프)는 시상위에 있어 루프의 꼭짓점을 경계로 **몸쪽팔다리**(근위지 proximal limb)와 **먼쪽팔다리**(원위지 distal limb)로 나눌 수 있다. 루프는 발육하면서 위창자간막림프절 축을 중심으로 90° 회전하고 위쪽에 있던 몸쪽팔다리는 오른쪽으로, 아래쪽에 있던 먼쪽팔다리는 왼쪽으로 이동한다. 그 후 루프는 더욱 회전하여 원래 위치로부터 약 270° 회전한 위치에 이르며, 동시에 몸쪽팔다리가 상당히 커지고 굽힘되어 빈창자 · 돌창자가 된다. 먼쪽팔다리는 막창자 · 오름잘록창자 및 가로잘록창자의 대개 2/3부분이 된다.

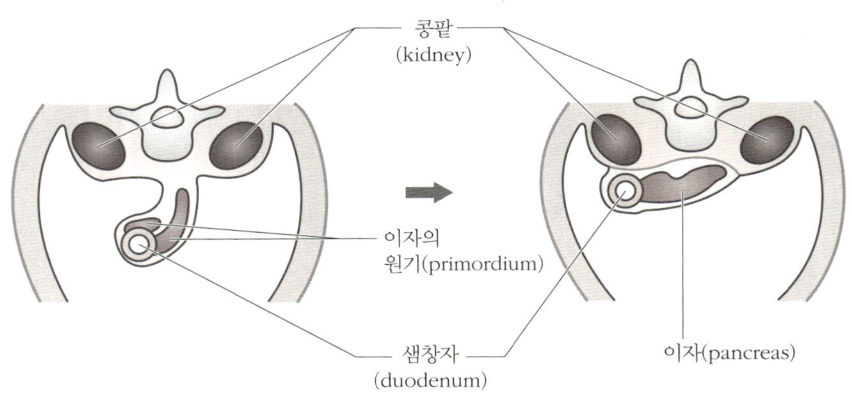

그림 6-72 샘창자와 이자의 발달

샘창자는 발생 초기에는 창자간막을 지니고 있다.

먼쪽팔다리의 시작부위 주위에서는 작은 부풀음현상이 나타나는데, 이 부풀음을 **막창자싹**(맹장싹 cecal bud, **막창자곁주머니** 맹장게실 cecal diverticulum)이라 하며, 이는 막창자가 되는 부분이다.

막창자싹은 루프의 회전에 의해서 배안의 오른쪽 윗부분에 위치하지만 오름잘록창자의 발육 · 커짐과 함께 아랫부위로 이동한다.

빈창자 · 돌창자는 창자간막을 갖지만 **잘록창자간막**(결장간막 mesocolon)와 관련해서는 오름잘록창자가 뒤배벽에 유착하여 창자간막이 소실되고 가로잘록창자간막만 남아 발달한다(그림 6-74). 또한 가로잘록창자간막은 큰그물막의 뒤엽과 유착한다.

뒤창자는 중간창자와 이어져 아래창자간막동맥의 영향을 받고 가로잘록창자의 일부 · 내림잘록창자 · 구불잘록창자 · 곧창자가 된다. 뒤창자에서 생기는 창자관도 대부분이 뒤배벽과 유착하여 등쪽창자간막은 소실되지만 구불잘록창자는 창자간막의 유착이 불완전하여 **구불창자간막**(sigmoid mesocolon)이 된다.

구불잘록창자의 암 : 구불잘록창자의 암은 곧창자나 내림잘록창자의 암과는 달라 수술로 제거하기 쉽다. 창자간막을 가지고 있기 때문이다.

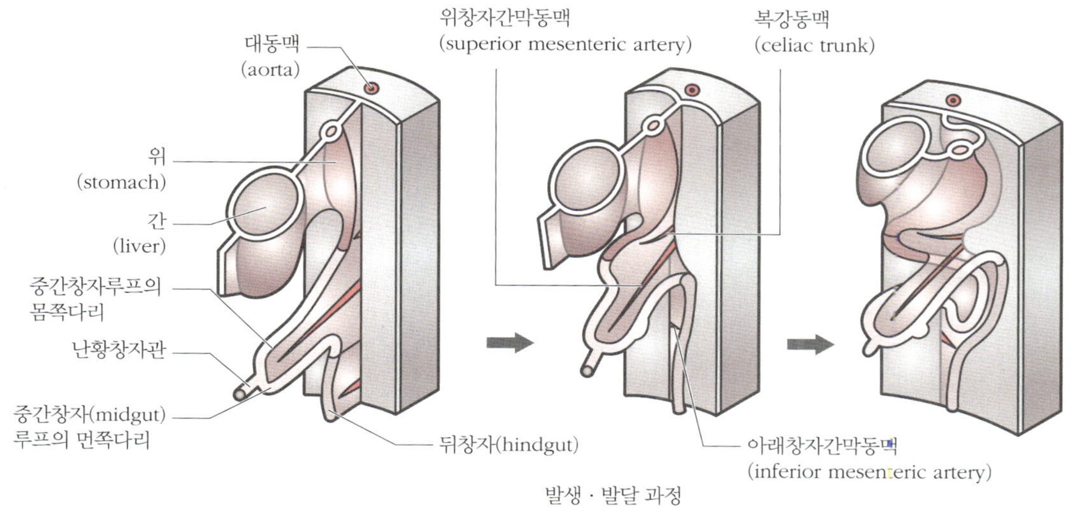

그림 6-73 중간창자의 발달
중간창자루프는 시계반대방향으로 회전한다.

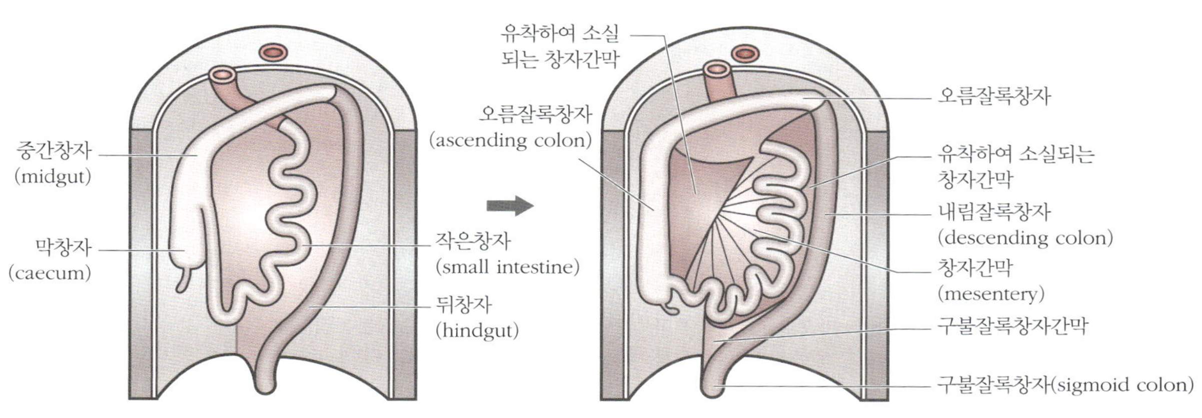

그림 6-74 중간창자와 뒤창자의 발달
오름잘록창자와 내림잘록창자의 창자간막은 태생기에 소실된다.

3 벽쪽배막

앞배벽의 내부는 벽쪽배막으로 감싸진다. 이 배벽의 배꼽 아랫방향으로 다음 3종류의 배막주름을 찾아볼 수 있다(그림 6-75).

◆**정중배꼽주름**(정중제주름 median umbilical fold)　정중선에서 배꼽과 방광꼭대기 사이를 지나는 배막주름으로, 내부에 **정중배꼽인대**(정중제삭 median umbilical ligament)가 있기 때문에 생성된다. 정중배꼽인대는 출생기의 요막관 흔적이다.

요막(allantois)은 출생초기에 내배엽성 난황주머니 상피로부터 배꼽인대로 돌출되는 곁주머니이다. 포유동물(인간)은 발달하지 않아 관 형태로써 **요막관**(allantoic duct)이라 하여 배꼽에서부터 방광으로 이어지지만, 퇴화하여 섬유인대, 즉 정중배꼽인대가 된다.

◆**안쪽배꼽주름**(내측제주름 medial umbilical fold)　정중배꼽주름의 양쪽에 있고 배꼽에서 바깥쪽 아랫방향으로 비스듬히 이어지는 주름이다. **배꼽동맥끈**(제동맥삭 cord of umbilical artery)을 감싸는 배막주름이다.

배꼽동맥끈은 출생 시의 배꼽동맥(태아에서 태반을 향해 흐르는 속엉덩동맥의 가지로 2개가 있다)이 출생 후 폐쇄되어 생긴 섬유인대이다.

◆**가쪽배꼽주름**(외측제주름 lateral umbilical fold)　안쪽배꼽주름의 바깥쪽에서 거의 평행하게 이어진 주름이다. 아래배벽동정맥을 감싸고 있는 배막주름이다.

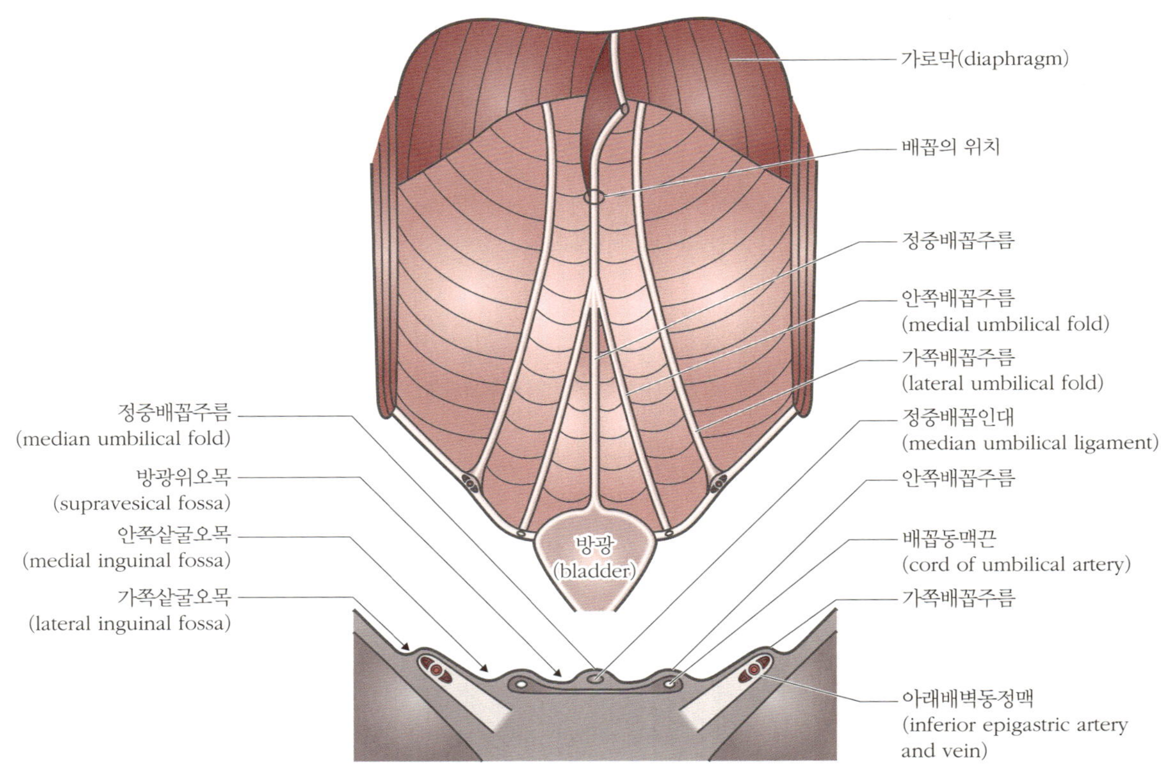

그림 6-75　앞배벽(아랫배와 샅굴부위)의 배막에서 보이는 배꼽주름
3종류의 배꼽주름 중에서 정중배꼽주름은 방광꼭대기와 배꼽을 연결한다.

앞배벽 내부의 아랫부위에는 앞에서 설명했던 배막주름들 사이로 다음의 움푹한 부분을 찾아볼 수 있다.

1) **방광위오목**(방광상와 supravesical fossa) : 정중배꼽주름과 안쪽배꼽주름 사이 오목이다.

2) **안쪽샅굴오목**(내측서혜와 medial inguinal fossa) : 안쪽배꼽주름과 가쪽배꼽주름 사이에 있는 오목이다. 여기에 얕은샅굴고리가 있다.

3) **가쪽샅굴오목**(외측서혜와 lateral inguinal fossa) : 가쪽배꼽주름의 외부에 있는 오목이다. 여기에 깊은샅굴구멍이 있다(p.328).

4 배막의 혈관 · 신경

동맥과 정맥

벽쪽배막은 그것이 감싸는 배벽에서부터 혈관이 이어지고, 내장쪽배막은 장기로부터 혈관이 이어진다. 큰그물막에는 위큰그물막동정맥이 분포한다.

배막뒤공간의 가느다란 정맥이 거의 콩팥 높이의 윗부분과 아랫부분에서 각각 문맥계와 아래대정맥계로 유입된다. 따라서 배막뒤공간의 정맥은 문맥계와 아래대정맥계의 연결로가 된다.

림프계

배막의 림프관은 배벽 · 장기의 림프계로 유입된다.

신경

앞배벽의 내부를 감싸는 벽쪽배막에는 그 표층의 피부 · 근육에 존재하는 척수신경(T7~L1)이 분포한다. 따라서 피부분절과 대응하는 분절상의 분포를 나타내고 예민한 감각을 일으킨다.

가로막과 관련 통증 : 가로막의 아랫면을 덮는 벽쪽배막은 가로막과 같이 중앙의 대부분이 가로막신경(C3~5)에 영향을 받고, 가장자리부분은 하위의 가슴신경(늑간신경 T9~12)에 영향을 받는다. 가로막신경의 분포영역이 자극을 받으면 C3~5의 피부분절, 즉 어깨부위에 통증이 생긴다.

뒤배벽을 감싸는 벽쪽배막에 분포하는 구심섬유는 배안의 장기와 같이 자율신경이다. 그렇기 때문에 뒤배벽을 감싸는 배막의 통각은 비교적 둔하다.

내장쪽배막에는 장기와 같이 교감신경의 구심섬유가 분포한다. 내장쪽배막에는 온각 · 촉각이나 절개에 의한 통각은 없다고 여겨지지만, 과도한 폄 · 허혈 · 화학적 자극에는 통증(내장통증 visceral pain)을 일으킨다. 이것은 둔한 통증이며 국소성도 부족하다.

내장과 관련 통증 : 내장통증과 함께 통각섬유가 도달하는 척수신경 분포 피부영역(피부분절)도 아픔을 느낀다(관련 통증). 예를 들면 막창자꼬리 · 작은창자의 통각섬유는 T10에 속하여 그 자극으로 T10의 피부분절(배꼽주위)에 관련 통증이 생긴다.

I. 콩팥(신장 Kidney)

콩팥은 배안의 뒤쪽 윗부분에 있는 척주 양쪽에 있다. 이 공간은 뒤배벽을 감싸는 벽쪽배막의 뒤쪽이며 배막뒤기관(후복막장기 retroperitoneal organ)에 해당한다.

누에콩을 닮은 모양으로 길이 약 10 cm, 폭 약 5 cm, 두께 약 3 cm이다. 평균 무게는 왼콩팥이 성인남성 160 g, 여성 140 g이다. 오른콩팥은 왼쪽보다 약 10 g 가볍다.

위치는 제12등뼈로부터 제3허리뼈에 걸쳐지는 높이에 있지만, 오른콩팥은 왼콩팥보다 약 1.5 cm 아래에 있다. 왼콩팥은 오른콩팥에 비해 폭은 좁지만 길이는 약간 길다. 그리고 여성의 콩팥이 남성에 비해 약간 작고 더 아래에 있다.

콩팥은 상단 · 하단, 앞면 · 뒷면, 안쪽모서리 · 가쪽모서리의 구별이 가능하다. 가쪽모서리는 볼록한 모양이지만 안쪽모서리는 오목한 모양으로 그 중앙부위가 움푹 들어가 있다. 이 부분은 혈관 · 신경 · 요관이 드나드는 곳으로 **콩팥문**(신장문 hilum of kidney)이라고 한다(그림 6–76).

1 주위와의 관계 (그림 6–77)

상단, 특히 앞쪽 안쪽부위는 콩판위샘과 접해 있다.

◆**앞** **오른콩팥**에는 간 · 샘창자의 내림부분 · 오른잘록창자굽이가 있다. **왼콩팥**에는 위(아랫부분) · 지라 · 이자(몸통 · 꼬리) · 빈창자 · 왼잘록창자굽이가 있다.

◆**뒤** 가로막 · 큰허리근 · 허리네모근이 있다.

콩팥과 허리네모근 사이에는 갈비밑신경(T12), 엉덩아랫배신경(T12)과 엉덩샅굴신경(L1)이 바깥쪽 아랫부위로 흐른다.

콩팥과 관련 통증 : 콩팥의 병변에 따라 콩팥 뒤를 흐르는 신경이 압박되면 샅굴부위 · 외음부에서 통증을 느끼기도 한다.

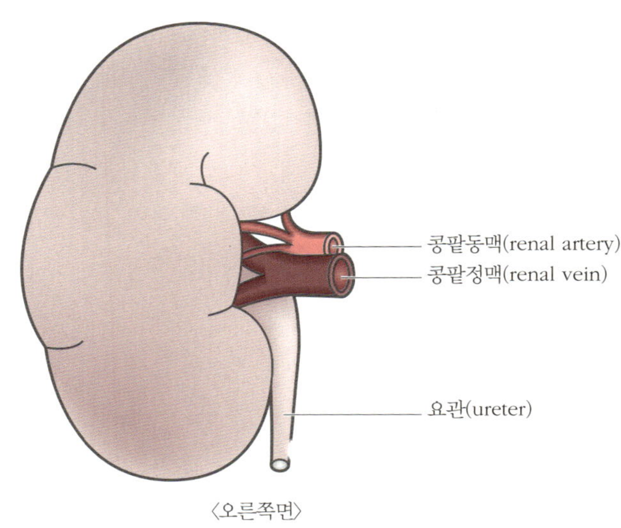

그림 6–76 콩팥의 외관과 콩팥문

콩팥(kidney)에 있는 관은 앞에서부터 VAU라고 외운다(Vein; 정맥, Artery; 동맥, Ureter; 요관).

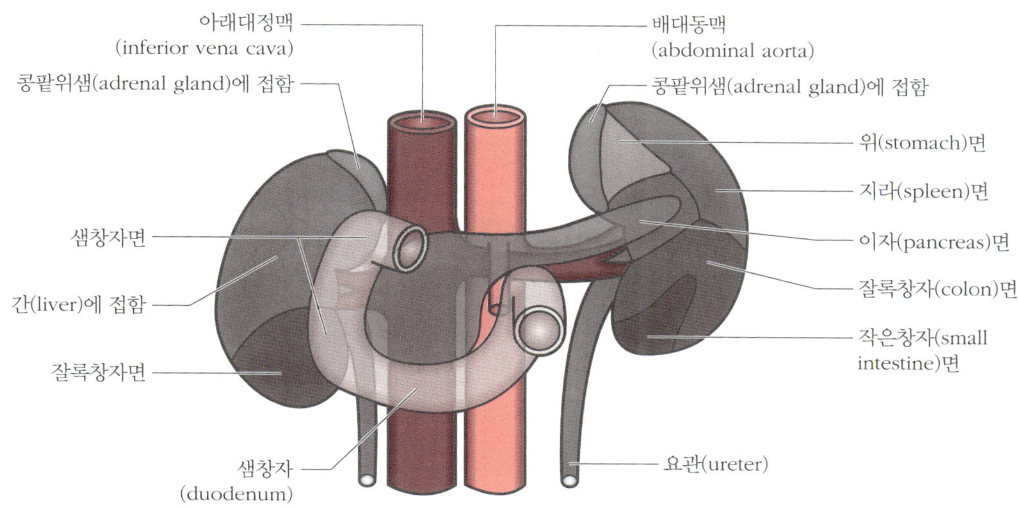

그림 6-77 콩팥의 앞면에 맞닿은 장기

오른콩팥(right kidney)이 왼콩팥(left kidney)보다 낮게 위치하는 것은 오른쪽에 간이 있기 때문이다.

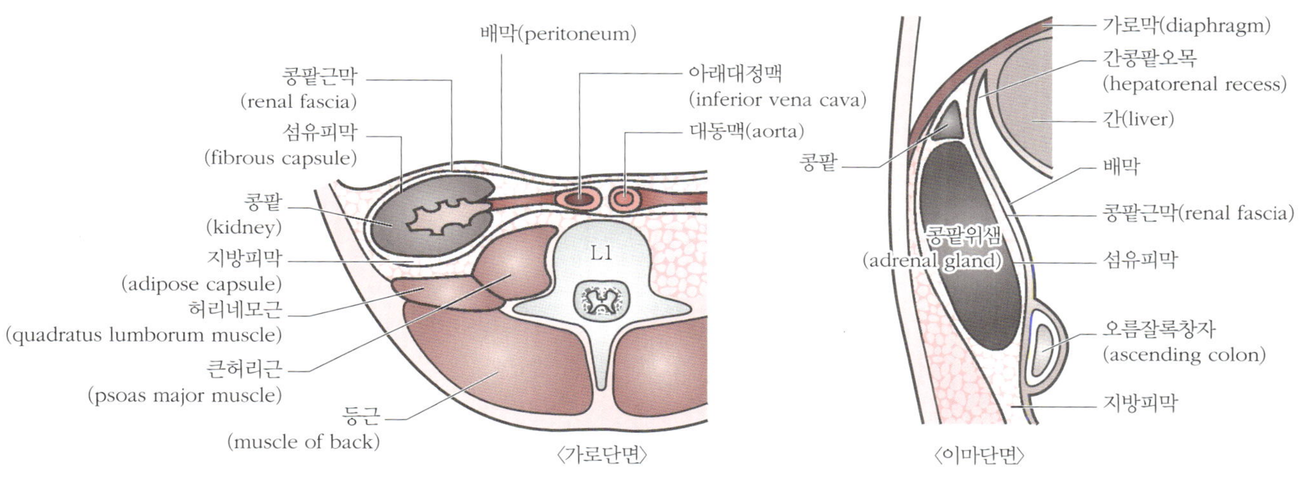

그림 6-78 콩팥의 피막

콩팥의 피막은 3종류이다. 그중에서 가장 중요한 콩팥근막(renal fascia)이 가로막에 붙어 있기 때문에 콩팥은 호흡성 이동을 한다. 콩팥을 수술적으로 접근할 경우 일반적으로 콩팥 뒤쪽에서부터 경후복막적 접근을 한다.

2 콩팥의 피막 (그림 6-78)

콩팥의 표면은 섬유성 피막(**섬유피막** fibrous capsule)으로 감싸진다.

정상적인 콩팥은 섬유피막을 쉽게 박리할 수 있지만 염증 등에 의해서 유착이 생기면 박리가 어려워진다. 병리해부를 할 경우 박리를 해보는 것은 이 때문이다.

섬유피막의 외부는 지방조직으로 둘러싸인다. 이 지방조직을 **콩팥주위지방피막**(신장주위지방피막 perirenal fat capsule)이라고 한다.

콩팥은 윗부분에 있는 콩팥위샘과 함께 섬유성의 막으로 싸인다. 이 섬유성 막은 벽쪽배막 뒤쪽(복막뒤공간)의 결합조직이 막 형태를 띠는 것으로, **콩팥근막**(신장근막 renal fascia, **Gerota 근막** Gerota's fascia)이라고 한다. 콩팥근막은 질긴 막으로 위쪽은 가로막과 연결되어 앞엽과 뒤엽으로 나뉘어 그 사이에 다량의 지방조직을 수용한다. 이 지방조직이 콩팥주위지방피막이다. 콩팥근막의 뒤쪽에도 지방조직이 있는데 **콩팥주위지방체**(신장방지방체 pararenal fat body)라고 한다.

콩팥근막의 앞엽과 뒤엽은 콩팥의 외부에서 합쳐져 주위의 결합조직과 이어진다. 안쪽의 앞 · 뒤엽은 콩팥에 드나드는 혈관의 주위 결합조직과 이어진다. 또한 위쪽의 앞 · 뒤엽은 콩팥위샘을 감싼 후 유합되어 가로막에 이어진다. 아래쪽의 앞엽과 뒤엽은 직접 방광주위의 결합조직과 이어지고, 그 사이를 요관이 아래로 흐른다.

콩팥처짐 · 이동콩팥 : 콩팥은 지방조직 안에 있어 지방조직과 함께 콩팥근막에 의해 지지 · 고정된다. 이 고정이 약하거나 느슨한 경우 콩팥근막의 아래쪽은 유합되어 있지 않기 때문에 콩팥이 정상적인 위치로부터 늘어지거나(콩팥처짐 신장하수 nephroptosis) 가동성이 생긴다(이동콩팥 이동신장 movable kidney). 이 때문에 부정수소(주 : 본인의 주관적인 통증의 호소는 있지만 혈액검사와 같은 객관적인 수치로 나타낼 수 없는 상태의 통칭)를 일으키는 경우가 있다. 이 상태는 남성보다 여성, 특히 마른여성에서 흔히 보인다. 콩팥처짐에 의한 부정수소는 중년기 이후 지방조직의 증가와 함께 나아진다.

3 콩팥문 (그림 6-76)

콩팥의 안쪽모서리 중앙부위에 **콩팥문**이 있다. 콩팥문은 내부로 향해 세로줄 형태로 깊게 움푹 패여 **콩팥굴**(신장동 renal sinus)이 되고, 이곳을 통해 동맥 · 정맥 · 림프관 · 신경 · 요관이 주위의 지방조직과 함께 들어온다.

4 콩팥의 구조 (그림 6-79)

콩팥을 세로단면으로 보면 겉면의 **콩팥겉질**(신피질 renal cortex)과 안쪽의 **콩팥속질**(신수질 renal medulla)로 구별할 수 있다. 겉질은 겉의 약 1/3부분에서 암적색의 과립형태를 나타내고, 속질은 안쪽의 약 2/3부분에서 콩팥굴에 직접 맞닿는다.

속질은 콩팥굴을 둘러싸는 듯한 방사형태로 나란한 수십 개의 **콩팥피라미드**(신장추체 renal pyramid)로 형성되어 있다. 콩팥피라미드는 이름처럼 피라미드모양으로 그 바닥면은 겉질로 향하며 **피라미드바닥**(추체저부 pyramidal base)이라 하고, 끝부위는 콩팥문으로 향하며 돌출되어 **콩팥유두**(신장유두 renal papilla)라 한다.

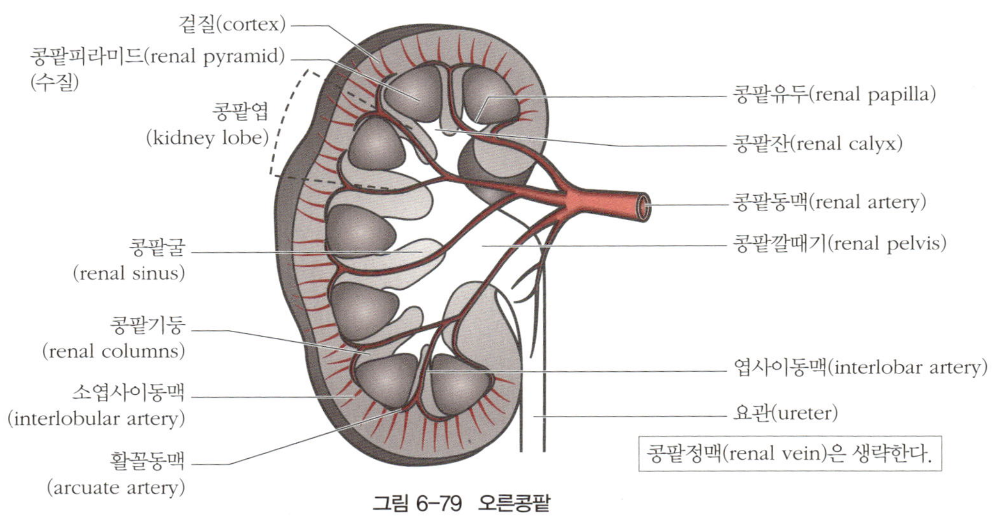

그림 6-79 오른콩팥

소엽사이동맥(interlobular artery)으로부터 콩팥소체에 다다르는 수입세동맥이 뻗어 나온다.

겉질은 피라미드의 사이에도 파고들어가 **콩팥기둥**(신주 renal columns)을 만든다. 콩팥피라미드와 이것을 둘러싸는 겉질(바닥의 겉에 있는 겉질과 콩팥기둥의 겉질)을 합쳐 **콩팥엽**(신장엽 kidney lobe)이라고 한다. 콩팥유두에는 여러 개의 **유두구멍**(유두공 papillary foramen)이 열려 있다. 콩팥유두는 잔모양의 **콩팥잔**(신배 renal calyx)으로 둘러싸인다. 콩팥잔이 모여 **콩팥깔때기**(신우 renal pelvis)가 된다. 콩팥깔때기는 콩팥문에서 깔때기모양을 하며 요관으로 이어진다.

5 콩팥의 발생학

태아의 콩팥은 일반적으로 5~6개의 콩팥엽으로 형성되어 있다. 태아 · 유아의 콩팥표면은 콩팥엽과 일치하고 융기하여 분엽화를 나타내지만, 발육과 함께 콩팥엽의 수가 늘어나고 서로 이어져 콩팥표면이 평활해진다.

6 콩팥의 혈관 · 신경

동맥

콩팥에 분포하는 **콩팥동맥**(신장동맥 renal artery)은 배대동맥에서 좌우 양쪽으로 거의 직각으로 가지를 내어 콩팥문을 향해 가로로 흐른다. 콩팥동맥은 위창자간막림프절의 바로 밑(제2허리뼈 높이)에서 생긴다. **오른콩팥동맥**은 왼콩팥동맥에 비해 약간 길고, 아래대정맥 · 이자머리 · 샘창자의 내림부분 뒷부위에서 오른쪽으로 흐른다. **왼콩팥동맥**은 이자의 뒤를 왼쪽으로 흐른다. 콩팥동맥은 한쪽에 1개씩 나오는 경우가 많지만, 2개씩 나오는 경우도 1/4 확률로 나타난다.

콩팥동맥은 콩팥문 근처에서 **앞가지**(anterior branch)와 **뒷가지**(posterior branch)로 나누어진다. 앞가지는 뒷가지보다 크고 2개로 콩팥깔때기의 앞을 흐른다. 또한 각각 위아래에서 분기하므로 전체적으로 약 4개의 가지로 나누어진다. 뒷가지는 콩팥깔때기의 뒤를 흐른다. 이와 같이 콩팥동맥은 일반적으로 약 5개의 가지로 분기한다. 이러한 분기는 각각 끝동맥으로 각 가지의 분포영역은 서로 연결되지 않는다.

이러한 각 동맥가지를 **구역동맥**(segmental artery), 각 분포영역을 **콩팥구역**(신장구역 renal segment)이라고 한다(그림 6-80). 이렇게 콩팥은 **위구역**(상구역 superior segment, 위구역동맥 superior segmental artery) · **앞위구역**(전상구 anterior superior segment, 앞위구역동맥 anterior superior segmental artery) · **아래앞구역**(하전구 anterior inferior

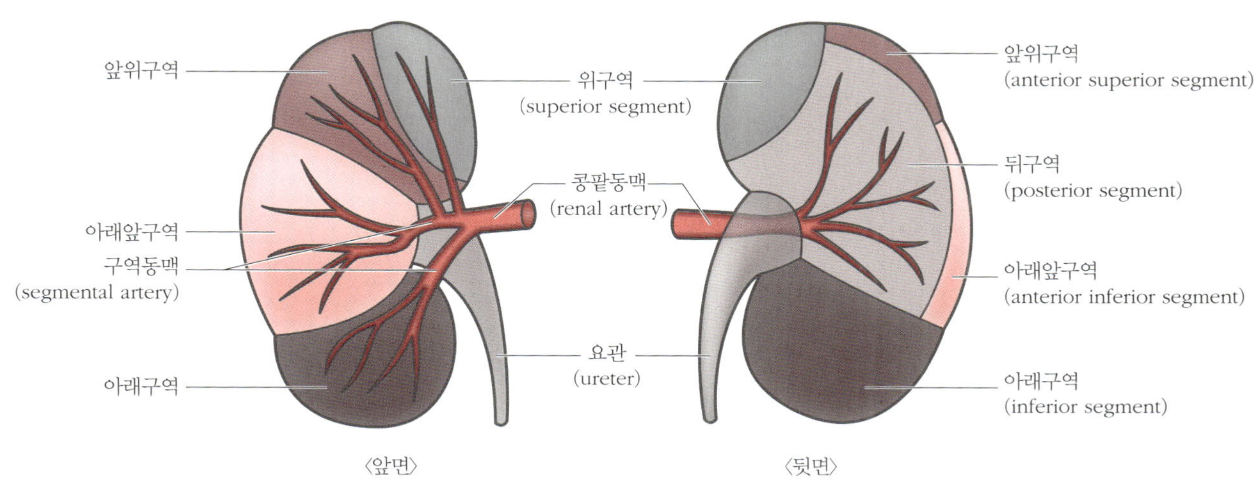

그림 6-80 콩팥의 구역

콩팥(kidney)의 구역동맥은 끝동맥이기 때문에 콩팥에서는 경색이 일어날 가능성이 있다.

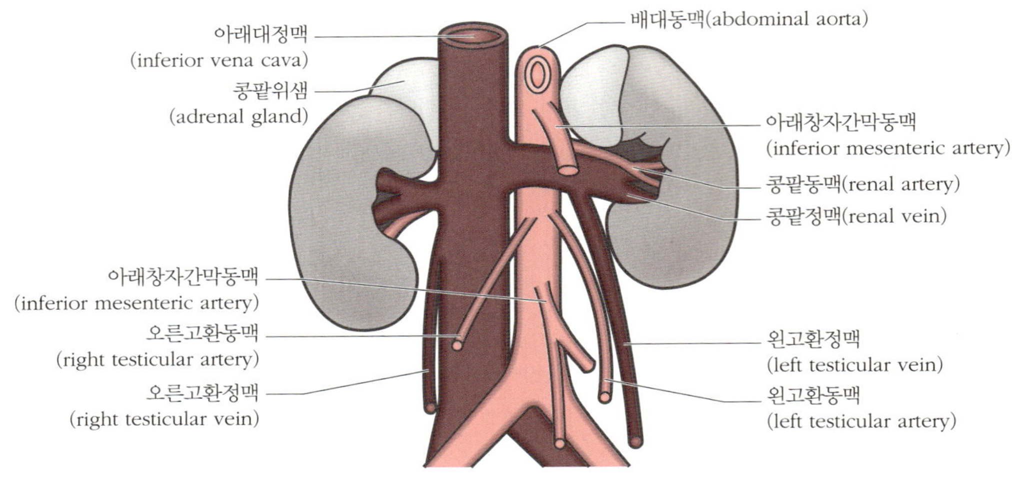

그림 6-81 콩팥의 혈관
오른쪽에 대정맥, 왼쪽에 대동맥이 나란히 척추 위에 놓여 있다.

segment, 아래앞구역동맥 anterior inferior segment artery) · **아래구역**(inferior segment, 아래구역동맥 inferior segmental artery) 및 **뒤구역**(posterior segment, 뒤구역동맥 posterior segmental artery)의 5구역으로 나눌 수 있다.

각 구역은 몇 개의 콩팥엽으로부터 형성된다.

Brödel's백선 : 콩팥동맥의 앞가지에 분포하는 구역과 뒷가지에 분포하는 구역 사이에는 비교적 혈관분포가 적다. 이 부분은 콩팥 가쪽모서리의 거의 등쪽에서 흰색의 Brödel's백선(Brödel's white line)으로 인정된다. 외과적 절개에 적합하다.

콩팥으로 들어오는 부동맥에 의한 소변정체 : 콩팥에는 콩팥문으로부터 들어가는 콩팥동맥 이외에 대동맥이나 위창자간막림프절 · 배안동맥 등에서 가지가 분포하는 경우가 있다. 이러한 부동맥(accessory artery)은 콩팥문의 외부에서 흘러들어 간다. 콩팥의 앞면에서 상단 혹은 하단으로 흘러들어 오는 경우가 많다. 특히 하단에서 흘러들어 오는 동맥은 요관의 앞을 가로로 지나 요관을 압박하고 소변의 통과를 억제하여 콩팥잔의 확대나 **물콩팥증**(수신증 hydronephrosis)을 일으키는 경우도 있다.

또한 구역동맥은 **엽사이동맥**(엽간동맥 interlobar artery) · **활꼴동맥**(궁상동맥 arcuate artery) · **소엽사이동맥**(소엽간동맥 interlobular artery)으로 나누어진다.

정맥

콩팥정맥(신장정맥 renal vein)은 콩팥문에서 몇 개의 정맥과 합쳐지고, 콩팥을 나와 아래대정맥으로 흐른다(그림 6-81).

오른콩팥정맥은 길이가 짧고 직접 아래대정맥으로 유입된다.

왼콩팥정맥은 오른쪽에 비해 길고 대동맥의 앞을 가로지르며, 오른쪽으로 흘러 아래대정맥에 이어지는데 흐르는 동안에 왼고환(난소)정맥 · 아래가로막정맥 · 오른부신정맥 등의 정맥이 유입된다.

오른콩팥의 수술 : 아래대정맥은 오른콩팥에서 콩팥문의 안쪽에 맞닿아서 흐르므로 오른콩팥정맥은 매우 짧다. 이 때문에 오른콩팥의 수술은 왼쪽에 비해 복잡하다.

림프계

림프관은 혈관과 동반되어 흘러 콩팥문에서 나와 대동맥 주위의 림프절로 이어진다. 콩팥에서 피막 아래의 림프관은 콩팥 주위에 있는 지방조직의 림프관과도 연결된다.

콩팥의 악성종양 수술 : 콩팥의 악성종양은 수술 시에 림프관과의 연결을 고려하여 주위의 지방조직을 완전히 제거할 필요가 있다.

신경

배대동맥과 콩팥동맥 주변의 신경얼기(콩팥신경얼기)에서 생겨나는 신경섬유가 동맥을 따라 콩팥으로 들어간다. 교감신경섬유는 작은내장신경(T10~12)에서 유래하여 주로 혈관운동신경이지만 구심(통각)섬유도 포함된다.

미주신경에서 생성된 부교감신경성섬유도 콩팥에 분포한다. 미주신경의 구심섬유는 반사와 관계가 있다고 알려져 있다.

콩팥병변에 의한 요통과 관련 통증 : 콩팥은 복막뒤공간에 있다. 복막뒤공간에는 몸감각섬유가 분포하므로 콩팥 · 콩팥깔때기 · 요관의 병적인 변화에 의해 요통을 일으킬 수 있다. 또한 교감신경성 구심(감각)섬유에 의하여 T10~12의 분포영역(옆구리 · 아래 배부위)에 관련 통증을 일으키는 경우도 있다.

표면해부학

생물체의 **콩팥 위치**는 개체에 따라 다양하다. 또한 체위에 따라서도 다르다. 더욱이 호흡에 의한 가로막의 운동으로

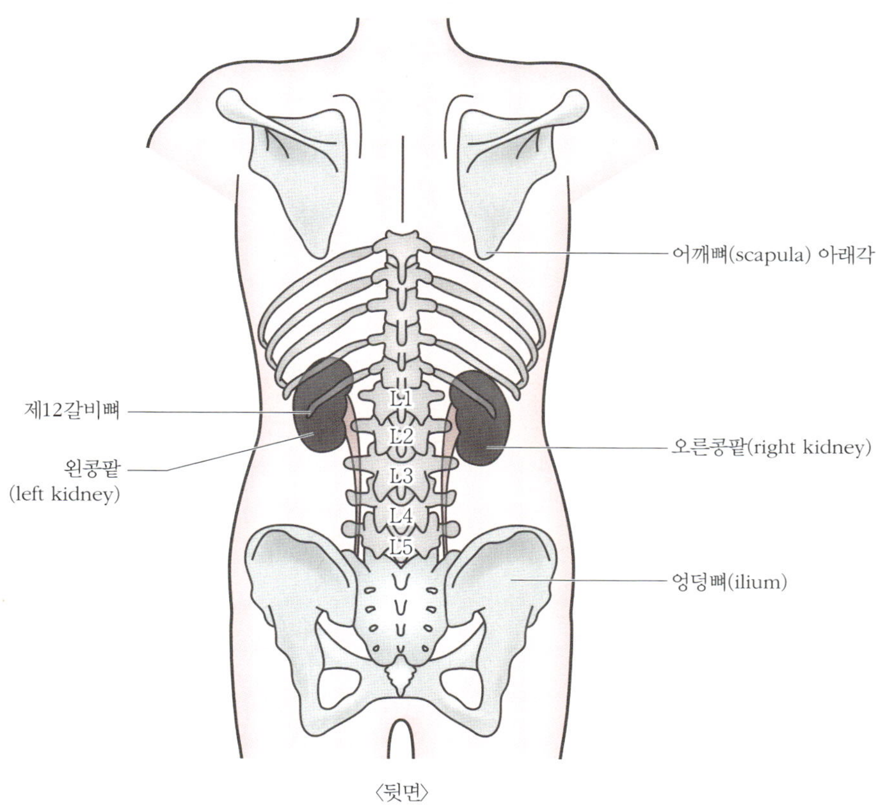

그림 6-82 체표면에 투영한 콩팥
오른콩팥은 위쪽에 간이 있어서 왼콩팥보다 아래에 위치한다.

도 상하로 약 2.5 cm 이동한다. 어린이의 콩팥은 비교적 크고 아래에 있다.

누운 자세에서 콩팥문은 등쪽에서 제1~2허리뼈의 가시돌기 높이로 정중선에서 4~5 cm 바깥쪽에 있다. 하단은 엉덩뼈능선의 최고점(제4허리뼈 가시돌기 높이)에서부터 약 4 cm 위쪽의 정중선에서 약 7 cm 바깥쪽에 있다. 제12갈비뼈는 바깥쪽 아랫방향으로 비스듬히 지나 콩팥의 뒷면에서 거의 위 1/3부분과 중간 1/3부분의 경계 높이에 해당된다(그림 6-82).

바로서기자세에서 콩팥은 일반적으로 약 2.5 cm 아래로 이동한다.

J. 콩팥잔 · 콩팥깔때기와 요관

1 콩팥잔 · 콩팥깔때기

콩팥에서 생산되는 오줌은 콩팥피라미드의 앞쪽끝에 있는 다수의 유두구멍으로 배출되고, 유두를 둘러싸는 잔모양의 주머니, 즉 **콩팥잔**(신배 renal calyx)으로 유입된다.

유두를 둘러싸는 콩팥잔을 **작은콩팥잔**(소신배 minor calyx)이라 하고, 작은콩팥잔이 합쳐져 2~3개의 **큰콩팥잔**(대신배 major calyx)이 된다. 큰콩팥잔은 안쪽 아랫방향으로 모여 삼각형모양의 주머니, 즉 **콩팥깔때기**(신우 renal pelvis)가 된다. 콩팥깔때기는 아랫방향으로 향한 깔때기모양이고, 요관으로 이어진다(그림 6-83).

깔때기조영술 : 콩팥잔 · 콩팥깔때기의 형태나 분기양식은 X선(깔때기조영술 신우조영술 pyelography)으로 관찰할 수 있다. 콩팥잔 · 콩팥깔때기 모양은 개체마다 상당히 다르지만 콩팥질환이 있을 경우 콩팥유두 및 콩팥잔이 종종 변화하므로 진단에 도움이 된다. 깔때기조영술에는 조영제를 요도를 통해 요관에 역방향으로 주입해 촬영하는 방법(역방향깔때기조영술 retrograde pyelography)과 콩팥으로부터 배설되는 조영제를 정맥안에 주사하여 촬영하는 방법(정맥깔때기조영술 intravenous pyelography; IVP)이 있다.

2 요관(Ureter)

요관은 콩팥깔때기와 이어져 콩팥에서부터 방광에 이르는 관이다.

콩팥문의 내부 아래쪽에서 나와 큰허리근의 앞면을 비스듬하게 아랫방향으로 지나 고환(난소)동맥의 뒤를 교차

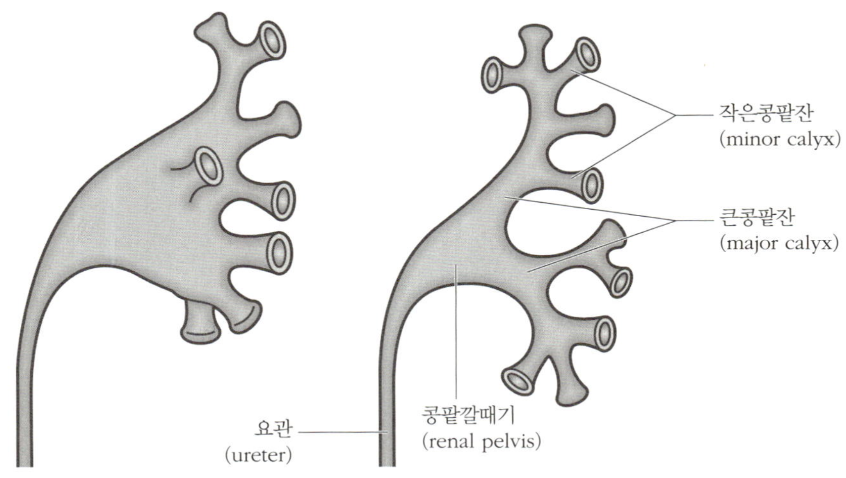

그림 6-83 콩팥잔, 콩팥깔때기의 2형

콩팥잔, 콩팥깔때기는 요관, 방광과 같이 이행상피(transitional epithelium)로 싸여 있다.

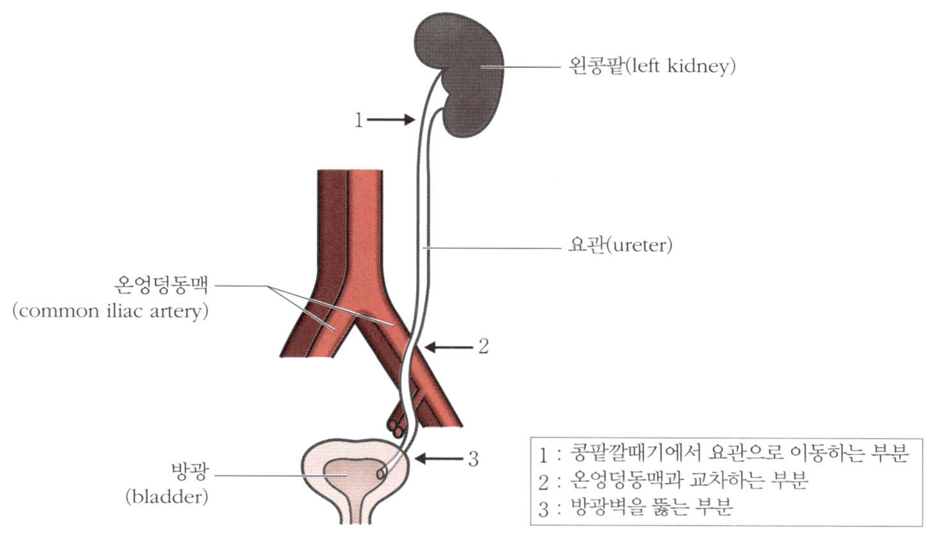

그림 6-84 생리적 요관협착부위
생리적 요관협착부위에는 콩팥에서 생성된 결석이 걸리게 된다.

하여 내려간다. 제4허리뼈 높이에서 온엉덩동정맥의 앞을 가로질러 골반안으로 들어간다. 그 다음 골반의 옆쪽벽을 따라 흐르다가 마지막에 앞쪽 내부방향으로 돌아 골반바닥면을 지나 방광으로 이어진다.

요관은 전체길이가 25~27 cm로 배안을 지나는 **배부위**(abdominal part)와 골반안을 지나는 **골반부위**(pelvic part)로 구별된다.

요관은 3부위에서 **생리적 협착부위**를 가진다(그림 6-84). 상위 2부위의 협착부는 요관이 굴절하기 위해서 생기는 경도 협착부이다. 아래쪽의 방광벽을 뚫는 협착부는 가장 좁고, 입구부위는 열극 형태로 방광에서부터 요관으로의 배뇨 역류를 막는다.

요관에서 오줌의 이동은 벽근육층에 있는 민무늬근육의 연동에 의한다. 연동은 1분에 4~5회 정도 주기적으로 일어나며, 이것에 의해서 오줌이 소량씩 주기적으로 방광에 보내진다.

골반 내 수술 시의 요관 손상 : 요관의 골반부위에서의 주행방향은 임상적으로 중요하다. 남성의 요관은 골반바닥의 윗면에서 정관의 아랫부분과 교차하여 방광바닥에 도달한다. 여성은 요관이 골반에 들어오는 부위에서 요관의 바로 안쪽면에 난소동맥이 흐른다. 그 후 요관은 골반옆벽을 통해 안쪽으로 향하여 자궁목과 질천장의 약 2 cm 외부에서 자궁동맥의 뒤쪽 아랫부분과 교차하여 흐른다. 따라서 자궁수술을 할 경우 요관을 손상시키지 않도록 주의할 필요가 있다.

3 콩팥깔때기 · 요관의 혈관 · 신경

동맥

주위의 동맥으로부터 가지가 뻗는다. 윗부위는 콩팥동맥 · 고환(난소)동맥 혹은 배대동맥에서의 가지가 분포하며, 아랫부위는 속엉덩동맥 · 정관동맥 · 자궁동맥 등에서 뻗어 나온 가지가 분포한다.

정맥

동맥과 동반하여 흐른다.

림프계

림프관은 동맥을 따라서 흐르고 그 주위의 림프절로 들어간다. 즉 윗부분의 림프관은 허리림프절(배대동맥 · 아래대정맥에 따라 있다)로, 아랫부위의 림프관은 엉덩림프절로 흐른다.

신경

윗부위는 **콩팥신경얼기**(신장신경총 renal plexus) · **고환(난소)동맥신경얼기**(testicular (ovarian) plexus) · **요관신경얼기**(요관신경총 ureteric plexus)로부터, 아랫부위는 **엉덩동맥신경얼기**(장골동맥신경총 iliac artery plexus) · **아랫배신경얼기**(하복신경총 hypogastric plexus)로부터 자율신경섬유가 이어진다. 교감신경의 구심(감각)섬유는 척수의 L1 · 2의 높이에서 들어간다.

> **요관결석과 관련 통증** : 콩팥깔때기나 요관이 결석에 의해서 폐쇄되면 자주 격렬한 통증(콩팥급통증 신장급통증 renal colic)을 일으킨다. 오줌의 흐름이 정체하여 요관의 내압이 올라가서 급격한 확장과 근육 수축이 일어나기 때문이다. 관련 통증이 요관을 따라서 방광이나 외음부에, 때때로 넙다리부위까지 미쳐 T12~L2 분포 피부영역으로 발산된다.

K. 콩팥위샘(부신 Adrenal gland)

콩팥위샘은 콩팥 위쪽에서 안쪽끝과 닿아 있고 콩팥과 함께 콩팥근막(제로타근막)으로 싸인다. 콩팥과는 소량의 지방조직에 의해서 떨어져 있다.

길이 약 5 cm, 폭 약 3 cm, 두께 0.6~1.0 cm로 왼콩팥위샘은 오른콩팥위샘보다 약간 크다. 반달형에 가까운 모양을 가진다. 오른콩팥위샘은 삼각형에 가까운 모양으로 아래대정맥의 바로 오른쪽에 있고, 그 뒷부분까지 차지하고 있다. 콩팥위샘의 평균 무게를 보면 왼콩팥위샘은 성인남성 기준으로 6.0 g, 여성은 5.5 g이다.

1 콩팥위샘의 혈관 · 신경

동맥

콩팥위샘에 분포하는 동맥은 개인차가 있지만 일반적으로 위 · 중간 · 아래 부신동맥과 이어진다(그림 6-85). **위부신동맥**(상부신동맥 superior suprarenal artery)은 아래가로막동맥(← 배대동맥 또는 배안동맥)으로부터 생겨난다. **중간부신동맥**(중부신동맥 middle suprarenal artery)은 부신동맥의 주 가지로, 배대동맥 또는 위창자간막림프절의 시작부위에서 생겨나 밖을 수평으로 돌아 콩팥위샘으로 들어온다. **아래부신동맥**(하부신동맥 inferior suprarenal artery)은 콩팥동맥으로부터 생겨난다.

정맥

정맥은 좌우가 다르다. 왼쪽부신정맥은 콩팥문의 주위에서 왼콩팥정맥으로 유입된다. 오른쪽부신정맥은 매우 짧고(1 cm 이하) 직접 아래대정맥으로 이어진다.

림프계

콩팥위샘의 림프관은 콩팥의 지방피막림프관과 합쳐서 콩팥정맥 주위의 림프절로 유입된다.

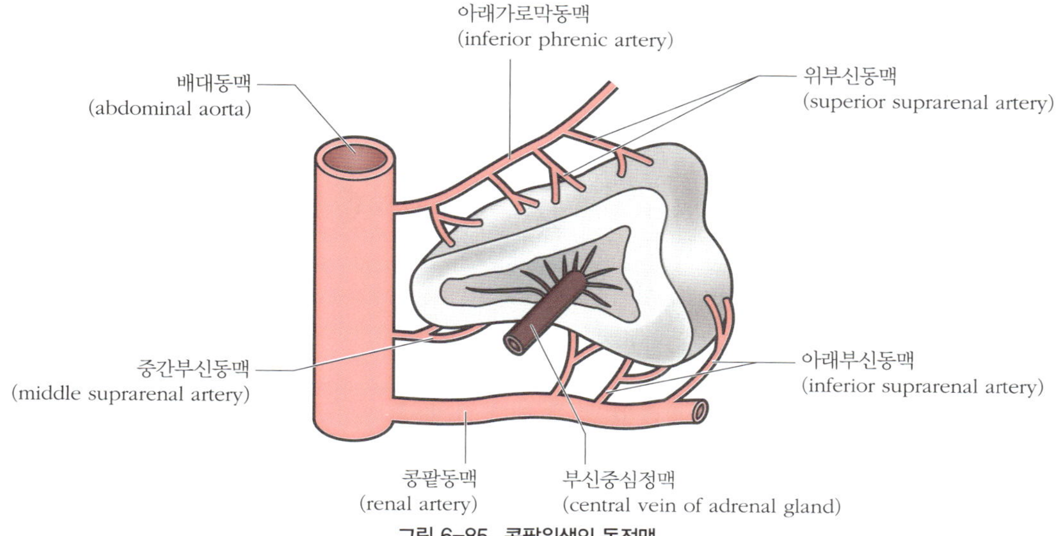

그림 6-85 콩팥위샘의 동정맥

콩팥위샘(adrenal gland)에는 피막쪽에서부터 동맥이 3개 존재한다. 그러나 정맥은 부신정맥 1개뿐이다.

신경

배안신경얼기에서부터 교감신경섬유가 이어진다. 이 교감신경섬유의 세포체는 가슴척수의 옆각에 있고 부신수질에 분포한다.

Ⅳ. 배안의 혈관 · 신경

A. 동맥

1 배대동맥(복부대동맥 Abdominal aorta)

배대동맥은 가슴대동맥에서 이어져 허리뼈몸통의 앞에서 정중선의 약간 왼쪽방향으로 내려간다. 제4허리뼈의 아래모서리 높이에서 좌우의 온엉덩동맥으로 나누어진다.

배대동맥은 자율신경얼기로 둘러싸여 동맥을 따라서 림프절이 존재한다.

표면해부학

좌우의 **온엉덩동맥의 분기부**(갈래)는 제4허리뼈 높이에서 앞 배벽에 투영해보면 배꼽의 1~2 cm 아래쪽으로 정중선의 약간 왼쪽에 해당한다.

배대동맥의 가지 (그림 6-86)

배대동맥에서 생기는 가지는 크게 다음의 3종류로 나눌 수 있다.

◆**배쪽내장가지**(복측내장가지 ventral visceral branch) 배대동맥의 앞면에 생기는 무대응성의 가지로 소화관 및 발생학적으로 소화관에서 유래하는 장기에 분포한다(배안동맥 · 위창자간막림프절 · 아래창자간막동맥).

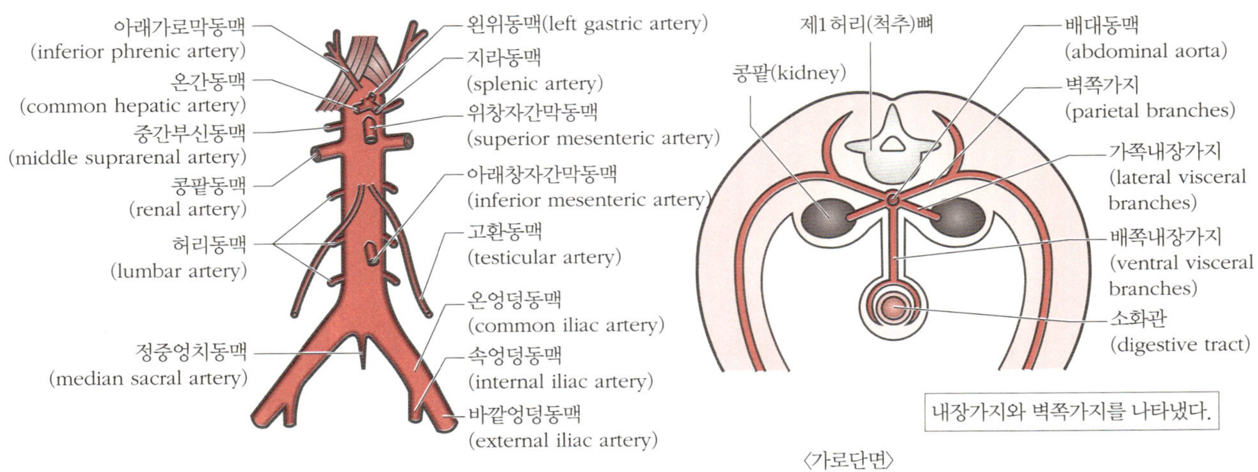

그림 6-86 배대동맥의 가지
배대동맥의 배쪽내장가지는 소화관에 분포한다.

◆**가쪽내장가지**(외측내장지 lateral visceral branches) 대동맥으로부터 앞 가쪽을 향해 좌우로 뻗어나온 가지로 대응성의 장기, 즉 주로 비뇨생식기에 분포한다〔**중간부신동맥 · 콩팥동맥 · 고환(난소)동맥**〕.

◆**벽쪽가지**(벽측지 parietal branches) 배대동맥으로부터 뒤 가쪽을 향해 생겨나는 대응성가지로 주로 몸통벽에 분포한다(**아래가로막동맥 · 허리동맥**).

배쪽내장가지

◆**복강동맥**(Celiac trunk) 복강동맥은 가로막의 바로 아래 배대동맥의 앞면에서부터 생기는 짧은(1~2 cm) 동맥줄기로 3개의 가지(왼위동맥 · 지라동맥 · 온간동맥)로 나누어진다.

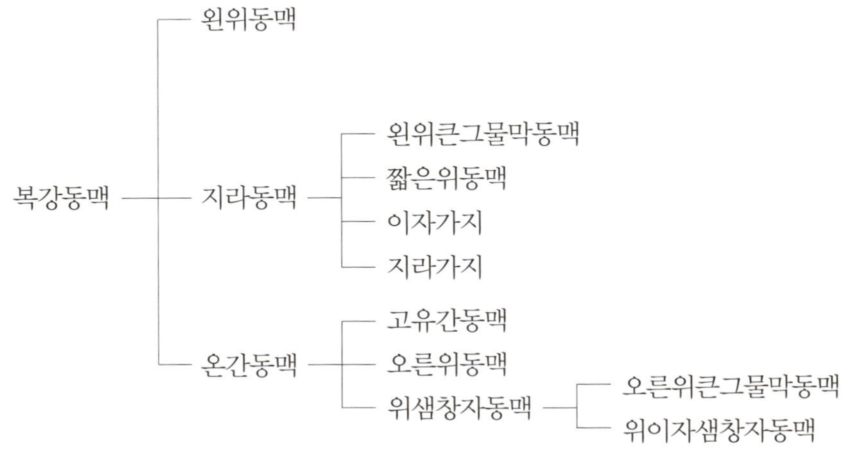

복강동맥은 신경얼기(복강신경얼기) · 림프절(복강림프절)로 둘러싸여 있다.

복강동맥은 발생학적으로 앞창자에서 유래하는 소화관 및 장기(식도 아랫부위 · 위 · 샘창자 · 간 · 쓸개 · 이자)와 지라에 분포하는 동맥줄기이다.

복강동맥의 가지

① **왼위동맥**(좌위동맥 left gastric artery) : 복강동맥의 가지 3개 중에서 가장 작은 가지. 왼쪽 위를 향해 흐르고 위의 들문에 이르러서 위의 작은굽이를 따라서 아래로 흐른다. 식도의 아랫부분과 위에 분포한다.

② **지라동맥**(비동맥 splenic artery) : 복강동맥의 가지 3개 중에서 가장 큰 가지. 복강동맥으로부터 나뉘며, 위의 뒷부분에서 이자의 위모서리를 따라 왼쪽으로 흘러 지라에 이른다.

③ **온간동맥**(총간동맥 common hepatic artery) : 복강동맥에서 나뉘어 이자의 위모서리를 따라 오른쪽으로 흘러 간 · 위 · 샘창자 · 이자에 분포한다.

지라동맥의 가지

① **왼위그물막동맥**(좌위대망동맥 left gastroepiploic artery) : 위의 큰굽이를 따라서 오른쪽으로 흐른다.

② **짧은위동맥**(단위동맥 short gastric artery) : 주로 위바닥에 분포한다.

③ **이자가지**(췌장지 pancreatic branch) : 지라동맥의 주행방향 중 이자에 분포하는 많은 동맥이 나온다.

④ **지라가지**(비장지 splenic branch) : 지라동맥의 끝가지로 지라문에서 지라로 들어간다.

온간동맥의 가지

① **고유간동맥**(hepatic artery proper) : 온간동맥의 끝가지로 작은그물막의 간샘창자인대 안에서 오른쪽모서리를 따라 올라가서 간문에 이르고, 왼가지와 오른가지로 나뉘어 간에 분포한다. 일반적으로 오른가지로부터 쓸개로 향하는 **쓸개동맥**(담낭동맥 cystic artery, 그림 6-56 참조)이 나온다.

② **오른위동맥**(우위동맥 right gastric artery) : 위의 날문에서 작은굽이를 따라 왼쪽으로 흘러 날문부 · 작은굽이에 분포한다.

③ **위샘창자동맥**(gastroduodenal artery) : 위의 날문부 · 샘창자 윗부분의 뒤 아래쪽으로 내려가서 다음의 2개 가지로 나누어져 위 · 샘창자 · 이자머리에 분포한다.

오른위그물막동맥(우위대망동맥 right gastroepiploic artery)은 위의 큰굽이를 따라서 왼쪽으로 흐르고 큰굽이 · 작은그물막에 분포한다. **위이자샘창자동맥**(상췌십이지장동맥 superior pancreaticoduodenal artery)은 샘창자의 오목한 부분을 따라 내려가서 샘창자와 이자에 분포한다.

◆ **위창자간막동맥**(상장간막동맥 superior mesenteric artery, 그림 6-87) 위창자간막동맥은 복강동맥의 1~2 cm 아랫부분(제1허리뼈 높이)에서 배대동맥의 앞쪽에 생겨난다. 동맥은 이자의 뒤를 흘러 이자머리의 왼쪽을 따라서 앞으로 나오고, 샘창자 가로부위의 앞면을 내려가서 작은창자의 창자간막 안으로 들어온다. 이 흐름에서 왼쪽에 약간 볼록한 모양의 커브를 그리며 오른쪽 엉덩뼈오목으로 내려가서 다음의 가지를 만든다.

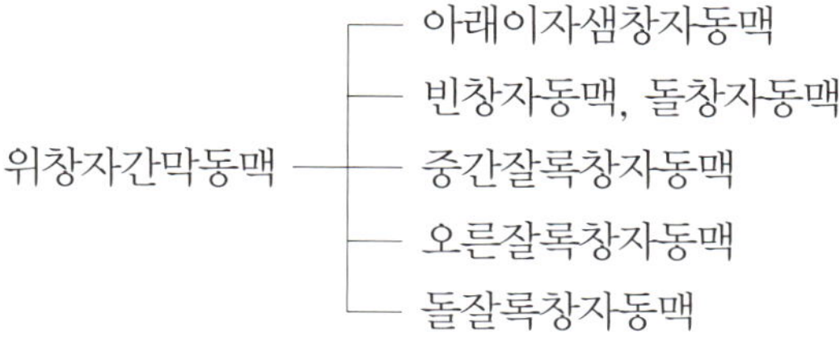

위창자간막동맥은 발생학적으로 중간창자에서 유래하는 장기 · 소화관(이자 · 샘창자 · 빈창자 · 돌창자 막창자 · 잘록창자)에 분포한다.

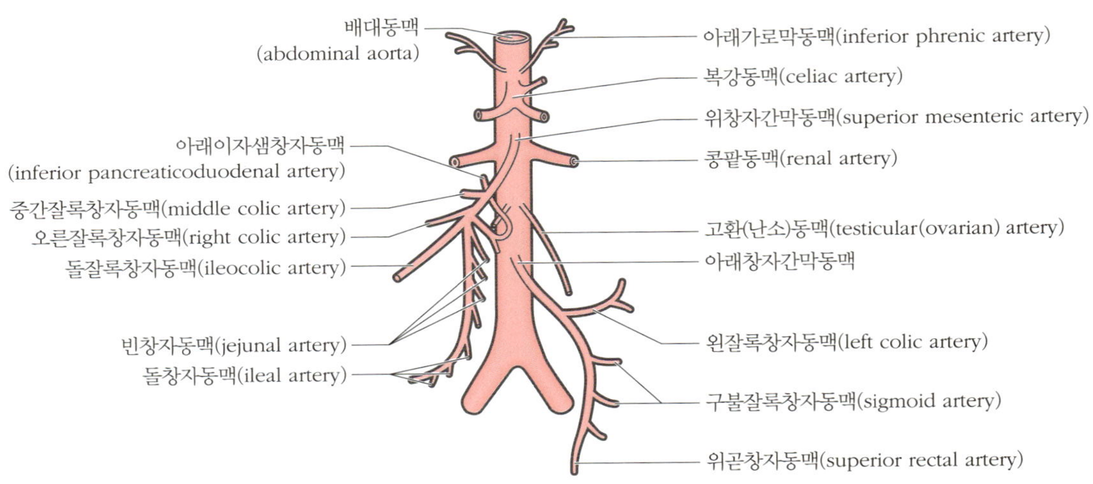

그림 6-87 위창자간막동맥과 아래창자간막동맥의 가지
아래창자간막동맥은 가로잘록창자의 가장 뒤쪽보다 뒷부위의 소화관에 분포한다.

위창자간막동맥의 가지

① **아래이자샘창자동맥**(하췌십이지장동맥 inferior pancreaticoduodenal artery) : 이자 뒤에서 나와 샘창자와 이자 사이로 올라가고 위이자샘창자동맥(← 위십이지장동맥 ← 온간동맥 ← 배안동맥)과 연결되어 샘창자 · 이자에 분포한다.

② **빈창자동맥**(공장동맥 jejunal artery)과 **돌창자동맥**(회장동맥 ileal artery) : 위창자간막동맥이 그리는 커브의 볼록한 부분에서 생겨나는 10~15개의 동맥으로 빈창자와 돌창자에 분포한다. 창자간막 내에서 동맥의 서로 이웃하는 가지가 활모양으로 연결되어 루프를 만든다. 이러한 연결이 반복되어 전체적인 동맥그물을 만든다.

③ **중간잘록창자동맥**(중결장동맥 middle colic artery) : 위창자간막동맥이 그리는 커브 중 오목한 부분의 윗부분에서 생겨나 가로잘록창자간막으로 들어와 가로잘록창자에 분포한다.

④ **오른잘록창자동맥**(우결장동맥 right colic artery) : 뒤배벽에서 벽쪽배막의 뒤를 오른쪽으로 내려가서 오름잘록창자에 분포한다.

⑤ **돌잘록창자동맥**(회결장동맥 ileocolic artery) : 위창자간막동맥의 커브에서 오목한 부분의 아랫부분에서 생겨나고 돌막창자에서 오른잘록창자동맥 · 돌창자동맥의 가지와 연결된다. 막창자꼬리에 **막창자꼬리동맥**(충수동맥 appendicular artery)을 보낸다.

◆ **아래창자간막동맥**(하장간막동맥 inferior mesenteric artery, 그림 6-87)　제3허리뼈 높이(샘창자 가로부위의 아래모서리로 거의 배꼽 높이에 해당하고, 온엉덩동맥 분기부의 약 4 cm 위쪽)로 배대동맥의 앞쪽에서 생겨나 왼쪽 아랫방향으로 흐른다.

아래창자간막동맥
- 왼잘록창자동맥
- 구불창자동맥
- 위곧창자동맥

아래창자간막동맥의 가지

① **왼잘록창자동맥**(좌결장동맥 left colic artery) : 내림잘록창자에 분포한다.

② **구불창자동맥**(구불결장동맥 sigmoid artery) : 많은 가지로 나누어져 구불잘록창자에 분포한다.

③ **위곧창자동맥**(상직장동맥 superior rectal artery) : 아래창자간막동맥의 끝가지로 곧창자에 이른다.

가쪽내장가지

배대동맥에서 좌우 양쪽을 향해 흐른다.

◆**중간부신동맥**(중부신동맥 middle suprarenal artery) 작은동맥으로 위창자간막동맥의 높이이며, 배대동맥에서 생겨나 바깥위쪽을 향해 콩팥위샘에 이른다.

◆**콩팥동맥**(신장동맥 renal artery) 위창자간막동맥의 약 1 cm 아랫부위(제2허리뼈 높이)에서 배대동맥으로부터 좌우 양쪽으로 거의 직각으로 흘러나와 콩팥문을 향해 흐른다.

오른콩팥동맥은 왼콩팥동맥보다 길고 아래대정맥 뒤를 흐른다.

◆**고환(난소)동맥**〔testicular (ovarian) artery〕 콩팥동맥과 아래창자간막동맥 사이 배대동맥 앞쪽을 흐른다. 가느다란 동맥으로 종종 좌우로 나오는 높이가 다르다.

동맥이 요관 앞을 교차하여 앞 아랫방향으로 흐르고 큰허리근 앞을 바깥아래쪽으로 비스듬히 흐른다.

고환동맥은 골반입구에서 바깥엉덩동맥과 교차하고 정삭과 함께 샅굴을 지나 앞배벽을 뚫고 고환에 분포한다. **난소동맥**은 바깥엉덩동맥의 시작부위와 교차하여 작은골반으로 들어가 난소에 이른다.

고환(난소)동맥이 배대동맥의 상당히 위쪽에서 생겨나는 것은 고환(난소)이 발생학적으로 콩팥의 근처에 생겨났고 분포혈관도 본래 그 높이에서 연결되기 때문이다. 발생이 진행되면서 고환(난소)은 혈관과 동반하여 내려간다.

벽쪽가지

벽쪽가지는 배대동맥의 뒤 바깥쪽에서 좌우로 나온다.

◆**아래가로막동맥**(하횡격막동맥 inferior phrenic artery, 그림 6-87) 배대동맥의 윗부분 주위인 복강동맥의 높이에서 생겨나 가로막의 아랫면에 분포하게 된다. 동맥은 콩팥위샘 · 식도 · 간에도 작은 가지가 연결된다.

◆**허리동맥**(요동맥 lumbar artery, 그림 6-86 참고) 제1~4허리뼈의 앞부위에 좌우 4쌍이 있고, 큰허리근의 뒤쪽을 가로질러 배벽근육에 분포한다. 그 외 등쪽의 근육 · 피부(**등쪽가지** 배측지 dorsal branch)나 척주관으로 들어가고 뼈속질과 그 피막(**척수가지** spinal branch)에도 분포한다.

허리동맥은 가슴대동맥의 마루가지인 갈비사이동맥에 해당한다. 가슴대동맥에서는 내장쪽가지가 작고 벽쪽가지는 비교적 크지만, 배대동맥에서는 내장쪽가지가 크게 발달하고 벽쪽가지는 비교적 가늘다.

정중엉치동맥(정중천골동맥 Median sacral artery)

배대동맥 아랫부위의 좌우 온엉덩동맥 갈라진 부위에서 생겨나 엉치뼈 앞면의 정중선을 따라 꼬리뼈의 끝까지 아래로 흐르는 매우 가는 동맥이다. 이 동맥은 배대동맥과 직접 연결을 가지며 본래 골반의 대동맥에 해당한다.

정중엉치동맥 끝에 **꼬리뼈토리**(미골소체 coccygeal body)가 있다. 꼬리뼈토리는 동정맥 연결로 상피세포로부터 만들어지는 소체이다.

2 온엉덩동맥(총장골동맥 Common iliac artery)

배대동맥은 제4허리뼈의 높이에서 좌우로 갈라져 온엉덩동맥이 된다. 온엉덩동맥은 큰허리근 안쪽의 가장자리를 따라서 바깥아래쪽으로 흘러 엉치엉덩관절 앞에서 속엉덩동맥과 바깥엉덩동맥으로 나누어진다.

속엉덩동맥(내장골동맥 Internal iliac artery)

큰허리근의 안쪽모서리를 따라 작은골반으로 들어가서 골반 내의 장기 · 골반벽 · 볼기에 분포한다.

바깥엉덩동맥(외장골동맥 External iliac artery)

바깥엉덩동맥은 큰허리근을 가로질러 바깥아래쪽으로 흘러 샅고랑인대의 중앙부위 아래(혈관칸)를 지나 넙다리 앞면에서 나와 넙다리동맥이 되고 다리에 이른다.

바깥엉덩동맥은 골반에서 넙다리로 나오는 주위에서 다음 2개의 가지를 배벽으로 보낸다.

◆ **깊은엉덩휘돌이동맥**(심장골회선동맥 deep circumflex iliac artery) 바깥엉덩동맥의 하단부에서 생겨나 샅고랑인대의 뒤에서 위앞엉덩뼈가시로 향한 다음 엉덩뼈능선을 따라 옆배벽 아랫부위에 분포한다.

◆ **아래배벽동맥**(하복벽동맥 inferior epigastric artery) 바깥엉덩동맥의 하단에서 생겨나 앞배벽의 내부를 올라간다.

> 복강경 수술 : 복강경을 통한 배부위 수술 시에는 트로카관을 배벽에서 배안으로 삽입할 때 아래배벽동정맥을 손상시키지 않게 조심한다.

B. 정맥

1 아래대정맥(하대정맥 Inferior vena cava)

아래대정맥(그림 6-88)은 하반신의 혈액을 모아 심장(오른심방)으로 흐르는 정맥줄기이다. 직경 약 3.5 cm로 몸 전체에서 가장 굵은 혈관이다.

아래대정맥은 제5허리뼈 높이에서 좌우 온엉덩정맥(다리와 골반의 정맥을 모은다)이 합류하여 생성되고, 척주의 앞면에서 배대동맥의 오른쪽을 올라간다.

양쪽 온엉덩정맥의 합류부위는 배대동맥의 좌우온엉덩동맥으로 가는 분기부에서 약간 오른쪽 아래에 있다.

아래대정맥은 오른온엉덩동맥의 뒤쪽에서 올라간다.

아래대정맥의 상단부는 간의 뒷면으로 유입되어 제8등뼈 높이에서 가로막의 아래대정맥구멍을 통해 가슴안으로 들어간다. 가로막을 통과하면 바로 오른심방으로 유입된다.

아래대정맥은 배대동맥으로부터 생겨나는 동맥과 대응하는 정맥뿌리를 받는다. 그러나 대동맥의 무대응성 내장쪽가지인 배안동맥 · 위창자간막동맥 · 아래창자간막동맥의 분포영역(소화관과 여기서 생겨나는 간 · 이자 및 지라)으로부터의 정맥은 문맥에서 모여 간으로 들어가고, 간을 거쳐 간정맥이 되어 아래대정맥으로 유입된다(**문맥계**, p.390).

아래대정맥으로 유입되는 주된 뿌리(근 root)는 아래쪽부터 다음에 설명한다.

◆ **허리정맥**(요정맥 lumbar vein) 좌우에 5쌍이 있고 허리동맥과 동반되어 흐른다. 왼쪽은 배대동맥의 뒤쪽을 흐른다. 허리정맥은 척주의 양쪽에서 위아래로 흐르는 정맥, 즉 **오름허리정맥**(상행요정맥 ascending lumbar vein)으로 서로 연결된다. 오른쪽의 오름허리정맥은 올라가서 가로막의 허리뼈부위를 통해 가슴안으로 들어가서 홑정맥이 된다. 왼쪽의 오름허리정맥은 올라가서 반홑정맥에 이어진다.

반홑정맥은 가슴에서 홑정맥과 합류하여 위대정맥으로 흐른다. 따라서 아래대정맥은 오름허리정맥-홑정맥(반홑정맥)을 통해 위대정맥과 연결된다.

허리정맥은 척추정맥얼기와도 연결된다. 척추정맥얼기는 척주의 바깥에 있는 척주관 안의 정맥얼기로, 갈비사이정맥 · 허리정맥 · 홑정맥 · 반홑정맥과 교통하여 위대정맥과 아래대정맥을 연결하게 된다.

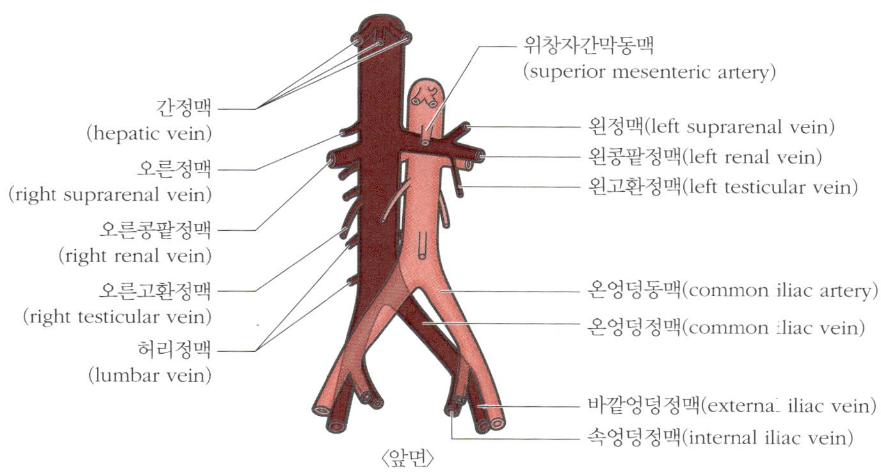

그림 6-88 아래대정맥과 배대동맥
아래대정맥에는 배대동맥의 배쪽 내장가지에 있는 3개의 가지에 상응하는 가지가 없다.

◆**고환(난소)정맥**〔testicular (ovarian) vein〕 오른고환정맥은 콩팥정맥 바로 아래에서 아래대정맥으로 직접 이어지지만, 왼쪽의 고환정맥은 왼콩팥정맥에 직각으로 유입된다. 따라서 아래대정맥의 압력상승은 왼쪽의 정삭정맥으로 이어지기 쉽다.

덩굴정맥류(varicocele) : 정삭을 포함하는 덩굴정맥얼기에서 정맥의 두꺼웠던 벽이 얇아져 정맥류가 되는 상태를 말한다. 90%는 왼쪽에서 일어난다.

◆**콩팥정맥**(신장정맥 renal vein) 콩팥의 굵은 정맥으로 제2허리뼈 높이에서 아래대정맥으로 흐른다. 왼콩팥정맥은 오른콩팥정맥에 비해 길고 배대동맥의 앞을 가로지른다. 왼콩팥정맥은 왼고환정맥 · 왼부신정맥을 받는다.

오른부신정맥은 아래대정맥에 직접 붙는다.

◆**간정맥**(hepatic vein) 왼 · 중간 · 오른 간정맥(left, middle and right hepatic veins)이 간 뒷면에서부터 아래대정맥으로 흐른다. 아래대정맥은 간에 직접 연결되므로 간정맥이 짧고 대부분 간안에 있다.

◆**아래가로막정맥**(inferior phrenic vein) 같은 이름의 동맥에 역행하는 정맥으로, 가로막 아랫면의 정맥.

아래대정맥폐쇄증 : 아래대정맥이 폐쇄되면 다음과 같이 위대정맥과의 연결이 우회로가 되어 혈액이 위대정맥을 지나 심장으로 돌아간다.

1) 앞배벽 정맥 : 바깥엉덩정맥 · 넙다리정맥 → 얕은 아래배벽정맥 → 가슴벽 정맥 → 겨드랑정맥 · 빗장밑정맥 → 아래대정맥

2) 홀정맥계 : 허리정맥 → 오름허리정맥 → 홀(반홀)정맥 → 위대정맥

3) 척추정맥얼기 : 허리정맥 → 척추정맥얼기 → 위대정맥

아래대정맥의 변이 : 아래대정맥은 발생학적으로 몸통을 위아래로 흐르는 좌우의 유대성 기본정맥계 부위와 연결되어 형성된다. 아래대정맥은 비교적 복잡한 발생 과정으로 형성되기 때문에 변이나 이상이 생기는 경우가 있다. 예를 들어, 발생 과정에서 소실되어야 하는 왼쪽의 세로정맥계가 존속되면 아래대정맥의 중복과 왼쪽의 아래대정맥 등이 보이는 경우가 있다.

2 온엉덩정맥

온엉덩정맥은 골반안의 정맥이 모아진 속엉덩정맥과 다리의 정맥이 모아진 바깥엉덩정맥이 합류하여 생성된다.

C. 림프계

배벽 및 배안 장기의 림프계는 이미 각 항목에서 설명하였다.

여기에서는 배대동맥을 따라 존재하는 허리림프절만 설명한다.

허리림프절(Lumbar node)

허리림프절(그림 6-89)은 배대동맥 주변 림프절의 총칭이다. 대동맥의 앞쪽에 있는 것을 **대동맥앞림프절**(대동맥전림프절 pre-aortic lymph node), 양쪽에 나란히 있는 것을 **가쪽대동맥림프절**(외측대동맥림프절 lateral aortic node)이라 한다. 림프절 사이에는 림프관이 발달하여 그물형태를 나타내고 림프절은 서로 연결되어 있다. 또한 대동맥에서 생기는 동맥가지 주위의 각 장기 소속 림프절(배안림프절 · 위창자간막림프절 · 아래창자간막림프절)과도 연결된다.

허리림프절은 배대동맥의 대응성 내장쪽가지 및 마루가지의 분포영역(비뇨생식기 · 배벽)에서 림프를 수용하는 것 외에 온엉덩동맥 및 바깥 · 속 엉덩동맥을 따라 존재하는 림프절(온엉덩림프절 · 바깥엉덩림프절 · 속엉덩림프절)의 림프, 즉 다리 · 골반부위의 림프절도 수용한다. 림프관은 허리림프절에서 모여 (왼 · 오른)**허리림프줄기**[(left and right) lumbar trunks]가 되고, 가슴림프관팽대 → 가슴림프관이 된다.

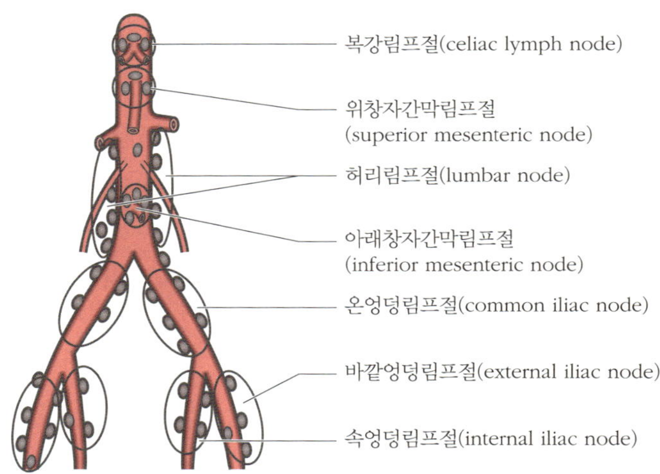

그림 6-89 복강 뒷벽의 림프절

림프절에는 암의 전이가 일어난다.

D. 신경

1 허리신경(요신경 Lumbar nerve)

허리신경은 5쌍이 있고 척추사이구멍을 나와 뒷가지와 앞가지로 갈라진다. **뒷가지**(posterior rami)는 앞가지에 비해 발달이 나쁘고, 등근육(근육가지)과 피부(피부가지)에 분포한다. **앞가지**(anterior rami)는 더 밑에 있는 척수신경인 엉치신경 · 꼬리신경의 앞가지와 함께 **허리엉치신경얼기**(요천추신경총 lumbosacral plexus)를 만든다. 특히 제1~4허리신경(L1~4)의 앞가지는 허리신경얼기를 만들고, 제4 · 5허리신경의 앞가지는 엉치신경얼기(p.225)에 더해진다.

허리신경얼기(요신경총 Lumbar plexus)

제1~4허리신경의 앞가지는 큰허리근으로 들어가 그 내부에서 허리신경얼기(그림 6-90)를 만든다. 신경얼기는 직접 큰허리근 · 작은허리근 · 허리네모근에 앞가지를 뻗는 것 외에 큰허리근의 바깥가장자리, 안쪽모서리 및 앞면에 다음의 신경을 뻗는다.

큰허리근의 가쪽모서리에서 나오는 신경(위쪽부터 아래쪽으로)

◆ **엉덩아랫배신경**(장골하복신경 iliohypogastric nerve, T12) 콩팥 뒤를 갈비아래신경(T12)과 거의 평행하게 흐르다가 배가로근과 배속빗근 사이 앞을 아랫방향으로 지난다.

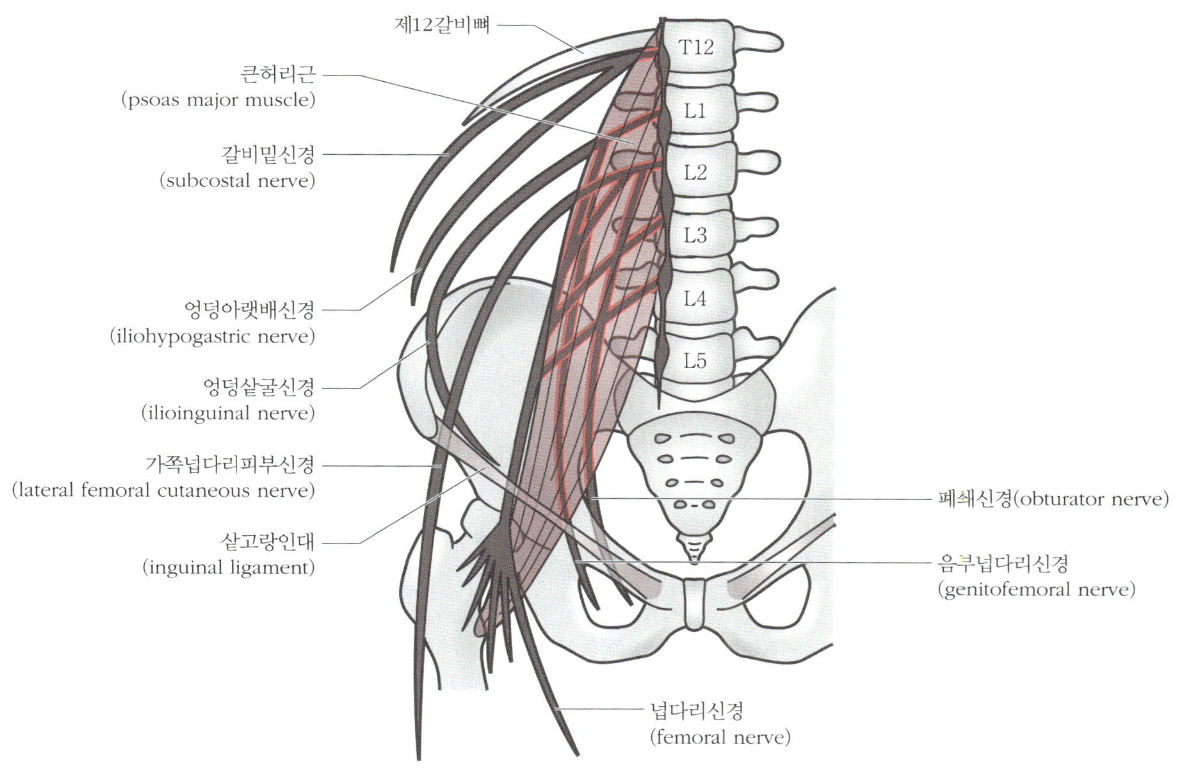

그림 6-90 허리신경얼기
허리신경얼기는 큰허리근 안에 있다.

1) **근육가지** : 배가로근 · 배속빗근 · 배바깥빗근에 분포한다.

2) **피부가지** : 앞피부가지와 가쪽피부가지가 있다. **앞피부가지**(전피지 anterior cutaneous branches)는 얕은샅굴고리의 약 3 cm 위쪽 피부밑에 나타나고 아래 배부위 피부에 분포한다. **가쪽피부가지**(측피지 lateral cutaneous branch)는 엉덩뼈능선 바로 위쪽 피부밑에 나타나며 볼기의 피부에 분포한다.

◆**엉덩샅굴신경**(ilioinguinal nerve, L1) 엉덩아랫배신경의 아래쪽에서 거의 평행하게 흐른다. 배가로근 · 배속빗근을 통해 샅굴을 지나 얕은샅굴고리에서 피부밑으로 나온다.

1) **근육가지** : 배가로근 · 배속빗근에 분포한다.

2) **피부가지** : 넙다리위 안쪽부위 · 두덩부위 · 음낭(대음순)의 피부에 분포(**앞음낭신경** 또는 **앞음순신경** anterior scrotal or labial nerves)한다.

◆**가쪽넙다리피부신경**(lateral femoral cutaneous nerve, LI · 2) 배벽을 따라 위앞엉덩뼈가시로 향해 약 4 cm 아래에서 피부밑으로 나타난다. 넙다리 바깥부위의 피부에 분포한다(그림 3–88 참고).

◆**넙다리신경**(대퇴신경 femoral nerve, L1~4) 허리신경얼기에서 가장 큰 가지이다. 큰허리근과 엉덩근 사이를 바깥아래쪽으로 흐르고, 근육과 함께 샅고랑인대 아래쪽(근육공간)을 통해서 넙다리 앞면으로 나온다.

큰허리근의 안쪽모서리에서 나오는 신경

◆**폐쇄신경**(obturator nerve, L2~4) 허리신경얼기 정면에서 생겨나고, 수직으로 내려가서 큰허리근의 안쪽모서리에서 나와 온엉덩동맥의 뒤쪽을 통해 골반안으로 들어간다. 골반의 옆벽 내부를 따라 흘러 폐쇄동정맥과 함께 폐쇄구멍을 통해서 넙다리 윗부분의 안쪽면에서 나온다. 허벅지의 안쪽 피부와 모음근 등에 분포한다(p.223).

큰허리근의 앞면에서 나오는 신경

◆**음부넙다리신경**(음부대퇴신경 genitofemoral nerve, LI · 2) 가느다란 신경으로 큰허리근의 앞면으로 나와 근육 앞을 아래로 지나 음부가지와 넙다리가지로 갈라진다. **음부가지**(genital branch)는 정삭(여성의 경우 자궁원인대)을 따라 음낭에 이르러 넙다리 윗부분의 안쪽 피부에 분포한다. **넙다리가지**(femoral branch)는 바깥엉덩동맥을 따라 내려가고 넙다리 윗부분의 앞쪽 피부에 분포한다.

고환올림근반사 : 음부넙다리신경의 음부가지는 고환올림근에도 분포하여 고환올림근반사(고환거근반사 cremasteric reflex)를 맡는다.

2 배부위의 자율신경계

교감신경계와 부교감신경계가 있다.

교감신경계 (그림 6–91)

배부위의 교감신경줄기와 배대동맥 주변에 있는 신경얼기를 말한다.

◆**교감신경줄기**(교감신경간 sympathetic trunk) 교감신경줄기는 가슴으로부터 가로막의 왼뿔 · 오른뿔의 가쪽모서리와 안쪽활꼴인대의 교차점에 있는 구멍을 지나 배부위에 이르러 허리뼈의 앞 바깥쪽을 큰허리근의 안쪽모서리를 따라서 내려간다(그림 6–90). 왼쪽 교감신경줄기는 대동맥의 왼쪽을 따라서 흐르고, 오른교감신경줄기는 아래대정맥의 뒤쪽을 내려가서 각각 온엉덩동정맥의 뒤쪽을 통해 골반으로 들어온다. 교감신경줄기는 배부위를 통과하는 동안에 평균 4~5개의 신경절을 가진다. 이 신경절을 **허리신경절**(lumbar ganglion)이라고 한다. 허리신경절에서는 가슴 아랫부위와 허리 윗부위로부터 생겨난 신경절이전섬유가 신경세포를 바꾸어 신경절이후섬유

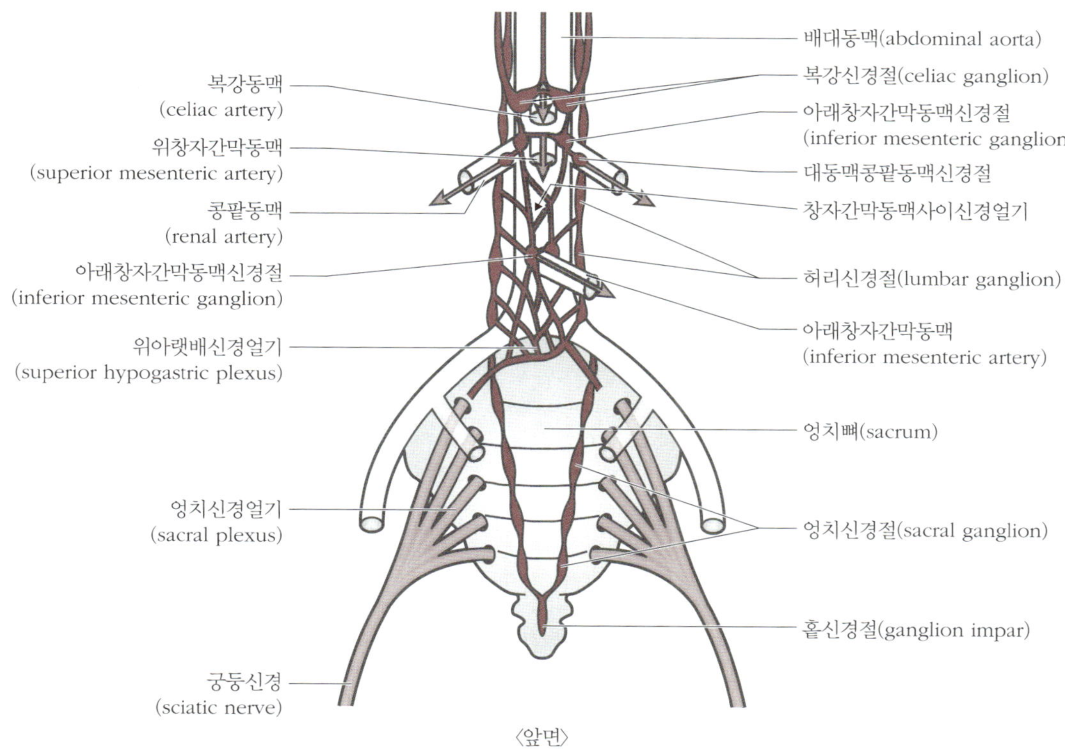

그림 6-91 배부위의 교감신경계
교감신경은 대동맥벽 위에 그물모양으로 펼쳐져 있다.

가 된다.

교감신경줄기와 허리신경절로부터 나오는 섬유는 다음 ①~③의 경과를 가진다.

① 배대동맥의 주위에 있는 신경얼기에 더해져 배부위의 내장에 분포한다.

② 아래로 주행해서 엉치뼈곶 앞에 있는 위아랫배신경얼기에 더해져 골반의 장기에 분포한다.

③ 교통가지를 거쳐 척수신경에 더해진다. 더욱이 여기에는 구심섬유도 포함된다. 구심섬유는 가슴신경(T12), 허리신경(L1~3)으로 들어온다.

◆ **배대동맥신경얼기**(복부대동맥신경총 abdominal aortic plexus) 배대동맥신경얼기는 배대동맥의 앞면을 따라서 존재하며, 교감신경성섬유(신경절이전 · 신경절이후 섬유), 부교감신경성섬유(신경절앞신경섬유) 및 이들의 구심(감각)섬유로부터 형성된다. 신경얼기는 그 높이에 따라 다음의 신경얼기로 나눌 수 있다.

1) **복강신경얼기**(celiac plexus) : 배안동맥의 주위에 있는 신경얼기로 가장 발달한 자율신경얼기이다. 특히 좌우 양쪽으로 신경절, 즉 **복강신경절**(celiac ganglion)을 가진다.

복강신경절은 **일광신경절**(태양신경절 solar ganglion)로 불리기도 한다. 신경절은 여러 개의 섬유로 서로 연결되어 섬유가 태양광과 같이 방사 형태로 흐르기 때문이다.

2) **위창자간막동맥신경얼기**(superior mesenteric plexus) : 복강신경얼기에서 아래쪽으로 이어져 위창자간막동맥을 따라 존재한다.

3) **아래창자간막동맥신경얼기**(inferior mesenteric plexus) : 아래창자간막동맥을 따라 존재하는 신경얼기이다. 위창자간막동맥신경얼기와 아래창자간막동맥신경얼기 사이에서 위 · 아래 창자간막동맥의 시작부위 사이에 있는 신경얼기를 **창자간막동맥사이신경얼기**(장간동맥신경총 intermesenteric plexus)라고 한다.

4) **위아랫배신경얼기**(상하복신경총 superior hypogastric plexus) : 배대동맥을 따라 존재하는 신경얼기가 온엉덩동맥 분기부위의 아랫방향으로 성장한 신경얼기이다. 이 신경얼기는 신경얼기모양의 신경가지로 **엉치앞신경**(천골전신경 presacral nerve)이라고도 하여 골반안의 아래아랫배신경얼기(골반신경얼기)와 연결된다.

배대동맥신경얼기의 교감신경성섬유는 대부분이 가슴부로부터 생겨나는 신경절앞신경섬유로 큰내장신경(T5~9) · 작은내장신경(T10~12)으로 가슴에서부터 내려간다. 복강신경절 등의 경로에 있는 신경절을 통해 신경세포를 바꾸어 전후섬유가 되고 동맥을 따라 신경얼기를 만들어〔**간신경얼기** 간신경총 hepatic plexus · **지라신경얼기** 비장신경총 splenic plexus · **위신경얼기** 위신경총 gastric plexus의 일부 · 이자신경얼기 췌신경총 pancreatic plexus · **콩팥신경얼기** 신장신경총 renal plexus · **고환(난소)동맥신경얼기** testicular (ovarian) plexus 등〕 배부위의 각 장기에 분포한다. 더욱이 이러한 신경얼기에는 배부위의 교감신경줄기에서의 교감신경성섬유나 미주신경에서 유래하는 부교감신경성섬유도 포함되어 있다. 교감신경성섬유와 함께 말초에 이른다. 또한 말초로부터의 교감신경성구심(통각)섬유도 포함된다. 구심섬유는 주로 큰 · 작은 내장신경을 지나 가슴부위에 이른다.

부교감신경계

부교감신경계는 위쪽은 미주신경에서, 아래쪽은 엉치부에서 유래하는 섬유로부터 형성된다.

◆ **왼 · 오른 미주신경** 식도 주변에서 식도신경얼기를 만들며 이 신경얼기로부터 생겨나는 **앞미주신경줄기**(전미주신경간 anterior vagus nerve trunk)와 **뒤미주신경줄기**(후미주신경간 posterior vagus nerve trunk)가 식도의 앞면과 뒷면을 따라 내려가서 배부위에 이른다. 부교감신경성섬유는 주로 뒤미주신경줄기에 포함되어 배안으로 들어오고, 여기에서 복강신경얼기에 더해져 교감신경성섬유와 함께 배부위 장기에 이른다.

◆ **엉치부위의 부교감신경** 아래아랫배신경얼기 · 위아랫배신경얼기를 거쳐 올라가서 아래창자간막동맥 신경얼기에 더해지고, 교감신경성섬유와 함께 혈관을 따라 소화관의 아랫부위(가로잘록창자 일부와 내림잘록창자 · 구불잘록창자 · 곧창자)에 분포한다.

7 골반부위

골반부위는 배부위로 이어지는 몸통 아랫부분으로 골반이 그 골격을 만든다. 골반은 상하 2부분으로 나뉘며 윗부분은 큰골반, 아랫부분은 작은골반이라고 한다. 큰골반은 배부위 아래쪽에 속하고, 작은골반이 골반부를 만든다. 골반에 위치하는 장기는 방광 · 요도, 전립샘 · 정낭(남성), 난소 · 자궁 · 질(여성), 곧창자가 있다. 남성의 고환과 부고환은 음낭에 있지만 이는 다음 장에서 서술하겠다.

I. 골격

A. 골반(Pelvis)

골반은 엉덩뼈 · 엉치뼈 · 꼬리뼈로 구성된 골격으로, 엉덩뼈는 앞부위와 좌우 양쪽부의를 만들고 엉치뼈와 꼬리뼈는 뒷부분에 있다.

좌우의 엉덩뼈는 앞에서 두덩결합에 의해 서로 결합하고, 뒤에서는 귓바퀴모양으로 엉치엉덩관절을 만들어 엉치뼈와 연결된다. 꼬리뼈는 엉치뼈의 아래끝에 부착된다.

엉덩뼈는 다리(제3장)에서, 엉치뼈와 꼬리뼈는 등부위(제4장)에서 설명했으므로 여기에서는 골반을 전체적으로 관찰하고자 한다.

골반은 위쪽의 **큰골반**(대골반 greater pelvis)과 아래쪽의 **작은골반**(소골반 lesser pelvis)으로 나뉜다.

큰골반과 작은골반의 경계는 골반의 안쪽면에 있는 선명한 **분계선**(terminal line)에 따른다(그림 7–1).

분계선은 뒤쪽에서 엉치뼈위끝 앞모서리(**엉치뼈곶** promontory)의 옆쪽으로 엉덩뼈안쪽면 뼈능선(**활꼴선** 궁상선

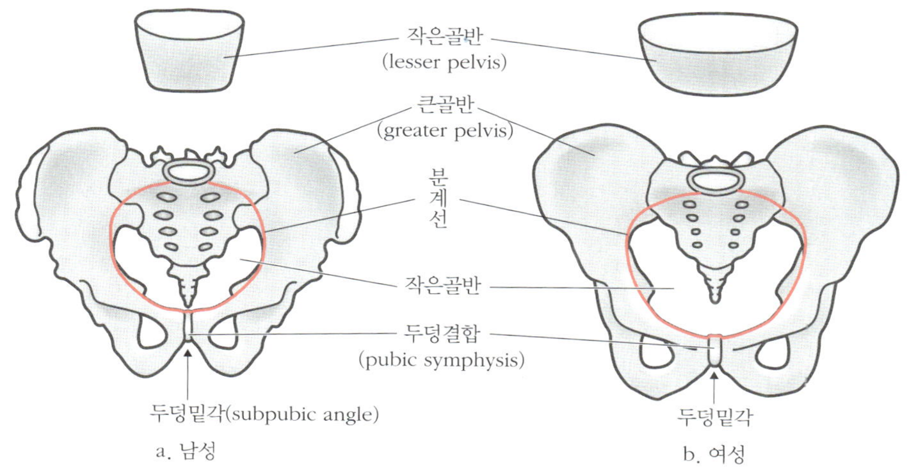

그림 7–1 골반의 성별 차이

남녀의 작은골반 형태에는 차이가 있다. 남성은 양동이 형태이고, 여성은 세숫대야 형태이다.
골반아래각은 남성<여성이다.

arcuate line)과 이어지고, 앞쪽에서는 두덩의 위모서리에 있는 두덩빗살(치골즐 pecten pubis)을 거쳐 **두덩결합의 위모서리**에 이르는 선이다. 분계선의 더 윗부분은 큰골반으로 복강 아랫부분에 속한다. 아래쪽은 작은골반으로 골반부위에 속하며, 작은골반의 안쪽을 **골반안**(골반강 pelvic cavity)이라 한다. 분계선으로 둘러싸인 작은골반의 윗구멍을 **위골반문**(골반입구 pelvic inlet), 골반안의 아랫구멍을 **아래골반문**(골반출구 pelvic outlet)이라 한다.

아래골반문은 엉덩뼈의 아래모서리(두덩결합 · 두덩뼈아래가지 · 궁둥뼈가지 · 작은궁둥뼈결절 · 작은궁둥패임 · 궁둥뼈가시 · 큰궁둥패임의 아래모서리)를 지나 엉치뼈의 가쪽모서리 · 꼬리뼈의 아래끝에 이르는 선으로 둘러싸인다. 특히 두덩결합 아래에서는 좌우에 두덩뼈아래가지가 합쳐져 활모양을 나타낸다. 이를 **두덩활**(치골궁 pubic arch)이라고 하며 **두덩밑각**(치골하각 subpubic angle)을 만든다.

1 골반을 만드는 뼈의 연결

두덩결합(치골결합 Pubic symphysis)

두덩결합은 좌우 두덩이 정중선상에서 서로 마주보며 생기는 연결이다(그림 7-2). 좌우 양쪽의 두덩결합면은 각각 얇은 유리연골로 감싸져 그 사이에 섬유연골로 만들어진 **두덩사이원반**(치골간원판 interpubic disc)이 존재한다. 두덩사이원반 안에는 틈새 형태의 공간이 있다.

두덩결합의 위모서리와 아래모서리에는 각각 **위두덩인대**(상치골인대 superior pubic ligament)와 **두덩활꼴인대**(치골궁인대 arcuate pubic ligament)가 있어 결합을 강화시킨다.

엉치엉덩관절(천장관절 Sacroiliac joint)

엉치엉덩관절은 엉치뼈와 엉덩뼈 각각의 귀모양면 사이에 생기는 관절이다.

엉치엉덩관절을 만드는 엉치뼈의 귀모양면은 엉치의 가쪽부위에 있다. 엉치 가쪽의 앞쪽부위는 발생학적으로 갈비뼈에 해당하는 부분의 흔적으로 간주된다. 따라서 정확하게는 엉덩뼈는 엉치뼈에서 갈비뼈에 해당하는 부분과 관절을 만들게 된다.

엉치엉덩관절은 몸통의 중량을 받아 지탱하는 것과 동시에 아랫부위에 전달한다. 이러한 위쪽의 하중에 대응하기 위하여 엉치엉덩관절의 운동은 현저하게 제한되고, 다음과 같이 강화 · 고정되므로 관절 구조는 가해지는 충격을 완충하는 작용도 한다.

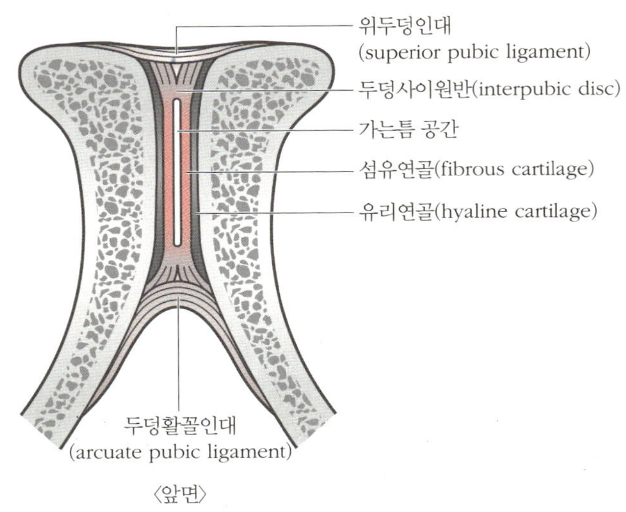

그림 7-2 두덩결합

두덩결합(pubic symphysis)은 분만 시 폭이 넓어져 출산길이 넓어지는 데 도움을 준다.

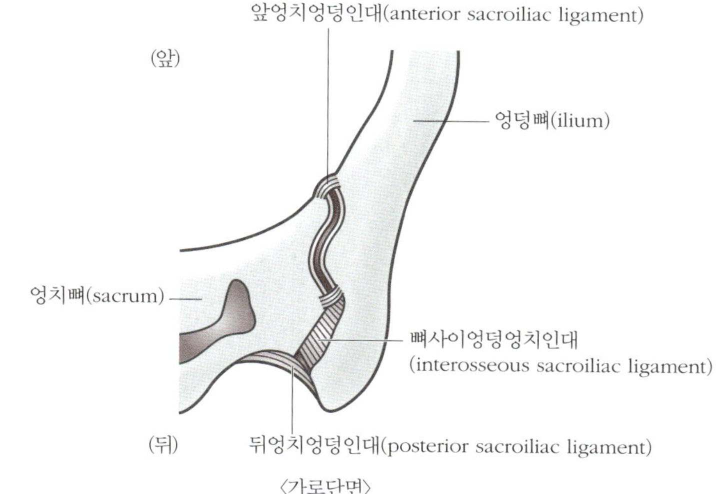

그림 7-3 엉치엉덩관절
뼈사이엉덩엉치인대는 임신중에 부드러워져 분만 시 출산길이 넓어지는 데 도움을 준다.

① 엉치뼈와 엉덩뼈의 귀모양면은 각각 평면이 아닌 불규칙한 요철면으로 양면의 요철이 서로 맞물려 관절 결합을 강화시킨다.
② 엉치뼈의 관절면은 얇은 유리연골로 감싸지지만 엉덩뼈의 관절면은 섬유연골로 감싸지고, 양쪽의 관절면은 섬유 또는 섬유연골로 결합된다.
③ 관절을 감싸는 관절주머니는 다음의 인대로 강화된다(그림 7-3).
　a. **뼈사이엉덩엉치인대**(골간천장인대 interosseous sacroiliac ligament) : 엉치엉덩관절 뒷부위에서 엉치뼈와 엉덩뼈의 사이를 메우는 짧지만 강한 인대로, 특히 엉치뼈가 위쪽에서 받는 하중 때문에 아래로 이동하는 것을 막는다.
　b. **앞엉치엉덩인대**(전천장인대 anterior sacroiliac ligament) : 관절주머니의 앞면에 있는 짧고 평평한 인대.
　c. **뒤엉치엉덩인대**(후천장인대 posterior sacroiliac ligament) : 뼈사이엉덩엉치인대의 뒤에 있는 매우 강한 인대.

엉치뼈와 엉덩뼈(궁둥뼈)를 묶는 인대 (그림 7-4)

◆**엉치결절인대**(천결절인대 sacrotuberous ligament)　엉치 아래쪽의 가쪽모서리 및 꼬리뼈의 윗부위와 뒤위엉덩뼈가시 앞에서 생겨나 바깥아래쪽에 모여 궁둥뼈결절에 붙는 인대.

◆**엉치가시인대**(천극인대 sacrospinal ligament)　엉치결절인대의 앞에 있고 엉치뼈의 가쪽모서리 아랫부위에서 궁둥뼈가시에 붙는 삼각형의 인대.

엉치결절인대와 엉치가시인대에 의해서 큰궁둥구멍과 작은궁둥구멍이 생긴다. **큰궁둥구멍**(대좌골공 greater sciatic foramen)은 엉치가시인대와 큰궁둥패임으로 둘러싸이는 큰 구멍이다. **작은궁둥구멍**(소좌골공 lesser sciatic foramen)은 작은궁둥패임과 엉치가시인대, 엉치결절인대로 둘러싸이는 작은 구멍이다.

큰궁둥구멍은 골반안으로부터 볼기를 지나는 통로가 되고, 궁둥구멍근(p.185)이 이것을 가로질러 지난다. 궁둥구멍근에 의해서 큰궁둥구멍은 **궁둥구멍근윗구멍**과 **궁둥구멍근아래구멍**으로 나눌 수 있다.

궁둥구멍근윗구멍에는 위볼기동정맥과 위볼기신경이 지나고 궁둥구멍근아래구멍에는 아래볼기동정맥, 내음

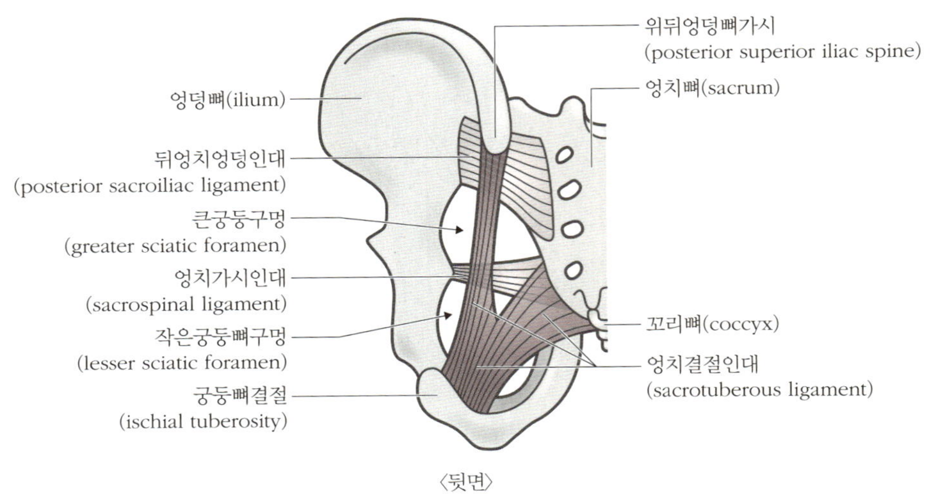

그림 7-4 엉치뼈와 엉덩뼈를 묶는 인대
엉치가시인대와 엉치결절인대는 특히 강력한 인대이다.

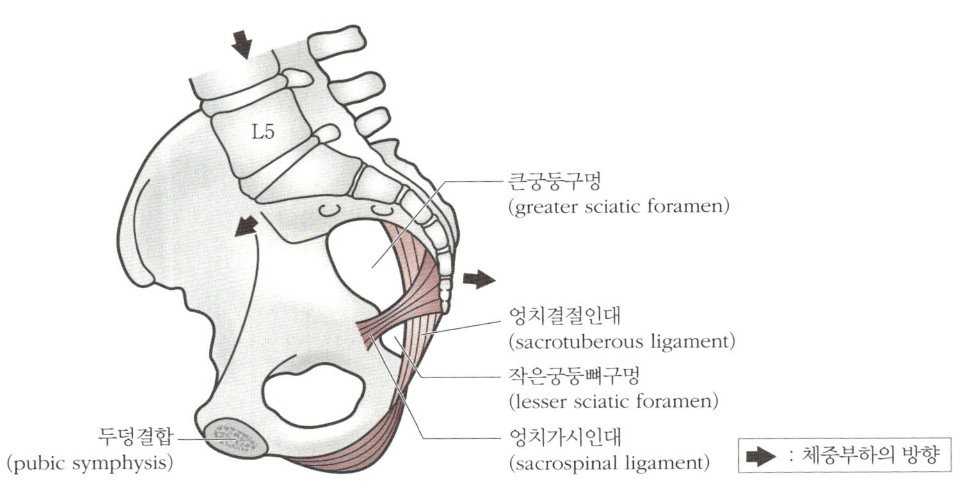

그림 7-5 인대에 의한 엉치 회전의 억제
강력한 엉치결절인대와 엉치가시인대가 체중부하에 의한 엉치의 회전을 예방한다.

부동정맥, 아래볼기신경, 궁둥뼈신경, 뒤넙다리피부신경, 음부신경이 지난다.

작은궁둥구멍은 속폐쇄근의 힘줄과 내음부동정맥, 음부신경이 지나고 볼기로부터 샅부위로의 통로가 된다.

이와 같이 큰궁둥구멍과 작은궁둥구멍은 골반의 안팎을 지나는 중요한 혈관 · 신경의 통로가 된다.

엉치뼈의 회전 : 엉치뼈는 옆에서 보면 앞쪽으로 비스듬하게 경사지므로 위쪽의 하중은 엉치뼈를 아래쪽으로 누름과 동시에 그 위모서리(곶)를 앞 아랫방향, 아래끝을 뒤 윗방향으로 회전시키는 것 같은 작용을 하게 된다(그림 7-5).

2 골반의 성별 차이

골반은 출생 시 비교적 작고 골반안도 좁기 때문에 골반장기는 골반안보다 위쪽에 있다. 신체의 성장과 함께 골반도 점차 발달하는데, 특히 사춘기 이후가 되면 남녀의 차이가 명확해진다.

남녀 차이는 주로 **여성**의 골반은 분만 시 태아의 머리가 통과하는 것에 적응하는 것이고, **남성**은 일반적으로 체중이 무거우므로 체중을 지탱하기 위해서 골반에 연결되는 근육이 여성에 비해 잘 발달하여 골반 자체도 튼튼해지는 것 등으로 나타난다.

여성의 골반은 남성과 비교해 다음과 같은 특징을 가진다.

① 전체적으로 비교적 약하다(남성 : 비교적 강함).

② 큰골반은 넓고 바깥쪽으로 펼쳐지며 얕다.

③ 골반안은 넓고 입구·출구 모두 크며 짧은 원통형이다(남성 : 좁은 깔때기형).

작은골반의 성별 차이

여성의 작은골반이 큰 것은 다음과 관계가 있다.

① 엉치뼈의 곶은 돌출이 약하고, 위골반문은 크며, 긴 타원형 또는 콩팥모양이다(남성 : 곶이 돌출되고 위골반문은 하트모양을 닮아 있다).

② 엉치뼈는 폭이 넓고 짧으며 앞면은 비교적 평평하다(남성 : 비교적 폭이 좁고 길다. 또한 앞면이 휘어진다).

③ 궁둥뼈결절은 약간 바깥쪽을 향하며 좌우 결절 사이의 거리가 멀다. 따라서 아래골반문도 크다. 큰궁둥패임은 넓고 약 75° 이다(남성의 패임은 깊고 약 50° 로 U상).

④ 두덩결합의 높이는 낮으며 두덩밑각이 크고 활모양으로 80° 이상(남성 : 두덩밑각은 예각으로 70° 이하)이다.

⑤ 폐쇄구멍은 낮고 작으며 종종 삼각형에 가깝다(남성은 타원형을 닮아 수직의 세로지름이 길다).

3 골반의 위치

골반은 몸통의 중량을 지탱한다. 바로서기자세는 중량을 엉치엉덩관절과 엉덩관절을 지나 자유다리로 전달할 수 있지만, 앉은 자세는 궁둥뼈결절에 더해진다. 즉 바로서기자세와 앉은 자세는 골반의 경사가 다르다. 앉은 자세의 위골반문은 거의 수평위치에 있고 좌우의 위앞엉덩뼈가시를 포함한 수직면은 절구를 통과하는 것에 비해,

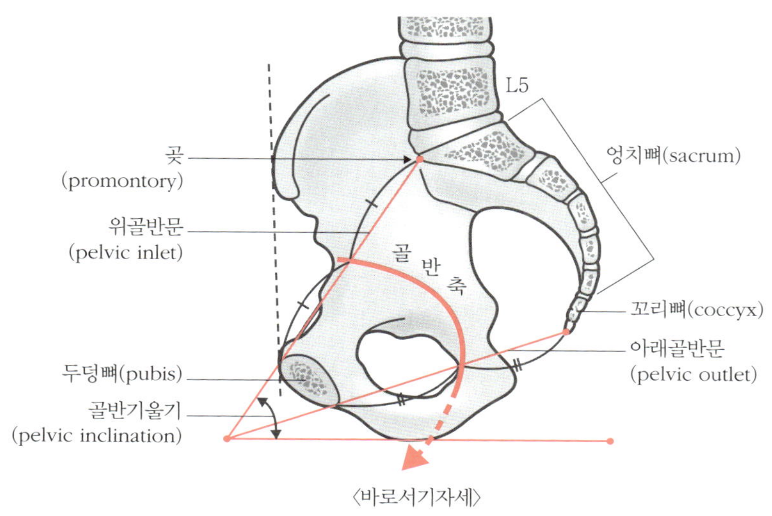

그림 7-6 골반기울기

분만 시 태아의 머리는 골반축(pelvic axis)을 따라 출산길을 통과한다.

바로서기자세의 골반은 앞쪽으로 기울어져 위앞엉덩뼈가시와 두덩결합의 뒤모서리와 같은 수직면상에 있다. 이러한 바로서기자세에서 위골반문의 앞방향 경사를 **골반기울기**(골반경사 pelvic inclination)라고 하며(그림 7-6), 수평면과의 사이에서 55~60°의 각도를 만든다.

아래골반문은 평면이 아니고 두덩결합의 아래모서리와 꼬리뼈 아래끝을 포함한 면이 수평면과 10~15°의 각도를 만든다.

위골반문 · 골반안 · 아래골반문에서 앞뒤 지름의 중간점을 연결하면 활모양의 커브를 그린다. 이것을 **골반축**(pelvic axis)이라 하며, 거의 엉치뼈 · 꼬리뼈 앞면의 곡선과 일치한다.

4 골반측정법(Pelvimetry)

작은골반은 분만 시 태아의 머리가 통과하는 뼈출산길(골산도 bony birth canal)이 되므로, 특히 산과학에서 중요하다. 작은골반 크기는 다음의 지름 측정, 즉 골반측정법으로 구할 수 있다.

위골반문의 지름 (그림 7-7)

◆ **앞뒤지름**(전후경 anteroposterior diameter)

① **해부학적앞뒤지름**(해부학적결합경 anatomical conjugate) : 곶의 중앙에서 두덩결합 위모서리의 뒷면까지 거리로 평균 11.8 cm.

② **출산앞뒤지름**(참앞뒤지름)〔산과결합경 obstetric conjugate (참결합선 true conjugate)〕 : 곶의 중앙과 두덩결합의 뒷면 사이 중 가장 짧은 거리로, 뼈출산길의 지름은 평균 11.5 cm.

③ **빗앞뒤지름**(대각결합경 diagonal conjugate) : 곶의 중앙과 두덩결합의 아래모서리와의 거리로 13~13.5 cm. 산과에서 질 안쪽부위로 용수계측법에 따라 구할 수 있으며, 그 값에서 1.5~2.0 cm를 빼면 출산앞뒤지름의 값이 된다.

◆ **가로지름**(횡직경 transverse diameter)　좌우 엉덩뼈 분계선 사이의 최대 거리. 위골반문의 최대 지름으로 평균 12.3 cm.

◆ **빗지름**(사경 oblique diameter)　엉치엉덩관절면의 윗부분부터 반대쪽 엉덩두덩융기까지의 거리. 평균 12 cm.

① 제1빗지름(오른쪽 빗지름) : 오른쪽 뒷부분에서 왼쪽 앞부분에 이르는 빗지름.

② 제2빗지름(왼쪽 빗지름) : 왼쪽 뒷부분에서 오른쪽 앞부분에 이르는 빗지름.

아래골반문의 지름 (그림 7-7)

아래골반문은 평면이 아니다. 좌우의 궁둥뼈결절과 두덩결합 아래모서리의 중간점이 이루는 삼각형(앞)과 좌우의 궁둥뼈결절과 꼬리뼈아래끝이 이루는 삼각형(뒤)의 양면이 거의 직각으로 교차하여 생긴다.

◆ **앞뒤지름**　꼬리뼈아래끝에서 두덩결합 아래모서리 중앙까지의 거리로 평균 9.5 cm. 분만 시에는 꼬리뼈가 뒤쪽으로 움직이므로 평균 11.5 cm가 된다.

◆ **가로지름**　좌우의 궁둥뼈결절 사이의 거리로 평균 11 cm.

골반안(골반강 Pelvic cavity)

위골반문과 아래골반문 사이의 공간이 골반안이다. 골반안은 위아래 2부분으로 나눌 수 있는데 입구부위는 넓어서 **골반광부**, 아래는 좁아 **골반협부**라고도 한다. 입구는 가로지름이 제일 길며, 출구는 앞뒤지름이 제일 길다.

태아머리의 회전 : 분만으로 태아머리가 출산길로 내려갈 때 태아머리의 장축(시상봉합과 일치한다)은 입구에서 가로지름과 일치하고, 출구에서 앞뒤지름과 일치되도록 회전한다.

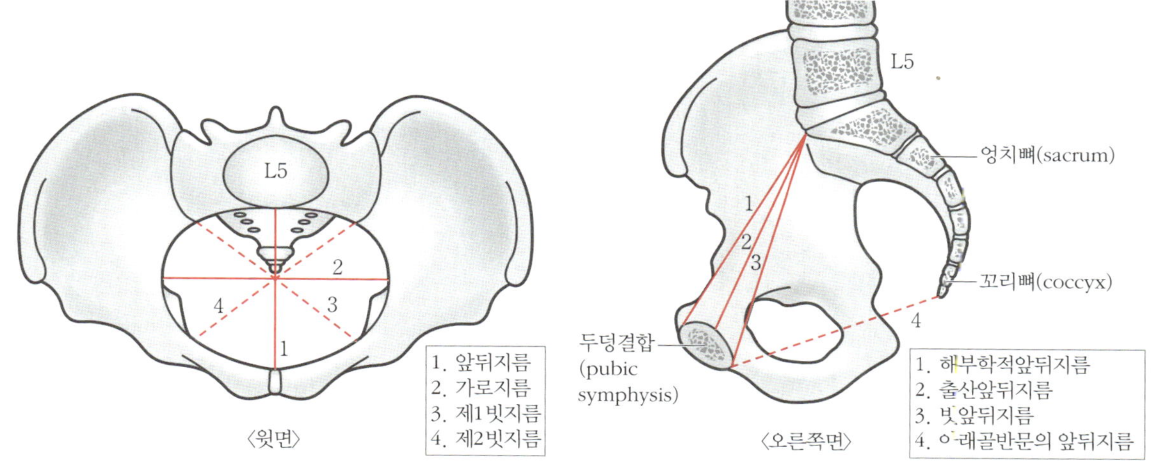

그림 7-7 위골반문(pelvic inlet)의 모든 경사와 아래골반문(pelvic outlet)의 앞뒤지름
위 그림은 출산에서 중요한 측정선이다.

바깥골반측정(외골반측정 External pelvimetry)

일반적으로 앞에서 설명한 속골반측정법(내골반측정법 internal pelvimetry)은 측정이 어렵기 때문에 임상적으로는 다음과 같은 바깥골반측정을 실시하여 간접적으로 골반의 크기를 구한다.

바깥골반측정은 피부 위로 골반을 만져 정해진 2점 간의 직선거리를 측정한다.

◆ **바깥앞뒤지름**(외결합경 external conjugate, 앞뒤지름 전후경 anteroposterior diameter) 두덩결합의 위모서리와 제5허리뼈 가시돌기의 끝을 잇는 정중지름으로 평균 19 cm이다. 18.0 cm 미만은 협착골반으로 본다.

이 지름에 8.5 cm를 더한 값이 출산앞뒤지름이 된다.

◆ **가시사이거리**(극골간직경 interspinous diameter) 좌우 위앞엉덩뼈가시 간의 거리로 평균 23 cm. 위골반문의 가로지름을 알 수 있다.

◆ **능선사이지름**(intercristal diameter) 좌우 엉덩뼈능선 간의 거리로 평균 26 cm.

능선사이지름과 가시사이거리의 차이는 임상적으로 중요하고 정상적으로 3~4 cm 이상이다. 편평형 골반에서는 이 차이가 작아진다.

◆ **돌기사이지름**(전자간직경 intertrochanteric diameter) 좌우 큰돌기 사이의 거리로 평균 28 cm.

협착골반 : 작은골반, 특히 위골반문의 지름이 정상 평균치보다 작아서 성숙한 태아의 분만에 장애를 일으키는 경우를 협착골반(contracted pelvis)이라 한다.

5 골반의 분류

여성 골반은 형태에 따라 다음 4개의 기본형으로 나눌 수 있다(콜드웰몰로이 분류 Caldwell-Moloy classification, 그림 7-8). 그러나 실제로는 혼합형도 있어 명확하게 분류할 수 없는 경우도 많다.

◆ **여성형골반**(gynecoid pelvis) 여성골반의 특징을 가지는 대표적인 형태로, 입구의 형상은 둥글지만 가로지름이 앞뒤지름보다 약간 크다. 두덩밑각은 둔각이다. 여성의 약 40%.

◆ **남성형골반**(android pelvis) 입구는 하트형이고 골반안은 깔때기모양으로 남성의 골반을 닮아 있다. 여성의 15~30%.

◆ **원숭이형골반**(anthropoid pelvis) 입구는 앞뒤지름이 가로지름보다 크고, 앞뒤방향에 긴지름을 가지는 타원형

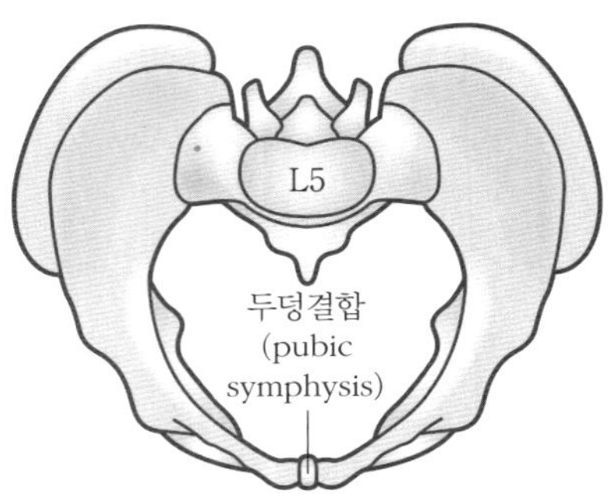

a. 여성형골반(gynecoid pelvis)

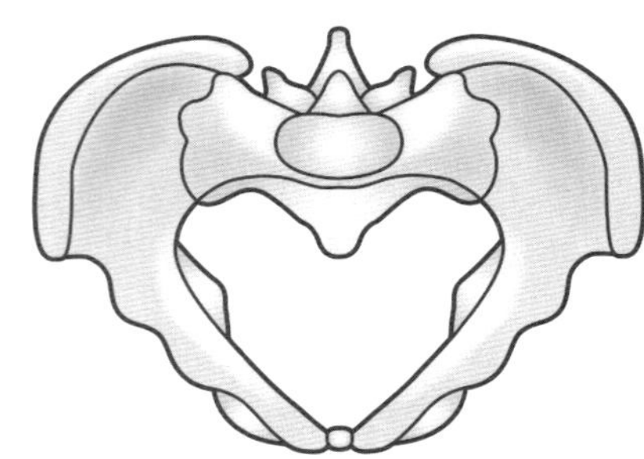

b. 남성형골반(android pelvis)

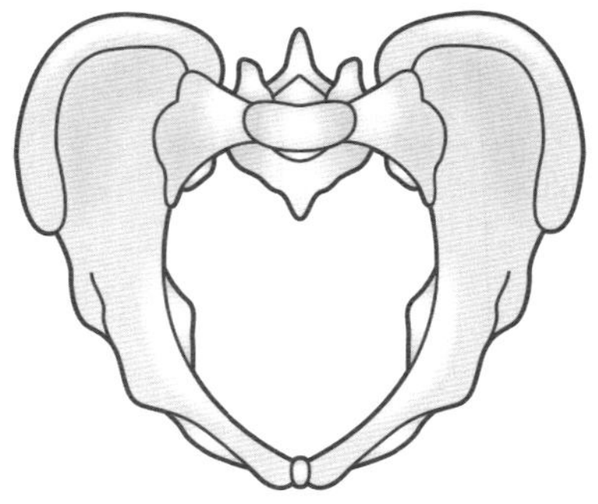

c. 원숭이형골반(anthropoid pelvis)

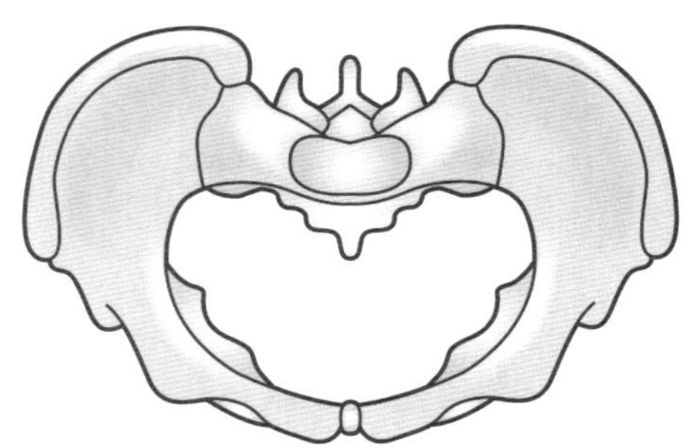

d. 납작골반(platypelloid pelvis)

그림 7-8 골반의 기본형

위골반문(pelvic inlet)의 형태는 여성에서 분만의 진행 경과와 관계가 있기 때문에 임상적으로 중요하다.

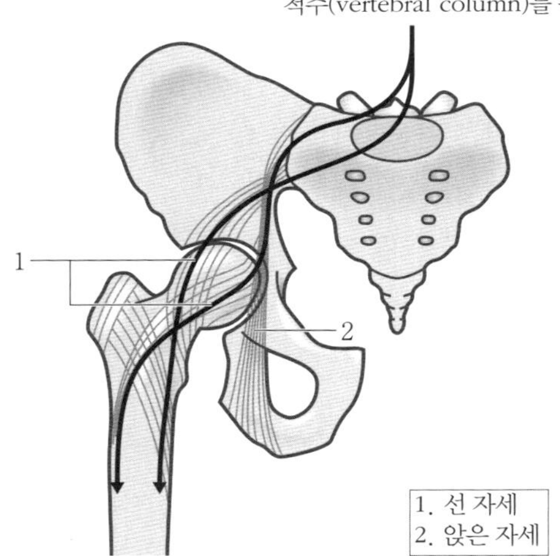

그림 7-9 골반과 다리로의 체중부하

두 발로 똑바로 선 자세에서는 체중부하를 척주(vertebral column)로부터 자유다리(넙다리뼈)에, 앉은 자세에서는 부하를 궁둥뼈결절(ischial tuberosity)에 전달한다.

이러한 하중의 전달선에 해당하는 뼈 부분은 두껍고 강하다.

부하는 좌우의 엉덩뼈(coxal bone)를 분리하려는 작용을 하지만, 이것을 두덩결합(pubic symphysis)이 막는다.

또는 난원형을 나타낸다. 골반안은 깊은 깔때기모양, 두덩밑각은 작은 예각에 가깝다. 여성의 20~40%.

◆**납작골반**(편평골반 platypelloid pelvis)　입구의 가로지름은 거의 정상이지만 앞뒤지름이 비교적 작다. 여성의 약 2%.

6 골반의 기능

골반은 주로 다음의 기능을 한다.

① 척주에 전해지는 체중을 지탱한다(그림 7-9).

② 몸통 · 다리근육의 부착부위가 된다.

③ 골반장기를 수용하여 보호한다.

Ⅱ. 골반의 장기

골반안의 윗부분은 위골반문에서 배안으로 이어지고, 배안의 제일 아랫부분과 뒷부분을 골반안이라 한다. 골반안은 앞벽 · 옆벽 · 뒷벽 · 아랫벽으로 싸인다.

① **앞벽** : 두덩결합으로 생긴다.

② **옆벽** : 엉덩뼈로 생기며 내면은 속폐쇄근과 근막으로 싸인다.

③ **뒷벽** : 엉치뼈와 그 앞면(내면)을 덮는 벽쪽골반근막(pelvic parietal fascia)으로 생긴다.

④ **아랫벽** : 골반바닥에서 골반가로막(p.477)이라는 근육판으로 생긴다.

골반안에는 다음의 장기가 있다(그림 7-10).

A. 방광(Urinary bladder)

방광은 콩팥에서 시작되는 요관에 의해 운반된 소변을 일시적으로 저장하는 주머니모양 기관이다.

방광은 골반안의 가장 앞면에 위치한 두덩 바로 뒤에 존재한다. 소변이 다 차지 않았을 때는 피라미드(정사면체) 모양을 띠는데, 꼭짓점 부분을 **방광꼭대기**(방광첨 apex of bladder), 피라미드와 밑면이 닿는 부분을 **방광바닥**(방광저 fundus of bladder)이라 하며, 꼭짓점과 바닥 사이를 **방광몸통**(방광체 body of bladder)이라고 한다(그림 7-11).

◆**방광꼭대기**　앞을 향하고 두덩결합 위모서리의 뒤에 있다. 꼭짓점에서 위쪽의 배꼽으로 향하고, 끈모양의 결합조직섬유가 앞 배벽의 안쪽면을 올라간다. 이 섬유인대가 **정중배꼽인대**(정중제삭 median umbilical ligament)로, 벽쪽복막으로 싸여 **정중배꼽주름**(정중제주름 median umbilical fold, p.410)을 만든다.

> 요막관잔존물 : 정중배꼽인대는 출생 시 요막관(urachus)의 흔적으로, 안쪽 공간은 닫혀 있지만 폐쇄가 불완전하여 요막관낭종(urachal cyst)을 일으키거나 배꼽으로 열려 배꼽요로를 일으키는 경우가 있다.

◆**방광바닥**　뒤쪽을 향하고 남성은 곧창자, 여성은 질로 향한다. 방광바닥은 꼭짓점이 아래로 향한 삼각형모양으로 삼각형의 아랫면 양쪽에서 요관이 들어오고(**요관구멍** 요관구 ureteral opening), 꼭짓점에서 요도가 나온다(**속요도구멍** 내요도구 internal urethral orifice). 요도를 향해 가늘어지는 부분을 특히 **방광목**(방광경 neck of bladder)이라 한다.

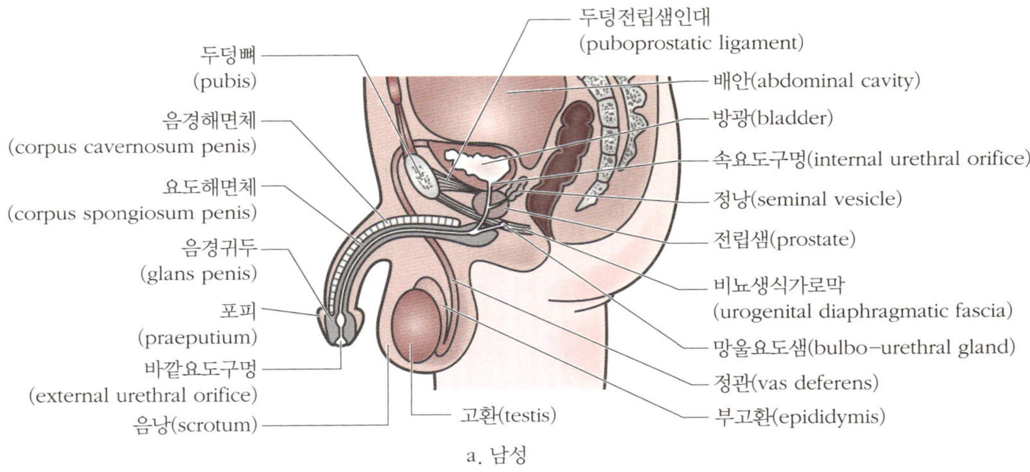

a. 남성

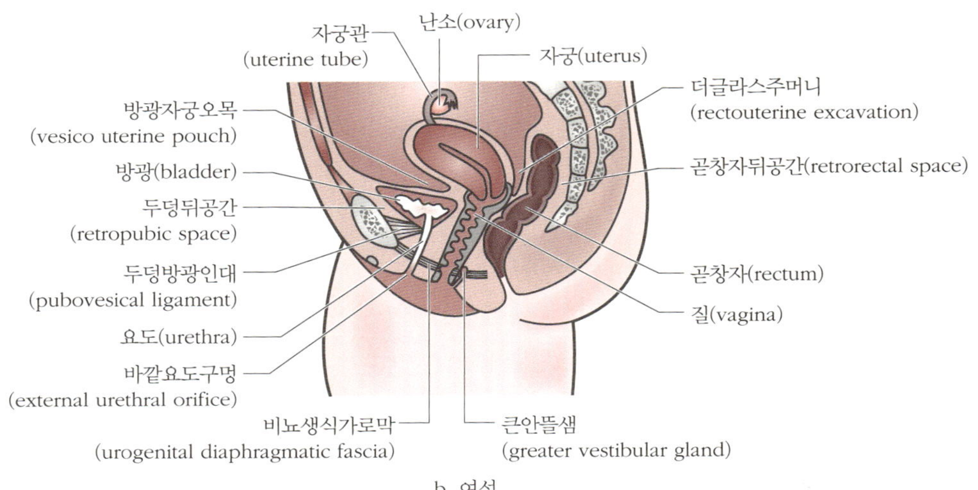

b. 여성

그림 7-10 골반부위

남성은 앞에서부터 방광, 곧창자의 순서이다. 여성은 앞에서부터 방광, 자궁, 곧창자의 순서이다.

◆**방광몸통** 삼각형의 3면으로 되어 있다. 위를 향하는 윗면과 아래 바깥쪽을 향하는 면이 있다.

방광과 두덩결합의 관계 : 방광의 용량은 성인에서 일반적으로 300~500 mL이다. 방광이 비었을 때는 골반안에 있지만, 차 있을 때는 공모양이 되어 윗면이 두덩결합의 위모서리를 넘어 위로 팽창한다(그림 7-12). 그러나 실질적으로 두덩결합의 위모서리를 넘기 전에 오줌이 마려운 느낌으로 소변을 보므로 대개 그 정도로 팽창하지는 않는다.

소아는 골반이 아직 발달하지 않았으므로 방광이 비었을 때에도 두덩결합보다 위쪽으로 올라와 있다. 성장하면서 골반안이 넓어지고 방광이 하강하여 작은골반안에 위치한다.

방광과 주변의 관계(특히 배막과의 관계)

방광의 윗면과 뒷면(방광바닥)의 위쪽끝은 배막에 싸인다(그림 7-12). 배막 앞쪽은 두덩결합 위모서리 위쪽에서 앞배벽의 벽쪽배막과 이어지고, 옆쪽은 골반옆벽과 이어진다. 배막은 뒤쪽에서 남녀 형태가 달라 남성은 반전하여 곧창자 앞면에 이어지고, 여성은 자궁의 앞면을 덮는다. 배막으로 덮이는 부위 이외에, 방광은 주위의 결합조직(방광주위결합조직 paracystium)에 이어진다.

◆**윗면** 방광의 윗면은 배막으로 덮이고 그 위에는 작은창자가 있다. 여성은 자궁몸통이 있다. 윗면을 감싸는 배막은 방광이 비었을 때 가로방광주름(횡방광주름 transverse vesical fold)을 만든다. 주름은 방광이 확장할 때는 없어진다.

◆**앞쪽 아랫면** 방광은 앞 아랫방향에서 두덩결합에 맞닿아 있다.

골반뼈골절에 의한 방광손상 : 방광은 골반뼈골절로 손상되는 경우가 있다.

방광과 두덩 사이에는 지방조직을 포함한 성긴결합조직이 있는데 이를 **두덩뒤공간**(치골후극 retropubic space)이라고 한다. 두덩뒤공간은 앞배벽의 배막 밑에 자리한다. 방광이 찼을 때 방광의 윗벽은 두덩뒤공간에서 위쪽을 향해 팽창된다(그림 7-12).

누출소변의 확장 방법 : 두덩뒤공간에 감염이나 방광손상에 의한 소변 유출이 일어나면 위쪽을 향해 앞배벽으로 퍼지기보다는 아래를 향해 골반안으로 유출되기 쉽다.

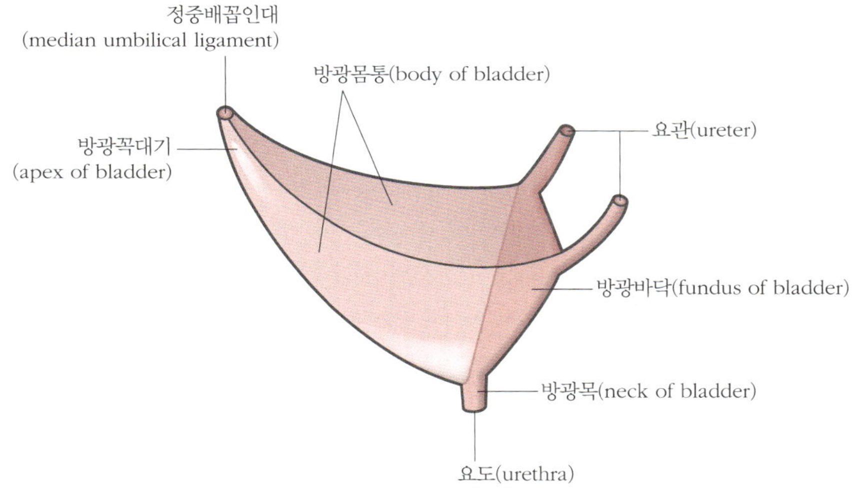

그림 7-11 방광의 외형

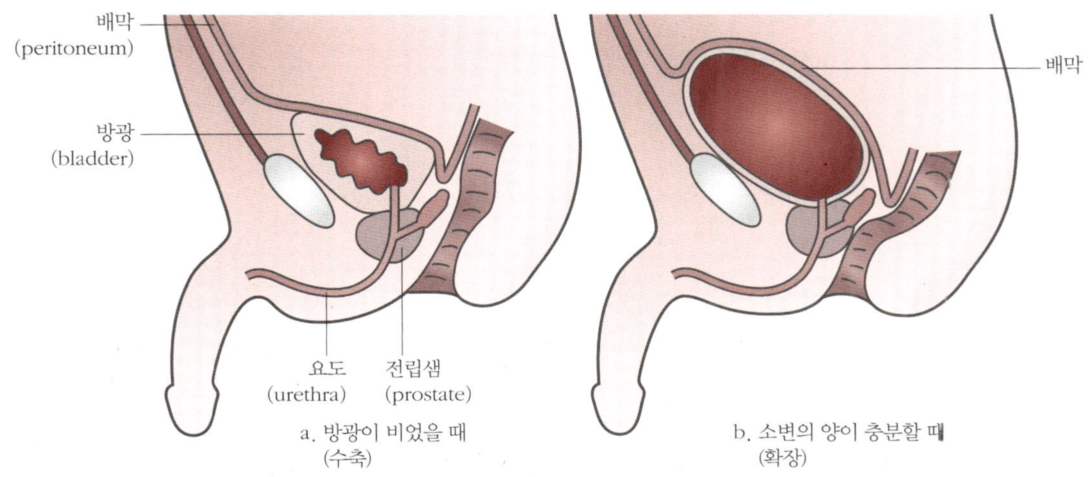

그림 7-12 확장된 방광(남성)

◆**바깥면** 방광몸통의 바깥아랫면은 두덩뼈와 항문올림근(골반바닥을 만드는 골반가로막), 속폐쇄근(골반안의 옆벽에 있는 근육)과 닿아 있다.

◆**뒤 아랫면** **남성**은 방광바닥(뒷면)과 닿아 있고, 정중앙의 양쪽으로 정관이 있으며 그 바깥에 정낭이 있다(그림 7-26 참고). 그 뒤에는 곧창자가 있으며(그림 7-10) 곧창자와 방광 사이에는 배막에 덮인 오목(**곧창자방광오목**)이 있다. 방광바닥 앞쪽끝의 방광목은 방광의 가장 아랫부분에서 그 아래의 전립샘과 닿아 있다. **여성**은 방광바닥에 닿아 있는 자궁과 질이 있고 그 뒤에 곧창자가 있다(그림 7-10). 방광과 자궁 사이에 배막오목(**방광자궁오목**)이 있다.

방광의 고정

방광은 방광바닥에서 고정되어 있다. 방광이 충만 · 확장될 때는 방광몸통, 특히 윗면이 위쪽으로 팽창하지만 방광바닥과 방광목은 움직이지 않는다.

방광목을 둘러싸는 섬유성결합조직은 두터우며 인대를 형성한다. 즉, 방광목의 양쪽에서 두덩과 방광목을 묶는 **두덩방광인대**(치골방광인대 pubovesical ligament)가 있다(그림 7-10). 인대는 남성의 두덩과 방광목 아래에 있는 전립샘을 묶어 **안쪽두덩전립샘인대**(내측치골전립선인대 medial puboprostatic ligament)가 된다. 여성의 두덩방광인대는 더 뒤쪽으로 향해 자궁목에 이르러 **안쪽두덩방광인대**(내측치골방광인대 medial pubovesical ligament)가 된다. 이러한 인대에는 민무늬근육(두덩방광근 · 두덩전립선근 · 곧창자방광근)이 포함된다.

1 방광의 구조

방광은 점막층 · 근육층 · 섬유막층의 3층으로 구성된다.

방광의 **점막층**은 얇고 근육층과 드물게 결합한다. 방광이 비어 수축할 때는 점막층에 불규칙한 주름을 볼 수 있지만, 충만 · 확장 시에는 점막층이 늘어나 주름이 소실되어 편평해진다. 그러나 방광바닥에서 점막층은 근육층과 강하게 결합하므로 표면은 수축 · 신장에 관계없이 항상 편평하다. 이 부분은 삼각형모양이어서 **방광삼각**(trigone of bladder, 그림 7-13)이라 한다. 방광삼각의 밑변은 뒤 위쪽에 있고 길이가 약 4 cm이며, 그 좌우 끝에서 요관이 지난다(**요관구멍**). 삼각의 꼭짓점은 앞 아래쪽에 있어 여기에서 요도가 나온다(**속요도구멍**).

방광요관역류 : 요관은 방광벽을 비스듬히 뚫기 때문에 요관구멍에서 방광벽이 판막처럼 작용하여 오줌이 요관으로 역류하는 것을 방지한다(그림 7-13). 역류를 방지하는 작용이 불완전한 경우에 오줌이 요관으로 역류하여 종종 장애를 일으킨다. 이것을 방광요관역류(vesicoureteral reflux; VUR)라 한다.

근육층은 방광벽의 대부분을 구성하는 민무늬근육층이다.

민무늬근육은 원칙적으로 3층(내종 · 중륜 · 외종)으로 나열된다. 전체적으로 그물모양을 나타내고 층의 구별이 분명하지는 않다. 민무늬근육은 수축에 의해 방광 안쪽에 압력을 가하고 배뇨를 일으키므로 전체적으로 **방광배뇨근**(detrusor muscle)이라 불린다.

섬유막층은 탄성섬유를 포함한 결합조직으로 되어 있다.

기둥방광 : 만성배뇨장애(예 : 전립선비대 등)에서 오줌이 머물러 있으면 근육층이 두꺼워지고 민무늬근육다발이 안쪽공간을 향해 돌출되어 방광의 안쪽면에 근육기둥형태의 그물두덩이 생긴다. 이러한 상태를 기둥방광(육주방광 trabeculated bladder)이라고 하며 생체에서도 방광목에서 관찰할 수 있다.

속요도구멍의 열림닫힘방식 : 방광목에서 근육층의 중간돌림근이 속요도구멍을 고리모양으로 둘러싸서 **속요도조임근**(내요도괄약근 internal urethral sphincter)을 만드는 것으로 알려져 있다. 그런데 이같이 돌림근은 명확하지 않고 방광삼각 내종층의 민무늬근육이 방광목에서 요도로 이어지고 있다. 세로근이 수축하면 요도의 시작부분이 짧아지고, 그 내부공간은 깔때기모양으로 확장되어 속요도구멍이 열려 소변이 배출된다(그림 7-

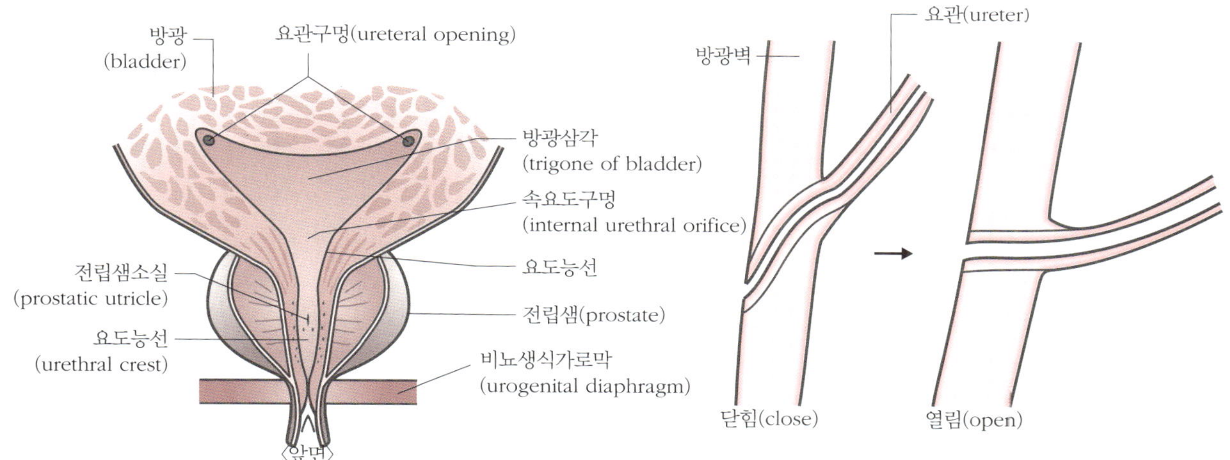

그림 7-13 방광목과 요도

방광삼각은 방광목에서 윗면이 평활한 것이 특징이다. 그 형태와 크기는 방광안의 소변량과 관련되지 않고 일정하다. 요관의 세로근(longitudinal muscle)이 수축하여 짧아지면 요관구멍이 열린다.

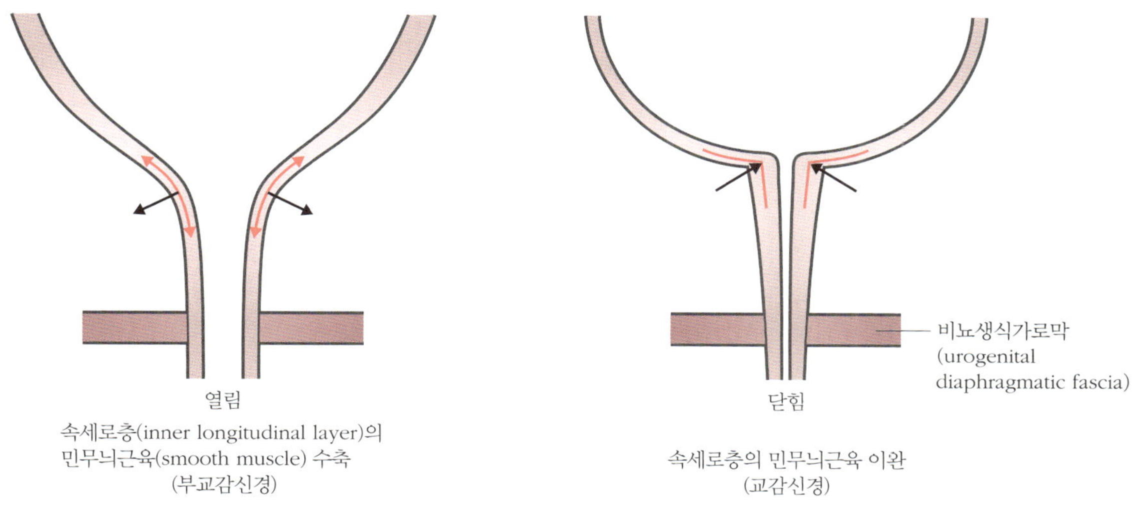

그림 7-14 속요도구멍의 열림과 닫힘

민무늬근육의 수축으로 속요도구멍이 열린다.

14). 한편 방광의 민무늬근육이 이완되면 앞에서 설명한 내종근도 이완되고 동시에 방광목에 있는 고리형태의 탄성섬유에 의해서 속요도구멍이 닫힌다.

2 방광의 혈관 · 신경

방광에 분포하는 동맥은 위방광동맥과 아래방광동맥이 있다.

◆**위방광동맥**(상방광동맥 superior vesical artery, ← 속엉덩동맥) 주로 방광의 윗부분(방광꼭대기 · 방광몸통 · 방광바닥의 윗부분)에 분포한다.

◆**아래방광동맥**(하방광동맥 inferior vesical artery) 방광의 아랫부분에 분포한다. 이 동맥은 전립샘 · 정낭 혹은 질의 윗부분에도 분포한다.

방광은 위방광동맥과 아래방광동맥 외에 폐쇄동맥이나 아래볼기동맥의 가지에도 이어진다.

정맥

방광몸통의 바깥아랫면은 특히 방광목 주위에서 **방광정맥얼기**(방광정맥총 vesical venous plexus)로 둘러싸인다. 남성의 방광정맥얼기는 아래쪽에서 전립샘을 둘러싸는 전립샘정맥얼기로 이어진다. 방광정맥얼기에서 **방광정맥**(vesical vein)이 생겨나는데 아래방광동맥을 따라 뒤쪽 바깥으로 흘러나가 속엉덩정맥으로 들어간다.

림프계

방광의 림프관은 위골반문을 넘어 올라가고, 속엉덩림프절 · 바깥엉덩림프절(속 · 바깥 엉덩동정맥을 따라 존재한다)로 흘러들어 가 온엉덩림프절로 유입된다.

신경

방광에 분포하는 신경은 방광 좌우에 있는 **방광신경얼기**(방광정맥총 vesical plexus)에서 유래한다. 방광신경얼기는 아래아랫배신경얼기(골반신경얼기)로부터 이어지는 자율신경얼기로, 교감신경섬유와 부교감신경섬유로 이루어진다.

◆**교감신경섬유** 가슴척수 아랫부분과 허리척수 윗부분(T11 · 12, L1 · 2)에서 생겨나 위아랫배신경얼기(p.500)와 아래아랫배신경얼기(p.501)를 지나 방광신경얼기를 만들어 방광에 이른다. 교감신경은 속요도구멍에 있는 세로근을 이완시켜 속요도구멍을 닫고 오줌을 모으는 역할을 한다.

◆**부교감신경섬유** 엉치척수(S2~4)에서 생겨나 엉치신경을 거쳐 **골반내장신경**(pelvic splanchnic nerve)이 되어 아래아랫배신경얼기(골반신경얼기)에 이른 다음 방광신경얼기를 거쳐 방광에 분포한다. 방광벽 근육층의 민무늬근육(방광배뇨근)에 분포하여 긴장을 높인다. 따라서 부교감신경이 배뇨활동에 작용한다.

방광으로부터의 **구심(감각)섬유**는 대부분이 부교감신경성의 골반내장신경에 섞여 엉치척수(S2~4)에 이른다. 일부 구심섬유는 교감신경성이며, 아래아랫배신경얼기를 거쳐 허리척수(L1)에 이른다.

앞가쪽척수(신경로)시상로절단술(전외측척수절개술 anterolateral cordotomy) : 구심섬유에는 방광의 충만감각을 전달하는 것과 통각을 전달하는 것이 있다. 충만감각을 전달하는 섬유는 척수의 뒤뿔을 올라가고, 통각섬유는 척수의 앞 가쪽섬유단을 올라간다.

방광암 등 격심한 통증이 있는 경우 통증을 제거하기 위해 척수의 앞 가쪽섬유단을 절단하는 경우도 있다. 이 경우 방광의 충만감각은 손상되지 않아 오줌마려움은 느낀다.

통각섬유는 교감신경 · 부교감신경 양쪽에 모두 있다. 통각섬유는 방광벽의 근육 수축이나 신전 등에 의해 자극된다. 또한 방광삼각의 점막층은 통각에 예민하다.

소변보기(배뇨 Urination)

방광에 약 200 mL 이상의 오줌이 모이면 방광벽이 늘어나고 구심섬유가 자극되어 그 임펄스가 엉치척수(S2~4)에 이르며, 더 올라가서 대뇌에 전달되어 **오줌마려움**(요의 desire to void)이 일어난다. 그러나 대뇌는 바로 소변보기가 일어나지 않도록 체성신경인 음부신경을 통해 **바깥요도조임근**(외요도괄약근 external urethral sphincter, 가로무늬근육)을 수축시키는 동시에 숨뇌의 배뇨중추를 억제한다. 소변보기해도 된다고 생각하면 억제가 풀린다.

소변보기에 대한 억제가 풀리면 원심성부교감신경에 의해 방광벽 근육층의 민무늬근육(방광배뇨근)이 수축하여 속요도구멍이 열리고 소변보기가 일어난다. 이러한 소변보기는 반사에 의해 시행되며 그 중추는 숨뇌와 엉치척수

(S3 · 4)에 있다. 통상적으로 숨뇌의 배뇨중추만이 작용한다.

유뇨증 : 대뇌겉질 등 고차중추에 수반되는 억제작용은 생후 얼마동안은 발현되지 않아 유아의 소변보기는 반사적으로 실행된다. 억제작용은 수면 중에도 생기는데 소아에서 수면 중에 억제가 작용하지 않으면 유뇨증(enuresis)을 일으킨다.

소변보기에는 반사에 의한 방광배뇨근의 수축 외에 수의적으로 바깥요도조임근을 이완시켜고 배벽근을 수축시켜 복압을 높이는 일에도 관여한다. 이것이 중요한 과제이다.

오줌지림과 척수성방광장애 : 대뇌의 억제가 없어지면 소변보기가 반사적으로 실행되고 불수의적으로 오줌을 내보내게 된다(오줌지림 요실금 urinary incontinence). 척수의 손상으로 방광의 기능장애(오줌지림 · 유뇨 · 요폐 등)가 일어나는 경우를 척수성방광장애(cord bladder)라고 한다. 척수 외상이나 척수매독(tabes dorsalis) 등으로 나타난다. 척수매독은 신경매독의 대표적인 질환이다.

신경성방광 : 소변보기 및 저장 등의 방광기능은 앞에서 설명했듯이 신경지배와 밀접한 관계가 있다. 신경장애에 의해서 방광기능이 원활하지 않은 상태를 신경성방광(neurogenic bladder)이라고 한다. 척수의 손상은 손상부위나 경과에 따라 다음과 같이 여러 가지 장애가 일어난다.

① 엉치척수의 배뇨중추보다 윗부분의 장애에서 방광벽이 늘어나면 반사적으로 소변보기가 일어난다. 그러나 상위중추와의 연결에 장애가 있으므로 소변보기가 불완전하여 잔뇨가 생긴다.
② 척수의 배뇨중추와 말초쪽에 의한 손상에서는 배뇨반사가 일어나지 않는다. 방광이 마비되고 방광벽안의 반사성 수축만이 일어나 다량의 잔뇨가 생긴다.
③ 척수쇼크의 경우처럼 방광이 급성마비되어 이완하면 오줌을 채워 팽창한다. 이 경우에는 오줌이 모임에도 불구하고 소변보기할 수 없는 상태(소변정체 요정체 urinary retention)가 생긴다.

B. 요도

요도는 소변을 방광에서 체외로 내보내는 관으로 길이 · 주행방향은 남성과 여성이 매우 다르다.

1 남성요도(Male urethra) (그림 7-15)

남성요도의 길이는 15~20 cm이다. 방광목의 속요도구멍으로 시작하여 전립샘 안쪽을 지나 비뇨생식가로막(p.481)을 관통하여 음경몸통을 지나며, 귀두끝에서 바깥요도구멍(외요도구 external urethral orifice)으로 열린다. 요도는 주행방향에 의해 전립샘부위 · 가로막부위 · 해면체부위의 3부위로 나뉜다.

요도전립샘(Prostatic urethra)

전립샘 안쪽을 관통하는 부위로 길이는 약 3 cm이다. 이 부위의 안쪽 요도 중에서 가장 넓고 확장되기 쉽다.

요도전립샘의 뒷벽에는 방광으로부터 위아래로 지나는 점막층의 언덕이 있다. 이 언덕을 **요도능선**(요도릉 urethral crest)이라 한다.

요도능선과 이어지는 뒷벽의 중앙부분에 **요도둔덕**(정구 seminal colliculus)이라고 하는 원뿔모양의 두덩이 있고 요도둔덕의 꼭대기에는 맹관모양의 작은 오목이 있다. 이 오목을 **전립샘소실**(prostatic utricle)이라고 한다.

전립샘소실은 발생학적으로 중간콩팥곁관(중신방관 paramesonephric duct, 뮐러관 Müllerian duct) 아랫부분의 흔적이다.

전립샘소실 양쪽에는 사정관의 입구부위가 있다. 요도둔덕의 양쪽이 움푹 들어가 있어 **전립샘동굴**(전립선동 prostatic sinus)이라 하고, 여기에 많은 전립샘의 도관이 연결되어 있다.

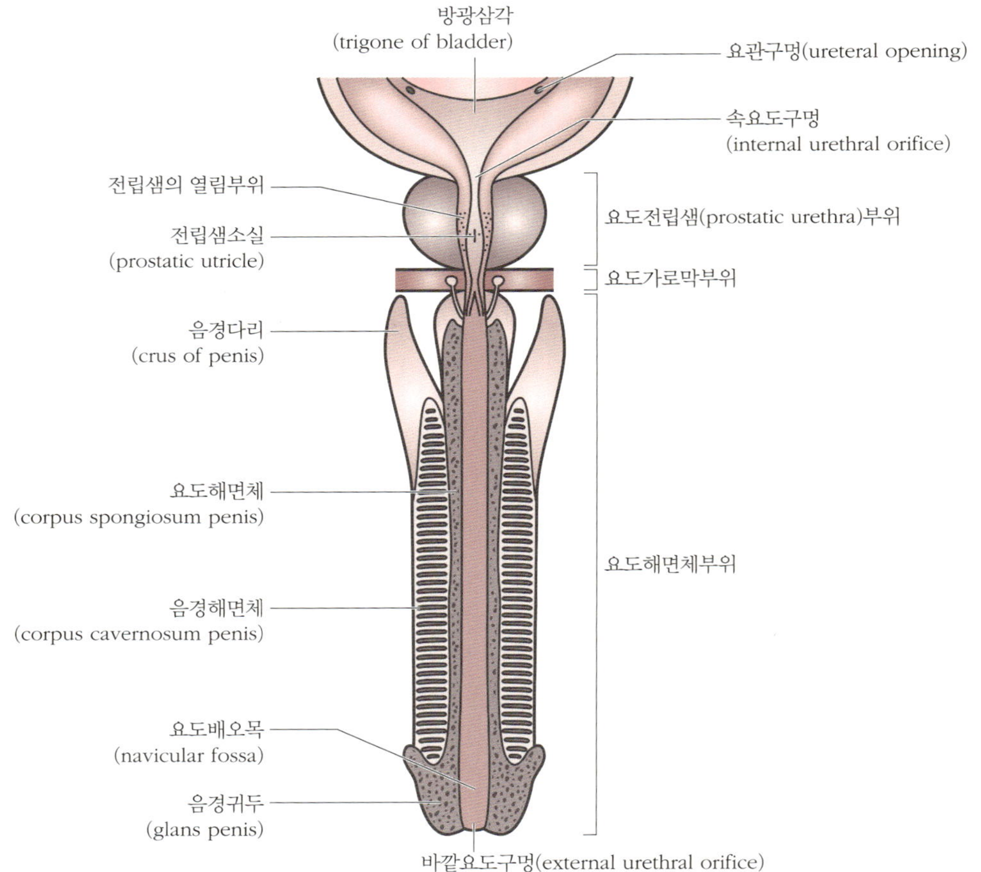

그림 7-15 남성의 요도

남성은 요도 길이가 길기 때문에 세균이 위로 주행하기 어려워 방광염이 잘 발생하지 않는다.

요도둔덕을 비뇨기과 영역에서는 veru montanum라고 부른다.

요도에서 사정관의 입구부위까지가 순수한 요도이고, 이보다 아랫부위는 요도이면서 정액을 운반하는 정액길이기도 하다.

막부위(막부 Membranous part)

비뇨생식가로막을 뚫는 부위로 길이가 짧으며 약 1 cm이다.

비뇨생식가로막은 두덩활의 아랫부분에 붙는 삼각형에 가까운 섬유성 근육판으로 여기에서 가로무늬근육섬유가 요도를 둘러싸 바깥요도조임근을 만든다.

요도의 막부위는 두덩결합의 약 2.5 cm 뒤에 있으며 요도에서 가장 좁고 확장되기 어려운 부위이다.

요도협착 : 막부위는 요도협착(urethral stricture)이 잘 발생하는 부위이다. 협착은 타박상이나 염증, 특히 임균성요도염(gonococcal urethritis)을 일으키는 경우가 많다.

요도의 임상적 구분 : 임상적으로 요도는 막부위를 경계로 앞쪽의 앞부분요도와 뒤쪽의 뒷부분요도로 나뉜다. 앞부분요도와 뒷부분요도는 수술적 접근의 용이성에 큰 차이가 있으므로 이러한 구분은 중요하다.

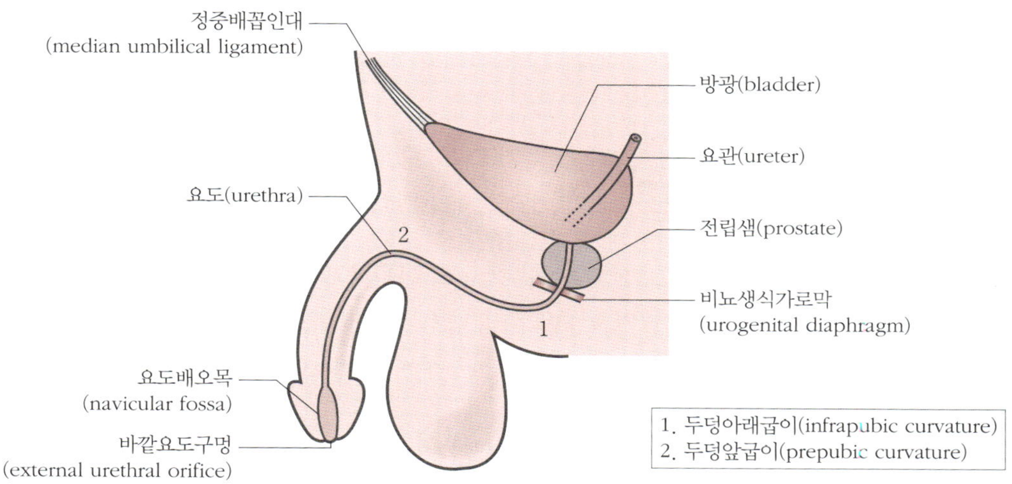

그림 7-16 남성 요도의 굽이
요도 카테터를 삽입하는 경우에는 두덩앞굽이를 똑바르게 하여 요도를 S상에서 J상으로 한다. 두덩아래굽이를 똑바로 펼 수는 없다.

해면체요도(Spongy urethra)

막부위에서 이어져 음경의 해면체요도를 세로로 지나는 부분으로 3부분 중에서 가장 길고 길이는 10~15 cm이다.

해면체요도부 안쪽공간에서 두 부분의 공간이 넓다(그림 7-16). 해면체요도의 뒤 끝부분인 요도구멍을 관통하는 곳과 음경 앞 끝부분(귀두)을 관통하는 곳이다. 특히 바깥요도구멍으로 열리는 곳의 바로 앞은 공간이 넓은데 이를 **요도배오목**(요도주상와 navicular fossa)이라 한다.

요도의 굽이

요도의 주행방향은 옆에서 보면 전체적으로 S자 모양이고, 다음의 2개 굽이(그림 7-16)가 있다.

◆**두덩아래굽이**(치골하만곡 infrapubic curvature)　요도는 비뇨생식가로막을 관통하면 두덩활의 아래에서 거의 직각으로 구부러져 아래로 볼록한 굽이를 나타낸다.

◆**두덩앞굽이**(치골전만곡 prepubic curvature)　요도는 두덩아래굽이 앞에서 위로 볼록한 굽이를 나타낸다.

2 여성요도(Female urethra)

여성요도는 3~4 cm의 길이로, 방광목의 속요도구멍에서 시작되어 질 앞벽을 따라 아래로 향하고 바깥요도구멍(외요도구 external urethral orifice)에서 열린다. 남성요도에 비해 훨씬 짧고 안쪽공간이 확장되기 쉽다. 여성요도의 주행방향은 남성요도의 굽이와 같지 않다. 바로서기자세에서는 거의 수직으로 내려가고 누운 자세에서는 거의 수평으로 흐른다. **바깥요도구멍**은 두덩결합 아래모서리의 뒤에 있고 소음순 사이에서 질안뜰로 열리며, 바깥요도구멍의 양쪽 바깥부분에서 **요도결관**(para-urethral ducts, 스켄선 Skene's gland)이 열린다. 스켄선은 길이 3 mm 정도의 맹관모양 선으로 남성의 전립샘에 해당한다.

여성요도는 발생학적으로 남성요도의 속요도구멍에서 전립샘부위에 있는 요도둔덕의 언덕에 있는 정관입구까지에 해당한다.

요도로부터의 상행성 감염 : 요도로부터 상행성 감염이 방광에 영향을 끼치는 경우가 있다. 특히 여성은 요도가 짧아 남성에 비해 방광염(cystitis)이 발생하기 쉽다. 감염은 방광에서 요관을 지나 더 올라가서 콩팥깔때기 · 콩팥까지 이르는 경우도 있다(깔때기콩팥염 신우신염 pyelonephritis).

C. 곧창자(직장 Rectum) (그림 7-17)

곧창자는 큰창자의 끝부분으로 제2엉치뼈 아래모서리의 높이에서 구불잘록창자(p.380)로 이어진다. 길이는 약 12~14 cm이다. 곧창자는 엉치뼈 앞면의 굽이를 따라 내려가고(**엉치굽이** 천골굴곡 sacral flexure), 꼬리뼈의 앞끝부위 3~4 cm 앞에서 거의 직각으로 굽힘(**샅굽이** 회음굴곡 perineal flexure)한 뒤 골반가로막을 관통하여 항문관이 되고 항문에서 가쪽으로 열린다.

곧창자는 골반가로막을 관통하는 바로 위쪽으로 확장하여 **곧창자팽대**(직장팽대 rectal ampulla)를 만든다(그림 7-18). 팽대부위 위쪽의 곧창자 안쪽면에는 상 · 중 · 하 3개의 주름이 가로지른다. 이 주름을 **곧창자가로주름**(직장횡주름 transverse folds of rectum)이라 한다. 3개의 주름 중 중간 주름은 특히 뚜렷하고 곧창자 오른쪽앞 옆벽에 있다. 이 주름을 **콜라우치 주름(판막)**〔Kohlrausch's fold (valve)〕이라고 하며 항문보다 약 6 cm 위쪽에 있다. 다른 2개의 주름은 왼쪽 뒤 옆벽에 있다.

곧창자에는 잘록창자에서 보이는 잘록창자띠 · 잘록창자두덩 · 복막주렁이 없다.

곧창자에서는 근육층의 바깥세로층이 벽을 전체적으로 묶어 나열하고 잘록창자처럼 띠를 만들지 않는다. 앞 · 뒤 양쪽벽이 비교적 잘 발달한다.

1 배막

곧창자 윗부분에서 배막은 앞면과 옆면을 덮어 **곧창자간막**(직장간막 mesorectum)이 되고, 엉치뼈 앞면의 곶부터 제3엉치뼈까지 덮는다. 그러나 곧창자 중간부위에서는 앞면만 배막으로 덮여 있고 아랫부위에는 배막이 없다.

곧창자암의 주변 장기로의 전이 : 곧창자의 아랫부위에는 배막이 없기 때문에 곧창자암(직장암 rectal cancer)이 주변 장기로 직접 전이된다.

주위와의 관계

◆ **앞부위** 곧창자의 위 2/3부위는 배막으로 둘러싸인다. 남성의 배막은 방광을 감싸는 배막과 이어지고, 여성의 배막은 자궁을 감싸는 배막과 이어진다.

남성은 곧창자와 방광 사이에 있는 배막의 오목, 즉 **곧창자방광오목**(직장방광와 rectovesical pouch)이 있다. 여성은 곧창자와 자궁 사이에 **곧창자자궁오목**(직장자궁와 recto-uterine pouch)이 있다.

더글라스오목 뚫기 : 곧창자 앞에 있는 배막의 오목은 남녀 공통으로 더글라스오목이라 하며, 복막안의 제일 아랫부분이므로 고름, 혈액, 복수 등 액상물질이 쌓이기 쉽다. 배막염의 원인질환 진단을 위하여 더글라스오목을 천자하는 경우도 있으므로 임상적으로 중요하다. 남성의 경우 천자는 항문을 통해 곧창자 앞벽에서 실시하지만, 여성의 경우는 질내시경을 통해 천자한다.

곧창자의 바깥쪽에서 곧창자간막이 벽쪽복막으로 이행반전하는 곳을 **곧창자옆오목**(직장방와 pararectal fossa)이라 한다. 곧창자옆오목이 있기 때문에 곧창자가 확장될 수 있다.

곧창자의 아랫부위(아래 1/3부분)에는 배막이 없고 남성은 앞쪽에 방광 · 전립샘 · 정관 · 정낭이, 여성은 질이 있다.

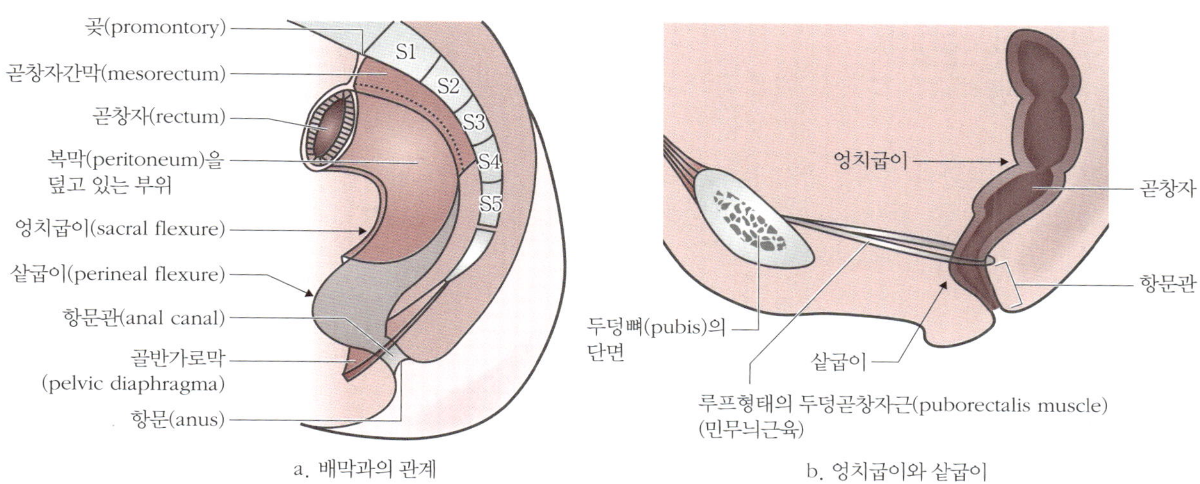

그림 7-17 곧창자

외과에서 곧창자라는 것은 곶으로부터 제2엉치뼈 아래모서리까지의 구불잘록창자 아랫부위도 포함한다. 이것을 곧창자S상 부위라고 한다. 소아는 성인에 비하여 똑바른 형태이며, 동물의 곧창자는 굽어 있지 않다.

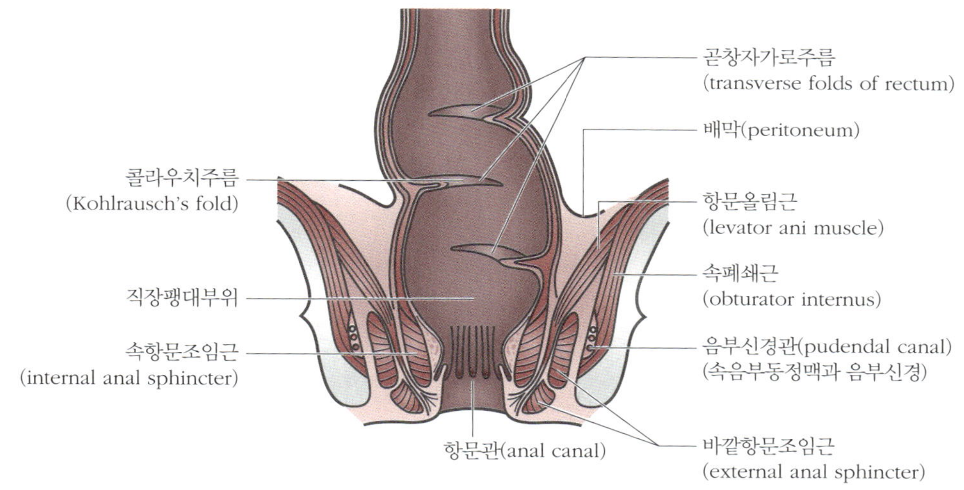

그림 7-18 곧창자팽대부위의 가로주름

가로주름에는 근육층(안고리층)도 포함된다.

직장손가락검사(digital examination) : 곧창자와 주변의 관계는 임상적으로 중요하다. 특히 앞쪽 각 기관의 여러 상태를 곧창자 안을 통해 손가락으로 만질 수 있다.

◆**뒷부위** 곧창자의 뒤쪽에는 엉치뼈 · 꼬리뼈가 있다. 곧창자와 엉치뼈 사이의 결합조직(**곧창자뒤공간** 직장후강 retrorectal space)에는 혈관(곧창자동정맥) · 림프관 및 엉치신경얼기(p.498)가 있다.

곧창자암 등으로 엉치신경얼기가 침범당하면 궁둥뼈신경통과 다리통증 등의 증상을 일으킨다.

2 항문관(Anal canal)

항문관은 곧창자 아래끝에서 곧창자가 골반가로막을 뚫고 항문(anus)으로 열릴 때까지를 이르며 길이는 약 3 cm이다.

곧창자팽대와 항문관의 경계는 골반바닥 근처로, 이 부분은 골반가로막(항문올림근의 두덩곧창자근)으로 둘러싸여 있다. 두덩곧창자근은 곧창자를 루프모양으로 둘러싸므로 이 근육에 의해 곧창자가 앞으로 당겨져 앞으로 볼록한 모양의 굴곡(샅굽이)이 생겨난다.

항문관은 위 · 중간 · 아래의 3부위로 나눌 수 있다(그림 7-19).

◆ **윗부분** 점막층으로 감싸진다. 점막층에서는 6~10개의 길이 약 1 cm의 세로주름, 즉 **항문기둥**(항문원주 anal column)을 볼 수 있다. 이 때문에 윗부분을 **항문기둥구역**(anal columnar zone)이라고도 한다.

항문기둥은 곧창자근육층의 내종주근과 점막아래조직에 발달하는 신경얼기에 의해서 생기는 융기이다. 서로 이웃하는 항문기둥 사이는 움푹 패여 있어 **항문굴**(항문동 anal sinus)이라 하며, 항문굴에는 관모양의 **항문선**(anal gland)이 열려 있다.

대변을 볼 때는 항문관이 확장하고, 항문굴에 있는 점액에 의해 안쪽면이 미끄러워지므로 배출이 쉬워진다.

> 항문고름집 · 항문샛길 : 항문굴은 감염되기 쉽다. 염증이 항문굴 깊이 퍼지면 항문주위고름집(항문주위농양 anal abscess)이나 항문샛길(항문루 anal fistula)을 생성하기도 한다.

항문굴 아래끝에는 작은 반달모양의 점막가로주름이 있다. 이 가로주름을 **항문판막**(항문판 anal valve)이라 한다. 항문판막은 항문관이 과도하게 확장되면 찢어지는 경우도 있다. 특히 고령자는 탄력성이 줄기 때문에 찢어지기 쉽다. 항문판막의 위모서리는 약간 움푹 들어가 있는데, 전체적으로 **빗살선**(즐상선 pectinate line, **치아선** 치상선 dentate line)이라고 한다.

빗살선은 항문의 약 2 cm 위쪽에 있다. 이 선보다 위쪽은 발생학적으로 뒤창자(내배엽)에서 유래하여 원주상피로 감싸지는 점막층이고, 이와 달리 아래쪽은 외배엽성 피부상피의 중층편평상피이다. 따라서 빗살선은 점막층과

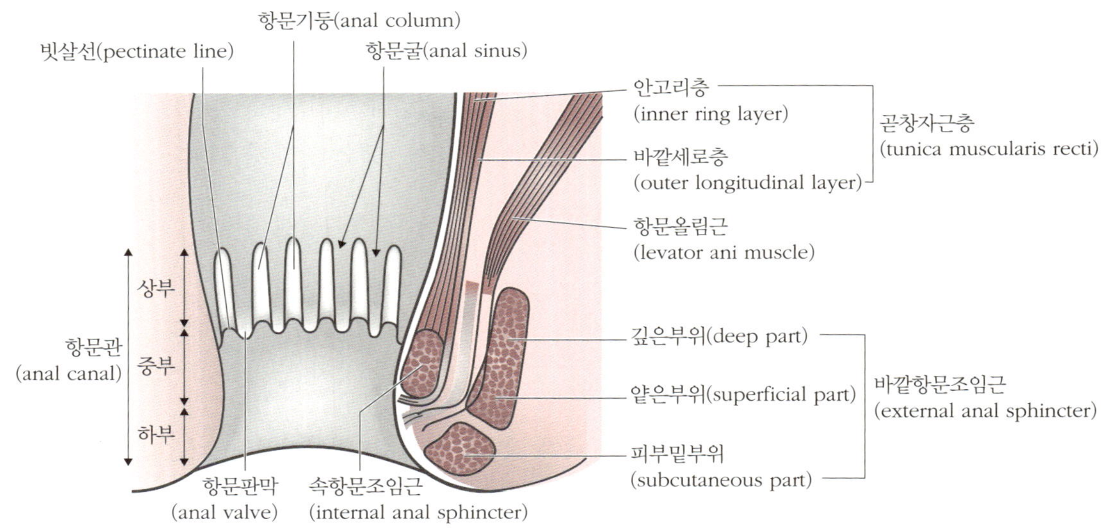

그림 7-19 항문관과 빗살선

빗살선은 이전에는 즐상선이라고 하였으며, 외과 영역에서는 치아선(dentate line)이라고 한다.
혈관분포, 림프가 흐르는 방향, 신경지배가 이 선을 경계로 하여 바뀐다.

피부의 경계선이 된다.

항문막힘증 : 뒤창자의 아래끝은 발생 초기에 내배엽과 외배엽으로부터 생성되는 막으로 막혀버린다. 이 막을 항문막(anal membrane)이라고 한다. 항문판막은 항문막에 해당한다. 항문막은 파열되어 항문관이 바깥부위와 통하게 되지만 막이 존속되면 항문막힘증(항문폐쇄 imperforate anus)이 된다.

◆**중간부위** 항문판막의 아래쪽으로 윗부분(점막부위)과 아랫부분(피부) 사이의 이행부위이다. 길이는 1~1.5 cm이다. 표면은 부분적으로 원주상피와 중층편평상피로 감싸진다.

점막층 밑에는 정맥얼기가 발달하므로 중간부위는 청백색으로 보인다. 중간부위는 뒤에서 설명할 속항문조임근으로 둘러싸이므로 고리형태이며 약간 두터워진다. 이러한 성질과 상태로 중간부위는 **항문이행부위**(항문이행대 anal transitional zone) 혹은 **치핵띠**(치핵구역 hemorrhoidal zone)라고도 한다.

◆**아랫부분** 피부의 성질과 상태를 띠므로 **피부구역**(cutaneous zone)이라고 한다. 즉 멜라닌색소가 풍부하다. 중층편평상피로 싸여서 땀샘도 볼 수 있다. 땀샘에는 큰땀샘(부분분비샘)의 일종인 **항문주위샘**(항문주위선 circumanal gland)도 있다.

항문관의 점막층 아래 조직은 성긴결합조직에서 유래하므로 점막층이 늘어나기 쉽다. 배변 시 항문관 윗부분의 점막층은 바깥아래쪽을 향해 늘어나지만 배변이 끝나면 벽의 종주근층과 항문올림근의 수축에 의해 점막층이 다시 위로 돌아간다.

항문조임근(항문괄약근 Anal sphincter)

항문관은 배변 · 방귀 방출 시 외에는 조임근에 의해서 닫혀 있다. 조임근은 속항문조임근과 바깥항문조임근의 2개가 있다(그림 7-19).

◆**속항문조임근**(내항문괄약근 internal anal sphincter) 속항문조임근은 곧창자 근육층의 안쪽돌림층 아래끝에서 특히 발달하여 두터워져 있으며, 민무늬근육이 항문관의 중간부위를 둘러싼다. 근육은 골반신경얼기의 자율신경섬유에 영향을 받는다. 교감신경은 근육을 수축시키고 부교감신경은 이완시킨다.

곧창자의 근육층에서 바깥세로층의 세로민무늬근육다발은 속항문조임근과 뒤에서 설명할 바깥항문조임근의 사이를 지나 항문주위의 피부밑에 이르고, 그 피부를 안쪽으로 당겨 긴장시킨다. 이 작용으로 항문주위의 피부에 부챗살모양의 주름이 생긴다.

◆**바깥항문조임근**(외항문괄약근 external anal sphincter) 바깥항문조임근은 항문올림근(p.477)과 같이 가로무늬근육으로 생성된다. 속항문조임근의 바깥부위에 있고 항문을 둘러싼다. 근육은 깊은부분 · 얕은부분 · 피부밑부분의 3부분으로 나눌 수 있다(그림 7-20).

① **깊은부분**(deep part) : 가장 윗부분에 있으며 앞쪽은 두덩에 붙고 뒤쪽은 속항문조임근의 가쪽을 U자 모양으로 둘러싼다. 또한 두덩곧창자근에 붙어서 이 근육과 함께 항문관을 압박하여 닫는다.

항문곧창자굽이 : 깊은부위는 두덩곧창자근, 속항문조임근과 함께 항문곧창자굽이(항문직장륜 anorectal ring)를 만든다. 이 고리는 손으로 만져진다.

② **얕은부분**(superficial part) : 앞쪽은 U자 모양으로 항문관의 중간부위를 둘러싸고 뒤쪽은 꼬리뼈에 붙는다. 깊은 부분과의 경계는 정확하지 않다.

③ **피부밑부분**(subcutaneous part) : 뒤쪽은 U자 모양으로 항문관의 아래끝부위(항문)를 둘러싸고, 앞쪽은 샅힘줄중심에 붙는다.

바깥항문조임근의 손상 : 바깥항문조임근은 속항문조임근에 비해 조임작용이 강하다. 특히 깊은부분은 기능

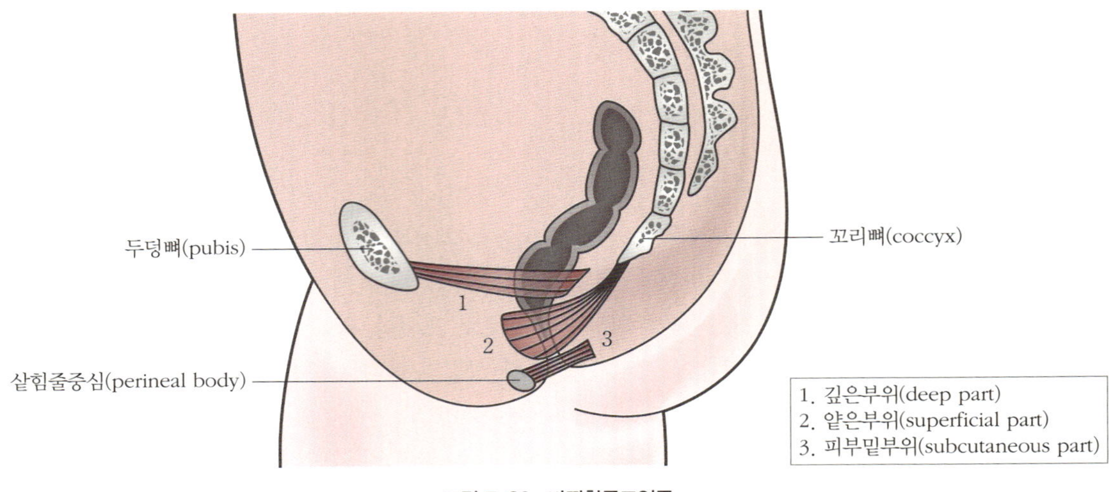

그림 7-20 바깥항문조임근

바깥항문조임근(external anal sphincter)의 깊은부위는 두덩뼈 뒷면에 고정되어 있어 항문관(anal canal)을 앞으로 당긴다. 얕은부위는 그 반대로 꼬리뼈에 고정되어 있어 항문관을 뒤쪽으로 당긴다.

적으로 가장 중요한 작용을 하여 손상되면 대변실금을 일으킨다. 근육은 항상 긴장상태이지만 복압이 높아질 때는 특히 강하게 긴장한다. 대변을 볼 때는 느슨해진다.

3 곧창자의 혈관 · 신경

동맥

위곧창자동맥과 중간곧창자동맥 및 아래곧창자동맥이 유입된다(그림 7-21).

◆**위곧창자동맥**(상직장동맥 superior rectal artery) 아래창자간막동맥(← 배대동맥)의 끝가지. 골반안에서 엉치뼈의 앞, 곧창자의 뒤를 내려가서 왼가지와 오른가지로 나누어진다. 곧창자의 근육층을 뚫고 주로 항문관 윗부분(항문기둥구역)까지의 점막층에 분포한다.

◆**중간곧장자동맥**(중직장동맥 middle rectal artery) 속엉덩동맥의 가지. 골반근막 아래의 앞안쪽으로 지나 곧창자의 옆벽에 이르러, 주로 곧창자 아랫부분부터 항문관 윗부분까지의 근육층에 분포한다.

◆**아래곧창자동맥**(하직장동맥 inferior rectal artery) 속음부동맥(← 속엉덩동맥)의 가지. 샅의 속음부동맥에서 생겨나 항문관의 아랫부분과 항문주위의 피부 · 조임근에 분포한다.

정맥

동맥과 동반되는 같은 명칭의 정맥이다(그림 7-22).

◆**위곧창자정맥**(상직장정맥 superior rectal vein) 아래창자간막정맥으로 들어가 문맥에 유입된다.

◆**중간곧창자정맥**(중직장정맥 middle rectal vein), **아래곧창자정맥**(하직장정맥 inferior rectal vein) 속엉덩정맥에 들어가 대동맥으로 유입된다.

위곧창자정맥과 중간 · 아래 곧창자정맥은 서로 통하므로 문맥계와 아래대정맥계의 연결부위가 된다. 곧창자 특히 항문관의 점막층 밑에는 신경얼기(**곧창자정맥얼기** 직장정맥총 rectal venous plexus)가 발달한다. 이 정맥얼기는 특히 항문관 중간부위에서 혈액이 가득 차면 해면체처럼 부풀어 올라 항문관을 닫는 데 도움이 된다.

항문판막보다 위쪽의 정맥은 주로 위곧창자정맥으로 유입되어 문맥계로 이어진다.

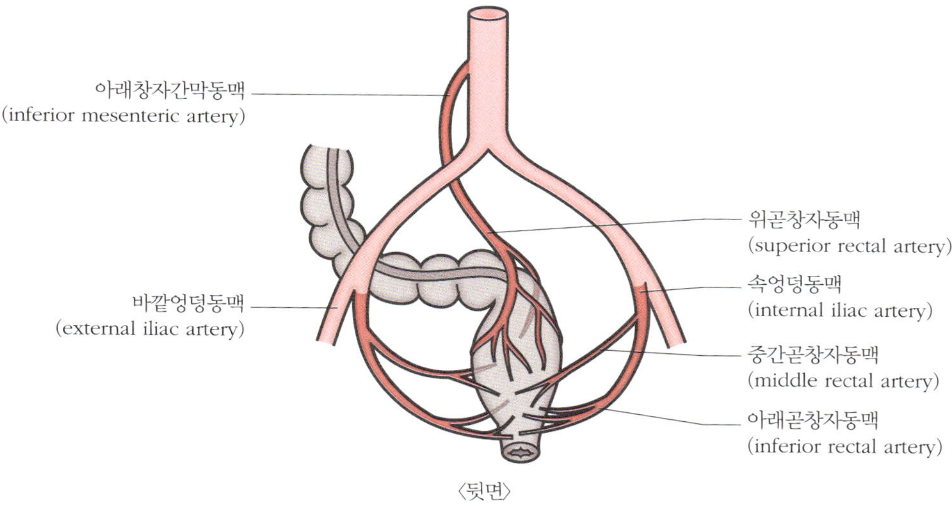

그림 7-21 곧창자에 분포하는 동맥

곧창자의 빗살선 위에는 아래창자간막동맥가지의 위곧창자동맥이 분포한다.

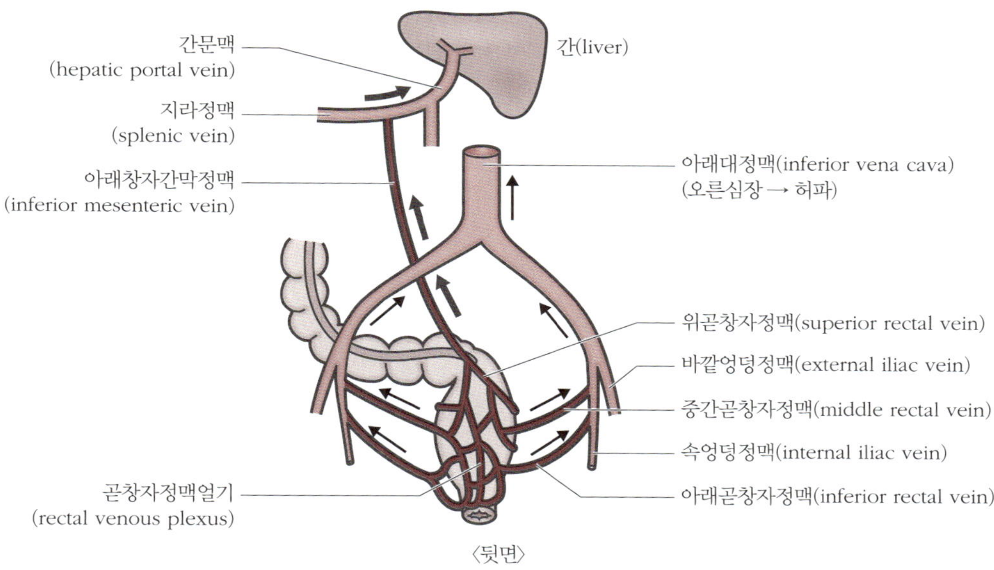

그림 7-22 곧창자에 분포하는 정맥

위곧창자정맥은 판막이 없고 벽도 얇다. 복압이 더해지면 울혈, 확장되어 정맥류를 일으키기 쉽다.

내치핵과 외치핵 : 항문관에 생성된 정맥류에 의해서 점막층밑에 생기는 결절모양의 융기를 치핵(hemorrhoid)이라고 한다. 특히 빗살선보다 위쪽에 생기는 치핵을 내치핵(internal hemorrhoid), 그것보다 아래에 생기고 항문을 통해 외부로 튀어나오는 것을 외치핵(external hemorrhoid)이라 한다.

내치핵은 위곧창자정맥가지, 외치핵은 아래곧창자정맥가지의 정맥류이다.

치핵에서 선홍색 출혈이 보이는 이유 : 곧창자정맥얼기에는 동정맥 연결이 있어 혈액이 동정맥 연결에서도 보내지기 때문이다.

곧창자암의 혈행성 전이 : 곧창자암의 혈행성 전이는 정맥과 관계가 있다. 암은 위곧창자정맥 → 아래창자간막정맥 → 문맥의 경로로 간에 전이되기 쉽다. 중간 · 아래 곧창자정맥 → 아래대정맥의 경로를 통해 허파로 전이될 가능성이 크다.

림프계

곧창자의 림프계는 크게 3종류로 구별된다.

◆ **배막 역전(reversal)부분에서 윗부분으로부터의 림프관** 위곧창자동맥을 따라 올라가 **아래창자간막림프절**(하장간막림프절 inferior mesenteric node, 아래창자간막동맥에 따라 존재한다)에 모인다.

◆ **배막 역전부분에서 아랫부분으로부터의 림프관** 뒤에 있는 **엉치림프절**(천골림프절 sacral node, 곧창자와 엉치뼈 사이에 있다)에 직접 들어가거나 중간 · 아래 곧창자동맥을 따라 올라가서 **속엉덩림프절**(내장골림프절 internal iliac node, 속엉덩동정맥을 따라 존재한다), **온엉덩림프절**(총장골림프절 common iliac node, 온엉덩동정맥의 주위에 있다)로 들어간다.

◆ **항문관의 빗살선보다 아랫부분으로부터의 림프관** **얕은샅고랑림프절**(천서혜림프절 superficial inguinal node, 샅굴부위에 얕게 존재한다)을 거쳐 **바깥엉덩림프절**(외장골림프절 external iliac node)로 유입된다.

곧창자암의 림프성 전이 : 곧창자암이 항문관의 아랫부분에 생기면 샅고랑림프절에도 전이된다.

신경

곧창자는 위 · 중간 및 아래 곧창자동맥신경얼기의 자율신경섬유가 이어진다.

교감신경섬유는 주로 혈관에 분포하며 혈관운동신경이다. 부교감신경섬유는 벽안쪽에서 신경절이후신경세포와 교체되고, 신경절이후섬유가 되어 민무늬근육에 분포한다.

부교감신경섬유에는 구심섬유도 포함된다. 곧창자의 확장 · 폄은 골반내장신경을 거쳐 척수에 전해져 배변반사에 관여한다.

항문관 아랫부분(빗살선보다 아래), 항문주위피부, 바깥항문조임근에는 음부신경의 가지(**아래곧창자신경** 하직장신경 inferior rectal nerve)가 분포한다. 아래곧창자신경은 체성신경으로 원심섬유는 바깥항문조임근을 수의적으로 지배하고, 구심섬유는 주로 온각 · 통각 · 촉각 등을 전달한다.

외치핵의 통증이 심한 이유 : 항문관의 아랫부분은 윗부분에 비해 보다 예민한 통각을 가진다. 이 때문에 일반적으로 외치핵은 내치핵보다 통증이 심하다.

4 배변

곧창자가 내용물을 수용하여 확장되면 곧창자벽의 폄자극은 들신경섬유에 의해서 엉치부위로 전달되고 반사적으로 내용물을 배출하여 배변(defecation)이 일어난다. 이러한 배변반사의 중추는 엉치부위(S2~4)에 존재하며 **항문척수중추**(anospinal center)라고 한다.

배변 시에는 교감신경이 억제되는 것과 동시에 부교감신경이 흥분된다. 이에 따라 큰창자의 연동 · 수축이 일어나 속항문조임근이 이완되며, 음부신경의 영향으로 바깥항문조임근도 수의적으로 이완된다. 이 외에 배벽의 근육 · 가로막 · 골반가로막을 만드는 항문올림근의 수축에 의해서 복압이 올라가 배변활동을 돕는다.

대변실금 : 항문척수중추의 흥분은 대뇌겉질로 전달되어 대소변을 보고 싶은 느낌이 생긴다. 대소변을 보고 싶은 느낌이 생겨도 배변은 대뇌의 작용으로 어느 정도까지 의식적으로 억제할 수 있다. 엉치부위보다 위쪽에서 대뇌와의 연결이 차단되면 배변이 반사적으로 일어나 불수의적으로 변한다(대변실금 유분증 encopresis).

그 외 엉치부위(S2~4)의 손상이나 엉치부위에 도달하는 구심섬유의 차단에 의해서도 배변장애가 일어난다.

변비 : 변비(constipation), 즉 배변횟수가 현저하게 감소하는 원인은 창자에서 근육층 운동의 항진(경련성변비) 혹은 저하(이완성변비)에 의한 것이 대부분이다. 그 밖에 곧창자암에 의한 곧창자협착 등으로 변의 통과가 곤란해지는 경우가 있다.

D. 남성생식기관(Male genital organ) (그림 7-23)

남성생식기관은 고환, 부고환, 정관, 정낭, 전립샘, 음경으로 이루어진다.

고환과 부고환은 음낭안에 있지만 편의상 여기에서 설명한다. 음낭과 음경은 남성바깥생식기관(p.483)에서 서술한다.

1 고환(Testis)

고환(정소)은 다소 편평하게 눌린 타원형 형태로 음낭 속에 있다. 길이 약 3 cm, 폭 2.5 cm, 두께 2 cm, 무게 10~14 g이다. 일반적으로 왼쪽 고환이 오른쪽에 비해 다소 무겁고 약간 더 아래에 있다.

고환의 표면은 장막으로 덮인다. 장막은 배막에서 생성되는 **고환집막**(p.464)의 내장층(visceral layer)으로 고환의 뒤모서리를 제외한 모든 표면을 덮고 있고, 가쪽모서리로 꺾어 고환집막의 벽쪽층(벽측판 parietal layer)으로 이행한다. 내장층과 벽쪽층 사이에는 비어 있는 모양의 **고환집막공간**(초막강 tunica vaginalis cavity)이 있다(그림 7-24).

얇은 장막 아래에는 **백색막**(백막 tunica albuginea)이라는 두꺼운 섬유성 피막이 있다. 백색막은 고환 뒤모서리의 위쪽부위에서 더 두껍고, 결합조직덩어리가 되어 고환 안으로 돌출된다. 이곳을 **고환세로칸**(고환종격 mediastinum testis)이라 한다. 고환세로칸에서 고환 안쪽을 향해 부챗살 형태로 결합조직성 얇은판, 즉 **고환사이막**(고환중격 septa testis)이 나와 고환실질을 200~300개의 쐐기모양 **고환소엽**(lobule of testis)으로 나눈다(그림 7-25).

각 고환소엽에는 약 2개의 구부러진 곱슬정세관(곡정세관 convoluted seminiferous tubule)이 있고, 여기에서 정자가 형성된다. 곱슬정세관은 말초 끝에서 루프를 만들어 세로칸을 향해 굽어 흐른다. 세로칸에 가까워지면 합류되어 각 소엽에서 1개씩 짧은 곧은정세관이 되고, 세로칸에 있는 **고환그물**(고환망 rete testis)로 들어간다. 고환그

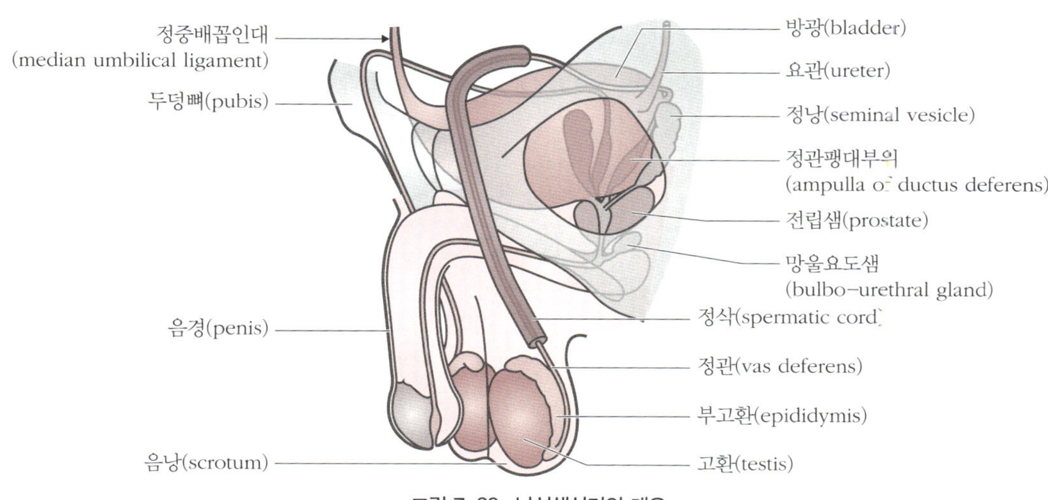

그림 7-23 남성생식기의 개요
음낭의 중심에는 구분막이 있어 고환이 각각 하나씩 들어가 있다.

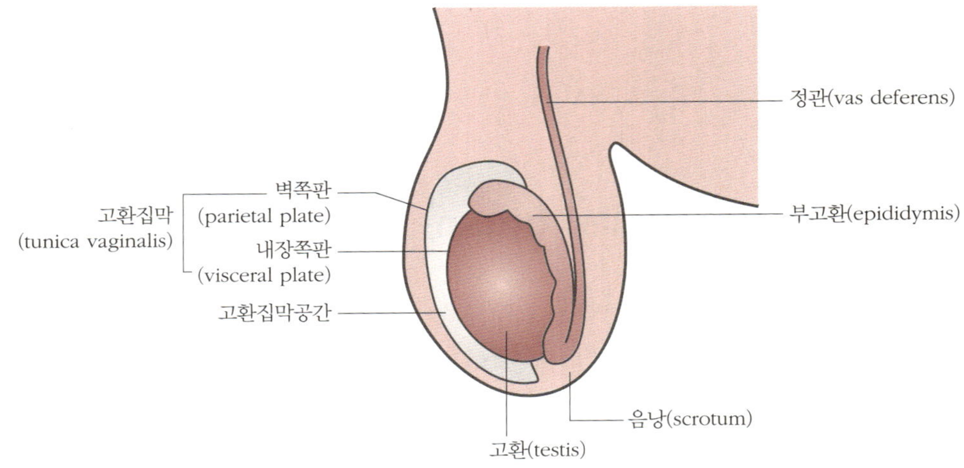

그림 7-24 고환집막과 집막공간
고환집막공간에는 소량의 장액이 들어 있다. 출생 시에는 집막공간이 복강과 연결되어 있었다는 증거이다.

물에서는 15~20개의 고환날세관이 생겨나 부고환으로 들어간다.

2 부고환(Epididymis)

부고환(정소상체)은 고환 위쪽끝에서 뒤모서리에 붙어 위치한다(그림 7-25, 26). 윗부분은 크게 팽대하고 아랫부분으로 향하는 동시에 가늘어져 길쭉한 피라미드 형태를 나타낸다. 무게는 약 2.5 g이다. 부고환은 위쪽부터 **머리**(head), **몸통**(body), **꼬리**(tail) 3부분으로 나눌 수 있다. 머리는 고환의 위쪽끝을 모자처럼 감싸고, 몸통은 고환의 뒤모서리를 따라 내려가며, 꼬리는 부고환의 아랫부분에 있다.

고환의 뒤위모서리에서 나오는 15~20개의 **고환날세관**(고환수출관 testis efferent duct)은 부고환의 머리로 들어간다. 각 수출관은 머리안에서 구부러지고 결합조직으로 분리되어 **부고환소엽**(lobule)을 만든다. 고환날세관은 점차 합류되면서 내려가 1개의 **부고환관**(duct of epididymis)이 된다. 부고환관은 길이 약 4 m로 부고환의 머리에서 꼬리까지 계속 구불구불 구부러지면서 내려간다. 부고환관은 꼬리에서 나와 정관이 된다. 정자는 부고환의 머리 · 몸통을 지나는 동안 성숙되어 꼬리에 저장된다.

고환 · 부고환에는 출생기의 흔적조직이 작은 덩어리로 보이는 경우가 있다.

◆**고환부속물**(appendix of testis) 고환의 위쪽끝에 보이는 중간콩팥곁관(중신방관 paramesonephric duct, 뮐러관 Müllerian duct) 위끝부위의 흔적이다.

◆**부고환부속물**(appendix of epididymis, Morgagni 작은물주머니) 부고환의 머리에 붙는 작은 주머니모양의 구조로 중간콩팥관(중신관 mesonephric duct, 볼프관 wolffian duct) 위끝부위의 잔존이다.

◆**부고환곁체**(고환방체 paradidymis) 고환의 아래끝 주위에 있는 중간콩팥관의 흔적이다.

고환부속물과 부고환부속물이 뒤틀려 국소적으로 염증을 일으키는 경우가 있다.

고환과 부고환의 혈관 · 신경

◆**동맥** 고환과 부고환에는 **고환동맥**(testicular artery, ← 배대동맥)이 분포한다(그림 7-27). 고환동맥은 제2허리뼈의 높이에서 직접 배대동맥에서 이어져 내려가고 샅굴을 지나 음낭안으로 들어간다. 동맥은 부고환의 안쪽에서 고환의 뒤모서리로 들어간다.

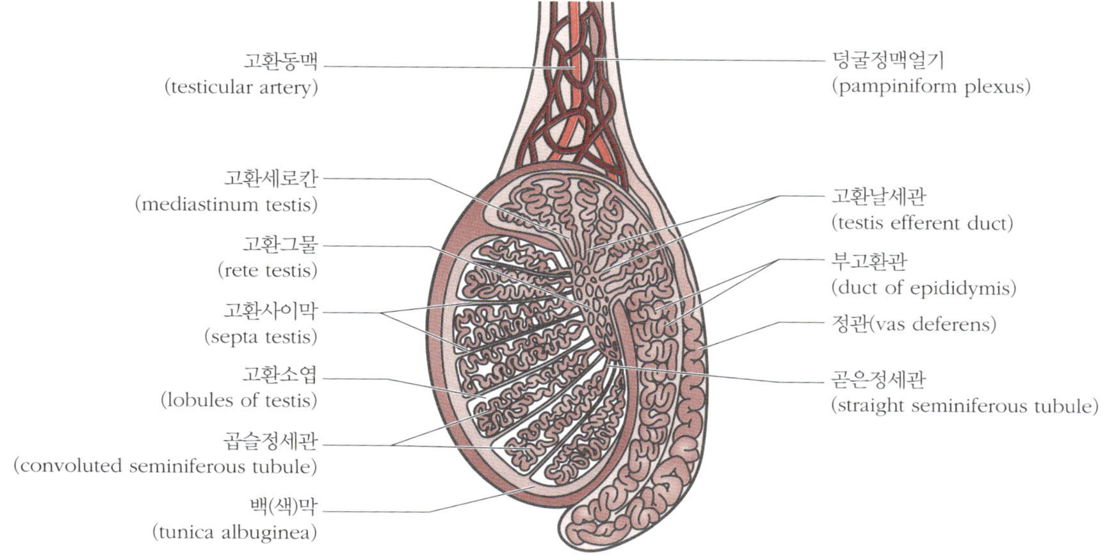

그림 7-25 고환과 부고환

곱슬정세관의 정체 길이는 한쪽 고환에서만 250 m이다.

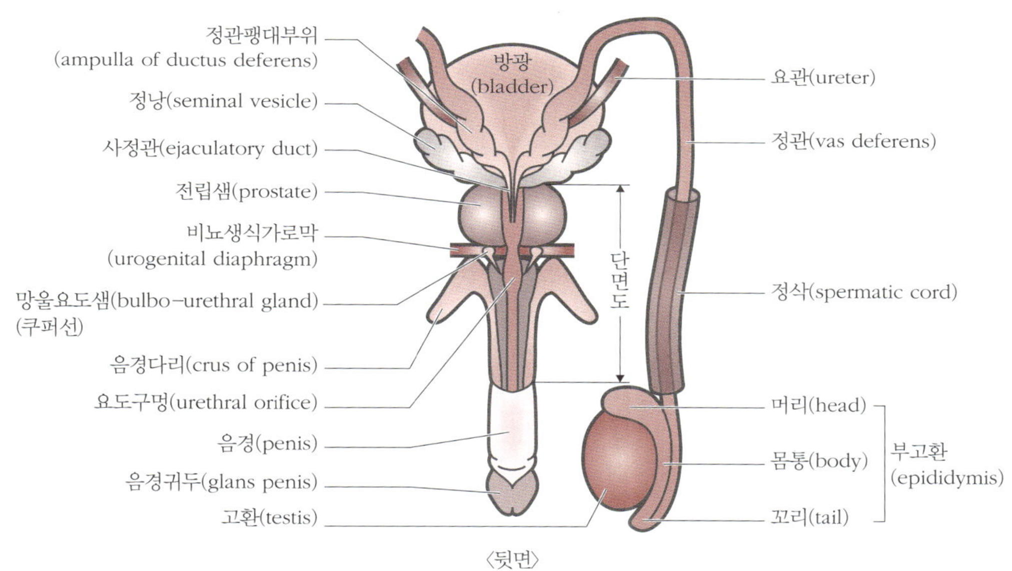

그림 7-26 남성생식기

정낭이나 정관팽대부위가 정자를 저장하는 부위라고 기억해서는 안 된다. 정자를 저장하는 부위는 부고환의 꼬리부분이다.

고환동맥 외에 **정관동맥**(← 배꼽동맥 ← 속엉덩동맥)이 정관을 따라 샅굴을 거쳐 분포한다.

고환동맥과 정관동맥은 부고환에서 연결되므로 고환동맥을 묶어도 고환은 반드시 괴사에 이르지는 않는다. 이것은 임상적으로 중요하다.

◆**정맥** 고환과 부고환의 위모서리에서 몇 개의 정맥이 흘러나온다. 정맥은 정삭 안에서 **덩굴정맥얼기**(p.462)를 만든다(그림 7-28). 신경얼기에서 **고환정맥**(testicular vein)이 올라가서 샅굴을 지나 뒤배벽으로 들어간다.

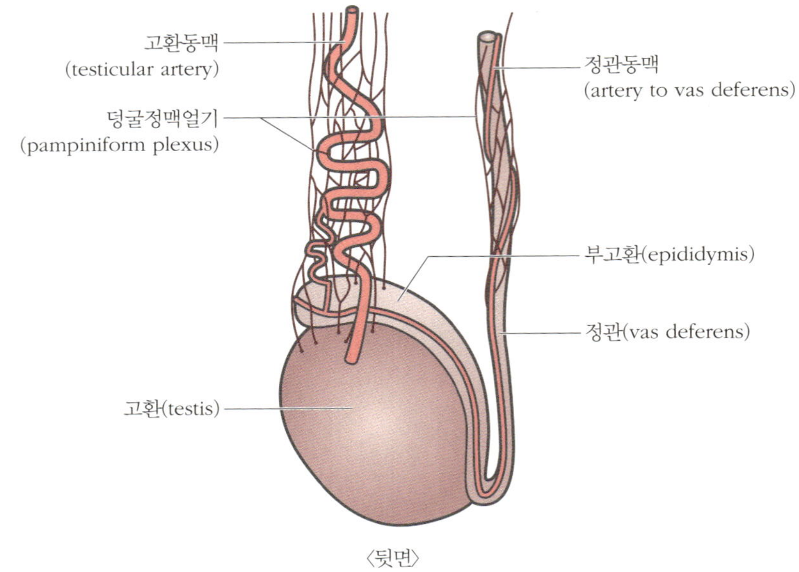

그림 7-27 고환, 부고환으로 출입하는 혈관

덩굴정맥얼기(pampiniform plexus)는 고환으로 향하는 혈액을 냉방기처럼 식혀서 고환을 체온보다 2℃ 낮추는 데 공헌한다. 정자의 생성은 체온보다 2℃ 낮은 시점에서 진행되기 때문이다.

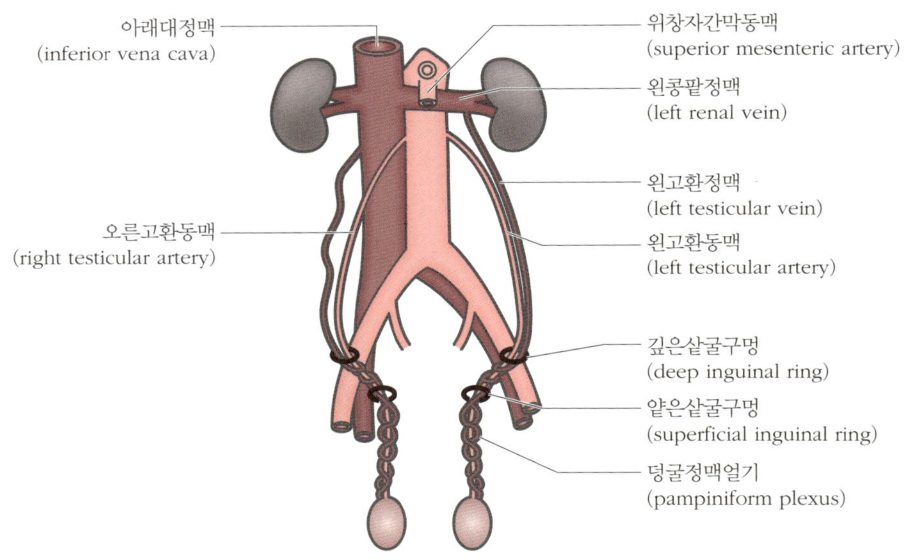

그림 7-28 덩굴정맥얼기

왼고환정맥은 왼콩팥정맥(left renal vein)으로 흐르는데, 이것은 고환정맥류가 왼쪽에 많이 발생하는 것과 관계있다.

◆**림프계** 림프계는 동정맥을 따라 정삭으로 올라가고 콩팥동정맥의 아랫부분에서 배대동맥 · 아래대정맥에 따라 위치하는 **허리림프절**(lumbar node)로 유입된다. 허리림프절은 좌우 양쪽이 서로 연결되어 위쪽에서는 가슴대동맥에 따라 위치하는 세로칸의 림프절과도 연결된다. 더 위쪽 목의 림프절과도 연결된다.

고환 악성종양의 림프성 전이 : 고환의 악성종양은 림프성으로 허리림프절로 전이되고, 가슴림프관을 지나 목의 림프절(빗장위림프절 등)에도 전이되는 경우가 있다. 종양이 음낭에 생기면 샅고랑림프절에도 전이를 일으킨다.

◆신경

1) **고환** : 배대동맥에 따라 존재하는 배대동맥신경얼기(복부대동맥신경총 abdominal aortic plexus)가 고환동맥을 따라 **고환신경얼기**(고환동맥신경총 testicular plexus)를 만들어 고환에 도달한다.

신경섬유는 가슴 아랫부분(T10 · 11)으로부터 생겨나는 교감신경섬유로 주로 혈관운동신경이라 불린다. 그 외에 구심섬유도 포함된다.

> 고환통증 : 구심섬유는 이른바 고환통증(testicular pain)을 전달하는 통각섬유이다. 고환은 예민한 통각을 갖고 있어 압박되면 고환감각이라고 하는 특이한 감각을 일으킨다. 통각은 T10 · 11의 지배피부영역, 즉 아래배부위나 샅굴부위의 피부에 관련 통증을 일으킨다.

2) **부고환** : 아래아랫배신경얼기(p.501)에서 연결되어 정관을 따라 위치하는 **정관신경얼기**(정관신경총 deferential plexus)는 부고환에 신경섬유를 보낸다.

3 정관 · 정낭

정관(Vas deferens)

정관은 부고환관과 연결되며 전체 길이는 40~50 cm이다.

정관은 부고환의 꼬리에서 시작하여 부고환 안쪽과 고환의 뒤모서리를 따라 올라간다. 고환의 위쪽끝에 도달하면 끈모양의 정삭으로 들어가 그 속에서 혈관 · 신경과 함께 흐르고, 얕은샅굴고리에서 샅굴 · 깊은샅굴고리를 거쳐 뒤배벽으로 들어간다.

정관은 깊은샅굴구멍에서 정삭의 혈관 · 신경으로 나뉘어 골반옆벽을 따라 뒤아래방향으로 주행한 뒤 안쪽아래방향으로 직각으로 꺾인 다음 방광 뒤쪽으로 향한다. 요관위를 지나 방광바닥의 뒷면에 도달하면 좌우의 정관은 나란히 올라간다. 방광 뒤쪽에서 정관은 방추모양으로 펼쳐져서 **정관팽대부위**(ampulla of ductus deferens)라 한다. 정관은 팽대부위의 아랫부분에서 가늘어져 전립샘 안으로 들어간다. 전립샘 안쪽부위 혹은 바로 위에서 정관은 정낭의 통로와 합쳐져 사정관이 된다.

◆**사정관**(ejaculatory duct)　정관의 끝부분에서 정낭의 통로와 합쳐지는 곳을 일컫는다. 길이는 약 1 cm에 지나지 않는다. 좌우의 사정관은 나란히 전립샘 안쪽부위를 주행하고 요도전립샘의 뒷벽(요도둔덕)에서 열린다(그림 7–29).

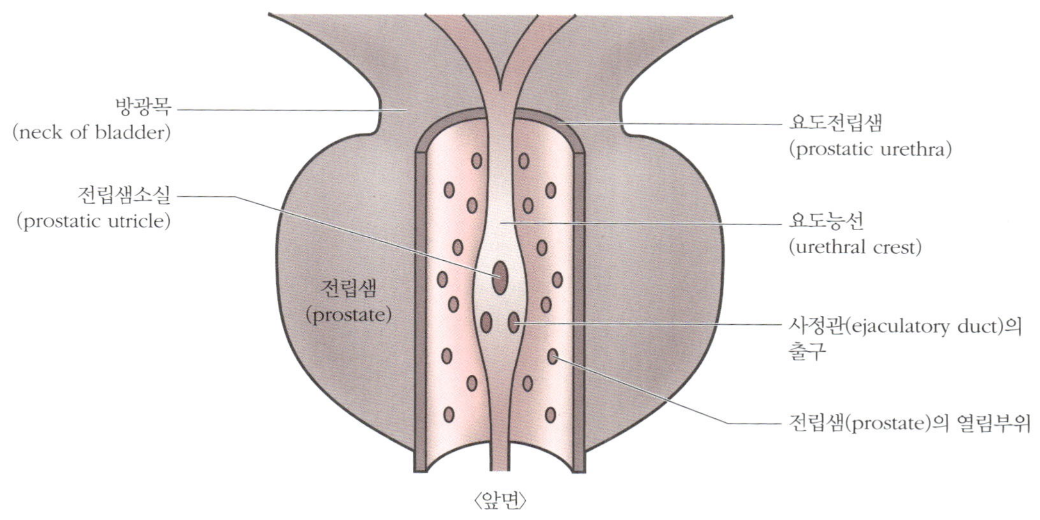

그림 7–29 요도전립샘부위의 뒷벽
전립샘소실은 뮐러관의 흔적으로 맹관이다.

정낭(Seminal vesicle)

정낭은 정관팽대부위 바로 아래쪽에서 정관으로부터 바깥위쪽 방향으로 부풀어 나오는 주머니모양 기관이다(그림 7-26 참고). 정낭은 방광바닥의 뒷벽과 곧창자 사이에서 정관팽대부위의 바깥쪽에 있고 길이 약 4 cm, 폭 약 1.5 cm, 두께 약 1 cm, 무게 약 9 g이다. 정낭의 발달은 남성호르몬에 의존하며, 사춘기 남성의 호르몬활성도가 높아지는 것과 동시에 발달한다. 고령이 되어 남성호르몬의 생산성이 줄어들면 정낭은 위축된다.

정낭은 샘이며, 통로는 전립샘의 바로 위쪽에서 정관과 합쳐진다.

정낭의 분비물은 담황색을 띠며 조밀한 젤리형태의 약알카리성액체로 과당이 풍부하다. 과당은 정자의 에너지원으로 이용된다.

정낭의 분비물은 사정할 때 전립샘분비물과 함께 **정액**(semen, p.489)으로 배출된다. 정낭의 분비물은 정액의 40~80%를 차지한다.

정관 · 정낭의 혈관 · 신경

◆**동맥**　**정관동맥**(artery to vas deferens)이 분포한다. 이 동맥은 배꼽동맥(← 속엉덩동맥) 또는 직접 속엉덩동맥으로부터 나온 후 정관을 따라 정관 · 정낭에 분포한다.

◆**정맥**　정관 · 정낭에서의 정맥은 방광과 전립샘 주위의 신경얼기(**방광신경얼기** 방광정맥총 vesical venous plexus와 **전립샘정맥얼기** 전립선정맥총 prostatic venous plexus)로 유입된다. 정관에서의 정맥은 정삭의 덩굴정맥얼기에도 유입된다.

◆**림프계**　정관의 림프관은 바깥엉덩림프절로 유입된다. 정낭으로부터 나온 림프관은 속엉덩림프절로 유입된다.

◆**신경**　정관 · 정낭에는 주로 아래아랫배신경얼기에서의 교감신경섬유가 분포한다.

교감신경은 정관 · 정낭의 벽에 있는 민무늬근육에 분포하고, 그 작용으로 정관의 연동운동과 정낭분비물의 배출(사정)이 일어난다.

정삭(Spermatic cord)

정관은 고환의 위쪽끝 높이에 이르면 혈관 · 신경과 함께 결합조직으로 묶여 끈모양 혹은 다발모양의 편평한 원주모양 구조가 된다(그림 7-26 참고). 이것이 정삭이다.

정삭은 고환의 뒷모서리에서 얕은샅굴구멍 · 샅굴 · 깊은샅굴구멍에 이르고, 길이는 약 11 cm이다.

◆**정관**　정관은 정삭의 뒤에 있고, 샅굴안에서는 아래에 있다. 정관은 두꺼운 근육층을 가지므로 정삭안에서 딱딱하게 만져진다.

◆**고환동맥**　정관 앞을 아래로 지난다.

◆**덩굴정맥얼기**(pampiniform plexus, 그림 7-27, 28)　고환 · 부고환에서 생겨나는 수십 개의 정맥이 정삭안에서 서로 연결되어 세로로 지나는 신경얼기를 만든다. 이 정맥얼기가 덩굴정맥얼기이며 정삭 안쪽을 올라가고, 깊은샅굴구멍에서 고환정맥이 된다. 고환정맥은 뒤배벽을 올라가고 왼쪽에서는 콩팥정맥 → 아래대정맥으로, 오른쪽에서는 직접 아래대정맥에 유입된다.

> 덩굴정맥류 : 덩굴정맥얼기는 울혈에 의해서 확장되어 정맥류(덩굴정맥류 정삭정맥류 varicocele)를 일으키는 경우가 있다. 정맥류는 특히 왼쪽에 생기는 경우가 많다. 왼쪽은 고환정맥이 콩팥정맥으로 유입되므로 콩팥종양이나 물콩팥증에 의해 콩팥정맥이 압박되어 흐름이 방해받으면 덩굴정맥류가 생긴다.

◆**림프계**　고환의 림프관은 올라가서 허리림프절(제2허리뼈 높이로 배대동맥 주변에 있다)로 이어진다.

◆**신경** 음부넙다리신경(L1 · 2)의 음부가지(고환올림근에 분포)와 고환동맥을 따라 발달하는 교감신경얼기〔고환(T10) · 부고환(T11 · 12, L1)에 분포〕를 볼 수 있다.

고환과 정삭의 피막

고환은 발생 초기에 배안 뒷벽의 콩팥 주위에서 생겨 발달과 함께 내려와서 음낭에 이른다. 이 현상을 **고환내림**(고환하강 descent of testis, 그림 7-30)이라고 한다. 음낭은 고환내림 이전에 배벽의 앞쪽 아랫부분이 부풀어 생기지만, 동시에 복막안도 부풀어 **복막칼집돌기**(processus vaginalis)를 만들어낸다. 고환의 내림과 함께 고환과 정삭은 배벽과 배막이 돌출되어 생기는 피막 등으로 싸이게 된다.

고환의 아래끝과 배벽의 아랫부분(음낭이 되는 곳)은 끈모양의 결합조직으로 연결된다. 이 끈을 **고환길잡이**(고환소대 gubernaculum testis)라고 하며, 이것에 의해서 고환이 아래로 당겨진다.

피막은 다음과 같은 구조를 가진다(그림 7-31).

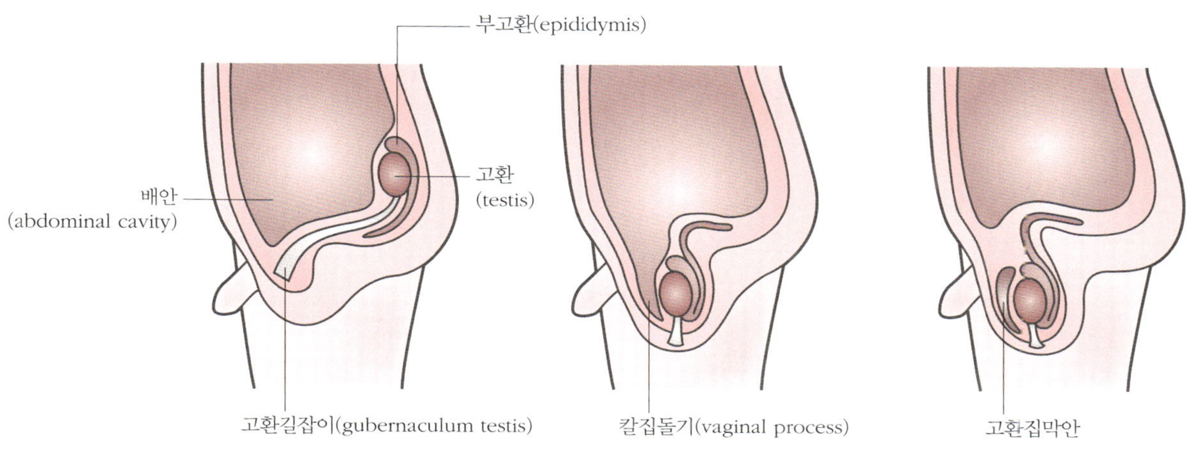

그림 7-30 고환내림

고환길잡이가 테스토스테론의 작용을 받아 점차 짧아져 고환이 아래로 끌려내려간다.
배안과 칼집돌기의 연결부위가 끊어지는 것은 출생 시 또는 그 직후이다.

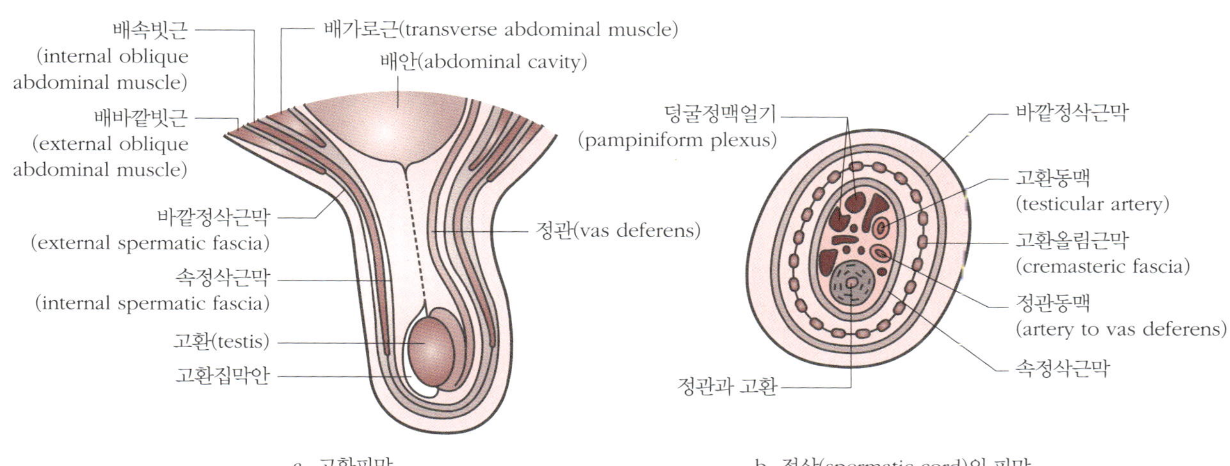

그림 7-31 고환과 정삭의 피막

◆**바깥정삭근막**(외정삭근막 external spermatic fascia)　가장 얇은 막으로 배바깥빗근의 널힘줄에 해당한다.

◆**고환올림근막**(고환거근막 cremasteric fascia)　가로무늬근육섬유를 포함한 막으로 배속빗근 연결부위에 해당한다. 근육을 통틀어 **고환올림근**(고환거근 cremaster muscle)이라고 한다.

지배신경　음부넙다리신경(L1 · 2)의 음부가지

고환올림근반사(고환거근반사 cremasteric reflex) : 넙다리 윗부분의 안쪽 피부를 문지르면 고환올림근이 반사적으로 수축하여 고환을 당겨 올린다. 이 반사의 중추가 허리(L1 · 2)에 있으므로 허리에 장애가 있으면 반사는 소실된다.

◆**속정삭근막**(내정삭근막 internal spermatic fascia)　가장 안쪽의 얇은층으로 배벽의 가로근막 연결이다.

◆**고환집막**(고환초막 tunica vaginalis)　복막칼집돌기는 출생 시 고환이 음낭안으로 이동하면 복막안과의 연결이 끊어져 주머니모양으로 고환을 싸게 된다(그림 7-24 참고). 이와 같이 복막칼집돌기에서 유래하는 장막성의 피막을 고환집막이라고 한다. 초막은 고환의 표면에 밀착하는 **내장층**(visceral layer)과 세극상의 좁은 공간을 사이에 두고 둘러싸는 **벽쪽층**(벽측판 parietal layer)으로 되어 있다. 내장층은 고환 · 부고환을 감싼 후 그 뒤모서리로 돌아 벽쪽층으로 이어진다. 초막은 고환과 부고환의 사이를 깊게 개입한다.

고환집막의 내장층과 벽쪽층과의 사이 공극, 즉 고환집막안에는 극히 소량의 장액이 포함되어 있어 고환은 마치 절구관절의 관절머리와 같이 가동성을 가진다.

물음낭종 : 고환집막안에 대량의 액체가 가득 차게 되면 물음낭종(음낭수종 scrotal hydrocele)이라고 한다.

바깥샅굴탈장 : 칼집돌기가 폐쇄되지 않고 그 안에 복강안 장기 · 조직이 들어가면 선천성바깥샅굴탈장(congenital external inguinal hernia)을 일으킨다.

안내려간고환 : 고환이 음낭안으로 내려가지 않고, 내려가는 도중에 멈추는 것을 안내려간고환(미하강고환 undescended testis)이라 한다. 배부위 안내려간고환과 샅굴부위 안내려간고환이 있다. 방치하면 불임이 될 뿐만 아니라 악성화될 가능성이 크다.

4 전립샘(전립선 Prostate)

전립샘은 방광바닥의 아래에 맞닿고, 골반바닥(비뇨생식가로막) 위를 지나는 샘이다(그림 7-26 참고). 밤(栗)과 닮은 모양이고, 뾰족한 끝은 **꼭지**(apex)라 하여 앞아랫방향을 향한다. 윗면은 넓고 **바닥**(base)이라 하며 방광목의 바로 밑에 있다. 위아래 직경 2~3 cm, 좌우 직경 약 4 cm, 앞뒤 직경 약 1.5 cm, 무게는 약 15 g이다.

주위와의 관계

◆**윗면**　방광목에 맞닿는다.

◆**아래면**　비뇨생식가로막의 윗면에 맞닿는다.

◆**앞면**　두덩결합의 약 2 cm 뒤에 있다. 앞면과 두덩결합 사이의 틈(두덩뒤공간)은 지방조직을 포함한 결합조직으로 채워진다. 두덩과 전립샘은 정중선의 양쪽에서 골반근막이 두터워져 생성되는 섬유인대(**두덩전립샘인대** 치골전립선인대 puboprostatic ligament)로 결합된다.

◆**뒷면**　곧창자팽대에 맞닿는다. 그 사이의 결합조직을 **곧창자방광사이막**(직장방광중격 rectovesical septum)이라고 한다.

전립샘의 직장수지검사 : 곧창자에 손가락을 넣으면 항문에서 5 cm 위쪽 앞부분에서 전립샘이 만져진다.

◆**바깥면** 항문올림근의 앞부분으로 둘러싸인다. 이 근육섬유는 두덩에서 일어나고 **전립샘올림근**(lavator prostatae)이라 한다.

전립샘의 구조

요도는 방광에서 이어져 전립샘바닥 거의 중앙에서 유입되고, 전립샘을 관통하여 흐른다(요도의 전립샘부분). 전립샘 중심부의 약간 앞에서 아래쪽으로 흐르고, 앞면 아래끝에서 꼭지(apex)의 바로 위쪽으로 나온다.

사정관은 전립샘바닥 뒤모서리의 바로 앞에서 유입되고, 앞아랫방향으로 비스듬하게 요도로 열린다. 이보다 앞부분의 요도는 요로인 동시에 정로이기도 하다. 요도와 사정관의 위치로 전립샘은 다음과 같은 부분, 즉 엽으로 나눌 수 있다(그림 7-32).

◆**전립샘잘룩**(isthmus of prostate) 요도 앞에 있는 부분으로 주로 섬유결합조직과 민무늬근육으로 구성되며 샘조직은 적다.

◆**가쪽엽**(lateral lobe) **왼엽**과 **오른엽**(left and right lobes)이 요도의 양쪽에 있고, 본래의 샘조직이 발달하여 생성된다. 전립샘의 뒷면에서 양쪽 엽 사이에 얕은 홈이 보인다.

전립샘의 샘조직(그림 7-32)은 30~50개의 주머니샘으로 구성되어 약 20개의 통로가 요도로 열린다. 전립샘을 만드는 본래의 샘조직으로 **바깥샘**(external gland)이라고 부른다. 이 밖에 요도점막층 아래에 작은 샘이 있다. 이 작은 샘을 **안쪽샘**(internal gland)이라 한다.

◆**중간엽**(middle lobe) 요도 뒤편에서 좌우 사정관 사이에 있는 쐐기모양 부분으로 주로 안쪽샘이 차지한다.

전립샘비대증 : 전립샘비대증(prostatic hyperplasia)은 안쪽샘의 비대로 요도가 압박받아서 배뇨장애를 일으키는 것이다. 안쪽샘의 비대는 나이가 들면 남성호르몬 감소로 발생한다고 알려져 있다.

전립샘암 : 전립샘암(prostatic cancer)은 바깥샘에서 발생하고, 특히 왼엽과 오른엽이 합쳐지는 부위의 피막 아래에서 자주 발생한다.

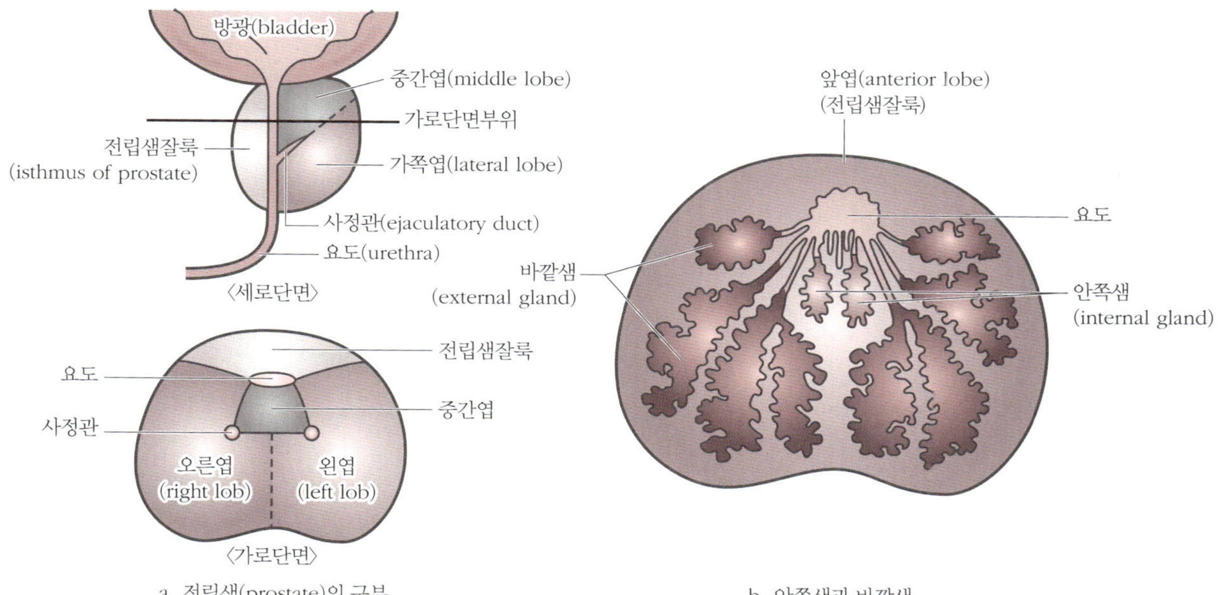

그림 7-32 전립선의 구분과 구조
요도와 가까이에 있는 것이 안쪽샘이다.

전립샘의 혈관, 림프, 신경

◆**동맥** 아래방광동맥 · 중간곧창자동맥(← 속엉덩동맥)에서 가지가 이어진다.

◆**정맥** 정맥은 전립샘을 둘러싸서 **전립샘정맥얼기**(전립선정맥총 prostatic venous plexus)를 만든다. 정맥얼기에서의 정맥은 동맥과 함께 골반바닥을 지나 속엉덩정맥으로 유입된다.

> 전립샘암의 뼈전이 : 전립샘정맥얼기는 척주의 척추뼈몸통 · 척주관의 주변에 있는 **바깥척추정맥얼기** 및 **속척추정맥얼기**(p.259) 사이에 많은 연결부위를 가진다. 이러한 정맥은 벽이 얇고 판막도 불충분하다. 따라서 복압이 상승하면(예 : 기침이나 들숨) 정맥혈이 쉽게 역류한다.
>
> 전립샘암은 혈행성 전이를 일으키기 쉽다. 특히 정맥이 역류하여 척추정맥얼기를 지나서 종종 척추로 전이된다.

◆**림프계** 림프는 주로 **속엉덩림프절**로 유입된다. 뒷면의 일부 림프는 방광의 림프와 함께 **바깥엉덩림프절**로도 들어간다. 또한 림프는 뒤쪽으로 향하여 **엉치림프절**(천골림프절 sacral node, 곧창자의 뒤쪽과 엉치뼈의 앞에 위치한다)로도 들어간다.

◆**신경** 아래아랫배신경얼기 · 방광신경얼기에서 연결되는 신경얼기로부터 자율신경섬유가 이어진다. 주로 교감신경섬유로 사이질의 민무늬근에 분포하고 근육을 수축시켜 분비물을 요도로 배출시킨다(사정).

구심섬유는 일반적으로 골반안의 기관과 같이 주로 부교감신경섬유(골반내장신경)에 포함되어 엉치부위로 들어간다.

> 전립샘의 분비물 : 약알카리성의 유백색 액체로 구연산이나 여러 가지 가수분해효소 · 아연 등을 포함하고, 부고환 · 정낭의 분비물과 함께 정액(semen)을 구성한다. 전립샘의 분비물은 정액의 15~30%를 차지하며 밤꽃과 같은 특유의 냄새를 가진다. 정자의 운동을 촉진한다.

5 망울요도샘(Bulbourethral gland)

망울요도샘(**쿠퍼샘**)은 전립샘 아래에서 비뇨생식기가로막 안에 있는 완두콩 크기의 작은 샘(그림 7-26 참고)으로, 요도의 뒤바깥쪽에 좌우 1개씩 있다. 통로는 2~3 cm로 아래비뇨생식사이막근막(샅막)을 관통하여 요도해면체에서 열린다.

> 망울요도샘의 분비물 : 망울요도샘의 분비물은 알칼리성의 투명한 점액으로 요도의 점막층 표면을 매끄럽게 한다. 분비는 성적 흥분에 의해서 반사적으로 일어난다.

E. 여성생식기관(Female internal genitalia)

여성생식기관(그림 7-33)에는 난소 · 자궁관 · 자궁 · 질이 있으며, 여성의 바깥생식기관(외음부)에 대해서는 샅 항목에서 서술한다(p.479).

1 난소(Ovary)

난소는 대개 엄지손가락 크기의 타원형 모양을 하고 있다. 길이 약 3 cm, 폭 약 1.5 cm, 두께 약 1 cm, 무게 4~10 g으로 골반 옆벽의 난소오목(난소와 ovarian fossa)이라는 얕게 패인 부분에 위치한다.

난소오목은 큰골반과 작은골반의 경계인 골반분계선 바로 아래에서 거의 위앞엉덩뼈가시 높이에 위치한다. 난소오목은 온엉덩동정맥이 바깥엉덩동정맥과 속엉덩동정맥으로 나누어지는 분기부위 아래에 있고 위쪽에는 바깥

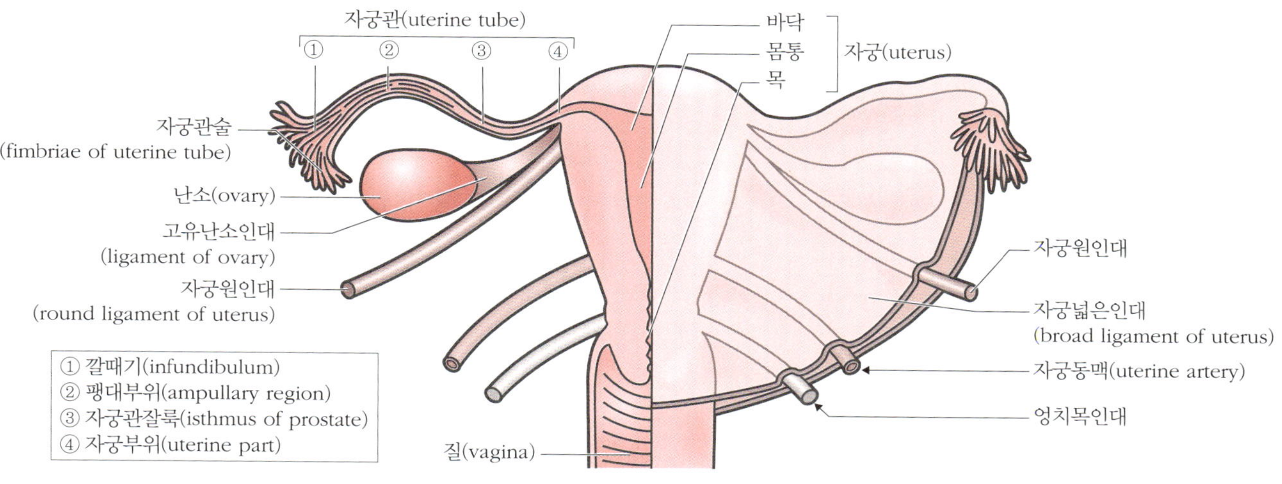

그림 7-33 여성생식기의 개요
자궁관부위를 산부인과 영역에서는 사이질부위라고 일컫는다.

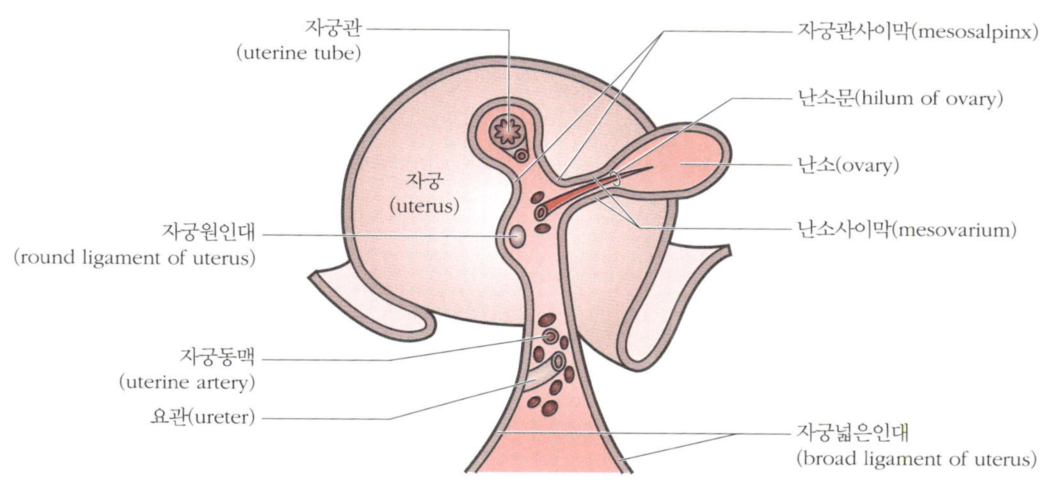

그림 7-34 자궁관, 난소를 감싸는 배막
자궁관, 난소를 감싸는 배막이 자궁도 감싼다.

엉덩동정맥, 뒤쪽에는 속엉덩동정맥과 요관이 지난다. 난소오목의 밑면에는 폐쇄신경(p.223)이 지난다.

난소에 의한 폐쇄신경의 압박 : 난소의 종양 · 낭종 등으로 폐쇄신경이 압박되면 이 신경이 분포하는 넙다리부 안쪽 피부에 통증이 생기는 경우가 있다.

난소의 긴지름은 일반적으로 거의 수직이지만 경산부는 수평에 가까워져 위쪽끝(자궁관단 tubal extremity)은 가쪽으로 향하고, 아래끝(자궁끝 uterine extremity)은 안쪽으로 향한다.

난소의 앞모서리는 사이막경계(mesovarian border)이며, 여기서 배막이 합쳐져 **난소사이막**(mesovarium)이 되고 자궁방광사이막으로 이어진다. 난소사이막 안을 혈관 · 신경이 지나며 난소문(hilum of ovary)으로부터 난소 안으로 들어온다(그림 7-34).

난소의 고정

난소는 난소걸이인대와 고유난소인대로 고정된다.

◆**난소걸이인대**(suspensory ligament of ovary) 난소의 위쪽끝(자궁관끝)과 골반 옆벽의 사이를 묶는 결합조직섬유인대이다.

◆**고유난소인대**(ligament of ovary proper) 짧은 섬유인대로 난소의 아래끝(자궁끝)과 자궁바닥의 가쪽각(자궁관 진입부의 바로 아래)을 묶는다.

난소의 위치는 이와 같이 고정되지만 위치·방향은 종종 변화한다. 특히 자궁·자궁방광사이막과 함께 변화한다. 예를 들면 임신기에 자궁이 커질 때 난소의 자궁끝이 위쪽으로 끌려 올라가서 난소가 수직위치에서 수평위치에 가까워진다. 또한 임신·분만 후 자궁방광사이막이 느슨해지면 난소는 때때로 내려가서 곧창자자궁오목까지 도달하기도 한다.

난소의 혈관·신경은 자궁관·자궁·질의 혈관·신경과 함께 뒤에서 서술한다(p.475).

난소의 발생과 내림

난소는 발생학적으로 정소와 같이 뒤배벽에서 창자사이막뿌리의 양쪽에 생긴다.

난소도 정소와 같이 점차 아래로 이동한다. 그러나 난소의 경우는 골반안까지이다. 내림할 때 정소의 경우와 같이 난소의 아래끝으로부터 결합조직인대가 발달하여 내림을 돕는다. 이 인대를 **난소길잡이**(난소소대 gubernaculum of ovary)라고 한다. 난소길잡이는 자궁에 부착되어 위아래 2부위로 나누어지는데, 윗부분은 고유난소인대가 되어 난소와 자궁을 묶고, 아랫부분은 자궁원인대(p.473)가 되어 자궁에서 샅굴을 지나 대음순 피부밑에 이른다.

2 자궁관(난관 Uterine tube)

자궁관은 길이 7~15 cm로 자궁방광사이막의 위모서리에 있다(그림 7-33). 바깥은 복막안으로 열리는 **배구멍**(복부구멍 abdominal ostium), 안쪽은 자궁안으로 열리는 **자궁구멍**(자궁구 uterine ostium)이다. 자궁관은 자궁방광사이막의 위모서리를 따라 가로지른다. 자궁방광사이막에서 특히 자궁관에 맞닿는 부분을 **자궁방광사이막**(mesosalpinx, 그림 7-34)이라고 한다.

자궁관은 깔때기·팽대부위·잘룩·자궁부위의 4부위로 나눌 수 있다(그림 7-33).

◆**자궁관깔대기**(infundibulum) 자궁관의 바깥끝 넓어진 부분에서 복강구멍을 깔때기모양으로 둘러싼다. 깔때기의 바깥끝에는 다수의 **자궁관술**(fimbriae of uterine tube)이 있다. 자궁관술 중 1개는 특히 길고, 난소 위쪽끝에 이르러서는 난소술(ovarian fimbria)이라고 불린다.

자궁관술은 배란 시 난소로 방출되는 난자를 자궁관 안으로 당기듯이 난소 표면에 밀착한다.

◆**자궁관팽대**(tubal ampulla) 깔때기에 이어지는 굵은 부분. 길이 7~8 cm로 자궁관 전체 길이의 약 2/3를 차지한다. 난소의 앞위쪽부분을 아치 형태로 지난다. 팽대부위는 굵지만 벽은 얇다. 점막층에는 상당히 복잡한 주름이 발달하여 안쪽공간의 대부분을 차지한다.

◆**자궁관잘룩**(난관협부 tubal isthmus) 팽대부위로 이어지는 가느다란 부분으로 길이는 3~4 cm이다. 거의 직선으로 자궁옆벽에 이른다.

◆**자궁부위**(자궁부 uterine part) 자궁벽 안에 있는 부분이다.

자궁관의 혈관·신경에 대해서는 자궁관·자궁·질의 혈관·신경과 함께 뒤에서 서술한다(p.475).

딴곳임신 : 자궁관은 난소에서 배란된 알세포를 자궁으로 이동시키는 관으로 수정은 자궁관팽대에서 일어난다. 수정란은 자궁관을 내려가서 자궁안에 도달하고 착상한다. 수정란의 착상이 자궁몸통 이외의 부분에서 일

어나면 딴곳임신(자궁외임신 ectopic pregnancy)이 된다. 딴곳임신은 자궁관팽대에서 일어나는 경우가 가장 많다(자궁관임신 난관임신 tubal pregnancy).

자궁관임신 : 오른쪽의 자궁관임신에 의한 파열을 급성막창자꼬리염으로 오진하는 경우가 있다. 막창자꼬리가 자궁관이나 난소의 위치와 가깝기 때문이다.

자궁자궁관조영술 : 난관폐쇄를 조사하는 데에는 자궁자궁관조영술(hysterosalpingography)을 실시한다. 자궁안에 조영제를 주입하고 자궁관에 들어간 조영제를 X선 촬영하는 방법이다. 막힌 부분도 알 수 있다.

3 자궁(Uterus)

자궁은 골반안의 거의 중심에서 방광의 뒤쪽, 곧창자의 앞에 위치하는 가운데가 비어 있는 기관이다. 형태는 앞뒤로 평평한 가지의 역방향 모양으로 벽은 근육층이 발달하여 있고 두껍다. 작은 계란 크기로 길이 약 7 cm, 폭 약 4 cm, 두께 약 2.5 cm, 무게 약 50 g이다.

자궁은 자궁몸통과 자궁목의 2부분으로 나뉜다(그림 7-35).

◆**자궁몸통**(자궁체 body of uterus) 자궁의 위 2/3부분이다. 좌우의 자궁관이 진입하는 곳보다 윗부분은 약간 둥글고 볼록하며 **자궁바닥**(자궁저 fundus of uterus)이라 불린다.

자궁의 안쪽공간은 이마단면으로 보면 역삼각형이지만 정중단면으로 보면 아주 좁은 틈새모양이다. 안쪽공간에서 자궁몸통에 있는 부분을 **자궁안**(자궁강 uterine cavity)이라 하며, 그 가쪽에 자궁관이 열려 있다.

자궁몸통은 아래쪽으로 점차 가늘어져 자궁목으로 이어지는데, 몸통과 목 사이는 약간 잘록하여 **자궁잘룩**(자궁협부 isthmus of uterus)이라 불린다.

자궁잘룩은 관모양으로 길이는 약 1 cm이고, 자궁목관의 위쪽과 이어진다. 점막층의 형태와 상태는 자궁몸통과 비슷하다.

자궁잘룩의 임신 · 분만 시의 변화 : 임신기의 잘룩은 자궁안처럼 점차 확장되고 길어져서 임신 말기에는 길이가 7~10 cm로 된다. 특히 분만 시의 잘룩은 상당이 많이 확장되므로 산부인과에서는 잘룩을 아래자궁분절(자궁하부 lower uterine segment)이라고 부른다.

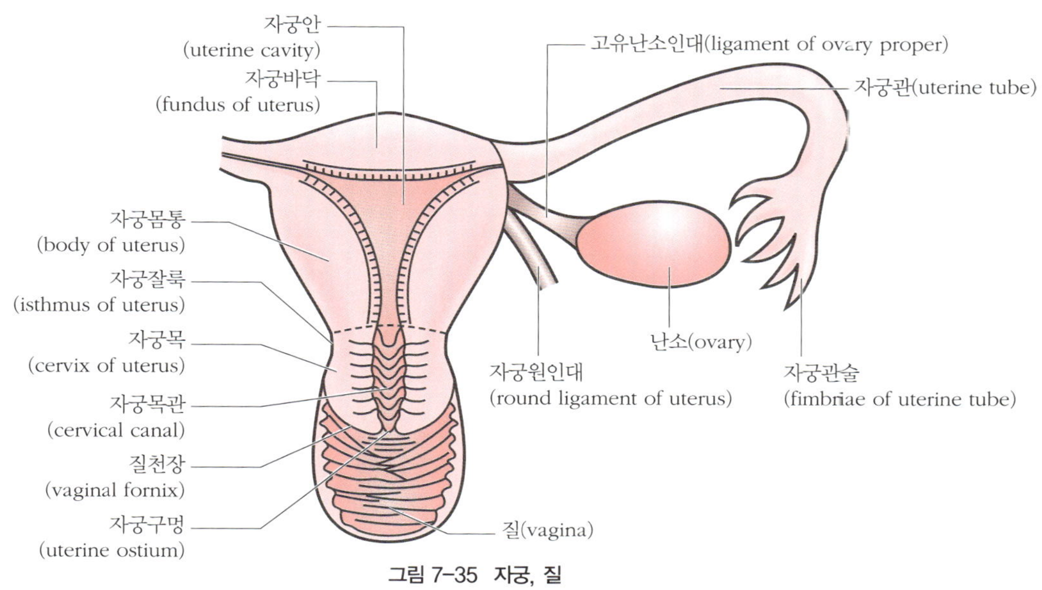

그림 7-35 자궁, 질

월경이 일어나는 곳은 자궁몸통부위뿐이다.

◆**자궁목**(자궁경 cervix of uterus) 자궁 아래 1/3부분으로 길이는 약 2.5 cm이다. 자궁목은 위아래 2부분으로 나눌 수 있는데 윗부분은 **질위부위**(질상부 supravaginal part), 아랫부분은 질 안에서 돌출되어 **질부위**(질부 vaginal part)라고 불린다.

자궁목의 안쪽공간은 관모양으로 **자궁목관**(자궁경관 cervical canal, 길이 약 1.5 cm)이라 하며, 그 아래끝은 **바깥자궁구멍**(외자궁구 external os of uterus)에서 질로 열린다 .

바깥자궁구멍은 질을 통해 봤을 때 출산 경험이 없는 여성은 고리모양이지만, 출산 경험이 있는 여성은 크고 가로로 갈라진 모양이다. 그 앞모서리와 뒤모서리를 각각 **앞입술**(전순 anterior lip)·**뒤입술**(후순 posterior lip)이라 한다.

> **자궁의 변화** : 자궁은 출생기에는 목이 몸통보다 크다. 자궁몸통은 소아기에 점차 발달하여 사춘기가 되면 한층 더 급속하게 발달한다. 폐경 후에는 위축되어 작아진다.

여성생식기관 근처에서 보이는 태아기의 흔적

난소, 자궁관, 자궁목의 옆에는 다음 태아기의 흔적조직이 작은 덩어리로 보이는 경우가 있다.

① **난소위체**(난소상체 epoophoron) : 중간콩팥관(볼프관) 및 중간콩팥세관 머리부위의 흔적으로 난소와 자궁관 사이에서 보인다.

② **난소곁체**(난소방체 paroophoron) : 중간콩팥관 꼬리부위의 흔적으로 고유난소인대와 자궁관 사이에서 보인다.

③ **가르트너관**(Gartner's duct) : 중간콩팥관의 흔적으로 자궁벽 혹은 질벽 안쪽에 때때로 나타난다.

> **가르트너관낭종**(Gartner's cyst) : 볼프관에서 유래된 가르트너관이 액체를 수용하여 낭종화되면 가르트너낭종이라고 한다. 부인과 수술 시 때때로 관찰된다.

자궁벽의 구조

자궁속막·자궁근육층·자궁바깥막 3층으로 구성된다.

◆**자궁속막**(자궁내막 endometrium) 자궁몸통의 속막은 사춘기 이후부터 폐경기까지 월경주기에 따라 뚜렷한 주기 변화가 보인다. 자궁목에서는 이러한 변화를 볼 수 없다.

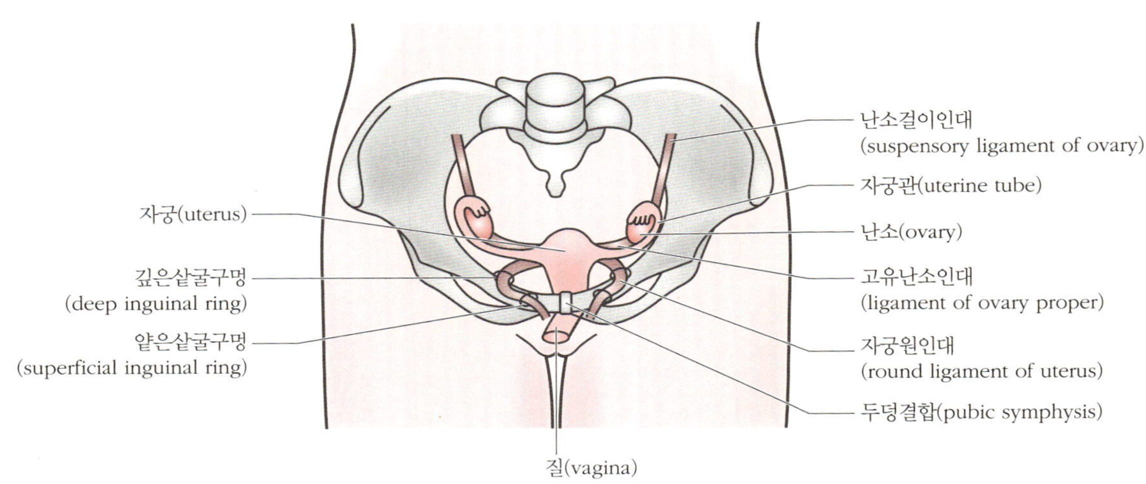

그림 7-36 골반부위에서 여성생식기의 위치

자궁원인대는 샅굴을 통해 대음순(labium majus)에 붙는다.

자궁목은 앞벽과 뒷벽의 점막층에 종려나무 잎사귀와 같은 주름(1개의 세로주름과 거기에 합쳐지는 비스듬한 주름)을 볼 수 있다. 이 주름을 **손모양주름**(palmate fold)이라 하고, 경관을 좁히고 폐쇄하는 작용을 한다. 이 주름은 분만 시에는 사라진다.

◆**자궁근육층**(자궁근층 myometrium)　민무늬근육으로 생성된 두꺼운 층으로 자궁벽의 주된 부분이다.

민무늬근육은 거의 3층으로 배열되지만 3개의 층이 서로 늘어서 있어 명료하게 구별하기는 어렵다.

◆**자궁바깥막**(자궁외막 perimetrium)　자궁바닥과 자궁몸통의 윗면 · 앞면 · 뒷면에서 자궁벽은 배막으로 감싸진다. 배막은 자궁의 좌우에서 합쳐져 2중의 주름, 즉 자궁방광사이막을 만든다. 배막이 직접적으로 덮이지 않은 자궁 아랫부분에서는 근육층 가쪽의 결합조직을 자궁바깥막이라고 한다. 자궁바깥막은 자궁방광사이막 사이 혹은 주위의 결합조직(**자궁주위조직** parametrium)에 이어진다.

자궁의 위치

자궁목은 질의 긴지름에서 약 90° 앞으로 기울어져 있다. 이 경사를 **앞경사**(전경 anteversion)라고 한다.

자궁몸통과 자궁목의 긴지름은 직선이 아니고, 자궁몸통의 긴지름은 자궁목의 긴지름에 비해 앞으로 약 10° 꺾여 있다. 이 굴곡을 **앞굽음**(전굴 anteflexion)이라고 한다. 이와 같이 자궁은 생리적으로 앞경사 · 앞굽음의 위치를 취한다(그림 7-36~38).

자궁의 위치는 체위나 자궁상태 및 앞에 있는 방광이나 뒤에 있는 곧창자의 상태 등에 의해서도 변화한다. 임신을 하면 태아의 성장에 맞춰 자궁이 확장되고 자궁바닥 위치가 상승하며, 임신 10개월 말에는 칼집돌기와 배꼽의 중심까지 이른다.

자궁의 지지와 고정

자궁은 골반안에서 주로 아랫부분의 근육(항문올림근)과 인대에 의해서 지지 · 고정된다.

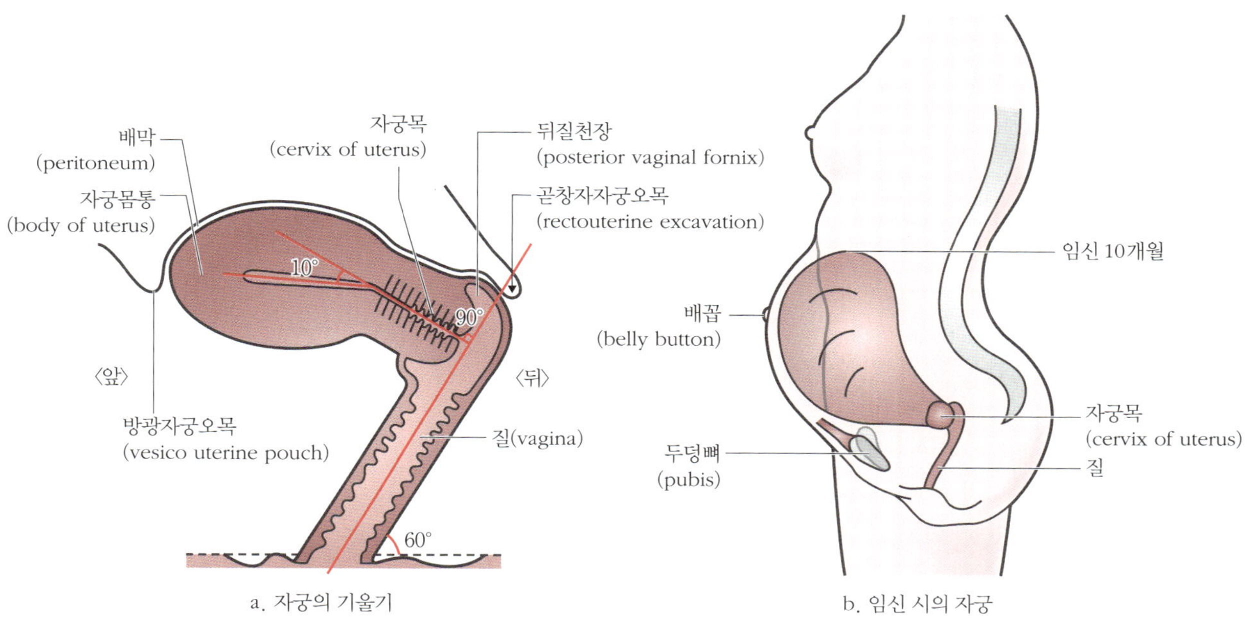

그림 7-37　자궁의 위치

직립위에서 방광이 비었을 때 자궁은 거의 수평위치이다. 자궁목은 임신을 하면 단단해져 태아가 내려가지 않도록 지지한다.

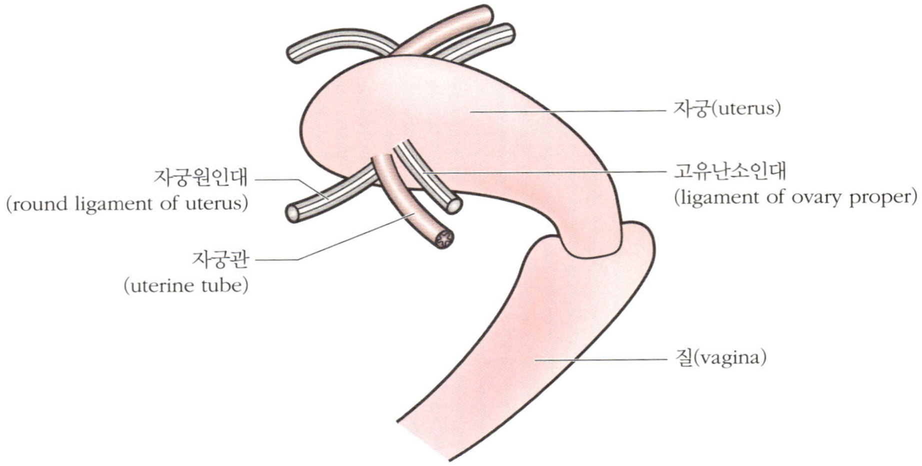

자궁(uterus)
자궁원인대
(round ligament of uterus)
고유난소인대
(ligament of ovary proper)
자궁관
(uterine tube)
질(vagina)

그림 7-38 앞굽음한 자궁과 인대

자궁은 앞경사(anteversion), 앞굽음(anteflexion)하는 경우가 많지만 뒤방향 경사나 뒤굽음의 경우가 있어도 비정상은 아니다.

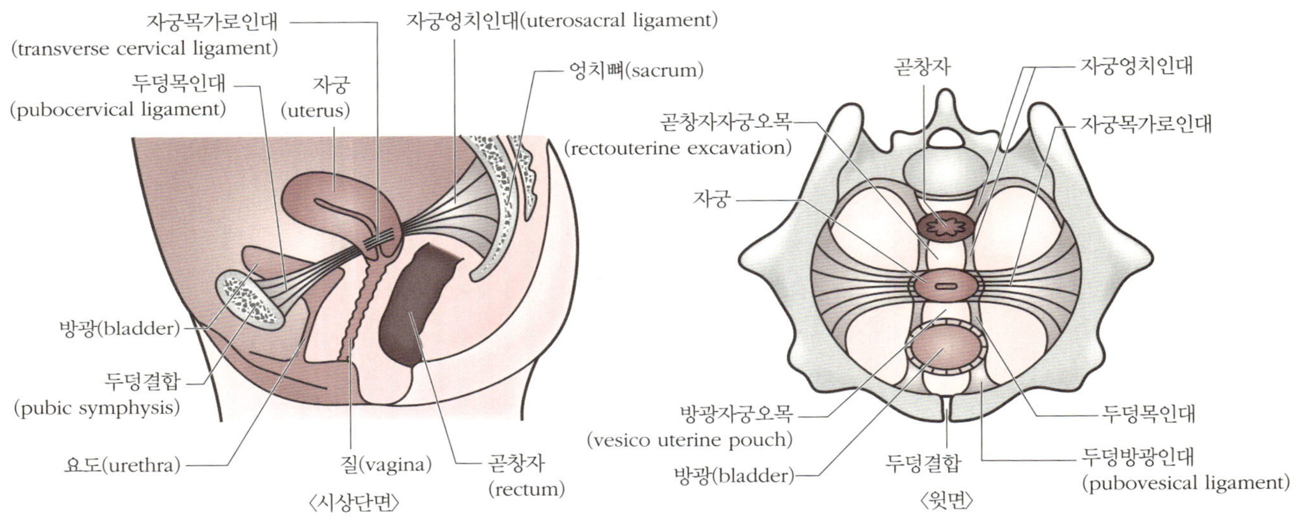

그림 7-39 자궁(uterus)의 지지와 고정

자궁목(cervix of uterus)은 두덩목인대와 자궁엉치인대에 의해 앞뒤로 고정되고, 자궁목가로인대에 의해 좌우로 고정된다.

◆**항문올림근**(항문거근 levator ani) 항문올림근은 골반바닥을 만드는 넓은 근육판으로 골반의 장기를 지지한다. 특히 근육의 앞부분은 두덩의 안쪽에서 생겨나 질을 루프모양으로 둘러싸고(**두덩질근** 치골질근 pubovaginalis muscle) 질과 항문 사이에 있는 질긴 샅힘줄중심에 붙는다.

이와 같이 항문올림근의 긴장에 의해서 자궁은 지지된다.

◆**인대** 항문올림근의 윗면을 감싸는 근막이 두터워져 다음의 여러 가지 인대를 만든다. 이러한 인대는 민무늬 근육섬유를 포함해 자궁목에 붙고, 자궁의 고정·지지를 맡는다(그림 7-39).

자궁을 지지하는 인대의 변화 : 인대는 임신 시에 더 두터워지지만 분만 후 다시 원래대로 돌아온다. 폐경 후에는 위축되므로 자궁의 지지가 약해져 자궁의 처짐이나 자궁탈출을 일으키기 쉽다.

1) **두덩목인대**(치골경부인대 pubocervical ligament) : 두덩 뒷면에서 자궁목에 이르는 섬유인대로 방광목의 좌우 양쪽을 지나 두덩방광인대를 만들어서 방광도 지지한다.

2) **자궁목가로인대**(자궁경횡인대 transverse cervical ligament, **기본인대** 주인대 cardinal ligament) : 자궁방광사이막의 아랫부분에 있고 골반옆벽에서 자궁목에 이르는 인대이다.

3) **자궁엉치인대**(자궁천골인대 uterosacral ligament) : 자궁목부터 뒤쪽을 지나 엉치뼈의 아랫부분에 붙는 2쌍의 인대로, 곧창자자궁오목의 양쪽 바깥을 지난다. 이 인대는 바로서기자세에서는 거의 수직이다.

4) **자궁원인대**(자궁원삭 round ligament of uterus, 그림 7-36) : 자궁 위바깥쪽 자궁관 부착부위 바로 아래에서 생겨나 자궁넓은사이막 안에서 앞바깥쪽을 향하여 골반옆벽을 지나고, 샅굴고리 · 샅굴을 통해 대음순의 피부밑에 이른다. 민무늬근육을 포함한 섬유인대이지만 발생학적으로 난소길잡이의 아래쪽부위에 해당한다.

자궁원인대는 자궁, 특히 자궁바닥을 앞쪽으로 당겨서 경사를 유지하게 한다. 자궁원인대는 일반적으로 느슨한 인대이지만 방광이 찼을 때나 임신 시에 자궁이 뒤를 향해 압박하면 긴장한다.

자궁과 주위와의 관계

◆**앞면** 자궁 앞에는 방광이 있다. 자궁몸통의 앞면과 방광 윗면은 모두 배막으로 감싸지며, 자궁과 방광 사이에는 배막의 오목(**방광자궁오목** 방광자궁와 vesicouterine pouch)이 있다.

자궁목의 질위부분은 앞쪽에서 결합조직을 개입시켜 방광에 붙는다. 질부분은 질천장에 붙는다.

◆**뒷면** 자궁의 뒷면에는 곧창자와의 사이에 배막오목이 있다. 이 오목을 **곧창자자궁오목**(rectouterine pouch, 더글러스와 douglas pouch)이라 하며, 여기에 창자관(돌창자나 구불잘록창자)이 위치한다.

◆**바깥면** 자궁몸통의 앞면과 뒷면을 감싸는 배막은 좌우 양쪽모서리에서 만나고 바깥을 향해 골반옆벽에 이른다. 이와 같이 자궁 양쪽으로 배막이 겹쳐져 생기는 넓은 주름을 **자궁넓은인대**(broad ligament of uterus)라고 한다(그림 7-33, 40). 넓은인대는 위를 가로지르는 자궁관도 포함한다.

넓은인대에서 자궁의 옆모서리에 맞닿는 부분을 **자궁사이막**(mesometrium)이라고 한다.

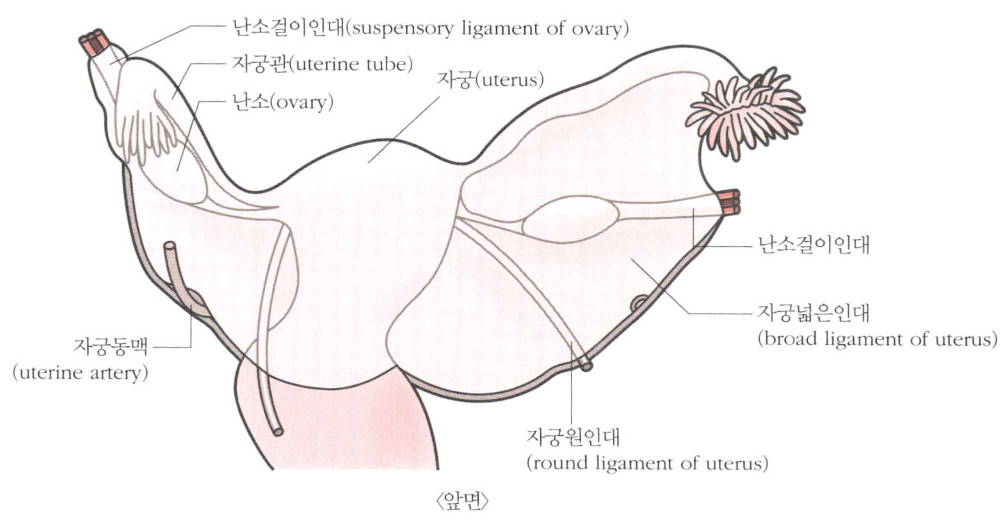

그림 7-40 자궁넓은인대

자궁넓은인대는 머리 없는 유령과 같은 형태를 하고 있다. 양팔이 자궁관에 해당한다. 자궁관술은 배안으로 열려 있다. 난소걸이인대는 뒤쪽을, 자궁원인대는 앞쪽을 향한다.

넓은인대를 만드는 앞면과 뒷면의 배막은 아랫부분에서 서로 떨어지고, 골반바닥을 감싸는 배막으로 이어진다. 넓은인대에서 앞면과 뒷면의 배막 사이에 소량의 결합조직이 포함되지만, 특히 자궁의 옆모서리에 접하는 결합조직을 **자궁주위조직**(자궁방조직 parametrium)이라고 한다.

자궁주위조직에는 자궁의 혈관 · 신경이 포함되고 아랫부분에는 요관이 지난다.

> 자궁수술 시의 요관손상 : 요관은 자궁목 질위부분의 바깥쪽 1~2 cm를 앞아래방향으로 지나며, 자궁동맥 아래를 교차하여 지난다. 따라서 자궁수술 시에는 요관을 손상시키지 않도록 주의해야 한다.

자궁의 혈관 · 신경에 대해서는 자궁관 · 자궁 · 질의 혈관 · 신경과 함께 뒤에서 설명한다(p.475).

4 질(Vagina)

질은 자궁 아래에 이어지는 관모양의 부분으로 길이는 6~7 cm이다(그림 7-35 참조).

질의 위쪽끝은 자궁목의 질부분을 둘러싸서 **질천장**(질원개 vaginal fornix)이라 한다. 질천장은 뒷부분(뒤질천장)이 특히 깊다.

질의 아래끝은 **질구멍**(질구 vaginal orifice)으로, 좌우의 소음순 사이에서 질안뜰로 열린다.

처녀는 질구멍의 뒤모서리에 반달모양의 얇은 점막주름, 즉 **처녀막**(hymen)이 있다.

질은 앞뒤로 압박되어 앞벽과 뒷벽이 서로 맞닿는다. 앞벽과 뒷벽의 점막층에는 정중선상에 각각 1쌍의 세로로 지나는 언덕을 볼 수 있는데 **앞 · 뒤 질기둥**(전 · 후질원주 anterior and posterior vaginal column)이라 한다. 기둥의 양쪽을 가로지르는 점막주름(**질점막주름** vaginal rugae)을 볼 수 있다. 이러한 주름에 의해서 벽에 뚜렷한 신축성이 생긴다.

질앞벽의 앞질기둥 아랫부분은 앞쪽으로 요도가 지나가서 특히 높게 융기하는데, 이 부분을 **질요도융기**(urethral carina of vagina)라고 한다.

질의 긴지름은 바로서기자세에서 골반축과 거의 일치하고, 앞아래쪽에서 비스듬히 기울어져 수평면과 약 60°를 이룬다.

질과 주위와의 관계

◆**앞면** 질 윗부분 앞에는 방광이 있고, 아랫부분 앞에는 요도가 지난다.

◆**뒷면** 질 위쪽끝의 뒤질천장은 특히 깊어서 위쪽 배막의 깊은오목인 곧창자자궁오목(더글라스와)과 근접해 있다.

> 곧창자자궁오목농양 : 곧창자자궁오목은 복막안에서 가장 낮은 위치에 있는 오목으로 여기에 농양(곧창자자궁오목농양 더글러스와농양 douglas abscess) 등이 생기면 뒤질천장에 종양으로 보이는 경우가 있다.

질의 중간 1/3부분 뒤에는 곧창자팽대(그림 7-18 참고)가 있고, 아래 1/3부분의 뒤에는 샅힘줄중심이 있으며 항문과 떨어져 있다.

◆**가쪽면** 질의 윗부분 좌우 양쪽에는 요관이 흐른다. 중간부분에는 항문올림근의 앞부분(두덩질근 치골질근 pubovaginalis muscle)이 지난다. 아래에는 비뇨생식가로막과 안뜰망울이 있다.

질의 지지 · 고정

자궁과 함께 지지 · 고정된다.

5 난소 · 자궁관 · 자궁 · 질의 혈관과 신경 (그림 7-41)

동맥

난소에는 **난소동맥**(ovarian artery)이 분포한다. 난소동맥은 배대동맥으로부터 생겨나 내려가고 난소걸이인대와 함께 난소문을 통해 난소로 들어간다. 자궁관은 난소동맥과 자궁동맥 양쪽에서 가지를 받고, 이 2가지는 자궁관에서 연결된다.

자궁동맥은 속엉덩동맥에서 생겨나 자궁넓은인대의 아랫부분과 골반벽을 통해 앞쪽의 안쪽부위를 지난다. 그리고 자궁목의 약 1 cm 가쪽에서 요관 위와 교차된 후 자궁잘룩에 도달하여 위아래 2개의 가지로 나누어진다. 위팔은 자궁몸통의 옆모서리를 따라 올라가고 자궁몸통 · 자궁바닥에 분포한다. 다리는 얇고 자궁목과 질에 분포한다. 질동맥은 속엉덩동맥에서 직접 생기기도 한다.

정맥

난소정맥(ovarian vein)은 난소문에서 나와 오른쪽에서 직접 아래대정맥으로 유입되고, 왼쪽에서 왼콩팥정맥에 이어진다(고환정맥과 같다). 자궁관정맥은 같은 이름의 동맥에 수반되어 주행한다.

자궁의 정맥은 자궁의 옆모서리에 있는 정맥얼기(자궁정맥얼기 자궁정맥총 uterine venous plexus)로 주행한다.

이 정맥얼기에서 생기는 **자궁정맥**(uterine vein)은 자궁동맥을 따라 주행하고 속엉덩정먹으로 유입된다. 질의 주위에도 정맥얼기가 있어, 여기로부터 **질정맥**(vaginal vein)이 동맥을 따라 주행하고 속엉덩정맥으로 유입된다.

림프계 (그림 7-42)

난소의 림프관은 난소동맥을 따라서 올라가고, 제1허리뼈 높이에서 배대동맥 · 아래대정객을 따라 주행하는 허리림프절로 유입된다. 자궁관의 림프관은 동맥을 따라 주행하고 속엉덩림프절과 허리림프절로 들어간다.

자궁의 림프관은 자궁바닥 · 몸통 · 목에서 각각 다른 림프관으로 주행하므로 따로 설명한다.

① 자궁바닥에서 림프관은 허리림프절로 주행한다.

② 자궁몸통에서 림프관은 바깥엉덩림프절로 주행한다.

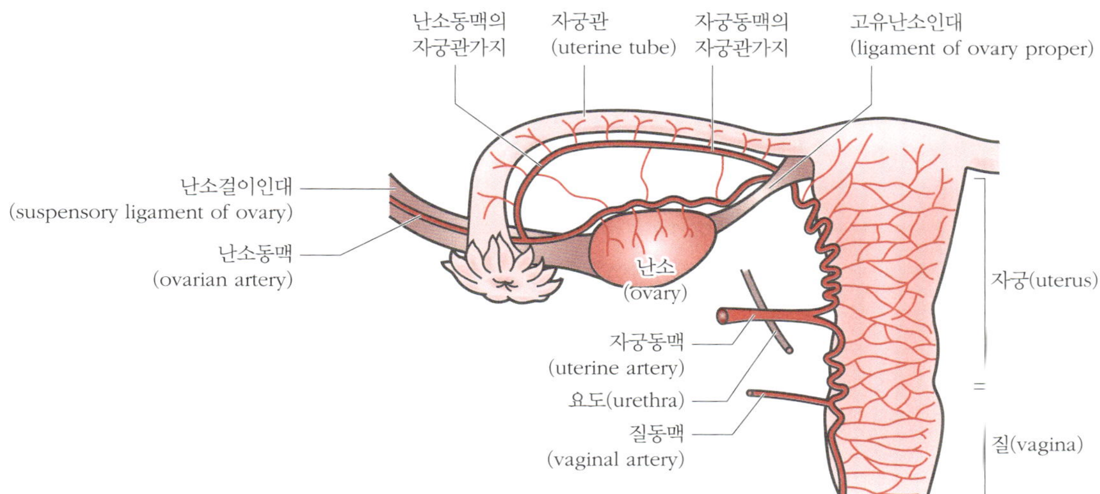

그림 7-41 여성생식기에 분포하는 동맥

자궁동맥에 묶음술을 하더라도 난소동맥, 질동맥과 연결되어 있으므로 분포구역이 괴사에 빠지는 경우는 없다. 좌우의 자궁동맥사이에도 연결이 있다.

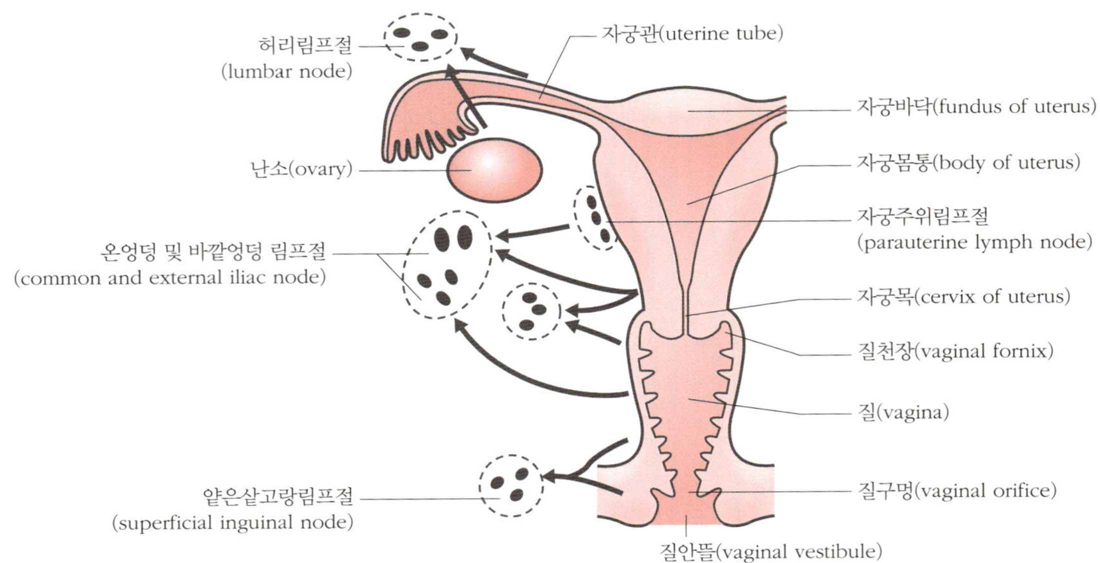

그림 7-42 여성생식기의 림프계
여성생식기의 암은 림프에 의해 전이된다.

③ 자궁목에서 림프관은 3방향, 즉 바깥엉덩림프절, 속엉덩림프절, 엉치림프절로 주행한다.

질의 림프계는 위에서 속엉덩림프절로, 중간에서 바깥엉덩림프절로, 아래에서 얕은샅고랑림프절로 주행한다.

신경

주로 자율신경이 분포한다.

난소에는 배대동맥신경얼기에서 나와 난소동맥을 따라서 내려간 자율신경섬유가 분포한다. 자궁관에는 아래아랫배신경얼기에서 나온 자율신경섬유가 분포한다.

자궁에는 자궁질신경얼기에서 유래하는 부교감신경과 아래아랫배신경얼기에서 유래하는 교감신경이 이어진다. 교감신경은 민무늬근육과 혈관에 분포한다. 한편, 구심섬유는 자궁의 자궁바닥과 자궁몸통에서 허리내장신경(교감신경)을 거쳐 가슴척수의 아랫부분(T10~12)에, 자궁목에서는 골반내장신경(부교감신경)을 거쳐 엉치부위(S2 · 3)에 이른다.

질의 신경은 질동맥을 따라 들어오고, 질벽 · 큰안뜰고랑 및 음핵의 발기조직에 분포한다. 이것은 아래아랫배신경얼기와 질신경얼기로부터 나오는 부교감신경이다. 질의 아래끝부위에는 체성신경인 음부신경이 분포하므로 질구멍 주위는 소음순 · 음핵과 같이 예민한 촉각을 가진다.

Ⅲ. 골반바닥 · 샅 · 바깥생식기관

A. 골반가로막(골반격막 Pelvic diaphragm)

골반아래구멍은 깔때기모양의 근육판으로 닫혀 있다. 이 근육판이 골반가로막(pelvic diaphragm)으로 골반의 밑벽(골반바닥)을 만든다.

골반가로막은 항문올림근과 꼬리근의 2개 근육 윗면과 아랫면을 감싸는 근막으로 되어 있다. 골반가로막의 위쪽은 골반안이며 아래는 샅이다.

골반가로막은 요도와 항문관이 통과한다. 그 외에 여성의 가로막은 질과도 연결되어 있다.

1 근육

항문올림근(항문거근 Levator ani)

골반바닥을 구성하는 주요 근육이다. 두덩뼈와 궁둥뼈의 안쪽에서 생겨나 안쪽을 뒤쪽으로 비스듬하게 내려가는 판모양의 근육이다. 좌우 양쪽의 근육은 정중선상에서 합쳐지고 전체적으로 깔때기모양 혹은 해먹모양이다. 앞부분(두덩꼬리근)과 뒷부분(엉덩꼬리근)으로 크게 나눌 수 있다(그림 7-43).

◆**두덩꼬리근**(치골미골근 pubococcygeus muscle) 두덩의 안쪽면에서 생겨나 뒤쪽으로 흐르고, 곧창자의 뒤쪽에서 좌우의 근육이 합쳐져 꼬리뼈에 붙는다.

가장 안쪽에 있는 근육섬유는 남성에서 전립샘을 루프모양으로 둘러싸 **전립샘올림근**(levator prostatae)이라 하며, 여성에서는 질의 양쪽에 이르러 **두덩질근**(치골질근 pubovaginalis muscle)이라고 한다. 두덩꼬리근의 근육섬유는 곧창자 아래끝을 U형태로 둘러싸 **두덩곧창자근**(치골직장근 puborectalis muscle)을 만든다.

◆**엉덩꼬리근**(장미골근 iliococcygeus muscle) 엉덩뼈의 안쪽면에서 생겨나 안쪽에서 뒤쪽으로 흐르고, 항문과

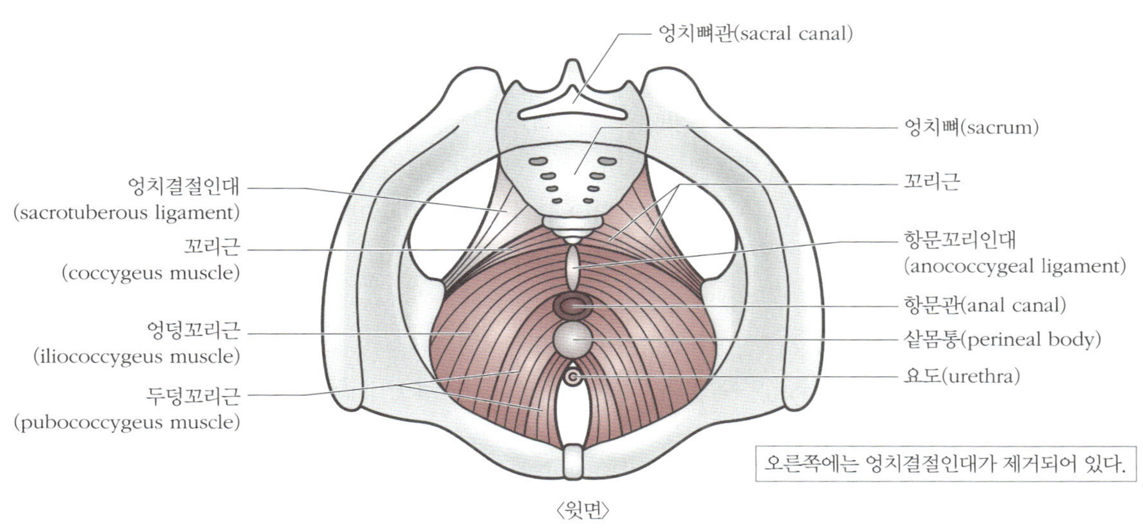

그림 7-43 항문올림근

오름잘록창자와 내림잘록창자의 창자사이막은 소실되었지만 가로잘록창자에는 창자사이막이 있다.

꼬리뼈 사이에 연결된 **항문꼬리인대**(항문미골인대 anococcygeal ligament)에 붙는다. 엉덩꼬리근은 근육섬유의 발달이 나빠 널힘줄 형태를 나타내기도 한다.

꼬리근(미골근 Coccygeus muscle)

항문올림근의 뒤쪽에 있는 얇은 근육으로 궁둥뼈가시에서 생겨나 안쪽으로 날개모양처럼 펼쳐져 꼬리뼈에 붙는다. 꼬리근은 인간에서는 퇴화되어 없을 수도 있다.

지배신경 두덩꼬리근 · 꼬리근은 엉치신경얼기(S3 · 4)

근육의 작용

골반가로막의 근육은 골반의 장기를 지지하고 그 처짐을 막는다.

> **복압이 올라가도 골반장기가 내려가지 않는 이유** : 복압이 올라갈 경우에는 가로막 · 배막의 근육과 함께 골반가로막의 근육도 수축한다.

꼬리근은 대변을 볼 때 뒤쪽으로 밀려난 꼬리뼈를 다시 앞쪽으로 당긴다.

> **개의 꼬리 움직임과 골반가로막의 근육** : 개는 꼬리뼈에 붙는 근육이 발달해 있다. 예를 들어, 두덩꼬리근은 꼬리를 앞아래방향으로 당겨 엉덩꼬리근 · 꼬리근을 좌우로 흔들듯이 움직인다. 그러나 사람은 꼬리가 퇴화하면서 근육도 골반바닥의 형성과 함께 바로서기자세에 적응하도록 변화하였다.

2 근막

골반가로막의 윗면과 아랫면을 감싸는 근막을 **골반근막**(pelvic fascia)이라고 하며, 벽쪽골반근막과 내장쪽골반근막으로 나눈다(그림 7-44).

벽쪽골반근막(Parietal pelvic fascia)

골반벽의 안쪽면을 감싸는 근막으로 배벽의 가로근근막에서 이어진다. 특히 골반가로막의 항문올림근 · 꼬리근의 윗면과 아랫면을 감싸는 근막을 각각 **위골반가로막근막**(상골반격막근막 superior fascia of pelvic diaphragm), **아래골반가로막근막**(하골반격막근막 inferior fascia of pelvic diaphragm)이라고 한다.

내장쪽골반근막(장측골반근막 Visceral pelvic fascia)

벽쪽골반근막에서 이동하여 골반안 안쪽장기의 표면을 감싸고, 그 장기의 사이를 메우는 결합조직을 모두 내장쪽골반근막이라고 한다. 골반장기의 크기는 상태에 따라 변하는 것이 특징이다. 골반장기의 주변은 성긴결합조직으로 형성되므로 둘러싸는 장기가 가동성을 가지며 확장이 가능하다.

내장쪽골반근막은 배안에서 복막뒤공간의 결합조직으로 연결된다.

내장쪽골반근막은 특히 두덩결합의 뒷면과 전립샘이나 방광목 사이에서 두터워져 **두덩전립샘인대**(치골전립선인대 puboprostatic ligament, 남성), **두덩방광인대**(치골방광인대 pubovesical ligament, 여성)를 만든다. 또한 자궁목 주위에서도 두터워져 자궁을 지지하는 인대(**자궁목가로인대** · **자궁엉치인대**, p.473)를 만든다. 더욱이 장기들 사이에서 결합조직사이막, 예를 들면 곧창자질사이막(여성) · 곧창자방광사이막(남성) 등을 만든다.

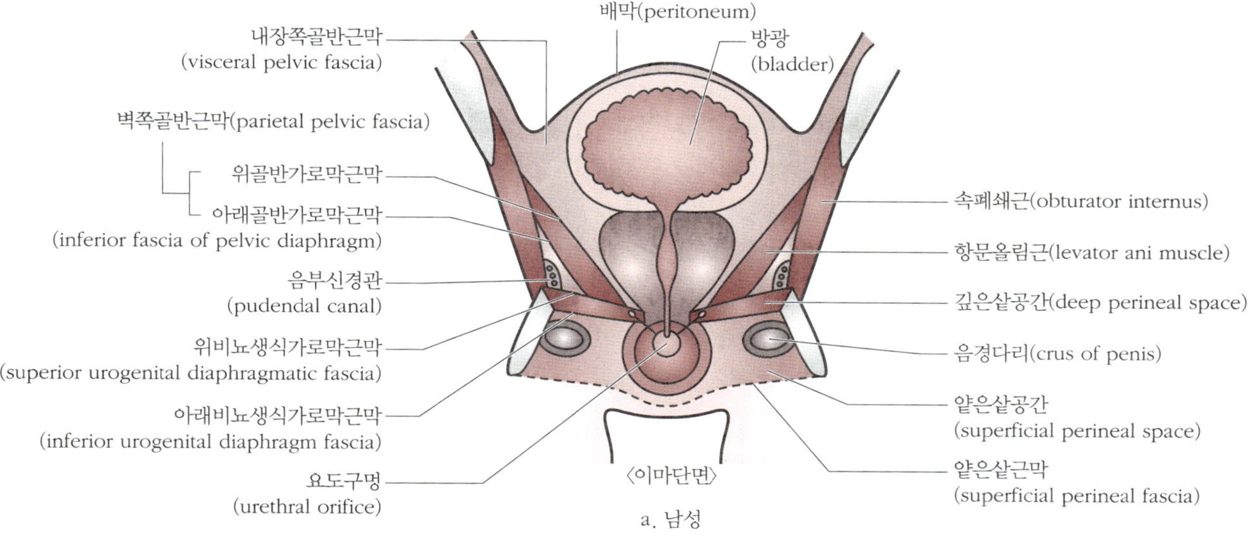

a. 남성

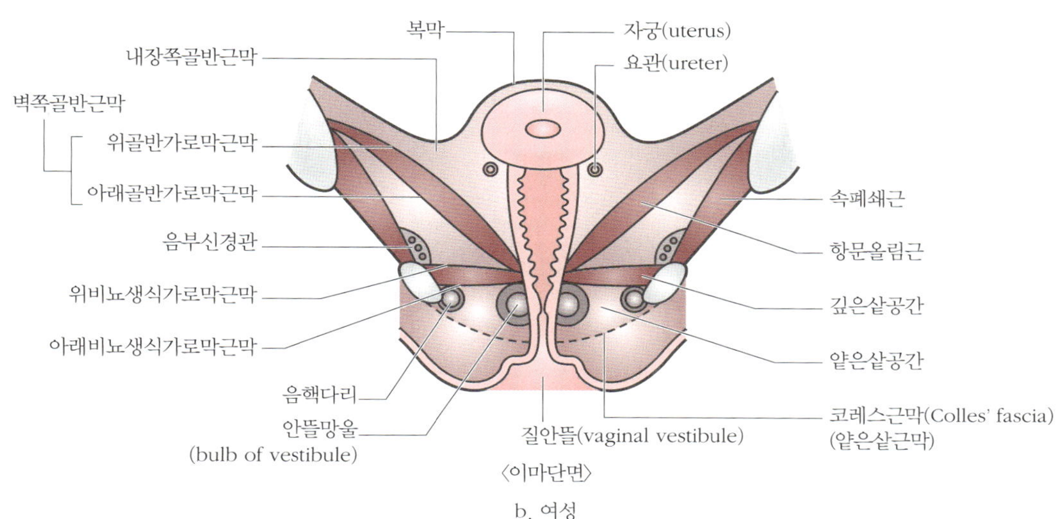

b. 여성

그림 7-44 골반근막(pelvic fascia)

항문올림근은 꼬리근(coccygeus muscle)과 함께 골반바닥근이라고 불리며, 이 근육의 힘이 약해지면 방광이 처져서 여성에서는 요실금을 일으키기 쉽다.

B. 샅(회음 Perineum)

샅은 골반아래벽(골반바닥)을 구성하는 골반가로막 아랫부분에 있으며, 격막을 감싸는 표면층에서 좌우의 넙다리와 볼기 사이에 있는 부분이다.

넙다리를 좌우로 열어 아래쪽에서 보면 샅은 두덩결합(앞), 꼬리뼈(뒤)와 좌우 양쪽 궁둥뼈결절을 묶는 선으로 둘러싸이는 언덕부위이다. 좌우 궁둥뼈결절을 묶는 선(항문의 약 1 cm 앞쪽을 가로지르는 선)을 이으면 샅은 앞 · 뒤 2개의 삼각형으로 나눌 수 있다. 앞삼각부를 **비뇨생식삼각**(urogenital triangle, **비뇨생식부위** urogenital region), 뒤삼각부를 **항문삼각**(anal triangle, **항문부위** anal region)이라고 한다(그림 7-45).

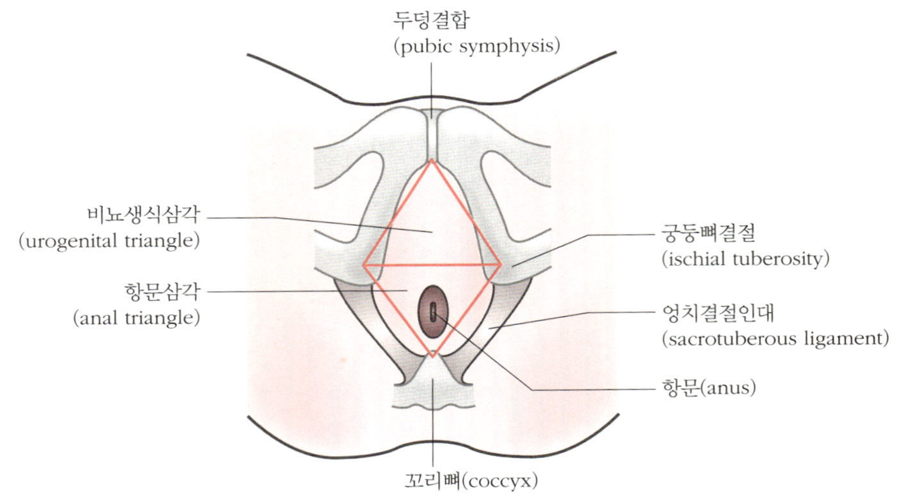

그림 7-45 비뇨생식삼각과 항문삼각
비뇨생식삼각과 항문삼각의 경계선은 좌우의 궁둥뼈결절을 묶는 선이다.

임상적인 샅의 정의 : 임상적으로 남성은 요도와 항문 사이, 여성은 질과 항문 사이. 즉 외음부와 항문 사이를 샅이라고 하기도 한다.

샅의 피부에는 정중선상에 봉합선(**샅솔기** 회음봉선 perineal raphe)이 지나고 앞쪽에서 음낭 · 음경의 솔기와 이어진다.

샅힘줄중심(회음체 Perineal body)

샅의 거의 중심부(항문의 약 1 cm 앞쪽)에 강한 섬유상 힘줄조직이 있다. 이것을 **샅힘줄중심**이라고 하며(그림 7-43, 46), 이 부위에는 전후좌우에 여러 가지 근육(항문올림근, 특히 두덩꼬리근 · 바깥항문조임근 · 얕은샅가로근 · 깊은샅가로근 · 망울해면체근 등)의 근육섬유가 모여 있다. 이렇게 샅힘줄중심은 힘줄로 끌어 올려지며, 골반바닥의 중심이 되어 골반안의 장기를 지지하는 데 중요한 기능을 한다.

샅찢김 : 샅힘줄중심은 특히 여성에서 잘 발달한다. 질을 지지하는 작용으로 임상적으로 중요하다. 분만시 샅힘줄중심이 손상되면(샅찢김 회음열상 perineal laceration) 질 · 자궁의 처짐이나 질 바깥으로의 자궁탈출(uterine prolapse), 질탈출(vaginal prolapse)을 일으키는 경우가 있다.

1 비뇨생식삼각

표면은 피부로 감싸지고 깊은쪽에 샅피부조직과 비뇨생식가로막이 있다.

샅피부밑조직(회음피하조직 Subcutaneous tissue of perineum)

샅의 피부밑조직층은 일반적인 피부밑조직과 같이 얕은층의 지방조직층(fatty layer)과 깊은층의 막모양섬유층(membranous layer)으로 되어 있다. 얕은층은 앞배벽의 **캠퍼근막**(Camper's fascia)의 연결이며, 깊은층은 앞배벽의 **Scarpa's근막**(Scarpa's fascia)의 연결로 특히 **콜리스근막**(Colles' fascia)이라고 한다(그림 6-2 참고).

얕은층의 지방조직층은 뒤쪽에서 항문삼각에 이르지만, 앞의 음낭에서는 소실되어 민무늬근육으로 구성된 음낭근육층(dartos tunic)으로 이어진다.

얕은층의 막양섬유층, 즉 콜리스근막은 뒤쪽에서 비뇨생식가로막의 뒤모서리·샅힘줄중심에 붙는다. 옆에서는 두덩뼈가지·궁둥뼈가지에 붙고, 앞에서는 음낭(대음순)으로 이어진다.

요도손상에 의한 혈뇨의 피부밑조직으로의 확장 : 요도가 비뇨생식가로막을 나온 뒤 손상되면 새어나온 오줌에 혈액이 섞여 피부밑으로 퍼지는데, 이 선을 뒤쪽에서는 확실하게 볼 수 있다. 즉 혈뇨는 콜리스근막으로 막혀 항문삼각으로는 퍼질 수 없으므로 비뇨생식삼각과 항문삼각의 경계에서 피부색이 급격히 바뀐다. 앞쪽에서는 아래배벽으로 퍼지지만 경계가 불명확하다.

◆**얕은샅공간**(천회음극 superficial perineal space)　샅피부조직의 깊은쪽에는 뒤에서 설명할 아래비뇨생식가로막(샅막)의 사이에 성긴결합조직으로 생성된 공간이 있다. 이 성긴결합조직층을 얕은샅공간이라 한다. 남성의 얕은샅공간에는 음경뿌리의 음경다리·요도구멍, 여성은 음핵다리·안뜰망울·큰안뜰샘이 있고, 또한 음낭(대음순)으로의 혈관(속음부동정맥의 가지)이나 신경(음부신경의 가지)이 주행한다.

얕은샅공간에는 **얕은샅가로근**(superficial transverse perineal muscle)이 보이기도 한다. 이 근육은 좌우 양쪽의 궁둥뼈결절로부터 생겨나 안쪽으로 향해 샅힘줄중심에 붙고 샅힘줄중심을 고정한다(그림 7-57 참고).

비뇨생식가로막(비뇨생식격막 Urogenital diaphragm)

비뇨생식가로막은 골반가로막에서 앞부분 아래쪽(얕은 층)에 있고, 두덩활 사이에 붙어 있는 삼각형의 섬유성막이다. 비뇨생식가로막은 위·아래 2장의 근막으로 되어 있다. 이 근막을 각각 **위·아래 비뇨생식가로막근막**(상·하 요생식격막근막 superior and inferior urogenital diaphragm fascia)이라 한다(그림 7-46). 특히 아래비뇨생식가로막근막은 비교적 두껍고 질기며, **샅막**(perineal membrane)이라고도 한다. 위비뇨생식가로막근막은 명확하지 않을 때도 많다.

위비뇨생식가로막근막과 아래비뇨생식가로막근막은 뒤모서리에서 유착되어 샅힘줄중심에 붙는다. 위아래의 가로막근막은 앞쪽 위모서리에서도 유착되어 두터워지고 두덩결합의 바로 아래에서 **샅가로인대**(회음횡인대 transverse perineal ligament, 남성)를 만든다.

비뇨생식가로막은 남성은 요도에서, 여성은 요도와 질에서 관통된다.

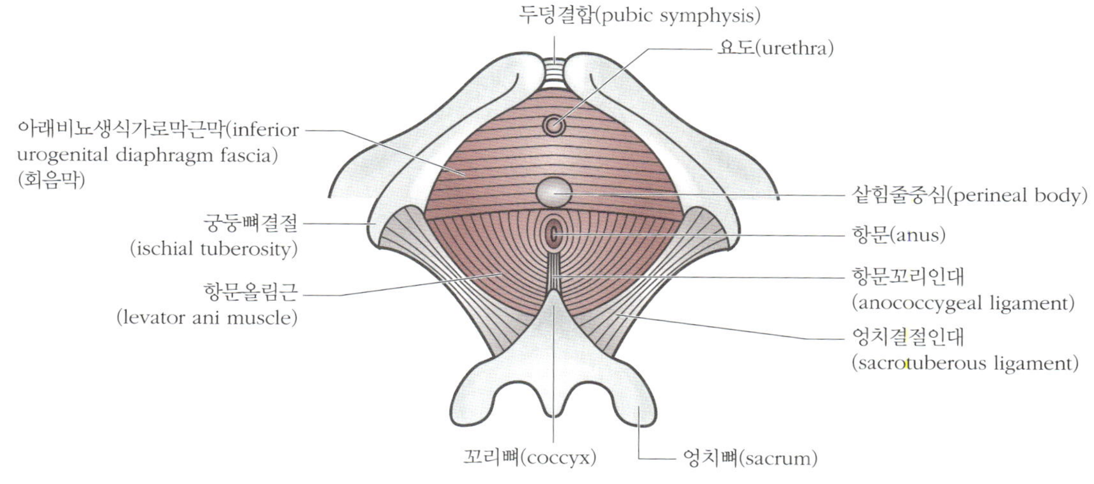

그림 7-46 아래비뇨생식가로막근막
아래비뇨생식가로막근막은 두껍다.

◆ **깊은샅공간**(deep perineal space)　위비뇨생식가로막근막과 아래비뇨생식가로막근막 사이에 있는 공간을 깊은샅공간이라고 한다. 이곳을 음경(음핵)으로 향하는 혈관 · 신경이 주행한다. 그 외에 바깥요도조임근 · 망울요도샘이 포함된다(그림 7-44).

1) **바깥요도조임근**(외요도괄약근 external urethral sphincter) : 두덩뼈아래가지에서 생겨나 안쪽을 지나고 요도(남성은 요도가로막, 여성은 요도위쪽부위)를 둘러싼다. 가로무늬근육으로 되어 있다.

바깥요도조임근의 힘 : 남성에서는 요도의 조임근으로서 잘 작용하지만, 여성은 많은 섬유가 질을 둘러싸므로 요도를 둘러싸는 섬유는 적고 약하다. 조임근은 소변보기를 수의적으로 조절한다. 그런데 여성에서는 요도조임근으로서의 기능이 약하기 때문에 기침 · 들숨 등으로 복강내압이 높아지면 소량의 오줌을 배출하는 경우가 있다.

지배신경　비뇨생식가로막의 근육은 모두 음부신경(S2~4)

2) **망울요도샘**(bulbo-urethral gland, **쿠퍼선** Cowper's gland) : 깊은샅공간 안쪽에 있는 지름 약 0.5~0.8 cm의 완두콩 크기 샘으로 통로는 길이 2~4 cm로 아래로 지나며, 샅막을 관통하여 요도로 열린다.

2 항문삼각(Anal triangle)

항문삼각은 샅의 뒤쪽에서 꼭짓점이 뒤쪽을 향하는 삼각형모양을 나타낸다.

삼각의 꼭짓점은 꼬리뼈, 양쪽은 엉치결절인대(엉치뼈와 궁둥뼈결절을 묶는 인대)로 되어 있고, 밑변은 좌우의 궁둥뼈결절을 잇는 선에 해당한다(그림 7-45).

항문삼각의 정중선상에는 항문이 있다. 항문주위의 피부에는 멜라닌색소가 풍부하고, 부챗살모양의 주름을 볼 수 있다. 항문주위의 주름은 피부를 세로로 지나는 민무늬근육으로 생성된다.

◆ **궁둥항문오목**(좌골직장와 ischiorectal fossa, 그림 7-47)　항문관의 좌우 양쪽에 있고, 이마단면에서 보면 쐐기형태를 나타내며, 비스듬하게 아래로 지나는 골반가로막(항문올림근)에 의해 구분된다. 가쪽은 골반옆벽에서 속폐쇄근에 의해 구분된다. 아래쪽은 샅의 피부로 감싸진다.

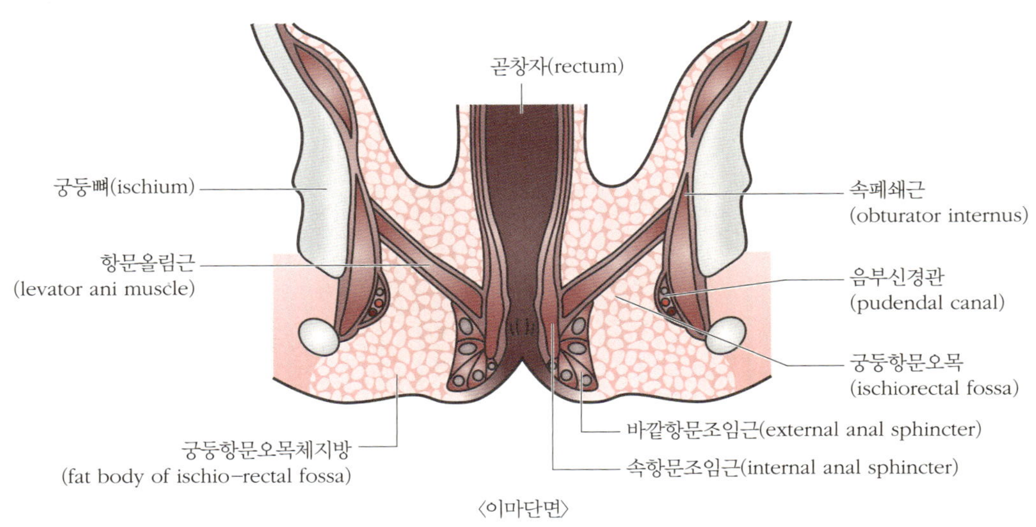

그림 7-47　궁둥항문오목

곧창자와 항문관(anal canal)은 지방조직에 싸여 있다. 보호되는 것과 동시에 대변을 볼 때 확장되기 쉽도록 되어 있다.

궁둥항문오목은 지방조직으로 채워진다. 이 지방조직은 **궁둥항문오목체지방**(좌골직장와체지방 fat body of ischio-rectal fossa)라고 하여 항문부의 피부밑지방조직으로 이어진다.

궁둥항문농양 : 궁둥뼈곧창자오목에는 항문피부 · 항문관 · 곧창자로부터 감염되어 농양이 만들어지는 경우가 있다(궁둥항문오목농양 좌골직장와농양 ischiorectal abscess). 궁둥항문오목은 항문관의 뒤에서 좌우 양쪽이 이어지므로 반대쪽으로 염증이 퍼지기도 한다.

궁둥항문오목의 가쪽벽을 따라서 속음부동정맥과 음부신경이 앞으로 주행한다. 이러한 혈관 · 신경을 속폐쇄근의 근막이 칼집모양으로 둘러싼다.

이와 같이 근막으로 생성되는 칼집모양의 관을 **음부신경관**(pudendal canal, **알콕스관** Alcock's canal)이라고 한다.

속음부동맥 · 음부신경은 항문으로 가지를 뻗고, 또한 샅 · 바깥생식기관에도 분포한다.

음부신경차단 : 음부신경관은 궁둥뼈결절의 약 3 cm 위쪽을 지난다. 음부신경을 음부신경관에서 마취하여 차단하기도 한다(음부신경차단 pudendal nerve block). 예를 들면 분만 시의 극심한 고통을 없애기 위해 실시한다.

C. 남성의 바깥생식기관

남성의 남성바깥생식기관(남성외생식기 male external genitalia)은 음낭, 음경과 남성요도를 말한다. 요도에 대해서는 앞에서 설명하였으므로(p.447) 여기에서는 음낭과 음경에 대해 설명한다.

1 음낭(Scrotum)

음낭은 배벽의 피부에서 연결되어 두덩결합 아래로 처지는 주머니이다. 안쪽은 **음낭사이막**(음낭중격 septum of scrotum)에 의해서 좌우 양쪽으로 나누어지고, 각각 고환 · 부고환 및 정삭을 수용한다.

음낭의 피부에는 멜라닌색소가 풍부하고 땀샘 · 피부기름샘도 많다. 피부는 정중선상에 **음낭솔기**(음낭봉선 raphe of scrotum)를 만든다. 솔기는 앞에서 음경솔기에, 뒤에서 샅솔기에 연결된다.

피부밑은 지방조직은 없지만 음낭근이라 부르는 민무늬근육층이 발달한다. **음낭근**(dartos muscle)은 피부와 밀착한다. 깊은부위에서는 정소에 있는 피막의 바깥정삭근막 사이에 성긴결합조직이 있어 떨어져 있다.

음낭근을 만드는 민무늬근육 수축에 의해서 음낭 피부에는 미세한 주름이 생긴다. 바깥쪽 온도가 높으면 민무늬근육이 이완하여 음낭피부가 늘어지고, 바깥쪽 온도가 낮을 때는 근육이 수축하여 음낭피부가 오므라든다.

음낭 안쪽부위의 온도는 배안 안쪽부위보다 약간 낮은데, 이러한 온도에서 고환의 정자 형성이 활발하게 이루어진다. 음낭에서 음낭근의 수축 · 이완은 음낭 안쪽부위의 온도를 고환의 정자 형성에 적절하도록 조절하는 데 도움을 준다.

음낭의 혈관 · 신경

◆**동맥** 음낭의 앞부분에는 **깊은바깥음부동맥**(심외음부동맥 deep external pudendal artery, ← 넙다리동맥)의 **앞음낭가지**(전음낭지 anterior scrotal branch)가 이어지고, 뒷부분에는 속음부동맥(내음부동맥 internal pudendal artery, ← 속엉덩동맥)의 **뒤음낭가지**(후음낭지 posterior scrotal branch)가 이어진다.

◆**정맥** 동맥에 수반되어 흐른다.

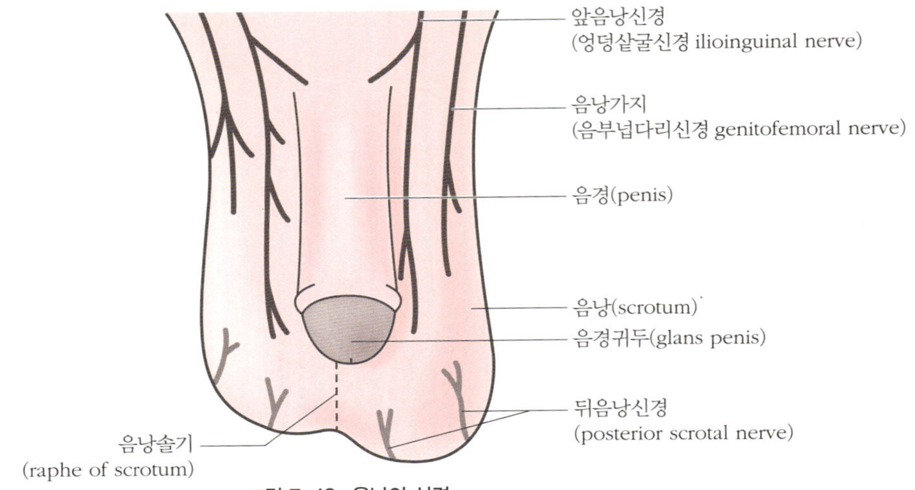

그림 7-48 음낭의 신경

음낭은 앞뒤로 피부감각이 다르다. 음부신경의 가지가 분포하는 음낭 뒷면의 피부자극은 성적 감각을 가져온다.

◆**림프계** 림프는 **얕은샅고랑림프절**로 유입된다.

◆**신경** (그림 7-48) 음낭의 앞부분에는 엉덩샅굴신경의 가지인 **앞음낭신경**(전음낭신경 anterior scrotal nerve)과 음부넙다리신경의 **음부가지**(음부지 genital branch)가 분포한다.

음낭의 뒤쪽에는 **샅신경**(회음신경 perineal nerve, ← 음부신경)의 가지인 **뒤음낭신경**(후음낭신경 posterior scrotal nerve)과 **뒤넙다리피부신경의 샅가지**(perineal branch)가 분포한다.

2 음경(Penis)

음경은 뿌리 · 몸통 및 귀두의 3부분으로 나눌 수 있다.

◆**음경뿌리**(음경근 root of penis) 두덩의 아랫면에 부착하는 부분으로 겉에서는 보이지 않는다.

◆**음경몸통**(음경체 body of penis) 음경의 주체이며 돌출되어 있고, 앞(위)면을 **음경등쪽**(음경배부 dorsum of penis), 뒷(아랫)면을 **요도표면**(요도면 urethral surface)이라 한다.

◆**음경귀두**(glans penis) 음경끝의 팽대부위에서 그 뒤모서리의 굵은 부분을 **귀두관**(corona of glans), 바로 뒤에 잘록한 부분을 **귀두목**(귀두경 neck of glans)이라고 한다.

음경뿌리와 음경몸통에는 다음 2개의 인대가 붙어서 음경을 지지한다.

◆**음경고리인대**(fundiform ligament of penis) 앞배벽의 백색선 아랫부분으로부터 생겨나 음경을 고리형태로 둘러싼다.

◆**음경걸이인대**(음경제어인대 suspensory ligament of penis) 두덩결합에서 생겨나 음경근막에 붙는다.

음경의 구조 (그림 7-49)

음경몸통은 표면이 피부로 둘러싸이고 안쪽에 해면체를 가진다.

피부는 배벽과 음낭의 피부에서 이어지며, 얇고 멜라닌색소가 풍부한 피부이다. 피부밑에는 지방조직이 없고 민무늬근육층(음낭근)이 있다. 음경 아랫면(요도표면)의 피부에는 **음경솔기**(음경봉선 raphe of penis)가 세로로 지난다. 음경솔기는 태아기에 비뇨생식주름이 유착된 흔적이다.

피부는 음경끝에서 주름모양으로 귀두를 감싼다. 이 피부주름을 **꺼풀**(포피 prepuce)이라 하고, 귀두 아랫면과의 사이는 얇은 **꺼풀주름띠**(소대 frenulum)로 연결된다.

꺼풀의 안쪽면은 점막층 모양으로 **음경꺼풀샘**(포피선 preputial gland)이 있다. 음경꺼풀샘은 피부기름샘으로 그 분비물이 귀두지(smegma)를 만든다.

우멍거지 : 꺼풀이 길게 귀두를 싸고 있는 상태를 우멍거지(포경 phimosis)라고 한다. 소아는 우멍거지가 일상적인 상태이다.

음경암(penile cancer) : 귀두의 꺼풀에 잘 발생하는 피부암이다.

해면체(Corpus cavernosum)

해면체는 그물모양으로 엉켜 지나는 **해면체잔기둥**(해면체소주 corpus cavernosum trabecula)과 그 사이에 있는 **해면공간**(해면극 cavernous space)으로 구성되는 발기조직이다.

해면체는 음경의 주요 구조로, 음경해면체와 요도해면체의 2종류가 있다(그림 7-50).

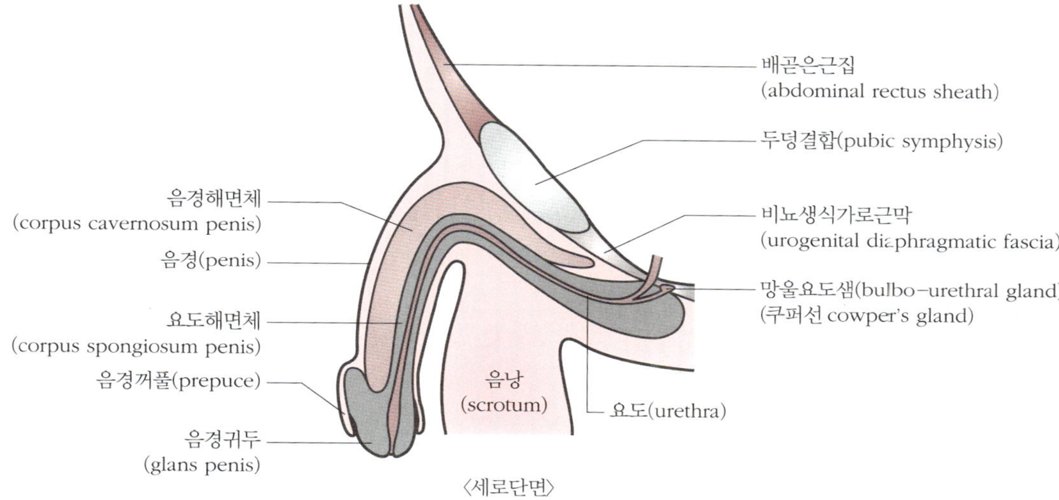

그림 7-49 음경

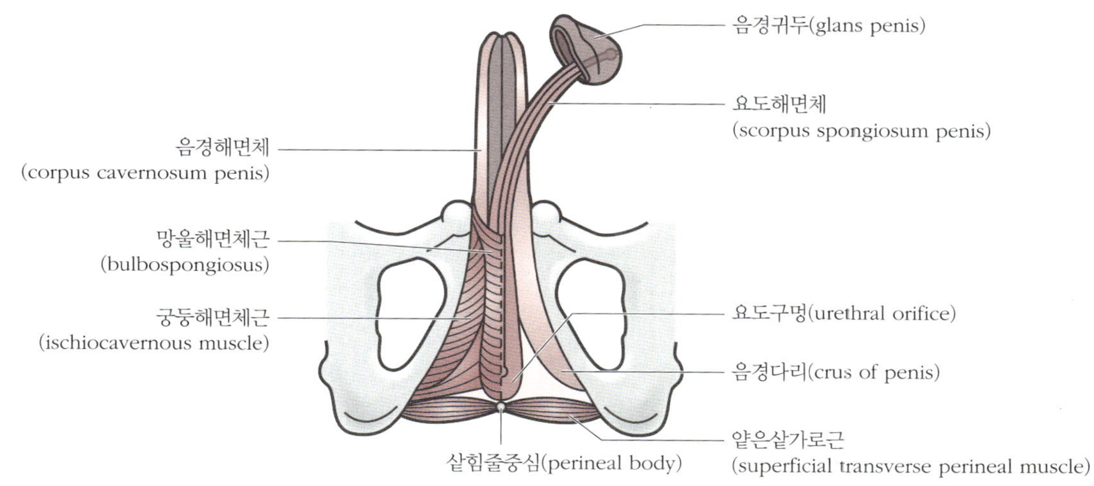

그림 7-50 망울해면체근과 궁둥해면체근
망울해면체근과 궁둥해면체근은 모두 음경 발기를 돕는다.

◆**음경해면체**(corpus cavernosum penis)　음경몸통의 등쪽에 좌우 1쌍 있으며 **백색막**(백막 tunica albuginea)이라는 두꺼운 결합조직성 피막으로 감싸진다. 좌우의 음경해면체를 둘러싸는 백색막은 정중부위에서 합쳐져 **음경사이막**(음경중격 septum penis)을 만든다.

◆**요도해면체**(corpus spongiosum penis)　요도해면체의 전체 길이에 걸쳐 가운데를 요도가 통과한다. 요도해면체는 음경해면체보다 작지만, 앞쪽 끝부분은 원추형으로 비대해져 음경해면체의 끝부분을 덮어 싸면서 귀두를 만든다. 요도해면체도 백색막이 감싸지만 음경해면체에 비해 백색막이 불완전해서 발기 중에 오줌이 나오지 않게 될 일은 없다.

3개의 해면체(2개의 음경해면체와 1개의 요도해면체)는 공통적으로 **깊은음경근막**(deep fascia of penis)으로 싸인다. 음경 피부 밑의 음낭근과 깊은음경근막 사이에는 성긴결합조직(fascia of penis)이 있어 음경피부가 깊은음경근막과 느슨하게 결합하므로 가동성이 크다.

음경해면체와 요도해면체는 음경몸통으로부터 몸쪽으로 연장되어 각각 음경다리 및 음경망울이 되어 음경뿌리를 만든다. 즉 좌우 양쪽의 음경해면체는 두덩결합의 아래쪽에서 **음경다리**(음경각 crus of penis)가 되어 좌우로 나누어지고 두덩활을 따라 이어진다. 요도해면체는 좌우의 음경다리 사이에서 뒤쪽 위로 공모양처럼 비대해진다. 이 비대가 **음경망울**(요도구 bulb of penis)로, 비뇨생식가로막의 아랫면(샅막)에 붙는다. 요도는 위쪽에서부터 음경망울로 들어오고 요도해면체 안쪽을 지난다.

음경다리와 음경망울은 각각 궁둥해면체근과 망울해면체근의 근육으로 감싸진다(그림 7-50).

◆**궁둥해면체근**(좌골해면체근 ischiocavernous muscle)　궁둥뼈가지로부터 생겨나 음경다리를 감싸며 앞으로 이어져 음경해면체에 붙는다. 궁둥해면체근은 음경해면체를 음경다리에서 음경몸통으로 압박하여 해면체에서의 혈액유출을 막고 음경의 발기를 돕는 역할을 한다.

◆**망울해면체근**(구해면체근 bulbospongiosus)　샅힘줄중심 · 음경망울 · 요도해면체의 뒤쪽에서 생겨나 요도해면체를 감싸며 위쪽으로 이어지고 음경해면체에서 끝난다. 망울해면체근도 궁둥해면체근과 같이 깊은음경등정맥을 압박하고 정맥의 환류를 방해하여 음경의 발기를 돕는 역할을 한다. 그 외에 망울해면체근은 요도의 해면체부를 압박하여 소변보기(사정) 시, 요도의 오줌(정액)을 마지막 한 방울까지 내보내는 역할을 한다.

음경의 혈관 · 신경 (그림 7-51~53)

◆**동맥**　음경에는 주로 **속음부동맥**(← 속엉덩동맥)이 분포한다. 속음부동맥(p.495)은 음부신경과 함께 골반의 옆벽을 따라서 음부신경관 안쪽을 지나고, 아래비뇨생식가로막 위를 두덩뼈아래가지의 안쪽으로 지난다. 그리고 음경망울은 **음경망울동맥**(음경구동맥 artery of bulb of penis)을 내보내고 요도를 따라 **요도동맥**(urethral artery)으로 내보낸다. 요도동맥은 요도와 요도해면체에 분포한다.

속음부동맥은 음경으로 들어오면 음경등동맥과 깊은음경동맥으로 나뉜다(그림 7-51).

1) **음경등동맥**(dorsal artery of penis) : 두덩결합 아래에서 음경으로 들어오고, 음경근막 아래에서 음경 등쪽으로 이어져 귀두에 분포한다.

2) **깊은음경동맥**(deep artery of penis) : 해면체에 분포하는 주요 동맥으로 발기에 관여한다. 음경해면체 안쪽을 지나면서 해면체에 혈액을 분포시킨다.

해면체로 가는 가지의 일부는 직접 해면체굴로 들어가지만, 대다수는 나선형으로 흘러 **나선동맥**(helicine artery)이라 한다.

해면체굴은 동맥으로부터 혈액을 직접 받으므로 일종의 동정맥 연결로 간주한다.

◆**정맥**　정맥은 동맥에 수반되어 주행한다. **깊은음경등정맥**(deep dorsal vein of penis)과 **깊은음경정맥**(deep veins of penis)은 두덩결합 아래를 지나 골반 안쪽으로 들어가서 전립샘정맥얼기로 유입되고, 다시 속음부정맥을

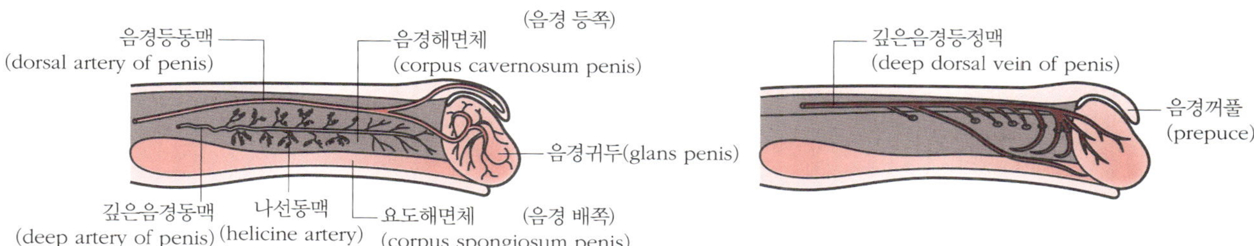

그림 7-51 음경몸통의 동맥
음경해면체가 발기를 일으키는 주체이다.

그림 7-52 음경몸통의 정맥
나선동맥은 음경 끝부분에서는 보이지 않는다.

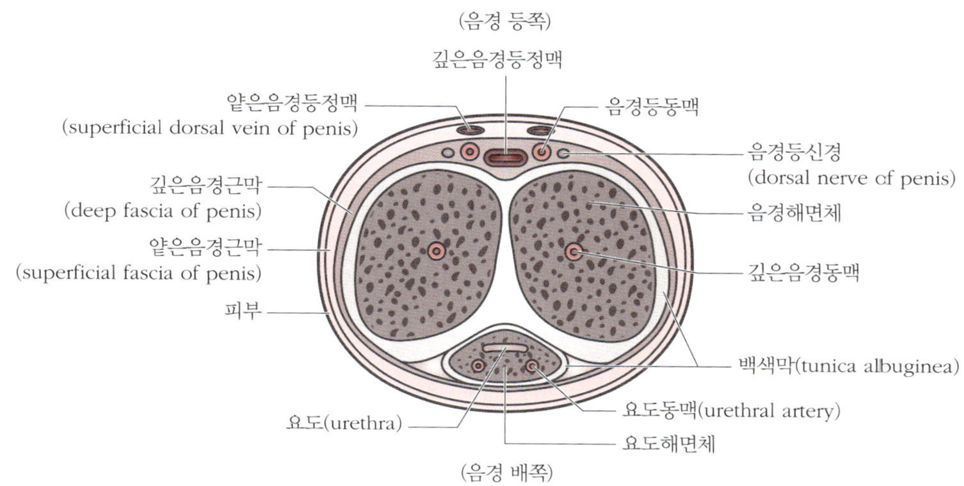

그림 7-53 음경몸통
음경 등쪽이라는 것은 음경이 내려와 있을 때 앞이 되는 부분이다.

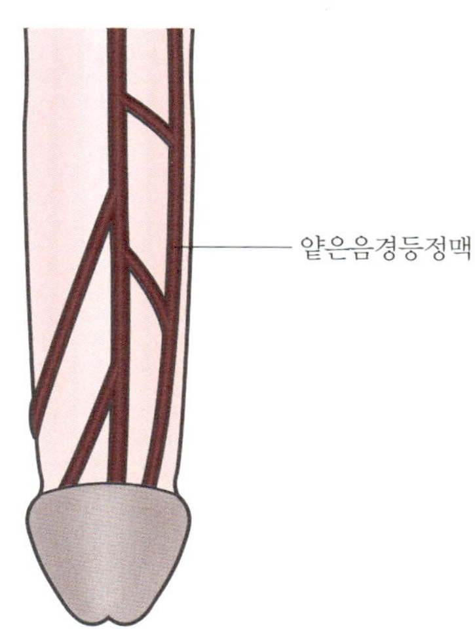

그림 7-54 얕은음경등정맥
얕은음경등정맥은 바깥음부정맥으로 흐른다.

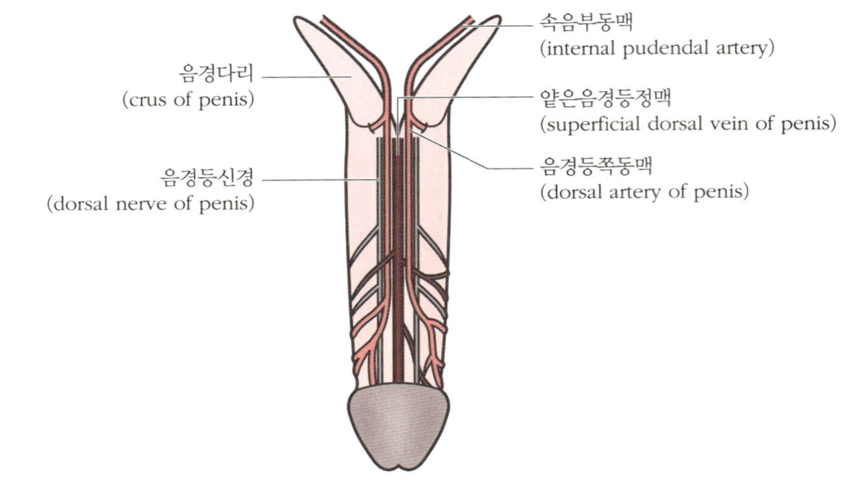

그림 7-55 음경등쪽의 혈관과 신경
깊은음경등정맥 하나가 중심으로 흐르고 그 주변을 동맥과 신경이 둘러싼다.

거쳐 속엉덩정맥으로 유입된다.

그 외에 음경 등쪽의 피부밑에는 **얕은음경등정맥**(천음경배부정맥 superficial dorsal vein of penis)이 흐른다(그림 7-54). 이 정맥은 앞음낭정맥과 함께 바깥음부정맥을 지나 넙다리정맥으로 유입된다.

◆**림프계** 피부 · 꺼풀의 림프는 얕은샅고랑림프절로 유입된다. 귀두에서의 림프는 깊은샅고랑림프절 → 바깥엉덩림프절로 유입된다.

◆**신경** 주로 **음부신경**(pudendal nerve)이 분포한다. 단, 음경뿌리 주위의 피부에는 엉덩샅굴신경의 가지가 분포한다.

음부신경의 가지인 **샅신경**(회음신경 perineal nerve)은 음경망울 · 요도 및 요도해면체에 분포한다. 음부신경은 **음경등신경**(음경배신경 dorsal nerve of penis)으로 같은 이름의 혈관과 함께 비뇨생식가로막을 통과하고, 음경의 등쪽면에 이르러 음경피부에 분포한다.

음경의 피부, 특히 귀두에는 감각섬유가 풍부하게 분포하여 매우 민감하다.

음경의 등쪽에서 음경등신경은 음경등동맥의 바깥부위를 따라 흐른다(그림 7-55). 음경등동맥의 안쪽, 즉 음경 등쪽의 정중부위를 깊은음경등정맥이 흐른다.

음경해면체에는 **음경해면체신경**(cavernous nerves of penis)이 분포한다. 이 신경은 주로 전립샘신경얼기(← 아래아랫배신경얼기)에서 유래하는 자율신경섬유로, 음경뿌리의 등쪽에서 음경등신경에 포함되어 해면체에 분포한다. 자율신경섬유는 해면체의 혈관에 분포하여 혈액순환을 조절하고 발기를 주관한다.

발기(Erection)

음경해면체신경에 포함된 부교감신경섬유의 흥분으로 나선동맥이나 해면체잔기둥의 민무늬근육이 이완되고, 대량의 혈액이 해면체굴로 유입된다. 이렇게 해면체굴이 혈액으로 채워지면 이로 인해 백색막 안을 비스듬히 가로질러 바깥으로 나가는 정맥이 압박되어 혈액의 유출 · 환류가 방해받고 해면체는 더욱 혈액으로 가득 차서 커지게 된다. 해면체가 커지면 백색막으로 단단히 조여져 더 딱딱해진다. 이와 같이 음경이 증대 · 경직된 상태를 발기라고 한다.

발기중 성감의 극대(orgasm)에 이르면 교감신경섬유가 흥분되고 사정이 일어난다. 사정이 끝나면 교감신경섬유의 흥분으로 해면체의 나선동맥이 수축되어 혈액의 유입이 줄어들고, 혈액이 유출 · 환류되어 해면체는 원래 상태를 회복하고 음경은 이완된다.

발기의 중추는 엉치부위(S2~4)에 있다. 여기에서 부교감신경섬유는 골반내장신경에서 생겨나고 골반신경얼기를 지나 해면체에 분포한다.

발기중추 흥분의 유발 : 발기중추의 흥분은 외음부, 특히 음경귀두의 감각자극으로 일어난다. 이 자극을 전하는 구심섬유는 음부신경을 지나 엉치부에 이른다. 그 외 방광 · 전립샘 · 정낭 등에서의 구심자극도 발기를 일으키는 자극이 된다. 예를 들면 방광의 충만에 의한 구심자극에 의해서도 발기중추는 흥분한다. 이러한 상태를 아침발기(조조발기 morning erection)라 한다. 또한 전립샘의 악성종양 등으로 발기중추가 자극되거나 척수손상 등으로 발기(지속발기증 priapism)가 일어나기도 한다. 발기중추는 사이뇌를 거쳐 대뇌겉질의 작용에 영향을 받고, 시각 · 청각 등의 자극이나 정신적 흥분에 의해서도 자극되어 발기를 일으킨다.

사정(Ejaculation)

발기된 음경 특히 귀두로부터의 구심자극은 허리부위(L1 · 2)의 사정중추로 전해진다. 이 자극이 역치값에 다다르면 사정중추로부터 자극이 나와 교감신경을 개입시키고 부고환 · 정관 · 정낭 · 전립샘의 민무늬근육을 강하게 수축시켜 정자와 샘의 분비물들을 요도를 통해 체외로 배출시킨다. 즉 사정이 일어난다. 동시에 음경뿌리의 근육(망울해면체근 · 궁둥해면체근)이 규칙적으로 수축한다.

사정중추의 흥분은 음경의 자극 외에 곧창자나 전립샘에 대한 직접적 자극으로 사정을 일으키기도 한다.

정액(Semen)

정액은 약알칼리성(pH 7.05~7.50)의 점성이 있는 백탁액으로, 1회의 사정으로 나오는 양은 약 3 mL이다. 정액은 주로 정자와 정낭 · 전립샘의 분비액으로 되어 있다.

정액이 배출(사정)될 때는 우선 망울요도샘이나 요도샘의 분비물로 요도가 매끄러워진 다음 전립샘 분비물이 배출되고(요도의 오줌을 중성화한다), 부고환 · 정관에서 정자가 나오며, 마지막에 정낭의 분비물이 더해져 정액이 된다. 1 mL의 정액에 약 1억 마리의 정자가 포함된다.

정자감소증 · 무정자증 : 정액 1 mL의 정자수가 2천만 이하인 경우를 정자감소증(oligozoospermia)이라 하고, 10만 이하를 무정자증(azoospermia)이라 한다. 둘 다 남성불임(male infertility)을 일으킨다.

D. 여성의 바깥생식기관

여성의 **바깥생식기관**(외부생식기 female external genitalia)에서 특히 요도와 질이 바깥으로 열리는 입구의 주변을 여성의 **외음부**(pudendum, 그림 7-56)라고 한다. 다음의 각 부분이 있다.

불두덩(치구 Mons pubis)

불두덩은 두덩결합의 앞면에 피부가 둥글게 두터워져 있는 부분으로, 피부밑지방조직이 잘 발달되어 있다. 사춘기 이후 **거웃**(음모 pubes)이 생긴다.

여성 거웃의 분포영역은 역삼각형이고 게다가 윗선은 일반적으로 거의 수평선이다. 남성의 분포영역은 위쪽, 특히 정중선을 향해 확대되고 더 조밀하다.

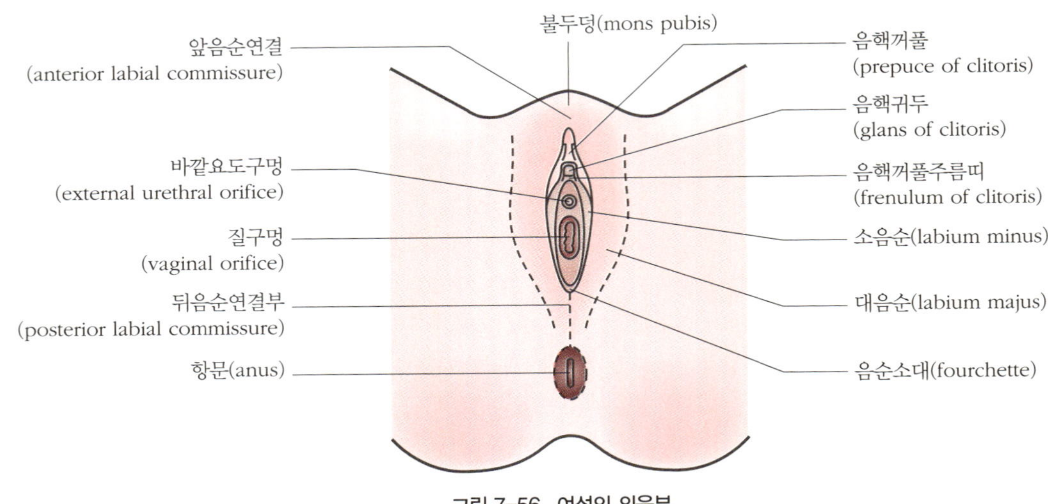

그림 7-56 여성의 외음부

대음순(Labium majus)

대음순은 남성의 음낭에 해당하는 피부주름으로 좌우 대음순 사이에 음부갈림(음부틈새 pudendal cleft)이 있다.

대음순은 다량의 피부밑지방을 가지며, 색소 · 피부기름샘 · 땀샘이 풍부하다. 사춘기 이후 뚜렷이 발육하면서 바깥쪽에 거웃이 생겨난다.

좌우의 대음순은 앞쪽끝과 뒤쪽끝에서 **앞음순연결부 · 뒤음순연결부**(전 · 후 음순교련 anterior and posterior labial commissures)로 이어진다.

소음순(Labium minus)

소음순은 대음순의 바로 안쪽에 있는 피부주름이다. 피부는 털이나 지방이 부족하여 편평하고 점막층과 닮아 있다.

성인의 소음순은 대음순으로 싸여 있다. 소아는 대음순이 발달되지 않았기 때문에 소음순의 대부분과 음핵이 노출되어 있다.

소음순의 뒤쪽끝에는 **음순소대**(fourchette)라고 하는 가로지르는 주름이 있고, 좌우의 소음순이 서로 이어져 있다. 소음순의 앞쪽끝에서는 안과 밖 2엽으로 나누어지는데, 바깥쪽엽은 음핵귀두를 감싸서 **음핵꺼풀**(음핵포피 prepuce of clitoris)이라 하고, 안쪽엽은 음핵의 뒷면에 붙어 **음핵꺼풀주름띠**(음핵소대 frenulum of clitoris)라고 한다.

질안뜰(질전정 Vaginal vestibule)

질안뜰은 좌우의 소음순 사이에 있는 틈새로, 여기에 요도 · 질 및 큰안뜰샘의 통로가 열려 있다.

◆ **바깥요도구멍**(외요도구 external urethral orifice)　요도의 입구부에서 음핵의 뒤, 질구멍의 바로 앞에 있다. 정중앙의 구멍이다.

◆ **질구멍**(질구 vaginal orifice, 질의 입구부)　바깥요도구멍의 약 1 cm 뒤쪽에 있고 바깥요도구멍보다 크다.

◆ **큰안뜰샘**(대전정선 greater vestibular gland, 바르톨린선 Bartholin's gland)　남성의 망울요도샘에 해당하는 완두콩 크기의 공모양 샘으로, 질구멍 양쪽의 깊은곳에 있는 얕은샅공간에 있다(그림 7-57). 큰안뜰샘의 통로는 질구멍의 바로 바깥에서 소음순과 사이에 열려 있다.

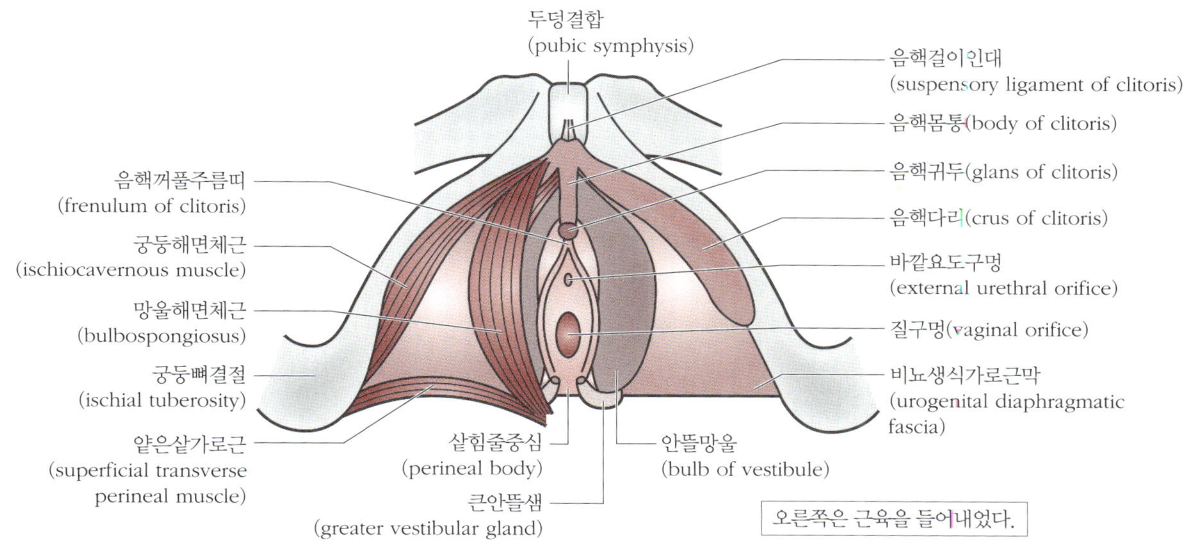

그림 7-57 음핵, 안뜰망울, 큰안뜰샘

큰안뜰샘은 무색이거나 연한 유백색의 점액성이 있는 분비물을 분비한다. 분비는 성적 흥분에 의해 촉진되어 질안뜰을 적신다.

큰질어귀샘염(바르톨린샘염 bartholinitis) · **바르톨린낭포** : 큰안뜰샘이 세균, 특히 임균에 의해 염증을 일으키거나 샘의 통로 폐쇄로 낭포가 생겨 부어오른다.

◆**요도곁관**(paraurethral duct, 스켄선 Skene's gland) 요도의 양쪽에서 평행하게 흐르는 관모양의 샘으로, 바깥요도구멍의 양쪽에서 열린다.

요도곁관은 남성의 전립샘에 해당한다. 세균 특히 임균에 의해서 염증이 일어나는 경우가 있다.

음핵(Clitoris)

음핵은 남성의 음경에 해당하지만, 매우 작고 요도가 지나가지 않는다.

음핵은 음핵몸통 · 음핵다리 · 음핵귀두로 나눌 수 있다(그림 7-57).

◆**음핵몸통**(음핵체 body of clitoris) 좌우 1쌍의 **음핵해면체**(corpus cavernosum of clitoris)가 결합조직성의 음핵근막으로 싸여 있다. 음핵은 음경과 달라 요도와 연결되어 있지 않기 때문에 음핵몸통에는 요도해면체가 없다. 음핵몸통에는 두덩결합으로부터 생기는 **음핵걸이인대**(음핵제인대 suspensory ligament of clitoris)가 붙는다.

◆**음핵다리**(음핵각 crus of clitoris) 음핵해면체가 양쪽으로 나눠진 곳에서 두덩뼈아래가지에 붙어 있다. 음핵다리는 **궁둥해면체근**(좌골해면체근 ischiocavernous muscle, 그림 7-57)으로 감싸진다. 궁둥해면체근은 궁둥뼈가지로부터 생겨나 음핵에서 등쪽면의 백색막에 붙는다.

◆**음핵귀두**(glans of clitoris) 음핵의 앞쪽끝에서 소음순의 앞면에 있고, 좌우 양쪽의 안뜰망울(뒤에서 설명)이 합쳐져 생긴다.

음핵은 음경과 같이 해면체조직(음핵해면체)을 가지므로 성적 흥분으로 인한 충혈에 의해서 팽창되고 딱딱해져 발기하게 된다. 음핵 특히 음핵귀두와 음핵꺼풀주름띠(그림 7-56, 57)는 감각신경종말이 풍부하여 자극에 민감하다.

안뜰망울(전정구 Bulb of vestibule)

안뜰망울(그림 7-57)은 질안뜰의 좌우 양쪽에 있다. 남성의 요도해면체 및 음경망울에 해당하는 것으로, 여성은 질에 의해 좌우로 나누어진다.

좌우의 안뜰망울은 앞쪽끝에서 합쳐져 음핵귀두를 만든다.

안뜰망울은 해면체조직으로 되어 있고 **망울해면체근**(구해면체근 bulbospongiosus, 그림 7-57)으로 싸인다. 망울해면체근은 샅힘줄중심과 안뜰망울 뒤에서 시작되어 음핵해면체에 붙어 질구멍을 조인다.

안뜰망울은 성적흥분에 의해 발기한다. 발기하여 팽창되면 그 뒤에 있는 큰안뜰선을 압박하고 분비물을 질안뜰로 배출시킨다.

여성의 바깥생식기관의 혈관 · 신경 (그림 7-58)

◆동맥

1) **대음순 · 소음순** : 바깥음부동맥(바깥엉덩동맥)의 **앞음순가지**(전음순지 anterior labial branch)와 샅동맥(← 속음부동맥 ← 속엉덩동맥)의 **뒤음순가지**(후음순지 posterior labial branch)가 분포한다.

2) **질안뜰과 안뜰망울** : **요도동맥**(urethral artery) · **질안뜰망울동맥**(질전정구동맥 artery of vaginal bulb vestibule, ← 속음부동맥)이 분포한다.

3) **음핵** : 음핵의 동맥은 속음부동맥으로부터 생겨난다. **음핵등동맥**(음핵배동맥 dorsal artery of clitoris, 음핵귀두에 분포)과 **깊은음핵동맥**(음핵심동맥 deep artery of clitoris, 음핵해면체에 분포)이다.

◆정맥 동맥에 수반된다. 주로 골반안의 신경얼기를 거쳐 속엉덩정맥에 유입되지만 일부는 넙다리정맥에 유입된다.

◆림프계 외음부의 림프는 얕은샅고랑림프절로 유입된다.

◆신경

1) **대음순 · 소음순** : **앞음순신경**(전음순신경 anterior labial nerve, ← 엉덩샅굴신경)과 **뒤음순신경**(후음순신경 posterior labial nerve, ← 샅신경 ← 음부신경)이 분포한다.

2) **음핵** : **음핵등신경**(음핵배신경 dorsal nerve of clitoris, ← 음부신경)이 분포한다.

음핵등신경에는 감각섬유 외에 자율신경섬유도 포함된다. 해면체 · 안뜰망울에는 자궁신경얼기로부터 자율신경섬유(음핵해면체신경 cavernous nerve of clitoris)가 분포한다. 특히 부교감신경섬유는 해면체의 세동맥을 열어 발기를 일으킨다.

여성의 바깥생식기관의 발생

바깥생식기관은 남성과 여성이 현저하게 다른 형태를 나타내지만, 발생학적으로는 같은 미분화 형태에서 분화되고 발달된다(그림 7-59). 발생 초기에 총배설강(cloaca)이 비뇨생식굴과 곧창자로 나누어지는 동시에 비뇨생식굴의 좌우 양쪽으로 **비뇨생식주름**(요생식주름 urogenital fold)이라고 하는 융기가 나타난다. 양쪽의 비뇨생식주름은 앞쪽에서 서로 유착되어 **생식결절**(genital tubercle)이라고 하는 작은 언덕을 만든다. 또한 비뇨생식주름의 양쪽에는 **생식종창**(genital swelling)이라고 하는 언덕이 생긴다.

남성은 생식결절이 현저하게 발달하고 길어져서 음경이 된다. 동시에 좌우의 비뇨생식주름도 발달하여 음경에 더해진다. 이때 음경의 아랫면에서 좌우 양쪽의 비뇨생식주름 사이에 생기는 **비뇨생식구멍**(요생식구 urogenital groove)이 비뇨생식굴에 연결된다. 음경이 발달 · 성장하는 것과 동시에 좌우의 비뇨생식주름이 유착되어 폐쇄되고 요도가 된다. 또한 생식종창도 발달하여 커지고 좌우가 유착되어 음낭이 된다. 좌우 양쪽의 유착흔적은 음경 · 음낭의 아랫면에서 솔기로 남아 있다.

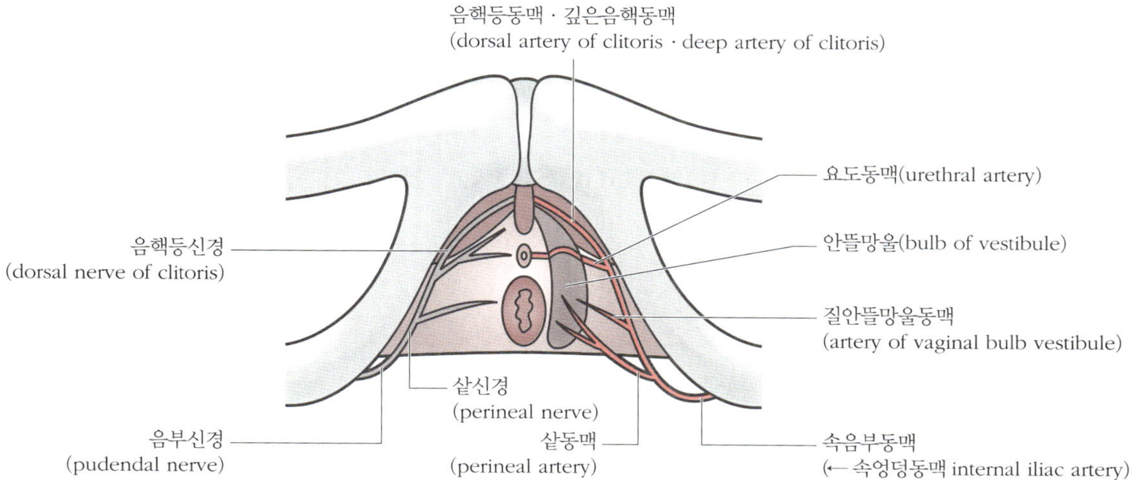

그림 7-58 비뇨생식삼각으로 향하는 속음부동맥과 음부신경의 분포

속음부동맥과 음부신경의 분포는 비슷하다.

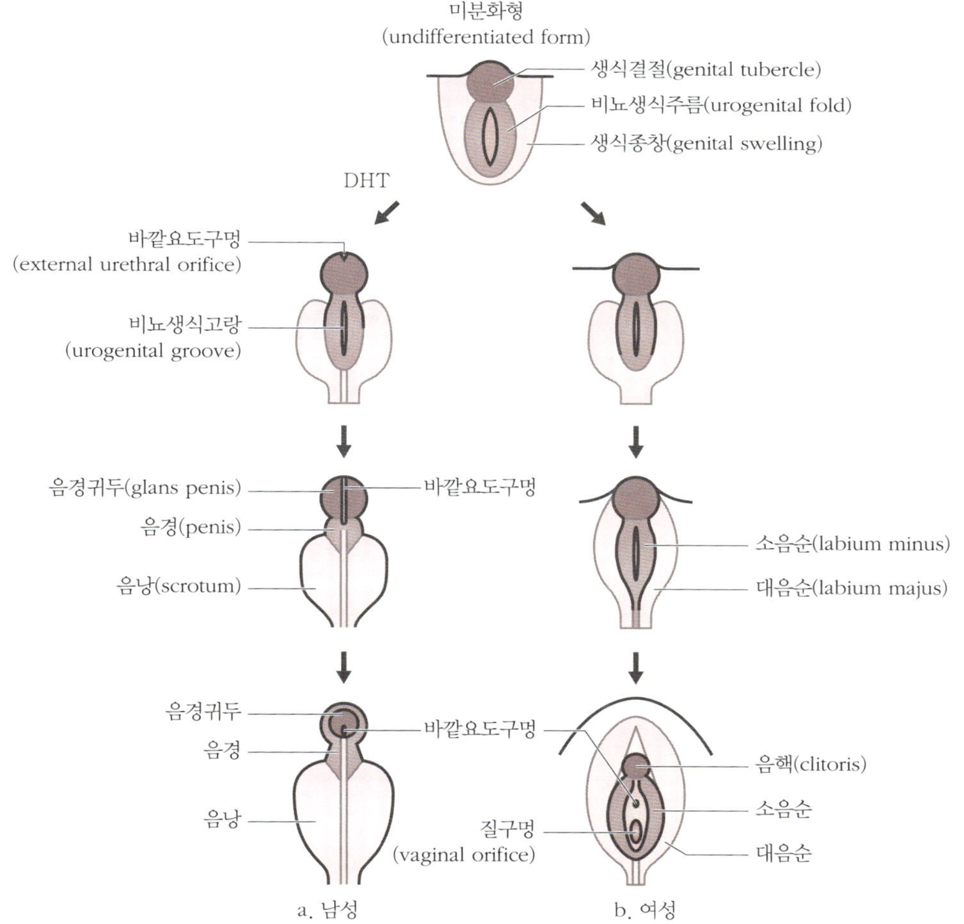

그림 7-59 바깥생식기관의 발생

여성의 외음부는 미분화형과 닮아 있다. 남성화되는 것은 디하이드로테스토스테론(Dihydrotestosterone, DHT)에 의한다.

여성의 생식결절은 남성에 비해 덜 발달하여 음핵이 된다. 또한 좌우의 비뇨생식주름은 유착되지 않고 소음순이 되어 그 사이에 질안뜰을 만든다. 생식종창 또한 좌우가 유착되지 않고 대음순이 된다.

요도밑열림증 : 남성은 양쪽 비뇨생식주름의 유착이 완전하게 이루어지지 않으면 요도밑열림증(요도하열증 hypospadias)이 생긴다. 특히 출생 시에 요도밑열림이 있으면 여아로 착각하는 경우가 있다.

Ⅳ. 골반부의 혈관 · 신경

A. 동맥

배대동맥은 제4허리뼈몸통의 앞, 정중선의 바로 왼쪽에서 좌우의 **온엉덩동맥**(총장골동맥 common iliac artery)으로 분지된다.

온엉덩동맥은 큰허리근의 안쪽모서리를 따라서 약 5 cm 바깥쪽 아래를 지나고, 엉치엉덩관절 앞에서 바깥엉덩동맥과 속엉덩동맥으로 나누어진다(그림 7-60).

1 바깥엉덩동맥(외장골동맥 External iliac artery)

바깥엉덩동맥은 골반분계선을 따라 앞쪽으로 흐르고 샅고랑인대의 거의 중앙에서 그 아래를 통과하여 넙다리 앞면으로 나오고 넙다리동맥(p.211)이 된다.

바깥엉덩동맥은 골반 내로 가지를 보내지 않지만, 샅고랑인대의 위쪽에서 앞배벽으로 **아래배벽동맥**(하복벽동맥 inferior epigastric artery)과 **깊은엉덩휘돌이동맥**(심장골회선동맥 deep circumflex iliac artery)을 내보낸다.

2 속엉덩동맥(내장골동맥 Internal iliac artery)

속엉덩동맥은 온엉덩동맥에서 나뉘어 골반 옆벽을 따라 내려가고 골반안으로 들어가 많은 가지로 나누어진다.

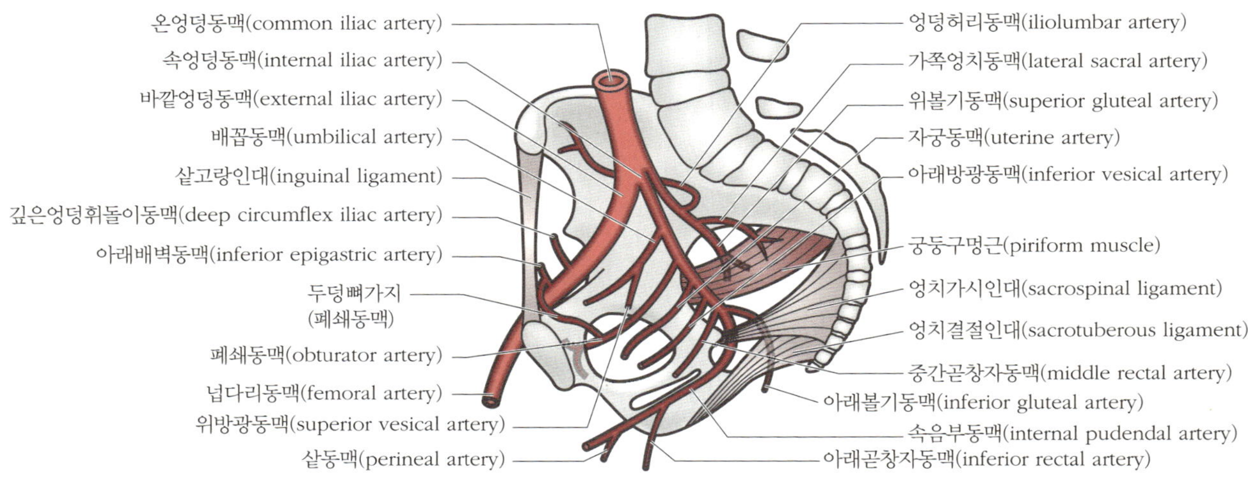

그림 7-60 골반부위의 동맥

샅에 분포하는 동맥은 속음부동맥이다. 엉치가시인대를 돌아 작은골반으로 들어간다.

가지는 주로 골반벽에 분포하는 벽쪽가지와 골반장기에 분포하는 내장쪽가지로 구별된다.

벽쪽가지

◆**엉덩허리동맥**(장요동맥 iliolumbar artery) 속엉덩동맥의 시작부위로부터 생겨나 큰허리근의 뒤쪽을 엉덩뼈오목으로 흘러 큰허리근 · 엉덩허리근 · 허리네모근에 분포한다. 그 외에 제5허리뼈와 엉치뼈 사이의 척추사이구멍을 거쳐 척주관 안으로 들어가는 가지(**척수가지** spinal branch)가 있다.

◆**가쪽엉치동맥**(외측천골동맥 lateral sacral artery) 대개 2개로 앞엉치뼈구멍을 거쳐 엉치뼈관 안으로 들어간다(척수가지 spinal branch).

◆**위볼기동맥**(상둔동맥 superior gluteal artery) 속엉덩동맥의 가장 큰 가지. 뒤쪽을 향해 큰궁둥구멍(궁둥구멍근 윗구멍)을 지나 볼기로 나오고, 볼기근육(중간볼기근 · 작은볼기근 등) · 피부에 분포한다.

◆**아래볼기동맥**(하둔동맥 inferior gluteal artery) 큰궁둥구멍(궁둥구멍근 아래구멍)을 지나 골반 밖으로 나오고, 볼기의 근육(대전근) · 피부, 넙다리 뒷면의 윗부분에 분포한다.

아래볼기동맥은 본래 다리의 동맥줄기에 해당하지만 뒤쪽에서 다리의 동맥줄기는 넙다리동맥(← 바깥장골동맥)을 대신한다.

◆**폐쇄동맥**(obturator artery) 골반 옆벽의 안쪽을 따라서 골반분계선 바로 아래를 아랫방향으로 흘러 폐쇄구멍에 이르고, 구멍 윗부분의 폐쇄관을 통해 골반 밖으로 나온다. 넙다리모음근무리의 윗부분이나 엉덩관절 등에 분포한다.

사관 : 폐쇄동맥은 폐쇄관에 들어가기 전에 두덩결합의 뒷면으로 가지를 보낸다. 이 가지는 **두덩뼈가지**(pubic branch)라고 하며 아래배벽동맥(← 바깥엉덩동맥)과 연결된다. 때때로 두덩뼈가지가 없어 아래배벽동맥의 가지가 두덩뼈가지를 대신하여 굵게 발달하고 골반벽의 안쪽을 내려가서 폐쇄관을 통해 밖으로 나오는 경우가 있다. 이 경우 폐쇄동맥은 아래배벽동맥에서 생긴 것으로 추정된다. 이러한 비정상인 폐쇄동맥을 사관(corona mortis)이라고 한다. 동맥은 갈고리인대(경인대의 안쪽 끝에 있다)의 가쪽모서리를 따라 흐르므로 넙다리관구멍 주위의 수술, 특히 넙다리탈장 수술 등으로 손상되어 대출혈을 일으키는 경우가 있다. 이 때문에 사관이라 불린다.

◆**속음부동맥**(내음부동맥 internal pudendal artery) 속엉덩동맥의 끝가지이다. 큰궁둥구멍의 궁둥구멍근 아래구멍을 통해 골반으로 나오지만, 엉치가시인대를 돌아 작은궁둥구멍을 통해 다시 골반 안쪽으로 돌아간다. 궁둥뼈의 안쪽면을 따라서 음부신경과 함께 음부신경관 안쪽을 전진하여 곧창자아래쪽부위 · 항문 · 샅 · 바깥생식기관에 분포하는 **아래곧창자동맥**(하직장동맥 inferior rectal artery), **샅동맥**(회음동맥 perineal artery), **음경망울동맥**(음경구동맥 artery of bulb of penis, 남성) · **질안뜰망울동맥**(질전정구동맥 artery of vaginal bulb vestibule, 여성), **요도동맥**(urethral artery), **깊은음경동맥**(음경심동맥 deep artery of penis, 남성) · **깊은음핵동맥**(음핵심동맥 deep artery of clitoris, 여성), **음경등동맥**(음경배동맥 dorsal artery of penis, 남성) · **음핵등동맥**(음핵배동맥 dorsal artery of clitoris, 여성)을 보낸다.

내장쪽가지

◆**배꼽동맥**(제동맥 umbilical artery) 태아기에 발달하는 주요 동맥이다. 즉 태아의 속엉덩동맥에서 생겨나 방광의 바깥을 지나 앞배벽 배꼽을 향해 올라가고 태아혈액을 태반으로 옮긴다.

생후 배꼽동맥은 방광보다 말초에서 폐쇄 · 퇴화하여 섬유인대(**배꼽동맥끈** 제동맥삭 cord of umbilical artery)가 된다. 배꼽동맥끈은 앞배벽에서 벽쪽복막으로 감싸져 **안쪽주름**(p.410)을 만든다.

배꼽동맥의 주변에서 2~3개의 동맥가지가 나온다. 이 가지는 골반 옆벽을 따라 앞으로 주행하여 방광의 바깥에 이르고 그 윗부분 · 중간부분에 분포한다(**위방광동맥** 상방광동맥 superior vesical artery). 그 외에 정관에 가지를 보낸다(**정관동맥** artery to vas deferens).

◆**아래방광동맥**(하방광동맥 inferior vesical artery)　항문올림근의 윗면을 안쪽으로 주행하여 방광의 아랫면에 이른다. 방광바닥 외에 전립샘 · 정낭 · 정관 · 요관 아랫부분에도 분포한다.

◆**중간곧창자동맥**(중직장동맥 middle rectal artery)　골반바닥의 배막아래를 안쪽으로 주행하여 곧창자의 중간부위에 이른다. 앞쪽의 전립샘 · 정낭 · 정관에도 분포한다.

중간곧창자동맥은 종종 아래방광동맥과 같은 줄기에서 생겨나지만 없는 경우도 있다.

◆**자궁동맥**(uterine artery)　남성의 정관동맥에 해당하고, 여성에서 발달하여 독립된 굵은 동맥이 된다. 자궁동맥은 자궁넓은사이막의 아랫부분에서 안쪽을 향해 자궁목의 바깥쪽에 이르고, 그 다음 자궁 옆면을 따라 오른쪽으로 돌아 올라가서 자궁의 목 · 몸체 · 바닥에 분포한다.

그 외 자궁관 · 난소에도 분포하여 난소동맥과 연결된다.

자궁동맥은 질에도 가지, 즉 **질가지**(질지 vaginal branch)를 보낸다. 질가지는 독립된 동맥(질동맥 vaginal artery)으로 속엉덩동맥에서 직접 생기는 경우도 많다(그림 7-41 참고). 질동맥은 방광 · 곧창자에도 작은 가지를 보낸다.

자궁동맥은 자궁목의 바깥에서 요관의 앞을 교차하여 흐른다.

임신 중에는 자궁이 커지며 두터워지고 분만 후에는 다시 원래 상태로 돌아온다.

B. 정맥

골반안의 정맥은 일반적으로 동맥과 거의 같은 분지 · 주행방향을 나타내고 **속엉덩정맥**(내장골정맥 internal iliac vein)으로 유입된다. 속엉덩정맥은 속엉덩동맥의 뒤아래쪽을 주행하여 다리의 정맥이 모인 바깥엉덩정맥(외장골정맥 external iliac vein)과 합류하여 온엉덩정맥(총장골정맥 common iliac vein)이 된다. 좌우의 온엉덩정맥이 합해져서 아래대정맥이 된다.

> **골반의 혹에 의한 왼다리깊은정맥혈전** : 왼온엉덩정맥의 앞을 오른온엉덩동맥이 가로지른다. 이것이 이유가 되어 취침 시 골반부의 혹(예 : 자궁근종이나 임신자궁)이 그 무게로 오른온엉덩동맥을 압박하면, 동맥은 벽이 튼튼하여 찌그러지지 않고 그 밑에 있는 왼온엉덩정맥을 압박한다. 이 때문에 왼다리의 혈액환류가 방해받아 깊은정맥혈전(deep vein thrombosis)을 일으킨다.

골반안의 정맥 중 몇 개의 정맥은 동맥과 약간 다른 분지 · 주행방향을 나타낸다. 예를 들면 엉덩허리정맥은 속엉덩정맥이 아닌 온엉덩정맥으로 유입된다. 또한 위볼기정맥 · 아래볼기정맥 · 속음부정맥은 각각 2개씩 있어 2개가 합류된 후 속엉덩정맥으로 흐른다.

골반정맥얼기(골반정맥총 Pelvic venous plexus)

골반안의 장기는 일반적으로 정맥얼기로 둘러싸이고, 정맥얼기에서 생기는 정맥은 속엉덩정맥에 유입된다. 이러한 정맥얼기를 통틀어 골반정맥얼기라고 하며, **방광정맥얼기**(방광정맥총 vesical venous plexus) · **전립샘정맥얼기**(전립선정맥총 prostatic venous plexus) · **자궁정맥얼기**(자궁정맥총 uterine venous plexus) · **질정맥얼기**(질정맥총 vaginal venous plexus) · **곧창자정맥얼기**(직장정맥총 rectal venous plexus)가 있다.

그 외 엉치뼈 앞면에는 **엉치정맥얼기**(천골정맥총 sacral venous plexus)가 있다.

골반안에 생긴 악성종양의 척추로의 혈행성 전이 : 골반정맥얼기는 골반바닥 윗면에서 서로 연결되고, 척주를 따라 발달하는 바깥척추정맥얼기와 속척추정맥얼기와도 이어진다. 이렇게 연결되는 정맥에는 판막이 없기 때문에 복압이 높아질 때(예 : 기침이나 들숨 등) 혈액이 정맥안을 역류하기 쉽다. 이렇게 골반안의 감염이나 악성종양은 척추정맥얼기를 거쳐 올라가서 척추에 이르러 전이된다.

C. 림프계

골반벽과 골반장기의 림프가 유입되는 림프절은 다음의 4개로 구별할 수 있다(그림 7-61).

◆**속엉덩림프절**(내장골림프절 internal iliac node) 속엉덩동맥의 주위에 있는 4~8개의 림프절. 모든 골반장기(방광 · 뒷부분요도 · 정관 · 정낭 · 전립샘 · 자궁 · 질 · 곧창자), 샅 · 볼기로부터 림프가 유입된다. 속엉덩림프절에서 나오는 림프관은 온엉덩림프절로 들어간다.

◆**엉치림프절**(천골림프절 sacral node) 엉치뼈의 앞면에서 정중엉치동맥을 따라서 존재하는 2~3개의 림프절. 일부 골반장기(전립샘 · 자궁 · 질 · 곧창자)와 골반 뒷벽으로부터 림프를 받는다. 수출림프관은 온엉덩림프절로 유입된다.

◆**바깥엉덩림프절**(외장골림프절 external iliac node) 바깥엉덩동맥을 따라 존재하는 림프절. 주로 다리의 샅고랑림프절이나 배꼽보다 아래쪽의 배벽 깊은부위로부터 림프를 받지만 일부 골반장기(방광 · 자궁목)나 음경 · 음핵의 림프도 받는다. 수출림프관은 온엉덩림프절로 유입된다.

◆**온엉덩림프절**(총장골림프절 common iliac node) 엉치림프절 · 속엉덩림프절 · 바깥엉덩림프절의 림프관을 받는다. 수출림프관은 허리림프절(배대동맥 · 아래대정맥을 따라 존재한다)로 들어간다.

골반안에 생긴 악성종양의 림프성 전이 : 골반장기의 림프관은 서로 연결되어 있으므로 골반안의 악성종양은 림프성으로 전이를 일으킨다.

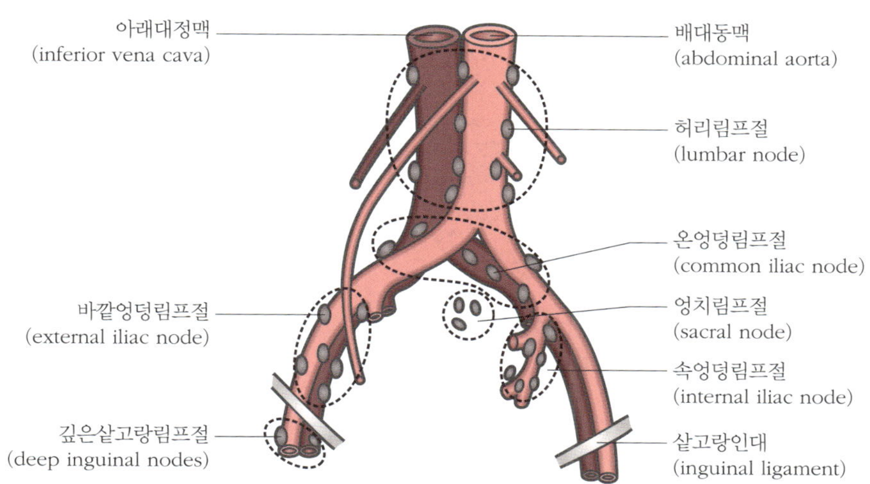

그림 7-61 골반부위의 림프절
배부위, 골반부위의 림프절은 주로 동맥주위에 분포한다.

D. 신경

골반부위의 신경은 주로 엉치신경 · 꼬리뼈신경 및 골반의 자율신경계에서 유래된다. 엉치신경과 꼬리뼈신경은 엉치뼈관 안(척주관의 아랫부분)에서 앞가지와 뒷가지로 나누어진다. 앞가지는 앞엉치뼈구멍을 통해 앞쪽으로 나와 엉치신경얼기와 꼬리신경얼기를 만든다. 뒷가지는 뒤엉치뼈구멍을 통해 뒤쪽으로 나오고 볼기의 근육과 피부에 분포한다.

1 엉치신경얼기(천골신경총 Sacral plexus) (그림 7-62)

엉치신경얼기는 제4 · 5허리신경(L4 · 5)과 제1~3엉치신경(S1~3)의 앞가지에 붙는 신경얼기로, 궁둥구멍근의 앞면에서 속엉덩동정맥과 요관 뒤에 있다.

악성종양의 엉치신경얼기 침윤 : 엉치신경얼기는 골반안 종양에 의해서 압박받아 장애를 일으키는 경우가 있다. 특히 악성종양에 침범당하면 격심한 통증을 일으키는 경우도 많다.

엉치신경얼기에서 생기는 신경은 볼기 · 다리에 분포하는 신경(p.225)과 골반부위에 분포하는 신경으로 구별할 수 있다.

볼기 · 다리에 분포하는 신경

◆**궁둥신경**(좌골신경 sciatic nerve, L4 · 5, S1~3) 엉치신경얼기에서 생겨나는 가장 큰 신경으로 몸안에서 가장 굵은 신경이다. 신경은 큰궁둥구멍(궁둥구멍근 아래구멍)을 지나 볼기에서 나오고 다리에 분포한다(p.225).

◆**위볼기신경**(상둔신경 superior gluteal nerve, L4 · 5, S1) 큰궁둥구멍(궁둥구멍근 윗구멍)에서 나와 볼기 깊은층의 근육(중간볼기근 · 작은볼기근 등)에 분포한다(p.225).

◆**아래볼기신경**(하둔신경 inferior gluteal nerve, S1 · 2) 큰궁둥구멍(궁둥구멍근 아래구멍)을 지나 골반 밖으로 나오

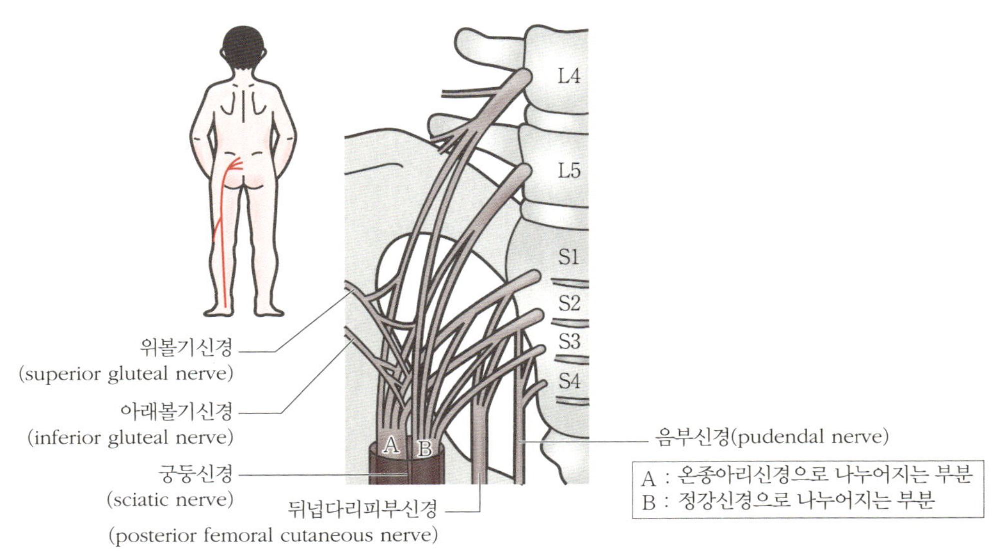

그림 7-62 엉치신경얼기

궁둥신경은 인체에서 가장 큰 신경이다. 넙다리부위(femoral region) 이외의 다리를 지배한다.

고 큰볼기근에 분포한다(p.225).

◆**뒤넙다리피부신경**(후대퇴피신경 posterior femoral cutaneous nerve, S1 · 2) 큰궁둥구멍(궁둥구멍근 아래구멍)을 통해 나오고 아래볼기와 넙다리 뒷면의 피부에 분포한다(p.225).

이상의 신경 외에 엉치신경에서 볼기의 여러 근육(속폐쇄근 · 궁둥구멍근 · 넙다리네모근)에 분포하는 가지가 나온다.

골반장기와 샅에 분포하는 신경

◆**음부신경**(pudendal nerve, S2 · 3) 큰궁둥구멍(궁둥구멍근 아래구멍)을 지나 골반 밖으로 나오고, 궁둥뼈가시를 돌아 작은궁둥구멍에서 샅부위로 들어간다(그림 7-63). 샅부위에서는 속음부동정맥과 함께 음부신경관 안을 앞쪽으로 주행한다.

음부신경은 샅부위에 분포하는 중요한 신경으로 샅의 모든 근육을 지배하여 피부의 감각을 맡는다. 음부신경에서 아래곧창자신경 · 샅신경 · 음경(음핵)등쪽신경 3개의 주가지가 생겨난다(그림 7-63).

1) **아래곧창자신경**(하직장신경 inferior rectal nerve) : 바깥항문조임근 · 항문주위의 피부에 분포한다.

2) **샅신경**(회음신경 perineal nerve) : 샅의 근육 · 피부에 분포한다. 외음부(음낭 · 대음순)에 **뒤음낭신경**(후음낭신경 posterior scrotal nerve, 남성) · **뒤음순신경**(후음순신경 posterior labial nerve, 여성)을 보내어 음경망울 · 요도에도 분포한다.

3) **음경등신경**(음경배부신경 dorsal nerve of penis, 남성) · **음핵등신경**(음핵배부신경 dorsal nerve of clitoris, 여성) : 음경(음핵)의 뒤쪽에서 음경등쪽(음핵등쪽)동맥과 함께 앞으로 주행하여 분포한다.

◆**골반내장신경**(pelvic splanchnic nerve, nervi erigentes) 엉치부위(S2~4)로부터 생기는 부교감신경섬유로 구성되고 아래아랫배신경얼기에 더해져 골반안의 장기에 분포한다.

골반내장신경에는 원심섬유 외에 구심섬유도 포함된다. 구심섬유에는 통각을 전달하는 섬유나 골반장기의 반사(배뇨반사, 대변반사)에 관여하는 섬유가 있다.

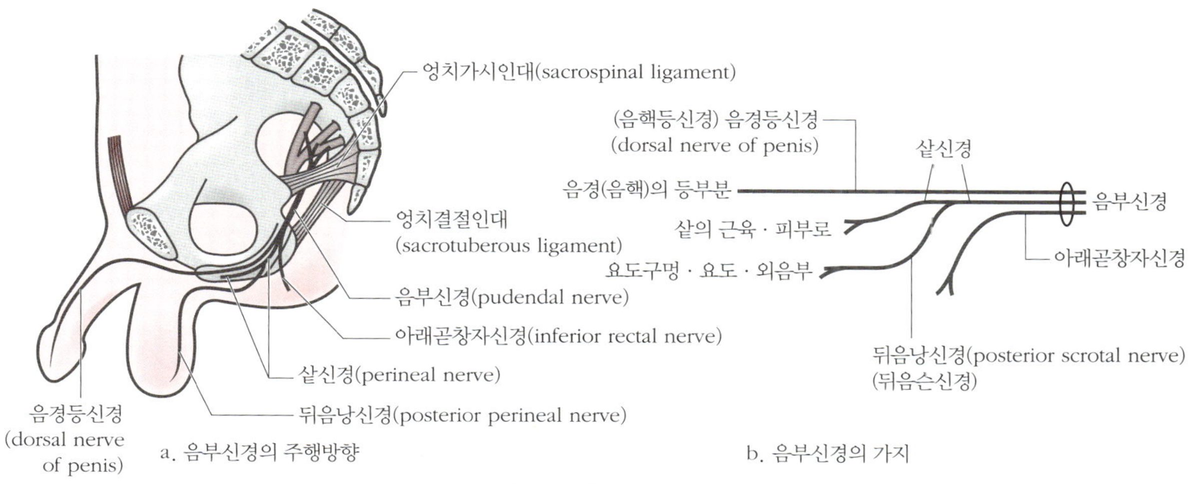

그림 7-63 음부의 신경
음부신경은 체신경이다.

2 꼬리신경얼기(미골신경총 Coccygeal plexus)

꼬리신경얼기는 제4·5엉치신경과 꼬리신경의 앞가지로 생긴 흔적 같은 신경얼기로, 가지는 꼬리뼈 주위의 피부에 분포한다.

3 골반부위의 자율신경계

골반부위의 자율신경계는 2부분으로 되어 있다. 하나는 배부위의 교감신경줄기에 이어지고(교감신경줄기의 골반부), 또 하나는 배대동맥신경얼기에서 아랫부분으로 이어지는 신경얼기로 골반장기나 바깥생식기관에 분포한다(그림 7-64).

골반부의 교감신경줄기(교감신경간 Sympathetic trunk)

교감신경줄기는 배안에서 골반안으로 들어가며, 엉치 앞면의 앞엉치뼈구멍의 안쪽을 따라서 내려간다. 좌우 양쪽 신경줄기의 아래끝은 꼬리뼈의 앞면에서 합쳐진다.

신경줄기는 골반안에서 양쪽 각 4개의 **엉치신경절**(sacral ganglion)과 정중앙 1개의 **홀신경절**(무대신경절 ganglion impar)을 포함한다. 각각의 신경절에서 나오는 섬유는 **엉치내장신경**(천골내장신경 sacral splanchnic nerve)으로 아래아랫배신경얼기에 더해진다. 또한 신경절이후섬유는 엉치신경·꼬리신경을 거쳐 혈관·땀샘·민무늬근육 등에 분포한다.

골반부위의 자율신경얼기

◆ **위아랫배신경얼기**(상하복신경총 superior hypogastric plexus) 이 신경얼기는 배대동맥의 앞면을 둘러싸는 배대동맥신경얼기(복부대동맥신경총 abdominal aortic plexus)에서 아랫부분으로 이어지는 신경얼기로, 아래의 허리신경에서 생겨나는 **허리내장신경**(요내장신경 lumbar splanchnic nerve)을 받는다.

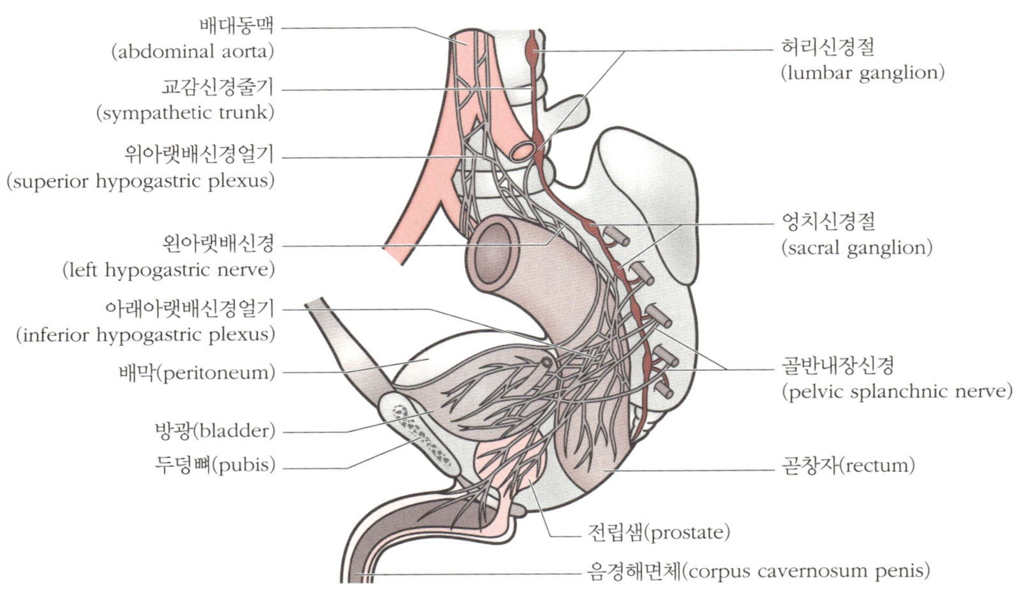

그림 7-64 골반부위의 자율신경계
위아랫배신경얼기와 아래아랫배신경얼기는 모두 교감신경과 부교감신경을 포함한다.

위아랫배신경얼기는 엉치뼈의 곶과 정중엉치뼈동맥의 앞에 있고 연결 가지를 가지는 2~3개의 신경으로 만들어지므로 **엉치앞신경**(천골전신경 presacral nerve)이라 불리기도 한다.

위아랫배신경얼기는 곶의 바로 아래에서 좌우로 나누어져(**왼 · 오른 아랫배신경** 좌 · 우 하복신경 left and right hypogastric nerve) 내려가고 아래아랫배신경얼기에 이어진다.

위아랫배신경얼기를 만드는 섬유에는 대동맥신경얼기와 같이 교감신경섬유뿐만 아니라 부교감신경섬유도 포함된다. 부교감신경섬유는 골반내장신경에서 유래하여 아래아랫배신경얼기를 거쳐 위아랫배신경얼기에 더해진다.

위아랫배신경얼기는 요관신경얼기(요관신경총 ureteric plexus) · 정소(난소)동맥신경얼기〔testicular (ovarian) plexus〕에 가지를 보낸다. 신경얼기는 혈관운동신경을 포함하고 골반안의 생식기관에 분포하는 섬유도 포함한다. 남성은 위아랫배신경얼기가 절단되면 사정불능이 된다. 여성은 자궁바닥 · 자궁몸통 윗부분에 분포하는 통각섬유도 위아랫배신경얼기에 포함된다.

◆**아래아랫배신경얼기**(하하복신경총 inferior hypogastric plexus, 골반신경얼기 pelvic plexus) 위아랫배신경얼기는 아랫부분에서 좌우로 나누어져 왼 · 오른 아랫배신경이 되며, 이에 **골반내장신경**(pelvic splanchnic nerve, 부교감신경)이 더해져 아래아랫배신경얼기를 만든다. 신경얼기는 곧창자의 좌우 양쪽과 앞쪽에서 속엉덩동맥의 바로 안쪽에 있다(그림 7-64). 신경얼기에는 교감신경줄기(엉치내장신경)로부터의 섬유도 포함된다. 이와 같이 아래아랫배신경얼기는 교감신경섬유와 부교감신경섬유를 포함하며, 신경섬유는 속엉덩동맥의 가지를 따라서 골반장기에 이른다. 그리고 **방광신경얼기**(방광신경총 vesical plexus) · **전립샘신경얼기**(전립선신경총 prostatic plexus) · **정관신경얼기**(정관신경총 deferential plexus) · **자궁질신경얼기**(자궁질신경총 uterovaginal plexus) · **중간곧창자동맥신경얼기**(중직장동맥신경총 middle rectal plexus) · **아래곧창자동맥신경얼기**(하직장동맥신경총 inferior rectal artery plexus) 등의 신경얼기를 만든다.

그 외에 아래아랫배신경얼기는 위쪽에도 섬유를 보낸다. 올라가는 섬유는 곧창자의 뒤쪽에서 합쳐져 올라가고 내림잘록창자 · 구불잘록창자에도 분포한다. 주로 부교감신경절이전섬유로, 잘록창자벽의 근육사이신경얼기와 점막밑신경얼기에서 신경절이후섬유가 되어 분포한다.

아래아랫배신경얼기는 골반안에서 매우 중요한 신경얼기로, 특히 그 부교감신경섬유는 방광 · 곧창자의 배뇨 · 대변반사에 관련되어 임상적으로도 매우 중요하다.

히르슈슈프룽병 : 구불잘록창자에서 부교감신경절이전섬유가 연접할 신경절이후신경세포가 존재하지 않으면 그 부분의 연동운동이 일어나지 않게 되어 입구쪽의 창자관이 내용물을 저장하기 위해서 확장된다. 이렇게 확장된 잘록창자에 의해서 선천거대잘록창자(선천성거대결장 congenital megacolon, 히르슈슈프룽병 Hirschsprung's disease)가 생긴다.

8 머리와 목 부위

이 장에서는 머리와 목을 정리하여 설명한다.

머리에서는 뇌가 머리 정수리에서 뒷부위까지 이르는 큰 면적을 차지한다. 얼굴에는 호흡과 음식섭취에 필요한 코와 입 그리고 시각 · 청각 · 평형감각에 관련되는 눈과 귀가 있다. 이들은 뼈에 둘러싸여 외부로부터 보호된다. 얼굴근육은 표정을 만든다. 뇌에 관해서는 중추신경계(제9장)에서 설명한다.

목은 머리와 가슴을 잇는 가느다란 부분이며 뇌로 출입하는 굵은 혈관과 뇌신경이 통과한다. 머리를 지탱하는 목뼈근육에 대해서는 등부위(제4장)에서 서술하였다. 앞목부위의 좁은 부분에는 갑상샘 · 인두 · 후두 · 식도가 있다. 식도에 대해서는 가슴(제5장)에서 서술하였다.

머리와 목의 경계와 구분

머리와 목의 경계는 아래턱의 아래모서리로부터 꼭지돌기의 가장 끝, 위목덜미를 거쳐 뒤통수뼈의 바깥뒤통수뼈융기에 이르는 선이다. 목과 가슴의 경계는 복장뼈자루의 위모서리 · 빗장뼈, 어깨봉우리, 어깨뼈공간을 거쳐 제7목뼈의 가시돌기에 이르는 선이다.

목은 앞뒤 2부분으로 나뉘는데 꼭지돌기로부터 어깨봉우리에 이르는 선보다 앞쪽을 **협의의 목**(앞목부위, neck), 뒤쪽은 **목덜미**(항 nucha, 뒷목)라고 한다.

머리는 머리덮개뼈와 얼굴로 나눌 수 있고 머리덮개뼈는 4부분, 얼굴은 7부분으로 구분된다. 목은 3부분으로 나눌 수 있다(그림 8-1).

I. 머리와 목의 골격

머리의 골격을 머리뼈라고 한다. 목의 골격은 목뼈로 되어 있다. 목뼈에 대해서는 등부위(제4장)에서 설명했으므로 여기에서는 머리의 골격만 설명한다.

A. 머리뼈(Cranium)

머리뼈는 15종, 23개의 **머리뼈**(두개골 cranium)로 구성되어 있다. 대부분의 뼈는 결합조직 혹은 연골로 결합되어(봉합 suture과 유리연골결합 연골결합 synchondrosis) 전체적으로 하나의 뼈처럼 머리뼈를 만든다.

머리뼈는 **머리덮개뼈**(두개원개 cranial vault)와 **얼굴뼈대**(안면골격 facial skeleton)로 나눌 수 있다. 머리덮개뼈는 머리의 위쪽부위에서 반구형태를 나타내며, 안쪽에 뇌를 수용하는 큰 머리안(두개강 cranial cavity)을 가진다. 얼굴뼈대는 얼굴의 골격으로 머리의 앞아랫부분을 차지하고, 특히 호흡기계와 소화기계의 시작점을 감싼다. 또한 여러 가지 감각기관을 수용한다.

머리뼈는 이마뼈 · 마루뼈* · 뒤통수뼈 · 관자뼈* · 나비뼈 · 벌집뼈 · 아래코선반* · 눈물뼈* · 코뼈* · 보습뼈로 구성되고, 얼굴뼈는 위턱뼈* · 광대뼈* · 입천장뼈* · 아래턱뼈 · 목뿔뼈로 되어 있다(*는 좌우 1쌍의 뼈).

아래턱뼈는 관자뼈와 관절(턱관절)로 연결되어 가동성이 있다. 목뿔뼈는 머리뼈로부터 떨어져 주로 근육에 의해 결합되어 있다.

이 책에서는 우선 머리를 전체적으로 관찰하고, 바깥면과 안쪽면(머리안)으로 나누어 설명한다.

1 머리뼈의 바깥면

바깥면을 위쪽 · 뒤쪽 · 옆쪽 · 앞쪽 및 아래쪽에서 관찰한다.

윗면 관찰

머리뼈의 윗면(두개상면 cranial superior aspect, 그림 8-1)은 머리안의 위쪽 덮개인 **머리덮개뼈**(두개관 calvaria) 바깥면으로, 편평한 돔 형태의 돌출면이다. 앞부분은 **이마뼈**(전두골 frontal bone), 중심부위는 좌우의 **마루뼈**(두정

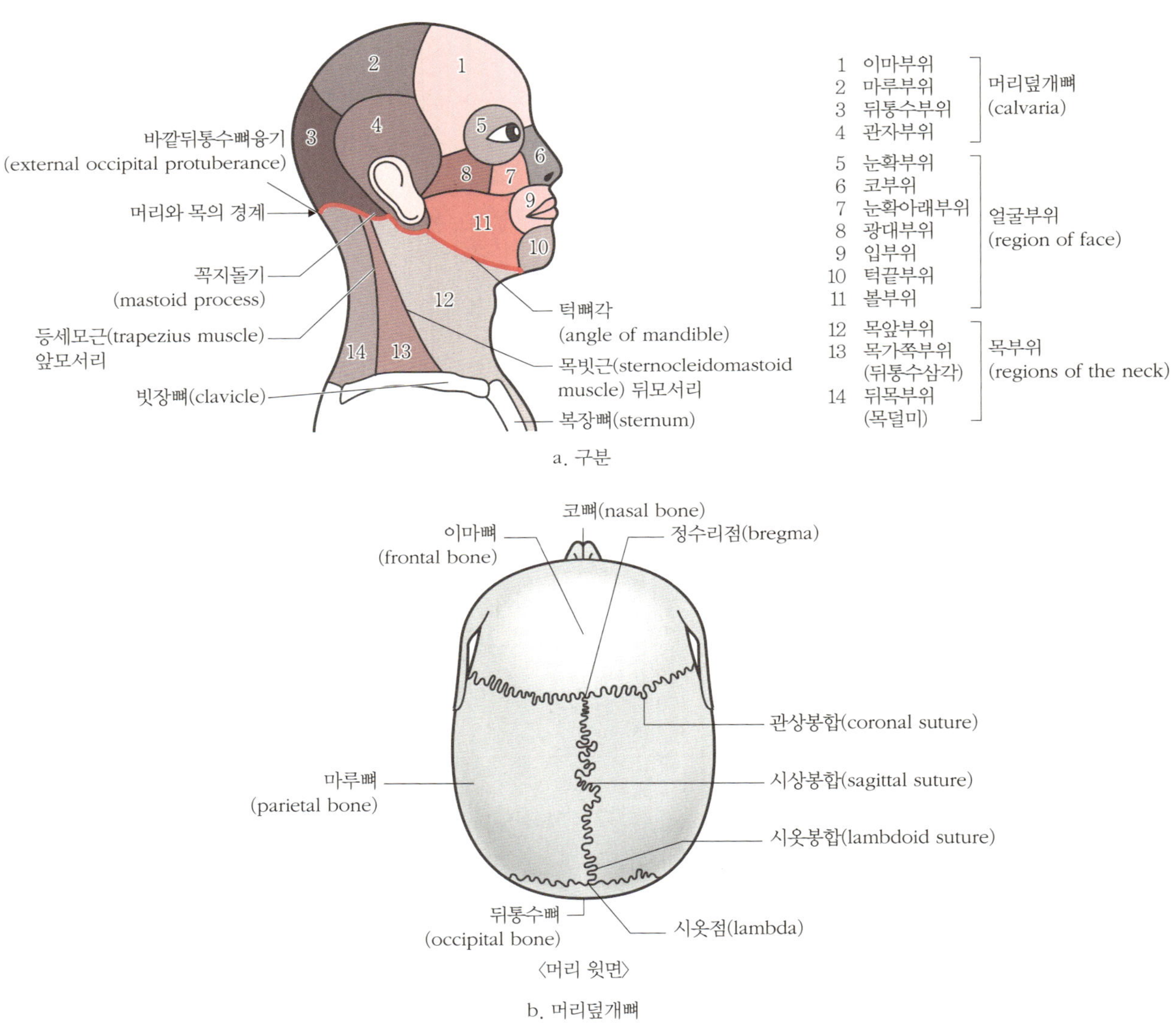

그림 8-1 머리, 목의 구분과 머리덮개뼈의 봉합

시옷봉합은 머리뒷면에서 보면 형태가 시옷(ㅅ)과 닮은 것에서 이름 지어졌다(그림 8-10 참고).

골 parietal bone), 뒷부분은 **뒤통수뼈**(후두골 occipital bone)로 되어 있다.

마루뼈 표면의 거의 중앙에서는 **마루결절**(두정결절 parietal tuber)이라는 무딘 융기를 볼 수 있다. 마루결절은 뼈 발생에서 뼈되기의 중심이다.

◆**봉합** 머리덮개뼈를 만드는 뼈는 다음의 봉합으로 연결되어 있다.

① 관상봉합(coronal suture) : 이마뼈와 좌우 마루뼈 사이의 봉합.

② 시상봉합(sagittal suture) : 좌우 마루뼈 사이에서 앞뒤로 뻗은 봉합.

③ 시옷봉합(삼각봉합 lambdoid suture) : 좌우의 마루뼈와 뒤통수뼈 사이의 봉합.

관상봉합과 시상봉합과의 교차점은 **정수리점**(bregma), 시상봉합과 시옷봉합과의 교차점을 **시옷점**(삼각 lambda)이라 한다. 이러한 교차점은 머리 측정 시 기준점으로서 이용된다.

봉합뼈 : 봉합은 매우 복잡하고 불규칙한 지그재그모양으로, 봉합 사이에 작은 뼈가 보이기도 한다. 이 작은 뼈를 봉합뼈(봉합골 sutural bone)라고 하며, 특히 시상봉합이나 시옷봉합에서 보이는 경우가 있다. 봉합뼈를 X선상에서 골절로 오해하지 않도록 주의한다.

이마봉합 : 이마뼈는 발생학적으로 좌우 1쌍의 뼈로부터 생긴다. 태아는 좌우 2개의 뼈 사이, 즉 중심부위에서 봉합을 볼 수 있다. 그러나 좌우 2개의 뼈는 생후 6~7년까지 유착되어 1개의 이마뼈가 된다. 좌우 양쪽이 유착되지 않고 이마봉합(전두골봉합 frontal bone suture)으로 남기도 한다.

신생아의 봉합 : 신생아에서 강한 봉합은 보이지 않고, 뼈들은 서로 상당한 가동성을 가진다. 이러한 가동성에 의해서 분만 시 태아의 머리가 출산길에 맞춰진다.

◆**숫구멍** 유아기에는 서로 맞닿아 있는 2개의 뼈 사이에 막형태의 결합조직이 있다. 특히 앞에서 설명한 정수리점이나 시옷점에 해당하는 곳은 뼈사이가 넓고 결합조직섬유막으로 막힌다. 이것을 **머리숫구멍**(두개천문 cranial fontanelle)이라고 한다(그림 8-2). 이마뼈와 마루뼈로 둘러싸이는 숫구멍을 **앞숫구멍**(대천문 anterior fontanelle)이라고 하며 큰 마름모 모양이다. 시상봉합과 시옷봉합과의 교차점에 있는 숫구멍을 뒤숫구멍(소천문 posterior fontanelle)이라 하며 앞쪽끝을 향하는 삼각형모양이다.

숫구멍에는 이 밖에 앞가쪽숫구멍과 뒤가쪽숫구멍이 있다.

숫구멍의 폐쇄 : 앞숫구멍은 생후 1.5~2년 안에, 뒤숫구멍은 생후 0.5~1년 안에 닫힌다. 머리덮개뼈의 뼈되기가 늦어지면(예 : 구루병 등) 숫구멍의 폐쇄도 늦는다.

숫구멍의 돌출 혹은 오목 : 수막염이나 뇌종양 등으로 머리속 압력이 높아진 경우에 숫구멍이 부풀어오른다. 반대로 탈수증 등에서는 숫구멍이 오목해진다. 물뇌증(수두증 hydrocephalus)으로 숫구멍이 크게 열리는 경우도 많다.

앞면 관찰

머리얼굴면(두개전면 cranial facial aspect, 그림 8-3, 4)은 위 · 아래의 2부분으로 구별된다. 윗부분은 이마부위에서 **머리덮개뼈**에 속하고, 아랫부분은 얼굴부위에서 **얼굴뼈대**이다.

◆**이마부위**(전두 sinciput) 대부분이 **이마뼈**(전두골 frontal bone)로 되어 있고 평활한 돌출면, 즉 **이마편평부**(전두비늘부 frontal squamous part)의 바깥면이다. 이마뼈비늘은 정중선의 좌우 양쪽으로 돌출되어 **이마융기**(전두융기 frontal tuber)를 만든다. 이마융기는 눈확 위모서리의 약 3 cm 위쪽에 있는 돌출로, 뼈되기중심에 해당하는 곳이다.

이마뼈비늘의 아래모서리는 **눈확위모서리**(안와상연 supraorbital margin)이다. 눈확위모서리의 위쪽에는 이것과

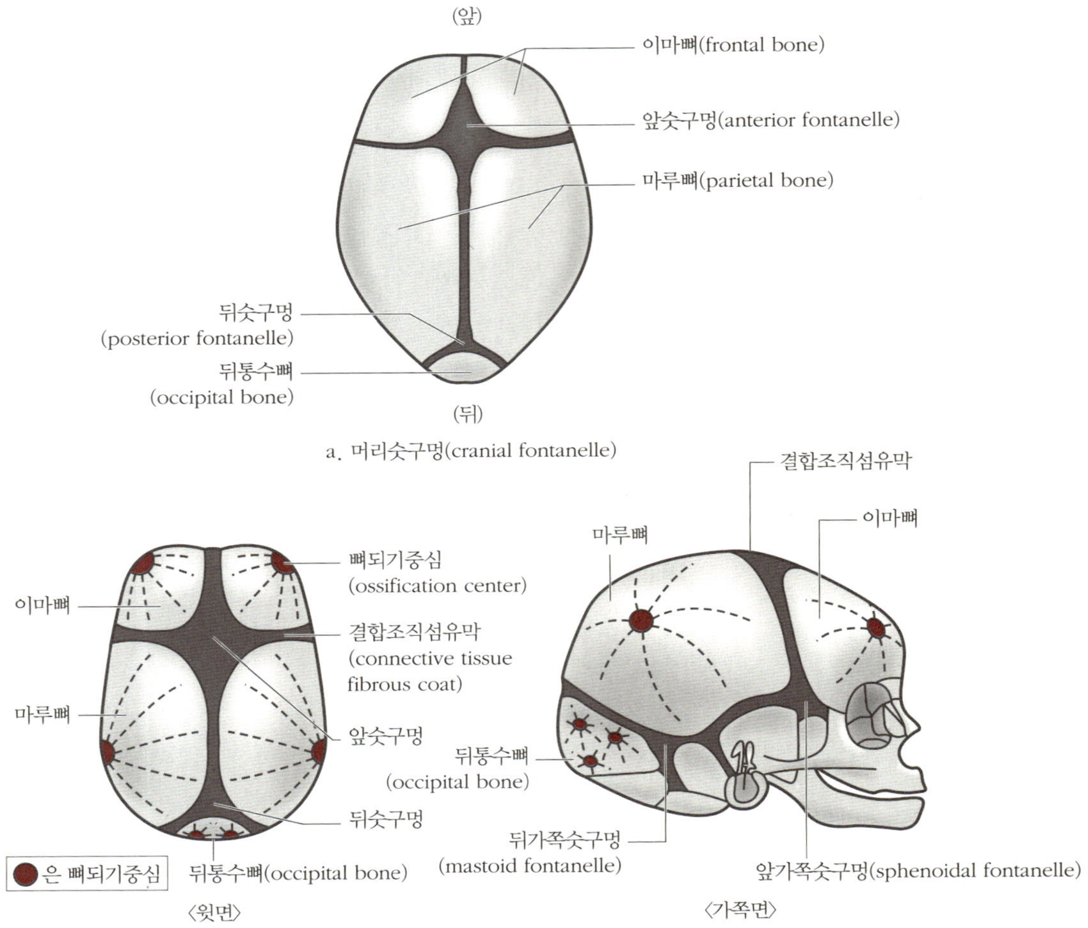

그림 8-2 신생아의 머리숫구멍과 머리뼈의 뼈되기중심
결합조직섬유막은 생후 2세까지 뼈되기한다.

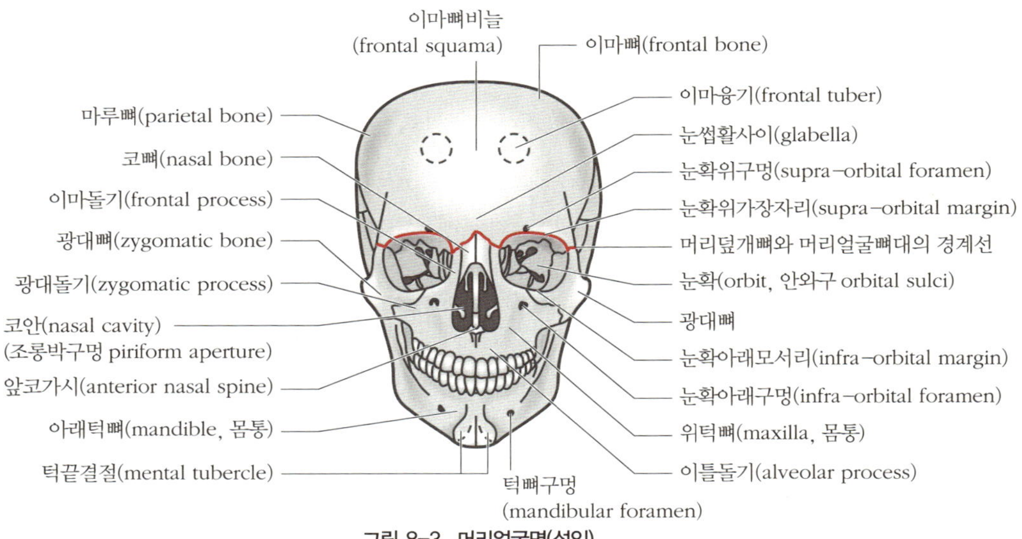

그림 8-3 머리얼굴면(성인)
몇 개의 구멍은 혈관과 신경이 밖으로 나오는 부분이다.

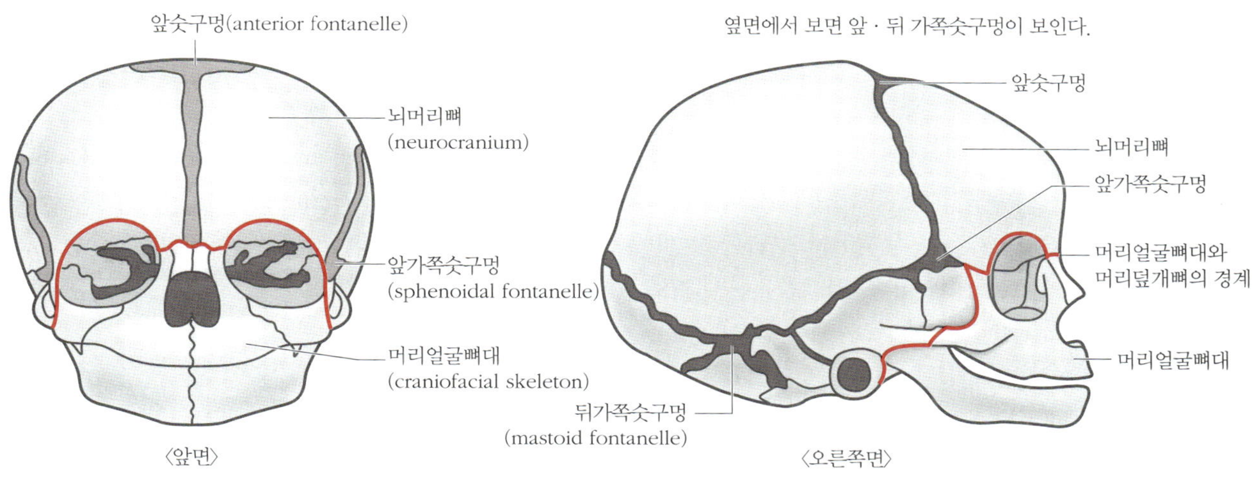

그림 8-4 신생아의 머리뼈
신생아는 눈확(orbit)이 차지하는 비율이 성인에 비해 크다. 또한 머리얼굴뼈대가 뇌머리뼈에 비해 작다.

거의 평행으로 지나는 활 형태의 언덕을 볼 수 있다. 이 언덕을 **눈썹활**(superciliary arch)이라 하고, 좌우의 눈썹활 사이에 있는 평평한 곳을 **눈썹활사이**(미간 glabella)라고 한다.

이마융기와 눈썹활의 성별 차이 : 이마융기는 유소아에서 보인다. 남성보다 여성 쪽이 명료하다. 눈썹활은 남성 쪽에서 두드러진다.

◆**얼굴부위** 얼굴머리뼈라 불리고 눈확위모서리보다 아래이다. 얼굴부위의 위쪽은 위턱부분으로 **위턱뼈**(상악골 maxilla)와 **광대뼈**(관골 zygomatic bone)로 되어 있고, 아래쪽은 아래턱부분으로 **아래턱뼈**(하악골 mandible, p.524)로 되어 있다.

위턱뼈의 주요 부위는 **위턱뼈몸통**(상악체 body of maxilla)으로 위턱뼈몸통의 앞위안쪽에서 위쪽을 향해 **이마돌기**(전두돌기 frontal process)가 돌출되어 있다. 위턱뼈몸통의 바깥위끝에서부터 앞바깥쪽을 향해 **광대돌기**(관골돌기 zygomatic process)가 돌출되어 있다.

위턱뼈의 위모서리는 **눈확아래모서리**(안와하연 infraorbital margin)로 아래모서리의 약 1 cm 아래에 **눈확아래구멍**(안와하공 infraorbital foramen)이 보인다.

위턱뼈몸통의 아랫부위는 아래쪽으로 돌출되는데, **이틀돌기**(치조돌기 alveolar process)라 불린다. 좌우 양쪽에 있는 위턱뼈의 이틀돌기는 전체적으로 말굽모양이고 그 아랫면에는 깊은구멍, 즉 **이틀**(치조 dental alveoli)이 줄지어 있다. 이틀은 치아의 치아뿌리를 수용하는 깊은오목으로 양쪽에 16개가 있다(그림 8-17 참고).

얼굴뼈대의 나이에 따른 변화

유아의 얼굴뼈대는 뇌머리뼈에 비해 작고(그림 8-4), 신생아는 머리 전체 용적의 1/8~1/9밖에 차지하지 않는다(성인은 약 2/5). 이와 같이 얼굴뼈대가 작은 것은 위턱뼈가 작고 이틀이나 위턱굴(뒤에 설명) 등의 코곁굴이 발달되어 있지 않기 때문이다. 얼굴뼈대는 생후 6~7년까지 급속히 성장하고, 그 후 사춘기까지는 천천히 성장한다. 사춘기가 되면 다시 얼굴뼈대가 급속히 성장한다.

이틀뼈의 퇴화 : 나이가 들어 치아가 빠지면 아래턱뼈와 함께 위턱뼈도 작고 짧아진다. 그러므로 얼굴 형태가 변화하는데, 특히 입주변의 피부는 입꼬리에서부터 뒤쪽으로 주름이 나타난다.

◆**눈확**(안와 orbit) 눈확은 눈알(안구)과 그 부속기관을 수용하는 오목이다(그림 8-5). 눈확은 사각뿔 형태로, 바닥에 해당하는 부분은 사각형과 닮은 **눈확구멍**(안와구멍 orbital opening)이고 얼굴로 열려 있다. 눈확구멍의 위모서리는 **눈확위모서리**(이마뼈)로 형성되고, 위모서리의 중심보다 약간 안쪽에는 작은구멍 혹은 패임이 있다. 이 작은구멍(패임)을 **눈확위구멍**(안와상공 supraorbital foramen, 눈확위패임 안와상절흔 supraorbital notch)이라 한다. 또한 그 바로 안쪽에는 이마구멍(전두공 frontal foramen, 이마패임 전두절흔 frontal notch)이 있다.

눈확구멍의 아래모서리, 즉 **눈확아래모서리**는 바깥쪽 절반이 광대뼈, 안쪽 절반이 위턱뼈로 되어 있다. 눈확구멍의 가쪽모서리는 위쪽이 이마뼈, 아래쪽이 광대뼈로 되어 있다. 가쪽모서리는 위쪽이 이마뼈, 아래쪽이 위턱뼈로 되어 있다.

눈확은 앞에서 설명하였듯이 사각뿔모양으로 위 · 아래 · 안쪽 · 가쪽벽의 4벽으로 둘러싸인다.

① **천장**(윗벽 roof) : 주로 이마뼈로 되어 있다. 윗벽은 매우 얇고 윗부분은 머리안(앞머리뼈우묵, p.522)이다.

윗벽에서 눈확위모서리에 가까운 바깥쪽끝에 얕은오목(**눈물샘오목** 누선와 fossa for lacrimal gland)이 있다.

윗벽의 가장 깊은부분에서 사각뿔의 끝에 **시각신경관**(시신경관 optic canal)이 열려 있다.

② **가쪽벽**(외측벽 lateral wall) : 앞의 절반은 광대뼈로 되어 있고, 뒤의 절반은 나비뼈(접형골 sphenoidal bone)로 되어 있다.

가쪽벽 뒤끝에서 윗벽과의 사이에 **위눈확틈새**(상안와열 superior orbital fissure, 나비뼈)가 있다.

영장류 이외의 포유동물에게는 가쪽벽이 없고, 눈확이 직접 관자우묵에 연결된다.

③ **안쪽벽**(내측벽 medial wall) : 눈확 4개의 벽 중에서 가장 얇다. 주로 **벌집뼈**(사골 ethmoidal bone)의 **눈확판**(안와판 orbital plate)으로 되어 있지만, 앞부분은 이마뼈 · 눈물뼈(누골 lacrimal bone) · 위턱뼈가 더해진다. 벌집뼈의 눈확판은 매우 얇은 골판으로 종이판이라고도 한다.

안쪽벽 앞끝부분에는 얕은고랑모양의 오목이 있다. 이 오목을 **눈물주머니오목**(누낭와 fossa for lacrimal sac)이라 하며, 아래로 향해 **코눈물뼈관**(비루관 nasolacrimal canal)이 되고 코안과 연결되어 있다.

안쪽벽과 윗벽의 경계(벌집뼈와 이마뼈의 사이)가 이마벌집봉합(전두사골봉합 fronto-ethmoidal suture)으로, 여기에서 2개의 작은 구멍을 볼 수 있다. **앞벌집구멍**(전사골공 anterior ethmoidal foramen)과 **뒤벌집구멍**(후사골공 posterior ethmoidal foramen)이다.

앞벌집구멍은 앞벌집동정맥과 앞벌집신경, 뒤벌집구멍은 뒤벌집뼈동정맥과 뒤벌집신경의 통로이다.

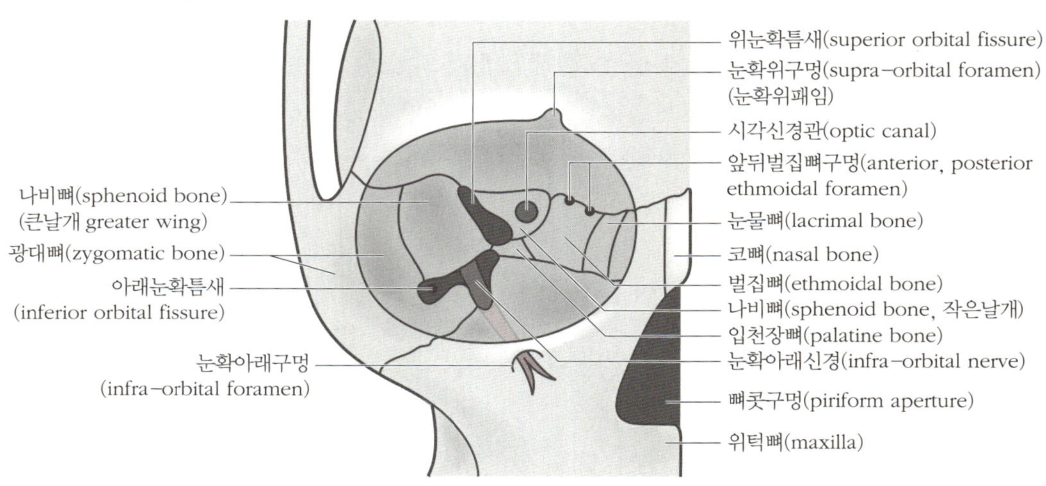

그림 8-5 눈확

④ **바닥**(아래벽 floor) : 주로 위턱뼈로 되어 있지만 앞가쪽부위에서는 광대뼈, 뒤끝부분에는 입천장뼈(구개골 palatine bone)가 더해진다. 아래벽과 가쪽벽의 사이에는 길고 큰 **아래눈확틈새**(하안와열 inferior orbital fissure)가 있다.

아래눈확틈새는 관자아래오묵, 날개입천장오목을 통하여 눈확아래동정맥, 눈확아래신경, 광대신경 등의 통로가 된다.

아래눈확틈새의 앞안쪽모서리에서 앞쪽을 향해 깊은 고랑이 나온다. 이 고랑을 **눈확아래고랑**(안와하구 infraorbital groove)이라 하며, 계속하여 아래벽의 아래를 지나 눈확아래모서리 아래쪽에서 **눈확아래구멍**(안와하공 infraorbital foramen)이 되어 위턱뼈의 앞면에서 열린다.

◆**코안**(비강 nasal cavity) 머리에서 보는 코안은 서양배모양의 **조롱박구멍**(이상구 piriform aperture, 그림 8-3 참고)을 통해 앞쪽으로 열려 있다. 조롱박구멍은 코뼈와 위턱뼈로 둘러싸인다.

코뼈(비골 nasal bone)는 조롱박구멍의 위모서리를 구성하고 좌우 1쌍이 있으며, 위쪽에서 이마뼈에 이어진다(이마코뼈봉합 전두비골봉합 frontonasal suture).

위턱뼈는 조롱박구멍의 대부분을 구성한다. 조롱박구멍 아래모서리의 중심부에는 **앞코가시**(전비극 anterior nasal spine)가 위쪽으로 돌출되어 있다.

코안은 정중앙의 **콧등사이뼈**(골비중격 bony nasal septum)라는 골판에 의해 좌우로 나누어진다.

코안은 뒤쪽에서 **뒤콧구멍**(후비공 choana)이 되어 열린다. 뒤콧구멍은 머리바닥면의 밖에서 보이고(그림 8-16 참고) 위는 나비뼈(몸통), 아래는 입천장뼈(입천장뼈수평판 구개골수평판 palatine bone horizontal plate), 안은 보습뼈(서골 vomer), 밖은 나비뼈의 날개돌기(익상돌기 pterygoid process) 안쪽판(medial plate)으로 싸인다.

신체의 코안은 뼈에 연골이 더해지며 그 표면은 점막층으로 덮여져 있다.

코안은 다음 4개의 벽으로 둘러싸인다(그림 8-6, 7).

① **윗벽** : 코안의 천장(roof)은 좁고 앞에서 뒤를 향해 연골(cartilage)·코뼈·이마뼈·벌집뼈의 체판·나비뼈로 되어 있다. 체판(cribriform plate)은 이름처럼 다수의 작은 구멍이 있어 머리안(앞머리뼈우묵)과 연결된다.

② **아래벽** : 아래벽, 즉 코안바닥은 단단입천장 윗면의 앞 2/3부분이 위턱뼈의 입천장돌기(구개돌기 palatine process), 뒤 1/3부분은 입천장뼈수평판(구개골수평판 palatine bone horizontal plate)으로 되어 있다.

③ **안쪽벽** : 안쪽벽은 콧등사이뼈에서 코안의 양쪽을 반으로 나누는 칸막이벽이 되어 있다. 앞부분은 연골(코사이막연골)로, 뒷부분은 벌집뼈의 수직판(perpendicular plate)과 보습뼈로 되어 있다. 콧등사이뼈는 일반적으로 한쪽으로 굽어 있는 경우가 많다.

보습코기관 : 코사이막연골과 보습뼈 사이에는 얇고 가는 연골(보습코연골 서골비연골 vomeronasal cartilage)이 있다. 이 연골 앞아래모서리의 좌우 양쪽에서 앞니관의 바로 위에 오목이 있다. 이 오목은 퇴화적인 관모양 구조로 보습코기관(서비기 vomeronasal organ, Jacobson's organ)이라 한다. 보습코기관은 후각이 발달한 하등동물에서 보인다. 인간에서는 태아에서 보이고 성인에서는 일반적으로 퇴화하여 소실되지만 때때로 흔적으로 발견되는 경우도 있다.

④ **가쪽벽** : 앞부분은 위턱뼈의 이마돌기와 코뼈로 되어있다. 중간부분은 벌집뼈의 **벌집뼈미로**(사골미로 ethmoidal labyrinth), 위턱뼈의 **위턱뼈몸통**(상악체 body of maxilla)과 **아래코선반**(하비갑개 inferior nasal concha)으로 되어 있다. 뒷부분은 입천장뼈의 **수직판**(perpendicular plate)과 나비뼈의 **날개돌기안쪽판**(익상돌기내측판 pterygoid process medial plate)으로 되어 있다. 가쪽벽은 수직이 아니고 바깥아래를 향해 경사져 있으므로 코안은 위가 좁고 아래는 넓어진다. 가쪽벽은 코안의 벽 중에서 가장 요철이 많고 복잡하다. 가쪽

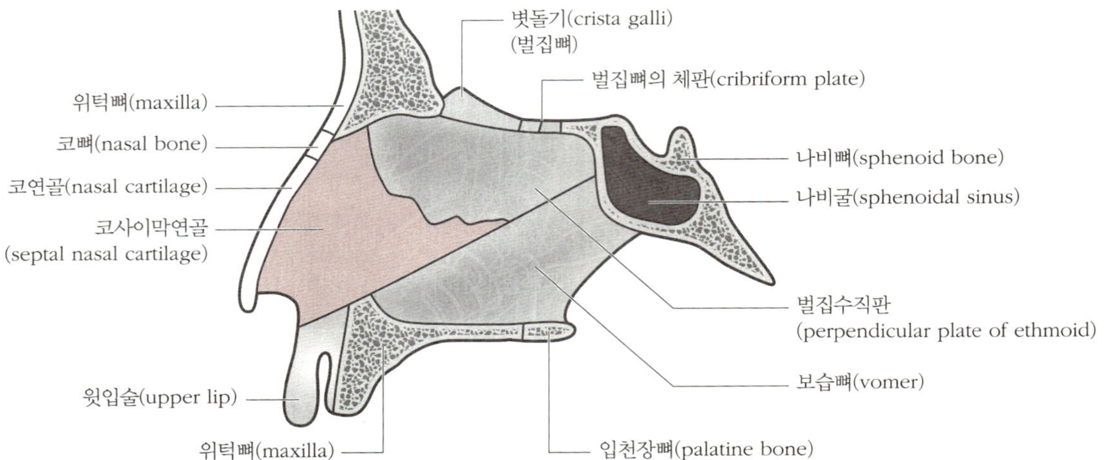

그림 8-6 코안 안쪽벽
뼈사이막은 모두 연골로 되어 있다.

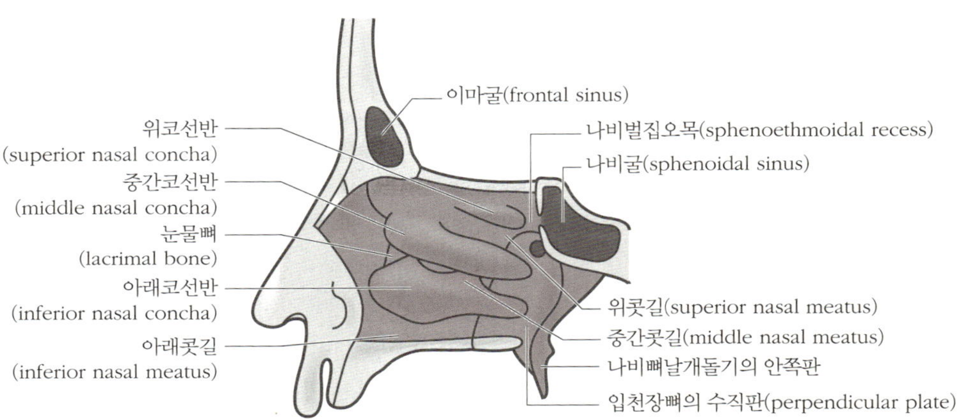

a. 코선반(nasal concha)의 구조

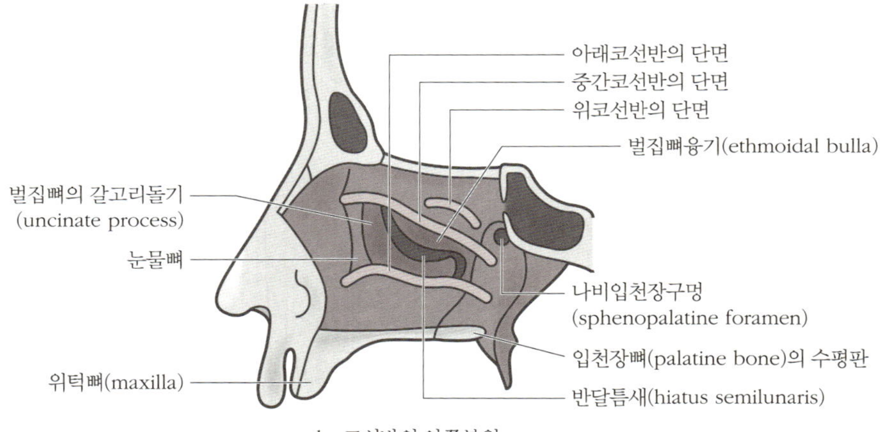

b. 코선반의 안쪽부위

그림 8-7 코안 가쪽벽
아래코선반은 하나의 뼈이다. 반달틈새는 위턱굴로 이어진다.

벽에서 안쪽아래방향을 향하여 **위코선반**·**중간코선반**·**아래코선반**(상·중·하 비갑개 superior, middle and inferior nasal concha)이 처지듯 돌출되어 있다. 위코선반과 중간코선반은 벌집뼈의 돌출이며, 아래코선반은 독립된 뼈이다.

각 코선반의 아랫부분에는 앞뒤를 지나는 콧길이 있다. 위코선반과 중간코선반 사이의 콧길을 **위콧길**(상비도 superior nasal meatus), 중간코선반과 아래코선반 사이의 콧길을 **중간콧길**(중비도 middle nasal meatus), 아래코선반 아래의 콧길은 **아래콧길**(하비도 inferior nasal meatus)이라 한다.

3개 코선반의 안쪽끝은 코사이막에 닿지 않는다. 코사이막을 따라서 앞뒤를 지나는 곳을 온콧길(총비도 common nasal meatus)이라 한다. 위콧길과 중간콧길, 아래콧길은 뒤쪽에서 합쳐져 **코인두굴**(비강인두도 nasopharyngeal meatus)이 되고 뒤콧구멍에서 열린다.

코안의 뒤윗부분에서 나비뼈몸통의 앞에 있는 부분을 **나비벌집오목**(접사함요 sphenoethmoidal recess)이라 한다. 나비벌집오목은 위코선반 뒤쪽의 코사이막 사이에 있는 좁은 비어 있는 틈이다.

중간콧길 위가쪽벽에는 부풀어 튀어나와 있는 부분이 보인다. 이 부분을 **벌집뼈융기**(사골포 ethmoidal bulla)라고 하며, 벌집뼈 안쪽에 있는 공간인 **벌집**(사골봉소 ethmoidal cells)의 앞아래부분이 부풀어 나와서 생긴다. 벌집뼈융기의 아래에는 가쪽벽에서 **갈고리돌기**(uncinate process)라고 하는 얇은 돌기가 아래로 향해 늘어나 있다. 갈고리돌기와 벌집뼈융기 사이에 **반달구멍**(hiatus semilunaris)이라는 갈라진 부분이 있다. 반달구멍은 코곁굴이 열리는 부위로서 중요하다.

아래콧길의 앞쪽끝에는 눈확으로부터 코눈물뼈관이 열려 있다.

가쪽벽의 뒤에 있는 입천장뼈 수직판의 윗부분에는 **나비입천장구멍**(접구개공 sphenopalatine foramen)이 보인다.

나비입천장구멍은 아래콧길의 뒤쪽끝에서 나비뼈와 입천장뼈 사이에 있는 구멍으로 코안과 날개입천장오목을 연결한다.

나비입천장구멍은 코안의 뒤쪽 절반에 분포하는 혈관·신경의 통로 역할을 한다.

◆ **코곁굴**(부비동 paranasal sinus) 코안을 둘러싸는 이마뼈·벌집뼈·나비뼈는 공기뼈로 뼈의 안쪽에 빈 공간이 있다. 한편, 위턱에서는 뼈벽에 의해서 만들어진 빈 공간이 있다. 이러한 공간은 코안과 연결되어 열리므로 모두 코곁굴이라 부르며, 다음의 4개가 있다(그림 8-8, 9).

① **이마굴**(전두동 frontal sinus)

② **위턱굴**(상악동 maxillary sinus)

③ **나비굴**(접형동 sphenoidal sinus)

④ **벌집**(사골봉소 ethmoidal cells)

코곁굴에 대해서는 뒤에 설명한다(p.590).

뒷면 관찰

뒷면은 머리덮개뼈의 뒷면(occipital aspect)으로(그림 8-10) 윗부분은 **마루뼈**, 아랫부분은 **뒤통수뼈**, 양쪽 바깥부분은 **관자뼈**(측두골 temporal bone)로 되어 있다. 뒤통수뼈 뒷면의 중앙에는 **바깥뒤통수뼈융기**(외후두융기 external occipital protuberance)가 나온다.

바깥뒤통수뼈융기로부터 좌우 양쪽을 향해 활모양으로 지나는 선이 보인다. **위목덜미선**(상항선 superior nuchal line)이라 한다.

위목덜미선의 바깥 2/3부분에 목빗근이 붙고, 안쪽 1/3부분에는 등세모근이 붙는다.

위목덜미선은 머리와 뒤목부의 경계가 된다. 위목덜미선보다 아래에서는 머리뼈가 깊은 부분에 있고, 체표면과는 맞닿지 않는다.

위목덜미선의 위쪽에는 이것과 거의 평행으로 지나는 **맨위목덜미선**(최상항선 highest nuchal line)이 있다. 맨위목덜미선은 약간 불명확하고, 뒤통수근과 머리덮개널힘줄이 붙는다.

위목덜미선의 아래에는 이것과 평행하게 지나는 **아래목덜미선**(하항선 inferior nuchal line)이 있다.

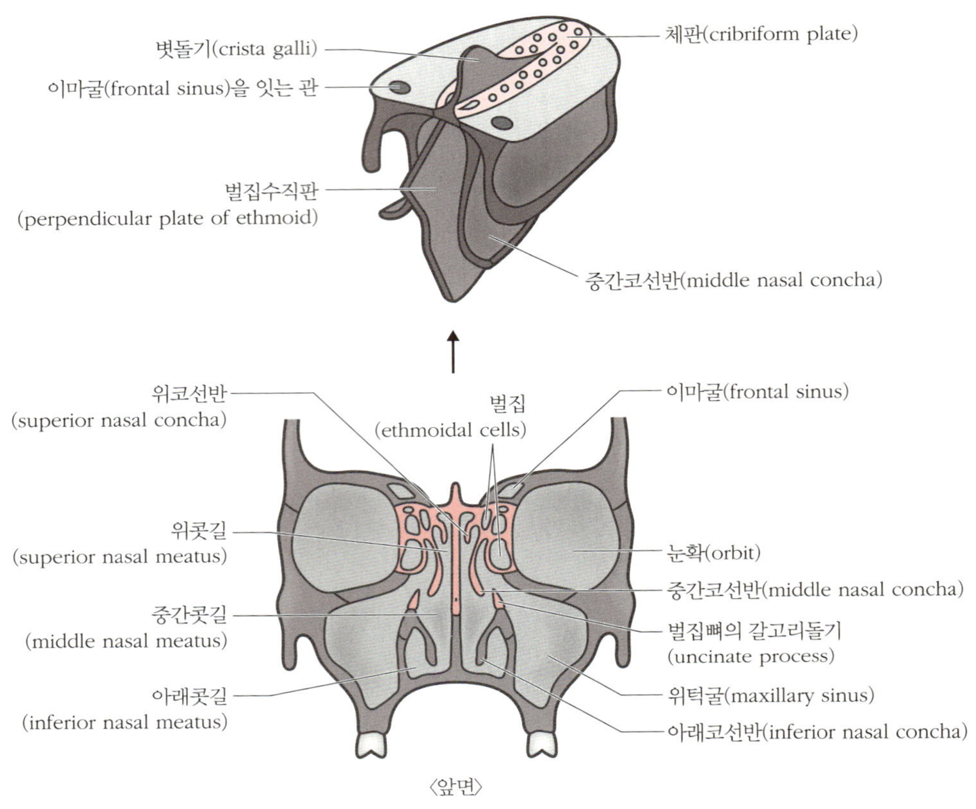

그림 8-8 벌집뼈

벌집뼈는 복잡한 형태를 가진 하나의 뼈이다.

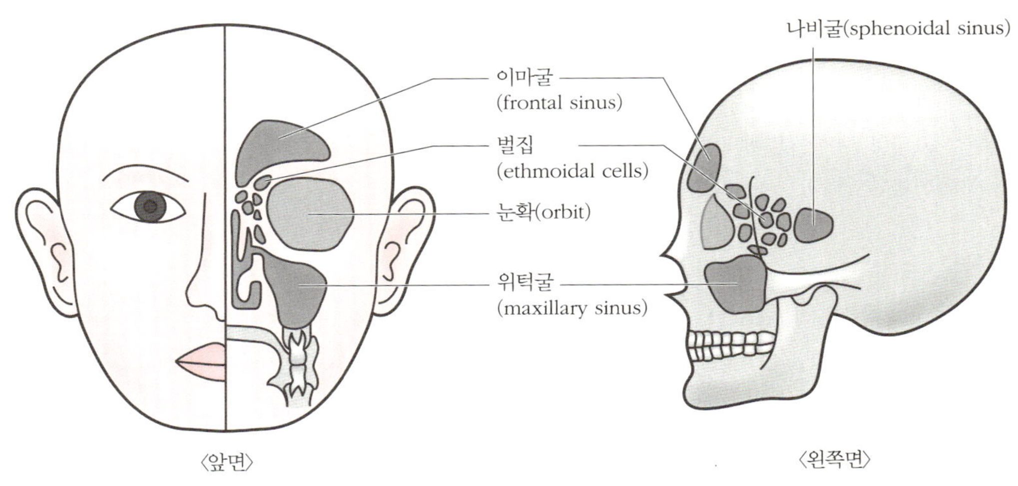

그림 8-9 코곁굴

코곁굴(paranasal sinus)은 코안에서 이어지고 안으로 공기가 들어온다.

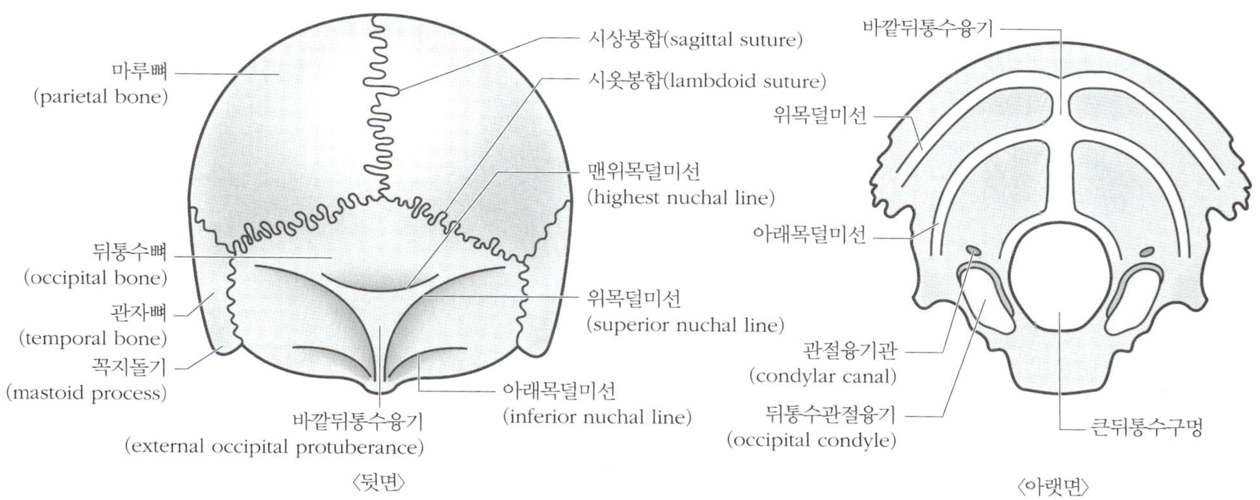

그림 8-10 머리 뒷면의 봉합과 근육 부착선

위목덜미선에는 목빗근과 널판근, 등세모근이 붙는다. 아래목덜미선에는 뒤통수밑근육군이 붙는다.

가쪽면 관찰

가쪽면은 **머리가쪽면**(두개측면 cranial lateral aspect, 그림 8-11)으로 윗부분과 뒷부분은 머리덮개뼈, 앞쪽아랫부분은 얼굴뼈대이다. 거의 중앙에 **관자뼈**가 있고, 앞쪽에는 **이마뼈** · **광대뼈** · **위턱뼈** · **나비뼈**를 볼 수 있다. 위쪽에는 **마루뼈**, 뒤쪽에는 **뒤통수뼈**가 있다.

관자뼈의 가쪽면은 넓어서 **비늘부위**(편평부 squamous part)라고 하며, 그 아랫부분에 **바깥귓구멍**(외이공 external acoustic opening)이 있다(그림 8-12). 바깥귓구멍은 안쪽을 향해 **바깥귀길**(외이도 external acoustic meatus)이 되고 **고실**(tympanic cavity, p.578)에 이른다.

바깥귀길의 아래벽을 만드는 반관모양의 얇은 뼈판을 관자뼈의 **고실부위**(고실부 tympanic part)라고 한다.

바깥귀길과 고실 사이에 고막(p.576)이 있다. 고막의 안쪽면은 점막층으로 감싸지고 가운데귀에 속한다.

고실 앞의 안쪽에는 **근육귀뼈관**(근이관관 musculotubal canal)이라는 관이 열린다(그림 8-13). 근육귀뼈관은 사다리모양의 뼈판(인두뼈관사이막 근이관관중격 septum of musculotubal canal)에 의해서 위쪽부위와 아래쪽부위로 나누어진다. 위쪽부위를 **고막긴장근반관**(canal for tensor tympani muscle), 아래쪽부위를 **귀관길**(이관관 canal for auditory tube)이라고 한다.

바깥귓구멍의 뒤 아래쪽에서 **꼭지돌기**(유양돌기 mastoid process)가 나온다.

표면해부학

꼭지돌기는 신체에서 귓바퀴의 뒤아래쪽에서 맞닿는다. 꼭지돌기에는 목빗근 · 널판근 등의 질긴 근육이 붙는다. 이러한 근육은 머리를 세운 상태로 유지해주고, 생후에 바로서는 자세를 취하게 됨과 동시에 근육이 발달하고 꼭지돌기도 발달하여 매우 명확해진다. 꼭지돌기는 신생아에서는 보이지 않고 소아에서는 작다.

꼭지돌기의 안쪽에는 **꼭지벌집**(유돌봉소 mastoid cells)이라 하는 몇 개의 작은 공간이 있다. 꼭지벌집은 위쪽끝에서 **꼭지방**(유양돌기동 mastoid antrum)이라는 공간을 거쳐 고실로 통한다(그림 8-13). 꼭지벌집은 사춘기 이후에 나타난다. 꼭지방이 부풀어 나와 생긴다.

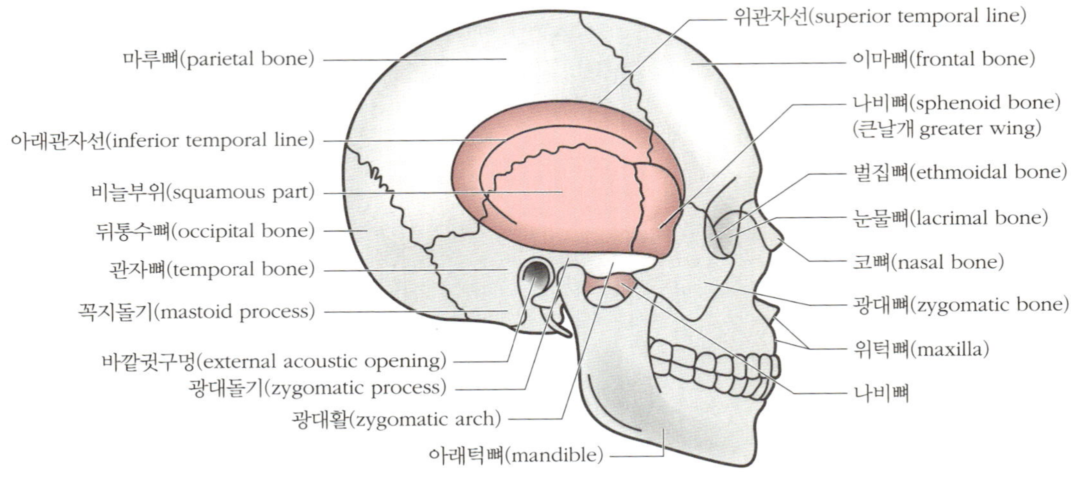

그림 8-11 머리 옆면
관자우묵에는 관자근(temporal muscle)이 있다.

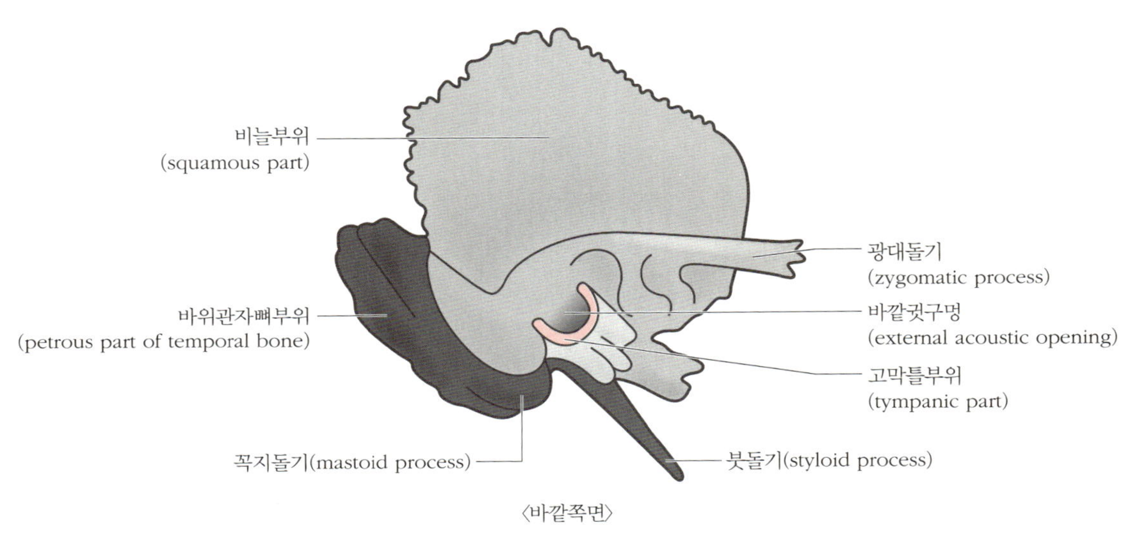

그림 8-12 관자뼈
꼭지돌기는 귀 뒤쪽에서 만져진다.

바깥귓구멍의 바로 위에서 앞쪽을 향해 수평으로 **광대돌기**(관골돌기 zygomatic process)가 나온다. 광대돌기는 앞끝에서 광대뼈의 **관자돌기**(측두돌기 temporal process)와 이어져서 다리모양의 **광대활**(관골궁 zygomatic arch)을 만든다.

광대돌기 기초부위의 아랫면에는 **턱관절오목**(하악와 mandibular fossa, 그림 8-31 참고)이라는 오목이 있다. 턱관절오목은 아래턱뼈 관절돌기의 앞끝부분(아래턱뼈머리)과 함께 턱관절을 만든다. 턱관절오목의 앞모서리는 두터워 **관절결절**(articular tubercle)이라고 한다.

광대뼈(관골 zygomatic bone)는 광대활의 앞쪽에서 얼굴뼈대의 가쪽부위를 차지하며 돌출된다(그림 8-16 참고).

광대뼈골절 : 광대뼈는 얼굴에서 외부의 힘을 받기 쉬워 골절이 비교적 많이 발생한다.

머리가쪽면에는 다음 3개의 크고 중요한 오목(와)이 보인다.

◆**관자우묵**(측두와 temporal fossa, 그림 8-11) 광대활의 안쪽에서 위쪽을 향해 퍼지는 얇은 타원형의 오목이 있다. 관자우묵은 이마뼈 · 마루뼈 · 관자뼈(비늘부) · 나비뼈(큰날개)로 구성되고, 위쪽 경계는 앞뒤로 지나는 활모양의 **관자선**(측두선 temporal line)이다. 관자선은 마루뼈와 관자뼈 사이 봉합(비늘봉합 인상봉합 squamous suture)의 몇 cm 위쪽을 앞뒤로 지나는 선으로, 위관자선(상측두선 superior temporal line)과 아래관자선(하측두선 inferior temporal line)의 2개로 나누어지는 경우도 많다.

관자선은 관자우묵을 채우는 관자근의 부착부분이다. 위관자선은 근육을 감싸는 관자근막의 부착부분이다.

관자우묵의 아래모서리는 광대활 안쪽의 나비뼈 큰날개에서 보이는 **관자아래능선**(측두하릉 infratemporal crest)이다(그림 8-14). 관자아래능선은 나비뼈 큰날개의 수직방향에 있는 관자면과 수평인 밑면 사이에 있는 융기이다.

표면해부학

관자우묵은 신체에서 관자근(그림 8-30 참고)으로 채워진다.

뇌경질막바깥혈종 : 관자우묵의 골질은 비교적 얇다. 따라서 외부의 힘으로 인해 골절이 생기는 경우가 있다. 관자우묵의 안쪽뼈에 맞닿는 중간뇌막동맥이 지나므로 골절에 의해 동맥이 손상되어 머리안(머리뼈안쪽판과 뇌연질막 사이)에 혈전(경질막바깥혈종 extradural hematoma)을 일으키는 경우가 있다.

관자놀이점 : 관자우묵에서 나비뼈 · 이마뼈 · 마루뼈 · 관자뼈의 4개 뼈가 맞닿는 부분을 관자놀이점(프테리온 pterion)이라고 한다. 관자놀이점은 앞에서 설명한 4가지 뼈의 봉합이 거의 H형태를 나타내는 부위로, 광대활 중간점의 3~4 cm(손가락 2마디) 위쪽에서 이마뼈의 광대돌기 2~3 cm(거의 엄지손가락 폭) 뒤쪽에 있다.

관자놀이점의 안쪽면에는 중간뇌막동맥(앞가지)이 지난다. 신생아는 관자놀이점에 해당하는 부분에 숫구멍이 있다. 앞가쪽숫구멍(전외측천문 anterior lateral fontanel, 그림 8-4 참고)이라 한다. 생후 0.5~1년 안에 닫힌다.

마루점의 정의 : 머리를 바깥귓구멍의 위모서리와 눈확아래모서리를 지나는 면의 수평위치에 두면 frankfurt 평면(frankfurt plane)이라 부른다. 머리의 위치를 해부학적으로 규정하는 기준면이 된다.

이러한 기준 위치에 머리를 둘 경우, 머리의 최고점을 마루점(두정 vertex)이라 한다. 시상봉합의 거의 중앙에 있다.

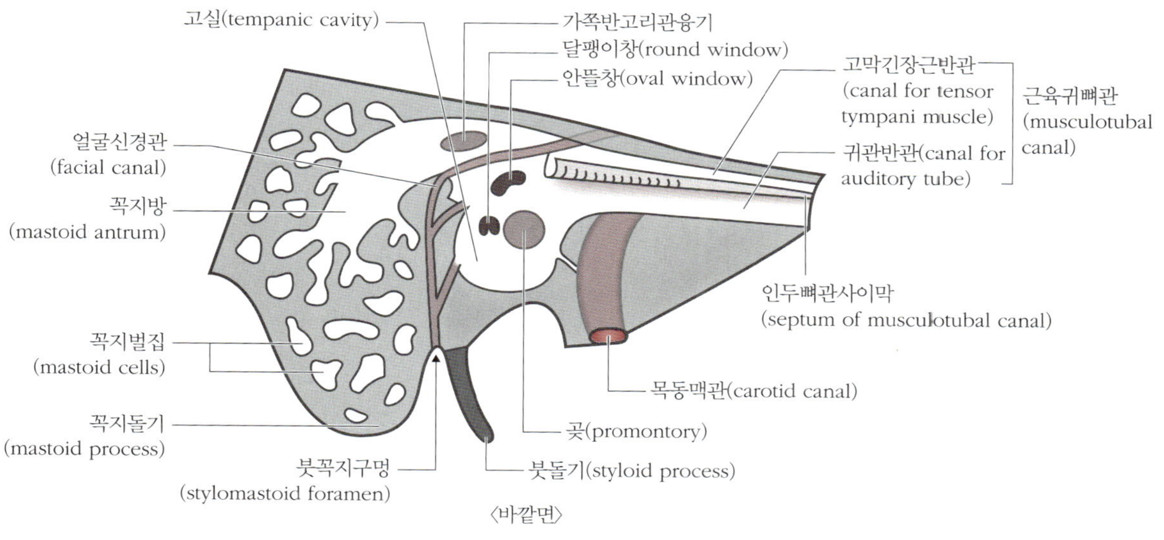

그림 8-13 관자뼈 안쪽부위(고실 안쪽)

고막의 온도가 높은 것은 목동맥이 가까이 흐르기 때문이다.

◆**관자아래우묵**(측두하와 infratemporal fossa) 관자아래우묵은 관자우묵의 아래모서리인 관자아래능선 안쪽 아랫방향에 있는 오목이다(그림 8-14). 이 오목은 위쪽에서는 나비뼈의 큰날개로, 앞쪽은 위턱뼈로, 안쪽은 나비뼈의 날개돌기 바깥판으로 경계지어진다.

관자아래우묵의 앞쪽은 아래눈확틈새(위턱뼈와 나비뼈 큰날개 사이에 있는 틈)를 지나 눈확에 이어지고, 위쪽은 타원구멍 · 뇌막동맥구멍(나비뼈 큰날개에 있는 구멍)에 의해서 중간머리뼈우묵(그림 8-19 참고)에 연결된다. 또한 안쪽은 날개위턱틈새(날개돌기와 위턱뼈 사이에 있는 구멍)를 지나 깊은 곳에 있는 날개입천장과 연결된다. 관자아래우묵은 주로 안쪽날개근 · 바깥쪽날개근으로 채워지고, 턱동맥 · 날개근정맥얼기 · 삼차신경 제3가지(아래턱신경, p.649)가 통과한다.

◆**날개입천장오목**(익구개와 pterygopalatine fossa, 그림 8-15) 관자아래우묵의 위쪽 구석에서 날개돌기 가쪽판과 위턱뼈몸통 사이에 있는 틈새(날개위턱틈새 익상악열 pterygomaxillary fissure)에서부터 안쪽으로 이어지는 좁은 쐐

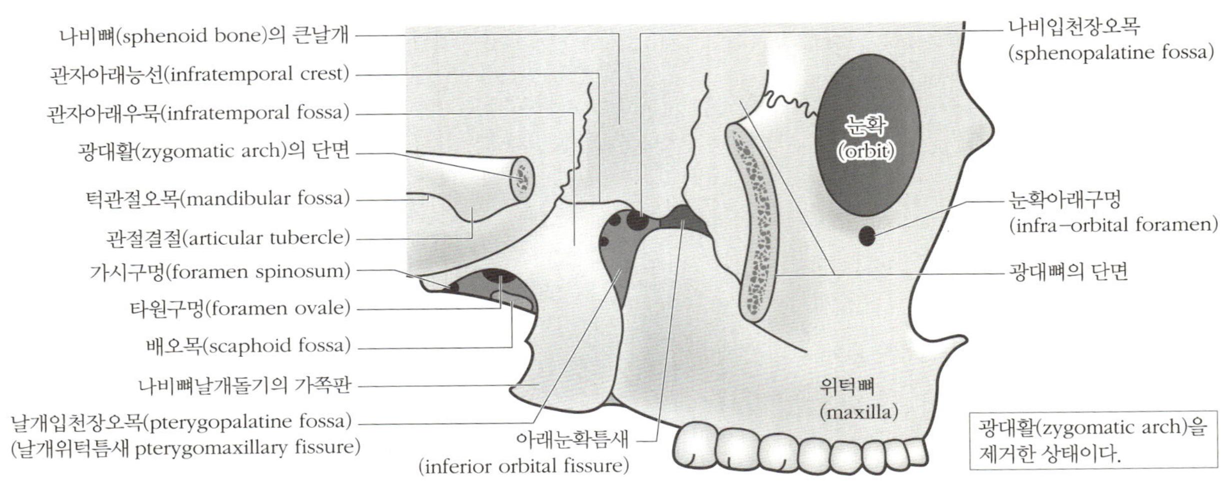

그림 8-14 관자우묵, 관자아래우묵과 날개입천장오목

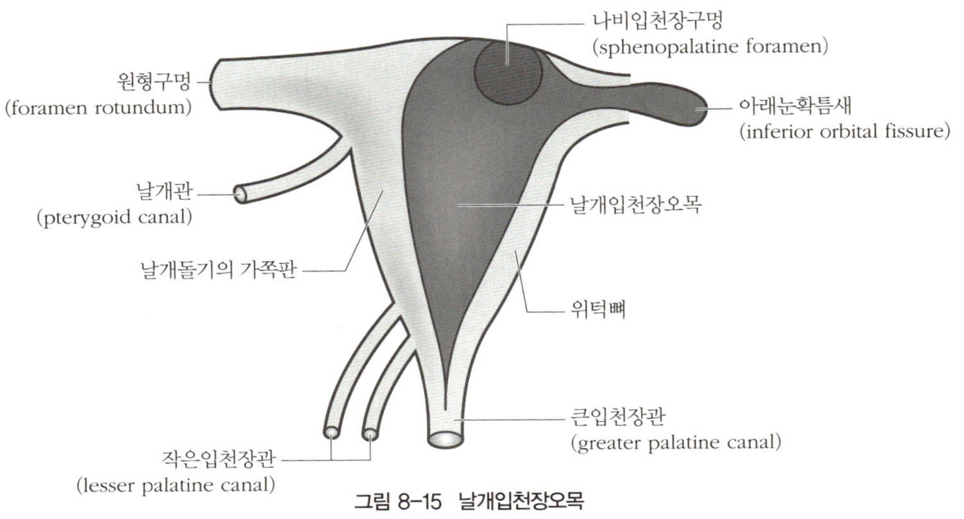

그림 8-15 날개입천장오목

날개입천장오목은 머리의 각 부위와 교통한다. 말하자면 교통의 요지에 해당하는 곳으로 중요한 혈관, 신경(위턱동맥, 위턱신경 등)들이 많이 주행하므로 중요한 부위이다.

기모양의 비어 있는 틈이다. 위쪽은 나비뼈(몸통), 앞쪽은 위턱뼈(몸통), 뒤쪽은 나비뼈날개돌기, 안쪽은 입천장뼈의 수직판으로 둘러싸인다.

날개입천장오목은 앞쪽에서는 아래눈확틈새로 눈확에 이어지고, 뒤쪽에서는 **날개관**(익돌관 pterygoid canal, 나비뼈날개돌기의 기초부에 있고 앞뒤를 지나는 관)을 지나 바깥머리바닥면과 연결된다. 위쪽에서는 **원형구멍**(원형공 foramen rotundum)으로 중간머리뼈우묵에 이어지고, 아래쪽에서는 **큰입천장관**(대구개관 greater palatine canal, 위턱뼈와 입천장뼈의 큰입천장고랑이 합쳐져 생기는 관)을 거쳐 입천장의 뒤 가쪽에 있는 구석(**큰입천장구멍** 대구개공 greater palatine foramen)과 연결된다. 또한 바깥쪽은 날개위턱틈새를 거쳐 관자아래우묵에, 안쪽은 **나비입천장구멍**(접구개공 sphenopalatine foramen, 입천장뼈의 위쪽끝에서 나비뼈 사이에 있는 구멍)을 거쳐 코안과 연결된다.

아랫면 관찰

아래턱뼈 · 목뿔뼈를 제외한 머리의 아랫면(inferior aspect)을 **바깥머리바닥면**(외두개저면 external surface of cranial base)이라 한다(그림 8-16). 아랫면은 요철이 풍부하며 불규칙하고 복잡한 면이다. 이를 앞부분 · 중간부분 · 뒷부분의 3부분으로 나누어 관찰한다.

1. 앞부분

◆**뼈입천장**(골구개 bony palate, 그림 8-17) 입안의 윗벽을 만들고, 앞 2/3는 양쪽의 **위턱뼈**(입천장돌기 구개돌기 palatine process)로, 뒤 1/3은 **입천장뼈**(수평판 horizontal plate)로 되어 있다.

정중선상에 **정중입천장봉합**(정중구개봉합 median palatine suture)이 지나고, 이것과 거의 직각으로 **가로입천장봉합**(횡구개봉합 transverse palatine suture)이 위턱뼈와 입천장뼈 사이를 가로지른다. 정중입천장봉합의 앞끝 주위에 작은 오목이 있다. 이 오목을 **앞니오목**(절치와 incisive fossa)이라 하며, 그 뒤끝에 **앞니구멍**(절치공 incisive foramina)이 있다. 이 구멍은 **앞니관**(절치관 incisive canal)의 입구부이다. 앞니관은 위쪽에서 2부분으로 나뉘고, 코사이막의 양쪽에서 코안 아래벽에 열린다. 앞니관에는 코안에서부터 입천장으로 지나는 혈관 · 신경(코입천장동정맥, 코입천장신경)이 통과한다.

뼈입천장의 뒤바깥구석에 **큰입천장구멍**(대구개공 greater palatine foramen)이 보인다. 이 구멍은 위쪽으로 향하여 **큰입천장관**(대구개관 greater palatine canal)이 되어 날개입천장오목에 연결된다. 큰입천장관은 위턱뼈와 입천장뼈의 큰입천장고랑(대구개구 greater palatine groove)이 합쳐져 생기는 관으로 큰입천장동정맥과 앞입천장신경이 통과한다.

큰입천장구멍 뒤쪽에 **작은입천장구멍**(소구개공 lesser palatine foramen)이라는 1~2개의 작은 구멍이 있다. 이 구멍은 **작은입천장관**(소구개관 lesser palatine canal)의 입구부이다. 작은입천장관은 큰입천장관과 이어져 작은입천장동정맥과 중간 · 뒤 입천장신경의 통로가 된다.

뼈입천장의 앞모서리부터 옆모서리에 걸쳐서 위턱뼈의 **이틀돌기**(치조돌기 alveolar process) 아랫면이 말굽모양의 **이틀활**(치조궁 alveolar arch)을 만든다. 이틀활에는 치아의 치아뿌리를 수용하는 **이틀**(치조 dental alveoli)이 나열되고, 서로 이웃하는 이틀 사이에는 얇은 **이틀사이막**(치조간중격 interalveolar septum)이 있다.

뼈입천장의 앞끝부분(앞니가 있는 부분)은 발생학적으로 좌우 1쌍의 **앞니뼈**(절치골 incisive bone)라는 작은 뼈로 생성된다. 앞니뼈는 생후 위턱뼈와 유착된다.

◆**뒤콧구멍**(후비공 choana) 뼈입천장의 뒤쪽에는 코안이 열려 있다. 이 입구부가 뒤콧구멍으로 안쪽모서리는 보습뼈로 되어 있고, 아래모서리는 좌우 입천장뼈수평판(구개골수평판 palatine bone horizontal plate)으로 되어 있다. 아래모서리의 정중앙에는 좌우의 입천장뼈가 돌출되어 생긴 **뒤코가시**(후비극 posterior nasal spine)가 보인다.

◆**나비뼈의 날개돌기**(익상돌기 pterygoid process) 뒤콧구멍의 바깥에는 나비뼈의 날개돌기가 아래를 향해 돌출

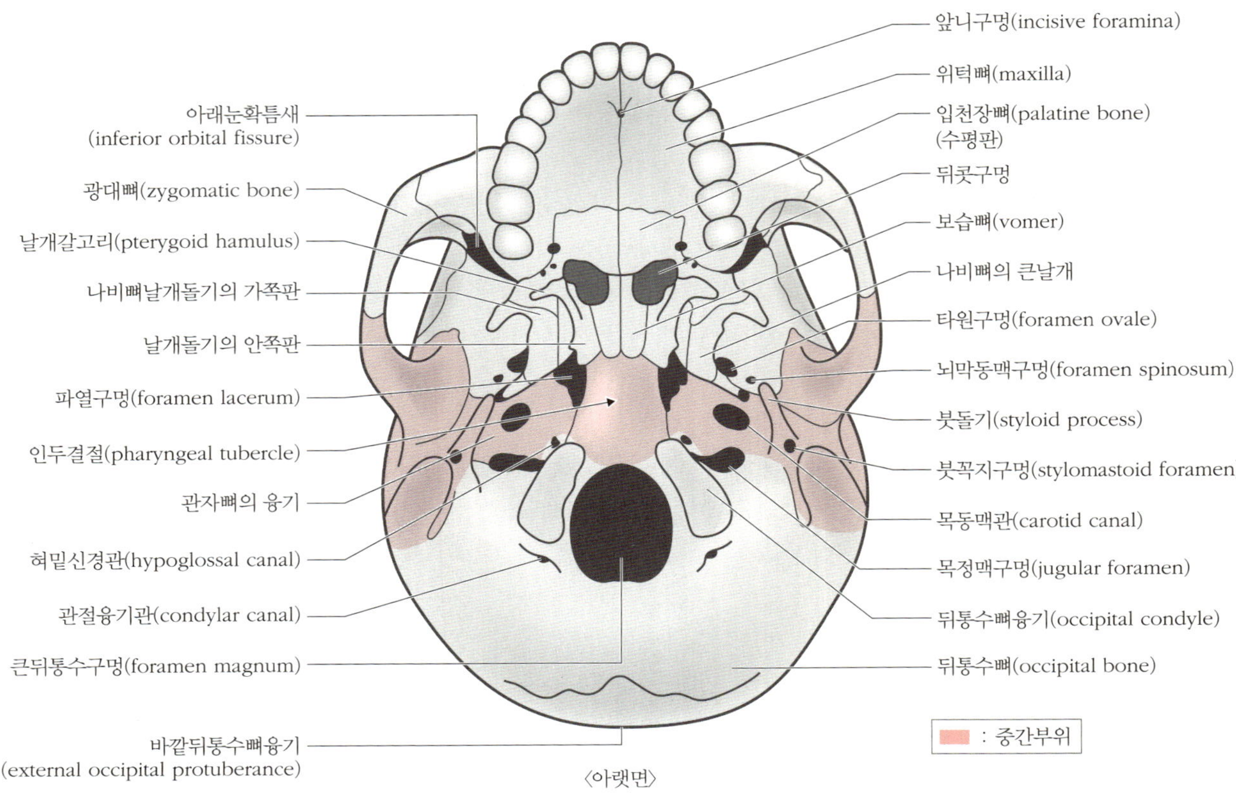

그림 8-16 머리바닥(cranial base)에서 보이는 구멍 · 관 · 틈새

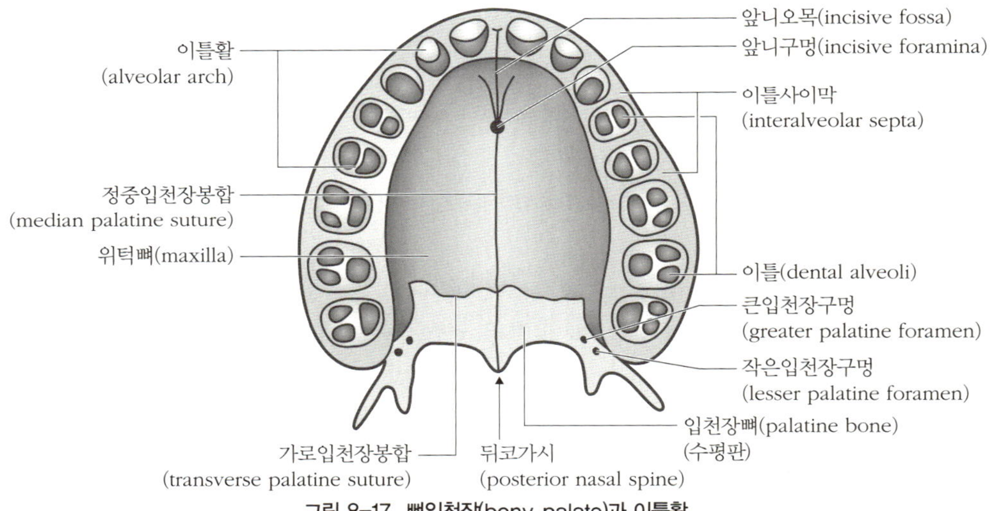

그림 8-17 뼈입천장(bony palate)과 이틀활

된다. 날개돌기는 가늘고 작은 **안쪽판**(medial plate)과 넓고 큰 **가쪽판**(lateral plate)으로 되어 있다. 안쪽판과 가쪽판은 앞쪽에서 입천장뼈의 피라미드돌기(pyramidal process)와 합쳐져 **날개오목**(익돌와 pterygoid fossa)을 만든다.

안쪽판 아래끝은 바깥방향을 향해 갈고리 형태로 구부러져 **날개갈고리**(익돌구 pterygoid hamulus)라 한다.

가쪽판 바깥은 관자아래우묵이다. 가쪽판의 안팎 양쪽면에는 각각 안쪽날개근과 가쪽날개근이 붙는다(p.535).

관자아래우묵 윗벽은 나비뼈의 **큰날개**(greater wing)로, 그 뒤모서리 근처에서 **타원구멍**(난원공 foramen ovale)과 **뇌막동맥구멍**(극공 foramen spinosum)을 볼 수 있다. 타원구멍에는 아래턱신경이 지나고, 뇌막동맥구멍에는 중간경질막동정맥이 지난다. 모두 머리안(중간머리뼈우묵)과 연결된다.

2. 중간부분

머리 아랫면의 중간부분은 중앙의 뒤통수뼈(바닥부)와 좌우 양쪽의 관자뼈(바위부)로 되어 있다(그림 8-16).

◆**뒤통수뼈의 바닥부위**(basilar part)　뒤통수뼈의 아랫면에는 **큰뒤통수구멍**(큰구멍 foramen magnum)이 있다. 큰뒤통수구멍보다 앞쪽이 바닥부위이다. 바닥부위는 앞쪽에서 나비뼈 몸통과 유착되어 있다.

◆**관자뼈의 바위부위**(추체부 petrous part)　뒤통수뼈 바깥쪽에서 나비뼈의 큰날개 사이에 들어가 있는 부분이 관자뼈의 바위부위이다. 바위부위는 앞 안쪽에 있는 **피라미드**와 뒤 바깥쪽의 꼭지돌기가 있는 **꼭지부위**로 되어 있다(그림 8-12 참고).

피라미드의 앞 끝에는 **근육귀뼈관**(근이관관 musculotubal canal)이라는 관을 볼 수 있다. 이 관은 피라미드 안을 뒤쪽 바깥으로 지나 고실에 이른다.

피라미드와 뒤통수뼈 사이에는 **바위뒤통수틈새**(추체후두열 petro-occipital fissure)라는 틈이 있다. 이 틈은 앞쪽 끝과 뒤쪽끝으로 된 넓고 큰 구멍이다. 앞쪽끝에서 피라미드의 안쪽에 있는 구멍은 **파열구멍**(파열공 foramen lacerum), 뒤쪽끝에 있는 구멍은 **목정맥구멍**(경정맥공 jugular foramen)이다. 파열구멍은 신체에서 연골로 닫힌다. 목정맥구멍에서 앞부분은 혀인두신경·미주신경·더부신경이 지나고, 뒷부분은 속목정맥이 지난다.

피라미드 아랫면 거의 중앙에 **목동맥관**(경동맥관 carotid canal)이 열려 있다. 목동맥관은 피라미드 안에서 거의 직각으로 안쪽으로 돌아간 뒤, 앞을 지나 피라미드 앞 끝에서 머리안(중간머리뼈우묵)으로 열린다. 목동맥관은 속목동맥의 통로이다.

피라미드 아랫면의 뒤 아랫부분에 가는 돌기가 나온다. 이 돌기를 **붓돌기**(경상돌기 styloid process)라고 한다. 붓돌기는 발생학적으로 목뿔뼈와 함께 제2인두굽이에서 유래한다. 바위부위에 유착된 것으로, 목뿔뼈와의 사이를 지나는 근육이나 인대가 붙는다.

붓돌기 뒤 바깥쪽에서 **꼭지돌기**(유양돌기 mastoid process)를 볼 수 있다. 꼭지돌기와 붓돌기 사이에 **붓꼭지구멍**(경유돌공 stylomastoid foramen)이 있다. 이 구멍은 **얼굴신경관**(안면신경관 facial canal)의 입구부이다. 얼굴신경관은 얼굴신경이 통과하는 가느다란 관이다.

겸자분만에 의한 얼굴신경손상 : 신생아는 꼭지돌기가 없어 붓꼭지구멍으로부터 나온 얼굴신경이 체표면 바로 아래를 지난다. 이 때문에 겸자분만 시에는 손상되기 쉽다.

벨마비 : 얼굴신경이 종창되면 얼굴신경관 안이 압박받아 마비를 일으키기 쉽다. 벨마비(Bell's palsy)라고 한다.

3. 뒷부분

중앙에 **큰뒤통수구멍**(큰구멍 foramen magnum)이 있다. 큰뒤통수구멍 좌우 양쪽을 뒤통수뼈의 **가쪽부위**(lateral part)라고 하며, 큰뒤통수구멍의 뒤쪽은 **뒤통수뼈비늘부위**(후두골비늘부 squamous part of occipital bone)라고 한다. 큰뒤통수구멍은 머리안과 척주관을 연결하고, 이 구멍에서 숨뇌와 척수가 이어진다. 그 외에 더부신경·척추동맥·척추정맥얼기 등이 큰뒤통수구멍을 지난다.

뒤통수뼈의 가쪽부위에는 큰뒤통수구멍의 전반부 양쪽에 **뒤통수관절융기**(후두과 occipital condyle)가 돌출된다. 뒤통수관절융기는 제1목뼈(고리뼈)와 관절을 만든다(고리뒤통수관절).

뒤통수관절융기의 바닥부에는 뒤 안쪽에서 앞 바깥쪽을 향해 비스듬하게 주행하는 **혀밑신경관**(설하신경관

hypoglossal canal)이 있다. 혀밑신경관은 혀밑신경의 통로이다.

뒤통수관절융기의 바로 뒤에 **관절융기오목**(과와 condylar fossa)이라는 오목이 있고, 여기에 **관절융기관**(과관 condylar canal)이 열린다. 관절융기관은 이끌정맥의 통로이다.

2 머리뼈의 안쪽면

머리의 안쪽부위가 뇌를 수용하는 큰 공간, 즉 **머리안**(두개강 cranial cavity)이다. 그 천정에 해당하는 머리덮개뼈의 안쪽면과 바닥에 해당하는 머리바닥면의 안쪽면으로 둘러싸인다.

머리덮개뼈의 안쪽면

머리덮개뼈의 안쪽면(그림 8-18)에는 대뇌표면의 대뇌이랑에 대응하는 오목을 볼 수 있다. 그것을 **대뇌이랑자국**(대뇌회압흔 impression of cerebral gyrus)이라 한다. 그 밖에 뇌경질막동정맥과 일치하여 고랑이 보인다. 특히 관자뼈나 마루뼈의 안쪽면에서는 중간경질막동맥에 의해서 생기는 매우 분명한 고랑(**동맥고랑** 동맥구 groove for artery)을 볼 수 있다. 또한 뇌경질막정맥굴에 의해서도 큰 고랑을 볼 수 있다. 이러한 고랑에는 위시상정맥굴고랑이나 가로정맥굴고랑이 있다.

◆ **위시상정맥굴고랑**(상시상동구 groove for superior sagittal sinus) 머리덮개뼈 안쪽면의 정중앙을 앞뒤로 지나는 고랑이다. 위시상정맥굴고랑은 앞쪽에서는 이마뼈 안쪽면에 있는 뼈능선(**이마뼈능선** frontal crest)에서 시작되어 뒤쪽에서 뒤통수뼈 안쪽면에 있는 **속뒤통수뼈융기**(내후두융기 internal occipital protuberance)에 이른다. 고랑의 앞쪽은 좁고 뒤쪽에서는 약간 넓어진다. 고랑의 안쪽부위 및 주위에서는 다수의 **과립오목**(granular foveola)이라고 하는 작은 오목이 간간이 존재한다.

과립오목은 거미막과립을 수용한다. 거미막과립은 뇌척수액이 위시상정맥굴에 환류하는 곳에 있다.

◆ **가로정맥굴고랑**(횡동구 groove for transverse sinus) 뒤통수뼈의 안쪽면에 있는 속뒤통수융기로부터 좌우 양쪽을 가로지르는 고랑으로, 피라미드 뒷면의 뒷부분을 내려가는 **구불정맥굴고랑**(S상동구 groove for sigmoid sinus)에 이어진다(그림 8-19). 위시상정맥굴고랑은 일반적으로 오른쪽 가로정맥굴고랑에 이어진다.

머리덮개뼈를 만드는 뼈는 납작뼈로서 그 바깥층과 안쪽층의 골질은 치밀질로 되어 있으며, 각각 **바깥판**(외판 external table) · **속판**(내판 internal table)이라 한다. 바깥판은 속판보다 두껍고 딱딱하다(그림 8-20).

바깥판과 속판 사이는 해면질로 되어 **판사이층**(판간층 diploe)이라 한다. 판사이층 안에는 **판사이관**(판간관 diploic canal)이라는 관이 지나고, 바깥판 또는 속판을 통과한다.

> **판사이정맥의 임상적 의의** : 신체에서 판사이층은 적색뼈속질로 채워져 혈관이 풍부하다. 판사이관 안에는 혈관, 특히 판사이정맥(판간정맥 diploic vein)이 흐른다. 판사이정맥은 판사이층 안에서 망을 만들어 속판을 지나 머리안의 경질막정맥굴로 유입된다. 또는 바깥판을 지나 머리덮개의 정맥으로 유입된다.

머리덮개뼈의 두께는 부위에 따라 또한 개체에 따라 상당히 다르다. 일반적으로 강인한 근육이 붙는 부위에서는 치밀질이 두껍다.

속판은 바깥판에 비해 얇고 약하기 때문에 외력이 가해지면 속판만 손상되기도 한다. 소아는 바깥판도 얇지만 일반적으로 탄력성이 풍부한 골질이므로 골절은 비교적 적다.

머리바닥의 안쪽면

머리안의 바닥을 만드는 머리바닥의 안쪽면을 **속머리바닥**(내두개저 internal surface of cranial base)이라 한다(그림 8-19). 속머리바닥면은 전체적으로 움푹 들어가 뇌를 담고 있다. 속머리바닥면의 앞에서 뒤로 앞머리뼈우묵 ·

(앞)
이마뼈능선(frontal crest)
위시상정맥굴(superior sagittal sinus)
(뼈표면에 위시상정맥굴고랑을 만든다)
거미막과립(arachnoid granulations)
(거미막과립오목을 뼈표면에 만든다)
중간경질막동맥(middle dura mater artery)
(뼈표면에 중간경질막동맥고랑을 만든다)
경질막(dura mater)
속뒤통수융기
(internal occipital protuberance)

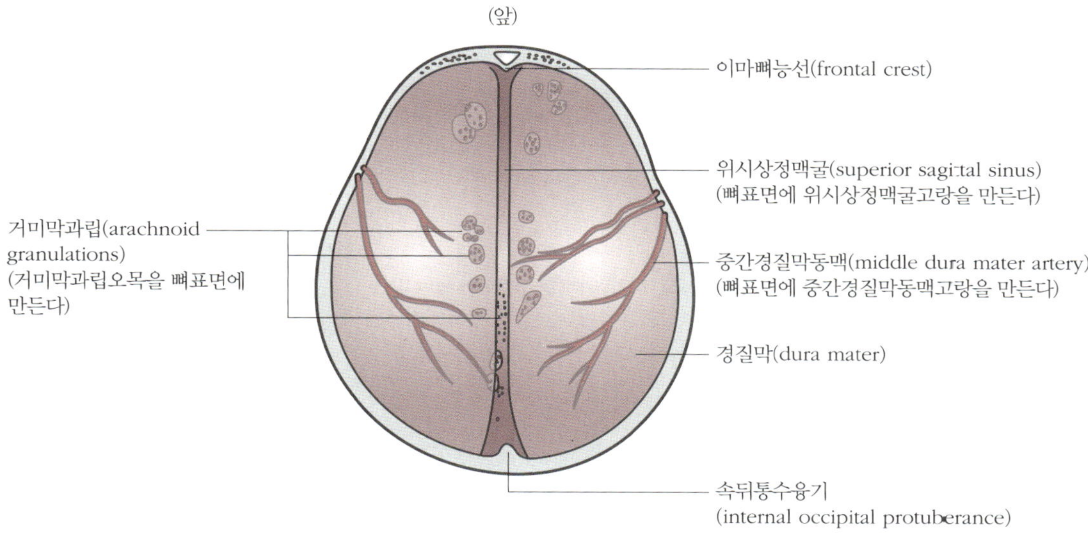

그림 8-18 머리덮개뼈의 안쪽(경질막을 제거한 상태)

시상정맥굴의 양쪽에 있는 거미막과립의 집합체는 가쪽구멍에 열린 거미막과립을 나타낸다.

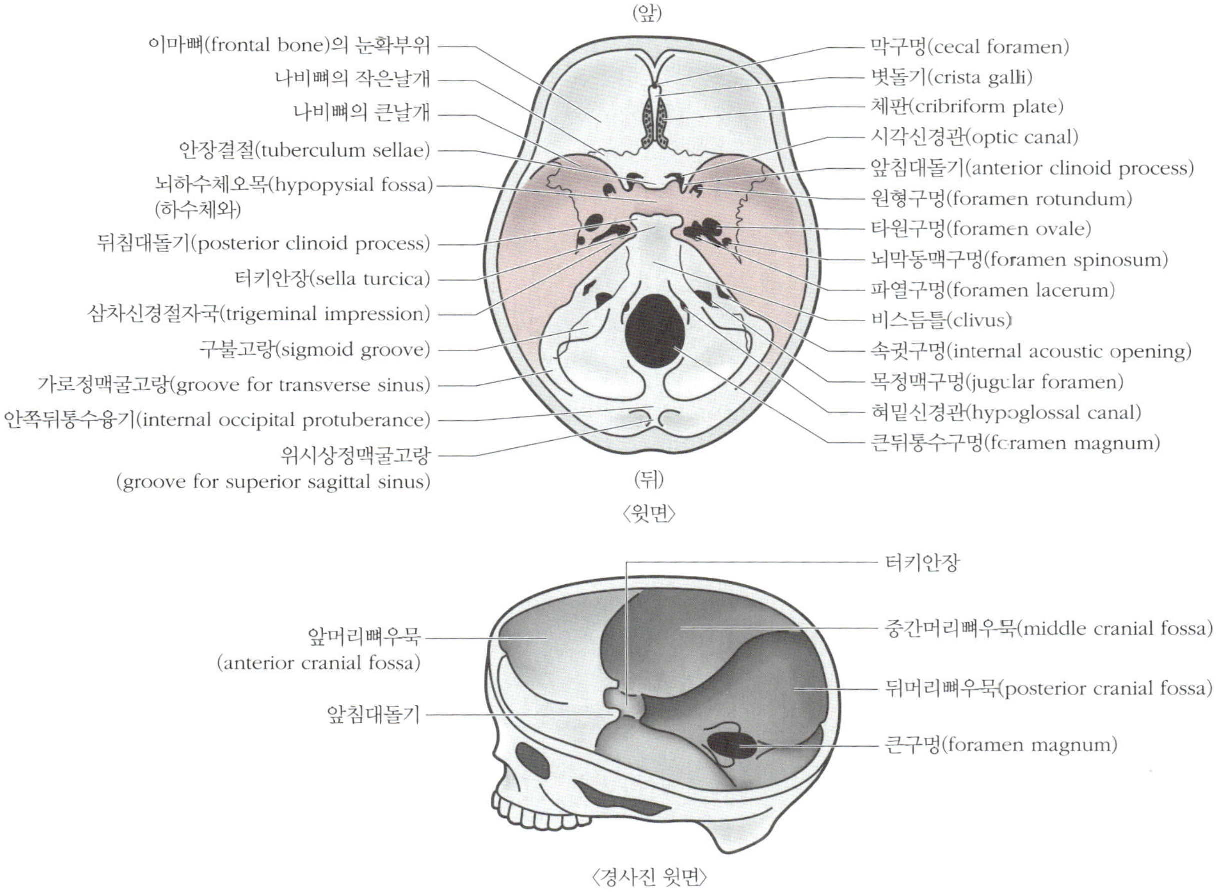

(앞)
이마뼈(frontal bone)의 눈확부위
나비뼈의 작은날개
나비뼈의 큰날개
안장결절(tuberculum sellae)
뇌하수체오목(hypopysial fossa)
(하수체와)
뒤침대돌기(posterior clinoid process)
터키안장(sella turcica)
삼차신경절자국(trigeminal impression)
구불고랑(sigmoid groove)
가로정맥굴고랑(groove for transverse sinus)
안쪽뒤통수융기(internal occipital protuberance)
위시상정맥굴고랑
(groove for superior sagittal sinus)
막구멍(cecal foramen)
볏돌기(crista galli)
체판(cribriform plate)
시각신경관(optic canal)
앞침대돌기(anterior clinoid process)
원형구멍(foramen rotundum)
타원구멍(foramen ovale)
뇌막동맥구멍(foramen spinosum)
파열구멍(foramen lacerum)
비스듬틀(clivus)
속귓구멍(internal acoustic opening)
목정맥구멍(jugular foramen)
혀밑신경관(hypoglossal canal)
큰뒤통수구멍(foramen magnum)
(뒤)
〈윗면〉
터키안장
앞머리뼈우묵
(anterior cranial fossa)
앞침대돌기
중간머리뼈우묵(middle cranial fossa)
뒤머리뼈우묵(posterior cranial fossa)
큰구멍(foramen magnum)
〈경사진 윗면〉

그림 8-19 머리바닥(cranial base)의 안쪽면

부분은 중간머리뼈우묵. 그것보다 앞에 있는 것이 앞머리뼈우묵이고 뒤에 있는 것이 뒤머리뼈우묵이다(왼쪽).
머리뼈우묵은 깊을수록 진한색이다. 가장 깊은 뒤머리뼈우묵은 소뇌를 수용한다(오른쪽).

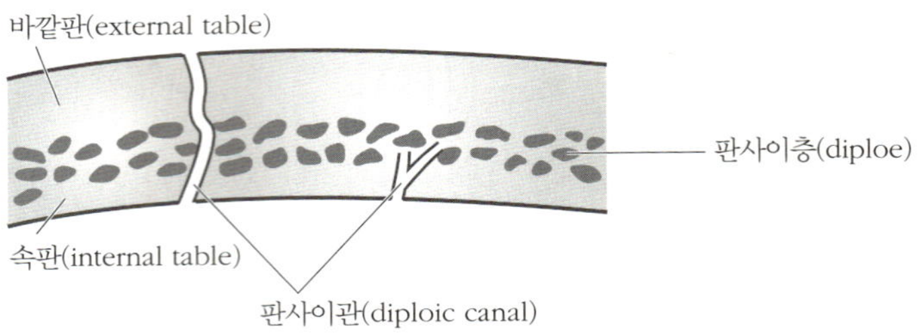

그림 8-20 머리덮개뼈를 구성하는 뼈의 단면
판사이관 안에는 판사이정맥(diploic veins)이 주행하는데, 이 정맥의 혈액은 뇌쪽과 경질막쪽으로 흐른다.

중간머리뼈우묵 · 뒤머리뼈우묵의 3부분으로 나눌 수 있다. 앞머리 · 중간 · 뒤 머리뼈우묵은 앞에서부터 뒤로 계단 형태로 깊어진다.

◆**앞머리뼈우묵**(전두개와 anterior cranial fossa)　앞머리뼈우묵은 속머리바닥 중에서 가장 얕고, 대뇌의 이마엽을 담고 있다. 앞부분은 대부분 **이마뼈**(눈확부위)로 되어 있고, 정중부위에는 **벌집뼈**(체판)가 있다. 뒷부분은 **나비뼈**(작은날개)로 되어 있다.

① 이마뼈의 **눈확부위**(orbital part) : 눈확의 윗벽으로 매우 얇다.

② 벌집뼈의 **체판**(cribriform plate) : 코안의 윗벽을 만들고 이름과 같이 다수의 작은 구멍이 보인다. 체판 위에는 후각망울이 있고 작은 구멍은 후각신경의 통로이다.
체판의 정중부위에는 **볏돌기**(계관 crista galli)라는 마름모 형태의 돌출이 보인다(그림 8-8 참고). 볏돌기는 뇌연질막에서 대뇌낫의 부착부위이다.

③ 나비뼈의 **작은날개**(소익 lesser wing) : 좌우 양쪽을 향하며 삼각형 형태이다(그림 8-19). 뒤모서리에는 정중선 양쪽으로 뒤쪽을 향하는 **앞침대돌기**(전침대돌기 anterior clinoid process)의 돌출을 볼 수 있다. 작은날개의 뒤모서리가 앞머리뼈우묵과 중간머리뼈우묵의 경계이다.

◆**중간머리뼈우묵**(중두개와 middle cranial fossa)　중간머리뼈우묵은 전체적으로 나비와 같은 모양이다. 나비의 몸통에 해당하는 정중앙부위는 **나비뼈**의 몸통으로 되어 있고, 날개와 같이 퍼진 좌우 양쪽 부분은 나비뼈의 큰날개와 **관자뼈** 비늘부 및 피라미드의 앞면으로 되어 있다. 특히 좌우 양쪽은 깊게 파여 대뇌의 관자엽을 수용한다.

1) **나비뼈의 몸통**(body)은 중간머리뼈우묵의 정중앙부위에서 약간 융기되어 있다(나비뼈융기 sphenoidal ridge). 몸통의 중심은 움푹하여 **터키안장**(안장 sella turcica)이라 하고, 뇌하수체를 수용하므로 **뇌하수체오목**(hypophysial fossa)이라고도 불린다.

뇌하수체종양 : 터키안장 안에 뇌하수체를 수용하고 있으므로 뇌하수체종양(하수체종양 pituitary tumor)이 발생하면 터키안장의 형태가 변화되어 보인다. 하수체종양이 커지면 터키안장의 가쪽면 X선상에서 터키안장이 풍선형태로 확대(ballooning)되어 보이거나 주위의 골질 파괴가 보인다.

뇌하수체오목 앞 아래쪽의 나비뼈 몸통은 안쪽에 공간, 즉 **나비굴**(접형동 sphenoidal sinus, p.591)을 가진다.

터키안장의 앞벽에는 **안장결절**(안결절 tuberculum sellae)이라는 작은 융기가 있고, 안장결절 앞에는 가로지르는 얕은고랑(**시신경교차고랑** 시신경교차구 chiasmatic sulcus)이 있다. 이 고랑은 좌우로 **시각신경관**(시신경관 optic canal)에 이어진다. 시각신경관은 중간머리뼈우묵에서 눈확으로 통하며 시각신경과 눈동맥의 통로이다(그림 8-58 참고).

2) **큰날개**(greater wing)의 **대뇌면**(cerebral surface)이 터키안장의 양쪽으로 퍼져있다. 여기에는 앞쪽에서 뒤쪽으

로 다음의 구멍을 볼 수 있다.

① **위눈확틈새**(상안와열 superior orbital fissure) : 큰날개의 앞모서리와 작은날개 사이에 있는 감마모양의 큰 구멍으로 눈확과 통한다. 위눈확틈새는 눈신경 · 눈돌림신경 · 도르래신경 · 갓돌림신경 · 위눈정맥의 통로이다(그림 8-58 참고).

② **원형구멍**(원형공 foramen rotundum) : 위눈확틈새 바로 뒤에 있고 날개입천장오목과 통한다. 원형구멍은 위턱신경의 통로이다.

③ **타원구멍**(난원공 foramen ovale) : 큰날개 뒷부분에 있는 타원형 구멍으로 관자아래우묵과 통한다. 타원구멍은 아래턱신경의 통로이다.

④ **뇌막동맥구멍**(foramen spinosum) : 타원구멍 뒤 바깥쪽에 있는 작은 구멍으로 관자아래우묵과 통한다. 뇌막동맥구멍은 중간뇌막동정맥의 통로이다. 큰날개 뒤 바깥쪽으로 향하는 끝은 아랫부분에서 날카로워져 **나비뼈가시**(접형골극 spine of sphenoid bone)라고 한다. 뇌막동맥구멍은 나비뼈가시 앞에 있어 가시구멍이라고 이름 지어졌다.

3) **관자뼈의 비늘**(squamous part of temporal bone)은 큰날개의 바깥쪽에 있다. 이 면에는 뇌막동맥구멍에서 앞쪽으로 이어지는 고랑을 볼 수 있다.

중간뇌막동맥고랑 : 뇌막동맥구멍에서 앞으로 이어지는 고랑은 경질막동맥에 의해서 생성되는 동맥고랑으로 특히 앞쪽으로 흐르는 고랑은 머리 옆면에서 관자놀이점 주위에 도달한 뒤 관자뼈의 안쪽면을 올라간다.

4) **관자뼈의 피라미드 앞면**(anterior surface of petrous part)은 큰날개 뒤에 있다.

관자뼈의 피라미드는 이름과 같이 사각뿔모양으로 뒤 바깥쪽에서 앞 안쪽을 향하고, 꼭지를 **바위끝**(추체첨부 petrous apex)이라 하며 터키안장의 뒷벽(안장등) 주위에 다다른다. 피라미드의 앞면과 뒷면의 경계는 능선 형태로 돌출된 **바위윗모서리**(추체상연 superior border of petrous part)로 중간머리뼈우묵과 뒤머리뼈우묵의 경계가 된다.

피라미드와 앞에 있는 나비뼈큰날개의 사이에는 **나비바위틈새**(접추체열 sphenopetrosal fissure)라는 구멍이 있다. 이 구멍의 안쪽끝은 바위끝 근처에서 큰 **파열구멍**(파열공 foramen lacerum)으로 되어 있다.

생체에서 나비바위틈새와 파열구멍은 닫혀 있다(접추체연골결합 sphenopetrosal synchondrosis).

바위끝에는 **목동맥관**(경동맥관 carotid canal)이 열려 있다.

목동맥관에서 앞을 향해 **목동맥고랑**(경동맥구 carotid sulcus)이 흐른다. 이 고랑은 나비뼈 몸통에서 터키안장의 가쪽을 따라 앞으로 흐르고 앞침대돌기 아래에 이른다. 목동맥관 · 목동맥고랑에는 속목동맥이 흐른다.

피라미드 앞면에서는 다음의 구조를 볼 수 있다.

① **삼차신경절자국**(삼차신경절압흔 trigeminal impression) : 바위끝 근처에 있는 손가락으로 누른 것 같은 얕은 오목을 말한다. 삼차신경절자국은 삼차신경절이 접하기 위한 오목이다.

② **큰바위신경고랑**(대추체신경구 groove for greater petrosal nerve)과 **작은바위신경고랑**(소추체신경구 groove for lesser petrosal nerve) : 삼차신경절자국 바깥쪽에서 피라미드의 긴지름과 평행으로 흐르는 고랑이다. 큰바위신경고랑은 위쪽 안에, 작은바위신경고랑은 아래쪽 바깥에 있다. 큰 · 작은 바위신경고랑은 각각 같은 이름의 신경이 흐르는 고랑이다. 큰바위신경은 얼굴신경의 부교감신경가지, 작은바위신경은 혀인두신경의 부교감신경가지이다.

③ **활꼴융기**(궁상융기 arcuate eminence) : 피라미드 앞면의 중앙에 있는 완만한 언덕으로 피라미드 안쪽에 있는 속귀에서 삼반고리관의 앞반고리관에 의해 생기는 융기이다.

④ **고실천장**(고실개 tegmen tympani) : 활꼴섬유의 앞 가쪽부위를 실천장이라 한다. 고실(속귀) 윗벽의 얇은 뼈벽이다.

◆**뒤머리뼈우묵**(후두개와 posterior cranial fossa) 뒤머리뼈우묵은 바위위모서리보다 뒤쪽으로, 3개의 머리뼈우묵 중에서 가장 낮아 주로 소뇌 · 다리뇌 · 숨뇌를 수용한다.

뒤머리뼈우묵은 중앙을 차지하는 **뒤통수뼈**와 앞가쪽에 있는 **관자뼈**의 피라미드 뒷면에 생긴다.

① **뒤통수뼈**는 중앙에 **큰구멍**(대후두공 foramen magnum)이 있다. 큰구멍의 앞쪽을 **바닥부위**(basilar part), 좌우 양쪽을 **가쪽부위**(lateral part), 뒤쪽을 **뒤통수뼈편평부**(후두골편평부 squamous part of occipital bone)라고 한다.

바닥부는 터키안장의 뒷벽인 **안장등**(dorsum sellae, 나비뼈)과 유착한다. 안장등에서 큰구멍까지는 기울어져 있어 **비스듬틀**(경사대 clivus)이라고 부른다.

가쪽부위는 큰구멍의 앞가쪽모서리에서 **혀밑신경관**(설하신경관 hypoglossal canal)을 볼 수 있다. 혀밑신경관의 옆쪽 뒤통수뼈와 피라미드 사이에서 **목정맥구멍**(경정맥공 jugular foramen)을 볼 수 있다. 목정맥구멍은 뒤통수뼈의 가쪽부위와 관자뼈의 피라미드 사이에 생기는 구멍으로 속목정맥(뒷부분), 혀인두신경 · 미주신경 · 더부신경(앞부분)의 통로가 된다.

뒤통수뼈편평부는 큰구멍 뒤쪽에서 움푹 들어가 있지만 그 중앙에 **속뒤통수뼈융기**(내후두융기 internal occipital protuberance)가 돌출한다. 이 융기에서 전후좌우의 십자모양 언덕을 볼 수 있으며 **십자융기**(cruciform eminence)라 한다.

십자융기에서는 경막정맥굴을 수용하는 고랑을 볼 수 있다. 앞뒤로 흐르는 고랑은 **위시상정맥굴고랑**, 좌우로 흐르는 고랑은 **가로정맥굴고랑**이다. 가로정맥굴고랑은 바깥쪽을 향해 흐르고 피라미드 뒷면의 아래모서리를 따라서 흐르는 **구불정맥굴고랑**에 이어진다. 구불정맥굴고랑은 안쪽, 그 다음 앞을 향해 굽어 흐르고 목정맥구멍에 이른다.

② **바위부위뒷면**(posterior surface of petrous part)의 거의 중앙에서 **속귓구멍**(내이공 internal acoustic opening)을 볼 수 있다. 속귓구멍은 속귀길(internal acoustic meatus)과 이어지고, 얼굴신경 · 속귀신경과 속귀의 혈관 통로이다.

머리바닥면의 뼈벽 두께는 부위에 따라 현저하게 다르다. 큰구멍의 주변 뼈아교질이 특히 두껍다.

> **머리뼈바닥골절** : 머리바닥면에서는 뼈벽이 얇은 부위와 구멍을 따라 골절이 일어나기 쉽다(머리뼈바닥골절 두개저골절 basilar skull fracture). 골절 여부는 CT로 진단한다.
>
> **앞머리뼈우묵**에서는 체판과 이마뼈의 눈확부위가 손상되기 쉽다. 이 부분이 손상되면 코안에 출혈과 뇌척수액의 누출(수막의 손상에 의한)이 보이거나, 눈확에 출혈(결막 아래에 보인다)이 나타나기도 한다.
>
> **중간머리뼈우묵**에는 많은 구멍이 있으므로 구멍을 선으로 잇듯이 골절이 일어나기 쉽다. 이 경우 구멍을 지나는 신경이나 혈관이 손상되어서 동반된 여러 증상이 나타난다. 또한 바깥귀길에서 출혈과 뇌척수액의 누출이 보이거나 꼭지돌기부위에 출혈이 나타나는 경우도 있다.

3 아래턱뼈(하악골 Mandible)

아래턱뼈(그림 8-21, 22)는 얼굴의 아랫부분을 만드는데, 얼굴뼈 중에서 가장 크고 튼튼한 뼈이다. 발생학적으로 양쪽으로 나누어져 있지만 생후 1~2년에 유착되어 하나의 뼈가 된다. 아래턱뼈는 **아래턱뼈몸통**(하악체 body of mandible)과 **아래턱뼈가지**(하악지 ramus of mandible)의 2부분으로 나뉜다.

아래턱뼈몸통은 중앙에서 말굽모양을 나타내는 가로부위이며, 아래턱뼈가지는 아래턱뼈몸통의 뒷부분이 위쪽으로 돌출되는 부분이다. 아래턱뼈몸통과 아래턱뼈가지가 합해지는 바깥각을 **턱뼈각**(하악각 angle of mandible)이라 한다.

아래턱뼈몸통 위모서리를 **이틀부**(치조부 alveolar part)라 하고, 아래모서리를 **턱뼈바닥**(하악저 base of mandible)

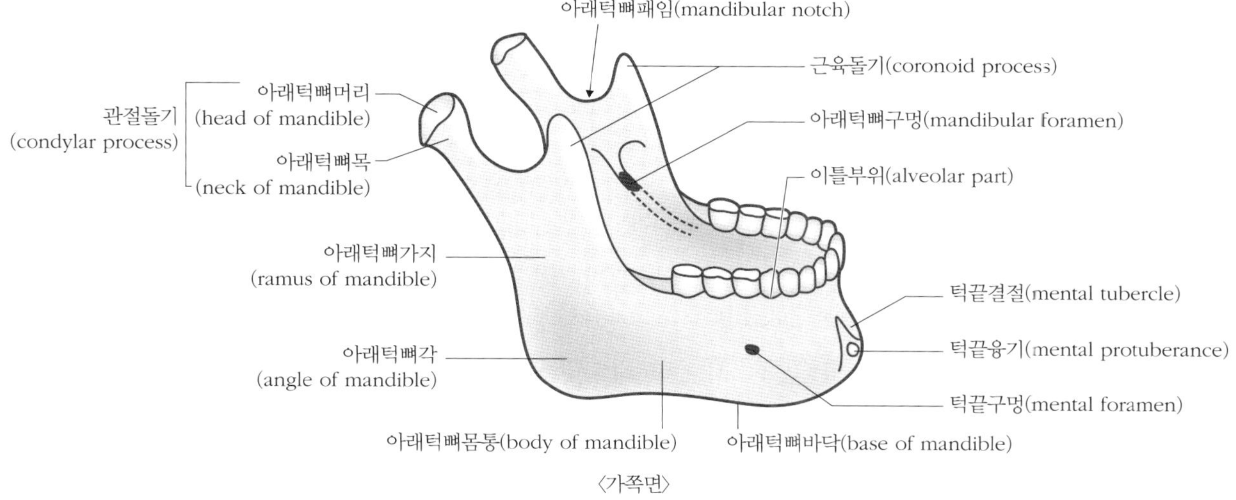

그림 8-21 아래턱뼈
관절돌기는 턱관절을 만든다. 갈고리돌기에는 관자근이 붙는다.

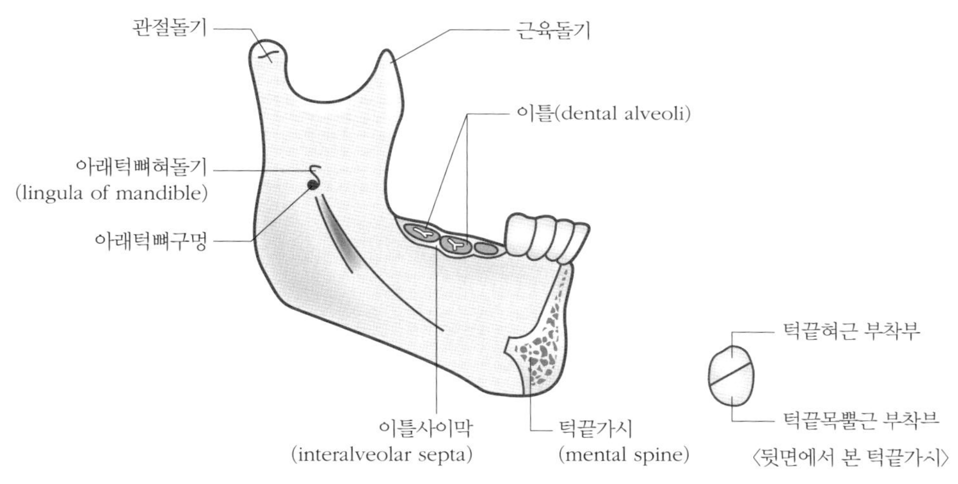

그림 8-22 아래턱뼈의 안쪽면
턱끝가시에는 2종류의 근육이 붙는다.

이라고 한다. 이틀부의 표면에는 **이틀**(치조 dental alveoli)이라는 16개의 깊은 오목을 볼 수 있다.

이틀은 치아의 뿌리를 수용하고 전체적으로 말굽모양으로 늘어서 **이틀활**(치조궁 alveolar arch)을 만든다. 서로 이웃하는 이틀은 **이틀사이막**(치조간중격 interalveolar septum)의 뼈판으로 나눠진다.

아래턱뼈몸통 앞면은 정중부에 **턱끝융기**(이턱융기 mental protuberance)라는 융기가 보이며, 그 바깥쪽 아래에는 **턱끝결절**(이턱결절 mental tubercle)이라고 하는 언덕이 있다.

턱끝융기와 좌우 양쪽의 턱끝결절은 아래턱뼈몸통의 앞면 정중부에서 삼각형모양으로 돌출된다(그림 8-3 참고). 삼각을 포함한 아래턱의 앞쪽끝이 턱끝(chin)으로, 이것은 사람 아래턱뼈의 특징이다. 아래턱뼈몸통 바깥면의 제2작은어금니 아래에서 **턱끝구멍**(이턱공 mental foramen)을 볼 수 있다. 턱끝구멍은 턱뼈관(뒤에 설명)의 입구부로 턱끝신경이 나온다.

눈확위구멍 · 눈확아래구멍과 턱끝구멍의 3구멍은 얼굴에서 거의 일직선상에 있다. 3구멍은 각각 삼차신경의 3가지로부터 생기는 신경(눈신경 → 눈확위신경. 위턱신경 → 눈확아래신경, 아래턱신경 → 턱끝신경)이 나오는 곳이다.

아래턱뼈몸통의 안쪽면은 정중부에서 **턱끝가시**(이턱극 mental spine)라는 작은 돌기를 볼 수 있다. 턱끝가시는 턱끝혀근(위) · 턱끝목뿔근(아래)의 부착부위이다(그림 8-22).

아래턱뼈가지의 위모서리에는 앞뒤로 2개의 돌기가 있다. 앞쪽의 돌기를 **근육돌기**(coronoid process), 뒤쪽의 돌기를 **관절돌기**(condylar process)라고 한다. 두 개의 돌기 사이에는 **턱뼈패임**(하악절흔 mandibular notch)이 있다. 근육돌기는 관자근이 붙는 곳에 있다.

관절돌기의 끝은 **아래턱뼈머리**(하악두 head of mandible)이고, 그 아래의 가느다란 부분은 **턱뼈목**(하악경 neck of mandible)이다. 아래턱뼈머리는 관자뼈의 턱관절오목으로 턱관절을 만든다.

아래턱뼈가지 안쪽면 거의 중앙에는 **턱뼈구멍**(하악공 mandibular foramen)이 있어(그림 8-22) **턱뼈관**(하악관 mandibular canal)과 이어진다. 턱뼈관은 아래턱뼈의 안쪽부위를 앞 아랫방향으로 지나 아래턱뼈몸통 앞면에서 턱끝구멍으로 열린다. 턱뼈관은 아래이틀동정맥과 아래이틀신경의 통로이다.

아래턱뼈의 연령별 변화 (그림 8-23)

아래턱뼈의 형태는 나이에 따라 변화가 크다.

신생아의 아래턱뼈는 좌우 양쪽이 나누어져 유착되어 있지 않다. 치아가 아직 나지 않았기 때문에 이틀부위가 발달하지 않았다. 턱끝구멍이 성인에 비해 아래턱뼈몸통 아래모서리 근처에 가깝다. 아래턱뼈가지가 짧고 턱뼈각이 커서 둔각(약 175°)이며, 관절돌기가 수평위치에 가깝다. 치아가 나면 아래턱뼈몸통 · 아래턱뼈가지가 점차 발달하여 튼튼해지고, 턱뼈각이 점차 작아져 4세에 약 140°, 성인은 약 110°가 된다. 고령이 되어 치아가 빠지면 이틀이 점차 흡수되어 이틀부가 작아지고, 턱끝구멍이 비교적 위쪽에 위치하게 된다. 턱뼈각이 다시 커져서 약 140° 정도가 된다.

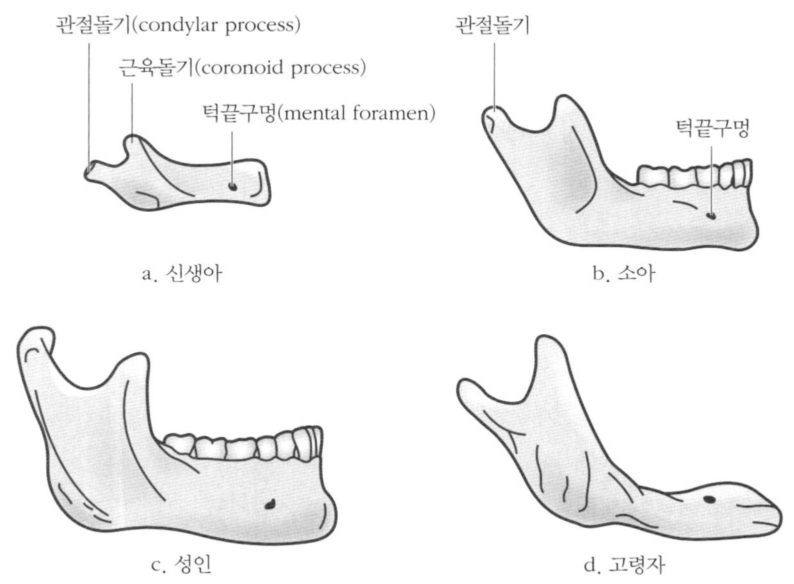

그림 8-23 아래턱뼈의 연령별 변화
아래턱뼈의 형태 변화는 주로 치아의 발달 및 탈락과 관계가 있다.

4 목뿔뼈(설골 Hyoid bone) (그림 8-24)

목뿔뼈는 아래턱뼈 아랫부분의 혀근육과 후두 사이에 있는 U모양의 작은 뼈로, **몸통**(체 body) · **큰뿔**(greater horn) · **작은뿔**(lesser horn)로 구별할 수 있다. 몸통은 목뿔뼈의 앞부분을 만드는 평평한 골판이고, 큰뿔은 몸통의 좌우 양쪽 끝에서 뒤쪽 윗방향으로 이어지는 부분, 작은뿔은 몸통과 큰뿔의 경계에서 뒤쪽으로 향하는 작은 뿔 형태 부분이다.

목뿔뼈는 인대 등으로 관자뼈의 붓돌기나 후두의 방패연골과 결합된다(**붓목뿔인대** 경돌설골인대 stylohyoid ligament, **정중 · 가쪽 방패목뿔인대** 정중 · 외측 갑상골인대 median and lateral thyrohyoid ligament, **방패목뿔막** 갑상설골막 thyrohyoid membrane). 또한 근육에 의해서도 위쪽은 아래턱뼈 · 붓돌기와 아래는 방패연골 · 복장뼈 · 어깨뼈와 연결 · 고정된다(그림 8-34 참고).

표면해부학

목뿔뼈는 이마부위의 방패연골 바로 위쪽에 있다(그림 8-25). 생체에서 턱끝의 아랫면 정중부의 피부를 뒤쪽 아랫방

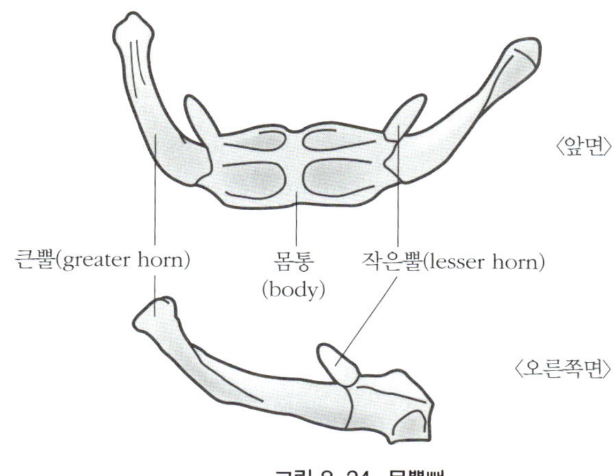

그림 8-24 목뿔뼈
목뿔뼈(hyoid bone)는 머리뼈의 하나이다.

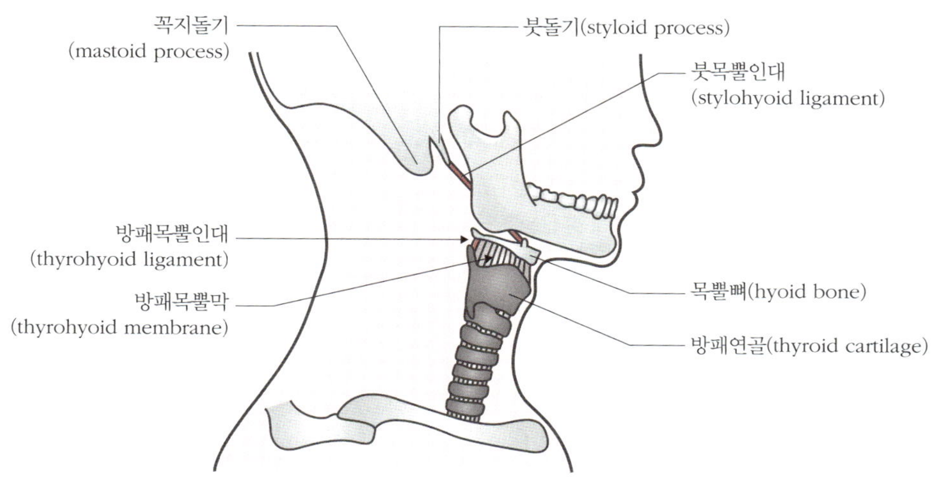

그림 8-25 목뿔뼈에 관계되는 구조와 체표면 투영 위치
방패연골(thyroid cartilage)의 볼록한 부위를 울대뼈라고 한다(남성만).

향으로 더듬으면 목 앞면과의 경계 피부밑에서 목뿔뼈(몸통)가 만져진다. 목빗근의 앞모서리 근처에서 꼭지돌기와 후두융기를 묶는 선의 거의 중간점 높이로, 이 체표면에서 엄지손가락과 집게손가락으로 목뿔뼈(큰뿔)를 잡아 좌우로 움직일 수 있다.

목뿔뼈큰뿔의 임상 : 목뿔뼈큰뿔의 바로 바깥쪽에서 혀동맥은 바깥목동맥으로부터 나누어지고 혀를 향해 전진한다. 이 때문에 목뿔뼈큰뿔은 혀동맥을 찾을 경우(예 : 외과적으로 혀동맥을 결찰하는 경우 등)에 표지가 된다 (그림 8-101 참고).

B. 턱관절(악관절 Temporomandibular joint)

턱관절은 관자뼈의 턱관절오목과 아래턱뼈의 아래턱뼈머리 사이에 생기는 관절이다.

관절은 관절주머니에 포함되고, 관절공간에는 **관절원반**(alticular disc)이 있다. 관절원반은 섬유연골로 되어 있고 관절주머니에 붙어 관절공간을 위아래의 2부분으로 나눈다. 관절주머니는 느슨하지만 바깥쪽과 안쪽에서 인대에 의해 보강된다.

바깥에 있는 **가쪽인대**(lateral ligament)는 관자뼈의 턱관절오목 앞에 있는 관절결절로부터 뒤쪽으로 지나가 턱뼈목 바깥면에 붙는다(그림 8-26). 가쪽인대는 아래턱뼈머리가 뒤쪽으로 과도하게 이동하는 것을 방지하고 바깥귀길의 손상을 막는다.

관절 안쪽에는 **나비아래턱인대**(접하악인대 sphenomandibular ligament)와 **붓아래턱인대**(경상하악인대 stylomandibular ligament)가 있다. 이러한 안쪽의 인대는 각각 나비뼈(아래면의 가시)나 관자뼈(붓돌기)와 아래턱뼈가지의 안쪽면 사이에 있고, 관절주머니를 보강한다. 이 인대들은 가쪽인대만큼 강하지는 않다. 아래턱뼈머리가 안쪽으로 이동하는 것을 방지하는 인대는 다른 가쪽인대이다.

턱관절의 운동

턱관절은 아래턱의 운동을 일으킨다. 다음의 운동이 있다.

◆**내림**(억제 depression)과 **올림**(거상 elevation)　아래턱의 내림 · 올림은 아래턱뼈머리와 관절원반의 아랫면 사이, 즉 관절공간의 아랫부분(경첩관절 접번관절 hinge joint)에서 행해지는 **경첩운동**(접번운동 hinge movement)이다.

◆**돌출**(protrusion)과 **후퇴**(retrusion)　돌출은 아래턱의 앞쪽에서의 운동으로 아래턱뼈머리와 관절원반이 하나가 되어 턱관절오목을 앞쪽으로 이동시킨다. 그 반대방향의 운동이 후퇴이다.

이와 같이 돌출 · 후퇴는 관절공간의 윗부분에서 행해지는 **미끄럼**(활주 sliding)이다.

◆**분쇄운동**(grinding movement)　한쪽의 아래턱뼈머리가 수직축을 중심으로 선회하며 실시하는 운동으로, 돌출과 후퇴가 양쪽에서 교대로 행해지면 분쇄운동이 된다.

턱관절의 운동을 맡는 근육(씹기근육)에 대해서는 뒤에서 설명한다(p.534).

입의 여닫이(개폐)운동

아래턱의 운동에서 특히 중요한 것은 입의 여닫이운동이다(그림 8-27). **입을 벌릴 경우**는 턱관절 아랫부분의 **내림**(경첩운동)과 관절 윗부위의 **돌출**(미끄럼)이 동시에 행해진다. **입을 닫을 경우**는 입을 벌릴 때와 반대로 올림 · 후퇴한다.

여닫이운동은 좌우 양쪽 아래턱뼈가지의 거의 중앙, 즉 턱뼈구멍을 묶는 가로축을 중심으로 행해지는 아래턱뼈의 회전운동으로 간주한다.

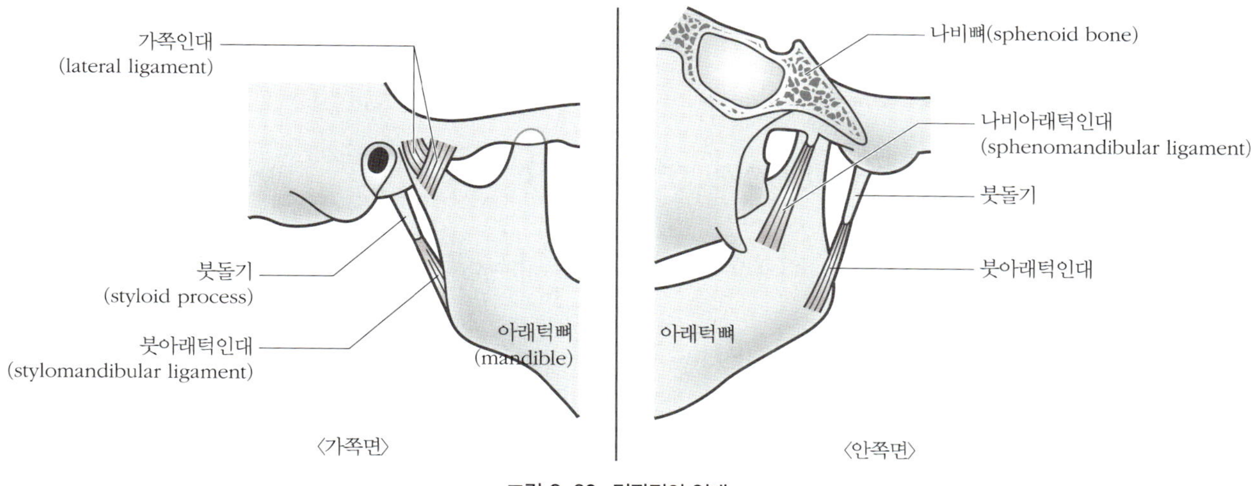

그림 8-26 턱관절의 인대

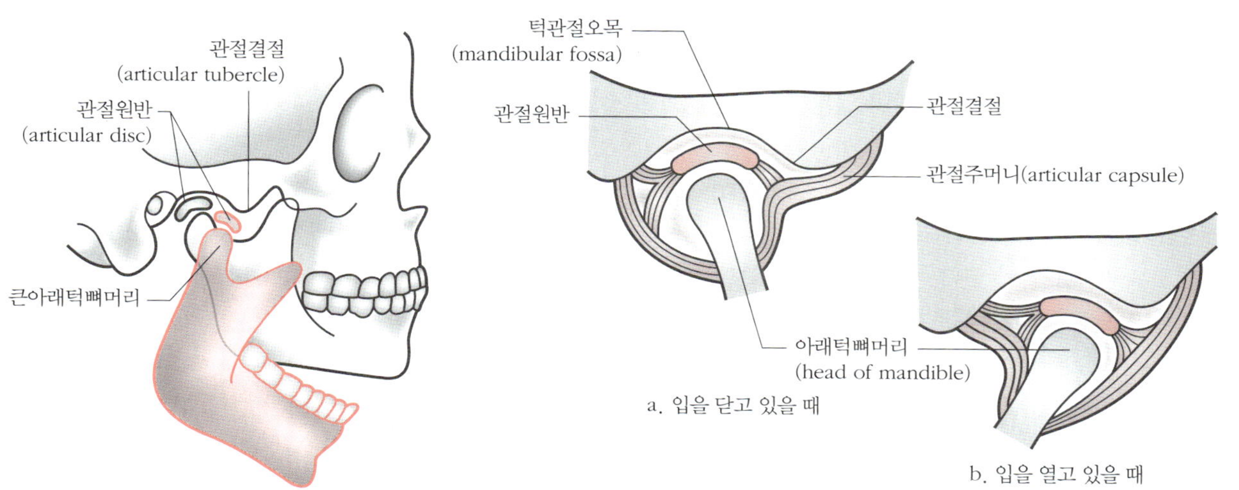

그림 8-27 입을 열고 닫을 때 관절원반의 움직임
입을 열고 닫을 때 관절원반이 아래턱뼈오목을 앞뒤로 이동시킨다.

운동을 할 때 운동축의 높이에 있는 턱뼈구멍으로 출입하는 혈관 · 신경은 아래턱의 운동에 영향을 받지 않는다. 또한 턱관절의 운동은 아래턱의 운동이므로 머리는 움직이지 않고 시선은 고정되어 있다.

표면해부학

체표면으로부터 아래턱뼈머리 · 턱뼈각을 만지면서 입을 벌리는 운동을 실시하면 아래턱뼈머리가 전진하여 턱뼈각이 뒤쪽으로 끌어올려지는 것을 알 수 있다.

턱관절탈구 : 입을 과도하게 벌리면 아래턱뼈머리가 관절결절을 넘어 그 앞쪽에 위치하게 되어 턱관절오목으로 돌아오지 않게 되는 경우가 있다. 이 상태를 '턱이 빠진다' 라고 표현한다. 즉 턱관절탈구(하악관절탈구 dislocation of temporomandibular joint)이다. 탈구되면 아래턱을 올리는 근육(관자근 등)의 긴장으로 아래턱뼈머리가 관자우묵으로 들어간다. 따라서 탈구를 정상화하려면 일단 아래턱을 뒤쪽으로 당겨 아래턱뼈머리를 관절결절의 뒤쪽으로 되돌려야 한다.

Ⅱ. 머리와 목의 근육

A. 머리부위의 근육(Muscle of head)

머리부위의 근육은 얼굴근육(facial muscle)과 씹기근육(저작근 masticatory muscle)으로 구별할 수 있다.

1 얼굴근육(안면근 Facial muscle)

얼굴의 얕은 층에 있고 주로 머리뼈의 피부에 붙는다. 즉 **피부근육**(피근 cutaneous muscle)으로 수축에 의해서 얼굴의 피부를 움직이고, 피부에 주름이나 움푹한 곳을 만든다. 이러한 근육 운동에 의해서 표정을 나타내므로 이 근육을 **얼굴표정근**(표정근 muscle of facial expression)이라고도 한다. 그러나 얼굴근육은 얼굴에 있는 입구부, 즉 눈(눈꺼풀틈새) · 코(콧구멍) · 입(구강구멍) · 귀(귓바퀴)의 주위에 있고, 이러한 입구부를 열고닫음 · 변형하는 것이 본래의 기능이라 할 수 있다.

지배신경 얼굴근육은 발생학적으로 제2인두굽이로 이동한 근아세포가 그곳에 분포하는 제Ⅶ 뇌신경(얼굴신경)의 영향을 받아 얼굴근육으로 분화된 것이다. 따라서 지배신경은 얼굴신경이다.

눈 주변의 근육(Periorbital muscle) (그림 8-28)

◆**눈둘레근**(안윤근 orbicularis oculi muscle) 눈꺼풀틈새를 링모양으로 둘러싸는 근육이다. 눈꺼풀부위와 눈확부위의 2부분으로 되어 있다. **눈꺼풀부위**(안검부 palpebral part)은 안쪽눈꺼풀인대에서 생겨나 위아래의 눈꺼풀 안을 활모양으로 지나 가쪽눈꺼풀인대로 끝나는 부분이다. **눈확부위**(orbital part)는 눈꺼풀부분 주변에 있고 이마뼈의 코부분으로부터 생겨나 눈확 모서리를 루프모양으로 둘러싸고 눈확 주위의 피부와 눈꺼풀판으로 끝나는 부분이다. 눈꺼풀부분 깊은 부분은 **눈물주머니부분**(누낭부 lacrimal part)이라고 하며 눈물뼈의 뒤쪽 눈물주머니언덕에서 생겨나 눈물주머니의 뒤를 지나고 눈꺼풀에 들어가서 안쪽눈구석(내안각)에서 끝난다.

작용 눈둘레근은 눈꺼풀틈새(안검열)를 닫는다. 가볍게 닫을 때(예 : 잘 때나 눈을 깜박일 때)는 눈꺼풀부분이 작용하고, 강하게 닫을 때는 눈꺼풀부분과 함께 눈확부위도 작용한다. 눈물주머니부분은 눈물주머니를 펼쳐 눈물의 유입을 돕는다. 눈꺼풀틈새를 여는 것은 눈꺼풀올림근이다.

눈확부위가 수축하면 피부는 눈꺼풀틈새의 안쪽(안쪽눈구석)을 향해 강하게 끌려가 가쪽눈구석의 피부에 눈에 띄는 주름을 만든다. 눈구석의 잔주름(crow's feet)은 나이가 들면서 피부의 탄력성이 줄어들면 명확하게 볼 수 있게 된다.

◆**눈썹주름근**(추미근 corrugator supercilii muscle) 눈썹활사이(이마뼈 코부분)에서 생겨나서 바깥쪽 위로 비스듬히 지나 눈썹의 피부에 붙는다.

작용 눈썹을 안쪽 아랫방향으로 끌어당긴다. 좌우의 눈썹 사이에 세로주름을 만든다.

◆**눈살근**(비근근 procerus muscle) 콧등(코뼈)에서 생겨나 위를 지나 눈썹활사이의 피부에 붙는 작은 근육.

작용 눈썹활사이의 피부를 아래쪽으로 당겨 눈살근부에 가로주름을 만든다.

코 주변의 근육(Nasal muscles) (그림 8-28)

◆**코근**(비근 nasalis muscle) 코 양쪽의 위턱뼈로부터 생겨나 코에 이르는 퇴화적인 근육. 콧등에 붙는 것을 가

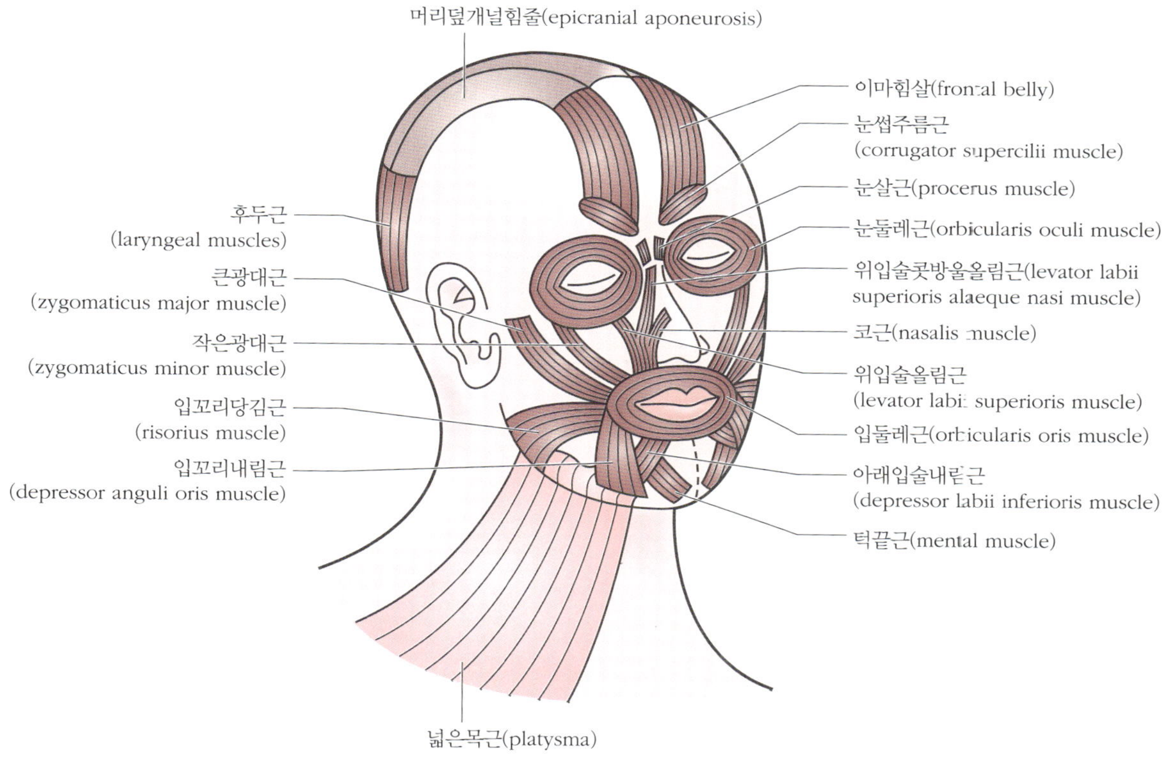

그림 8-28 얼굴근육
넓은목근은 대부분 목부위에 있지만 얼굴근육의 한 종류이다.

로부분(횡부 transverse part), 콧방울의 바깥모서리와 아래모서리에 붙는 것을 **콧방울부분**(비익부 alar part)이라고 한다.

작용 가로부는 콧등을 눌러 코를 낮게 하여 콧구멍을 좁게 한다. **콧방울부위**는 콧방울을 바깥쪽 아래로 당겨 콧구멍을 펼친다.

◆ **코사이막내림근**(비중격하제근 depressor septum nassal) 코근육에서 콧방울부위의 안쪽부가 독립되어 생긴 근육으로 코사이막에 붙는다.

작용 코사이막을 아래로 당겨 콧구멍을 펼친다.

코의 주변근육은 본래 콧구멍의 개폐와 위치를 바꾸는 기능을 하지만, 사람에서는 퇴화하여 깊은호흡을 할 때 콧구멍을 펼치는 듯한 작용만 할 뿐이다.

입 주위의 근육(Circumoral muscle) (그림 8-28)

얼굴근육 중에 가장 발달해 있고 많은 근육이 있다. 근육은 입술(구강구멍)을 닫는 근육과 여는 근육의 2종류로 구별한다. 구강구멍을 고리형태로 둘러싸는 조임근과 입을 중심으로 주변에 방사형태로 존재하는 확장근이 있다. 다음에 설명하는 입둘레근만이 닫는 조임근이며, 다른 많은 근육은 대체로 구강구멍을 여는 확장근이다. 또한 입 주변의 개폐만이 아니라 입술의 형태를 변화시키는 복잡한 운동을 하고 표정과 발음에서도 중요한 역할을 한다.

◆ **입둘레근**(구윤근 orbicularis oris muscle) 위턱뼈와 아래턱뼈의 정중면에서 일어나 구강구멍을 고리형태로 둘

러싸고 입술의 점막층에서 끝난다. 위아래의 입술을 만든다. 그 외 주변에 있는 여러 근육으로부터 근육섬유가 입꼬리에서 더해진다.

작용 입둘레근은 구강구멍을 좁혀서 닫는다. 구강구멍 근처의 근육섬유(**가장자리부분** 연부 marginal part)는 눈둘레근의 눈꺼풀부분과 같이 입을 가볍게 닫지만, 주연부의 주요부위(**입술부분** 순부 labial part)는 눈둘레근의 눈확부위와 같이 입을 강하게 닫고 또한 입술을 앞쪽으로 내미는 작용을 한다. 예를 들면 휘파람을 불거나 입을 맞출 때 작용한다(kissing muscle).

◆**위입술콧방울올림근**(상순비익거근 levator labii superioris alaeque nasi muscle) 안쪽눈구석의 뼈(위턱뼈의 이마돌기)에서 생겨나 윗입술과 콧방울의 피부에 붙는다.

◆**위입술올림근**(상순거근 levator labii superioris muscle) 눈확아래모서리(위턱뼈)의 아래에서 생겨나 윗입술의 피부에 붙는다.

◆**작은광대근**(소관골근 zygomaticus minor muscle)과 **큰광대근**(대관골근 zygomaticus major muscle) 광대뼈에서 생겨나 윗입술 · 입꼬리에 붙는다.

◆**입꼬리올림근**(구각거근 levator anguli oris muscle) 위턱뼈의 송곳니오목에서 생겨나 입꼬리의 피부에 붙는다.

작용 앞에서 설명한 4개의 근육은 위쪽부터 윗입술 · 입꼬리에 붙는데, 이것을 바깥 윗방향으로 끌어올린다(예 : 웃을 때).

◆**입꼬리당김근**(소근 risorius muscle) 볼의 피부에서 생겨나 앞쪽으로 지나고 입꼬리의 피부에 붙는 작은 근육.

작용 입꼬리를 바깥쪽으로 당긴다(smiling muscle). 억지웃음을 지을 때, '이' 라고 발음할 때에 사용한다.

보조개 : 입꼬리당김근에 의해 보조개가 생긴다. 특히 여성이나 아이에서 피부가 부드럽고 지방이 풍부한 경우에 잘 나타난다.

◆**입꼬리내림근**(구각하제근 depressor anguli oris muscle) 아래턱뼈몸통 아래모서리와 넓은목근으로부터 생겨나 입꼬리의 피부에 붙는 넓고 평평한 근육. 좌우 양쪽의 입꼬리내림근이 턱끝 아래에서 이어져 **턱끝가로근**(이턱횡근 transverse menti muscle)을 만든다.

작용 입꼬리를 안쪽 아랫방향으로 끌어내려 공포의 표정을 만든다.

이중턱 : 피부밑에 지방조직이 많은 경우에 턱끝가로근에 의해서 턱끝의 아래쪽에 가로주름이 생기는 것. 이중턱(double chin)이 된다.

◆**아래입술내림근**(하순하제근 depressor labii inferioris muscle) 아래턱뼈 앞면의 턱끝구멍 주위에서 생겨나 위쪽을 지나 아래입술의 피부에 붙는다.

작용 아래입술을 바깥아래방향으로 당긴다.

◆**턱끝근**(mental muscle) 아래턱뼈몸통의 앞면에서 생겨나 턱끝의 피부에 붙는 짧은 작은 근육.

작용 턱끝의 피부를 끌어올려 아래입술을 앞쪽으로 내민다. 턱끝근의 수축에 의해서 턱끝근의 피부에 다수의 작은 오목(복숭아 씨앗에 보이는 움푹한 곳)이 생긴다.

◆**볼근**(협근 buccinator) 다른 얼굴근육보다 깊은 부분에 있고, 볼의 점막층에 붙어서 볼 부분을 만드는 넓고 평평한 근육. 위턱뼈와 아래턱뼈의 뒷부분 옆면 및 날개아래턱솔기(익돌하악봉선 pterygomandibular rache)에서 생겨나 앞을 지나고 입꼬리에서 위아래의 근육섬유가 교차하여 입둘레근의 깊은 부분에 더해진다.

작용 볼근은 볼을 긴장시켜 볼의 점막층이 위아래의 치아에 물리지 않게 한다. 또한 입꼬리를 바깥뒤쪽으로 당긴다. 입둘레근과 함께 작용하면 입꼬리가 고정되고 볼의 안쪽면이 이틀에 눌리게 된다. 이러한 작용과 혀의 운동에 의해서 씹을 때 입안의 음식물이 위아래의 치아 사이에 있게 된다. 이렇게 볼근은 씹을 때 중요한 역할을 한다.

또한 볼근은 입으로 공기를 들이마시거나 내쉴 때도 작용한다. 예를 들면 숨을 강하게 내쉴 때는 우선 근육을 이완시킨 안쪽에 공기를 채워 부풀린 후 근육을 수축시키고 공기를 내보내게 된다. 이러한 볼근의 기능은 나팔을 불 경우에도 같다.

덧붙여서 buccinator는 라틴어의 트럼펫연주자(trumpeter)에서 유래하였다.

볼지방덩이

볼근에서 뒤에 서술할 깨물근에 걸쳐, 그 표면에서 지방조직덩어리를 볼 수 있다. 이 지방덩어리를 **볼지방덩이**(협지방체 buccal fat pad)라고 하며, 특히 소아에서 발달하고 볼을 둥글게 만든다. 무엇인가를 마실 때에 볼이 안쪽으로 움푹 들어가는 것을 막는다.

마루(parietal)부위의 근육 (그림 8-29)

머리덮개뼈를 감싸는 얇은 근육으로 **머리덮개근**(두개표근 epicranial muscle)이라고 한다.

◆ **뒤통수이마근**(후두전두근 occipitofrontal muscle) 뒤통수뼈에 있는 바깥뒤통수뼈융기의 좌우 양쪽(위목덜미선과 맨위목덜미선)에서 생겨난(**뒤통수힘살** occipital belly) 후 올라가서 넓고 편평한 널힘줄(**머리덮개널힘줄** 모상건막 epicranial aponeurosis)이 되어 머리덮개뼈를 감싸고, 앞쪽에서 다시 근육(**이마근** frontal belly)이 되어 눈썹과 눈썹활 사이의 피부에 붙는다(이쪽이 시작부위가 된다).

작용 눈썹을 끌어올려 이마에 가로주름을 만든다.

◆ **관자마루근**(측두두정근 temporoparietalis muscle) 귓바퀴의 위쪽에서 생겨 머리덮개널힘줄에 붙는다.

얼굴근육의 마비 : 얼굴근육은 얼굴신경(제Ⅶ 뇌신경)에 지배되며, 신경 손상으로 마비가 일어난다(얼굴신경마비 facial nerve palsy).

① 눈둘레근의 마비 : 마비된 쪽에서는 눈꺼풀틈새를 완전하게 닫을 수 없다. 이 때문에 눈알의 표면(각막)이 자극을 받아 눈물흘림증 등이 나타난다.

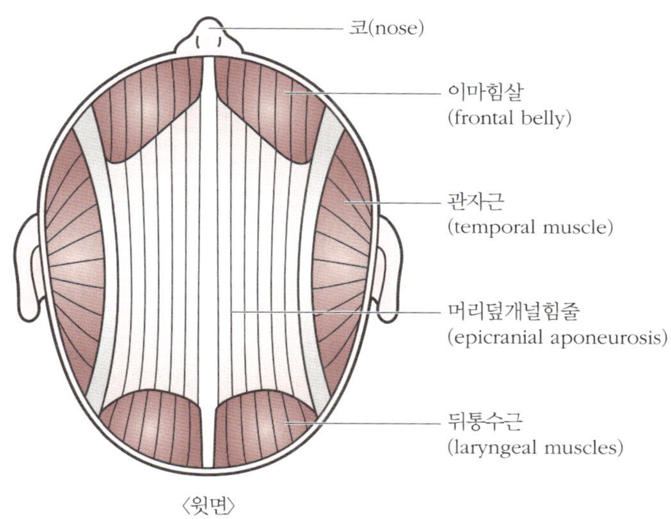

그림 8-29 마루부위의 근육

머리덮개널힘줄은 머리뼈(bones of cranium) 위를 앞뒤로 이동한다.

② 입 주위근육의 마비 : 마비된 쪽의 입꼬리가 내려온다(유연증이 나타난다). 피부의 코입술고랑이 얕고 불명확해진다. 마비가 있는 환자는 치아를 드러낼 수가 없다. 또한 피리를 부는 것도 할 수 없다. 근육 마비에 의해 씹을 때 음식물을 위아래의 이틀 사이에 두지 못하고 볼과 이틀 사이(입안뜰)에 음식이 머물게 된다.

③ 이마근의 마비 : 이마근의 마비로 이마의 피부에 가로주름을 만들지 못하므로 주름이 얕고 불명확해진다. 그러나 이마근은 중추성으로 좌우 양쪽의 지배를 받으므로 중추에서 한쪽만 손상됐을 경우에는 마비를 일으키지 않는다.

2 씹기근육(저작근 Masticatory muscle)

머리 부분의 깊은 부분에 있고 얼굴근육에 비해 강하다. 근육은 다음에 설명하는 4개의 근으로 만들어지고, 머리의 가쪽면 및 바닥에서 생겨나 아래턱뼈에 붙어 턱관절의 운동, 즉 씹기를 맡으므로 **씹기근육**이라 불린다.

지배신경 씹기근육은 발생학적으로 제1인두굽이로 이동한 근아세포가 여기에 분포하는 삼차신경 제3가지(아래턱신경)의 영향을 받아 씹기근육으로 분화한 것이다. 따라서 아래턱신경의 지배를 받는다.

◆**깨물근**(교근 masseter muscle, 그림 8-30a) 가장 얕은 층에 있는 씹기근육이다. 광대활에서 생겨나 아래턱뼈가지 및 턱뼈각의 바깥면에 붙는다. 근육은 얕은 · 깊은 부분의 2부분으로, 얕은 부분은 앞 윗방향에서 뒤 아랫방향으로 지나고, 깊은 부분은 거의 수직으로 아래로 지난다.

작용 아래턱뼈를 끌어올리고 치아를 물리게 한다.

표면해부학

깨물근은 강한 근육으로 치아를 물면 체표면에서 볼 수 있고 만질 수도 있다.

◆**관자근**(측두근 temporal muscle, 그림 8-30b) 관자뼈 · 마루뼈의 가쪽면에서 생겨나 아래턱뼈의 근육돌기에 붙는다. 관자근은 머리뼈의 관자우묵을 채우는 큰 부채모양의 근육이다.

작용 아래턱뼈를 끌어올린다. 근육 뒷부분의 섬유는 아래턱뼈를 뒤쪽으로 당긴다.

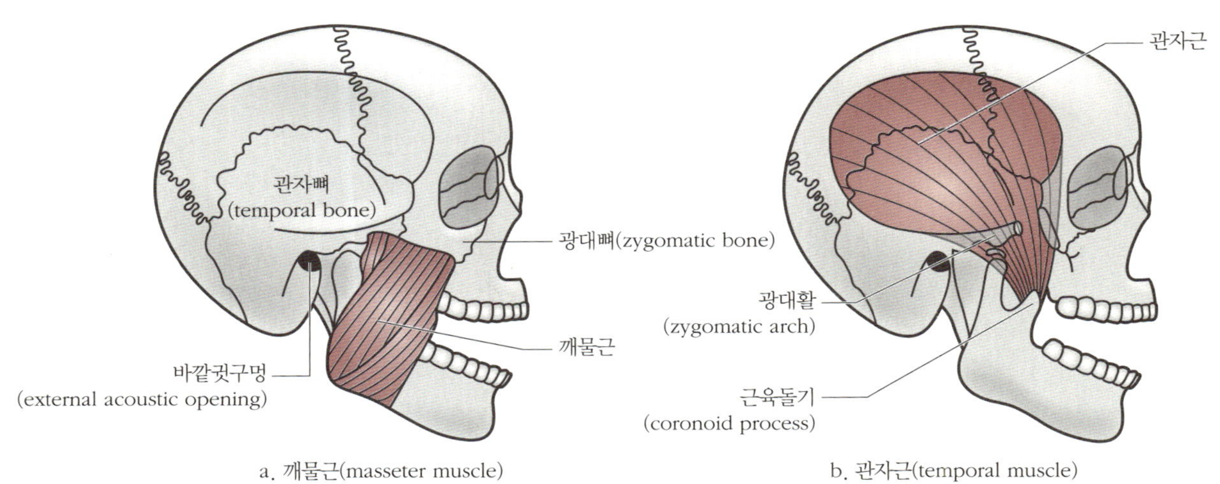

그림 8-30 씹기근육

깨물근과 관자근은 이를 꽉 물면 손으로 만져진다. 계속해서 씹는 활동을 하면 관자근이 피로하여 아파진다.

표면해부학

치아를 물면 귓바퀴의 위쪽에서 **관자근**의 수축을 만질 수 있다.

◆ **가쪽날개근**(외측익돌근 lateral pterygoid muscle, 그림 8-31, 32) 아랫머리와 윗머리에서 각각 생겨난다. 아랫머리는 나비뼈날개돌기에서 가쪽판의 가쪽면에서, 윗머리는 큰날개의 아랫면에서 생겨나 뒤쪽을 향해 수평으로 지나 아래턱뼈관절돌기의 날개근오목에 붙는다.

가쪽날개근은 안쪽날개근과 함께 아래턱뼈가지의 안쪽에서 관자근의 깊은 부분에 있고, 관자아래우묵의 윗부분을 채운다.

작용 아래턱뼈머리를 앞쪽으로 당긴다(아래턱의 앞당김). 한쪽의 가쪽날개근만이 작용하면 아래턱뼈는 반대쪽으로 움직인다. 좌우의 근육이 한쪽씩 교대로 작용하면 아래턱이 좌우로 움직인다.

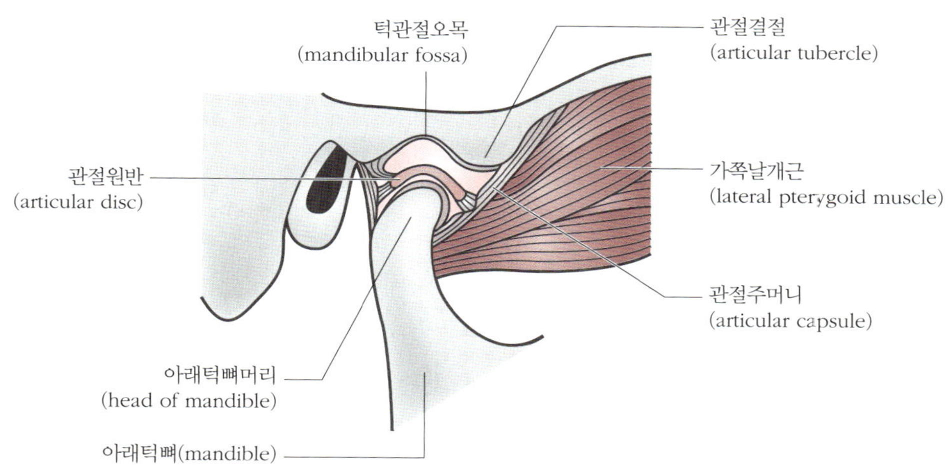

그림 8-31 가쪽날개근

가쪽날개근은 턱관절 앞의 관절주머니에 붙어 그것을 앞으로 당김으로써 입이 열린다.

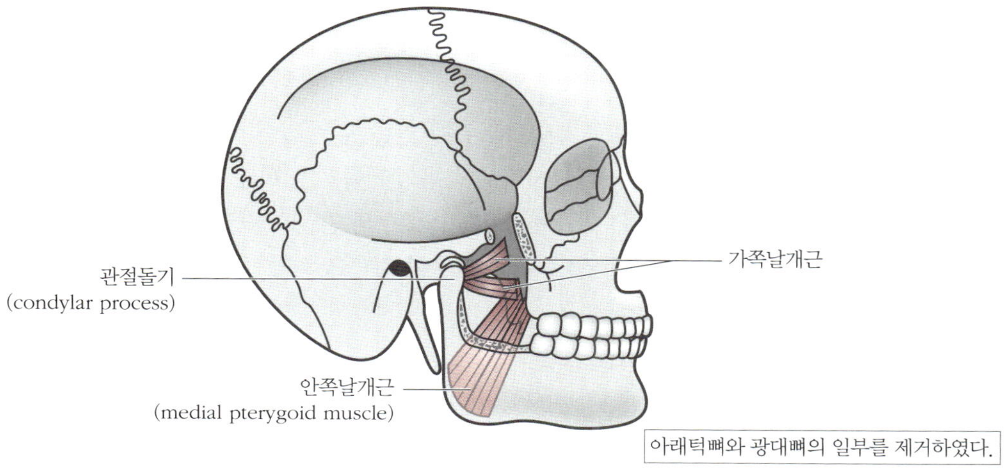

그림 8-32 가쪽날개근과 안쪽날개근

안쪽날개근은 아래턱뼈(mandible)의 안쪽에 있어 깨물근과 같은 방향성을 갖는다.

◆ **안쪽날개근**(내측익상근 medial pterygoid muscle, 그림 8-32) 관자아래우묵의 깊은 부분에 있는 근육. 근육은 아래턱뼈가지의 바깥에 있는 깨물근과 같은 주행방향을 나타낸다. 깊은머리와 얕은머리로 나뉘어 생긴다. 깊은머리는 나비뼈의 날개오목 및 날개돌기 가쪽판의 안쪽면, 얕은머리는 위턱뼈의 관자 아랫면에서 생겨나 뒤쪽 아래를 지나 턱뼈각 안쪽면의 날개근거친면에 붙는다.

작용 깨물근과 같이 아래턱뼈를 끌어올린다. 한쪽만 작용하면 아래턱이 반대쪽으로 움직인다.

씹기운동(저작운동 Chewing motion)

씹기운동은 턱관절의 아래턱 운동으로 씹기근육이 서로 협력하고 또한 좌우 양쪽이 협조하여 작용하고 조화를 통해 운동한다.

◆ **아래턱의 올림**(elevation, 입닫음) 깨물근 · 관자근 · 안쪽날개근

◆ **아래턱의 내림**(expression, 입벌림) 가벼운 입벌림은 주로 아래턱을 올리는 근육의 이완과 중력에 의한다. 좀 더 적극적인 입벌림에는 목뿔위근육이 작용한다.

목뿔위근육은 아래턱뼈와 목뿔뼈의 사이를 묶는 근육으로 씹기근육에는 포함되지 않지만 씹기근육과 함께 아래턱의 운동에 참여한다.

◆ **아래턱의 돌출**(protrusion) 가쪽날개근 · 안쪽날개근

◆ **아래턱의 후방이동**(retrusion) 관자근의 뒷부분

◆ **아래턱의 좌우운동**(분쇄운동 grinding movement) 관자근의 뒷부분(후퇴), 가쪽날개근(돌출)과 안쪽날개근(올림)을 좌우 한쪽씩 교대로 작용한다.

입벌림장애 : 깨물근에 강직성 긴장이 일어나면 입벌림기능이 장애를 받게 된다. 이것이 입벌림장애로 파상풍이나 테타니의 경우에서 종종 발생한다.

B. 목의 근육(Muscles of neck)

목의 근육은 얕은목근육 · 앞목근육 · 뒤목근육의 3종류로 구별된다.

1 얕은목근육

목의 얕은 층에 있는 근육으로 다음 2개의 근육이 있다.

◆ **넓은목근**(광경근 platysma, 그림 8-28 참고) 앞목부위에 있는 얇은 막의 피부근육으로 얼굴근육(얼굴표정근)과 같은 종류의 근육이다. 근육은 아래턱뼈 아래모서리부터 목의 가쪽면을 아래로 지나고, 빗장뼈를 넘어 가슴의 윗부분에 있는 피부밑조직에 이른다. 근육은 위쪽에서 입꼬리주변의 얼굴표정근과 섞인다.

작용 입꼬리 · 아랫입술을 아래로 당긴다. 목의 피부를 위쪽으로 당긴다.

지배신경 얼굴의 표정근과 같이 얼굴신경.

앞목부위의 세로주름 : 넓은목근이 수축하면 앞목부위의 피부에서 바깥 아랫방향으로 비스듬히 세로주름이 나타난다. 고령자는 피부가 얇고 탄력성을 잃어 피부밑지방이 적으므로 넓은목근의 앞모서리는 턱끝부터 바깥 아랫방향을 향해 피부의 주름이 생긴다.

◆ **목빗근**(흉쇄유돌근 sternocleidomastoid muscle, 그림 8-33) 옆목에 있는 강한 근육으로 복장뼈머리는 복장뼈

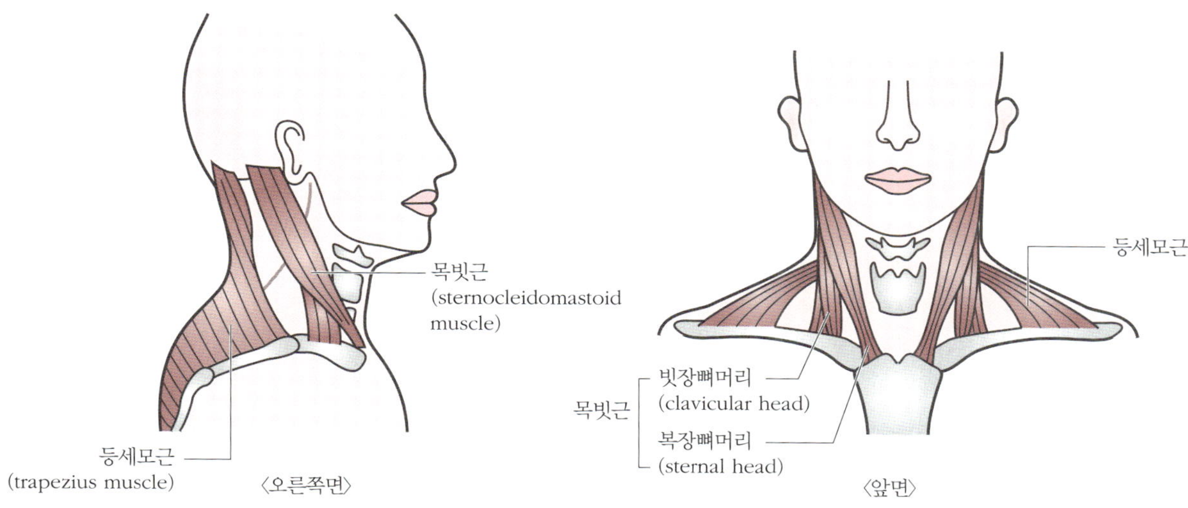

그림 8-33 목빗근과 등세모근
두 근육 모두 부교감신경의 지배를 받는다.

자루의 위모서리, 빗장뼈머리는 빗장뼈의 안쪽 1/3부분에서 생겨나 뒤 위쪽을 지나서 꼭지돌기 끝에서 뒤통수뼈 위목덜미선 가쪽부위에 붙는다.

작용 머리를 옆으로 꺾어 반대쪽으로 돌린다(턱끝을 반대쪽 위로 향하게 한다).

지배신경 더부신경, 목신경고리(C2 · 3).

양쪽 근육이 동시에 작용하면 머리가 뒤로 넘어간다(턱끝을 앞으로 내민다). 머리를 뒤쪽으로 넘기려면 주로 목빗근의 뒷부분이 작용한다.

목빗근에 있는 앞부분의 섬유가 양쪽에서 동시에 작용하면 머리는 앞으로 숙여진다(누운 자세에서 베개로부터 머리를 들어 올릴 경우).

머리가 다른 근육(척추앞근육 · 척추뒤근육)으로 고정되는 경우, 양쪽의 목빗근이 수축하면 빗장뼈를 올려 호흡운동을 돕는다.

표면해부학

목빗근은 관자부위에 있는 강한 근육으로 체표면에서 분명히 관찰할 수 있다. 복장뼈머리와 빗장뼈머리 사이에는 작은 오목(**작은빗장위오목** lesser supraclavicular fossa)이 있다. 빗장뼈머리의 바깥에는 큰오목(**큰빗장위오목** greater supraclavicular fossa)이 있다. 또한 좌우의 복장뼈머리 사이에서 복장뼈자루 위쪽으로 오목(**복장뼈오목** suprasternal fossa)이 있다.

기운목(사경 torticollis) : 기운목 중에서 가장 많은 것은 선천기운목(선천사경 congenital torticollis)으로 분만 시 목빗근이 과도하게 신장되는 것이 원인이라고도 한다. 즉 출생 시에 목빗근에 출혈이 일어나고 출혈부위가 점차 섬유화되어 근육에 단축 · 경화가 생기면 기운목이 된다.

이 경우 꼭지돌기가 같은 쪽의 복장빗장관절을 향해 당겨지고, 목뼈가 굴곡하여 얼굴(턱끝)이 반대쪽 윗방향을 향한다.

2 앞목근육

앞목근육은 목뿔뼈에 붙는 근육(hyoid muscle)이다. 목뿔뼈는 근육에 의해서 위쪽은 아래턱뼈 · 머리뼈우묵, 아래쪽은 복장뼈 · 방패연골 · 어깨뼈와 연결되어 있다.

이와 같이 목뿔뼈에 붙는 근육은 위쪽의 목뿔위근육(군)과 아래쪽의 목뿔아래근육(군)으로 구별된다(그림 8-34).

목뿔위근육(설골상근 Suprahyoid muscle) (그림 8-34, 35)

목뿔위근육은 목뿔뼈의 위쪽에 있고, 머리(바닥) · 아래턱뼈와 목뿔뼈를 묶는 근육이다. 목뿔뼈가 고정될 때는 아래턱을 아래로 당겨(아래턱의 내림 · 입벌림) 씹기운동의 보조근육이 된다. 아래턱이 고정될 때는 목뿔뼈를 위쪽으로 끌어올린다. 목뿔뼈를 끌어올리는 운동은 특히 삼킬 때 행해지는 운동이다.

또한 목뿔위근육이 목뿔아래근육과 함께 작용하면 목뿔뼈가 고정되고, 이것에 의해서 혀를 지지하여 혀 자체의 운동을 가능하게 한다.

◆ **위턱두힘살근**(악이복근 maxillary digastric muscle) 가늘고 긴 근육으로 이름과 같이 중간힘줄에 의해서 **뒤힘살**(posterior belly)과 **앞힘살**(anterior belly)로 나누어진다. 뒤힘살은 앞힘살보다 길고 꼭지돌기로부터 생겨나 앞쪽 아랫방향을 지난다. 앞힘살은 아래턱뼈몸통의 중심 근처에서 안쪽면으로부터 생겨나 뒤쪽으로 지난다. 중간힘줄은 목뿔뼈몸통과 큰뿔에 붙는 섬유성의 끈을 통해 공중에 매달려 있다.

위턱두힘살근의 주위에는 중요한 혈관 · 신경이 있다. 특히 뒤힘살의 깊은 부분에는 바깥목동맥, 속목동정맥, 미주신경, 더부신경, 혀밑신경이나 교감신경 위목신경절 등이 있다.

작용 아래턱이 고정될 때 목뿔뼈를 끌어올린다. 목뿔뼈가 고정될 때(목뿔아래근에 의한다)에는 아래턱을 뒤쪽 아랫방향으로 당긴다. 뒤힘살은 특히 삼킬 때와 씹을 때 작용한다.

지배신경 뒤힘살은 얼굴신경, 앞힘살은 아래턱신경(삼차신경 제3가지).

신경지배로부터 알 수 있듯이 뒤힘살과 앞힘살은 본래 별개의 근육이라 생각할 수 있다.

◆ **붓목뿔근**(경상설골 stylohyoid) 붓돌기로부터 목뿔뼈몸통의 작은뿔에 붙는 가늘고 긴 근육. 목뿔뼈에 붙는 부착부위에서 위턱두힘살근 중간힘줄이 관통한다.

작용 목뿔뼈를 뒤쪽 윗방향으로 끌어올린다.

지배신경 얼굴신경

붓목뿔근의 임상적 의의 : 붓목뿔근의 깊은 곳에는 중요한 혈관(속목동정맥 등)과 신경이 지나므로 붓목뿔근은 그 표지자로서 주요하다.

◆ **턱목뿔근**(악설골근 mylohyoid) 아래턱뼈몸통의 안쪽면에서 넓게 생겨나 안쪽을 향하여 수평으로 지나는 판모양의 근육. 좌우의 근육은 정중앙에서 합쳐지고, 뒷부분이 목뿔뼈에 붙는다. 이와 같이 근육이 아래턱뼈몸통의 좌우 양쪽 사이에 붙어 구강바닥을 지지한다(그림 8-36).

작용 목뿔뼈를 앞쪽 윗방향으로 당긴다. 목뿔뼈가 고정되어 있을 때는 아래턱을 뒤쪽으로 당긴다. 근육은 삼킴운동 시 작용하고, 혀를 입천장을 향해 누르고 음식물을 뒤쪽으로 보낸다.

지배신경 턱목뿔근신경(← 아래턱신경 ← 삼차신경)

◆ **턱끝목뿔근**(이설골근 geniohyoid muscle) 턱목뿔근 바로 위에서 정중선의 양쪽을 앞뒤로 지나는 가늘고 긴 근육이다. 아래턱뼈몸통 안쪽면의 정중부(턱끝가시)에서 생겨나 뒤쪽을 지나서 목뿔뼈몸통에 붙는다.

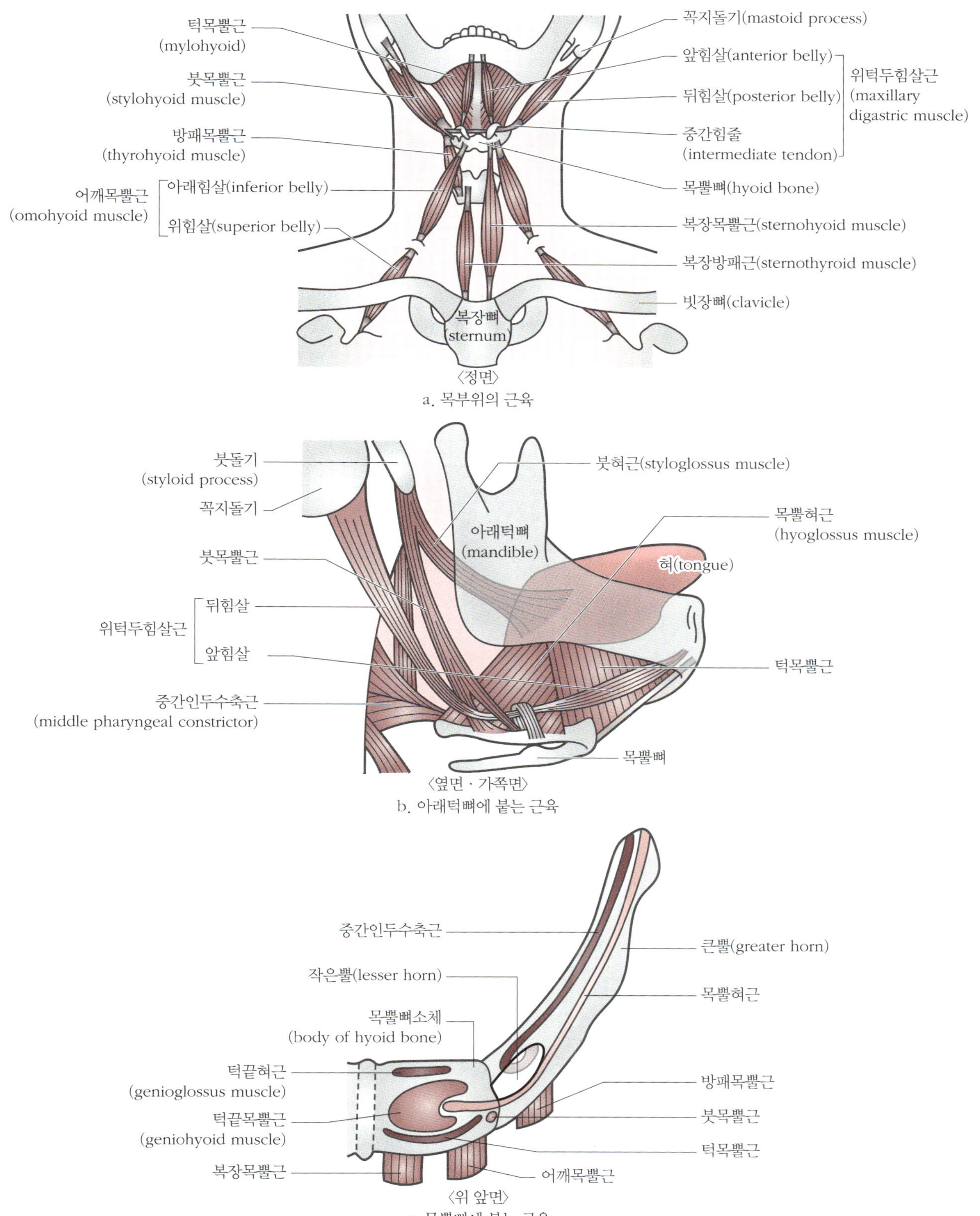

그림 8-34 목뿔위근육, 목뿔아래근육

이러한 근육은 삼키기(swallowing) 활동에 관련된 중요한 활동을 한다.
목뿔근육과 인대에 의해 머리뼈에 매달려 있다.

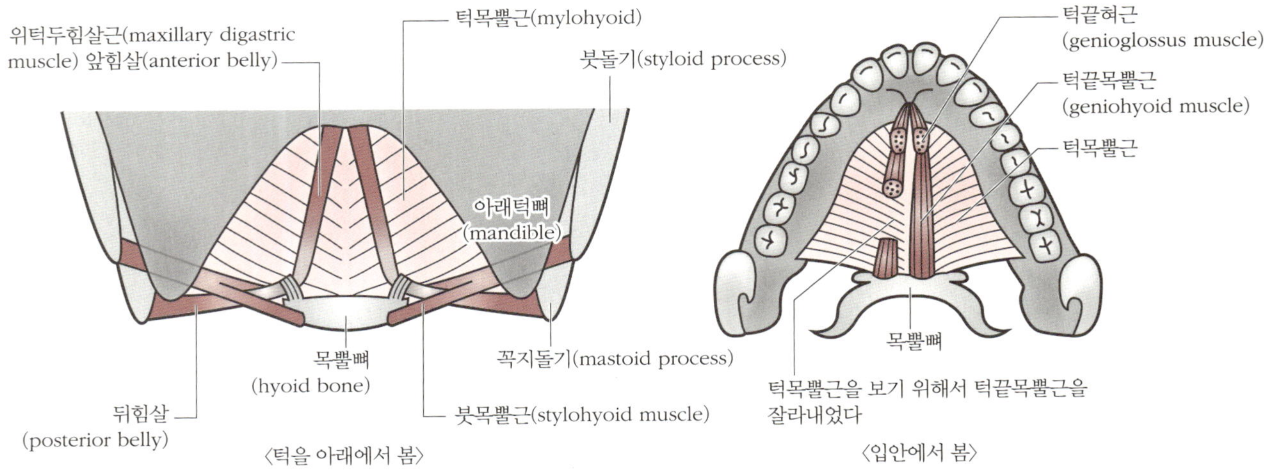

그림 8-35 목뿔뼈의 윗근육

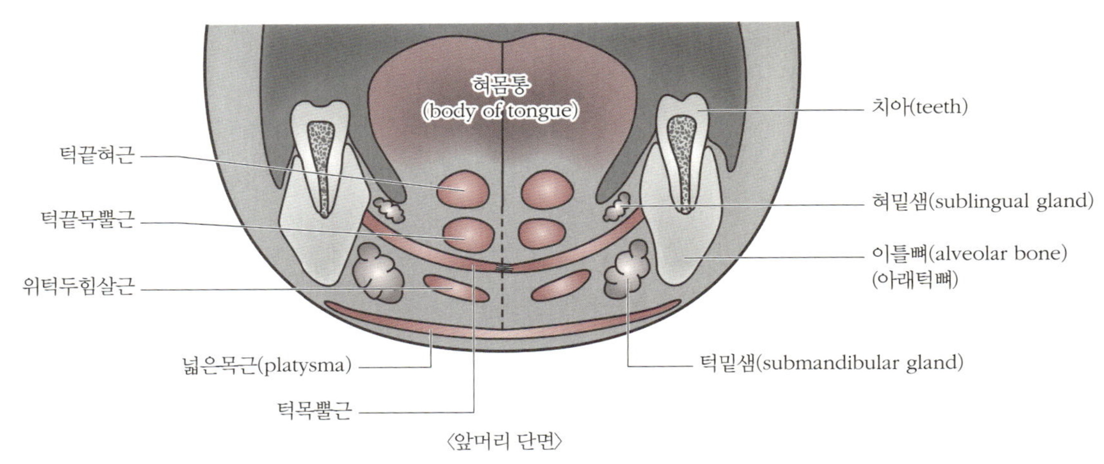

그림 8-36 입안바닥

작용 목뿔뼈를 앞쪽 윗방향으로 당긴다. 목뿔뼈가 고정된 경우 아래턱을 뒤쪽 아래로 당긴다.

지배신경 목신경(C1)의 앞가지

목뿔아래근(설골하근 Infrahyoid muscle) (그림 8-34)

목뿔아래근은 앞목부위에서 후두 · 기관 · 갑상샘의 표면층에 있고, 아래쪽에서 위로 올라가서 목뿔뼈에 붙는다. 근육은 가늘고 긴 벨트형태이다.

◆**복장목뿔근**(흉골설골 sternohyoid) 복장뼈자루의 안쪽면, 복장빗장관절, 복장뼈모서리 뒷면에서 생겨나 올라가서 목뿔뼈몸통에 붙는다.

◆**어깨목뿔근**(견갑설골근 omohyoid muscle) **아래힘살**(inferior belly)과 **위힘살**(superior belly)로 되어 있고, 중간힘줄로 묶여 있는 근육이다.

아래힘살은 어깨뼈의 아래모서리에서 생겨나 안쪽 윗방향으로 비스듬하게 올라가서 중간힘줄이 된다.

위힘살은 중간힘줄에서 위쪽을 지나 목뿔뼈몸통에 붙는다. 중간힘줄은 목빗근의 깊은 층에서 빗장뼈의 윗부분에 있고 목근막의 비후에 의해 빗장뼈에 고정된다.

◆**복장방패근**(흉골갑상근 sternothyroid muscle) 복장목뿔근의 깊은 층에 있다. 복장뼈자루의 안쪽면에서 생겨나 갑상연골의 바깥면에 붙는다.

◆**방패목뿔**(갑상설골 thyrohyoid) 방패연골의 바깥면에서 생겨나 목뿔뼈의 몸통과 큰뿔에 붙는다.

작용 목뿔아래근은 목뿔뼈를 아래쪽으로 당긴다.

지배신경 복장목뿔근, 어깨목뿔근, 복장방패근은 목신경고리(C1~3)에서 신경을 받는다. 방패목뿔근은 혀밑신경과 C1으로부터 신경을 받는다.

목뿔아래근육은 목뿔위근육과 함께 작용하여 목뿔뼈를 고정한다. 이러한 작용은 삼키기 · 발성 시 혀 · 목뿔뼈 · 후두의 운동을 맡는다.

3 뒤목근육

뒤목근육은 목뼈 앞면에 있는 척추앞근육과 옆면에 있는 목갈비근으로 구별된다.

척추앞근육(척추전근 Prevertebral muscles)

척추앞근육은 척주 윗부분의 앞면에 있는 근육으로 다음 4개의 근육이 있다(그림 8-37).

◆**긴목근**(경장근 longus colli muscle) 제1목뼈와 제3등뼈의 척추뼈 앞면과 제1~6목뼈의 척추뼈 혹은 가로돌기 사이를 내려간다(척추뼈 → 척추뼈).

◆**긴머리근**(두장근 longus capital muscle) 제2~7목뼈의 가로돌기로부터 생겨나 위쪽을 향해 뒤통수뼈바닥의 아랫면(큰구멍의 앞)에 붙는다.

◆**앞머리곧은근**(전두직근 rectus capitis anterior muscle) 긴머리근의 윗부분 바로 뒤에 있는 짧고 평평한 근육. 제1목뼈(고리뼈)의 가로돌기로부터 생겨나 뒤통수뼈바닥 아랫면에 붙는다.

◆**가쪽머리곧은근**(외측두직근 rectus capitis lateralis muscle) 제1목뼈(고리뼈)의 가로돌기로부터 생겨나 올라가서

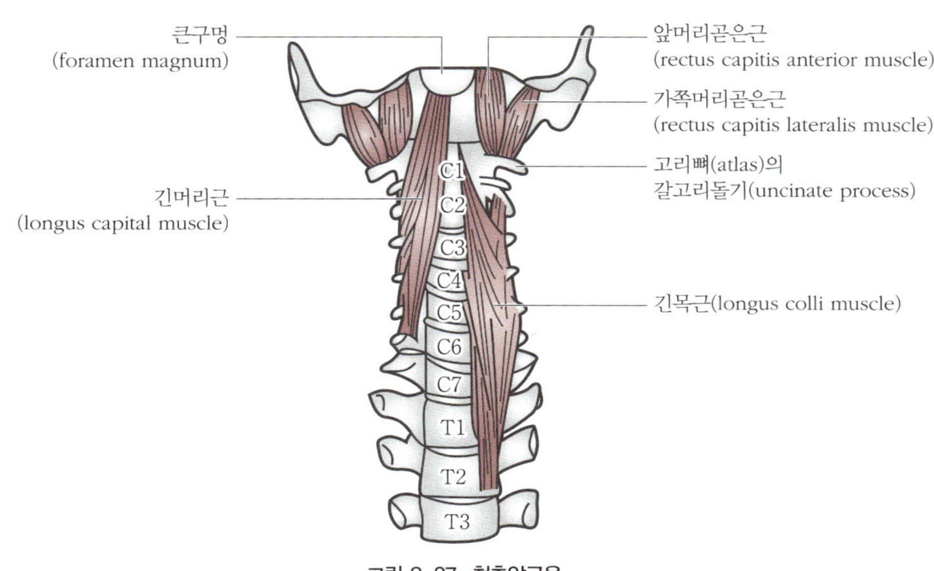

그림 8-37 척추앞근육

뒤통수뼈의 아랫면에 붙는다.

작용 머리와 목의 앞굽힘(양쪽이 작용하는 경우)·가쪽굽힘(한쪽만 작용하는 경우). 머리곧은근은 고리뒤통수관절을 안정·유지하는 기능을 한다고 생각할 수 있다.

지배신경 목신경(C1~8)의 앞가지

목갈비근(사각근 Scalene muscle)

목갈비근은 목뼈의 가로돌기로부터 생겨나 바깥아랫방향으로 비스듬히 지나 위쪽의 갈비뼈에 붙는다. 가늘고 긴 방추형태의 근육으로 다음의 3개 근육이 있다(그림 8-38).

◆**앞목갈비근**(전사각근 scalenus anterior) 제3~6목뼈의 가로돌기(앞결절)로부터 생겨나 제1갈비뼈(앞목갈비근결절)에 붙는다.

◆**중간목갈비근**(중사각근 scalenus medius) 제2~7목뼈의 가로돌기(뒤결절)로부터 생겨나 제1갈비뼈에 붙는다.

◆**뒤목갈비근**(후사각근 scalenus posterior) 제4~6목뼈의 가로돌기(뒤결절)로부터 생겨나 제2갈비뼈에 붙는다.

작용 목갈비근은 제1·2 갈비뼈를 위쪽으로 당겨 가슴의 위둔덕을 지지한다. 갈비뼈를 들어 가슴을 펼치는 것으로 호흡, 특히 깊은 호흡을 맡는다.

지배신경 목신경얼기(C2~7)의 앞가지

목갈비근틈

앞목갈비근은 목에서 중요한 표지가 되는 근육이다.

① 앞목갈비근과 중간목갈비근 사이의 틈(간격)을 **목갈비근틈**(사각근틈 scalene gap, 그림 8-38)이라 하며, 여기를 빗장밑동맥·팔신경얼기 등 중요한 혈관 신경이 통과한다.

② 가로막신경은 앞목갈비근 앞을 지나 가슴으로 들어온다. 빗장밑정맥은 앞목갈비근 아래모서리 앞에서 제1갈비뼈를 따라 지난다.

목갈비근증후군 : 목갈비근틈에 있는 신경이나 빗장밑동맥이 앞목갈비근에 의해서 압박받으면 여러 가지 증상(예 : 통증·감각장애·마비나 혈관운동장애나 근수축 등)이 일어나는 경우가 있다. 이것을 (앞)목갈비근증후군〔scalenus (anticus) syndrome〕이라고 한다.

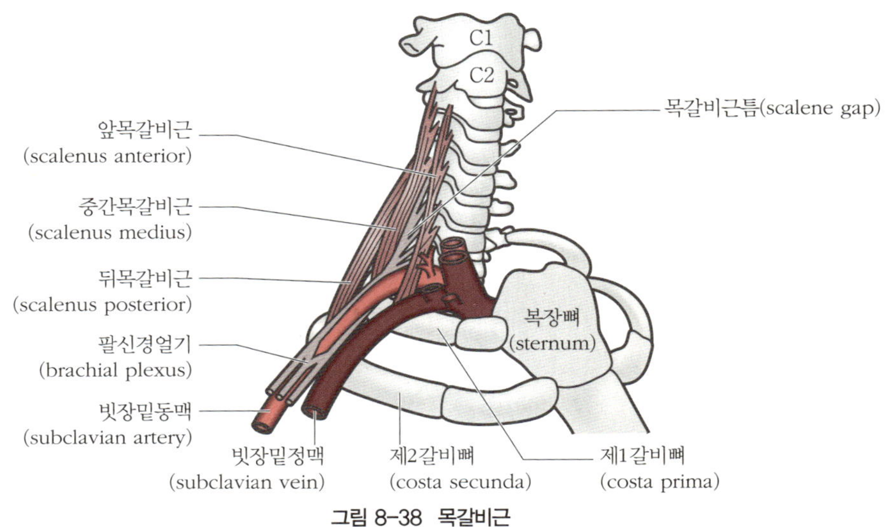

그림 8-38 목갈비근

앞목갈비근 앞으로는 빗장밑정맥이 지나고, 뒤로는 빗장밑동맥이 지난다.

4 목의 삼각

목에는 여러 가지 근육에 둘러싸이는 많은 삼각형모양의 부위(삼각 triangle)가 생긴다(그림 8-39). 이러한 삼각은 목의 장기 · 혈관 · 신경의 위치를 찾거나 기재하는 데 이용되므로 임상적으로 중요하다.

앞에서 설명한 바와 같이 목빗근은 가로부위 뒤 위쪽에서 앞 아래쪽으로 비스듬히 지나므로, 이 근육에 의해서 목은 앞뒤로 2개의 삼각(앞정강삼각과 뒤정강삼각)으로 나누어진다. 두 삼각은 나아가 여러 삼각으로 나눌 수 있다.

앞목삼각(전경삼각 Anterior triangle)

목빗근 앞모서리와 아래턱 아래모서리, 앞목부위에서 정중선으로 둘러싸이는 삼각이다. 이를 다시 다음과 같은 삼각으로 나눌 수 있다.

◆**목동맥삼각**(경동맥삼각 carotid triangle)　목빗근의 앞모서리 · 위턱두힘살근의 뒤힘살 · 어깨목뿔근의 위힘살로 둘러싸이는 삼각. 여기에 온목동맥 · 속목정맥 · 미주신경이 있다. 온목동맥은 이 삼각(방패연골 위모서리의 높이)에서 속목동맥과 바깥목동맥으로 분지하고, 바깥목동맥은 한층 더 많은 가지(위갑상동맥 · 오름인두동맥 · 혀동맥 · 얼굴동맥)로 분지한다.

◆**턱밑삼각**(submandibular triangle)　위턱두힘살근의 두 힘살(앞힘살과 뒤힘살)과 아래턱 아래모서리로 둘러싸이는 삼각. 여기에 턱밑샘 · 턱밑림프절이 있어 얼굴동정맥, 혀밑신경, 혀신경이 지난다.

◆**턱끝밑삼각**(submental triangle)　목뿔뼈 위쪽에서 위턱두힘살근의 앞힘살 안쪽에 있다. 목뿔뼈몸통과 위턱두힘살근의 앞힘살 및 정중선으로 둘러싸인다. 림프절(턱끝밑림프절)이 있다.

◆**근육삼각**(근삼각 muscular triangle)　앞정강삼각의 아랫부분에 있다. 목빗근 · 어깨목뿔근 위힘살 및 정중선에 둘러싸인다.

앞목정맥이 거의 수직으로 아래로 지난다. 그 외에 목뿔아래근(복장목뿔근 · 복장방패근 등), 얕은림프절이 있다. 또한 갑상샘이 있고 기관 · 식도에 이르는 통로도 있다.

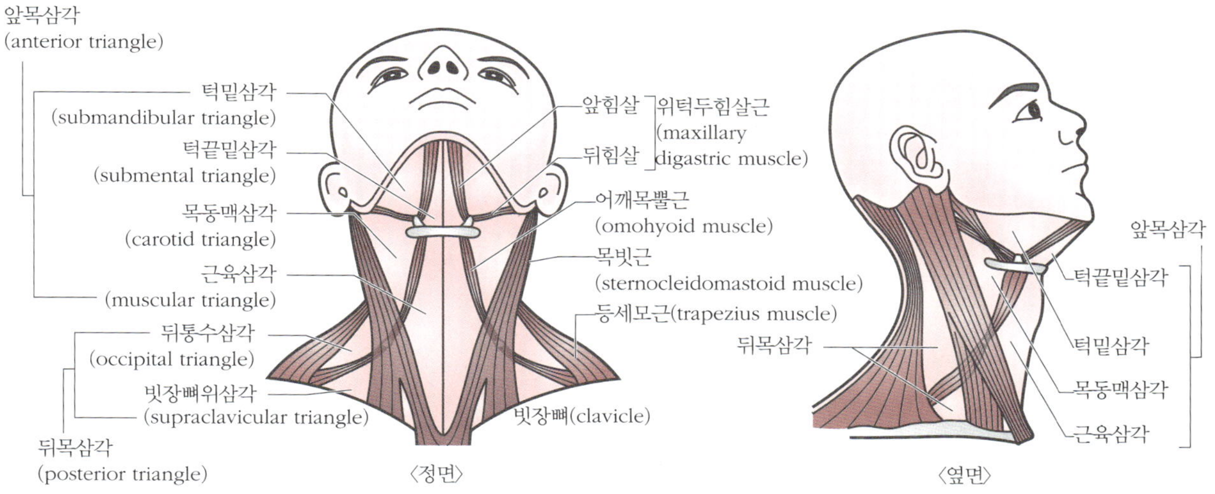

그림 8-39 목부위의 삼각
외과적으로는 목동맥삼각이 가장 중요하다.

뒤목삼각(후경삼각 Posterior triangle)

목빗근의 뒷모서리 · 빗장뼈 중간 1/3부분 · 등세모근의 앞모서리로 둘러싸이는 삼각이다.

뒤목삼각에는 목반가시근, 머리널판근, 어깨올림근, 중간 · 앞 목갈비근 등이 바닥을 만든다.

이 삼각에는 바깥목정맥 · 가슴림프관(왼쪽 삼각의 아래쪽 안쪽부분) · 목림프절 · 더부신경 · 목신경얼기의 가지 · 팔신경얼기가 있다. 뒤목삼각은 어깨목뿔근의 아래힘살에 의해서 위아래로 나눌 수 있다. 위쪽을 뒤통수삼각(후두삼각 occipital triangle), 아래쪽을 빗장위삼각(쇄골상삼각 supraclavicular triangle)이라 한다.

빗장위삼각은 생체에서 보이는 큰빗장위오목에 해당한다. 여기에는 빗장밑동맥이 지난다.

5 목근막(경부근막 Cervical fascia) (그림 8-40)

목근막은 목의 근막으로, 가장 바깥에 있는 얕은층 · 중간층의 기관앞층 · 깊은 곳의 척추앞층 3층으로 나눌 수 있다.

◆ **얕은층**(superficial layer)　피부의 깊은 부분, 즉 넓은목근의 아래층에 있고 목을 전체적으로 감싼다. 얕은층은 목 옆면에서 목빗근을 감싸고, 뒤쪽에서는 등세모근을 감싼다. 앞면에서는 복장뼈자루의 앞면 · 빗장뼈 · 목뿔뼈 · 아래턱뼈몸통 아래모서리에 붙고, 위쪽에서는 깨물근근막 · 귀밑샘근막에 이어지며, 아래쪽에서는 복장뼈근막에 이어진다.

◆ **기관앞층**(기관전층 pretracheal layer)　갑상샘 · 후두 · 기관 · 인두 · 식도 등 목의 장기를 감싸는 근막(visceral fascia)을 말한다. 위에서는 목뿔뼈에, 아래에서는 빗장뼈 · 복장뼈의 뒷면에 붙는다.

복장뼈 위모서리 근처에서 얕은층과 기관앞층 사이에는 **복장위공간**(흉골위공간 suprasternal space)이라고 하는 좁은 틈이 있다. 여기에는 성긴결합조직 · 지방조직이 있고, 좌우의 앞목정맥을 잇는 정맥이 가로지른다.

기관절개 : 기관절개를 할 때는 복장뼈위공간을 가로지르는 좌우의 앞목정맥을 손상시키지 않도록 주의해야 한다.

목의 좌우 양쪽으로 온목동맥 · 속목정맥 · 미주신경이 결합조직에 의해서 칼집모양으로 둘러싸인다. 이 결합조직을 **목혈관신경집**(경동맥초 carotid sheath)이라고 한다.

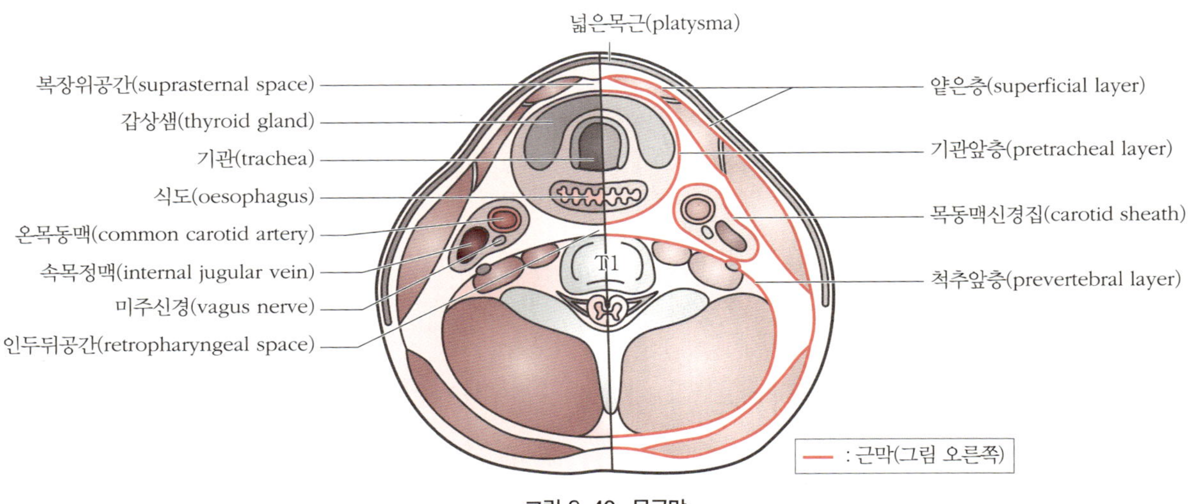

그림 8-40　목근막

목부위의 근막은 삼출물(exudate) · 혈액 · 고름 등의 침투를 막는다. 근막에 따라서는 위쪽 혹은 아래쪽으로 염증이 이동하는 경우도 많다.

목혈관신경집은 기관앞층 · 척추앞층에 이어지고, 그것이 감싸는 혈관 · 신경을 목의 운동에 대하여 비교적 고정하려는 작용을 한다. 특히 머리부분으로부터의 혈액환류가 손상받지 않도록 속목정맥 안쪽공간을 넓게 유지한다.

기관앞층으로 감싸지는 목장기(visceral compartment)는 뒤쪽 척추앞층에서의 성긴결합조직에 의해 틈새가 생긴다. 이 틈을 특히 **인두뒤공간**(인두후극 retropharyngeal space)이라고 한다.

> **인두뒤공간에 따른 염증의 파급** : 인두뒤공간이 있으므로 목의 장기는 비교적 큰 가동성을 가져 삼키기운동 등이 행해진다. 그러나 한편에서는 염증 · 농포 등이 인두뒤공간을 따라서 파급되기 쉽고, 특히 아래로 향하여 가슴안 뒤세로칸에 도달하는 경우도 있다. 이렇게 되면 기관을 뒤쪽에서 압박하여 호흡곤란이 생긴다.

◆ **척추앞층**(척추전엽 prevertebral layer) 척추뼈와 뒤목근육, 즉 척추앞근육과 목갈비근 앞면을 감싸는 근막으로 위쪽에서는 머리바닥면에 붙고, 아래는 식도 뒤에서 가슴속근막에 이어진다.

Ⅲ. 머리와 목의 주요 기관

머리의 얼굴부위에는 이른바 **눈 · 코 · 입 · 귀**와 같은 중요한 기관이 있다. 눈 · 귀는 감각기관(시각기관 · 평형청각기관)이며, 코 · 입은 호흡기계 · 소화기계의 시작으로 목에 걸쳐서 인두 · 후두에 이어진다. 여기에서는 이러한 중요한 기관과 목에 있는 내분비샘인 **갑상샘 · 부갑상샘**과 머리덮개뼈를 감싸는 **머리덮개**에 대해 설명한다.

A. 머리덮개(두피 Scalp)

머리덮개는 머리덮개뼈를 감싸며, 다음의 5개 층으로 되어 있다(그림 8-41).

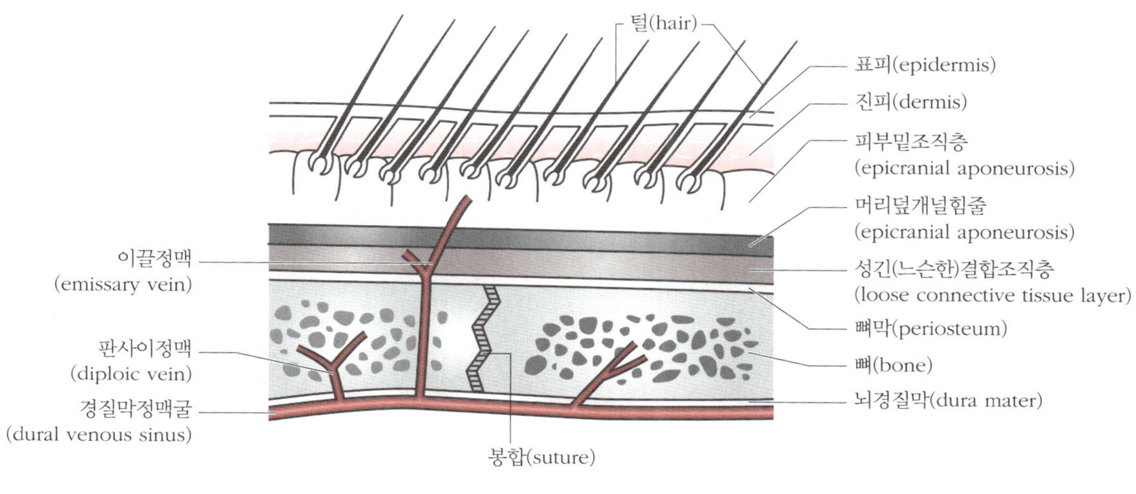

그림 8-41 머리덮개

◆ **피부**(skin) 표피와 진피를 합친 피부는 두껍고 털이 난다. 털과 함께 많은 털샘(피부기름샘)이 있다.

◆ **피부밑조직층**(subcutaneous layer) 지방조직을 포함한 치밀결합조직으로 되어 있는 강인한 층으로, 표피의 피부와 깊은 층의 머리덮개널힘줄과 강하게 결합한다. 피부밑조직에는 혈관이 풍부하다.

◆ **머리덮개널힘줄**(epicranial aponeurosis) 머리덮개표피근육인 뒤통수근과 이마근 사이에 있는 중간힘줄로 머리덮개뼈를 모자와 같이 감싸는 편평한 널힘줄이다.

◆ **성긴결합조직층**(소성결합조직층 loose connective tissue layer) 머리덮개널힘줄의 깊은 층에 있고 머리덮개널힘줄과 깊은 층의 뼈막을 느슨하게 결합한다.

◆ **머리뼈바깥막**(두개골막 pericranium) 머리덮개뼈를 만드는 뼈의 뼈막으로 뼈와는 느슨하게 결합하지만 봉합에서는 강하게 밀착한다.

머리덮개의 5개 층을 나타내는 SCALP는 Skin, Connective tissue, Aponeurosis, Loose connective tissue, Pericranium의 머리글자이다.

표층의 3개 층(피부 · 피부밑조직 · 머리덮개널힘줄)이 본래의 머리덮개로, 이 3개 층은 강하게 결합하고 있다. 한편, 깊은 층에서는 뼈막과 성긴결합조직이 느슨하게 결합하고 있다. 따라서 본래의 머리덮개인 표피층의 3개 층은 뼈막에 비해서 전체적으로 큰 가동성을 가지며 쉽게 벗겨질 수 있다.

이 때문에 머리의 표피층근육은 수축하는 것이 가능하다.

머리덮개의 박리 : 머리덮개가 박리되는 경우(예, 털이 강하게 당겨지는 것에 의한 외상)에는 성긴결합조직층에서 박리가 일어난다. 성긴결합조직층에서의 출혈이나 염증은 주변으로 퍼지기 쉽다.

머리덮개를 관자근의 표피층에서 박리하는 경우(뇌수술 시) 관자근막은 2층으로 되어 있고 그 사이에 지방조직이 있으므로 지방조직이 있는 곳에서 머리덮개가 벗겨진다.

1 머리덮개의 혈관 · 신경

동맥

머리덮개에는 다음 5개의 동맥이 분포한다(그림 8-42, 43). 주로 피부밑조직층 안쪽을 지난다.

◆ **도르래위동맥**(supratrochlear artery) 눈동맥(← 속목동맥) 2개 끝가지의 하나로, 눈확 안쪽으로부터 눈확위모서리의 이마패임(구멍)을 거쳐 이마부위로 나와 올라가는 작은 동맥이다.

◆ **눈확위동맥**(안와상동맥 supraorbital artery) 눈동맥(← 속목동맥) 2개 끝가지의 하나이다. 눈확안을 윗벽을 따라 흐르고 눈확위모서리의 눈확위구멍(눈확패임)을 지나서 이마부위로 나와 올라가서 분포한다.

◆ **얕은관자동맥**(천측두동맥 superficial temporal artery) 바깥목동맥의 끝가지이다. 귓바퀴 앞을 올라가서 광대활의 뒤쪽끝 위쪽에서 피부밑으로 나오고 **이마가지**(frontal branch)와 **마루가지**(parietal branch)로 나누어져 이마부위에서 관자부위에 걸쳐 분포한다.

머리덮개에서의 출혈 : 머리덮개는 특히 피부밑조직층에서 풍부한 혈관분포를 가진다. 혈관은 치밀결합조직 안에 있고, 머리덮개근에 의해서 당겨지므로 손상을 받으면 속공간이 닫히기가 어렵다. 이 때문에 머리덮개의 외상은 비교적 대량의 출혈을 일으킨다. 한편, 혈관이 풍부하므로 치료도 신속히 시행해야 하는 경우가 많다.

표면해부학

바깥귀길의 앞, 광대활 위에서 **얕은관자동맥**의 맥박을 만질 수 있다.

◆ **뒤귓바퀴동맥**(후이개동맥 posterior auricular artery) 바깥목동맥의 가지이다. 꼭지돌기의 가쪽면에서 귓바퀴의 뒤위쪽으로 흘러 분포한다.

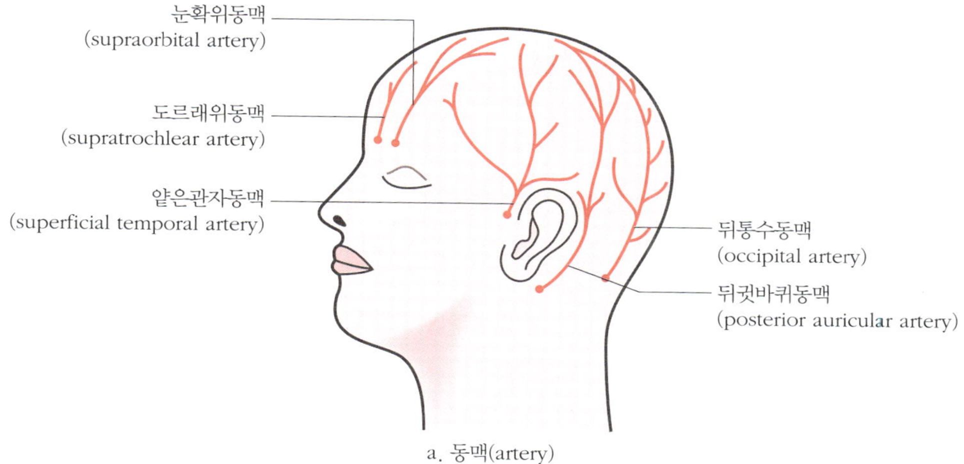

a. 동맥(artery)

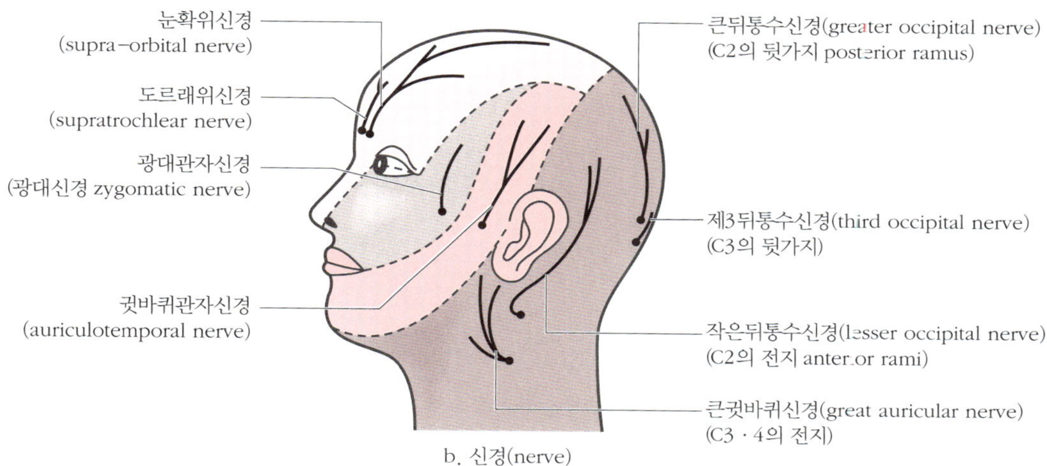

b. 신경(nerve)

그림 8-42 머리덮개의 동맥과 신경

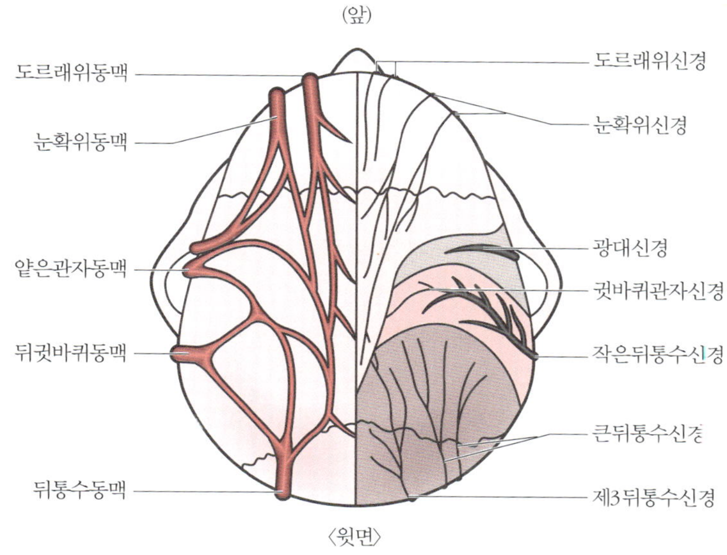

그림 8-43 머리덮개의 동맥과 신경

◆ **뒤통수동맥**(후두동맥 occipital artery) 바깥목동맥의 가지이다. 뒤통수뼈의 위목덜미선에서 등세모근과 목빗근 사이를 통해 피부밑으로 나오고, 뒤통수부위로 올라가서 뒤통수부위와 마루부위에 걸쳐 분포한다.

표면해부학

뒤통수동맥은 뒤통수피부밑으로 나오는 곳(바깥뒤통수융기에서 약 3 cm 가쪽)에서 만져지기도 한다.

정맥

일반적으로 동맥과 같은 이름의 정맥이 반대로 주행한다(**도르래위정맥** 활차상정맥 supratrochlear vein · **눈확위정맥** 안와상정맥 supraorbital vein · **얕은관자정맥** 천측두정맥 superficial temporal vein · **뒤귓바퀴정맥** 후이개정맥 posterior auricular vein · **뒤통수정맥** 후두정맥 occipital vein).

머리덮개의 정맥은 머리에 있는 작은 구멍을 지나 머리안의 정맥(수막정맥굴)과 연결된다. 이와 같이 머리의 안팎을 연결하는 정맥을 **이끌정맥**(도출정맥 emissary vein)이라고 한다.

이끌정맥은 머리의 안팎을 연결하므로 머리 가쪽부위의 염증 등이 머리로 파급되는 경로가 되기도 한다.

다음의 이끌정맥이 있다.

◆ **마루이끌정맥**(두정도출정맥 parietal emissary vein) 마루구멍을 지나 위시상정맥굴과 얕은관자정맥을 연결한다.

◆ **꼭지이끌정맥**(유돌도출정맥 mastoid emissary vein) 꼭지구멍(꼭지돌기의 뒤에 있는 구멍)을 거쳐 구불정맥굴과 뒤통수정맥이나 뒤귓바퀴정맥을 연결한다.

◆ **관절융기이끌정맥**(과도출정맥 condylar emissary vein) 뒤통수뼈의 관절융기관을 통해 구불정맥굴과 연결한다.

◆ **뒤통수이끌정맥**(후두도출정맥 occipital emissary vein) 바깥뒤통수융기에서 정맥굴과 뒤통수정맥을 연결한다.

머리덮개(머리덮개뼈) 밖(예 : 머리바닥면)에도 이끌정맥에 의한 머리 안팎의 연결이 있다.

림프계

머리덮개 앞부분(이마부위 · 마루부위 · 관자부위)의 림프는 귓바퀴 앞에 있는 **얕은귀밑샘림프절**(superficial parotid node)로 유입된다. 뒷부분의 림프는 **뒤통수림프절**(후두림프절 occipital lymph nodes) · **꼭지림프절**(mastoid lymph node)로 유입된다.

신경

머리덮개에는 다음의 신경이 분포한다(그림 8-42, 43).

◆ **도르래위신경**(활차상신경 supratrochlear nerve)과 **눈확위신경**(안와상신경 supraorbital nerve) 이마신경(← 눈신경 ← 삼차신경)의 끝가지. 이마패임(구멍)과 눈확위구멍(패임)을 지나 이마부위에서 마루부위에 분포한다.

◆ **광대신경**(관골신경 zygomatic nerve)의 **광대관자가지**(관골측두지 zygomaticotemporal branch) 위턱신경(← 삼차신경)의 가지. 광대관자구멍을 통해 관자부위로 나와 분포한다.

◆ **귓바퀴관자신경**(이개측두신경 auriculotemporal nerve) 아래턱신경(← 삼차신경)의 가지. 귓바퀴 앞에서 얕은관자동맥의 뒤를 올라가서 관자부위에 분포한다.

◆ **큰귓바퀴신경**(대이개신경 great auricular nerve) 제2 · 3목신경(C2 · 3)의 앞가지. 목신경얼기에서 나오는 가장 굵은, 위로 주행하는 가지이다. 목빗근 뒷모서리 거의 중앙에서 똑바로 올라가서 귓바퀴에 이르고 그 뒤쪽에 분포한다.

◆**작은뒤통수신경**(소후두신경 lesser occipital nerve) 제2목신경(C2)의 앞가지. 목신경총에서 나온다. 목빗근의 뒤를 따라 올라가서 뒤통수부위에 분포한다.

◆**큰뒤통수신경**(대후두신경 greater occipital nerve) 제2목신경(C2)의 뒷가지. 뒤통수동정맥과 함께 위목덜미선 높이에서 피부밑으로 나오고 뒤통수부위에서 마루부위에 걸쳐 분포한다.

◆**제3 뒤통수신경**(third occipital nerve) 제3목신경(C3)의 뒷가지. 뒤통수뼈의 바깥뒤통수뼈융기 주위에 분포한다.

이러한 신경은 감각가지로 앞의 3개 신경은 귓바퀴 앞쪽에, 나머지 4개 신경은 귓바퀴 뒤쪽에 분포한다. 또한 머리덮개근을 지배하는 운동신경은 얼굴신경이다.

B. 눈(시각기관 Visual organ)

눈확에서는 주로 **시각기관**을 수용하고 있다.

시각기관은 **눈**(eye, 그리스어 : ophthalmos, 눈알과 시각신경)과 그 부속기관, 즉 **덧시각구조**(부시각구조 accessory visual structures, 눈꺼풀 · 눈물기관 · 눈알근육 등)로 되어 있다.

1 눈확(안와)

눈확은 앞에서 설명한 것처럼 사각피라미드모양의 공간이다. 피라미드의 바닥면에 해당하는 눈확고랑은 앞을 향해 머리 앞면으로 열리고, 피라미드의 꼭지는 뒤쪽 끝으로 되어 있다(그림 8-44). 4개의 벽, 즉 윗벽 · 아래벽 · 안쪽벽 · 가쪽벽으로 둘러싸인다. 좌우 양쪽의 안쪽벽은 서로 거의 평행하지만 가쪽벽은 거의 수직으로 되어 있고, 한편 그 앞모서리는 안쪽벽보다 뒤쪽에 있다. 또한 눈알은 눈확의 중앙이 아닌 약간 윗벽 · 가쪽벽 주위에 있다. 따라서 눈알의 앞부분(약 1/3부분)은 가쪽벽의 앞모서리보다 앞쪽에 있다. 이 때문에 시야가 옆쪽으로 넓어지고 눈알이 외부로부터 손상받기 쉽다.

눈확의 벽을 만드는 뼈를 감싸는 뼈막을 **눈확뼈막**(안와골막 periorbital membrane)이라 한다. 뼈와 결합은 느슨

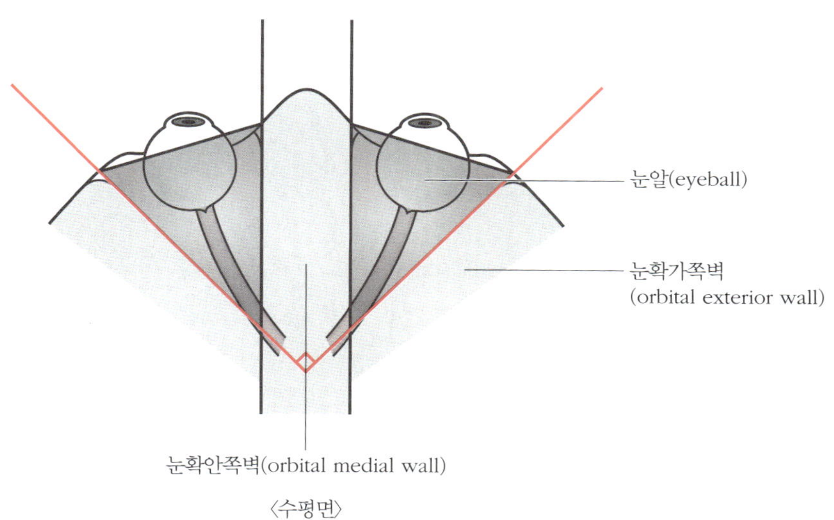

그림 8-44 눈확의 눈알

하고 머리 바깥면의 뼈막에 이어진다. 또한 위눈확틈새나 시각신경관에서는 머리안의 뇌경질막에 연결된다.

아래눈확틈새에는 눈확뼈막 속에 민무늬근육이 존재한다. 이 민무늬근육을 **눈확근**(안와근 orbital muscle)이라고 한다. 인간의 눈확근은 퇴화되고 기능도 분명하지 않다.

> 눈확근 : 많은 포유동물의 눈확에서는 일반적으로 가쪽벽이 없다. 눈확은 관자우묵에 이어져 가쪽벽의 위치에 눈확근이 발달되어 있다. 하등동물에서 보이는 눈확근은 수축에 의해서 정맥을 압박하여 울혈을 일으킴으로써 눈알을 돌출시키는 작용을 한다. 눈알을 돌출시키는 것으로 시야가 넓어져 먹이나 적을 발견하기 쉬워진다.

눈확의 혈관 · 신경

눈확은 여러 가지 틈 · 관 · 구멍에 의해서 머리안 · 관자아래우묵 · 날개입천장오목 · 코안 등과 연결된다. 그리고 여기를 눈확안에 분포하는 혈관 · 신경이 지난다.

동맥

눈동맥(안동맥 ophthalmic artery, 그림 8-45)은 속목동맥의 가지로 머리안에서 시각신경관을 지나 눈확으로 들어오는 줄기동맥이다. 동맥은 중간머리뼈우묵에 있는 앞침대돌기의 안쪽에서 속목동맥으로부터 생겨나 시각신경관으로 들어간다. 시각신경관에서는 시각신경 아래를 지나지만 눈확으로 들어오면 시각신경 위를 비스듬하게 가로질러 앞쪽 안으로 지나간다. 눈확으로 다음의 가지를 낸다.

눈동맥의 가지

◆ **망막중심동맥**(central retinal artery)　시각신경관 근처에서 최초로 나오는 가느다란 끝동맥이다. 눈알 뒤쪽 약 1 cm 아래 안쪽에서 시각신경으로 들어가서 시각신경 안을 앞쪽으로 지나고, 시각신경유두의 원반오목을 통해 눈알로 들어와 망막에 분포한다(p.558). 시각신경과 망막에 영양을 준다.

◆ **눈물샘동맥**(누선동맥 lacrimal artery)　눈동맥의 가장 큰 가지이다. 시각신경의 바깥에서 생겨나 눈확 가쪽벽에

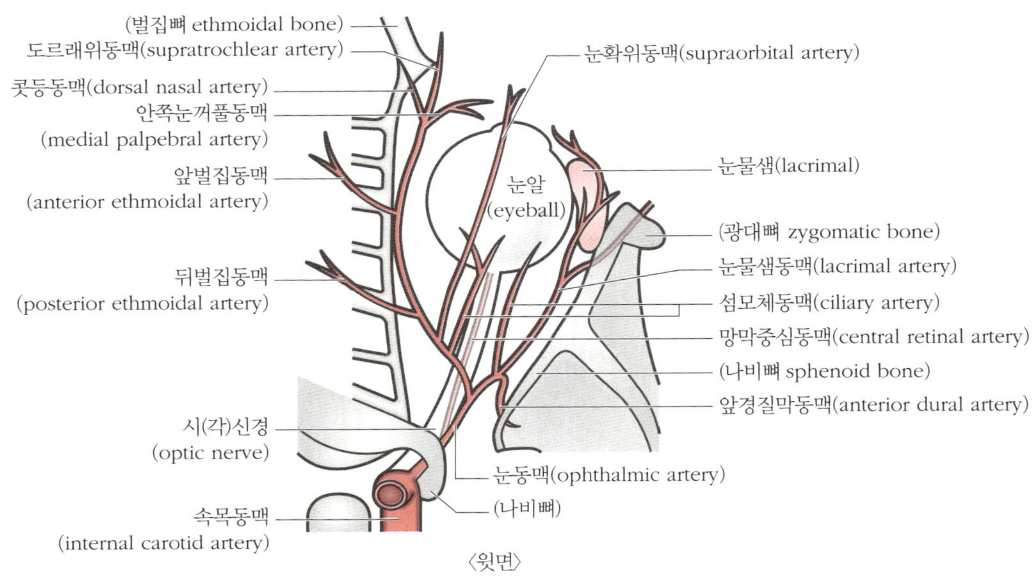

그림 8-45　눈동맥
눈동맥은 속목동맥의 가지이다.

서 가쪽곧은근의 위모서리를 따라 앞쪽으로 가서 눈물샘에 이른다. 끝가지는 가쪽눈구석(눈꼬리)에 이르러 **가쪽눈꺼풀동맥**(lateral palpebral artery)이 되고, 위눈꺼풀 · 아래눈꺼풀의 가쪽 절반부위에 분포한다.

눈물샘동맥은 위눈확틈새를 거쳐 뇌경질막에도 가지를 보낸다. 이 가지는 중간경질막동맥(← 위턱동맥 ← 바깥목동맥)과 연결되고 속 · 바깥 목동맥의 연결로이기도 하다.

◆**근육가지** 눈알근육에 분포한다.

◆**섬모체동맥**(모양체동맥 ciliary artery) 눈알에 분포하는 가지. 여러 개의 동맥으로 되어 있으며, 앞섬모체동맥과 뒤섬모체동맥으로 나누어진다.

앞섬모체동맥(전모양체동맥 anterior ciliary artery)은 각막모서리에서 눈알로 들어오고, **뒤섬모체동맥**(후모양체동맥 posterior ciliary artery)은 시각신경 주위에서 눈알로 들어온다. 모두 눈알의 중간막(홍채 · 섬모체 · 결막)에 분포한다.

◆**앞벌집동맥 · 뒤벌집동맥**(전 · 후 사골동맥 anterior and posterior ethmoidal arteries) 눈확 안쪽벽에 있는 앞 · 뒤벌집구멍을 지나 코안점막층에 분포한다.

◆**눈확위동맥**(안와상동맥 supraorbital artery)과 **도르래위동맥**(활차상동맥 supratrochlear artery) 눈확의 윗벽을 따라 앞으로 가서 눈확 위모서리를 돌고 이마부위로 나와 주위의 피부 · 근육에 분포한다.

◆**안쪽눈꺼풀동맥**(내측안검동맥 medial palpebral artery) 위 · 아래 눈꺼풀의 안쪽 절반부분에 분포하고, 가쪽눈꺼풀동맥과 연결되어 위 · 아래 눈꺼풀동맥활(superior and inferior palpebral arches)을 만든다.

◆**콧등동맥**(비배동맥 dorsal nasal artery) 안쪽눈구석의 주위에서 눈확으로 나와 콧등 주위에 분포한다.

동맥사이의 연결

눈확위동맥 · 도르래위동맥 · 콧등동맥은 얼굴동맥(눈구석동맥) · 얕은관자동맥과 연결된다. 앞 · 뒤 벌집동맥은 코안벽에서 위턱동맥의 가지(날개입천장동맥)와도 연결된다. 이러한 연결은 속목동맥과 바깥목동맥 사이의 연결로이다.

정맥

눈확의 정맥은 위눈정맥과 아래눈정맥의 2개가 있다(그림 8-46).

◆**위눈정맥**(상안정맥 superior ophthalmic vein) 위눈정맥은 눈동맥과 동반하여 주행한다. 대체로 눈동맥의 분포영역에서부터 정맥이 모인다. 위눈확틈새를 통해 머리안으로 들어오고 해면정맥굴로 흘러들어 간다.

◆**아래눈정맥**(하안정맥 inferior ophthalmic vein) 눈확의 아랫벽을 따라 뒤쪽으로 주행하고 위눈정맥으로 유입된다.

얼굴의 감염은 해면정맥굴로 파급된다 : 위눈정맥은 안쪽눈구석 주위에서 눈구석정맥(→ 얼굴정맥)과 연결된다. 아래눈정맥은 아래눈확틈새를 거쳐 관자아래우묵의 날개근정맥얼기와 연결된다. 이러한 정맥은 판막이 없기 때문에 혈액이 역류하기 쉽다. 정맥의 교통에 의해서 머리의 바깥부위, 특히 얼굴의 감염은 머리속의 해면정맥굴로 파급되기도 한다.

신경 (그림 8-47)

신경은 주로 시각신경관과 위눈확틈새를 지난다.

◆**시각신경**(시신경 optic nerve, 제Ⅱ 뇌신경) 중간머리뼈우묵으로부터 시각신경관을 통해 눈확으로 들어오고 완만한 S상의 커브를 그리면서 바깥쪽 아래로 흘러 눈알에 이른다. 눈알의 후극은 약간 안쪽(약 3 mm 안쪽)에서 눈알의 흰자위막을 뚫고 망막의 신경절세포에 이른다.

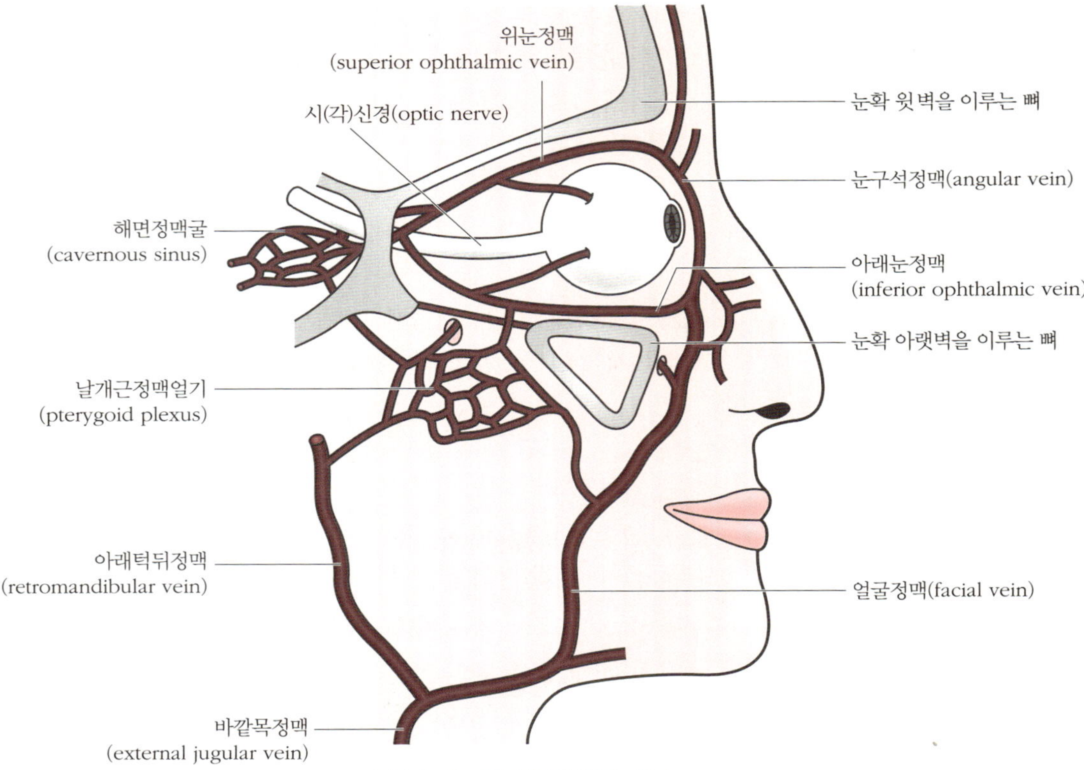

그림 8-46 위눈정맥과 아래눈정맥

얼굴의 감염은 눈구석정맥과 위눈정맥을 통하여 뇌로 전이될 수 있다.

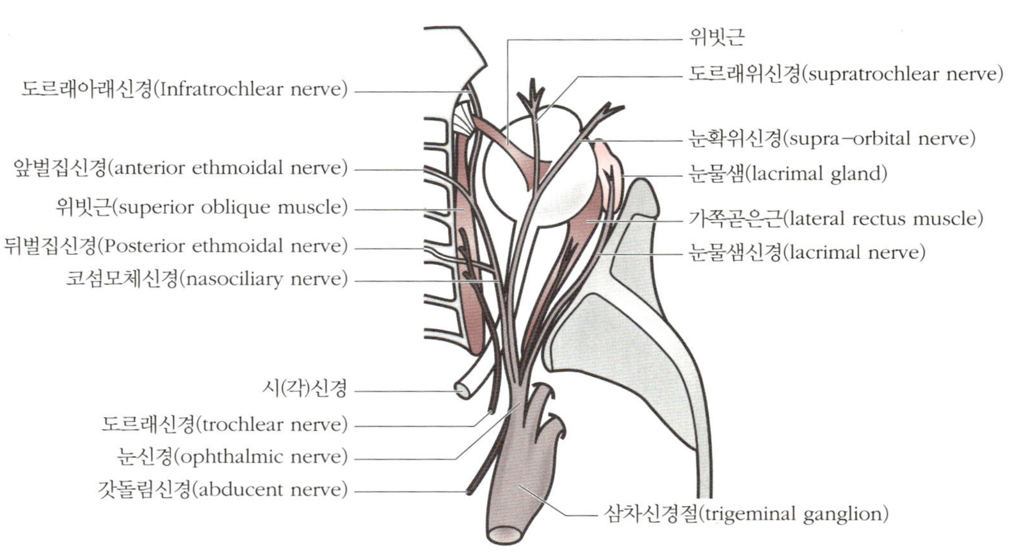

그림 8-47 눈확의 신경 주행방향

이 그림에서는 눈돌림신경(oculomotor nerve)이 생략되어 있다.

◆**눈돌림신경**(동안신경 oculomotor nerve, 제Ⅲ 뇌신경) 위눈확틈새의 아랫부분을 지나 머리안에서 눈확으로 들어오고 눈알근육에 분포한다. 위·아래 가지로 나누어져 윗가지는 위곧은근·눈꺼풀올림근에 분포하고, 아랫가지는 아래곧은근·안쪽곧은근·아래빗근에 분포한다(그림 8-48). 눈돌림신경에는 부교감신경섬유도 포함된다. 부교감신경섬유는 아랫가지에 포함되어 섬모체신경절로 들어온다.

◆**도르래신경**(활차신경 trochlear nerve, 제Ⅳ 뇌신경) 위눈확틈새(윗부분)로부터 눈확으로 들어와 위빗근에 분포한다.

◆**갓돌림신경**(외전신경 abducent nerve, 제Ⅵ 뇌신경) 위눈확틈새(아랫부분)로부터 눈확에 들어와 가쪽곧은근에 분포한다.

◆**눈신경**(안신경 ophthalmic nerve, 제Ⅴ 뇌신경의 제1가지) 삼차신경절로부터 생겨나 위눈확틈새를 통해 눈확으로 들어온다.

눈신경은 다음의 가지로 나누어진다.

1) **눈물샘신경**(누선신경 lacrimal nerve) : 가느다란 신경으로 바깥곧은근의 위모서리를 따라서 앞으로 가고, 눈물샘·결막·위눈꺼풀의 가쪽부위에 분포한다.

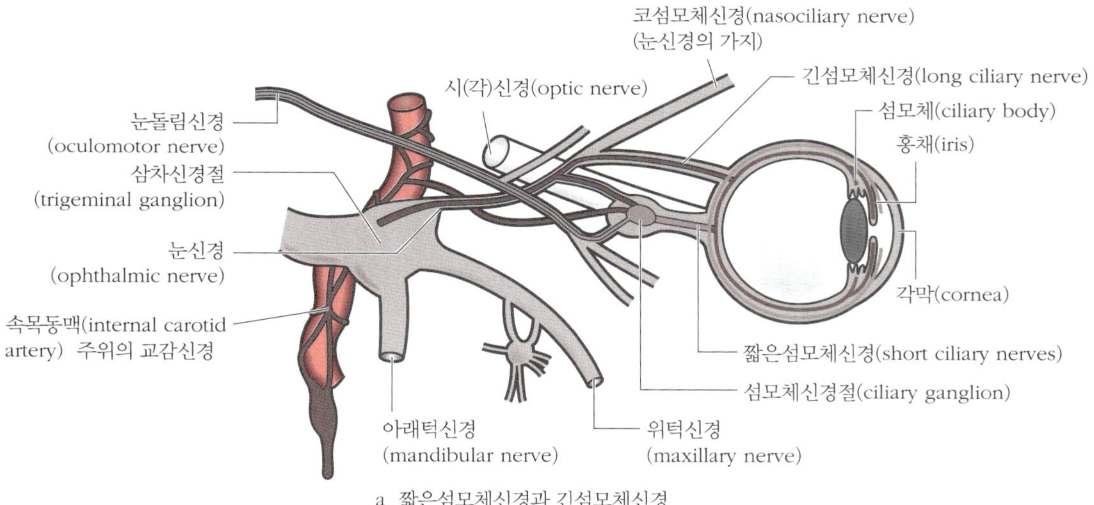

a. 짧은섬모체신경과 긴섬모체신경

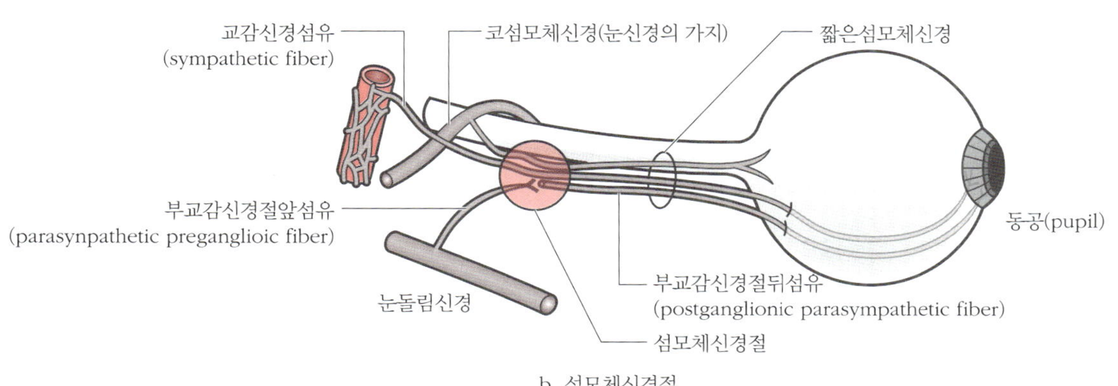

b. 섬모체신경절

그림 8-48 홍채, 모양체, 각막에 분포하는 신경

섬모체신경절에는 눈돌림신경에 포함되는 부교감신경 이외에 교감신경과 몸신경도 포함된다. 그러나 섬모체신경절에서 뉴런을 바꾸는 것은 부교감신경뿐이다.

2) **이마신경**(전두신경 frontal nerve) : 눈신경의 가장 큰가지. 눈확 윗벽을 따라 앞으로 가서 **눈확위신경**(안와상신경 supraorbital nerve)과 **도르래위신경**(활차상신경 supratrochlear nerve)으로 나누어진다. 눈확위신경은 눈확위모서리의 눈확위구멍(패임)을 지나 이마부위에 나와 분포한다. 도르래위신경은 눈확위신경의 안쪽에서 눈확위모서리를 통해 이마부위로 나오고, 이마부위 · 위눈꺼풀 · 결막 · 안쪽눈구석 · 콧등에 분포한다.

3) **코섬모체신경**(비모양체신경 nasociliary nerve) : 위곧은근 아래에서 시각신경 위를 안쪽으로 가로질러 눈확 안쪽벽에 이르고, 앞으로 가면서 다음의 가지를 낸다.

① **섬모체신경절로의 가지** : 섬모체신경절을 통해 눈알에 이른다. 감각가지.

② **긴섬모체신경**(장모양체신경 long ciliary nerve) : 시각신경 주위에서 눈알로 들어온다. 홍채 · 섬모체 · 각막에서의 감각을 전달한다.

③ **앞 · 뒤 벌집신경**(전 · 후 사골신경 anterior and posterior ethmoidal nerve) : 앞 · 뒤 벌집구멍을 통해 코안벽으로 나온다. 코안 · 코곁굴의 점막층에 분포한다.

④ **도르래아래신경**(활차하신경 infratrochlear nerve) : 안쪽눈구석 주위의 피부 · 결막에 분포한다.

◆ **섬모체신경절**(모양체신경절 ciliary ganglion) 눈확 뒷부분의 시각신경 바깥에서 가쪽곧은근 사이에 있는 직경 약 2 mm의 작은 부교감신경절이다(그림 8-47, 48). **부교감신경섬유**(신경절이전섬유)는 눈돌림신경을 거쳐 신경절에 이르고, 여기서 신경세포를 바꾸어 신경절이후섬유가 된다. 신경절이후섬유는 약 10개의 **짧은섬모체신경**(단모양체신경 short ciliary nerve)이 되어 눈알의 뒷부분에 이르고, 홍채의 동공조임근이나 섬모체근에 분포한다.

교감신경섬유는 신경절이후섬유로 속목동맥신경얼기에서 눈동맥을 따라 눈확에 이르고, 섬모체신경절로 들어가 그대로 통과하여 짧은섬모체신경에 더해져서 눈알에 도달한다. 주로 혈관이나 동공확대근에 분포한다. **감각섬유**는 코섬모체신경에서 신경절로 들어와 통과하여 짧은섬모체신경으로 눈알(각막 · 홍채 · 섬모체)에 분포하고 감각을 뇌에 전달한다.

2 눈알(안구 Eyeball)

눈알은 이름과 같이 공형태(직경 약 25 mm, 부피 약 8 cm^3)로 눈알집(안구초)에 싸여 눈확에 들어가 있다.

눈알은 거의 공형태이므로 지구에 비유하여 앞쪽끝 · 뒤쪽끝을 각각 **전극**(anterior pole) · **후극**(posterior pole)이라 한다. 전극과 후극에서 같은 거리에 있는 점을 늘어놓은 선을 **적도**(equator), 전극과 후극을 통과하는 호선을 **날줄**(경선 meridian)이라 부른다.

눈알은 눈알벽과 안쪽부위의 눈알내용체로 되어 있다.

눈알벽

눈알벽은 표면층부터 바깥막 · 중간막 · 안쪽막의 3층으로 되어 있다(그림 8-49).

1. 바깥막

바깥막은 주로 치밀결합조직으로 되어 있는데, **눈알섬유층**(안구섬유층 fibrous membrane of eyeball)이라 불리는 튼튼한 막으로, 눈알의 형태를 유지하고 보호한다.

바깥막은 뒤쪽의 대부분을 차지하는 흰자위막과 앞쪽의 작은부분인 각막으로 나눌 수 있다.

◆ **흰자위막**(공막 sclera) 바깥막의 뒤 약 5/6부분을 차지하고 치밀결합조직이며 혈관이 적어 백색으로 보인다.

눈알 앞부분의 흰자위막에서는 투명한 얇은 안구결막을 통해 흰자위를 볼 수 있다. 소아의 흰자위막은 비교적 얇고 깊은층에 색소가 풍부한 눈알중간막이 있기 때문에 흰자위가 푸른색을 띤다. 성인은 흰자위막에 지방이 포함되어 흰자위가 약간 황갈색을 나타낸다.

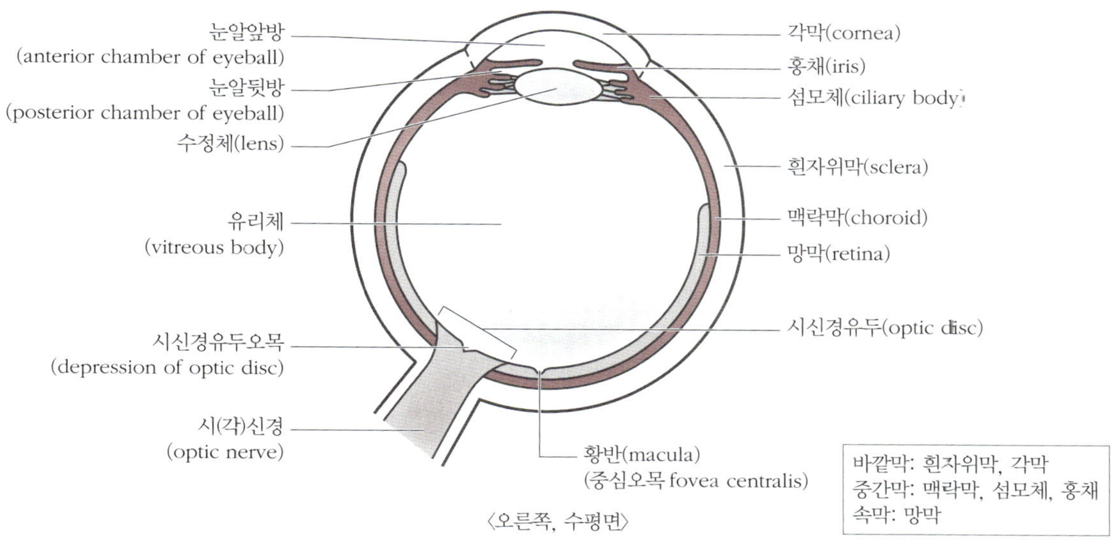

그림 8-49 눈알
눈알은 3층 구조로 되어 있다. 제일 안쪽에 망막이 있다.

눈알의 뒷부분에서 시각신경이 흰자위막을 뚫고 들어온다. 이 부분의 흰자위막은 시각신경의 신경섬유다발로 통과되기 때문에 구멍이 많아 **공막체판**(lamina cribrosa of sclera)이라 한다.

공막체판은 저항이 비교적 약한 부위로, 시각신경이 눈알안으로 압박되면 눈알 안쪽이 팽융되고, 반대로 눈알의 압력이 높으면 시각신경은 바깥쪽으로 밀린다.

◆ **각막**(cornea) 각막은 바깥막의 앞 1/6부분을 차지한다. 각막은 투명하고 흰자위막에 비하면 더욱 굽이가 심한 구형으로 앞쪽으로 볼록하다. 눈알의 앞면에서 보면 각막은 직경 11~12 mm의 원형을 나타낸다. 각막에는 혈관이 부족하여 영양분을 각막주변의 안구결막 아래에 있는 혈관(앞섬모체동맥), 안구방수, 누액 등에서 흡수한다. 또한 산소는 직접 공기로부터 얻는다.

각막이 투명한 이유 : 각막이 투명한 것은 다음과 같은 구조를 가지고 있기 때문이다. ① 혈관이 부족하다. ② 각막의 주요 부위는 규칙적인 배열을 가진 교원섬유의 층판으로 되어 있다. ③ 대량의 무코다당류가 포함되어 있기 때문에 그 기질이 특징적으로 탈수 · 팽창상태이다.

각막혼탁 : 각막은 부종 · 세포침윤에 의해서 혼탁이 일어난다. 이렇게 되면 시력이 저하되므로 각막이식의 대상이 된다.

각막에는 감각신경섬유(← 코섬모체신경 ← 눈신경 ← 삼차신경)가 풍부하게 분포한다. 이 때문에 각막의 감각은 매우 예민하다.

각막의 통증 : 각막은 염증 등에 의해서 강한 이물감 · 극심한 통증을 일으킨다. 그 고통에는 각막을 손상으로부터 지키려는 의미가 있다.

난시 : 각막은 크게 굴곡진 투명판으로 입사광선에 대해서 고정렌즈의 기능을 가진다. 각막의 굽이, 즉 굴절률이 날줄에 따라 다르면 난시(astigmatism)를 일으킨다.

2. 중간막

눈알벽의 중간막은 혈관이 풍부하고 다량의 멜라닌색소를 포함하여 **안구혈관막**(안구맥관층 vascular membrane of eyeball) 혹은 **포도막**(uvea)이라고도 한다(눈알을 포도 열매로 가정하면 중간막은 검고 마치 포도의 껍질같이 보인다). 중간막은 눈알에서 밖으로부터의 광선을 차단하고 영양을 전달해준다.

중간막은 맥락막 · 섬모체 · 홍채의 3부분으로 되어 있다.

◆**맥락막**(choroid) 흰자위막의 안쪽면에 맞닿아 있는 부분으로 더 안쪽에 있는 망막의 신경상피층에 영양을 준다. 감각신경의 분포는 없다.

◆**섬모체**(모양체 ciliary body, 그림 8-50, 51) 맥락막의 앞쪽에 이어지는 비후부위에서 눈알안으로 돌출된다. 섬모체 안쪽면에는 날줄방향으로 부챗살모양의 나란한 70~90개 주름을 볼 수 있다.

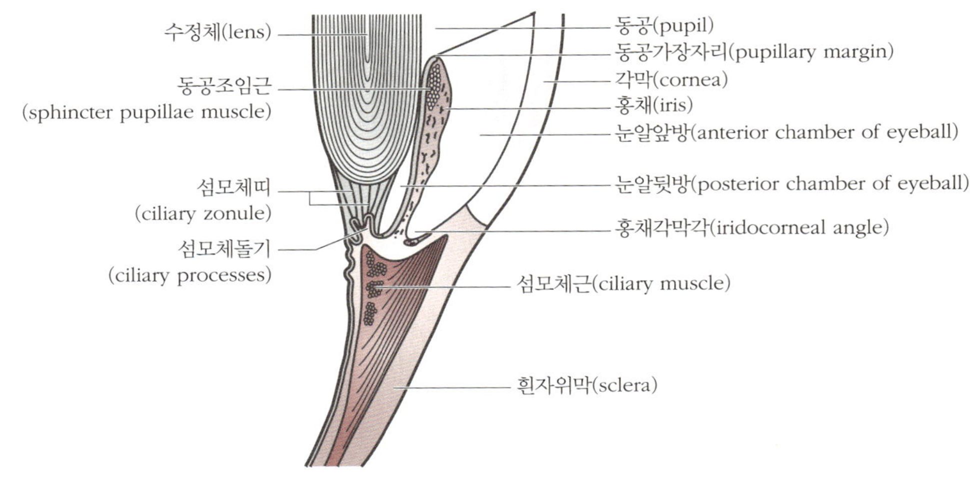

그림 8-50 눈알 앞면부위

섬모체근이 수축하면 섬모체돌기가 올라간다.

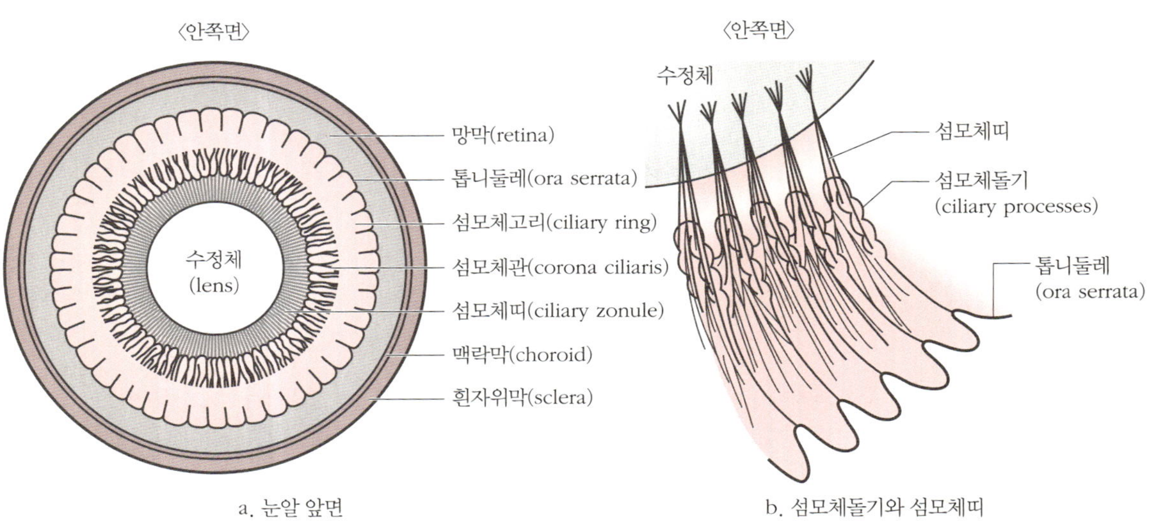

그림 8-51 섬모체

섬모체돌기와 섬모체띠에 의한 시력의 조절에 대해서는 p.559를 참고.

이 주름을 **섬모체돌기**(모양체돌기 ciliary processes)라고 한다(그림 8-51). 주름은 전체적으로 폭 2~3 mm의 고리를 만든다. 이 고리를 **섬모체관**(모양체관 corona ciliaris)이라고 부른다. 섬모체관의 주변부위는 안쪽면에 주름이 없고 평활하여 **섬모체고리**(모양체고리 ciliary ring)라고 한다.

섬모체 안쪽에는 민무늬근육이 있다. 이 민무늬근육은 섬모체근(모양체근 ciliary muscle)이라고 하며 눈알의 날줄방향으로 지나는 **날줄섬유**(경선섬유 meridional fiber, 브루커근 Brücke's muscle)와 그 안쪽에서 **돌림섬유**(circular fiber, 뮐러근 Müller's muscle)로 이루어진다.

섬모체근은 부교감신경(눈돌림신경에 포함된다)의 지배를 받는다.

섬모체근은 수정체의 두께를 변화시키는 작용을 한다.

◆**홍채**(iris) 섬모체의 앞쪽에 이어지는 부분이다. 전체적으로 얇은 원판형태를 나타내고 중앙에 구멍, 즉 **동공**(pupil)이 있다. 홍채는 일반적으로 갈색을 나타낸다. 홍채는 투명한 각막을 통해 이른바 검은자위에 해당하는 부분에서 볼 수 있다.

홍채의 색깔 : 홍채의 색깔은 홍채지질에 포함된 색소세포의 양에 의해 변한다. 동양인의 홍채지질은 다량의 색소세포를 포함하므로 흑갈색을 나타낸다. 백인종의 홍채지질은 색소세포가 적어서 그 뒷면의 망막홍채부위 색소가 비쳐 보이므로 청색을 띤다(푸른 눈). 색소가 없으면 백색증(albinism)이라 한다. 혈관이 비쳐 보이기 때문에 홍채는 붉게 보인다.

동공을 둘러싸는 가장자리를 **동공가장자리**(pupillary margin)라고 한다. 인체에서 홍채는 동공가장자리 주위에 있는 **홍채내모서리**(inner border of iris)와 그 밖을 둘러싸는 **홍채바깥가장자리**(대홍채경계 outer border of iris)로 구별할 수 있다. 홍채내모서리에는 표면에 조밀한 문리가 나타나고, 홍채바깥가장자리에는 엉성한 문리가 보인다. 문리는 안쪽에 있는 동맥고리가 비쳐 보이는 것이다.

홍채에는 민무늬근육으로 된 동공조임근과 동공확대근이 있다.

① **동공조임근**(동공괄약근 sphincter pupillae muscle) : 동공을 둘러싸듯이 고리모양으로 되어 있고 부교감신경(← 짧은섬모체신경 ← 섬모체신경절 ← 눈돌림신경)에 의해 지배된다. 수축하면 동공은 축소된다.

② **동공확대근**(dilator pupillae muscle) : 홍채의 뒷면에 맞닿고 부챗살모양으로 지나며 얇은 막모양을 나타낸다. 교감신경에 지배되어 수축하면 동공을 넓게 확장한다.

홍채는 동공조임근과 동공확대근의 작용에 의해서 동공을 축소 · 확대하고, 눈알에 입사하는 광선량을 조절한다.

정상적인 동공 크기는 좌우가 동일하고 형태는 원형이다. 신생아의 동공은 작고 성장과 함께 커져서 성인은 일반적으로 직경 4~6 mm이다. 고령이 되면 다시 작아지는 경우가 많다.

수면중의 동공은 축소되어 있다. 그래서 눈알안으로 진입하는 빛을 줄인다. 수면중에는 부교감신경의 긴장이 높아져 동공조임근이 긴장 · 수축 상태에 있기 때문이다.

병적인 동공확대와 동공수축 : 동공의 확대를 동공확대(mydriasis), 축소를 동공수축(miosis)이라 한다. 동공의 크기 · 형태 · 반응 등의 변화는 여러 질환에서 보이며 임상적으로 중요하다. 동공확대는 동공조임근의 마비(고도 동공확대), 확장근의 경련(중등도 동공확대) 등으로 일어난다. 심한 통증과 감정변화에서도 동공확대가 보인다.

빛반사와 바투보기반사 : 동공수축이 생기는 동공의 반응으로는 빛반사(대광반사 light reflex)과 바투보기반사(근접반사 near reflex)가 있다. 빛반응은 빛이 한쪽 눈으로 들어올 때 양쪽 눈이 동공수축하는 반사이다. 바투보기반사는 가까운 물체를 보려고 하면 동공수축이 일어나는 반사이다. 동공수축은 눈알로의 입사광량을 조절하고 구면수차를 제거하여 상의 선명도를 높이기 위함이다. 이것은 중간뇌에 있는 눈돌림신경더부핵을 매개로 일어나므로 중간뇌가 손상되면 반응은 상실된다.

3. 안쪽막

눈알속막은 **망막**(retina)이다. 속막 중에 맥락막의 안쪽면을 감싸는 뒤 3/4부분은 **망막시각부**(망막시부 optic part of retina)라고 하여 빛을 느끼는 부분으로 좁은 의미의 망막이다. 속막의 앞 1/4부분은 섬모체와 홍채의 안쪽면을 감싸는 얇은 상피층이다. 각각 섬모체 · 홍채에 속하여 **망막섬모체부**(망막모양체부 ciliary part of retina) · **망막홍채부**(iridial part of retina)라고 하며, 모두 빛을 느끼지 않는 **안보임망막**(망막맹부 nonvisual retina)이다.

망막시각부의 뒷부분에서 눈알 후극의 약 1 mm 바깥쪽(귀쪽)에는 **황반**(macula, 그림 8-52)이 있다. 황반은 직경 약 2 mm의 원형부분으로 인체에서 주위의 망막에 비해 어둡게 보인다. 황반의 중심부는 약간 오목하여 **중심오목**(중심와 fovea centralis)이라 하며 인체에서는 암적색을 나타내고 망막에서 가장 얇은 부분이다.

황반은 사물을 가장 명료하게 볼 수 있는 부분으로, 특히 중심오목은 시력이 가장 좋아서 이곳으로 보는 시력을 중심시력이라고 한다.

황반의 약 3 mm 안쪽(코측)으로부터 시각신경이 나온다. 이 부분을 **시각신경원판**(시신경유두 optic disc, **유두**)라고 한다. 원판의 중앙은 약간 오목하여 **시신경원판오목**(시신경유두함요 depression of optic disc)이라 하며, 여기로부터 망막중심동맥이 나온다(그림 8-52, 56).

눈바닥의 검사 : 망막 특히 그 뒷부분의 안쪽면을 눈바닥(안저 ocular fundus)이라 하여 생체에서 검안경으로 관찰할 수 있다(검안경검사 ophthalmoscopy). 시신경유두 · 황반 · 맥락막 등 이외에 망막혈관이 보이는 경우가 있다. 눈바닥은 안과질환 외에 여러 가지 전신질환에서도 변화가 보이므로 그 검사는 임상적으로 상당히 중요하다. 시신경유두는 직경 약 1.5 mm로 눈바닥검사에서 크기를 측정하는 단위로 이용된다.

Mariotte's맹점 : 인체를 검안경으로 보면 시신경유두는 핑크색을 나타내고, 중앙의 오목은 흰색으로 보인다. 여기에는 시각세포가 없으므로 시력이 없다. 시신경유두에 해당하는 부분은 시야에서 고시점(황반으로 보는 시점)의 귀쪽에 시야결손부가 생긴다. 이 결손부분을 Mariotte' s맹점(Mariotte's blind spot)이라고 한다.

울혈유두 : 머리속압력의 항진 시(예 : 뇌종양)에 시신경유두가 부종 형태로 붓게 되는 상태를 울혈유두(유두부종 choked disc)라고 한다. 이것은 양쪽성을 가진다. 머리속압력이 높아지면 거미막밑공간을 비교적 길게 지나는 망막중심정맥이 압박받고 정맥에 울혈이 생겨, 눈바닥에 울혈유두와 함께 망막정맥의 긴장이 나타나고 구불구불하게 보이게 된다.

망막의 혈관 (그림 8-52)

◆**망막중심동맥**(central retinal artery)　시각신경과 망막안쪽층(뇌층)에 분포하여 각각에 영양분을 전달해준다.

망막중심동맥(← 눈동맥 ← 속목동맥)은 시신경유두의 중앙(원판오목)에서 망막으로 나와 위 · 아래로 갈라져서 각각 안(코)쪽과 바깥(귀)쪽의 2가지로 나누어진다. 따라서 **위바깥쪽동맥** · **아래바깥쪽동맥** · **위안쪽동맥** · **아래안쪽동맥**(superior and inferior temporal retinal arterioles, and superior and inferior nasal retinal arterioles)의 4개로 나누어진다. 그 밖에 코쪽과 귀쪽을 향하여 수평으로 주행하는 작은 가지도 있다. 특히 바깥쪽을 향해 흐르는 작은 가지를 **황반동맥**(macular arterioles)이라고 한다. 망막혈관의 갈라짐 상태는 사람마다 차이가 있다.

시각신경 · 망막에 허혈성 변화가 일어나기 쉬운 이유 : 황반은 위아래에서 많은 작은 가지가 모이지만 안쪽부위에 분포하는 혈관은 적다. 특히 중심오목에는 혈관이 없어 영양분을 맥락막의 혈관에서 받는다.

망막중심동맥 및 그 가지는 끝동맥이다. 이 때문에 폐쇄되면 시각신경 · 망막에 쉽게 허혈성변화가 일어난다.

눈바닥에서 **정맥**의 주행은 동맥과 닮아 있지만 동맥이 정맥보다 대개 유리체 쪽을 흐른다.

검안경을 통한 동맥과 정맥의 구별 : 검안경으로 보면 망막의 동맥은 정맥에 비해 보다 밝은 적색이며, 직경은

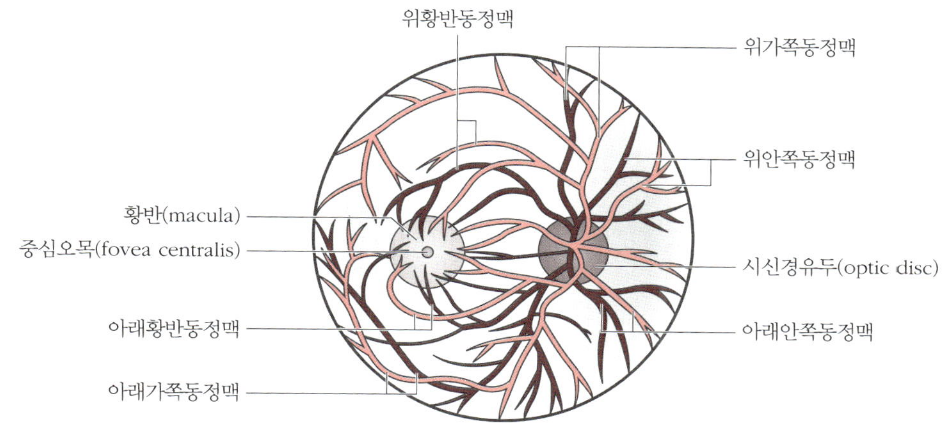

그림 8-52 눈바닥(망막중심동맥의 가지)
황반부위의 3 mm 안쪽(코쪽)에 시신경유두가 있다. 시신경유두는 백반이라고도 한다.

정맥의 약 3/4으로 가늘고 중앙에 1개의 선모양반사(반사선 light streak)를 볼 수 있다.

눈알의 내용체

눈알의 내용체는 수정체, 유리체 및 안구방수이다.

이것들은 투광성으로 각막과 함께 눈알의 통광기관이며 광학적 굴절계(refractive media)이다. 즉 눈알에 들어오는 광선은 우선 각막에서 가장 크게 굴절하고, 그 다음 수정체에서 굴절, 유리체를 통과하여 망막에 이르러 상을 맺는다.

1. 수정체(렌즈 Lens)

수정체는 동공 뒤에 있고 직경 약 10 mm의 볼록렌즈모양이다. 수정체는 **수정체질**(lens substance)로 되어 있고 **수정체주머니**(capsule of lens)로 싸인다.

수정체질은 표면층부위의 **수정체겉질**(수정체피질 cortex of lens)과 안쪽의 **수정체핵**(nucleus of lens)으로 되어 있다. 수정체겉질은 다량의 수분을 포함하여 부드럽고 탄력성이 풍부하다. 수정체는 평생 계속 생산되고 안쪽부위에 축적되기 때문에 중심부가 치밀하고 딱딱해진다. 이것이 수정체핵이다. 수정체핵은 소아에는 없지만 대개 25세에 나타나고 그 후 점차 단단해진다.

백내장 : 수정체의 혼탁을 백내장(cataract)이라고 한다. 노화현상으로 핵의 경화가 진행되면 노년백내장(senile cataract)이 생긴다.

시력의 조절

수정체는 가까운 곳을 볼 때는 두꺼워져 굽이가 강한 볼록렌즈가 되고, 먼 곳을 볼 때는 얇고 편평해진다. 이와 같이 수정체는 굴절력을 변화시켜 망막에 선명한 상이 맺히도록 조절한다. 이러한 기능을 **조절**(원근조절 accomodation)이라고 한다. 조절, 즉 수정체의 두께 변화는 수정체의 탄성과 섬모체근에 의해서 이루어진다.

수정체 주변에는 **섬모체띠**(모양체소대 ciliary zonule)가 붙어 있다. 섬모체띠는 섬모체의 섬모체돌기에서 생기는 다수의 섬유(**섬모체띠섬유** 소대섬유 zonular fiber)로 되어 있다. 이것에 의해서 수정체가 섬모체에 매달리듯 지지된다.

가까운 곳을 볼 때는 섬모체근이 수축하고 섬모체돌기는 안쪽을 향해 돌출되어 섬모체띠가 느슨해진다. 또한 수정체는 자체의 탄성으로 두꺼워져서 보다 굽이가 강한 볼록렌즈가 되므로 굴절력이 증가한다. 이와 반대로 먼 곳을 볼 때는 섬모체근이 이완하고, 섬모체돌기의 돌출을 줄이기 위해 섬모체띠가 당겨져서 수정체가 보다 편평해진다.

원시와 근시 : 원시(hypermetropia)는 눈알이 앞뒤로 너무 짧아 수정체의 굴절률이 불충분한 경우를 말한다. 볼록렌즈로 교정된다. 근시(myopia)는 눈알이 앞뒤로 너무 길어서 수정체의 굴절률이 너무 강한 경우이며 오목렌즈에 의해 교정된다.

노안 : 나이가 들면서 수정체는 수분이 감소하여 단단해지고 탄성을 잃게 된다. 이 때문에 특히 가까운 곳을 볼 때 조절이 어려워져 사물을 명확히 볼 수 없게 된다. 이 상태를 노안(presbyopia, pres- : 고령자의)이라 한다.

2. 유리체(초자체 Vitreous body)

수정체 뒤에 있는 눈알 안쪽의 넓은 공간은 투명한 젤리 형태의 물질로 채워져 있다. 이러한 투명체가 유리체이다. 유리체는 망막톱니둘레와 시신경유두의 가장자리에서 망막에 강하게 붙는다. 유리체는 눈알속압력을 유지하여 형태를 보호한다.

유리체에는 혈관이 없다. 그러나 출생기에는 망막중심동맥에서 생기는 가지가 유리체 안쪽을 관통한다. 이 동맥가지를 **유리체동맥**(초자체동맥 hyaloid artery, 그림 8-53)이라고 하여 수정체에 영양분을 전달한다. 유리체동맥은 출생하기 약 6주 전에 퇴화 · 소실되지만, 그 흔적이 **유리체관**(초자체관 hyaloid canal)으로 남기도 한다.

날파리증 : 유리체는 투명하지만 여러 가지 원인으로 혼탁이 생기는 경우가 있다. 생리적으로도 유리체 안에 부유세포나 미세섬유가 보이거나 흰 사물이나 밝은 것을 볼 때 모기가 날고 있는 것처럼 보이는 경우가 있다. 이것을 날파리증(비문증 muscae volitantes)이라고 한다. 이것은 각막이나 수정체 등의 굴절률이 바뀌면 자연스럽게 없어진다. 원인으로는 고도근시, 고령화, 선천혼탁 등이 있지만 대부분은 치료가 필요 없다.

3. 안구방(안방 Chamber of eyeball)과 안구방수(안방수 Aqueous humor of eyeball)

각막과 수정체 및 섬모체 사이에 있는 공간을 안구방이라고 한다. 안구방은 홍채에 의해서 앞뒤 2개의 공간으로 나눌 수 있는데 앞에 있는 것을 **앞방**(전방 anterior chamber), 뒤에 있는 것을 **뒷방**(후방 posterior chamber)이라

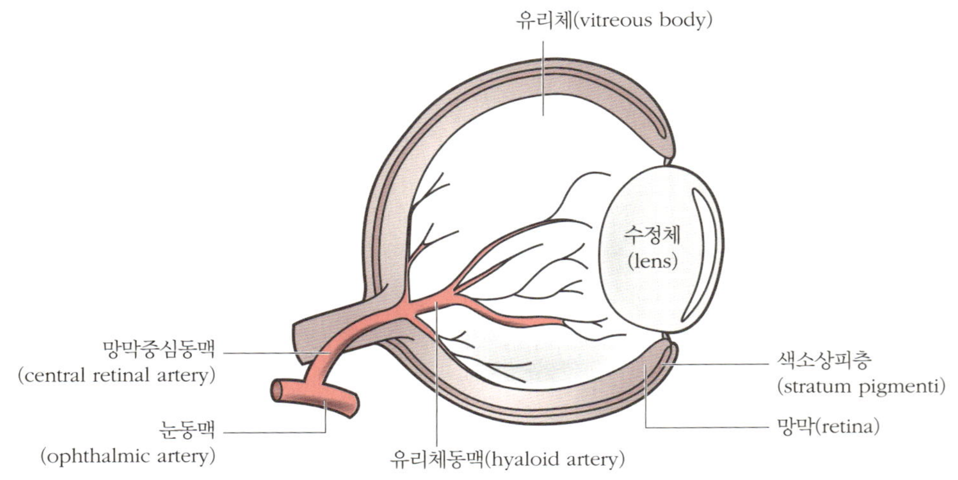

그림 8-53 유리체동맥(태생기)

고 한다(그림 8-54).

앞방과 뒷방은 동공에 의해서 서로 연결되고 투명한 수양액으로 채워진다. 이 액을 안구방수라고 한다.

안구방수의 생성부위와 흡수부위

안구방수는 섬모체돌기에서 생성되어 뒤쪽 안구방으로 들어가서 동공을 통해 앞쪽 안구방으로 유입된다. 그 후 안구방수는 앞쪽 안구방에서 홍채와 각막 사이에 있는 **홍채각막각**(iridocorneal angle)으로 **흡수된다**(그림 8-55).

> **안구방수가 흐르는 방향** : 앞쪽 안구방에서 각막에 맞닿는 앞부분은 체표면에 가까워 온도가 낮고, 뒷부분은 온도가 높다. 이처럼 앞 안구방 안에서는 앞부분과 뒷부분 사이에 온도차이가 있으므로 안구방수가 대류에 의해 순환한다.

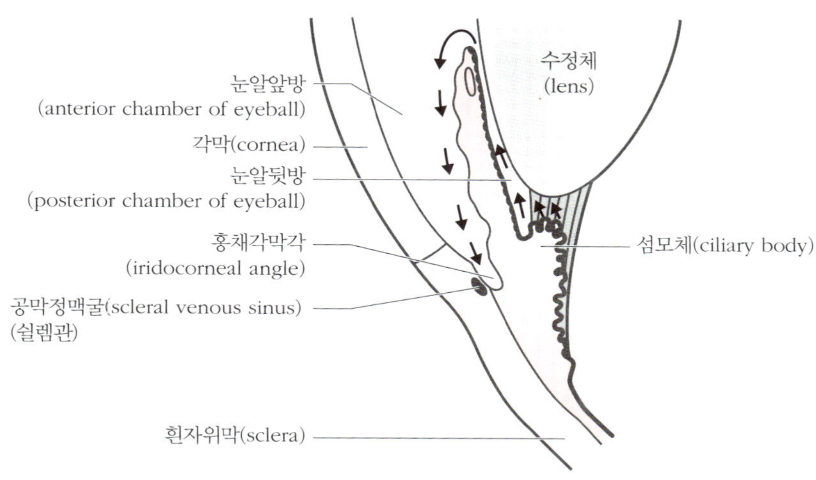

그림 8-54 안구방수의 순환

안구방수(aqueous humor of eyeball)는 뒷방부터 동공(pupil)을 지나 앞방으로 흐른다.

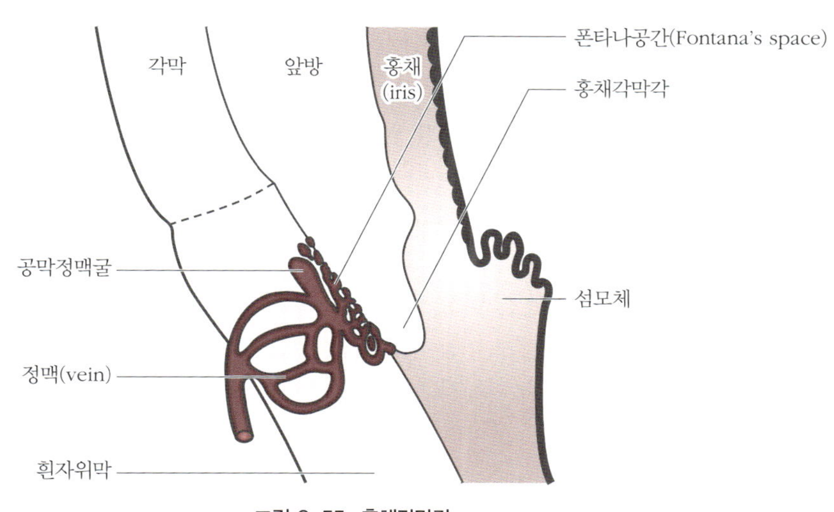

그림 8-55 홍채각막각

안구방수는 폰타나공간에서부터 공막정맥굴로 회수된다.

홍채각막각에서는 여러 개의 가느다란 섬유다발이 그물을 이룬다. 이 섬유다발을 **홍채각막각빗살근인대**(pectinate ligament of iridocorneal angle)라고 하며, 섬유다발이 만드는 그물의 그물안에 해당하는 공간을 **홍채각막구석공간**(홍채각막각틈새 space of iridocorneal angle, 폰타나공간 Fontana's space)이라 한다. 또한 각막과 흰자위막의 경계부에서 각막의 주위를 고리형태로 둘러싸는 듯한 정맥굴을 볼 수 있다. 이 정맥굴을 **공막정맥굴**(공막정맥동 scleral venous sinus, 쉴렘관 schlemms canal)이라 한다.

안구방수는 홍채각막각에서 홍체각막구석공간부터 공막정맥굴을 거쳐 혈액으로 흡수된다.

안압 : 뒤안구방에서 섬모체돌기로부터 생성되는 안구방수의 양은 홍채각막각으로부터 혈액으로 흡수되는 안구방수의 양과 일정한 밸런스를 유지한다. 이것에 의해서 안구방 안의 안구방수 양이 일정해져 안압(intraocular pressure)이 거의 일정하게 유지된다.

녹내장 : 안구방수의 순환장애(예 : 흡수장애)가 일어나면 안압이 상승한다. 안압이 상승한 것에 의해 신경장애가 생기는 것을 녹내장(glaucoma)이라고 한다. 그러나 정상 안압인데도 시각신경이 약하여 장애가 생기는 녹내장도 있다. 이 정상안압녹내장은 동양인에서 많이 발생한다.

동공확대약물이 일으키는 녹내장 : 홍체각막각틈새가 원래 좁았던 사람이 동공확대약물을 투여받으면 동공확대근의 수축에 의해서 홍채가 두꺼워지고, 홍채각막각이 닫히는 급성폐쇄성녹내장을 일으키는 경우가 있다.

4. 눈알의 혈관 · 신경

◆**동맥**　눈알에는 눈동맥(← 속목동맥)의 가지가 분포한다.

눈알의 혈관계는 안쪽막(망막)에 분포하는 망막혈관계와 바깥막(흰자위막 · 각막) · 중간막(맥락막 · 섬모체 · 홍채)에 분포하는 섬모체혈관계로 구별할 수 있다(그림 8–56, 57a).

망막혈관계는 **망막중심동맥**(central retinal artery)이다. 동맥은 눈알의 1~2 cm 뒤쪽에서 시각신경으로 들어와 그 안을 주행하고 시신경유두에서 갈라져서 망막의 중간층에 분포한다.

섬모체혈관계는 다음 3개의 동맥으로 되어 있다.

1) **짧은뒤섬모체동맥**(단순후모양체동맥 short posterior ciliary artery) : 6~10개가 있고 시각신경의 눈알진입부위 주위에서 흰자위막을 뚫고 지나 맥락막에 분포한다.

2) **긴뒤섬모체동맥**(장후모양체동맥 long posterior ciliary artery) : 2개가 있다. 시각신경의 눈알진입부위의 안팍 양쪽에서 눈알로 들어와 흰자위막과 맥락막의 사이를 지나 홍채에 이른다. 홍채에서는 섬모체 주위에서 고리모양의 **큰홍채동맥고리**(대홍채동맥륜 major circulus anteriosus of iris)를 만들고, 그 가지는 또한 동공 주위에서 **작은홍채앞고리**(소홍채동맥륜 minor circulus anteriosus of iris)를 만든다.

3) **앞섬모체동맥**(전모양체동맥 anterior ciliary artery) : 각막가장자리 근처에서 흰자위막을 통해 진입하여 큰홍채동맥고리와 연결한다.

◆**정맥**　망막혈관계의 정맥은 **망막중심정맥**(central retinal vein)이고 눈알로부터 나온다. 망막중심정맥은 시각신경 안에서는 동맥의 바깥을 흐르고, 동맥보다 눈알로부터 떨어진 위치에서 시각신경을 나간다.

섬모체혈관계의 정맥은 눈알의 적도부위에서 모여 4개의 **또아리정맥**(눈알맥락막정맥, 와정정맥 vorticose vein)이 되어 눈알을 나간다(그림 8–57b).

정맥은 모두 **눈정맥**(ophthalmic vein, 위 · 아래 눈정맥)으로 유입되어 해면정맥굴 → 구불정맥굴 → 속목정맥의 경로로 흐른다(그림 8–46 참고).

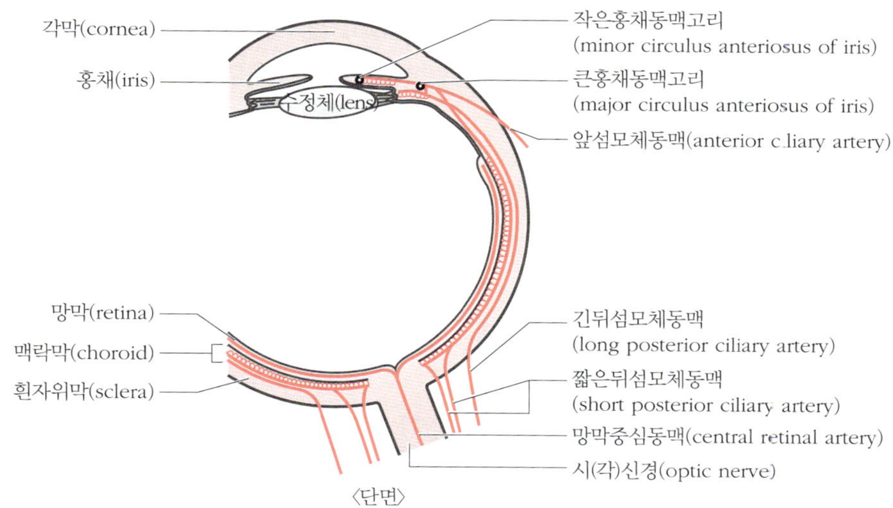

그림 8-56 눈알의 동맥
섬모체의 혈관계는 맥락막을 중심으로 주행한다.

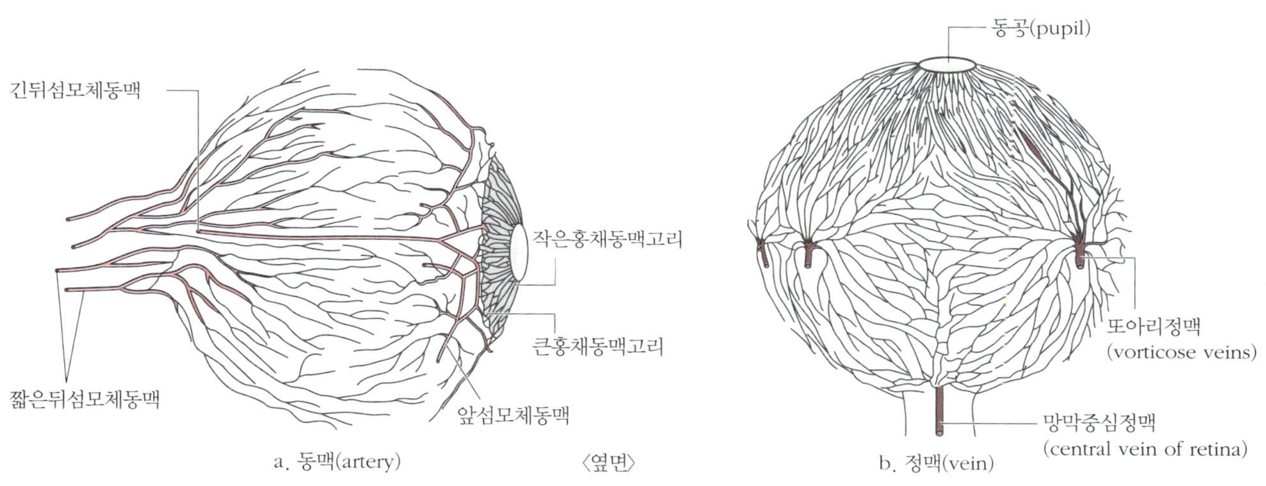

그림 8-57 눈알의 동맥과 정맥
또아리정맥은 전부 4개이다. 섬모체혈관계의 혈액을 모은다.

◆신경

1) **시각신경**(시신경 optic nerve, p.551).

2) **긴섬모체신경**(장모양체신경 long ciliary nerve) : 삼차신경의 가지(← 코섬모체신경 ← 눈신경 ← 삼차신경). 이 신경은 2개가 있고, 시각신경 주위에서 흰자위막을 통해 눈알로 들어와 흰자위막과 맥락막 사이를 지나고 섬모체 · 홍채 · 각막에 분포하여 감각을 전달한다.

3) **짧은섬모체신경**(단모양체신경 short ciliary nerve) : 섬모체신경절로부터 나오는 약 10개의 가지. 교감 · 부교감신경섬유와 몸감각섬유(← 코섬모체신경 ← 눈신경)를 포함한다. 긴섬모체신경과 함께 눈알로 들어와 섬모체근 · 동공조임근(부교감신경), 동공확대근 · 혈관(교감신경), 각막 · 홍채 · 섬모체(감각섬유)에 분포한다.

3 안구근육(Extrinsic muscles of eyeball)

안구근육은 눈알의 운동을 실시하는 가로무늬근육으로 다음 6개의 근육이다. 즉 4개의 곧은근(안쪽곧은근 · 가쪽곧은근 · 위곧은근 · 아래곧은근)과 2개의 빗근(위빗근 · 아래빗근)이다(그림 8-58).

◆**안쪽곧은근**(내측직근 medial rectus muscle)

◆**가쪽곧은근**(외측직근 lateral rectus muscle)

◆**위곧은근**(상직근 superior rectus muscle)

◆**아래곧은근**(하직근 inferior rectus muscle)

위 4개의 곧은근은 눈확의 뒤모서리에서 생겨난다. 근육의 시작부위 힘줄은 전체적으로 시각신경관 주위를 도는 **온힘줄고리**(common tendinous ring)를 만든다. 각 곧은근은 온힘줄고리에서 각각 눈확의 4벽(안쪽벽 · 가쪽벽 · 윗벽 · 아랫벽)을 따라서 지나고 눈알의 전반부(적도보다 앞)에 붙는다.

◆**위빗근**(상사근 superior oblique muscle) 위빗근은 시각신경관의 위쪽 안에서 생겨나 안쪽곧은근의 위를 따라서 지나고 가느다란 힘줄이 된다. 힘줄은 눈확의 위안쪽구석에 섬유연골로 된 고리모양의 **도르래**(trochlea)를 빠져

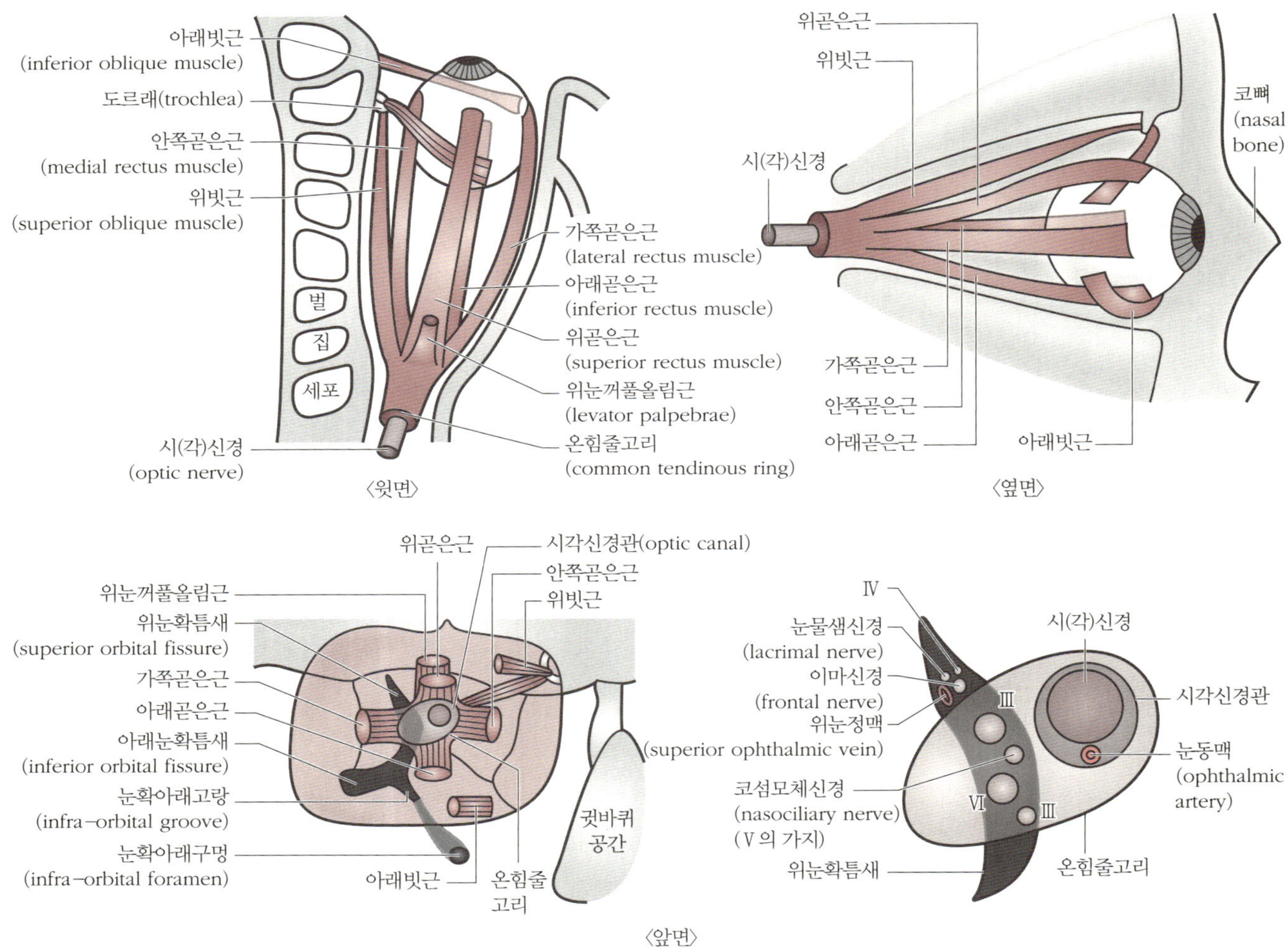

그림 8-58 안구근육

위목갈비근은 온힘줄고리에서 속하지 않지만 도르래를 통해 눈알 위를 앞쪽으로 당긴다. 아래빗근은 온힘줄고리에 속하지 않는다.

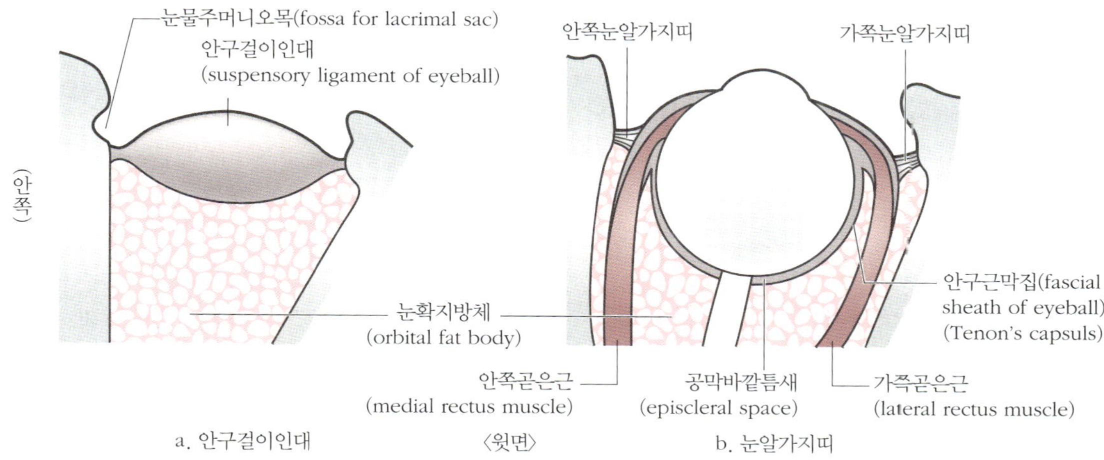

그림 8-59 눈알을 지탱하는 인대

나가 방향을 바꾸고, 뒤바깥쪽을 지나 위곧은근의 아래에서 눈알의 후반부(적도의 뒤) 표면에 붙는다.

◆**아래빗근**(하경사근 inferior oblique muscle) 아래빗근은 눈확의 앞아래 안쪽구석(코눈물뼈관의 근처)에서 생겨나 아래곧은근의 아래를 뒤쪽위 바깥방향을 따라 눈알의 뒤쪽부위(적도의 뒤) 밑면에 붙는다.

눈알의 뒤 2/3부분은 **안구근막집**(안구근막초 fascial sheath of eyeball, Tenon's capsule)이라 하는 결합조직주머니로 싸인다(그림 8-59). 안구근막집은 눈확 뒤쪽끝의 시각신경관 주위에서 시작되어 시각신경을 감싸고 눈알 뒤쪽에 이르러 이곳의 앞쪽에서 눈알을 주머니모양으로 감싸 4개의 곧은근이 붙는 부분에서 흰자위막으로 끝난다. 안구근막집과 안구흰자위막 사이에는 매우 좁은 틈이 있다. 이 틈을 **공막바깥공간**(공막외극 episcleral space, Tenon's space)이라 한다. 이와 같이 눈알은 안구근막집으로 둘러싸여 마치 절구관절의 관절머리와 같이 회전운동을 한다.

Tenon's공간의 임상 : Tenon's공간에 마취약물을 넣어 시행하는 안과수술이 있다.

눈알 회전운동의 종류

눈알의 회전운동은 수평운동 · 수직(위아래)운동 · 돌림운동으로 구별된다(그림 8-60).

◆**수평운동**(horizontal movement) 눈알의 중심을 통과하는 수직(위아래)축을 도는 회전운동이다. 눈알 안쪽(코쪽)으로의 회전, 즉 **모음**(안쪽당김, 내전 adduction)과 바깥쪽(귀쪽)으로의 회전, 즉 **벌림**(바깥당김, 외전 abduction)이 있다.

◆**수직운동**(위아래운동 vertical movement) 좌우(수평)축을 중심으로 하는 회전운동이다. 눈알 위쪽으로의 회전, 즉 **올림**(elevation 위쪽당김 supraduction)과 아래쪽으로의 회전, 즉 **내림**(depression, 아래당김 Infraduction)이 있다.

◆**돌림운동**(torsional movement) 앞뒤(시상)축을 중심으로 하는 회전으로, 눈알의 위쪽부위가 안쪽(코쪽)으로 돌림하는 **안쪽돌림**(intorsion)과 바깥쪽(귀쪽)으로 돌림하는 **바깥돌림**(extorsion)으로 구별된다.

눈알근육의 작용

각 눈알근육은 다음의 작용을 가진다(그림 8-60).

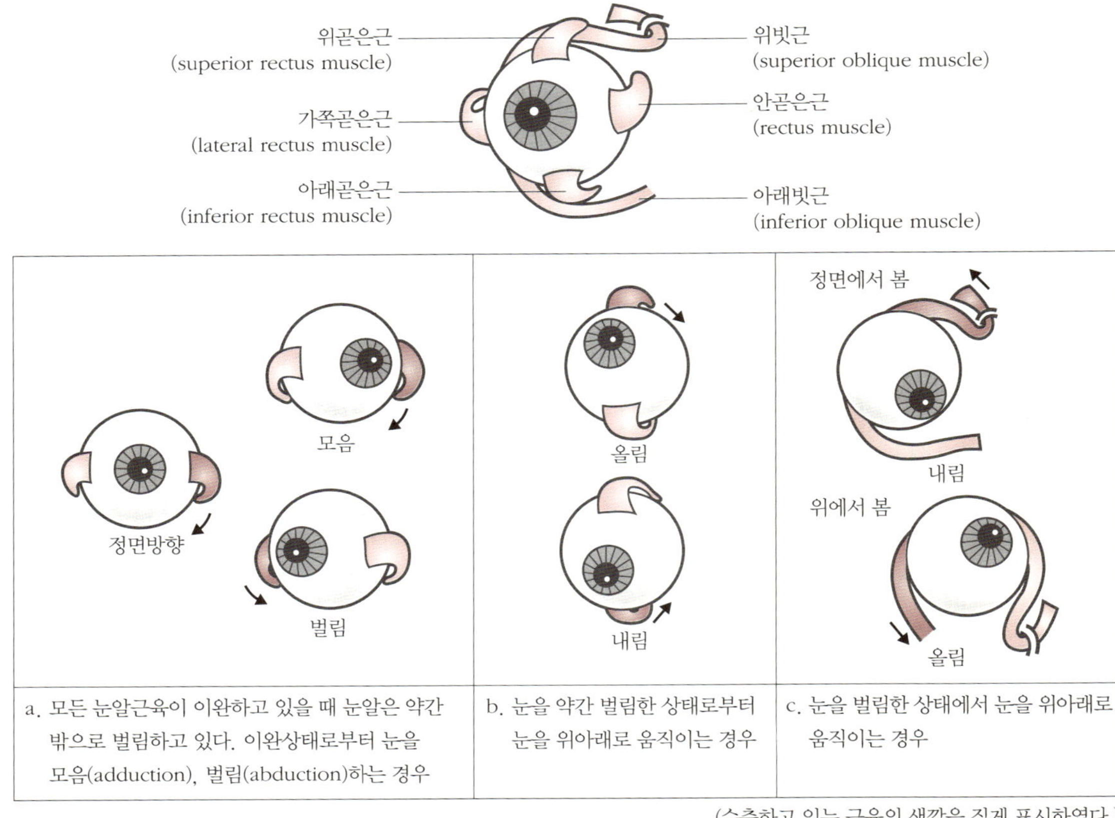

그림 8-60 눈알운동

안쪽곧은근 : 모음	위곧은근 : 올림 · 모음 · 안쪽돌림
가쪽곧은근 : 벌림	아래곧은근 : 내림 · 모음 · 바깥돌림

위곧은근은 눈알의 앞뒤축으로 비스듬하게 지나고, 눈알의 앞쪽부위를 안쪽으로 당겨 돌림하도록 작용한다. 따라서 위곧은근은 눈알을 올림하는 것과 동시에 모음 · 안쪽돌림한다.

아래곧은근도 위곧은근과 같이 앞뒤축에 비스듬히 지나고, 눈알의 앞쪽부위를 약간 안쪽으로 당기기 때문에 내림하는 것과 동시에 모음 · 바깥돌림한다.

위빗근 : 내림 · 벌림 · 안쪽돌림
아래빗근 : 올림 · 벌림 · 바깥돌림

위빗근은 눈알의 뒤쪽부위(적도의 뒤) 표면에서 바깥쪽 가까이(수직축의 바깥쪽) 붙으므로 근육은 눈알을 내림하는 것과 동시에 벌림 · 안쪽돌림한다. 아래빗근은 눈알 뒤쪽부위의 아랫면에서 바깥쪽 가까이 붙으므로 근육은 눈알을 올림하는 것과 동시에 벌림 · 바깥돌림한다.

지배신경 위빗근은 도르래신경, 가쪽곧은근은 갓돌림신경, 그 외의 눈알근육은 모두 눈돌림신경에 지배를 받는다.

눈알의 운동

안구운동은 한쪽 또는 양쪽 눈의 근육이 같이 작용한다(**동향운동** conjugate movement). 예를 들면 다음과 같다.

① 눈알을 똑바로 올림하기 위해서는 위곧은근과 함께 아래빗근의 작용이 더해진다. 또한 똑바로 내림하려면 아래곧은근과 위빗근의 동향작업이 필요하다.

② 오른쪽 물체를 볼 때는 오른쪽 눈의 가쪽곧은근과 왼쪽의 안쪽곧은근이 동시에 작용한다(주시).

③ 가까이 있는 물체를 볼 때는 양쪽 눈의 시선이 중앙에 모이는데, 그 때문에 양쪽 눈의 안쪽곧은근이 작용한다.

눈알축이 향하고 있는 방향에 따라서 올림 · 내림에 작용하는 근육은 다르다(그림 8-60). 눈알이 안쪽을 향하고 있을 때는 위빗근이 내림, 아래빗근이 올림에 작용한다. 그러나 눈알축이 바깥으로 향하고 있는 경우에는 위곧은근이 올림에 작용, 아래곧은근이 내림에 작용한다. 수직운동에서 위 · 아래 곧은근의 작용은 위 · 아래 빗근보다 강하다. 그러나 돌림운동에서는 빗근의 작용이 곧은근에 비해 크다.

안구운동검사의 임상적 의의 : 임상적으로 눈알의 위아래편위가 클 때는 곧은근의 이상을 생각할 수 있고, 눈알의 돌림편위가 클 때는 빗근의 이상을 생각할 수 있다. 안구운동의 이상은 뇌신경의 이상으로부터 발생하므로 뇌신경장애의 유무를 알기 위해서 임상적으로 눈알근육운동을 검사하는 경우가 있다.

겹보임 : 눈근육마비(안구마비 ocular paralysis)가 있으면 종종 겹보임(복시 diplopia, 물건이 이중으로 보임)이 생긴다.

겹보임에서는 하나의 물건이 2개의 상을 일으킨다. 2개의 상에서 건강한 눈으로 보이는 상을 실상(true image)이라 한다. 마비된 눈으로 보이는 상을 거짓상(false image)이라 한다. 거짓상은 마비근이 작용방향을 볼 때 나타난다.

눈알의 유지

눈알은 눈확에서 눈알근육 · 혈관 · 신경 등과 함께 지방조직 안에 있다. 이 지방조직을 **눈확지방체**(안와지방체 orbital fat body)라고 한다. 눈알은 지방체 안에서 안구근막집에 싸이고 다음의 구조로 유지된다(그림 8-59).

◆**안구걸이인대**(안구지지인대 suspensory ligament of eyeball, Lockwood's ligament) 눈알의 아래쪽에서 안구근막집과 눈알근육(아래곧은근과 아래빗근)의 근막이 유합하여 좌우 양쪽에서 눈확의 안쪽벽(눈물뼈)과 가쪽벽(광대)에 붙어 있다. 이렇게 눈알을 아래에서 해먹과 같이 지지하므로 안구걸이인대라고 한다.

◆**안쪽 · 가쪽 곧은근제한인대**(check ligaments of lateral and medial rectus muscles) 눈알의 안쪽과 바깥쪽에서 안쪽곧은근 및 가쪽곧은근을 둘러싸는 근막으로부터 안팎 양쪽을 향해 삼각형의 섬유성결합조직이 눈확의 안쪽벽(눈물뼈)과 가쪽벽(광대)의 뼈막에 붙어 있다. 이러한 섬유성결합조직을 안쪽 및 가쪽 곧은근제한인대라고 한다. 눈알운동이 과도하지 않도록 제한한다.

눈알에 붙는 눈알근육 가운데 4개의 곧은근은 눈알을 뒤쪽으로 당기는 작용을 하는 데 비해, 2개의 빗근은 눈알을 앞쪽으로 당기는 작용을 한다. 곧은근은 빗근에 비해 강하다. 따라서 눈알은 비교적 뒤쪽으로 끌여당겨지는 힘이 작용하고 있다고 생각할 수 있다. 이에 따라 눈확지방체가 쿠션과 같이 작용하고, 앞에서 설명한 인대 · 근막 등은 눈알이 뒤쪽으로 이동하는 것을 막는다.

눈알함몰과 눈알돌출 : 눈알이 비정상으로 함몰되어 있는 상태를 눈알함몰(안구함몰 enophthalmos)이라 한다. 특히 고도의 탈수나 소모성 질환에서 나타나고 눈확지방체의 수분감소나 위축에서도 나타난다.

눈알이 비정상으로 나와 있는 상태를 눈앞돌출증(안구돌출증 exophthalmos)이라 한다. 바세도우병에서 나타나는 것 외에 여러 가지 원인에 의한 눈확내용물의 증대(예 : 눈알근육의 비대 · 눈확 속종양 등)에 의해서 나타난다.

4 눈꺼풀(안검 Eyelid)

눈꺼풀은 눈확의 앞면을 감싸는 피부의 주름으로 **위눈꺼풀**(상안검 upper eyelid)과 **아래눈꺼풀**(하안검 lower eyelid)로 되어 있다(그림 8-61).

눈꺼풀은 눈알을 보호하고 바깥의 빛을 차단한다.

위눈꺼풀과 아래눈꺼풀 사이의 틈을 **눈꺼풀틈새**(안검렬 palpebral fissure)라고 한다. 그리고 눈꺼풀틈새의 안쪽끝과 바깥쪽끝을 각각 **안쪽눈구석**(내안각 medial angle of eye), **가쪽눈구석**(외안각 lateral angle of eye)이라 한다.

눈꺼풀틈새를 가볍게 닫을 때 눈꺼풀틈새는 거의 각막 아래모서리의 높이에 있고, 위눈꺼풀이 눈알의 각막을 완전하게 감싼다. 눈꺼풀틈새를 열어 앞을 주시할 때 위눈꺼풀은 각막의 위 약 1/4부분을 감싸고, 아래눈꺼풀 가장자리는 각막의 바로 아래모서리에 있다.

가쪽눈구석은 예각이지만 안쪽눈구석은 둥글게 굽어서 여기를 **눈물못**(누호 lacrimal lake)이라고 한다.

눈물못 중앙에는 **눈물언덕**(누구 lacrimal caruncle)이라고 하는 작은 적색의 점막언덕이 있다. 눈물언덕 바깥쪽에는 붉은빛을 띤 반달모양의 점막주름, 즉 **결막반달주름**(결막반월주름 conjunctival semilunar fold)이 보인다. 눈물언덕은 아래눈꺼풀의 안쪽끝 덮개가 떨어져 나와 생긴 구조라고 생각된다.

반달주름은 개구리 · 새 등에서 볼 수 있는 **눈깜박거림막**(순막 nictating membrane) 또는 **눈꺼풀**(제3안검 tertial palpebra)의 결막주름에 해당하며 그것이 퇴화한 것이다.

안쪽눈구석은 위눈꺼풀의 안쪽끝에서 위안쪽방향으로부터 비스듬히 아래바깥방향으로 향하는 피부주름으로 감싸지는 경우가 있다. 이러한 피부주름을 **눈꺼풀코주름**(검비주름 palpebronasal fold)이라 한다(그림 8-61).

유아에서 각막의 아랫부분은 아래눈꺼풀로 감싸지지만, 고령자의 아래눈꺼풀가장자리는 종종 각막의 약간 아래에 있게 되어 흰자위가 보이게 된다.

눈꺼풀의 구조

눈꺼풀의 표면층에서 깊은층은 피부 · 피부밑조직 · 근육 · 눈꺼풀판 · 결막으로 되어 있다(그림 8-62).

◆ **피부** 눈꺼풀 앞면의 피부는 매우 얇고, 피부밑조직은 성긴 조직으로 지방도 거의 없다.

눈꺼풀부종 : 눈꺼풀의 피부는 몸에서 가장 얇고, 피부밑조직은 성긴 조직으로 지방도 거의 없기 때문에 부

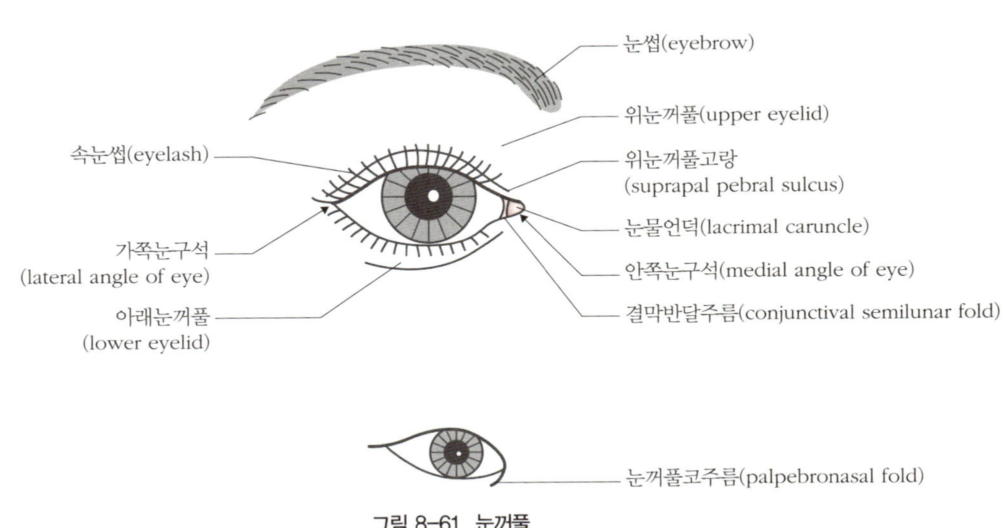

그림 8-61 눈꺼풀
눈꺼풀코주름은 동양인, 특히 소아에서 자주 보인다. 몽고주름이라고도 한다.

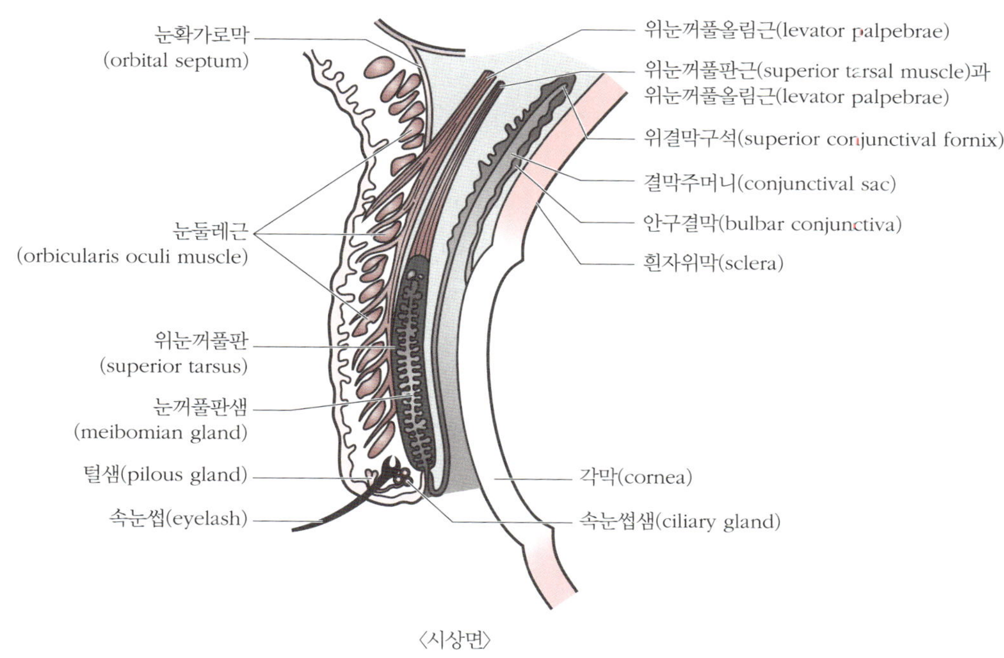

그림 8-62 위눈꺼풀

위눈꺼풀올림근은 뼈대근육(skeletal muscle, 가로무늬근육 striated muscle)이고, 위눈꺼풀판근은 민무늬근육(smooth muscle)이다. 위눈꺼풀판근은 교감신경의 지배를 받는다.

종 · 출혈 · 염증 등으로 붓기 쉽다. 전신 부종을 일으키는 질환에서 붓기가 제일 처음 눈꺼풀에 명확하게 나타나므로 임상적으로 주의할 필요가 있다.

위눈꺼풀의 피부에는 눈꺼풀가장자리(뒤에 설명)를 따라 평행하게 지나는 고랑(**위눈꺼풀고랑** 상안검구 suprapalpebral sulcus)이 보이는 경우가 있다. 이른바 쌍꺼풀이다.

눈꺼풀겉말림(안검외반 ectropion of lids) : 눈꺼풀의 피부는 움직이기 쉽고 잘 늘어진다. 흉터 등에 의해 수축하여 바깥방향으로 뒤바뀌는(바깥굽음) 경우가 있다.

피부는 눈꺼풀틈새에서 안쪽면을 감싸는 점막층, 즉 눈꺼풀결막으로 연결된다. 이 연결부위는 눈꺼풀가장자리로 앞면의 피부로 연결되는 **앞눈꺼풀가장자리**(전안검연 anterior palpebral margin)와 뒷면의 눈꺼풀결막에 이어지는 **뒤눈꺼풀가장자리**(후안검연 posterior palpebral margin)로 구별할 수 있다.

앞눈꺼풀가장자리에는 **속눈썹**(첩모 eyelash)이 나 있다. 속눈썹은 눈꺼풀가장자리에서 2~3열로 나란히 나오고, 위눈꺼풀에서는 약 100개, 아래눈꺼풀에서는 약 50개가 있으며, 3~5개월마다 빠지고 다시 자란다.

속눈썹의 털집에서는 피부기름샘(피지선 sebaceous gland, Zeis' gland)이 열린다. 그 외에 땀샘의 일종인 **속눈썹샘**(ciliary gland, Moll's gland)도 털집에서 열린다.

바깥다래끼 : 속눈썹의 털샘이나 속눈썹샘에 생기는 급성화농성염증을 바깥다래끼(외맥립종 external hordeolum, 다래끼)라고 한다.

◆**눈둘레근** 피부의 깊은층에 있다(p.570).

◆**눈꺼풀판**(안검판 tarsus, 그림 8-63) 눈꺼풀판은 눈둘레근의 깊은층에 있는 반달모양의 딱딱한 교원섬유성 판으로 **위눈꺼풀판**(상검판 superior tarsus)과 **아래눈꺼풀판**(하검판 inferior tarsus)으로 되어 있다. 위눈꺼풀판은 아래눈꺼풀판보다 크고 딱딱하다.

위눈꺼풀판과 아래눈꺼풀판은 안팎 양쪽끝에서 합쳐져 **안쪽눈꺼풀인대**(내측안검인대 medial palpebral ligament)와 **가쪽눈꺼풀인대**(외측안검인대 lateral palpebral ligament)를 만들고, 눈확고랑의 안쪽모서리(위턱뼈의 이마돌기)와 가쪽모서리(광대뼈)에 각각 붙는다.

또한 위눈꺼풀판 위모서리 · 아래눈꺼풀판 아래모서리와 눈확고랑은 결합조직성 막으로 연결된다. 이 막은 **눈확가로막**(안와격막 orbital septum, 그림 8-62)이라 하여 눈확뼈막에서 이어진다.

눈꺼풀판은 연골의 단단함과 탄성을 가져 눈꺼풀의 형태를 유지하는 지지대로서 도움이 된다.

위눈꺼풀의 임상 : 위눈꺼풀을 넓게 뒤집을 수 있는 것은 여기에 위눈꺼풀판이 있기 때문이다. 특히 동양인은 눈둘레근과 눈꺼풀판 사이(pretarsal space)에 성긴결합조직과 지방조직이 있어 눈둘레근과 눈꺼풀판이 느슨하게 결합되므로 눈꺼풀을 뒤집기 쉬워진다.

눈꺼풀판 안에는 **눈꺼풀판샘**(검판선 tarsal gland, Meibomian gland)이 있다. 눈꺼풀판샘은 큰 피부기름샘으로 위눈꺼풀에 25~30개, 아래눈꺼풀에 약 20개가 눈꺼풀판 안에 나란히 있고, 관은 뒤눈꺼풀가장자리에서 열린다.

눈꺼풀판샘이 생산하는 지성분비물은 눈꺼풀가장자리를 매끈하게 하고, 눈꺼풀틈새를 닫았을 때 눈꺼풀가장자리를 밀착시켜 눈물의 유출을 막는다.

속다래끼, 콩다래끼 : 눈꺼풀판샘에 고름이 생기는 것을 속다래끼(내맥립종 internal hordeolum)라고 한다. 또한 분비물이 축적되어 만성염증을 일으켜 붓게 되면 콩다래끼(산립종 chalazion)라고 한다.

◆**결막**(conjunctiva) 결막은 눈꺼풀의 안쪽면(뒷면)을 감싸는 얇은 점막층이다. 결막은 눈꺼풀의 뒷면을 감싸고 더 이어져 눈알의 앞면(흰자위막)도 감싼다.

눈꺼풀 뒷면의 결막을 **눈꺼풀결막**(안검결막 palpebral conjunctiva)이라 하고, 눈알 앞면을 감싸는 결막을 **안구결막**(bulbar conjunctiva)이라 한다. 눈꺼풀결막과 안구결막이 옮겨가는 곳을 위눈꺼풀 · 아래눈꺼풀에서 각각 **위결막구석**(상결막원개 superior conjunctival fornix) · **아래결막구석**(하결막원개 inferior conjunctival fornix)이라 한다. 눈꺼풀결막과 안구결막 사이의 틈이 **결막주머니**(결막낭 conjunctival sac)이다.

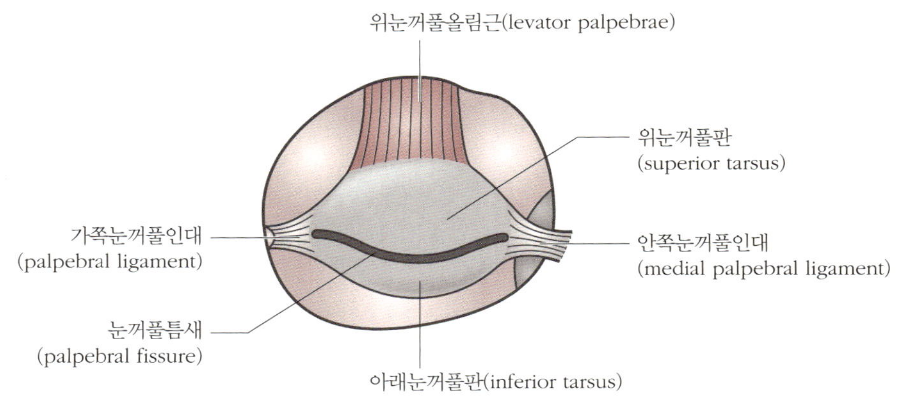

그림 8-63 눈꺼풀판

눈꺼풀결막에는 혈관이 풍부하여 비쳐 보이므로 붉은색을 나타낸다. 또한 눈꺼풀판샘도 비쳐서 약간 황색을 띤다.

결막 색깔의 임상적 의의 : 눈꺼풀결막을 뒤집어 결막의 색깔을 봤을 때 빈혈의 경우에는 창백하다. 안구결막은 투명하여 하얀 흰자위막이 비쳐 보인다. 또한 황달의 경우에는 황색을 띤다. 안구결막의 혈관이 염증 등에 의해서 확장하면 선명하게 보인다. 여기의 혈관은 출혈되기 쉽다(결막밑출혈).

눈꺼풀의 운동(눈꺼풀틈새의 열림과 닫힘)

눈꺼풀틈새는 눈둘레근에 의해 닫힌다.

눈깜박임의 효용 : 눈깜박임(blinking)은 눈둘레근의 눈꺼풀부분 수축에 의해 일어나는 운동으로 1분간 10~25회 볼 수 있다. 이 운동은 눈물을 안구표면에 확산시키는 동시에 과도한 눈물을 눈물주머니로 흡수시키는 데에도 도움을 준다.

눈꺼풀틈새를 열 때 도움을 주는 근육

눈꺼풀틈새가 열릴 때 눈꺼풀올림근에 의해서 위눈꺼풀이 끌려 올라가지만, 그 외 눈꺼풀판근도 눈꺼풀틈새의 열림과 관계가 있다.

◆**눈꺼풀올림근**(안검거근 levator palpebrae superioris muscle) 눈꺼풀올림근은 가로무늬근육으로 안구근육의 하나이다. 눈확 뒤쪽끝의 시각신경관 근처에서 생겨나 눈확 윗벽 바로 아래를 지나 위눈꺼풀의 피부와 눈꺼풀판에 붙는다(그림 8-62).

지배신경 눈돌림신경(p.645)

눈꺼풀처짐 : 눈돌림신경장애(마비)의 경우에는 안구운동장애 외에 눈꺼풀처짐(안검하수 blepharoptosis)이 생긴다.

◆**눈꺼풀판근**(검판근 tarsal muscles) 위눈꺼풀판 위모서리와 아래눈꺼풀판 아래모서리에 붙는 민무늬근육이다(위 · 아래 눈꺼풀판근 superior and inferior tarsal muscles).

눈꺼풀틈새를 연다.

지배신경 교감신경

눈꺼풀의 혈관 · 신경

◆**동맥** 위 · 아래 눈꺼풀에서는 안쪽눈꺼풀동맥(← 눈동맥)과 가쪽눈꺼풀동맥(← 눈물샘동맥 ← 눈동맥)이 연결되어 위 · 아래 **눈꺼풀동맥활**(superior and inferior palpebral arches)을 만든다.

◆**정맥** 정맥은 얼굴정맥 · 얕은관자정맥으로 유입된다.

◆**림프계** 눈꺼풀의 림프는 **얕은귀밑샘림프절**(→ 얕은목림프절)로 유입된다. 아래눈꺼풀의 림프 일부는 **턱밑림프절**로 유입된다.

◆**신경** 위눈꺼풀의 감각은 눈확위신경(← 눈신경 ← 삼차신경)에 의하고, 아래눈꺼풀의 감각은 눈확아래신경(← 위턱신경 ← 삼차신경)에 의한다.

5 눈물기관(Lacrimal apparatus)

눈물기관은 눈물샘과 눈물길을 일컫는다(그림 8-64).

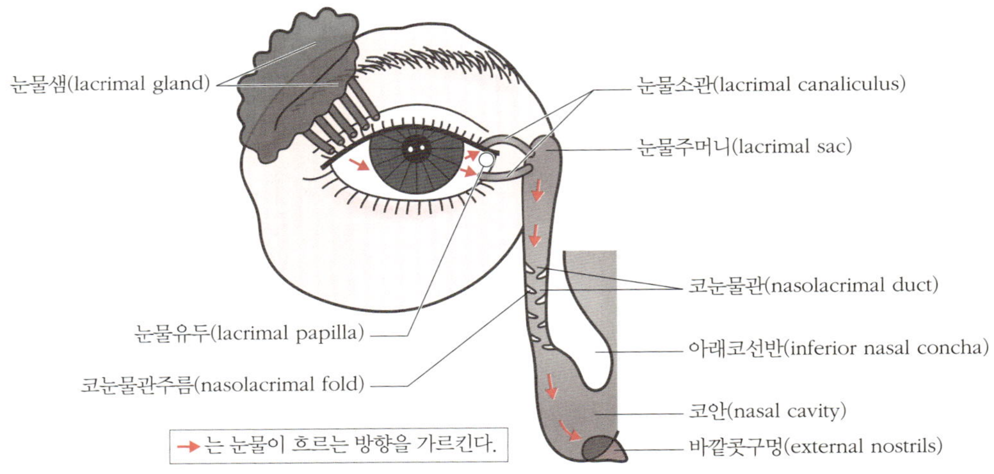

그림 8-64 눈물기관

눈물샘(누선 Lacrimal gland)

눈물샘은 눈확 앞위쪽에서 바깥구석에 위치한다. 눈물샘은 눈꺼풀올림근의 힘줄에 의해서 위아래 2부분으로 나눌 수 있다. 윗부분(눈확부위 orbital part)은 눈확의 눈물샘오목에 있고, 아랫부분(눈꺼풀부분 안검부 palpebral part)은 눈꺼풀 안에 있다.

눈물샘에는 약 12개의 관이 있고 위결막구석의 가쪽부위에서 열린다.

눈물길

눈물샘에서 생성된 눈물은 각막과 결막의 표면을 적셔서 안쪽눈구석에 이르고, 코눈물뼈관을 거쳐 코안에 배출된다. 이러한 눈물의 통로가 눈물길이다.

위 · 아래 눈꺼풀에서 뒤쪽 눈꺼풀가장자리의 안쪽끝에 **눈물유두**(lacrimal pupilla)라고 하는 작은 언덕이 있다. 눈물유두의 끝이 **눈물점**(누점 lacrimal punctum)이고 여기에 작은 구멍이 있다. 이곳을 통해 눈물이 눈물주머니로 들어간다. 안쪽눈구석에서 눈물유두보다 안쪽이 **눈물못**(누호 lacrimal lake)이다.

위 · 아래 눈꺼풀의 눈물점에서 위아래의 **눈물소관**(누소관 lacrimal canaliculus)이 생겨 안쪽을 지나 눈물주머니에서 열린다. **눈물주머니**(누낭 lacrimal sac)는 눈확 안쪽벽의 눈물주머니오목에 있다. 눈물주머니 위쪽끝은 막힌 끝으로 **눈물주머니천장**(누낭원개 fornix of lacrimal sac)이 된다. 눈물주머니는 아래쪽에서 **코눈물관**(비루관 nasolacrimal duct)이 된다.

코눈물뼈관은 길이가 약 1.5 cm로 뼈성질의 코눈물뼈관 안을 앞쪽 안으로 비스듬하게 내려가 코안에서 열린다. 코안에 열리는 입구부는 아래콧길의 앞윗부분, 바깥콧구멍의 2~3 cm 뒤에 있다. 입구부위는 위쪽부터 점막주름(**코눈물관주름** 비루관주름 lacrimal fold)으로 감싸진다.

코눈물관주름은 **하스너판**(Hasner's valve)이라고도 하며, 코안에서 코눈물뼈관으로의 역류를 막는 막과 같은 작용을 한다. 강하게 콧물을 삼킬 때 공기가 코안에서 코눈물뼈관으로 유입되는 것도 방지한다.

눈물의 생성과 흐르는 방향 : 눈물(tear)은 눈물샘에서 생성되고 위결막구석의 가쪽부위에서 배출된다. 눈물은 결막주머니와 안구표면을 적시면서 안쪽을 향해 흘러 안쪽눈구석의 눈물못에 모인다. 이와 같이 안쪽눈구석으로 향하는 눈물의 흐름은 주로 눈깜빡임에 의해 이루어진다. 눈깜빡임으로 눈꺼풀틈새를 닫는 것은 눈둘레근의 눈꺼풀부분 수축으로 일어나며, 동시에 눈둘레근의 눈물주머니부위에서 눈물주머니는 확장된다.

눈물못에 모인 눈물은 모세관현상에 의해 눈물점에서 눈물소관으로 들어가고, 눈물주머니의 확장에 의해서 눈물주머니로 빨려 들어간다. 그 후 눈꺼풀틈새가 열리면 눈물주머니가 압박되어 눈물이 코눈물뼈관으로 보내지고 아래콧길에서 배출된다.

그러나 대개 눈물은 각막 · 결막의 표면을 적시는 것과 동시에 증발하므로 일반적으로 코눈물뼈관에 흘러드는 것은 거의 없다.

눈물흘림증 : 눈물이 결막주머니로부터 넘쳐 흐르는 것을 눈물흘림증(유루증 epiphora)이라 한다. 눈물흘림증이 일어나는 것은 ① 삼차신경자극(눈 · 코 · 미각의 자극 등)에 의한 반사(눈물흘림증반사 lacrimal reflex), ② 정신적인 격렬한 감정변화가 수반되어 눈물이 대량으로 분비되는 경우, ③ 눈물길의 통과장애(예 : 코눈물뼈관폐쇄 등)에 의한 경우 등이 있다.

C. 귀(평형청각기관 Vestibulocochlear organ)

귀(이 ear)는 바깥귀 · 가운데귀 · 속귀의 3부분으로 나눌 수 있다. 바깥귀와 가운데귀는 청각기관이며, 속귀는 평형감각기관이다. 양쪽 감각기관을 합쳐서 평형청각기관이라 한다.

1 바깥귀(외이 External ear)

바깥귀는 귓바퀴와 바깥귀길로 되어 있다.

귓바퀴(이개 Auricle)

귓바퀴(그림 8-65)는 원래 바깥쪽 음파를 모으는 집음기관으로 연골, 즉 **귓바퀴연골**(이개연골 auricular cartilage)이 형태를 이루고 피부가 감싸고 있다. 앞 · 위 · 뒤 모서리가 거의 C모양의 고리를 만들므로 **귓바퀴**(이륜 helix)라고 한다. 귓바퀴의 앞쪽에는 이것과 평행하게 지나고 **귀맞둘레**(대이륜 antihelix)라 불리는 융기가 있다. 귓바퀴와 대이륜 사이에는 움푹한 곳이 있는데, 여기를 **배오목**(scaphoid fossa)이라 한다. 대륜의 위쪽끝은 2개로 나누어져 **맞둘레다리**(대이륜각 crura of antihelix)가 되고, 양 다리 사이의 움푹한 곳을 **세모오목**(삼각와 triangular fossa)이라 한다.

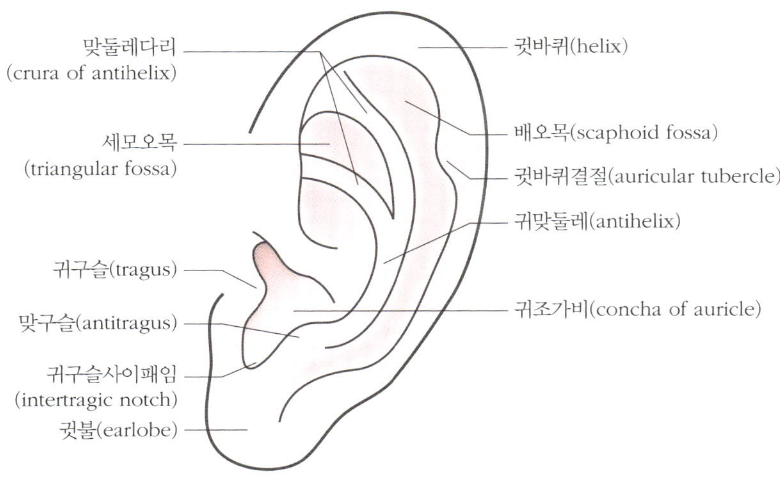

그림 8-65 귓바퀴(auricle)

귓바퀴의 형태는 탄성 연골인 귓바퀴연골이 만드는 것이므로 손으로 당기거나 형태를 바꿔도 곧 원상태로 돌아온다.

대이륜의 앞쪽은 깊게 함몰하여 **귀조가비**(이갑개 concha of auricle)라고 불리며, 그 앞부분 가장 깊은 곳에 **바깥귓구멍**(external acoustic aperture)이 열린다. 바깥귓구멍을 감싸듯이 앞쪽으로 **귀구슬**(tragus)이라는 돌출이 있다. 귀구슬 뒤쪽 아랫부분에는 대이륜 아래끝이 **맞구슬**(대이주 antitragus)이라 하는 돌출을 만들고, 귀구슬과의 사이에 **귀구슬사이패임**(주간절흔 intertragic notch)이 있다.

귀구슬(tragus) : 그리스어에서 염소의 수염을 의미하는 tragos에 유래한다. 귀구슬 주위에 털(이모 tragi)이 나는데, 이 털은 특히 고령자에서 길고 두껍다. 염소의 수염을 닮았기 때문에 tragi라 불리고, 털이 나는 귀구슬도 tragus라고 불린다.

귓바퀴 뒤 윗부분에 약간의 돌출이 있는 경우가 있다. 이 돌출을 **귓바퀴결절**(이개결절 auricular tubercle, Darwin's tubercle)이라 한다. 귓바퀴결절은 동물에서 보이는 긴 귓바퀴가 짧게 퇴화하여 안쪽으로 말려들어 간 흔적이라 간주된다.

귓바퀴는 일반적으로 피부가 얇고 피부밑에 지방조직이 없으며 혈관도 적다. 이 때문에 귓바퀴는 추위에 노출되면 동상이 발생하기 쉽다.

한편 귓바퀴의 아랫부분은 안쪽에 연골이 없고 지방조직이 풍부하므로 부드럽다. 이 부분을 **귓불**(이수 earlobe)이라고 한다.

귓바퀴에는 많은 뼈대근육, 즉 **귓바퀴근육**(이개근 auricular muscle)이 있다. 귓바퀴근육에는 머리에서 생겨나 귓바퀴에 붙는 **바깥귓바퀴근**(외이개근 extrinsic auricular muscle)과 귓바퀴 안에서 시작부위와 붙는 **내재귓바퀴근**(내이개근 intrinsic auricular muscle)이 있다.

귓바퀴근육은 얼굴신경 지배이며 바깥귓바퀴근은 귓바퀴의 위치를 바꾸고, 내재귓바퀴근은 귓바퀴의 형태를 바꾸어 본래 바깥귀길의 조임근 · 확장근으로서 작용을 한다고 생각된다. 하지만 인간에서는 모두 퇴화하여 거의 기능이 없다.

귓바퀴혈종 : 귓바퀴를 감싸는 피부 특히 귓바퀴의 앞면은 연골에 밀착되어 타박상 등 외력이 더해지면 연골막에 출혈이 일어나기 쉽고 귓바퀴혈종(이개혈종 hematoma of auricle)을 일으킨다. 출혈이 반복되어 일어나면 역도선수나 유도선수 · 복서에서 자주 볼 수 있듯이 귓바퀴의 변형(boxers ear)이 발생한다.

바깥귀길(외이도 External acoustic meatus)

귓바퀴의 바깥귓구멍부터 고막에 이르기까지 길이 약 2.5 cm의 관모양 부분(그림 8–66a)이다. 바깥귀길의 바깥 1/3부분을 **연골바깥귀길**(연골성외이도 cartilaginous external acoustic meatus)이라 하고, 그 벽은 귓바퀴로 이어지는 연골(**바깥귀길연골** 외이도연골 cartilage of acoustic meatus)로 지지된다. 바깥귀길의 안쪽 2/3부분은 **뼈바깥귀길**이다.

바깥귀길은 연골바깥귀길과 뼈바깥귀길의 경계에서 약간 좁아진다.

연골바깥귀길 앞에는 턱관절이 있다. 입을 열면 아래턱뼈머리가 앞쪽으로 이동하고 바깥귀길은 넓어진다. 이것은 바깥귓구멍에 손가락을 넣어서 입을 열었다 닫으면 알 수 있다.

바깥귀길은 약하게 S모양을 그리며 지난다. 즉 바깥귀길은 가쪽부위에서는 앞위안쪽부위로 지나고, 중간부분에서는 약간 뒤쪽으로, 마지막 안쪽부위(가장 길고 뼈바깥귀길에 해당한다)에서는 앞쪽 아랫방향을 지나 고막에 이른다.

고막의 관찰법 : 바깥귀길은 S모양을 나타내므로 고막을 관찰하기 위해서는 귓바퀴를 뒤쪽 윗방향으로 당겨 바깥귀길을 똑바로 펴야한다.

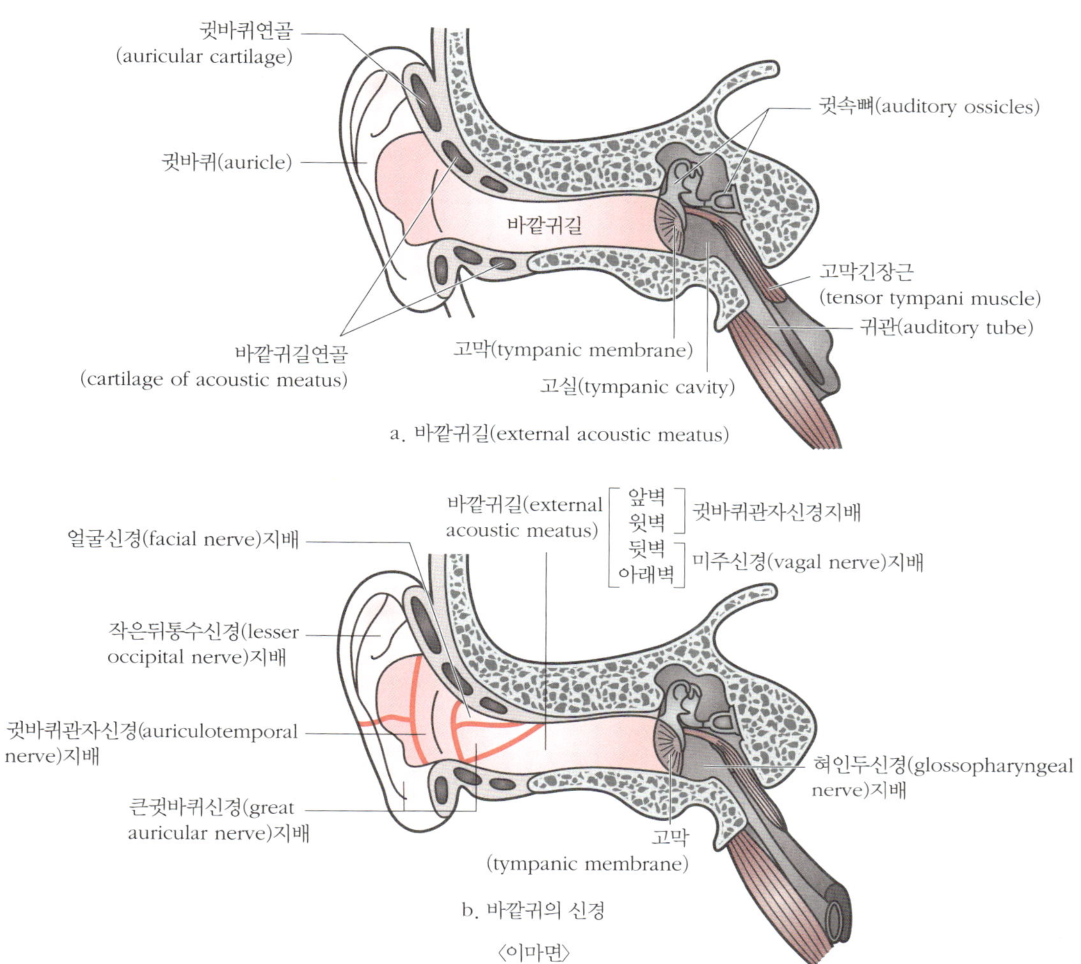

그림 8-66 바깥귀와 속귀, 바깥귀의 감각신경
바깥귀길의 뒷벽과 아랫벽은 미주신경지배에 있지만 몸감각섬유이다.

뼈바깥귀길의 발달

신생아의 바깥귀길은 대단히 짧고 연골로 되어 있다. 유아의 바깥귀길은 위아래로 좁고, 뼈바깥귀길은 거의 없다. 유아의 고막은 수평에 가까우므로 귓불을 아래로 당겨 관찰한다. 1살이 되면 뼈바깥귀길은 바깥귀길의 1/3이 되고, 5~6세에 연골바깥귀길과 뼈바깥귀길이 대개 같은 길이가 된다.

바깥귀길의 피부, 특히 연골바깥귀길에는 털샘 외에 **귀지샘**(귀지선 ceruminous gland)이라는 일종의 부분분비샘이 있다. 귀지샘의 분비물은 황색으로 여기에 털샘의 분비물 · 박리표피 등이 더해져 **귀지**(이구 cerumen)가 된다.

습성귀지 : 귀지에는 부드러운 습성(wet)과 건성(dry)이 있다. 습성과 건성의 귀지는 유전과 관계가 있는데, 습성귀지는 동양인의 약 20%에서 보이고, 백인은 대부분이 습성이다. 습성귀지는 겨드랑땀악취증과 유전적으로 관련이 있다.

바깥귀의 혈관 · 신경

◆**동맥** 뒤귓바퀴동맥(← 바깥목동맥) · 얕은관자동맥(← 바깥목동맥) 및 위턱동맥(← 바깥목동맥)의 가지가 분포한다.

◆**정맥** 정맥은 위턱정맥(→ 바깥목정맥)로 유입된다.

◆**림프계** 귓바퀴 바깥면과 바깥귀길의 림프는 **얕은귀밑샘림프절**(← 얕은목림프절)로 유입된다. 귓바퀴 뒷면의 림프는 **뒤귓바퀴림프절**(→ 위깊은목림프절)로 유입된다.

◆**신경** 감각신경으로서 귓바퀴관자신경(← 아래턱신경 ← 삼차신경) · 큰귓바퀴신경(C2 · 3) · 작은뒤통수신경(C2 앞가지)이 분포한다. 그 외에 바깥귀길의 뒷벽에는 미주신경의 가지(귓바퀴가지 : 아놀드신경 Arnold's nerve이라고도 한다)가 분포한다(그림 8-66b).

아래턱신경에서 생겨나는 혀신경 · 아래이틀신경(혀나 치아)으로의 자극에 의해서 귓바퀴관자신경이 분포하는 귀에 통증(이통)을 느끼는 경우가 있다.

바깥귀길을 자극하면 기침이나 재채기가 일어나는 경우가 있다. 이것은 바깥귀길에 분포하는 미주신경가지의 자극에 따른 미주신경반사에 의한다.

2 가운데귀(중이 Middle ear)

가운데귀는 바깥귀길의 안쪽에 있고, 바깥귀길과 고막에서 나뉘어져 있다. 가운데귀는 주로 고막 안쪽에 있는 공간, 즉 고실로 되어 있고 앞쪽에 귀관이 연결되고 뒤에 꼭지방 · 꼭지벌집이 있다.

고막(Tympanic membrane)

고막은 바깥귀길과 가운데귀, 즉 고실과 사이에 있는 직경 약 1 cm의 원형에 가까운 얇은 막이다. 바깥면은 바깥귀길의 피부로 연결되는 피부층, 안쪽면은 고실의 점막층에 연결되는 점막층으로 그 사이에 섬유결합조직으로 된 고유층이 있다.

고막은 바깥귀길과 수직이 아니고 비스듬하며, 바깥면이 앞쪽 아래를 향해 있다. 고막의 바깥면은 평면이 아니고 안쪽을 향해 약간 오목하여 짧은 삿갓을 닮은 형상을 나타낸다.

신생아의 고막 크기는 성인과 다르지 않다. 그러나 기울기는 보다 수평에 가깝다.

고막의 주변은 대부분이 두꺼워서 **섬유연골고리**(섬유연골륜 fibrocartilaginous ring)로 되어 있고, 뼈의 고랑(고막고랑 고막구 groove of tympanic membrane)에 들어가 있다. 그러나 앞쪽 윗부분에는 고막고랑이 없고 고막패임(tympanic notch)으로 되어 있다. 고막고랑에 있는 섬유연골고리에 붙는 고막의 대부분은 긴장하고 있으므로 **긴장부**(pars tensa)라고 한다. 고막패임에 대한 고막 윗부분의 작은 부분은 이완되어 있으므로 **이완부**(pars flaccida)라 불린다(그림 8-67).

긴장부의 중심은 안쪽을 향해 가장 깊게 오목하여 **고막배꼽**(고막제 umbo of tympanic membrane)이라 한다.

귀보개검사

고막은 생체에서 귀보개(이경 otoscope)를 바깥귀길에 삽입해 관찰할 수 있다. 고막은 반투명의 회백색을 나타낸다. 긴장부에는 앞쪽위에서 뒤쪽아래를 향해 고막배꼽에 도달하는 백색의 선을 볼 수 있다. 이 선은 고막 안쪽에 있는 복사뼈자루에 의해 생긴 것으로 **망치뼈선**(추골선 malleolar stria)이라 한다. 복사뼈선의 위쪽끝에는 복사의 가쪽돌기에 의해서 생긴 돌출을 볼 수 있다. 이 돌출을 **망치뼈융기**(추골융기 malleolar prominence)라고 하며, 그 앞뒤로 **앞망치주름**(전추골주름 anterior mallear fold)과 **뒤망치주름**(후추골주름 posterior mallear fold)이 지난다. 앞 · 뒤 망치주름은 긴장부와 이완부의 경계가 된다.

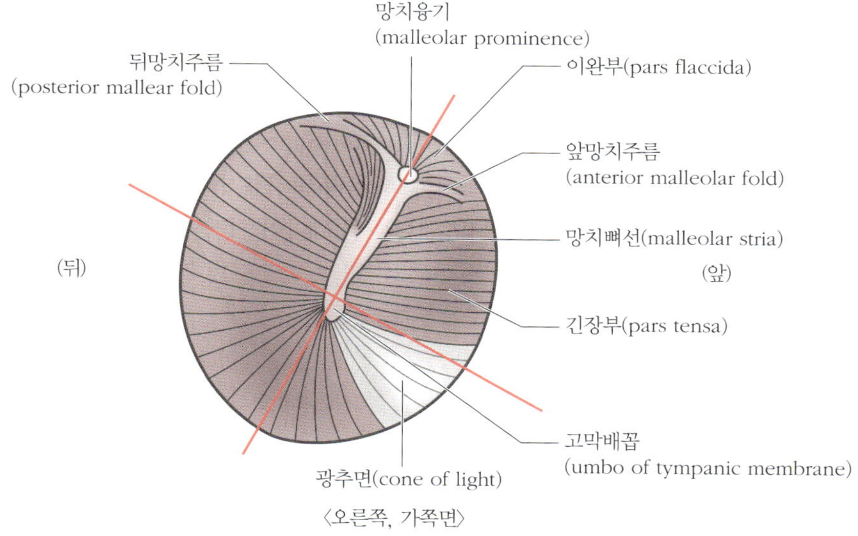

그림 8-67 고막
망치뼈(malleus)는 고막을 통해 보인다.

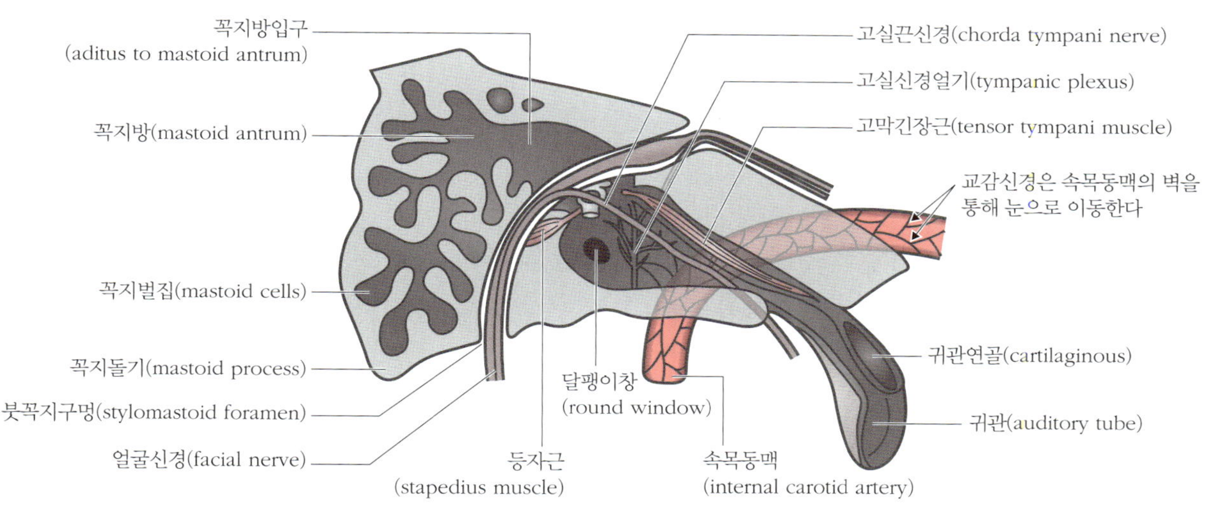

그림 8-68 가운데귀
가운데귀는 귀관과 꼭지방을 잇고, 귀관은 코인두부위(nasophaynx)로 열린다.

복사뼈선의 아래끝, 즉 고막배꼽으로부터 앞쪽아래방향을 향해 삼각형의 밝게 빛나는 광선의 반사부를 볼 수 있다. 이 부분을 **광추면**(cone of light)이라고 한다.

고막의 구분 : 고막은 복사뼈선과 일치하는 긴지름과 이것과 직각으로 있는 짧은지름에 의해서 4등분된다(그림 8-67). 고막의 병적 소견으로는 색의 변화(발적 · 백색조 · 적색조 · 청색조 등), 형태의 변화(볼록이나 오목), 천공 등이 있다.

고막의 절개 : 뒤쪽 아랫부분에서 실시한다. 그 이유는 그 외의 부위는 고실끈신경이나 귓속뼈 등이 고막 안쪽면에 접해 있으므로 절개로 인해 손상될 위험이 있기 때문이다.

◆**고막의 신경** 고막의 바깥면에는 바깥귀길과 같이 귓바퀴관자신경 · 미주신경가지가 분포하고, 안쪽면에는 혀인두신경가지(고막가지)가 분포한다. 고막은 매우 예민한 통각을 가진다.

고실(Tympanic cavity)

고실은 가운데귀의 주요 부위로 고막 안쪽에서 관자뼈의 피라미드 안에 있는 좁은 공간이다. 안쪽에는 귓속뼈 · 귓속뼈근육 등이 있다.

고실은 안팎 방향으로는 좁고, 앞뒤와 위아래 방향으로는 넓어서 가쪽 · 안쪽 · 위 · 아래 · 앞 · 뒤의 6개 벽으로 둘러싸인다(그림 8-69).

◆**가쪽벽**(외측벽 lateral wall) 가쪽벽은 고막으로 되어 있으므로 **고막벽**(tympani membranous wall)이라고도 한다.

고실 중에서 고막의 이완부보다 위쪽에 있는 부분을 **고실위오목**(상고실오목 epitympanic recess)이라 한다. 이 부분에는 뒤에서 설명할 귓속뼈나 이것을 고실벽과 잇는 인대가 있어 복잡한 작은 공간으로 나누어져 있다.

만성가운데귀염(중이염) : 고실위오목은 복잡한 작은 공간으로 나누어져 있으므로 여기에 염증이 생기면 치유되기 어려운 경향이 있다(만성가운데귀염의 고실위형).

◆**안쪽벽**(내측벽 medial wall) 안쪽벽은 뼈속귀의 가쪽벽에 해당하고 **미로벽**(labyrinthine wall)이라고도 한다.

벽의 중앙에는 **곶**(promontory)이라는 둥근 융기가 보인다. 곶은 안쪽에 있는 속귀의 달팽이바닥에 의한 회전으로 생기는 융기이다.

고막이 안쪽을 향해 오목하므로 곶과 고막의 사이가 매우 좁아 1~2 mm에 지나지 않는다.

곶의 뒤쪽위에는 타원형의 구멍, 즉 **안뜰창**(난원창 oval window)이 있고 뒤쪽아래에는 둥근 구멍, 즉 **달팽이창**(와우창 round window)이 있다.

안뜰창은 등자뼈바닥이 들어가 닫혀 있고 그 안쪽에서 속귀 안뜰계단의 바깥림프가 있다.

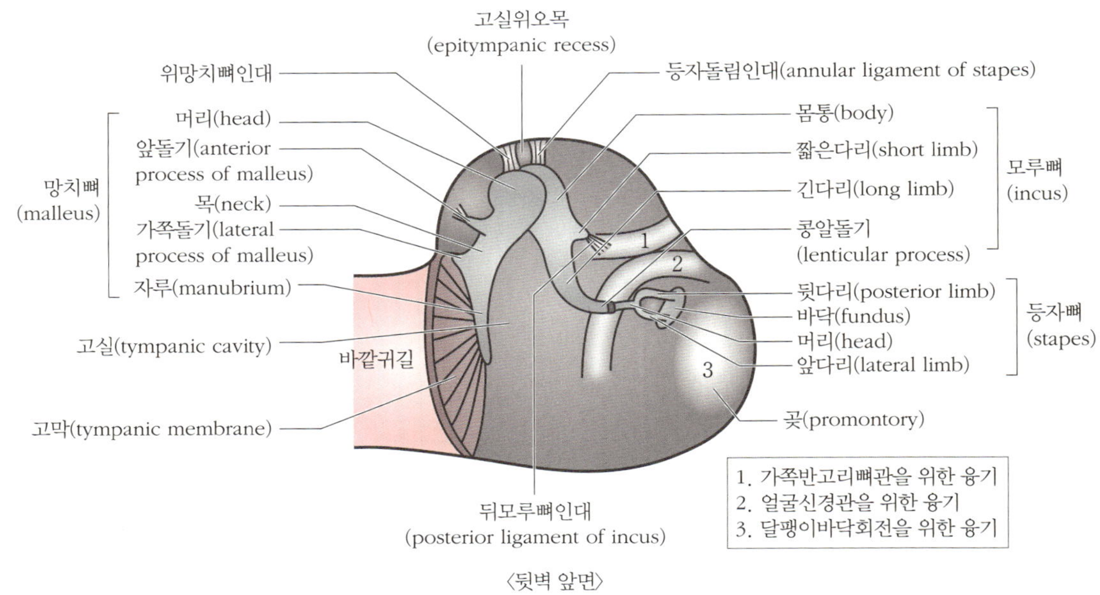

그림 8-69 고실과 귓속뼈
등자뼈바닥은 안뜰창(oval window)에 밀착해 있다. 달팽이창은 이 그림에서는 보이지 않는다.

달팽이창은 **제2고막**(secondary tympanic membrane)이라는 결합조직섬유막으로 닫혀 있다. 이 막의 안쪽에서 속귀의 고실계단에 바깥림프가 있다.

안쪽벽의 윗부분에서 곶과 안뜰창의 위쪽을 거의 수평으로 지나는 융기가 있다. 이 융기를 **얼굴신경관융기**(안면신경관융기 prominence of facial canal)라고 하며 얼굴신경관에 의해서 생긴다. 얼굴신경관융기에서 뼈는 얇고 없는 경우도 있다.

얼굴신경관

얼굴신경관은 뒤머리뼈우묵에서 피라미드 뒷면에 있는 속귓구멍 → 속귀길 → 속귀길바닥에서 생겨나고, 고실의 안쪽벽을 따라서 뒤쪽으로 주행하며 고실 뒷벽에 도달한다. 그 후에 아랫방향을 향해 꺾여 내려가 꼭지방의 안쪽을 내려가 붓꼭지구멍에서 바깥머리바닥면으로 열린다.

가운데귀염(중이염)에 의한 얼굴신경마비 : 얼굴신경관융기에서 골질이 결손되어 있으면 고실의 염증(가운데귀염)에 의해서 얼굴신경관 안을 지나는 얼굴신경이 침범되고, 얼굴신경마비가 발생하기도 한다.

◆**윗벽**(roof) 윗벽은 얇은 뼈(관자뼈 피라미드 앞면의 고실천장 tegmen tympani)로 되어 있어 **고실천장**(tegmental wall)이라 불린다.

가운데귀염에 의한 수막염 : 고실의 염증은 얇은 윗벽을 지나 머리안으로 파급되기도 한다.

속질액의 바깥귓구멍 누출 : 머리바닥면(중간머리안)의 골절로 고실천장이 손상되어 고막파열 혹은 바깥귀길의 골절을 수반하면 바깥귓구멍에서 출혈이나 수액의 누출이 보이는 경우가 있다.

◆**아랫벽**(floor) 바닥은 얇은 뼈로 되어 있고 아래쪽은 **목정맥오목**(경정맥와 jugular fossa)으로, 여기에 속목정맥이 있다. 바닥을 **목정맥벽**(경정맥벽 jugular wall)이라고도 한다.

◆**앞벽**(anterior wall) 앞벽 아랫부분은 얇은 뼈로 되어 있고 앞쪽에 **목동맥관**(경동맥관 carotid canal)이 있으므로 앞벽을 **목동맥벽**(경동맥벽 carotid wall)이라고도 한다.

앞벽 윗부분에는 **근육귀뼈관**(근이관관 musculotubal canal)이 열려 있다(그림 8-13 참고). 근육귀뼈관은 선반모양의 사이막(근이관사이막)에 의해서 위쪽의 고막긴장근반관과 아래쪽의 귀관길(귀관)로 나눌 수 있다.

근육귀뼈관사이막의 뒤쪽끝은 고실 안쪽벽에서 약간 돌출되어 나와 **숟가락돌기**(process cochleariform)가 되어 끝난다.

◆**뒷벽**(posterior wall) 뒷벽의 윗부분에는 크고 불규칙한 입구부가 있다. 이 입구부를 **꼭지방입구**(유돌동구 aditus to mastoid antrum)라 하고 뒤쪽의 **꼭지방**(유돌동 mastoid antrum)에 붙는다. 이 때문에 뒷벽을 **꼭지벽**(유돌벽 mastoid wall)이라고 한다. 꼭지방 입구 아래쪽에 작은 원추형 언덕(**피라미드융기** 추체융기 pyramidal eminence)이 있다.

1. 귓속뼈(이소골 Auditory ossicles)

고실 안에 있는 3개의 작은뼈(망치뼈 · 모루뼈 · 등자뼈)를 귓속뼈(그림 8-69~71)라 한다. 귓속뼈는 쌀알 크기의 작은 뼈로 서로 관절로 연결되어 사슬을 만들고, 고막과 고실 안쪽벽의 안뜰창을 연결하여 음파에 의한 고막의 진동을 속귀에 전달한다.

◆**망치뼈**(추골 malleus) 가장 큰 귓속뼈(길이 8~9 mm)이다. **망치뼈머리**(head of malleus), **망치뼈목**(neck of malleus), **망치뼈자루**(handle of malleus) 및 작은 2개의 돌기(**앞돌기** anterior process와 **가쪽돌기** lateral process)로 구별할 수 있다(그림 8-69). 앞돌기는 망치뼈목에서 앞쪽아래방향으로 나오는 작은 돌기로, 인대에 의해서 고실의

앞벽에 결합된다.

가쪽돌기는 망치뼈자루의 시작으로부터 바깥으로 나오는 돌기로 고막의 윗부분에 붙는다.

망치뼈머리는 공형태로 고실위오목에 있고 뒤쪽에서 모루뼈와 관절을 만든다.

망치뼈목은 망치뼈머리의 아래 좁은 부위로 고막 이완부 높이에 있다.

망치뼈자루는 가늘고 길게 뒤쪽아래방향으로 늘어져 있는 부위로 고막 안쪽면에 붙어 있다.

◆**모루뼈**(침골 incus)　모루뼈는 커다란 **모루뼈몸통**(침골체 body of incus)과 거기에서 나오는 2개의 돌기(**긴다리** long limb과 **짧은다리** short limb)로 구별할 수 있다.

모루뼈몸통은 고실위오목에 있고, 앞쪽바깥은 오목하여 망치뼈머리와 관절을 만든다.

긴다리는 몸통에서 아래쪽으로 수직이고, 망치뼈자루와 거의 평행으로 지난다. 긴다리의 아래끝은 안쪽으로 꺾여서 **콩알돌기**(두상돌기 pisiform process)가 되고 등자뼈머리와 관절을 만든다.

짧은다리는 몸통에서 수평으로 뒤로 돌출되고, 고실의 뒷벽과 인대에 의해서 결합된다.

◆**등자뼈**(등골 stapes)　**등자뼈머리**(head of stapes)·**앞다리**(anterior limb)·**뒷다리**(posterior limb)·**등자뼈바닥**(base of stapes)으로 구별된다. 등자뼈바닥은 타원형의 편평한 판모양으로 고실 안쪽벽의 안뜰창에 들어가 있다. 등자뼈바닥과 안뜰창은 **등자뼈머리띠인대**(등골윤상인대 annular ligament of stapes)로 연결되어 있다.

등자뼈머리는 공형태로 망치뼈의 긴다리 끝부분과 관절을 만든다.

앞다리과 뒷다리는 등자뼈머리 아래로부터 생겨나 등자뼈바닥으로 끝난다.

귓속뼈의 기능

3개의 귓속뼈는 연결되어 사슬을 만들고, 고막과 안뜰창을 연결하여 지렛대와 같은 작용을 한다(그림 8-70). 즉 음파에 의한 고막의 진동이 망치뼈에 전해지고 그 다음에 모루뼈·등자뼈를 거쳐 안뜰창에 있는 속귀의 바깥림프에 다다르고 액체성의 압력 변화가 속귀로 전달된다.

2. 귓속뼈근육(이소골근 Muscles of auditory ossicles)

귓속뼈에 붙는 작은 근육을 귓속뼈근육(그림 8-71)이라 한다. 다음의 2개가 있다.

◆**고막긴장근**(고막장근 tensor tympani muscle)　고실의 앞벽에 있는 근육귀뼈관의 위쪽부위인 고막긴장근반관 안을 지나는 매우 작은 근육. 뒤쪽으로 주행하여 숟가락돌기로써 바깥쪽으로 직각으로 꺾여 망치뼈자루의 위쪽끝에 붙는다.

◆**등자근**(등골근 stapedius muscle)　고실 뒷벽에 있는 피라미드융기로부터 생겨나 등자뼈머리에 붙는다. 인체에서 제일 작은 뼈대근육이다.

작용　고막긴장근은 고막을 안쪽으로 당겨 오목하게 만들고 긴장을 높인다. 또한 고막의 진동을 줄이는 작용을 한다. 등자근은 등자뼈머리를 뒤쪽으로 당긴다. 그 결과 안뜰창에 들어가 있는 등자뼈바닥의 앞모서리가 고실쪽으로 끌려가서 바닥의 진동이 줄어든다.

2개의 귓속뼈근육은 모두 강한 소리 자극에 반사적으로 수축하고 귓속뼈의 운동을 약하게 하는 작용을 한다. 즉 고막에 과도한 진동이 생기면 귓속뼈에 의한 전달을 감소시켜 속귀에 과도한 자극이 가해지지 않도록 작용한다.

지배신경　고막긴장근은 발생학적으로 제1인두굽이에서 생기고, 지배신경은 아래턱신경(삼차신경)이다. 등자근은 발생학적으로 제2인두굽이에서 생기고 지배신경은 얼굴신경이다.

등자근은 얼굴신경의 지배를 받고 있으므로 얼굴신경마비로 이 근육이 마비되는 경우가 있다. 이때는 청각과민이 일어난다.

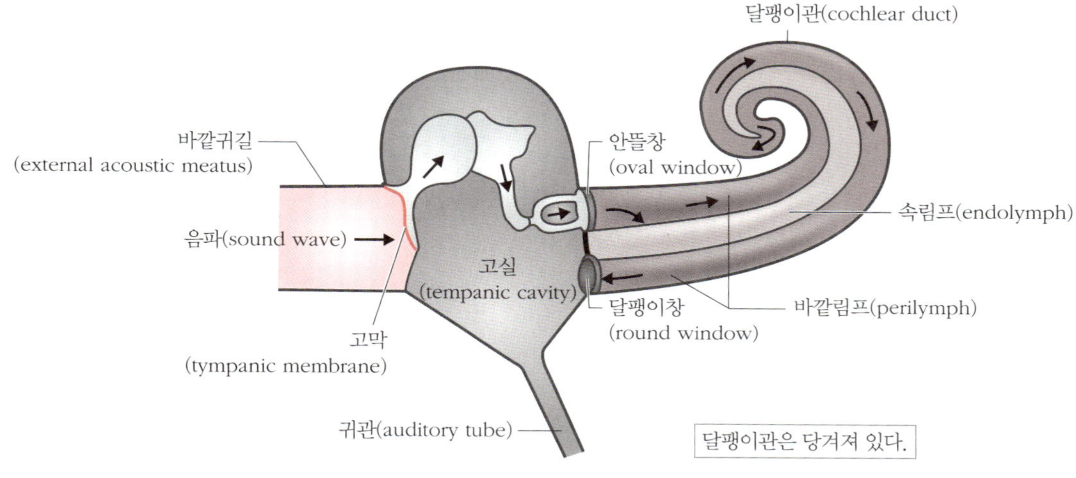

그림 8-70 귓속뼈의 기능

음파는 귓속뼈에 의한 지렛대 원리로 약해지지 않은 채 속귀의 림프 진동으로 바뀌고, 최후에는 나선신경 흥분이라고 하는 전기현상이 되어 뇌로 전달된다.

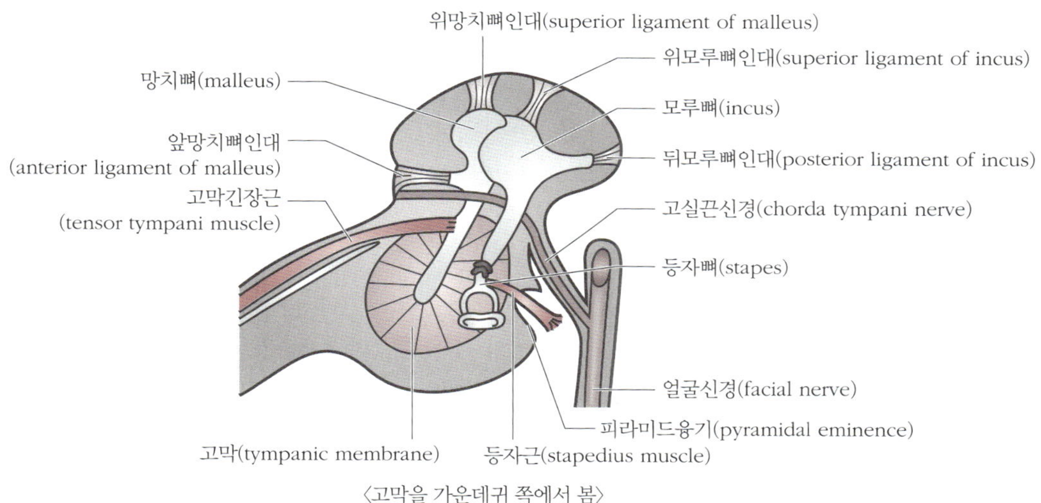

그림 8-71 귓속뼈근육(muscles of auditory ossicles)

귓속뼈에 붙어 있는 근육을 이해한다.

3. 고실의 혈관 · 신경

◆**동맥** 바깥목동맥의 가지인 4개의 고실동맥(tympanic arteries)이 분포한다.

윗부분 : **위고실동맥**(상고실동맥 superior tympanic artery, ← 중간뇌막동맥 ← 위턱동맥 ← 바깥목동맥)

아랫부분 : **아래고실동맥**(하고실동맥 inferior tympanic artery, ← 오름인두동맥 ← 바깥목동맥)

앞부분 : **앞고실동맥**(전고실동맥 anterior tympanic artery, ← 위턱동맥 ← 바깥목동맥)

뒷부분 : **뒤고실동맥**(후고실동맥 posterior tympanic artery, ← 뒤귓바퀴동맥 ← 바깥목동맥)

◆**정맥** 고실정맥(tympanic vein)은 날개근정맥얼기로 유입된다. 일부 정맥은 위로 올라가서 머리안 안쪽으로 들어가고, 관자뼈의 피라미드위모서리에 있는 위피라미드정맥굴로 들어간다.

가운데귀염의 머리안 안쪽으로의 이동 : 머리안 안쪽으로 들어가는 정맥을 통해 혈액성으로 가운데귀의 염증이 머리안 안쪽의 정맥굴로 파급되기도 한다.

◆**림프계** 림프는 **귀밑샘림프절**(이하선림프절 parotid node) · **꼭지림프절**(유양림프절 mastoid lymph node)로 유입된다. 또한 귀관을 따라서 **인두뒤림프절**(인두후림프절 retropharyngeal node)로도 들어간다.

◆**신경** 고실의 점막층에 분포하는 신경은 **고실신경얼기**(고실신경총 tympanic plexus, 그림 8–68 참고)에서 생겨난다. 고실신경얼기는 고실 안쪽벽의 중앙에 있는 곶의 표면에 있고, 혀인두신경 · 얼굴신경 · 교감신경의 각 섬유로 되어 있다.

혀인두신경가지는 감각섬유와 부교감신경섬유(분비섬유로 귀신경절을 거쳐 귀밑샘에 분포)로 되어 있다. **얼굴신경가지**는 중간신경에서 유래하는 부교감신경섬유와 미각섬유로 되어 있다. 부교감신경섬유는 분비섬유로 아래턱선 · 혀밑샘에 분포하고 미각섬유는 혀(앞 2/3부분)에 분포한다.

얼굴신경가지는 얼굴신경관의 아래끝 주위에서 얼굴신경으로부터 나뉘어 고실로 들어오고, **고실끈신경**(고삭신경 chorda tympani, 그림 8–68 참고)으로 고막 이완부의 안쪽면을 앞방향으로 주행하고, 고실로부터 바깥머리바닥면으로 나와 혀신경(← 아래턱신경)에 더해져 아래턱샘 · 혀밑샘 · 혀에 분포한다.

고실끈신경 혹은 그 중추쪽에서 얼굴신경이 침범당하면 미각장애가 일어난다.

교감신경섬유는 바깥목동맥신경얼기에 유래하고 혈관에 분포한다(혈관운동신경).

귀관(이관 Auditory tube)

귀관(그림 8–72)은 고실의앞벽에서 시작되어(**귀관고실구멍** 이관고실구멍 auditory tube tympanic opening) 앞쪽아랫방향을 지나 코인두의가쪽벽에서 열린다(**귀관인두구멍** 이관인두구멍 pharyngeal opening, p.612). 길이 약 3.5 cm의 관으로 위 1/3부분은 귀관길 안을 지나 **귀관뼈부분**(이관골부 auditory tube bony part)이라고 하고, 아래 2/3부분은 벽이 연골로 되어 있어 **연골부분**(cartilaginous part)이라고 한다. 귀관뼈부분은 점차 가늘어져 뼈부위와 연골부 경계에서 가장 좁고(**귀관잘록** isthmus) 연골부에서 점차 넓어진다. 연골부의 버팀목이 되는 **귀관연골**(cartilage

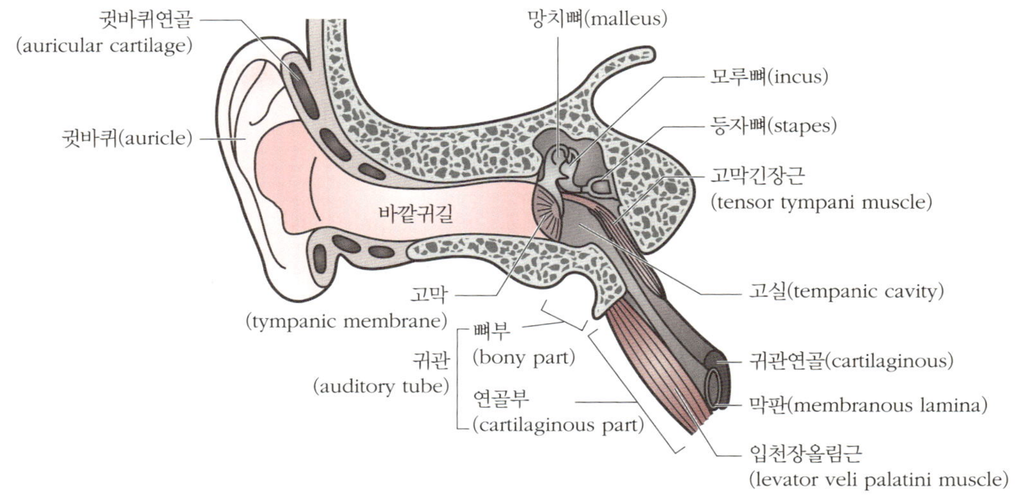

그림 8–72 바깥귀와 가운데귀
신생아는 바깥귀길이 모두 연골로 되어 있다. 성장하면서 연골안 뼈되기로 뼈가 된다.

of auditory tube)은 관 형태로 귀관의 안쪽벽 · 윗벽 · 가쪽벽을 둘러싼다. 아랫벽은 연골이 부족하여 결합조직으로 둘러싸이는데 이를 **막판**(membranous lamina)이라 부른다. 막판에는 입천장으로 향하는 입천장긴장근이 붙어 있다.

귀관은 고실과 인두를 연결한다. 이와 같이 고실은 귀관에 의해서 바깥부위와 통하므로 고실의 내압이 바깥쪽 기압과 같게 유지된다. 이 상태로 고막의 진동이 잘 일어난다.

귀관안은 통상적으로 닫혀 있지만 삼키기운동에서 입천장긴장근이 수축하여 연골부가 아랫부분으로 끌려 내려가면 속공간이 열리고 인두부터 고실로 공기가 들어간다(그림 8-89 참고).

바깥쪽 기압의 변화와 귀관 : 비행기가 이륙할 때 승객의 귀는 급격한 기압 변화 때문에 아프거나 잘 들리지 않게 된다. 이럴 때 타액을 모아 삼키면 단번에 고쳐지는 것을 경험한 적이 있을 것이다. 이것은 삼키기운동에 의해 귀관속공간이 열리고 고막 안팎의 기압이 같아지기 때문이다.

귀관협착 : 여러 가지 원인으로 귀관협착(이관협착 tubal stenosis)이 일어난다. 폐쇄되면 고실 속의 공기가 점막층에 있는 혈관에 흡수되어 저기압이 되고, 고막이 안쪽으로 강하게 끌려가서 진동이 나빠진다. 이러한 전음기구의 장애 때문에 난청이 일어난다.

자기목소리강조 : 귀관이 항상 개방된 채로 있으면 자신의 소리가 인두로부터 직접 고실로 전해져 비정상으로 크게 느낀다. 이것을 자기목소리강조(autophony)라고 한다.

급성가운데귀염 : 급성가운데귀염(급성중이염 acute otitis media)과 같은 고실의 염증은 귀관을 통해 코안이나 인두로부터 파급되는 경우가 많다. 특히 영유아에서 귀관은 짧고 수평에 가깝게 주행하므로 귀관을 거쳐 파급되는 가운데귀염이 생기기 쉽다.

꼭지방(유돌동 Mastoid antrum)과 꼭지벌집(유돌봉소 Mastoid cells)

꼭지방은 고실의 윗부분(고실위오목)에서 뒤로 이어지는 공간으로, 고실 뒷벽에 있는 **꼭지방입구**(유돌동구 aditus to mastoid antrum)를 거쳐 고실에 연결된다(그림 8-68 참고).

꼭지방은 관자뼈 안에서 바깥귀길의 뒤쪽에 있고, 크기는 사람마다 차이가 있지만 대개 직경 약 1 cm 정도의 공간이다.

꼭지벌집은 관자뼈의 꼭지돌기 안에 있는 몇 개의 작은 공간으로 꼭지방 밑에서 연결된다.

꼭지방 · 꼭지벌집 밖에 고실주위의 골질 안에도 많은 작은 공간이 있다. 이러한 작은 공간을 **공기벌집**(pneumatic cell)이라고 하며, 고실과 이어져 안쪽면이 고실점막으로 감싸진다.

공기벌집의 생후 발달

공기벌집은 생후 점차 발달하고(공기화 pneumatization) 사춘기에 가장 많이 발달한다. 그런데 그 발달은 사람마다 상당한 차이가 있다.

꼭지돌기염 : 가운데귀의 염증은 고실로부터 꼭지방 · 꼭지벌집으로 파급되기도 한다(꼭지돌기염 유돌염 Mastoiditis 등).

3 속귀(내이 Internal ear)

속귀는 가운데귀의 안쪽에 위치하고 관자뼈의 피라미드 안에 있다. 속귀의 형태 및 구조는 매우 복잡한데 뼈 안에 있는 복잡한 공간(뼈미로)과 그 안쪽에 있는 막 형태의 관(막미로)으로 크게 나눌 수 있다.

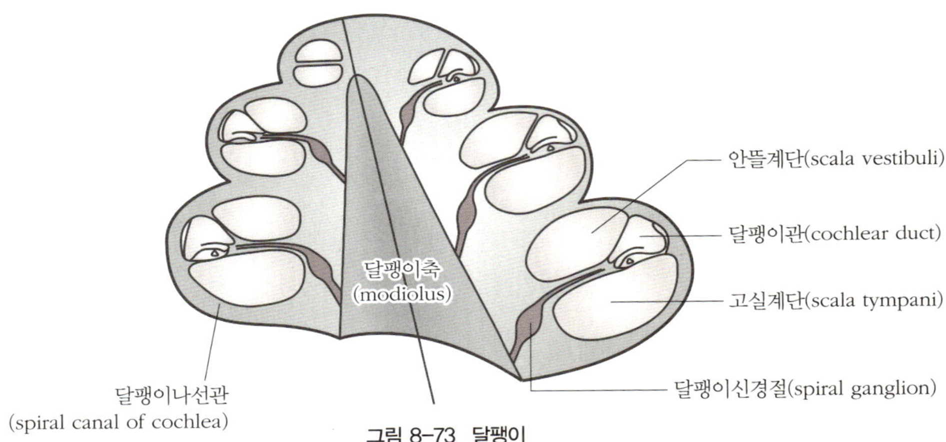

그림 8-73 달팽이
3층의 달팽이나선관이 달팽이축 주변을 2번 반 회전한다.

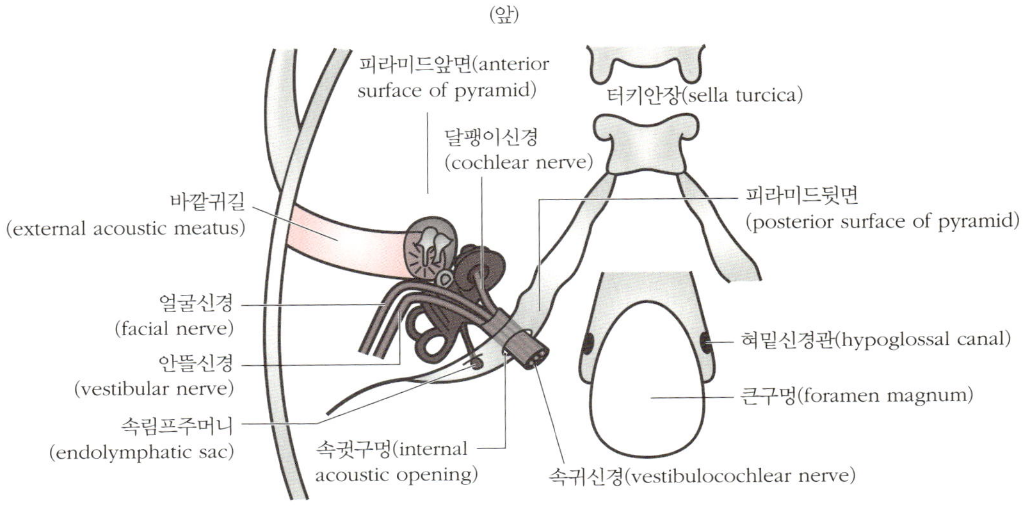

그림 8-74 머리바닥(cranial base)의 속귓구멍
속귓구멍에서 속귀신경과 얼굴신경이 속귀길로 들어온다.

뼈미로(골미로 Bony labyrinth)

뼈미로는 피라미드의 치밀뼈 안쪽에 있는 복잡한 공간으로 안뜰 · 반고리뼈관 · 달팽이의 3부분으로 되어 있다.

◆**안뜰**(전정 vestibule) 안뜰은 뼈미로의 중심부에서 바깥쪽은 고실의 안쪽벽에 붙어 있고 거기에 안뜰창과 달팽이창의 2개의 구멍이 있다. 안뜰의 안쪽은 피라미드 뒷면에 있는 속귓구멍에서 이어지는 속귀길의 바닥과 붙는다. 여기에는 속귀길로 통하는 다수의 작은 구멍이 있고, **체반**(사상반 macula cribrosa)이라 한다. 체반의 작은 구멍은 막미로에 분포하는 혈관 · 신경(속귀신경)의 통로이다.

◆**반고리뼈관**(반규관 semicircular canal) 반고리뼈관은 안뜰의 뒤쪽 위에 있고, 3개의 C모양 관으로 되어 있다(**앞반고리뼈관** 전반규관 anterior semicircular canal, **뒤반고리뼈관** 후반규관 posterior semicircular canal, **가쪽반고리뼈관** 외측골반규관 lateral semicircular canal). 각 반고리뼈관은 그 양쪽 다리에서 안뜰에 연결된다. 양쪽 다리 중에서 하나의 기초부위는 부풀어 올라 **뼈팽대부**(bony ampulla)라고 한다.

앞반고리뼈관은 관자뼈 몸통의 긴지름에 직각으로 위치하고, 뒤반고리뼈관은 뒤쪽에서 피라미드의 긴지름과 거의 평행하게 위치한다. 가쪽반고리뼈관은 거의 수평 위치에 있고 고실에 있는 꼭지방 입구의 안쪽에 있다. 이와 같이 3개의 반고리뼈관은 각각 서로 직각으로 교차하는 3평면상에 위치한다.

◆**달팽이**(와우 cochlea) 달팽이는 안뜰의 앞쪽 아래에 있고, 달팽이껍질을 닮은 형상을 한 원추형으로, 중간지름에 해당하는 **달팽이축**(와우축 modiolus)과 그 주변을 나선 형태로 2번 반 회전하는 관모양의 **달팽이나선관**(와우나선관 spiral canal of cochlea)으로 되어 있다(그림 8-73). 달팽이축은 관자뼈 피라미드의 긴지름에 거의 직각이며, 꼭대기(**달팽이꼭대기** 와우정 cochlear cupula)는 앞쪽 바깥방향(고실쪽)을 향하고, 넓은 바닥(**달팽이바닥** 와우저 base of cochlea)은 뒤쪽안방향(속귀길쪽)을 향해 있다(그림 8-74). 달팽이의 바닥회전에 의해서 고실 안쪽벽이 돌출하는데, 이 돌출이 곶(그림 8-69 참고)이다.

달팽이축에서 달팽이나선관을 향해 **뼈나선판**(골나선판 osseous spiral lamina)이 튀어나와 나선관을 불완전하지만 위아래의 양쪽으로 나눈다. 위쪽부위는 **안뜰계단**(전정계단 scala vestibuli)이라 하고, 기초부위에서 안뜰과 통한다. 아래부위는 **고실계단**(고실계 scala tympani)이라 하여 달팽이창에 의해서 고실과 통한다.

막미로(막성미로 Membranous labyrinth)

막미로(그림 8-75, 76)는 뼈미로 안에 있는 막 형태의 폐쇄관이다. 막미로 안쪽에는 **속림프**(내림프 endolymph)라는 액체가 채워져 있다. 뼈미로와 막미로 사이 틈은 **바깥림프**(외림프 perilymph)로 채워져 있다.

막미로는 타원주머니 · 둥근주머니, 반고리관 및 달팽이관의 3부분으로 나눌 수 있다.

◆**타원주머니**(타원낭 utricle) · **둥근주머니**(구형낭 saccule) 뼈미로의 안뜰 안에 있다. 타원주머니는 뒤쪽에, 둥근주머니는 앞쪽 아래에 있다.

타원주머니와 둥근주머니는 **주머니이음관**(utriculosaccular duct)으로 연결되어 있다. 둥근주머니에서부터 가느다란 **속림프관**(endolymphatic duct)이 생겨나고, 피라미드 뒷벽의 경질막부분에서 막힌주머니(**속림프주머니** endolymphatic sac)가 되어 끝난다(그림 8-77). 둥근주머니는 달팽이관과 **결합관**(ductus reuniens)으로 연결되어 있다. 타원주머니 · 둥근주머니의 안쪽면에는 감각세포가 모여 생성된 **평형반**(maculae)이 있다(그림 8-75, 76).

◆**반고리관**(반규관 semicircular ducts) 반고리뼈관 내에 있는 반고리 형태의 관(**앞반고리관** anterior semicircular duct, **뒤반고리관** posterior semicircular duct, **가쪽반고리관** lateral semicircular duct)으로 각 반고리관의 양쪽 다리가 타원주머니와 연결된다.

반고리뼈관의 팽대부위에서 막반고리뼈관도 두텁게 부풀어 올라 **팽대부**(membranous ampullae)를 만들고, 그 안쪽면에는 감각상피가 모여 생성된 **팽대능선**(ampullary crest)이 있다(그림 8-75, 76).

안뜰기관

타원주머니 · 둥근주머니와 반고리관을 합쳐 **안뜰기관**(vestibular organ)이라 한다. 안뜰기관은 신체 위치의 변화 · 운동에 의한 중력 변화의 감각(평형감각)수용기이다. 신체 직선 가속도의 수용은 타원주머니 · 둥근주머니의 평형반에서 일어난다. 회전 가속도는 서로 직각 위치에 있는 3평면을 대표하는 반고리관의 팽대능선에서 수용된다.

> 안뜰평형장애 : 신체의 평형감각은 안뜰계 외에 시각계 · 깊은감각계와도 관계가 있다. 이러한 감각정보는 소뇌 · 뇌줄기에서 통합 · 조정되어 신체의 평형을 유지한다. 안뜰기관에 비정상인 자극이 더해지거나 병변이 있으면 평형기능이 방해를 받는다. 이것을 안뜰평형장애(vestibular disequilibrium)라고 한다.

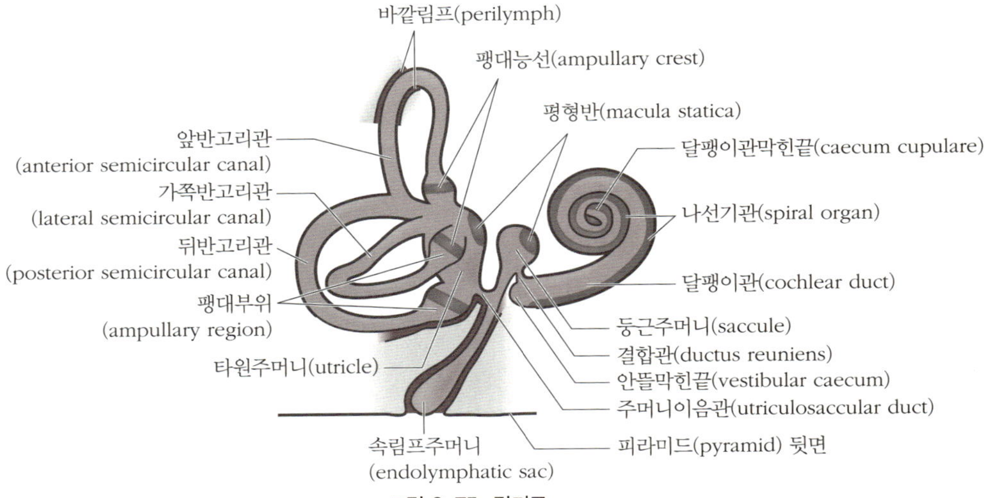

그림 8-75 막미로

막미로는 거의 같은 형태로 약간 더 큰 뼈미로(bony labyrinth) 속에 들어 있다.
막미로에는 속림프가 흐르며 막미로와 뼈미로 사이에는 바깥림프가 흐른있다.

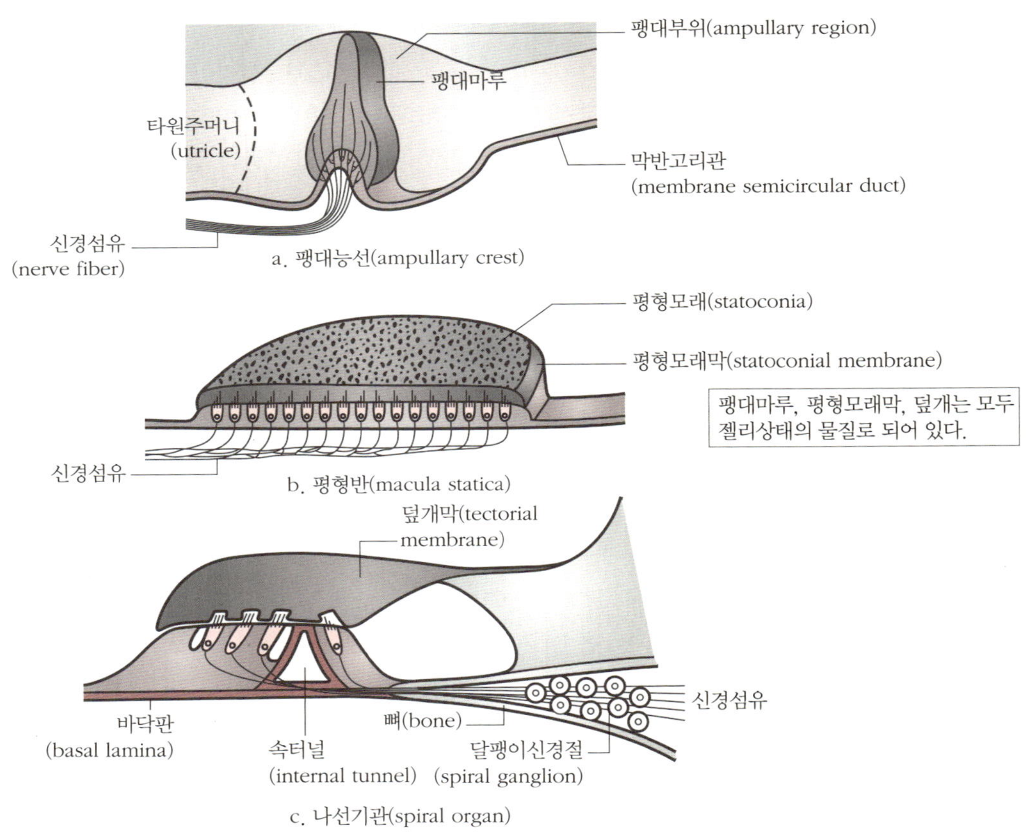

그림 8-76 청각, 평형감각기관

나선기관의 바닥판은 소리에 의해 진동한다. 속터널의 형태는 변하지 않고 바닥판과 함께 진동한다.

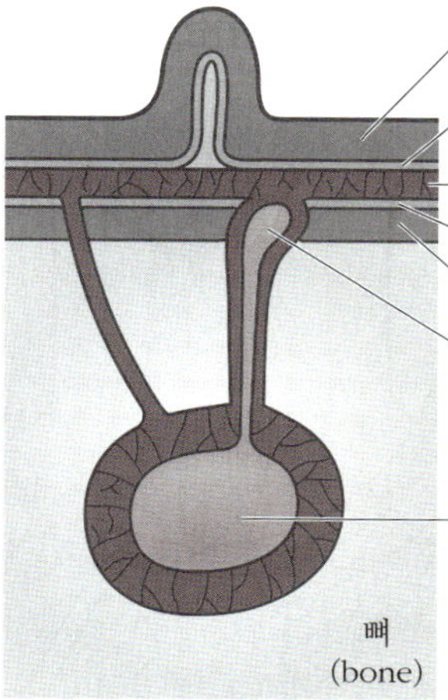

그림 8-77 속림프의 흡수부위
속림프의 흡수선은 거미막밑공간에 있다.

◆ **달팽이관**(와우관 cochlear duct) 달팽이나선관 안에 있는 나선형태의 관으로 안뜰쪽과 달팽이꼭대기에서 각각 막히게 되어 있다. 안뜰쪽의 막힌끝 근처에서 **주머니이음관**에 의해 주머니와 연결된다.

달팽이관은 삼각형의 가로면을 가지는 관이다. 윗벽은 안뜰계단을 향해 얇은막(**안뜰막** vestibular membrane)으로 되어 있고, 아랫벽은 고실계단을 향해 **나선막**(spiral membrane)으로 되어 있다. 나선막은 주로 강한 막 형태의 **바닥판**(기저판 basal lamina)으로 되어 있다. 아랫벽 바닥판 위에 감각상피를 가지는 **나선기관**(나선기 spiral organ, 코르티기관 Corti's organ)이 있다(그림 8-76).

달팽이관의 안쪽은 속림프로 채워진다. 안뜰계단과 고실계단은 달팽이의 꼭대기에서 서로 연결되어 바깥림프로 채워진다. 안뜰계단은 안뜰창에, 고실계단은 달팽이창을 통해 고실에 맞닿는다.

음파를 전기신호로 바꿔서 뇌로 전달하는 구조

나선기관은 청각의 수용기관이다. 다음의 경로를 통해 음파가 나선기관에 이르고 청각을 일으킨다(그림 8-70, 76).

① 음파, 즉 공기의 압력 변화는 바깥귀길에서 고막에 도달하여 고막을 진동시킨다.

② 고막의 진동은 귓속뼈의 연결에 의해서 안뜰창에 전달되고 안뜰계단 바깥림프의 압력 변화를 일으킨다.

③ 바깥림프의 압력 변화에 의해서 달팽이관 아랫벽의 바닥판이 진동하고, 그 위에 있는 나선기관이 위아래로 움직인다. 그러면 감각상피가 덮개막에 닿아 자극되고, 그 흥분이 달팽이신경에 의해서 중추신경계로 전달된다.

전도난청 · 지각난청 : 청각기능은 밖의 음파를 속귀로 전하는 **전도계**(sound conducting system)와 그것을 받아 느끼는 속귀의 수용기 및 흥분을 중추신경계로 전하는 **지각계**(sound perception system)의 2영역으로 이루어진다. 각 영역의 장애에 의해서 청각장애(난청)가 일어난다. 즉 바깥귀 · 가운데귀의 장애에 의한 전도난청(전음난청 conductive deafness)과 속귀 · 청각전도로의 장애에 의한 지각난청(감음난청 perceptive deafness)으로 구별된다.

속귀의 혈관 · 신경

속귀에 분포하는 혈관 · 신경은 모두 속귓구멍에서 속귀길을 거쳐 속귀에 이른다(그림 8-74 참고).

◆**동맥** 미로동맥(labyrinthine arteries, p.768, ← 뇌바닥동맥 ← 척추동맥 ← 빗장밑동맥)의 안뜰가지와 달팽이가지가 분포한다.

◆**신경** 속귀신경(p.654)의 안뜰신경(안뜰기관에 분포)과 달팽이신경(나선기관에 분포)이 분포한다.

D. 코

1 바깥코(외비 External nose) (그림 8-78)

바깥코는 **코뿌리**(비근 root of nose) · **콧등**(비배 dorsum of nose) · **코끝**(비첨 apex of nose) 및 **콧방울**(비익 ala of nose)로 구별된다. 바깥코의 버팀목은 윗부분에서는 뼈(코뼈 · 위턱뼈의 이마돌기 · 이마뼈의 코부분)로 되고, 아랫부분의 가동부는 연골(**코연골** 비연골 nasal cartilage)로 된다.

바깥코의 변형과 발적 : 바깥코의 변형으로 안장코와 딸기코종이 있다. **안장코**(saddle nose)는 콧등이 함몰된 것으로 선천 및 후천의 여러 원인으로 코뼈가 파괴되면 생긴다. 딸기코종(비류 rhinophyma)은 코가 혹같이 커진 것으로 빨간색을 띤다(**여드름장미증** acne rosacea).

코끝의 모세혈관확장에 의해서 종종 발생한다. 예를 들면 추울 때에도 발생하지만, 그 외에 애주가나 간경변 등에서도 볼 수 있다.

콧구멍호흡 : 콧방울의 운동(콧방울을 크게 부풀린다)은 호흡곤란 시 호흡을 실시할 경우에 보인다. 이것을 콧구멍호흡(비공호흡 nostril breathing)이라고 한다.

2 코안(비강 Nasal cavity) (그림 8-79)

코안은 앞쪽에서 **바깥콧구멍**(외비공 external nostrils)으로 밖과 통하고, 뒤쪽에서 **뒤콧구멍**(posterior nasal apertures)으로 코인두에 연결된다.

바깥콧구멍에 이어지고 콧방울으로 둘러싸이는 부분을 **코안뜰**(비전정 nasal vestibule)이라 한다. 코안뜰은 피부로 감싸져 **코안뜰털**(비전정모 hair of vestibule of nose)이 나고 피부기름샘이나 특수 부분분비샘이 있다. 가쪽벽에

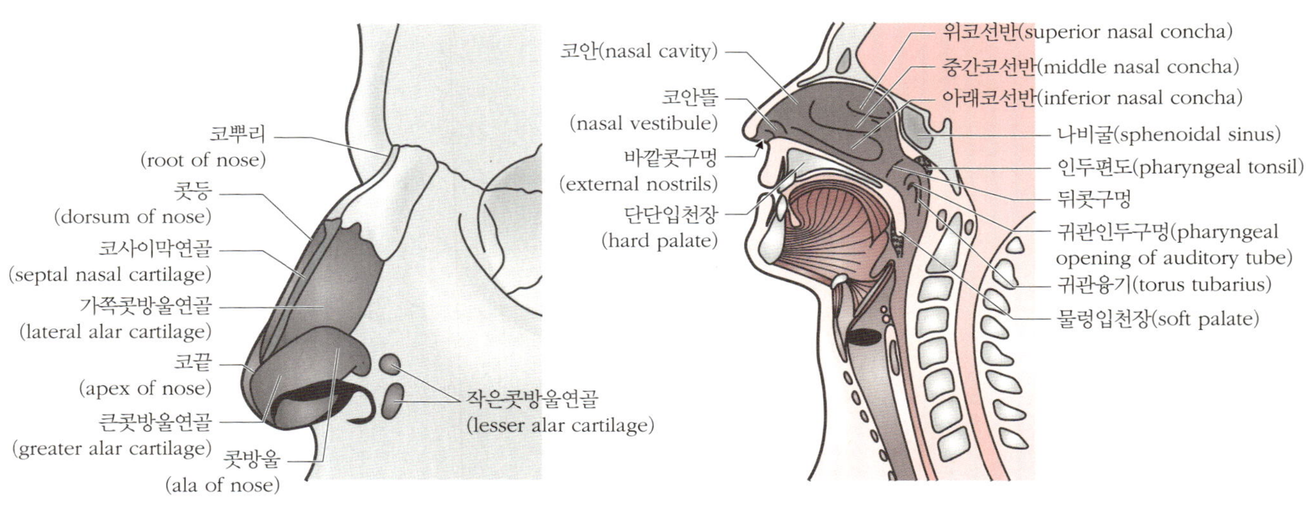

그림 8-78 바깥코
바깥코(external nose)는 대부분이 연골로 되어 있다.

그림 8-79 코안 (가쪽벽)
코안과 인두(pharynx)는 연결되어 있다. 인두는 가운데귀와 이어진다.

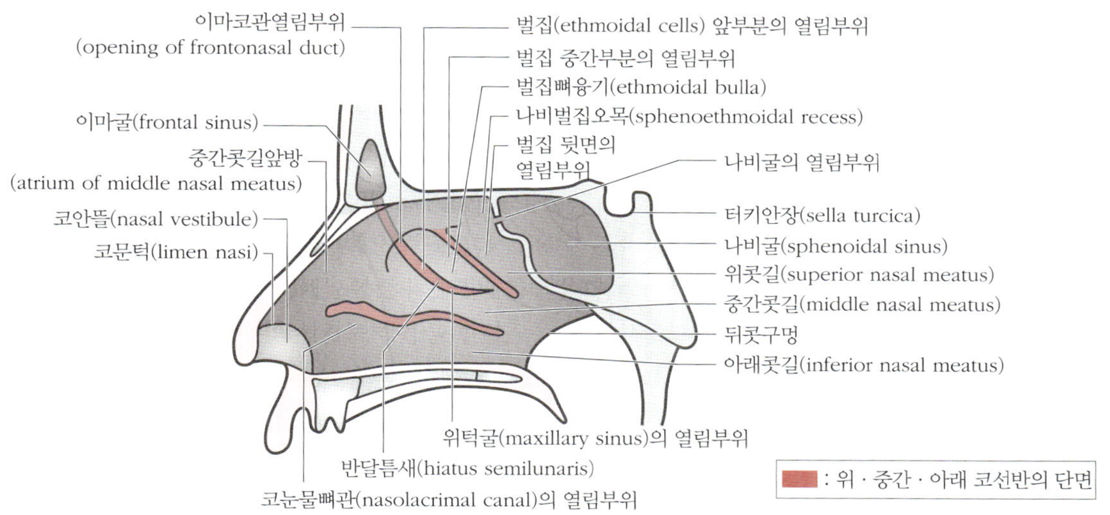

그림 8-80 코안의 가쪽벽에서 보이는 여러 열림부위(코선반을 잘라봄)
코곁굴(paranasal sinus)과 코눈물뼈관의 열림부위가 보인다.

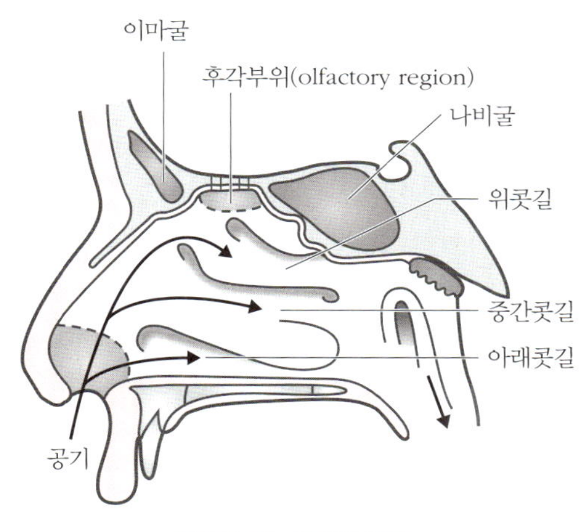

그리 8-81 들숨의 흐름
코안의 천정에는 후각부위가 있다. 깊은들숨에 의해 공기가 후각부위에 도달한다.

서 코안과의 경계는 약간 높아져서 **코문턱**(비역 limen nasi)이라고 한다. 코안은 코사이막에서 좌우 양쪽으로 나눌 수 있다. 각 벽은 윗벽 · 아랫벽 · 안쪽벽 · 가쪽벽의 4벽으로 둘러싸인다.

가쪽벽은 코안의 벽 중에서 가장 복잡하고 임상적으로도 중요하다.

가쪽벽(그림 8-80, 81)에서는 안쪽아래방향을 향해 **위 · 중간 · 아래 코선반**(상 · 중 · 하 비갑개 superior, middle, and inferior nasal concha)이 돌출된다. 각 코선반 아래에는 각각 **위 · 중간 · 아래 콧길**(상 · 중 · 하 비도 superior, middle, and inferior nasal meatus)이 있다.

위코선반의 위쪽에서 나비뼈몸통의 앞벽과 코안 윗벽 사이에 있는 움푹한 곳을 **나비벌집오목**(접사함요 sphenoethmoidal recess)이라 하며, 여기에 나비굴이 열린다.

위콧길은 매우 좁고 벌집의 뒷부분이 열린다.

중간콧길은 중간코선반 아래안쪽부분에 있어 임상적으로 중요하다. 중간코선반이 둘러싸고 있다. 중간코선반의 바로 아래에서는 벌집에 의해서 생기는 둥근 융기를 볼 수 있는데, 이 융기를 **벌집뼈융기**(사골포 ethmoidal bulla)라 한다. 그 바로 아래에 **반달틈새**(반월열공 semilunar hiatus)라는 앞뒤로 길게 갈라진 부분이 있다. 반달틈새의 앞쪽 끝부분은 앞쪽위를 향해 깔때기 모양으로 깊게 오목하여 **벌집뼈깔때기**(사골누두 ethmoidal infundibulum)라고 하며, 여기에서 이마굴과 벌집의 앞부분이 열린다. 반달틈새의 뒷부분에는 위턱뼈동굴이 열린다.

중간콧길 앞에서 코안뜰의 바로 앞쪽에 있는 오목을 **중간콧길앞방**(중비도전방 atrium of middle nasal meatus)이라 한다. 앞방의 위모서리는 중간코선반의 바로 앞에 있는 **코융기**(비융기 agger nasi)라는 불명확한 언덕으로 되어 있다.

아래콧길은 아래코선반의 아래쪽 바깥에서 그 앞쪽 윗부분으로 코눈물뼈관이 열린다. 그 입구부는 바깥콧구멍부터 2~3 cm 뒤쪽에 있고, 판막과 같은 기능을 하는 점막주름(**코눈물관주름** 비루관주름 lacrimal fold)으로 둘러싸여 있다.

Kiesselbach부위(Kiesselbach area) : 안쪽벽의 앞쪽 아래의 점막층에는 모세혈관그물이 발달하여 코출혈(nasal bleeding)이 흔하게 발생하는 부위가 된다. 이 부위를 kiesselbach부위라 한다(그림 8-82 참고).

코사이막만곡증 : 코사이막은 보통 약간 구부러져 있다. 굽이가 커지면 코안폐쇄 등의 장애가 생긴다(코사이막만곡증 deviation of nasal septum).

3 코곁굴(부비동 Paranasal sinus) (그림 8-9 참고)

코곁굴은 이미 설명하였듯이 코안을 둘러싸는 뼈(위턱뼈 · 이마뼈 · 벌집뼈 · 나비뼈)에 있는 공간으로 코안과 연결된다.

◆**위턱굴**(상악동 maxillary sinus) 위턱뼈몸통이 만드는 공간으로 코곁굴 중에서 가장 크다. 윗벽은 위턱뼈의 눈확면에서 눈확에 붙는다. 아랫벽은 이틀돌기로 되어 있고 굴 안에는 위턱치아의 치아뿌리, 특히 작은어금니 · 제3큰어금니나 송곳니의 치아뿌리가 돌출된다. 치아뿌리는 얇은 뼈로 둘러싸이지만 때때로 직접 굴의 점막층에 붙는다. 위턱뼈에서만 보면 위턱굴 입구부는 코안쪽으로 넓게 열려 있지만 입천장뼈, 벌집뼈, 아래코선반, 그리고 눈물뼈에 둘러싸여 입구부는 상당히 좁다. 입구부는 위턱굴보다 높은 위치에 있다. 위턱굴은 반달틈새를 거쳐 중간콧길에서 열린다. 위턱굴의 벽은 코안점막층으로 싸인다.

치원성위턱굴염 : 치아뿌리의 병변이 위턱굴 안으로 파급되기도 한다. 이것을 치원성위턱뼈동굴(치아탓상악동염 odontogenic maxillary sinusitis)이라 한다.

코곁굴염(축농증) : 위턱굴의 입구부는 공간의 안쪽벽보다 높게 위치한다. 이 때문에 굴 안의 액체 배출은 방해받고 축적되기 쉽다(예 : 축농). 위턱굴이 감염을 일으키기 쉬운 것은 이 때문이다.

코폴립 : 코곁굴의 만성염증을 통해 점막층에 종기(비용 또는 코폴립 nasal polyp)가 생기는 경우가 있다. 특히 위턱굴에서의 폴립은 중간콧길부터 뒤콧구멍으로 퍼지기도 한다.

위턱굴암종 : 코곁굴의 암은 위턱굴의 점막층에 발생하는 경우가 많다(위턱굴암종 상악동암종 maxillary carcinoma).

위턱굴의 점막층에는 위이틀신경 · 눈확아래신경(← 위턱신경 ← 삼차신경)의 가지가 분포한다.

◆**이마굴**(전두동 frontal sinus) 이마뼈의 이마편평부 안쪽에 있는 얇은 사이막으로 좌우 양쪽으로 나눌 수 있다. 이마굴은 중간콧길의 벌집뼈깔때기에서 열린다.

이마굴의 점막층에는 눈확위신경(← 눈신경 ← 삼차신경)이 분포한다.

◆**벌집굴**(사골봉소 ethmoidal cells) 코안과 눈확 사이에 있는 벌집뼈의 안쪽에 있다. 얇은 뼈로 나눠지는 여러 작

은공간(벌집)으로 되어 있고, 전체적으로 **벌집뼈미로**(사골미로 ethmoidal labyrinth)라고 한다. **앞벌집굴 · 중간벌집굴 · 뒤벌집굴**(anterior, middle and posterior ethmoidal cells)로 나눌 수 있다. 중간벌집굴은 중간콧길에서 돌출되어 벌집뼈융기를 만든다. 앞 · 중간 벌집굴은 중간콧길에서 열리고, 뒤벌집굴은 위콧길에서 열린다.

벌집굴의 점막층에는 앞 · 뒤 벌집신경(코섬모체신경 ← 눈신경 ← 삼차신경)이 분포한다.

◆**나비굴**(접형동 sphenoidal sinus)　나비뼈몸통의 안쪽에 있다. 코안 뒤쪽윗부분 나비벌집오목의 뒤에 있고 오목에 열린다.

나비굴의 점막층에는 뒤벌집신경(코섬모체신경 ← 눈신경 ← 삼차신경)이 분포한다.

나비굴에서의 뇌하수체 수술 : 나비굴의 윗벽은 터키안장에 해당하고, 뇌하수체 수술은 코안으로부터 나비굴을 거쳐(transsphenoidal approach) 실시된다.

코곁굴의 생후 발달 : 영유아의 코곁굴은 매우 작거나 없다. 성장과 함께 코곁굴이 점차 발달하여 사춘기에 거의 완성된다.

코곁굴염 : 코곁굴은 코안점막으로 감싸지므로 코안의 염증이 코곁굴로 파급되는 경우가 있다(코곁굴염 부비강염 sinusitis). 이마굴과 벌집굴은 머리안 및 눈확과 얇은 뼈벽으로 나뉘지므로 염증이 머리안이나 눈확으로 파급되는 경우가 있다. 나비굴의 위쪽에는 시각신경관 · 해면정맥굴 등이 있어 염증이 이러한 구조로 파급되기도 한다.

코곁굴의 기능적 의의 : 코곁굴의 기능적 의의는 분명하지 않지만, 들숨의 보온 · 보습, 발성의 공명강(resonance cavity), 머리를 가볍게 하는 것 등이라 할 수 있다.

코안의 점막층

코안뜰은 얼굴의 피부로 감싸지지만 그 외는 모두 점막층으로 감싸진다. 점막층부위는 호흡부위와 후각부위로 구별된다.

◆**호흡부위**(호흡부 respiratory region)　호흡부위는 코안의 대부분을 차지한다. 점막층은 다열선모상피로 감싸져 샘 · 림프조직 외에 혈관이 풍부하다. 특히 코선반이나 코사이막 아랫부분에는 정맥얼기가 발달한다.

코안은 기도의 시작이며 바깥콧구멍으로부터 빨려 들어가는 공기는 코안의 윗부분으로 올라가고, 그 다음에 뒤쪽아래방향으로 커브를 그리면서 지난다(그림 8-81). 이때 흡입되는 공기는 코안에서 정화 · 가온 · 가습된다.

① **정화** : 공기에 포함된 먼지는 코안뜰의 코안뜰털로 한 번 걸러진 후 그 다음에 점막층 표면의 점액층에서도 걸러진다. 그리고 상피세포의 섬모운동으로 뒤콧구멍으로 보내진다. 뒤콧구멍에서 인두를 지나 입안에 도달하여 입으로 배출된다. 또한 이물질이 점막층을 자극하면 반사적으로 재채기가 일어난다. 이 반사는 이물질의 배출, 즉 정화에 도움이 된다.

② **가온과 가습** : 코안의 표면은 코선반에 의해서 확장되고, 가온 · 가습에 도움이 된다. 특히 아래코선반에는 정맥얼기가 발달하여 가온을 맡는다.

③ **음성의 공명** : 코안이 관계된다.

◆**후각부위**(후각부 olfactory region)　후각부위는 코안의 윗벽과 그 주위의 작은 부분이며, 점막층은 후각을 맡는 후각상피로 감싸져 약간 황갈색을 띤다. 후각상피에는 후각자극의 수용세포인 후각세포가 있다. 후각세포는 일종의 신경세포로써 축삭은 모여서 후각신경(p.644)이 되고, 코안 윗벽에 있는 벌집뼈벌집판의 작은구멍을 통해서 앞머리뼈우묵으로 들어가 벌집판 위에 있는 후각망울에 다다른다.

바깥귓구멍으로부터 빨려 들어가는 공기는 주로 중간콧길과 아래콧길을 통과하지만 일부는 코안 윗부분의 후각부위를 따라서 지난다. 특히 강하게 공기를 흡입하면 후각부위에 도달하는 공기의 양이 늘어난다.

후각부위의 비교해부학 : 일반적으로 동물은 먹이를 찾거나 생식과 같은 개체의 생존이나 종족의 유지를 위한 행동에서 후각이 필수이다. 코안이 예민한 후각작용에 대응하는 구조를 가지고, 후각부위가 발달하여 넓은 면적을 차지한다. 예를 들어, 개는 표면적 약 150 cm^2의 넓은 후각부위를 가지고 있다. 사람의 후각은 다른 동물에 비해 퇴화하여 후각부위가 5 cm^2로 작아졌다.

코안의 혈관 · 신경

◆**동맥** 주로 나비입천장동맥(← 위턱동맥 ← 바깥목동맥)과 앞 · 뒤 벌집동맥(← 눈동맥 ← 속목동맥)의 가지가 분포한다(그림 8-82).

1) **나비입천장동맥의 가지** : 코안의 가쪽벽 · 위턱굴 · 벌집굴 · 코사이막의 뒤아랫부분에 분포한다.

2) **뒤 · 앞 벌집동맥의 가지** : 코안의 윗부분 · 이마굴 · 벌집굴에 분포한다.

3) **윗입술동맥**(← 얼굴동맥 ← 바깥목동맥)의 가지 : 바깥콧구멍의 주위에 분포한다.

◆**정맥** 정맥은 얼굴정맥 · 벌집정맥 · 날개근정맥얼기로 유입된다. 정맥의 일부가 눈정맥을 거쳐서 머리안 안쪽의 정맥굴로 유입된다. 이 때문에 코안의 감염이 혈행성(hematogenous)으로 머리안 안쪽으로 파급되기도 한다.

정맥은 코선반, 특히 아래코선반에서 신경얼기(**코선반해면얼기** 비갑개해면총 cavernous plexus of concha)를 만든다.

막힘콧소리증 : 코점막층에 발달하는 정맥얼기는 감기나 음주에 의해 울혈되기 쉽고, 그 결과 특히 아래코선반이 종창되어 아래콧길이 폐쇄된다. 이럴 때 막힘콧소리증(폐쇄비음 rhinolalia clausa)이 나타난다.

◆**림프계** 바깥코의 림프는 **턱밑림프절**로 유입된다. 코안의 림프는 뒤쪽으로 흘러 **인두뒤림프절**을 거쳐 **깊은목림프절**로 유입된다(p.643).

◆**신경** (그림 8-83)

1) **감각섬유** : 코안에 분포하는 감각섬유는 삼차신경에서 유래한다. 코안의 앞부분에는 앞벌집신경(← 눈신경 ←

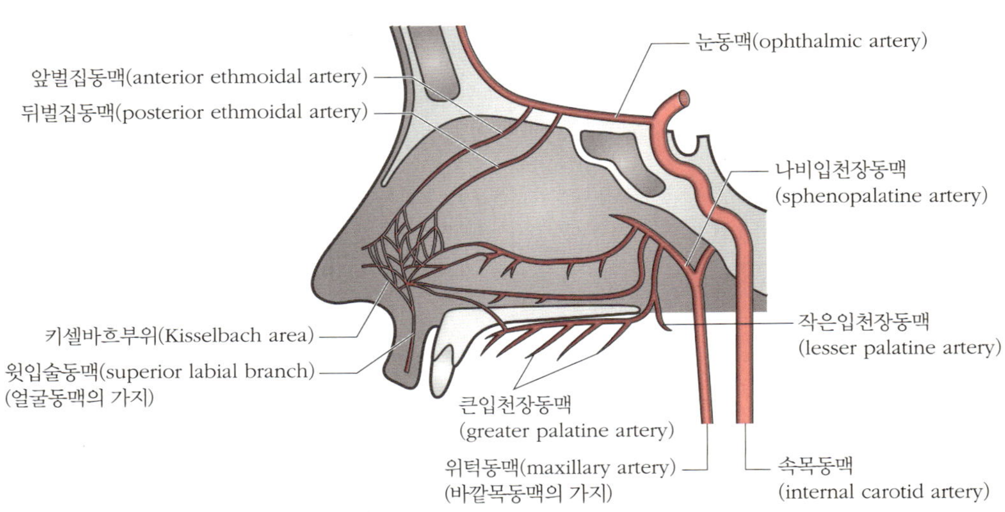

그림 8-82 키셀바흐부위

속목동맥과 바깥목동맥의 가지가 코사이막 앞아래 방향에서 연결된다. 바깥목동맥(external carotid artery) 쪽에서 흘러오는 경우가 더 많다. 코 출혈의 80%는 이 부위에서 일어난다.

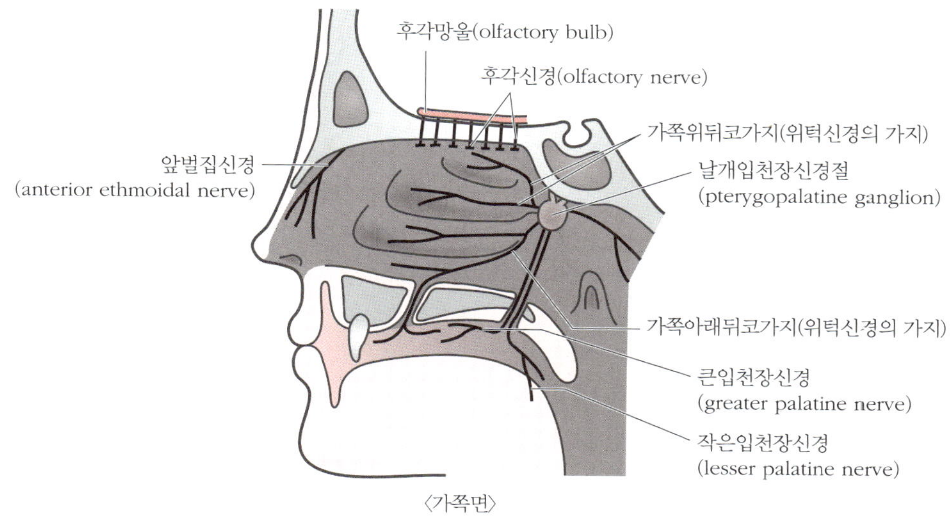

그림 8-83 코안의 신경
가쪽위뒤코가지, 가쪽아래뒤코가지는 위턱신경의 가지로 코안의 감각을 맡는다.

삼차신경)이 분포하고, 코안의 뒷부분에는 위턱신경(← 삼차신경)의 가지가 날개입천장신경절을 통과하여 분포한다(후비가지).

2) **후각섬유** : 후각부위에는 후각신경이 분포한다.

3) **자율신경섬유** : 교감신경섬유는 동맥주위에 신경얼기를 만들고, 주로 혈관(수축성)에 분포한다. 부교감신경섬유는 날개입천장신경절(← 큰바위신경 ← 중간(얼굴)신경)을 거쳐 혈관(확장성)과 샘(분비섬유)에 분포한다. 코안의 혈류는 폐에 보내지는 공기의 가온 · 가습에 관여하여 혈관운동신경에 의해서 조절된다.

E. 입(구 Mouth)

입, 즉 입안(구강 oral cavity)은 구강구멍에 의해서 바깥과 통하고, 뒤쪽에서는 인두와 연결된다. 입은 말할 필요 없이 소화관의 시작점이지만 그외 호흡 · 발성 · 미각의 역할도 맡는다.

1 입술과 볼

입술(구순 Lip)

윗입술(upper lip)과 아랫입술(lower lip)로 되어 있다(그림 8-84). **구강구멍**(구강구 oral opening)을 둘러싼다. 구강구멍의 바깥 구석을 **입꼬리**(angle of mouth), 윗입술과 아랫입술이 합쳐지는 곳을 **입술연결부**(음순교련 labial commissure)라고 한다.

입술은 바깥면이 피부, 안쪽면이 점막층(입안점막층)으로 감싸지고, 양쪽면 사이에 입둘레근이 있다. 피부와 점막층과의 이행부위(루즈입술)는 붉게 보인다.

루즈입술 : 입술이 붉은 것은 인간에서만 볼 수 있는 특징이다. 이곳은 상피가 완전히 각화되지 않았기 때문에 진피 유두 안의 풍부한 모세혈관이 비치므로 빨갛게 보인다.

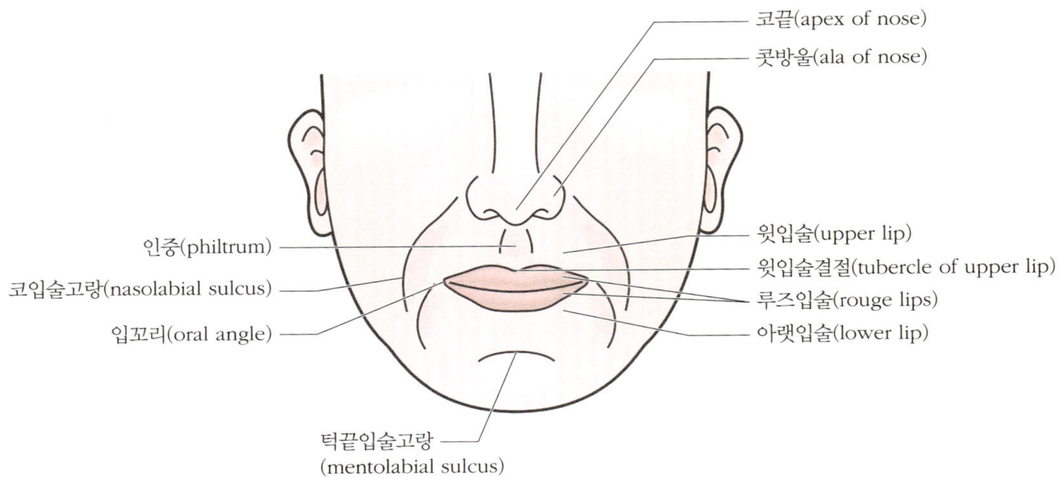

그림 8-84 입술과 그 주위

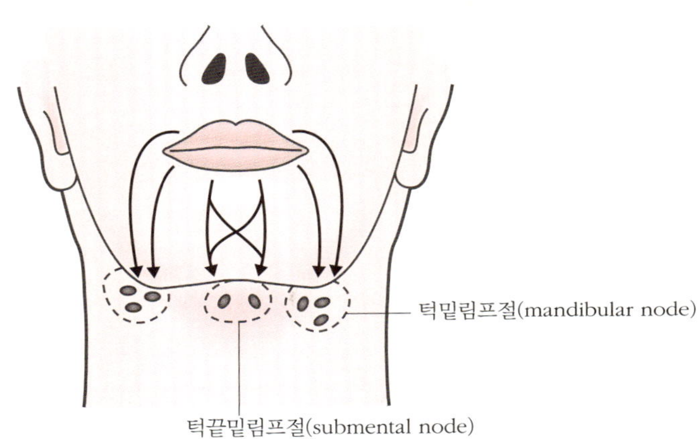

그림 8-85 입술의 림프절

윗입술 피부의 정중부에서 세로로 지나는 고랑을 볼 수 있다. 이 고랑을 **인중**(philtrum)이라 부르고, 그 아래끝에는 작은융기(윗입술결절 tubercle)가 있다.

윗입술과 뺨 사이에서는 콧방울부터 입술 연결부위를 향해 지나는 **코입술고랑**(비순구 nasolabial sulcus)을 볼 수 있다. 아랫입술에는 턱끝과의 사이를 가로지르는 **턱끝입술고랑**(이턱순구 mentolabial sulcus)이 있다.

입술 안쪽면의 정중선상에서는 세로의 점막주름을 볼 수 있다. **위입술주름띠**(상순소대 frenulum of upper lip) · **아래입술주름띠**(하순소대 frenulum of lower lip, 그림 8-99 참고)라고 한다.

1. 입술의 혈관 · 신경

◆**동맥** 얼굴동맥에서 **윗입술동맥**(superior labial artery)과 **아래입술동맥**(하순동맥 inferior labial artery)을 받는다. 좌우 양쪽의 동맥은 연결되어 구강구멍을 감싸고 동맥고리를 만든다.

◆**림프계** 림프는 **턱밑림프절** · **턱끝밑림프절**로 유입된다(그림 8-85).

◆**신경** 윗입술에는 눈확아래신경(← 위턱신경 ← 삼차신경)이 분포하고, 아랫입술에는 턱끝밑신경(← 아래턱신경 ← 삼차신경)이 분포한다.

볼부위(협부 Buccal region)

입술에 이어지고 입술과 같이 바깥면은 피부, 안쪽면은 점막층으로 감싸진다. 양쪽면 사이에는 특히 점막층 근처에 근육이 있다. 볼근의 표면쪽에 **볼지방덩이**(협지방체 buccal fat pad, p.533)가 있어서 볼을 둥글게 만들어준다.

볼의 점막층 중 위턱의 제2큰어금니와 서로 마주보는 부분에서 작은 융기를 볼 수 있다. **귀밑샘유두**(이하선유두 parotid papilla)라고 하여 여기에 귀밑샘관이 열려 있다.

> 코플릭반점 : 홍역(measles)의 잠복기에는 점막층에 여러 개의 작은 흰 반점을 볼 수 있다. 이 반점을 코플릭반점(koplik spot)이라 한다.

얼굴의 형성 (그림 8-86)

출생 약 4주에 얼굴이 될 부분의 중앙에서 입안의 입구가 되는 오목, 즉 **입오목**(구강와 oral fossa)이 생긴다. 입오목은 위쪽 **이마돌기**(전두돌기 frontal process), 좌우 양쪽 **위턱돌기**(상악돌기 maxillary process), 아래쪽 **턱뼈돌기**(하악돌기 mandibular process)에 의해 둘러싸인다. 이마돌기는 그 아래끝의 좌우 양쪽에 작은 오목, 즉 **코오목**(비와 nasal pit)이 생기므로 **이마코돌기**(전두비골돌기 frontonasal process)가 되어 코오목의 안쪽에 있는 **안쪽코돌기**(내측비돌기 medial nasal process)와 바깥에 있는 **가쪽코돌기**(외측비돌기 lateral nasal process)로 구별할 수 있게 된다.

이러한 각 돌기가 발달 · 유합되어 얼굴이 형성되고, 위턱돌기와 턱뼈돌기 사이가 구강구멍이 된다. 구강구멍은 처음에는 넓지만 위턱돌기와 턱뼈돌기가 바깥에서부터 점차 유합하는 것과 동시에 작아진다.

안쪽코돌기에서 코의 대부분과 윗입술의 정중부(인중)가 생긴다. 가쪽코돌기는 콧구멍의 바깥부분이 된다. 위

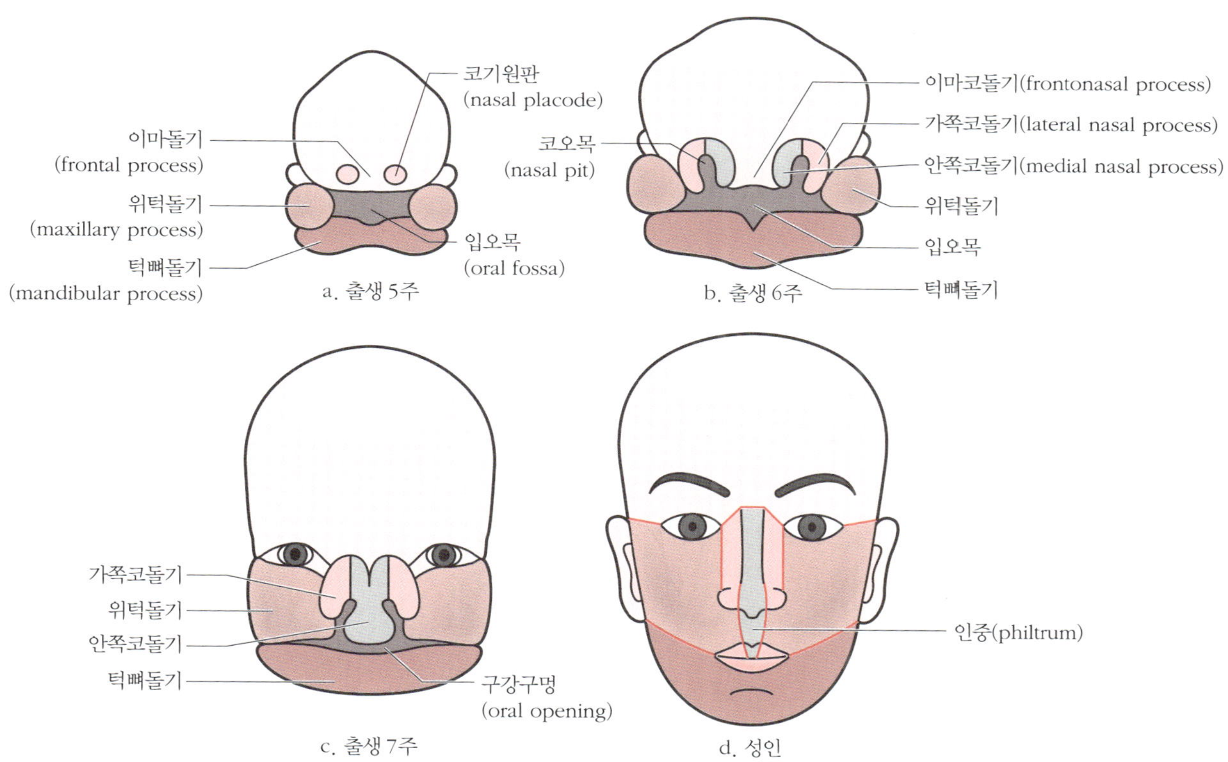

그림 8-86 얼굴의 형성

턱돌기는 볼과 윗입술의 바깥을 만들고, 턱뼈돌기는 아랫입술 · 아래턱부위가 된다.

입술갈림증 : 돌기의 유합은 상피뿐만 아니라 그 아래층의 사이엽에서도 일어난다. 돌기의 유합부전에 의해서 여러 얼굴틈새(안면열 facial cleft, 크레프트)가 생긴다. 얼굴에서 가장 많은 선천성 이상은 위턱돌기와 안쪽코돌기와의 유합부전에 의해서 나타나는 입술갈림증(구순열 cleft lip)이다. 입술갈림증은 이전에는 '언청이'라 불렸지만, 현재 이러한 호칭은 사용되지 않는다.

2 입안(구강 Oral cavity) (그림 8-87)

입안은 위턱 · 아래턱의 이틀활과 이틀돌기를 감싸는 점막층(잇몸)에 의해서 앞에 있는 **입안뜰**(구강전정 oral vestibule)과 뒤에 있는 **고유입안**(고유구강 oral cavity proper)으로 나눌 수 있다.

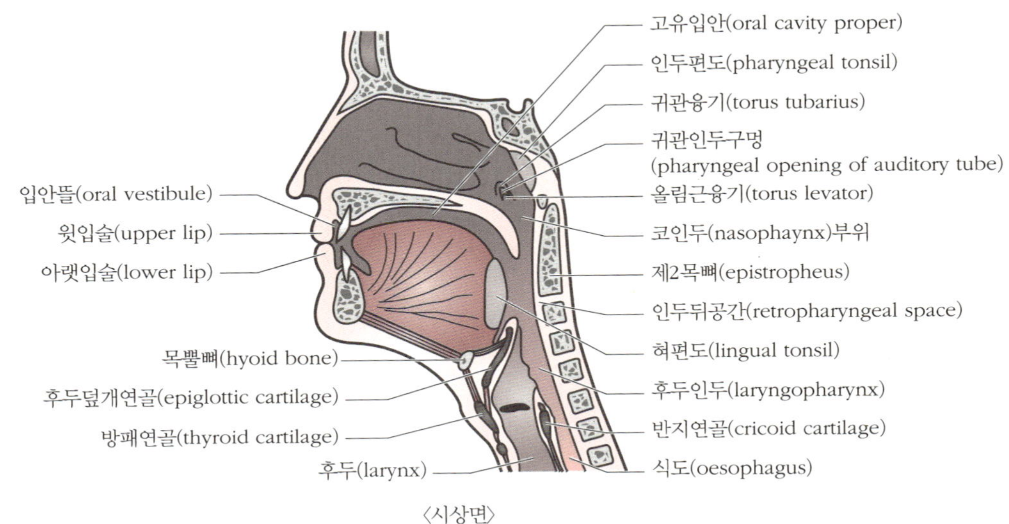

그림 8-87 입안

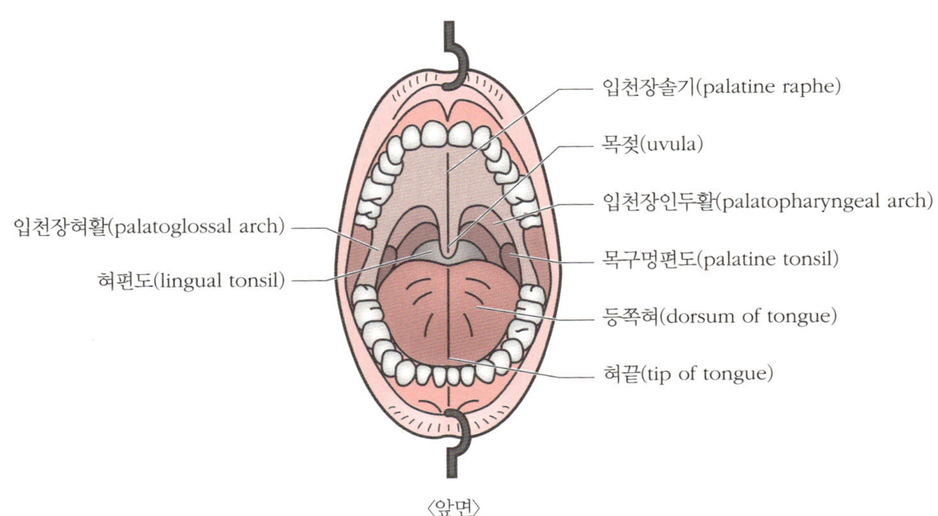

그림 8-88 입천장

입안뜰은 입술 · 볼과 치열 · 잇몸의 사이에 있는 말굽형의 좁은 틈으로, 구강구멍을 닫으면 뒤쪽의 고유입안이 치열에 의해 벌어진다. 그러나 제3큰어금니의 뒤쪽 안뜰만 고유입안과 교통한다.

고유입안의 윗벽은 입천장에서 코안의 경계가 된다. 아랫벽, 즉 입안바닥은 주로 혀로 채워져 있다.

3 입천장(구개 Palate) (그림 8-87, 88)

입천장은 앞 2/3부분의 단단입천장과 뒤 1/3부분의 물렁입천장으로 나눌 수 있다.

단단입천장(경구개 Hard palate)

단단입천장은 뼈입천장이 골격이 된다. 점막층이 두텁고 뼈입천장의 뼈막에 단단하게 붙는다. 점막층 표면에는 정중선과 일치하여 **입천장솔기**(구개봉선 palatine raphe)라는 언덕이 있고, 그 앞쪽끝에 **앞니유두**(절치유두 incisive papilla)라는 작은 융기가 있다. 단단입천장의 앞부분에는 3~4개의 가로주름, 즉 **가로입천장주름**(횡구개주름 transverse palatine fold)이 있다.

가로입천장주름은 특히 유아에서 명확하게 보인다.

물렁입천장(연구개 Soft palate)

물렁입천장에서는 뼈받침대가 부족하여 두꺼운 결합조직판(입천장건막)과 근육(목구멍근)이 기초를 만들고, 그 표면을 점막층이 감싼다. 물렁입천장의 뒷부분을 **입천장**이라 하고, 그 정중부위는 뒤쪽 아래로 늘어져 **목젖**(구개수 uvula)이 된다.

입천장에서는 바깥쪽 아랫방향을 향해 활모양으로 지나는 2개의 점막주름을 볼 수 있다. 하나의 주름은 **입천장혀활**(구개설궁 palatoglossal arch)로 혀근육의 가쪽모서리를 향해 지나고, 또 하나는 **입천장인두활**(구개인두궁 palatopharyngeal arch)이라 하여 인두의 옆벽을 향해 지난다. 입천장혀활과 입천장인두활 사이는 움푹 들어가서 여기에 **목구멍편도**(구개편도 palatine tonsil)가 있다. 좌우의 입천장혀활 · 입천장인두굽이와 혀근육으로 둘러싸이는 부분을 **목구멍**(구협 fauces)이라 하고, 입안과 인두의 경계가 된다.

입천장근(물렁입천장근 및 목구멍근, 연구개근 및 구협근, Muscles of soft palate and fauces)

입천장근은 물렁입천장의 기초부위이며, 다음의 근육으로 되어 있다(그림 8-89).

◆**입천장올림근**(구개범거근 levator veli palatini muscle) 관자뼈 밑면에서 생겨나 비스듬하게 앞쪽 아랫방향을 지나 물렁입천장(입천장건막 palatine aponeurosis)에서 끝난다.

◆**입천장긴장근**(구개범장근 tensor veli palatini muscle) 나비뼈 날개돌기의 바닥부에서 생겨나 속판의 바깥을 내려오고 그 아래끝(날개갈고리)에서 힘줄이 되고, 직각으로 꺾여 입천장건막에서 끝난다.

입천장올림근과 입천장긴장근은 위쪽에서 물렁입천장에 이르고 물렁입천장을 뒤쪽위로 당겨 올리며, 옆으로도 당겨서 긴장시키는 기능을 한다. 또한 입천장긴장근은 귀관 아랫벽의 막벽을 당겨서 귀관을 여는 작용도 한다.

물렁입천장의 기능 : 물렁입천장의 뒤쪽 윗부분을 들어 올려서 인두 뒷벽쪽으로 압박하는 작용은 삼키기를 시작할 때에 나타난다. 이 기능에 의해서 입안과 코인두가 차단되어 음식물이 입안에서 코안으로 들어가는 일이 없이 인두쪽으로 보내진다. 또한 이 작용은 발성의 경우에서도 볼 수 있다(음성이 코안으로 새지 않게 한다).

◆**목젖근**(구개수근 muscles uvula) 목젖의 양쪽에 있는 근육. 목젖을 수축시켜 들어 올린다.

◆**입천장혀근**(구개설근 palatoglossus muscle) 입천장혀활 안에 있는 근육.

◆**입천장인두근**(구개인두근 palatopharyngeus muscle) 입천장인두굽이 안에 있는 근육.

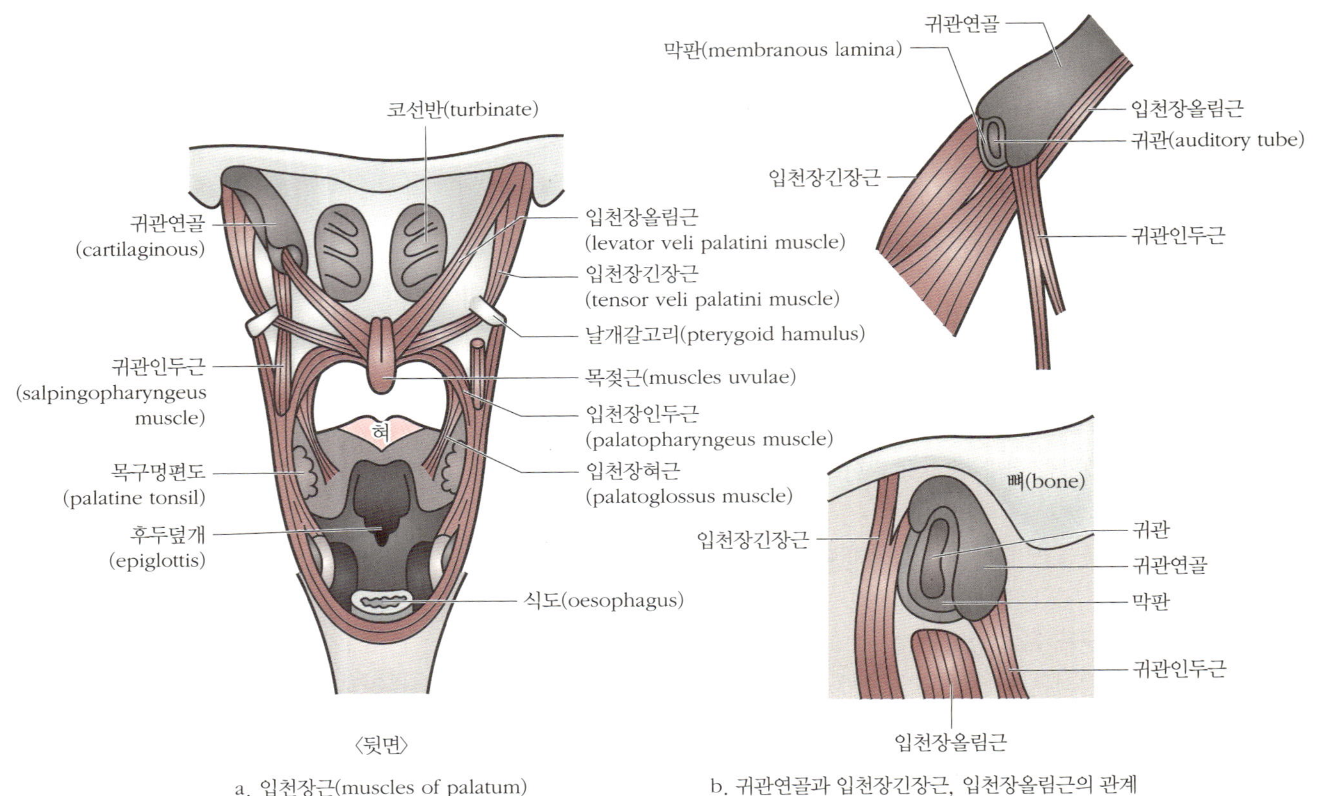

그림 8-89 입천장근, 입천장긴장근, 입천장올림근
입천장긴장근은 연골부위를 아래로 당기고, 입천장올림근은 아래에서 위로 당겨 올린다.

입천장혀근 · 입천장인두근은 물렁입천장에서 생겨나 아래로 향하는 근육으로 위아래의 2방향으로 작용한다. 즉 물렁입천장을 내려서 목구멍을 좁게 하는 작용을 하거나 혀 · 인두를 들어 올리는 작용을 한다.

입천장혀근 · 입천장인두근의 작용은 삼키기에서 코인두로부터 입안을 차단하거나 입안에 음식물이 채워질 때 코안의 호흡을 용이하게 한다.

지배신경 인두신경얼기(혀인두신경 · 미주신경 · 더부신경)가 분포한다. 입천장긴장근에는 삼차신경(운동신경섬유)이 분포한다. 그 외 입천장올림근과 목젖근은 더부신경 지배이다.

물렁입천장마비 : 입천장근의 마비를 물렁입천장마비(연구개마비 paralysis of soft palate)라고 한다. 주로 미주신경의 마비에 의해서 일어나며, 삼키기 시에 코안으로의 역류가 일어난다. 한쪽 마비에서 목젖은 마비되지 않은 쪽으로 치우친다.

입천장의 형성 (그림 8-90)

발생 초기에 입안과 코안은 같은 공간으로 **일차입안**(primary oral cavity)이라 한다. 뒤에 이마돌기 좌우의 안쪽 코돌기가 유합되어 입천장의 앞쪽끝부분(**일차입천장** primary palate)이 된다. 더욱이 양쪽에 있는 위턱돌기의 깊은 부분에서 수평으로 돌기(**입천장돌기** 구개돌기 palatine process)가 나와 유합되고 입천장의 대부분을 만든다(**이차입천장** secondary palate). 이러한 돌기의 유합에 의해서 입천장이 형성되어 입안이 코안으로부터 나눠진다.

일차입천장과 이차입천장이 합쳐지는 부분이 앞니구멍(그림 8-17 참고)이다.

입천장갈림증 : 입천장을 만드는 입천장돌기의 유합부전에 의해서 입천장갈림증(구개열 cleft palate)이라는 이상이 생긴다. 유합부전의 정도에 따라서 여러 가지 입천장갈림증이 생기지만 특히 입술갈림증을 수반하는 경우를 **입술입천장갈림증**(구순구개열 cleft palate with cleft lip)이라 한다. 수유장애 등 여러 가지 장애가 일어난다.

4 목구멍편도(구개편도 Palatine tonsil)

목구멍편도는 입천장혀활과 입천장인두굽이 사이의 오목, 즉 편도오목(tonsillar fossa)에 있는 림프기관이다.

편도(tonsil)에는 목구멍편도 외에 혀편도 · 인두편도 · 귀관편도가 있지만, 단순히 편도라고 하면 일반적으로 목구멍편도를 가리키는 경우가 많다.

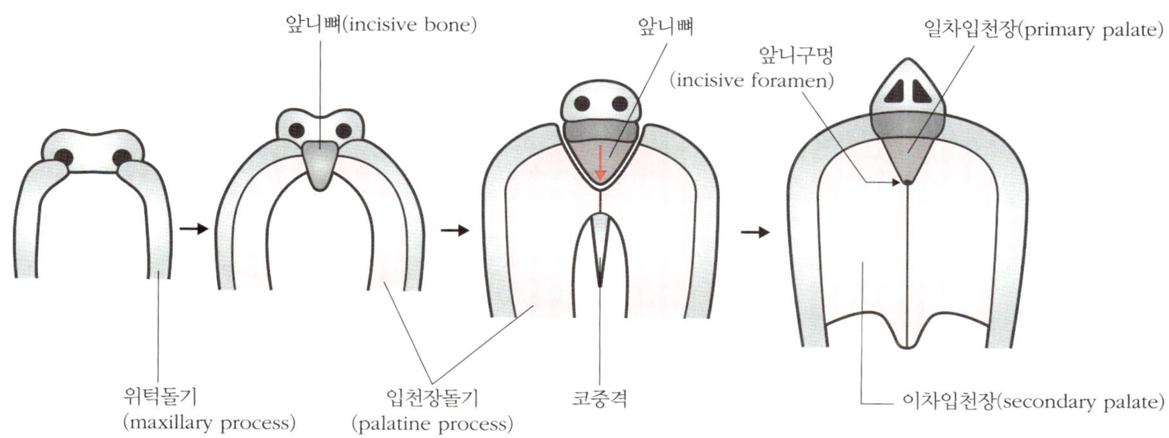

그림 8-90 입천장의 발생
이차입천장은 단단입천장(뼈)과 물렁입천장으로 구성된다.

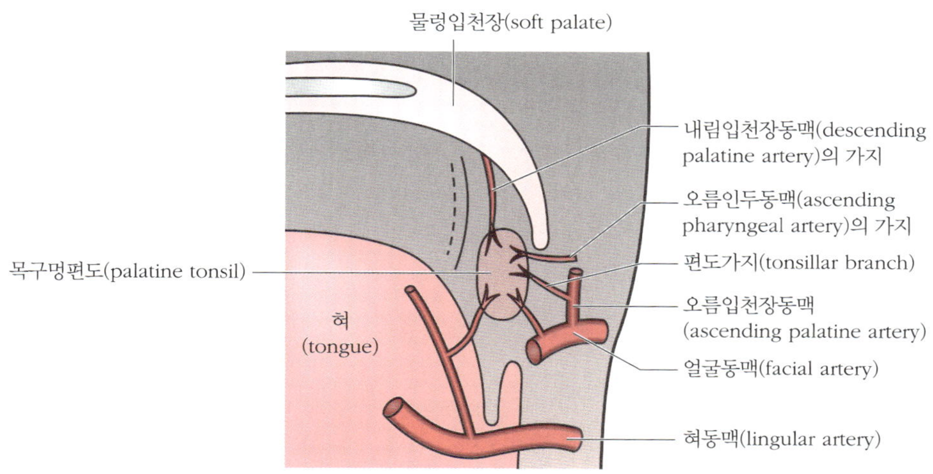

그림 8-91 목구멍편도에 분포하는 동맥
이 그림의 동맥은 모두 바깥목동맥의 가지이다.

편도의 혈관 · 신경

◆**동맥** 주로 **오름입천장동맥**(← 얼굴동맥)의 가지(편도가지)가 이어지지만, 그 외에 오름인두동맥(← 바깥목동맥) · 혀동맥(← 바깥목동맥) 등에서도 가지가 이어진다(그림 8-91).

◆**정맥** 정맥은 인두의 정맥얼기로 유입된다.

편도적출수술과 출혈 : 편도에 분포하는 동맥가지는 일반적으로 가늘지만 때때로 굵기도 하다. 특히 얼굴동맥에서 직접 두꺼운 가지가 이어지는 경우도 있다. 또한 얼굴동맥 · 오름인두동맥이 편도 근처를 지나므로 편도적출수술 시 두꺼운 동맥이 손상되어 과다출혈을 보이는 경우도 있다. 또한 큰입천장정맥이 물렁입천장에서 편도의 가쪽을 따라 아래로 내려오므로 편도적출의 경우에는 정맥이 손상되어 수술 후 출혈을 일으키는 경우도 있다.

◆**림프계** 림프계는 턱끝밑림프절 · 위깊은목림프절(목정맥두힘살근림프절)로 유입된다(그림 8-139 참고).

편도의 염증으로 증대되는 림프절 : 위깊은목림프절은 편도의 염증이 파급되면 붓게 되는데, 체내에서 가장 많이 붓게 되는 림프절의 하나이다.

지배신경 감각섬유는 혀인두신경에서 이어진다.

편도의 생후 발육 : 편도는 생후 1년경부터 발달하여 생후 4~5년에 급속도로 비대해진다. 16~19세에 약 10 g 정도로 가장 크게 자라고, 그 후에 7 g 정도로 지속된다.

급성편도염 : 편도가 급성염증을 일으키는 급성편도염(acute tonsillitis)에서는 발적 · 부기가 나타난다. 염증이 주변으로 파급되어(**편도주위고름집** 편도주위농양 peritonsillar abscess) 통증이나 삼키기곤란, 심하면 입벌림장애 등을 일으키는 경우도 있다.

편도병터감염증 : 편도염이 지속되어 발생된 이차 질환으로 사구체신염, 관절류마티스, 손발바닥고름물집증(손발바닥농포증 palmoplantaris pustulosis) 등이 일어나는 경우를 편도병터감염증(편도병소감염증 focal disease of tonsil infection)이라고 한다.

5 입안샘(구강선 Glands of mouth)

입안샘은 타액(saliva)을 분비하는 샘(**침샘** 타액선 salivary glands)으로 작은침샘과 큰침샘으로 구별된다.

타액은 후각 · 미각의 자극이나 씹기운동 등에 의해서 반사적으로 분비된다. 1일 분비량은 800~1,000 mL이다.

작은침샘(소타액선 Minor salivary glands)

입안 점막층 아래에 있는 쌀알 또는 작은콩알 크기로, 위치에 의해서 **입술샘**(순선 labial gland) · **볼샘**(협선 buccal gland) · **입천장샘**(구개선 palatine glands) · **혀샘**(설선 lingual gland) 등이 있다.

큰침샘(대타액선 Major salivary gland)

귀밑샘 · 턱밑샘 · 혀밑샘(그림 8-92)이 있다. 이 3개의 샘은 일반적으로 입안점막에서 떨어져 있고, 분비물은 굵은 관에 의해서 입안으로 보내진다.

◆**귀밑샘**(이하선 parotid gland, 그림 8-93) 가장 큰 타액선으로 무게는 25~30 g이다. 귀밑샘은 꼭짓점이 아래를 향하는 피라미드형태를 나타내고, 바깥귀길 앞쪽의 광대활부터 아랫방향에 걸치며 아랫부분은 턱뼈각과 목빗근 사이로 깊숙이 내려가 있다.

귀밑샘의 관, 즉 **귀밑샘관**(parotid duct, **스테노관** Steno's duct)은 길이 4~5 cm로, 깨물근의 표면층을 앞쪽으로

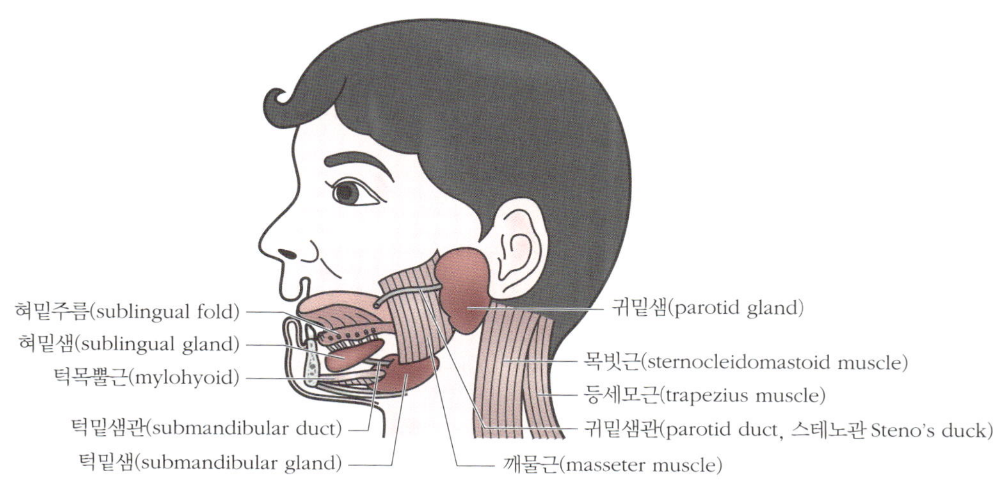

그림 8-92 큰침샘(귀밑샘, 턱밑샘, 혀밑샘)
혀밑주름은 혀밑샘의 열림부위이다. 턱밑샘관은 혀밑언덕에서 열린다.

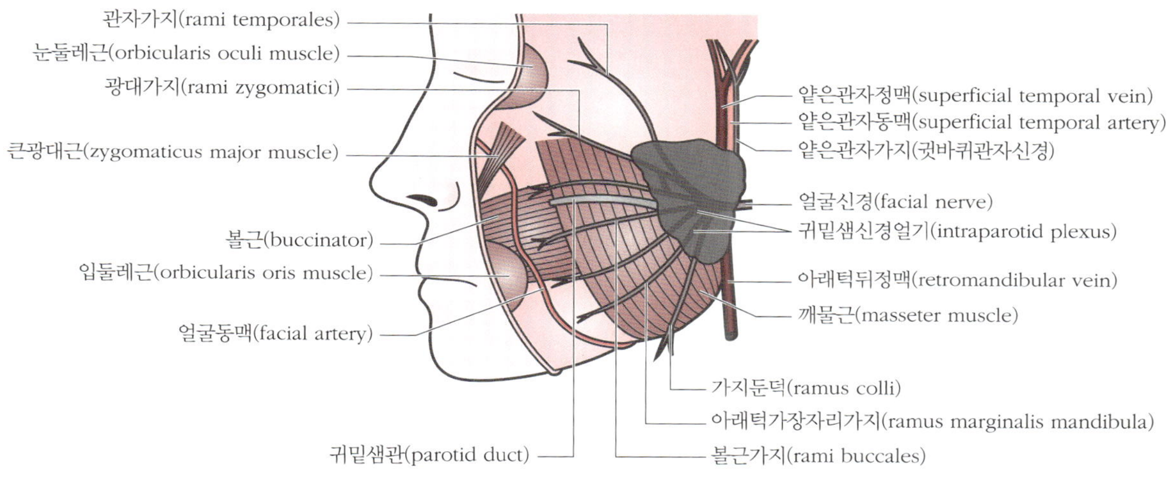

그림 8-93 귀밑샘과 얼굴신경과의 관련
얼굴신경은 귀밑샘(parotid gland) 안에서 갈라져 주행하지만 귀밑샘분비에는 관계하지 않는다.
귀밑샘분비에 관계하는 뇌신경은 혀인두신경(glossopharyngeal nerve)이다.

지나서 근육의 앞모서리를 안쪽으로 돌아 근육을 통해 점막층의 귀밑샘유두로 입안뜰에서 열린다.

귀밑샘은 튼튼한 **귀밑샘근막**(parotid fascia, 목근막얕은엽에 이어짐)으로 싸여 안쪽은 윗부분으로 얼굴신경, 아랫부분으로 바깥목동맥 · 아래턱뒤정맥이 지나간다. 샘의 표면쪽과 안쪽에 림프절이 있다.

① **얼굴신경**은 붓꼭지구멍에서 나와 귀밑샘 뒤쪽에서 샘안으로 들어가서 연결되어 신경얼기(**귀밑샘신경얼기** parotid plexus)를 만든다. 신경에서 많은 가지(관자가지 · 관골가지 · 볼근가지 · 아래턱모서리가지 · 목가지)가 생겨난 뒤 귀밑샘의 앞모서리에서 나와 얼굴의 얼굴표정근에 분포한다.

② **바깥목동맥**은 귀밑샘 아래모서리로 들어가 샘 안에서 얕은관자동맥과 위턱동맥으로 나누어진다.

③ **아래턱뒤정맥**은 얕은관자정맥과 위턱정맥이 합류하여 생기고, 바깥목동맥의 얕은층을 아래로 주행하여 귓바퀴뒤정맥을 받아 바깥목정맥이 된다.

④ 림프절은 귀밑샘의 표면쪽과 안쪽에 있다(**얕은 · 깊은귀 밑샘림프절** superficial and deep parotid node).

표면해부학

귀밑샘관은 깨물근의 앞모서리에서 안쪽으로 돌아가는 곳을 통해 만질 수 있다. 치아를 강하게 물어서 깨물근을 긴장시키면 그 앞모서리에서 광대활의 약 2 cm 아랫방향에 끈모양의 관이 만져진다.

지배신경 귀밑샘에는 부교감신경과 교감신경이 분포한다. 부교감신경섬유는 분비신경으로 혀인두신경 → 고실신경 → 고실신경얼기에서 유래하고, 귀신경절에서 신경절이후신경세포로 바뀌어 귓바퀴관자신경을 거쳐 귀밑샘에 분포한다. 교감신경섬유는 바깥목동맥신경얼기에서 유래하고 혈관운동신경으로 간주한다.

유행성귀밑샘염 : 귀밑샘에는 타액샘 중에서 특히 염증·종양이 자주 발생한다. 예를 들면 유행성귀밑샘염(mumps, 귀밑샘염바이러스감염)이나 혼합종양(mixed salivary gland tumor) 등이 있다. 귀밑샘이 부풀어 오르면 귀밑샘근막이 긴장하고, 특히 씹을 때 아래턱뼈가지 운동에 의해서 통증을 일으킨다.

◆**턱밑샘**(악하선 submandibular gland) 거의 매실 정도의 크기(무게 10~15 g. 대체적으로 귀밑샘의 중간에 위치)로 귀밑샘 다음으로 큰 침샘이다. 턱뼈바닥의 안쪽, 아래턱뼈와 위턱두힘살근의 앞·뒤 양쪽으로 둘러싸인 삼각형 부분(턱밑삼각)에 존재한다. 도관의 **턱밑샘관**(악하선관 submandibular duct, **바르톤관** Wharton's duct)은 샘의 뒤쪽 끝에서 나와 턱목뿔근의 뒤모서리를 돌아 혀밑샘의 안쪽을 앞쪽 윗방향으로 지나고, 입안바닥의 **혀밑언덕**(설하소구 sublingual caruncle)에서 열린다.

침결석 : 턱밑샘에는 침결석(salivary calculus)이 생기기 쉽고, 바르톤관이 막히면 심한 통증을 일으킨다.

◆**혀밑샘**(설하선 sublingual gland) 큰침샘 중에서는 가장 작은 샘(무게 약 5 g)으로, 입안바닥의 **혀밑주름**(설하주름 sublingual fold) 안에 있는 가늘고 긴 샘이다. 몇 개의 도관이 있고, 도관 중에서 **큰혀밑샘관**(대설하선관 major sublingual gland duct, **바토린관** Bartholin's duct)은 턱밑샘관과 합쳐지거나 독립하여 혀밑언덕에서 열린다. 다른 여러개의 작은혀밑샘관(minor sublingual duct)은 혀밑주름을 따라 열린다.

지배신경 턱밑샘·혀밑샘에는 부교감신경의 분비섬유가 분포한다. 이 섬유는 중간신경(얼굴신경) → 고실끈신경 → 혀신경을 거쳐 턱밑신경절에서 신경절이후신경세포로 바뀌어 샘에 분포한다.

혀밑두꺼비종 : 혀밑샘에서는 분비물(점액)이 축적되어 고름물집을 일으키는 경우가 있다. 이것을 혀밑두꺼비종(sublingual ranula)이라고 하며, 입안바닥의 앞부분에 투명한 내용물을 가지는 얇은 벽의 주머니가 생긴다.

6 치아(Teeth)

치아는 위턱뼈·아래턱뼈의 이틀에 들어가 있고, 전체적으로 활 형태의 **위이틀활**(상치열궁 upper dental arcade)과 **아래이틀활**(하치열궁 lower dental arcade)을 만든다.

위이틀활이 만드는 굴곡은 거의 반타원형, 아래이틀활의 굴곡은 포물선이다(그림 8-94, 95).

치아의 종류와 형상

인간의 치아는 일생에 2번 자란다. 처음의 치아를 젖니, 그 후에 나는 치아를 간니라고 한다.

1. 젖니(유치 Deciduous teeth)

젖니(그림 8-94)는 위턱·아래턱에서 양쪽에 각각 5개씩, 합계 20개가 있다. 앞니 2개·송곳니 1개·큰어금니 2개로 총 5개이다.

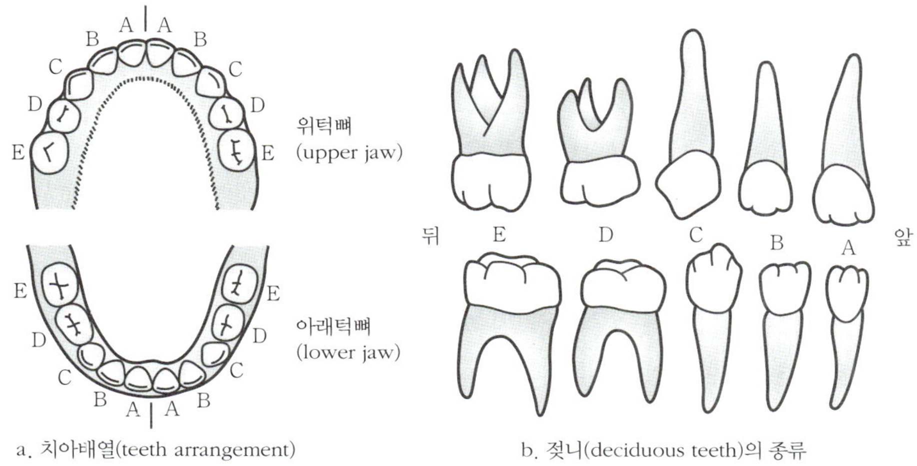

a. 치아태열(teeth arrangement)　　b. 젖니(deciduous teeth)의 종류

그림 8-94 젖니의 치아배열

◆**앞니**(절치 incisor tooth, i)　앞니는 정중앙에서 제1번째와 제2번째의 치아로 끌모양의 평평한 치아머리를 가진다.

◆**송곳니**(견치 canine tooth, c)　앞니의 바로 뒤, 즉 정중앙부터 제3번째의 치아로 치아머리가 뾰족하고 날카롭다.

◆**큰어금니**(대구치 molar tooth, m)　제4번째와 제5번째의 치아로 특히 **젖니큰어금니**(유치대구치 deciduous molar)라고 한다. 치아머리는 넓은 교합면을 갖고, 여기에서 **치아결절**(치관결절 crown tubercle, 교두)이라는 언덕을 볼 수 있다. 치아뿌리는 앞니 · 송곳니에는 1개 있지만, 위턱의 큰어금니는 3개, 아래턱의 큰어금니는 2개로 나눠져 있다.

제2젖니큰어금니는 나중에 나오는 제2작은어금니(간니)에 비해 옆에서 본 폭이 더 넓다. 이것은 간니의 올바른 옆방향배열을 위해서 필요한 공간을 만든다.

치아의 종류와 수 · 배열은 치아공식(dental formula)으로 나타낸다. 젖니의 치아공식은 $i\frac{2}{2}\cdot c\frac{1}{1}\cdot m\frac{2}{2}=20$이다.

젖니는 임상적으로는 다음과 같이 A · B · C……로 나타낸다.

	I c m
EDCBA	ABCDE
EDCBA	ABCDE

젖니의 이돋이 순서

젖니는 생후 6개월에 나기 시작해 생후 2년에 모두 자란다. 아래턱의 치아는 위턱에 비해 약간 빨리 자란다. 이돋이(eruption)의 순서와 시기는 다음과 같다.

제1앞니(A)	6~8개월
제2앞니(B)	8~10개월
제1큰어금니(D)	12~16개월
송곳니(C)	16~20개월
제2어금니(E)	20~24개월

2. 간니(영구치 Permanent teeth)

간니(그림 8-95)는 위턱 · 아래턱, 좌우 양쪽에 각각 8개씩, 합계 32개가 있다. 즉 앞니 2개, 송곳니 1개, 작은어금니 2개, 큰어금니 3개의 8개씩이다.

◆**앞니**(I) 끌모양의 치아머리를 가지며 물건을 물어뜯는 데 적합한 형태로 되어 있다. 위턱의 앞니는 아래턱의 앞니에 비해 크고 특히 위턱의 제1앞니는 가장 크다.

◆**송곳니**(C) 가장 긴 치아로 특히 긴 치아뿌리를 가진다. 치아머리는 날카로운 원추형으로 찢는 데 적합한 어금니형태를 가진다.

◆**작은어금니**(소구치 premolar tooth, P) 치아머리의 교합면에는 2개의 언덕, 즉 치아머리결절을 가진다. 이 때문에 작은어금니는 bicuspid라고도 불린다. 치아뿌리는 일반적으로 아래턱에 1개가 있지만, 위턱에는 2개가 있다.

◆**큰어금니**(molar tooth, M) 큰어금니는 크다. 특히 제1큰어금니는 가장 크고 뒤로 갈수록 작아진다. 치아머리는 크고 거의 사각형의 복잡한 교합면을 가지며, 여기에서 3~5개의 치아머리결절을 볼 수 있다. 치아뿌리는 일반적으로 아래턱에서 2개, 위턱에서는 3개로 분지한다.

치아위턱굴염 : 위턱에 있는 큰어금니의 치아뿌리는 위턱굴 아랫벽의 근처 또는 굴 안에서 돌출되기도 한다. 충치 등으로 치아뿌리에서 위턱굴로 염증이 파급되기도 한다(치아위턱굴염 dental sinusitis). 위턱굴염의 경우는 치통을 일으키기도 한다.

간니의 치아공식은 $I\frac{2}{2}C\frac{1}{1}P\frac{2}{2}M\frac{3}{3}\left[\frac{2\cdot1\cdot2\cdot3}{2\cdot1\cdot2\cdot3}\right]=32$이다.

간니는 임상적으로 상하좌우로 각각 앞에서 뒤쪽을 향해 다음과 같은 순서와 번호로 나타낸다.

$$\begin{array}{r|l} & \text{I C P M} \\ 87654321 & 12345678 \\ \hline 87654321 & 12345678 \end{array}$$

예를 들면 위턱의 왼쪽 제2작은어금니를 5라 적고, 아래턱의 오른쪽 제1큰어금니는 6으로 나타낸다.

간니가 나오는 순서

간니 중에서 큰어금니 이외는 모두 젖니 이후에 다시 자란다. 큰어금니는 상응되는 젖니가 없다. 간니의 이돋이 순서와 연령은 다음과 같다. ( )안은 치아의 번호를 나타낸다.

제1큰어금니(6)	6년
제1앞니(1)	6년
제2앞니(2)	7년
제1작은어금니(4)	9~10년
송곳니(3)	10년
제2작은어금니(5)	11년
제2큰어금니(7)	12년
제3큰어금니(8)	17~21년

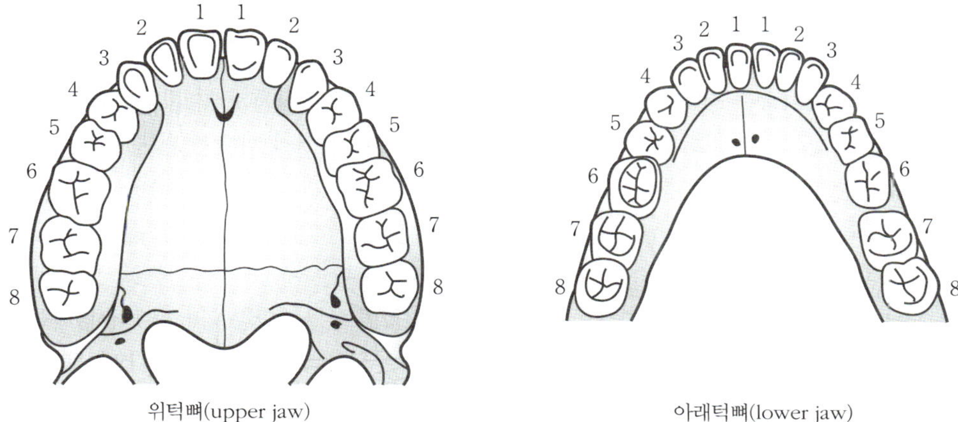

a. 치아배열(teeth arrangement)

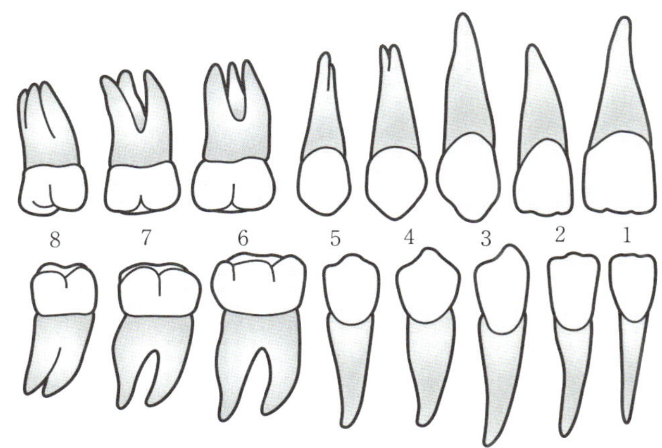

b. 간니(permanent teeth)의 종류

그림 8-95 간니의 치아배열

간니가 생겨나면 위턱과 아래턱에서 치아배열의 각도가 달라진다.

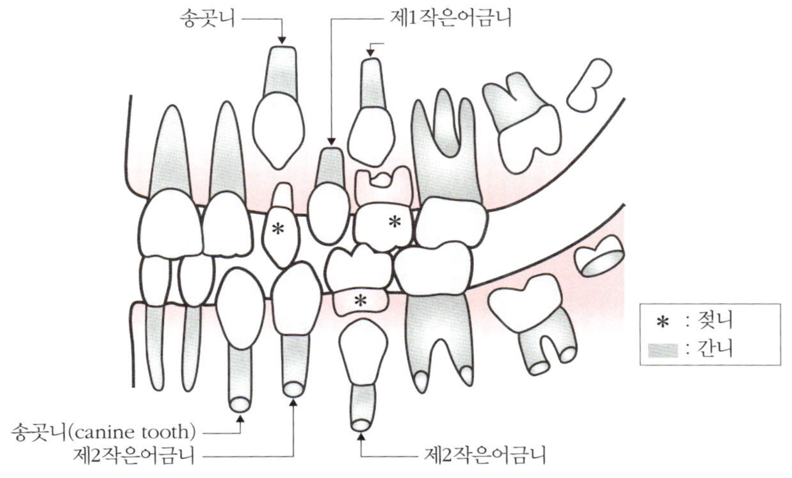

그림 8-96 젖니에서 간니로의 변화(10세)

아래턱의 치아가 빨리 나온다.

앞에서 설명한 바와 같이 간니 중에서 최초로 나오는 것은 제1큰어금니로, 이 때문에 제1큰어금니는 **6세 큰어금니**(six-year molar)라고 불린다. 제3큰어금니를 제외하면 마지막에 나오는 것은 제2큰어금니로 12세에 나므로 **12세 큰어금니**(twelve-year molar)라고도 불린다. 제3큰어금니는 17~21세에 나서 **사랑니**(wisdom tooth, 사랑니)라고도 한다. 그러나 일반적으로 퇴화되고 형태도 사람에 따라 차이가 커서 나오지 않는 경우도 있다. 특히 아래턱에서는 나오지 않고 아래턱뼈 안에 머무르는 경우가 많다.

간니가 나오기 시작할 때는 결합조직 안에서 이미 치아머리의 모든 치아뿌리가 2/3는 완성되어 있다(그림 8-96). 젖니가 탈락한 후에 이가 나오는 경우(앞니, 송곳니, 작은어금니) 빠질 예정의 젖니 바로 안쪽의 뼈에 생겨 그곳을 통해 나오게 된다. 치아뿌리가 완성되는 것은 이가 나오기 시작한 후 3년이다.

치아배열과 맞물림

젖니배열은 생후 3년은 지나야 완성된다. 위턱의 이틀활은 아래턱에 비해 원형에 가깝다(그림 8-95). 위아래의 치열이 맞물렸을 때 양 치열 상호간의 위치 관계, 즉 위턱과 아래턱과의 치아 접촉상태를 교합(bite)이라 한다. 위턱치아가 아래턱치아를 덮고 있는 것이 정상교합(normal bite)이다. 위턱의 앞니가 아래턱의 앞니를 감싸고 있는 정도를 수직겹침(overbite)이라고 하고 연령이나 사람에 따라 차이가 있다.

젖니배열에는 생리적으로 치아간격(치간극 interdental space)이 보이는데, 이것은 뒤에 간니의 배열에 도움이 된다.

어금니뒤공간 : 치아배열의 가장 뒤쪽에 있는 치아와 아래턱뼈가지 사이에 있는 틈을 어금니뒤공간(구치후극 retromolar space)이라 한다. 위턱과 아래턱의 치열을 교합해도 이 틈에 의해서 입안뜰과 고유입안은 통하게 된다. 입벌림장애(trismus)에서는 어금니뒤공간을 지나 고유입안 안으로 음식물이 들어갈 수 있다.

치아의 구조

치아의 대부분은 **상아질**(dentin)로 되어 있고, 표면은 **에나멜질**(enamel) 및 **시멘트질**(cement)로 감싸여 있다. 안쪽에는 **치수공간**(치수강 pulp cavity)이라는 공간이 있다.

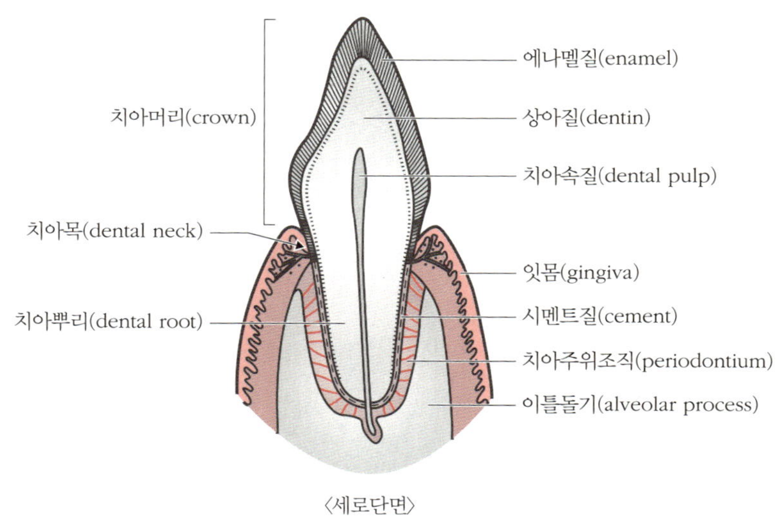

그림 8-97 치아
치아주위조직이 치아를 뼈(이틀뼈)에 연결하여 고정한다.

치아가 밖으로 노출된 부분을 **치아머리**(치관 crown), 이틀 안에 덮여 있는 부분을 **치아뿌리**(치근 dental root)라고 한다. 치아머리와 치아뿌리 사이에 약간 가느다란 부분을 **목**(neck)이라고 부른다(그림 8-97).

치수공간은 치아뿌리 안을 지나는 **치아뿌리관**(치근관 dental root canal)에 이어져 안쪽에 혈관 · 신경을 포함하는 결합조직성의 부드러운 **치아속질**(치수 dental pulp)을 수용하고 있다.

이틀돌기로부터 목까지는 **잇몸**(치은 gingiva)이라 불리는 입안점막으로 감싸진다. 잇몸은 촘촘한 결합조직으로 되어 있다.

잇몸은 정확하게는 목을 감싸는 부분만을 가리키며, 이틀돌기를 감싸는 입안점막과 구별된다. 잇몸은 상피가 각질화되어 약간 딱딱하고 희게 보이며, 통각은 비교적 적다. 한편 이틀돌기를 감싸는 입안점막은 표피가 각질화되지 않아 부드럽고 비교적 핑크색을 나타내며 통증에도 예민하다.

나이에 따른 치아뿌리의 노출 : 치아뿌리는 이틀 안에 있어 젊었을 때는 보이지 않는다. 그러나 나이와 함께 잇몸이 퇴축되므로 중년 이후 치아뿌리가 일부 노출된다.

치아뿌리에는 표면층의 시멘트질과 이틀의 뼈벽 사이에 교원섬유가 있어서 치아와 이틀을 결합하고 있다. 이 결합조직을 **치아주위조직**(치주 periodontium)이라고 부른다.

치아는 치아주위조직의 교원섬유에 의해서 이틀 안에 달라붙듯이 강고하고 탄력적으로 고정된다(그림 8-97). 이렇게 치아는 씹을 때 교합에 의해서 가해지는 압력에 대해서 탄력적으로 대응한다.

또한 치아주위조직에는 기계수용기(mechanoreceptor)가 있고, 치아에 더해지는 압력에 관한 정보를 중추신경계(특히 뇌줄기 · 소뇌)에 전달하여 씹기운동이 적절한 힘으로 실행되도록 조절한다.

치아의 혈관 · 신경

혈관 · 신경은 치아속질과 치아주위조직에 분포한다.

◆**동맥** 동맥은 모두 위턱동맥(← 바깥목동맥)의 가지이다. 위턱의 치아에는 **앞위이틀동맥** · **뒤위이틀동맥**이 분포한다. 아래턱의 치아에는 **앞이틀동맥**이 분포한다.

◆**림프계** 치아의 림프는 잇몸의 림프와 같이 일반적으로 **턱밑림프절**(악하림프절 submandibular node, → 위깊은목림프절)로 유입된다. 아래턱 치아의 림프는 **턱끝밑림프절**(이하림프절 submental node)로도 유입된다.

◆**신경** 위턱의 치아에는 **위이틀신경**(상치조신경 superior alveolar nerve, ← 위턱신경 ← 삼차신경), 아래턱의 치아에는 **아래이틀신경**(하치조신경 inferior alveolar nerve, ← 아래턱신경 ← 삼차신경)이 분포한다.

7 혀(Tongue)

혀(그리스어 : glossa)는 입안바닥에 있는 커다란 근육덩어리로, 표면이 점막층으로 감싸여 씹기 · 삼키기 · 발성 · 미각을 맡는 기관이다.

혀는 앞쪽의 대부분을 구성하는 **혀몸통**(설체 body of tongue)과 뒤쪽 약 1/3부분의 **혀뿌리**(설근 root of tongue)로 나눌 수 있다. 혀몸통의 앞쪽끝을 **혀끝**(설첨 tip of tongue)이라 한다.

혀의 윗면(그림 8-98)은 **혓등**(설배부 back of tongue)이라 하며, 정중앙에는 **혀정중고랑**(설정중구 median sulcus of tongue)이 있고, 혀몸통과 혀뿌리의 경계에서는 앞쪽을 향해 V모양의 **혀분계고랑**(terminal sulcus of tongue)을 볼 수 있다. 혀분계고랑 중앙에는 **혀막구멍**(설맹공 foramen caecum of tongue)이라는 얕은 오목이 있다.

혀막구멍 : 혀막구멍은 태생기에 보이는 갑상혀관(갑상설관 thyroglossal duct)의 흔적이다. 갑상혀관은 태생기 인두(앞창자의 입구부분)의 배옆벽에서 생겨나 아래로 주행하는 가는 관으로, 그 끝부분이 갑상샘의 원시세포가 된다. 갑상혀관은 퇴화하지만 인두의 관 중에서 시작부위가 혀막구멍으로 남는다.

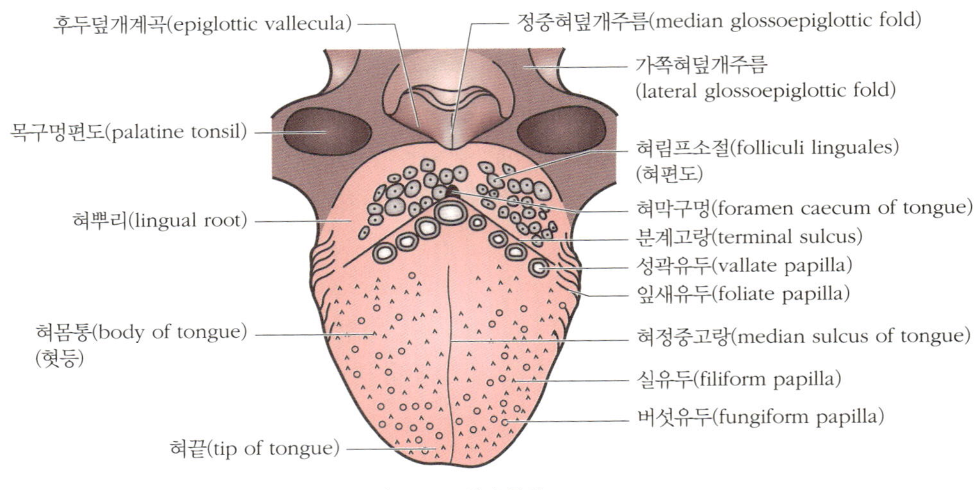

그림 8-98 혀의 윗면

미각수용기인 맛봉오리는 성곽유두와 잎새유두에 많다.

혀몸통의 윗면, 즉 혓등의 점막층에는 무수한 작은 돌기가 있다. 이 돌기를 **혀유두**(설유두 lingual papilla)라고 하며, 다음의 4종류가 있다.

◆ **실모양유두**(사상유두 filiform papilla) 혀몸통의 등쪽 전체 영역에 존재하는 원추형의 유두로, 표면층의 상피는 각질화되어 생체에서는 희게 보인다. 맛봉오리는 없다.

실모양유두에 의해서 혓등의 표면은 약간 거칠거칠하고 음식물의 이동에 도움을 준다.

◆ **버섯유두**(심상유두 fungiform papilla) 혓등의 앞 절반부위, 특히 혀끝에 많은 유두로 실모양유두 사이에 존재한다. 실모양유두보다 크고 둥글며, 표피가 각질화되지 않기 때문에 생체에서는 붉은색으로 보인다. 이 유두의 윗면에서는 맛봉오리가 열린다.

◆ **성곽유두**(유곽유두 vallate papilla) 혀분계고랑 바로 앞에 일렬로 나란한 8~12개의 큰 유두이다(그림 8-98). 유두는 깊은 고랑으로 둘러싸인다. 고랑으로 향하는 주름의 옆면에서 많은 맛봉오리가 열린다. 고랑의 바닥에는 장액선(에브넬선 Ebner's glands)이 열린다.

◆ **잎새유두**(엽상유두 foliate papilla) 진짜 유두가 아닌 혀의 테두리 뒷부분에서 수직으로 지나는 4~5쌍의 점막주름이다. 성인은 발달이 나쁘지만 소아에서는 비교적 명확하게 볼 수 있다. 주름으로 향하는 옆면에 많은 맛봉오리가 지난다.

혓등의 시진 : 혀의 시진은 임상적으로 중요하다. 혓등의 점막층은 정상에서는 적당히 습윤하지만 탈수상태(예 : 고열 · 심한 설사 · 구토 · 소모성질환 등)에서는 건조하다. 점막층 표면에서는 종종 상피의 가피(keratin debris) 등이 하얀 층, 즉 **이끼혀**(태설 coated tongue)를 만든다. 예를 들면 소화기질환이나 감염증 등에서 보인다.

또한 혀유두가 위축되어 표면이 평활해지고 적색빛이 강해져서 통증을 수반하거나(**혀염**), 혀가 눈에 띄게 발적되어 유두가 부어서 딸기혀(strawberry tongue)라고 하는 상태(**성홍열** scarlet fever) 등이 있다.

혀뿌리의 점막층(그림 8-98)에는 유두는 없고, 많은 작은 돌기를 볼 수 있다. 이 언덕을 **혀림프소절**(설소포 lingual follicle)이라 하며 림프소절이 모여서 생긴다. 혀림프소절을 합쳐 **혀편도**(설편도 lingual tonsil)라고 부른다.

혀뿌리의 점막층은 뒤쪽에서 반전되어 후두덮개의 앞면에 이어지고 그 정중앙과 좌우 양쪽으로 주름을 만든다.

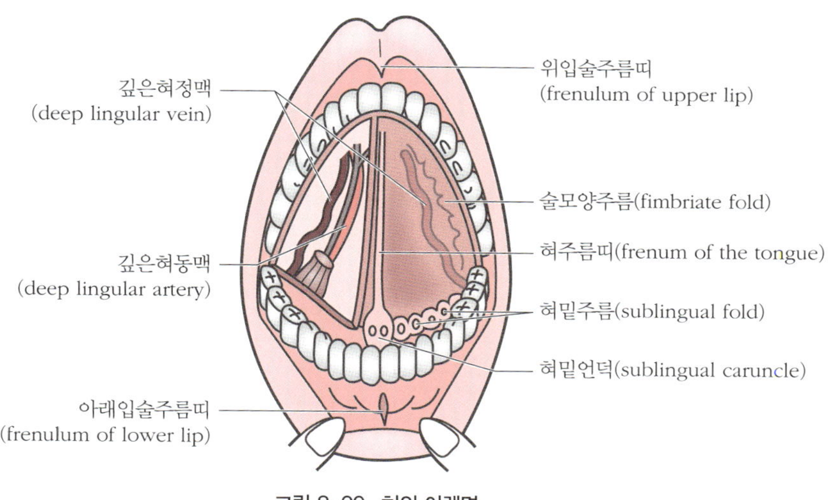

그림 8-99 혀의 아랫면

깊은혀동맥과 혀밑신경(hypoglossal nerve)은 근육으로 덮여 있어 혀 아랫면에서는 보이지 않는다. 그러나 깊은혀정맥은 잘 보인다.

즉 **정중혀덮개주름**(정중설후두개주름 median glossoepiglottic fold)과 **가쪽혀덮개주름**(외측설후두개주름 lateral glossoepiglottic fold)이다. 정중혀덮개주름과 가쪽혀덮개주름 사이에는 오목하여 **후두덮개계곡**(후두개곡 epiglottic vallecula)이라 불린다.

혀의 아랫면(그림 8-99)은 얇고 평활한 점막층으로 감싸진다. 아랫면의 정중앙에는 혀끝에서부터 입안바닥을 향해 지나는 얇은 점막주름이 있다. 이 주름을 **혀주름띠**(설소대 frenulum of tongue)라고 한다. 혀주름띠의 좌우 양쪽에는 점막층 아래를 앞뒤로 지나는 정맥(혀깊은정맥)이 비쳐 보인다. 그리고 그 바깥에서는 약한 톱니모양의 점막주름, 즉 **술모양주름**(채상주름 fimbriate fold)을 볼 수 있다.

입안바닥의 점막층에는 혀주름띠의 앞쪽끝에서부터 좌우 양쪽을 향하는 낮은 언덕을 볼 수 있다. 이 언덕을 **혀밑주름**(설하주름 sublingual fold)이라 하며, 안쪽의 혀밑샘 때문에 생성되어 있다. 또한 혀밑주름의 안쪽끝에서 혀주름띠 근처에 **혀밑언덕**(설하소구 sublingual caruncle)이라는 낮은 언덕이 보인다. 혀밑언덕에는 아래턱샘관과 혀밑샘관의 일부가 열려 있다.

혀근육(설근 Muscles of tongue)

혀근육은 혀의 몸통을 만드는 가로무늬근육으로, 내인혀근(내설근 intrinsic muscle of tongue)과 외인혀근(extrinsic muscles)으로 구별된다.

◆**내인혀근** (그림 8-100)　혀의 안쪽에 시작 · 정지가 있는 근육으로 혀 안을 세로로 지나는 근육(위 · 아래 세로혀근 상 · 하 종설근 superior and inferior longitudinal muscle of tongue), 가로로 지나는 근육(가로혀근 횡설근 transverse muscle of tongue), 수직으로 지나는 근육(수직혀근 수직설근 vertical muscle of tongue)이 있다. 내인혀근의 근육섬유는 교착하여 혀의 형태를 미묘하게 바꾼다.

◆**외인혀근** (그림 8-101)　혀의 가쪽(아래턱뼈 · 목뿔뼈 · 붓돌기)으로부터 생겨서 혀에 이르는 근육으로 다음의 3가지가 있다.

① **턱끝혀근**(이설근 genioglossus muscle)은 아래턱뼈의 턱끝 안쪽면 정중앙(턱끝가시)에서 생겨나 뒤 윗방향을 향해 부챗살모양으로 퍼지는 크기가 큰 혀근육이다. 혀를 앞쪽으로 내밀게 하는 작용을 한다(돌출 protrusion).

② **목뿔혀근**(설골설근 hyoglossus muscle)은 목뿔뼈의 가쪽면에서 생겨나 앞 윗방향을 향해 혓등에 도달한다. 근육은 혀를 아래로 당겨(내림 depression) 혓등을 둥글게 한다.

③ **붓혀근**(경돌설근 styloglossus muscle)은 관자뼈의 붓돌기에서 생겨나 혀끝에 도달한다. 근육이 혀를 뒤쪽으로 당긴다(수축 retraction).

지배신경 혀근육은 모두 혀밑신경의 지배(그림 8-102).

혀근침하 : 의식장애 혹은 깊은 마취상태 환자가 누워 있는 경우에는 아래턱이 내려온다. 또한 혀근육, 특히 턱끝혀근의 마비 때문에 혀근육이 등쪽으로 내려와서 인두를 막아 기도폐쇄를 일으키므로 주의를 필요로 한다. 이럴 때 위험을 피하기 위해서는 머리를 뒤로 꺾어 아래턱을 앞 윗방향으로 당겨 올려 유지시킨다.

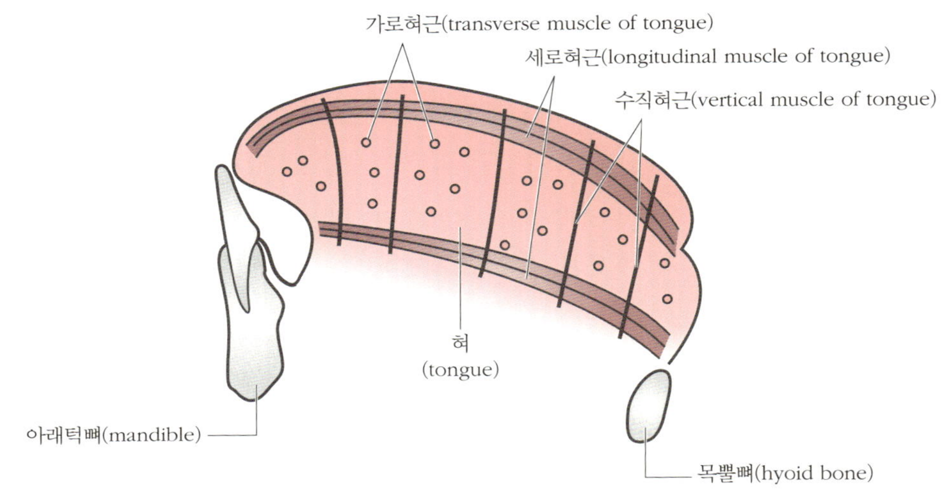

그림 8-100 내인혀근

내인혀근(intrinsic muscle of tongue)은 혀의 안쪽에 시작과 이동끝이 있는 근육을 말한다.

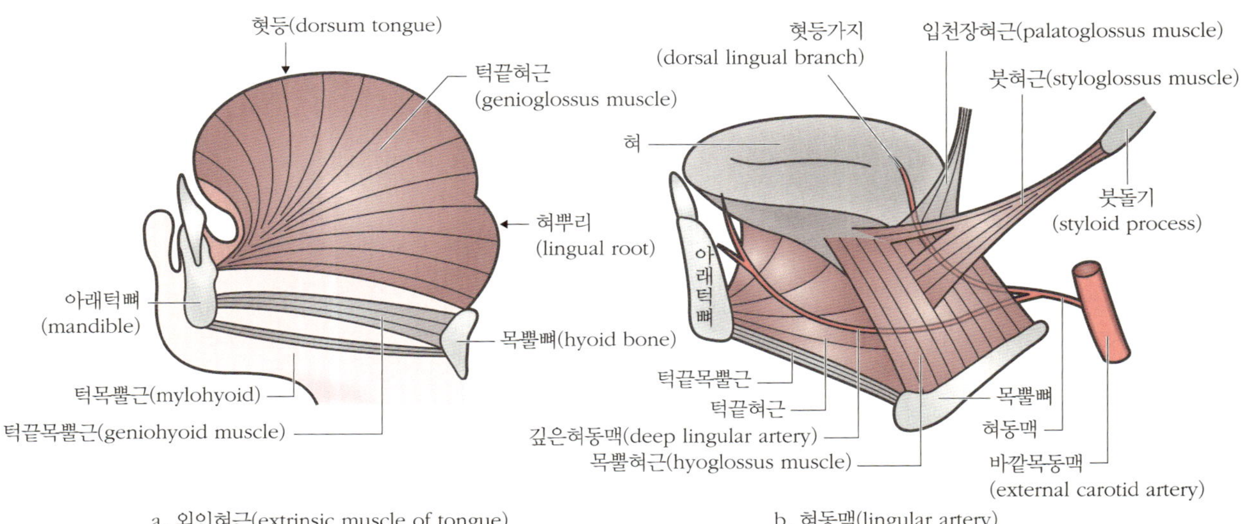

a. 외인혀근(extrinsic muscle of tongue)　　b. 혀동맥(lingular artery)

그림 8-101 외인혀근과 혀동맥

외인혀근은 턱끝혀근, 목뿔혀근, 붓혀근 3가지를 말한다.

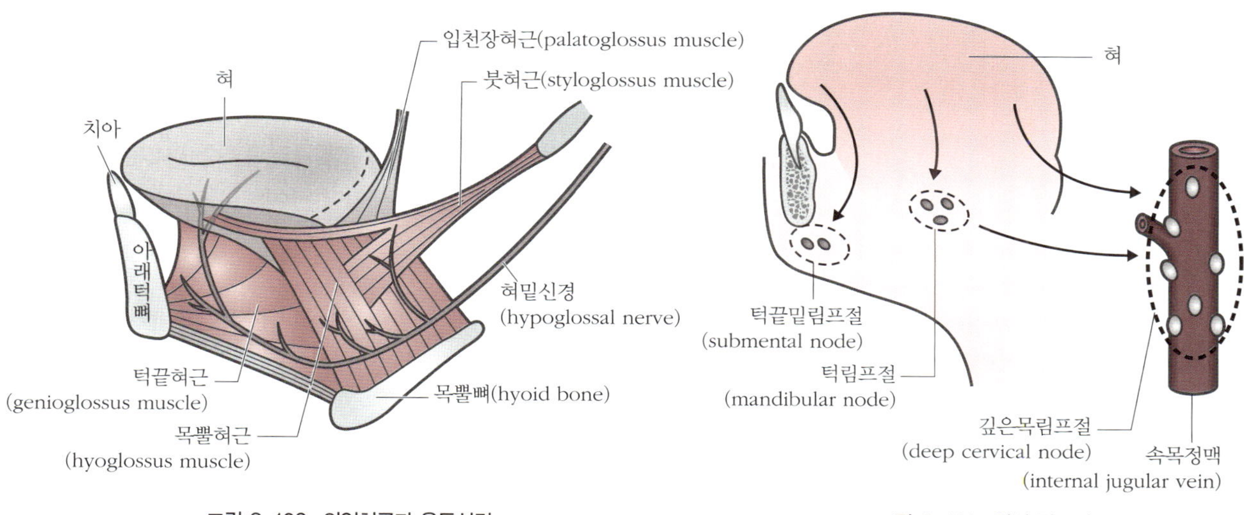

그림 8-102 외인혀근과 운동신경

그림 8-103 혀의 림프절

혀의 혈관 · 신경

◆**동맥** 혀동맥(설동맥 lingual artery)이 분포한다. 혀동맥은 바깥목동맥에서 생겨나 앞으로 나와서 혀로 들어온다. 혓등의 뒷부분에 혀등쪽가지(dorsal lingual branch)를 보낸 후 **깊은혀동맥**(심설동맥 deep lingual artery)이 되어 혀 아랫면의 혀끝까지 나온다(그림 8-101).

좌우 양쪽의 혀동맥 사이에서는 거의 연결을 볼 수 없다.

◆**정맥** 정맥은 **혓등정맥**(설배정맥 dorsal lingual vein) · **깊은혀정맥**(심설정맥 deep lingual vein)으로 유입되고 나아가 **혀정맥**(설정맥 lingual vein)과 합류된다.

정맥의 압력이 상승한 경우에는 혀정맥에서 부풀어 오름을 볼 수 있다.

정맥이 압박받아 환류가 방해받으면 혀에 종창(swelling)이 생기기도 한다.

혀밑알약(설하정) : 혀밑알약(협심증 발작 시의 니트로글리세린 등)은 깊은혀정맥을 통해 혈액으로 흡수되어 약의 효과가 1분 이내에 나타난다.

◆**림프계** 혀끝의 림프는 **턱끝밑림프절**(이하림프절 submental node)로 유입된다. 혀의 앞 2/3부분부터의 림프는 **턱밑림프절**(악하림프절 submandibular node)을 거쳐 **깊은목림프절**(deep node, p.643)로 유입된다. 혀의 뒤 1/3부분의 림프는 직접 **깊은목림프절**로 유입된다. 혀에는 림프관이 발달되어 있고, 좌우 양쪽이 서로 연결되므로 림프가 반대편의 림프절로도 유입된다. 다만 혀 앞부분의 연결은 비교적 적다.

혀암의 반대쪽으로의 림프성전이 : 혀의 앞부분에 생긴 암은 반대쪽의 림프절로 전이되는 속도가 비교적 느리지만 혀 뒷부분의 암은 반대쪽 림프절로 전이가 빠르다.

◆**신경** 혀에는 감각섬유와 운동섬유가 분포한다.

혀의 앞 2/3부분에는 **혀신경**이 분포하고, 뒤 1/3부분에는 **혀인두신경**(혀가지)이 분포한다. 혀근육 뒤쪽 아래의 중심부위에는 미주신경이 분포한다(감각섬유, 그림 8-104).

혀의 발생학 : 발생학적으로 혀의 앞 2/3부분은 제1인두굽이(지배신경 : 삼차신경)에서 유래하고, 뒤 1/3부분은 제3인두굽이(지배신경 : 혀인두신경)에서 유래하므로 양쪽의 지배신경이 다르다.

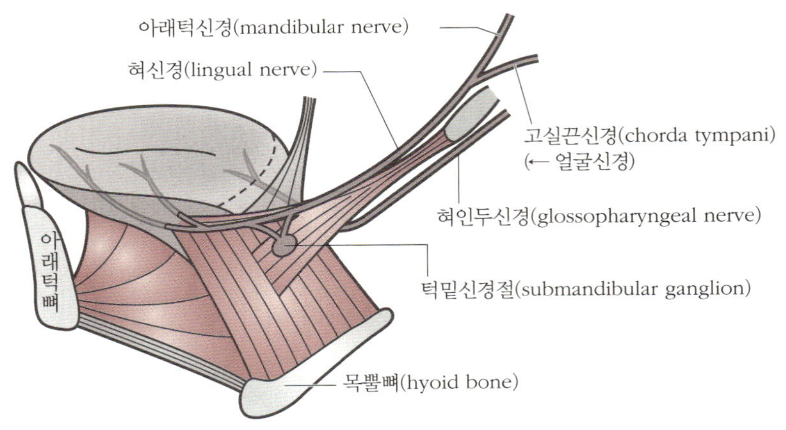

그림 8-104 혀의 감각신경
혀의 앞 2/3로 향하는 혀신경에는 미각신경뿐만 아니라 통각과 일반 감각을 전달하는 신경도 포함된다.

구심섬유에는 2종류가 있는데, 미각을 전달하는 미각섬유와 통각 · 일반감각을 전달하는 감각섬유가 포함된다. **미각섬유**는 혀의 앞 2/3부분에서 혀신경 → 고실끈신경을 거쳐서 얼굴신경으로 들어오고, 뒤 1/3부분에서는 혀인두신경으로 들어간다. **감각섬유**는 혀의 앞 2/3부분에서 혀신경 → 아래턱신경 → 삼차신경에, 뒤 1/3부분에서는 혀인두신경에 포함된다.

원심(운동)**섬유**는 **혀밑신경**으로 모든 혀근육에 분포한다.

미각소실(ageusia) : 맛봉오리 혹은 미각섬유의 장애에 의해서 미각장애(미각소실)가 일어난다. 미각장애의 원인은 다양하다. 전신성으로는 빈혈 · 당뇨병 · 쇼그렌증후군을 통한 입안 건조에 의한 경우, 혈청아연저하에 의한 경우, 심인성의 경우 등이 있다. 그리고 국소적으로는 벨마비, 청신경종양 등이 있다.

F. 인두(Pharynx)

인두는 코안 · 입안과 후두 · 식도 사이에 있고, 소화관계와 호흡기계의 통로(소화관과 기도)가 교차하는 공통통로이다. 위쪽은 넓게 아래쪽을 향해 좁아지는 깔때기모양의 관모양 기관이다.

인두는 머리바닥면에서 제6목뼈 높이 정도의 길이 약 12 cm로 위쪽부터 코부위 · 입부위 · 후두부위의 3부분으로 나눌 수 있다(그림 8-105).

1 코인두(비인두 Nasopharynx)

코인두는 인두의 윗부분으로 코안의 뒤에 있고, 뒤콧구멍에 의해 코안에 이어진다. 윗벽은 머리바닥면의 아래에 붙고 뚜껑모양으로 **인두둥근천장**(인두원개 vault of pharynx)이라 한다.

가쪽벽에는 아래콧길의 뒤쪽에서 **귀관**(이관 auditory tube)이 열려 있다. 이 입구부를 **귀관인두구멍**(이관인두구멍 pharyngeal opening of auditory tube)이라 한다(그림 8-106). 귀관인두구멍은 앞 · 위 · 뒤 3방향에서 점막층의 언덕으로 둘러싸여 있다. 이 언덕을 **귀관융기**(이관융기 torus tubarius)라 하며 귀관연골의 안쪽끝에서 생긴다. 귀관융기의 뒤쪽은 깊게 오목하여 **인두오목**(인두함요 pharyngeal recess)이라 한다.

귀관은 이미 설명한 바와 같이(p.582) 인두구멍부터 뒤 윗방향을 향해 지나고, 고실을 통하여 고실안의 기압을 바깥 기압과 같게 만든다. 고막의 진동(청각)에 중요한 기능을 한다.

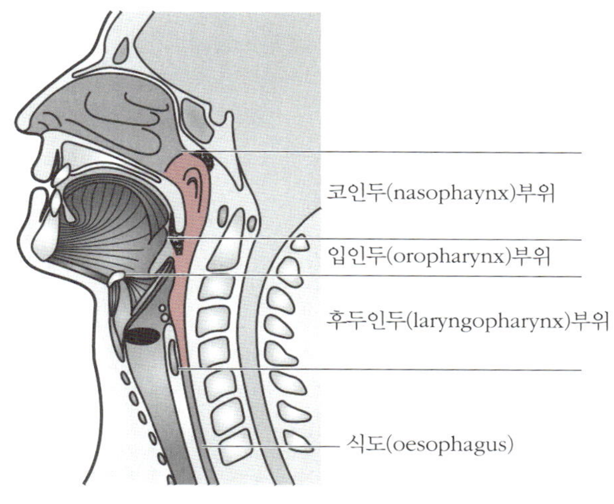

그림 8-105 인두의 구분

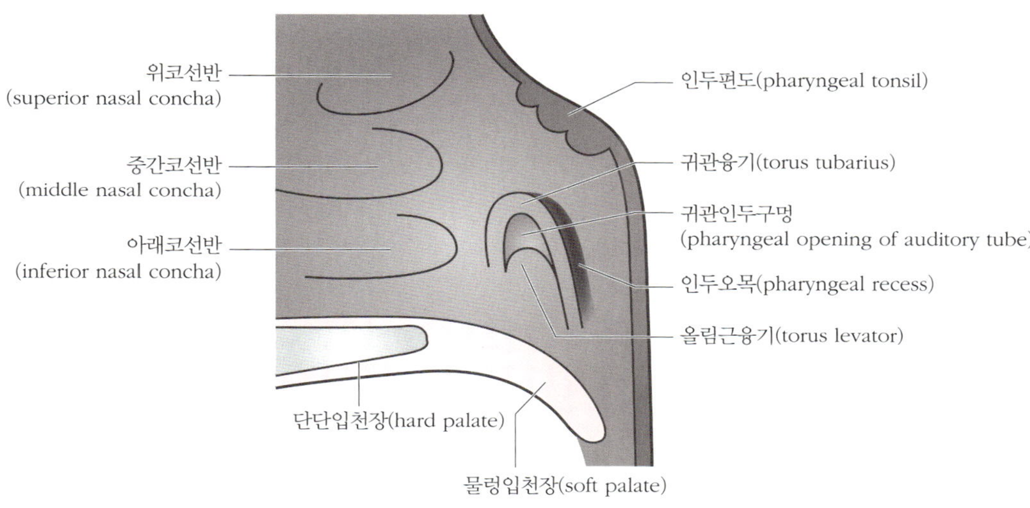

그림 8-106 코인두부위

귀관인두구멍 아래쪽에는 뒤 윗방향으로 지나는 **올림근융기**(거근융기 torus levator)가 있다. 이것은 입천장올림근에 의한 점막의 융기이다.

귀관의 열고 닫음 : 귀관은 평소에는 닫혀 있지만, 삼킬 때는 입천장긴장근의 수축에 의해서 열린다.

귀관통기법 : 귀관의 폐쇄에 의한 장애가 있는 경우에 임상적으로 코안을 통해 카테터를 넣어 귀관인두구멍으로 공기를 보내는 경우를 말한다(귀관통기법 이관통기법 tympanic inflation). 통기를 실시할 때에는 인두오목과 귀관융기가 귀관인두구멍에 도달할 때가 지표가 된다.

코인두의 점막층에는 림프조직이 발달하여 특히 귀관인두구멍의 주변과 인두둥근천장에서 뒷벽 · 옆벽에 걸쳐 덩어리 형태를 나타낸다. 이를 각각 **귀관편도**(이관편도 tubal tonsil) · **인두편도**(pharyngeal tonsil)라고 한다.

귀관편도 · 인두편도는 목구멍편도 및 혀뿌리에 있는 혀편도와 함께 전체적으로 인두를 둘러싸는 고리 형태로 배열되어 있으므로, 모두 **인두림프고리**(인두림프륜 pharyngeal lymphoid ring, Waldeyer's 편도고리)라고 불린다(그

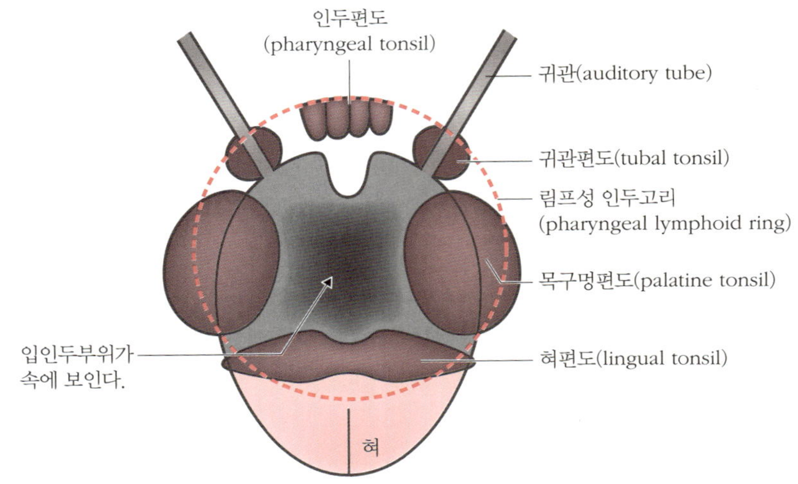

그림 8-107 림프성인두고리
코안과 입안은 바깥으로부터 여러 균이 침입하는 곳이기 때문에 주변을 둘러싸듯이 편도가 분포해 있다.

림 8-107).

인두림프고리는 기도 · 소화관의 시작부위에서 림프조직이 만드는 관문이며 면역기구라고 생각할 수 있다.

아데노이드염 : 인두편도는 유소아에서 크기가 크며, 5~6세경에 가장 발달하지만 그 후 점차 위축된다. 인두편도가 특히나 비대되면 아데노이드염(인두편도염 adenoiditis)이라 하여 주변에 영향을 끼친다(예 : 귀관인두구멍을 압박, 폐쇄시키거나 뒤콧구멍이나 인두안을 좁혀 폐쇄시킨다). 여러 가지 장애(귀증상 · 코증상 등)를 일으키는 경우가 있다.

2 입인두(구인두 Oropharynx)

입인두는 입안의 뒤쪽에 있는 부분으로, 물렁입천장 높이에서 목뿔뼈의 높이까지를 말하며, 목구멍(구협 fauces)이 입안의 경계가 된다.

입인두의 관찰 : 생체에서 입인두의 상태(인두벽)와 물렁입천장의 가동성을 관찰할 때는 입을 크게 열어 혀를 누르고 "아" 하고 길게 발성시킨다. 이렇게 발성하면 물렁입천장은 올라오고 혀는 내려가므로 입인두를 넓게 관찰할 수 있다.

3 후두인두(Laryngopharynx)

후두인두는 인두의 가장 아래쪽부위로 후두의 뒤쪽에 있다. 앞쪽은 후두구멍에 의해서 후두와 통하고 아래쪽은 좁아져서 식도와 연결된다.

생선뼈가 걸리기 쉬운 부위 : 후두덮개계곡이나 조롱박오목에는 음식물에 포함된 고형물(예 : 생선뼈 등)이 걸리는 경우가 있다. 조롱박오목에는 후두와 같은 신경(위후두신경 : 미주신경의 가지)이 분포하여 그 자극에 의해서 반사적으로 격렬한 기침과 구토가 일어난다.

인두근

인두벽에는 근육층이 발달한다. 근육층은 가로무늬근육으로 되어 있고, 세로로 지나는 안쪽층근과 고리형태로 주행하는 바깥층근의 2개 층으로 되어 있다.

인두근은 수의운동은 할 수 없다. 그러나 삼키기의 경우와 같이 신속한 운동을 실시하도록 근육이 가로무늬근육으로 되어 있다.

1. 안쪽층근 (그림 8-108)

◆ **귀관인두근**(이관인두근 salpingopharyngeus muscle)

◆ **붓인두근**(경돌인두근 stylopharyngeal muscle)

◆ **입천장인두근**(구개인두근 palatopharyngeus muscle)

이러한 근육은 각각 귀관연골부분, 붓돌기, 단단입천장으로부터 생겨나서 아래로 내려오고 인두벽에 도달하여 인두를 위쪽으로 끌어올리는 작용을 한다. 특히 삼킬 때에 인두 · 후두를 끌어올린다.

2. 바깥층근 (그림 8-108, 109)

◆ **위인두수축근**(상인두수축근 superior pharyngeal constrictor)

◆ **중간인두수축근**(중인두수축근 middle pharyngeal constrictor)

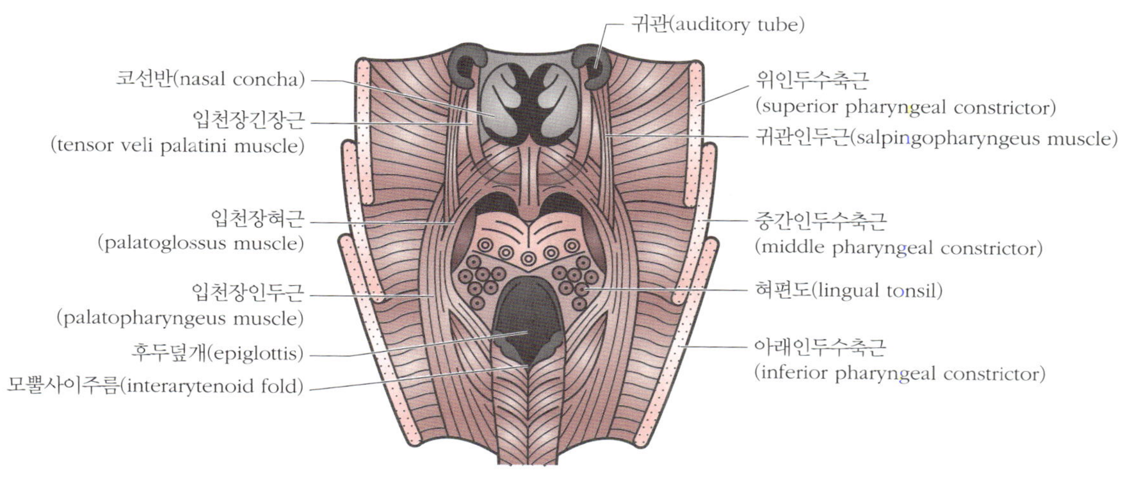

그림 8-108 안쪽층근육

인두(pharynx) 뒷벽을 열어 등쪽부터 코안, 입안과 후두를 본다.

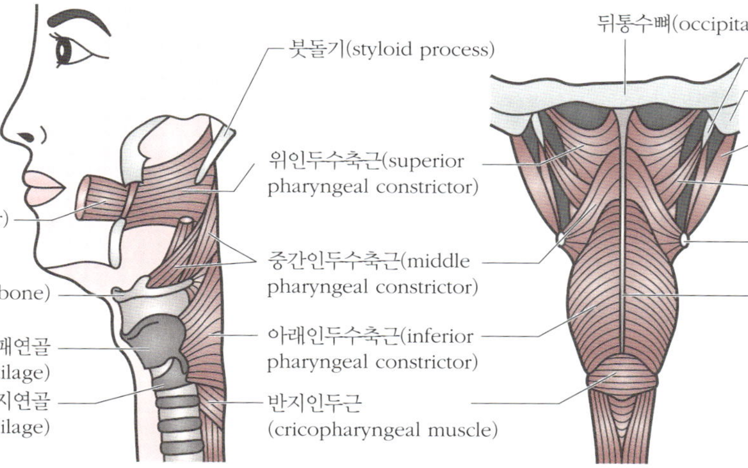

붓돌기(styloid process)
위인두수축근(superior pharyngeal constrictor)
볼근(buccinator)
중간인두수축근(middle pharyngeal constrictor)
목뿔뼈(hyoid bone)
방패연골(thyroid cartilage)
아래인두수축근(inferior pharyngeal constrictor)
반지연골(cricoid cartilage)
반지인두근(cricopharyngeal muscle)
〈왼쪽면〉

뒤통수뼈(occipital bone)
붓돌기
꼭지돌기(mastoid process)
위턱두힘살근(maxillary digastric muscle, 뒤쪽 배)
붓인두근(stylopharyngeal muscle)
목뿔뼈(hyoid bone)
인두솔기(pharyngeal raphe)
〈뒷면〉

그림 8-109 인두근(pharyngeal muscle)

◆ **아래인두수축근**(하인두수축근 inferior pharyngeal constrictor)

위인두수축근은 날개갈고리판, 날개아래턱솔기(pterygomandibular raphe), 아래턱뼈의 턱목뿔근선 뒤쪽끝, 가로혀근에서 나오고, 중간인두수축근은 목뿔뼈의 큰뿔과 작은뿔에서 나온다. 아래인두수축근은 방패연골의 가쪽면 반지연골에서 나와 뒤쪽을 지나는 것과 동시에 넓어져 인두의 옆벽과 뒷벽을 고리형태로 둘러싼다. 뒷벽 정중앙에서 결합조직성의 **인두솔기**(pharyngeal raphe)에 붙는다.

인두솔기는 위쪽에서 바깥머리바닥면(뒤통수뼈)의 인두결절(그림 8-16 참고)에 붙는다.

위 · 중간 · 아래 인두수축근은 서로 겹쳐져서 인두의 옆벽과 뒷벽을 둘러싸고 삼키기에 중요한 역할을 한다. 즉 삼킬 때에는 우선 위인두수축근의 윗부분에 있는 섬유가 수축하여 인두의 뒷벽을 위쪽으로 끌어올려서 물렁입천장과 함께 코인두를 입부위와 차단시킨다. 다음으로 위 · 중간 · 아래 인두수축근이 위쪽에서 순서대로 수축하여 인두안의 내용물을 아래로 이동시킨다.

중간 · 아래 인두수축근의 섬유는 뒤쪽에서 비스듬하게 올라가고 있으므로 수축하면 목뿔뼈와 후두를 끌어올리는 작용을 한다. 또한 아래인두수축근의 가장 아래쪽부위 섬유를 **반지인두근**(윤상인두근 cricopharyngeal muscle)이라 하는데, 조임근처럼 인두와 식도경계부를 둘러싸며 공기가 식도로 들어오는 것을 막는다.

인두곁공간과 인두뒤공간

인두벽의 주위, 특히 옆벽과 뒷벽의 주위에는 성긴결합조직으로 되어 있어 각각 **인두곁공간**(인두측극 parapharyngeal space), **인두뒤공간**(인두후극 retropharyngeal space)이라 한다. 인두곁공간에는 중요한 혈관 · 신경(속목동맥 · 혀인두신경 · 미주신경 · 교감신경줄기)이 지난다.

인두뒤농양 : 인두곁공간이나 인구뒤공간에는 인두의 염증이 파급되는 경우가 있다. 인두뒤공간에는 림프절(인두뒤림프절)도 있어 편도 등에서 염증이 파급된 후 감염 · 화농에 의해 농양이 생긴다. 이것을 인두뒤농양(인두후농양 retropharyngeal abscess)이라 한다. 영유아에서 생기기 쉽고 인두를 압박하여 삼키기를 곤란하게 하거나 기도를 압박하여 호흡곤란을 일으킨다.

4 인두의 혈관 · 신경

동맥

주로 **오름인두동맥**(← 바깥목동맥) · **위갑상샘동맥**(← 갑상목동맥 ← 빗장밑동맥)이 분포한다.

그 외에 혀동맥 · 위턱동맥(← 바깥목동맥)의 가지도 분포한다.

정맥

점막층 아래와 인두근 · 인두곁공간에 있는 신경얼기(**인두정맥얼기** 인두정맥총 pharyngeal vein plexus)에서 인두정맥(pharyngeal vein)이 되어 속목정맥으로 유입된다.

림프계

인두의 림프관은 직접 **깊은목림프절**로 유입된다. 일부는 인두 뒤쪽에 있는 **인두뒤림프절**(인두후림프절 retropharyngeal node)을 거쳐서 깊은목림프절로 유입된다.

신경

인두에 분포하는 신경은 **인두신경얼기**(인두신경총 pharyngeal nerve plexus)에서 유래된다. 인두신경얼기는 혀인두신경 · 미주신경 · 교감신경의 가지를 받아 인두수축근을 둘러싼다(그림 8-110).

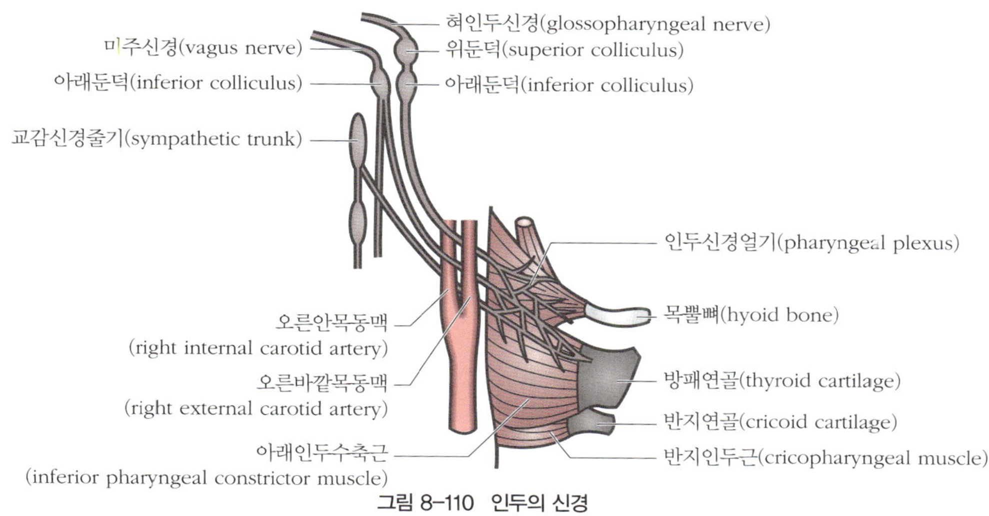

그림 8-110 인두의 신경

◆**운동신경** 인두근은 미주신경(더부신경가지가 미주신경으로 들어간)으로 지배된다(단, 붓인두근은 혀인두신경지배).
◆**감각섬유** 주로 혀인두신경에서 이어진다. 후두입구 부근에서 아래쪽은 위후두신경(← 미주신경)의 안쪽가지를 받는다.

삼키기(Swallowing)

입안에 넣은 음식물이나 액체는 인두에서 식도를 거쳐 위로 보내진다. 이 과정이 삼키기로 다음과 같은 순서로 이루어진다(그림 8-111).

◆**삼키기의 제1 기**(구강기 oral phase) 음식물은 우선 입안에서 씹히고 타액과 섞여 혓등에 실리며, 혀를 뒤쪽 윗방향으로 당기는 것에 의해서(붓혀근의 기능) 뒤쪽의 인두로 보내진다.

◆**삼키기의 제2 기**(인두기 pharyngeal phase) 음식물이 목구멍 부근의 점막층에 접촉하면 다음과 같은 일련의 반사적운동(불수의운동)이 순서대로 일어난다.

① 혀는 뒤쪽 위로 들어 올려져 입천장활을 수축시키고, 목구멍은 좁아져 입안이 인두안과 차단된다.

② 물렁입천장이 올라가서 인두의 입구부위는 코부위와 차단된다.

물렁입천장이 올라가는 것과 동시에 위인두수축근이 수축되어 인두의 뒷벽이 앞쪽으로 끌려가므로 갑자기 올라간다. 올라간 물렁입천장과 인두 뒷벽의 융기에 의해서 인두의 코부위가 입부위와 완전하게 차단된다(코안으로의 음식 역류가 방지된다).

③ 귀관인두근 · 입천장인두근 · 붓혀근 · 목뿔위근 등 여러 가지 근육의 수축으로 인두 · 후두가 들어 올려지고, 후두가 후두덮개에 눌려서 후두입구가 닫힌다. 이것에 의해서 인두안의 내용물이 후두에는 들어오지 않게 된다. 동시에 위 · 중간 · 아래 인두수축근이 순서대로 수축하여 내용물을 식도로 보낸다.

◆**삼키기의 제3 기**(식도기 esophageal phase) 식도를 통과해서 위에 도달한다.

인두의 삼키기 제2기 이후에 주로 인두의 점막층에 가해지는 촉각자극에 의해서 일어나는 반사운동(**삼킴반사** 연하반사 swallowing reflex)이다. 삼킴반사의 중추(삼킴중추)는 숨뇌에 있다.

잘못 삼킴(오연) : 입에 들어간 액체 혹은 고체를 삼킬 시에 기관에 들어가는 것을 말한다. 삼킴반사와 관련되는 신경에 마비가 있으면 잘못 삼킴이 일어난다. 이 외에 종양에 의한 혀근육 혹은 후두의 운동이 제한되었을 때나 기관식도샛길형성술(후두암에 의한 후두적출 후에 실시한다) 후에 잘못 삼킴 등이 있다.

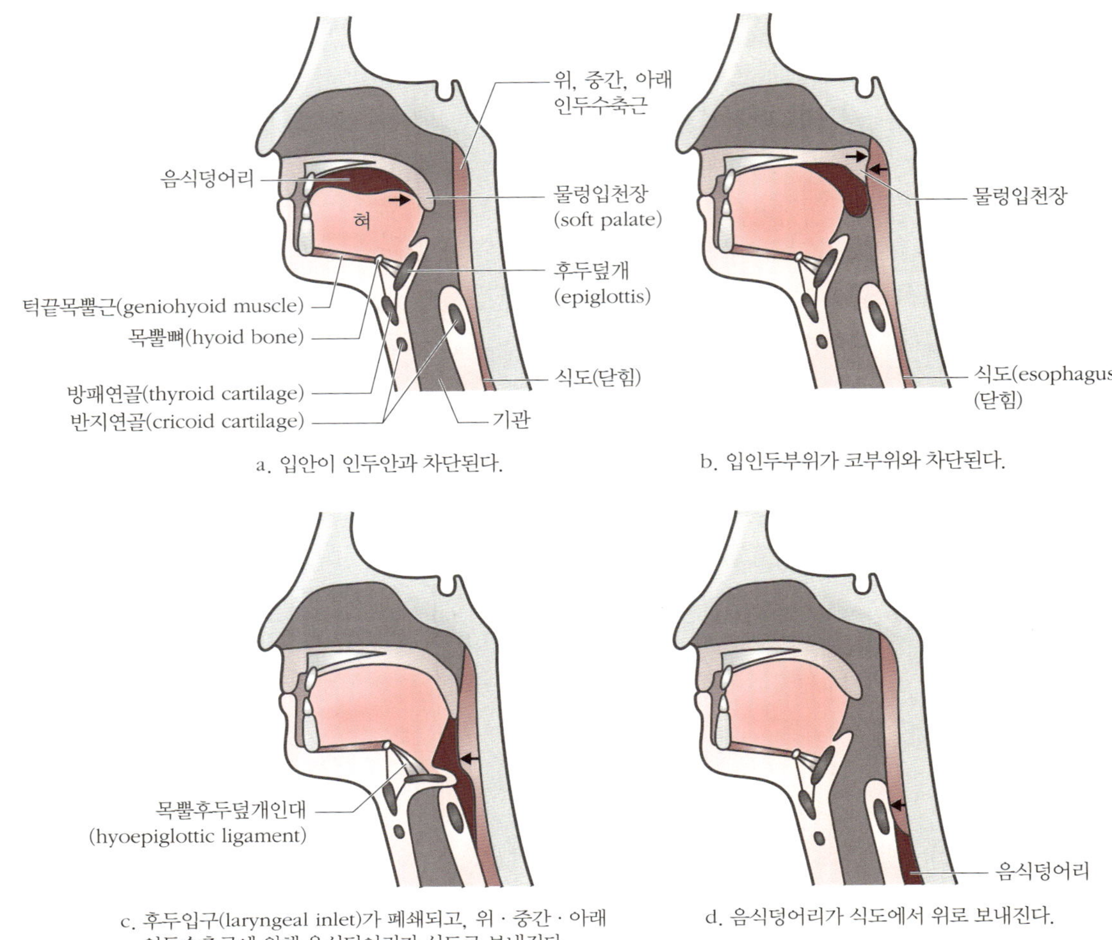

a. 입안이 인두안과 차단된다.

b. 입인두부위가 코부위와 차단된다.

c. 후두입구(laryngeal inlet)가 폐쇄되고, 위 · 중간 · 아래 인두수축근에 의해 음식덩어리가 식도로 보내진다.

d. 음식덩어리가 식도에서 위로 보내진다.

그림 8-111 삼키기를 동반하는 인두의 움직임

a~c는 인두기(pharyngeal phase), d는 식도기(esophageal phase)에 해당한다.

G. 후두(Larynx)

후두는 앞목의 정중부위에서 피부와 목뿔아래근으로 감싸지고 제4~6목뼈 높이에 걸쳐서 존재하는 길이 약 5 cm의 관모양 기관이다.

후두의 위치는 소아에서는 제5목뼈 높이에 높게 있지만, 나이와 함께 낮아져서 성인에서는 제6목뼈 아래모서리 높이가 된다(그림 8-112). 신생아 · 유아의 후두입구는 코안 높이에 있으므로 신생아는 젖을 먹으면서 호흡할 수 있다.

후두는 기도의 일부로 위쪽은 인두와 통하고, 아래는 기관과 연결된다(그림 8-105 참고).

후두의 위쪽끝은 뒤 윗방향을 향해 인두안으로 돌출되며 **후두입구**(laryngeal inlet)가 된다.

후두벽의 버팀대는 연골(후두연골)이 맡는다. 연골은 인대로 결합되어 많은 작은 근육(후두근)에 붙는다. 후두의 안쪽(**후두안** 후두강 laryngeal cavity)은 점막층으로 감싸진다.

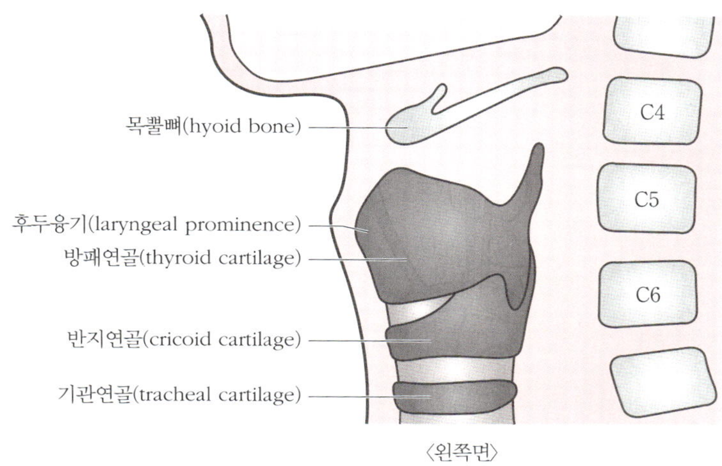

그림 8-112 후두의 위치(성인)

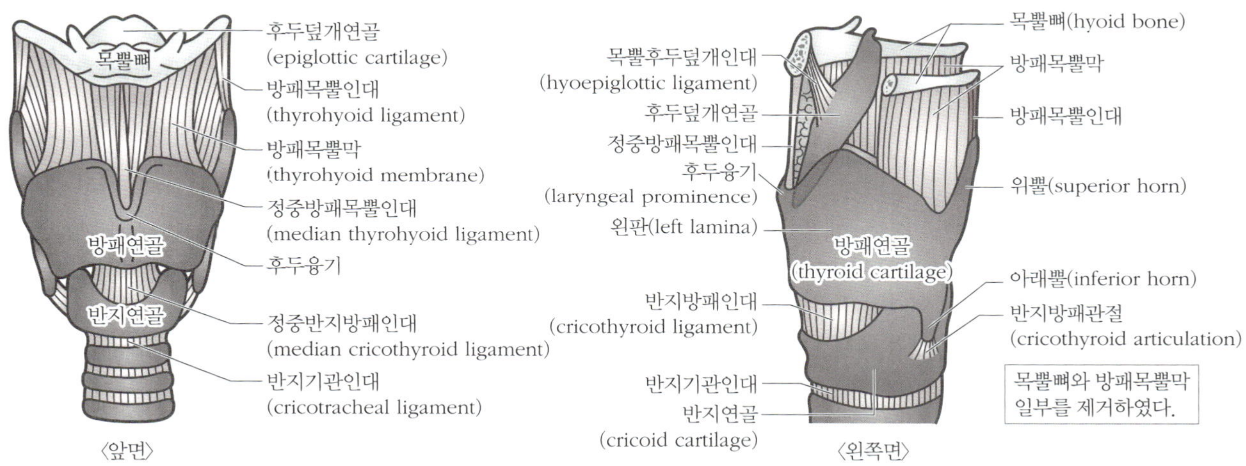

그림 8-113 후두연골(laryngeal cartilage)의 연결

1 후두의 구조

후두연골(Laryngeal cartilage) (그림 8-113)

◆**방패연골**(갑상연골 thyroid cartilage) 후두연골 중에서 가장 크고 후두의 앞벽과 옆벽의 기초가 된다. 이름과 같이 방패모양으로(직사각형) **왼판**(left lamina)과 **오른판**(right lamina)으로 되어 있다. 양쪽판이 정중앙에서 합쳐져서 위에서 보면 V모양을 나타낸다.

좌우의 판이 합쳐지는 부분은 사춘기 이후이다. 특히 남성은 앞쪽으로 심하게 돌출되며, 생체에서 **후두융기**(laryngeal prominence, 아담의 사과 Adam's apple)라 한다(그림 8-112, 113). 울대뼈라고도 한다. 좌우의 판이 만드는 각도는 남성은 90°, 여성은 120°이다.

좌우의 판 뒤모서리는 위·아래로 돌출되어 **위뿔**(superior horn)과 **아래뿔**(inferior horn)을 만든다.

◆**반지연골**(윤상연골 cricoid cartilage) 방패연골의 아랫부분에 있는 반지모양의 연골로 앞부분과 옆부분은 가늘고 활모양이어서 **활**(arch), 뒷부분은 사각판모양이어서 **판**(lamina)이라 한다.

반지연골은 거의 제6목뼈 높이에 있고, 체표면으로부터 만질 수 있다. 그 아래모서리는 기관의 위쪽끝 · 식도의 시작부위 높이에 해당한다.

◆**모뿔연골**(피열연골 arytenoid cartilage) 반지연골의 판위에 있는 좌우 1쌍의 작은 삼각뿔모양 연골로 위쪽끝을 **꼭지**(apex), 아래를 **바닥**(기저 base)이라 한다. 바닥은 삼각형으로 바깥방향을 향해 **근육돌기**(muscular process), 안쪽을 향해 **성대돌기**(vocal process)가 돌출한다(그림 8-119 참고).

근육돌기에는 후두근(뒤반지모뿔근 · 가쪽반지모뿔근, p.624)이 붙는다. 성대돌기에는 성대인대가 붙는다.

◆**잔뿔연골**(소각연골 corniculate cartilage) 모뿔연골 뾰족한 끝위에 실리는 작은 원추형의 연골.

◆**쐐기연골**(설상연골 cuneiform cartilage) 잔뿔연골 앞에 있는 작은 연골.

◆**후두덮개연골**(후두개연골 epiglottic cartilage) 혀뿌리의 뒤쪽에 있는 나뭇잎모양의 탄성연골. 연골의 아래는 가늘어서 **후두덮개줄기**(후두개경 stalk)라고 하며, 방패연골의 정중앙 뒷면에 붙는다. 연골은 앞쪽에서 목뿔뼈와 인대로 결합되고 후두입구 앞에 있어 **후두덮개**(후두개 epiglottis)를 만든다.

후두연골의 연결 (그림 8-113, 114)

◆**후두연골과 목뿔뼈 · 기관의 연결**

1) **방패목뿔막**(갑상설골막 thyrohyoid membrane) : 방패연골의 위모서리와 위쪽의 목뿔뼈 사이에 있는 결합조직막으로 탄력섬유가 풍부하다. 막은 정중앙에서 두터워져 **정중방패목뿔인대**(정중갑상설골인대 median thyrohyoid ligament)라고 한다. 막의 뒤모서리도 두꺼워져서 **가쪽방패목뿔인대**(외측갑상골인대 lateral thyrohyoid ligament)라고 한다.

2) **목뿔후두덮개인대**(설골후두개인대 hyoepiglottic ligament) : 목뿔뼈에서 후두덮개연골의 앞면에 이르는 인대.

3) **반지기관인대**(윤상기관인대 cricotracheal ligament) : 반지연골의 아래모서리와 아래쪽의 기관연골 사이에 있다.

◆**후두연골사이의 연결** 후두연골은 서로 다음의 인대로 결합된다.

1) **정중반지방패인대**(정중윤상갑상인대 median cricothyroid ligament) : 정중앙에서 반지연골과 방패연골 사이를 수직으로 지나는 인대.

2) **후두섬유탄력막**(후두섬유탄성막 fibroelastic membrane of larynx, 그림 8-114) : 후두의 안쪽(후두안)을 감싸는 점막층밑에서 탄력섬유가 풍부한 결합조직막이다. 이 막은 위아래 2부분으로 나눌 수 있다. 윗부분을 **네모막**(사각막 quadrangular membrane), 아랫부분을 **탄력원뿔**(탄력원추 conus elasticus)이라 한다. 네모막은 후두덮개연골의 가쪽모서리 · 방패연골의 정중부 뒷면과 모뿔연골 사이에 있고, 그 아래모서리를 **안뜰인대**(전정인대 vestibular ligament)라고 한다. 탄력원뿔은 전체적으로 원뿔형이다. 위모서리는 방패연골의 정중부 뒷면과 모뿔연골바닥의 성대돌기 사이를 앞뒤로 지나는 질긴 인대가 되는데, **성대인대**(vocal ligament)라고 한다.

후두연골에서 보이는 관절

◆**반지모뿔관절**(윤상피열관절 cricoarytenoid joint) 반지연골판의 윗면과 모뿔연골의 바닥 사이에 있는 관절이다. 모뿔연골은 수직축을 중심으로 회전운동을 한다.

모뿔연골의 회전운동은 후두의 중요한 운동으로 성대돌기를 안팎으로 회전한다. 안쪽으로 회전하면 성대돌기는 정중선에 가까지고, 바깥쪽으로 회전하면 성대돌기는 정중선에서 멀어진다. 이 결과 성대돌기에 붙는 성대인대는 좌우가 가까워지거나 떨어지거나 하여 성대문틈새의 개폐가 일어난다(그림 8-117).

◆**반지방패관절**(윤상갑상관절 cricothyroid joint) 반지연골활의 가쪽면과 방패연골 아래뿔의 안쪽면 사이 관절(그림 8-113)이다. 좌우 양쪽의 관절을 연결하는 수평축을 중심으로 방패연골이 위아래로 회전한다(그림 8-118 참고).

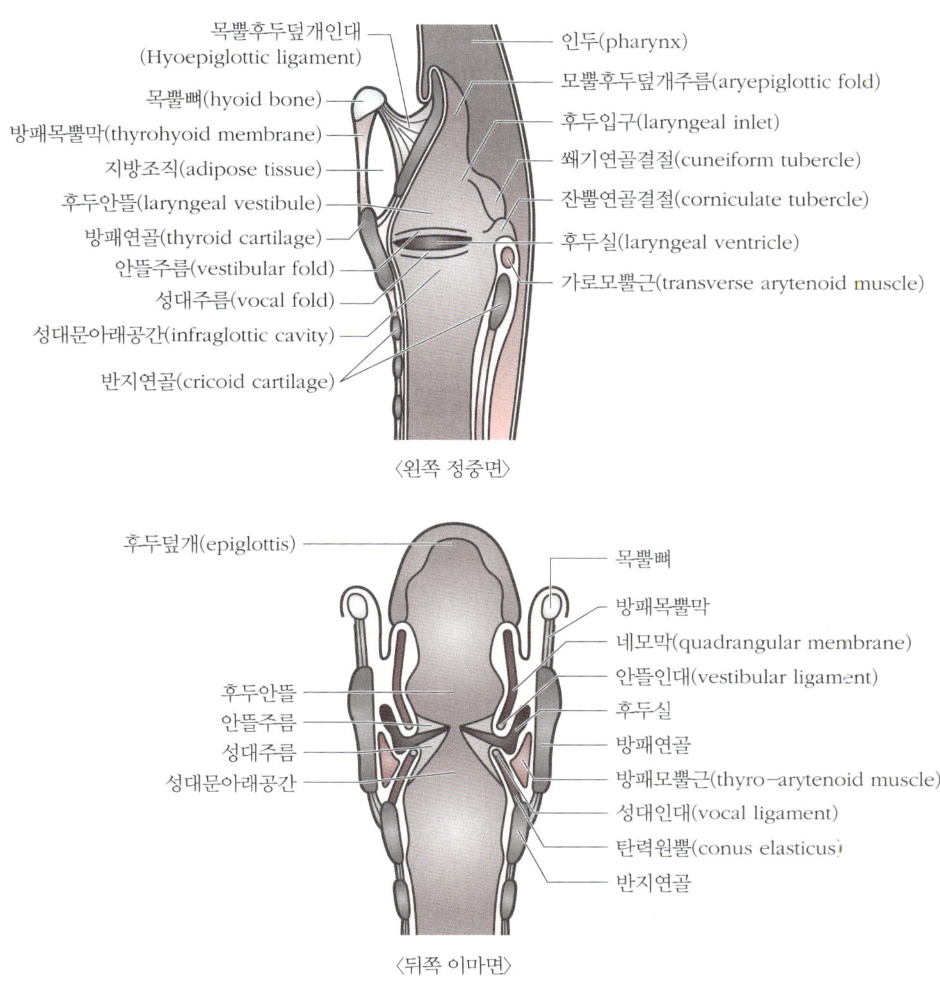

그림 8-114 후두의 단면

2 후두의 속공간

후두의 속공간, 즉 **후두안**(그림 8-114)은 위쪽의 후두입구에서 시작하여 반지연골의 아래모서리에서 아랫방향의 기관과 이어진다.

후두입구(Laryngeal inlet)

후두의 입구에서 뒤 윗방향을 향해서 인두의 후두부위와 통한다. 후두입구는 앞쪽에서 **후두덮개**(후두개 epiglottis)의 위모서리로, 옆쪽에서 후두덮개연골과 모뿔연골 사이를 지나는 점막주름(**모뿔후두덮개주름** aryepiglottic fold)으로, 뒤 아랫방향에서 좌우 양쪽의 모뿔연골 사이를 지나는 점막주름(**피열사이주름** interarytenoid fold)으로 둘러싸인다.

모뿔덮개주름의 위모서리에는 **쐐기연골결절**(설상결절 cuneiform tubercle) · **잔뿔연골결절**(소각결절 corniculate tubercle)이라는 작은 언덕이 있다. 각각 같은 이름의 연골(쐐기연골과 잔뿔연골)에 의해 생기는 언덕이다.

모뿔사이주름에는 좌우의 모뿔연골 사이에서 **모뿔사이패임**(피열간절흔 interarytenoid notch)이 보인다(그림 8-108).

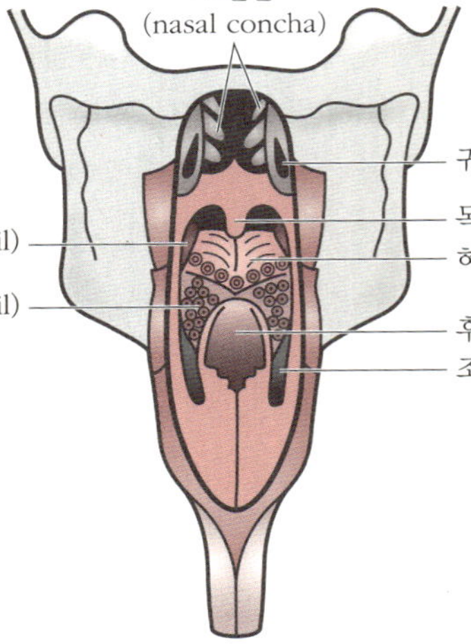

코선반
(nasal concha)
귀관열림부위(eustachian opening)
목젖(uvula)
목구멍편도(palatine tonsil)
혀(tongue)
혀편도(lingual tonsil)
후두덮개(epiglottis)
조롱박오목(piriform recess of fossa)
〈뒷면〉

그림 8-115 조롱박오목

후두덮개의 앞쪽에는 혀뿌리가 있다. 혀뿌리와 후두덮개 사이에는 정중앙에 **정중혀후두덮개주름**(mediam glossoepiglottic fold)이 있고, 좌우 양쪽으로 **가쪽혀후두덮개주름**(외측설후두개주름 lateral glossoepiglottic fold)이 있다. 정중혀후두덮개주름과 가쪽혀후두덮개주름 사이는 **후두덮개계곡**(후두개곡 epiglottic vallecula)이라는 오목이 있다(그림 8-98 참고).

가쪽혀후두덮개주름의 바깥쪽에서 모뿔후두덮개주름과 방패연골 사이에는 **조롱박오목**(이상와 pyriform sinus)이라는 고랑 형태의 오목이 있다(그림 8-115). 삼킬 때에 후두덮개가 후두입구를 덮어서 음식물이나 액체가 후두덮개의 윗면과 좌우 양쪽의 조롱박오목을 통해 후두인두부위로 보내진다.

후두안(후두강 Laryngeal cavity)

후두안은 후두입구에서 아래쪽의 반지연골 아래모서리까지이다.

후두안의 거의 중앙 높이에서 앞뒤로 지나는 위아래 2쌍의 주름을 볼 수 있다. 위쪽에 있는 주름을 **안뜰주름**(전정주름 vestibular fold), 아래에 있는 주름을 **성대주름**(vocal fold)이라 한다. 이러한 주름은 각각 안뜰인대 · 성대인대를 점막층이 감싸면서 생긴 것이다. 좌우 성대주름 사이를 **성대문틈새**(성문열 rima glottidis)라 하고, 성대주름과 함께 **성대문**(성문 glottis)이라 한다(그림 8-116).

안뜰주름 · 성대주름에 의해서 후두안은 상 · 중 · 하의 3부분으로 나눌 수 있다.

윗부분은 후두입구에서 안뜰주름까지의 사이로 **후두안뜰**(후두전정 laryngeal vestibule)이라 한다.

중간부분은 안뜰주름과 성대주름 사이로 속공간이 바깥을 향해 깊고 움푹하여 **후두실**(laryngeal ventricle)을 이룬다. 후두실은 위쪽을 향해 안뜰주름과 방패연골 사이에서 작은 막힌주머니(후두주머니 laryngeal saccule)가 된다.

아랫부분은 성대문틈새 아래방향으로 **성대문아래공간**(성문하강 infraglottic cavity)이라 한다.

후두안의 점막층은 기도 바깥부분과 같이 일반적으로 다열선모상피로 감싸진다. 그러나 성대주름만은 중층편평상피로 감싸진다. 점막층에는 많은 샘(후두샘 laryngeal glands)이 있다. 특히 후두실은 풍부한 샘을 가진다. 단 성대주름에는 샘이 없다.

성대주름은 육안으로 하얗게 보인다. 좌우의 성대주름은 앞쪽 끝에서는 붙어 있지만, 뒤쪽 끝에서는 좌우 양쪽의 모뿔연골에 이어져 있으므로 떨어져 있다. 이에 따라 성대주름 사이 성대문틈새는 앞쪽끝을 향한 삼각형을 만든다. 삼각형의 좌우 양쪽 가장자리를 만드는 앞 2/3부분은 **막사이부**(intermembranous part)라 하며, 삼각형의 밑바닥에 해당하는 뒤 1/3부분은 좌우의 모뿔연골 사이에 있어서 **연골사이부**(intercartilaginous part)라고 부른다.

발성 시 성대주름의 기능

성대문틈새는 후두안에서 가장 좁은 곳으로 호흡 · 발성에 따라 형태가 변한다(그림 8-117). 좌우의 성대주름을 접근시켜서 이것을 강한 날숨으로 진동시켜 발성을 일으킨다. 발성 시 성대주름의 복잡한 열림과 닫힘이나 긴장은 속인두근의 미묘한 작용에 의한다.

청소년목소리변화 : 후두는 사춘기에 눈에 띄게 발달하여 소아에서 성인의 목소리로 바뀐다. 이 현상이 이른바 청소년목소리변화(청소년성대변화 adolescent voice change)이다. 특히 남성은 남성호르몬이 활발히 분비되면 후두가 앞뒤로 길어져서 후두융기가 돌출되므로 성대인대가 길어지고 목소리가 저음이 된다.

후두암 : 후두암(laryngeal cancer)의 발생부위는 성대문 위쪽과 성대문이 전체의 95%를 차지하여 대부분이 편평상피암이다. 흡연자가 후두암이 걸릴 위험성은 비흡연자에 비해 현저히 높다.

후두부종 : 후두공간의 윗부분 · 중간부분에서 점막층의 결합조직은 소섬유성으로 부종이 일어나기 쉽다. 이것을 후두부종(laryngeal edema)이라 한다. 부종이 생기면 속공간이 좁아져서 호흡곤란을 일으키는 경우도 있다.

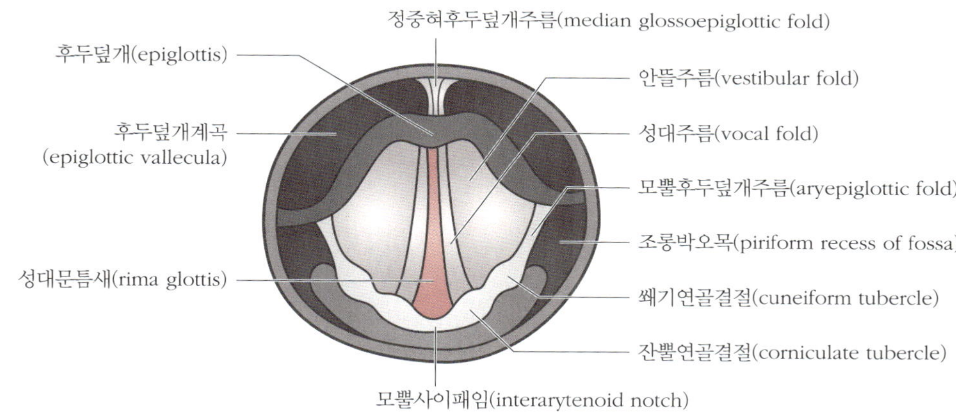

그림 8-116 후두목에서 본 성대문

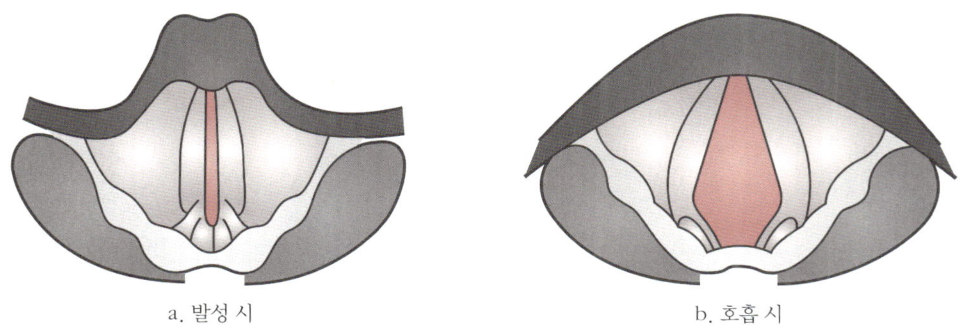

그림 8-117 성대문틈새의 열림과 닫힘
빈틈을 닫았을 때 소리가 난다.

후두근

후두의 근육, 즉 후두근(laryngeal muscles)은 **외인후두근**(extrinsic muscles)과 **내인후두근**(intrinsic muscle)으로 구별된다.

외인후두근은 후두와 주변을 연결하는 근육이다. 외인후두근은 복장방패근 · 방패목뿔근으로 후두를 전체적으로 올렸다 내렸다 한다. 예를 들면 이 운동은 삼킬 때에 이루어진다. 목뿔뼈는 방패목뿔막으로 방패연골과 연결되므로 목뿔뼈의 운동에 의해서 간접적으로 후두도 움직인다. 목뿔위근육은 후두를 올리고, 목뿔아래근은 후두를 내리는 작용을 한다.

내인후두근은 후두 안에 있는 고유의 근육으로 다음의 종류가 있다. 근육은 성대문틈새의 열림과 닫힘 · 성대주름의 긴장 등을 일으키므로 발성에 중요한 작용을 한다.

◆ **반지방패근**(윤상갑상근 cricothyroid muscle, 그림 8-118) 내인후두근 중에서 후두의 바깥면에 있는 유일한 근육. 반지연골의 앞쪽 바깥부분에서 이어져서 방패연골의 아래모서리에 붙는다. 임상적으로 **앞근**(anticus)이라 한다.

작용 방패연골을 앞방향으로 끌어내린다. 이 근육 작용에 의해서 방패연골이 앞쪽으로 기울어지면 방패연골 정중부의 뒷면과 모뿔연골에 있는 성대돌기 사이에 있는 성대인대가 약간 당겨져서 긴장한다. 즉 **성대주름의 긴장근**(tensor)이다.

◆ **뒤반지모뿔근**(후윤상피열근 posterior crico-arytenoid muscle, 그림 8-119a, 120) 반지연골의 판이 뒷면에서 이어져서 바깥쪽 위를 지나 모뿔연골의 근육돌기에 붙는다. 임상적으로 **뒤근**(posticus)이라 한다.

작용 모뿔연골의 근육돌기를 뒤쪽으로 당겨서 연골을 바깥쪽으로 회전시킨다(벌림). 이 회전에 의해서 성대돌기가 바깥방향으로 회전하여 좌우의 성대인대가 떨어져서 성대문틈새가 열리게 된다. 즉 **성대문 열림근**(벌림근)이다.

뒤근육마비 : 뒤반지모뿔근은 성대문을 여는 유일한 근육으로 후두의 근육 중에서 가장 중요한 근육이다. 근육이 양쪽 모두 마비되면(뒤근육마비 후근마비 posticus muscle paralysis) 성대문틈새가 열리지 않기 때문에 호흡곤란이 일어난다.

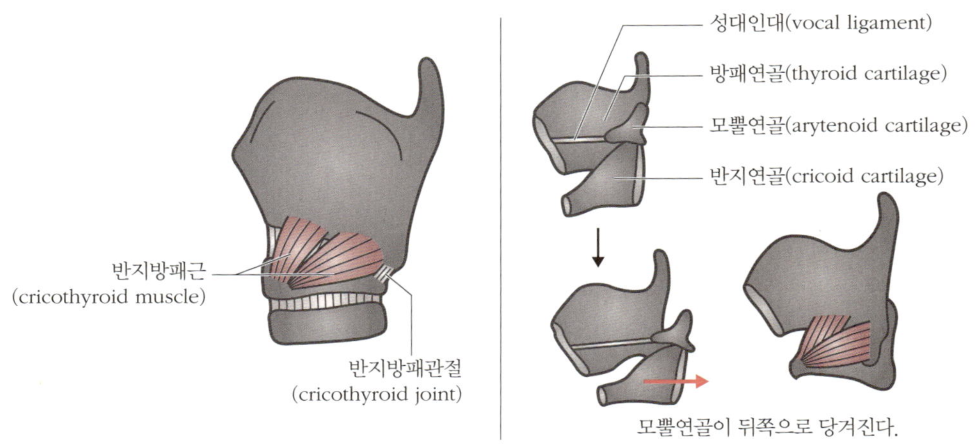

그림 8-118 반지방패근과 움직임
성대인대가 당겨져 긴장한다.

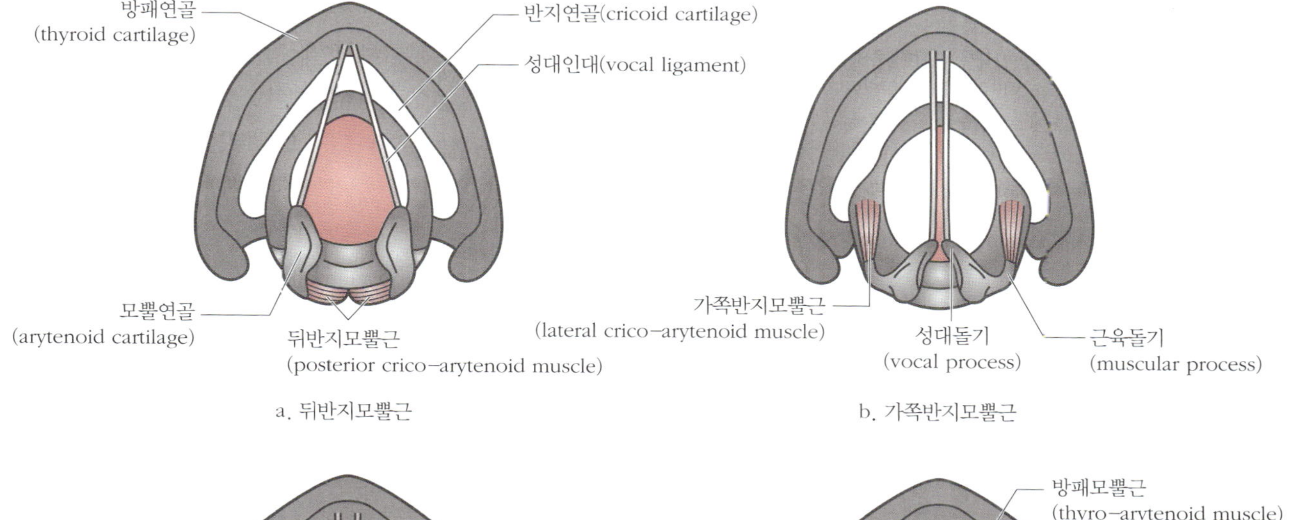

a. 뒤반지모뿔근

b. 가쪽반지모뿔근

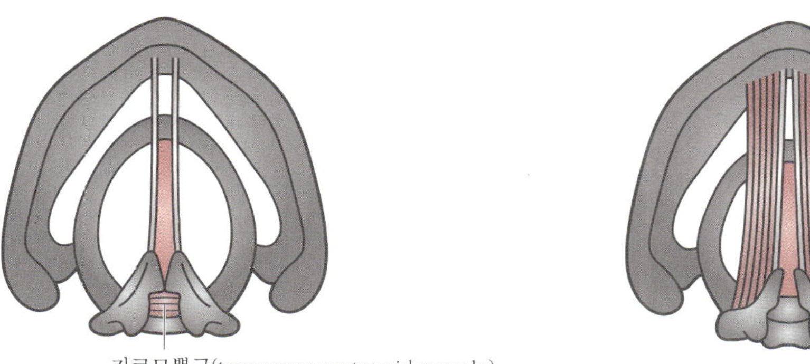

c. 가로모뿔근

d. 방패모뿔근

그림 8-119 내인후두근

성대문을 여는 것은 뒤반지모뿔근뿐이다.

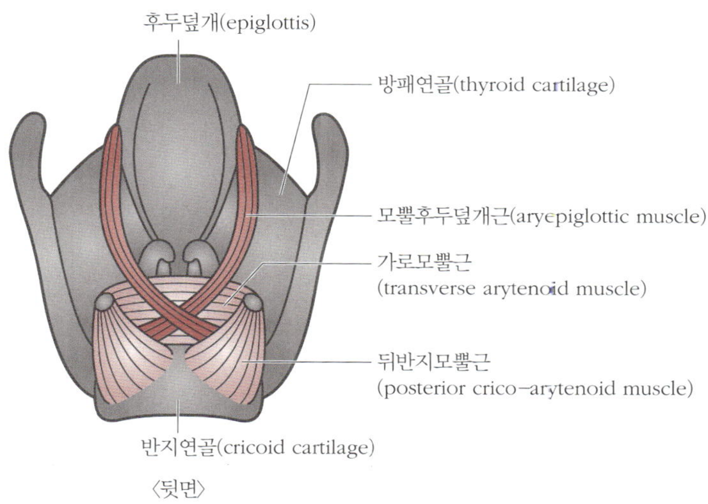

그림 8-120 모뿔후두덮개근

후두입구(aditus laryngis)를 닫힘하는 근육이다.

◆**가쪽반지모뿔근**(외측윤상피열근 lateral crico–arytenoid muscle, 그림 8–119b) 반지연골의 가쪽면에서 일어나 모뿔연골의 근육돌기에 붙는다. 임상적으로 **가쪽근**(lateralis)이라 한다.

작용 모뿔연골의 근육돌기를 앞쪽으로 당겨서 연골을 안쪽으로 회전시킨다(모음). 이 결과 좌우의 성대인대가 서로 접근하여 성대문틈새를 닫는다. 즉 **성대문폐쇄근**(모음근)이다.

◆**가로모뿔근**(횡피열근 transverse arytenoid, 그림 8–119c, 120) 모뿔연골의 뒤 안쪽면에서 일어나서 반대쪽 같은 부위에 붙는다. 즉 좌우 양쪽의 모뿔연골을 연결한다. 임상적으로는 **가로근**(transversus)이라 한다.

작용 좌우 양쪽의 모뿔연골을 서로 붙여서 성대문틈새의 뒷부분을 닫는다. 즉 **성대문폐쇄근**이다.

◆**모뿔후두덮개근**(피열후두개근 aryepiglottic muscle, 그림 8–120) 모뿔연골의 근육돌기에서 일어나서 비스듬하게 모뿔후두덮개주름의 안을 통해 위로 주행하여 후두덮개에 붙는다.

작용 좌우 양쪽의 근육이 동시에 수축되면 후두입구를 닫는다. 주로 삼킬 때에 후두입구를 닫는다. 삼키기에서는 후두 전체가 혀뿌리를 향해 끌려올라가서 후두입구가 후두덮개로 감싸져 닫히지만 모뿔후두덮개근에 의해서도 좁혀진다.

◆**방패모뿔근**(갑상피열근 thyro–arytenoid muscle, 그림 8–119d) 방패연골의 정중부 뒷면에서 일어나서 뒤를 주행하여 모뿔연골의 앞 바깥면에 붙는다. 근육섬유 일부는 성대인대로부터 일어나서 인대를 따라 성대주름 안을 주행하고 모뿔연골의 성대돌기에 붙는다. **성대근**(vocalis, 임상적으로는 **속근** internus)이라 한다.

작용 모뿔연골을 앞쪽으로 당겨 성대주름의 긴장을 줄인다(반지방패근의 대항작용). 또한 모뿔연골의 성대돌기를 안쪽으로 회전시키므로 성대문틈새를 닫는 작용도 한다.

성대근은 성대인대에서 생겨나므로 성대주름의 앞부분을 긴장시켜 뒷부분에 두께를 더한다. 이런 작용으로 발성 시 성대주름의 진동부분 길이 · 굵기를 미세하게 조절한다.

3 후두의 혈관 · 신경

혈관계

후두의 위쪽부위에는 **위후두동맥**(상후두동맥 superior laryngeal artery, ← 위갑상동맥 ← 바깥목동맥)이 분포하고, 아랫부위에는 **아래후두동맥**(하후두동맥 inferior laryngeal artery, ← 아래갑상동맥 ← 갑상목동맥 ← 빗장밑동맥)이 분포한다. 정맥은 거의 동맥을 따라 주행한다.

림프계

성대문보다 위쪽의 림프는 **위깊은림프절**(superior deep node)로 유입된다. 아래쪽의 림프는 **후두앞림프절**(prelaryngeal node) · **기관앞림프절**(pretracheal lymph node)에서 **깊은앞목림프절**로 유입된다.

후두암의 림프성 전이 : 성대문보다 위와 아래에는 특히 림프관이 발달하여 암(후두암)의 전이를 일으키기 쉽지만, 성대문 부위에서는 림프관이 발달되어 있지 않다.

신경

◆**감각섬유** 성대문보다 위쪽의 점막층에는 **위후두신경**(상후두지 superior laryngeal nerve)의 **속가지**(internal branch, ← 미주신경)가 분포한다. 아래쪽에는 **아래후두신경**(하후두신경 inferior laryngeal nerve, ← 되돌이후두신경)이 분포한다.

◆**운동섬유** 속후두근에 분포하는 운동섬유는 **되돌이후두신경**(반회후두신경 recurrent laryngeal nerve)에서 유래한다. 다만 반지방패근(전근)에는 **위후두신경의 바깥가지**(external branch)가 분포한다.

조롱박오목에 걸린 생선뼈가 점막층을 파열시켜 깊은 층의 위후두신경 안쪽가지를 손상시키는 경우가 있다.

후두의 기능

◆**기도** 후두는 기도의 일부이다. 정상인의 호흡에서는 좌우 양쪽의 성대주름이 서로 떨어져 있어 성대문틈새가 열린다.

성대문틈새는 들숨에는 약간 넓어지고, 날숨에는 약간 좁아진다. 특히 깊은 들숨에서 가장 넓게 열린다.

◆**폐쇄작용** 후두는 삼키기 때에 속공간을 닫아 기도로 음식물이 유입되는 것을 막는다. 후두안의 폐쇄는 후두 입구와 성대문틈새로 이루어진다.

성대문틈새의 폐쇄 : 성대문틈새의 폐쇄는 배변 · 배뇨 · 분만 등의 복압을 높일 때 필요하다. 즉 복압을 높일 경우에 우선 깊게 공기를 들이마신 후 성대문틈새를 닫아 들이마신 공기로 허파를 채워서 가로막이 올라가는 것을 막은 다음에 배벽의 근육을 수축한다.

재채기(sneeze)를 할 때에도 일시적으로 성대문틈새를 폐쇄한다. 공기를 들이마신 후 성대문틈새를 닫은 다음 날숨에 작용하는 근육을 강하게 수축시켜 가슴우리의 내압을 높인다. 이후 공기가 성대문틈새에서 갑자기 폭발적으로 방출되면 재채기가 일어난다. 이렇게 하여 기도의 이물질 등을 뱉어낸다.

◆**발성** 좌우의 성대주름을 서로 붙여서(가쪽반지모뿔근 · 가로모뿔근) 성대문틈새를 닫는 것과 함께 성대주름을 긴장시킨다(반지방패근). 그 다음 성대문틈새로부터 공기를 짧게 짧게 방출시키면 성대주름이 진동하여 소리가 발생한다. 즉 발성(phonation)이 이루어진다.

발성기관과 구음기관 : 후두에서 발성하는 소리를 **후두원음**(primary tone)이라 한다. 이것이 입안 · 코안 · 코결굴 · 인두 등의 공명강에서 바뀌고, 더욱이 입술 · 혀 · 물렁입천장 · 치아 · 아래턱 등의 작용이 더해져 모음, 자음을 만들고(**입소리** 구음 articulation) 특징 있는 음성이 된다. 그 때문에 후두를 발성기관이라고 하며, 인두 · 코 · 입 등을 모두 구음기관이라고도 한다.

소리 요소의 변화 : 음성(voice)에는 높이(어조) · 힘(크기) · 음색 등의 요소가 있다. 이러한 소리 요소의 변화는 성대주름에서 진동부분의 길이 · 긴장도 · 진동 폭 등의 미묘한 변화에 의해서 생긴다. 예를 들면 속삭임의 경우에는 성대문틈새의 앞부분(막사이부)을 닫고, 뒷부분(연골사이부)만 열어 공기를 방출하고 발성한다.

발성장애 : 발성장애(dysphonia)는 여러 기질적 원인 혹은 기능적 원인으로 일어난다. 가장 잦은 장애는 쉰소리(hoarseness)이다. 발성장애의 원인은 후두근의 마비에 의한 것도 많아서 특히 **되돌이후두신경마비**(recurrent nerve paralysis)가 임상적으로 중요하다.

되돌이후두신경이 한쪽에서 차단되면 그쪽의 성대주름은 모음 · 벌림의 중간위치를 취한다. 그러나 다른 쪽의 성대주름이 대신 작용하여 발성이 약하고 쉰소리가 된다. 양쪽의 되돌이후두신경이 차단되면 소리못냄증(발성불능 aphonia)이 되어 호흡곤란도 일으킨다.

H. 갑상샘 · 부갑상샘

1 갑상샘(갑상선 Thyroid gland) (그림 8-121)

갑상샘은 목의 앞면 아래쪽에 있는 내분비샘으로 앞쪽에서 보면 거의 H, U형태를 나타낸다. **왼엽**(left lobe) · **오른엽**(right lobe) 및 좌우 양엽을 잇는 **잘록**(isthmus)으로 되어 있다. 왼엽과 오른엽은 길이가 3~5 cm로 후두와 기관 윗부분의 양쪽에 맞닿아 있고(방패연골의 중앙에서 제5~6기관연골의 높이 정도), 잘록부위는 기관 윗부분(제2~4

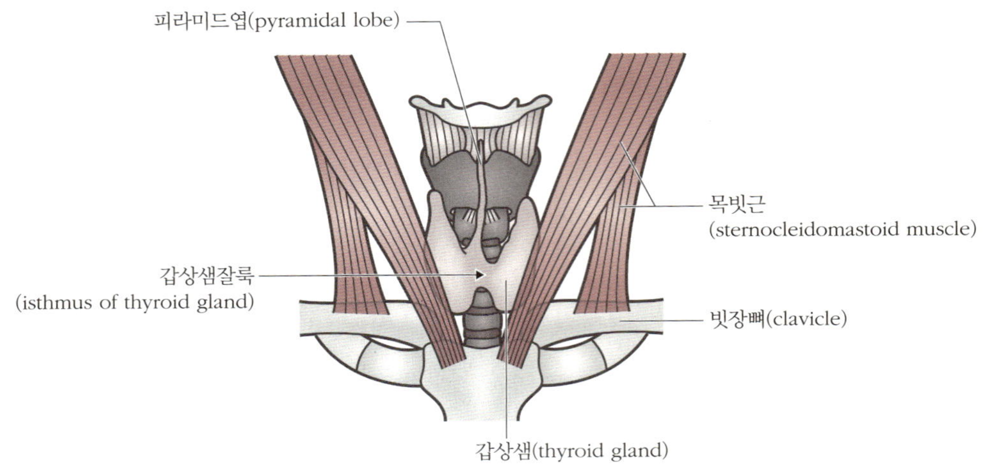

그림 8-121 갑상샘의 위치

기관연골의 높이)의 앞에 있다. 성인에서 갑상샘의 평균 무게는 남성 17 g, 여성 15 g이다.

잘록부위는 위쪽을 향해 길게 이어져서 **피라미드엽**(pyramidal lobe)을 만드는 경우가 있다(그림 8-121). 갑상샘은 바깥에서는 온목동맥에, 뒤쪽에서는 식도에 맞닿아 있고 앞에서는 목근막의 기관앞엽으로 감싸진다.

갑상샘종과 림프절의 감별 : 목근막의 기관앞엽으로 감싸지므로 갑상샘은 후두기관과도 결합되어 삼키기와 함께 위아래로 움직인다. 갑상샘이 비대해지면(갑상샘종 goiter) 체표면에서 만져지므로 삼키기운동과 함께 움직인다. 그에 비해 림프절 등은 일반적으로 삼키기운동에서 움직이지 않기 때문에 감별에 도움이 된다.

갑상샘비대 : 갑상샘이 비대해지는 경우에 갑상샘은 복장방패근의 방패연골에 붙어 있기 때문에 위쪽으로 확장되지는 않지만 아래쪽으로 확장되어 가슴안(세로칸)까지 도달하기도 한다. 갑상샘의 비대로 기관의 압박이나 편위가 생기기도 한다.

갑상샘의 혈관 · 신경

◆**동맥** 위갑상동맥 · 아래갑상동맥 및 맨아래갑상동맥이 분포한다(그림 8-122, 123).

위갑상샘동맥(상갑상선동맥 superior thyroid artery)은 바깥목동맥에서 일어나서 아래로 주행하여 갑상샘의 왼 · 오른엽의 위쪽끝으로 들어간다. **아래갑상샘동맥**(하갑상선동맥 inferior thyroid artery)은 갑상목동맥(← 빗장밑동맥)의 가지로서 온목동맥의 뒤쪽을 주행하여 갑상샘으로 들어온다.

맨아래갑상샘동맥(최하갑상선동맥 thyroid ima artery)은 일정하지 않은 동맥가지로서 팔머리동맥 혹은 대동맥활에서 생겨나 기관 앞을 위로 주행하여 잘록부위에 도달한다.

생리적 갑상샘비대 : 갑상샘은 혈관분포가 상당히 풍부한 기관으로 혈액량이 증가하면 비대되는 경우가 있다. 예를 들면 월경이나 임신 등에서 갑상샘비대가 생기기도 한다.

갑상샘수술 시의 주의할 점 : 동맥 근처에서 후두에 분포하는 신경(위 · 아래 후두신경)이 주행하므로 갑상샘 수술 시 신경을 손상시키지 않도록 주의해야 한다. 한쪽의 신경을 손상시키면 쉰소리가 나온다.

◆**정맥** 위 · 중간 · 아래 갑상샘정맥(그림 8-124)이 있다. **위 · 중간 갑상샘정맥**(상 · 중 갑상선정맥 superior and middle thyroid veins)은 갑상샘 양엽의 윗부분, 중간부분의 정맥이 모여 속목정맥으로 유입된다.

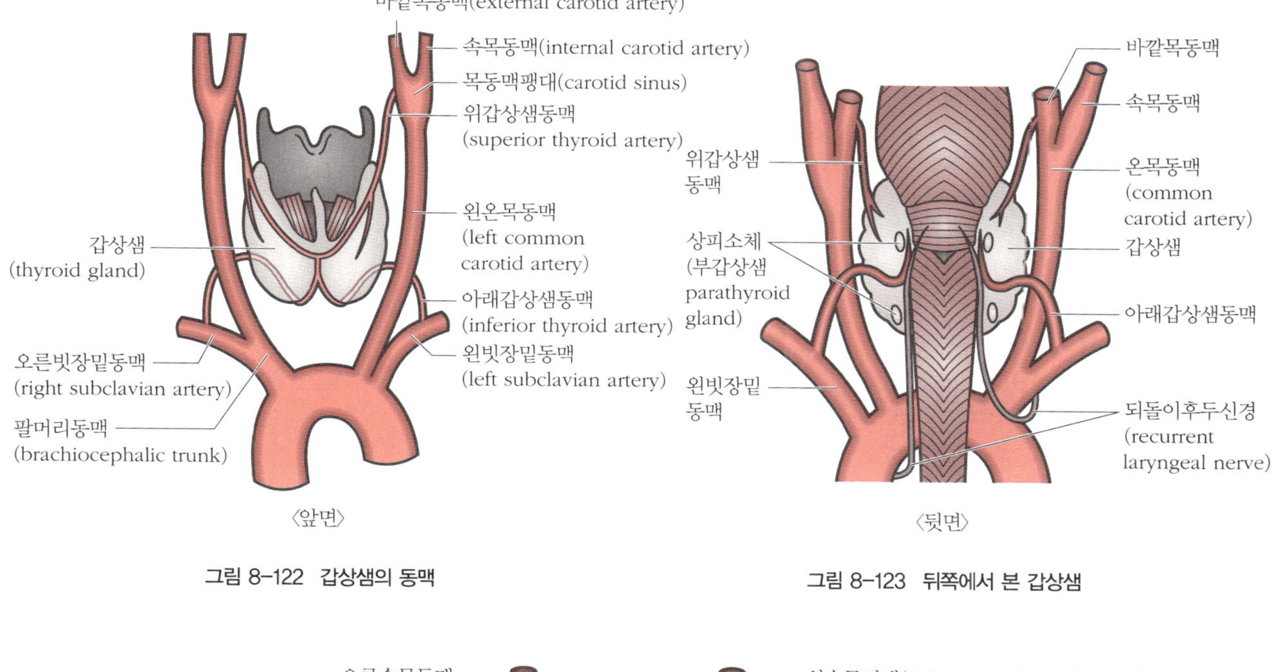

그림 8-122 갑상샘의 동맥

그림 8-123 뒤쪽에서 본 갑상샘

그림 8-124 갑상샘의 정맥

아래갑상정맥(inferior thyroid vein)은 갑상샘 아래쪽에서 생겨서 기관 앞을 아래로 주행한 후 왼팔머리정맥으로 유입된다.

◆**림프계** 갑상샘에서 나오는 림프관은 대부분 위로 주행하여 **깊은목림프절**(심경부림프절 deep cervical node)로 들어간다. 일부는 아래로 주행하여 **기관앞 · 기관곁림프절**(pretracheal and parathracheal nodes)로 유입된다.

◆**신경** 미주신경 · 교감신경(위 · 중간 목신경절)의 섬유를 받는다.

2 부갑상샘(부갑상선 Parathyroid gland)

부갑상샘(그림 8-123)은 위아래 2쌍으로 총 4개 있고, 각각 쌀알 크기 정도(지름 3~6 mm)의 내분비샘으로 갑상샘의 좌우 양엽 뒤모서리에 있다.

위쪽의 1쌍(**위부갑상샘** 상부갑상선 superior parathyroid gland)은 갑상샘의 왼 · 오른엽 뒤모서리 거의 중앙 높이에 있고, 아래의 1쌍(**아래부갑상샘** 하부갑상선 inferior parathyroid gland)은 갑상샘의 왼 · 오른엽 아래끝 근처에 있다. 아래부갑상샘은 종종 갑상샘과 떨어진 곳에 위치한다. 육안으로는 부갑상샘조직과 갑상샘조직을 구별하기 어렵다.

동맥은 위 · 아래 갑상동맥의 가지를 받지만 주로 **아래갑상동맥**에서 혈액을 받는다.

양쪽의 아래갑상동맥을 결찰(ligation)하면 부갑상샘의 기능장애가 일어나기도 한다.

Ⅳ. 머리와 목의 혈관 · 신경

A. 동맥

머리와 목에 분포하는 동맥(그림 8-125)은 주로 온목동맥에서 유래하지만 일부는 빗장밑동맥에서도 일어난다.

1 빗장밑동맥(쇄골하동맥 Subclavian artery) (그림 8-126)

빗장밑동맥은 오른쪽은 팔머리동맥으로부터 생겨나고, 왼쪽은 대동맥활로부터 생겨난다. 동맥은 허파꼭대기의 앞을 바깥방향으로 향하여 빗장뼈의 뒤쪽을 지나 겨드랑에 도달하고, 겨드랑동맥이 되어 위팔로 들어간다.

빗장밑동맥은 목에서 앞목갈비근의 뒤(목갈비근틈)를 지나 제1갈비뼈 위를 주행하고, 다음의 가지를 낸다.

목갈비근틈새를 지나는 혈관 · 신경 : 목갈비근틈에는 빗장밑동맥과 팔신경얼기가 주행한다. 동맥은 앞에 있고, 신경얼기는 뒤에 있다. 빗장밑정맥은 앞목갈비근 앞을 주행한다.

표면해부학

빗장밑동맥은 복장빗장관절의 위모서리에서 빗장뼈의 중점을 향해 완만한 활모양 곡선을 그리며 주행한다. 동맥의 맨 꼭대기는 빗장뼈의 약 2 cm 위쪽까지 도달한다.

척추동맥(추골동맥 Vertebral artery)

빗장밑동맥의 시작부위에서 생겨나 안쪽 위를 지나서 제6목뼈의 가로돌기에 이르고, 그것보다 위쪽 6개 목뼈(제1~6목뼈)의 가로돌기구멍을 통해 위로 올라가서 큰뒤통수구멍에서 머리안으로 들어간다(그림 8-127a).

머리안으로 들어가면 좌우 척추동맥은 합쳐져서 1개의 **뇌바닥동맥**(뇌저동맥 basilar artery)이 된다. 뇌바닥동맥은 뇌줄기 · 소뇌에 가지를 내면서 앞으로 가고, 다시 좌우로 나누어져 뒤대뇌동맥이 된다.

속가슴동맥(내흉동맥 Internal thoracic artery)

빗장밑동맥 시작부위의 아래쪽에서 일어나서 가슴 앞벽 안쪽면 아래로 주행한다.

갑상목동맥(갑상경동맥 Thyrocervical trunk) (그림 8-126)

앞목갈비근 안쪽의 빗장밑동맥에서 생겨나며, 짧고 곧은 다음의 3가지로 나누어진다.

◆ **아래갑상샘동맥**(하갑상선동맥 inferior thyroid artery)　안쪽 위로 올라가 갑상샘의 아래끝에 도달하여 갑상샘에

분포한다. 그 외 오름목동맥(가로막신경의 안쪽을 따라서 위로 올라가서 척추사이구멍을 거쳐 척수가지를 낸다)이나 후두(아래후두동맥)・기관(기관가지)・인두(인두가지)・식도(식도가지)에도 분포한다.

◆**가로목동맥**(경횡동맥 transverse cervical artery) 앞목갈비근을 가로지르고 주변 근육에 가지를 낸다.

◆**어깨위동맥**(견갑상동맥 suprascapular artery) 앞목갈비근 앞을 바깥쪽으로 주행하여 어깨뼈 위모서리를 넘어 뒷면에 이르고, 가시위오목으로 들어가서 가시아래오목에 도달한다.

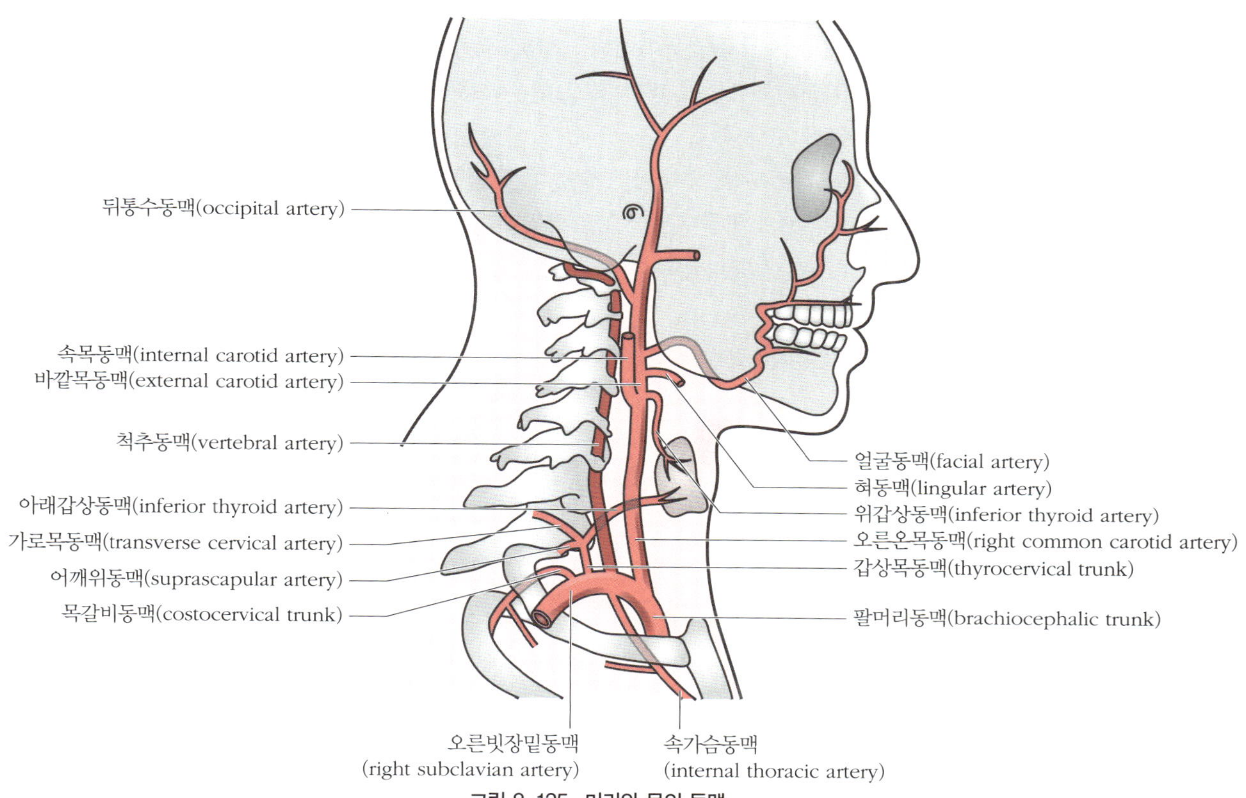

그림 8-125 머리와 목의 동맥

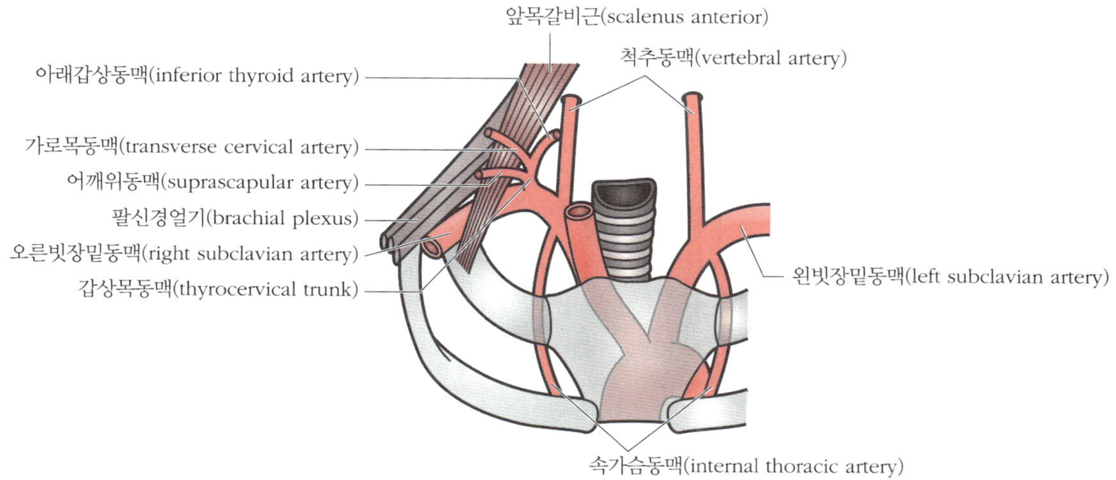

그림 8-126 빗장밑동맥

목갈비동맥(늑경동맥 Costocervical trunk) (그림 8-125)

빗장밑동맥 뒤쪽에서 생겨서 허파꼭대기 위 뒤쪽을 주행하고 다음의 2가지로 나누어진다.

◆ **깊은목동맥**(심경동맥 deep cervical artery) 뒤쪽방향으로 주행하고 뒤목부위의 등쪽근육에 분포한다.

◆ **맨위갈비사이동맥**(최상늑간동맥 uppermost intercostal artery) 제1갈비뼈의 목 앞쪽을 아래로 내려와서 제1 · 2 갈비사이에 분포한다(제1 · 2 갈비사이동맥 first and second posterior intercostal arteries).

2 온목동맥(총경동맥 Common carotid artery)

온목동맥은 머리와 목에 혈액을 보내는 줄기동맥이다. 오른온목동맥은 오른쪽 복장빗장관절의 뒤쪽에서 팔머리동맥(완두동맥 brachiocephalic trunk)으로부터 생겨나고, 왼온목동맥은 대동맥활에서 생겨나 2~3 cm 위로 올라간 후 왼쪽의 복장빗장관절 뒤쪽에 도달한다.

온목동맥은 기관을 지나 후두의 가쪽을 따라서 올라가고, 방패연골 위모서리 높이(제6목뼈 높이로 생체에서는 후두융기의 높이에 해당한다)에서 속목동맥과 바깥목동맥으로 나눠진다.

온목동맥은 속목정맥(바깥) · 미주신경(뒤 바깥)과 함께 목근막의 목동맥신경집에 싸여서 척추앞근육과 목뼈가로돌기 앞으로 주행한다.

온목동맥의 갈라짐부위는 퇴행성병변(동맥경화)이 일어나기 쉬운 곳이다.

표면해부학

온목동맥은 아래쪽에서는 목빗근으로 덮여 있지만 윗부분, 즉 갈라지는 부위 근처에서는 목동맥삼각(p.543)으로 나타나 체표면에서 동맥을 만질 수 있다.

속목동맥(내경동맥 Internal carotid artery)

온목동맥에서 생겨나고 바깥목동맥의 뒤 바깥쪽에서 인두의 가쪽을 따라 위로 올라간다. 속목동맥은 목에서는 가지를 내지 않고 위로 올라가서 머리바닥면에 도달한다. 또한 목동맥관을 통해 머리안으로 들어가서 주로 머리뼈 안쪽 특히 뇌 · 시각기계에 혈액을 공급한다(그림 8-127a).

머리뼈 안쪽에서는 중간머리뼈우묵 터키안장의 옆쪽을 앞방향으로 지나서 눈동맥 · 앞대뇌동맥 · 중간대뇌동맥의 3개 주 가지로 나누어진다.

목동맥팽대와 목동맥토리

속목동맥의 시작부위는 약간 부풀어 있어 **목동맥팽대**(경동맥동 carotid sinus)라 불린다. 여기에서 동맥벽의 중간막은 약간 얇고, 바깥막에는 들신경섬유(혀인두신경)가 분포한다.

목동맥팽대는 혈압의 변동을 받아들이는 **압력수용기**(pressoreceptor)로서 작용한다. 혈압이 높아지면 동맥벽이 신장되어 수용체가 자극된다. 그 흥분이 구심섬유를 통해 숨뇌에 전달되면 반사적으로 혈관확장과 심장박동의 감소가 일어난다(목동맥팽대반사 carotid sinus reflex). 이와 같이 목동맥팽대는 특히 뇌동맥의 혈압을 조절하는 기능을 한다.

온목동맥의 갈라지는 부위에는 **목동맥토리**(경동맥체 carotid body)라고 하는 지름 1~2 mm의 소체(body)가 있다.

목동맥토리는 혈액의 화학적 변화, 특히 산소 · 탄산가스 양의 변화를 감수하는 **화학수용체**(chemoreceptor)로서 작용한다. 혈액의 화학적 변화가 목동맥토리에서 수용되면 호흡중추 · 순환중추가 개입되어 반사적으로 호흡 · 박동 등의 변화가 일어난다(목동맥토리반사 carotid body reflex). 이와 같이 목동맥토리는 특히 뇌의 혈액순환

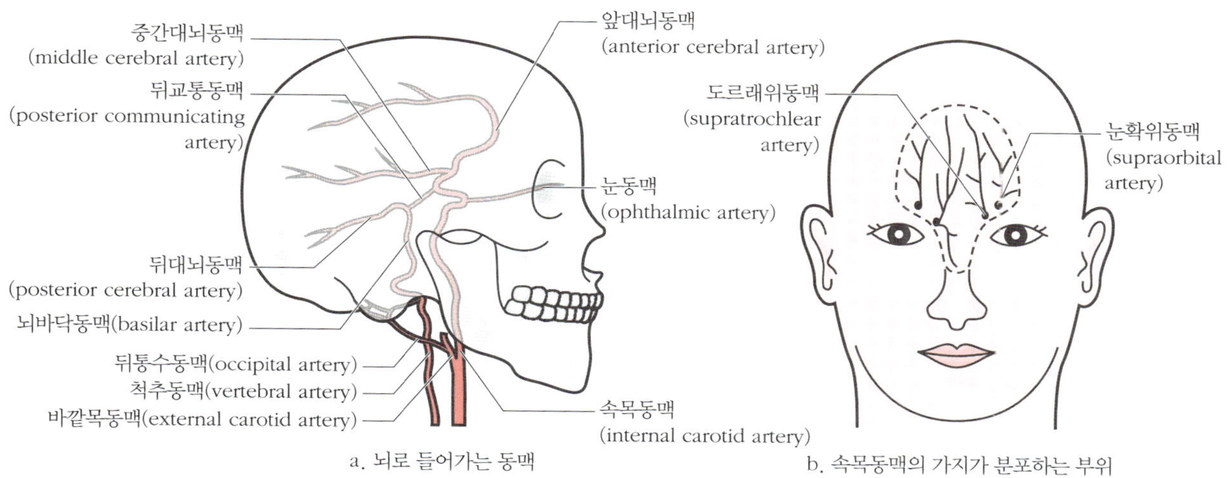

그림 8-127 속목동맥

을 조절하는 데 도움을 준다.

속목동맥은 다음의 가지로 나누어진다.

◆**눈동맥**(안동맥 ophthalmic artery) 눈동맥은 중간머리뼈우묵의 앞침대돌기 안쪽에서 속목동맥으로부터 생겨나고, 시각신경과 함께 시각신경관을 지나서 눈확으로 들어와 여러 가지로 나누어진다. 눈확의 내용(눈알 · 덧시각구조) 및 이마부위 · 코안벽의 일부에 분포한다(그림 8-127).

◆**대뇌동맥**(cerebral arteries) 속목동맥은 2개의 끝가지(**앞대뇌동맥** anterior cerebral artery과 **중간대뇌동맥** middle cerebral artery)가 되고 대뇌에 혈액을 보낸다.

좌우의 앞대뇌동맥 · 중간대뇌동맥은 뇌바닥동맥(← 척추동맥)과 연결되어 뇌바닥에서 고리형태의 동맥고리(**대뇌동맥고리** 대뇌동맥륜 cerebral arterial circle, circle of willis)를 만든다.

바깥목동맥(외경동맥 External carotid artery)

바깥목동맥(그림 8-128)은 초기에는 속목동맥의 위로 주행하고, 점차 속목동맥의 앞으로 나온다. 그리고 위로 주행하면서 바깥으로 나와 그대로 턱뼈각의 안쪽을 지나고, 턱관절 뒤쪽 아래에서 2개의 끝가지(위턱동맥과 얕은관자동맥)로 나누어진다.

바깥목동맥은 위쪽에서 붓돌기 · 붓혀근의 바깥을 주행하고 속목동맥은 그 안쪽을 주행한다.

바깥목동맥은 8개의 가지를 내고, 주로 목의 윗부분 · 머리의 가쪽부위(얼굴 · 머리표면층 등) 및 뇌경질막에 혈액을 보낸다.

바깥목동맥의 시작부위는 속목동맥과 거의 같은 굵기지만 목에서 가지를 내어 가늘어진다.

바깥목동맥은 다음의 가지로 나누어진다(그림 8-128, 129).

◆**위갑상샘동맥**(상갑상선동맥 superior thyroid artery) 바깥목동맥의 고정말단부위에서 생겨나 기관 · 후두의 옆벽을 따라서 같은 명칭의 정맥 · 위후두신경(← 미주신경)과 함께 앞쪽아래로 주행하여 갑상샘의 상단에 이른다. 갑상샘 이외에, 후두(**위후두동맥** 상후두동맥 superior laryngeal artery) · 목뿔아래근 · 목빗근 등에도 분포한다.

◆**오름인두동맥**(상행인두동맥 ascending pharyngeal artery) 바깥목동맥의 시작부위 근처에서 생기는 작은 동맥가지로, 인두의 옆벽을 따라 올라가서 인두 · 편도 · 물렁입천장 · 귀관 등에 분포한다. 혀밑신경관 · 목정맥구멍으로부터 머리안으로 들어오고 뒤머리뼈우묵의 뇌경질막에도 분포한다(**뒤경막동맥** posterior meningeal artery).

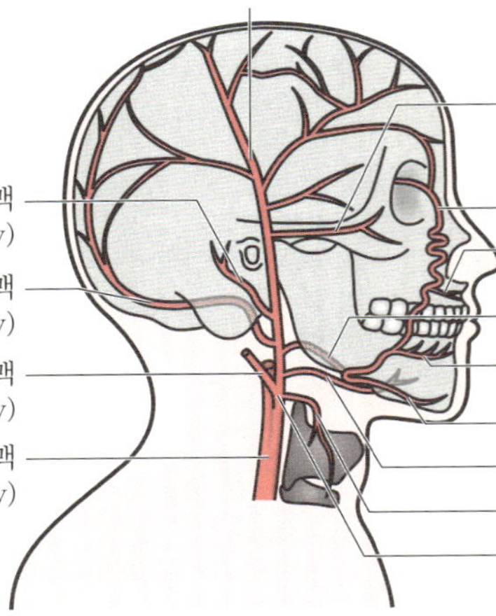

얕은관자동맥(superficial temporal artery)
얼굴가로동맥(transverse facial artery)
뒤귓바퀴동맥 (posterior auricular artery)
눈구석동맥(angular artery)
윗입술동맥(superior labial artery)
뒤통수동맥 (occipital artery)
얼굴동맥(facial artery)
아랫입술동맥(inferior labial artery)
오름인두동맥 (ascending pharyngeal artery)
턱끝밑동맥(submental artery)
온목동맥 (common carotid artery)
혀동맥(lingular artery)
위갑상동맥(superior thyroid artery)
바깥목동맥(external carotid artery)

그림 8-128 바깥목동맥

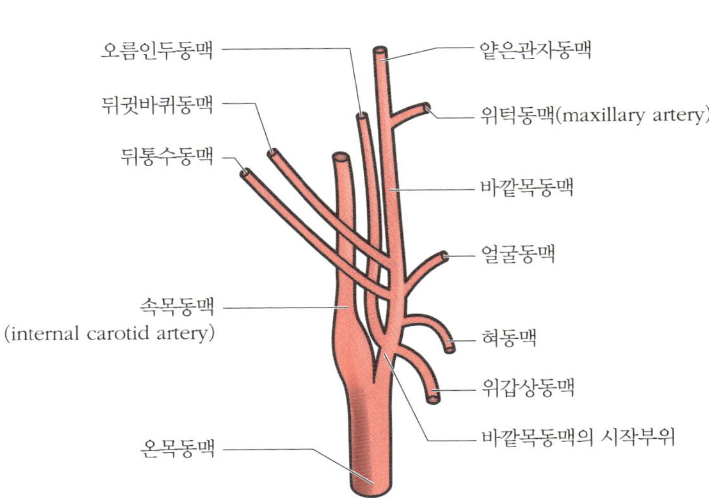

그림 8-129 바깥목동맥의 가지

◆**혀동맥**(설동맥 lingual artery) 목뿔뼈의 높이에서 바깥목동맥으로부터 생겨나고, 목뿔혀근의 깊은 부분을 앞쪽으로 주행하여 혀로 들어온다. 혀 외에 그 부근(목뿔위근육 · 턱밑샘 · 혀밑샘 등)에도 분포한다.

◆**얼굴동맥**(안면동맥 facial artery) 혀동맥 약간 위쪽의 바깥목동맥 앞에서 생겨나서 턱뼈각 안쪽에서 턱밑샘 윗면을 앞으로 주행한 후 아래턱뼈몸통의 아래모서리를 돌아 얼굴로 나온다. 얼굴로 나오면 구불구불 주행하면서 입꼬리를 경유하여 코의 옆모서리를 따라 올라가서 안쪽눈구석(눈구석)에 이른다. 그리고 다음의 가지에 분포한다.

1) **오름입천장동맥**(상행구개동맥 ascending palatine artery) : 인두의 가쪽을 따라 올라가서 입천장 · 목구멍편도 등에 분포한다.

2) **턱끝밑동맥**(이하동맥 submental artery) : 얼굴동맥이 아래턱의 아래모서리를 돌아가는 곳에서 생겨나 턱목뿔근의 아랫면을 앞쪽으로 주행하여 턱밑샘 등에 분포한다.

3) **윗입술동맥 · 아래입술동맥**(상 · 하순동맥 inferior and superior labial branches) : 입꼬리의 부근에서 생겨나 아랫입술과 윗입술의 안쪽을 주행하여 반대쪽의 동맥과 연결되어 동맥고리를 만든다. 윗입술동맥은 아래입술동맥보다 굵고, 상당히 구불구불 주행한다.

4) **눈구석동맥**(안각동맥 angular artery) : 얼굴동맥의 끝가지로 안쪽눈구석에 이른다. 이 동댁은 안쪽눈구석에서 눈동맥(← 속목동맥)의 가지(콧등동맥)와 연결된다. 즉 이곳에서 바깥목동맥과 속목동맥이 연결되어 있다.

표면해부학

얼굴동맥이 아래턱뼈의 아래모서리를 돌아 얼굴로 나오는 곳은 체표면을 통해 맥박(facial pulse)으로 만져진다. 이 부위는 깨물근의 앞모서리(치아를 강하게 물면 만져진다)에 해당한다.

◆ **뒤통수동맥**(후두동맥 occipital artery) 얼굴동맥과 거의 같은 높이의 바깥목동맥 뒤쪽에서 생겨난다. 위턱두힘살근의 뒤힘살 아래모서리를 따라 뒤쪽으로 주행하고, 꼭지돌기의 안쪽을 뒷방향으로 돌아 위로 올라가서 뒤통수부위 · 마루부위에 분포한다. 주된 가지를 2개 내는데, 이것들은 목빗근에 분포한다.

표면해부학

뒤통수동맥은 뒤통수부위의 위목덜미선 높이에서 등세모근과 목빗근의 사이에서 만져지기도 한다.

◆ **뒤귓바퀴동맥**(후이개동맥 posterior auricular artery) 뒤통수동맥 위쪽에 있는 바깥목동맥 뒤쪽에서 생겨나는 작은 가지로 귓바퀴 뒤 위로 올라가서 그 부근에 분포한다.

◆ **얕은관자동맥**(천측두동맥 superficial temporal artery) 바깥목동맥의 2개 끝가지 중 하나로, 턱뼈목 뒤쪽에서 생겨나 귀밑샘을 뚫고 귓바퀴 앞을 위로 올라간다. 이마가지와 마루가지로 나누어져 관자부위에 분포한다. 다시 **얼굴가로동맥**(transverse facial artery)이 되어 귀밑샘 안의 얕은관자동맥에서 나뉘어져 광대활과 귀밑샘관 사이를 수평으로 앞으로 주행하여 얼굴 옆부분에 분포한다.

표면해부학

얕은관자동맥은 바깥귀길의 바로 앞, 광대활의 바닥부에서 맥박을 만질 수 있다. 고령자에서는 이리저리 구부러져 주행하는 동맥을 볼 수 있다.

◆ **위턱동맥**(악동맥 maxillary artery, 그림 8-130) 바깥목동맥 2끝가지의 하나이다. 턱뼈목 뒤에서 생겨나 아래턱뼈가지의 안쪽(관자아래우묵)을 앞으로 주행하여 날개입천장오목으로 들어간다. 위턱동맥은 얼굴 · 머리의 깊은 부위(뇌경질막 · 고실 · 씹기근육 · 위턱뼈 · 아래턱뼈 · 치아 · 잇몸 · 입천장 · 코안 등)에 넓게 분포하는 동맥으로 주행하면서 많은 가지를 낸다.

위턱동맥의 주행을 3부분으로 나누어 각 부분에서 생기는 주된 가지(그림 8-131)를 열거한다.

1) 턱관절의 안쪽에서 생기는 가지

① **중간뇌막동맥**(중경막동맥 middle meningeal artery) : 위쪽으로 주행해서 뇌막동맥구멍을 통해 머리안(중간머리뼈우묵)으로 들어가고, 머리덮개뼈 옆벽의 안쪽면을 주행하여 이마가지와 마루가지로 나누어진다. 뇌막의 대부분과 머리덮개뼈에 분포한다.

경질막바깥출혈 : 중간뇌막동맥은 임상적으로 중요하다. 동맥은 머리안에서 뼈와 뇌경질막 사이를 주행한다. 뼈에는 동맥과 일치하는 고랑모양의 오목(동맥고랑)을 볼 수 있다. 머리뼈골절 시 동맥이 함께 손상되어 출혈이 일어나는 경우가 있다(**경질막바깥출혈** 경막외출혈 epidural hemorrhage). 특히 관자부위를 부딪히거나 가격당하면 동맥이 이마가지와 마루가지로 갈라지는 부위가 손상되는 경우가 많다. 이 부위는 머리관자면의 관자놀이점에 해당한다.

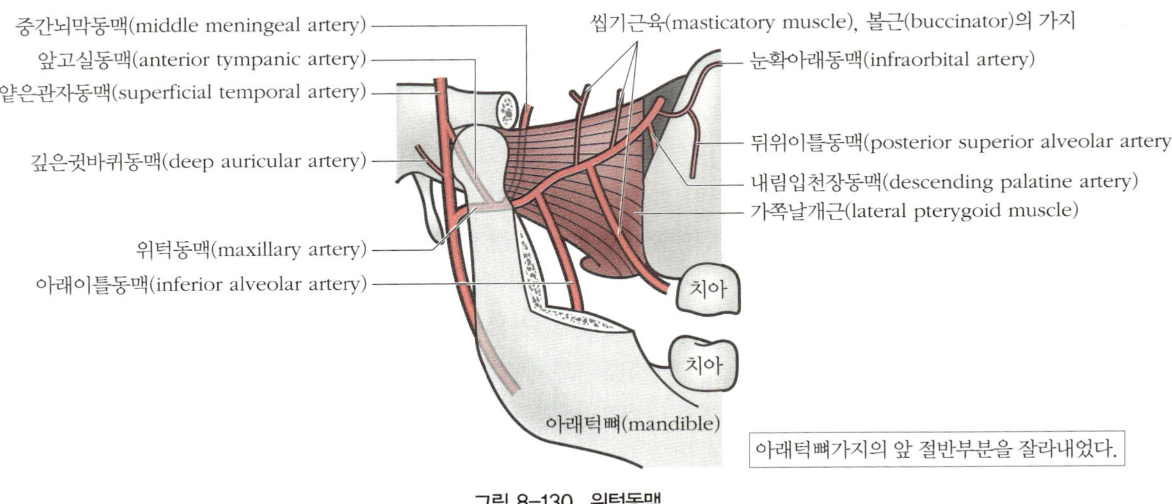

그림 8-130 위턱동맥

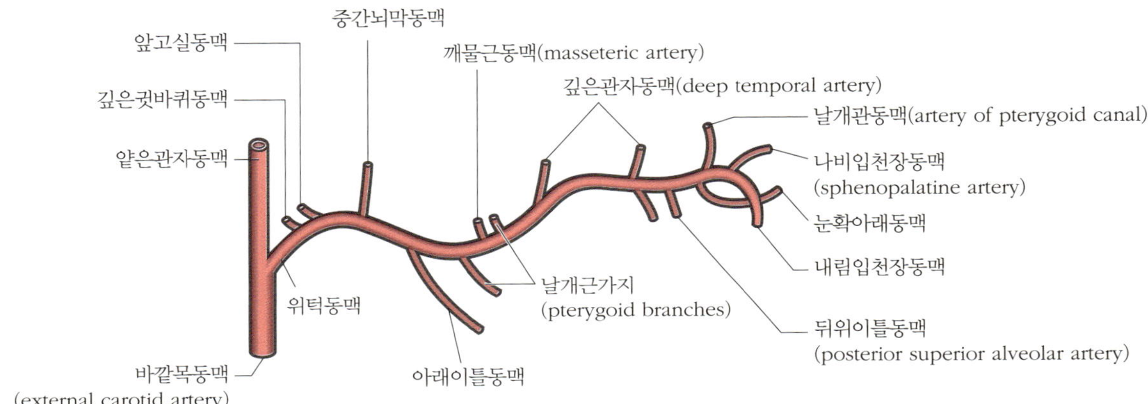

그림 8-131 위턱동맥의 가지

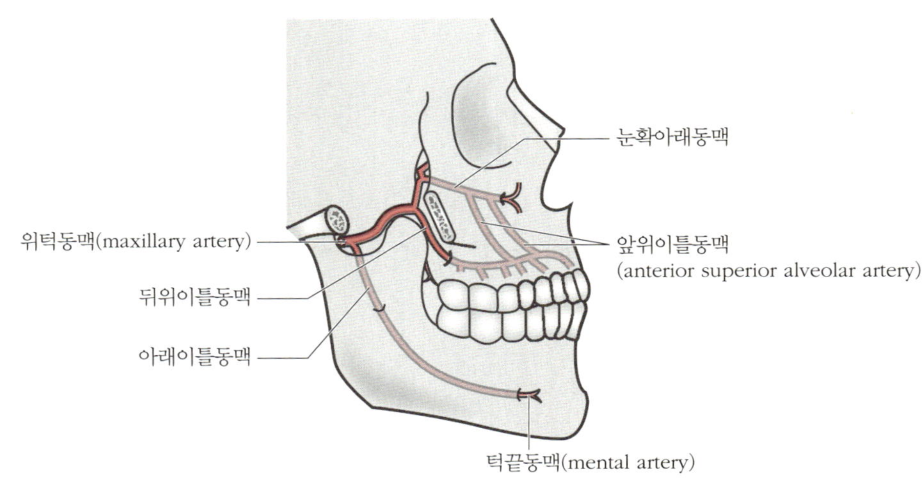

그림 8-132 위턱동맥의 날개입천장오목에서의 가지

② **아래이틀동맥**(하치조동맥 inferior alveolar artery, 그림 8-132) : 동맥은 위턱동맥에서 거의 수직으로 아래로 주행하고, 아래턱뼈가지 안쪽면의 턱뼈구멍을 통해 턱뼈관으로 들어간다. 아래턱뼈 · 치아 · 잇몸 등에 가지를 내면서 관안을 주행하고, 아래턱뼈몸통 앞면의 턱끝구멍에서 나와 **턱끝동맥**(mental artery)이 되어 그 부근에 분포한다.

그 외 위턱동맥은 턱관절 근처에서 바깥귀길 · 고막 · 고실 등에 작은 가지를 낸다.

2) **관자아래우묵에서 생기는 가지** : 위턱동맥은 관자아래우묵을 주행하는 동안 씹기근육(관자근 · 깨물근 · 가쪽날개근 · 안쪽날개근) 및 근육에 분포하는 가지를 낸다. 관자근에 분포하는 가지를 깊은관자동맥(deep temporal artery)이라 한다. 깊은관자동맥은 관자근과 뼈막 사이를 주행한다.

깊은관자동맥은 관자근을 지배하고 있으므로 뇌외과수술에서 관자부를 통해 접근할 때 손상시키지 않도록 주의해야 한다.

3) **날개입천장오목에서 생기는 가지**(그림 8-132) : 위턱동맥은 날개입천장오목으로 들어가서 위턱뼈 · 위턱의 치아 · 코안벽 · 입천장 등에 분포하는 가지를 낸다(날개입천장오목, p.516).

① **뒤위이틀동맥**(후상치조동맥 posterior superior alveolar artery) : 위턱뼈 안으로 들어가 위턱굴 · 위턱의 치아 · 잇몸에 분포한다.

② **눈확아래동맥**(안와하동맥 infraorbital artery) : 날개입천장오목에서 아래눈확틈새를 거쳐서 눈확으로 들어오고, 나아가 눈확아래관을 통해 눈확아래구멍에서 얼굴로 나와 그 근처에 분포한다. 눈확아래동맥은 위턱굴 · 위턱의 치아 · 잇몸에도 동맥(**앞위이틀동맥** anterior superior alveolar artery)을 낸다.

③ **내림입천장동맥**(하행구개동맥 descending palatine artery) : 위턱동맥에서 나와 아래를 향하고 날개입천장오목을 통해 큰입천장관을 거쳐서 입천장으로 나와(**큰입천장동맥** 대구개동맥 greater palatine artery) 입천장에 분포한다. 작은 가지는 작은입천장구멍을 통해 입천장으로 나와(**작은입천장동맥** 소구개동맥 lesser palatine artery) 물렁입천장 · 목구멍편도에 분포한다.

④ **날개관동맥**(익돌관동맥 artery of pterygoid canal) : 가느다란 동맥으로 날개입천장오목에서 뒤쪽을 향하고 날개관을 통해 귀관 · 인두의 윗부분에 분포한다.

⑤ **나비입천장동맥**(접형구개동맥 sphenopalatine artery) : 위턱동맥의 끝가지. 날개입천장오목에서 나비입천장구멍을 통해 코안의 뒤 윗부분으로 나오고, 코안 가쪽벽의 뒤 아랫부위 · 코사이막에 분포한다.

B. 정맥

머리와 목의 정맥(그림 8-133)은 대부분이 **속목정맥**(내경정맥 internal jugular vein)으로 모인다. 일부 정맥은 팔의 정맥이 모이는 **빗장밑정맥**(subclavian vein)으로도 유입된다. 속목정맥과 빗장밑정맥은 합쳐져서 **팔머리정맥**(완두정맥 brachiocephalic vein)이 된다. 좌우의 팔머리정맥은 위대정맥(상대정맥 superior vena cava)으로 유입된다.

그 외 목의 얕은 층에는 바깥목정맥(외경정맥 external jugular vein)과 앞목정맥(전경정맥 anterior jugular vein)이 주행한다.

1 빗장밑정맥(쇄골하정맥 Subclavian vein) (그림 8-134)

빗장밑정맥은 빗장밑동맥의 분포영역에서부터 정맥을 모으고 빗장밑동맥 앞을 평행하게 주행한다.

빗장밑동맥은 앞목갈비근의 뒤쪽(목갈비근틈새)을 지나지만, 빗장밑정맥은 앞목갈비근의 앞을 안쪽으로 주행한다. 빗장밑정맥은 복장빗장관절 뒤쪽에서 속목정맥과 합쳐져 팔머리정맥이 된다.

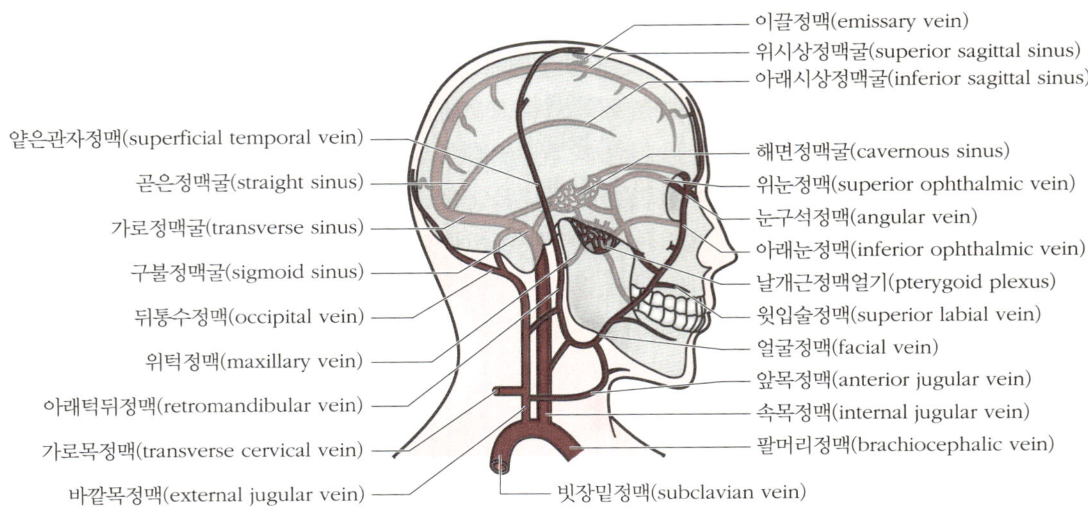

그림 8-133 머리와 목 부위의 정맥

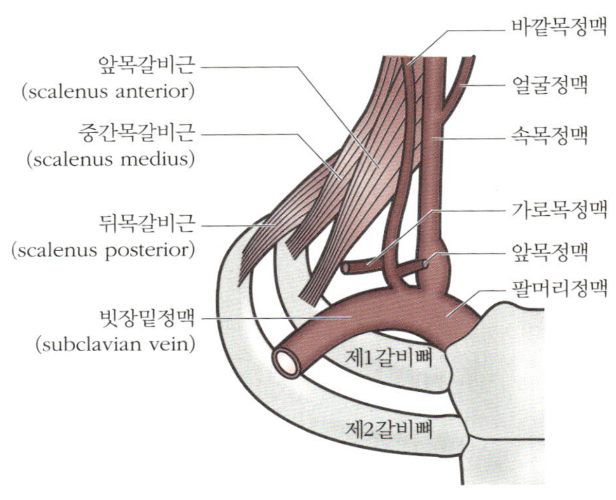

그림 8-134 팔머리정맥
빗장밑정맥, 바깥목정맥, 속목정맥이 합쳐져서 팔머리정맥이 된다.

중심정맥카테터 : 빗장밑정맥은 정맥천자(vein puncture)나 고칼로리 경정맥영양 · 중심정맥압의 측정 등을 위한 카테터 삽입(중심정맥카테터삽입 central venous catheterization)에 이용된다.

2 속목정맥(내경정맥 Internal jugular vein)

머리 안쪽에는 속목동맥, 머리 바깥에는 바깥목동맥이 분포하며 속 · 바깥 목동맥이 분포하는 영역에서의 정맥은 속목정맥으로 유입된다.

속목정맥은 머리바닥의 목정맥구멍에서 머리안의 구불정맥굴과 이어지며 목부위를 아래로 주행한다.

속목정맥은 위끝부위와 아래끝부위에서 약간 확장된다. 이 부위를 각각 **목정맥위망울**(경정맥상구 superior bulb of jugular vein) · **목정맥아래망울**(경정맥하구 inferior bulb of jugular vein)이라 한다(그림 8-135).

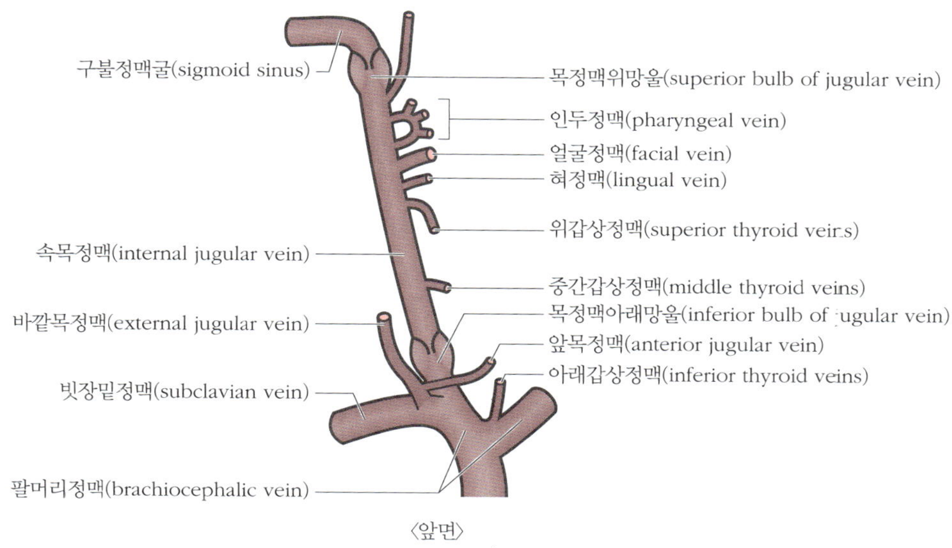

그림 8-135 속목정맥의 위망울과 아래망울

목정맥 위망울과 아래망울에는 판막이 있으며, 판막은 배안속압이 높아지는 경우에 혈액의 역류를 막고 뇌에 압력이 미치는 것을 방지한다.

속목정맥은 속목동맥(앞쪽) 다음의 온목동맥(안쪽), 미주신경(바깥쪽)과 함께 목혈관신경집으로 싸여 있다. 속목정맥 주변에는 깊은목림프절이 존재한다.

정맥각

속목정맥과 빗장밑정맥이 합류되는 곳을 정맥각(venous angle)이라 한다. 왼쪽 정맥각에는 가슴림프관이 열리고, 오른쪽 정맥각 주위에는 오른쪽림프관줄기가 지난다.

속목정맥의 뿌리

속목정맥에는 뇌 · 얼굴 · 목으로부터 여러 정맥(예 : 혀정맥, 인두정맥, 위 · 중간 갑상정맥)이 들어온다. 다음에 주된 것만 열거한다.

◆**아래바위정맥굴**(하추체정맥동 inferior petrosal sinus) 해면정맥굴과 속목정맥을 연결한다.

◆**얼굴정맥**(안면정맥 facial vein) 얼굴정맥은 얼굴동맥의 분포영역인 얼굴 얕은부분으로부터 정맥을 받는다. 얼굴정맥은 안쪽눈구석에서 시작되어(**눈구석정맥** 안각정맥 angular vein) 얼굴동맥의 뒤쪽을 따라 비스듬하게 아래로 주행하고, 속 · 바깥 목동맥과 혀밑신경의 얕은부분을 뒤 아랫방향으로 지나 목뿔뼈의 높이에서 눈정맥 또는 바깥목정맥에 유입된다(그림 8-136).

정맥굴혈전정맥염 : 얼굴정맥은 연결이 풍부하고, 또한 얼굴의 깊은정맥이나 머리안의 정맥(경질막정맥굴)과도 연결되어 있다(그림 8-136). 예를 들면 얼굴정맥은 안쪽눈구석 부근에서 눈확안의 위눈정맥뿌리와 연결되어 이것에 의해서 머리안의 해면정맥굴과 연결된다.

또한 코나 윗입술 근처에서도 깊은 부위의 정맥과 연결된다. 이러한 얼굴의 정맥은 판막을 갖지 않기 때문에 혈액이 역류하기 쉽다. 이 때문에 얼굴의 정중부위에 염증이 있으면 정맥을 통해 염증이 깊은 부위에 미쳐서 머리안의 해면정맥굴 등으로 파급되는 경우가 있다(정맥굴혈전정맥염 thrombophlebitis). 특히 항생물질

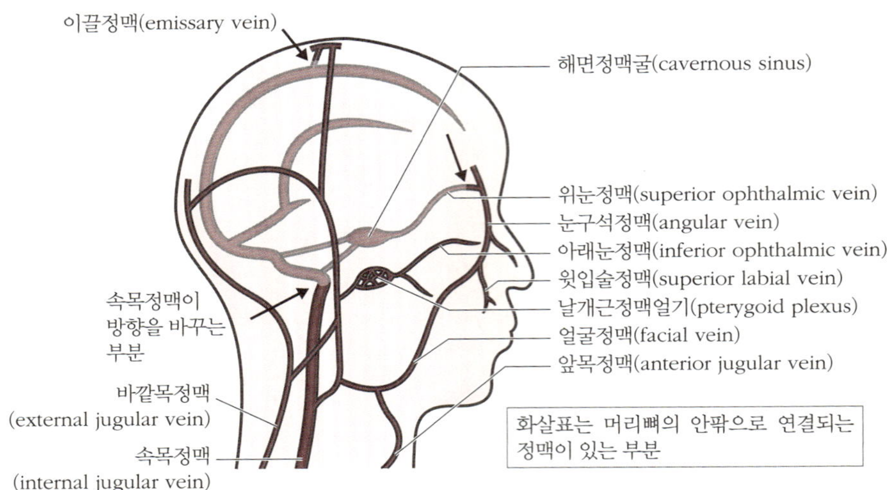

그림 8-136 얼굴정맥과 뇌내정맥의 연결
이끌정맥과 눈구석정맥에는 판막이 없으므로 머리덮개와 눈, 코 주위의 염증이 뇌로 전이되기 쉽다.

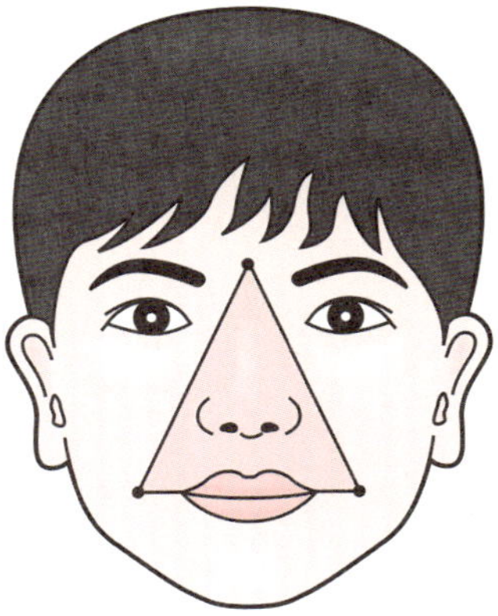

그림 8-137 얼굴의 위험삼각

이 보급되기 이전에는 눈썹활사이에서 윗입술까지의 얼굴 중앙부위는 **얼굴위험삼각**(안면위험삼각 danger triangle of face)이라 하여(그림 8-137) 이곳에 생기는 감염병소(**얼굴종기** 면정 facial furuncle)는 경계대상이었다.

◆ **아래턱뒤정맥**(하악후정맥 retromandibular vein, 그림 8-138) 얕은관자정맥(천측두정맥 superficial temporal vein, 같은 명칭의 동맥에 수반된다)과 위턱정맥(maxillary vein, 날개근정맥얼기에서 생겨난다)이 턱관절의 뒤쪽(귀밑샘 안)에서 합쳐져서 아래턱뒤정맥이 된다. 이 정맥은 아래턱뼈가지의 뒤쪽을 아래로 주행하여 얼굴정맥과 합류되고 속목정맥으로 유입된다. 바깥정맥으로 유입되는 경우도 많다.

◆ **날개근정맥얼기**(pterygoid plexus, 그림 8-138) 관자근과 가쪽날개근 사이에 있는 정맥얼기이다. 이 정맥얼기는 위턱동맥 분포영역에서의 정맥(중간경질막정맥 · 깊은관자정맥 · 날개관정맥 · 앞귀바퀴정맥 · 귀밑샘정맥 · 턱관절정맥 등)이 모여 생성된다. 정맥얼기는 뒤쪽을 향해 위턱정맥이 된다. 위턱정맥은 위턱동맥을 따라서 뒤쪽으로 주행하지만 짧고, 귀밑샘 안에서 얕은관자정맥과 합쳐져 아래턱뒤정맥이 된다.

3 바깥목정맥(외경정맥 External jugular vein) (그림 8-133, 136)

바깥목정맥은 넓은목근의 바로 깊은 층에 있는 얕은정맥이다. 턱뼈각 뒤에서 시작되어 목빗근의 표면을 앞쪽 위에서 뒤쪽 아래로 비스듬히 가로질러 주행하고, 빗장뼈의 거의 중앙 1 cm 위로부터 빗장밑정맥으로 유입된다. 바깥목정맥에는 뒤귓바퀴정맥이나 앞목정맥이 들어온다.

◆ **뒤통수정맥**(후두정맥 occipital vein) · **뒤귓바퀴정맥**(후이개정맥 posterior auricular vein) 같은 이름의 동맥이 분포하는 영역에서부터 정맥을 모으고 동맥을 따라서 주행한다. 이러한 정맥은 속목정맥으로 들어가는 경우도 많다.

◆ **앞목정맥**(전경정맥 anterior jugular vein) 앞목부위의 정중앙 부근에 있는 얕은정맥으로, 목뿔뼈의 아래에서 시작되어 바깥아래방향으로 주행하여 바깥목정맥으로 들어간다. 좌우의 앞목정맥은 복장뼈자루 위모서리의 위쪽에서 서로 연결된다(목정맥활 iugular venous arch).

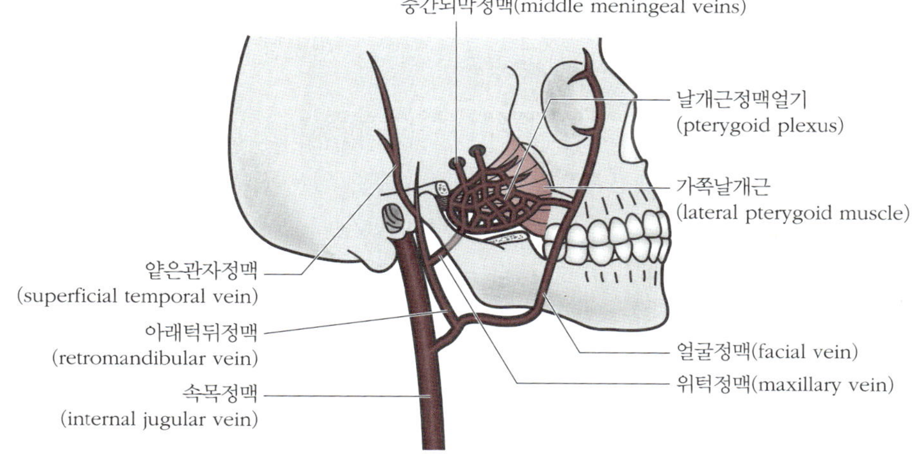

그림 8-138 날개근정맥얼기
날개근정맥얼기는 얼굴정맥뿐 아니라 머리안의 해면정맥굴과도 연결된다.

표면해부학

바깥목정맥은 앉은 자세 · 선 자세에서는 체표면에서 보이지 않지만, 윗몸을 수평위(눕힌 자세)로 바꿔주면 혈액이 채워져서 보이게 된다.

목정맥확장(경정맥확장 jugular vein dilatation) : 바깥목정맥은 임상적으로 중심정맥압의 지표로서 도움이 된다. 예를 들면 위대정맥 압박 · 폐쇄에 의한 환류장애(위대정맥증후군 superior vena cavae syndrome) · 울혈심장기능상실 · 가슴안 압력의 상승(가수가 노래를 부를 때) 등으로 정맥압이 올라가면 바깥목정맥이 앉은 자세에서도 확장되어 맥박이 뛰듯이 체표면에서 명확하게 보이게 된다.

공기색전증 : 바깥목정맥은 아래끝에서 목근막의 얕은엽을 지나 빗장밑정맥에 도달한다. 근막을 뚫고 지나가는 부위에서 정맥벽은 고정되고 속공간은 확장되어 있으므로 정맥벽이 손상되면 공기가 정맥안으로 빨려들어가는 경우가 있다. 이 때문에 공기색전증(aeroembolism)이 일어나기도 하므로 주의해야 한다.

C. 림프계

머리와 목에는 여러 개의 림프절이 존재한다. 특히 목에는 림프절이 상당히 많아서 임상적으로도 중요하다.

머리와 목의 림프는 이러한 림프절을 통과하여 **목림프줄기**(jugular trunk)에 모인다.

목림프줄기 오른쪽에서는 위팔로부터 림프가 모이는 빗장뼈밑림프줄기와 가슴에서의 기관지세로칸림프줄기가 합류되어 **오른림프관**(right lymphatic duct)이 된다. 오른쪽의 정맥각 근처로 들어간다. 왼쪽의 목림프줄기는 빗장뼈밑림프줄기와 함께 **가슴림프관**(흉관 thoracic duct)으로 들어가서 왼쪽의 정맥각 부근에서 정맥으로 유입된다.

1 머리의 림프절

머리의 림프절(그림 8-139)은 머리의 아랫부분을 둘러싸듯이 거의 고리모양으로 배열되고(nodes of collar chain) 얕은층과 깊은층으로 구별된다.

얕은림프절

얕은림프절은 머리덮개 · 얼굴의 얕은 부분에서 림프가 모인다. 이러한 림프절 · 림프관은 일반적으로 정맥을 따라 존재한다.

◆ **뒤통수림프절**(occipital lymph nodes) 뒤통수부위에서 바깥뒤통수융기의 바깥쪽에 있는 림프절. 주로 마루부위 · 뒤통수부위의 머리덮개로부터 림프가 유입된다. 수출림프관은 얕은목림프절로 들어간다.

◆ **꼭지림프절**(mastoid lymph node) 목빗근의 부착힘줄 위에 있는 2~3개의 림프절. 관자부 · 귓바퀴 뒷면 등에서 림프가 모인다. 수출림프관은 얕은 · 깊은 목림프절로 들어간다.

뒤통수림프절이나 꼭지림프절은 풍진이 발생하면 붓게 된다.

표면해부학

소아의 꼭지림프절은 종종 꼭지돌기 위에서 커다란 꼭지림프절(mastoid lymph node)로 만져지는 경우도 많다.

◆ **얕은귀밑샘림프절**(superficial parotid node) 귓바퀴 앞에서 귀밑샘의 표면에 있다. 관자부위 · 이마부위 · 얼굴윗부분(눈꺼풀부분근)으로부터 림프가 들어온다. 수출림프관은 턱밑림프절 · 목림프절로 들어간다.

◆ **턱림프절**(mandibular node) 깨물근의 앞에 있는 작은 림프절. 눈꺼풀, 결막, 코의 피부점막층에서 림프가 들어온다. 수출림프관은 턱밑림프절로 들어간다.

깊은림프절

깊은림프절은 일반적으로 동맥을 따라 존재한다.

◆ **깊은귀밑샘림프절**(deep parotid node) 귀밑샘 안에 있다. 얼굴 옆부분으로 림프가 들어간다. 수출림프관은 턱밑림프절 · 깊은목림프절로 들어간다.

◆ **볼림프절**(buccal node) 아래턱뼈가지의 깊은층에 있는 볼근의 표면에 있다. 얼굴 깊은부위의 림프가 모인다. 수출림프관은 깊은목림프절로 유입된다.

◆ **턱끝밑림프절**(submental node) 턱끝 밑에서 턱목뿔근의 표면에 있다. 아랫입술 · 턱끝의 정중앙부로부터 림프가 모인다. 수출림프관은 턱밑림프절 · 깊은림프절로 들어간다.

◆ **턱밑림프절**(submandibular node) 아래턱뼈몸통 아래모서리 바로 안쪽에서 턱밑샘 사이에 있는 여러 개의 림프절. 얼굴의 앞부분 · 윗입술 · 아랫입술 등 얼굴로부터의 림프 외에 코안 · 코곁굴 · 치아 · 잇몸 · 입안바닥 · 혀의 앞부분 등 넓은부위로부터 림프가 모인다. 수출림프관은 깊은목림프절로 들어간다.

표면해부학

턱밑림프절은 특히 치아 및 그 주변조직의 염증 등이 파급되어 자주 붓게 된다.

◆ **인두뒤림프절**(인두후림프절 retropharyngeal node) 인두 뒤(인두뒤공간, p.616)에 있다. 코안의 뒷부분 · 코인두 · 귀관 등에서의 림프가 모인다. 수출림프관은 깊은목림프절로 유입된다.

2 목의 림프절

목의 림프절은 주로 바깥목정맥 · 속목정맥을 따라 존재하고, 얕은부위의 얕은목림프절과 깊은부위의 깊은목림프절로 나눌 수 있다(그림 8-139).

얕은목림프절(천경부림프절 Superficial cervical nodes)

목빗근 표면에서 바깥목정맥을 따라 존재한다. 목 옆부분부터의 림프 외에 머리 얕은림프절로부터의 수출림프관이 모인다. 수출림프관은 깊은부위의 깊은목림프절로 들어간다.

깊은목림프절(심경부림프절 Deep cervical nodes)

목빗근의 깊은층에서 속목정맥을 따라 존재하는 20~30개의 림프절. 위깊은목림프절과 아래깊은목림프절로 구별된다.

◆**위깊은목림프절** 속목정맥의 윗부분을 따라 존재한다. 특히 목동맥삼각에 있는 림프절을 **목정맥두힘살근림프절**(경정맥이복근림프절 jugulodigastric node)이라 한다. 코인두 · 입, 코안의 뒷부분, 편도, 혀뿌리 등의 림프가 모이는 것 외에 턱끝밑림프절 · 턱밑림프절 · 깊은귀밑샘림프절로부터 수출림프관이 유입된다.

편도염으로 붓는 림프절 : 목정맥두힘살근림프절은 특히 목구멍편도의 염증에 의해 붓게 되므로 임상적으로 편도림프절(tonsillar node)이라고도 불린다. 이 림프절은 붓게 되면 목빗근 윗부분 앞모서리 근처에서 접촉된다.

◆**아래깊은목림프절** 속목정맥의 아랫부분을 따라 존재하는 림프절무리이다. 머리 림프절로부터 림프를 받고, 수출림프관이 목림프줄기가 된다.

아래깊은목림프절 중에서 속목정맥이 어깨목뿔근과 교차하는 부위에 있는 림프절을 **목정맥어깨목뿔근림프절**(경정맥견갑설골근림프절 jugulo-omohyoid node)이라 하며, 턱밑림프절 · 턱끝밑림프절부터 수출림프관이 유입된다. 목정맥어깨목뿔근림프절은 붓게 되면 빗장위오목에서 목빗근 뒤모서리에 접촉된다.

목의 장기(인두 · 기관 · 갑상샘 · 식도 윗부분)로부터의 림프는 주로 깊은목림프절, 특히 속목정맥보다 안쪽에 있는 림프절로 유입된다.

빌초우(Virchow's)림프절 : 왼쪽 빗장위오목의 림프절(빗장위림프절 쇄골상림프절 supraclavicular node)에는 가슴림프관에서의 역행성침윤에 의해서 악성종양세포가 전이되어 붓는 경우가 있다. 가슴부위 · 배부위 · 골반부위의 암(예 : 유방암 · 폐암 · 위암 등)의 경우에 만져지는 경우가 있어 빌초우림프절(Virchow's node)이라 알려져 있다.

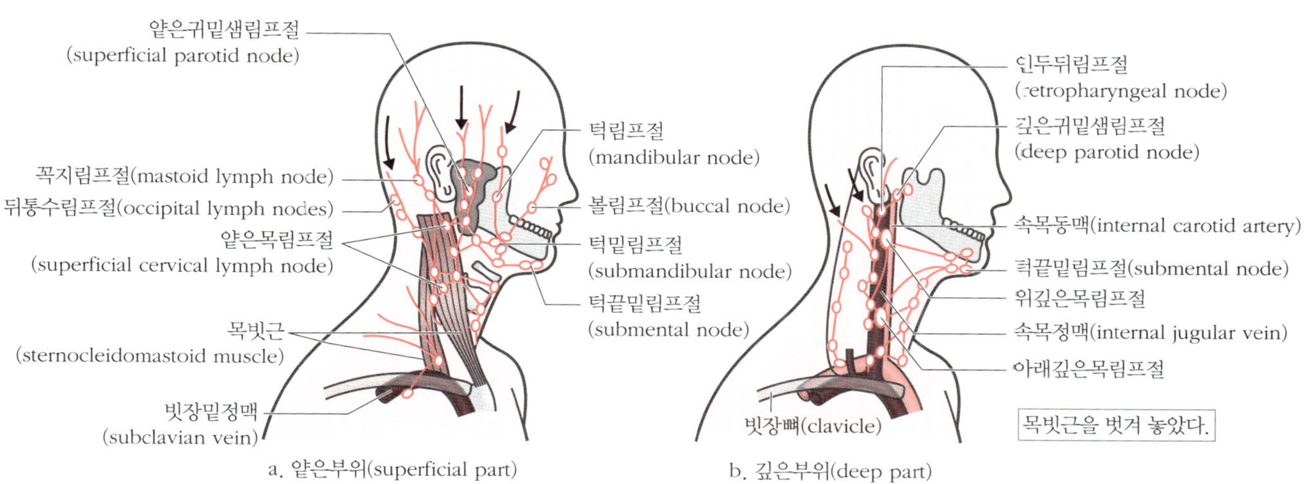

그림 8-139 머리와 목의 림프절
머리뼈 안쪽에는 림프절이 없다.

D. 신경

머리와 목의 신경은 뇌에서 일어나는 뇌신경, 척수(목)에서 일어나는 척수신경(목신경) 및 자율신경으로 구별된다.

1 뇌신경(Cranial nerve)

뇌신경은 뇌에서 나오는 말초신경으로 감각섬유로만 된 것(감각성)·운동신경섬유로만 된 것(운동성) 및 감각섬유와 운동신경섬유의 두 섬유로 된 것(혼합성) 등 3종류가 있다.

감각섬유는 신경의 주행 과정에 있는 신경절(척수신경의 척수신경절에 해당한다)의 신경세포돌기로 말초성돌기가 말초에 이르고, 중추성돌기가 다리뇌·숨뇌에 있는 끝마침핵(감각핵)으로 끝난다. 운동신경섬유는 뇌의 중추에 있는 시작핵(운동핵)의 신경세포돌기이다. 운동신경섬유에는 머리와 목의 가로무늬근육을 지배하는 것도 있지만, 그 밖에 민무늬근육·샘에 분포하는 자율신경섬유(부교감신경섬유)도 있다.

부교감신경섬유는 특정 뇌신경(눈돌림·얼굴·혀인두·미주신경)에 포함되어 뇌에서 나온다. 뇌로부터 일어나는 부교감신경섬유는 신경절앞신경섬유로, 경과 도중에 신경절에서 신경세포를 바꾸어 신경절이후섬유가 된다. 주로 민무늬근육·샘에 분포한다.

뇌신경은 다음의 12쌍으로 되어 있고, 뇌의 앞쪽에서 뒤쪽을 향해 순서대로 번호(I~XII)를 붙인다(그림 8-140).

신경은 주로 머리바닥면에 있는 구멍·틈새·관을 통해 바깥으로 나온다(그림 8-141).

Ⅰ. 후각신경(감각성) … 벌집뼈체판의 작은구멍	Ⅶ. 얼굴신경(혼합성) … 속귓구멍·붓꼭지구멍
Ⅱ. 시각신경(감각성) … 시각신경관	Ⅷ. 속귀신경(감각성) … 속귓구멍
Ⅲ. 눈돌림신경(운동성) … 위눈확틈새	Ⅸ. 혀인두신경(혼합성) … 목정맥구멍
Ⅳ. 도르래신경(운동성) … 위눈확틈새	Ⅹ. 미주신경(혼합성) … 목정맥구멍
Ⅴ. 삼차신경(혼합성) … 위눈확틈새	Ⅺ. 더부신경(운동성) … 목정맥구멍
원형구멍·타원구멍	Ⅻ. 혀밑신경(운동성) … 혀밑신경관
Ⅵ. 갓돌림신경(운동성) … 위눈확틈새	

후각신경 (I) (Olfactory nerve)

후각신경은 후각을 맡는 신경으로 코안 윗부분의 후각상피에 있는 후각세포돌기(축삭)가 모여 생기는 약 20개의 신경섬유다발(후각신경 olfactory nerves)로 되어 있다. 신경은 코안 윗벽을 만드는 **벌집뼈체판의 작은구멍**을 통해 앞머리뼈우묵으로 들어가 그곳에 있는 후각망울에 이른다.

후각상실 : 후각신경은 손상에 의해서 후각상실(anosmia)과 같은 후각장애가 일어날 수 있다. 특히 앞머리뼈우묵의 벌집뼈체판의 손상·골절이나 뇌종양 등에서도 나타난다.

시각신경 (II) (시신경 Optic nerve)

시각신경은 본래 대뇌의 일부분으로 생각되어야 하고 뇌수막으로 감싸진다. 시각신경은 망막신경절세포의 신경돌기(축삭)가 모여 이루어지고, 눈알의 뒤쪽끝 근처에서 흰자위막을 통하여 눈알을 나가서 **시각신경관**을 통해 눈확에서 머리안(중간머리뼈우묵)으로 들어간다. 좌우 양쪽의 시각신경은 합쳐져서 **시각(신경)교차**(시신경교차 optic chiasma)를 만들고, 뒤쪽에서 좌우로 나누어져 **시각로**(optic tract)가 되어 대뇌다리의 바깥을 돌아 시상의 가쪽무릎체에 이른다.

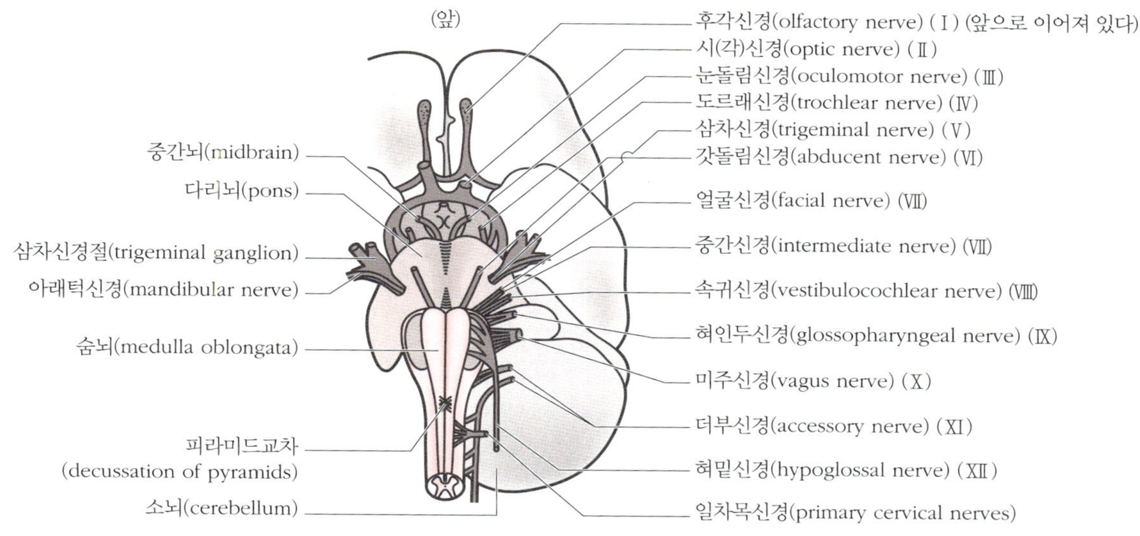

그림 8-140 뇌바닥의 뇌신경
후각신경과 시(각)신경은 뇌의 일부이다. 눈돌림신경 아래는 말초신경이라 한다.

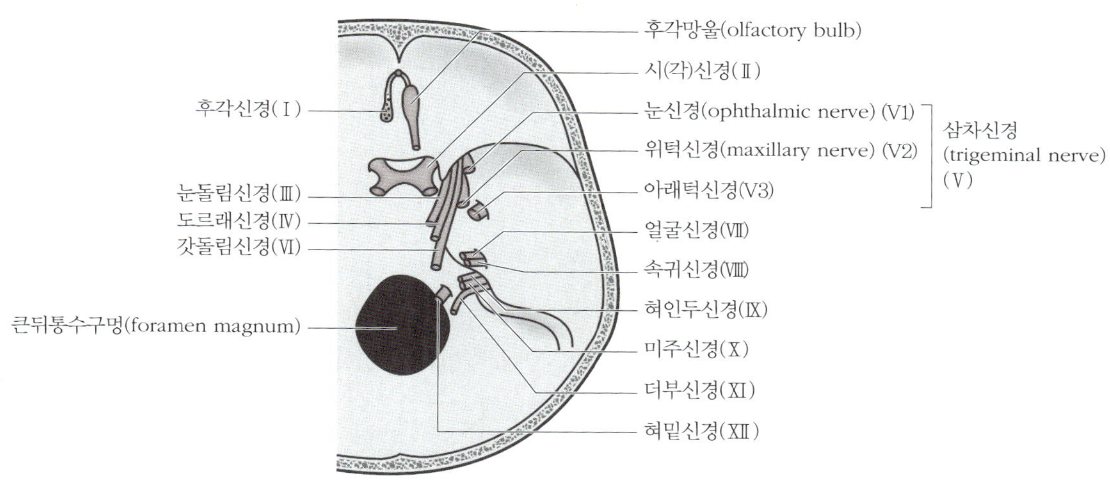

그림 8-141 각 뇌신경이 속머리바닥에서 나오는 위치
후각신경은 체판을 통해 후각망울로 들어온다.

눈돌림신경 (Ⅲ) (동안신경 Oculomotor nerve)

눈돌림신경은 중간뇌에 있는 눈돌림신경핵(운동핵)과 덧핵(부교감신경핵)에서 생겨난다. 신경은 대뇌다리의 안쪽면에서 나와 앞쪽을 향해 해면정맥굴 윗벽을 따라 앞으로 나가고, **위눈확틈새**를 통해 눈확으로 들어간다.

눈확으로 들어오면 윗가지(superior branch)와 아랫가지(inferior branch)로 나누어져 각각 눈꺼풀올림근 · 위곧은근 및 안쪽곧은근 · 아래곧은근 · 아래빗근에 분포한다(그림 8-142).

눈돌림신경에는 부교감신경섬유도 포함된다.

부교감신경섬유는 눈돌림신경덧핵에서 일어나 눈돌림신경에 더해져서 눈확에 있는 **섬모체신경절**(모양체신경절 ciliary ganglion, p.648)에서 신경절이후신경세포로 바뀌어 신경절이후섬유가 된다. **짧은섬모체신경**(단모양체신경 short ciliary nerve)으로 눈알에 들어가고, 동공조임근 · 섬모체근 등 민무늬근육에 분포한다.

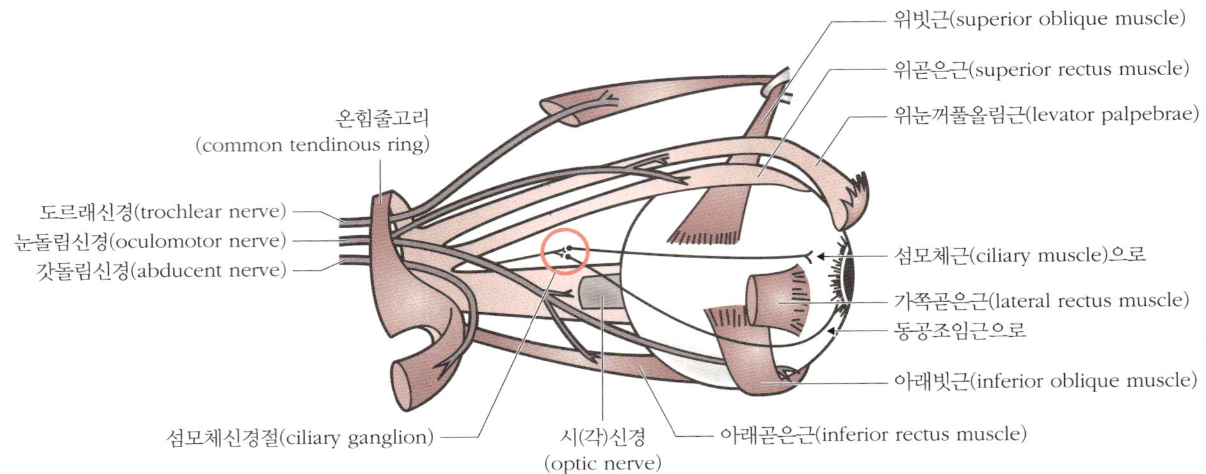

그림 8-142 눈근육의 신경지배

눈돌림신경마비 : 눈돌림신경은 종양과 동맥류 등에 의해서 해면정맥굴이 압박받으면 손상되는 경우가 있다. 눈돌림신경마비에 의해서 다음의 증상이 나타난다.

① 눈꺼풀올림근 마비에 의해서 위눈꺼풀이 처진다(**눈꺼풀처짐** 안검하수 blepharoptosis).
② 위빗근(도르래신경가지배)과 가쪽곧은근(갓돌림신경가지배)은 마비되지 않으므로, 이 2개의 근육작용으로 눈알이 바깥쪽아래를 향하여 외사시(external strabismus)와 겹보임(복시 diplopia)이 일어난다.
③ 동공조임근 · 섬모체근 마비에 의해서 동공산대 · 빛반사 소실 · 근시반사 소실이 나타난다.

도르래신경 (Ⅳ) (활차신경 Trochlear nerve)

도르래신경은 후각신경 다음으로 가느다란 뇌신경으로 뇌줄기의 등쪽에서 나오는 유일한 뇌신경이다. 중간뇌의 도르래신경핵에서 일어나 중간뇌의 등쪽부분(중간뇌뒤판)의 아래둔덕 바로 뒤에서 나와 대뇌다리 주위를 돈다. 그 후 피라미드꼭대기 부근에서 뇌경질막을 관통하여 해면정맥굴 가쪽벽 앞으로 나가서 **위눈확틈새**를 통해 눈확으로 들어간다. 위빗근에 분포한다(그림 8-142).

도르래신경마비 : 위빗근의 마비가 생기므로 눈알을 모음한 상태에서 아래를 보는 것이 불가능하다.

삼차신경 (Ⅴ) (Trigeminal nerve)

삼차신경은 가장 굵은 뇌신경으로, 감각신경섬유와 운동신경섬유로 된 혼합 뇌신경이다.

감각섬유는 모여서 **감각신경뿌리**(sensory root)를 만들고, 운동신경섬유는 **운동신경뿌리**(motor root)를 만든다. 두 근육의 뿌리는 다리의 가쪽부위에서 나온다.

감각신경뿌리는 중간머리뼈우묵에 있는 관자뼈 피라미드 앞면의 앞족끝에서 커다란 신경절을 만든다. **삼차신경절**(trigeminal ganglion, 반달신경절 gasserianganglion)이라 부르고, 크고 편평한 신경절(약 1×2 cm)이며, 이것보다 앞쪽을 향해 눈신경 · 위턱신경 · 아래턱신경의 3가지가 나온다.

운동신경뿌리는 삼차신경절의 아랫면 안쪽을 앞으로 지나 아래턱신경에 더해져서 씹기근육을 지배한다. 더욱이 고막긴장근도 지배한다.

덧붙여 삼차신경가지에는 자율신경섬유를 포함하는 것도 있다. 교감신경섬유는 위목신경절 혹은 목동맥신경얼기에서 유래한다. 부교감신경섬유는 눈돌림 · 얼굴 · 혀인두신경에서 유래하여 섬모체신경절 · 날개입천장신경절 · 귀신경절 · 턱밑신경절 등에서 신경절이후신경세포로 바뀐다. 그리고 이 신경절이후섬유가 삼차신경가지에 더해져서 말초에 분포한다.

1. 눈신경(안신경 Ophthalmic nerve) (그림 8-143)

삼차신경의 제1가지(V1)로, 삼차신경절로부터 앞쪽위를 향해 해면정맥굴의 가쪽부위에서 눈돌림신경 · 도르래신경 아래를 지나서 **위눈확틈새**를 통해 눈확으로 들어간다. 눈확안 · 이마부위 · 코안 일부 등에 분포하여 감각을 맡는다.

눈신경은 다음의 가지로 나누어진다.

1) **천막신경**(tentorial nerve) : 위눈확틈새를 통과하기 전에 머리안에서 나누어져 뒤쪽으로 주행하고 소뇌천막 · 대뇌낫에 분포한다.

2) **눈물샘신경**(누선신경 lacrimal nerve) : 눈확의 위가쪽모서리(가쪽곧은근의 위모서리)를 따라 눈물샘동정맥과 함께 지나고 눈물샘 · 결막 · 위눈꺼풀 가쪽부위에 분포한다.

눈물샘에는 광대신경(← 위턱신경)을 거쳐 더해지는 부교감신경섬유(신경절이후섬유)가 분포한다.

3) **이마신경**(전두신경 frontal nerve) : 눈꺼풀올림근 위쪽 앞으로 나아가 **도르래위신경**(활차상신경 supratrochlear nerve) · **눈확위신경**(안와상신경 supraorbital nerve)이 되고, 눈확고랑의 위모서리를 돌아 이마부위의 피부에 분포한다.

4) **코섬모체신경**(비모양체신경 nasociliary nerve) : 위곧은근의 아래를 앞안쪽으로 주행하여 다음의 가지를 내고, 눈알 · 눈물주머니 · 코점막 일부 · 콧등에 분포한다.

① **긴섬모체신경**(장모양체신경 long ciliary nerves) : 일반적으로 2개가 있다. 시각신경 근처에서 눈알로 들어가고 흰자위막 · 각막 · 포도막에 분포하여 감각을 맡는다.

동공확대근을 지배하는 교감신경섬유도 포함된다.

② **뒤벌집신경**(후사골신경 posterior ethmoidal nerve) : 뒤벌집구멍을 지나 뒤벌집굴 · 나비굴에 분포한다.

③ **앞벌집신경**(전사골신경 anterior ethmoidal nerve) : 앞벌집구멍을 지나 머리안으로 들어가고, 나아가 벌집체판을 관통하여 코안으로 들어와서 코안 앞윗부분 · 콧등에 분포한다.

④ **도르래아래신경**(활차하신경 infratrochlear nerve) : 위빗근의 도르래 아래를 지나 눈꺼풀 안쪽에 분포한다.

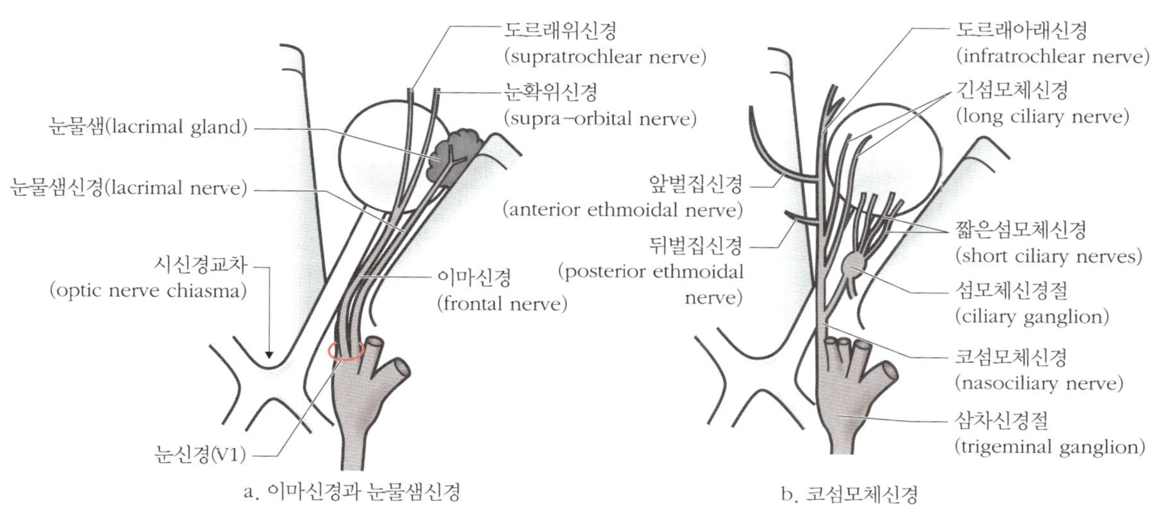

그림 8-143 눈신경의 가지

◆ **섬모체신경절**(모양체신경절 ciliary ganglion) 눈확 뒤쪽끝 근처에서 시각신경의 바깥부분과 맞닿는 작은 부교감신경절(지름 1~2 mm)이다. 신경절은 뒤쪽에서 눈돌림신경 · 코섬모체신경 · 교감신경얼기(속목동맥 주위의 신경얼기)와 미세가지로 연결되고, 앞쪽에는 12~15개의 가는 **짧은섬모체신경**(단모양체신경 short ciliary nerve)을 낸다. 짧은섬모체신경은 긴섬모체신경과 함께 눈알로 들어간다.

섬모체신경절의 부교감신경섬유는 눈돌림신경으로부터 들어오고, 이곳에서 신경세포를 바꾸어 신경절이후섬유가 된다. 신경절이후섬유는 섬모체근 · 동공조임근에 분포한다. 신경절에는 감각신경섬유 · 교감신경섬유도 들어오지만 이러한 섬유는 신경절을 통과할 뿐이다(그림 8-48 참조).

2. 위턱신경(상악신경 Maxillary nerve) (그림 8-144)

삼차신경의 제2가지(V2)로서 삼차신경절로부터 앞으로 나아가 **원형구멍**을 통해 날개입천장오목으로 들어간다. 다음의 가지를 내고, 위턱 · 관자 · 볼부위의 피부나 코안 뒷부분 등에 분포하여 그 감각을 맡는다.

위턱신경은 다음의 가지로 나누어진다.

① **경질막가지** : 머리안에서 나뉘어 중간경질막동맥과 함께 주행하여 뇌경질막에 분포한다.

② **날개입천장신경절**(익구개신경절 pterygopalatine ganglion)**로의 신경절가지** : 날개입천장오목에서 나뉘어 아래로 주행한 뒤 날개입천장신경절에 이르는 2~3개의 미세신경이다. 신경에는 감각신경섬유 이외에 교감신경섬유(← 깊은바위신경)가 포함된다.

③ **광대신경**(관골신경 zygomatic nerve) : 아래눈확틈새를 통해 눈확으로 들어와서 그 가쪽벽을 따라서 앞으로 나아가고, 광대뼈를 통하여 관자부위의 피부(**광대관자가지** 관골측두지 zygomaticotemporal branch) · 볼부위의 피부(광대얼굴가지 zygomaticofacial branch)에 분포한다.

④ **뒤위이틀가지**(후상치조가지 posterior superior alveolar branch) : 위턱뼈의 뒷면을 아래로 주행하여 잇몸 · 입안 뒷부분의 점막층 · 위턱뼈동굴의 가쪽벽에 분포한다.

⑤ **눈확아래신경**(안와하신경 infraorbital nerve) : 아래눈확틈새를 통해 눈확으로 들어오고 눈확아래관을 거쳐서 눈확아래구멍을 지나 얼굴로 나온다. 얼굴의 위턱부위 피부 · 점막(아래눈꺼풀 · 바깥코의 옆부분 · 콧방울 · 윗입술 등)에 분포한다.

눈확아래관 안에서 눈확아래신경부터 **중간위이틀가지**(middle superior alveolar branch) · **앞위이틀가지**(anterior

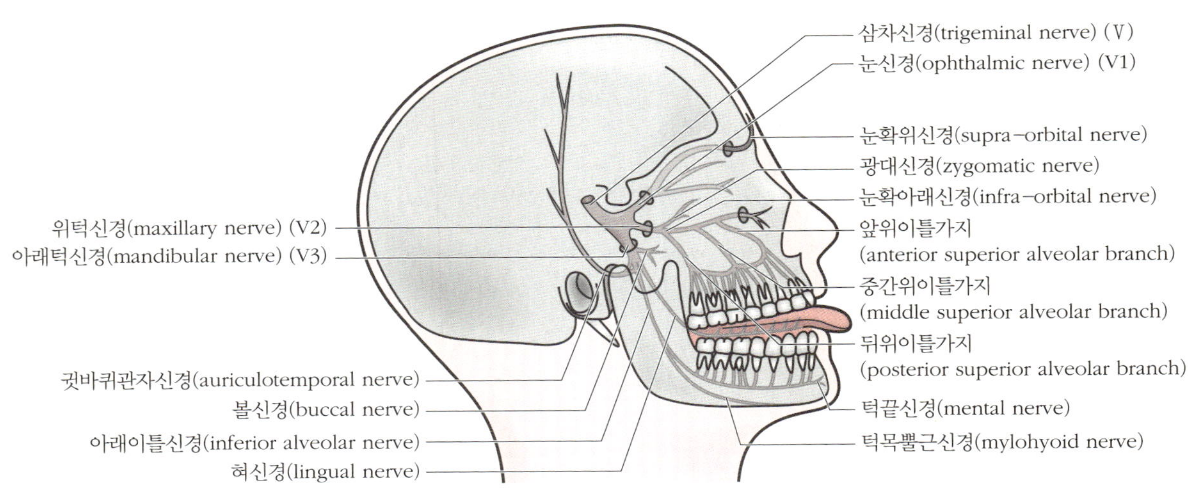

그림 8-144 삼차신경의 가지

superior alveolar branch)가 나온다. 이 2가지는 앞에서 설명한 뒤위이틀가지와 함께 **위이틀신경**(상치조신경 superior alveolar nerve)이라 한다.

위이틀신경은 합쳐져서 위턱뼈 안에서 **위치아신경얼기**(superior dental plexus)를 만들고, 그곳에서 치아속질(위치아가지 superior dental branch)과 잇몸 · 치아뿌리막(위잇몸가지 superior gingival branch)에 분포한다.

◆**날개입천장신경절**(익구개신경절 pterygopalatine ganglion, 그림 8-145) 날개입천장오목 안에서 위턱신경 안쪽과 맞닿는 직경 4~6 mm의 부교감신경절이다. 부교감신경섬유는 중간신경(얼굴신경)에서 유래하며, 이 신경절에서 신경세포가 바뀌어 신경절이후섬유가 된다. 그 외 여러 신경과 연결되는 지각섬유 · 교감신경섬유도 포함하여 교통의 요충지가 된다. 신경절에서는 다음의 신경이 나온다.

① **가쪽 · 안쪽 위뒤코가지**(lateral and medial posterior superior nasal branches) : 나비입천장구멍을 통해 코안에 들어가서 그 뒷부분에 분포한다. 신경가지 중 하나는 **코입천장신경**(비구개신경 nasopalatine nerve)이 되어 코사이막 앞아래로 내려가고, 앞니관에서 입천장으로 나와 앞부분에 분포한다.

② **입천장신경**(palatine nerve) : 날개입천장신경절 아래쪽에서 나와 큰입천장구멍 · 작은입천장구멍을 통해 입천장에 분포한다(큰입천장신경 greater palatine nerve · 작은입천장신경 lesser palatine nerve).

③ **눈확가지**(orbital branch) : 아래눈확틈새에서 눈확으로 들어가고, 나아가 뒤벌집구멍을 통해 벌집굴 · 나비굴에 분포한다.

④ **인두가지**(pharyngeal nerve) : 신경절 뒤쪽에서 일어나 인두에 이른다.

⑤ **눈물샘의 분비섬유**(부교감신경섬유) : 위턱신경 → 광대신경 → 눈물샘신경을 거쳐 눈물샘에 분포한다.

3. 아래턱신경(하악신경 Mandibular nerve) (그림 8-146)

삼차신경의 제3가지(V3)로 3개의 가지 중에서 가장 크다. 삼차신경절에서 일어나 타원구멍을 통해 관자아래우묵으로 나와서 여러 가지로 나누어진다.

아래턱신경은 다음의 가지로 나누어진다.

1) **수막가지**(meningeal branch) : 타원구멍의 바로 아래에서 나뉘어 중간뇌막동맥과 함께 뇌막동맥구멍을 통해 다시 머리안으로 들어온 뒤 뇌경질막에 분포한다.

2) **씹기근육가지** : 삼차신경의 운동신경섬유(운동근)는 다음의 가지가 되어 씹기근육에 분포한다.

① **깨물근신경**(교근신경 masseteric nerve) : 턱뼈패임으로 깨물근에 들어간다.

② **깊은관자신경**(심측두신경 deep temporal nerve) : 관자근에 분포한다.

③ **안쪽날개근신경**(내측익돌근신경 nerve to medial pterygoid muscle) : 안쪽날개근을 지배한다. 그 외에 입천장긴장근 · 고막긴장근에 작은 가지를 보낸다.

④ **가쪽날개근신경**(외측익돌근신경 nerve to lateral pterygoid) : 가쪽날개근을 지배한다.

3) **볼신경**(협신경 buccal nerve) : 볼의 피부 · 점막층에 분포한다.

4) **귓바퀴관자신경**(이개측두신경 auriculotemporal nerve) : 타원구멍에서 뒤쪽을 지나 턱관절 뒤에서 위쪽으로 돌아 귀밑샘을 관통하고, 바깥귀길 앞을 얕은관자동정맥과 함께 올라가서 관자부위의 피부에 분포한다.

귓바퀴관자신경은 귓바퀴 위쪽부위의 가쪽면 · 바깥귀길 · 고막에도 분포한다. 또한 교감신경섬유를 중간경질막동맥신경얼기로부터 받고, 부교감신경섬유는 귀신경절로부터 받아 **귀밑샘가지**(parotid branch)가 되어 귀밑샘에 분포한다.

5) **혀신경**(설신경 lingual nerve) : 안쪽날개근과 가쪽날개근 사이에서 앞아래방향을 향해 활모양으로 주행하고, 아래턱뼈가지 중앙부위의 안쪽에서 혀로 들어온다. 혀의 앞 2/3부분 점막층에서 미각 · 감각(촉 · 온통각)을 맡는다.

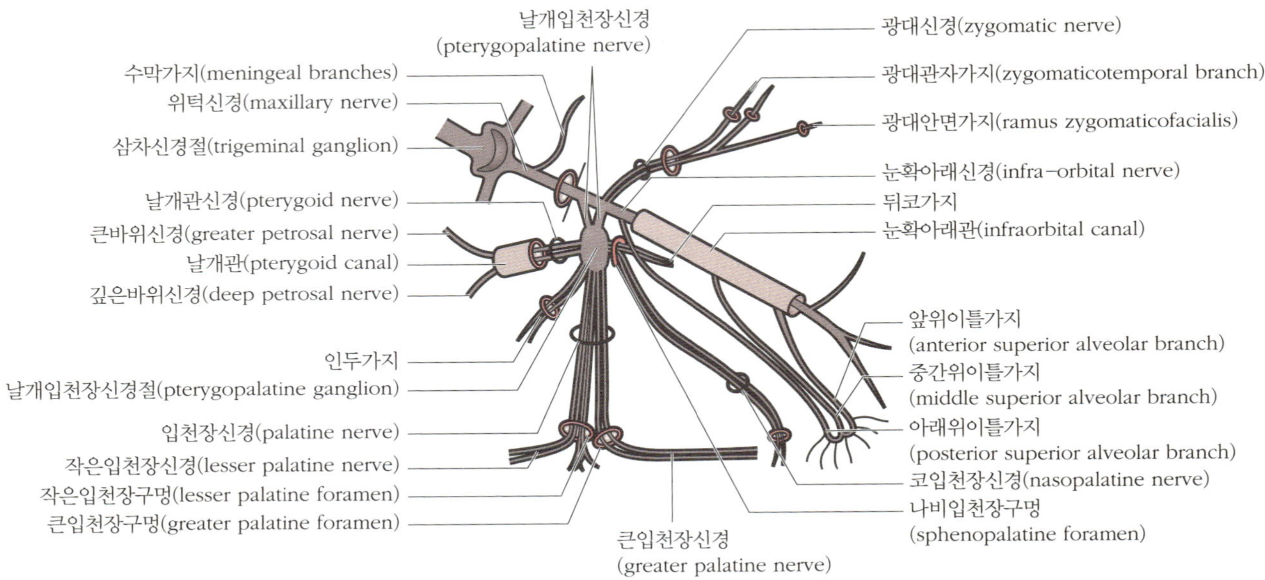

그림 8-145 날개입천장신경절

날개입천장신경절(pterygopalatine ganglion)은 교통의 요충지이다.

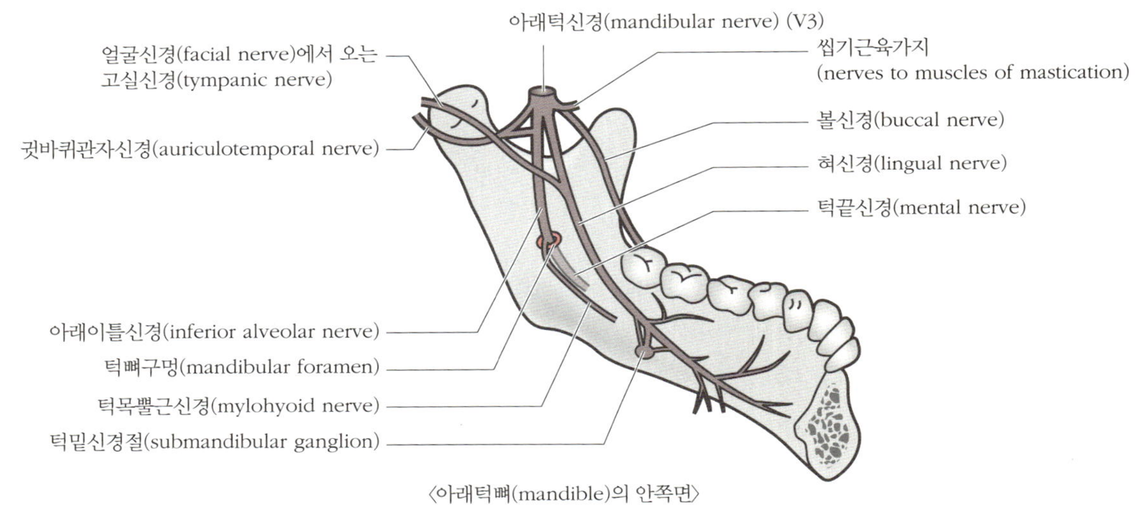

그림 8-146 아래턱신경

아래턱신경이 턱뼈구멍으로 들어가기 전에 나누어지는 신경은 턱목뿔신경이다.
볼신경은 볼의 안쪽을 물지 않도록 볼근을 긴장시킨다.

미각섬유는 혀신경의 시작부위 근처에서 얼굴신경가지인 고실끈신경으로부터 혀신경으로 들어온다. 고실끈신경에는 미각섬유 외에 턱밑샘 · 혀밑샘의 분비섬유(부교감신경섬유)가 들어온다(턱밑신경절).

6) **아래이틀신경**(하치조신경 inferior alveolar nerve) : 아래턱신경의 가지 중에서 제일 큰 가지. 혀신경 뒤바깥쪽에서 나오고 아래이틀동정맥과 함께 턱뼈구멍을 통해 턱뼈관으로 들어가서 **아래치아신경얼기**(inferior dental plexus)를 만들고, 아래턱의 치아 · 잇몸에 분포한다(아래치아가지 inferior dental branch · 아래잇몸가지 Inferior

gingival branch). 아래이틀신경 끝부분은 턱끝구멍을 통해 아래턱 앞면으로 나와 **턱끝신경**(mental nerve)이 되고 부근(턱끝 · 아랫입술)에 분포한다. 아래이틀신경은 턱뼈구멍 근처에서 턱목뿔근 · 위턱두힘살근의 앞힘살을 지배하는 가지(**턱목뿔근신경** mylohyoid nerve)를 낸다.

◆ **귀신경절**(이신경절 otic ganglion) 타원구멍 바로 아래에서 아래턱신경의 안쪽에 있다. 신경절앞신경섬유는 혀인두신경(작은바위신경)으로부터 나오고, 이 신경절에서 신경세포를 바꿔 신경절이후섬유로서 귓바퀴관자신경을 거쳐서 귀밑샘에 분포한다.

◆ **턱밑신경절**(악하신경절 submandibular ganglion) 혀신경이 턱밑샘 위를 지나는 곳에서 혀신경의 아래쪽에 있다. 신경절앞신경섬유는 고실끈신경(← 얼굴신경)에서 신경절로 들어가고, 여기서 신경세포를 바꾸어 신경절이후신경섬유가 되어 혀신경을 거쳐 혀밑샘에 분포한다. 또한 교감신경섬유는 얼굴동맥 주위의 교감신경얼기로부터 턱밑신경절로 들어가 그대로 통과한 뒤 부교감신경섬유와 함께 턱밑샘 · 혀밑샘에 분포한다.

한편 턱밑샘에 분포하는 부교감신경섬유는 고실끈신경으로부터 나오고, 턱밑신경절 안을 통과하여 턱밑샘 안에서 신경절이후신경세포로 바뀐다.

삼차신경 3가지의 지배영역과 작용

삼차신경 3가지(눈신경 · 위턱신경 · 아래턱신경)의 피부분절은 그림 8-147에 나타낸다.

제1가지(V1 : 눈신경) : 이마부위 · 마루부위 · 코부위의 피부와 각막 · 결막, 코안 · 코곁굴의 일부 점막층에 분포하여 그 감각을 맡는다.

제2가지(V2 : 위턱신경) : 위턱부 · 볼부위 · 관자의 피부, 위턱의 치아 · 잇몸, 코안의 뒷브분, 입안의 일부, 입천장, 위턱굴의 점막층에 분포한다.

제3가지(V3 : 아래턱신경) : 아래턱 · 관자(바깥귀길 등)의 피부, 아래턱의 치아 · 잇몸, 혀, 입안바닥의 점막층에 분포한다. 운동가지는 씹기근육과 고막긴장근을 지배한다.

삼차신경의 말초성장애 : 삼차신경의 말초성장애에 의해서 분포영역의 감각장애(감각 저하나 과민)나 씹기근육의 운동장애(마비나 경련)가 일어난다.

씹기근육의 마비가 일어나면 입벌림운동에 수반되는 아래턱의 편위가 일어난다. 예를 들어 아래턱을 앞으로 내밀면 턱끝이 마비된 쪽으로 치우치고(가쪽날개근의 마비), 뒤로 넣으면 아래턱이 정상 쪽으로 치우친다(관자근의 마비). 또한 운동가지의 자극에 의해서 깨물근의 경련이 일어난다.

고막긴장근이 마비되면 청각장애(예 : 고음의 청각과민 등)가 일어난다.

삼차신경통 : 삼차신경통(trigeminal neuralgia)은 극심한 통증을 일으키는 신경통으로, 특히 제2가지(위턱신경)의 지배영역에서 일어나는 경우가 많다.

갓돌림신경 (Ⅵ) (Abducens nerve)

갓돌림신경은 운동성으로 다리뇌와 숨뇌 피라미드 사이에서 나오고, 속목동맥 바깥을 지나서 해면정맥굴을 관통하여 위눈확틈새를 통해 눈확으로 들어온다. 가쪽곧은근에 분포한다(그림 8-142 참고).

갓돌림신경마비 : 갓돌림신경마비(abducens paralysis)에서는 내사시가 되고, 한쪽마비에서는 마비된 쪽을 보면 겹보임이 일어난다.

돌레로관 : 갓돌림신경은 비스듬틀의 경질막 안을 돌레로관을 통해 해면정맥굴로 들어간다. 갓돌림신경은 돌레로관 안에서 뼈로 고정되면서 주행방향이 급격하게 변하므로 뇌가 충격을 받으면 손상되기 쉽다.

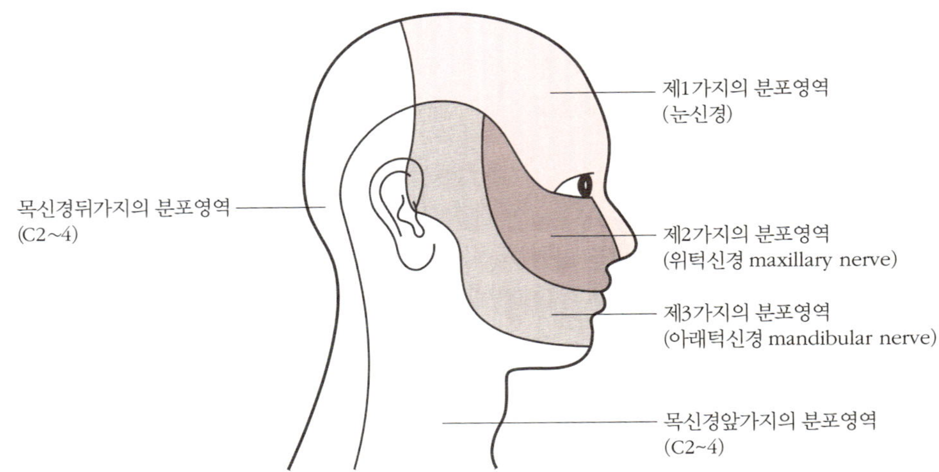

그림 8-147 삼차신경 3개 가지의 피부분절
삼차신경 3개 가지의 피부분절 경계는 뚜렷하고 겹치지 않는다.

얼굴신경 (Ⅶ) (안면신경 Facial nerve)

얼굴신경은 다리의 뒤모서리로 나와서 속귀신경(VIII)과 함께 관자뼈 피라미드 뒷면에 있는 **속귓구멍**을 통해 속귀길로 들어간다(그림 8-74 참고). 속귀길 바닥에서 속귀신경으로 나눠져서 얼굴신경관으로 들어가고 직각으로 구부러져 고실 뒷벽을 따라 활모양으로 내려온다(그림 8-68 참고). 그 후 **붓꼭지구멍**을 통해 머리바닥면의 바깥면으로 나온다(그림 8-148).

얼굴신경은 주로 얼굴근육(얼굴표정근)을 지배하는 운동신경섬유로 되어 있지만, 그 외에 특수감각섬유(혀의 앞 2/3부분의 미각을 맡는다)와 부교감신경섬유(눈물샘 · 턱밑샘 · 혀밑샘 등에 분포하는 분비섬유)도 포함하고 있다. 미각신경섬유와 부교감신경섬유는 뇌에서 나오는 시작부위에서 **중간신경**(intermediate nerve)을 만들어 운동신경섬유와는 구별된다.

중간신경 : 중간신경은 얼굴신경(Ⅶ)과 속귀신경(Ⅷ) 중간에서 뇌로부터 나오므로(그림 8-140 참고) 중간신경이라 이름 지어졌다.

얼굴신경관이 뒤쪽에서 굴곡하는 부분을 **얼굴신경관무릎**(안면신경관슬 geniculum of facial canal)이라 한다. 여기에 **무릎신경절**(슬신경절 geniculate ganglion)이라는 신경절이 있다.

무릎신경절 : 무릎신경절은 중간신경에 속하는 감각신경절로, 신경절 신경세포의 말초돌기는 미각을 전달하는 미각섬유가 되고, 중추돌기는 뇌줄기로 들어가서 고립핵이 된다.

얼굴신경은 다음의 가지를 낸다(그림 8-149).

◆ **큰바위신경**(대추체신경 greater petrosal nerve) 얼굴신경관 안의 무릎신경절로부터 생겨나서 피라미드의 앞쪽 윗면을 앞으로 지나 파열구멍을 통해 머리안 밖으로 나온다. 파열구멍을 나온 뒤 깊은바위신경(deep petrosal nerve, 교감신경섬유 ← 속목동맥신경얼기)과 합쳐져서 **날개관신경**(pterygoid nerve)이 되고, 날개관을 통해 날개입천장오목으로 들어가서 날개입천장신경절에 도달한다. 부교감신경섬유는 날개입천장신경절에서 신경절이후신경세포에 접촉하여 신경절이후신경섬유가 되고 눈물샘에 이른다. 나아가 큰바위신경의 운동신경섬유는 입천장올림근과 목젖근 등에 분포한다.

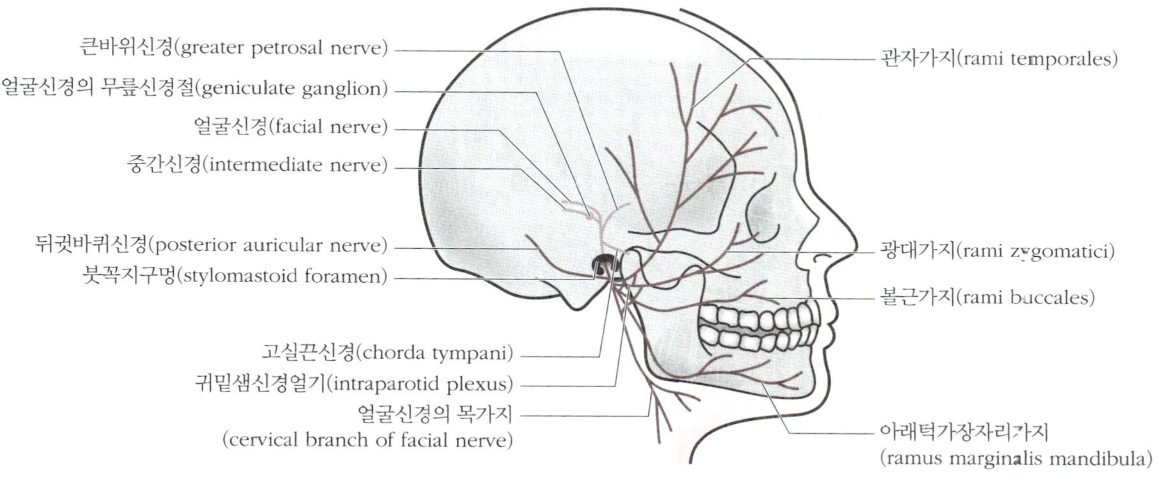

그림 8-148 얼굴신경의 가지

얼굴신경은 얼굴의 운동신경이다. 감각은 삼차신경이 관여한다.

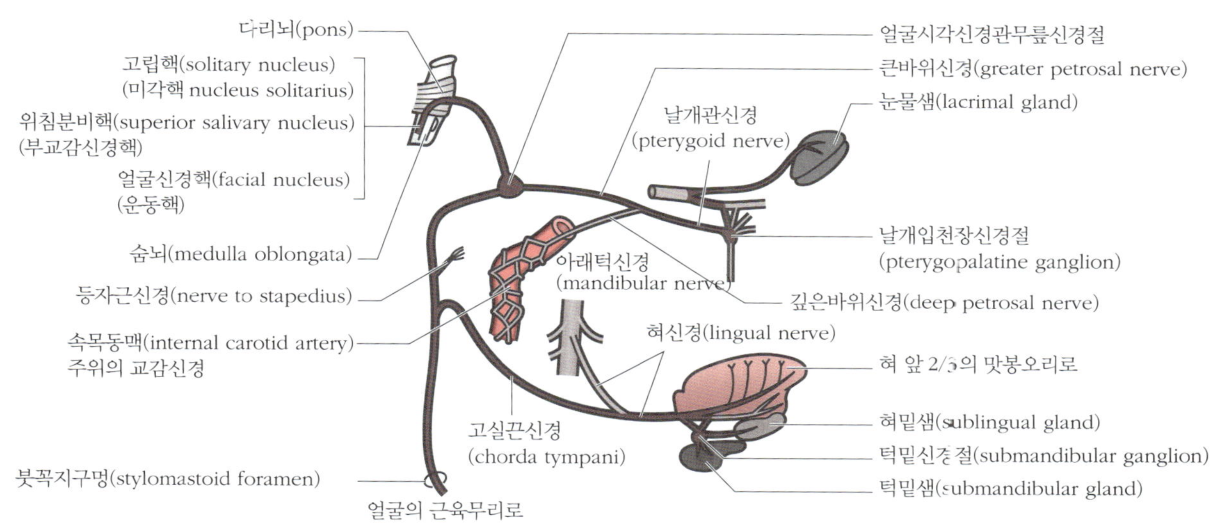

그림 8-149 안면신경 중 얼굴신경관 안에서 갈라지는 신경

혀신경은 아래턱신경을 통해 들어오는 일반감각섬유와 얼굴신경을 통해 들어오는 미각섬유(부교감신경)의 통로이다.

◆**등자근신경**(등골근신경 nerve to stapedius) 얼굴신경관 안에서 나뉘고 등자근에 분포한다.

◆**고실끈신경**(고삭신경 chorda tympani) 얼굴신경이 붓꼭지구멍을 나오는 바로 앞에서 나뉘어 반대방향으로 나가서 작은관(고실끈신경관)을 통해 고실로 들어간다. 신경은 고막 안쪽면을 따라 앞으로 나가고, 뼈의 틈새(바위고실틈새)를 통해 관자아래우묵으로 나와서 혀신경에 더해진다. 혀의 앞 2/3부분에 있는 미각섬유와 턱밑샘 · 혀밑샘에 분포하는 부교감신경섬유(분비)가 포함된다.

◆**미주신경의 교통가지**(communicating branch with vagus nerve) 바깥귀길의 뒤 · 아랫벽에 분포하는 미주신경에 더해지고 바깥귀길에도 분포한다.

◆**끝가지** 얼굴신경은 붓꼭지구멍을 통해 머리바닥면 밖으로 나온다. 작은가지(뒤귓바퀴신경 posterior auricular nerve)를 뒤통수부위의 피부근 · 위턱두힘살근의 뒤힘살 · 붓목뿔근에 보낸 후 귀밑샘으로 들어가서 샘안에서 신

경얼기(귀밑샘신경얼기 parotid plexus)를 만든다. 신경얼기로부터 많은 가지(관자가지 temporal branch · 광대가지 zygomatic branch · 볼가지 buccal branch · 아래턱모서리가지 marginal mandibular branch · 목가지 cervical branch)가 부챗살형태로 나와서 얼굴근육(얼굴표정근)에 분포한다.

얼굴신경의 장애 : 중추성과 말초성이 있다. 얼굴신경이 갓돌림신경(VI)과 함께 손상되면 중추성으로 다리뇌 안쪽 장애에 의한 경우가 많다. 속귀신경(VIII)과 함께 손상되면 말초성으로 속귀길 손상에 의한 경우가 많다.

얼굴신경의 중추성 마비 : 얼굴신경의 운동핵보다 위쪽(대뇌겉질의 운동영역에서 핵의 사이)에서 손상된 것으로 핵상마비(supranuclear palsy)라고도 한다. 속섬유막의 혈관장애(뇌출혈 등)에 의하는 경우가 많다. 얼굴 윗부분 근육(이마근)은 양쪽 대뇌겉질 운동영역의 지배를 받는 데 비해, 얼굴 아랫부분 근육은 반대쪽의 대뇌겉질에 지배된다. 그러므로 한쪽 핵상마비에서는 얼굴 윗부분 근육에는 마비가 없지만 얼굴 아랫부분 근육(예 : 입둘레근)에서는 한쪽만 마비(반쪽마비)가 일어난다.

얼굴신경의 말초성마비 : 핵성마비(nuclear palsy)와 핵아래마비(infranuclear paralysis)가 있다. 신경의 주행 경로에서 여러 장애에 의해 일어나지만, 가장 많은 경우가 벨마비(Bell's palsy)라고 하는 원인불명의 급성마비이다. 이것에 의해 손상된 쪽의 얼굴근육 마비(facial palsy)가 일어난다.

얼굴신경이 무릎신경절에서 고실끈신경 갈라짐 사이에서 손상되면(예 : 머리바닥 골절 등) 얼굴근육마비 이외에 혀의 앞 2/3부분의 미각소실(ageusia)과 눈물과 타액의 분비장애가 일어난다. 더욱이 등자근신경의 갈라짐부위보다 중추쪽에서 손상되면 등자근마비 때문에 청각과민(hyperacusia)도 일어난다. 한편 고실끈신경의 갈라짐보다 말초쪽에서 손상되면 같은 쪽의 얼굴근육마비만 나타난다.

속귀신경 (Ⅷ) (전정와우신경 Vestibulocochlear nerve)

속귀신경은 다리뇌와 숨뇌의 경계에서 생겨난다. 신경은 얼굴신경과 함께 **속귓구멍**을 통해 속귀길로 들어가고 (그림 8-74 참고), 속귀길바닥에서 안뜰신경과 달팽이신경으로 나누어져 속귀에 이른다.

◆ **안뜰신경**(전정신경 vestibular nerve) 속귀길바닥에서 **안뜰신경절**(vestibular ganglion)을 만들어 속귀의 평형감각기관(평형반과 팽대능선)에 분포한다.

평형감각은 일종의 고유감각(머리의 위치 · 운동에 관한 정보)으로 주로 소뇌로 전달된다. 안뜰신경절에 있는 신경세포의 말초성돌기가 평형감각의 수용기(반고리뼈관의 팽대능선, 둥근주머니 · 타원주머니의 평형반)에 분포하고, 중추성돌기가 숨뇌로 들어와 안뜰핵으로 끝난다.

◆ **달팽이신경**(와우신경 cochlear nerve) 달팽이의 뼈축 안에서 **달팽이신경절**(나선신경절 spiral ganglion, 달팽이신경절 cochlear ganglion)을 만들고 달팽이나선관의 나선기관(코르티기관)에 분포하여 청각을 맡는다.

달팽이신경의 달팽이신경절에 있는 신경세포의 말초성돌기가 청각 수용기인 나선기관에 분포하고, 중추성돌기가 달팽이신경으로서 숨뇌에 이르러 달팽이신경핵으로 끝난다.

속귀신경의 장애 : 안뜰신경 장애에서는 현기증(현훈 vertigo)이나 눈떨림(안진 nystagmus) 등이 일어난다. 달팽이신경 장애에서는 귀울림(tinnitus) · 청각장애(hearing impairment) 등이 일어난다.

청각신경종양(acoustic tumor) : 속귀길 안에서 안뜰신경의 신경집종(신경초종 neurinoma)이 생기는 경우가 있는데 청각신경종양이라 한다. 중년 여성에서 많이 나타난다. 이 붓기가 더욱더 자라 소뇌다리구석부위에 위치하게 되면 소뇌다리구석종양(소뇌교각종양 cerebellar pontine angular tumor)이라 하여 달팽이신경 · 안뜰신경의 장애 등을 포함하여 여러 가지 증상이 일어난다.

혀인두신경 (IX) (설인신경 Glossopharyngeal nerve)

혀인두신경은 이름에서와 같이 주로 혀와 인두에 분포하는 신경이다. 혀인두신경은 속귀신경 아래쪽에서 숨뇌의 아래올리브 뒤에 생겨나고 **목정맥구멍**을 통해 머리 외부로 나온다. 속목동맥과 속목정맥 사이를 아래로 주행하여 속·바깥 목동맥 사이를 앞쪽을 향해 주행하여 혀근육에 이른다.

목정맥구멍 부근에 **위신경절**(superior ganglion)과 **아래신경절**(inferior ganglion)을 만든다.

위신경절·아래신경절은 감각섬유가 만드는 감각신경절로 신경세포의 말초성돌기가 감각신경섬유가 되어 말초에 이른다.

혀인두신경은 감각신경섬유 외에 운동신경섬유·부교감신경섬유를 포함하는 혼합성이다.

감각신경섬유는 혀의 뒤 1/3부분, 인두의 일부, 목동맥팽대·목동맥토리에 분포한다.

운동신경섬유는 인두의 근육(붓인두근)에 분포한다.

부교감신경섬유(신경절앞신경섬유)는 주로 귀신경절로 신경절이후신경세포에 붙는다.

혀인두신경은 다음의 가지로 나누어진다(그림 8-150).

◆**고실신경**(tympanic nerve) 아래신경절에서 일어나 고실 아랫벽을 통하여 고실로 들어오고 고실 안쪽벽에서 **고실신경얼기**(고실신경총 tympanic plexus)를 만든다. 감각섬유는 고실 및 그 주위에 분포한다. 고실신경은 나아가 고실 윗벽을 통과하여 머리안으로 들어오고, 작은바위신경(소추체신경 lesser petrosal nerve)이 되어 타원구멍 근처에서 머리 바깥으로 나와 귀신경절에 이른다. 귀신경절에서 부교감신경섬유는 신경절이후신경세포로 바뀌고, 신경절이후신경섬유는 귓바퀴관자신경을 통해 귀밑샘에 분포한다(분비섬유).

◆**붓인두근가지**(경돌인두근가지 stylopharyngeal branch) 같은 이름의 근육에 분포한다.

◆**인두가지**(pharyngeal branch) 인두 바깥을 아래로 주행하여 인두벽에 분포한다. 미주신경·교감신경가지와 함께 **인두신경얼기**(pharyngeal plexus)를 만들어 인두의 점막(감각섬유)·샘(분비섬유)·근육(운동신경섬유)에 분포한다.

◆**목동맥팽대가지**(경동맥동가지 carotid sinus branch) 속목동맥에 따라 아래로 주행하여 목동맥팽대에 분포한다. 이 가지는 동신경이라고 하여 목동맥반사의 구심섬유로 혈압조절을 맡는다.

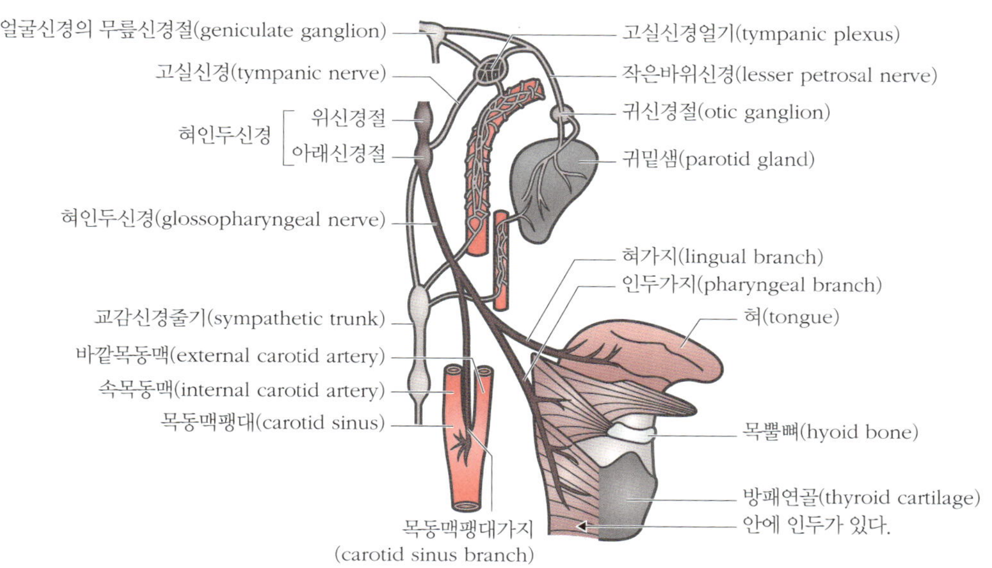

그림 8-150 혀인두신경의 가지

혀인두신경은 부교감신경과 혀뒤 1/3의 미각섬유를 포함한다.

◆**편도가지**(편도지 tonsillar branch) 목구멍편도와 그 주위에 분포한다.

◆**혀가지**(설지 lingual branch) 앞아래쪽으로 주행하여 혀근육에 이르고, 혀의 뒤 1/3부분 점막층에 분포하여 미각과 감각(촉각 · 온통각)을 맡는다.

혀인두신경의 손상 : 혀인두신경 하나만 손상되는 경우는 거의 없다. 일반적으로 미주신경이나 더부신경과 함께 손상된다. 손상에 의해서 혀뒤 1/3부분의 감각과 미각의 소실 · 인두의 감각소실 · 귀밑샘의 분비저하 등이 일어난다.

미주신경 (X) (Vagus nerve)

숨뇌의 아래올리브 뒤쪽에서 일어나 혀인두신경 · 더부신경과 함께 **목정맥구멍**을 통해 머리안에서 나온다. 신경은 목에서 속목동맥, 그 다음에 온목동맥의 뒤쪽바깥을 따라서 내려간다.

미주신경은 속목정맥과 속목동맥 · 온목동맥 사이에 있어서 이러한 혈관과 함께 목동맥신경집으로 싸인다.

미주신경은 가슴안으로 들어가면 오른쪽에서는 오른빗장밑동맥 앞을, 왼쪽에서는 대동맥활 앞을 아래로 주행한다. 그 다음 기관지 뒤쪽을 통해 식도 양쪽을 주행하여 식도와 함께 가로막을 통과하여 배안으로 들어온다.

미주신경은 목 · 가슴 · 배 부위의 내장에 분포해서 감각 · 운동 · 분비를 맡는 중요한 신경으로 감각섬유 · 운동신경섬유 · 분비섬유 등으로 되어 있지만 주로 부교감신경성이다.

vagus : 그리스어로 wandering(여기저기를 떠돌아다니다)이라는 의미로, 넓은 범위에 걸쳐서 분포한다는 이유로 이름이 지어졌다.

미주신경은 목정맥구멍 안쪽과 그 아래에서 **위신경절**(superior ganglion)과 **아래신경절**(inferior ganglion)을 만든다. 이 신경절은 감각성신경절로 신경세포의 말초성돌기가 감각섬유로서 말초에 이른다.

미주신경은 다음의 가지로 나누어진다(그림 8-151).

◆**수막가지**(meningeal branch) 위신경절로에서 나와 반대로 주행하여 머리안으로 들어오고 뇌경질막에 분포한다.

◆**귓바퀴가지**(auricular branch) 위신경절에서 나와 귓바퀴 뒷면과 바깥귀길 뒤쪽 아랫벽에 분포하여 감각을 맡는다.

◆**인두가지**(pharyngeal branch) 아래신경절에서 나와 속 · 바깥 목동맥 사이를 안쪽아래를 지나 인두에 이르고, 혀인두신경 · 교감신경과 함께 **인두신경얼기**(pharyngeal plexus)를 만든다.

운동신경섬유는 물렁입천장 · 인두근을 지배하고, 감각섬유는 혀뿌리 · 인두의 점막에 분포한다.

◆**위후두신경**(superior laryngeal nerve) 아래신경절에서 나와 안쪽 아랫방향으로 주행하여 후두 윗부분에 이르고, 겉가지와 속가지로 나누어진다.

바깥가지(external branch)는 가늘고 주로 운동신경섬유이며 인두근(반지방패근)에 분포한다.

속가지(internal branch)는 두껍고 주로 감각신경섬유로 되어 있으며 후두 점막층에 분포한다.

◆**심장가지** 목에서는 위목심장가지와 아래목심장가지가 나온다. **위목심장가지**(상경심장지 superior cervical cardiac branch)는 위후두신경과 되돌이후두신경 사이에서 생겨나고, **아래목심장가지**(하경심장지 inferior cervical cardiac branch)는 되돌이후두신경으로부터 나뉜다. 위 · 아래 목심장가지는 교감신경섬유와 함께 대동맥활을 따라 **심장신경얼기**(심장신경총 cardiac plexus)를 만들고 심장에 분포한다(그림 8-152).

◆**되돌이후두신경**(반회후두신경 recurrent laryngeal nerve, 그림 8-153) 가슴안의 미주신경에서 일어난다. 오른쪽에서는 오른빗장밑동맥 앞, 왼쪽에서는 대동맥활 앞에서 나뉘어 각각 동맥 아래를 빠져나간다. 그 다음 뒤쪽을 돌아 반대방향으로 기관과 식도 사이에 있는 고랑을 따라 올라가서 **아래후두신경**(하후두신경 inferior laryngeal

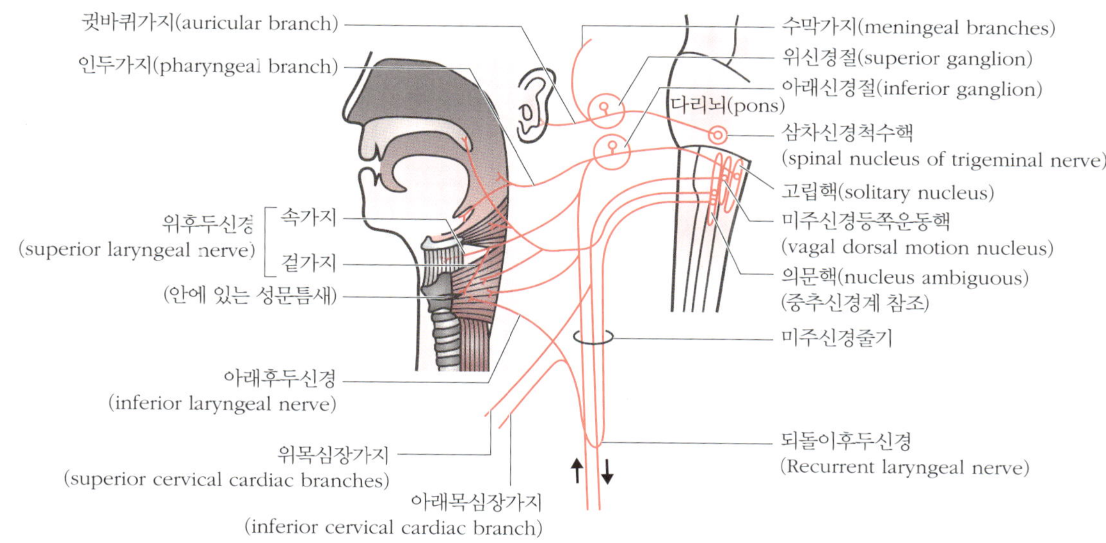

그림 8-151 미주신경의 가지

미주신경(vagus nerve)의 구심섬유는 위 · 아래 신경절에 세포체가 있다. 위신경절로 들어가는 것은 바깥귀길의 뒷벽 감각 등으로 한정된다. 아래신경절로 들어가는 것은 인두 · 후두를 비롯하여 가슴 · 배부위 내장의 일반 및 특수 내장감각으로, 감각을 뇌에 전달된다.

nerve)이 된다. 아래후두신경은 많은 가지로 나누어져서 후두근(반지방패근을 제외한 모든 후두근)을 지배하고 후두 아랫부위의 점막층(감각)에 분포한다.

그 외 되돌이후두신경은 앞에서 설명한 아래목심장가지 외에 기관가지(tracheal branch) · 식도가지(oesophageal branch) 등을 낸다.

◆**가슴심장가지 · 기관가지 · 아래식도가지** 이러한 가지에 대해서는 가슴(제5장)을 참조한다.

심장신경얼기 · 허파신경얼기 · 식도신경얼기는 주로 부교감신경성이며 미주신경에서 유래하는 신경절앞신경섬유는 얼기안에서 분산되는 신경절이후신경세포로 바뀐다. 미주신경에는 감각신경섬유도 많이 포함된다. 이러한 감각신경섬유는 위신경절 · 아래신경절에 있는 신경세포의 말초성돌기로, 주로 분포기관의 반사를 맡는 구심섬유이다.

◆**끝가지** 미주신경은 식도를 따라 가로막을 통과하여 배안으로 들어오고 내장에도 분포한다.

미주신경은 운동신경섬유 · 감각섬유 · 부교감신경성섬유로 되어 있다.

① **운동신경섬유**는 물렁입천장 · 인두 · 후두의 근육을 지배하고 삼키기 · 발성 · 구음을 맡는다.

> **미주신경의 장애** : 미주신경의 장애는 혀인두신경과 함께 일어나는 경우가 많다. 장애에 따라 **물렁입천장마비**(연구개마비 paralysis of soft palate, 한쪽 마비에서는 물렁입천장 · 목젖이 정상쪽으로 치우친다. 양쪽성마비에서는 물을 마시면 코안으로 역류되거나 콧소리가 난다), **인두마비**(pharyngo paralysis, 인두의 운동 · 감각 마비, 즉 삼키기장애 dysphagia · 인두반사 gag reflex의 소실 등)가 일어난다.

② **부교감신경섬유**는 목 · 가슴 · 배부위의 장기에 분포한다. 기관 · 기관가지를 확장하여 식도 · 위 · 작은창자 등의 운동을 촉진하고, 소화기관의 분비를 촉진하며 심장에 대해서는 억제작용을 한다.

> **미주신경긴장** : 미주신경핵은 머리속압력의 항진에 대해 민감하여 자극되면 서맥 · 구토가 일어나 호흡이 느려지고 깊어지는 등의 미주신경긴장(vagotonia)이 나타난다.

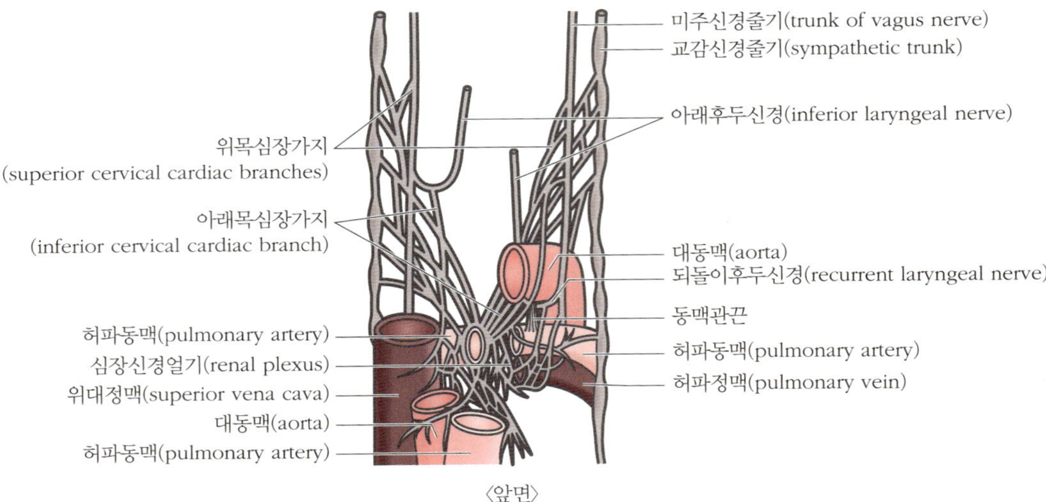

그림 8-152 심장신경얼기

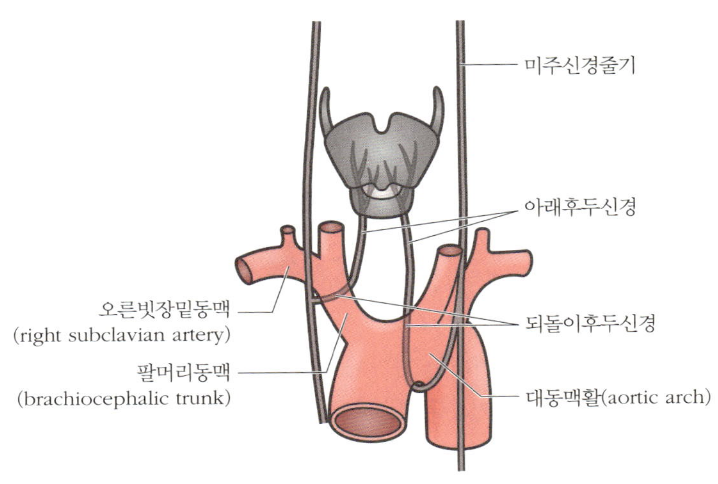

그림 8-153 되돌이후두신경
되돌이후두신경은 왼쪽이 길기 때문에 주행 시 침범당하기 쉽다.

더부신경 (XI) (Accessory nerve) (그림 8-154)

숨뇌와 척수(목)에서 일어나는 섬유, 즉 **뇌뿌리**(cranial root)와 **척수신경뿌리**(spinal root)로 되어 있다. 뇌뿌리는 작고 미주신경 바로 아래에서 숨뇌 아래 올리브 뒤에서 일어난다. 척수신경뿌리는 크고 경추 윗부분(C1~6)에 있는 앞뿌리와 뒤뿌리 사이에서 나와 척주관 안을 올라가서 큰구멍을 통해 머리안으로 들어가고, 뇌뿌리와 합쳐져 더부신경이 된다.

더부신경은 혀인두신경 · 미주신경과 함께 **목정맥구멍**을 통해 머리바닥 바깥면으로 나온다. 뇌뿌리에서 유래하는 섬유는 **속가지**(internal branch)로서 되돌이후두신경과 합쳐져 주로 후두의 근육에 분포한다. 척수신경뿌리에서 유래하는 섬유는 **바깥가지**(external branch)가 되어 바깥쪽 아래를 주행하여 목빗근 · 등세모근에 분포한다(그림 8-155).

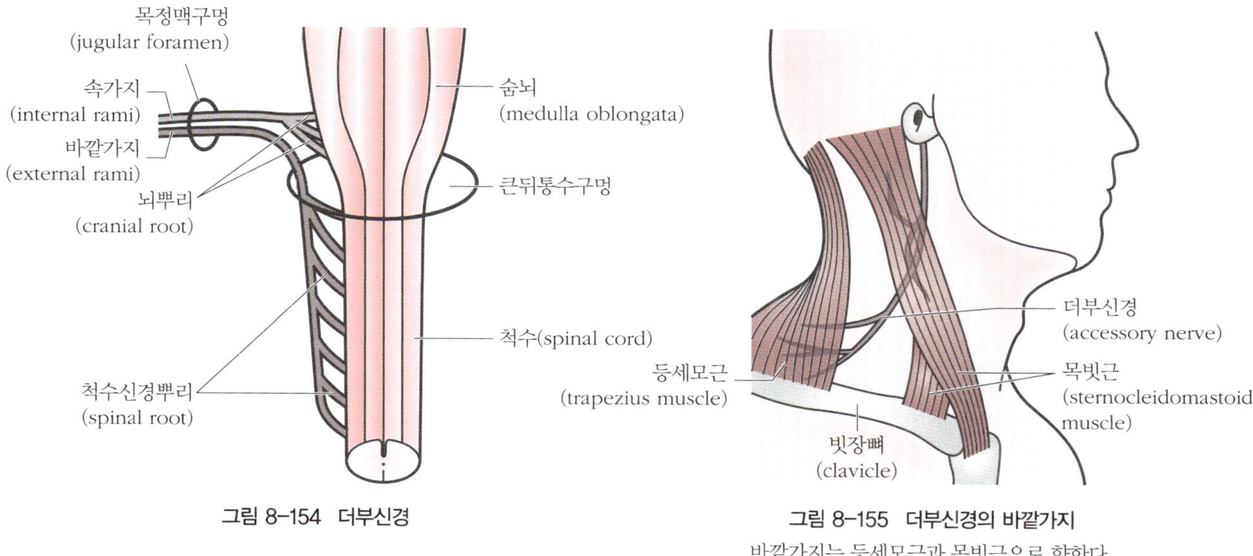

그림 8-154 더부신경

그림 8-155 더부신경의 바깥가지

바깥가지는 등세모근과 목빗근으로 향한다.

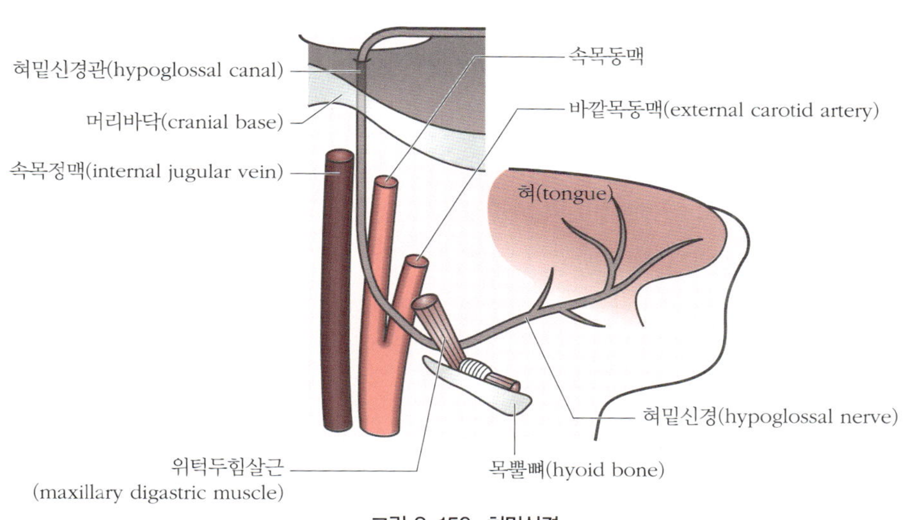

그림 8-156 혀밑신경

혀밑신경은 혀의 운동신경이다.

더부신경이라는 명칭의 유래 : 더부신경은 미주신경과 함께 뇌경질막으로 싸이므로 미주신경의 일부라고 인정하여 '부(accessory)'라고 명명되었다.

더부신경의 장애 : 더부신경의 뇌뿌리 하나만 손상되는 경우는 매우 드물며 미주신경과 함께 손상된다. 척수신경뿌리(바깥가지)가 손상되면(예 : 뒤목삼각에서 목림프절을 넓게 제거하는 경우 등) 목빗근과 등세모근의 마비 · 위축이 일어난다. 목빗근의 한쪽마비는 머리의 회전장애가 일어나고, 양쪽성마비에서는 누운 자세에서 머리를 들어 올릴 수 없다. 등세모근의 마비에서는 어깨가 내려가고 어깨뼈의 올림이 약해진다.

혀밑신경 (XII) (설하신경 Hypoglossal nerve)

혀밑신경은 숨뇌의 피라미드와 아래올리브 사이에서 일어나서 뒤통수뼈의 **혀밑신경관**을 지나 머리바닥 바깥면으로 나온다. 그 다음 미주신경 · 속목동맥 · 바깥목동맥 바깥쪽을 앞아랫방향으로 비스듬히 지나 혀로 들어오고 혀근육에 분포한다(그림 8-156).

혀밑신경은 운동신경섬유로 되어 있고 혀근육(속혀근 · 바깥혀근)을 지배하여 혀의 운동을 맡는다.

혀밑신경의 장애 : 혀밑신경의 한쪽이 손상되어 마비되면 혀를 앞쪽으로 내미는 경우에는 마비된 쪽으로 치우친다(편위 deviation). 또한 혀의 위축이 나타나고 구음 · 삼키기 장애도 일어난다.

2 척수신경(목신경 Cervical nerves)

목신경은 8쌍이 있다. 신경이 척주관에서 척추사이구멍을 통해 나오면 앞가지와 뒷가지로 나누어진다.

앞가지(anterior rami)는 제1 · 2가슴신경(T1 · 2)과 함께 머리의 일부 · 목 · 위팔에 분포한다. 특히 제1~4목신경은 목신경얼기를 만들어 머리의 일부와 목에 분포하고, 제5목신경 아래의 목신경은 제1가슴신경과 함께 팔신경얼기를 만들어 위팔에 분포한다.

뒷가지(posterior rami)는 뒤쪽을 향해 주행하고 더욱이 근육가지와 피부가지로 나누어져 근육가지는 고유등근육에, 피부가지는 등쪽의 피부에 분포한다(그림 8-157). 특히 제1~3목신경의 뒷가지는 발달되어 다음의 신경을 만든다.

◆**뒤통수밑신경**(후두하신경 suboccipital nerve)　제1목신경(C1)의 뒷가지로 목의 깊은 부분의 근육에 분포한다.

◆**큰뒤통수신경**(대후두신경 greater occipital nerve)　제2목신경(C2)의 뒷가지로 뒤통수부위를 뒤통수동맥과 함께 주행한다. 깊은목근육을 지배하고 뒤통수부위와 마루부위의 피부에 분포한다.

◆**제3뒤통수신경**(third occipital nerve)　제3목신경(C3)의 뒷가지로 큰뒤통수신경의 안쪽아랫방향을 향해 주행한다. 깊은목근육을 지배하고 뒤통수부위의 피부에 분포한다.

목신경얼기(경부신경총 Cervical plexus) (그림 8-157)

목신경얼기는 제1~4목신경의 앞가지가 연결되어 만드는 신경얼기로 목뼈의 뼈몸통 근처에서 척추앞근육과 목뼈가로돌기 뒤결절 사이에 있고 목빗근으로 감싸진다. 신경얼기에서는 다음의 가지가 일어난다. 이러한 가지는 피부가지와 근육가지로 구별할 수 있다.

1. 목신경얼기의 피부가지

목빗근 뒷모서리의 거의 중앙부터 뒤목삼각으로 나오고, 부챗살형태로 주행하여 피부에 분포한다(그림 8-158).

◆**작은뒤통수신경**(소후두신경 lesser occipital nerve, C2)　목빗근 뒤모서리를 따라 위로 올라가고, 귀 뒷부분과 뒤통수부위에 분포한다.

◆**큰귓바퀴신경**(greater auricular nerve, C2 · 3)　목빗근 뒤모서리 중앙에서 나오고, 똑바로 올라가서 귓바퀴 뒷부분 · 바깥부분 · 앞부분의 피부에 분포한다.

◆**가로목신경**(횡경부신경 transverse cervical nerve, C2 · 3)　목빗근 뒤모서리를 돌아 나오고, 앞목 · 옆목의 피부에 분포한다.

◆**빗장위신경**(쇄골상신경 supraclavicular nerves, C3 · 4)　목빗근 뒤모서리에서 나오고, 뒤목삼각 아래를 지나 목 아랫부분에서 가슴 윗부분에 걸쳐서 분포한다.

신경점 : 목빗근 뒤모서리의 중앙을 신경점(punctum nervosum)이라 한다(그림 8-158).

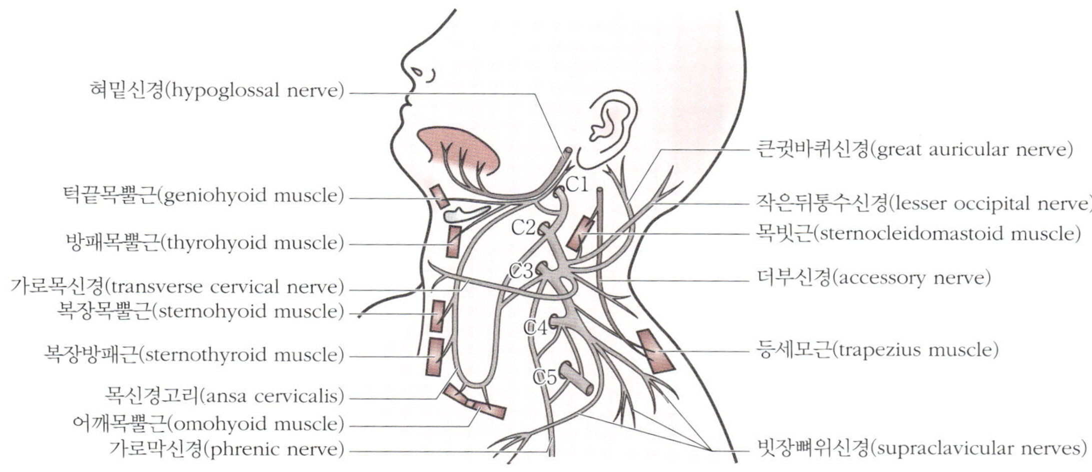

그림 8-157 목신경얼기와 목신경고리
목신경의 뒷가지는 등세모근과 목빗근에도 이어져 있다.

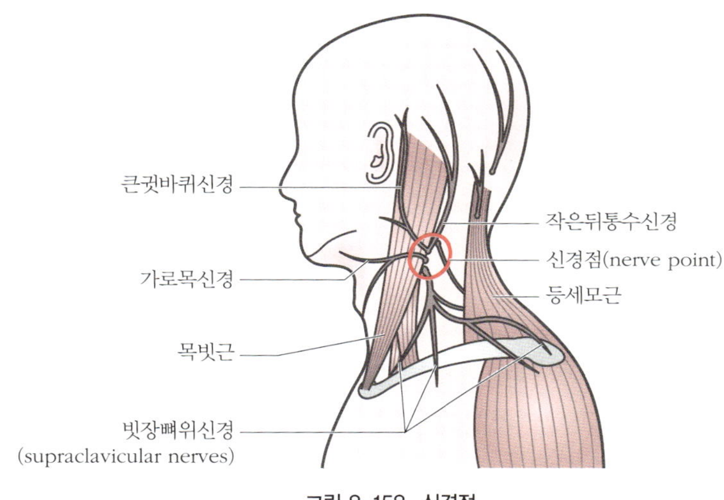

그림 8-158 신경점
목빗근 뒤모서리 중앙에 보이는 신경점은 Erb's point라고도 불린다.

2. 목신경얼기의 근육가지

근육가지는 목빗근의 깊은쪽에 있고 여러 근육에 분포한다.

◆**목신경고리**(경부신경고리 ansa cervicalis, C1~3) CI · 2의 섬유는 혀밑신경과 합쳐진 후 목을 아래로 내려가는 작은 가지가 된다(윗뿌리 superior root). 한편 C2 · 3의 섬유는 속목정맥을 따라 아래로 내려가는 작은가지(아래뿌리 inferior root)를 만든다. 이러한 위뿌리와 아래뿌리가 연결되어 고리를 만든다. 이 고리를 목신경고리라고 하며, 그 가지는 목뿔아래근에 분포한다.

◆**가로막신경**(횡격신경 phrenic nerve, C3~5) 주로 제4목신경(C4)에서 일어난다. 목신경얼기를 나와서 앞목갈비근 앞을 안쪽아랫방향으로 비스듬히 가로지르고, 빗장뼈밑동정맥 사이를 지나서 가슴안으로 들어간다.

가로막신경에 대해서는 가슴(제5장)에서 설명하였다.

3 자율신경계

머리의 여러 기관, 특히 눈물샘이나 침샘 등의 샘이나 섬모체, 홍채의 민무늬근육 등은 자율신경계 분포 · 지배를 받는다. 자율신경섬유는 주로 뇌신경이나 동맥을 따라서 주행하는 신경을 통해 분포하는 부위에 도달한다.

교감신경계

교감신경계의 주요 부위인 **교감신경줄기**(교감신경간 sympathetic trunk, 그림 8-159)는 목에서 속목동맥 · 온목동맥의 뒤쪽, 미주신경의 안쪽을 따라서 목뼈가로돌기 앞을 똑바로 내려간다. 신경줄기는 머리바닥면에서 아래로 향해 제1갈비뼈의 갈비뼈목 높이에서 가슴에 이어진다. 신경줄기는 목에서 일반적으로 3개의 줄기신경절(위목신경절 · 중간목신경절 · 목가슴신경절)이 있다.

머리와 목의 교감신경은 윗부위 4척수가슴분절에서 신경절앞신경섬유로 일어나서 교감신경줄기로 들어간다. 그리고 그 신경절에서 신경세포를 바꾸어 신경절이후신경섬유가 되어 말초의 민무늬근육 · 샘에 분포한다.

◆ **위목신경절**(상경부신경절 superior cervical ganglion) 3개의 신경절 중에서 가장 크다. 위목신경절은 원래 제1~4목신경절이 합쳐진 것이다. 턱뼈각의 높이에서 제2 · 3척수분절의 가로돌기 앞에 있는 길이 약 2 cm의 편평한 방추모양 신경절이다. 신경절앞신경섬유는 제8척수분절과 제1 · 2척수가슴분절로부터 와서 신경절이후신경세포로 바꾸고, 신경절이후섬유는 다음의 가지가 되어 나온다.

1) **속목동맥신경**(internal carotid nerve) : 위목신경절 위쪽끝에서 나와 속목동맥과 함께 올라가서 그 주위에서 신경얼기(**속목동맥신경얼기** internal carotid plexus)를 만들고 동맥가지를 따라서 말초로 향한다. 즉 속목동맥과 함께 머리바닥면 · 눈확 · 이마부위 · 코 · 입천장의 혈관 · 민무늬근육 · 샘 등에 넓게 분포한다.

2) **바깥목동맥신경**(external carotid nerves) : 위목신경절 앞모서리에서 나오는 2~3개의 신경으로, 바깥목동맥을 따라서 **바깥목동맥신경얼기**(external carotid plexus)를 만들고 동맥과 함께 말초의 혈관이나 침샘 · 땀샘 등의 샘으로 이어진다.

바깥목동맥신경얼기는 일부 온목동맥을 향해 이어지고, **온목동맥신경얼기**(common carotid plexus)를 만든다.

3) **위목심장신경**(상경심장신경 superior cervical cardiac nerve) : 위목신경절로부터 나오고 팔머리동맥(오른쪽) · 온목동맥(왼쪽)을 따라 내려와서 아래목심장신경얼기로 들어간다.

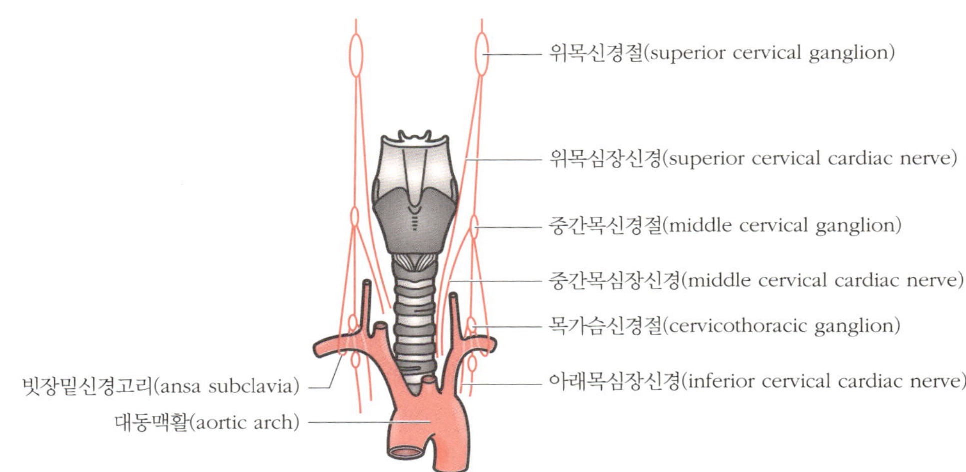

그림 8-159 목의 교감신경줄기

4) **교통가지** : 제1~4목신경에 더해져서 그 주행을 따라서 말초로 향한다. 섬유는 일부 뇌신경(혀인두 · 미주 · 더부 · 혀밑신경)에도 보내진다.

> 호너증후군(Horner's syndrome) : 위목신경절 혹은 거기에 관련되는 위쪽부위 신경줄기가 손상되면 교감신경섬유가 지배하는 영역에서 기능장애(마비)가 일어나고, 다음과 같은 여러 가지의 징후가 나타난다. ① 동공의 축소(동공수축 : 동공확대근의 마비), ② 눈꺼풀틈새의 협소(눈꺼풀처짐 ptosis : 위눈꺼풀판근의 마비), ③ 눈알의 함몰(이유는 확실하지 않다), ④ 혈관확장과 땀없음증(땀샘은 교감신경지배) 등이다. 이것을 호너증후군(Horner's syndrome)이라 한다.

◆**중간목신경절**(middle cervical ganglion) 3개의 신경절 중에서 가장 작다. 중간목신경절은 제5 · 6목신경절에 해당한다. 제6목뼈 가로돌기 앞에 있으며 다음의 가지가 나온다.

1) **중간목심장신경**(middle cervical cardiac nerve) : 온목동맥 뒤를 내려와서 심장신경얼기에 더해진다.

2) **교통가지** : C5 · 6의 앞가지에 더해진다.

중간목신경절은 다음의 목가슴신경절과 앞 · 뒤 2개의 끈으로 연결된다. 앞의 끈은 고리를 이루어 빗장밑동맥을 둘러싼다. 이것을 **빗장뼈밑고리**(ansasubclavia)라고 한다.

◆**목가슴신경절**(경흉신경절 cervicothoracic ganglion, 성상신경절 stellate ganglion) 형태가 불규칙하고 중간목신경절보다 훨씬 크다. 아래목신경절은 일반적으로 제1가슴신경절과 합쳐져 목가슴신경절이라 한다. 제7목뼈의 가로돌기와 제1갈비뼈머리 앞에 있고 다음의 가지가 나온다.

1) **빗장밑동맥신경얼기**(쇄골하동맥신경총 subclavian plexus) : 빗장밑동맥에 이르러 그 주위에 신경얼기를 만든다. 동맥을 따라 말초로 들어가서 위팔에 분포한다.

신경얼기는 척추동맥을 둘러싸서 **척추동맥신경얼기**(vertebral plexus)를 만든다.

2) **아래목심장신경**(하경심장신경 inferior cervical cardiac nerve) : 빗장밑동맥 뒤쪽을 내려가서 심장신경얼기에 더해진다.

> 목가슴신경절의 임상 : 위팔의 혈관 · 땀샘에 분포하는 교감신경섬유는 제2~8가슴절에서 일어나 교감신경줄기를 거쳐 위쪽부위의 가슴신경절(thoracic ganglia)에서 신경절이후신경섬유가 되고, 빗장밑동맥 및 그 분지를 따라 위팔의 말초에 이른다. 위팔의 동맥에서 생겨나는 혈행부전(레이노병 Raynaud's disease) 등에서는 가슴신경절을 절제하는 경우가 있다. 이 경우에 목가슴신경절을 제거하지 않도록 한다. 목가슴신경절을 절제하면 머리와 목의 교감신경장애(호너증후군)가 일어나기 때문이다.

부교감신경계

머리에서의 부교감신경계(cranial part of parasympathetic nerve)는 중간뇌와 숨뇌에서 신경절앞신경섬유로 생겨난다. 이러한 신경절앞신경섬유는 다음 4개의 뇌신경, 즉 눈돌림신경 · 얼굴신경 · 혀인두신경 · 미주신경을 거쳐 주행한다. 그 경과 중의 신경절에서 신경절이후신경세포로 바뀌어 신경절이후신경섬유가 되어 말초에 이른다(그림 8-160).

개개의 신경에 대해서는 뇌신경부분에서 설명하였으므로 여기에서는 간단하게 정리만 한다.

◆**눈돌림신경(III)** 눈돌림신경 → 섬모체신경절 → 동공조임근 · 섬모체근

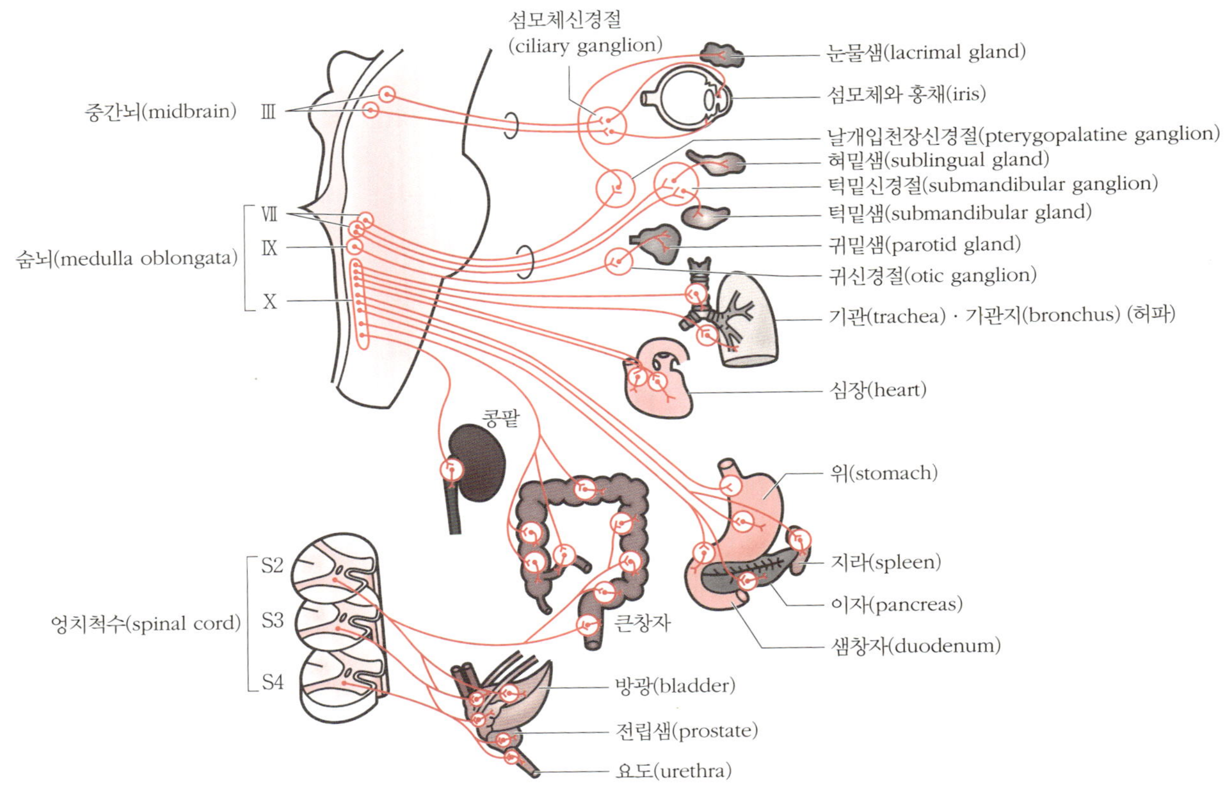

그림 8-160 부교감신경계

뇌줄기와 엉치척수로부터 부교감신경이 나온다.

◆ **얼굴신경 (중간신경 Ⅶ)**

중간신경 ─┬→ 큰바위신경 → 날개입천장신경절 ─┬→ **코안 · 입천장 · 인두**
　　　　　│　　　　　　　　　　　　　　　　　　　└→ 위턱신경 → 눈물샘신경 → **눈물샘**
　　　　　└→ 고실끈신경 → 턱밑신경절 → **턱밑샘 · 혀밑샘 · 혀샘** 등

◆ **혀인두신경 (Ⅸ)** 혀인두신경 → 고실신경 → 작은바위신경 → 귀신경절 → 아래턱신경(귓바퀴관자신경) → **귀밑샘**

◆ **미주신경 (Ⅹ)** 미주신경은 주로 부교감신경섬유로부터 되고, 심장, 목 · 가슴 · 배부위 내장에 넓게 분포한다.

9 중추신경계

중추신경계에 속하는 기관은 뇌와 척수이다. 중추신경계는 전신에 흩어져 있는 감각수용기로부터 모은 정보를 통합하여 목적에 가장 적합한 운동을 계획하고, 그 명령을 말초의 효과기관(근육)으로 보낸다. 한편 신체의 내부변화에 대한 센서도 가지고 있어 내부환경을 일정하게 유지하도록 조절하는 명령을 말초의 각 기관에 보낸다.

뇌는 숨뇌, 다리뇌, 소뇌, 중간뇌, 사이뇌, 끝뇌의 6개로 나눌 수 있다. 각 부분의 관계 및 뇌와 척수 사이의 신경섬유연결을 이해하는 것이 중추신경계의 기능을 이해하는 데 기초가 된다.

I. 척수

중추신경계는 발생학적으로 외배엽에서 유래한다(그림 9-1). 발생 초기에 배아의 등쪽 정중부위에서 외배엽이 비후되어 **신경판**(neural plate)을 만든다. 신경판 좌우 양쪽의 가장자리가 융기되어 고랑, 즉 **신경고랑**(신경구

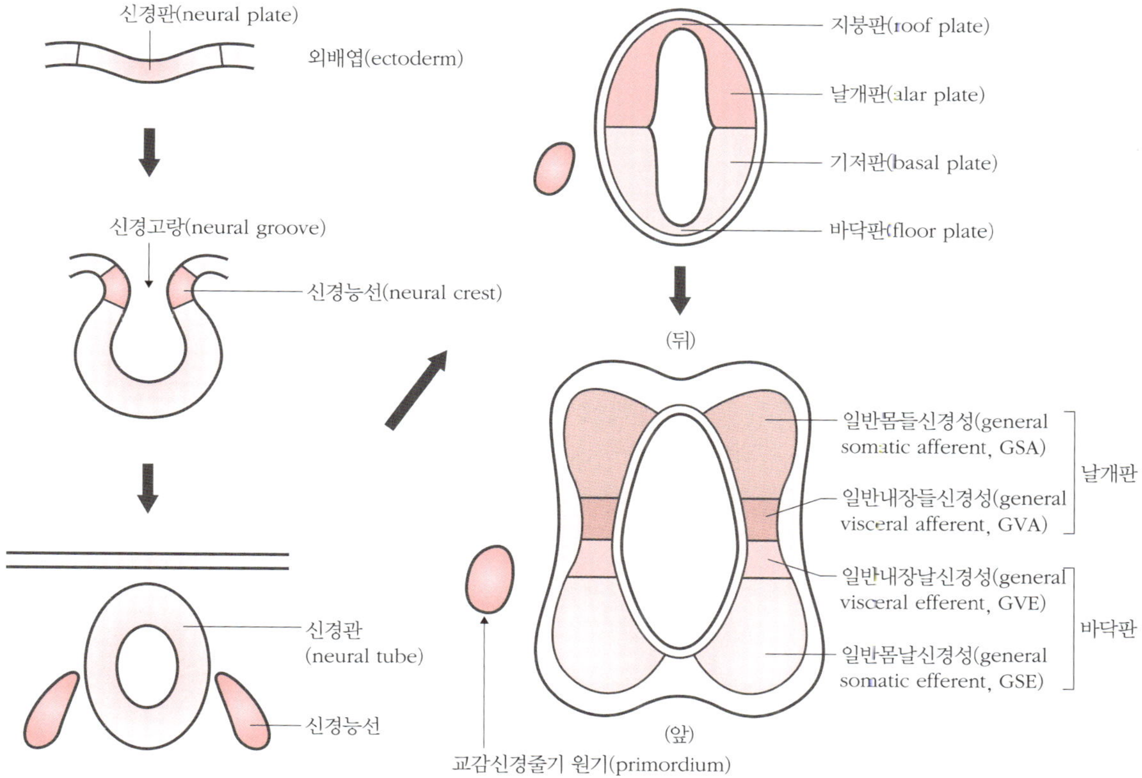

그림 9-1 척수(신경관)의 발생

신경계의 발생학은 척수회백질의 기능적 국소화를 이해하기 위한 필수 지식이다.
날개판은 감각, 바닥판은 운동과 관계가 있다.

neural groove)을 만든다. 그 후 신경고랑은 등쪽모서리에서 유합되어 닫힌 관이 된다. 이와 같이 배아 등쪽면 정중부위에 있는 외배엽으로부터 생기는 관이 **신경관**(neural tube)으로, 뇌·척수의 원시세포다. 신경관의 머리쪽부분은 급속히 팽대되어 뇌가 되고 나머지는 척수가 된다.

뇌가 되는 부분에서는 3개의 주머니, 즉 앞뇌낭·중간뇌낭·뒤뇌낭을 만든다. 그 발생은 뇌 단원에서 설명한다 (p.686).

신경관의 척수가 되는 부분은 관 형태로 등쪽벽과 배쪽벽은 얇지만, 좌우 양쪽의 벽은 두꺼워진다. 등쪽벽을 **지붕판**(개판 roof plate), 배쪽벽을 **바닥판**(기저판 floor plate)이라 한다. 좌우 옆벽의 안쪽면 중앙부에는 세로로 지나는 얕은 고랑이 나타난다. 이 고랑을 **경계고랑**(경계구 sulcus limitans)이라 하며, 옆벽은 이 고랑에 의해서 등쪽의 **날개판**(alar plate)과 배쪽의 **바닥판**(기저판 basal plate)으로 나뉜다.

날개판은 감각성(구심성)기능에 관계하는 영역, 바닥판은 기능적으로 운동성(원심성) 영역이 된다.

날개판과 바닥판은 각각 2부분으로 나눌 수 있다. 날개판 중에서 경계고랑에 맞닿는 부분은 내장 등의 체내감각에 관계되는 영역(**일반내장들신경성** 일반내장구심성 general visceral afferent ; GVA)이며, 경계고랑부터 먼 부분은 피부·근육·뼈막 등 대외적인 감각과 관계있는 영역(**일반몸들신경성** 일반체성구심성 general somatic afferent ; GSA)이다. 바닥판에서도 경계고랑에 맞닿는 부분은 내장(민무늬근육·샘)의 운동을 지배하는 영역(**일반내장날신경성** 일반내장원심성 general visceral efferent ; GVE)이고, 경계고랑에서 먼 부분은 뼈대근육을 지배하여 대외적 운동에 관계하는 영역(**일반몸날신경성** 일반체성원심성 general somatic efferent ; GSE)이다.

한편 신경판의 양쪽모서리는 융기하여 신경능선이 된다. 신경능선은 신경관이 생길 때에 신경관 양쪽 옆으로 들어가 세로로 지나고, 교감신경줄기의 원시세포가 된다.

아래에서는 척수를 척수본체, 척수막, 척수 혈관으로 나누어 설명한다.

A. 척수(Spinal cord)

1 외형

척수는 척추뼈구멍이 이어져 생긴 척주관 안에 있고, 긴 원주형태(길이 40~45 cm, 굵기 약 1 cm)이다. 위쪽에서는 큰구멍에서 뇌의 숨뇌에 이어지고, 아래에서는 가늘게 원추형의 **척수원뿔**(척수원추 conus medullaris)이 되어 제1~2허리뼈 높이에서 끝난다(그림 9-2).

척수는 출생 3개월까지는 척주관 거의 전체에 채워져 있다. 그러나 이후에는 척주가 척수에 비해 빠르게 성장·발육하므로 척수의 아래쪽끝은 척주관의 아래쪽끝까지 이르지 않고 위쪽에 머무르게 된다. 신생아에서 척수는 거의 제3허리뼈 높이까지 있고 생후 3개월에 성인과 같이 제1~2허리뼈 높이에 있게 된다. 성인의 척수 길이는 척주의 약 2/3로 키의 약 28%를 차지한다.

척수에서는 앞면과 뒷면 정중앙을 세로로 지나는 고랑을 볼 수 있다. 앞면 고랑은 깊고 **앞정중틈새**(전정중열 anterior median fissure)라 하며, 뒷면 고랑은 얕고 **뒤정중고랑**(후정중구 posterior median sulcus)이라 한다. 또한 가쪽면에도 앞뒤를 세로로 지나는 고랑, 즉 **앞가쪽고랑**(전외측구 anterolateral sulcus)과 **뒤가쪽고랑**(후외측구 posterolateral sulcus)이 있다.

척수는 전체적으로 좌우 양쪽의 앞가쪽고랑과 뒤가쪽고랑으로부터 **잔뿌리**(근사 rootlet)라고 하는 가느다란 실 모양의 신경섬유다발이 나와 있다. 이 잔뿌리는 몇 개씩 모여 **앞뿌리**(전근 anterior root)와 **뒤뿌리**(후근 posterior root)가 된다(그림 9-3). 앞뿌리와 뒤뿌리는 해당하는 높이에 있는 척주의 척추사이구멍을 향해 1개로 합쳐져 척추사이구멍을 통해 나온다. 이와 같이 앞뿌리와 뒤뿌리는 합쳐져 척수신경이 된다. 덧붙여 뒤뿌리는 척추사이구멍

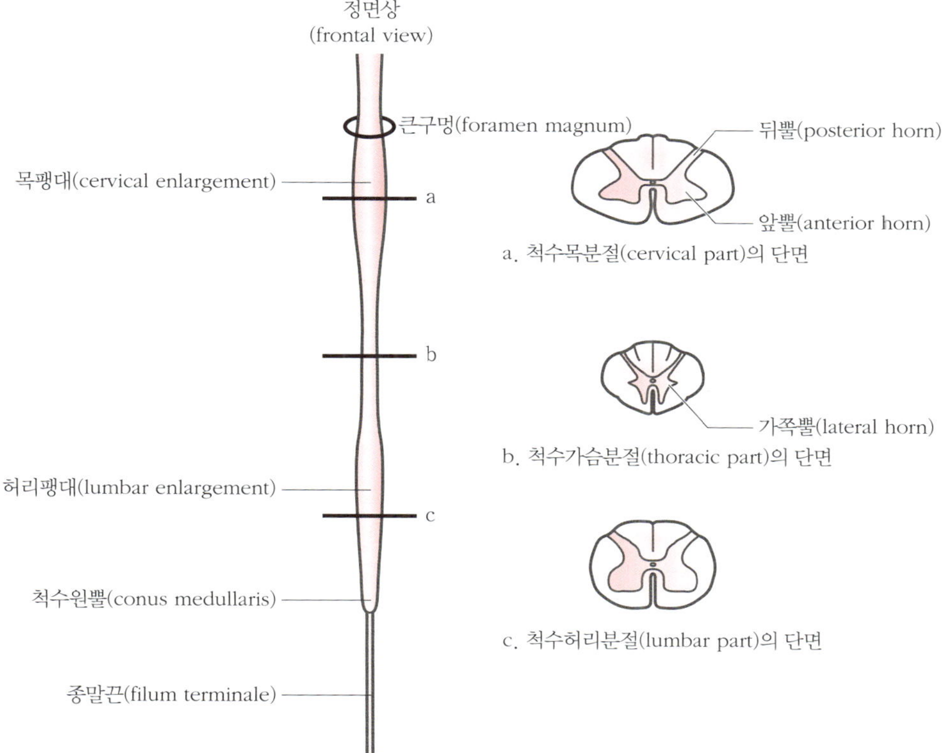

그림 9-2 척수의 외형과 각 부분의 단면

목부위와 허리부위는 팔과 다리로 향하는 각각의 신경세포를 다수 포함하고 있기 때문에 회백질(gray substance)이 많다. 가슴분절에는 가쪽뿔이 있는 것이 특징이다.

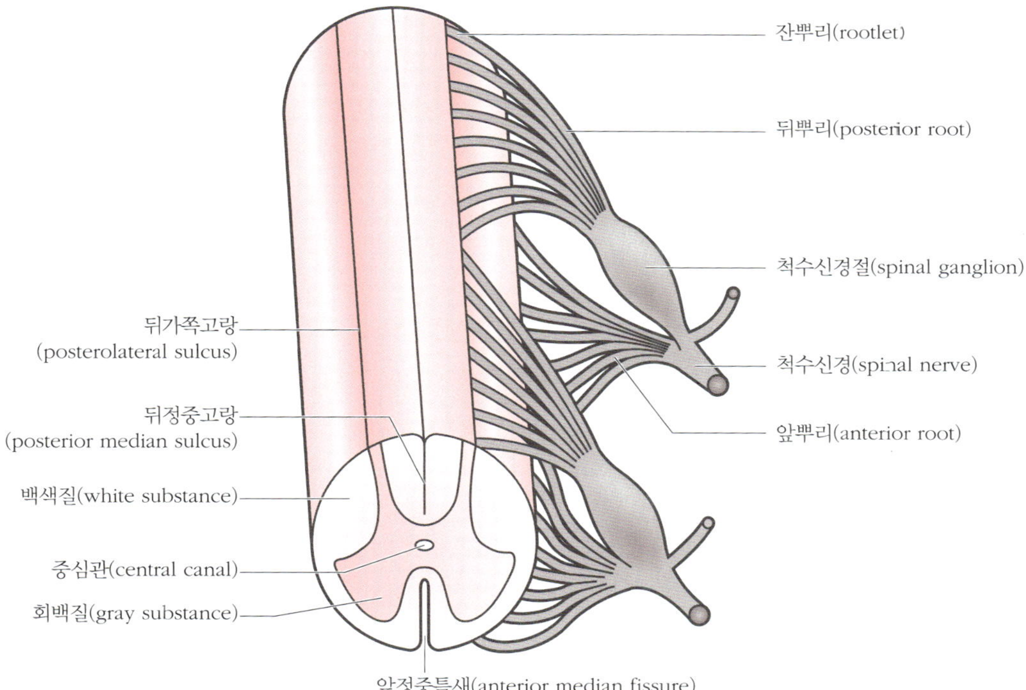

그림 9-3 척수의 앞뿌리와 뒤뿌리

척수신경절 안에는 감각에 관여하는 신경세포가 있다. 이 세포에서 중추로 향하는 돌기가 모여 뒤뿌리가 된다. 앞뿌리와 뒤뿌리, 척수신경절은 중추신경계에 속한다.

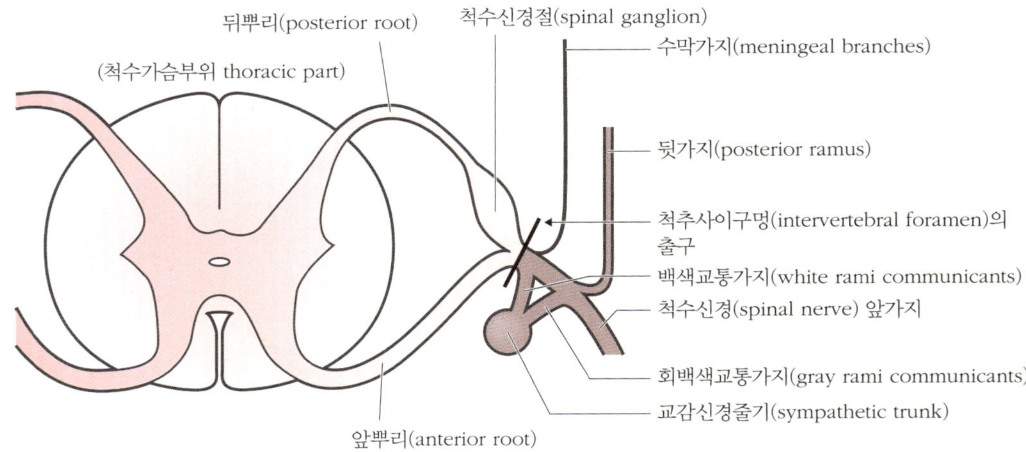

그림 9-4 척수와 척수신경

척수신경절은 항상 척추사이구멍 속에 존재한다.

안에서 **척수신경절**(spinal ganglion)을 만든다.

> **척수신경뿌리통증 · 띠통증** : 척수 뒤뿌리가 종양이나 척추사이원반의 탈출 및 손상 등으로 압박, 손상되면 그 손상된 높이에서 격렬한 통증이 일어난다(**척수신경뿌리통증** 척수신경근통증 Radicular pain). 특히 몸통에서는 피부분절과 일치하여 분절형태로 나타난다(**띠통증** 대상통증 girdle pain).

척수신경(spinal nerve)은 척추사이구멍을 나오면 바로 **앞가지**(전지 anterior ramus)와 **뒷가지**(후지 posterior ramus)로 나누어진다(그림 9-4). 앞가지는 굵고 몸통의 가쪽부위와 배쪽부위 및 팔 · 다리에 분포한다. 뒷가지는 앞가지에 비하여 상당히 가늘고 몸통의 등쪽에 분포한다.

척수신경은 척추사이구멍을 나와 앞가지와 뒷가지로 나누어지기 전에 2개의 작은가지, 즉 뇌척수막가지와 교통가지를 낸다. **수막가지**(meningeal branch)는 매우 가느다란 가지로 다시 척추사이구멍 안을 역행하여 척수경질막에 분포하고 그 감각을 맡는다. **교통가지**(교통지 ramus communicans)는 1~3개로, 교감신경줄기에 연결되는 가지이다. 교통가지에는 백색교통가지(백색교통지 white ramus communicans, 유수섬유다발로 신경절앞신경섬유로 되어 있다)와 회백색교통가지(회색교통지 gray ramus communicans, 무수섬유다발로 신경절이후섬유로 되어있다)가 있다.

척수신경은 31쌍으로 **목신경**(cervical nerve) 8쌍, **가슴신경**(thoracic nerve) 12쌍, **허리신경**(요신경 lumbar nerve) 5쌍, **엉치신경**(천골신경 sacral nerve) 5쌍, **꼬리뼈신경**(coccygeal nerve) 1쌍으로 나눌 수 있다.

> **목신경이 목뼈보다 1개 더 많은 이유** : 제1목신경은 머리뼈와 제1뼈(고리뼈) 사이에서 나온다. 아래의 제2~7 목신경은 순서대로 대응하는 목뼈와 바로 위쪽의 목뼈 사이에서 나온다. 제8목신경은 제7목뼈와 제1등뼈 사이에서 나온다. 이 때문에 목신경은 목뼈의 수보다 1개 더 많은 8개이다. 이에 비해 가슴신경 · 허리신경 · 엉치신경은 등뼈, 허리뼈, 엉치뼈의 수와 같다. 각각 대응하는 척추와 그 바로 아래의 척추 사이에서 나온다.

잔뿌리의 주행방향

척수의 길이는 앞에서 설명한 바와 같이 척주보다 짧다. 이 결과 척수에서 나오는 잔뿌리는 위쪽에서는 거의 수평으로 바깥쪽으로 주행하여 척추사이구멍에 도달하지만, 아랫부분에서는 각각 대응하는 척추사이구멍에 이르기 위해서 아래로 비스듬히 주행한다. 특히 척수 아랫부분에서 나오는 잔뿌리는 척주관 안을 아래로 주행하여 척수원뿔의 아랫부분으로 늘어져 **말총**(마미 cauda equina)이라 한다(그림 9-5).

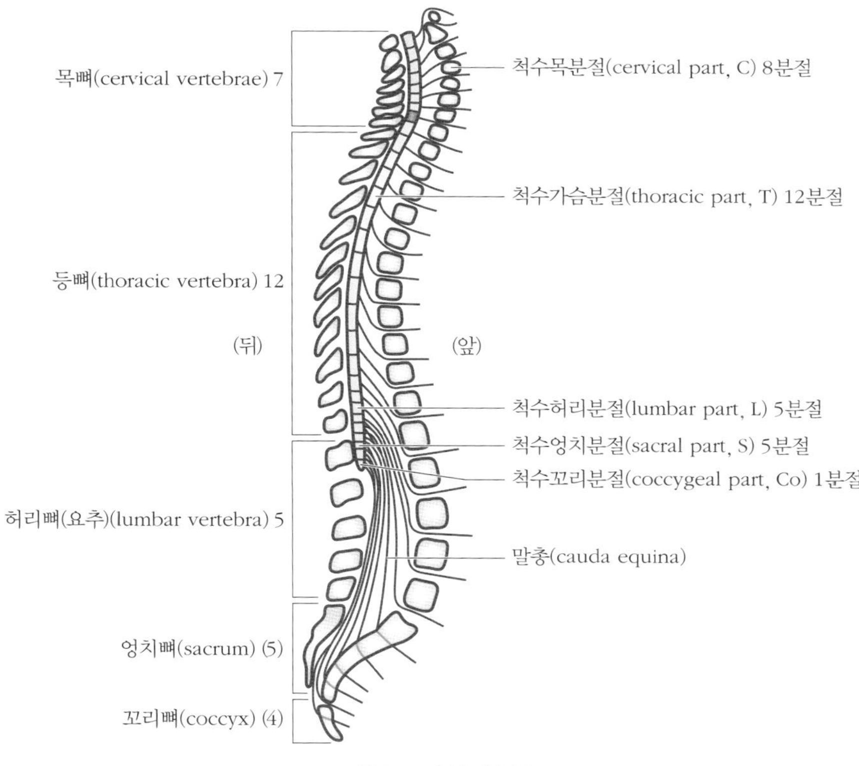

그림 9-5 척수와 척주
말총(cauda equina)에는 앞뿌리와 뒤뿌리가 포함된다.

척수분절

척수를 척수신경과 대응시켜 편의상 목부분(경부 cervical part), 가슴부분(흉부 thoracic part), 허리부분(요추부 lumbar part), 엉치부분(sacral part), 꼬리부분(미부 coccygeal part)으로 구분한다. 목부분은 8분절(segments), 가슴부분은 12분절, 허리부분은 5분절, 엉치부분은 5분절로 나누고, 꼬리부분은 1분절이다.

목부분 C, 가슴부분 T, 허리부분 L, 엉치부분 S, 꼬리부분 Co로 표시하고, 각각의 분절에 번호를 붙여 나타낸다. 예를 들면 제7목부분의 분절을 C7이라고 나타낸다.

앞에서 설명했듯이 척수는 척주보다 짧기 때문에 각 분절은 대응하는 척주의 각 부위와 같은 높이가 아니다. 예를 들면 엉치부 S는 거의 제1허리뼈 높이에 있다.

2 내부구조

척수의 가로면을 보면 내부의 회색질과 그 주변을 둘러싸는 백색질이 있다(그림 9-6).

회색질(회백질 Gray substance)

중심에 매우 가늘고 좁은 **중심관**(central canal)이 있다. 중심관의 척수부위는 종종 신경아교세포에 의해 묻혀 있다. 회색질은 중심관을 둘러싸서 H형태(나비형)를 나타낸다.

회색질에서 앞으로 돌출되는 부분을 **앞뿔**(anterior horn), 뒤로 돌출되는 부분을 **뒤뿔**(posterior horn)이라 한다. 앞뿔과 뒤뿔은 입체적으로 보면 기둥모양이므로 **앞기둥**(anterior column) · **뒷기둥**(posterior column)이라고도 불린다.

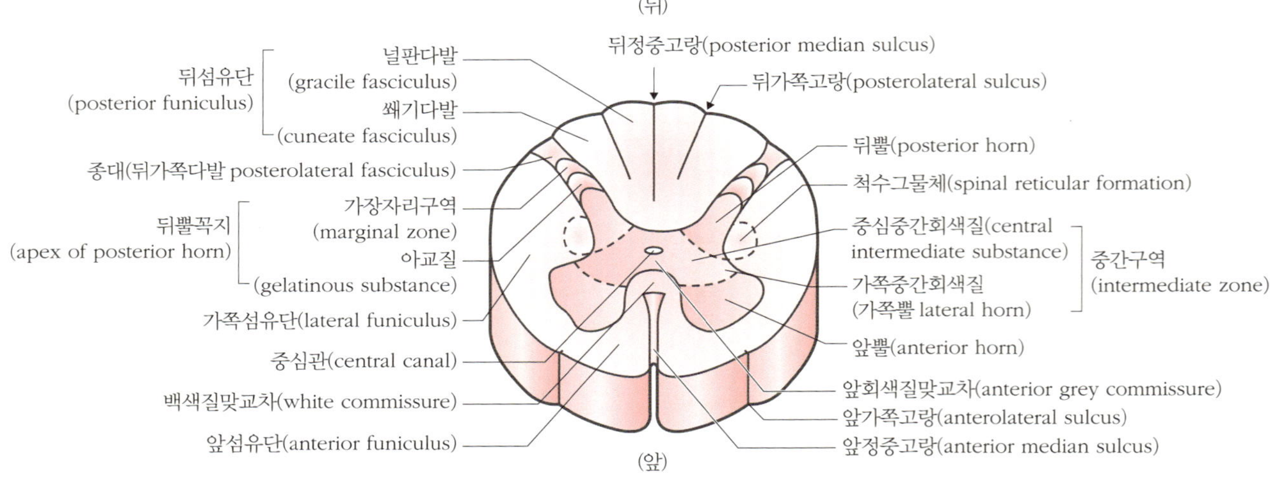

그림 9-6 척수의 내부구조

앞뿔과 뒤뿔 사이에 있는 회색질을 **중간구역**(중간대 intermediate zone)이라고 하며, **가쪽중간회색질**(중간질외측부 lateral intermediate substance)과 **중심중간회색질**(중간질중심부 central intermediate substance)로 나눌 수 있다. 중심중간회색질은 **중심회색질**(중심회백질 central gray substance)이라고도 하며, 좌우 양쪽의 회색질을 이어서 중심관을 둘러싼다. 중심관보다 앞부분을 **앞회색질맞교차**(전회백질교련 anterior gray commissure)라고 한다.

가슴부분으로부터 제3허리부분에 걸쳐서 가쪽중간회색질이 특히 바깥쪽으로 돌출되어 **가쪽뿔**(측각 lateral horn)을 만든다. 가쪽뿔에는 교감신경계의 신경절앞신경세포가 있다.

가쪽뿔이 없는 목부분에서는 앞뿔과 뒤뿔 사이 바깥쪽에서 회색질과 백색질이 뒤섞여 그물형태를 나타내는 곳이 있다. 여기를 **척수그물체**(척수망상체 spinal reticular formation)라고 한다.

1. 앞뿔

앞뿔은 대외운동을 지배하는 운동성 영역으로 여러 개의 큰 다극성신경세포(앞뿔세포)를 포함한다. 이 세포는 뼈대근육에 대한 운동성 뉴런(α운동신경세포 alpha motor neuron)으로 그 신경돌기(축삭)는 앞뿌리섬유로 나온다.

대형 신경세포 외에 중간형 또는 소형 신경세포가 있다. 근육방추섬유에 분포하는 γ운동신경세포(gamma motor neuron)와 사이신경세포(개재뉴런 inter neuron)이다.

◆**목팽대와 허리엉치팽대** 목의 아랫부분(C5~T1)과 허리(L3~S2)에서의 앞뿔은 바깥을 향해 크게 퍼져 있다(그림 9-7). 각각 팔과 다리의 근육으로 가는 운동신경세포가 있기 때문이다. 이렇게 목과 허리부분에서 척수는 두껍게 부풀어 올라 **목팽대**(경추팽대 cervical enlargement)와 **허리엉치팽대**(요천추팽대 lumbosacral enlargement)를 만든다(그림 9-2 참고).

◆**앞뿔신경세포의 몸형태 배열** 앞뿔에서 몸통의 근육을 지배하는 신경세포는 안쪽에 있고, 팔과 다리의 근육에 대응하는 신경세포는 바깥쪽에 위치한다. 특히 팔 · 다리의 먼쪽 근육에 대응하는 신경세포일수록 바깥쪽에 있다. 또한 일반적으로 폄근 · 벌림근에 대한 신경세포는 앞뿔 앞쪽에 있고, 굽힘근 · 모음근을 지배하는 신경세포는 뒤쪽에 위치한다(그림 9-8). 이와 같이 신체 각 부분을 지배하는 부위가 중추신경계 안에서 각각 일정한 부분을 차지하는 것을 **몸형태 배열**(체형배열 somatotopic organization)이라 한다.

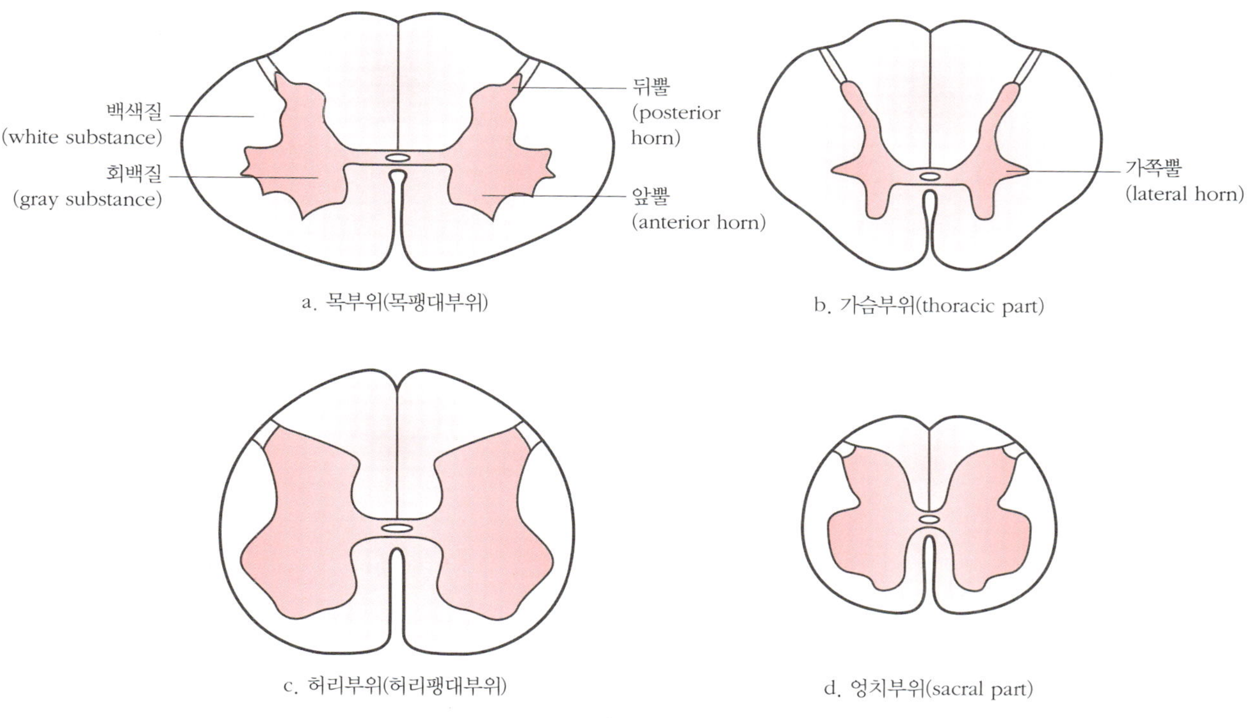

그림 9-7 척수의 회백질과 백색질
가쪽뿔은 위의 4개 그림 중 b의 가슴부위에서만 나타난다. 가슴부위에는 내장기능과 관련이 있는 자율신경세포가 있다.

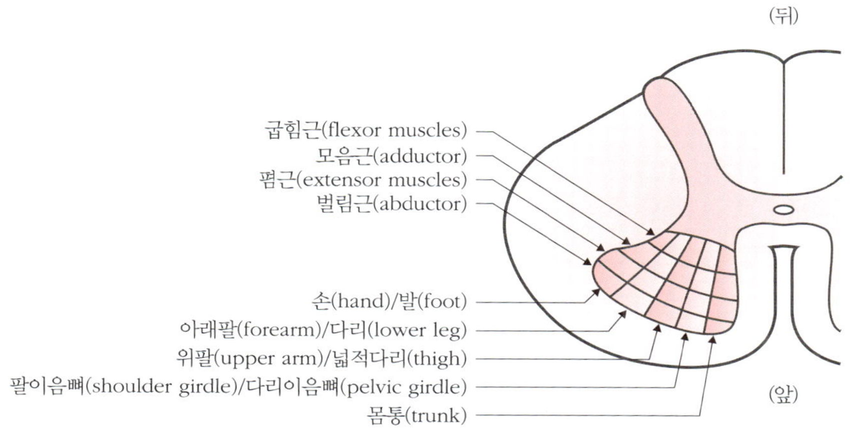

그림 9-8 앞뿔신경세포의 몸형태 배열
팔과 다리에 섬유를 보내는 앞뿔세포는 각각 목팽대와 허리팽대에 있다. 몸통줄기에 섬유를 보내는 앞뿔세포는 가슴부위에 있다.

2. 뒤뿔

뒤뿔은 앞부분을 차지하는 고유뒤뿔(고유후각 proper posterior horn), 뒤쪽 바깥방향으로 길게 뻗는 **뒤뿔꼭지**(후각첨 apex of posterior horn), 그보다 더 뒤쪽에 있는 종말구역(terminal zone, **뒤가쪽다발** 후외측속 posterolateral fasciculus)으로 되어 있다.

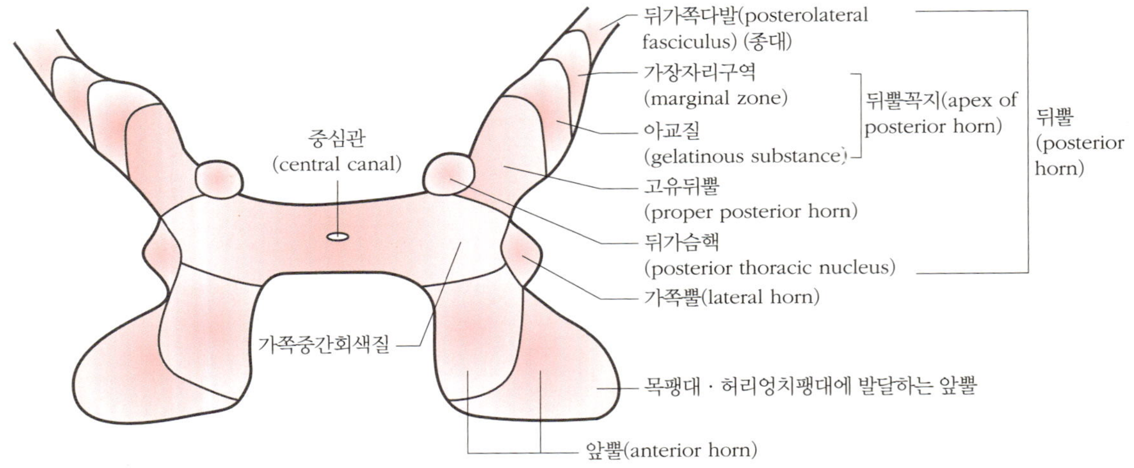

그림 9-9 척수의 회백질
뒤가슴핵은 하반신의 비의식형 깊은감각 중계핵에 있다.

뒤뿔꼭지는 앞쪽에서 뒤쪽을 향해 **아교질**(교양질 gelatinous substance)과 **가장자리구역**(변연대 marginal zone)으로 나눌 수 있다(그림 9-9).

아교질은 뇌줄기부터 종말끈까지 끊어지지 않고 이어지는 유일한 것이다. 여기에는 가느다란 소형 · 중형 신경세포가 존재한다. 가장자리구역에는 약간 큰 신경세포도 포함된다. 아교질과 가장자리구역에는 온각 · 통각의 감각섬유가 입력되어 여기서 뉴런을 바꾼다.

뒤뿔꼭지 뒤쪽에는 세로로 주행하는 가느다란 신경섬유(주로 **민말이집** 무수초 unmyelinated)로 된 **뒤가쪽다발**이 있다.

리사웨르로 : 뒤가쪽다발은 임상적으로 리사웨르로(tract of Lissauer)로서 알려져 있다.

뒤뿔꼭지 앞쪽에 있는 **고유뒤뿔**은 일반적으로 소형 · 중형의 신경세포를 가지고 있으며 **고유핵**(nucleus proprius)이라 한다. 고유핵에는 보통촉 · 압각을 전달하는 감각섬유가 입력되어 여기서 뉴런을 바꾼다.

뒤뿔은 주로 척수안에서의 연결을 맡는 사이신경세포나 뇌까지 올라가는 긴 돌기를 갖고, 감각성(상행성) 신경로를 만드는 뉴런 등으로 되어 있다.

◆ **뒤가슴핵**(후흉핵 posterior thoracic nucleus) 가슴부위에는 뒤뿔 기초부위의 안쪽에 **뒤가슴핵**(클락기둥핵 클락주핵 nucleus of Clark's column)이라고 하는 신경핵이 있다. 뒤가슴핵은 하반신(몸통 아랫부분과 다리)의 비의식형 깊은감각 중계핵으로, 이 핵에서 생기는 섬유가 올라가서 소뇌에 이른다.

3. 가쪽뿔

가쪽뿔은 제1 척수가슴분절부터 제3 척수허리분절(T1~L3)에서 가쪽중간회색질이 돌출되어 생긴다(그림 9-9). 가쪽뿔에는 방추형 또는 타원형의 중간형 신경세포가 포함된다. 이 신경세포는 교감신경계의 신경절앞신경세포(내장성운동신경세포 visceral motor neuron)이다. 그 축삭은 신경절앞신경섬유로서 앞뿌리를 통해 교통가지를 거쳐 척주 양쪽을 따라 세로로 지나는 교감신경줄기로 들어간다.

일부는 교감신경절에서 뉴런을 바꾸고, 그 섬유(신경절이후섬유)는 다시 척수신경을 통해 혈관 · 피부의 민무늬근육이나 땀샘에 분포한다. 일부는 교감신경줄기를 통해 내장의 민무늬근육이나 샘을 지배한다.

엉치부위(S2~4)에서 가쪽중간회색질의 신경세포는 엉치부 부교감신경시작핵의 기시핵(sacral parasympathetic nucleus)이 되고, 섬유는 앞뿌리를 거쳐 골반내장신경으로 들어온다.

골반내장신경 : 엉치 부교감신경으로 된 골반내장신경(p.499)은 골반내장에 분포한다. 특히 배뇨·배변의 지배조절을 맡고, 엉치부(S2~4)의 가쪽중간회색질은 배뇨·배변의 중추가 되므로 엉치부위(척수원뿔)가 손상되면 배뇨·배변에 장애가 생긴다.

4. Rexed's판(Rexed's lamina)

척수회색질은 신경세포 구조의 특징에 의해서 뒤쪽부터 10층으로 구분되어 있다. 이것을 Rexed's판이라 한다(그림 9-10a). 스웨덴의 신경학자 브로우 렉시드(Bror Rexed)가 척수회색질을 신경세포 구조의 특징에 의해 I~X층으로 구분한 것이다. Rexed's판은 척수의 기능을 잘 반영하고 있으므로 자주 사용된다.

Ⅰ층(가장자리구역)	침범한 통증을 전하는 A δ섬유와 C섬유가 입력되어 여기에 있는 가쪽척수시상로의 기시세포와 이어져 결합한다. 신경세포의 크기는 크거나 작다.
Ⅱ층(아교질)	통증을 전달하는 무수의 C섬유가 입력되어 신경세포에 이어져 결합한다. 작은 신경세포가 많다.
Ⅲ층(고유뒤뿔의 뒷부분)	작은 신경세포가 조금 보인다.
Ⅳ층(고유뒤뿔의 중간부분)	조대촉압각을 전달하는 유수 감각섬유가 입력되어 여기에 있는 앞척수시상로의 기시세포와 이어져 결합한다. 신경세포는 Ⅱ층에 비해 크다.
Ⅴ층과 Ⅵ층 (고유뒤뿔의 앞부분)	통증에 대해서는 넓은 범위에 기능하는 신경세포가 있다. 신경세포는 중간 크기로 신경돌기를 가쪽척수시상로로 보낸다.
Ⅶ층(중간질 가쪽부분)	T1~12, L1~3에서 가쪽뿔을 만들고 교감신경세포를 포함한다.
Ⅷ층(앞뿔의 안쪽부분)	척수의 각 분절을 연결하는 척수 고유 신경세포와 사이신경세포를 포함한다.
Ⅸ층(앞뿔의 가쪽부분)	큰 앞뿔세포가 있어 근육에 신경돌기를 보낸다.
Ⅹ층(중심회색질)	좌우로 지나는 신경섬유가 통과한다.

( ) 안은 척수회색질에서의 종래 명칭들이다.

백색질(백질 White substance)

백색질은 주로 세로로 지나는 유수섬유로 되어 있고 **앞섬유단**(전삭 anterior funiculus)·**가쪽섬유단**(측삭 lateral funiculus)·**뒤섬유단**(후삭 posterior funiculus)의 3부분으로 구별된다(그림 9-10b).

앞섬유단은 앞정중틈새와 앞뿔 사이에 있고, 가쪽섬유단은 앞뿔과 뒤뿔 사이에 있다. 뒤섬유단은 뒤뿔과 뒤정중고랑 사이에 있다.

뒤섬유단은 하등동물에서는 잘 발달되어 있지 않지만 사람에서는 발달되어 있다. 목부위 뒤섬유단에서 안쪽에 있는 **널판다발**(박속 gracile fasciculus, 골다발 goll fasciculus)과 바깥에 있는 **쐐기다발**(설상속 cuneate fasciculus, Burdach fasciculus)로 나눌 수 있다.

백색질에서는 생리적으로 같은 기능을 가지는 섬유가 모여 **신경로**(tract)를 만들고 세로로 지난다. 이것은 투사신경로와 연합신경로로 구별된다.

◆**투사신경로**(tract of projection nerve) 척수와 뇌를 묶는 신경로로 척수에서 뇌로 향하는 **오름신경길**과 뇌로부터 척수에 이르는 **내림신경길**이 있다. 오름신경길은 주로 뒤섬유단과 가쪽섬유단의 가장자리에 있고, 내림신경길

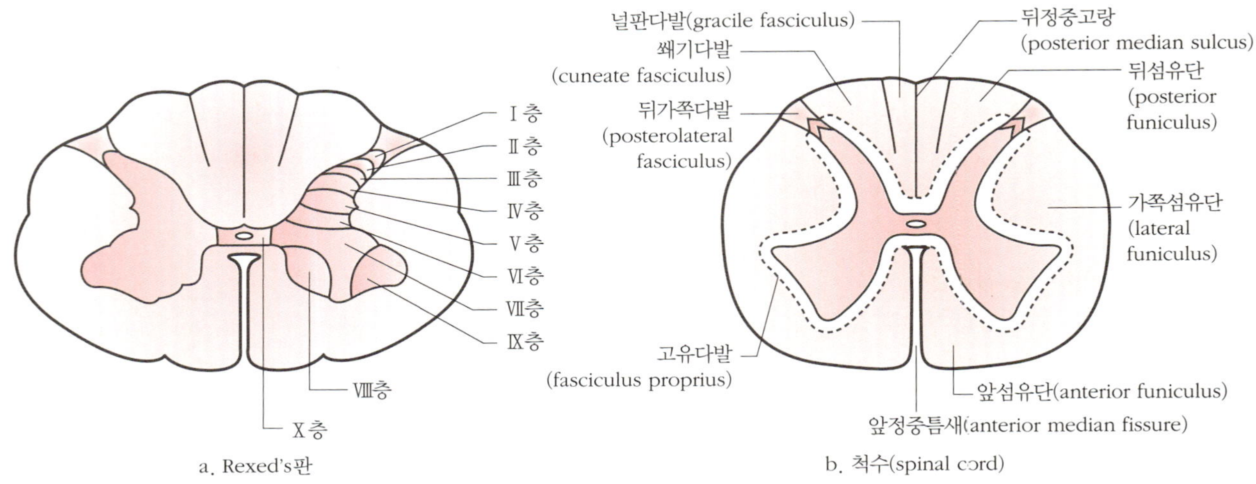

그림 9-10 회백질과 백색질의 구분

뒤뿔에 포함되는 6층(Ⅰ~Ⅵ층)은 수평판을 이루고 있다.
널판다발은 하반신에서, 쐐기다발은 상반신에서 오는 감각이 오름하는 신경이다.

은 앞섬유단과 가쪽섬유단의 중앙부위에 있다.

◆**연합신경로**(tract of association nerve) 척수의 여러 높이(분절)를 연결하는 비교적 짧은 신경로(intersegmental tract)로 대다수는 회색질에 맞닿아 있고 **고유다발**(고유속 fasciculus proprius)이라 한다. 고유다발에서도 오름성은 뒤섬유단과 가쪽섬유단 뒷부분에 있고, 내림성은 주로 앞섬유단과 가쪽섬유단 앞부분에 있다.

3 주요 신경로

척수에서의 중요한 신경로(전도로), 특히 투사신경로에 대해 설명한다.

오름신경길(Ascending tract, 척수에서 뇌로)

오름신경길은 **감각로**(sensory pathway)이다. 척수의 뒤섬유단과 가쪽섬유단을 지난다.

감각은 피부감각(cutaneous sensation) · 깊은감각(심부감각 deep sensation) · 내장감각(visceral sensation)으로 구별된다.

피부감각은 피부 · 점막층의 표면감각으로, 촉각 · 압각 · 온도각(온각과 냉각) · 통각이 있다.

깊은감각은 근육 · 힘줄 · 관절 등 깊은조직으로부터 생겨나는 신체의 위치 · 운동에 관한 감각정보로, 주로 운동 · 자세의 조절과 관계가 있다. 그 외 깊은부위아픈감각도 있다.

내장감각은 내장과 관련되는 감각(예 : 공복감 · 갈증 · 구역 · 변의 · 뇨의 등)으로 대다수는 내장반사를 맡지만 그 외에 내장통각도 있다.

아픈감각과 온도감각의 전도로 (그림 9-11)

아픈감각과 온도감각은 척수신경절에 있는 신경세포의 말초성돌기에 의해서 말초에서부터 전달되고, 중추성돌기에 의해서 뒤뿌리를 거쳐 척수로 들어간다. 섬유는 뒤가쪽다발에서 위로 주행하는 것과 아래로 주행하는 것으로 나누어져, 입력된 높이의 분절과 인접하는 분절의 뒤뿔로 들어가 거기서 제2의 뉴런에 닿는다. 이 뉴런의 축삭은 백색질맞교차를 통해 반사쪽 가쪽섬유단에 이르고, 그 표면층을 위로 주행한다(**가쪽척수시상로** lateral

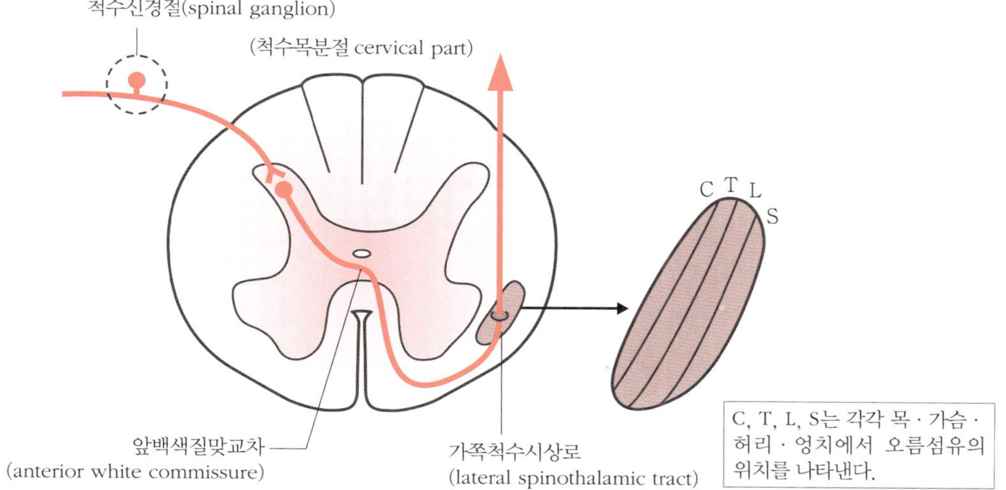

그림 9-11 온각 · 통각의 전달로(가쪽척수시상로)
오름섬유는 반대쪽에서부터 교차되어 오기 때문에 머리쪽과 가까울수록 안쪽으로 더해진다.

spinothalamic tract). 제2의 뉴런은 시상의 뒤배쪽가쪽핵에 이른다.

가쪽척수시상로

말초감각종말 → **척수신경절** → 뒤뿌리 → **뒤뿔**(교차) → 가쪽섬유단(가쪽척수시상로) → 뇌줄기 → **시상** → 속섬유막 → **대뇌겉질**(감각영역) (굵은 글씨는 신경세포가 있는 부분)

가쪽척수시상로의 몸형태 배열

가쪽척수시상로에서는 척수의 더 아랫부분에서 나오는 오름섬유일수록 회색질로부터 떨어진 부분, 즉 백색질의 표면부위를 지나고, 윗부분으로부터의 오름섬유는 보다 회색질에 가깝게 백색질의 깊은 부분을 지난다. 따라서 목부위에서는 엉치부위로부터 위로 주행하는 섬유가 가장 표면층에 있고, 허리부위 · 가슴부위 · 목부위 아랫부분으로부터의 섬유가 순서대로 안쪽을 향해 판으로 줄지어 있다. 또한 통각섬유는 온각섬유보다 약간 앞에 있다. 내장통각의 섬유도 이와 같이 가쪽척수시상로를 위로 주행한다(그림 9-11).

척수물구멍증과 감각해리 : 척수물구멍증(척수공동증 syringomyelia)에서는 중심관 앞을 지나는 교차성의 온통각을 전달하는 감각섬유가 손상되어 이에 대응하는 피부의 온통각이 소실된다. 그러나 뒤섬유단을 위로 주행하는 촉각이나 압박감각은 손상되지 않는다. 이와 같이 감각의 일부만 손상되고 다른 감각은 정상을 유지하는 감각장애를 감각해리(sensory dissociation)라고 한다. 척수물구멍증은 목부위에서 시작되는 경우가 많기 때문에 해리감각장애는 일반적으로 팔, 특히 손에서 일어난다.

가쪽척수시상로절단술 : 가슴부위 · 배부위 · 골반부위에서 난치성의 격렬한 통증(예 : 악성종양 등에 의한 통증)의 통각전도로를 차단하기 위해서 가쪽섬유단에서 가쪽척수시상로를 절단하는 경우가 있다(가쪽척수시상로절단술 lateral cordotomy).

촉각과 압박감각의 전도로

① **보통(비식별형) 촉각과 압박감각**[crude (simple) touch and pressure sensation] : 영역이 불명확하고 식별력이 없는 촉각과 압박감각으로, 계통발생학적으로는 오래된 원시감각이라고 생각할 수 있다. 이러한 촉압각을 전달하는 섬유(그림 9-12)는 말초에서부터 뒤뿌리를 거쳐 척수의 뒤뿔로 들어가서 갈라진다. 하나의 가지는 즉시 고유핵에서 뉴런을 바꾸고, 다른 가지는 뒤가쪽다발을 약간 위로 주행하여 다른 몇 개의 높이에 있는 척수에서 작은 가지를 내고 고유핵에 이르러 뉴런을 바꾼다. 다음의 섬유는 백색질맞교차를 통해 반대쪽과 교차하고 앞섬유단을 위로 주행한다(**앞척수시상로** anterior spinothalamic tract). 제2의 뉴런은 시상의 뒤가쪽배쪽핵에 이른다.

앞척수시상로

말초감각종말 → **척수신경절** → 뒤뿌리 → 뒤뿔꼭대기(뒤가쪽다발) → **뒤뿔**(척수에서 교차) → 앞섬유단(앞척수시상로) → 뇌줄기 → **시상** → 속섬유막 → **대뇌겉질**(감각영역) (굵은 글씨는 신경세포가 있는 부분)

② **미세(식별형) 촉각**[fine (discriminative) touch sensation] : 식별력이 있는 촉각으로 말초의 신경감각종말장치에서 수용되어 척수신경절신경세포의 말초돌기에 의해서 전달되고, 중추돌기에 의해서 뒤뿌리를 거쳐 척수로 전달된다(그림 9-13). 섬유가 척수로 들어간 후 즉시 뒤섬유단이 숨뇌를 향해 위로 주행한다(**척수숨뇌로** 척수연수로 spinobulbar tract).

척수숨뇌로

말초감각종말 → **척수신경절** → 뒤뿌리 → 뒤섬유단(척수숨뇌로) → 숨뇌의 **뒤섬유핵** → 섬유띠교차(숨뇌에서 교차) → 안쪽섬유띠 → **시상** → 속섬유막 → **대뇌겉질**(감각영역) (굵은 글씨는 신경세포가 있는 부분)

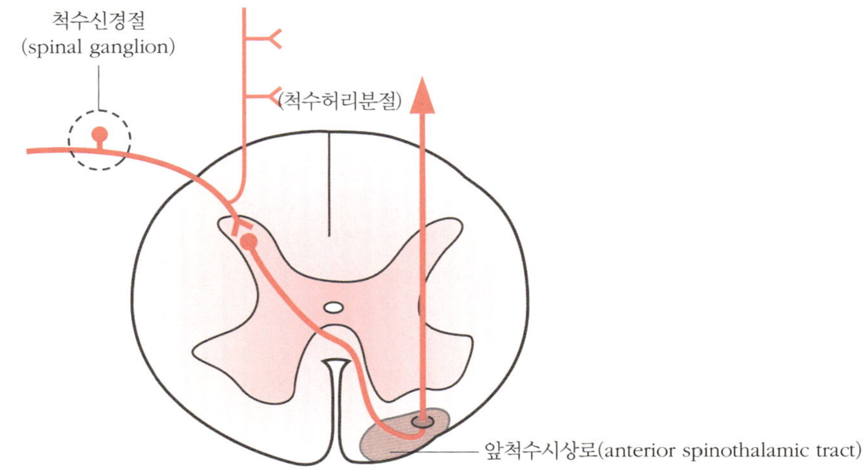

그림 9-12 보통(비식별형) 촉각과 압박감각의 전달로

보통 촉각과 압박감각을 전달하는 섬유는 척수의 높이가 다른 몇몇 부분에서 제2의 뉴런으로 연결되므로 완전 소실되는 척수손상은 드물다.

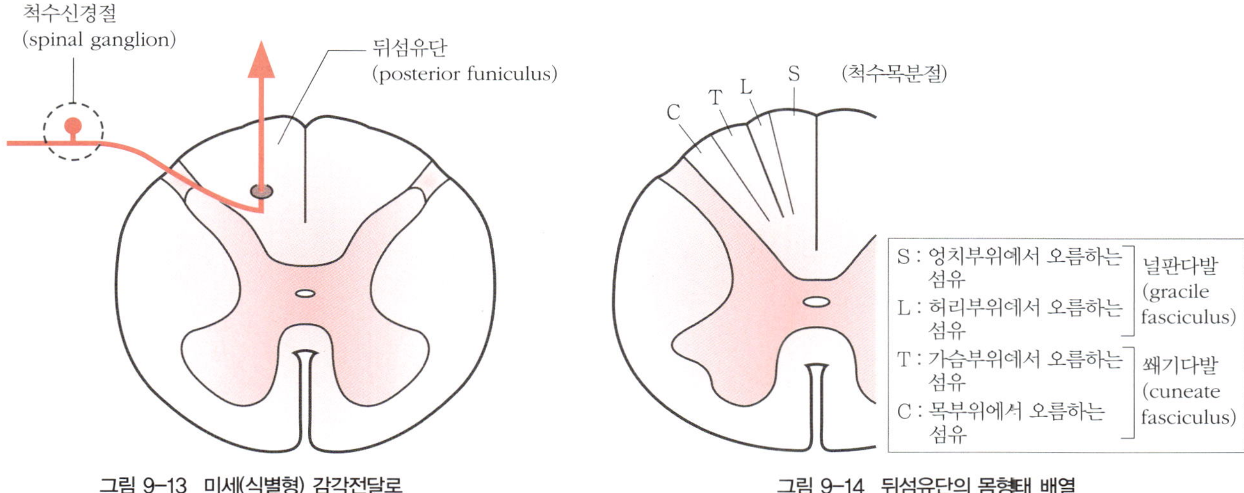

그림 9-13 미세(식별형) 감각전달로

그림 9-14 뒤섬유단의 몸형태 배열

뒤섬유단에서 몸형태 배열

뒤섬유단에서 척수숨뇌로의 섬유는 척수아래위치에서 나올수록 정중선에 가까운 위치에 있다. 예를 들면 S5에서의 오름섬유는 가장 정중선에 가깝고, S4 · S3……의 순서로 정중선에서부터 판으로 배열된다(그림 9-14). 따라서 목부위에서 하반신(다리)으로부터 위로 주행하는 섬유(T1~S5)는 뒤섬유단 정중앙부분(널판다발)에 있고, 상반신(위팔)으로부터 위로 주행하는 섬유(C1~8)는 뒤섬유단의 가쪽부위(쐐기다발)에 있다. 이러한 섬유는 숨뇌까지 뉴런을 바꾸지 않는다.

촉각섬유의 교차 : 보통촉각압박감각을 전달하는 섬유(앞척수시상로)는 척수에서 반대쪽으로 교차하지만, 미세촉각을 전달하는 섬유(척수숨뇌로)는 척수에서 교차하지 않는다. 따라서 척수의 반쪽만 손상되었을 경우 촉각이 모두 소실되는 일은 없다.

깊은감각의 전도로

깊은감각은 근육 · 힘줄 · 관절 등의 위치 · 자세 · 운동에 대한 감각으로 신체의 운동 · 자세를 조절하기 위해 필요한 감각정보가 된다. 이 감각에는 의식하지 못하는 **무의식감각**(unconscious sensation)과 의식적인 **의식감각**(conscious sensation)이 있다(p.778).

① **무의식형 깊은감각** : 말초에 있는 감각종말로부터 척수신경절, 뒤뿌리를 거쳐 척수에 이른다. 척수안에서는 다음 3개의 경로를 거쳐 소뇌에 이른다(그림 9-15).

a. **뒤척수소뇌로**(posterior spinocerebellar tract) : 주로 하반신의 깊은감각을 전달하는 섬유는 척수로 들어가 뒤섬유단을 약간 위로 주행한 뒤 혹은 즉시 뒤뿔의 **뒤가슴핵**(그림 9-9 참고)에 이른다. 여기서 뉴런을 바꾸어 뒤척수소뇌로를 통해 같은 쪽 가쪽섬유단 뒤바깥쪽에 있는 표면층을 위로 주행하고, 아래소뇌다리를 거쳐 소뇌에 이른다(비교차성). 뒤가슴핵은 Rexed's판에서는 Ⅶ층에 해당한다 이 깊은감각은 자세조절운동에서 각 근육의 정밀한 움직임을 위해 필요한 정보가 된다.

b. **앞척수소뇌로**(anterior spinocerebellar tract) : 하반신의 깊은감각을 전달하는 섬유는 척수의 뒤뿔 안에서 뉴런을 바꾼 후에 백색질맞교차를 통해 반대쪽과 교차하여 가쪽섬유단의 표면층 주위를 앞척수소뇌로를 통해 위로 주행하여 소뇌에 이른다(교차성).

이 감각정보는 자세나 다리운동에 전반적으로 도움이 된다고 생각되지만 사람에서는 앞척수소뇌로의 존재 자체가 의심되고 있다.

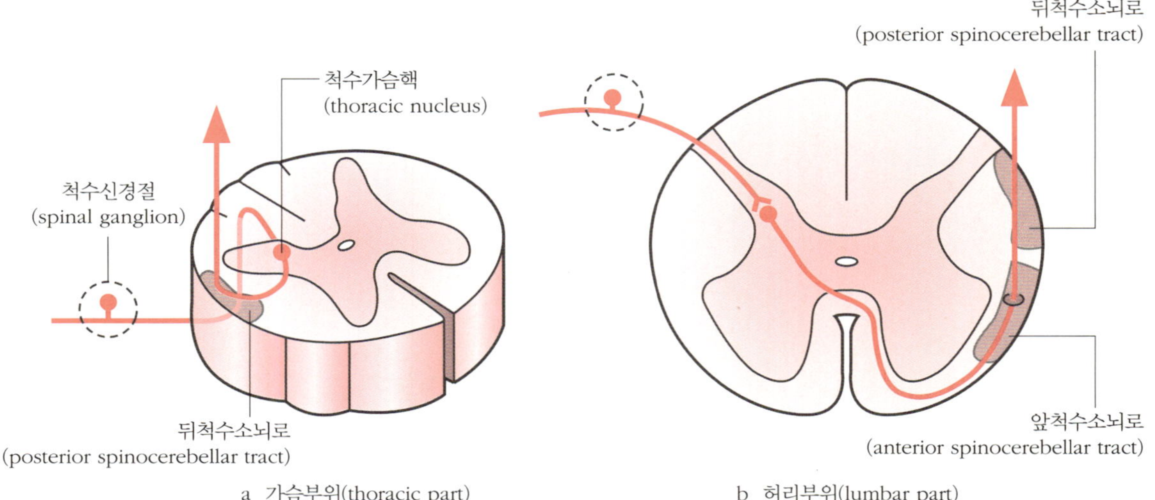

그림 9-15 하반신에서의 비의식형 깊은감각전달로

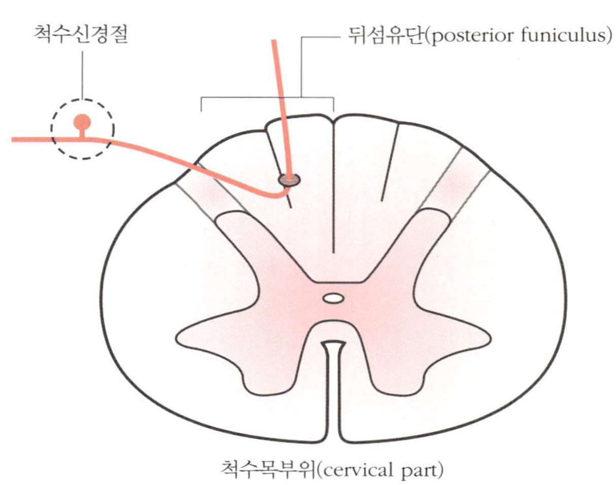

그림 9-16 상반신에서의 의식형 깊은감각전달로

이 오름길은 숨뇌에서 뉴런을 바꾸어 같은 방향의 소뇌에 도달한다.

c. 주로 상반신(위팔과 몸통 윗부분)의 깊은감각을 전달하는 섬유는 같은 쪽 척수의 **뒤섬유단**을 위로 주행하여 숨뇌의 **덧쐐기핵**에 이어진 후 아래소뇌다리를 거쳐 소뇌에 이른다(비교차성).

② **의식형 깊은감각** : 식별성의 촉각과 같이 척수의 뒤섬유단을 위로 주행하고, 마지막으로 대뇌겉질에 이른다 (그림 9-16).

척수매독 : 매독에 의한 척수매독(tabes dorsalis)에서는 척수가슴 아랫부분 · 허리엉치척수의 뒤척수소뇌로가 침범되는 경우가 많다. 다리의 깊은감각이 손상되므로 운동실조(척수성운동실조 spinal ataxia)가 일어난다.

내림길(하행로 Descending tract, 뇌로부터 척수로)

내림전도로는 **운동신경로**(motor pathway)이다. 주로 앞섬유단과 가쪽섬유단을 주행한다.

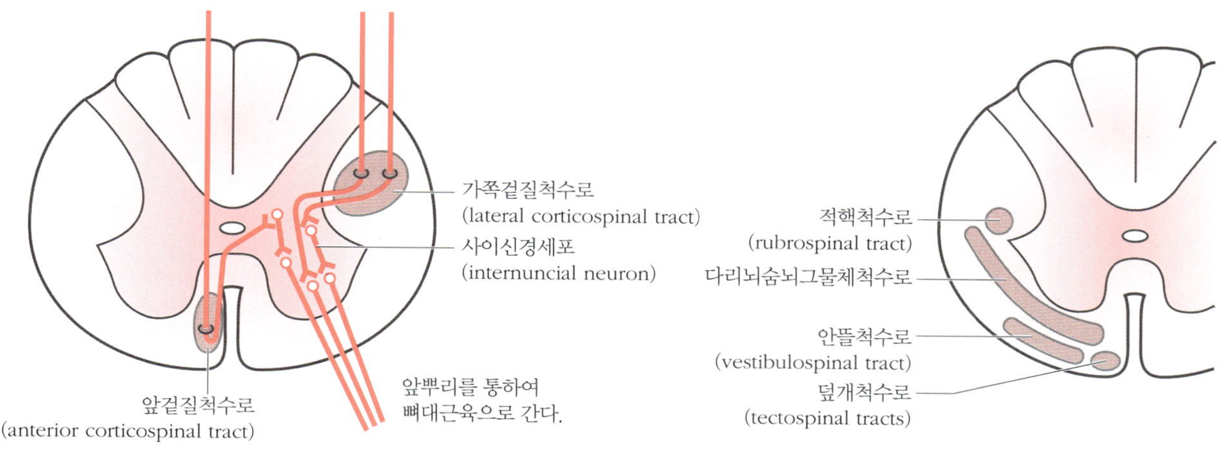

a. 겉질척수로(corticospinal tract) 피라미드로(추체로)

b. 피라미드로 이외의 내림신경로

그림 9-17 내림신경로(운동신경로)

척수앞뿔의 운동신경세포에 연결되는 신경로와 내장운동신경세포(visceral motor neuron)에 이르는 자율신경계의 내림신경섬유가 있다(그림 9-17).

겉질척수로(피질척수로 Corticospinal tract)

수의운동을 맡는 전도로로서 대뇌겉질에서 생겨나 척수를 아래로 주행하여 앞뿔의 운동신경세포에 맞닿는다.

이 신경로는 '대뇌겉질 → 속섬유막 → 대뇌다리 → 다리뇌 → 숨뇌'를 거쳐 척수에 이르지만, 숨뇌에서 피라미드를 통과하므로 **피라미드로**(pyramidal tract)라고도 한다. 섬유의 대부분(70~90%)은 숨뇌에서 교차해서 반대쪽에 도달하고, 척수의 가쪽섬유단을 **가쪽겉질척수로**(외측피질척수로 lateral corticospinal tract) 아래로 주행한다. 일부 섬유는 숨뇌에서 교차되지 않고 척수의 앞쪽 섬유단을 아래로 주행하여 **앞겉질척수로**(전피질척수로 anterior corticospinal tract)를 만든다. 그러나 앞겉질척수로의 섬유도 최종적으로는 교차하여 각각의 높이에서 중심관 앞을 통해 반대쪽에 도달한다.

겉질척수로 섬유는 일반적으로는 사이신경세포를 거쳐 간접적으로 운동신경세포와 연결되지만, 특히 미세한 운동을 실시하는 근육을 지배하는 운동신경세포에서는 직접적으로 연결된다.

겉질척수로는 척수에서 백색질의 약 30%를 차지한다. 섬유의 약 1/2은 위팔의 근육을 지배하는 것으로 척수목부위에서 끝나고, 약 1/4이 척수가슴부위까지, 나머지가 척수허리부위까지 도달한다.

겉질척수로의 몸형태 배열

겉질척수로에서는 신체의 더 아랫부분까지 도달하는 내림섬유일수록 회색질로부터 떨어져 표면층 주위를 주행한다(그림 9-18). 예를 들면 척수목부위에서 다리의 근육을 지배하는 허리부의 운동신경세포에 이르는 섬유는 백색질의 표면층을 아래로 주행하고, 그 깊은층에는 몸통의 근육을 지배하는 가슴부의 운동신경세포에 이르는 섬유가 있다. 위팔근육을 지배하는 척수목부위의 앞뿔뉴런에 이르는 섬유는 백색질 가장 깊은 부분에서 아래로 주행한다.

척수종양의 국소화와 운동실조의 상태 : 척수 가쪽에 생긴 종양 등으로 겉질척수로가 침범당하는 경우에는 우선 백색질 표면층에 있는 다리로 향하는 섬유가 손상을 받는다. 한편, 척수 안쪽에 생긴 척수내종양 등으로 척수의 안쪽부터 침범당한 경우에는 깊은층에 있는 위팔로 향하는 섬유가 먼저 손상을 받게 된다.

(척수목부위 cervical part)

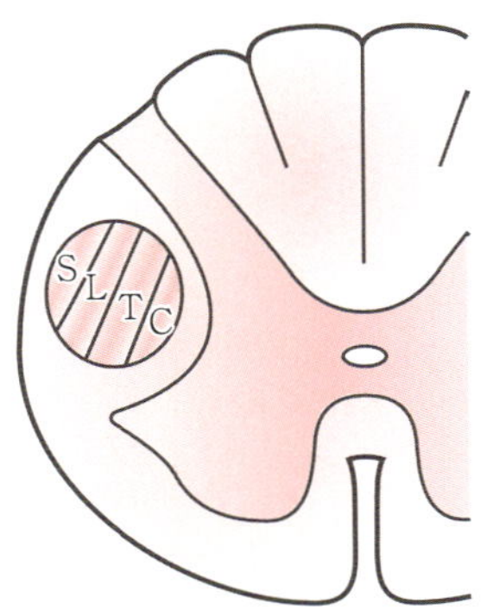

C : 척수목부위까지 내림하는 섬유
T : 척수가슴부위까지 내림하는 섬유
L : 척수허리부위까지 내림하는 섬유
S : 척수엉치부위까지 내림하는 섬유

그림 9-18 가쪽겉질척수로의 몸형태 배열

◆ **덮개척수로**(tectospinal tract) 중간뇌(위둔덕)로부터 생겨나 중간뇌뒤판에서 교차하여 앞섬유단을 아래로 주행한다. 주로 시각자극에 대응하여 실시되는 반사적인 자세 · 체위의 유지나 운동과 관계가 있다.

◆ **적핵척수로**(rubrospinal tract) 적핵으로부터 생겨나 척수의 가쪽섬유단을 아래로 주행한다. 사람에서는 잘 발달되어 있지 않다. α운동신경세포에 대해서 억제나 촉진작용을 하지만 가장 중요한 기능은 굽힘근의 근육긴장도를 조절하는 것이다.

◆ **안뜰척수로**(vestibulospinal tract) 안뜰핵으로부터 생겨나 앞섬유단을 아래로 주행한다. 평형감각자극에 따라 안뜰기관이나 소뇌로부터의 임펄스를 척수에 전달하고 반사적으로 근육의 조절을 실시한다(자세반사 postural reflex).

◆ **다리뇌그물척수로 및 숨뇌그물척수로**(pontoreticulospinal and bulboreticulospinal tract) 다리뇌와 숨뇌의 그물체로부터 생겨나 각각 앞섬유단 · 가쪽섬유단을 아래로 주행한다. 운동신경세포에 대해서 억제나 촉진작용을 한다. 또한 불수의적 호흡운동이나 심혈관계의 조절 등도 맡는다.

◆ **자율신경계의 내림섬유** 자율신경계의 위쪽 중추인 사이뇌의 시상하부로부터의 내림섬유이다. 위쪽 중추로부터 시작되어 숨뇌에서 중계된 후 척수를 아래로 주행한다. 가슴부와 허리부 윗부분(T1~L2)의 교감신경운동성 신경세포와 엉치부(S2~4)의 부교감신경성 운동성 신경세포에 도달한다.

자율신경계의 내림섬유는 척수에서 명확한 신경로를 만들지 않는다. 교감신경계 섬유는 주로 중심회색질을, 부교감신경계 섬유는 그물체를 아래로 주행한다.

Brown-Sequard's증후군 : 주요 운동전도로와 감각전도로는 척수의 반대쪽을 통과하므로 척수의 반쪽이 절단된 상황에서는 절단된 쪽의 운동장애와 반대쪽의 감각장애가 일어난다. 이러한 장애를 Brown-Sequard's 증후군(Brown-Sequard's syndrome)이라고 한다.

척수반사(Spinal reflex)

감각섬유에 의해서 체내 · 체외 감각정보가 중추신경계로 보내지고 처리되어 신체 내부 및 외부의 환경변화에 대응할 수 있도록 특정 효과기관에 반응을 일으킨다. 이러한 중추신경 안의 정보처리 과정에서 대뇌겉질을 경유하지 않고 불수의(무의식)적으로 실행되는 반응이 **반사**(reflex)이다. 즉 반사는 감각 · 판단 · 의지 등의 정신활동을 동반하지 않는 반응이다. 반사를 실시하는 뉴런의 연쇄를 **반사활**(반사궁 reflex arc, 반사경로 반사로 reflex pathway), 감각성 흥분이 효과기관을 지배하는 운동신경세포로 바뀌는 곳을 **반사중추**라고 한다.

척수는 중추신경계에서 말초와 위쪽의 뇌를 연결하는 전도로 기능 이외에 여러 가지 반사를 맡는다. 척수에 반

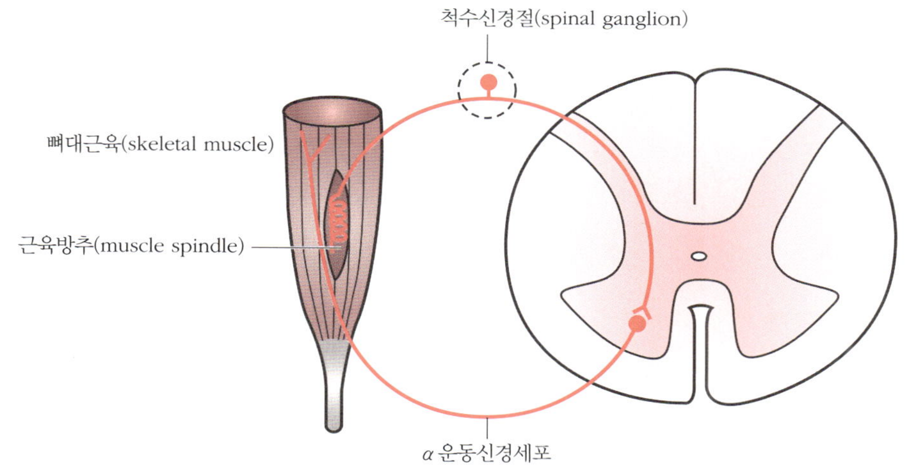

그림 9-19 뻗침반사 (단일연접〈시냅스〉반사)
근육방추는 근육이 늘어나면 흥분한다.

사중추가 있는 반사를 척수반사라고 한다.

척수반사에는 효과기관이 뼈대근육인 여러 가지 근육반사가 있다. 이러한 근육반사는 가장 기본적인 반사로 뻗침반사와 굴곡반사가 있다.

◆**뻗침반사**(신장반사 stretch reflex, 그림 9-19) 뼈대근육이 수동적으로 길게 늘어나면 근육은 즉시 수축하여 원래의 길이로 회복하려는 반사가 일어난다. 이 반사가 뻗침반사로 근육의 길이를 일정하게 유지하는 반사이다. 이 경우 근육의 뻗침은 근육 수용기인 근육방추로 수용되고, 흥분은 구심섬유에 의해 척수로 보내져서 근육을 지배하는 운동신경세포에 직접 연결된다. 일반적으로 감각뉴런의 중추돌기와 운동신경세포는 1개의 연접으로 연결되므로 단일연접반사(단일시냅스반사 monosynaptic reflex)라고 한다.

뻗침반사의 의미와 예 : 관절이 굴곡되면 폄근에서는 뻗침반사가 일어난다. 이렇게 뻗침반사에 의해서 관절 굴곡에 대한 자동적인 억제조절이 작용하게 된다. 다음의 예가 있다.

1) 자세반사(postural reflex) : 중력에 저항하는 자세 · 체위를 유지하는 경우(예 : 바로서기자세), 이를 위해 작용하는 근육 즉 항중력근(주로 폄근)에는 뻗침반사가 일어난다. 이것을 자세반사라고 하며 자세 · 팔다리 위치의 유지를 맡는 주요 반사이다.
2) 힘줄반사(건반사 Tendon reflex) : 무릎힘줄반사는 뻗침반사이다. 즉 무릎힘줄을 두드리면 근육이 신장되며 그 결과 반사에 의해 넙다리네갈래근의 수축이 일어난다. 이처럼 뻗침반사를 검사하는 경우에는 통상적으로 힘줄을 두드려서 반사를 일으키므로 힘줄반사라고 한다.
3) 멈춤 시의 근육긴장도 : 뼈대근육은 멈춤 시에도 약한 수축상태에 있다. 이러한 근육긴장도(근긴장 muscle tone)의 유지도 뻗침반사에 의한다.

◆**굴곡반사**(flexion reflex, 그림 9-20) 발로 압정을 밟으면 반사적으로 다리를 움츠린다(회피반사 withdrawal reflex). 이와 같이 팔다리에 아픔을 일으키는 자극이 가해지면 반사적으로 관절을 접고 팔다리를 몸통을 향해 당겨서 자극으로부터 회피하려고 한다. 이러한 반사가 굴곡반사이다. 이 반사에서 감각뉴런과 운동신경세포는 사이신경세포에 의해 많은 연접을 거치며 연결된다. 즉 다연접〈시냅스〉반사(polysynaptic reflex)이다.

굴곡반사에서는 굽힘근의 수축과 동시에 폄근이 이완할 필요가 있다. 따라서 확실한 반사가 일어나기 위해 2개 이상의 반사가 합쳐져서 통합 · 조정된다.

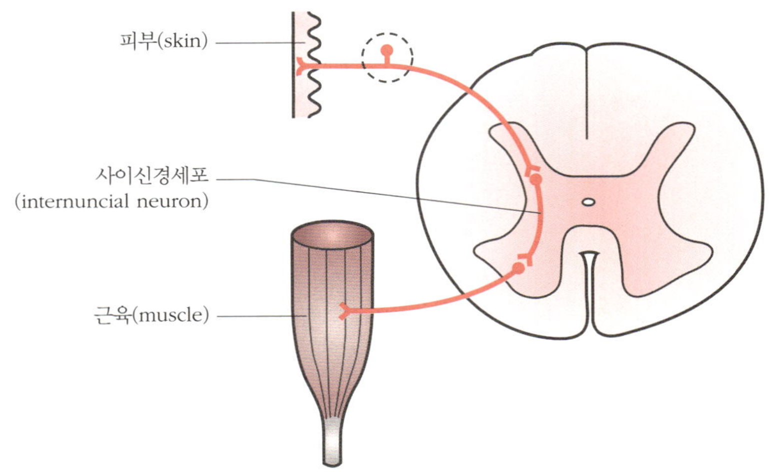

그림 9-20 앞굽음반사(다연접시냅스반사)

굴곡반사의 의미와 예 : 침범하려는 자극이 있을 때 위험으로부터 회피하려고 하는 회피반사이며 방어반사이다. 다음의 예가 있다.

1) **피부반사** : 피부의 자극에 의해서 일어나는 굴곡반사는 임상적으로 피부반사(cutaneous reflex)로서 검사에 이용된다. 예를 들면 배벽반사(배벽을 문지르면 배벽근이 수축한다), 올림근반사(넙다리안쪽의 윗부분 피부를 만지면 고환올림근이 수축한다) 등이다.
2) **굴곡반사의 다른 예** : 관절염 · 골절 등의 경우에 관절은 굴곡반사에 의해서 굴곡자세를 만들게 된다.
배안속벽에 염증이 있는 경우에 내장의 구심섬유가 자극받아 반사적으로 배벽근이 수축하여 긴장된다. 또한 다리는 근육 수축에 의해서 굴곡하게 된다.

B. 척수막

척수는 뇌와 같이 **수막**(수막 meninges)이라 부르는 피막으로 싸인다.

뇌 · 척수는 부드러우며 각각 머리안 · 척주관 안에 있고, 그 안에서 수막에 의해 보호된다.

수막은 경질막 · 거미막 · 연질막의 3층으로 되어 있다(그림 9-21).

척수경질막(척수경막 Spinal dura mater)

가장 바깥층의 강한 섬유성 피막으로 바깥판과 속판으로 되어 있다.

바깥판은 척주관의 안쪽면을 감싸는 뼈막이고, 속판이 실제 경질막이다. 바깥판과 속판 사이에 있는 틈을 **경질막바깥공간**(경막외극 epidural space)이라 한다. 지방조직으로 채워져 있고, 여기에 정맥얼기가 있다.

속판, 즉 경질막은 전체적으로 긴 원통형의 주머니형태로 척수를 감싼다. 척수신경이 척주관을 나가는 곳에서는 신경을 칼집모양으로 감싸고, 그 신경 위막에 이어진다. 경질막은 윗부분에서는 큰구멍(대후두공 foramen magnum)을 거쳐 뇌의 경질막과 이어지고, 아랫부분에서는 제2엉치뼈 아래모서리의 높이에서 끝난다. 경질막 아래끝은 아랫방향으로 가느다란 끈의 꼬리뼈인대(coccygeal ligament)가 되어 꼬리뼈에 부착된다(그림 9-21).

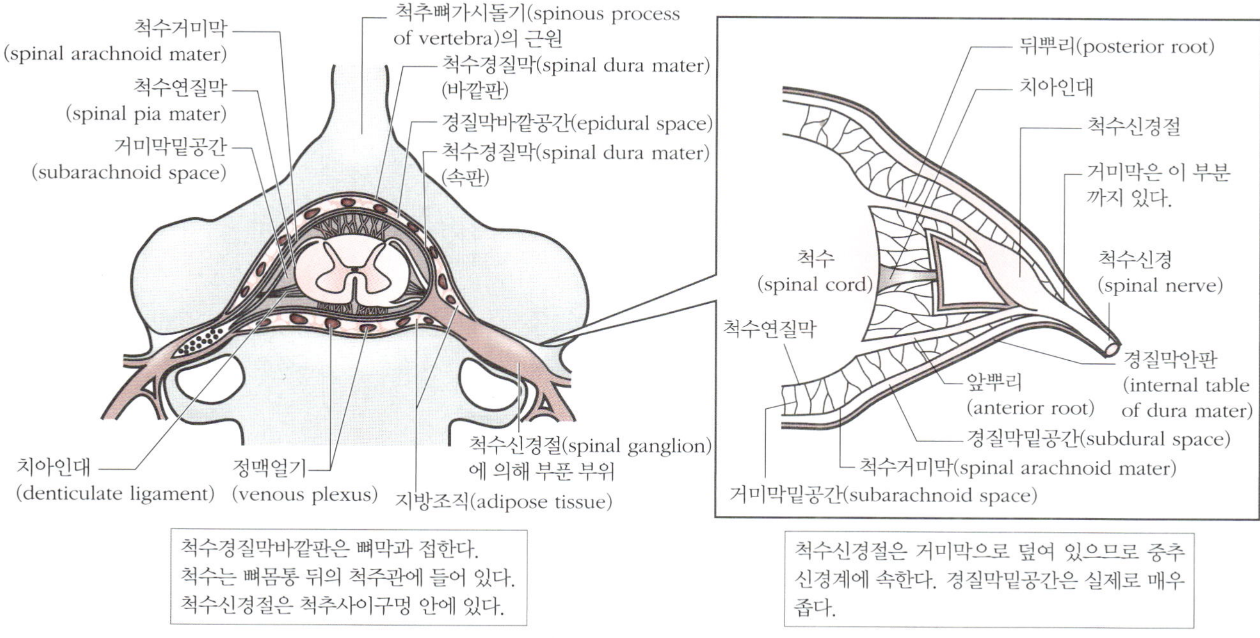

a. 척수막(spinal meninges)

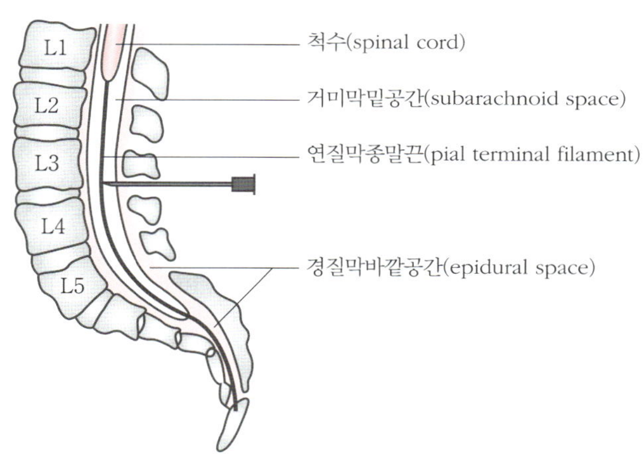

b. 허리천자(lumbar puncture)의 위치

그림 9-21 척수막과 허리천자

앞뿌리, 뒤뿌리, 척수신경절은 거미막밑공간에 있으므로 이 부위에 마취약물을 주입하면 신경을 마비시킬 수 있다.

척수거미막(척수지주막 Spinal arachnoid membrane)

경질막의 안쪽에 있는 부드러운 막으로 위쪽에서 큰뒤통수구멍을 거쳐 뇌의 거미막에 이어진다. 거미막은 안쪽의 연질막을 향해 그물형태의 많고 섬세한 실모양 결합조직섬유인대를 낸다. 경질막과 거미막 사이에는 좁은 **경질막밑공간**(경막하공간 subdural space)이 있다. 거미막과 연질막 사이에는 넓은 **거미막밑공간**(지주막하강 subarachnoid space)이 있고, **뇌척수액**(cerebrospinal fluid, p.759)으로 채워져 있다. 뇌척수액은 척수의 주변을 채우고 바깥힘에 대한 완충제가 되어 척수를 보호한다.

허리천자 : 허리천자(요추천자 lumbar puncture)는 척수액검사 혹은 허리마취(lumbar anesthesia) 목적으로 시행된다.

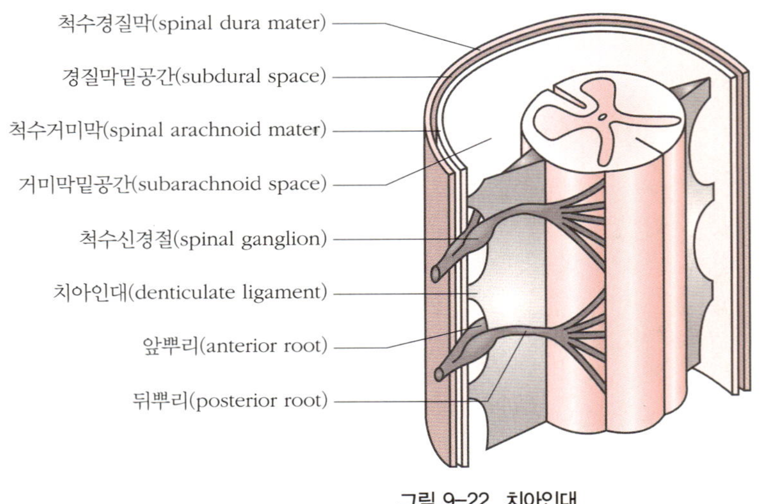

그림 9-22 치아인대

척수연질막(척수연막 Spinal pia mater)

척수의 표면을 직접 감싸는 결합조직성 얇은막이다.

척수의 앞뿌리와 뒤뿌리 사이에서 연질막은 좌우 양쪽으로 늘어져 거미막을 가로지르고, 경질막 안쪽면에 붙는다. 이렇게 좌우 양쪽으로 늘어진 연질막돌기는 삼각형의 주름형태가 되어 끝부분에서 경질막에 붙는다. 그 부착부는 전체적으로 톱니형태를 나타낸다. 이러한 특징으로 연질막돌기를 **치아인대**(치상인대 denticulate ligament)라고 하며(그림 9-22) 좌우 양쪽으로 약 20쌍이 있다.

연질막은 척수 아래끝에서 가느다란 섬유형태가 되고, 아래로 늘어져서 **연질막미세섬유**(pial filament)가 된다(그림 9-21). 척수는 치아인대, 연질막종말끈 및 앞뿌리 · 뒤뿌리에 의해서 뇌척수액 안에 고정 · 유지된다.

경질막바깥마취 및 경질막바깥조영 : 경질막바깥마취(경막외마취 epidural anesthesia), 경질막바깥조영에서는 경질막바깥공간에 각각 국소마취제나 조영제를 주입한다.

C. 척수의 혈관

동맥

척수에는 **앞척수동맥**(전척수동맥 anterior spinal artery)과 **뒤척수동맥**(후척수동맥 posterior spinal artery)이 분포한다. 앞척수동맥은 척수의 앞쪽 정중패임의 앞면을 지나고, 뒤척수동맥은 뒤가쪽고랑을 따라 지난다(그림 9-23).

앞척수동맥은 주로 척수의 앞 2/3부분(회색질의 대부분과 앞섬유단 · 가쪽섬유단)에 분포하고, 뒤척수동맥은 뒤 1/3부분에 분포한다.

앞척수동맥증후군 : 척수안으로 진입하는 동맥은 끝동맥(end artery)이다. 앞척수동맥에 순환장애가 일어나면 척수의 앞섬유단 · 가쪽섬유단에 있는 오름 · 내림길이 침범당하지만, 뒤섬유단은 침범당하지 않는다. 이 때문에 손상된 부분 아래에는 운동마비와 온통각마비가 일어나지만 깊은감각과 촉각은 손상되지 않는다. 이처럼 앞척수동맥 혈관장애의 결과로 일어나는 증상을 앞척수동맥증후군(전척수동맥증후군 anterior spinal artery syndrome)이라 한다.

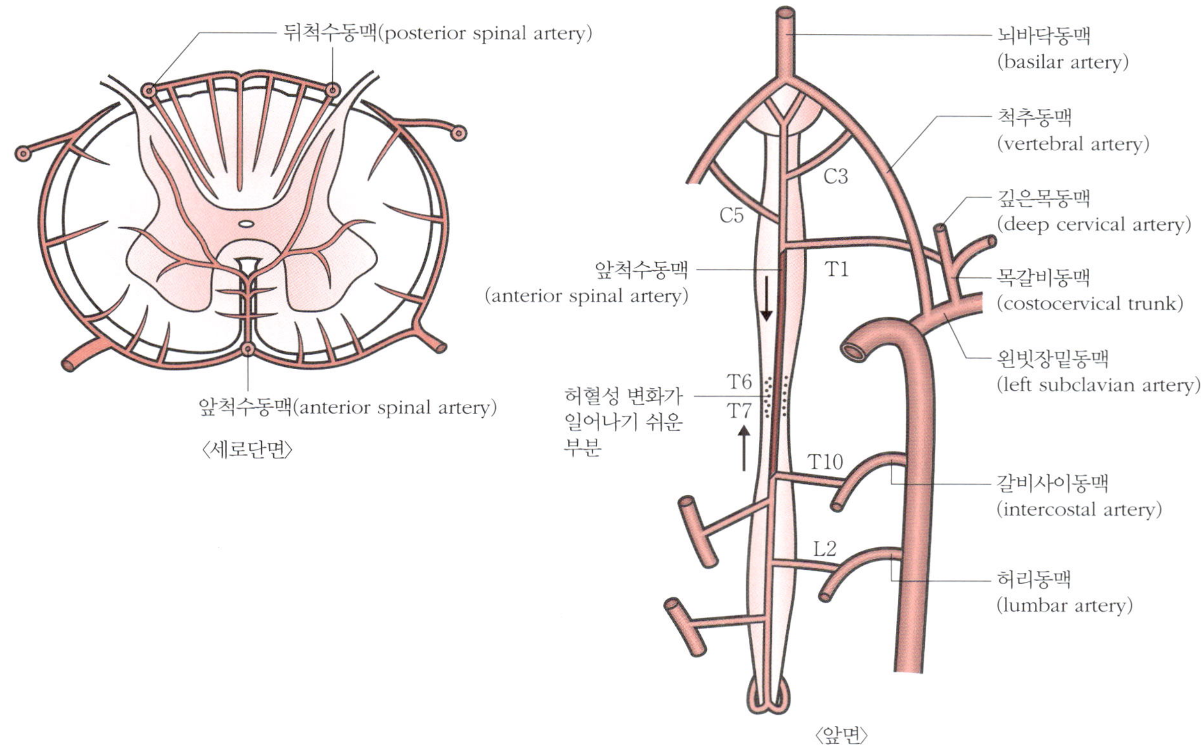

그림 9-23 척수의 동맥

척수 중에서도 가슴척수 T6 · 7에서는 앞뿌리동맥 · 앞척수동맥에 의한 혈액공급이 비교적 부족하다. 그렇기 때문에 혈류장애에 의한 허혈성 변화가 일어나기 쉽다.

앞 · 뒤 척수동맥은 위쪽에서 척추동맥으로부터 생겨나 아래로 주행하고, 아랫부분에서 깊은목동맥 · 갈비사이동맥 · 허리동맥으로부터 가지를 받는다. 이러한 동맥에서 생겨나는 가지는 척추사이구멍을 거쳐 앞뿌리와 뒤뿌리를 따라 이어지고, 앞뿌리동맥과 뒤뿌리동맥이 되어 척수에 도달한다.

뿌리동맥은 모든 높이의 앞뿌리 · 뒤뿌리에서 나타나지는 않는다. 앞뿌리동맥은 일반적으로 목부위에서 2개, 가슴부위에서 3개, 허리부위에서 2개 나타나고 왼쪽에 많다(그림 9-23). 뒤뿌리동맥은 앞뿌리동맥에 비해서 약간 많지만 가늘다.

하위등뼈 혹은 상위허리뼈의 높이에서 대동맥으로부터 나오는 앞뿌리동맥이 가장 두껍다. 이를 **아담키빅스동맥**(artery of Adamkiewicz)이라 한다. 이 동맥의 2/3는 왼쪽에 나타난다.

아담키빅스동맥 : 이 동맥은 척수 T8 아래의 가슴척수 · 허리척수에 혈액을 공급하는 주요한 동맥이다. 인공혈관을 위한 대동맥치환수술 시에 이 동맥을 오인하여 묶어버리면 척수 아래 2/3부분으로의 혈액이 차단되어 척수바미(spinal paralysis)가 일어난다. 이 동맥이 대동맥의 어디에서 나오는지는 사람에 따라 다르므로 수술 전에 진단이 필요하다.

정맥

척수의 옆면을 구불구불 지나면서 세로로 지나는 6개의 정맥이 있고 속척주정맥얼기로 유입된다.

Ⅱ. 뇌(Brain, encephalon)

뇌는 발생학적으로 배아 등쪽에 있는 외배엽에서 유래하는 신경관의 앞쪽 끝부분에서 생긴다(그림 9-1 참고). 신경관 앞쪽 끝부분은 특별히 발달하여 여기에 3개의 뇌소포(brain vesicle)라고 부르는 주머니형태의 팽대부위가 생긴다. 앞쪽부터 앞뇌소포 · 중간뇌소포 · 뒤뇌소포라 한다(그림 9-24).

앞뇌소포(앞뇌 전뇌 prosencephalon)는 좌우 양쪽으로 잘 발달하여 큰 반구형태로 부풀어서 **끝뇌**(종뇌 telencephalon)가 된다. 좌우 끝뇌 사이를 **사이뇌**(간뇌 diencephalon)라고 한다. 끝뇌는 대뇌반구가 된다.

중간뇌소포(중간뇌 mesencephalon)는 3개의 뇌소포 중 비교적 발달하지 않은 원형으로 머물러 중간뇌가 된다.

뒤뇌소포(마름뇌 능형뇌 hindbrain, rhombencephalon)는 **뒤뇌**(후뇌 metencephalon)와 **수뇌**(myelencephalon)로 나누어진다. 뒤뇌는 앞부분에서 등쪽이 부풀어 올라 소뇌가 되고, 배쪽이 다리가 된다. 수뇌는 뒤뇌소포의 뒷부분에서 숨뇌가 된다(그림 9-25).

encephalon의 어원 : encephalon란 그리스어이며, 머리안에 있는 것이라는 뜻으로 뇌를 나타내는 단어이다.

신경관의 속공간도 뇌소포의 발달과 함께 변화하고, 특히 뇌소포가 팽대하는 부위에서는 속공간도 넓어져 **뇌실**이라 불린다. 앞뇌소포에서 사이뇌의 속공간은 **셋째뇌실**이고, 좌우 양쪽 끝뇌의 속공간은 **가쪽뇌실**이다.

중간뇌소포의 속공간은 좁고 **중간뇌수도관**이라 한다. 뒤뇌소포는 속공간이 넓고 **넷째뇌실**이 된다.

뒤뇌소포를 마름뇌소포라고 하는 이유 : 넷째뇌실은 위쪽(입쪽)에서 좁은 중간뇌수도관에 이어지고, 아래쪽(꼬리쪽)에서도 좁아져서 척수의 중심관에 이어진다. 따라서 넷째뇌실은 위아래가 좁아 거의 마름모형태가 된다. 이처럼 뒤뇌소포가 마름모꼴의 속공간(넷째뇌실)을 둘러싸므로 마름뇌소포라고도 불린다.

뇌에서는 중간뇌 · 다리뇌 · 숨뇌를 모두 **뇌줄기**(뇌간 brainstem)라 총칭한다.

뇌줄기의 윗부분은 등쪽부터 바깥쪽에 걸쳐서 대뇌로 감싸지고, 아랫부분에서는 등쪽에 소뇌가 있다. 이와 같이 뇌는 대뇌 · 소뇌 및 뇌줄기로 구별할 수 있다.

뇌의 무게 : 10대 초기에 가장 무거워져서 평균적으로 남성은 약 1,500 g, 여성은 약 1,350 g이지만, 그 후 점차 감소하여 40대에서 약 10% 가벼워지고, 70대에서는 약 15% 가벼워진다.

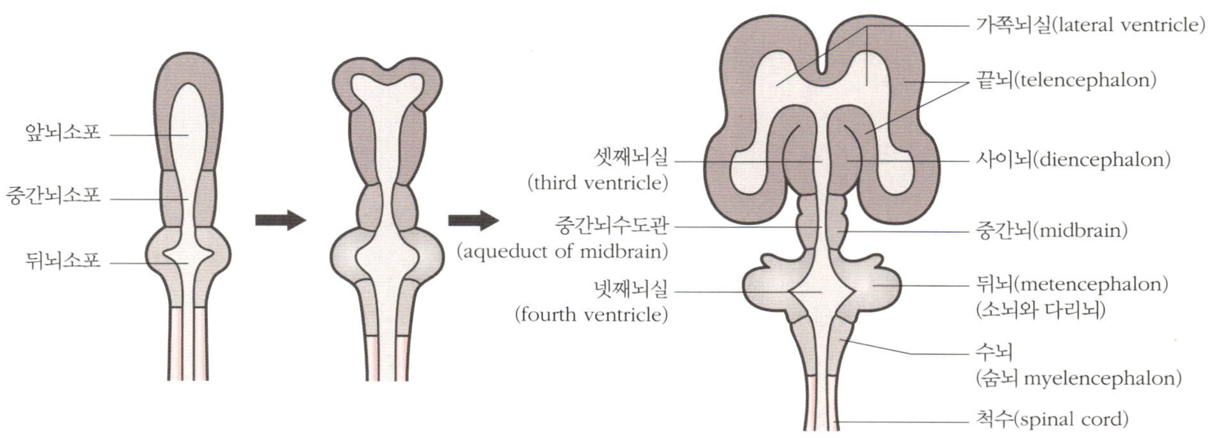

그림 9-24 뇌의 발생 · 분화

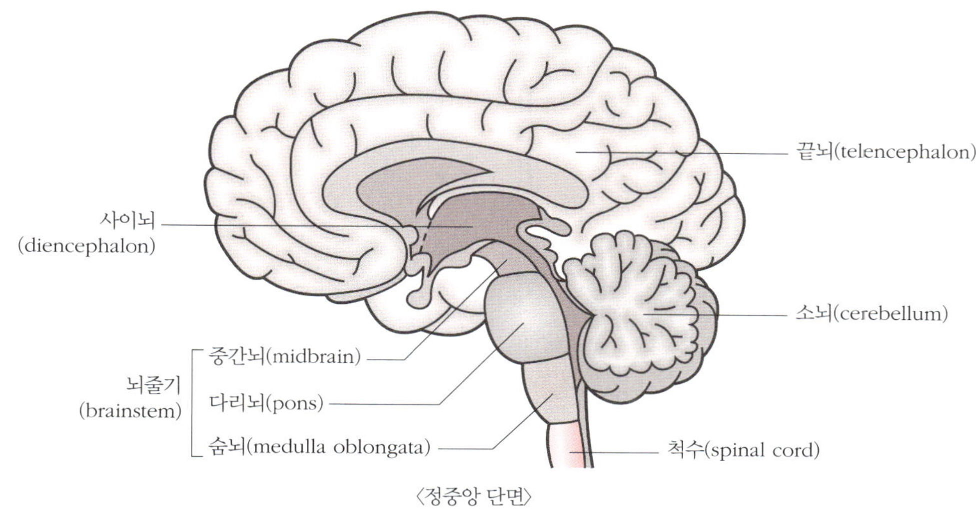

그림 9-25 뇌(brain)

A. 숨뇌(연수 Medulla oblongata, 망울 Bulb)

숨뇌는 뇌의 가장 아랫부분으로 뒤머리뼈우묵 빗면의 뒤쪽에 실려 있다. 큰뒤통수구멍을 지나 척수에 이어진다. '연수' 라는 명칭은 척수의 연장부위라는 의미이다.

숨뇌마비 : 숨뇌는 배쪽이 공형태로 부푼 척수부위로도 간주되어 임상적으로 종종 망울(팽대 bulb)이라고 표현된다. 이 때문에 숨뇌가 침범되어 일어나는 반사장애를 숨뇌마비(연수마비 bulbar palsy)라 부른다. 숨뇌에는 생명중추가 있으므로 숨뇌마비는 생명과 관계가 있다.

1 외형

배쪽면(그림 9-26) 정중앙에는 척수로부터 이어지는 **앞정중틈새**(전정중열 anterior median fissure)가 지나고, 그 양쪽에 척수의 앞섬유단과 이어지는 **피라미드**(추체 pyramid)라는 가늘고 긴 융기가 있다.

피라미드라는 명칭의 유래 : 피라미드는 좌우 양쪽에서 거꾸로 된 피라미드형태를 나타내므로 피라미드라고 이름이 붙여졌다.

피라미드의 바깥에는 척수로부터 이어지는 **앞가쪽고랑**(전외측구 anterolateral sulcus)이 지난다. 앞가쪽고랑에서는 **혀밑신경**이 나온다.

가쪽면(그림 9-27)에는 피라미드의 뒤바깥쪽에 척수의 가쪽섬유단과 이어지는 긴 타원형 융기가 있다. 이 융기를 **아래올리브**(inferior olive)라고 하며, 그 등쪽에는 **삼차신경결절**(trigeminal tubercle)이라는 작은 망울부위가 있다.

삼차신경결절은 척수에 있는 뒤뿔꼭대기의 아교질에 해당하는 부분이다. 숨뇌에서는 뒤섬유단의 널판다발 · 쐐기다발이 발달하기 때문에 뒷기둥의 앞쪽끝에 해당하는 삼차신경결절은 바깥부분을 차지하게 된다.

삼차신경결절의 명칭 : 삼차신경결절은 이름과 같이 안쪽에 삼각신경척수로핵의 아래끝부위가 있다. 이 때문에 삼차신경결절은 **회백결절**이라고도 불린다.

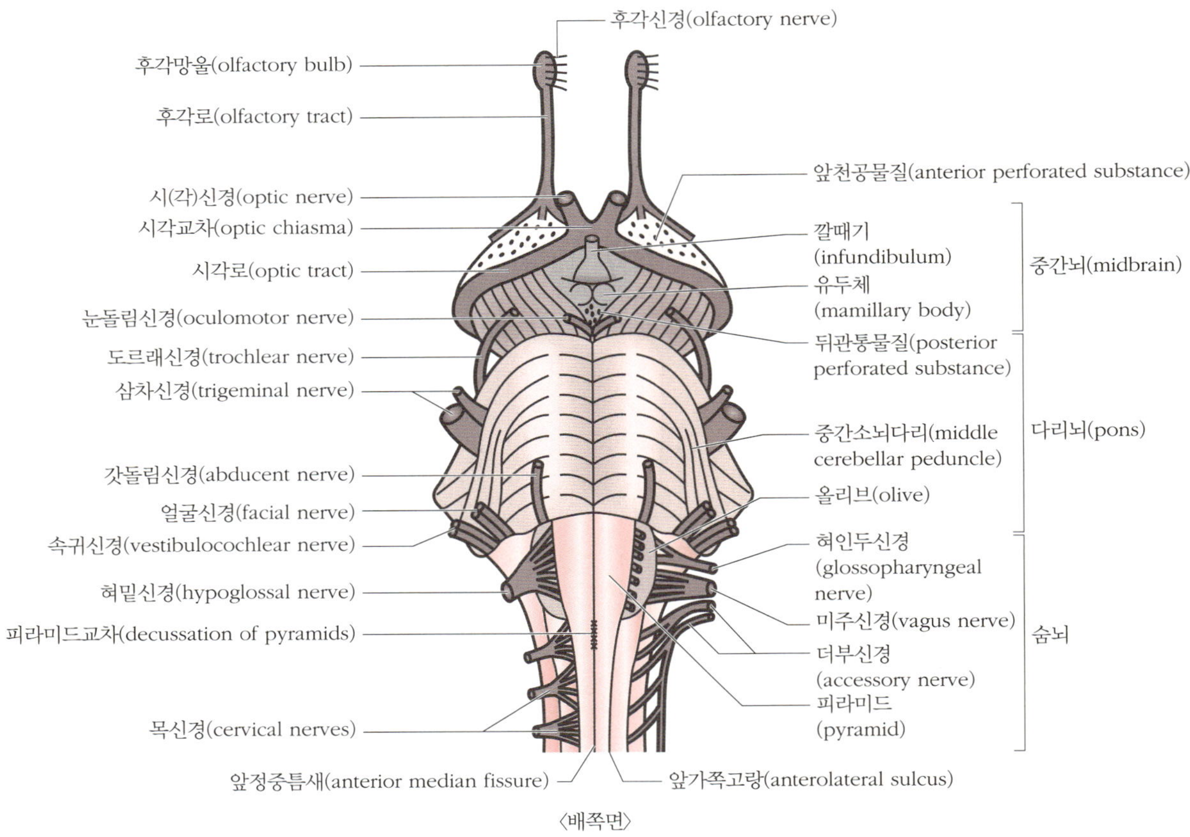

그림 9-26 뇌줄기(숨뇌 · 다리뇌 · 중간뇌)와 사이뇌

삼차신경결절의 배쪽에는 **뒤가쪽고랑**(posteriolateral sulcus)이 세로로 주행한다. 뒤가쪽고랑으로부터 **혀인두신경 · 미주신경 · 더부신경**의 잔뿌리가 나온다.

등쪽면 정중앙에는 척수로부터 이어지는 **뒤정중고랑**(후정중구 posterior median sulcus)이 지나고, 그 양쪽에 뒤섬유단으로부터 이어지는 **널판다발**(박속 gracile fasciculus, 안쪽)과 **쐐기다발**(설상속 cuneate fasciculus, 가쪽)이 있다. 널판다발과 쐐기다발의 위쪽끝은 약간 높게 부풀어 올라 **널판다발결절**(박속결절 gracile tubercle) · **쐐기다발결절**(설상결절 cuneate tubercle)이 된다. 이러한 결절은 안쪽에 널판핵 · 쐐기핵을 가진다.

널판다발결절 · 쐐기다발결절보다 위쪽에서는 척수의 가쪽섬유단과 이어지는 부분이 원주형태의 섬유다발이 되어 소뇌로 향한다. 이 섬유다발을 **아래소뇌다리**(하소뇌각 inferior cerebellar peduncle)라고 한다.

좌우의 아래소뇌다리 사이는 움푹 들어가서 넷째뇌실의 바닥이 된다.

척수의 중심관은 숨뇌로 이어진다. 숨뇌는 아랫부분은 중심관에 이어지는 좁은 관모양의 공간이지만, 위로 올라가면서 좌우로 넓어져 **넷째뇌실**(fourth cerebral ventricle, p.694)이 된다. 넷째뇌실은 숨뇌 윗부분에서 마치 중심관 등쪽벽의 정중앙에 세로로 메스를 넣어 좌우로 벌린 것 같은 형태이며, 뇌실 아랫벽에 해당하는 부분은 얇은 막과 같고 **아래속질덮개**(하수범 inferior medullary velum)라고 한다.

2 내부구조

숨뇌를 가로로 잘라 안쪽을 보면 척수와 같이 일반적으로 백색질은 표면층에 있고 회색질은 깊은쪽에 있다. 그

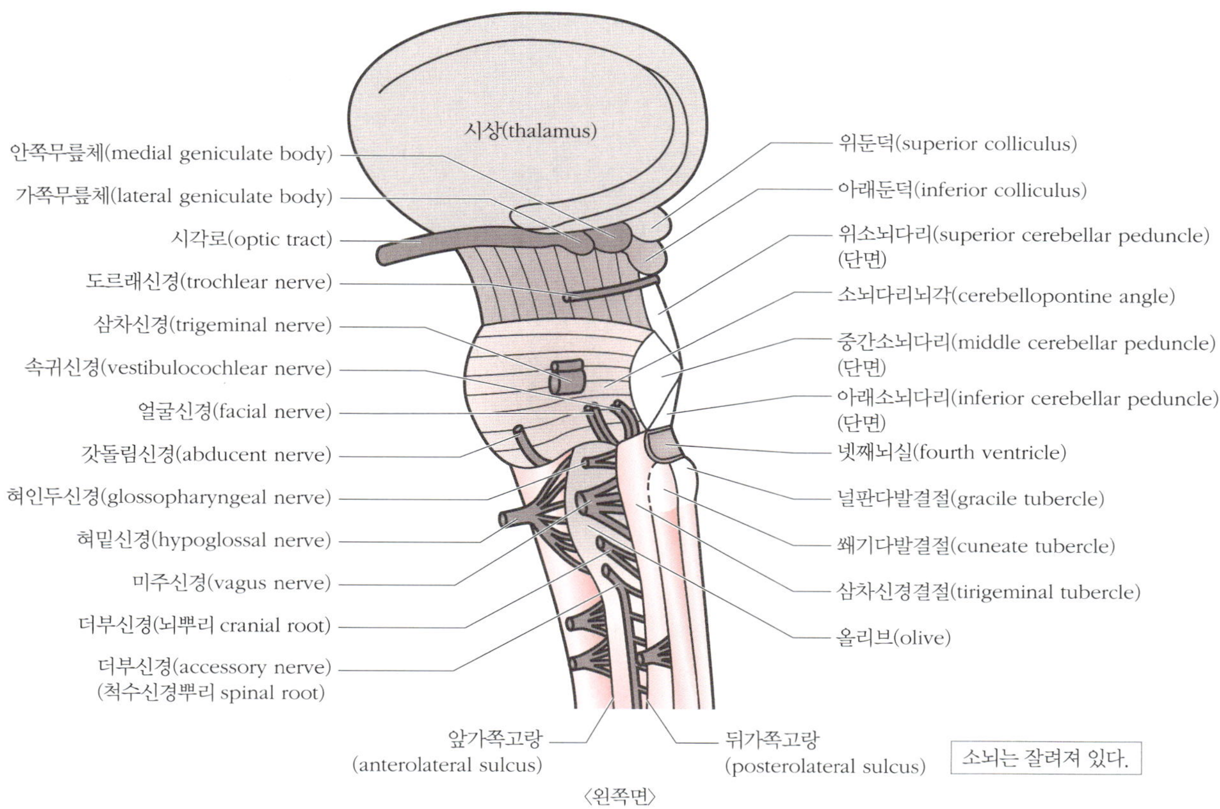

그림 9-27 뇌줄기의 가쪽면

러나 백색질의 섬유다발은 여러 방향으로 흘러 엇갈리므로 회색질이 나뉘어 회색질덩어리(핵)를 만든다.

숨뇌 아랫부분의 내부구조

숨뇌 아랫부분(길이 약 9 mm)은 척수와 비슷한 내부구조를 가진다(그림 9-28).

배쪽부위에서 보이는 **피라미드**는 세로로 지나는 신경섬유다발(**피라미드로** pyramidal tract)로 되어 있다.

피라미드의 섬유다발은 대부분(약 3/4)이 피라미드 아랫부분에서 반대쪽으로 주행하고(**피라미드교차** 추체교차 decussation of pyramids) 척수가쪽섬유단 등쪽부분을 가쪽겉질척수로가 되어 아래로 주행한다. 피라미드의 섬유 일부는 교차하지 않고 같은 쪽 척수앞섬유단을 아래로 주행한다(앞겉질척수로).

등쪽부위에서 널판다발결절과 쐐기다발결절 안쪽에 **널판핵**(박속핵 gracile nucleus), **쐐기핵**(설상속핵 cuneate nucleus)이 있다. 널판핵과 쐐기핵은 척수의 뒤섬유단을 위로 주행하는 섬유의 중계핵이다. 여기에서 뉴런을 바꾼 섬유는 핵으로부터 배쪽으로 나온 후 반대쪽을 향해 활모양으로 주행하여 **속활꼴섬유**(내궁상섬유 internal arcuate fibers)라고 한다.

속활꼴섬유는 반대쪽으로 교차한 후 시상을 향해 위로 주행한다(숨뇌시상로). 이 오름섬유다발은 정중앙면과 맞닿아 **안쪽섬유띠**(내측모대 medial lemniscus, lemniscus는 리본이라는 의미)를 만든다. 안쪽섬유띠는 감각성의 신경로로 교차섬유로 되어 있다. 이 교차를 **안쪽섬유띠교차**(decussation of medial lemniscus, sensory decussation)라고 한다.

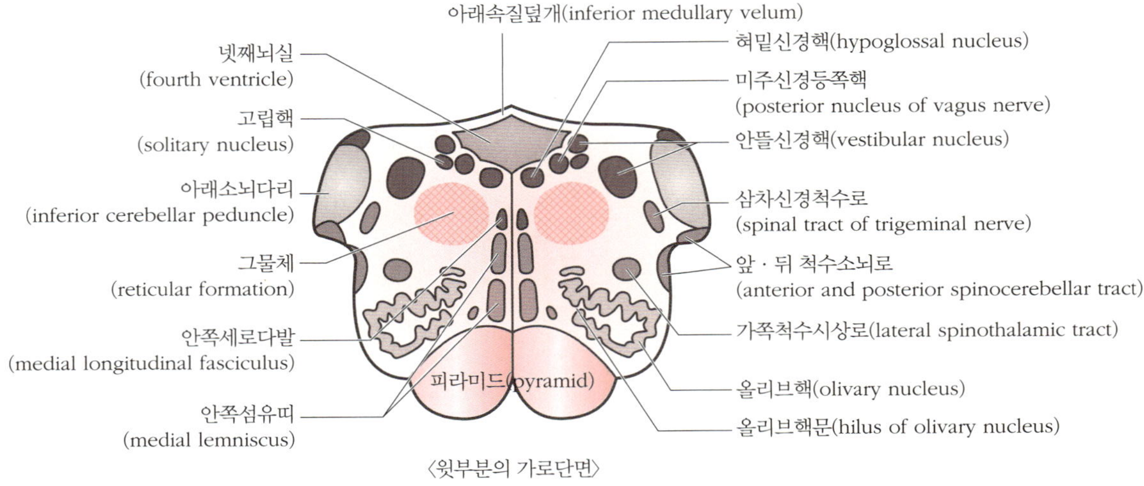

〈윗부분의 가로단면〉

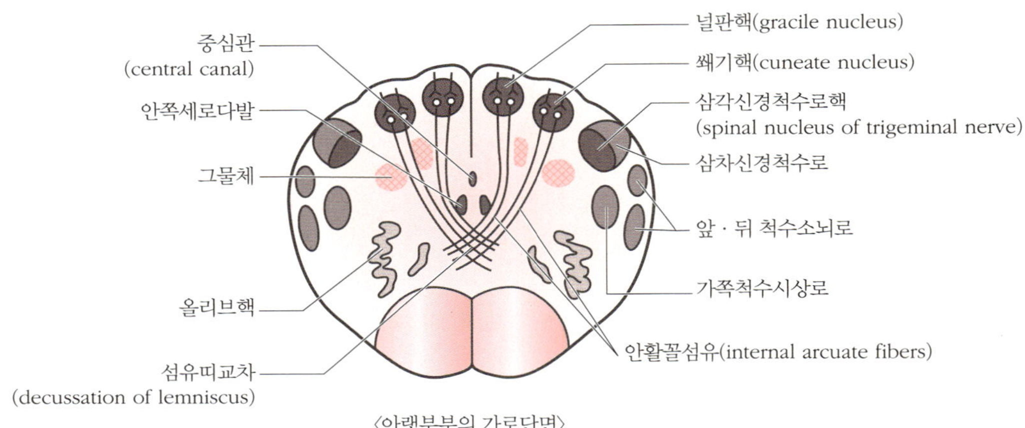

〈아랫부분의 가로단면〉

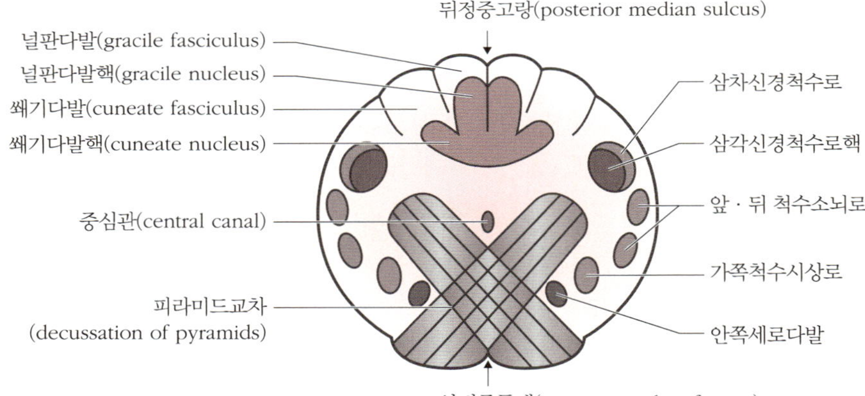

〈피라미드교차 높이에서의 가로단면〉

그림 9-28 숨뇌의 내부구조

섬유띠교차는 피라미드교차 바로 위에 있다.

안쪽섬유띠는 뇌줄기에서 명확하게 볼 수 있는 신경로이다. 이 신경로의 섬유는 거의 돋의 국소부위와 일치하는 배열을 나타낸다. 다리로부터의 감각정보를 전달하는 섬유는 가장 배쪽에 있고, 목에서의 감각정보를 전달하는 섬유는 가장 등쪽에 있다.

안쪽섬유띠 외에도 숨뇌 아랫부분에는 세로로 지나는 여러 신경로가 있다.

온통각을 전달하는 가쪽척수시상로의 섬유다발은 숨뇌에서 안쪽섬유띠 가쪽을 따라서 주행하므로 **척수섬유띠**(척수모대 spinal lemniscus)라고도 한다.

그 외에 안쪽섬유띠 등쪽에서 정중앙과 맞닿아 세로로 주행하는 **안쪽세로다발**(내측종속 medial longitudinal fasciculus ; MLF)이 있다. 안쪽세로다발은 위쪽에서는 다리뇌 · 중간뇌, 아래에서는 척수와 이어져 여러 뇌신경핵과 척수를 연결하는 중요한 섬유다발이다.

숨뇌 윗부분의 내부구조

넷째뇌실 높이의 가로면을 볼 때 숨뇌의 내부구조(그림 9-28)는 다음과 같다.

가쪽부위의 아래올리브 안에는 매우 뚜렷한 **올리브핵**(olivary nucleus)이 있다.

올리브핵은 주름이 많은 주머니와 같은 형상을 나타낸다. 주머니의 입구에 해당하는 곳은 안쪽을 향한다.

올리브핵은 중계핵으로, 척수 · 중간뇌 · 대뇌겉질 등에서 섬유를 받아 이것을 중계하여 반대쪽의 소뇌에 투사한다(그림 9-29). 핵으로 들어가는 구심섬유는 핵의 가쪽면(올리브핵외투 amiculum of olive)으로 들어가고 중계된 원심섬유는 핵의 안쪽면으로 나온다. 핵으로부터 생기는 원심섬유는 대부분 반대쪽으로 교차하여 아래소뇌다리를 거쳐 소뇌에 이른다(**올리브소뇌로** olivocerebellar tract).

뇌실바닥의 회색질과 올리브핵 사이에는 **그물체**(망상체 reticular formation)가 보인다.

척수의 그물체와 같이 복잡한 섬유그물과 그 그물 안에 있는 **신경세포군**으로 되어 있다.

그물체는 숨뇌에서 더 위쪽의 다리뇌 · 중간뇌에까지 도달하고 뇌줄기 전체에 걸쳐서 발달하여 전체적으로 **뇌줄기그물체**라고 한다(그림 9-42 참고).

올리브소뇌계 : 올리브핵은 여러 부위의 정보를 받아 운동과 운동프로그램의 차이를 도출하여 이것을 소뇌에 투사한다. 소뇌는 이러한 정보를 받아 수의운동이 정확하고 원활히 수행되도록 조절한다. 이와 같이 올리브핵은 기능적으로도 소뇌와 밀접한 관계가 있어 소뇌와 함께 하나의 기능적 단위(올리브소뇌계)를 만든다.

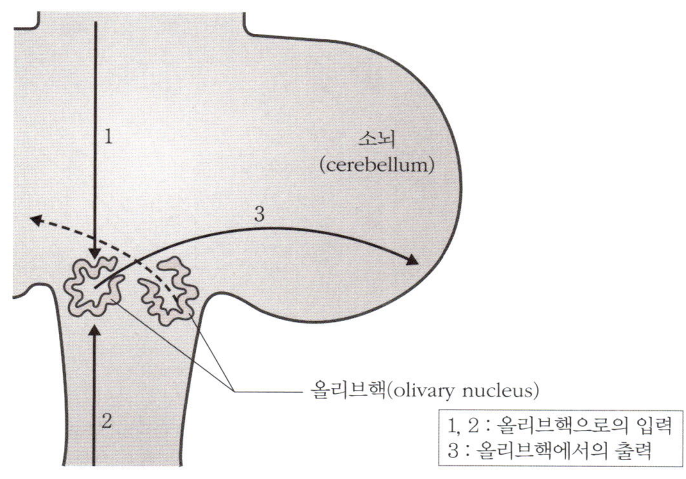

그림 9-29 올리브소뇌계

넷째뇌실은 중심관을 좌우로 넓힌 듯한 형태를 나타내고, 그 바닥은 척수의 회색질과 이어져 회색질로 되어 있다. 회색질 안쪽부위는 척수의 앞뿔(신경관의 바닥판)에 해당하고, 가쪽부위는 뒤뿔(신경관의 날개판)에 해당한다. 이러한 넷째뇌실바닥을 만드는 회색질은 뇌신경의 핵이 된다. 안쪽에 있는 핵(앞뿔에 해당)은 운동성의 시작핵이고, 가쪽에 있는 핵(뒤뿔에 해당)은 감각성의 끝맺음핵이다. 이러한 뇌신경핵은 정리하여 뒤에서 설명한다(p.700).

B. 다리뇌(교뇌 Pons)

다리뇌는 숨뇌의 위쪽과 이어지는 융기부로, 뒤머리뼈우묵에 있고 큰뒤통수구멍의 앞쪽 경사면에 있다.

1 외형

다리뇌(그림 9-30)의 좌우 양쪽은 **중간소뇌다리**(중소뇌각 middle cerebellar peduncle, **다리뇌위팔** 교뇌상완 brachium of pons)가 되어 등쪽의 소뇌와 이어진다.

다리뇌는 배쪽에서 현저하게 부풀어 배쪽면에는 가로로 주행하는 여러 개의 섬유가 있다. 가로지르는 섬유는 좌우 양쪽에서 중간소뇌다리와 이어진다. 가로지르는 섬유가 좌우를 잇는 다리와 같다 하여 이 부분을 다리뇌라 명명하였다.

배쪽면 정중앙에는 **뇌바닥고랑**(뇌기저구 brain basilar sulcus)이라는 얕은 고랑이 있는데, 여기에 뇌바닥동맥(p.768)이 흐른다. 뇌바닥고랑은 양쪽이 현저히 융기되어 생기는 고랑이다. 이러한 융기는 안쪽에 세로로 지나는 피라미드로가 있기 때문에 생긴다.

다리뇌와 숨뇌 · 중간뇌 사이에는 깊게 가로지르는 오목이 있다.

다리뇌에서는 삼차신경 · 갓돌림신경 · 얼굴신경 · 속귀신경이 나온다(그림 9-26, 27, 30 참고).

삼차신경은 다리뇌와 중간소뇌다리의 옮겨가는 부위(이행부위)에서 나온다.

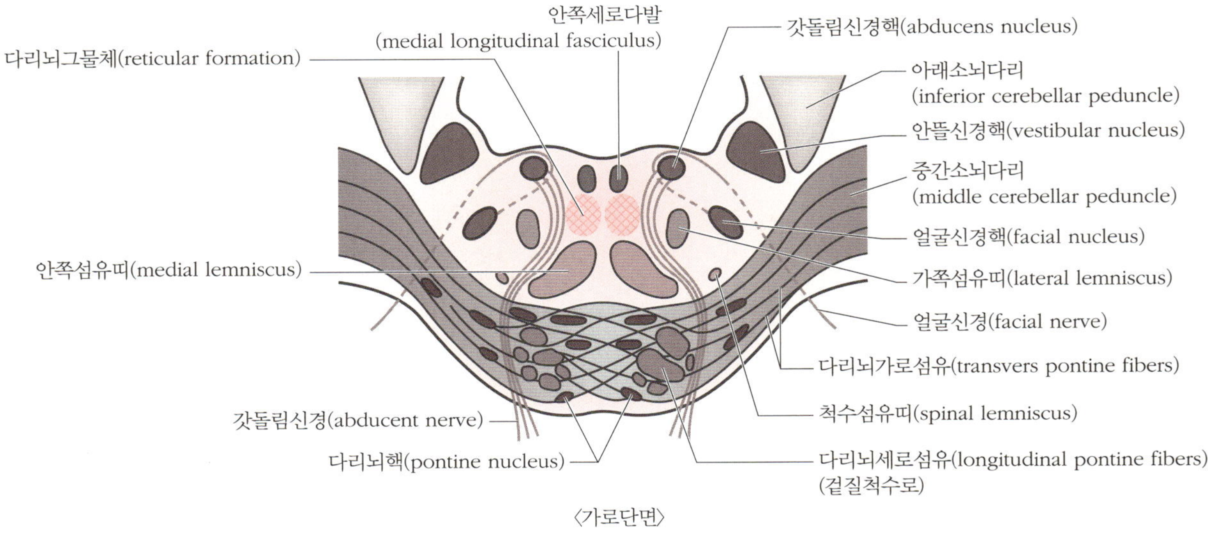

그림 9-30 갓돌림신경핵의 다리뇌 가로단면

고립핵으로는 미각섬유가 들어간다. 위 · 아래 침분비핵은 침샘으로 분비섬유를 내보낸다. 이러한 섬유는 중간신경으로서 얼굴신경에 더해진다.

갓돌림신경은 다리뇌와 피라미드 사이에서 나온다.

얼굴신경은 다리뇌와 아래올리브 사이에서 나온다.

속귀신경은 얼굴신경 바깥쪽에서 나온다.

소뇌다리뇌각의 종양 : 속귀신경이 나오는 곳은 다리뇌 · 숨뇌 · 소뇌의 경계부위로 여기를 **소뇌다리뇌각부위**(소뇌교각부위 cerebellopontine angle region)라고 부른다. 이 부위는 속귀신경(안뜰신경)의 신경집종(소뇌다리뇌각종양 cerebellarpontine angular tumor)이 자주 발생하므로 임상적으로 중요하다. 최근 영상진단의 발전으로 이 종양이 커지기 전에 발견할 수 있게 되었다.

다리뇌 등쪽면은 등쪽부터 소뇌로 감싸진다. 등쪽면을 관찰하기 위해서는 소뇌를 제거할 필요가 있다. 다리뇌는 발생학적으로 뒤뇌의 배쪽부위에서 유래한다.

뒤뇌 등쪽부위(날개판의 등쪽)는 좌우 양쪽이 발달하여 유합되어 소뇌가 된다. 본래 뒤뇌의 등쪽벽은 넷째뇌실 윗벽이 되고, 얇은 막 형태로 **위속질덮개**(상수범 superior medullary velum)라고 한다(그림 9-31).

2 내부구조

다리뇌는 등쪽 다리뇌등쪽부위(다리뇌덮개)와 배쪽 다리뇌배쪽부위(다리뇌바닥부위)로 나눌 수 있다(그림 9-30).

다리뇌등쪽부위(다리뇌덮개 Tegmentum of pons)

다리뇌등쪽부위에서 등쪽면 표면층의 회색질은 여러 뇌신경핵을 만든다. 뇌신경핵은 모두 뒤에 설명한다(p.700).

다리뇌등쪽부위 중앙에는 **그물체**(다리뇌그물체)가 있고 기초적인 구조가 된다. 그물체는 아랫부분에서는 숨뇌그물체에, 윗부분에서는 중간뇌그물체에 이어져서 전체적으로 **뇌줄기그물체**(p.710)를 만든다.

다리뇌등쪽부위에는 숨뇌 · 중간뇌와 이어지는 여러 신경로(안쪽섬유띠 · 가쪽섬유띠 · 안쪽세로다발 등)가 주행한다.

◆ **안쪽섬유띠**(medial leminiscus) 숨뇌의 널판다발 · 쐐기다발에서 생겨나 반대쪽으로 교차하여 위로 주행하는 신경로이다. 세밀한 촉각의 전도로로서 다리뇌등쪽부위의 가장 배쪽을 올라간다. 올라가는 것과 동시에 가쪽으로 이동하여 시상으로 향한다.

◆ **척수섬유띠**(spinal leminiscus) 안쪽섬유띠의 가쪽을 위로 주행한다(가쪽척수시상로 : 온통각의 전도로, p.775).

◆ **가쪽섬유띠**(lateral leminiscus) 안쪽섬유띠의 가쪽을 위로 주행한다(청각의 전도로, p.782).

◆ **안쪽세로다발**(내측종속 medial longitudinal fasciculus; MLF) 정중앙의 좌우 양쪽을 중간뇌로부터 척수까지 세로로 주행한다. 안쪽세로다발은 척수의 고유다발과 같이 여러 높이를 연결하는 섬유다발이다.

다리뇌배쪽부위(다리뇌바닥부위 Basilar part of pons)

여기에는 대뇌로부터 나온 섬유가 주행한다.

대뇌의 발달과 함께 섬유가 만드는 신경로도 발달하므로 다리뇌는 배쪽으로 부풀어 오른다.

다리뇌배쪽부위는 세로로 주행하는 섬유다발(**다리뇌세로섬유** 종교섬유 longitudinal pontine fibers)과 가로로 주행하는 섬유(**다리뇌가로섬유** 횡교섬유 transverse pontine fibers) 및 섬유 사이에 산재하는 신경세포군(**다리뇌핵** 교뇌핵 pontine nucleus)으로 되어 있다.

다리뇌세로섬유는 대뇌겉질의 운동영역에서 생겨나 아래로 주행하는 **피라미드로**와 대뇌겉질 각 영역에서 일어나 다리뇌에 이르는 **겉질다리뇌섬유**로 되어 있다.

◆**피라미드로**(pyramidal tract) 척수(앞뿔)에 이르는 **겉질척수섬유**(피질척수섬유 corticospinal fibers)와 뇌줄기로 뇌신경의 운동핵에 이르는 **겉질핵섬유**(피질핵섬유 corticonuclear fibers)가 있다.

겉질척수섬유 · 겉질핵섬유는 일반적으로 체성뼈대근육의 수의운동을 맡는다.

◆**겉질다리뇌섬유**(피질교뇌섬유 corticopontine fibers) 대뇌의 이마엽 · 마루엽 · 관자엽 · 뒤통수엽으로부터 생겨나 아래로 주행하여 다리뇌에서 다리뇌핵으로 끝난다.

겉질다리뇌섬유는 다리뇌핵에서 중계된 후 가로로 주행하여 반대쪽으로 교차되고, 중간소뇌다리를 거쳐 소뇌에 이른다(다리뇌소뇌섬유). 이와 같이 다리뇌핵은 겉질다리뇌섬유와 다리뇌소뇌섬유의 중계핵이다.

대뇌겉질-다리뇌-소뇌계 : 겉질다리뇌섬유와 다리뇌소뇌섬유는 대뇌겉질-다리뇌-소뇌계(cerebroponto-cerebellar system)를 만들어 대뇌겉질과 소뇌를 연결함으로써 수의운동(예 : 걷기 · 글쓰기 · 말하기 등)을 정확하고 세밀하게 실시하도록 조정한다.

넷째뇌실(Fourth cerebral ventricle)

넷째뇌실은 마름뇌 안에 있는 뇌실(그림 9-31)로서 발생학적으로 신경관의 속공간이 좌우로 넓어져서 생긴다. 넷째뇌실은 위쪽에서는 중간뇌의 중간뇌수도에 이어지고, 아래쪽에서는 척수의 중심관에 이어진다.

윗벽은 넷째뇌실천장, 아랫벽은 넷째뇌실바닥이다.

1. 넷째뇌실천장(Roof of fourth cerebral ventricle)

넷째뇌실의 윗벽으로 본래 마름뇌의 등쪽벽인데 얇다. 위쪽부위는 **위속질덮개**(상수범 superior medullary velum), 아랫부위는 **아래속질덮개**(하수범 inferior medullary velum)라 하여 뇌실막과 그 표면에 밀착되는 연질막으로 되어 있다. 뇌실막 · 연질막은 혈관과 함께 뇌실 안으로 돌출되어 **맥락얼기**(맥락총 choroid plexus)를 만든다.

넷째뇌실천장의 정중앙 아래끝과 양쪽 가쪽끝에는 구멍이 있다. 이 구멍을 각각 **넷째뇌실정중구멍**(median aperture of fourth cerebral ventricle, foramen of Magendie) · **넷째뇌실가쪽구멍**(lateral aperture of fourth cerebral ventricle, foramen of Luschka)이라 한다. 여기에서 뇌실 속공간과 거미막밑공간이 교통하고, 뇌실벽과 맥락얼기에서 만들어진 뇌척수액이 거미막밑공간으로 보내진다.

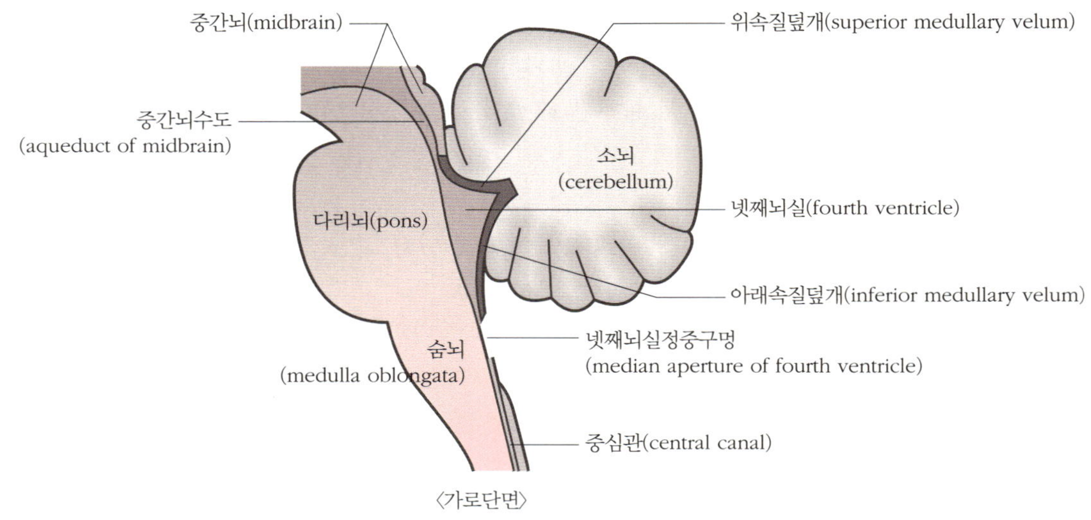

그림 9-31 넷째뇌실

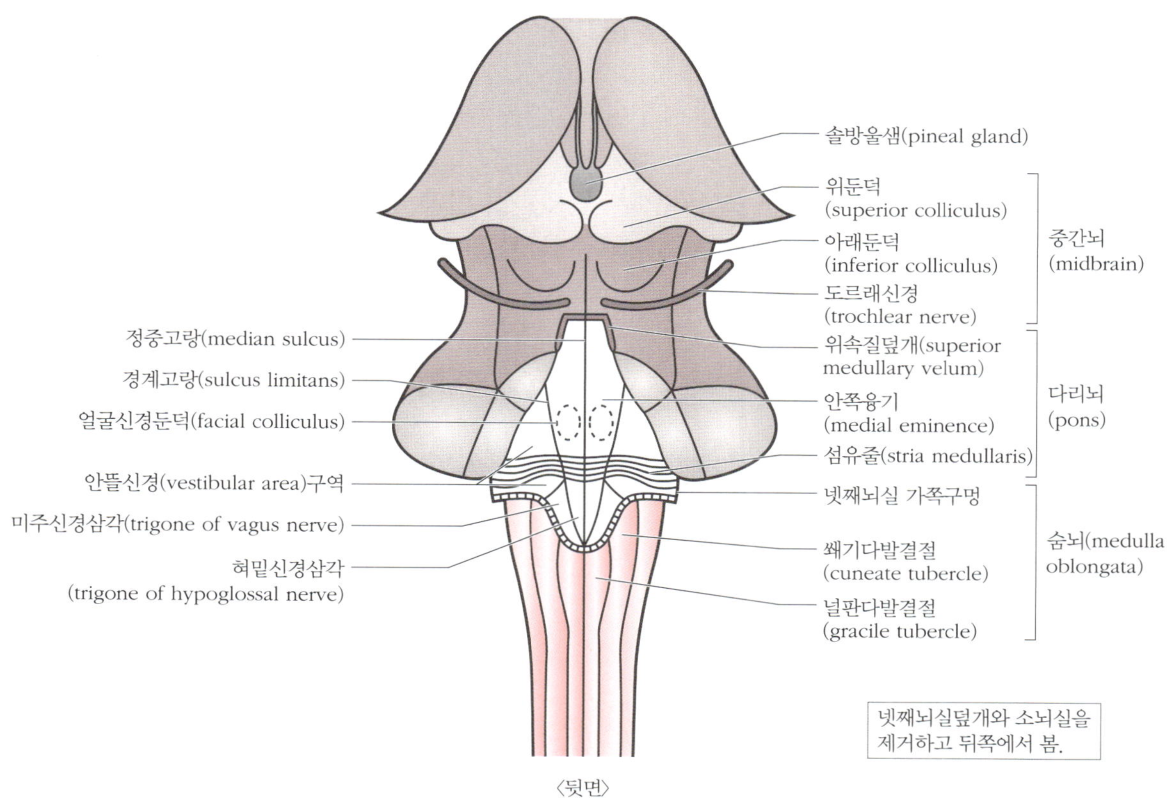

그림 9-32 마름오목(rhomboid fossa)

2. 넷째뇌실바닥(Floor of fourth cerebral ventricle)

넷째뇌실바닥은 거의 마름모꼴이고 약간 오목하여 **마름오목**(능형와 rhomboid fossa, 그림 9-32)이라 한다. 마름오목 정중앙에서는 세로로 주행하는 **정중고랑**(median sulcus)을 볼 수 있다. 그 좌우 양쪽으로 **경계고랑**(sulus limitans)이 주행한다. 정중고랑과 경계고랑 사이는 약간 융기되어 **안쪽융기**(내측융기 medial eminence)라고 한다.

안쪽융기는 발생학적으로 신경관의 바닥판에 해당하는 부분이고, 경계고랑 가쪽부위는 날개판에 해당한다. 따라서 안쪽융기는 운동성의 신경세포를 가지는 운동성 영역이며, 경계고랑 가쪽부위는 감각성 영역이다.

마름오목 중앙에서는 가로로 주행하는 몇 개의 섬유다발을 볼 수 있다. 이 섬유다발을 **섬유줄**(stria medullaris)이라고 하여, 이것에 의해서 마름오목은 위아래 2부분으로 나누어진다. 아랫부분은 숨뇌에 속하고, 윗부분은 다리뇌에 속한다.

◆**마름오목의 아랫부위** 아랫부분을 향해 가늘어지고, 특히 아래쪽끝은 펜촉과 같이 날카로워진다. 안쪽융기의 아랫부분은 꼭짓점이 아랫부분을 향하는 삼각형모양을 나타내어 **혀밑신경삼각**(설하신경삼각 trigone of hypoglossal nerve)이라 한다(혀밑신경핵을 수용한다). 그 바로 가쪽에는 약간 회색질을 나타내는 삼각형부분이 있는데 **미주신경삼각**(trigone of vagus nerve)이라 한다.

미주신경삼각 아랫부분에서 널판다발결절과의 사이를 **맨아래구역**(최하야 area postrema)이라 하며, 작은 형태의 신경세포로 되어 있고 혈관이 풍부한 특이부위이다. 맨아래구역은 뇌실주위기관의 하나이다. 뇌실주위기관에 대해서는 뒤에서 설명한다(p.761).

◆**마름오목의 윗부분** 섬유줄의 위쪽에서 안쪽융기는 둥근 언덕을 만든다. 이 언덕을 **얼굴신경둔덕**(안면신경구

facial colliculus)이라 한다. 얼굴신경둔덕은 갓돌림신경핵과 이것을 둘러싸듯이 주행하는 얼굴신경섬유다발로 되어 있다(그림 9-30 참고).

얼굴신경둔덕 가쪽에는 윗부분과 아랫부분에 걸쳐서 넓은 **안뜰영역**(전정영역 vestibular area)이라는 부위가 있다. 안뜰영역에는 안뜰핵이 있다.

중간뇌와 다리뇌의 경계선에서 안뜰영역 위쪽에는 얼굴신경둔덕의 앞가쪽에 약간 오목하며 검고 푸르스름한 부위를 볼 수 있다. 여기를 **청색반점**(청반 locus ceruleus)이라 부른다.

> **청색반점핵** : 청색반점은 멜라닌색소가 포함된 신경세포로 되어 있는 청색반점핵(청반핵 nucleus of locus ceruleus, p.713)을 수용한다. 청색반점핵은 노르아드레날린이 함유된 뉴런으로 되어 있다. 이 뉴런의 돌기는 대뇌 · 뇌줄기 · 소뇌 · 척수 등의 광범위한 영역에 투사한다. 청색반점은 각성 · 수면주기 및 혈류를 조절한다.

마름오목에는 얕은 부분에서 깊은 부분에 걸쳐 여러 개의 뇌신경핵이 존재한다. 뇌신경핵에 대해서는 뒤에서 설명한다(p.700).

C. 중간뇌(중뇌 Midbrain)

중간뇌는 다리뇌의 앞윗방향에서 이어진다. 뇌줄기 중에서 가장 짧은 부분으로 발생 초기 신경관의 원형을 비교적 유지하고 있다.

중간뇌는 관모양이며 속공간은 좁다. 속공간을 **중간뇌수도관**(중뇌수도 aqueduct of midbrain)이라 한다.

1 외형

중간뇌는 등쪽부터 대뇌반구로 감싸지므로 등쪽면과 가쪽면을 볼 수 없다. 배쪽면(그림 9-33)은 노출되어 여기에서 **대뇌다리**(대뇌각 cerebral peduncle)를 볼 수 있다.

대뇌다리는 좌우 양쪽에서 굵은 기둥모양을 나타내고, 다리뇌에서 앞방향으로 V형태로 열리며 대뇌반구 안쪽

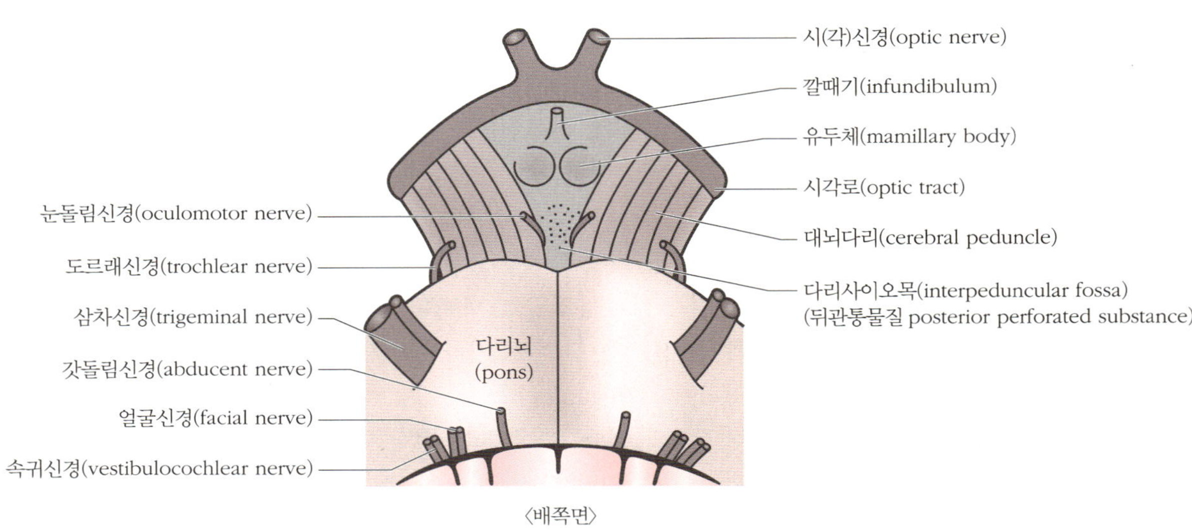

그림 9-33 다리뇌 · 중간뇌 · 사이뇌

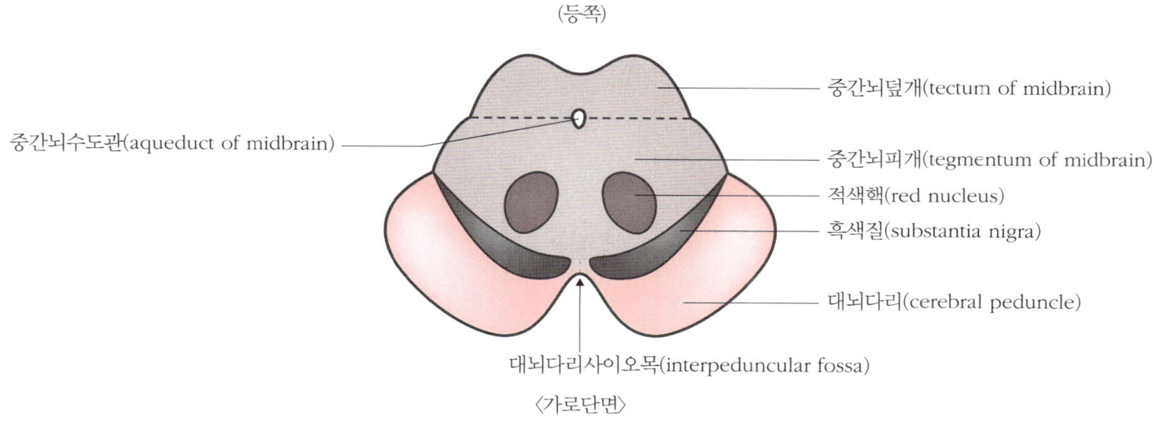

그림 9-34 중간뇌의 구분

부위로 이어진다. 대뇌다리 안쪽에는 세로로 주행하는 고랑(눈돌림신경고랑 oculomotor sulcus)이 있어서 여기에서부터 눈돌림신경고랑이 나온다.

좌우 대뇌다리의 사이에는 얕고 오목한 **대뇌다리사이오목**(각간와 interpeduncular fossa)이 있다. 대뇌다리사이오목 바닥에서는 작은 혈관이 출입하는 여러 개의 작은 구멍을 볼 수 있다. 이 부분을 **뒤관통질**(후관통질 posterior perforated substance)이라 한다.

중간뇌 등쪽부위는 **중간뇌덮개**(중뇌개 tectum of midbrain)라고 하여(그림 9-34) 사각형에 가까운 판모양을 나타내고(**덮개판** tectal lamina), 그 등쪽면에 위아래 2쌍의 둥근 융기를 가진다. 위쪽에 있는 2개의 융기를 **위둔덕**(상구 superior colliculus), 아래쪽 2개의 융기를 **아래둔덕**(하구 inferior colliculus)이라고 한다(그림 9-32). 아래둔덕의 바로 뒤쪽에는 가느다란 도르래신경이 나와 있다.

위둔덕은 대뇌겉질이 잘 발달하지 않은 하등동물에서 특히 잘 발달하고 시각중추이다. 사람은 대뇌겉질이 발달하여 직접적인 시각중추는 대뇌겉질로 이동하므로 위둔덕은 시각중추로서의 역할을 잃는다. 그러나 위둔덕은 대뇌겉질의 시각영역(시각중추) 등 여러 부위 사이에서 섬유연결을 가지고, 여러 가지 감각정보(시각, 청각 등) 특히 시각과 관계있는 반사의 중추가 되므로 **시각덮개**(시개 optic tectum)라고도 한다.

이와 같이 고등동물에서 시각과 같은 고도기능의 중추는 대뇌겉질로 이동하는 경향이 있다. 이 현상을 **뇌기능의 끝뇌분화**(telencephalization)라고 한다. 이렇게 고등동물에서 위둔덕은 하위중추로 격하된다.

아래둔덕은 다리뇌에서 위로 주행하는 가쪽섬유띠(달팽이신경핵에서 생겨나는 상행성신경로)가 끝나는 부위로 청각로의 중계핵이다(청각의 전도로, p.782).

2 내부구조

중간뇌를 가로로 잘라보면 정중앙의 등쪽에서 중간뇌수도관이 흐른다. 중간뇌수도관은 좁고(직경 약 2 mm) 압박되어 폐쇄되기도 한다.

중간뇌수도관에 의해서 중간뇌는 등쪽부위와 배쪽부위로 나눌 수 있다(그림 9-34). 등쪽부위가 **중간뇌덮개**이다. 배쪽부위는 다시 2부분으로 구별된다. 즉 등쪽에 있는 **중간뇌뒤판**(중뇌피개 tegmentum of midbrain)과 배쪽의 **대뇌다리**(crus cerebri)로 양쪽 사이에서 엷은검은색 반달형의 **흑색질**(흑질 substantia nigra)을 볼 수 있다. 발생학적으로 중간뇌덮개는 신경관의 날개판에서 유래하고, 중간뇌뒤판과 대뇌다리는 바닥판으로부터 생긴다.

중간뇌수도관은 회색질로 둘러싸여(수도관주위회색질) 배쪽의 안쪽에는 뇌신경의 운동핵(눈돌림신경핵 · 도르래신경핵), 가쪽에는 감각핵(삼차중간뇌핵)이 있다(뇌신경핵, p.700). 수도관주위회색질은 통증을 억제하는 신경로의 중요한 부분이다.

통증을 억제하는 신경로

통증을 억제하는 신경로에서 신경전달물질의 주된 물질은 **세로토닌**이다. 세로토닌은 숨뇌그물체에 있는 **솔기핵**, 특히 **큰솔기핵**(대봉선핵 raphe magnus nucleus)에서 생성된다. 여기서 나오는 세로토닌성 신경섬유는 삼차신경핵과 척수뒤뿔에 투사되어 통증을 억제한다. 큰솔기핵은 **중간뇌수도관주위회색질**(중뇌수도주위회백질 periaqueductal grey matter)로부터 아래로 주행하는 신경에 의해서 자극된다.

청색반점핵에서 아래로 주행하여 척수뒤뿔의 신경세포로 가는 노르아드레날린성 신경섬유도 통증을 억제한다.

중간뇌수도관주위회색질을 자극하는 내인성의 진통물질로 **엔케팔린**(enkephalin), **엔도르핀**(endorphin)이 있다.

중간뇌덮개(중뇌개 Tectum of midbrain)

앞에서 설명했듯이 위둔덕과 아래둔덕으로 되어 있다. 위둔덕과 아래둔덕은 구조적으로나 기능적으로 완전히 다르다.

위둔덕은 3층의 회색질층과 그 사이에 있는 4층의 백색질층으로 된 층구조를 나타낸다.

위둔덕의 층구조는 대뇌겉질과 비슷하며, 이는 위둔덕이 일종의 통합 중추임을 가리킨다. 즉 위둔덕은 시각뿐만 아니라 여러 가지 감각정보를 모으고, 그에 대해 반사적으로 적절한 반응을 일으키는 통합 중추로 알려져 있다.

위둔덕에서 생겨나는 출력섬유는 배쪽으로 주행하여 중간뇌뒤판에서 교차하여 아래로 주행하여 뇌신경의 운동핵이나 척수앞뿔에 이른다(**시각덮개숨뇌로** 시개연수로 tectobulbar tract, **시각덮개척수로** 시개척수로 tectospinal tract).

시각자극으로 일어나는 반사 : 앞에서 설명한 것과 같은 위둔덕으로부터의 출력섬유 연결에 의해서 시각자극 등에 대한 반사적 반응이 일어난다. 예를 들면 시각자극이 되는 대상에 대하여 반사적으로 머리나 눈을 돌리거나, 눈꺼풀을 닫거나, 손이나 팔로 신체를 보호하는 운동을 일으킨다.

위둔덕 바로 앞에 **시각덮개앞핵**(시개전핵 pretectal nuclei)이 있다. 이러한 핵을 포함하여 시각덮개(위둔덕) 앞에 있는 영역을 **시각덮개앞구역**(시개전역 pretectal area)이라 부른다.

시각덮개앞핵은 망막으로부터 시각자극을 받아 출력섬유를 양쪽의 눈돌림신경덧핵으로 보낸다.

눈돌림신경덧핵은 동공조임근을 지배하므로 시각덮개앞구역의 섬유결합에 의해서 빛에 대해 반사적인 동공축소(축동)가 일어난다(동공의 빛반사).

아래둔덕은 위둔덕에 비해 단순한 구조를 가지며, 여기에서 둥근 **아래둔덕핵**(하구핵 nucleus of inferior colliculus)을 볼 수 있다. 아래둔덕핵은 청각로의 중계핵으로 아래둔덕핵에서 나오는 섬유 대부분이 대뇌겉질의 청각영역에 이르지만 일부는 덮개 및 위둔덕에 이른다.

소리자극으로 일어나는 반사 : 아래둔덕에서 위둔덕에 이르는 섬유연결에 의해서 청각자극에 대하여 위둔덕을 개입시키는 반사운동이 일어난다. 예를 들면 갑작스런 소리를 들었을 때에 반사적으로 머리나 눈을 그 방향으로 돌리거나 놀라는 등의 운동이 일어난다.

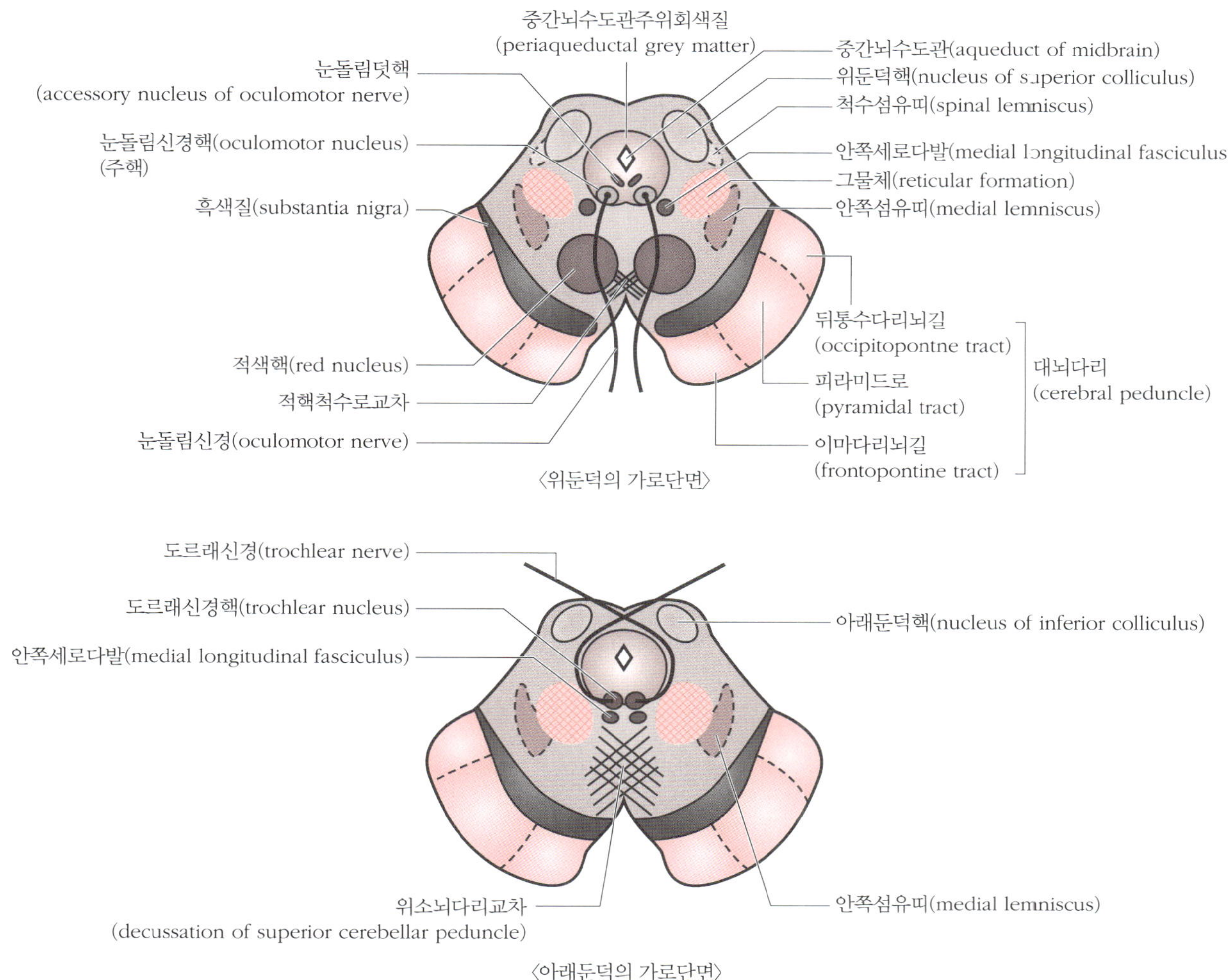

그림 9-35 위둔덕과 아래둔덕을 가로로 절단한 중간뇌

중간뇌뒤판(중뇌피개 Tegmentum of midbrain)

중간뇌뒤판은 다리뇌 등쪽부위에서 이어진 것이다. 그 기본 구조는 그물체로 되어 있지만 그 외에 적색핵 · 흑색질 등의 중요한 핵이나 여러 가지 신경로를 포함한다(그림 9-35).

◆ **적색핵**(적핵 red nucleus) 중간뇌 윗부분에 있는 덮개의 거의 중앙에 있는 신경핵이다. 핵의 단면은 직경 약 5 mm의 타원형이며, 신선한 뇌에서는 엷은 붉은색을 띤다.

이와 같이 엷은 붉은색을 띠는 것은 핵에 철이 포함되어 있고 모세혈관이 풍부하기 때문이다.

적색핵은 대뇌 · 소뇌 등에서 섬유(입력)를 받는 중계핵으로, 특히 대부분 섬유를 위소뇌다리를 거쳐 소뇌로부터 받는다(소뇌적핵섬유 cerebellorubral fibers). 적색핵에서 생기는 섬유(출력)는 주로 교차하여 아래로 주행하고 뇌신경의 운동핵, 그물체, 척수앞뿔에 이른다. 인간에서는 그물체를 거쳐 척수에 이른다(적핵그물체로). 적색핵은 특히 소뇌로부터 입력을 받아 뼈대근육의 운동이나 긴장을 조절하는 기능도 있다.

운동과다증후군 : 적색핵에 장애가 있으면 뼈대근육에서 긴장 이상이 생기고, 운동과다(hyperkinesia)를 나타내는 아테토시스(athetosis)나 진전(tremor) 등의 불수의운동이 일어난다. 이것을 운동과다증후군(hyperkinesia syndrome)이라 한다.

◆**흑색질**(흑질 substantia nigra) 덮개와 대뇌다리의 경계에 있는 핵으로 다량의 멜라닌을 포함한 신경세포로 되어 있으므로 검게 보인다. 특히 인간에서 잘 발달되어 있다.

흑색질의 신경세포는 다량의 도파민을 포함한다. 도파민의 상당수는 줄무늬체로 보내지고 거기서 방출된다.

파킨슨증후군 : 흑색질이 변성, 소실되면 파킨슨증후군이 생긴다.

◆**중간뇌뒤판의 신경로**

① **안쪽섬유띠**(medial lemniscus) : 흑색질 등쪽에 있다.

② **척수섬유띠**(spinal lemniscus) : 안쪽섬유띠에서 가쪽끝의 등쪽에 있다. 척수섬유띠에는 앞가쪽신경로계(anterolateral system)라는 별명이 있다.

③ **삼차신경섬유띠**(trigeminal lemniscus) : 안쪽섬유띠 안쪽끝에 있다.

이상 3개의 신경로는 신체 각 부분에서 의식된 감각(촉각 · 온통각 등)을 시상으로 전달하는 전도로이다.

④ **안쪽세로다발**(medial longitudinal fasciculus) : 뇌신경핵과 척수를 잇는다.

⑤ **위소뇌다리**(상소뇌각 superior cerebellar peduncle) : 소뇌와 뇌줄기를 연결하는 섬유로 되어 있다. 아래둔덕 높이에서 좌우가 교차하여 **위소뇌다리교차**(decussation of superior cerebellar peduncles)라고 한다. 약 2/3의 섬유는 적색핵에 이르고(소뇌적핵로), 나머지는 위로 주행하여 시상에 이른다(소뇌시상로).

대뇌다리(Crus cerebri)

대뇌겉질로부터 생기는 투사섬유로 되어 있다. 섬유는 아래로 주행하여 다리뇌세로섬유와 이어져서 피라미드로와 겉질다리뇌로를 만든다.

◆**피라미드로** **겉질핵섬유**와 **겉질척수섬유**로 되어 있고, 대뇌다리의 중앙 2/3부분을 차지한다.

◆**겉질다리뇌로** 대뇌 각 부분(이마엽 · 마루엽 · 뒤통수엽 · 관자엽)의 겉질에서 나와 아래로 주행하여 다리뇌에 이르고 다리뇌핵에서 끝난다. 겉질다리뇌로는 대뇌다리에서 피라미드로의 안쪽과 가쪽을 아래로 주행한다.

D. 뇌줄기에서의 뇌신경핵

뇌에서 나오는 말초신경, 즉 뇌신경은 12쌍(Ⅰ~Ⅻ)이다. 그중에서 진짜 말초신경이라 할 수 있는 것은 Ⅲ~Ⅻ 뇌신경으로, 뇌줄기에서 출입한다.

중간뇌 : 눈돌림신경(Ⅲ) · 도르래신경(Ⅳ)

다리뇌 : 삼차신경(Ⅴ) · 갓돌림신경(Ⅵ) · 얼굴신경(Ⅶ) · 속귀신경(Ⅷ)

숨뇌 : 혀인두신경(Ⅸ) · 미주신경(Ⅹ) · 더부신경(Ⅺ) · 혀밑신경(Ⅻ)

이러한 뇌신경 가운데 눈돌림 · 도르래 · 갓돌림 · 더부 · 혀밑 신경은 운동(원심)섬유만으로 된 운동신경(motor nerve)이며, 삼차 · 얼굴 · 속귀 · 설인 · 미주 신경은 운동신경섬유와 감각섬유를 모두 가지는 혼합신경(mixed nerve)이다.

뇌줄기에는 뇌신경이 생기거나 끝나는 **뇌신경핵**(nuclei of cranial nerve)이 있다. 운동신경섬유가 생기는 뇌신경핵(신경세포군)을 **운동핵**(motor nucleus)이라 한다. 감각섬유는 뇌로 들어가면 그 종류(기능)에 의해서 나뉘어 각각 중계핵인 뇌신경핵에서 끝난다. 이러한 핵을 **감각핵**(sensory nucleus)이라 한다.

뇌신경핵의 분류

뇌신경핵의 분류에는 뇌와 척수의 발생학이 중요하다. 뇌와 척수는 발생학적으로 신경관에서 유래한다. 특히 신경관을 만드는 4개의 벽 중에서 옆벽이 발달하여 배쪽부위의 **바닥판**과 등쪽부위의 **날개판**으로 나누어진다(그림 9-1 참고). 옆벽의 안쪽면에서 바닥판과 날개판 사이에는 세로로 지나는 경계고랑이 있다.

바닥판과 날개판에서는 중추신경계의 주요 부분이 생긴다. 특히 바닥판은 운동성영역이 되고, 날개판은 감각성영역이 된다. 이러한 바닥판 · 날개판의 형태 · 성질이 유지되는 것이 척수로 바닥판으로부터 생기는 회색질은 앞뿔 · 가쪽뿔을 만들고 날개판의 회색질은 뒤뿔이 된다.

척수에서 운동성영역은 다시 2부분으로 나누어져 일반적인 몸뼈대근육을 지배하는 부분(**일반몸들신경성** 일반체성원심성 general somatic efferent ; GSE)은 가장 배쪽에 있고, 그 등쪽에 내장운동을 지배하는 부분(**일반내장날신경성** 일반내장원심성 general visceral efferent ; GVE)이 있다. 또한 날개판에서 유래하는 감각성영역에서 일반적인 몸감각을 맡는 부분(**일반몸들신경성** 일반체성구심성 general somatic afferent; GSA)은 날개판의 가장 등쪽에 있고, 그 배쪽에 내장성감각을 맡는 부분(**일반내장들신경성** 일반내장구심성 general visceral afferent; GVA)이 위치한다.

이와 같이 바닥판 · 날개판에서 경계고랑에 가까운 부분은 둘 다 내장의 운동감각과 관계하는 영역이 된다(그림 9-36). 척수에서 이러한 내장성의 GVE · GVA 부분은 주로 가슴부위, 허리부위(T1~L3)와 엉치부위(S2~4)에 있고, 각각 교감신경계와 부교감신경계에 관계한다(그림 1-42 참고).

뇌신경핵에는 척수와 같은 몸운동(GSE) · 내장운동(GVE) · 몸감각(GSA) · 내장감각(GVA)의 각 핵이 있으며, 그 외에 머리에는 특수한 운동핵 · 감각핵이 있다. 이것들은 **특수핵**(special nucleus, S)이라 하며 다음의 3개가 있다.

① 특수내장원심성(SVE) : 근육의 운동을 지배.
② 특수내장구심성(SVA) : 미각을 맡는다.
③ 특수몸구심성(SSA) : 청각 · 평형감각을 맡는다.

따라서 뇌신경핵은 다음과 같이 분류할 수 있다.

1. 운동핵

◆ **일반몸날신경성**(GSE) 혀근육 · 바깥눈근육을 지배하는 운동성섬유가 생기는 시작핵.

◆ **특수내장원심성**(SVE) 소화기계의 기능을 맡는 내장성 가로무늬근육인 씹기근육, 인두 · 후두 · 식도의 가로무늬근육 및 얼굴표정근 등을 지배하는 운동성섬유의 시작핵.

얼굴표정근은 본래 얼굴의 감기기관 · 내장의 입구부위에 있는 내장근이다.

◆ **일반내장날신경성**(GVE) 민무늬근육 · 심장근육이나 샘을 지배하는 자율신경섬유의 시작핵. 뇌신경의 자율신경섬유는 모두 부교감신경성이다.

2. 감각핵

◆ **특수몸구심성**(SSA) 청각 · 평형각의 끝맺음핵.

◆ **일반몸들신경성**(GSA) 일반적인 몸감각으로 머리의 피부 및 깊은감각의 끝맺음핵.

◆ **특수내장구심성**(SVA) 미각의 끝맺음핵.

◆ **일반내장들신경성**(GVA) 일반내장감각의 끝맺음핵.

뇌신경핵의 배열 · 분포

이미 설명했듯이 척수에서 발생학적으로 신경관의 바닥판에서 유래하는 운동성 회색질과 날개판에서 유래하

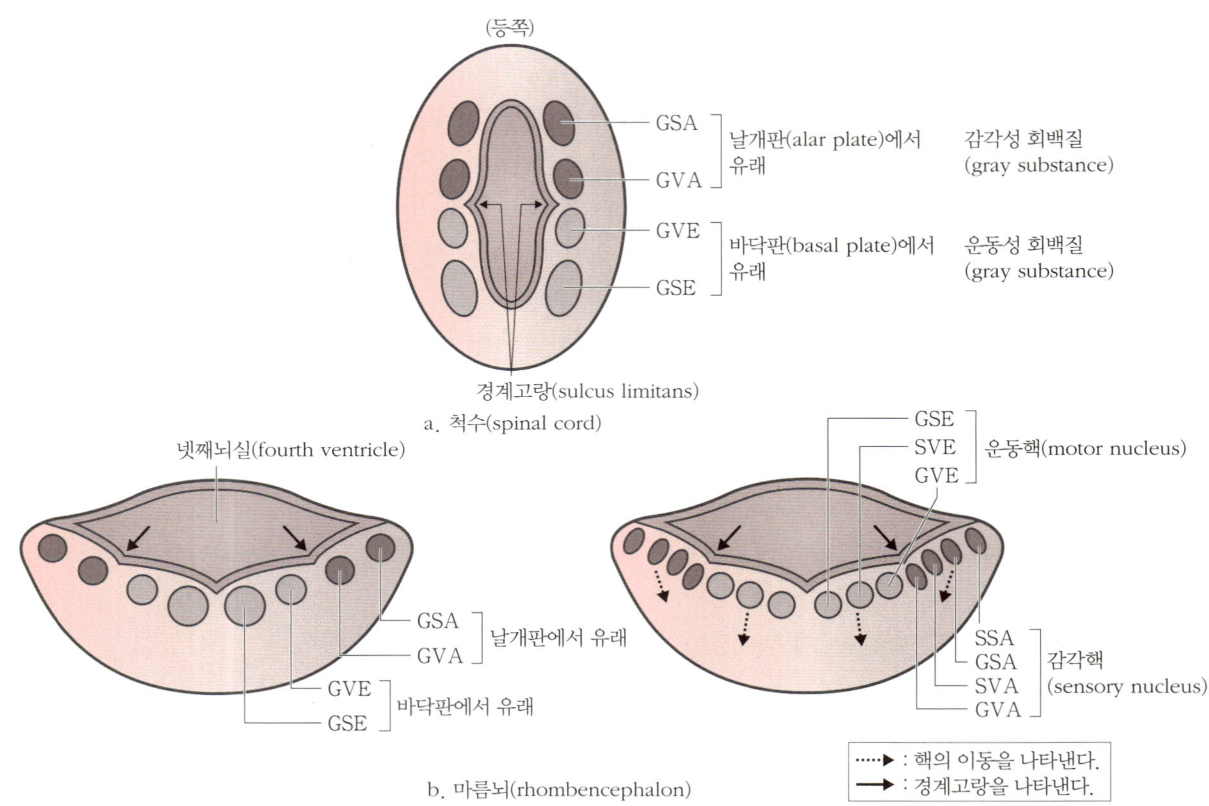

그림 9-36 척수와 마름뇌에 있는 회백질(gray substance)의 기능적 배열

는 감각성 회색질은 거의 본래 형태로 유지된다. 운동성 회색질은 앞뿔 · 가쪽뿔이 되고, 감각성 회색질은 뒤뿔이 된다(그림 9-36). 한편 숨뇌 · 다리뇌에서 신경관의 등쪽벽은 얇게 늘어나, 속공간이 좌우 양쪽으로 퍼져 넷째뇌실이 된다. 따라서 신경관의 속공간을 둘러싸는 바닥판과 날개판에 해당하는 회색질도 좌우 양쪽으로 넓혀진 듯한 상태를 가져서 넷째뇌실의 바닥이 된다. 바닥판에 해당하는 운동성부분은 정중앙을 따라 안쪽으로, 날개판에 해당하는 감각성부분은 바깥쪽을 차지한다(그림 9-36).

또한 척수에서 회색질은 위아래로 길게 이어져 기둥형태(앞기둥 · 뒷기둥 등)를 나타내지만, 뇌줄기에서 회색질은 연속성이 없고 곳곳에서 끊기며, 일부는 배쪽으로 이동한다. 이렇게 생겨난 뇌신경핵은 다음과 같이 배열 · 분포된다.

운동핵은 뇌실바닥 안쪽에 있고, 일반적으로 정중앙에서 가쪽을 향해 ① **일반몸운동핵**(일반체성운동핵 general somatic motor nucleus; GSE), ② **특수내장운동핵**(special visceral motor nucleus; SVE), ③ **일반내장운동핵**(general visceral motor nucleus; GVE)의 순서로 나열된다(그림 9-36).

그러나 특수내장운동핵(SVE)은 배쪽으로 이동한다. 따라서 일반몸운동핵(GSE)의 가쪽에 일반내장운동핵(GVE)이 위치한다(그림 9-36).

감각핵은 뇌실바닥 가쪽부위에 위치하고 가쪽에서 안쪽을 향해 ① **특수몸감각핵**(특수체성감각핵 special somatic sensory nucleus; SSA), ② **일반몸감각핵**(일반체성감각핵 general somatic sensory nucleus; GSA), ③ **특수내장감각핵**(special visceral sensory nucleus; SVA), ④ **일반내장감각핵**(general visceral sensory nucleus; GVA)의 순서로 배열된다.

그러나 일반몸감각핵(GSA)은 배쪽으로 이동한다(그림 9-36).

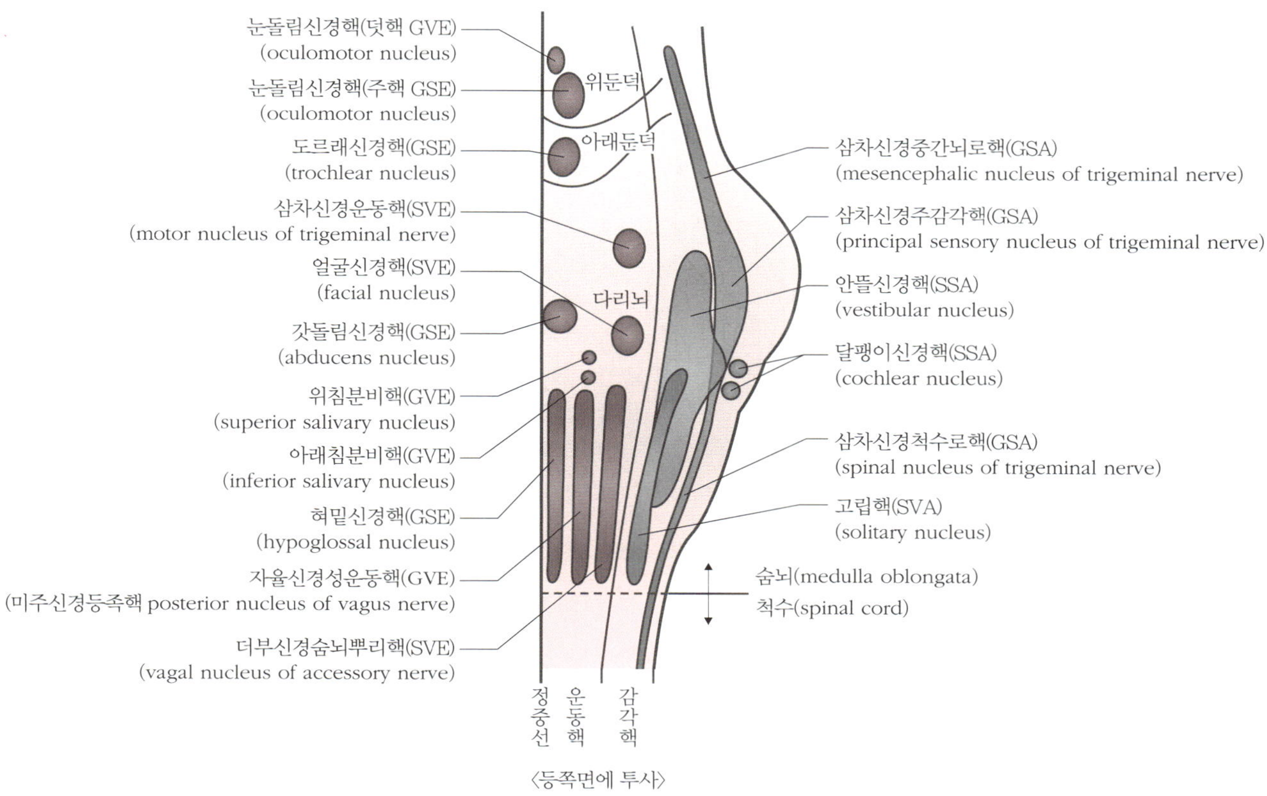

그림 9-37 뇌줄기의 뇌신경핵(nuclei of cranial nerve)

1 운동핵

일반몸운동핵(GSE)

◆**눈돌림신경핵**(동안신경핵 oculomotor nucleus, 주핵) 안구근육에서 위곧은근 · 아래곧은근 · 안쪽곧은근 · 아래빗근과 눈꺼풀올림근을 지배하는 눈돌림신경의 시작핵으로, 중간뇌에 있다(그림 9-35, 37). 위둔덕의 높이에서 중간뇌수도관을 둘러싸는 중심회색질의 배쪽에 있다. 가로면을 보면 좌우 양쪽 핵은 V형태를 나타낸다. 핵으로부터 생기는 섬유는 배쪽으로 주행하여 대뇌다리 안쪽에서 나온다.

◆**도르래신경핵**(활차신경핵 trochlear nucleus) 안구근육 속에서 위빗근을 지배하는 도르래신경의 시작핵으로 중간뇌에 있다(그림 9-35 참고). 아래둔덕의 높이에서 중간뇌수도관을 둘러싸는 중심회색질의 배쪽부위에 있다. 핵으로부터 생기는 섬유는 중간뇌수도관을 둘러싸듯이 등쪽을 향해 주행하고 반대쪽으로 교차되어 아래둔덕 바로 뒤에서 나온다. 도르래신경은 뇌줄기의 등쪽에서 나오는 유일한 신경이다.

◆**갓돌림신경핵**(외전신경핵 abducens nucleus) 안구근육의 가쪽곧은근을 지배하는 갓돌림신경의 시작핵으로 다리뇌 아랫부분에 있다(그림 9-30 참고). 핵은 작고 넷째뇌실바닥(마름오목)의 위쪽부위 정중선의 좌우 양쪽에서 둥근 융기, 즉 얼굴신경둔덕(안면신경구 facial colliculus)을 만든다(그림 9-32 참고).

얼굴신경둔덕은 갓돌림신경핵과 이 핵을 둘러싸듯이 흐르는 얼굴신경섬유로 된 언덕이다.

갓돌림신경핵에서 생기는 섬유는 배쪽으로 주행하고 다리뇌와 숨뇌(피라미드) 사이에서 나온다.

안구근육의 운동을 맡는 눈돌림신경핵(주핵) · 도르래신경핵 · 갓돌림신경핵은 중간뇌의 위둔덕으로부터 섬유(안쪽세로다발 : MLF)를 받는다.

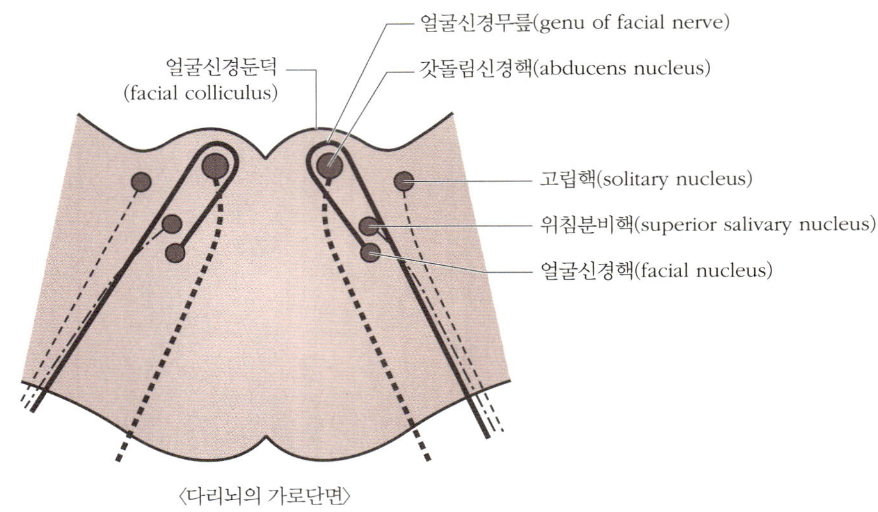

그림 9-38 갓돌림신경핵 · 얼굴신경핵 · 위침분비액 · 고립핵

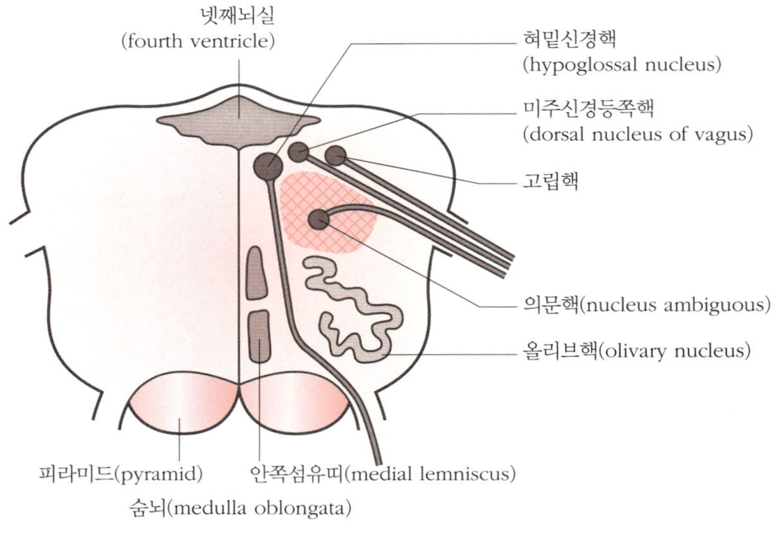

그림 9-39 숨뇌의 신경핵

안쪽세로다발의 섬유연결에 의해서 시각자극 외에 청각자극이나 피부자극에 따라서도 안구를 반사적으로 대상을 향하게 하는 운동을 한다.

안구근육의 운동을 지배하는 운동핵은 안뜰신경핵에서도 섬유를 받으므로 평형감각과 관련된 반사적인 안구운동을 수행한다.

MLF증후군 : 눈돌림신경핵과 갓돌림신경핵은 안구에서 수평운동의 명령을 MLF를 통해 정중다리뇌그물체(paramedian pontine reticular formation; PPRF)로부터 받는다. MLF가 갓돌림신경핵보다 앞부분에서 침범되면 눈돌림신경핵에 명령이 전달되지 않아 병변이 있는 쪽의 안구는 모음이 불가능해진다. 한편 반대쪽의 눈은 수평눈떨림(수평안진 horizontal nystagmus)을 일으킨다. 폭주반사(눈모음반사)는 일반적으로 유지된다. 이것을 MLF증후군 또는 **신경핵사이눈근육마비**(핵간안근마비 internuclear ophthalmoplegia)라고 한다.

◆**혀밑신경핵**(설하신경핵 hypoglossal nucleus) 숨뇌의 거의 전체 길이에 걸쳐 정중선을 따라 존재한다(그림 9-37). 이 핵은 넷째뇌실바닥(마름오목) 아랫부위에서 정중선을 따라 세로로 주행하는 언덕(**혀밑신경삼각** 설하신경삼각 trigone of hypoglossal nerve)을 만든다(그림 9-32 참고).

혀밑신경핵에서 일어나는 섬유는 배쪽을 향해서 안쪽섬유띠 바로 가쪽을 주행하고, 피라미드와 아래올리브 사이를 통해 밖으로 나온다(그림 9-39).

특수내장운동핵(SVE)

이 뇌신경핵은 배쪽으로 이동하여 숨뇌 · 다리뇌의 안쪽에 위치한다(그림 9-36 참고).

◆**혀인두신경 · 미주신경 · 더부신경의 운동핵** 이러한 신경핵은 공통의 핵을 갖고, 발생학적으로 인두굽이에서 분화하는 내장성 가로무늬근육(인두 · 후두 · 식도윗부분의 가로무늬근육)을 지배하여 삼키기와 발성을 맡는다. 이 공통핵을 **의문핵**(의핵 nucleus ambiguous)이라 한다.

의문핵은 숨뇌에서 올리브핵의 등쪽에 있는 그물체 안에 위치한다(그림 9-39). 의문핵 위쪽부위에서 일어나는 섬유는 혀인두신경, 중앙부위에서 일어나는 섬유는 미주신경이 된다. 의문핵 아랫부위에서 일어나는 섬유는 더부신경의 숨뇌뿌리를 만든다.

의문핵은 아랫부분에서 척수의 앞기둥과 이어지고 C5의 높이까지 도달한다. 이러한 의문핵에 이어지는 척수경수 앞기둥으로부터 생기는 섬유는 더부신경의 척수신경뿌리가 된다. 이는 위로 주행하여 큰뒤통수구멍을 통해 머리안으로 들어오고 숨뇌뿌리와 합쳐져 더부신경이 된다.

의문핵이라는 이름의 유래 : 의문핵은 세로의 기둥모양을 나타내지만 신경세포는 비교적 넓게 산재하므로 핵의 경계가 불명확하여 의문핵(의핵 nucleus ambiguous : 모호한 핵)이라 명명되었다.

인두반사 : 의문핵은 삼차신경의 주감각핵으로부터 섬유연결을 받는다. 이 섬유결합에 의해서 기관 · 인두의 점막 자극이 미주신경의 인두가지를 통해 삼차신경의 주감각핵으로 이동하고, 의문핵이 지배하는 인두 가로무늬근육의 수축을 일으킨다. 그리하여 반사적으로 구토가 일어난다(인두반사 gag reflex).

◆**얼굴신경의 운동핵**(얼굴신경핵 안면신경핵 facial nucleus) 얼굴표정근을 지배하는 운동핵이다. 얼굴신경핵으로부터 나오는 섬유는 우선 등안쪽을 주행하여 갓돌림신경핵을 루프 형태로 둘러싸며, 그 후 급하게 배가쪽을 향해서 다리뇌를 통해 나온다(그림 9-30 참고).

섬유가 갓돌림신경핵을 돌고 급하게 방향을 바꾸는 부분을 **얼굴신경무릎**(안면신경슬 genu of facial nerve)이라 한다(그림 9-38).

얼굴신경핵의 발생학

얼굴신경핵을 만드는 신경세포는 발생 초기에는 갓돌림신경핵과 나란히 있지만 점차 배가쪽을 향해 이동하고, 갓돌림신경핵은 안쪽으로 이동한다. 이러한 이동의 결과로 얼굴신경핵에서 생기는 섬유는 갓돌림신경핵을 둘러싸는 것과 같은 주행방향을 가진다.

얼굴신경핵은 대뇌겉질로부터 섬유를 받는 것 외에 여러 부분과 섬유결합을 가진다. 예를 들면 얼굴신경핵과 위둔덕의 섬유결합에 의해서 갑작스럽거나 강한 빛자극에 대해 반사적으로 눈꺼풀을 닫는다. 또한 얼굴신경핵은 시상하부나 줄무늬체, 시상에서도 입력을 받기 때문에 감정의 변화가 표정으로 나타난다.

가면양얼굴 : 줄무늬체의 장애(예 : 파킨슨병)로 표정이 소실되어 이른바 가면양얼굴(mask-like face)이 되는 것은 얼굴신경핵과 줄무늬체의 섬유연결이 있기 때문이다.

◆**삼차신경운동핵**(motor nucleus of trigeminal nerve) 이 운동핵은 다리뇌 중간부위에 있고, 뒤에서 설명할 삼차신경으뜸감각핵의 안쪽에 위치한다(그림 9-37 참고). 운동핵에서 일어나는 섬유는 가쪽으로 주행하여 삼차신경의 운동뿌리가 되고, 아래턱신경으로 들어와 씹기근육에 분포한다. 그 외 고막긴장근 등의 작은 근육에도 섬유를 보낸다.

삼차신경운동핵은 대뇌겉질로부터 겉질핵섬유를 받는다. 겉질핵섬유는 대부분이 교차성으로 반대쪽 대뇌겉질로부터 생성되지만, 비교차성 섬유도 상당수 있기 때문에 한쪽 신경로가 손상되어도 씹기근육의 반쪽마비는 일어나지 않는다.

> **빨기반사와 씹기반사** : 신생아에서 흡입이나 씹기는 반사적으로 수행된다(**빨기반사** 흡인반사 sucking reflex · **씹기반사** 저작반사 chewing reflex). 입안에서의 감각자극이 삼차신경으뜸감각핵으로 전달되어 이 핵과 얼굴신경핵 · 혀밑신경핵 · 삼차신경운동핵과의 섬유결합에 의해서 반사적으로 이러한 운동이 일어난다.

일반내장운동핵(GVE)

◆**눈돌림신경의 자율성운동핵** 눈돌림신경덧핵(accessory oculomotor nucleus)은 **덧눈돌림신경핵**(에딩거-베스트팔핵 Edinger-Westphal nucleus)이라고도 하며, 안구의 동공조임근과 섬모체의 민무늬근육을 지배하는 자율신경핵이다. 이 핵은 눈돌림신경핵(주핵) 앞부분의 등쪽에 있다(그림 9-35, 37 참고).

덧핵으로부터 생기는 섬유는 눈돌림신경핵(주핵)으로부터 시작되는 섬유와 함께 눈돌림신경으로서 말초로 향하고, 안구 근처의 섬모체신경절에서 뉴런을 바꾸어 신경절이후섬유가 되어 앞에 설명한 안구의 민무늬근육에 분포한다.

빛반사(대광반사 light reflex)는 빛자극에 반응한 한쪽 시각덮개앞핵이 양쪽 눈돌림신경덧핵으로 섬유를 보내기 때문에 일어난다.

바투보기반사(근접반사 near reflex, 눈모음반사)는 가까운 물건을 볼 때 안구가 안쪽으로 향한다. 안구가 안쪽으로 향하는 것을 **눈모음**(convergence)이라고 한다. 눈모음은 '대뇌겉질의 시각영역 → 이마엽의 안구운동영역 → 눈돌림신경핵 → 안구근육' 이라는 경로로 수행되고, 이 경우에 대뇌겉질로부터의 내림섬유 일부가 눈돌림신경더부신경핵에 이른다. 이 섬유연결에 의해서 눈모음와 동시에 수정체 두께의 증가와 동공수축이 일어난다.

> **아가일로버트슨징후** : 빛반사와 바투보기반사의 반사경로가 달라서 빛반사가 소실되어도 바투보기반사는 나타나는 경우가 있다. 이것을 아가일로버트슨징후(Argyll-Robertson's sign)라 하고, 척수매독과 같은 매독성 질환에서 보인다.

◆**미주신경 · 혀인두신경 · 얼굴신경의 자율신경성운동핵** 얼굴 · 혀인두 · 미주 신경에 포함되어 민무늬근육 · 심장근육 · 샘에 분포하는 자율신경섬유(부교감성섬유)가 생기는 운동핵이다. 이러한 운동핵은 숨뇌에 전체적으로 분포하고, 미주신경삼각의 안쪽을 세로로 주행하는 기둥모양을 나타낸다(그림 9-37 참고). 핵은 아랫부분에서는 혀밑신경핵의 가쪽에 위치한다.

운동핵 위쪽끝은 얼굴신경핵의 등쪽에서 작은 핵을 만들어 **위침분비핵**(상타액핵 superior salivary nucleus, 그림 9-37, 38)이라 하고, 핵에서 생기는 섬유는 중간신경으로서 얼굴신경에 더해져서 고실끈신경 · 혀신경을 거쳐 혀밑샘 · 아래턱샘 및 눈물샘과 입안 · 코안의 작은 샘에 분포한다.

위침분비핵에 이어지는 작은 부분을 **아래침분비핵**(하타액핵 inferior salivary nucleus, 그림 9-37 참고)이라 하고, 이 핵으로부터 생기는 섬유는 혀인두신경에 더해져 귀밑샘의 분비신경이 된다.

침분비핵은 여러 부분과 섬유연결을 가진다. 특히 시상밑부 · 후각계 · 고립로핵 · 그물체 등에서 섬유를 받는다. 이러한 섬유연결은 기능상 중요하다.

눈물의 분비 : 위침분비핵은 시상하부와 삼차신경으뜸감각핵에서 섬유를 받고, 이러한 섬유연결에 의해서 감정이나 각막 · 결막 등의 감각자극으로 핵이 자극되어 반사적으로 눈물분비가 일어난다.

위침분비핵 · 아래침분비핵보다 아랫방향 운동핵의 대부분에서 일어나는 부교감신경섬유는 미주신경으로 들어오고 가슴 · 배부위 내장의 민무늬근육 · 샘에 분포한다. 부교감신경섬유는 말초의 부교감신경절에서 뉴런을 바꾸어 신경절이후섬유가 되고, 각각의 샘에 분포하여 분비와 혈관확장을 일으킨다.

2 감각핵

일반내장감각핵(GVA)

◆ **미주신경등쪽핵**(posterior nucleus of vagus nerve, 그림 9-39)과 **혀인두신경등쪽핵**(posterior nucleus of glossopharyngeal nerve) 미주신경 및 혀인두신경의 내장감각을 전달하는 감각섬유의 끝맺음핵으로 미주신경 삼각 영역에 있다. 이러한 등쪽핵은 앞에서 설명한 자율신경운동핵도 포함하고, 특히 감각핵은 가쪽부위에 있다.

미주신경 · 혀인두신경의 구심섬유는 가슴 · 배부위의 내장 외에 목동맥팽대 · 목동맥토리(혀인두신경), 대동맥활 · 대동맥토리(미주신경)로부터의 정보를 전달한다.

이러한 핵으로부터 위로 주행하는 섬유는 대부분이 시상에 투사되지 않고, 그물체에 이르러 호흡 · 순환 · 구토 등의 반사적 조절을 맡는다.

생명중추 : 숨뇌에는 순환과 호흡 운동의 억제를 맡아 생명 유지에 중요한 중추가 존재한다. 이러한 중추를 생명중추(vital center)라고 한다. 이것의 해부학적 부위는 명확하지는 않지만 그물체에서 미주신경등쪽핵에 이르는 부근에 있다고 알려져 있다.

특수내장감각핵(SVA)

◆ **고립로핵**(고속핵 solitary tract nucleus) 미각섬유〔혀의 앞 2/3부분은 얼굴신경(고실끈신경), 혀의 뒤 1/3부분은 혀인두신경〕의 끝맺음핵(그림 9-37~39 참고)이다.

미각섬유는 숨뇌로 들어와 **고립로**(고속 solitary tract)라는 세로섬유다발을 만든다. 그 끝맺음핵은 고립로를 둘러싸듯이 하여 고립로핵이라고 한다.

고립로의 명칭 유래 : 섬유다발이 섬유의 끝맺음핵에 있는 신경세포 집단, 즉 고립로핵으로 둘러싸여 있으므로 단면을 보면 고립되어 있어서 이렇게 명명되었다.

고립로핵은 침분비핵이나 얼굴신경핵 및 혀밑신경핵 등의 삼키기와 관련되는 운동핵과 섬유연결을 갖는다. 이러한 섬유연결에 의해서 신맛과 같은 미각자극을 느낄 때 반사적으로 침 분비가 일어나고 얼굴을 찡그리며, 혀의 운동과 삼키기가 일어난다.

고립로핵은 미주신경등쪽핵(자율신경운동핵)과도 섬유연결을 갖는다. 이 섬유연결에 의해서 미각자극에서 반사적으로 위액의 분비가 일어난다고 생각할 수 있다.

일반몸감각핵(GSA)

삼차신경핵(nucleus of trigeminal nerve)은 삼차신경에서 감각섬유의 끝맺음핵으로, 숨뇌 · 다리뇌 · 중간뇌에 걸쳐서 존재하는 길고 큰 핵이다(그림 9-40).

핵은 으뜸감각핵 · 중간뇌로핵 · 척수로핵의 3가지로 구별된다.

◆ **삼차신경으뜸감각핵**(삼차신경주감각핵 principal sensory nucleus of trigeminal nerve) 삼차신경의 끝맺음핵 대

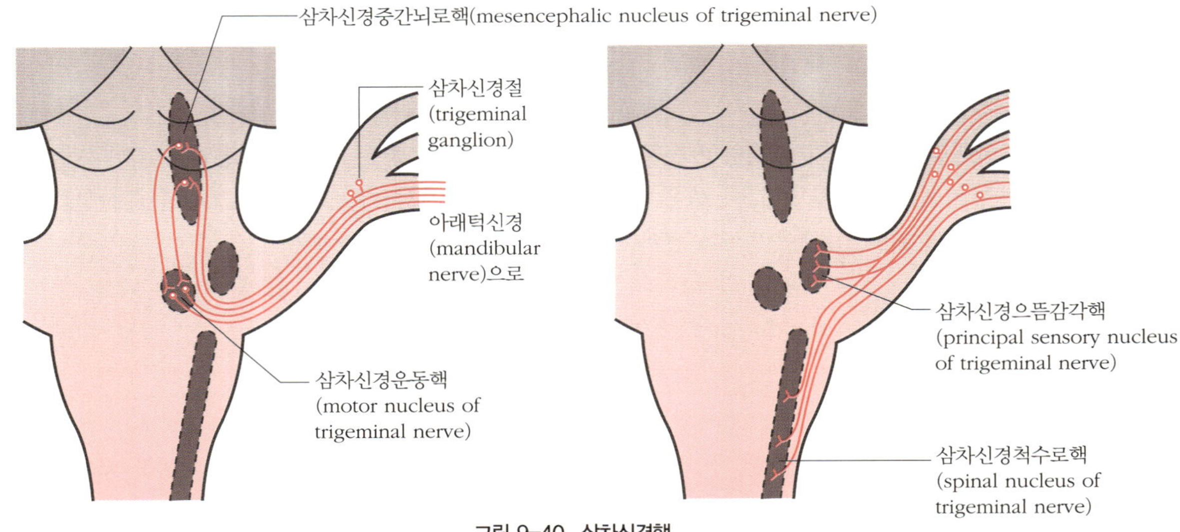

그림 9-40 삼차신경핵
중간뇌로핵과 운동핵과의 섬유연결에 의해 씹는 힘이 반사적으로 조절된다.

부분을 차지하며, 숨뇌부터 다리뇌에 걸쳐서 존재한다. 이 핵에서는 머리부위 · 얼굴의 피부, 결막, 코안 · 입안의 점막 등 머리와 목 부위에 걸쳐 식별성 촉각이나 고유감각(깊은감각)을 전달하는 감각섬유(주로 삼차신경, 일부 얼굴신경과 미주신경)가 끝난다.

또한 으뜸감각핵은 뇌신경의 운동핵(삼차신경운동핵, 얼굴신경 운동핵, 의문핵, 혀밑신경핵)과 섬유연결을 가진다. 이러한 섬유연결에 의해서 여러 가지 반사가 일어난다.

각막반사 : 예를 들면 각막을 만졌을 때 눈꺼풀을 반사적으로 닫는 반사(각막반사 corneal reflex)는 삼차신경으뜸감각핵과 얼굴신경핵의 섬유연결에 의한다.

재채기 : 코안의 점막층 자극을 통해 반사적으로 일어나는 재채기는 **삼차신경으뜸감각핵**과 얼굴신경핵 · 의문핵 · 척수앞뿔 등에 있는 운동신경세포(호흡운동을 맡는 운동신경세포)와의 섬유연결에 의한다.

◆**삼차신경중간뇌로핵**(삼차신경중뇌로핵 trigeminal mesencephalic nucleus) 삼차신경의 으뜸감각핵의 윗부분에서 가늘게 중간뇌로 이르는 부분이다. 이 핵에서 끝나는 섬유는 오름섬유다발, 즉 **삼차신경중간뇌로**(mesencephalic tract of trigeminal nerve)를 만든다. 섬유는 주로 씹기근육 · 턱관절 · 치아 · 잇몸 등 머리의 깊은 감각을 전달하는 감각섬유이다.

◆**삼차신경척수로핵**(삼차신경척수로핵 spinal nucleus of trigeminal nerve) 삼차신경으뜸감각핵의 아랫부분에서 아래쪽을 향해 척수 뒤뿔꼭지의 아교양질에 이어진다. 핵에서 끝나는 섬유는 다리뇌에서 아래를 향해 섬유다발(삼차신경척수로 spinal tract of trigeminal nerve)을 만들어 아래로 주행하고, 그 안쪽을 따라 존재하는 척수로핵에서 끝난다.

척수로핵에서는 머리의 온통각 등을 전달하는 감각섬유가 끝난다.

삼차신경핵에서 생기는 섬유는 대부분이 교차하여 반대쪽에 이르고, 일부는 비교차성으로 같은 쪽을 각각 위로 주행하여 시상에 이른다. 이러한 오름섬유다발은 숨뇌 · 척수로부터의 오름섬유다발인 안쪽섬유띠 · 척수섬유띠와 함께 주행하여 **삼차신경섬유띠**(삼차신경모대 trigeminal lemniscus)라고 한다.

특수몸감각핵(SSA)

속귀신경의 끝맺음핵으로 감각핵 중에서 가장 가쪽에 위치한다(그림 9-36, 37 참고). 마름오목 중앙부위의 가쪽부위부터 아래쪽에 걸쳐 존재하고, 안뜰신경핵과 달팽이신경핵으로 나눌 수 있다.

◆**안뜰신경핵**(전정신경핵 vestibular nucleus, 그림 9-37 참고) 안뜰신경의 끝맺음핵으로 마름오목의 안뜰구역(그림 9-32 참고)에 포함된다. 4개의 핵(안쪽핵 · 가쪽핵 · 위핵 · 아래핵)으로 되어 있고, 핵으로부터 나오는 섬유는 척수앞뿔, 안구근육이나 목의 운동근육을 지배하는 운동핵, 그물체, 소뇌 등으로 향한다.

안뜰신경핵과 이러한 운동핵의 섬유연결에 의해서 평형감각과 관련된 여러 반사운동이 일어난다.

1) **안뜰척수로** : 안뜰신경핵에서 나와 척수앞뿔에서 끝난다. 섬유연결에 의해서 평형감각과 관련되고, 머리와 목 · 체간 · 팔다리근육의 긴장 · 운동이 반사적으로 변화되며 체위의 평형을 유지하는 운동이 일어난다(체위반사 postual reflex).
2) **안쪽세로다발** : 안뜰신경핵과 안구운동을 지배하는 눈돌림신경핵 · 도르래신경핵 · 갓돌림신경핵은 안쪽세로다발을 통과하는 섬유로 결합되고, 이러한 섬유연결에 의해서 평형감각과 관련되어 안구의 반사운동이 일어난다. 그 때문에 안뜰기능의 장애에서 평형실조가 일어나면 안구근육의 조절이 방해받아 안구의 불수의율동운동(눈떨림 안진 nystagmus)이 나타난다.
3) 안뜰소뇌로와 소뇌안뜰로 : 안뜰신경핵과 소뇌의 섬유연결은 평형감각과 관련되는 운동조절을 맡는다.

◆**달팽이신경핵**(와우신경핵 cochlear nucleus) 달팽이신경의 끝맺음핵(그림 9-41). 2개의 핵(배쪽핵과 등쪽핵)으로 되어 있으며, 각각 아래소뇌다리의 배쪽과 등쪽에 있다.

달팽이신경핵에서 생기는 섬유는 대부분이 반대쪽을 향해 안쪽섬유띠 배쪽을 가로로 주행하고, 다리뇌 등쪽부위에서 안쪽섬유띠 가쪽을 향해 위로 주행한다. 이 오름섬유다발은 **가쪽섬유띠**(외측모대 lateral lemniscus, 그림 9-30 참고)라고 하여 중간뇌아래둔덕에 이른다. 좌우 양쪽의 달팽이신경핵으로부터 생겨나 가로로 주행하는 섬유다발을 **마름섬유체**(능형체 trapezoid body)라고 한다.

마름섬유체 명칭의 유래 : 하등동물에서는 다리뇌 바닥은 발달이 나쁘기 때문에 가로섬유다발이 표면 근처에서 넓게 펼쳐져 덩어리 형태로 보이므로 마름섬유체라고 하게 되었다.

마름섬유체나 가쪽섬유띠에는 신경세포무리(핵)가 있어서 여기서 달팽이신경핵에서 생긴 섬유가 중계되어 정보는 아래둔덕 · 안쪽무릎체를 거쳐 대뇌겉질의 청각영역에 이른다(청각의 전도로, p.782).

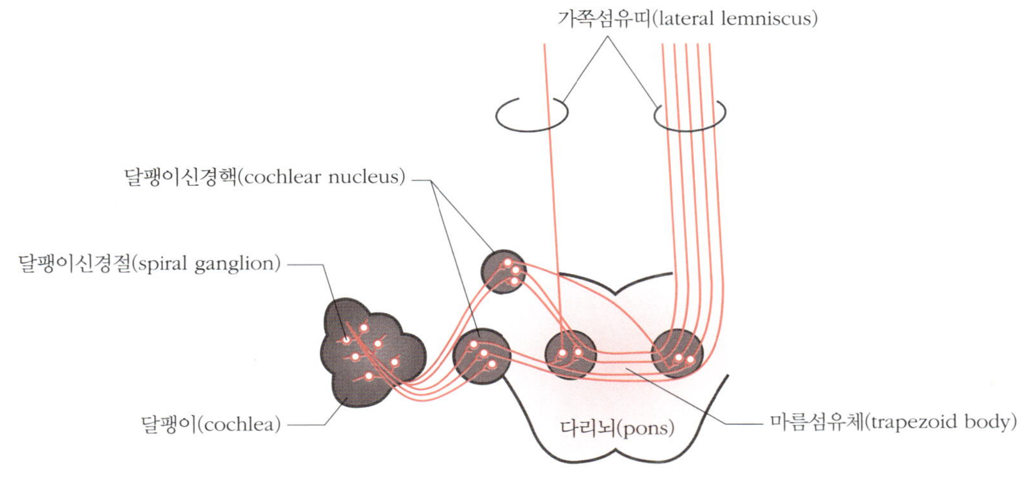

그림 9-41 청각에 관계되는 신경핵

달팽이신경핵에서 생기는 섬유는 대부분이 교차성으로 반대쪽에 도달하지만, 일부는 비교차성으로 같은 쪽을 위로 주행한다. 따라서 한쪽 귀에서 받는 청각자극은 양쪽의 대뇌청각영역에 이른다.

이러한 섬유연결 때문에 신경핵에서의 전도로 한쪽이 손상되어도 같은 쪽 귀의 청력을 완전하게 잃는 경우는 없다.

E. 뇌줄기그물체(뇌간망상체 Brainstem reticular formation)

숨뇌 · 다리뇌 · 중간뇌의 안쪽구조를 보면 명확한 핵이나 신경로를 만드는 신경섬유다발 이외의 부분은 백색질과 회색질이 얽혀 있는 구조로 되어 있다. 즉 이 구조는 망형태로 교착하는 신경섬유다발과 곳곳에 있는 크고 작은 여러 신경세포의 집단(**그물핵** 망상핵 reticular nucleus)으로 되어 있어 **그물체**(망상체 reticular formation)라고 한다. 그물체는 뇌줄기의 안쪽을 가득 채우는 기초적 구조로 숨뇌그물체 · 다리뇌그물체 및 중간뇌그물체로 나눌 수 있으며, 통틀어 뇌줄기그물체(그림 9-42, 43a)라고 한다.

그물체의 발생학

그물체는 계통발생학적으로 오래된 기초적 신경구조로 하등동물에서는 중추신경계의 중심축이 되어 있다. 고등동물은 뇌줄기에 많은 핵이나 신경로가 발달하여 그 이외의 부분이 그물체로 남는 것이다.

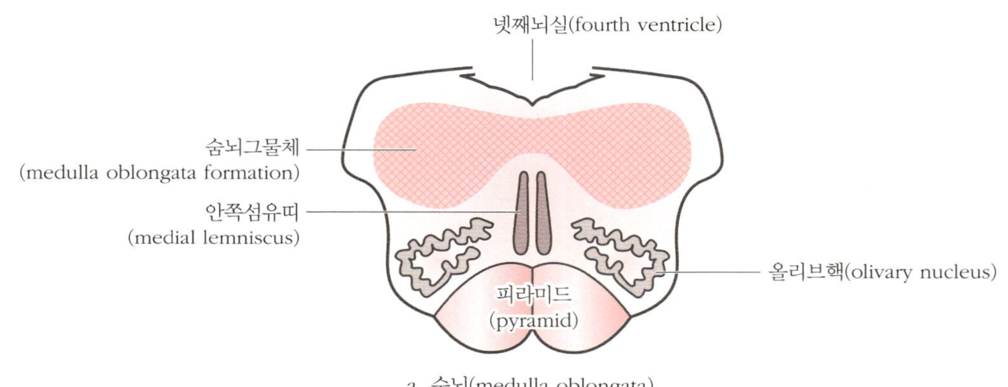

a. 숨뇌(medulla oblongata)

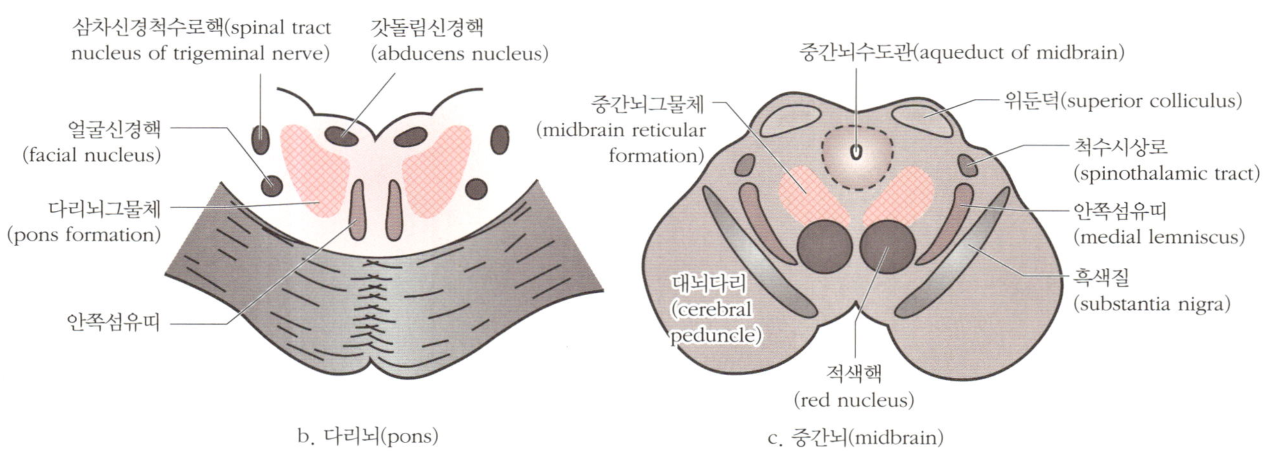

b. 다리뇌(pons)

c. 중간뇌(midbrain)

그림 9-42 뇌줄기그물체

숨뇌 · 다리뇌 · 중간뇌는 연속되는 그물체로 연결되어 있다.

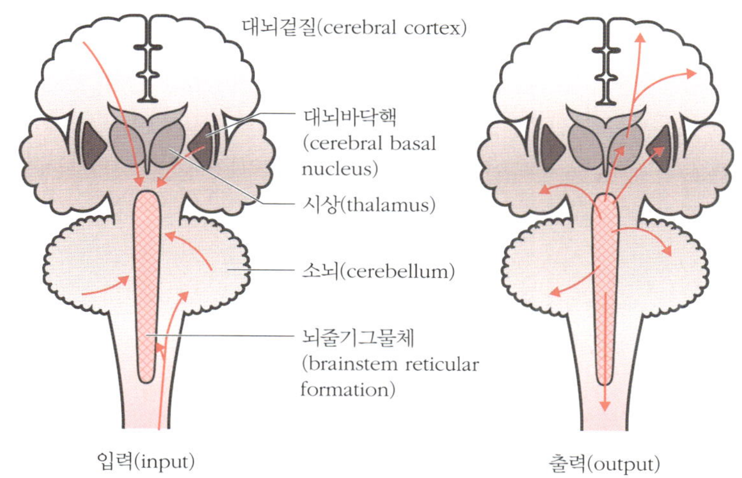

a. 뇌줄기그물체의 입력 · 출력

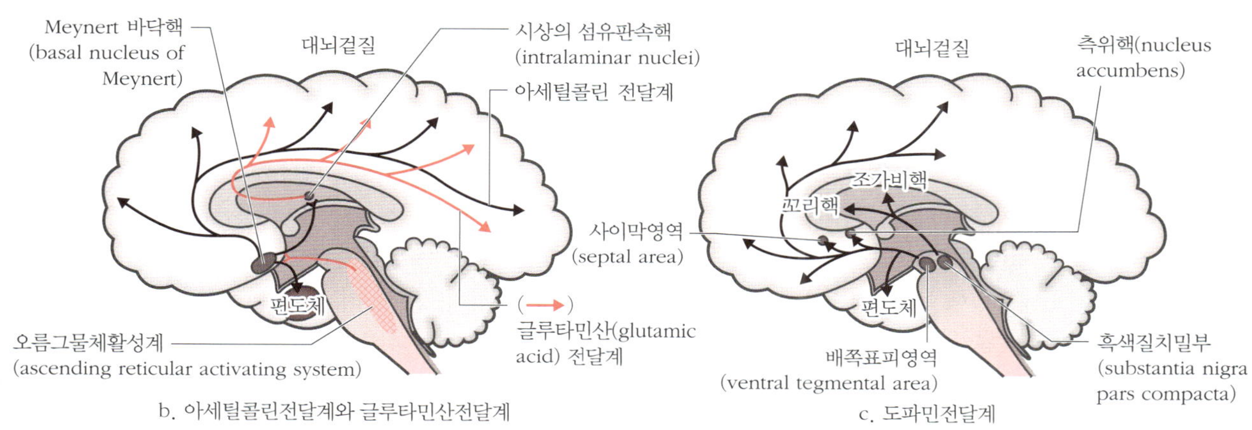

b. 아세틸콜린전달계와 글루타민산전달계

c. 도파민전달계

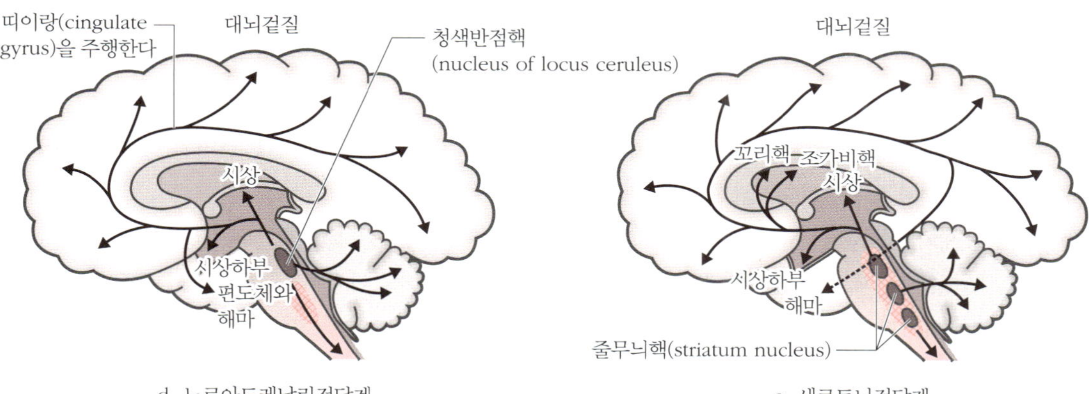

d. 노르아드레날린전달계

e. 세로토닌전달계

그림 9-43 뇌줄기그물체의 활동

오름그물체활성계는 직접적으로 시상의 섬유판속핵을 흥분시키는 것이 아니라 Meynert 바닥핵을 흥분시켜서 그 섬유연결에 의해서 시상의 섬유판속핵이 흥분된다고 생각된다.

그물체는 단지 계통발생학적으로 오래된 기초적 조직일 뿐만 아니라 생체의 기본적인 기능을 맡는 중요한 구조이다.

1 그물체의 섬유결합

그물체는 뇌줄기의 오름 및 내림 신경로로부터 여러 입력을 받아 중추신경계의 각 부분으로 출력한다(그림 9-43a). 그물체에 입력을 전달하는 구심섬유는 ① 척수(척수그물체로 · 척수시상로), ② 소뇌, ③ 중간뇌(위둔덕 · 적핵), ④ 대뇌겉질 등에서 들어온다. 한편, 출력되는 원심섬유는 ① 시상-대뇌겉질(그물체시상로), ② 척수(그물체척수로), ③ 소뇌(그물체소뇌로), ④ 중간뇌핵 등에 도달한다.

2 그물체의 기능

그물체는 앞에서 설명한 바와 같이 광범위한 뉴런의 연쇄로 만들어지는 구조로 중추신경계 각 부분에서 입력을 받아 이것에 대응하고, 직접 또는 간접적으로 각 부분에 투사(projection)하여 다음과 같은 주요 신경기능에 관여한다.

1) **대뇌에 대한 작용** : 중간뇌와 다리뇌에 있는 그물체는 많은 몸(신체) · 내장 감각을 전달하는 오름신경로의 섬유에서 곁가지를 받는다. 이러한 섬유연결에 의해서 그물체로 들어오는 입력은 그물체에서 뉴런으로 연결되어 수습 · 처리되어 감각의 특이성을 잃은 비특수성 출력이 되고, 시상의 뼈속질판속핵으로 들어간다. 여기에서의 출력은 넓게 대뇌겉질에 퍼져서 겉질을 활동(각성)상태로 둔다. 이렇게 의식은 명확하게 유지된다. 이 작용계는 **오름그물체활성계통**(상행망상체활성계 ascending reticular activated system)으로 알려져 있다.
2) **운동계통에 대한 작용** : 그물체는 척수나 뇌신경운동핵의 운동신경세포 사이에서 섬유연결을 가진다. 또한 많은 감각정보를 받아 거기에 반응하고, 특히 그물체척수로에 의해서 뼈대근육의 긴장(tonus)을 유지하여 근육활동을 조절한다. 이것은 특히 신체의 평형이나 중력에 대응하고 자세 · 체위를 유지하는 반사와 관계가 있다. 또한 그물체는 소뇌 · 적핵 · 흑색질 · 줄무늬체와도 섬유연결을 가져서 운동계통의 활동에 관여한다.
3) **내장기능에 대한 작용** : 그물체에서의 출력섬유는 위 또는 아래로 주행하여 시상하부의 자율신경중추, 뇌신경의 자율신경핵 및 척수의 자율신경뉴런과 연결된다. 이러한 섬유연결에 의해서 그물체는 내장기능의 반응 · 조절에도 관여한다. 특히 숨뇌의 그물체에는 호흡의 주기적 운동(호식 · 흡식), 심장의 박동, 혈관운동(혈압) 등을 조절하는 중추, 즉 생명중추가 있어서 중요하다.

각성(깨어남) · 수면에 관련되는 대뇌겉질로의 투사섬유

각성 · 수면에 관련되는 대뇌겉질의 투사섬유에는 아세틸콜린전달계, 글루타민산전달계, 도파민전달계, 노르아드레날린전달계, 세로토닌전달계, 히스타민전달계가 있다(그림 9-43).

◆**아세틸콜린전달계와 글루타민산전달계** 앞뇌 바닥부에 있는 **Meynert 바닥핵**(basal nucleus of Meynert)에서는 아세틸콜린작동성 뉴런의 신경돌기가 넓게 대뇌겉질로 향하여 투사되어서 각성에 도움이 된다.

Meynert 바닥핵에서는 시상에 대한 출력도 있다. 즉 시상의 **섬유판속핵**을 자극하는 것으로, 섬유판속핵에서 대뇌겉질로 넓게 투사되는 글루타민산작동성 신경섬유를 개입시켜 각성에 관여한다.

혼수 : 의식장애 중 가장 위험한 것이 혼수(coma)이며, 지속적인 의식상실을 말한다. 다리뇌 · 중간뇌그물체의 장애 혹은 양쪽 대뇌겉질의 광범위한 장애에 의해서도 일어난다.

◆**도파민전달계** 중간뇌의 **흑색질치밀부**와 그 바로 안쪽에 있는 **배쪽표피영역**(복측피개영역 ventral tegmental area)에서는 도파민작동성 뉴런이 나온다. 특히 배쪽표피영역에서 나오는 것은 대뇌겉질을 향해 넓게 투사된다(그림 9-44).

이러한 곳에서 나오는 도파민작동성 뉴런은 크게 다음의 3곳으로 투사된다.

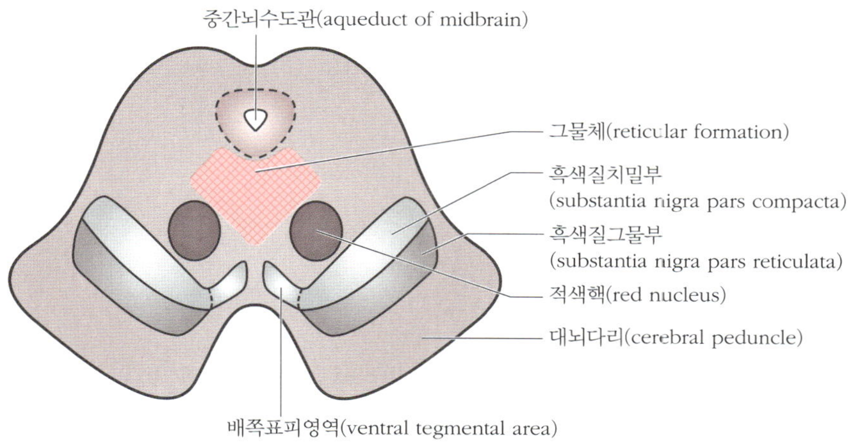

그림 9-44 흑색질치밀부와 배쪽표피영역
둘 다 도파민작동성 뉴런의 세포체가 있다.

① 대뇌바닥핵(줄무늬체) ← 흑색질치밀부
② 대뇌둘레계통(측위핵, 편도체) ← 배쪽표피영역
③ 이마앞겉질 ← 배쪽표피영역

도파민전달계의 장애를 원인으로 하는 질환 :
① **파킨슨병** : 줄무늬체로 출력되는 도파민전달계의 장애에 의한다.
② **정신분열병**(schizophrenia)의 **양성증상**(환각과 망상) : 대뇌둘레계통에 출력되는 도파민전달계의 과잉자극에 의한다. 이때 수면장애가 일어난다.
③ **파킨슨병의 인지장애나 운동저하, 정신분열병의 음성증상**(예 : 생각장애 등) : 이마앞겉질로 출력되는 도파민전달계의 장애에 의한다.

약물중독 : 배쪽표피영역과 측위핵의 섬유연결은 약물중독(drug addiction)의 발생에 중요한 역할을 한다.

◆**노르아드레날린전달계** 노르아드레날린을 포함한 뉴런은 **청색반점핵**에 있다. 청색반점핵은 다리뇌덮개의 넷째뇌실 옆에 있다. 청색반점핵에서 나온 노르아드레날린작동성 뉴런은 시상과 이마앞겉질로 향하고, 그 다음에 띠이랑의 윗부분을 돌면서 대뇌겉질 전체에 투사된다.

발작수면 치료제 : 발작수면(기면증 narcolepsy)이라고 하는 돌연 졸음이 오는 병에 대해서는 노르아드레날린의 작용을 증강하는 약물이 처방된다.

정동장애의 원인 : 노르아드레날린은 세로토닌과 함께 정동장애(affective disorder, 우울증 및 강박증의 불안상태)의 원인으로 중요하다.

◆**세로토닌전달계** (그림 9-43) 세로토닌작동성 뉴런은 중간뇌, 다리뇌, 숨뇌에 있는 **솔기핵**(봉선핵 raphe nucleus)에 포함된다. 세로토닌은 시상과 대뇌겉질 기능을 억제하는 작용이 있다.

중간뇌와 다리뇌 앞쪽에 있는 솔기핵은 시상과 대뇌겉질, 대뇌바닥핵에 투사한다. 한편 다리뇌 꼬리쪽과 숨뇌 꼬리쪽에 있는 솔기핵은 소뇌, 숨뇌, 척수에 투사한다.

우울증 치료제 : 우울증의 치료제로서 세로토닌작동성 뉴런의 작용을 강하게 하는 약이 처방된다.

◆**히스타민전달계** 히스타민전달계 뉴런은 시상밑부의 **융기유두체핵**(tuberomammillary nucleus)에 있다. 여기에서 앞뇌를 향해 투사한다. 이 전달계통은 사람을 경계태세로 만든다.

항히스타민제 : 항히스타민제(histamine antagonist)는 중추신경계의 히스타민수용체에 작용하여 이를 차단하므로 잠이 오게 한다.

F. 소뇌(Cerebellum)

소뇌는 다리뇌·숨뇌의 등쪽에 있고 뒤머리뼈우묵을 채우고 있다. 소뇌는 좌우 양쪽으로 크게 부풀어 오른 **소뇌반구**(hemisphere of cerebellum)와 정중앙에서 잘록하게 가늘어지는 **벌레**(충부 vermis)로 **구별된다**(그림 9–45).

소뇌 윗면(등쪽면)은 융기되어 반구와 벌레의 경계를 명료하게 볼 수는 없지만, 아랫면(배쪽면)에서는 벌레가 깊게 오목하여 여기를 **소뇌계곡**(소뇌곡 vallecula of cerebellum)이라 한다(그림 9–45).

소뇌 원시세포의 발생

소뇌는 발생학적으로 마름뇌의 날개판에서 생긴다. 날개판 등쪽부는 특히 발달하여 **마름뇌입술**(능형순 rhomboid lip)이 되고, 마름뇌입술이 등쪽 내부를 향해 발달하여 넷째뇌실의 등쪽 바깥을 둘러싸서 소뇌의 원시세포가 된다(그림 9–46). 이러한 좌우 양쪽의 소뇌 원시세포가 정중앙에서 유합되어 정중부가 벌레, 양쪽의 팽대부위가 소뇌반구가 된다.

소뇌의 계통발생학

계통발생학적으로 보면 소뇌는 초기에 안뜰기관으로부터 평형감각을 수용하는 안뜰핵에 이어지는 구조에서 생겨난다. 어류의 소뇌가 이러한 상태에 있어서 **원시소뇌**(archicerebellum)라고 한다. 양서류·파충류·조류에서는 운동기관(근육·힘줄·관절 등)으로부터 척수를 거쳐 감각정보(깊은감각)를 받는 부분, 즉 **옛소뇌**(구소뇌 paleocerebellum)로 불리는 부분이 더 있다. 포유류에서는 대뇌겉질로부터 섬유연결을 받아서 대뇌와 관련되는 부분, 즉 **새소뇌**(신소뇌 neocerebellum)라 불리는 부분이 발달한다. 사람의 소뇌에서는 새소뇌가 특히 현저하게 발달하여 소뇌의 대부분을 차지한다.

1 외형

소뇌 표면에서는 가로로 주행하는 여러 개의 고랑, 즉 **소뇌고랑**(소뇌구 cerebellar fissure)을 볼 수 있다. 소뇌고랑 사이에 있는 가느다란 융기부를 **소뇌잎새**(소뇌회 folia of cerebellum)라고 한다(그림 9–45).

소뇌의 표면적 : 소뇌잎새에 의해서 소뇌의 표면적이 상당히 넓어진다. 소뇌의 중량은 약 130 g으로 뇌 전체 중량의 약 1/10에 지나지 않지만, 표면적은 대뇌겉질의 약 3/4에 해당한다.

소뇌고랑에는 특히 깊은 고랑이 있는데, 이곳에서 소뇌는 많은 **소엽**(lobule)으로 나누어진다. 소엽은 반구와 벌레로 각각 이름을 붙일 수 있다. 그러나 이러한 구분은 기능적으로는 거의 의미가 없기 때문에 여기에서는 생략하고, 주로 계통발생과 관련이 있는 기능적 구분에 대해 설명한다. 소뇌는 다음의 깊은 고랑(틈새)에 의해서 3엽으로 나눌 수 있다.

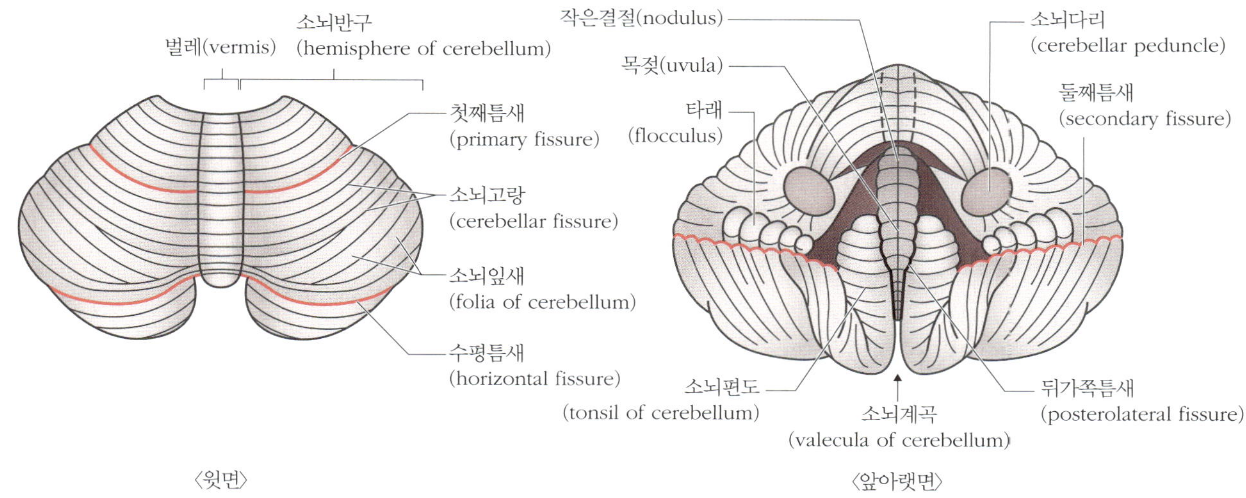

그림 9-45 소뇌의 외형

발생학적으로는 뒤가쪽틈새가 최초로 나타나고, 다음으로 첫째틈새가 나타난다.

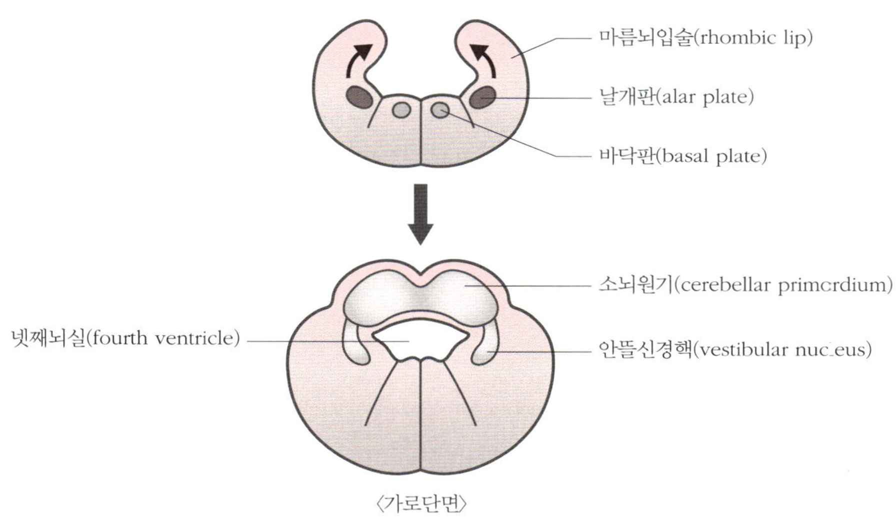

그림 9-46 소뇌원기의 발생

안뜰신경핵은 날개판에서 유래한다.

고랑(틈새, Fissure) (그림 9-45, 47)

◆ **첫째틈새**(primary fissure) 소뇌의 등쪽면에 있고, 앞으로 넓게 퍼지는 V형의 깊은 고랑.

◆ **수평틈새**(수평열 horizontal fissure) 반구의 윗면과 아랫면 사이에 있는 고랑.

◆ **둘째틈새**(secondary fissure) 아랫면 앞부분을 가로로 주행하는 고랑. 고랑 앞에 있는 벌레를 **목젖**(구개수 uvula), 목젖 바깥쪽에 있는 반구부위를 **소뇌편도**(tonsil of cerebellum)라고 한다.

소뇌편도탈출 : 소뇌편도는 큰뒤통수구멍 근처에 있다. 머리속압력이 특히 뒤머리뼈우묵에서 높아지면 소뇌편도가 큰뒤통수구멍 안에 박히는 경우가 있다(소뇌편도탈출 tonsillar herniation).

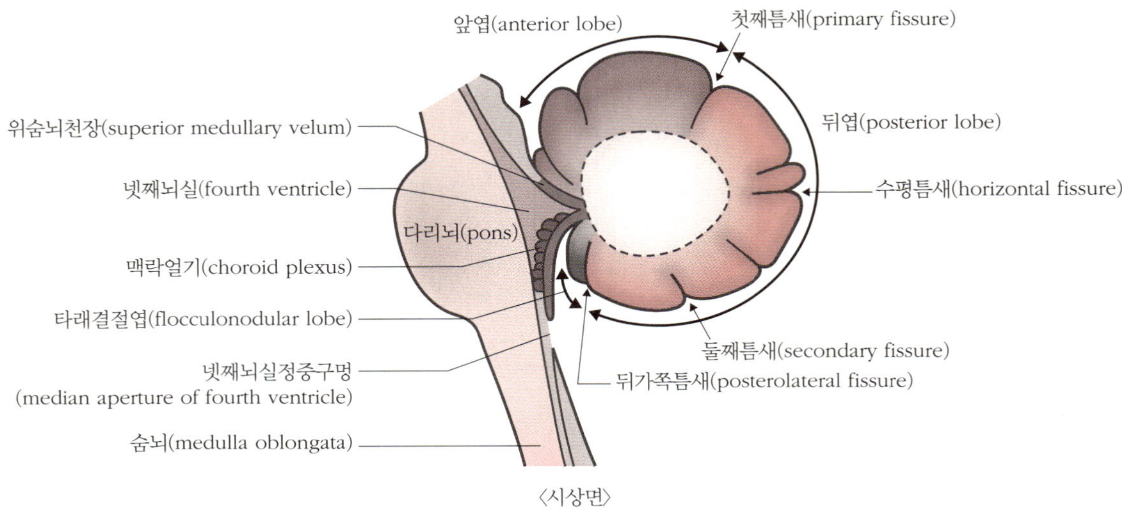

그림 9-47 소뇌

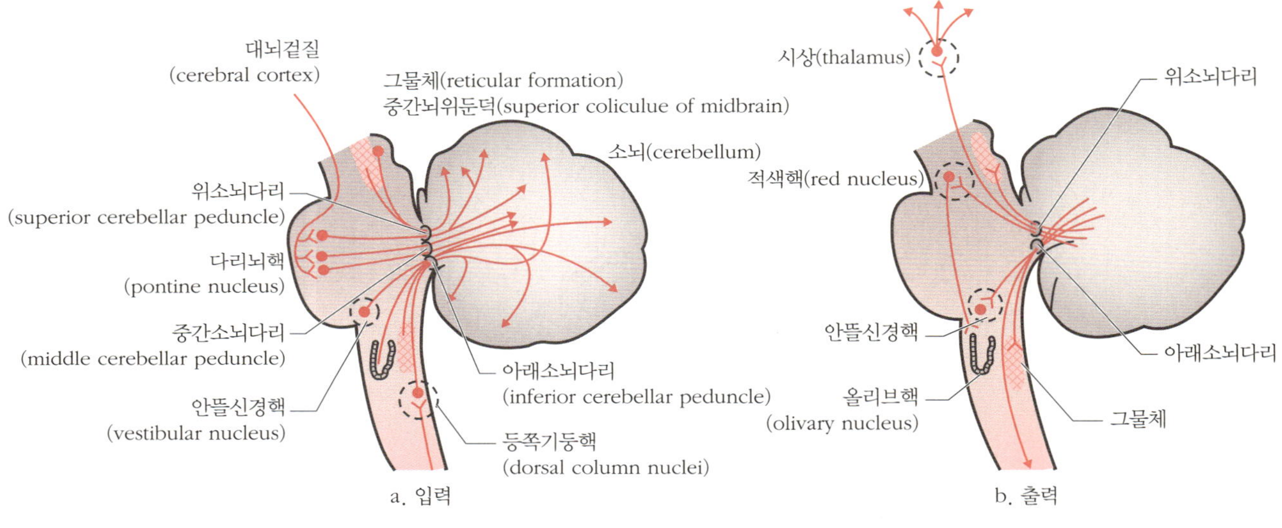

그림 9-48 소뇌의 입력 · 출력
중간소뇌다리는 소뇌로 입력되는 섬유의 통로이다.
소뇌에서 올리브핵으로 이동하는 섬유는 먼저 적색핵으로 가기 때문에 위소뇌다리에서 나온다.

◆**뒤가쪽틈새**(후외측열 Posterolateral fissure)　소뇌 아랫면에서 목젖과 소뇌편도 앞에 있는 고랑. 이 고랑 앞에 있는 반구부위를 **타래**(편엽 flocculus), 벌레의 끝부분을 (벌레)**작은결절**(nodulus)이라 한다.

엽(Lobe) (그림 9-47)

◆**앞엽**(전엽 anterior lobe)　첫째틈새 앞에 있고, 소뇌 앞 윗부분을 차지한다. 윗면에서 보면 반구 앞부분과 벌레 대부분이 해당한다.

◆**뒤엽**(후엽 posterior lobe)　첫째틈새 뒤쪽에서 윗면부터 아랫면까지 거의 전체적인 면을 포함하는 넓은 부분이다.

◆**타래결절엽**(편엽소절엽 flocculonodular lobe) 3엽 중에서 가장 작다. 아랫면에서 가장 앞쪽에 있고, 타래와 소절에 해당한다. 뒤가쪽틈새에 의해서 뒤엽과 구분된다.

계통발생학적으로 타래결절엽이 가장 오래된 부분으로 원시소뇌에 해당하고, 앞엽(목젖과 그 양쪽의 반구부, 즉 편도도 포함한다)이 거의 옛소뇌에 해당한다. 뒤엽은 가장 새로운 것으로 대뇌겉질과 함께 발달하여 새소뇌에 해당한다.

소뇌다리(소뇌각 Cerebellar peduncle) (그림 9-48)

소뇌는 큰 섬유다발, 즉 소뇌다리에 의해서 뇌줄기와 연결된다. 소뇌다리는 배쪽면에서 소뇌에 연결되어 3개의 소뇌다리(위 · 중간 · 아래 소뇌다리)로 구별할 수 있다.

◆**아래소뇌다리**(하소뇌각 inferior cerebellar peduncle) 숨뇌 위쪽부위의 뒤 가쪽에 있고 척수 · 숨뇌와 소뇌를 잇는다.

◆**중간소뇌다리**(중소뇌각 middle cerebellar peduncle) 3개의 소뇌다리 중에서 가장 크고, 다리뇌와 소뇌를 잇는다.

◆**위소뇌다리**(상소뇌각 superior cerebellar peduncle) 소뇌계곡 윗부분에서 생겨나 넷째뇌실 위쪽부위의 가쪽에서 중간뇌밑부위를 향해 위로 주행하여 중간뇌와 소뇌를 연결한다.

소뇌다리에 의해 소뇌를 출입하는 섬유

아래소뇌다리는 주로 척수 · 숨뇌로부터 소뇌에 도달하는 구심섬유로 되어 있다. 즉 안뜰신경 · 안뜰핵에서 유래하는 섬유(안뜰소뇌로)나 척수 오름섬유(뒤섬유단 · 뒤척수소뇌로), 올리브핵에서 소뇌에 도달하는 섬유(올리브소뇌로) 및 그물체로부터의 섬유 등이다.

아래소뇌다리에는 구심섬유 외에 원심섬유(소뇌에서 안뜰핵이나 그물체에 이르는 섬유)도 포함된다.

중간소뇌다리는 대뇌겉질에서 다리뇌핵(겉질교로)을 거쳐 소뇌에 이르는 섬유(다리소뇌로)로 되어 있다(대뇌겉질-다리뇌-소뇌계). 구심섬유는 포함되지 않는다.

위소뇌다리는 소뇌핵에서 생겨나 중간뇌 · 사이뇌로 향하는 오름원심섬유와 아래로 주행하여 올리브핵으로 향하는 원심섬유로 되어 있다. 중간뇌 · 사이뇌로 향하는 원심섬유는 중간뇌아래둔덕 높이에서 반대쪽으로 교차하여 일부는 적핵(소뇌적핵로)에 이르지만, 대부분은 시상(소뇌시상로)에 도달한다. 또한 위소뇌다리에는 시각덮개와 그물체 등에서 소뇌로 입력되는 섬유도 포함된다.

2 내부구조

소뇌는 표면층의 회색질(**소뇌겉질** 소뇌피질 cerebellar cortex)과 안쪽부위의 백색질(**소뇌반색질** 소뇌백질 white substance of cerebellum)로 되어 있다(그림 9-49). 백색질은 중심부에서 모여 **백색질판**(white laminae)을 만들고 소뇌잎새를 향해 퍼진다. 따라서 소뇌의 단면을 보면 백색질이 아름답게 가지를 뻗는 모양이며, **소뇌나무**(소뇌활수 arbor vitae)라고 불린다.

백색질판 안에는 회색질덩어리, 즉 **소뇌핵**(cerebellar nucleus)이 존재한다. 소뇌핵에는 가쪽부터 안쪽으로 **치아핵**(치상핵 dentate nucleus) · **마개핵**(전상핵 emboliform nucleus) · **둥근핵**(구상핵 globose nucleus) 및 **꼭지핵**(실정핵 fastigial nucleus)의 4개 핵이 있다(그림 9-50).

치아핵은 가장 큰 핵으로 가장 가쪽에 있다. 이 핵은 앞안쪽으로 입구가 열리고, 주름이 풍부한 주머니를 닮은 형태이다. 꼭지핵은 가장 안쪽에 있고 벌레에서 정중앙과 맞닿아 있는 핵이다. 넷째뇌실 윗벽의 정중앙 부근에 있

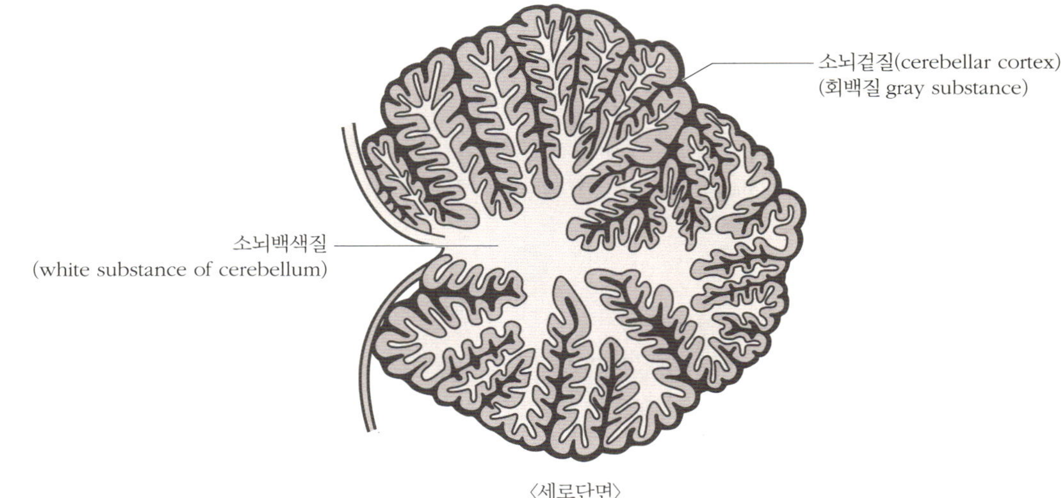

그림 9-49 소뇌의 단면
소뇌는 회백질이 표면(겉질)에 있다.

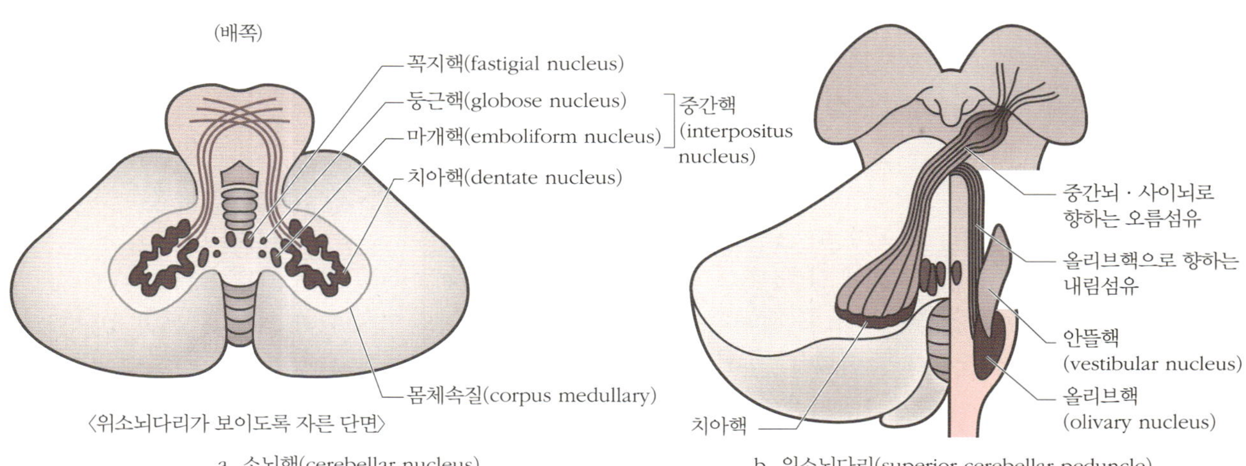

그림 9-50 소뇌핵과 위소뇌다리
치아핵은 가쪽에서 소뇌반구부터의 섬유를 수용하여 안쪽에서 중간뇌 · 사이뇌 · 올리브핵으로 가는 섬유를 출력한다.

으며, 거의 둥근 형태이다. 둥근핵과 마개핵은 치아핵과 꼭지핵 사이에 있다.

많은 동물에서 둥근핵과 마개핵 2개의 핵은 융합되어 하나가 되어 **중간핵**(interpositus nucleus)이라 한다. 사람에서는 나뉘어 있으므로 마개핵을 앞중간핵, 둥근핵을 뒤중간핵이라고도 한다.

치아핵은 주로 소뇌반구로부터 섬유를 받고, 꼭지핵은 타래결절엽으로부터 섬유를 받는다. 중간핵(둥근핵 · 마개핵)은 벌레와 앞엽겉질로부터 섬유를 받는다. 소뇌핵은 큰형태의 다극신경세포(multipolar nerve cell)로 되어 있다. 그 축삭은 원심섬유로 주로 위소뇌다리, 일부는 아래소뇌다리를 거쳐서 소뇌에서 나온다.

3 소뇌의 기능적 구분

소뇌는 구심섬유에 의해서 각종 감각정보나 대뇌겉질로부터의 입력을 받고, 안뜰핵 · 그물체 · 적핵 · 대뇌겉질

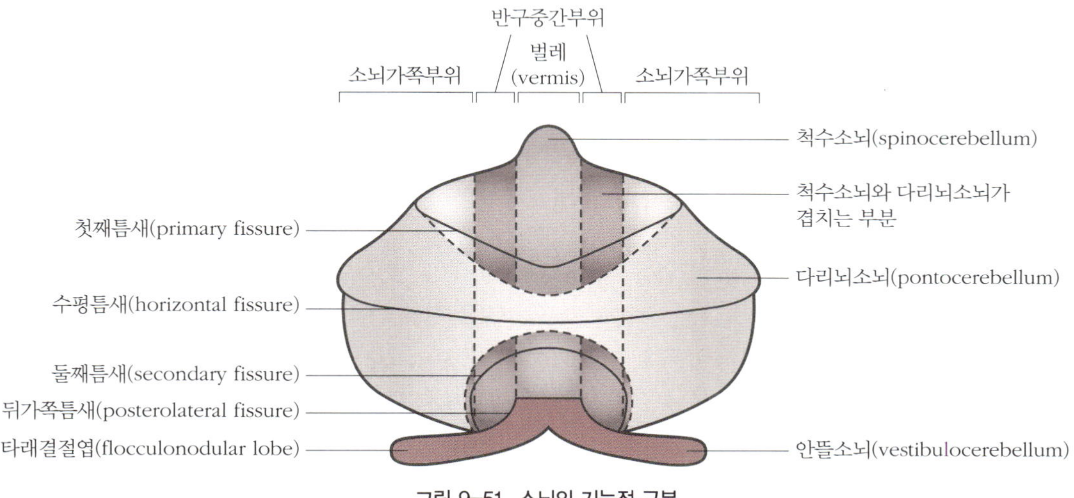

그림 9-51 소뇌의 기능적 구분

로 출력신호를 보낸다. 이러한 소뇌의 회로를 통해 뼈대근육의 운동이 정확하고 원활히 수행될 수 있도록 대뇌겉질의 운동출력을 보정 및 조정한다. 이와 같이 소뇌는 매우 정밀한 컴퓨터와 닮은 기능을 한다.

소뇌는 기능적으로 안뜰소뇌, 척수소뇌, 다리뇌소뇌의 3부분으로 나눌 수 있다(그림 9-51). 이러한 부분은 각각 다른 부위에서 나오는 구심섬유를 받아 다른 부위에 투사하는 원심섬유를 낸다. 상호간에 섬유의 연결은 없다. 계통발생학적으로는 안뜰소뇌는 원시소뇌에, 척수소뇌는 옛소뇌에, 다리뇌소뇌는 새소뇌에 대응한다.

안뜰소뇌(전정소뇌 Vestibulocerebellum)

안뜰소뇌에는 타래결절엽이 속한다. 안뜰소뇌는 몸의 균형을 유지하는 데 중요한 부분이며, 눈의 움직임에도 관계한다.

타래결절엽에는 안뜰신경에서의 정보가 직접 혹은 안뜰핵을 통해 들어온다. 또한 망막의 정보가 시각덮개앞구역핵을 통해, 혹은 대뇌겉질로부터 위둔덕을 경유하여 올리브핵으로 들어가고, 여기에서 타래결절엽으로 들어간다. 타래결절엽에서의 원심섬유는 안뜰신경핵으로 들어간다.

척수소뇌(Spinocerebellum)

척수소뇌에는 벌레와 반구의 중간부가 속한다. 척수소뇌는 운동을 조절하는 부위이다.

척수소뇌에는 척수 혹은 뇌줄기의 삼차신경핵을 통해 몸통·팔다리·얼굴에서의 깊은감각이 들어간다. 이 외에 벌레에는 안뜰신경에서의 정보 및 시각·청각 정보가 들어간다. 반구 중간부에는 대뇌겉질에서의 정보가 들어간다. 척수소뇌에는 이와 같이 각 부위에서의 정보가 모인다. 원심섬유는 벌레에서 꼭지핵을 통해 안뜰핵·그물체·운동영역으로, 반구의 중간부에서는 마개핵·둥근핵을 거쳐 적핵과 운동영역으로 투사된다.

다리뇌소뇌(교소뇌 Pontocerebellum)

다리뇌소뇌에는 소뇌의 가쪽부위가 속한다. 다리뇌소뇌는 운동 계획을 세우거나 운동 타이밍을 잡는 것, 운동을 시작하는 것과 관련된다.

소뇌 가쪽부위에는 대뇌겉질로부터의 정보가 다리뇌핵을 통해 들어간다. 소뇌 가쪽부위에서 나오는 원심섬유는 치아핵을 중계핵으로 하여 적핵과 시상핵으로 이동하고, 여기에서의 섬유는 같은 쪽의 운동영역과 운동앞구역으로 투사된다.

이때 소뇌로부터의 원심섬유는 교차하여 반대쪽 시상과 적핵에 이르고, 이어서 대뇌겉질에 도달한다. 대뇌겉질과 적핵에서 아래로 주행하는 섬유(겉질척수섬유와 적핵척수섬유)는 교차성이다. 따라서 한쪽 소뇌의 기능은 2회 교차하여 같은 쪽의 척수에 미치게 된다.

소뇌의 장애 : 소뇌의 장애는 혈관장애 · 종양 등으로 생기고, 다음과 같은 증상을 일으킨다.

① **운동실조**(motor ataxia) : 운동의 협조장애 때문에 실조보행(ataxic gait, 술 취한 사람 같은 걸음), 조음장애(구음장애 dysarthria), 눈떨림(안진 nystagmus)이 일어난다.

② **겨냥이상**(측정이상 dysmetria) : 막 시작하려고 하는 운동에 적절한 운동속도 · 범위 · 힘 · 타이밍 등을 올바르게 예측할 수 없게 된다. 이 때문에 운동이 과도해진다.

③ **상반운동반복장애**(변환운동장애 dysdiadochokinesia) : 주력근과 대항근의 협조 · 조정이 방해받기 때문에 뒤침과 엎침을 번갈아 반복하는 것이 원활하지 않다.

④ **활동떨림**(기도진전 intention tremor) : 가만히 있을 때는 나타나지 않지만 무언가 하려고 하면 나타나는 떨림을 활동떨림이라고 하며, 손가락에 일어나는 경우가 많다. 소뇌에 의한 수의운동의 보정이 적절하게 이루어지지 않을 때에 생긴다.

⑤ **근육긴장저하**(muscular hypotonia) : 속질모세포종(수모세포종 medulloblastoma, 소아질환)에서는 소뇌의 벌레가 침범되므로 근육긴장저하가 일어나서 관절을 고정할 수 없게 된다. 이 때문에 소아의 자세에 변화가 일어난다.

G. 사이뇌(간뇌 Diencephalon)

사이뇌는 중간뇌 앞쪽에 이어지고, 좌우 대뇌반구의 사이를 좁게 차지하고 있는 부분이다.

사이뇌에서 등쪽은 대뇌반구에 의해서 감싸지므로 표면에서는 보이지 않는다. 배쪽에서는 일부가 뇌 아랫면(뇌바닥) 대뇌다리 사이에서 나타난다(그림 9-33 참고).

좌우의 사이뇌는 틈새형태의 셋째뇌실을 둘러싼다. 따라서 사이뇌 안쪽벽은 셋째뇌실에 붙는다(그림 9-52). 뇌

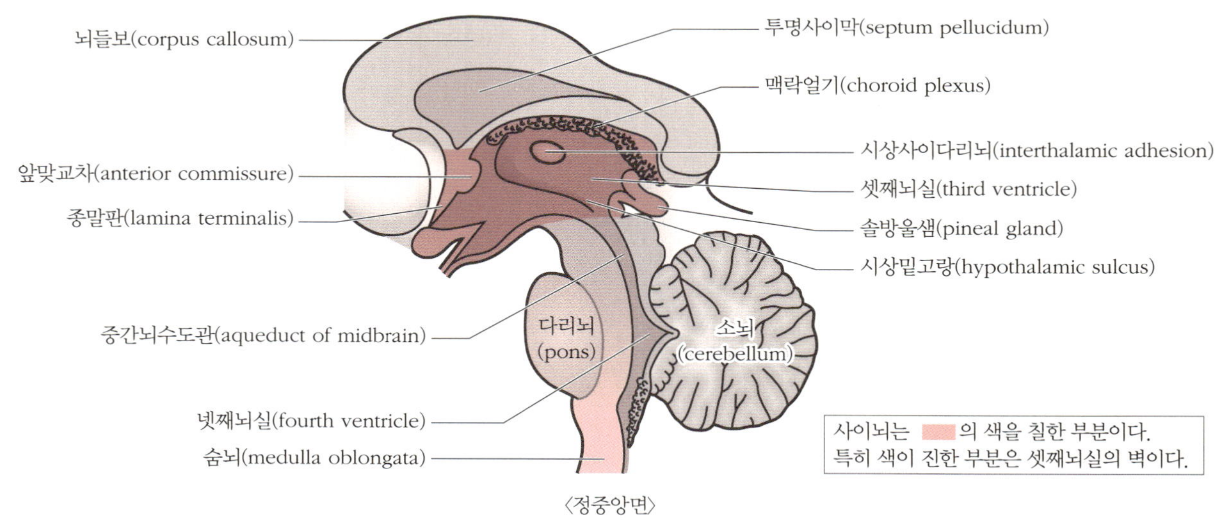

그림 9-52 사이뇌
셋째뇌실은 이 방향에서 보면 넓어 보이지만 폭은 매우 작다.

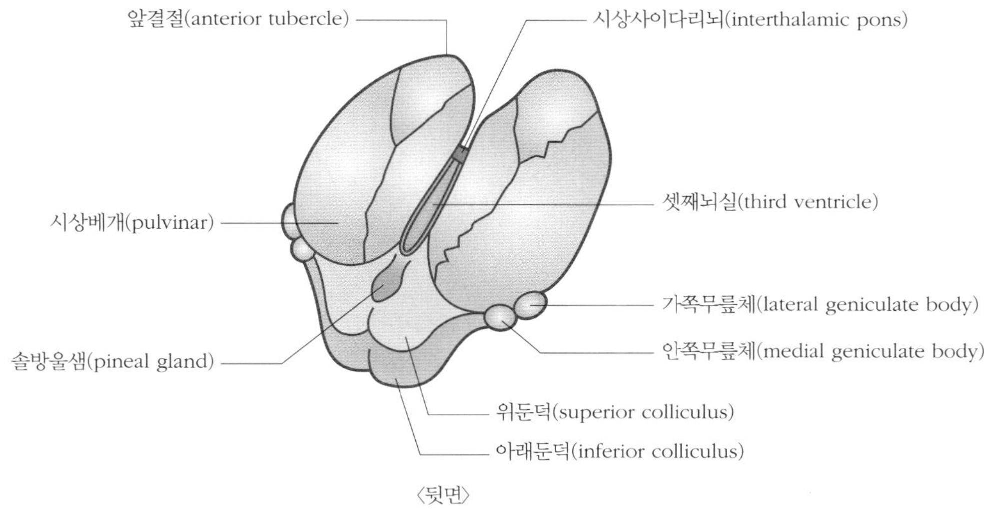

그림 9-53 시상

실에 인접하는 안쪽벽의 아랫부분에서는 앞뒤로 지나는 고랑을 볼 수 있다. 이 고랑을 **시상밑고랑**(시상하구 hypothalamic sulcus)이라 한다. 시상밑고랑에 의해서 사이뇌는 등쪽의 시상과 배쪽의 시상하부로 나눌 수 있다.

발생학적으로 시상뇌는 주로 신경관의 날개판에서 유래하고, 시상하부는 바닥판에 해당하는 부분이다.

1 시상뇌(Thalamencephalon)

시상뇌는 중간뇌 앞쪽으로 이어지는 부분으로 셋째뇌실 양쪽에 있는 회색질덩어리이다. 등쪽시상 · 시상윗부위 · 배쪽시상으로 나눌 수 있다.

등쪽시상이 시상뇌의 대부분을 이루므로, 등쪽시상을 시상(협의의 시상)으로 부르는 경우도 많다.

시상(등쪽시상)〔Thalamus (Dorsal thalamus)〕

시상은 사이뇌의 약 4/5, 시상뇌의 대부분을 차지하는 큰 달걀모양의 회색질덩어리(그림 9-53)로서 앞가쪽방향은 대뇌반구로 옮겨간다.

시상의 앞쪽 끝부분에는 **시상앞결절**(시상전결절 anterior thalamic tubercle)이라는 작은 언덕이 있다. 뒷부분은 중간뇌덮개 가쪽에서 융기되어 **시상베개**(시상침 pulvinar)라 불린다.

시상 뒤가쪽 아랫부분에는 안팎으로 2개의 언덕이 있다. 각각 **가쪽무릎체**(외측슬상체 lateral geniculate body) · **안쪽무릎체**(내측슬상체 medial geniculate body)라고 한다.

1. 시상핵(Nuclei of thalamus)

시상은 큰 회색질덩어리로 많은 신경세포 집단, 즉 시상핵으로 되어 있다.

시상핵의 분류에는 여러 가지가 있지만, 여기에서는 다음과 같이 구분한다(그림 9-54).

시상에서 회색질의 단면은 거의 Y형을 나타내는 백색질판, 즉 **속섬유판**(내수질판 internal medullary lamina)에 의해서 시상앞핵 · 시상안쪽핵 · 시상등쪽핵으로 구별된다. 특히 시상베개를 만드는 회색질은 시상뒤핵이라고 한다. 또한 가쪽 및 안쪽 무릎체 내부에는 각각 가쪽무릎핵과 안쪽무릎핵이 있다. 또한 속섬유판 내부에도 섬유판속핵이라 불리는 핵이 있다.

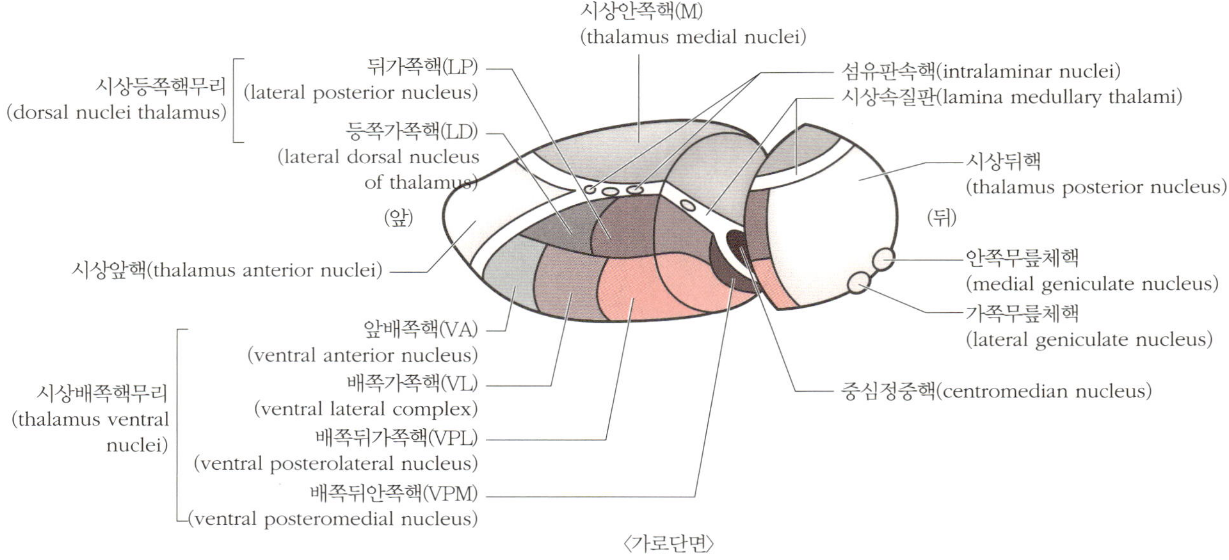

그림 9-54 시상핵(nuclei of thalamus)

◆**시상앞핵**(시상전핵 thalamus anterior nuclei, A핵) 시상앞결절 안에 있는 비교적 작은 핵으로, 다시 작은 핵(앞등쪽핵 anterodorsal nucleus (AD핵)), **배쪽앞핵**(anteroventral nucleus (AV핵)), **앞안쪽핵**(anteromedial nucleus (AM핵))으로 나눌 수 있다.

앞핵은 시상하부의 유두체로부터 섬유다발(**유두시상다발** 유두시상속 mammillothalamic fascicle)을 받아 대뇌반구의 띠이랑으로 섬유를 보내어 대뇌둘레계통에 속하는 핵이다. 앞핵의 역할은 경계심의 조절과 기억의 획득이다.

◆**시상안쪽핵**(시상내측핵 thalamus medial nuclei, M핵) 시상 안쪽부위를 차지하는 핵으로 다른 시상핵에서 섬유를 받고, 시상하부나 대뇌반구의 이마엽 사이에 섬유연결을 가진다.

안쪽핵은 대뇌겉질의 이마엽과 섬유연결을 가지며 감각정보의 성질, 그 기억에 의한 쾌감 · 불쾌감이나 억울함 · 기분고양감 등의 감정(정동)과 관계가 있다고 한다(정동의 체험). 또한 핵은 시상하부와도 연결되므로 감정의 변동은 자율신경계에 작용하여 내장활동에도 영향을 준다고 생각할 수 있다(정동의 구현).

이 핵이 손상되면 불안 · 긴장 · 강박적 사고가 감소한다.

시상의 발생학

시상앞핵과 시상안쪽핵은 계통발생학적으로 오래되었으며, 하등동물의 시상은 이러한 핵으로만 되어 있다. 조류 아래 수준 하등동물의 시상은 감각정보를 받아 이것을 처리하여 통합하는 감각의 최고 중추이다. 포유동물에서는 대뇌겉질이 발달하면서 최고 중추가 대뇌로 이동하여 시상은 감각정보를 처리 · 조정하고 대뇌겉질에 보내는 중요한 중계핵이 된다.

하등동물에서 시상은 핵도 적고 작지만, 대뇌겉질이 발달하면서 시상도 가쪽 · 뒤쪽을 향해 발달하고 가쪽핵이나 뒤핵 등의 큰 핵이 나타난다.

◆**시상등쪽핵무리**(시상배측핵 dorsal nuclei thalamus, DT핵) : **안쪽속질판** 가쪽에 있는 큰 핵으로, 다시 등쪽가쪽핵과 뒤가쪽핵으로 나눌 수 있다.

① **등쪽가쪽핵**(배측외측핵 lateral dorsal nucleus, LD핵) : 뒤가쪽핵보다 앞에 있고, 띠이랑과 섬유연결을 가진다. 정동의 발현과 관계가 있다.

② **뒤가쪽핵**(외측후핵 lateral posterior nucleus, LP핵) : 대뇌겉질의 마루연합구역과 섬유연결을 가진다. 이러한 섬유연결에 의해서 감각정보는 대뇌겉질의 마루연합구역에서 해석 · 통합되고, 높은 등급의 정신작용과 관련되는 지성의 기초가 된다고 알려져 있다.

◆**시상배쪽핵무리**(시상복측핵 thalamus ventral nuclei, LV핵) 기능적으로 매우 중요한 핵으로 앞쪽부터 뒤쪽으로 앞부분 · 중간부분 · 뒷부분의 3부분으로 구별된다.

① 앞부분은 **앞배쪽핵**(전복측핵 ventral anterior nucleus, VA핵)이라 하여 창백핵(담창구 globus pallidus) 안쪽마디로부터의 섬유입력이 있고, 대뇌겉질의 이마엽에 있는 보조운동구역과 운동앞구역에 투사된다.

② 중간부는 **배쪽가쪽복합핵**(외측복측핵 ventral lateral complex, VL핵)으로 소뇌의 치아핵에서 섬유를 받아 대뇌겉질의 이마엽 운동구역 · 운동앞구역으로 투사된다.

③ 뒷부분은 **배쪽바닥핵무리**(ventrobasal complex)로, **배쪽뒤안쪽핵**(후내측복측핵 ventral posteromedial nucleus, VPM핵)과 **배쪽뒤가쪽핵**(후외측복측핵 ventral posterolateral nucleus, VPL핵)으로 구성된다. 여기에서 척수 · 숨뇌에서의 몸감각전도로(안쪽섬유띠 · 척수시상로 · 삼차섬유띠)가 끝난다. 그리고 이러한 핵에서 생기는 섬유는 속섬유막의 뒤뿔을 통해 위로 주행하여 대뇌겉질의 마루엽에 있는 감각영역에 투사된다. 배쪽핵의 뒷부분은 감각정보의 중요한 중계핵이다.

뒷부분에는 관할 신체부위별 배치가 나타난다. 즉 신체 아랫부분에서 이어지는 섬유일수록 핵의 가쪽부위에서 끝난다. 따라서 다리에서의 섬유는 가쪽부위(후배쪽가쪽핵 VPL핵의 가쪽부위)에, 팔에서의 섬유는 중앙부위(뒤배쪽가쪽핵 VPL핵의 안쪽)에, 머리부위에서의 섬유는 가장 안쪽(배쪽뒤안쪽핵 ; VPM핵)에서 끝난다.

시상통증 : 배쪽핵 뒷부분이 손상되면(혈전이나 출혈 등 순환장애에 의한 경우가 많다) 반대쪽의 감각장애(감각마비)가 일어나고, 특히 깊은감각이 크게 손상된다. 또한 감각의 감수성이 이상하게 높아져서 과도하게 감각을 느끼고, 상당히 격렬한 자발통증(시상통증 thalamic pain)을 일으키는 경우가 있다.

◆**시상뒤핵**(시상후핵 thalamus posterior nucleus) 시상 뒷부분에서 시상베개에 있는 핵으로, 인간에서는 특히 발달되어 있고 가장 큰 시상핵이다. 뒤핵은 위둔덕, 관자엽, 마루엽, 뒤통수엽에서 입력을 받아 대뇌겉질의 관자엽, 마루엽, 뒤통수엽으로 섬유를 보낸다. 뒤핵은 시각 · 청각 · 몸감각과 관계가 있다. 또한 물체의 삼차원적 형태 · 크기를 종합적으로 식별하는 일(입체감각인식 stereognosis)을 맡는다고도 하지만 분명하지는 않다.

◆**가쪽무릎체핵**(외측슬상체핵 lateral geniculate nucleus) 가쪽무릎체 내부에 있는 핵이다.

핵은 망막에서의 섬유(시각신경 → 시각로)를 받아 섬유를 대뇌겉질의 뒤통수엽에 있는 시각영역으로 보낸다. 즉 가쪽무릎체핵은 시각로의 중계핵이다.

◆**안쪽무릎체핵**(내측슬상체핵 medial geniculate nucleus) 안쪽무릎체 내부에 있는 핵이다. 핵은 아래둔덕으로부터 섬유를 받아 대뇌겉질 관자엽에 있는 청각영역으로 보낸다. 즉 안쪽무릎체핵은 청각로에서의 중계핵이다. 핵은 주로 반대쪽의 청각자극을 받지만 같은 쪽의 자극도 받는다.

◆**중심정중핵**(중심정중핵 centromedian nucleus, CM핵) 시상뼈속질판 안에도 핵, 즉 **섬유판속핵**(수판내핵 intralaminar nuclei)이 있는데, 그중 인간에서 특히 발달된 핵은 중심정중핵이다.

핵은 Meynert 바닥핵과 시상하부에서 섬유를 받아 대뇌바닥핵과 대뇌겉질에 섬유를 보낸다.

◆**시상그물핵**(시상망상핵 thalamus reticular nucleus) 시상 가장 가쪽에 있는 얇은 판모양 핵으로, 뇌줄기그물체에 이어지는 핵이다. 그물체와 대뇌겉질로부터 섬유를 받고, 다른 시상핵과도 서로 연결이 있다. 시상의 뉴런 활동을 통합하거나 억제한다고 알려져 있다.

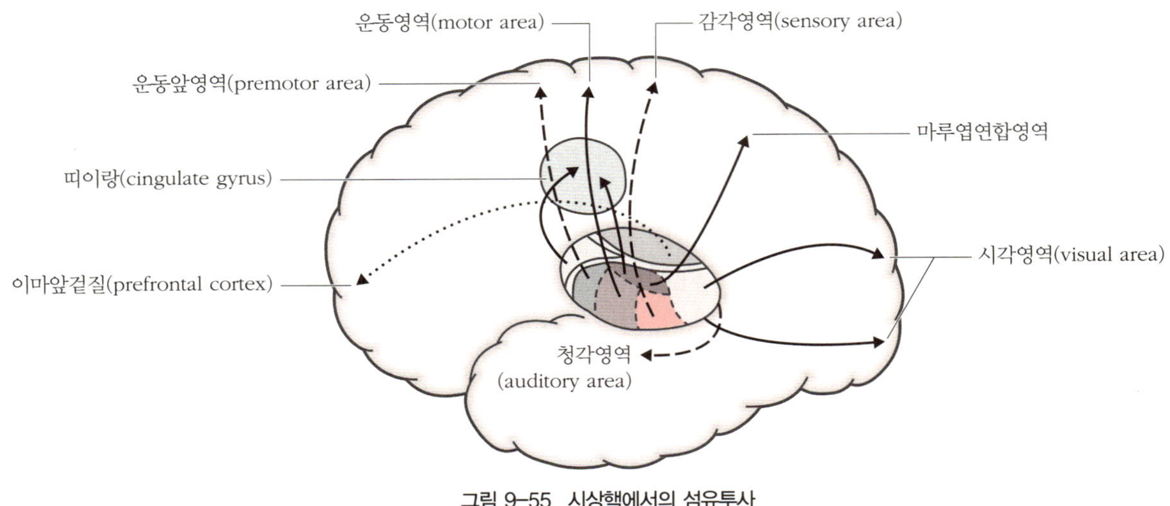

그림 9-55 시상핵에서의 섬유투사

2. 시상의 기능

시상의 기능은 앞에서 설명한 핵의 섬유결합에서 알 수 있듯이 감각계 · 운동계 · 오름그물체 활성화계와 관련된다.

◆**감각계** 시상은 냄새를 제외한 모든 감각정보를 받는 중계핵으로, 다시 섬유를 대뇌겉질의 각 감각영역에 투사한다(그림 9-55).

이러한 감각의 중계핵으로 가쪽핵의 VPM핵 · VPL핵 · 안쪽무릎체핵이나 가쪽무릎체핵을 들 수 있다. 이러한 핵은 대뇌겉질에서의 특정 겉질영역(감각중추)에 섬유를 보내고 특히 **특이핵**(specific nucleus)이라 한다.

이러한 중계핵은 단지 감각정보를 중계할 뿐만 아니라 정보처리 기능도 하여 원시적인 감각을 느낀다고도 알려져 있다.

◆**운동계** 시상핵 중에는 몸운동에 관여하는 겉질영역(운동영역 · 운동앞구역) 및 소뇌 · 줄무늬체 등과 섬유결합을 가지는 것도 있다. 이렇게 시상은 운동계에서도 중요한 역할을 담당한다.

그 외에도 시상핵은 오름그물체 활성화계를 통해 각성(깨어남) · 수면에 관여하는 이외에 자율신경계통이나 대뇌둘레계통과도 관련되어 정동행동의 발현에도 관여한다.

시상핵 중에서 섬유판속핵과 같이 대뇌겉질의 넓은 부위에 섬유를 보내는 것을 **비특이핵**(nonspecific nucleus), 대뇌겉질의 연합구역에 투사되는 핵을 **연합핵**(association nucleus)이라 한다.

시상상부(Epithalamus)

시상상부는 사이뇌의 뒤 윗부분에서 셋째뇌실 뒷벽을 만들어 고삐 · 고삐삼각 · 솔방울샘 등이 된다(그림 9-56).

◆**고삐**(habenula) · **고삐삼각**(habenular trigone) · **고삐맞교차**(habenular commissure) 시상뇌의 안쪽면과 윗면의 경계에는 앞뒤로 주행하는 선 양 두덩, 즉 **시상수조**(stria medullaris thalami)가 있다. 시상수조 뒷부분은 고삐로, 고삐가 뒤쪽에서 점차 좌우로 넓어져 삼각형을 이루므로 고삐삼각이라 한다. 고삐 섬유에서 일부는 반대쪽으로 주행하여 고삐맞교차를 만든다.

고삐삼각에는 **고삐핵**(habenular nucleus)이라는 작은 핵이 있다. 고삐핵은 후각뇌계통 · 대뇌둘레계통 · 시상 ·

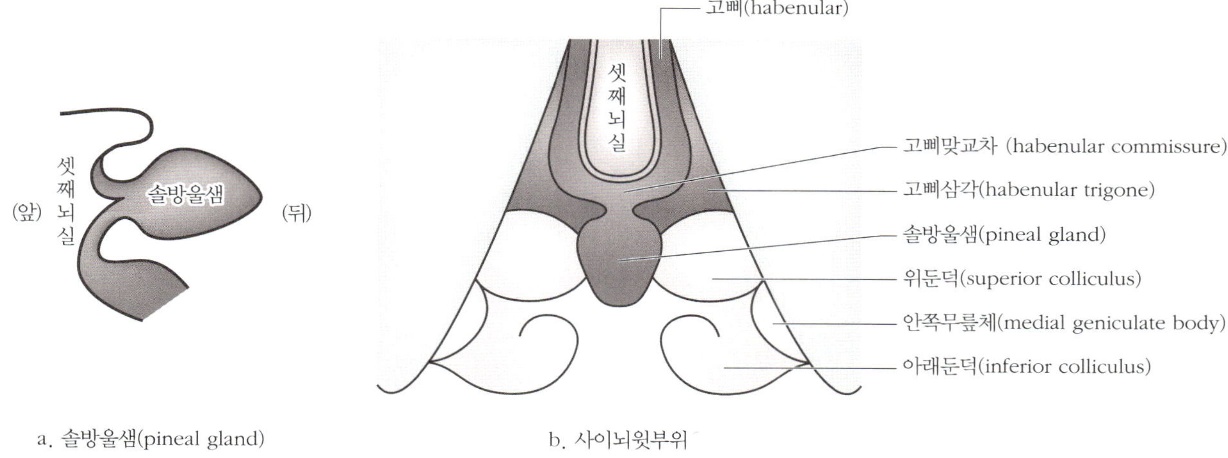

a. 솔방울샘(pineal gland)

b. 사이뇌윗부위

그림 9-56 시상상부

솔방울샘을 경마 기수라 생각하면, 앞으로 팔을 뻗어 고삐를 잡고 있는 듯하여 고삐라고 불린다.

뇌줄기그물체 등과 섬유연결을 가진다. 이 영역을 포함한 병변을 가진 환자의 증상에서 고삐핵이 내장기능 및 신경내분비기능을 조절하고 있다는 것을 알 수 있다.

◆**솔방울샘**(송과체 pineal gland) 솔방울샘은 고삐맞교차의 뒤쪽으로 돌출된 솔방울모양 소체(무게 약 0.2 g, 직경 약 7×5×3 mm)이다. 뇌에 있는 내분비샘으로 멜라토닌을 분비한다.

솔방울샘은 시상베개와 중간뇌 위둔덕 사이의 요철부위에 있다. 솔방울샘 뒤 아랫부분에는 가로로 주행하는 섬유다발인 시상상부맞교차(후교련 posterior commissure, 좌우의 위둔덕 등을 잇는다)가 있다. 솔방울샘은 교감신경 위목신경절에서 신경절이후섬유가 분포되고 또한 고삐핵에서도 섬유를 받는다.

솔방울샘은 7세 전후로 가장 발달되고, 그 후에 조직학적으로 퇴행성 변화가 나타난다. 성인에서는 20~30%의 경우에 칼슘 침착이 일어난다. 이것을 **뇌모래**(뇌사 brain sand)라고 한다.

> 뇌모래의 진단 : 솔방울샘은 머리의 X선 정면상에서 정중선 위에 위치한다. 뇌모래는 X선이 통과하지 않기 때문에 뇌모래가 찍히는 부위는 솔방울샘 부위이다. 이 위치가 정중선에서 기울어져 있는 경우에는 뇌종양 혹은 머리속혈종의 존재를 의심해봐야 한다.

배쪽시상(복측시상 Ventral thalamus)

배쪽시상은 시상아래고랑의 배쪽에 있고, 등쪽시상과 시상하부 사이에 있는 부분이다. 사람에서는 등쪽시상이 매우 발달하여 배쪽시상이 시상하부의 등가쪽에 위치하게 되어 중간뇌덮개로의 이행부가 된다.

배쪽시상에는 중간뇌와 시상 사이를 주행하는 많은 섬유를 볼 수 있다. 그 외에 시상밑핵이 있다.

2 시상하부(Hypothalamus)

시상하부는 일반적으로 입쪽 종말판에서 꼬리쪽 유두체까지를 말하며, 셋째뇌실의 옆벽 아랫부분과 바닥을 둘러싸는 작은 부분(크기 4 cm³, 무게 약 4 g)이다.

시상하부에는 자율신경계통과 내분비계통의 중추가 있으며, 생명유지와 종족 보존에서 중요한 기능을 한다.

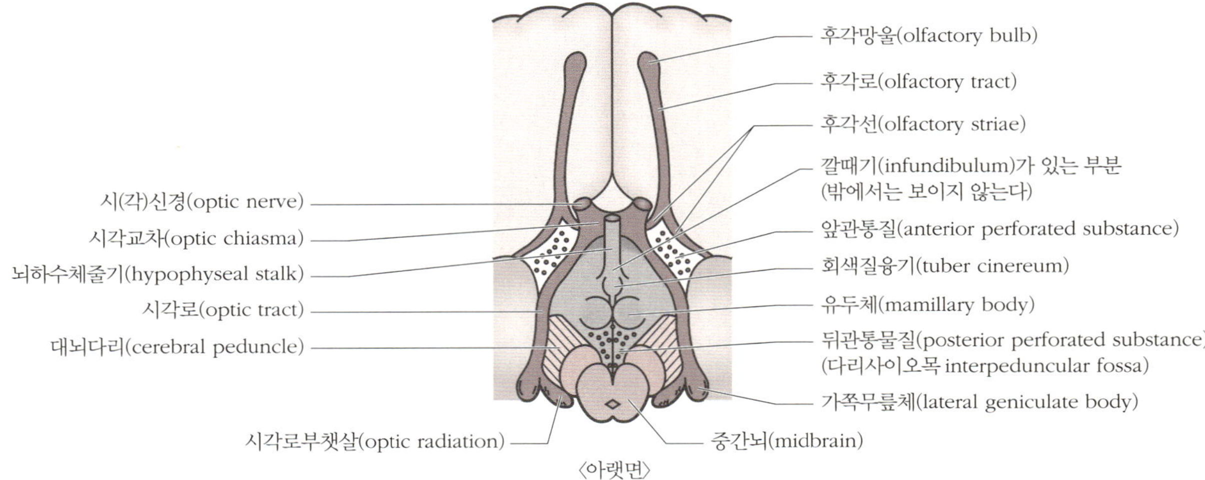

그림 9-57 시상하부
시상하부의 아랫면은 뇌바닥에서 양쪽의 대뇌다리와 시각교차 · 시각로 사이에 보인다.

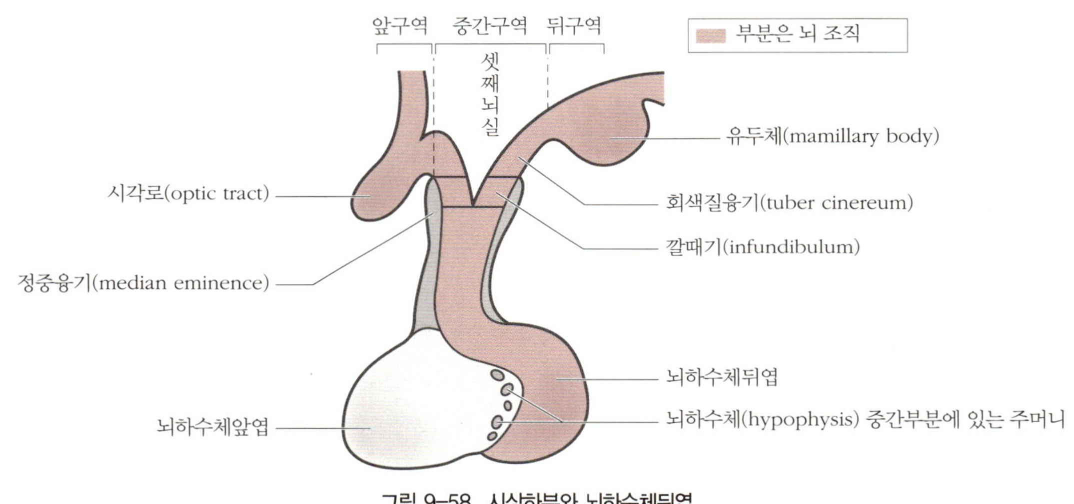

그림 9-58 시상하부와 뇌하수체뒤엽
뇌하수체뒤엽은 뇌부위가 내려온 것이다.

외형

시상하부의 아랫면은 마름모형에 가깝고, 뒤쪽부터 앞쪽으로 유두체 · 회색융기 · 깔때기 · 뇌하수체 · 시각교차가 보인다(그림 9-57, 58).

◆**유두체**(mamillary body) 좌우 양쪽 대뇌다리 사이에서 뒤관통질(다리사이오목) 앞에 있는 반구형태로, 완두콩 크기의 1쌍 언덕이다.

◆**회색융기**(회백융기 tuber cinerea) 유두체 앞쪽에 약간 융기되어 있는 부분이다. 회색질의 얇은 층으로 되어있고 뇌실바닥을 만든다.

◆**깔때기**(누두 infundibulum) 셋째뇌실 아래쪽이 깔때기 모양으로 늘어진 부분으로서 그 앞끝에 **뇌하수체**(hypophysis)가 붙어 있다(그림 9-58).

깔때기의 밑부분 주변에서 회색융기가 언덕을 이루는데, 이곳을 **정중융기**(median eminence)라 한다.

◆**뇌하수체**(pituitary gland) 깔때기에 이어지는 **내분비샘**이다. 중간머리뼈우묵에서 나비뼈 터키안장의 뇌하수체오목 안으로 들어가 있고, 위쪽은 경질막의 안장가로막(diaphragma sellae)으로 감싸진다.

뇌하수체는 새끼손가락 한마디 크기(길이 1 cm, 폭 1 cm, 두께 0.7 cm)로 발생학적으로 입천장의 상피(epithelium)에서 유래하는 **샘뇌하수체**(adenohypophysis, 앞엽 anterior lobe)와 깔때기에 이어지는 **신경뇌하수체**(neurohypophysis, 뒤엽 posterior lobe)로 되어 있다(그림 9-58).

> 뇌하수체샘종에 의한 양귀쪽반맹 : 뇌하수체앞엽에 샘종이 생기는 경우가 있다(뇌하수체샘종 하수체선종 pituitary adenoma). 증식하는 세포의 종류에 따라 여러 내분비 증상이 일어난다. 샘종이 커지면 터키안장이 확대되고 파괴되어 주변조직을 압박한다. 시각교차가 압박되면 양귀쪽반맹(p.782)이 생긴다.

뇌하수체뒤엽에는 시상하부에 있는 신경핵(시각신경교차위핵과 뇌실곁핵)의 신경세포 축삭이 내려와서 분비물(호르몬)을 모세혈관으로 방출한다. 시상하부에는 혈액뇌관문이 있으므로 여기까지 내려와 호르몬을 내보낸다.

◆**시각교차**(시신경교차 optic chiasma) 깔때기 앞에서 좌우 시각신경이 합쳐져 생긴다. 시각교차로부터 뒤쪽을 향해 **시각로**(optic tract)가 지난다. 시각로는 대뇌다리를 돌아 가쪽무릎체에 이른다.

내부구조

시상하부 내부에는 몇 개의 핵이 있다.

1. 시상하부핵(Hypothalamic nucleus)

시상하부는 앞쪽부터 앞구역(시각로가 있는 부분 supraoptic region) · 중간구역(회색융기-깔때기가 있는 부분 infundibulotuberal region) 및 뒤구역(유두체가 있는 부분 mamillary region)의 3부분으로 나눌 수 있다(그림 9-58). 또한 이마단면으로는 뇌실주위영역(셋째뇌실에 접하는 얇은 층) · 안쪽영역 · 가쪽영역의 3층으로 구별된다. 이러한 시상하부 각 부분에 포함되는 주된 핵은 다음과 같다(그림 9-59).

[1] 시상하부 앞영역

◆**시각교차앞구역**(시신경교차전야 preoptic area) 시상하부 앞에 있고 발생학적으로는 끝뇌에서 유래하지만, 구조와 기능상으로는 시상하부에 포함된다.

1) **앞시상하부사이질핵**(전시상하부간질핵 interstitial nuclei of the anterior hypothalamus) : 안쪽영역에 있다. 4개의 아핵(subnucleus)으로 되어 있고, 그중 하나는 남성에서 더 큰데, 이것을 **성적 2형핵**이라 한다. 남성의 성적행동과 관계가 있다고 알려져 있다. **성적 2형**이란 남녀에서 구조 차이가 있다는 것을 나타내는 용어이다.

2) **제3뇌실앞배쪽영역**(제3뇌실전복측구 anterioventral third ventricular area) : 뇌실주위영역에 있다. 이곳이 손상되면 수분섭취량이 줄어들었을 때 물 · 전해질을 조절할 수 없게 된다. 또한 발열반응도 소실된다. 또한 여기에는 여성에서 더 큰 **성적 2형핵**이 있어서(**앞배쪽실주위핵** anteroventral periventricular nucleus), 주기적으로 생식샘자극호르몬방출호르몬을 분비하여 여성의 성주기를 일으킨다.

◆**시각교차위핵**(시교차상핵 suprachiasmatic nucleus) 뇌실주위영역에 있다. 시각교차위핵은 가쪽무릎체로부터 입력을 받아 대략의 하루주기리듬(circadian rhythm) 및 밤낮의 리듬을 일으킨다.

◆**시각로위핵**(시신경교차상핵 supra-optic nucleus) 가쪽영역에 있다. 이 핵과 다음에 설명하는 뇌실곁핵에 있는 대형 신경세포는 바소프레신과 옥시토신을 생산하고, 뇌하수체뒤엽에서 축삭을 뻗어 뒤엽에서 위의 두 호르몬을 분비한다(그림 9-60).

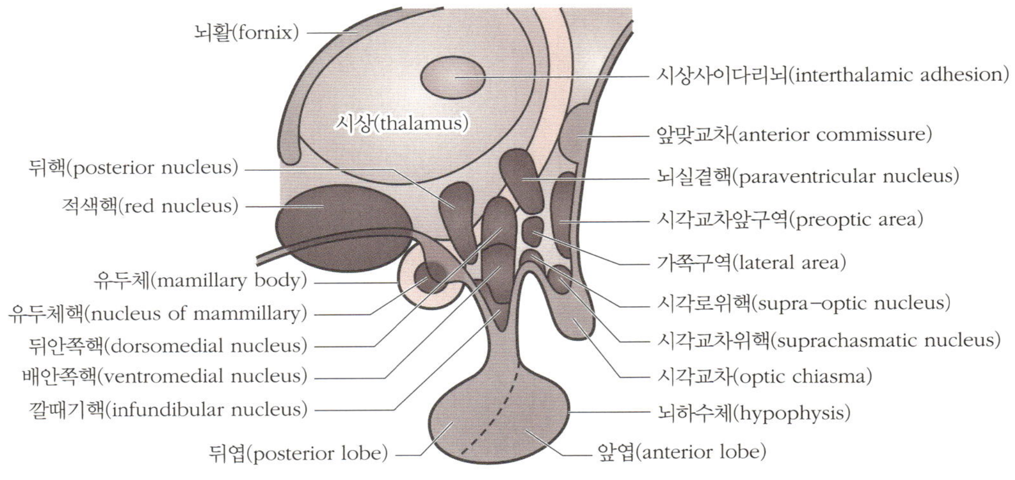

그림 9-59 시상하부의 핵
적색핵은 중간뇌의 핵이다.

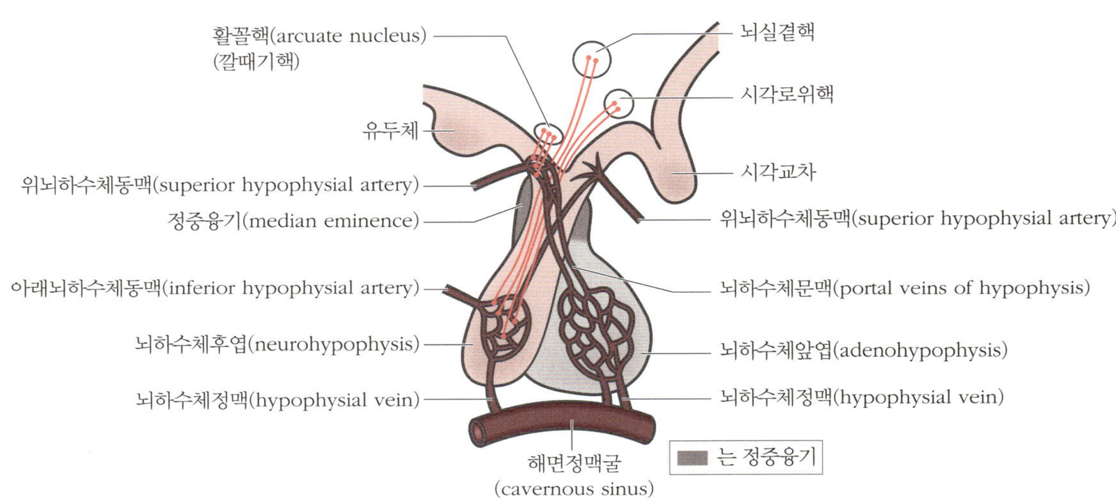

그림 9-60 시상하부의 신경분비
뇌하수체앞엽의 내분비세포는 시상하부에서 분비되는 호르몬 지배를 받는다.

◆**뇌실곁핵**(실방핵 paraventricular nucleus) 시각로위핵 뒤 윗부분에서 뇌실주위영역에 있다. 뇌실곁핵에서 대형 신경세포는 바소프레신과 옥시토신을 생산하고, 소형 신경세포는 뇌하수체문맥계통 일차모세혈관그물(정중융기)로 축삭을 뻗어 앞엽의 호르몬분비를 조절한다. 일부 신경세포는 척수의 교감신경세포에도 투사된다.

[2] 시상하부 중간영역

◆**뒤안쪽핵**(후내방핵 dorsomedial nucleus) 안쪽영역에 있다. 뒤안쪽핵은 분계섬유줄상핵, 사이막, 뇌줄기의 각 부분으로부터 입력을 받음과 동시에 시상하부의 각 핵으로부터도 입력을 받는다.

출력은 대부분 시상하부 안에 머물지만, 청색반점핵으로 투사되는 것도 있다.

◆**배안쪽핵**(복내측핵 ventromedial nucleus) 안쪽영역에 있다. 배안쪽핵은 편도체나 해마대로부터 많은 입력을

받음과 동시에 시상하부의 각 핵으로부터도 입력을 받는다. 여기에는 포만중추(satiety center)가 있다. 배안쪽핵은 미주신경뒤쪽핵에 투사되는 것으로부터 부교감신경과 관련이 있다고 간주된다. 또한 배안쪽핵은 앞뇌바닥부위의 Meynert 바닥핵으로 강력하게 출력되어 여기를 통해 대뇌겉질의 신경활동 전체에 영향을 미친다.

◆**활꼴핵**(궁형핵 arcuate nucleus, **깔때기핵** 누두핵 infundibular nucleus) 회색융기 안에 있는 뇌실주위영역에 있다. 깔때기핵의 신경세포는 그 분비물(호르몬)을 뇌하수체문맥계통 일차모세혈관그물(정중융기)로 방출하고, 이로써 뇌하수체앞엽의 호르몬분비를 조절한다(그림 9-60).

[3] 시상하부 뒤구역

◆**유두체핵**(nucleus of mamillary body) 안쪽구역에 위치한다. 대뇌둘레계통에서의 강력한 입력이 있다. 출력섬유로는 뒤에서 설명하는 유두시상다발과 유두덮개다발이 있다.

◆**융기유두체핵**(tuberomamillary nucleus) 중간뇌의 그물체에 이어진다. 히스타민분비신경세포가 있다. 이 신경세포의 신경돌기는 중추신경계 전체로 투사되며 각성과 관계가 있다고 알려져 있다.

[4] 가쪽시상하부(Lateral hypothalamic area)

이 부위에는 옥시토신을 생산하는 신경세포가 있다. 이 신경세포는 시상하부의 활꼴핵이나 배안쪽핵에 조밀하게 투사되고 음식섭취를 촉진한다(섭식중추). 한편 청색반점핵, 솔기핵, 융기유두체핵에도 조밀하게 투사되어 각성 수준의 유지와 관련이 있다.

발작수면 : 원인으로 오렉신(orexin) 생산세포의 감소와 관계가 있다.

◆**안쪽앞뇌다발**(medial forebrain bundle) 안쪽앞뇌다발은 시상하부 가쪽부위를 통과하는 신경섬유의 느슨한 다발로 이루어져 있다. 끝뇌의 대뇌둘레계통과 뇌줄기를 양쪽방향으로 연결하는 신경섬유다발이다. 여기에는 대뇌둘레계통과 배쪽덮개영역을 잇는 섬유나 청색반점핵과 Meynert 바닥핵을 묶는 섬유도 지나간다.

2. 시상하부의 섬유결합

시상하부는 중추신경계 각 부분과의 사이에서 복잡한 섬유결합을 가진다. 섬유결합은 명확한 섬유다발에 의하는 것도 있지만 느슨한 섬유다발에 의하는 것도 많다.

구심로(입력섬유)는 ① 시상, ② 대뇌겉질 · 대뇌둘레계, ③ 뇌줄기 특히 뇌줄기그물체 등에서의 섬유가 있다.

원심로(출력섬유)는 구심섬유가 나오는 각 부분으로 섬유를 보낸다. 즉 ① 시상(**유두시상다발** mammillothalamic fasciculus : 유두체로부터 시상앞핵에 도달하고, 시상앞핵을 거쳐 대뇌둘레계에 이른다), ② 중간뇌뒤판(유두피개속 mamillotegmental fasciculus : 유두체로부터 생겨나 중간뇌뒤판의 그물체에 이른다), ③ 뇌줄기 · 척수(주로 그물체에서 중계되어 아래로 주행하고 뇌줄기 · 척수의 자율신경핵에 이른다) 등으로의 섬유가 있다.

3. 뇌하수체에 이르는 신경로

신경뇌하수체와 깔때기에는 시상하부에서의 핵 신경세포가 섬유를 보낸다(그림 9-60).

◆**시신경교차위섬유**(supraoptic fibers)와 **뇌실곁핵뇌하수체섬유**(실방섬유 paraventricular fibers) 시각로위핵과 뇌실곁핵의 신경세포는 뇌하수체뒤엽으로 신경섬유를 보낸다. 이러한 신경섬유를 모두 **시상하부뇌하수체로**(hypothalamohypophysial tract)라고 한다. 시각로위핵과 뇌실곁핵의 신경세포는 바소프레신과 옥시토신을 분비한다. 그 분비물은 뇌하수체뒤엽으로 보내지고 방출된다. 뇌하수체뒤엽의 모세혈관에는 뇌혈액관문이 없기 때문에 직접 혈관으로 호르몬을 분비할 수 있다.

◆**융기뇌하수체로**(tuberohypophysial tract) 깔때기핵의 신경세포는 섬유를 정중융기로 보내고, 여기서 분비물을 방출한다. 이 분비물은 뇌하수체문맥계통에 의해서 뇌하수체앞엽으로 보내지고, 앞엽호르몬의 방출을 촉진 혹은 억제하는 기능을 한다(방출촉진 혹은 방출억제 호르몬 releasing or release-inhibiting hormone).

4. 시상하부의 기능

시상하부는 넓은 범위에서 입력을 받아 자율신경계 · 내분비계의 기능을 통합하고, 개체의 생명유지나 종족보존을 위해 작용한다. 다음과 같이 중요한 중추이다.

① 시상하부에는 **자율신경계의 최고 중추**가 있다. 시상하부에는 교감신경계와 부교감신경계에 대하여 각각의 중추가 있지만 그 부위는 분명하지 않다. 자율신경기능은 척수나 뇌줄기의 하위중추를 개입시켜 이루어진다.

② 시상하부에는 내분비계의 최고 중추가 있다.

③ 시상하부에는 생명유지 · 종족유지에 반드시 필요한 **자율기능의 중추**가 있다. 예를 들면 체온조절중추, 섭식중추(feeding center), 수분전해질조절중추, 에너지대사조절중추, 성행위 등과 관계있는 중추의 존재가 알려져 있다.

정신신체장애 : 시상하부는 대뇌겉질 · 대뇌둘레계 · 뇌줄기그물체에서 입력을 받는다. 이 때문에 정신적이거나 심리적 원인, 특히 정서의 영향이 자율신경을 개입시켜 신체 각 부위에 나타나는 기능적 이상을 가져온다. 이것이 오래 지속되면 기질적인 변화를 일으킨다. 이렇게 정신신체장애(psychosomatic disorder)라는 질병이 생긴다. 예를 들면 소화성궤양, 기관지천식, 불면증이 대표적이다. 심리적 치료를 병행하여 실시함으로써 증상완화를 기대할 수 있다.

정서에 의해서 일어나는 자율신경성변화 : 정서(분노 · 공포 · 슬픔 · 불안 등)는 대뇌둘레계통과 밀접한 관계가 있다. 대뇌둘레계통과 시상하부의 섬유연결에 의해서 정서는 시상하부의 자율신경기능에 작용한다. 이와 같이 정서에 의한 순환기계나 내장기능 등의 자율신경성변화(심장박동 · 혈압의 변화, 얼굴의 홍조 · 창백함 · 갈증, 식은땀 등)가 생긴다.

셋째뇌실(Third ventricle)

셋째뇌실은 사이뇌에 있는 뇌실로 양쪽 시상 사이에 끼여 틈새형태를 나타내며, 앞뒤로는 비교적 길지만 폭은 매우 좁다.

앞벽은 얇은 막 형태의 **종말판**(lamina terminalis)으로 되어 있다. 그 등쪽에는 가로로 주행하는 섬유다발, 즉 **앞맞교차**(전교련 anterior commissure)가 있다(그림 9-61). 종말판은 발생학적으로 신경관의 앞쪽끝에 해당하는 얇은 회색질판이다.

윗벽은 발생학적으로 신경관의 덮개판에서 유래하며, 뇌실을 감싸는 뇌실막과 가로대뇌틈새에서의 연질막층으로 되어 있다(**맥락막조직** choroid membrane). 맥락막조직은 정중선 양쪽에서 주름을 만들고, 뇌실 안으로 이어져 **맥락얼기**(맥락총 choroid plexus)를 이룬다.

윗벽의 맥락막조직 안을 속대뇌정맥(p.772)이 주행한다. 윗벽 위쪽에 뇌활과 뇌들보가 있다.

뒷벽에서 셋째뇌실은 중간뇌수도관과 통한다. 이 통로 위에는 가로로 주행하는 교차섬유로 만들어진 섬유다발, 즉 **시상상부맞교차**(뒤맞교차)가 있다(p.750).

시상상부맞교차 앞에 작은 오목이 있다. 이 오목은 솔방울샘의 바닥부위(솔방울샘줄기)로 움푹 들어가서 **솔방울오목**(송과체와 pineal recess)이라 한다.

솔방울오목 앞쪽 위에는 좌우 고삐핵 사이를 가로로 주행하는 **고삐맞교차**가 있다(p.752).

가쪽벽은 대부분이 시상 안쪽면으로 되어 있고, 아랫부분은 시상하부로 되어 있다. 그 사이를 **시상아래고랑**이

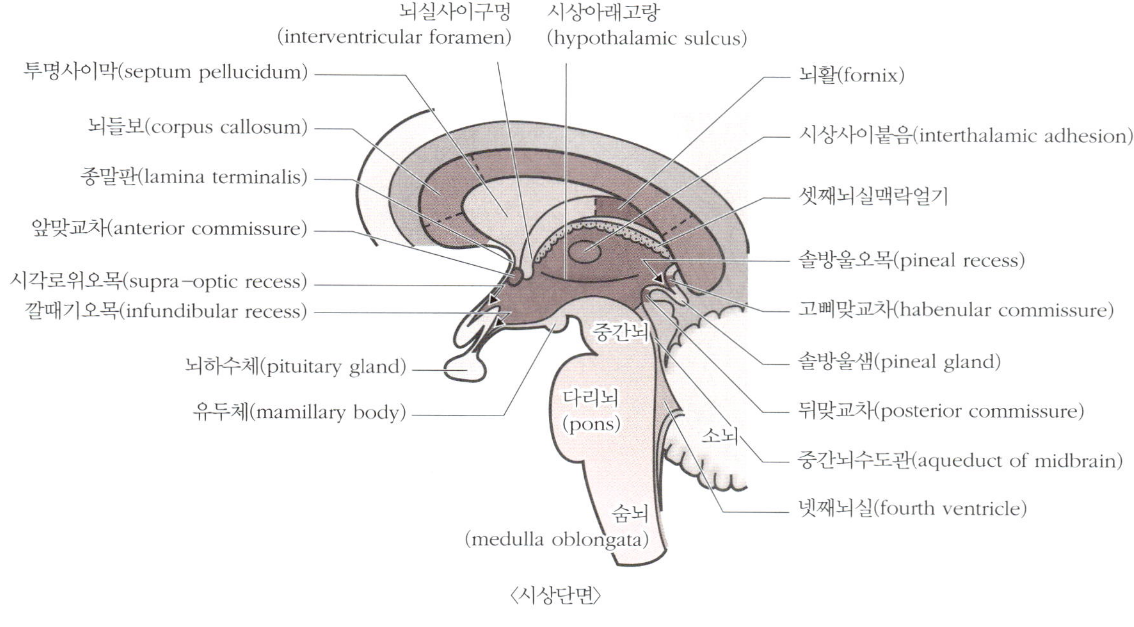

그림 9-61 셋째뇌실

주행한다.

시상아래고랑 앞쪽 끝에는 **뇌실사이구멍**(뇌실간공 interventricular foramen)이 있고, 여기서 셋째뇌실이 좌우 대뇌반구 안의 가쪽뇌실과 이어진다(그림 9-90 참고).

가쪽벽과 윗벽 사이에는 **시상수질선조**가 주행한다.

좌우 시상 사이에는 일반적으로 끈형태의 회색질(신경아교), 즉 **시상사이붙음**(시상간교 interthalamic adhesion)을 볼 수 있다. 이것에 의해서 유착되는 경우가 많다.

아랫벽은 시상하부로 되어 있고, 앞쪽부터 뒤쪽으로 시각교차 · 깔때기 · 회색융기 · 유두체로 되어 있다.

앞벽과 종말판과 시각교차 사이에는 작은 오목, 즉 **시각로위오목**(시삭상함요 supraoptic recess)이 있다(그림 9-61).

또한 깔때기에도 **깔때기오목**(누두함요 infundibular recess)이라 불리는 오목이 있다.

H. 끝뇌(종뇌 Telencephalon)

끝뇌(대뇌 cerebrum)는 발생학적으로 앞뇌가 앞 바깥방향으로 발달 · 돌출되어 생기고 좌우의 **대뇌반구**(cerebral hemisphere)로 되어 있다. 인간에서 대뇌반구는 현저하게 발달되어 사이뇌 · 중간뇌를 감싸고, 뒤통수안을 제외한 머리안의 대부분을 채운다. 뒤통수안은 소뇌로 채워진다.

대뇌반구의 표층면은 회색질로 되어 있으며, **대뇌겉질**(대뇌피질 cerebral cortex)이라 한다. 깊은 부위는 백색질로 되어 있다.

깊은 부위의 백색질 안에도 회색질덩어리가 있다. 이 회색질덩어리를 **대뇌바닥핵**(대뇌기저핵 cerebral basal nucleus, p.755)이라 한다. 대뇌반구 내부에는 신경관의 속공간에서 유래하는 **가쪽뇌실**(측뇌실 lateral ventricle, p.758)이 있다.

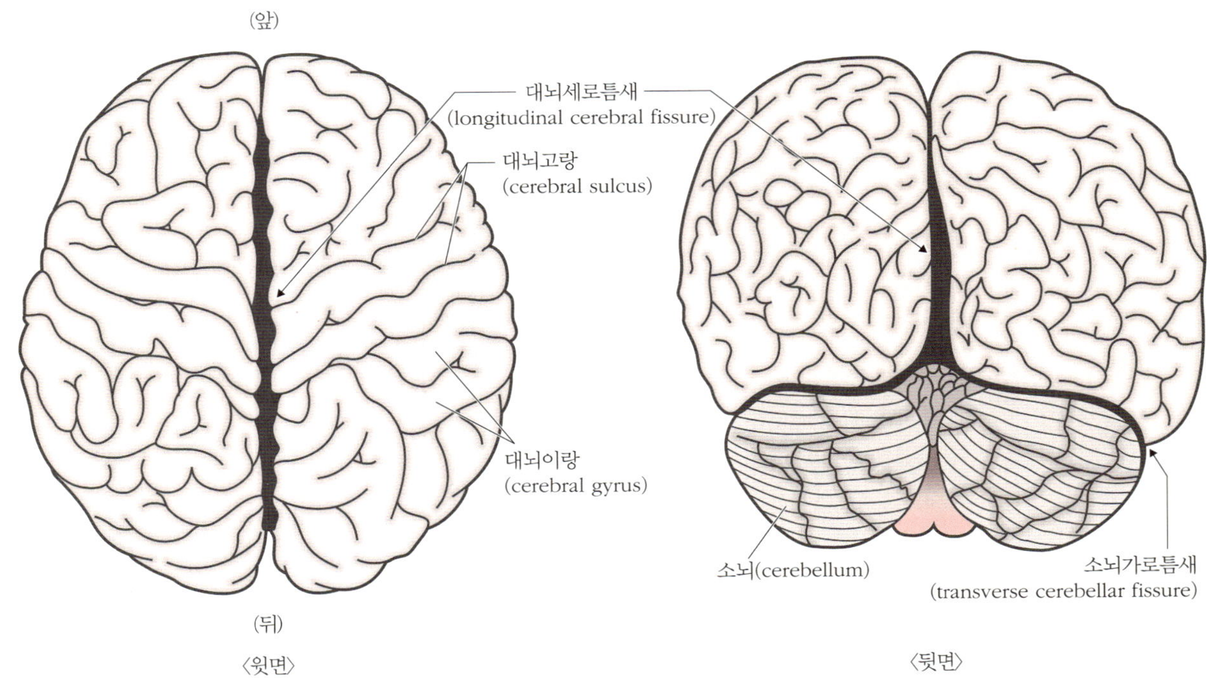

그림 9-62 대뇌반구의 외형(1)
대뇌와 소뇌는 뇌이랑의 폭이나 뇌고랑의 주행에 차이가 있다.

1 대뇌반구의 외형 (그림 9-62, 63)

좌우의 대뇌반구는 정중앙에 있는 깊은 **대뇌세로틈새**(대뇌종렬 longitudinal cerebral fissure)에 의해 나뉘어 반구 형태를 나타낸다. 또한 소뇌 사이에는 깊은 **소뇌가로틈새**(소뇌횡열 transverse cerebellar fissure)가 있다. 소뇌가로틈새는 앞쪽을 향해 이어져서 대뇌반구와 사이뇌 사이에 이르고, **대뇌가로틈새**(대뇌횡열 transverse cerebral fissure)가 된다.

대뇌반구의 표면은 위가쪽면 · 안쪽면 · 아랫면으로 나눌 수 있다. 위가쪽면은 부푼 둥근면이고, 안쪽면은 거의 평면이며, 아랫면(대뇌바닥)은 요철을 나타낸다.

표면에는 많은 고랑, 즉 **대뇌고랑**(대뇌구 cerebral sulcus)이 있고, 고랑 사이가 융기되어 **대뇌이랑**(대뇌회 cerebral gyrus)이라 한다.

대뇌반구는 다음의 주된 고랑에 의해 4개의 뇌엽(cerebral lobe)으로 나눌 수 있다.

주된 고랑

◆**중심고랑**(중심구 central sulcus, Rolando's sulcus) 대뇌반구 위모서리의 거의 중간점에서 앞 아랫방향을 향해 위 가쪽면을 비스듬히 주행하는 고랑이다.

◆**가쪽고랑**(외측구 lateral sulcus, **실비우스고랑** Sylvian sulcus of fissure) 대뇌반구 위 가쪽면에서 관자엽 앞쪽 끝(관자공간)으로부터 뒤 위쪽을 향해 주행하는 깊은 고랑이다.

가쪽고랑은 앞부분에서 앞쪽을 향하는 앞가지(전지 anterior ramus)와 위쪽을 향하는 오름가지(상행지 ascending ramus)를 낸다. 가쪽고랑은 뒤쪽을 향하여 뒷가지(후지 posterior ramus)를 낸다.

◆**마루뒤통수고랑**(두정후두구 parieto-occipital sulcus) 대뇌반구 안쪽면에서 반구 뒤쪽 끝(뒤통수극)의 몇 cm 위를 앞아래 방향으로 주행한다.

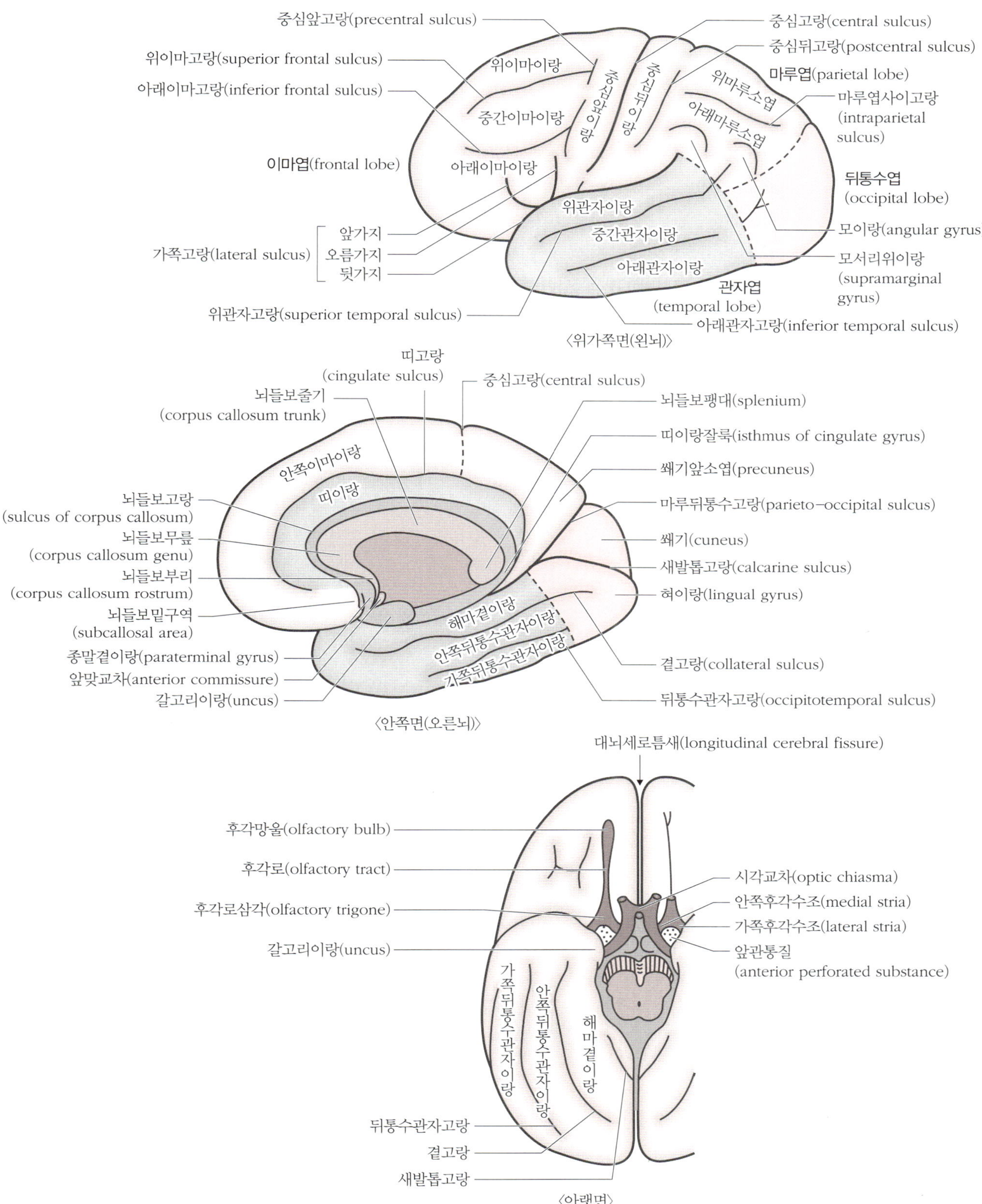

그림 9–63 대뇌반구(cerebral hemisphere)의 외형(2)

◆**새발톱고랑**(조거구 calcarine sulcus) 대뇌반구 안쪽면에서 뒤통수극의 근처에서부터 앞쪽을 향해 거의 수평으로 주행하는 깊은 고랑이다. 앞쪽끝에서 마루뒤통수고랑과 합쳐진다.

뇌엽(대뇌엽 Brain lobe)

◆**이마엽**(전두엽 frontal lobe) 대뇌 앞쪽끝(이마극)에서 중심고랑까지의 부분으로 앞머리뼈우묵을 채운다.

◆**관자엽**(측두엽 temporal lobe) 가쪽고랑 아랫부분에 있는 엽, 중간머리뼈우묵의 가쪽부위를 채운다.

가쪽고랑을 젖혀 열었을 때 그 깊은 곳에 보이는 부분을 **섬**(insula)이라 한다.

◆**마루엽**(두정엽 parietal lobe) 중심고랑 뒤쪽에서 가쪽고랑 위에 있는 부분이다.

◆**뒤통수엽**(후두엽 occipital lobe) 대뇌반구의 뒷부분으로, 가쪽면에서는 마루엽과의 사이에 명확한 경계 없이 옮겨가지만, 안쪽면에서는 마루엽과의 사이에 깊은 마루뒤통수고랑이 있어 명확하게 나뉜다.

각 엽이 차지하는 크기의 비율은 이마엽 약 40%, 관자엽 약 20%, 마루엽 23%, 뒤통수엽 17%이다.

위가쪽면(Superolateral face) (그림 9-63)

◆**이마엽** 중심고랑 앞에는 이와 평행하게 주행하는 **중심앞고랑**(중심전구 precentral sulcus)이 있다. 중심앞고랑에서 앞쪽을 향해 **위이마고랑**(상전두구 superior frontal sulcus)과 **아래이마고랑**(하전두구 inferior frontal sulcus)이 주행한다.

대뇌이랑으로는 **중심앞이랑**(중심전회 precentral gyrus, 중심고랑과 중심앞고랑의 사이), **위·중간·아래 이마이랑**(superior, middle and inferior frontal gyri, 중심앞이랑 앞에 있고, 위이마고랑과 아래이마고랑으로 나뉜다)을 볼 수 있다.

◆**관자엽** 가쪽고랑과 평행하게 **위관자고랑**(상측두구 superior temporal sulcus)과 **아래관자고랑**(하측두구 inferior temporal sulcus)이 주행한다.

이랑은 **위·중간·아래 관자이랑**(superior, middle and inferior temporal gyri)이 있다.

아래관자이랑은 반구 아랫면에 이어진다.

◆**마루엽** 중심고랑 뒤쪽에 평행하게 **중심뒤고랑**(중심후구 postcentral sulcus)이 주행한다. 반구 위모서리와 평행하게 흐르는 **마루엽속고랑**(두정엽내구 intraparietal sulcus)을 볼 수 있다.

이랑은 **중심뒤이랑**(중심후회 postcentral gyrus, 중심고랑의 뒤)·**위마루소엽**(상두정소엽 superior parietal lobule, 마루엽속고랑의 위쪽)·**아래마루소엽**(하두정소엽 inferior parietal lobule, 마루엽속고랑의 아래쪽)이 있다. 아래마루소엽에는 가쪽고랑의 뒤쪽끝을 둘러싸는 **모서리위이랑**(연상회 supramarginal gyrus)과 위관자고랑의 뒤쪽끝을 둘러싸는 **모이랑**(각회 angular gyrus)이 있다.

◆**뒤통수엽** 위 가쪽면에는 특별히 규칙적인 고랑·이랑은 없다.

안쪽면(Medial surface) (그림 9-63)

안쪽면 아랫부분에서는 **뇌들보**(뇌량 corpus callosum)의 단면을 볼 수 있다.

뇌들보는 좌우의 대뇌반구를 잇는 가로주행섬유가 모여 생긴 구조이다. 정중단면으로 보면 'ㄱ' 모양을 나타내고 뒤 끝부분이 부풀어 올라 **뇌들보팽대**(뇌량팽대 splenium)라고 한다. 앞쪽 끝부분은 뒤쪽 아래를 굽어도는 **뇌들보무릎**(뇌량슬 corpus callosum genu)과 가느다란 **뇌들보부리**(뇌량문 corpus callosum rostrum)로 되어있다. 부리의 끝은 **종말판**과 이어진다. 뇌들보팽대와 뇌들보무릎 사이 대부분을 **뇌들보줄기**(뇌량간 corpus callosum trunk)라고 한다.

뇌들보 바로 위에 붙어서 **뇌들보고랑**(뇌량구 sulcus of corpus callosum)이 주행하고, 그 위쪽에 평행하게 주행하는 **띠고랑**(대상구 cingulate sulcus)이 있다.

뇌들보고랑과 띠고랑 사이에는 뇌들보와 평행하게 흐르는 **띠이랑**(대상회 cingulate gyrus)이 있다. 띠이랑은 뒤쪽에서 뇌들보팽대를 둘러싸듯이 구부러져 좁은 **띠이랑잘룩**(대상회협 isthmus of cingulate gyrus)이 되고, 다시 아랫면에 이어져 **해마곁이랑**(해마방회 parahippocampal gyrus)이 된다.

뇌들보부리와 종말판 앞에 있는 좁은 부분을 **종말곁이랑**(paraterminal gyrus), 그 앞부분을 **뇌들보밑구역**(뇌량하부 subcallosal area)이라 한다.

뇌들보 앞부분(부리 · 무릎 · 줄기의 앞부분)의 뒤쪽 아래에는 뇌활과의 사이에 수직의 얇은 칸막이벽이 있다. 이 얇은 칸막이벽을 **투명사이막**(septum pellucidum, 그림 9-61 참고)이라 한다. 좌우 1쌍의 얇은 막형태 **투명사이막판**(투명중격판 lamina of septum pellucidum)으로 되어 있다. 좌우의 투명사이막판에는 매우 좁은 공간, 즉 **투명사이막공간**(투명중격강 cave of septum pellucidum)이 있다.

투명사이막은 좌우의 가쪽뇌실(앞뿔)을 나눈다. 투명사이막공간과 가쪽뇌실 사이에 교통은 없다.

사이막판은 본래 끝뇌의 안쪽벽이지만 뇌들보의 현저한 발달로 이마엽으로부터 분리되어 흔적과 같이 얇은 막형태가 된 것이다.

사이막판은 회색질과 백색질로 되어 있고, 앞맞교차 · 종말곁이랑 · 뇌들보밑구역 등과 함께 **사이막영역**(중격영역 septal area)이라 부른다.

띠이랑 위는 앞쪽에서 뒤쪽으로 안쪽이마이랑 · 중심옆소엽 · 쐐기앞부분 · 쐐기 · 혀이랑의 각 부분으로 구별된다.

① **안쪽이마이랑**(내측전두회 medial frontal gyrus) : 이마엽 안쪽면에 있고, 위가쪽면의 위이마이랑으로부터 이어지는 부분이다.
② **중심옆소엽**(paracentral lobule) : 중심앞이랑과 중심뒤이랑이 안쪽면에 이어진 부분이다.
③ **쐐기앞소엽**(precuneus) : 중심옆소엽 뒤쪽에서 마루뒤통수고랑 앞에 있는 마루엽의 일부이다.
④ **쐐기**(cuneus) : 뒤통수엽에서 마루뒤통수고랑과 새발톱고랑 사이에 있는 삼각형부분이다.
⑤ **혀이랑**(설회 lingual gyrus) : 뒤통수엽 아랫면에서 새발톱고랑 아래쪽에 있고, 뒤에서 설명할 안쪽뒤통수관자이랑 뒤쪽과 이어진다.

아래면(Inferior surface) (그림 9-63)

◆**이마엽** 아랫면은 눈확의 윗벽과 닿아 있고, 불규칙한 **눈확고랑**(안와구 orbital sulcus)과 **눈확이랑**(안와회 orbital gyrus) 및 후각망울과 후각로가 보인다.

후각망울(후구 olfactory bulb)은 계란형으로 부풀어 있고, 여기에 코안으로부터의 후각신경이 있다.

후각로(후삭 olfactory tract)는 후각망울에서 뒤쪽으로 가늘게 이어진 섬유다발로, 그 뒤쪽끝은 삼각형으로 넓어져 **후각로삼각**(후삼각 olfactory trigone)이 된다.

후각로의 섬유는 후각로삼각에서 안쪽과 가쪽으로 나누어져서 각각 **안쪽후각수조**(내측선 medial stria)와 **가쪽후각수조**(외측선 lateral stria)가 된다.

후각로삼각 뒤쪽에는 여러 개의 작은 구멍이 있다. 이 부분을 **앞관통물질**(anterior perforated substance)이라 하며, 이는 혈관(앞대뇌동맥 · 중간대뇌동맥의 가지)이 통과하기 위해 생성되었다.

◆**관자엽** 아랫면은 가쪽면과 이어져 약간 부풀어 있고, 뒤쪽은 후두엽과 이어진다. 가쪽에는 앞뒤로 주행하는 **뒤통수관자고랑**(후두측두구 occipitotemporal sulcus)이 있고, 이 고랑 안쪽에서는 평행하게 주행하는 **곁고랑**(측부구 collateral sulcus)을 볼 수 있다.

뒤통수관자고랑 가쪽에는 **가쪽뒤통수관자이랑**(외측후두측두회 lateral occipitotemporal gyrus)이 있고, 뒤통수관자고랑과 곁고랑 사이에는 **안쪽뒤통수관자이랑**(내측후두측두회 medial occipitotemporal gyrus)이 있다. 곁고랑 안쪽에는 **해마곁이랑**(해마방회 parahippocampal gyrus)이 있다.

해마곁이랑 앞쪽끝은 굽어 있는 갈고리모양으로 **갈고리이랑**(구상돌기 uncus)이라 한다.

해마곁이랑과 안쪽뒤통수관자이랑은 뒤쪽에서 **혀이랑**(설상회 lingual gyrus)으로 옮겨간다.

2 대뇌겉질(새겉질)의 기능

대뇌겉질은 계통발생학적으로 새롭게 발달한 **새겉질**(신피질 neocortex)과 오래된 **옛겉질**(구피질 paleocortex) · **원시겉질**(원시피질 archicortex)로 나눌 수 있다. 인간에서는 새겉질이 매우 발달하여 대뇌겉질의 대부분(약 90%)을 차지한다.

대뇌겉질은 회색질로 되어 있어 대뇌 중량의 약 40%를 차지하고, 대뇌이랑뿐만 아니라 대뇌고랑의 표면층도 감싼다.

좌우 반구에서 겉질의 전체 표면적은 약 2,200 cm²(거의 신문지 1장의 면적에 해당한다)이다. 그 면적의 약 1/3은 대뇌이랑의 표면이 차지하고, 2/3는 대뇌고랑이 차지한다.

대뇌겉질에서 신경세포 · 신경섬유는 계단모양으로 배열되어 있고, 새겉질은 원칙적으로 6층 구조를 가진다. 겉질의 두께는 부위에 따라 차이가 있다. 예를 들면 이마엽의 중심앞이랑에서는 4~4.5 mm로 두꺼워지고, 뒤통수엽의 새발톱고랑 근처에서는 얇아져 1.5~2.5 mm이다. 또한 일반적으로 대뇌이랑 꼭대기에서는 두껍고, 대뇌고랑 깊은 부위에서는 얇다. 또한 신경세포의 밀도 · 배열이나 크기 · 형태 등도 부위에 따라 달라진다.

이러한 신경세포의 세포 구축에 근거하여 브로드만(Brodmann)은 대뇌겉질을 52개의 영역(area)으로 나누고 각 영역에 1~52의 번호를 부여하여 대뇌겉질의 세포구축지도를 만들었다(그림 9-64). 브로드만 지도의 특정영역에는 특정의 기능이 알려져 있다. 즉 대뇌겉질의 구역마다 기능이 다르게 나타난다. 일반적으로 운동겉질, 여러 종류의 감각겉질, 연합구역, 언어구역이 있다.

운동겉질(운동피질 Motor cortex)

운동겉질은 수의운동을 일으키는 영역이다(그림 9-65).

◆ **일차운동겉질**(일차운동피질 primary motor cortex) 중심고랑 앞부분의 중심앞이랑(브로드만의 4영역)에 해당하며, 반대쪽의 수의운동을 일으키는 중추이다.

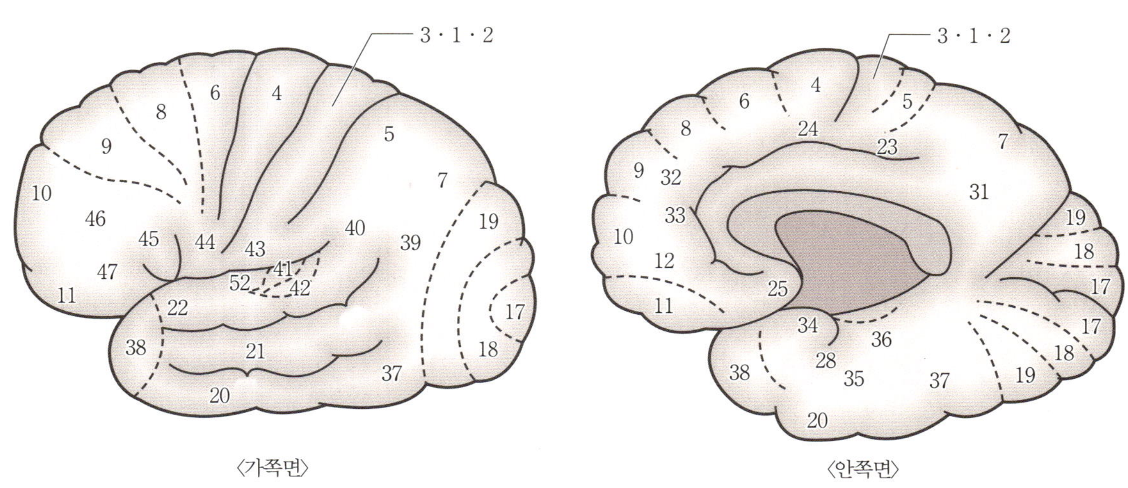

그림 9-64 Brodmann의 대뇌겉질영역
인간은 48~51 부분이 없다.

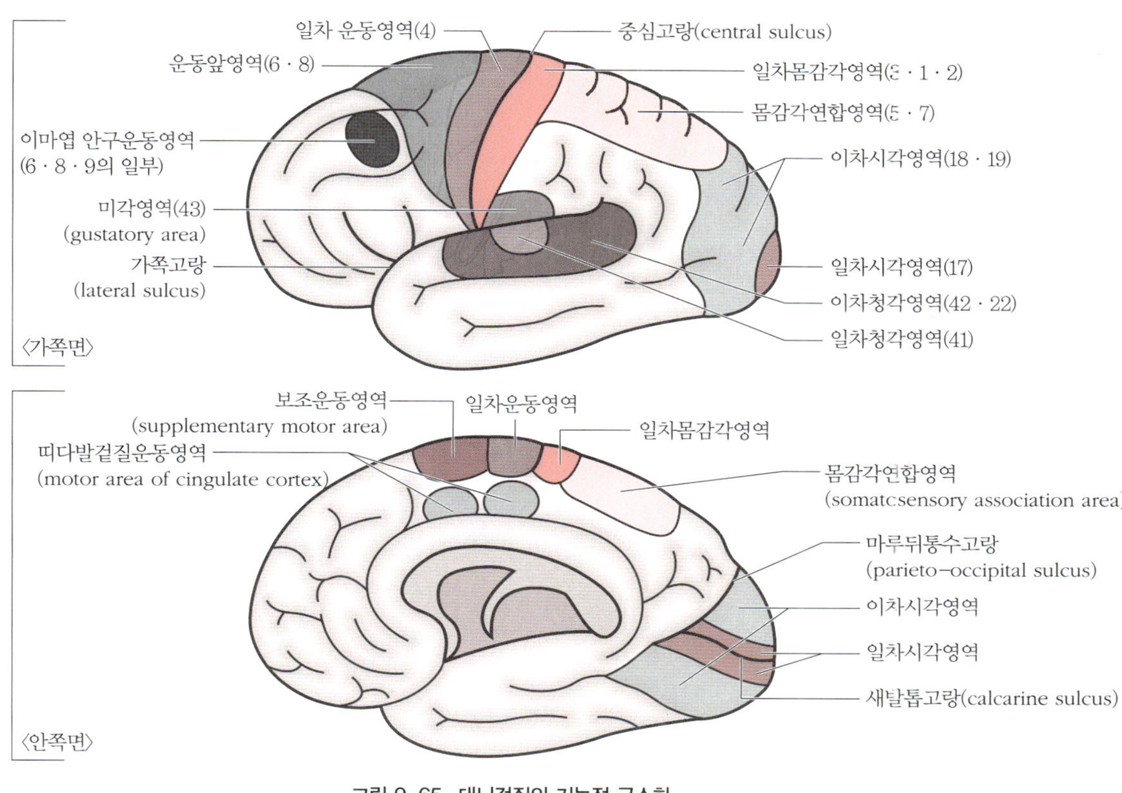

그림 9-65 대뇌겉질의 기능적 국소화

일차운동겉질에서 생기는 섬유는 겉질척수섬유 · 겉질핵섬유로 아래로 주행한다. 겉질척수섬유는 숨뇌피라미드에서 대부분이 반대쪽으로 교차된다. 따라서 팔다리는 반대쪽의 지배를 받는다.

대뇌의 양쪽 지배를 받는 근육 : 몸통근육과 팔다리이음근육을 지배하는 신경섬유는 숨뇌에서 교차하지 않고 같은 쪽을 내려가 척수에 이른 후 일부는 같은 쪽의 근육에, 대부분은 반대쪽으로 교차되어 반대쪽의 근육으로 이동한다. 이렇게 양쪽 근육은 대뇌겉질의 양쪽 지배를 받는다. 몸통근육과 팔다리이음근육은 자세조절 시 양쪽이 협조하여 작용해야 하기 때문이다. 이와 같이 겉질핵섬유의 대부분은 교차하여 반대쪽의 뇌신경운동핵으로 들어가는데, 일부는 같은 쪽의 뇌신경운동핵으로 들어간다. 이렇게 안구근육, 이마부위의 근육, 혀근육, 씹기근육, 후두 · 인두의 근육 또한 대뇌겉질의 양쪽 지배를 받는다.

한쪽의 운동영역이 침범당하면 반대쪽의 팔다리운동에 마비가 일어난다. 그러나 양쪽 겉질의 지배를 받는 몸통 등에서는 근육마비가 경미하게 일어나는데 바로 이러한 이유에 의한다.

일차운동겉질의 몸형태 배열 : 운동영역에서 다리에 대한 중추는 중심앞이랑 위쪽끝에서 안쪽면의 중심옆소엽에 걸쳐 존재하며, 그 아래쪽에서 중심앞이랑 윗부분에 몸통에 대응하는 중추가 있다. 또한 아래쪽에서 중심앞이랑의 윗부위 · 중앙부위에 위팔에 대응하는 중추도 있다. 중심앞이랑 아랫부분에는 얼굴 · 혀 · 인두 등 머리와 목의 운동중추가 있다. 이처럼 운동영역은 지배영역에 대응하는 몸형태 배열(somatotopic localization)로 이루어져서 기능적으로 중요한 미세운동을 실시하는 부위(예 : 손 · 손가락 특히 엄지, 얼굴 특히 입술 · 인두 · 혀 등)를 지배하는 중추는 넓은 면적을 차지한다(그림 9-66).

◆**운동앞영역**(전운동구역 premotor area)   브로드만의 6영역 정도에 해당한다. 등쪽운동앞영역과 배쪽운동앞영역으로 나눌 수 있다. 등쪽운동앞영역은 운동의 기획이나 준비를 담당하고, 배쪽운동앞영역은 주로 시각에 의한

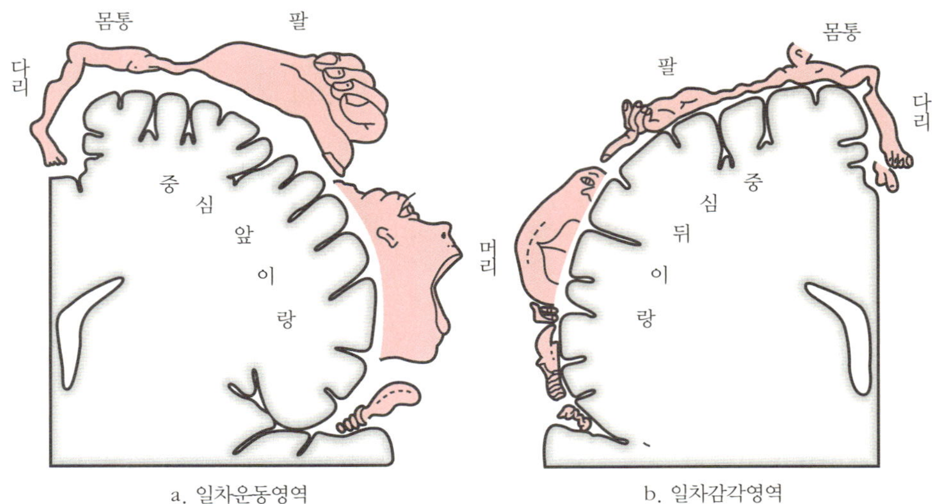

a. 일차운동영역

b. 일차감각영역

그림 9–66 중심앞이랑과 중심뒤이랑 부위의 국소화(Penfield의 지도를 활용)

물체의 인지와 동작을 실행할 때에 중요하다.

운동앞영역은 구두 끈을 묶거나 단추를 채우는 등의 학습 · 경험에 의해 복잡하게 조직화된 운동의 수행과 관계가 있다.

행위상실증 : 운동앞영역이 손상되면 전달된 시각정보로 제대로 된 동작을 결정할 수 없다. 이러한 행위불능을 행위상실증(실행증 apraxia)이라 한다.

◆ **이마앞겉질**(전두전피질 prefrontal cortex, 이마앞영역) 대뇌겉질에서 이마엽 앞쪽을 넓게 차지하고 있는 연합영역이다(9 · 10영역). 이마앞겉질은 뇌의 광범위한 영역으로부터 정보를 모아 행동을 프로그래밍한다.

◆ **보조운동영역**(supplementary motor area) 대뇌반구 안쪽면에서 안쪽이마이랑, 중심옆소엽의 앞부분(6영역의 일부)을 말한다. 대뇌바닥핵(창백핵)에서의 출력섬유가 시상을 경유하여 대량으로 보조운동영역으로 들어간다. 보조운동영역의 출력은 주로 일차운동겉질이다.

보조운동영역은 어떤 목적을 위해서 여러 종류의 동작 기억을 통해 순서대로 잘 조립하여 실시할 때 관여한다. 또한 감각자극에 대한 적절한 운동반응을 실시하는 데도 관여한다.

강제움켜잡기 : 보조운동영역이 손상되면 스스로의 의지로 운동을 실시하는 것이 불가능하거나 강제움켜잡기반사(forced grasping reflex)가 일어나는 등의 증상을 볼 수 있다. 강제움켜잡기란 의지와 관계없이 손을 꽉 움켜쥐는 등 비정상적 체위반사이다.

◆ **띠다발겉질운동영역**(대상피질운동영역 motor area of cingulate cortex) 대뇌겉질 안쪽에 있는 띠고랑의 중앙부에 고랑 윗벽부터 아랫벽에 걸쳐 존재한다. 대뇌둘레계통과 이마앞겉질에서의 입력을 받는다. 띠다발겉질운동영역은 내적 욕구에 의한 자발성 행동, 예를 들면 감사를 표현하는 동작을 선택할 때 작용한다.

일차운동겉질의 파괴 : 일차운동겉질이 손상되는 경우는 운동앞영역이 손상되는 경우에 비해서 고도의 마비가 일어난다. 운동앞영역만 손상된 경우에는 미세한 근육운동을 실시하는 것이 불가능하지만 큰 동작의 운동은 가능하다.

Jacksonian발작 : 일차운동겉질이 자극되면 그 겉질부위가 지배하는 근육에 경련이 일어난다. 이와 같이 운동영역의 일정부위(초점)에 제한되어 나타나는 경련발작을 잭소니안발작(Jacksonian epilepsy)이라 한다.

◆**이마엽안구운동영역**(frontal eye field) 중심앞이랑의 얼굴을 지배하는 겉질영역 앞쪽에서 브로드만의 6, 8, 9영역 일부에 있다. 시상의 신경핵에서 위둔덕이나 흑색질, 소뇌 치아핵에서의 정보가 들어간다. 뒤통수엽, 마루엽, 관자엽에 있는 시각연합구역이나 위관자이랑에 있는 청각영역, 이마엽의 이마앞겉질에서의 출력도 들어간다. 그리고 위둔덕, 다리뇌그물체에 있는 주시중추 등 뇌줄기에서 안구운동에 관계하는 신경핵에 투사된다. 이마엽안구운동영역은 시선을 끄는 물체에 시선을 주기 위한 안구운동(신속눈운동 saccadic eye movement)의 시작과 관계가 있다.

한쪽의 이마엽안구운동영역이 손상되면 손상된 쪽의 반대쪽에 있는 관심물체로 시선을 향할 수 없다.

감각겉질(감각피질 Sensory cortex) (그림 9-65)

1. 몸감각겉질(체성감각피질 Somatosensory cortex)

후각 이외의 몸감각(피부 · 깊은감각)은 시상에서 중계되어 대뇌겉질에 이른다. 이러한 몸감각의 중추이다.

◆**일차몸감각영역**(일차체성감각영역 primary somatosensory area) 중심뒤이랑(브로드만의 3 · 1 · 2영역)에 있다. 몸감각의 임펄스는 주로 시상의 배쪽바닥핵군에서 중계되고, 일차몸감각영역으로 투사된다.

한쪽의 몸감각영역은 반대쪽의 감각을 받아 위쪽부터 아랫방향으로 다리(다리 · 장딴지 · 넙다리), 몸통, 위팔(위팔 · 아래팔 · 손), 얼굴 · 인두 · 혀의 순서로, 즉 몸과 위아래가 거꾸로 나타나 일차운동영역과 같은 국재성편재를 나타낸다(그림 9-66). 특히 세밀한 감각을 가지는 부위(예 : 손, 특히 집게손가락 · 엄지나 얼굴, 특히 입술 등)는 감각영역에서 넓은 면적에 투사된다. 몸감각영역은 뇌들보를 통해 반대쪽의 몸감각영역과도 연결된다.

헛팔다리(환상사지 phantom limb) : 손이나 다리를 절단한 경우에 어느 정도는 잃은 팔이나 다리가 아직 붙어 있다고 느낀다. 이 현상은 대뇌겉질에서 신체 형태가 형성된 후 손발을 잃은 경우에 나타난다. 시간이 지나면서 손발에서 느끼는 감각이 투사되는 뇌부위의 신경세포는 소실되고, 주위의 신경세포가 이를 대체한다. 뇌의 가소성(plasticity)을 나타내는 현상이다.

◆**몸감각연합영역**(체성감각연합구역 somatosensory association area) 일차몸감각영역의 뒤쪽, 즉 가쪽면의 위마루소엽에서 안쪽면에 이르는 부분(5 · 7영역)을 몸감각연합영역이라고 한다. 이 영역은 일차몸감각영역과 시각영역에서 입력을 받고, 시상(가쪽핵 · 뒤핵)과의 사이에 섬유연결을 가진다. 이에 따라 여기서 입력이 통합되어 체험 · 기억에 의해 감각의 의미가 이해된다. 예를 들면 눈을 감고 물체를 만져도 그 특징으로 그 물체가 무엇인지를 이해한다.

촉각인식불능증 : 몸감각연합영역이 손상되면 만져서 얻은 감각정보의 의미를 이해할 수 없다. 이와 같이 물체를 인식할 수 없는 상태를 촉각인식불능증(촉각실인증 tactile agnosia)이라 한다.

◆**이차몸감각영역**(이차체성감각영역 second somatosensory area) 중심뒤이랑 바깥 아래쪽에서 가쪽고랑 안에 있는 작은 부분(43영역)이다. 앞쪽부터 뒤쪽으로 얼굴 · 팔 · 다리 순서이고 양측성으로 나타난다. 이차몸감각영역은 일차몸감각영역에서 연결을 받으며, 일차운동영역으로 출력하고 몸감각연합영역으로도 출력한다.

2. 시각겉질(시각피질 Visual cortex)

뒤통수엽에 있는 브로드만의 17 · 18 · 19영역은 시각과 관계하는 영역이다.

◆**일차시각겉질**(일차시각피질 primary visual cortex) 시각중추로 뒤통수엽의 안쪽면에 있으며 새발톱고랑의 양쪽(17영역)에 있다. 시상의 가쪽무릎체에서의 섬유가 시각로부챗살을 만들어 이곳에 이른다.

시각영역의 겉질은 다른 겉질에 비해 얇고(약 1.5 mm), 겉질의 제4층에 해당하는 부위의 표면과 평행하다. 말이집섬유다발로 이루어진 하얀줄(Gennari 줄 Gennari's stria)이 육안으로 보인다. 이 때문에 일차시각겉질을 **줄무늬영역**(선조구역 striate area)이라 한다.

한쪽 시각영역에는 같은 쪽 망막귀쪽 절반부와 반대쪽 망막코쪽 절반부에서의 입력이 나타난다.

또한 망막 위쪽은 새발톱고랑의 위쪽에, 망막 아래쪽은 새발톱고랑의 아래쪽에 나타난다. 황반(망막의 뒤쪽끝으로 시각이 가장 예민한 부분)은 시각영역(17영역)의 뒤쪽 약 1/3부분을 차지하는 넓은 영역에 나타난다.

> 같은쪽반맹과 겉질시각상실 : 한쪽의 일차시각겉질이 손상되면 양쪽의 같은 쪽 절반부위의 시야결손(visual field defect, 같은쪽반맹 homonymous hemianopia)이 나타난다. 그리고 양쪽 모두 손상되면 겉질시각상실(피질맹 cortical blindness)이라 하여 빛반사나 눈바닥에 이상은 없지만 시력이 완전히 소실된다.

◆**이차시각영역**(secondary visual area) 일차시각영역의 주위로서 안쪽면에서 가쪽면에 이르는 영역(18 · 19영역)이다. 여기는 일차시각영역에서의 섬유를 받고, 다른 겉질영역이나 시상베개 등과도 섬유연결을 가진다.

이차시각영역에는 일차시각영역에서 보았던 색깔의 식별, 방향, 형태, 움직임을 해석한다. 이후에 마루엽(7a영역)으로 보내 공간적 위치를 감별하고, 관자엽으로도 보내 과거의 기억에 있는 감각과 조합해서 물체를 인식한다.

> 시각인식불능증 : 이차시각영역이 손상되면 시력은 유지되지만 눈으로 본 물체의 의미를 이해할 수 없다. 이것을 시각인식불능증(시각실인증 visual agnosia)이라 한다.

3. 청각영역(Auditory area)

◆**일차청각영역**(primary auditory area) 청각의 중추로서 관자엽에 있는 위관자이랑 윗면(41 · 42영역)에서 Heschl's이랑(Heschl's gyri)에 있다. 시상의 안쪽무릎체부터 청각부챗살을 통해 청각정보가 들어간다.

한쪽 일차청각영역이 손상되면 반대쪽의 청력에 장애가 일어나지만 청력이 완전하게 사라지는 경우는 없다. 한쪽 청각기관의 입력은 양쪽의 청각영역에 도달하기 때문이다.

◆**이차청각영역**(scondary auditory area) 일차청각영역 주위(22영역)에 있다. 일차청각영역에서 듣게 되는 소리의 의미는 이 겉질영역에서 이해된다.

> 청각인식불능증 : 이차청각영역이 손상되면 듣는 소리의 의미를 이해하지 못하게 된다. 이것을 청각인식불능증(청각실인증 auditory agnosia)이라 한다.

4. 그 외의 감각중추영역

◆**미각구역**(gustatory area) 미각중추는 중심뒤이랑의 가장 아랫부분(43영역)에서 가쪽고랑의 윗벽에 해당하고 섬에 인접한다.

◆**후각구역**(olfactory area, 그림 9-70 참고) 후각중추는 조롱박구역 주위에 있다.

연합구역(Association area) (그림 9-67)

연합구역은 지금까지 설명한 중추영역 이외의 겉질을 말한다. 이전에는 일차운동영역이나 일차몸감각영역 이외의 겉질을 연합구역이라 했지만, 일차영역에 맞닿는 겉질은 기능적으로 일차영역과 관련되어 있으므로 각각 운동영역 · 감각영역에 포함되었다. 이렇게 운동영역 · 감각영역에서 기능적으로 독립되어 있는 넓은 겉질을 모두 연합구역이라 한다.

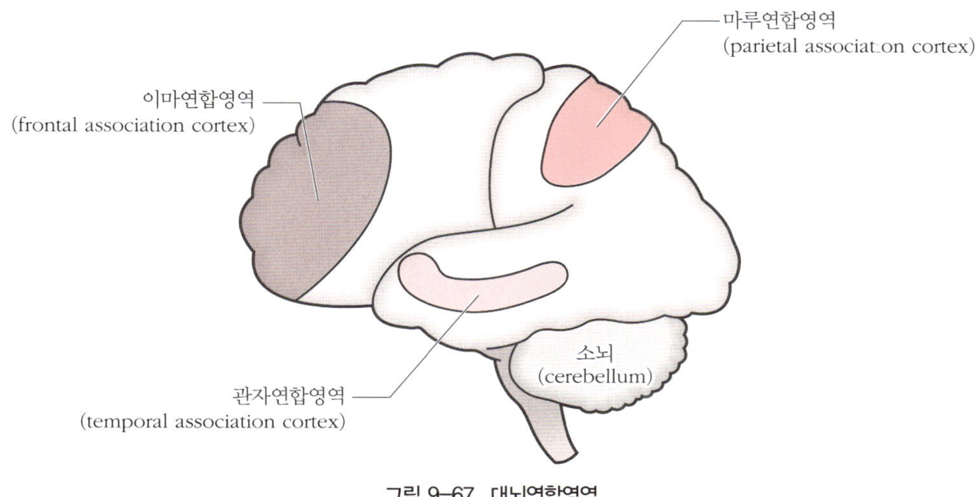

그림 9-67 대뇌연합영역

연합구역은 각 중추의 기능을 통합하고 인지, 학습, 기억, 사고 등 높은 차원의 정신기능을 하는 영역이다. 특히 인간의 대뇌겉질은 상당히 넓은 연합구역을 가지며, 여기에서 활발한 정신활동을 한다. 이마 · 관자 · 마루 연합구역으로 구별한다.

◆ **이마연합겉질**(전두연합피질 frontal association cortex) 인간에서는 특히 넓고(9 · 10 · 11 · 12영역) 인지, 학습, 기억, 사고, 능동적인 주의와 관계가 있다. 특히 이마엽 앞부분, 즉 이마앞겉질(9 · 10영역)은 모든 대뇌겉질, 대뇌바닥핵, 시상, 시상하부, 소뇌, 뇌줄기 사이에 광범위한 섬유연결을 가진다. 그리고 이러한 섬유연결에 의해 감각 · 운동, 쾌감 · 불쾌감 등의 정보를 통합하여 운동의 실행에 영향을 주며 운동의 계획에도 관여한다.

이마연합구역의 장애 : 이마연합겉질이 침범되면 성격이나 정서에 변화가 나타나서 행동에 계획성이 없어지고 무관심해지거나 충동적인 행동이 눈에 띄게 된다.

◆ **관자연합겉질**(측두연합피질 temporal association cortex, 21 · 22 · 28영역) 일차시각영역이나 이차시각영역, 대뇌둘레계통, 이마앞겉질과의 섬유연결을 가진다. 관자연합구역은 기억과 관계가 있고, 이마연합구역과 함께 인간의 감정이나 정서에도 관계한다.

관자연합구역의 장애 : 관자연합구역이 침범되면 기억상실(amnesia), 주의력산만, 시각인식불능이 일어난다.

◆ **마루연합겉질**(두정연합피질 parietal association cortex, 5 · 7영역) 시각영역과 몸감각영역으로부터 정보를 통합하여 운동영역과 운동앞영역으로 출력한다. 수동적인 주의에 관계하는 것 외에 감각자극이나 시각자극에 의한 행동의 동기부여에 영향을 준다.

언어영역(언어구역 Speech area) (그림 9-68)

언어는 가장 중요한 의사소통의 수단으로 이의 성립에 관여하는 겉질영역을 언어영역(언어중추 speech center)이라 한다. 운동언어영역과 감각언어영역이 있다.

언어영역은 대뇌반구의 한쪽에 있으며 보통 왼쪽에 있다.

◆ **운동언어중추**(motor speech center, 브로카중추 Broca's center) 이마엽에 있는 아래이마이랑의 뒷부분(44 · 45

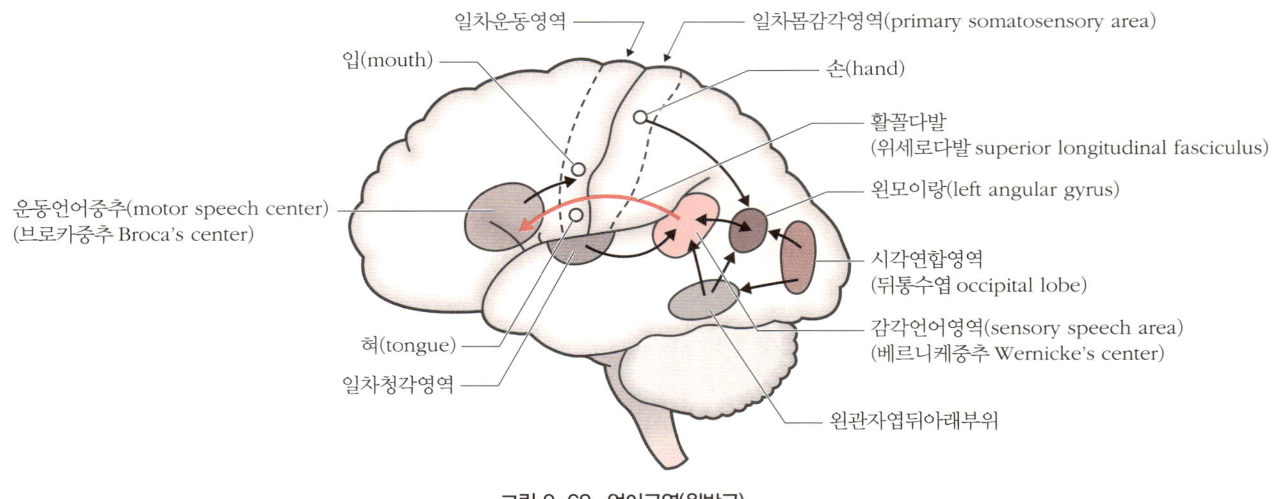

그림 9–68 언어구역(왼반구)
왼모이랑은 시각영역 · 청각영역 · 몸감각영역의 정보를 종합한다.

영역)에 있다.

언어의 발성에 필요한 입 · 인두 · 후두의 근육 활동을 통합 · 조정하는 중추로서 출력을 운동영역으로 보내 발성운동을 실행하는 부위라고 생각할 수 있다.

운동언어상실증 : 운동언어영역에 장애가 있으면 구음(발성)은 유지되지만 의미가 있는 언어로 발성이 불가능하다. 사용하는 데 익숙하지 않은 외국어로 말할 때와 닮아 있다. 이러한 언어장애를 **운동언어상실증**(운동실어증 motor aphasia)이라 한다.

◆**감각언어영역**(sensory speech area, **베르니케중추** Wernicke center) 관자엽에 있는 위관자이랑의 뒤 윗부분(22영역)에 있다. 일차청각영역(41영역)에서 들은 말소리를 언어로서 이해하는 겉질영역이다.

감각언어상실증 : 감각언어구역이 침범되면 들은 말소리의 의미를 이해할 수 없다. 알지 못하는 외국어를 듣는 것과 비슷하다. 또한 자신이 말하는 말소리를 들으면서 발성을 조절할 수 없으므로 이해시킬 수 있는 언어로 말하는 것이 불가능하다. 이것을 감각언어상실증(감각실어증 sensory aphasia)이라 한다. 유아와 같이 횡설수설하게 되므로 쟈곤실어증(Jargon aphasia)이라고도 한다.

우성대뇌반구 : 언어영역은 운동언어영역 · 감각언어영역과 함께 오른손잡이에서는 왼쪽 대뇌반구에 있다. 왼손잡이에서도 대다수는 왼쪽반구에 있다. 이처럼 중추로서의 기능이 한쪽의 대뇌반구에 있는 경우에 그 기능을 가지는 반구를 우성대뇌반구(dominant hemisphere)라고 한다.

완전언어상실증 : 언어영역에는 중간대뇌동맥의 가지가 분포한다. 따라서 이 동맥의 줄기부분에 폐쇄가 일어나면 양쪽 언어영역이 손상된다. 따라서 언어에 의한 의사소통 능력을 잃게 된다. 이것을 완전언어상실증(완전실어증 total aphasia)이라 한다. 이 경우 오른쪽반신마비를 동반하는 경우가 많다.

읽고 쓰는 것에 관계하는 대뇌겉질영역

의미가 없는 자음 'ㄱㄴㄷ…'을 읽을 때는 뒤통수엽 · 왼모이랑 · 베르니케중추, 글자를 쓸 때에는 베르니케중추 · 왼모이랑 · 몸감각영역이 작용한다.

왼모이랑은 언어의 읽고 쓰기에 필요한 시각기억을 담당하는 뒤통수엽, 청각기억을 담당하는 베르니케중추, 글자의 기억을 담당하는 몸감각영역을 연합한다(그림 9–68).

한편 의미 있는 언어와 글자를 읽을 때는 윈모이랑을 대신하여 왼쪽 관자엽의 뒤 아랫부분이 작용하고, 글씨를 쓸 때에는 이 회로에 뒤통수엽 · 윈모이랑 · 몸감각영역의 회로가 더해진다.

글자의 단어인식불능(실독) · 쓰기언어불능(실서)증 : 왼쪽 관자엽 중에서 뒤 아랫부분의 장애 시에는 언어상실증을 동반하지 않는 단어인식불능증 · 쓰기언어불능증을 일으킨다.

뇌의 좌우 차이 : 왼뇌와 오른뇌의 기능에 차이가 있다고 알려진 이후 좌우 대뇌반구의 기능적 분화, 즉 좌우의 비대칭성이 주목되고 있다. 일반적으로 왼반구가 분석적이고 계통적으로 처리하는 것에 비해, 오른반구는 감각적이고 종합적으로 처리하여 전체적으로 인식 · 파악하는 기능을 가진다.

3 후각계와 대뇌둘레계통

사람의 대뇌겉질은 앞에서 설명한 것과 같이 대부분(약 90%)이 계통발생학적으로 새롭게 발달한 새겉질로 되어 있다.

하등척추동물에서는 오래된 겉질(옛겉질과 원시겉질)이 대뇌 대부분을 차지하지만, 계통발생학적으로 새겉질이 발달함에 따라 오래된 겉질이 차지하는 영역이 점차 적어진다(그림 9–69). 이렇게 사람의 대뇌반구에서 오래된 겉질은 대뇌반구 아랫면과 안쪽면의 아랫부분에 밀려난 것처럼 국한되어 있다. 오래된 겉질로 되어 있는 부분은 후각계와 대뇌둘레계통으로 나눌 수 있다.

같은겉질과 부등겉질 : 조직학적으로 새겉질은 6층 구조를 나타내며, 같은겉질(동종피질 isocortex)이라 하고, 오래된 겉질은 비교적 단순한 구조로 2~3층의 세포구조를 나타내는 부위가 많으며 부등겉질(이종피질 allocortex)이라고 한다.

후각계(Olfactory system)

후각계는 옛겉질로 되어 있고 모든 척추동물에 존재하며 후각을 맡는 부분이지만, 인간에서는 잘 발달되어 있지 않다.

후각계는 이마엽의 아랫면에 있고, 후각망울 · 후각로 · 후각로삼각 · 뇌들보밑구역 · 앞관통물질 · 종말판겉이

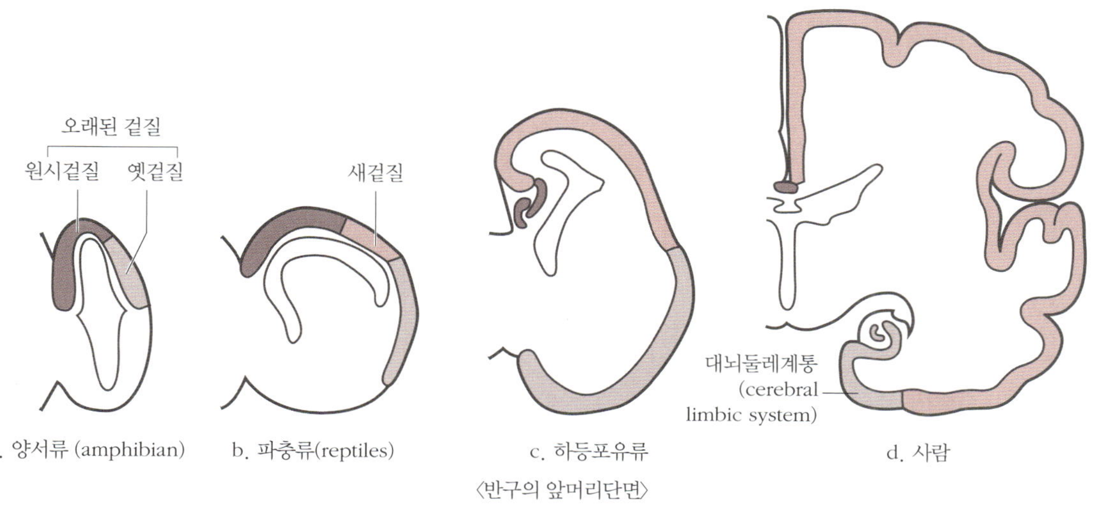

그림 9–69 대뇌둘레계통의 계통발생학
사람은 새겉질이 현저하게 발달했기 때문에 오래된 겉질이 대뇌겉질의 둘레에 밀려 쇠퇴하였다. 이것을 대뇌둘레계통이라고 한다.

랑 등으로 되어 있다(그림 9-70).

후각로를 만드는 섬유는 뒤쪽에서 안팎 양쪽으로 나뉘어 안쪽후각섬유줄과 가쪽후각섬유줄이 된다. 안쪽후각섬유줄과 가쪽후각섬유줄의 사이에 후각로삼각이 있다.

안쪽후각섬유줄은 **뇌들보밑구역**(양하야 subcallosal area)을 향하지만 잘 발달되지 않았다.

가쪽후각섬유줄은 후조섬유의 대부분을 차지하고, 앞관통물질의 가쪽을 따라 존재하는 얇은 회색질층에 도달한 뒤 해마곁이랑(구)에 이른다.

갈고리이랑발작 : 갈고리 손상에 의해서 후각에 관한 환각을 일으키는 경우가 있다. 간질발작에 앞서 조짐(aura)으로서 생기는 경우도 있다. 갈고리이랑발작(구상회발작 uncinate fit)이라 하였지만 현재는 관자엽간질의 복합부분발작이라 부른다.

조롱박구역 이름의 유래 : 조롱박구역에 해당하는 부분은 사람 이외의 포유류에서는 잘 발달되어 큰 조롱박 형태를 나타내므로 **조롱박엽**(pyriform lobe)이라 불린다(그림 9-71). 조롱박구역은 이 부분이 동물의 조롱박엽에 해당하기 때문에 붙여진 이름이다.

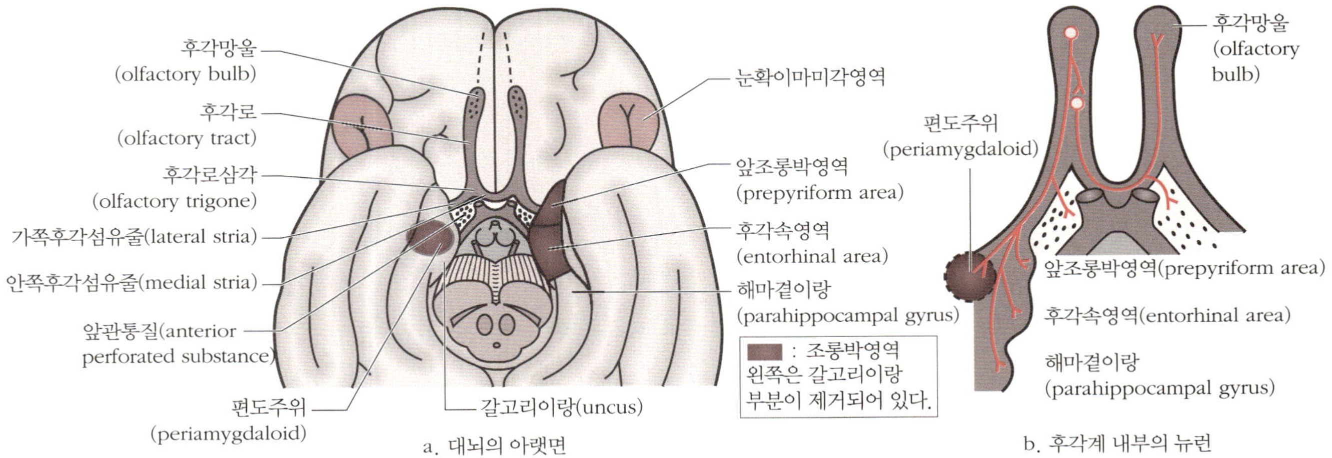

그림 9-70 사람의 후각계통

후각계통은 감각 중에서 유일하게 시상을 중계핵으로 하지 않는다. 한쪽 후각망울이 얻은 정보는 다른 쪽의 후각망울에도 전해진다.

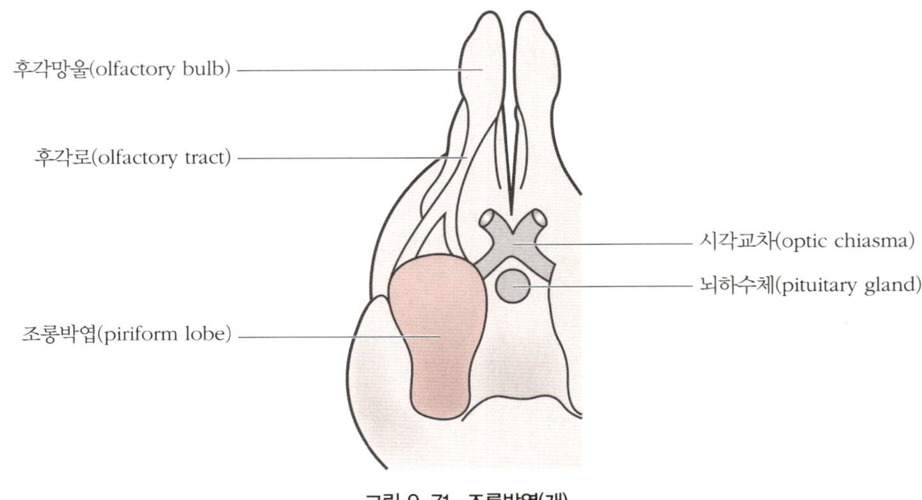

그림 9-71 조롱박엽(개)

후각중추

후각정보는 후각신경–후각망울–후각로의 경로를 거쳐 주로 가쪽줄에 의해 앞관통물질의 가쪽모서리와 해마곁이랑 갈고리의 앞 끝부분으로 전달된다. 여기를 **조롱박구역**(pyriform area)이라 하며 **앞조롱박**(prepyriform), **편도주위**(periamygdaloid), **후각내영역**(entorhinal area)으로 되어 있다(그림 9–70). 앞의 2개가 일차후각중추, 후각내영역(28영역)이 이차후각중추, 그리고 **눈확이마후각구역**(orbitofrontal olfactory area)이 후각연합구역으로 알려져 있다.

일차후각중추에서의 섬유는 편도체로도 들어간다. 이것은 냄새를 맡으면 특별한 감정이 일어나는 것과 관계가 있다.

사람에서 후각은 퇴화되어 있다. 이것은 사람이 이족직립인 것과 관련이 있다.

한편, 동물의 후각은 음식섭취행동이나 성행위 등 개체 종족의 유지 · 보존에 매우 중요한 감각으로, 그 중추인 후각계가 상당히 발달되어 있다.

대뇌둘레계통(대뇌변연계 Cerebral limbic system)

브로카(Broca)는 대뇌반구 안쪽면에서 사이뇌 · 뇌들보를 둘러싸듯이 차지하는 부분을 **둘레엽**(변연엽 limbic lobe)이라 하였다. 뇌들보밑구역 · 띠이랑 · 해마곁이랑 등이 있다. 이러한 둘레엽은 전체적으로 말굽모양을 나타내고, 그 앞쪽끝이 후각계로 이어져 후각과 관계가 있다고 생각된 적도 있다. 그러나 둘레엽은 뒤에서 설명할 해마편도체 등을 중심으로 후각과는 다른 기능을 가지고 있다고 생각되어 대뇌둘레계통이라 하게 되었다(그림 9–72).

대뇌둘레계통은 주로 오래된 겉질로 되어 있지만 띠이랑 · 해마곁이랑은 오래된 겉질과 새겉질의 중간에 있어서 **중간겉질**이라 불린다.

현재 대뇌둘레계통은 시상하부, 사이막영역, 측위핵, 눈확이마겉질 등의 새겉질까지로 넓게 정의된다.

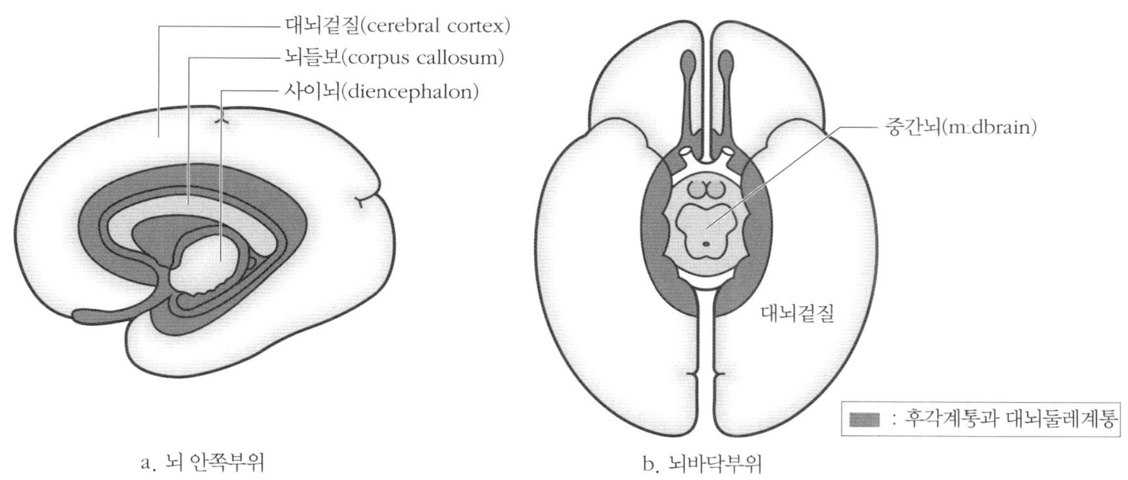

그림 9–72 후각계통과 대뇌둘레계통

후각계통과 대뇌둘레계통은 모두 옛겉질에서 생겨난 것으로 연결되어 있다.
후각계통과 대뇌둘레계통은 섬유연결이 밀접하여, 냄새는 기억에 남기 쉽고 감정에도 깊은 관련이 있다.

대뇌둘레계통의 기능

대뇌둘레계통은 공포, 분노 혹은 쾌감 등의 강한 감정이 생기면 과거의 경험과 비교하여 현재 주어진 환경을 평가한다. 또한 이에 대해서 운동프로그램을 세우고, 내분비계와 자율신경계(특히 교감신경계)를 조절하여 내장기능을 변화시키고, 개체의 생존과 종족 유지를 목적으로 한 자율성 생명활동(예 : 투쟁 혹은 도망, 음식섭취행동, 생식활동)을 일으킨다. 강한 감정을 수반한 경험이나 냄새는 영구적인 기억으로서 보존되어 이후에 같은 감정을 느꼈을 때, 혹은 같은 냄새를 맡았을 때 즉각적인 환경평가에 도움이 된다. 예를 들면 공포를 느꼈을 때 대뇌둘레계통을 통하여 현재 주어진 환경이 생명에 위험이 된다면 즉시 인식하여 도망치는 등의 행동을 취할 수 있다. 이러한 행동을 본능행동 혹은 정동행동이라고 하고, 이것을 지배하는 것이 대뇌둘레계통이다.

1. 해마(Hippocampus) (그림 9–73)

해마는 관자엽 안쪽면에 파묻히듯이 들어가 있는 부분으로 고유해마 · 해마지지물복합체 · 치아이랑으로 되어 있다.

◆ **고유해마**(hippocampus proper, **암몬뿔** Ammon's horn) 가쪽뇌실 아래뿔의 바닥을 따라 지나는 긴 융기로, 그

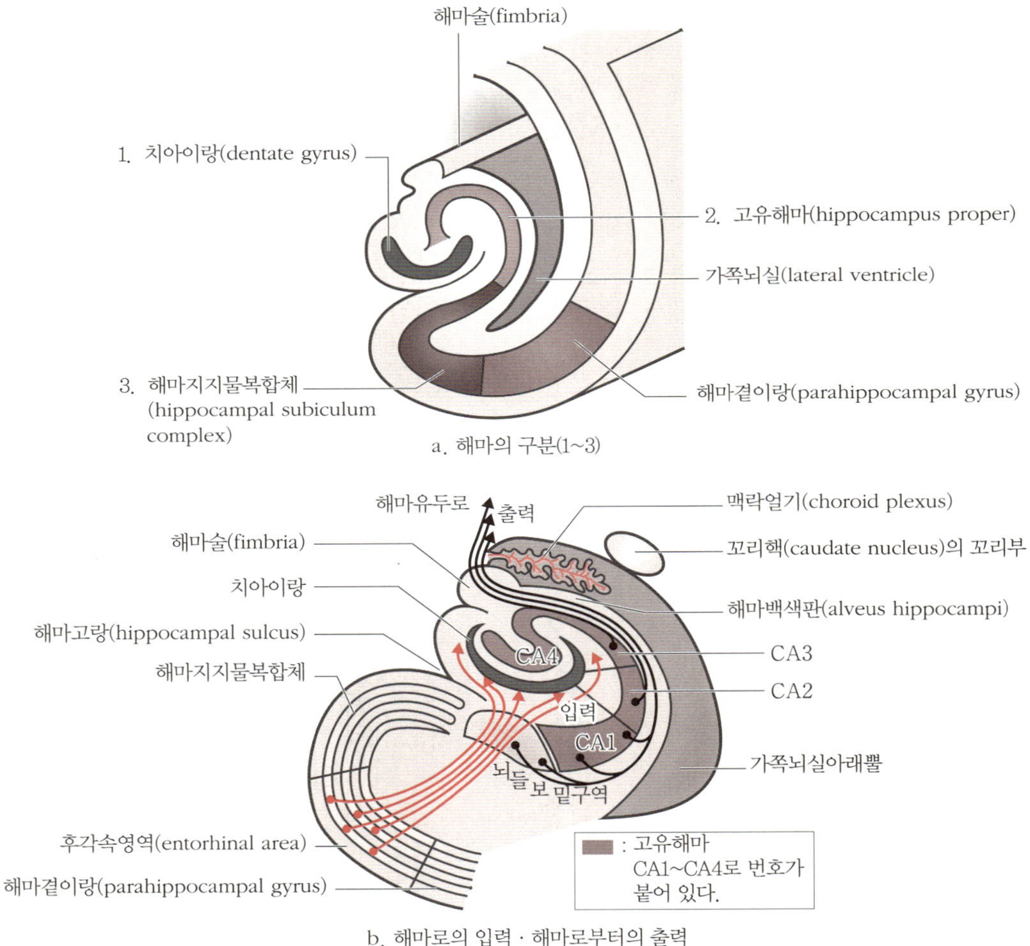

그림 9–73 해마

발생 과정에서 고유해마가 가쪽뇌실 안으로 말려들어가서 치아이랑이 해마지지물복합체와 이웃하게 된다.
b 그림의 CA1은 Ammon's horn 제1영역의 약칭이다. 해마는 기억의 입구라고 알려져 있다.

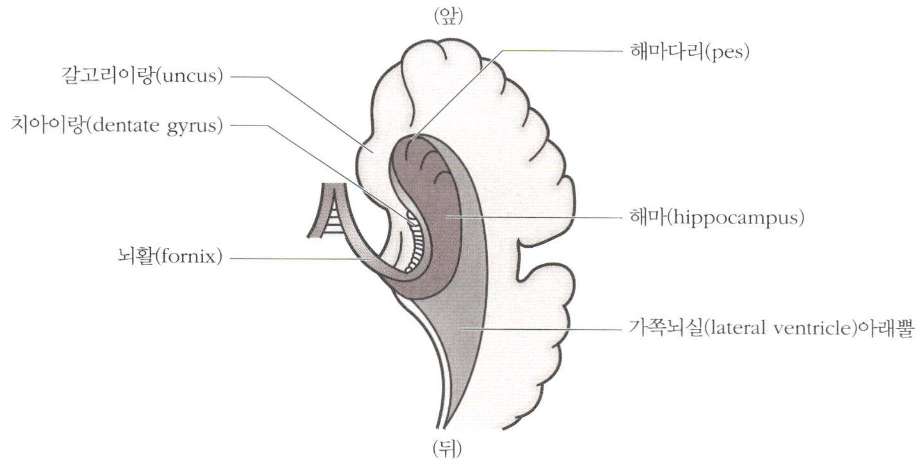

그림 9-74 해마의 위치
해마는 가쪽뇌실아래뿔의 안쪽벽에서 가쪽뇌실쪽으로 나와 붙어 있다.

앞쪽끝을 **해마발**(pes)이라 한다(그림 9-74). 이마단면에서 해마는 C모양을 나타내고, 그 표면은 얇은 백색질층으로 감싸진다. 이 백색질층을 **해마백색판**(alveus hippocampi)이라 하며, 해마로 출입하는 섬유로 되어 있다. 백색질판의 섬유는 안쪽을 향해 다발모양으로 모여서 **해마술**(fimbria)을 만든다.

해마술은 다시 시상의 뒷부분(시상베개)을 둘러싸듯이 곡선으로 지나는 섬유다발에 이어진다. 이 섬유다발을 **뇌활**이라고 하며(그림 9-81 참고) 유두체에 이른다(해마유두로).

◆**해마지지물복합체**(해마대복합체 hippocampal subiculum complex) 해마지지물(subiculum)과 해마앞능선이랑(전구상회 presubiculum) · 곁해마지지물(parasubiculum)의 3개를 합쳐 일컫는다. 해마 아래에 있으며 해마백색판을 통해 출력섬유를 뇌활로 보내고, 유두체, 시상앞핵, 사이막핵, 분계섬유줄상핵, 측위핵에 투사한다.

측위핵은 사이막영역 옆에 있다. 꼬리핵머리는 안쪽에서 측위핵에 이어진다.

◆**치아이랑**(치상회 dentate gyrus) 해마 안쪽에 있고 후각내영역의 입력섬유를 받는다. 표면에 여러 개의 칼자국을 가지며, 치아모양을 나타내는 회색질이다(그림 9-74). 치아이랑은 뒤쪽에서 뇌들보의 표면을 감싸는 얇은 회색질층(회백층 indusium griseum)에 이어진다. 앞쪽에서는 해마곁이랑의 앞쪽끝인 **갈고리이랑**(구상돌기 uncus)에 이어진다. 치아이랑과 해마곁이랑 사이에 **해마고랑**(해마구 hippocampal sulcus)이 주행한다.

◆**해마의 섬유결합** 해마로의 입력섬유는 주로 후각내영역에서 들어온다. 후각내영역은 겉질과 해마 사이의 중계점으로서 작용한다. 그 외에 띠이랑 · 이마엽의 아랫면, 관자엽, 뇌활을 통해 유두체에서도 입력을 받는다. 해마에서의 출력섬유는 후각내영역, 띠이랑, 시상하부(유두체), 시상앞핵, 측위핵, 중간뇌그물체나 사이막영역에 이른다.

◆**파페즈회로**(papez circuit) 해마에서 시작되고 유두체에서 시상앞핵, 사이막영역, 띠이랑, 해마곁이랑을 거쳐 해마로 돌아오는 루프모양의 신경회로를 파페즈회로(그림 9-75)라고 한다. 이 회로는 예전에는 정동을 컨트롤하는 기능을 한다고 생각되었지만, 현재는 인지기능과 관련되는 것 특히 공간적인 단기기억을 돕는 작용이 중요시되고 있다.

복잡한 뒷골목이 많은 런던에서는 택시운전기사 중 경험이 많은 운전기사가 경험이 적은 기사에 비해 연령이 높은데도 불구하고 해마가 컸는데, 이에 의해 해마의 공간인지에 관련되는 기능이 밝혀졌다.

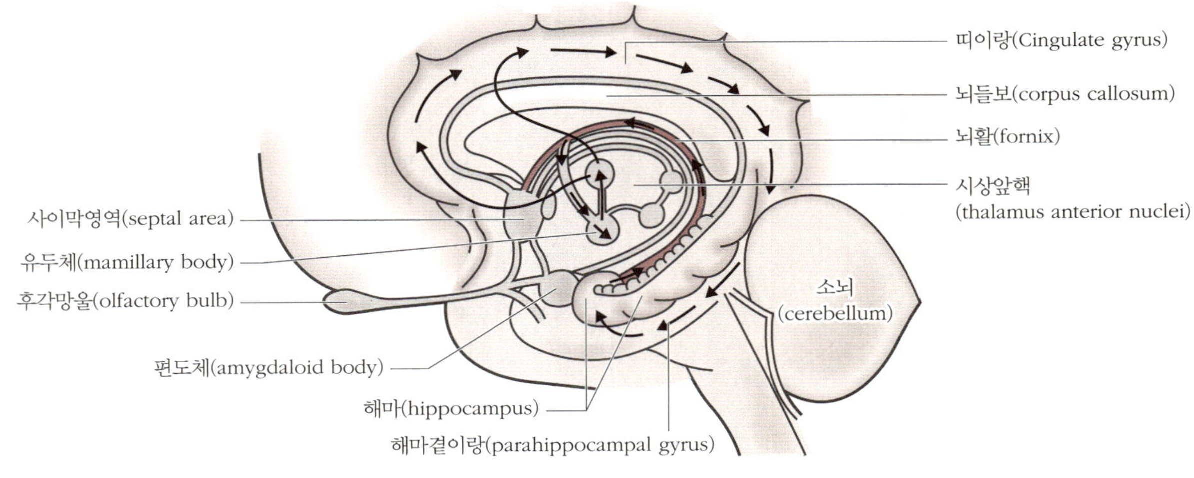

그림 9-75 파페츠회로(Papez circuit)

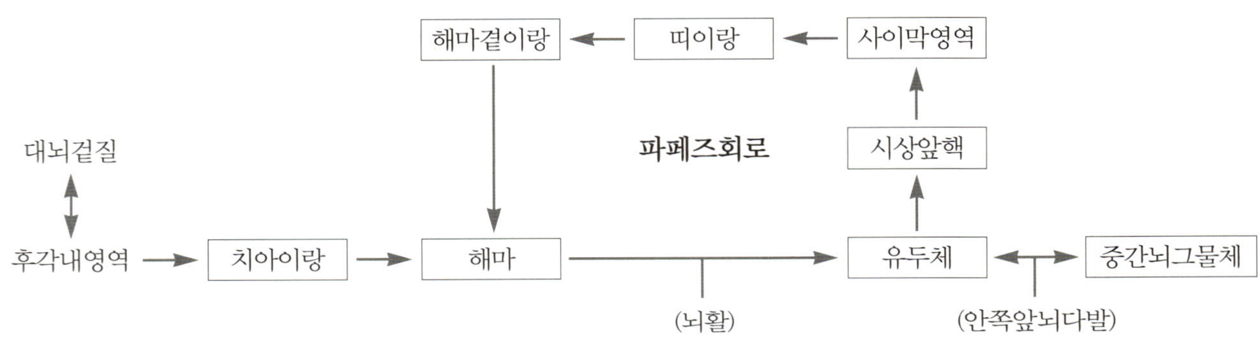

알츠하이머병 : 알츠하이머병(Alzheimer's disease)에서는 양쪽의 해마, 관자엽, Meynert 바닥핵이 자주 손상된다. 결과적으로 최근의 기억이 없어진다.

2. 편도체(Amygdaloid body) (그림 9-72)

편도체는 관자엽 아랫면에서 해마를 감싸는 갈고리(해마곁이랑의 앞쪽 끝부분)의 깊은쪽에서 보이는 아몬드형태의 회색질덩어리(핵)이다. 3개의 신경핵(가쪽핵, 중심핵, 바닥핵)으로 되어 있다.

편도체는 가쪽뇌실 아래뿔의 앞쪽끝에서 앞 윗방향에 있고, 뒤에서 설명할 대뇌바닥핵에서 꼬리핵의 꼬리에 맞닿아 있다. 이전에는 대뇌바닥핵에 포함된 적도 있었지만, 현재는 섬유결합으로 보고 대뇌둘레계통에 포함시킨다.

◆**분계섬유줄**(분계조 stria terminalis) 편도체로부터 나온 섬유는 가쪽뇌실의 벽을 따라서 C형태를 그리면서 시상하부와 사이막영역에 이른다. 이것을 분계섬유줄이라 하며(그림 9-76), 꼬리핵과 시상 사이에 생긴 고랑으로 들어가 있다.

편도체는 시상, 일차몸감각영역, 몸감각연합영역, 후각망울과 조롱박구역, 뇌줄기에서 여러 감각정보를 모아 대뇌겉질과 겉질밑에 걸쳐 광범위하게 투사한다. 시상이나 시상하부 · 뇌줄기 · 해마에도 출력한다.

편도체는 노르아드레날린작동성섬유, 세로토닌작동성섬유, 도파민작동성섬유, 콜린작동성섬유를 받고, Meynert 바닥핵, 측위핵으로 출력한다.

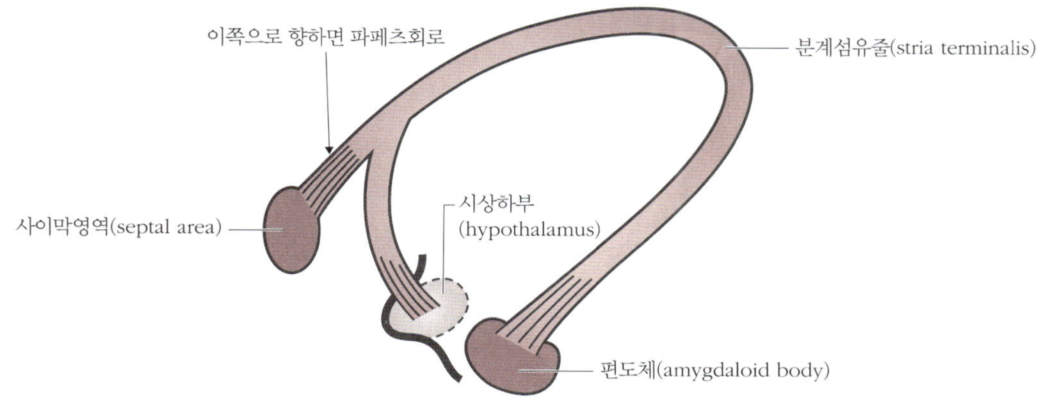

그림 9-76 편도체와 시상하부와의 섬유연결
편도체는 시상하부와 섬유연결을 가지므로 시상하부의 내분비계 및 자율신경계 조절에 영향을 줄 수 있다.

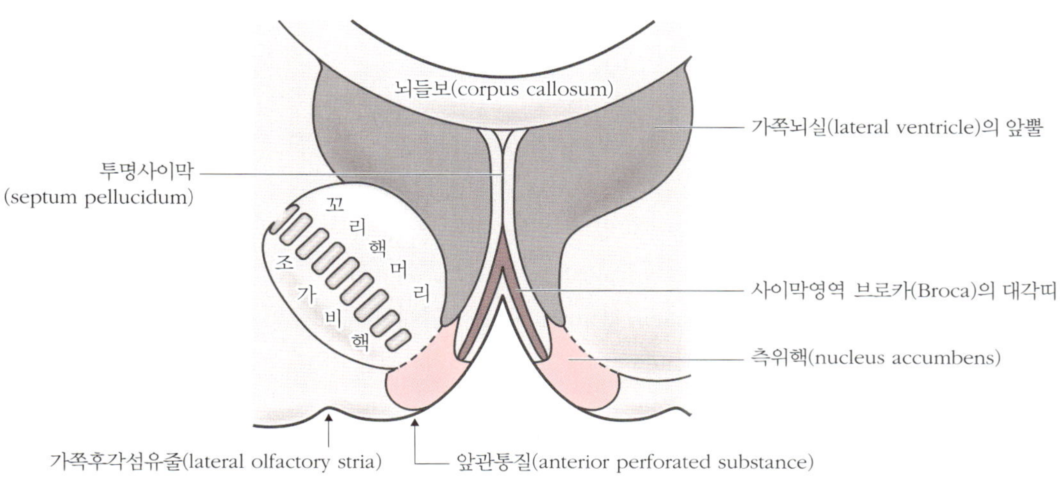

그림 9-77 측위핵의 위치

편도체는 공포를 느끼면 자율신경계의 출력에 의해서 노르아드레날린과 아드레날린을 분비한다. 또한 내분비계의 출력에 의해서 부신겉질호르몬분비가 일어난다.

편도체는 남성이 크다(성적이형핵).

3. 사이막영역

대뇌둘레계통에서 파페즈회로의 일부를 이루는 사이막영역은 해마 · 시상하부 · 시각로앞구역 · 시상핵 사이에 입력과 출력의 섬유연결이 있고, 띠이랑으로 출력한다(그림 9-75). 쾌감을 느끼는 부위이며, 4개의 신경핵(가쪽 · 안쪽 · 등쪽 사이막핵 및 브로카의 대각띠)으로 되어 있다.

사이막영역은 노르아드레날린섬유를 청색반점핵에서, 세로토닌섬유를 솔기핵에서, 도파민섬유를 배쪽표피영역에서 받는다.

4. 측위핵(측좌핵 Nucleus accumbens) (그림 9-77)

측위핵은 꼬리핵머리에 이어지는 부분이다. 배쪽표피영역에서 도파민신경세포가 투사되고, 시상하부와의 사이에서 강한 섬유연결을 가진다.

이 핵은 약물중독(drug abuse)에 관여한다고 알려져 있다. 각성제(코카인, 암페타민)나 마약(모르핀)을 사용하면 측위핵의 도파민레벨이 높아져서 여기에서의 도파민방출도 높아진다. 이것이 이상행복감(euphoria)을 가져와 약물을 원하는 행동을 일으키게 하고, 약물의 장기간 복용으로 약물에 대한 내성도 높아져 약물을 끊으면 금단증상을 일으키게 된다.

4 대뇌의 백색질

대뇌반구의 내부는 백색질(대뇌백색질 white substance of cerebrum)로서 주로 말이집섬유로 되어 있다. 대뇌백색질은 사람에서 잘 발달되어 있으며, 연합섬유 · 맞교차섬유 · 투사섬유의 3종류로 구별할 수 있다(그림 9-78).

연합섬유(Association fibers)

연합섬유는 같은 쪽 대뇌반구의 겉질 각 부분을 연결하는 섬유이다. 이 섬유에는 길고 짧은 2종류의 섬유가 있다(그림 9-79).

짧은연합섬유(short association fibers)는 같은 이랑 또는 인접한 이랑을 잇는 섬유로 **활꼴섬유**(궁상섬유 arcuate fibers)라고 한다.

긴연합섬유(long association fibers)는 떨어져 있는 겉질부위를 잇는 섬유로 다음과 같은 신경다발이 있다.

◆**위세로다발**(상종속 superior longitudinal fasciculus) 가장 크고 이마엽의 앞엽과 뒤통수엽 · 관자엽을 잇는다.

◆**아래세로다발**(하종속 inferior longitudinal fasciculus) 뒤통수엽에서 앞 바깥쪽을 향하여 관자엽에 이른다.

◆**뒤통수이마다발**(후두전두속 occipitofrontal fasciculus) 이마엽과 뒤통수엽을 잇는다. 대뇌반구의 깊은부위에서 꼬리핵의 등쪽 가쪽을 주행한다.

◆**갈고리다발**(구상속 uncinate fasciculus) 이마엽 아랫부분이나 아랫면의 이랑과 관자엽 앞을 잇는 섬유다발.

◆**띠다발**(대상속 cingulum) 띠이랑 내부에 있는 연합섬유다발이다.

맞교차섬유(교련섬유 Commissural fibers)

맞교차섬유는 좌우의 대뇌반구를 연결하는 섬유로서 앞뒤로 주행하는 연합섬유와 수직방향으로 주행한다.

맞교차섬유는 뇌들보 · 앞맞교차 · 뒤맞교차 · 뇌활맞교차 · 고삐맞교차 등을 만든다(그림 9-61 참고).

◆**뇌들보섬유**(뇌량섬유 corpus callosum fibers, 그림 9-80) 대뇌세로틈새의 바닥부분에 있고 좌우의 대뇌반구를 잇는 강한 가로섬유다발이다.

뇌들보는 포유류에서 새겉질의 발달과 함께 커지며, 사람에서 가장 잘 발달되어 있다.

뇌들보의 가로섬유는 좌우 대뇌반구의 겉질을 향해 퍼진다. 이것을 **뇌들보부챗살**(뇌량방사 radiation of corpus callosum)이라 한다. 특히 뇌들보무릎의 섬유는 좌우의 이마엽을 향해 지나는데 U형태를 나타내며, **작은집게**(minor forceps)를 만든다. 뇌들보팽대의 섬유는 뒤통수엽을 향해 굴곡되어 **뒤통수집게**〔큰집게〕(대겸자 major forceps)를 만든다.

뇌들보는 좌우 대뇌반구를 연결하는 많은 수의 맞교차섬유로 이루어지지만 그 기능적 의의는 분명하지 않다.

◆**앞맞교차**(전교련 anterior commissure) 셋째뇌실의 앞벽을 만드는 종말판 뒤에 있는 가로섬유다발이다. 앞부분은 작은섬유다발로 좌우의 후각계를 연결한다. 뒷부분은 큰섬유다발로 좌우의 관자엽 앞부분을 연결한다. 즉 해마곁이랑의 인접부, 편도체의 일부, 측위핵을 연결한다.

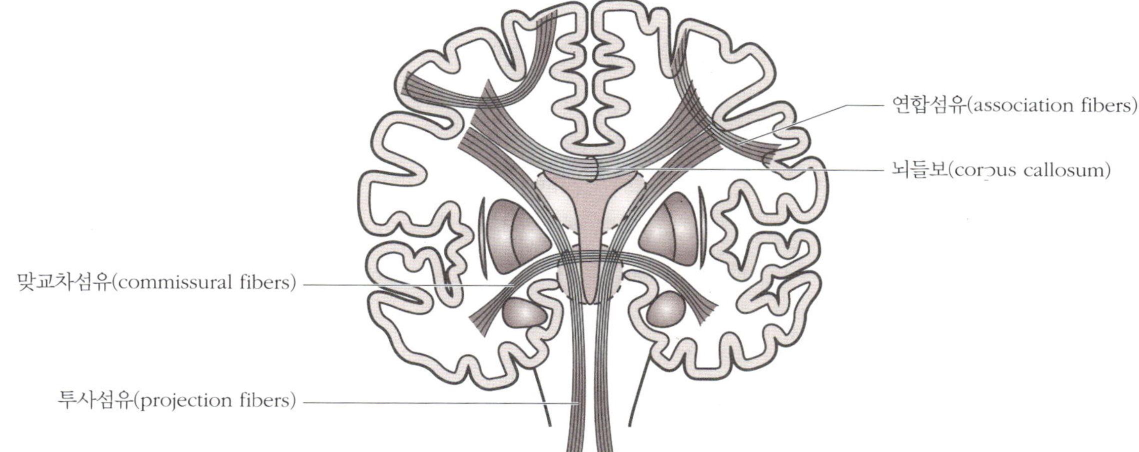

그림 9-78 연합섬유 · 맞교차섬유 · 투사섬유

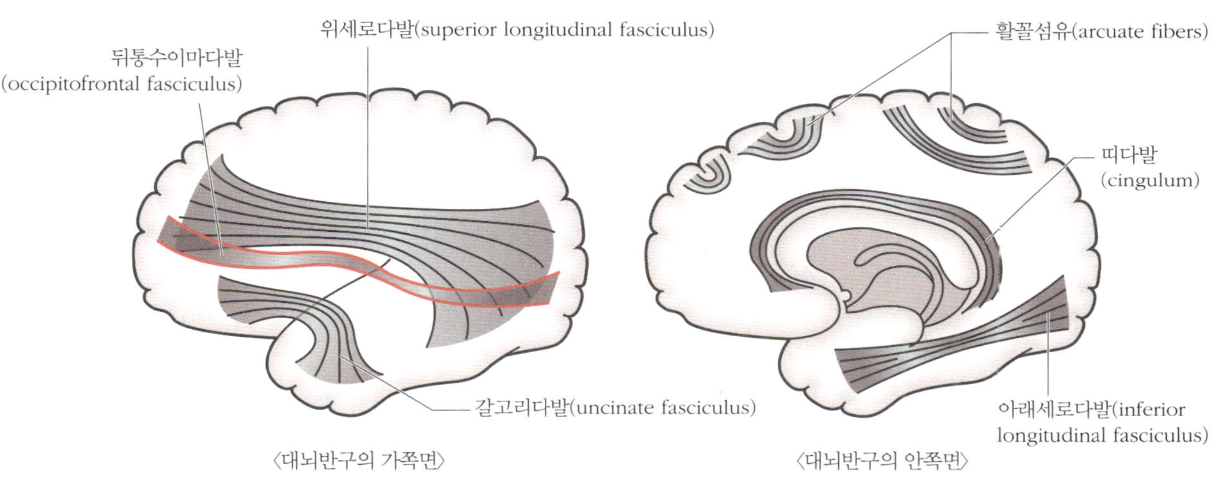

그림 9-79 연합섬유

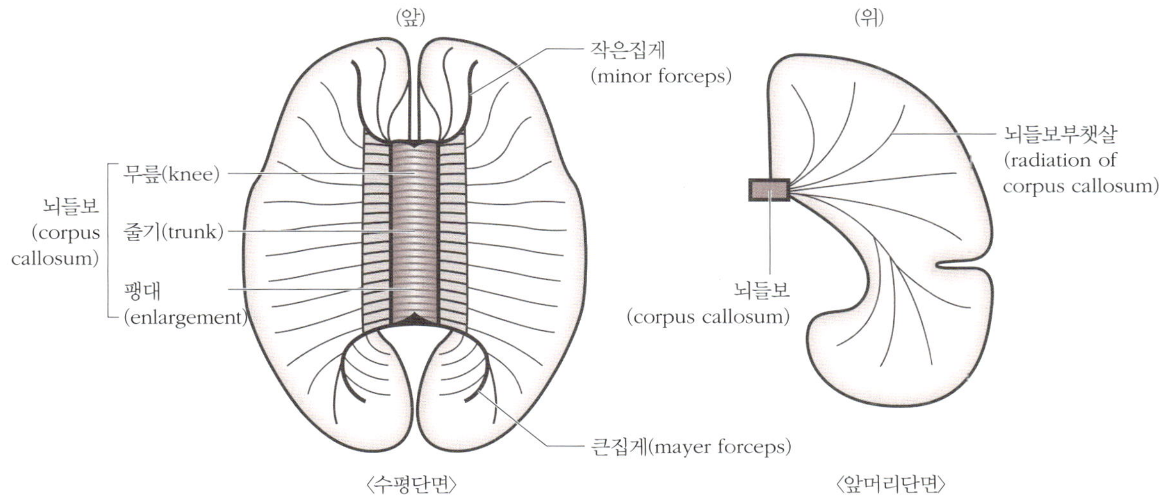

그림 9-80 뇌들보

◆ **뒤맞교차**(후교련 posterior commissure)　셋째뇌실이 뒤쪽에서 중간뇌수도관에 이어지는 부분 바로 위쪽에 있는 가로섬유다발이다. 뒤맞교차의 섬유가 연결되는 부분이 사람에서는 분명하지 않지만, 안쪽세로다발 섬유나 시각덮개앞핵(동공의 빛반사를 맡는다)에서의 섬유, 위둔덕에서의 섬유가 포함된다.

◆ **뇌활맞교차**(뇌궁교련 commissure of fornix)　좌우의 뇌활을 연결하는 섬유다발이다.

뇌활(뇌궁 fornix)은 해마에서 나와서 유두체에 이르는 섬유다발이다(그림 9-81). 해마다리에서의 섬유가 해마백색판을 거쳐 안쪽 윗방향에 모여 **해마술**이 된다. 좌우의 해마술은 점차 굵어져 뇌들보 아래쪽을 활모양으로 지나 **뇌활다리**(뇌궁각 crus of fornix)가 된다. 좌우의 뇌활다리는 합쳐져 뇌활몸통(뇌궁체 body of fornix)이 되고, 뇌들보 아래쪽을 지나 뇌실사이구멍 앞에서 다시 좌우로 나누어져 **뇌활기둥**(뇌궁주 column of fornix)이 된다. 뇌활기둥은 앞쪽 아래를 지나 유두체에 이른다. 뇌활몸통 뒷부분에서 좌우의 뇌활을 잇는 섬유다발이 뇌활맞교차이다. 즉 뇌활맞교차는 좌우의 해마를 연결한다.

◆ **고삐맞교차**(habenular commissure)　시상상부에 있는 솔방울샘의 기초부위에 있고, 좌우의 고삐핵을 연결하는 작은섬유다발이다(p.724).

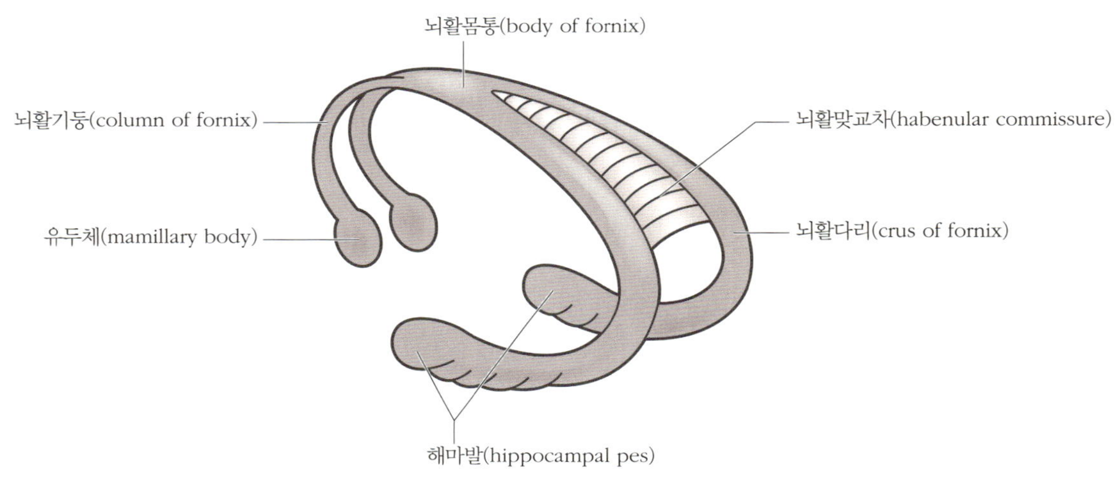

그림 9-81　뇌활(fornix)

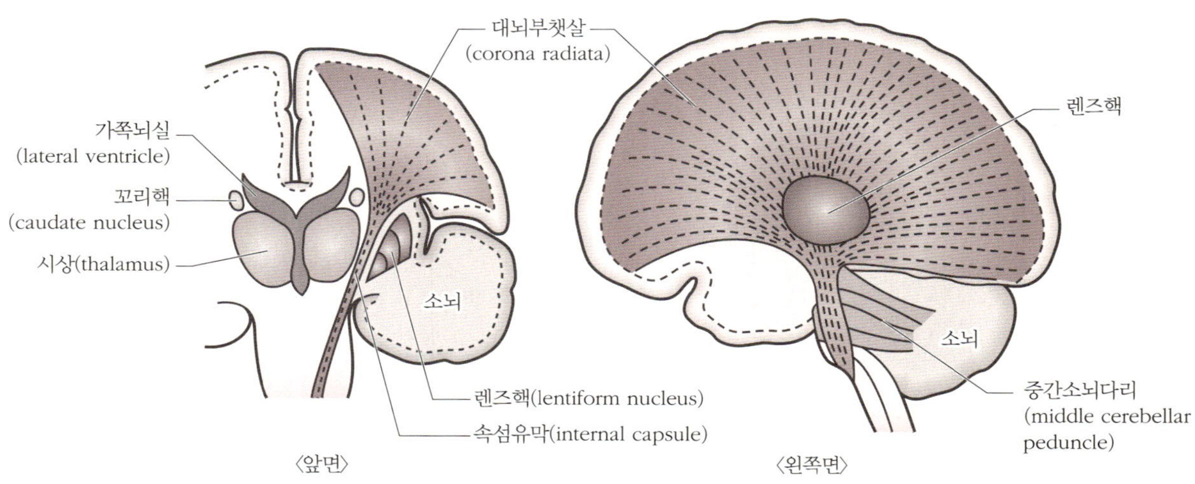

그림 9-82　투사섬유(속섬유막)

투사섬유(Projection fibers)

투사섬유는 대뇌겉질과 아래의 뇌부분(대뇌바닥핵 뇌줄기 · 소뇌)과 척수를 연결하는 섬유(그림 9–82)로서 겉질로 향하는 내림섬유와 겉질에서 생기는 내림섬유가 있다. 투사섬유는 모여서 뒤에서 설명할 렌즈핵과 꼬리핵 · 시상 사이에서 속섬유막을 만들고, 다시 아래쪽에서 대뇌다리에 이어진다. 속섬유막 위쪽에 있는 섬유는 겉질로 향해 퍼져서 **대뇌부챗살**(방사관 corona radiata)을 만든다.

◆**속섬유막**(내포 internal capsule) 대뇌반구의 수평단면으로 보면 가쪽으로 열려 있는 ‘<’ 모양이며, 앞다리(anterior limb) · 무릎(genu) · 뒷다리(posterior limb)의 3부분으로 나눌 수 있다(그림 9–83). 앞다리는 꼬리핵의 머리와 수정체핵 사이에 있고, 뒷다리는 시상과 수정체핵 사이에 있다. 무릎은 앞다리와 뒷다리가 합쳐지는 굴곡부위에 있다.

속섬유막의 각 부분을 통과하는 주된 투사섬유와 신경로 (그림 9–84)

① **앞팔다리**에는 **앞시상부챗살**(전시상방사 anterior thalamic radiation, 시상과 이마엽을 연결하는 섬유) · **이마다리뇌섬유**(frontopontine fibers, 이마엽에서 다리뇌핵에 이르는 신경로)가 있다.

② **무릎**에는 **겉질핵섬유**(피질핵섬유 corticonuclear fibers, 대뇌겉질의 운동영역에서 뇌줄기에 있는 뇌신경의 운동핵에 이른다)와 그 가쪽에 **겉질그물체섬유**(피질망상체섬유 corticoreticular fibers, 대뇌겉질의 운동영역에서 다리뇌 혹은 숨뇌의 그물체에 이른다)가 있다.

③ **뒷다리**에는 **겉질척수섬유**(corticospiral fibers, 겉질에 있는 척수앞뿔의 운동신경세포에 이른다)와 그 가쪽에 **겉질적색섬유**(피질적핵섬유 corticorubral fibers, 대뇌겉질의 운동영역에서 적핵에 이른다) · **시상마루섬유**(시상두정섬유 thalamoparietal fibers, 시상에서 몸감각영역으로 위로 주행한다) · **마루다리뇌섬유**(두정교뇌섬유 parietopontine fibers) · **관자다리뇌섬유**(측두교핵섬유 temporopontine fibers) · **뒤통수다리뇌섬유**(후두교섬유 occipitopontine fibers, 마루엽 · 관자엽 · 뒤통수엽에서 다리뇌핵에 이른다) · **시각부챗살**(시방사 optic radiation, 가쪽무릎체부터 뒤통수엽겉질의 시각영역에 이른다. 수정체핵의 뒤쪽, 즉 속섬유막의 **렌즈핵뒤둘레** retrolenticular limbic를 지난다) · **청각부챗살**(acoustic radiation, 안쪽무릎체부터 관자엽겉질의 청각영역에 이른다. 수정체핵의 아래쪽, 즉 속섬유막의 **렌즈핵밑둘레** sublenticular limbic를 지난다) 등이 있다.

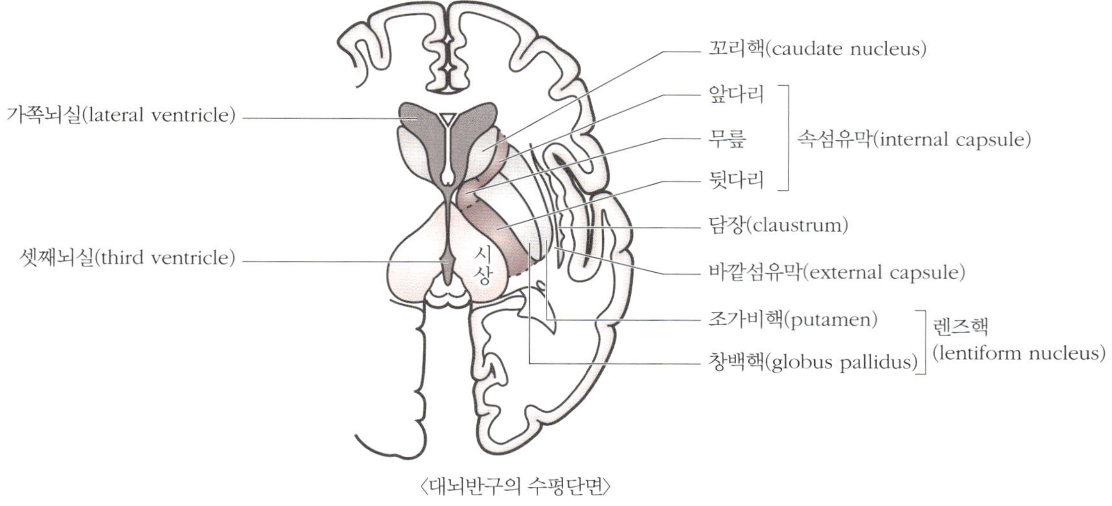

그림 9–83 속섬유막의 위치
속섬유막은 ‘<’ 모양을 하고 있다.

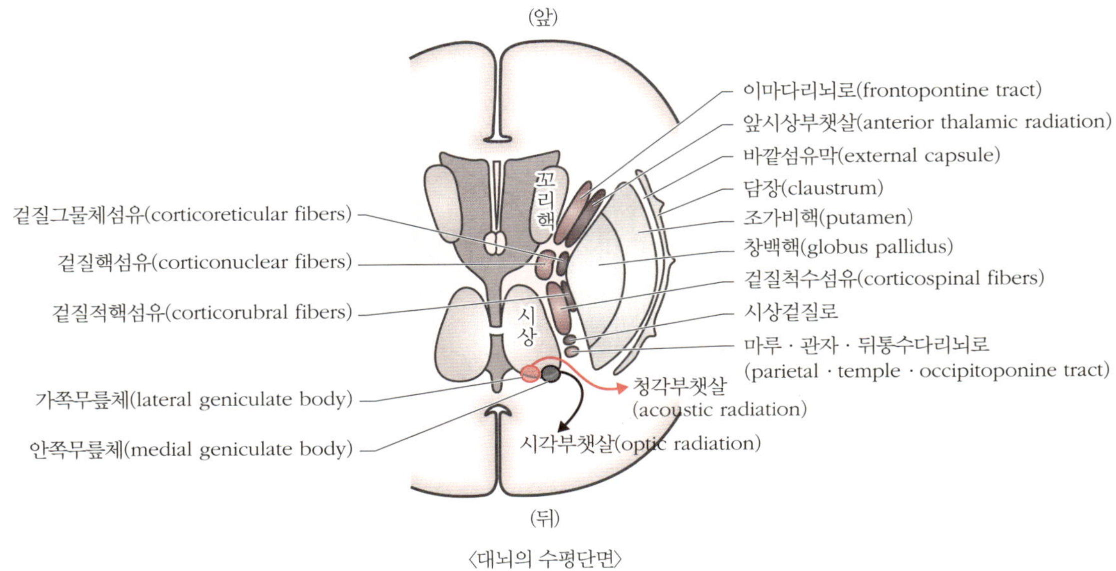

그림 9-84 속섬유막에서 투사섬유의 배열

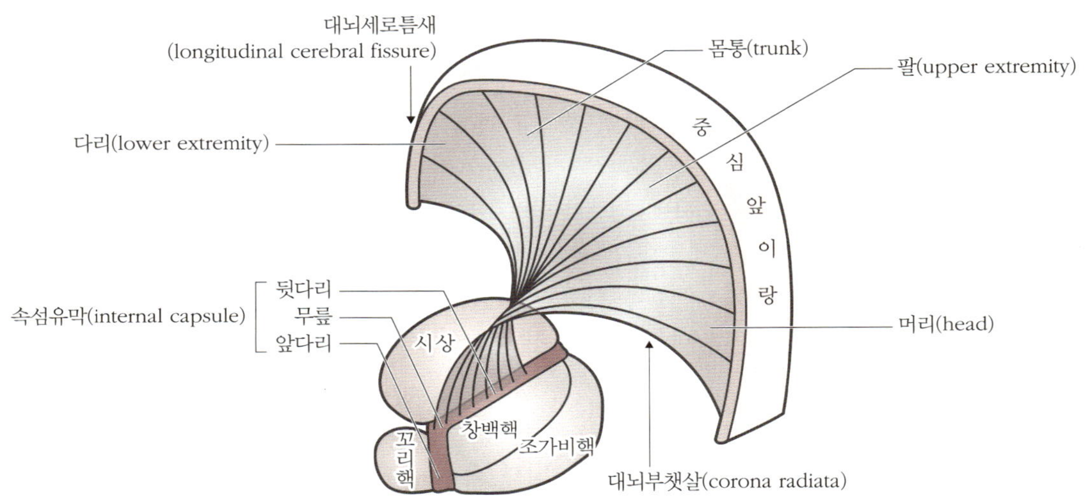

그림 9-85 겉질핵섬유 · 겉질척수섬유(운동영역에서 내림투사섬유)

◆**속섬유막의 체국소적편재** 내림투사섬유인 겉질핵섬유 · 겉질척수섬유는 앞에서 설명한 것 같이 속섬유막의 무릎으로부터 후각을 걸쳐 통과한다. 대뇌겉질의 운동영역은 이미 설명한 것처럼(p.736) 반대쪽의 지배를 받으며, 또한 지배영역에 대한 국재성 편재를 나타낸다. 이러한 운동영역에서의 국재성 편재에 따라 겉질에서 생기는 내림섬유도 속섬유막에서 각 몸부위에 대응하는 국소성의 배열을 나타낸다. 즉 운동영역은 아래쪽에서 위쪽을 향하는 지배영역의 국재성 편재에 따르고, 속섬유막에서는 앞쪽에서 뒤쪽을 향하는 국재성 배열을 볼 수 있다. 이렇게 머리와 목에 대한 겉질핵섬유는 속섬유막의 무릎을 지나 상반신(위팔 · 몸통)에 대한 겉질척수섬유는 후각의 앞부분 · 중간부분을, 하반신(다리)에 대한 겉질척수섬유는 후각의 뒷부분을 통과한다(그림 9-85).

속섬유막성 반신마비(capsular hemiplegia) : 속섬유막에 맞닿는 대뇌바닥핵에 분포하는 동맥에는 출혈 등의 혈관장애가 일어나기 쉽다. 이러한 출혈에 의해서 속섬유막도 자주 침범된다. 속섬유막에는 투사섬유가 밀집되므로 비교적 작은 손상에도 큰 장애가 일어난다. 겉질척수섬유와 같은 내림섬유가 손상되면 그 지배영역인 반대쪽의 운동마비(속섬유막성 반신마비)가 일어난다. 또한 시상으로부터 대뇌겉질의 감각영역에 이르는 오름섬유(시상마루섬유)가 손상되면 반대쪽의 감각장애가 일어난다.

5 대뇌바닥핵

대뇌반구의 바닥부위에서 시상의 가쪽에 있는 대뇌백색질 안에 몇 개의 회색질덩어리가 있다. 이것을 대뇌바닥핵(basal nuclei)이라 한다(그림 9-86). 대뇌바닥핵은 다음의 핵으로 되어 있다.

꼬리핵(미상핵 Caudate nucleus)

꼬리핵은 시상 앞쪽에서 등가쪽에 걸쳐 시상을 둘러싸고 있다.

핵은 C모양으로, 올챙이가 머리를 앞으로 향하고 꼬리는 뒤쪽 아래로 꺾고 있는 형상을 하고 있다. 앞부분은 큰 구형으로 **머리**(head), 이것과 이어지는 부분을 **몸통**(체 body), 뒤쪽 아래의 홀쭉한 곡선부위를 **꼬리**(tail)라고 한다(그림 9-87).

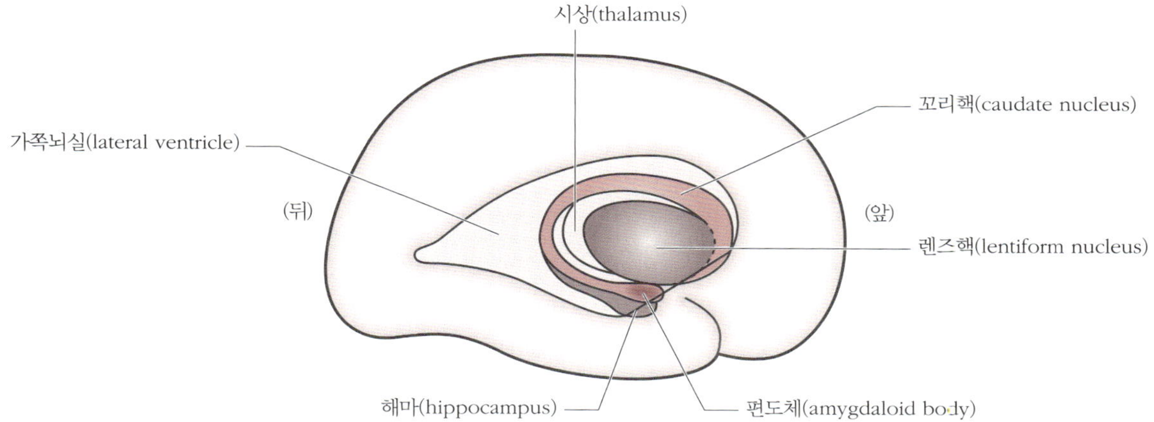

그림 9-86 대뇌바닥핵의 위치(대뇌반구에 투영한)
해마와 편도체는 대뇌둘레계통이다. 꼬리핵의 꼬리가 편도체에 이어진다.

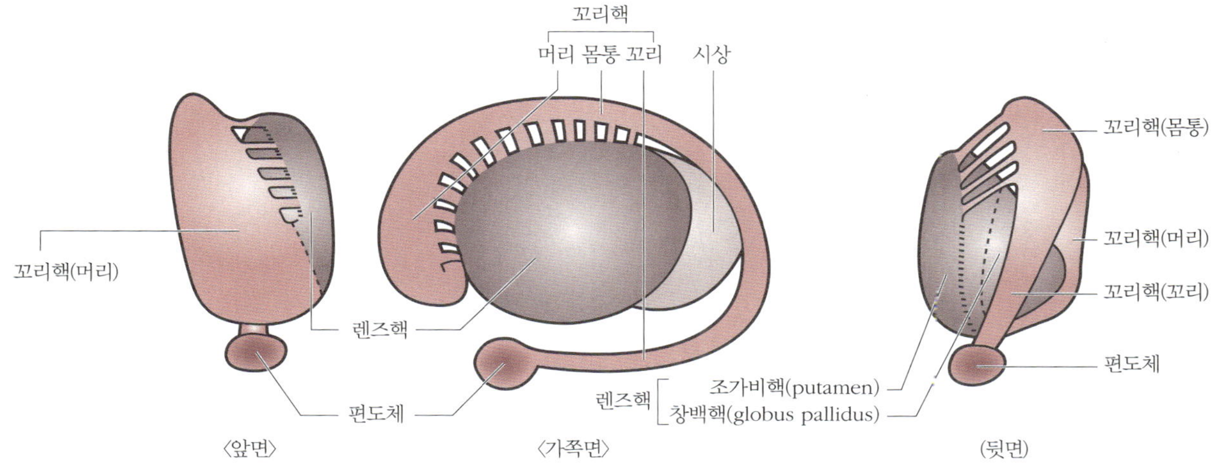

그림 9-87 대뇌바닥핵

렌즈핵(Lentiform nucleus)

렌즈핵은 시각교차 가쪽에 있는 앞관통물질의 내부에 있다. 꼬리핵 머리와 시상의 배가쪽에 있고, 둥근 공의 일부를 잘라낸 것 같은 형상을 가진다. 이마단면 및 수평단면으로 보면 핵은 꼭짓점으로 안쪽에 있고, 밑변은 가쪽을 향하는 삼각형모양이다.

핵은 안쪽 절반부와 가쪽 절반부의 2부분으로 나눌 수 있다. 안쪽 절반부는 작고 말이집섬유가 풍부하므로 연한 흰색을 띠고 **창백핵**(담창구 globus pallidus)이라 불린다. 바깥쪽 절반부분은 크고 약간 적갈색이며 **조가비핵**(피각 putamen)이라 한다.

렌즈핵의 안쪽과 가쪽은 백색질로 둘러싸인다. 안쪽면을 감싸는 백색질을 **속섬유막**, 가쪽면을 감싸는 백색질을 **바깥섬유막**(외포 external capsule)이라 한다. 렌즈핵의 바로 배쪽에 **편도체**가 있다.

담장(전장 Claustrum)

바깥섬유막의 가쪽에 있는 얇은 회색질층으로 섬에 있는 겉질의 깊은 층에 있다.

대뇌바닥핵의 발생

발생학적으로 꼬리핵과 조가비핵은 본래 하나의 회색질덩어리로부터 생긴다. 속섬유막이 발달하면서 이로 인해 양쪽 핵이 떨어지게 된다.

단면으로 보면 꼬리핵과 조가비핵 사이는 여러 개의 줄무늬를 나타내는 회색질로 연결되므로, 양쪽 핵을 합쳐서 **줄무늬체**(선조체 corpus striatum)라고 한다(그림 9-88). 창백핵은 계통발생학적으로 줄무늬체보다 오래되었고, 사이뇌에서 유래한다고 한다.

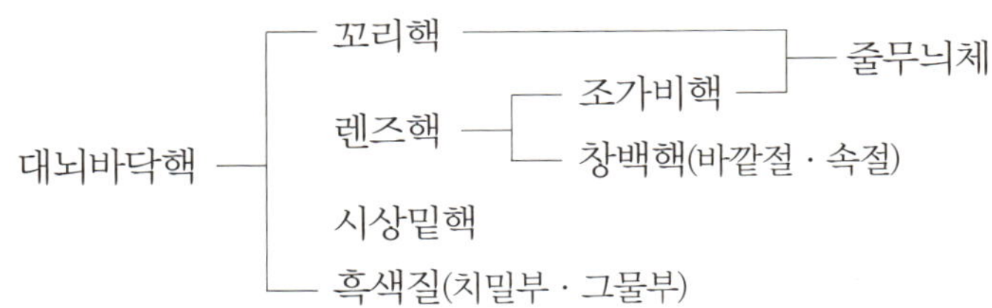

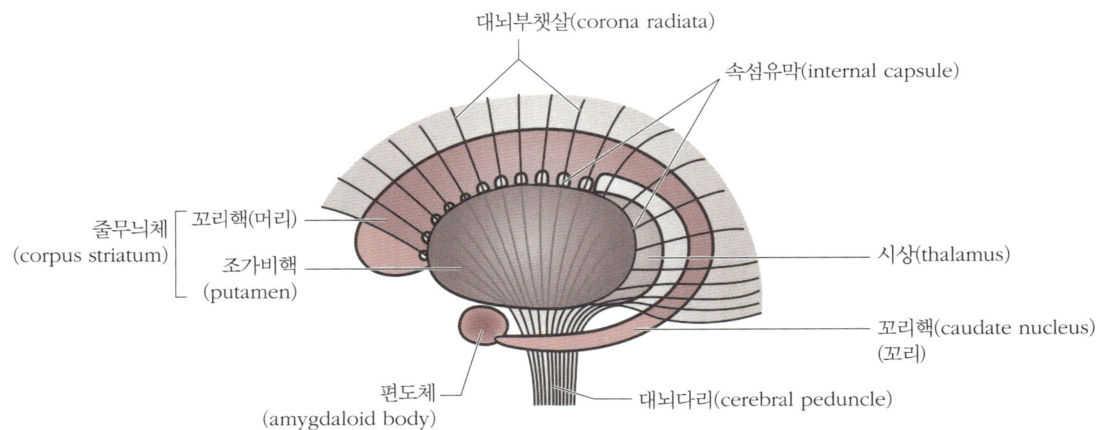

그림 9-88 꼬리핵 · 조가비핵과 속섬유막의 관계
속섬유막 안의 섬유는 줄무늬회색질 사이의 빈공간을 빠져나간다.

1. 대뇌바닥핵의 섬유결합

◆**줄무늬체**(꼬리핵 · 조가비핵) 대뇌겉질과 흑색질로부터 입력섬유를 받는다. 줄무늬체는 주로 창백핵에 출력섬유를 보낸다. 줄무늬체는 흑색질에도 섬유를 보낸다.

◆**창백핵** 주로 줄무늬체로부터 입력섬유를 받고, 시상(VA핵)으로 출력섬유를 보낸다. 시상에서는 대뇌겉질(보조운동영역 · 운동앞구역)에 투사한다. 그 외에 창백핵은 시상밑핵에도 출력섬유를 보낸다.

2. 직접경로와 간접경로

대뇌바닥핵에는 대뇌겉질로부터의 입력을 시상으로 출력하는 2개의 전도로가 있다. 이것을 직접경로와 간접경로라고 한다.

직접경로는 입력을 받는 줄무늬체의 신경세포가 출력에 관련되는 창백핵의 안쪽마디 혹은 흑색질그물부위와 직접 연결되는 경로를 말한다. 간접경로는 줄무늬체로부터 우선 창백핵의 바깥쪽마디로 이동해서 시상밑핵으로 가서 출력과 관련되는 창백핵 안쪽마디 혹은 흑색질그물부위로 가는 경로를 가리킨다(그림 9-89).

줄무늬체에서 직접경로의 도파민수용체를 D1수용체, 간접경로의 도파민수용체를 D2수용체라고 한다. 도파민은 D1수용체에는 촉진으로, D2수용체에는 억제로 작용한다.

헌팅톤병 : 줄무늬체(꼬리핵과 조가비핵)의 작은 신경세포가 변성 · 소실하는 질병으로 상염색체우성유전을 한다(Hantington's disease). 30~40대에 발병한다.

처음에는 간접경로가 침범되어 불수의운동이 일어나지만, 후에는 직접경로와 간접경로가 함께 변성되어 근육이 경직되어 움직이지 않는다.

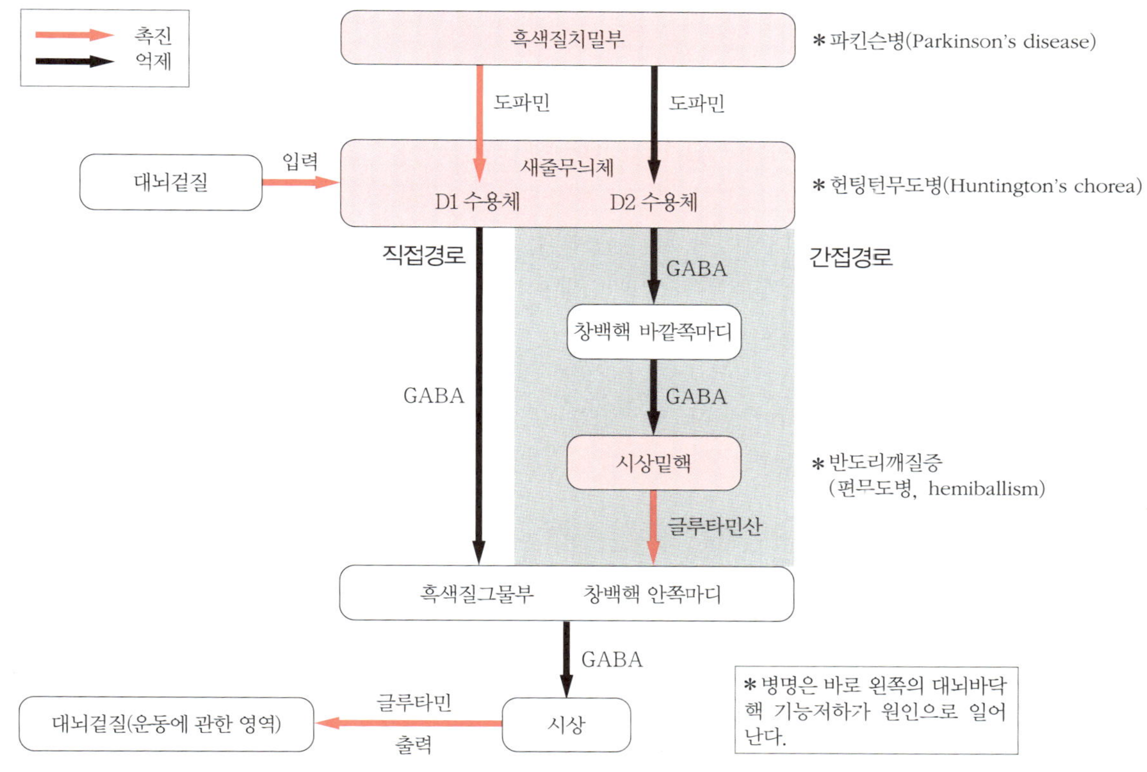

그림 9-89 대뇌바닥핵의 섬유연락

GABA는 뇌속에 있는 내인성억제물질이다.
γ-amino-β-hydroxybutyric acid의 약자

◆**시상밑핵**(시상하핵 subthalamic nucleus) 중간뇌흑색질에서 위쪽끝의 등가쪽에 있다. 관상단면으로 보면 양쪽으로 볼록렌즈의 형태를 나타낸다.

창백핵의 바깥마디로부터 입력섬유를 받고, 창백핵의 안쪽마디로 출력한다.

시상밑핵에는 글루타민산작동성 신경세포가 있고, 창백핵의 안쪽마디로부터 시상으로 향하는 출력을 조절한다. 창백핵의 안쪽마디에는 GABA작동성 신경세포가 있다.

시상밑핵은 줄무늬체 · 적핵 · 흑색질 · 그물체 · 시상 · 시상하부의 핵과도 섬유연결을 가진다.

> 반도리깨질증 : 시상밑핵은 혈관장애에 의해서 침범되는 경우가 있는데, 창백핵 안쪽마디의 시상에 대한 억제력이 약해져서 반대쪽의 위팔이나 다리에 급격한 굽힘과 폄 운동이 불수의적으로 일어나게 된다. 이것을 반도리깨질증(hemiballism)이라 한다. 'hemi : 한쪽편, ballism : 뛰어오르다' 라는 의미의 그리스어가 명칭의 유래이다.

3. 대뇌바닥핵의 기능

대뇌겉질이 발달하지 않은 조류보다 하등동물에서 창백핵 · 줄무늬체는 운동의 최고중추이다. 포유동물에서는 대뇌겉질이 발달하여 운동의 최고중추가 대뇌겉질로 이동하고, 줄무늬체 · 창백핵은 하위중추가 된다. 줄무늬체(꼬리핵 · 조가비핵)는 섬유결합에서 알 수 있듯이 주로 대뇌겉질의 넓은 영역과 흑색질치밀부에서 입력을 받고, 창백핵의 안쪽마디와 흑색질그물부로 출력되어 시상을 통해 대뇌겉질에 작용한다. 이것을 **대뇌겉질–바닥핵루프**라고 부른다. 대뇌바닥핵은 특히 대뇌겉질의 보조운동영역과 이마앞겉질에 작용하여 외부의 상황에 따른 적절한 행동을 선택하거나 각각의 장면에 어울리는 동작의 습관을 형성할 때에 작용한다.

> 대뇌바닥핵의 기능장애와 증상 : 줄무늬체(조가비핵 · 꼬리핵)의 기능이 저하되면 시상에 대한 억제가 줄어들어 불수의운동(진전)이 일어난다. 또한 대뇌바닥핵 서로간의 기능적 밸런스가 무너지기 때문에 근육긴장이 높아져 운동저하(고정, 움직임 감소)가 일어난다.

6 가쪽뇌실(측뇌실 Lateral ventricle)

가쪽뇌실은 대뇌반구의 내부에 있는 뇌실이다(그림 9–90). 좌우에 있는 가쪽뇌실은 뇌실사이구멍(뇌실간공 interventricular foramen)에 의해서 셋째뇌실과 통한다. 뇌실사이구멍은 시상 앞쪽끝의 앞에 있다.

가쪽뇌실은 길고 불규칙한 C형태를 가지며, 이마엽 · 마루엽 · 뒤통수엽 · 관자엽의 각 엽안에 이르러 앞뿔 · 중심부 · 뒤뿔 및 아래뿔의 4부분으로 나뉜다.

끝뇌의 속공간은 발생 초기에는 무대응성이지만, 끝뇌가 옆쪽으로 발달하여 대뇌반구가 되는 것과 동시에 속공간, 즉 뇌실도 옆으로 팽출되어 가쪽뇌실이 된다. 또한 대뇌반구가 발달하여 이마엽 · 마루엽 · 뒤통수엽 · 관자엽이 되는 것과 동시에 가쪽뇌실도 반구의 각 엽에 대응하여 복잡한 형태가 된다. 이로써 앞에서 설명한 각 부분으로 나눌 수 있게 된다(그림 9–91).

◆**앞뿔**(anterior horn) 뇌실사이구멍보다 앞쪽 이마엽 안에 있는 부분이다. 윗벽과 아랫벽은 뇌들보의 앞부분으로 둘러싸이고, 가쪽벽은 꼬리핵의 머리로 되어 있다. 안쪽벽은 얇은 판모양 투명사이막으로 되어 있다.

◆**중심부**(central part) 가쪽뇌실 중앙에 있는 약간 좁은 부분으로 마루엽의 깊은부분에 있다. 윗벽은 뇌들보줄기로 되어 있고, 아랫벽은 바깥에서 안쪽으로 꼬리핵의 꼬리 · 분계섬유줄(분계조 stria terminalis) · 시상의 가쪽모서리 · 뇌활(그림 9–81 참고)의 순서로 되어 있다.

◆**뒤뿔**(posterior horn) 뒤통수엽 내부의 돌출된 부분이다. 안쪽벽 아랫부분에서는 새발톱고랑에 의해 생기는 돌출(**새발톱돌기** 조거극 calcarine spur)을 볼 수 있다.

뒤뿔은 가쪽뇌실 각 부분 중에서 계통발생학적으로 가장 새로운 부분이며, 그 크기에는 상당한 개체 차이가 있

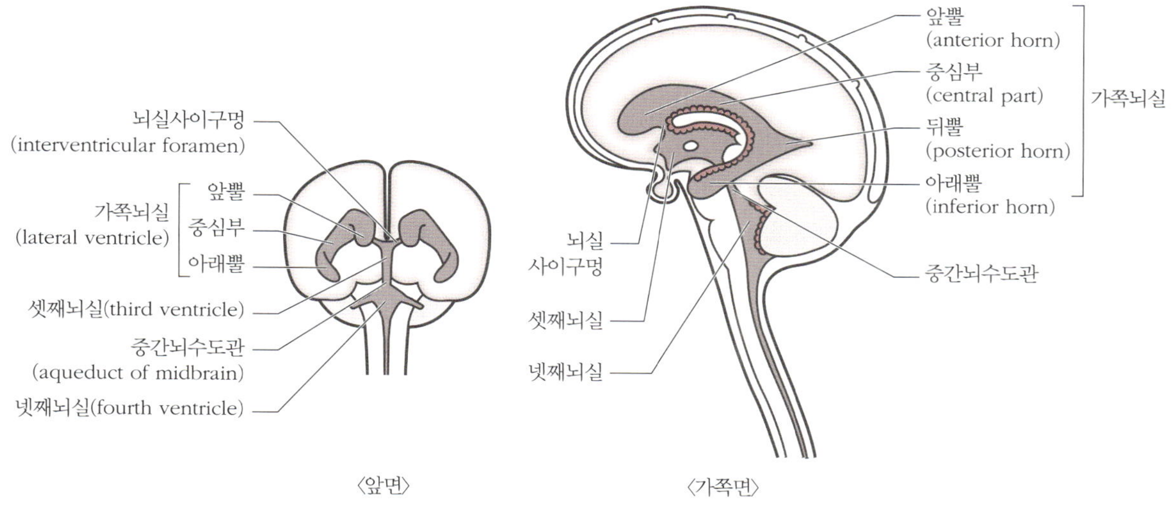

그림 9-90 뇌실(투영도)

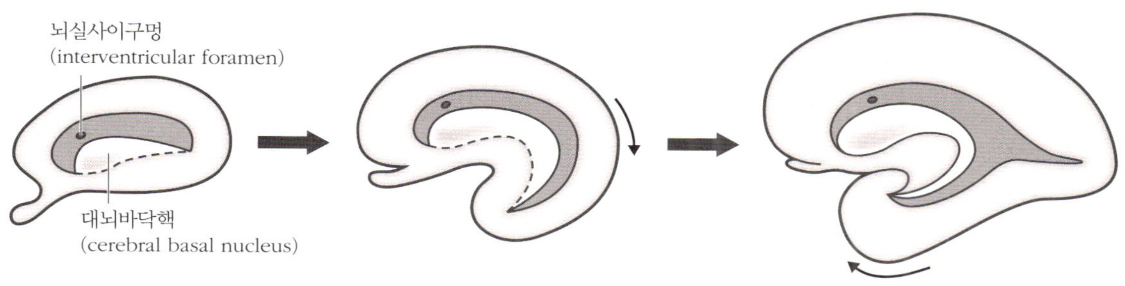

그림 9-91 가쪽뇌실의 발달

대뇌반구가 C모양으로 발달하였으므로 가쪽뇌실과 대뇌바닥핵(꼬리핵)도 C형태가 되었다.

고, 때때로 좌우의 차이가 있다.

◆**아래뿔**(inferior horn) 관자엽 안에 있고 앞쪽으로 돌출된 부분으로 가쪽뇌실 중에서 가장 넓다. 아랫벽에서는 가쪽과 안쪽에 긴 언덕을 볼 수 있다. 가쪽 언덕은 곁고랑에 의해서 생기는 것으로 **곁고랑융기**(collateral eminence)라고 한다. 안쪽 언덕은 해마고랑(해마곁이랑)과 치아이랑 사이에 있는 고랑에 의해 생기는 것으로 **고유해마**(hippocampus proper, 그림 9-73a 참고)라고 불린다.

◆**맥락얼기** 가쪽뇌실 안쪽벽에서는 뇌활다리 위에 가쪽뇌실의 맥락얼기가 있다.

가쪽뇌실의 맥락얼기는 중심부 · 뒤뿔 · 아래뿔이 합쳐지는 부분으로 가장 크고 뇌실사이구멍을 거쳐 셋째뇌실의 맥락얼기에 연결된다. 가쪽뇌실 내부는 뇌척수액으로 채워진다. 뇌척수액은 좌우 각각 가쪽뇌실에 7~10 mL 정도 있다.

맥락얼기의 심지에는 뇌의 표면으로부터 들어간 연질막을 수반한 혈관이 있다. 맥락얼기의 표면은 뇌실 표면을 감싸는 뇌실막세포가 맥락얼기상피세포로 분화되어 감싼다. 이 상피세포가 뇌척수액을 만든다.

뇌척수액(Cerebrospinal fluid)

뇌척수액은 주로 가쪽뇌실 · 셋째뇌실 · 넷째뇌실의 맥락얼기에서 생산되는 무색투명한 림프형의 물과 같은 액체로서 가쪽뇌실로부터 뇌실사이구멍을 거쳐 셋째뇌실로 유입되고 중간뇌수도관을 거쳐 넷째뇌실로 들어간다. 수액은 넷째뇌실 윗벽에 있는 넷째뇌실 정중구멍 및 가쪽구멍을 거쳐서 뇌실로부터 거미막밑공간으로 나오고, 뇌와 척수를 둘러싸는 거미막밑공간을 채운다(그림 9-92). 그 다음에 뇌척수액은 거미막밑공간을 순환한 후, 위시상정맥굴 안에 돌출된 거미막과립을 통해 혈액 안으로 흡수된다.

뇌척수액은 전체 약 130 mL이고, 그중 뇌실 안에 있는 양은 약 20 mL이기 때문에 대부분은 거미막밑공간에 있다. 뇌척수액은 뇌·척수를 담고 있어 충격 등 외력에 대한 완충제로서 뇌·척수를 보호하고 머리속압력을 조절한다. 또한 그 대사에도 관계가 있다.

뇌의 중량은 약 1,500 g이지만, 머리안에서는 뇌척수액에 담겨 있으므로 부력을 고려하면 약 50 g의 무게밖에 되지 않는다.

물뇌증 : 뇌척수액의 생성 과잉, 흡수장애, 순환경로의 협착·폐쇄 등이 있으면 액의 이상적인 증가로 인해 머리속압력이 올라간다. 넷째뇌실에서 거미막밑공간으로 가는 출구의 폐쇄에서 많이 나타난다. 소아에서 서서히 진행되면 머리덮개뼈를 만드는 뼈가 벌어져 머리가 커진다. 이것을 물뇌증(수두증 hydrocephalus)이라 한다.

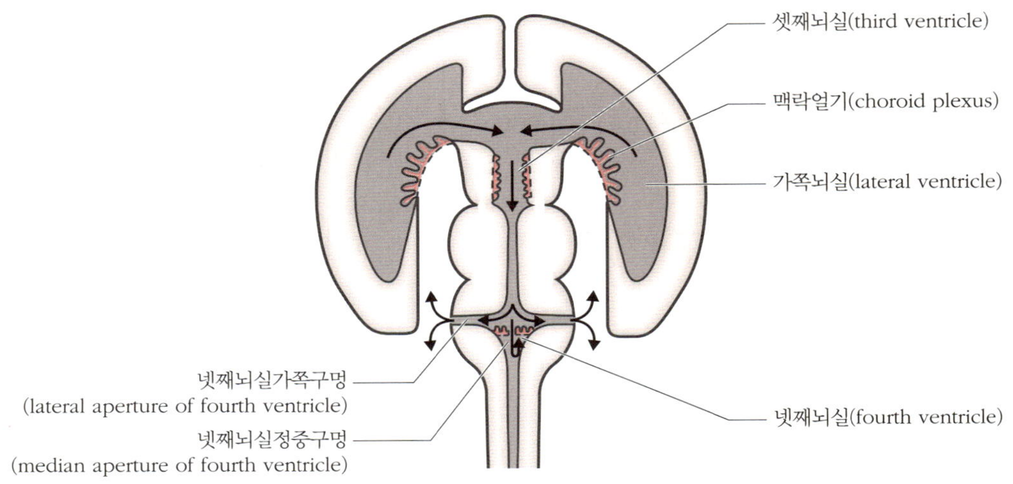

그림 9-92 뇌실속 뇌척수액의 흐름

넷째뇌실정중구멍은 Magendie구멍(foramen of Magendie), 넷째뇌실가쪽고랑은 Luschka구멍(foramen of Luschka)이라고도 한다.

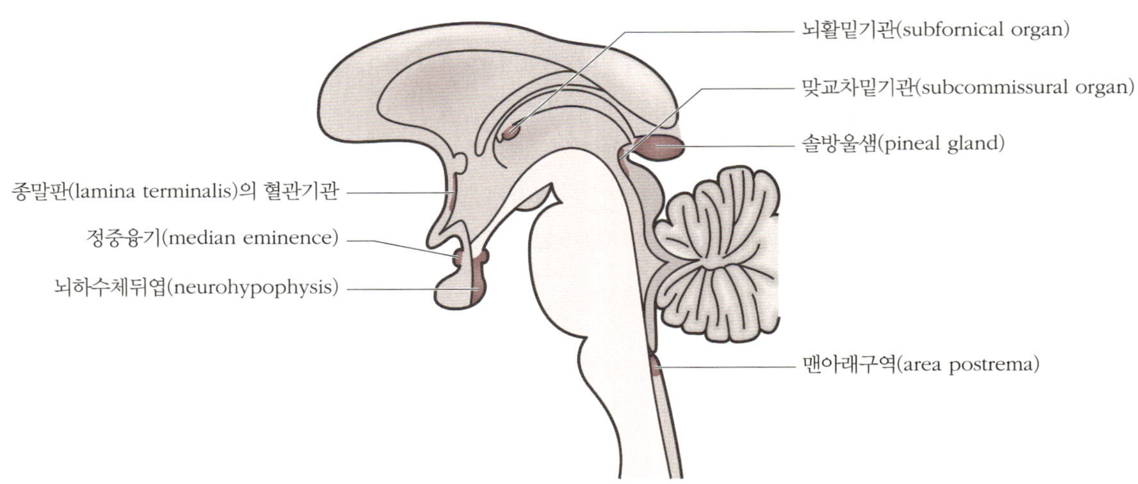

그림 9-93 뇌실주위기관

뇌실주위기관(Circumventricular organ)

정중선 부근에 있는 뇌실 벽에는 혈액뇌장벽(blood–brain barrier)이 없는 부위가 7곳 있다. 즉 뇌하수체뒤엽, 정중융기, 솔방울샘, 뇌활밑기관(subfornical organ), 종말판혈관기관(organum vasculosam of lamina terminalis), 맨아래구역(area postrema), 맞교차밑기관(교련하기관 subcommissural organ)이다(그림 9–93). 모두 뇌실주위기관이라고 한다. 맨아래구역 이외에는 쌍을 이루지 않는다.

뇌하수체뒤엽, 정중융기, 솔방울샘은 호르몬을 혈액으로 보내기 위해서 혈액뇌장벽을 가지지 않는다. 뇌활밑기관과 종말판혈관기관은 안지오텐신 Ⅱ를 감지하는 기관으로, 이것을 시상하부의 ADH 생산세포로 전달하여 체액의 평형을 유지한다. 맨아래구역은 혈중의 독성물질을 감지하여 구토반사를 일으키는 역할을 한다. 맞교차밑기관은 중성의 무코다당을 뇌실 안으로 분비하는데 그 의미는 불명확하다.

혈액뇌장벽 : 신경세포는 재생되지 않기 때문에 혈액에 독성물질이 섞여 흐르고 있어도 바로 세포사에 이르지 않도록 중추신경계에서는 혈관 주위를 신경아교세포가 둘러싸서 신경세포를 지킨다. 이것을 혈액뇌장벽이라고 한다.

I. 뇌막

뇌는 척수와 같이 뇌척수막(수막 meninges)으로 감싸진다. 뇌척수막은 가쪽에서부터 경질막 · 거미막 · 연질막의 3막으로 되어 있다(그림 9–94).

경질막(경막 Dura mater)

경질막은 두껍고 강한 섬유성 막으로, 뇌를 감싸는 막인 동시에 머리뼈 내면의 뼈막이기도 하다. 두 층은 유합되어 1개의 막이 되어 있다. 단, 뒤에서 설명할 경질막정맥굴에서는 2개의 층이 되어 정맥굴을 둘러싸고 있다(그림 9–94).

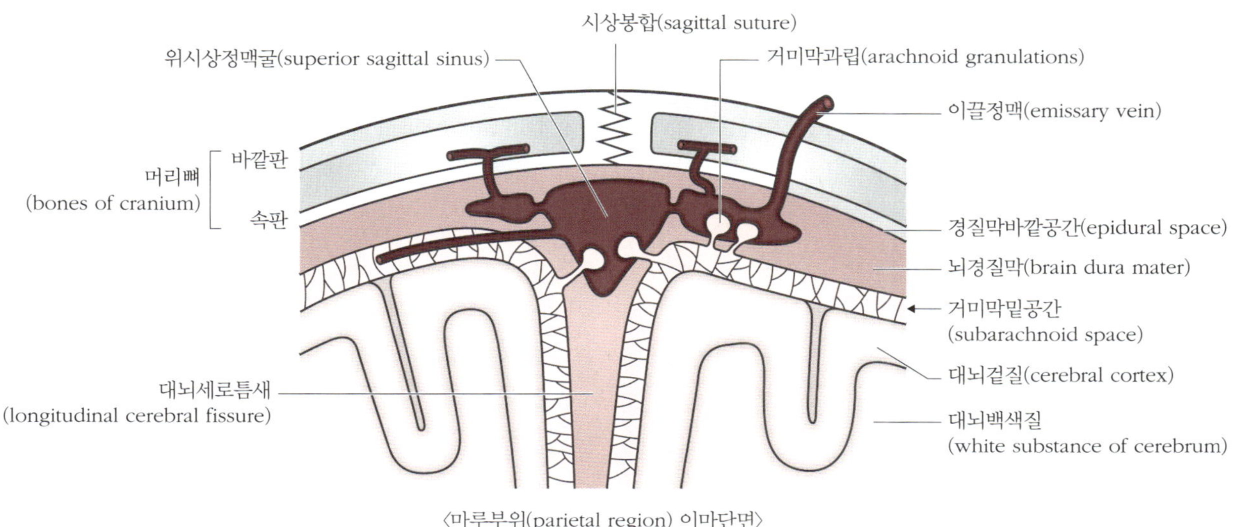

그림 9–94 뇌경질막
거미막밑공간은 뇌고랑에는 포함되지 않는다. 연질막은 뇌의 표면에 붙어 있다.

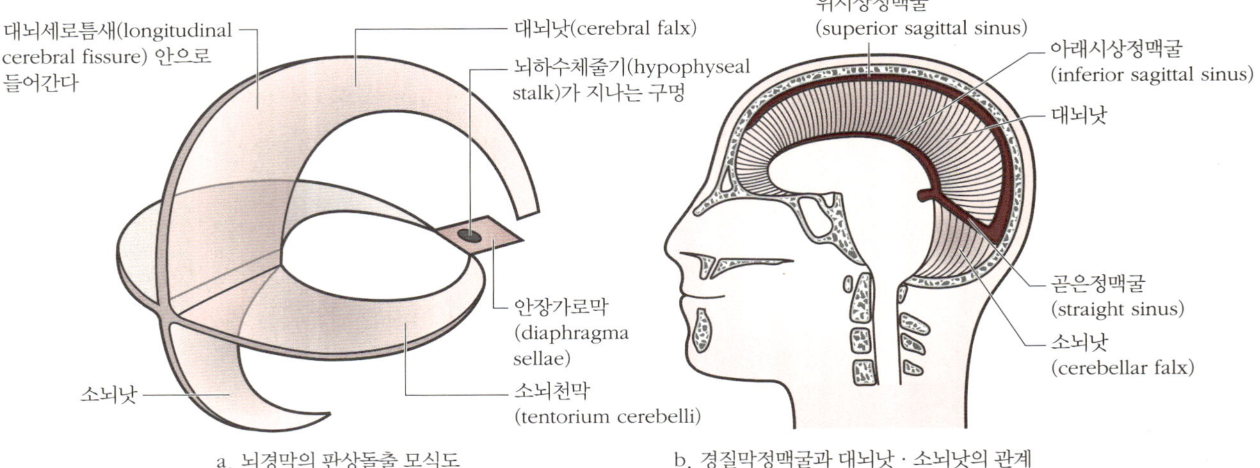

a. 뇌경막의 판상돌출 모식도

b. 경질막정맥굴과 대뇌낫 · 소뇌낫의 관계

그림 9-95 뇌경막의 판상돌출

경질막과 머리뼈는 직접 맞닿아 있는데, 그 사이에 매우 좁고 잠재적인 틈이 있어서 이를 척수에서와 같이 **경질막바깥공간**(경막외극 epidural space)이라 한다.

경질막은 안쪽을 향해서 판모양으로 돌출되어 뇌를 고정하고 움직임을 막는다. 이러한 경질막의 판모양 돌출에는 다음의 종류가 있다(그림 9-95a).

◆**대뇌낫**(대뇌겸 cerebral falx) 좌우 대뇌반구 사이에 있는 대뇌세로틈새 안에 돌출되는 경질막주름으로 앞뒤로 지나고 낫모양을 나타낸다.

대뇌낫의 앞쪽끝은 앞머리뼈우묵에 있는 벌집뼈의 볏돌기에 붙어 있다. 위모서리는 머리덮개뼈 내면의 위시상정맥굴고랑을 따라서 뒤쪽으로 지나고 속뒤통수뼈융기에 붙어 있다. 아래모서리는 자유모서리로 뇌들보의 위쪽을 따라서 지난다. 위모서리와 아래모서리에서 경질막은 2줄기로 나누어지고, 각각 위시상정맥굴과 아래시상정맥굴을 수용하고 있다.

◆**소뇌천막**(tentorium cerebelli) 대뇌의 뒤통수엽과 소뇌 사이를 수평으로 들어간 경질막이다. 글자 그대로 천막과 같이 소뇌의 표면을 감싸고 그 위에 후두엽을 지지하고 있다.

소뇌천막의 앞안쪽모서리에는 깊은 패임, 즉 **천막패임**(천막절흔 tentorial notch)이 있고, 여기를 중간뇌 · 다리뇌 등이 지난다. 천막패임 가쪽에서 천막의 앞모서리는 나비뼈의 후상돌기, 관자뼈의 피라미드 위모서리와 붙어 있다.

천막 뒤모서리에는 가로정맥굴이 주행한다.

천막 윗면에 있는 대뇌낫과의 유착부에는 곧은정맥굴이 지난다.

◆**소뇌낫**(소뇌겸 cerebellar falx) 좌우 소뇌반구 사이에 있는 작은 경질막주름이다. 뒤모서리는 속뒤통수뼈융기로부터 큰뒤통수구멍의 뒤모서리까지 도달하며, 여기에 뒤통수정맥굴을 수용한다.

◆**안장가로막**(안장격막 sellar diaphragm) 터키안장의 윗벽이 되는 경질막이다. 뇌하수체줄기는 안장가로막을 통과하여 지난다.

1. 경질막의 혈관 · 신경

◆**동맥** 경질막에는 앞경질막동맥(← 눈동맥) · 중간경질막동맥(← 위턱동맥) · 뒤경질막동맥(← 오름인두동맥) 등이

분포한다. 중간경질막동맥이 가장 크며, 임상적으로 중요한 동맥이다.

중간경질막동맥(중경막동맥 middle meningeal artery)은 관자아래우묵의 위턱동맥으로부터 생겨나 가시구멍을 거쳐 머리안으로 들어오고, 관자뼈의 비늘부 내면을 앞바깥방향으로 주행한다. 이마가지(frontal branch)와 마루가지(parietal branch)로 나누어지며, 경질막 대부분에 분포한다. 경질막동맥은 경질막에 분포하고 주로 머리뼈에 영양을 공급한다.

◆정맥 경질막정맥(meningeal vein)은 동맥에 동반되어 보다 뼈와 가깝게 주행하고, 경질막정맥굴 · 판사이정맥으로 유입된다. 특히 중간경질막정맥은 중간경질막동맥을 따라 주행하고, 날개근정맥얼기(익돌근정맥총 pterygoid plexus)로 들어간다.

경질막바깥출혈 : 중간경질막동정맥이 손상되면 경질막위공간에 출혈이 나타나는데, 이것을 경질막바깥출혈(경막외출혈 extradural hemorrhage)이라고 한다. 특히 관자부위의 골절에서는 자주 중간경질막동맥의 이마가지가 손상되어 큰 출혈이 일어난다.

◆신경 경질막에 분포하는 감각섬유는 주로 삼차신경의 경질막가지(← 위턱신경 · 아래턱신경)와 제2 · 제3목신경(C2 · 3)이다. 그 외에 미주신경의 경질막가지나 경질막동맥을 따라 주행하는 교감신경섬유도 분포한다.

목경직 : 거미막밑출혈이나 수막염 등에 의해서 경질막, 특히 뒤머리뼈우묵에서 뇌바닥의 경질막에 분포하는 목신경(C2 · 3)의 감각섬유가 자극되면 반사적으로 뒤목근육의 수축 · 긴장이 일어난다. 이것을 목경직(경부경직 stiff neck)이라 하며 수막자극증상의 하나이다.

뇌거미막(뇌지주막 Cranial arachnoid mater)

거미막은 혈관이 부족한 얇은 막이고, 가쪽의 경질막과 사이에는 매우 좁은 **경질막밑공간**(경막하공간 subdural space)이 있다. 안쪽 연질막과 사이는 넓고 **거미막밑공간**(지주막하강 subarachnoid space)이라 하며, 뇌척수액으로 채워진다. 거미막 아랫면에서는 상당수의 가느다란 결합조직섬유다발이 나와 망형태로 퍼져서 연질막과 느슨하게 결합한다.

거미막밑공간에는 뇌로 출입하는 혈관 · 신경이 주행한다.

거미막은 특히 위시상정맥굴 안에 돌기를 낸다. 이 돌기를 **거미막과립**(arachnoidal granulations)이라 하며(그림 9-94, 96), 일부는 머리뼈의 뼈아교질 안까지 돌출되어 뼈 내면에 **과립오목**(지주막과립소와 granuar foveola)을 만든다. 거미막과립에서는 거미막밑공간의 뇌척수액이 정맥굴 안으로 흡수된다.

만성경막밑혈종 : 경질막밑공간에 생기는 출혈을 **경질막밑출혈**이라 한다. 이 출혈은 정맥성으로 외상으로 위시상정맥굴로 유입되는 위대뇌정맥이 경질막밑에서 손상되어 잘 일어난다. 출혈은 일반적으로 서서히 일어나 혈종을 만든다(만성경질막밑혈종 chronic subdural hematoma).

거미막밑출혈 : 거미막밑공간에 일어나는 출혈, 즉 거미막밑출혈(지주막하출혈 subarachnoid hemorrhage)은 주로 거미막밑공간을 주행하는 뇌동맥의 동맥류나 동맥기형에 동반되어 생기는 동맥성출혈이다.

거미막밑공간은 특정부위에서 특히 넓다. 이곳을 **거미막밑수조**(subarachnoid cistern)라고 한다(그림 9-97). 예를 들면 소뇌 아랫면과 숨뇌 등쪽면 사이에는 **뒤소뇌숨뇌수조**(posterior cerebellomedullary cistern)가 있다.

그 외에 좌우 대뇌다리 사이에는 **다리사이수조**(interpeduncular cistern), 시각교차 부분에는 **시각교차수조**(chiasmatic cistern), 대뇌의 관자엽과 섬 · 마루엽 · 이마엽 사이에는 **대뇌가쪽오목수조**(cistern of lateral cerebral fossa)가 있다.

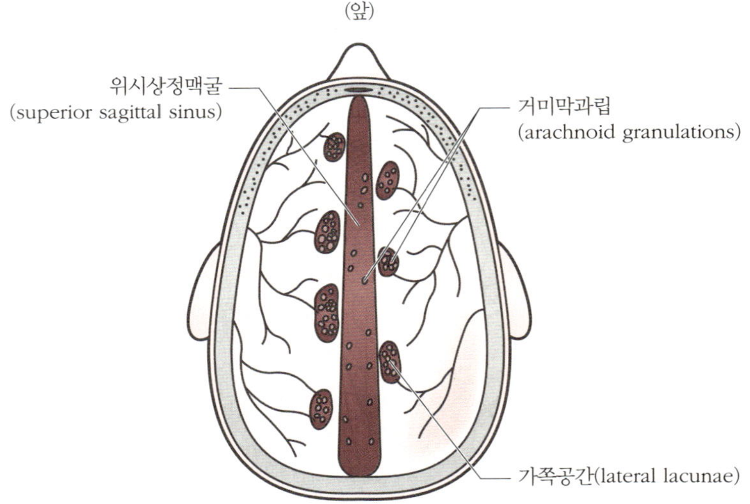

그림 9-96 위시상정맥굴의 가쪽공간

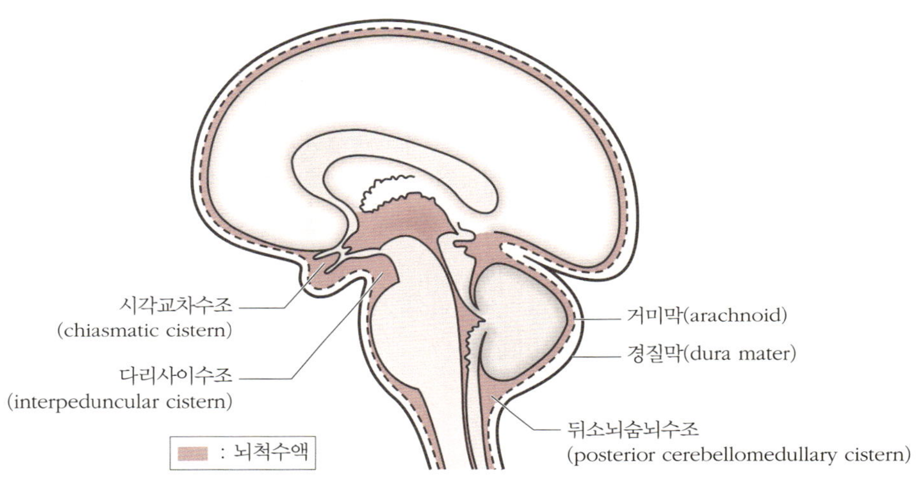

그림 9-97 거미막밑수조(subarachnoid cistern)

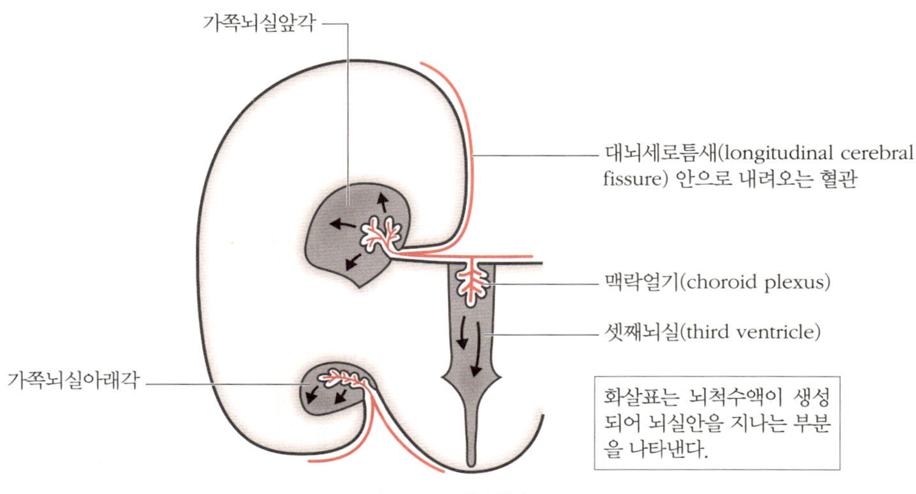

그림 9-98 맥락얼기

뇌의 표면혈관은 연질막과 함께 뇌실로 돌출되며, 그 표면은 뇌실막세포에서 생겨난 입방상피로 덮여진다. 이것을 맥락얼기라 한다.

소뇌숨뇌수조천자 : 뒤소뇌숨뇌수조는 특히 넓다. 소뇌숨뇌수조(대수조 cisterna magna)라고도 하며, 뇌척수액의 채취나 약물 주입 등을 위해서 이 부분을 뒤통수뼈 아래에서부터 천자하는 경우가 있다(소뇌숨뇌수조천자 cisterna puncture).

뇌연질막(뇌연막 Cranial pia mater)

뇌의 표면에 밀착되는 얇은 막이다. 뇌로 출입하는 혈관 중에서 뇌이랑 사이 뇌고랑에 있는 것은 연질막에 맞닿는다.

연질막은 넷째뇌실 · 셋째뇌실의 등쪽면 및 가쪽뇌실의 안쪽면에서 뇌실속공간을 감싸는 뇌실막과 밀착하여 **맥락조직**(tela choroidea)을 만든다(그림 9–98).

맥락조직은 다시 혈관과 함께 뇌실안을 향해 돌출되어 **맥락얼기**(맥락총 choroid plexus)가 되고 뇌척수액을 생산한다.

J. 뇌의 혈관

뇌는 인체에서 가장 활발한 대사가 이루어지는 기관으로, 중량은 체중의 약 2%에 지나지 않지만 산소소비량은 신체 전체 소비량의 약 20%에 이른다.

뇌조직은 매우 짧은 시간이라도 혈액공급이 끊기면 큰 손상을 받게 된다. 일반적으로 뇌에서 가장 많이 볼 수 있는 병변은 순환장애에 의한 것이다. 그렇기 때문에 뇌의 혈관계를 이해하는 것은 임상적으로 대단히 중요하다.

뇌혈관의 배열방향 · 분포 등은 신체에서 functional MRI로 검사한다.

1 동맥

뇌에 분포하는 동맥은 속목동맥과 척추동맥 · 뇌바닥동맥에서 유래한다.

속목동맥(내경동맥 Internal carotid artery)

속목동맥은 목을 위로 주행하여 머리바닥면에 이르고, 목동맥관을 통해서 머리안으로 들어온다. 머리안으로 들어오면 동맥은 바로 굴곡하여 앞쪽을 향해 수평으로 주행하고, 해면정맥굴을 통과한다. 앞침대돌기 안쪽에서 동맥은 뇌경질막을 통과하여 거미막밑공간에 이르고, 시각신경 아래에서 다시 뒤안쪽 위로 U턴하여 뒤쪽을 향하며, 앞대뇌동맥과 중앙대뇌동맥으로 나누어진다.

목동맥사이펀 : 중간머리뼈우묵에 있는 터키안장의 가쪽에서 동맥의 U형태 굴곡부위를 목동맥사이펀(경동맥사이펀 carotid syphon)이라 한다. 이렇게 머리안에서 속목동맥이 뚜렷하게 구부러져 주행하면 심장박동에 의해 생기는 강한 압력이 뇌로 직접 전달되지 않게 된다.

속목동맥의 가지

◆**눈동맥**(안동맥 ophthalmic artery) 앞침대돌기 안쪽의 속목동맥에서 생기고, 시각신경관을 통해 눈확으로 들어간다.

◆**앞대뇌동맥**(전대뇌동맥 anterior cerebral artery) 속목동맥의 2개 종말가지 중 하나로서 시각로를 넘어 앞쪽 속으로 주행한 뒤 대뇌세로틈새로 들어간다.

여기서 좌우의 앞대뇌동맥은 **앞교통동맥**(anterior communicating artery)으로 연결된다(그림 9–99).

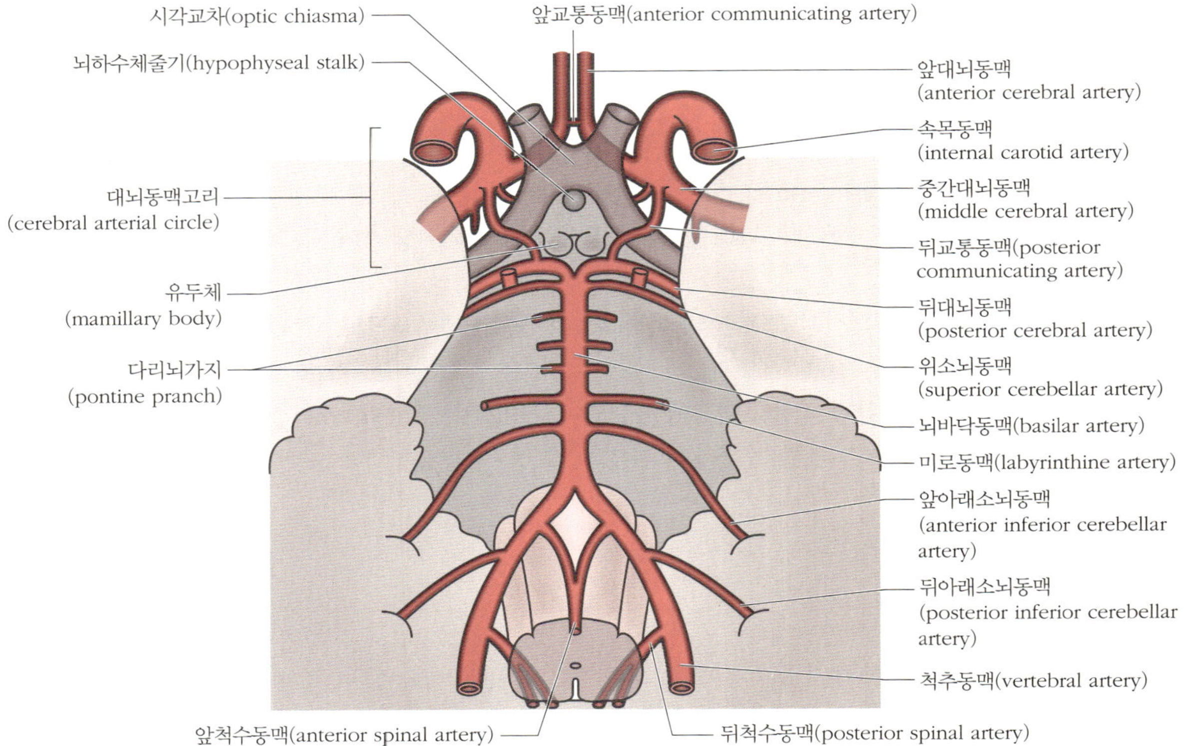

그림 9-99 뇌바닥의 뇌동맥가지

앞대뇌동맥은 대뇌세로틈새로 들어가서 뇌들보의 윗면을 따라 뒤쪽으로 주행한다.

앞대뇌동맥은 대뇌반구 안쪽면 대부분과 위 가쪽면의 윗부분(위모서리에서 약 2.5 cm까지의 부분) 겉질에 분포한다. 이와 같이 겉질에 분포하는 가지는 표면을 통해 들어가고 **겉질가지**(피질지 cortical branch)라고 부른다.

겉질가지 외에 앞대뇌동맥은 시작부위 근처에서 뇌바닥으로 들어가는 작은 가지를 낸다.

이 가지를 **관통가지**(관통지 perforating branch)라고 하며, 뇌바닥부위의 굵은 혈관에서 직각으로 나오고, 굵기도 갑자기 가늘어지기 때문에 출혈이나 폐쇄 등의 혈관장애가 일어나기 쉽다.

앞대뇌동맥에서 나뉘어 뇌의 중심을 향해 뒤쪽으로 주행하는 비교적 굵은 가지를 Heubney되돌이동맥(recurrent artery of Heubney)이라 한다.

겉질가지 : 겉질가지는 일반적으로 종말동맥 혹은 기능적종말동맥으로, 폐쇄되면 그 분포영역에 허혈성괴사(경색)를 일으킨다.

앞대뇌동맥의 혈행장애 : 앞대뇌동맥은 반구 안쪽면의 윗부분에 있는 운동영역 · 몸감각영역에 분포하므로, 특히 이 부분의 혈행장애에 의해서 반대쪽의 다리운동마비와 감각장애를 일으킨다.

◆**중간대뇌동맥**(middle cerebral artery) 속목동맥의 종말가지이며 가장 큰 가지이다. 가쪽을 향해 대뇌의 가쪽고랑을 따라 뒤위쪽으로 주행하고, 대뇌반구 가쪽면에 있는 대부분의 겉질에 분포한다(그림 9-100).

또한 뇌바닥으로 진입하는 관통가지는 앞관통질로부터 뇌의 내부로 이동하고, 대뇌바닥핵 · 속섬유막 · 시상 등에 분포한다.

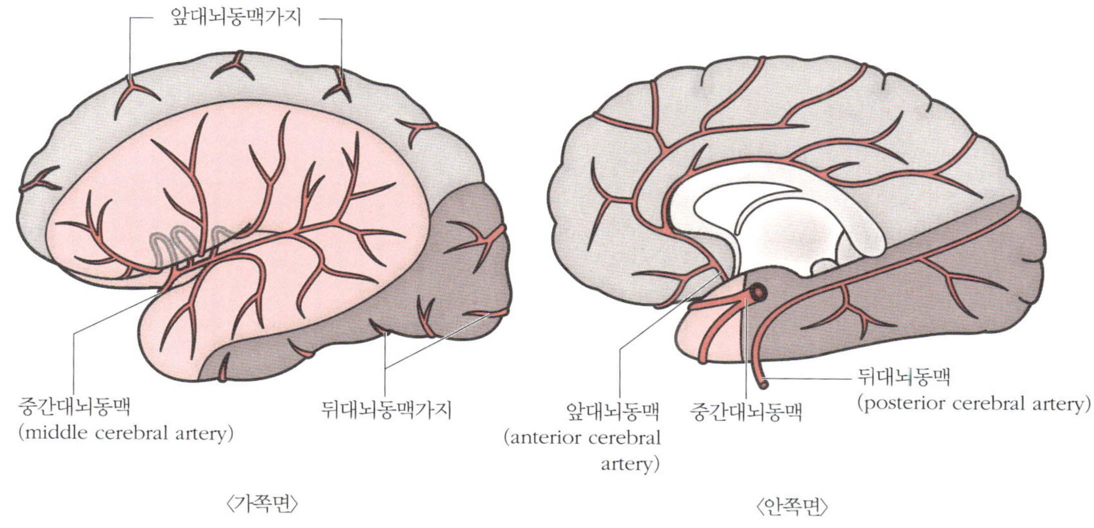

그림 9-100 앞 · 중간 · 뒤 대뇌동맥과 분포영역

중간대뇌동맥의 혈관장애 : 중간대뇌동맥의 분포영역에서 경색이 자주 발생한다. 특히 운동영역 · 몸감각영역의 장애에 의해서 각각 반대쪽의 운동 · 감각 장애가 발생하고, 언어구역(우성대뇌반구)의 장애로 언어상실증을 일으킨다.

중간대뇌동맥의 관통가지 중에서 대뇌바닥핵의 가쪽부위, 특히 조가비핵이나 속섬유막에 분포하는 수정체핵 줄무늬체동맥(lenticulostriate artery)은 자주 출혈을 일으키므로 이 동맥가지를 **뇌출혈동맥**(arteries of cerebral hemorrhage)이라 부른다.

◆**앞맥락얼기동맥**(전맥락막동맥 anterior choroidal artery) 속목동맥에서 생겨나 시각로를 따라 뒤쪽으로 주행하는 가지로 가쪽뇌실맥락얼기에 분포한다. 맥락얼기 외에 주위의 시각로 · 갈고리(해마곁이랑) · 편도체 · 해마 · 대뇌바닥핵(창백핵) · 속섬유막 · 시상 · 중간뇌 등에도 작은 가지를 보낸다.

앞맥락얼기동맥의 혈관장애 : 앞맥락얼기동맥은 가늘지만 앞에 설명한 것처럼 분포영역이 넓고, 거미막밑공간에서 주행 길이가 길어 혈전이 생기기 쉽다. 이 동맥의 순환장애에서는 특히 창백핵과 해마가 침범되기 쉽다.

속섬유막의 혈관지배 : 속섬유막의 혈관지배는 이 부분에서 뇌출혈이 종종 일어나기 때문에 임상적으로 중요하다. 속섬유막앞다리에는 앞대동맥의 가지인 **안쪽줄무늬체동맥**(medial striate arteries)과 Heubney되돌이동맥이 분포한다.

속섬유막무릎을 포함한 중앙 1/3부분에는 중간대뇌동맥가지의 **수정체핵줄무늬체동맥**이 분포한다. 속섬유막뒤다리의 뒤 2/3부분에는 속목동맥가지의 **앞맥락얼기동맥**이 분포한다.

◆**뒤교통동맥**(후교통동맥 posterior communicating artery) 앞침대돌기 근처에서 생겨나서 터키안장 옆을 따라 뒤쪽으로 주행하고, 중간대뇌동맥과 뒤에서 설명할 뒤대뇌동맥을 연결한다(그림 9-99).

척추동맥(추골동맥 Vertebral artery)

척추동맥은 빗장밑동맥에서 생겨나서 윗부위 6개 목뼈의 가로돌기구멍을 통해 위로 주행하고, 큰뒤통수구멍에서 머리안으로 들어간다. 머리안으로 들어가면 뇌경질막 · 거미막을 관통하여 뇌바닥을 따라 거미막밑공간을 위로 주행한다. 좌우의 척추동맥은 다리뇌의 아래모서리에서 합쳐져서 1개의 뇌바닥동맥이 된다(그림 9-99).

척추동맥의 가지 (그림 9-102, 103)

◆**경질막가지**(meningeal branch) 뒤머리뼈우묵의 경질막에 분포하는 작은 가지.

◆**뒤척수동맥**(후척수동맥 posterior spinal artery) 가느다란 가지로 척수 뒤뿌리의 가쪽을 아래로 주행한다.

◆**앞척수동맥**(전척수동맥 anterior spinal artery) 좌우의 척추동맥에서 생겨나고, 하나로 합쳐져 척수의 앞정중틈새를 아래로 주행한다.

◆**정중숨뇌가지**(정중연수가지 median medullary branches) 좌우의 척추동맥에서 생겨나 숨뇌의 곁정중부위(안쪽부)에 분포한다.

◆**뒤아래소뇌동맥**(후하소뇌동맥 posterior inferior cerebellar artery) 척추동맥의 최대 가지로 숨뇌의 가쪽을 따라 등쪽에서 주행한 뒤 소뇌 아랫면에 이른다. 숨뇌 등가쪽부위 · 소뇌 뒤 아랫부분에 분포한다.

척추동맥가지의 혈관장애 : 뒤아래소뇌동맥의 혈전에 의한 경색은 숨뇌 가쪽부위를 침범한다. 여기에는 삼차신경핵 · 달팽이신경핵 · 안뜰신경핵 · 의문핵 · 미주신경등쪽핵 · 고립로핵이 있고, 또한 중추교감신경로 · 앞척수시상로가 지나므로 특징 있는 증상이 생긴다.

정중숨뇌가지의 폐쇄에 의해서 숨뇌 안쪽부가 침범되면, 여기에 혀밑신경핵이 있고 안쪽섬유띠와 겉질척수로가 지나므로 그 장애에 의해서 역시 특징 있는 증상이 생긴다.

뇌바닥동맥(뇌기저동맥 Basilar artery)

좌우 척추동맥이 다리뇌의 아래모서리에서 1개로 합쳐져 뇌바닥동맥이 된다. 뇌바닥동맥은 다리뇌의 배쪽면을 위로 주행하고, 다리뇌의 앞모서리에서 좌우의 뒤대뇌동맥으로 나누어진다(그림 9-99, 102).

뇌바닥동맥의 가지

◆**앞아래소뇌동맥**(전하소뇌동맥 anterior inferior cerebellar artery) 소뇌 아랫면의 앞부분에 분포한다. 일부는 다리뇌 · 숨뇌의 윗부분에도 분포한다.

◆**미로동맥**(labyrinthine artery) 가느다란 가지로 얼굴신경 · 속귀신경과 함께 속귀길로 진입하여 속귀에 분포한다.

◆**다리뇌가지**(교지 pontine arteries) 다리뇌에 분포하는 가느다란 가지.

◆**위소뇌동맥**(상소뇌동맥 superior cerebellar artery) 대뇌다리를 둘러싸듯이 주행하고 소뇌 윗면에 분포한다. 다리뇌 · 솔방울샘 등에도 분포한다.

◆**뒤대뇌동맥**(후대뇌동맥 posterior cerebral artery) 뇌바닥동맥이 좌우로 나뉘어 뒤대뇌동맥이 된다.

이 동맥은 대뇌다리 배쪽을 가쪽으로 주행하고, 대뇌에서 관자엽의 안쪽면과 아랫면 및 뒤통수엽의 대부분에 분포한다(겉질가지, 그림 9-100). 또한 상당수의 관통가지는 뒤관통질에서 뇌의 내부로 들어가고, 시상 뒷부분 등에 분포한다.

뒤대뇌동맥은 뒤교통동맥에 의해서 중간대뇌동맥과 연결된다(그림 9-99).

뒤대뇌동맥의 혈관장애 : 뒤대뇌동맥은 대뇌겉질의 시각영역에 분포한다. 그 혈관장애에 의해서 **시각영역의 결손 · 편측시야결손** 등의 시각장애가 일어난다. 또한 시상의 장애를 일으켜서 **시상통증**(thalamic pain)이 생기기도 한다.

대뇌동맥고리(대뇌동맥륜 Cerebral arterial circle)

뇌에 분포하는 좌우 속목동맥계의 앞 · 중간 대뇌동맥과 척추동맥계의 뒤대뇌동맥은 뇌바닥에서 연결된다. 전체적으로 대뇌동맥고리(**윌리스동맥고리** circle of Willis)를 만든다(그림 9-99). 즉 동맥고리는 앞교통동맥 · 앞대뇌동맥 · 중간대뇌동맥 · 속목동맥 · 뒤교통동맥 · 뒤대뇌동맥에 의해서 생긴다.

대뇌동맥고리는 시신경교차 · 뇌하수체 · 유두체를 둘러싸듯이 고리를 만들고, 뇌에서의 혈액순환을 조절하는 기구이다. 그러나 실제로 앞교통동맥 · 뒤교통동맥은 가늘어서 한쪽 속목동맥이 폐쇄될 경우에는 분포영역 반대쪽에서 받는 혈액공급으로는 부족하다.

> **거미막밑출혈** : 거미막밑출혈(지주막하출혈 subarachnoid hemorrhage)은 동맥류가 터지면서 생기는 경우가 많다. 대뇌동맥고리를 만드는 동맥의 분기부위에서는 벽이 비교적 약하다. **동맥류**(aneurysm)의 호발부위가 된다. 특히 뒤교통동맥 · 앞교통동맥 · 중간대뇌동맥의 분기부위에서 자주 일어난다.

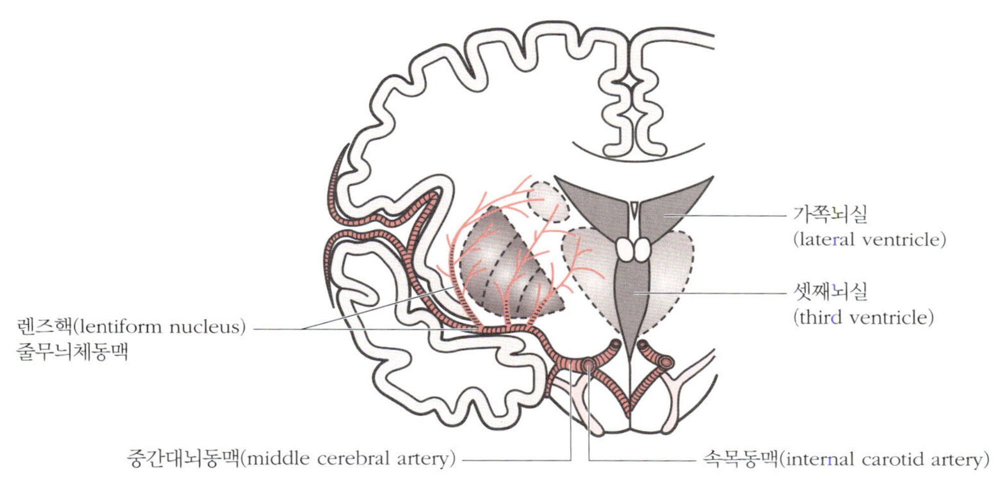

그림 9-101 렌즈핵줄무늬체동맥

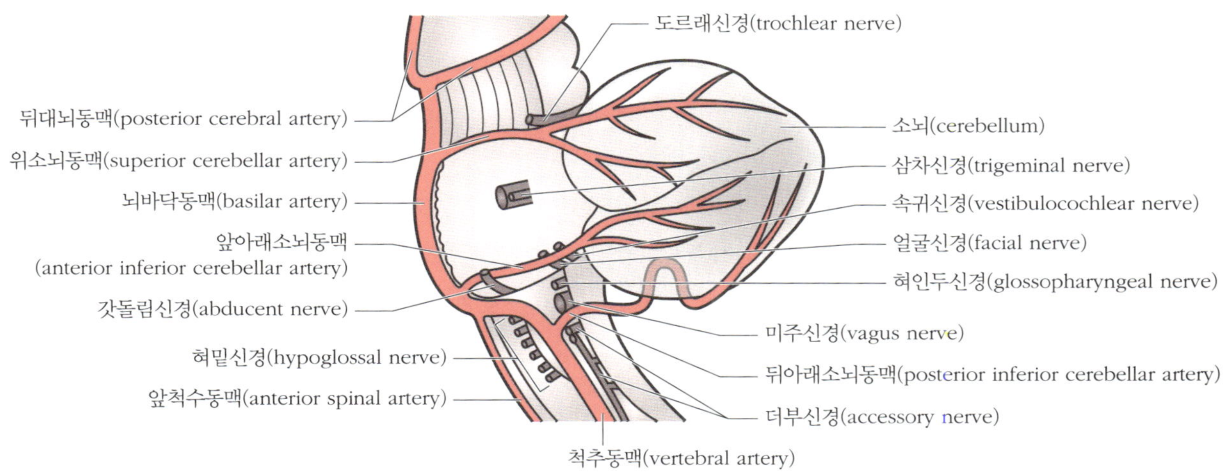

그림 9-102 척추동맥 · 뇌바닥동맥의 가지

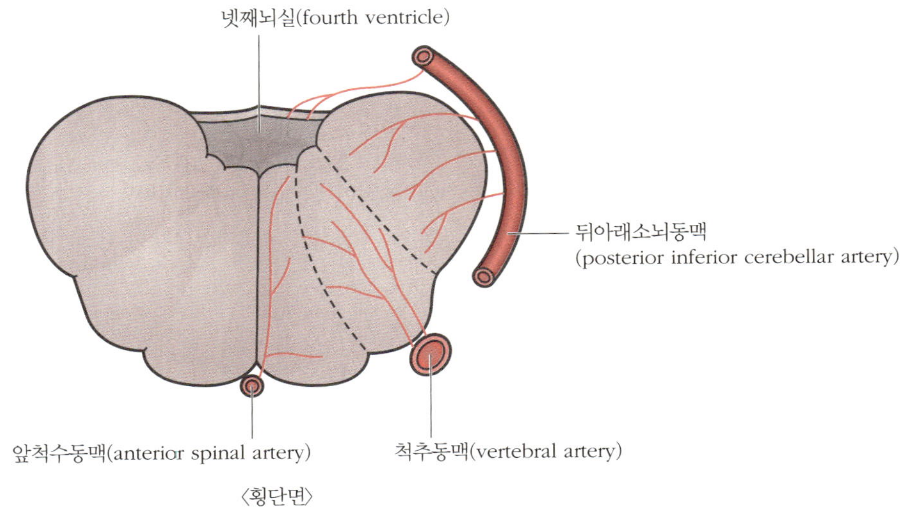

그림 9-103 숨뇌의 척추동맥가지

뇌 각 부분의 동맥

◆**대뇌** 반구 겉질에는 앞 · 중간 · 뒤 대뇌동맥이 분포한다. 동맥 각각의 분포영역은 이미 설명하였다(그림 9-100).

동맥의 겉질가지는 뇌표면에서 진입하여 겉질에서 모세혈관이 세밀한 그물을 만들고, 나아가 백색질에도 도달한다.

대뇌바닥핵 · 속섬유막 · 시상 등에는 앞 · 중간 · 뒤 대뇌동맥의 관통가지가 분포한다. 관통가지는 뇌바닥의 앞관통질과 뒤관통질에서 뇌 속으로 진입하여 분포한다.

대뇌바닥핵으로의 혈액공급

대뇌바닥핵에 혈액을 공급하는 동맥은 시상이나 시상하부에 혈액을 공급하는 동맥과는 다르다. 줄무늬체와 창백핵 바깥마디에는 **렌즈핵줄무늬체동맥**(← 중간대뇌동맥)(그림 9-101), 창백핵 안쪽마디에는 **앞맥락얼기동맥**(← 속목동맥)이 혈액을 공급한다. 꼬리핵 머리와 수정체핵 앞부분은 **Heubney되돌이동맥**(← 앞대뇌동맥)에서 영양을 공급받는다(p.765).

◆**사이뇌** 시상에 혈액을 공급하는 동맥은 뒤대뇌동맥이며, 시상하부에는 앞대뇌동맥과 뒤대뇌동맥이 분포한다.
◆**중간뇌** 뒤대뇌동맥 · 위소뇌동맥 · 뇌바닥동맥이 분포한다.
◆**다리뇌** 뇌바닥동맥(다리뇌가지) · 앞아래소뇌동맥 · 위소뇌동맥이 분포한다.
◆**숨뇌** 척추동맥 · 앞 및 뒤 척수동맥 · 뒤아래소뇌동맥 · 뇌바닥동맥이 분포한다(그림 9-103).
◆**소뇌** 위소뇌동맥 · 앞아래소뇌동맥 · 뒤아래소뇌동맥이 분포한다.

2 정맥

대뇌의 정맥은 동맥에 동반되어 주행하지 않는다. 대뇌반구의 가쪽표면에 있는 얕은대뇌정맥과 안쪽면에 있는 깊은대뇌정맥으로 구별된다. 얕은 · 깊은 대뇌정맥은 모두 경질막정맥굴로 들어가고, 그 다음에 속목정맥으로 유입된다(그림 9-104).

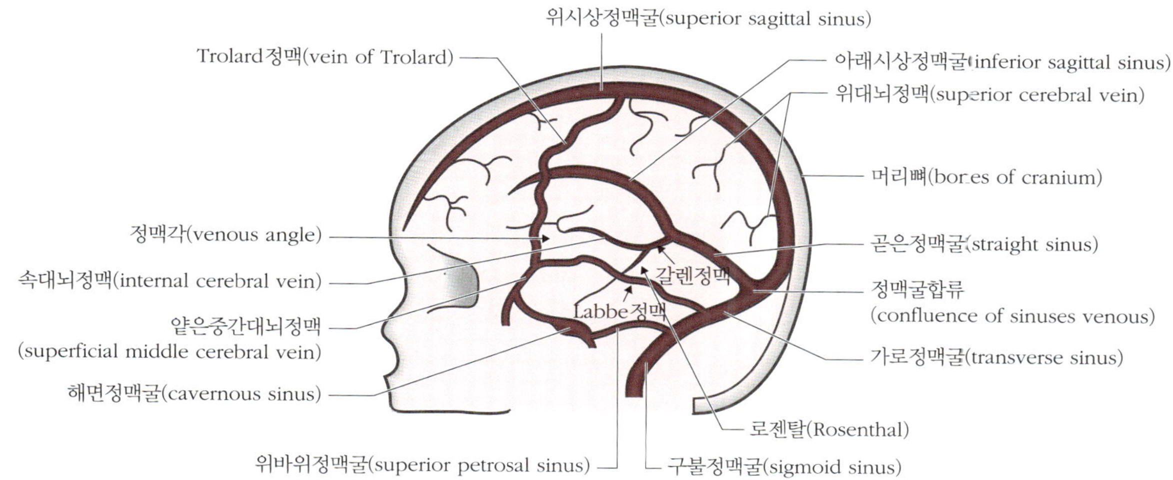

그림 9-104 대뇌의 정맥

얕은대뇌정맥(Superficial cerebral veins)

대뇌반구 전체에서 모인 정맥은 반구 표면에 정맥그물을 만들고, 다음의 정맥으로 들어간다.

◆**위대뇌정맥**(superior cerebral vein) 반구 위가쪽면에 있는 5~8개의 정맥으로, 위로 주행하여 위시상정맥굴로 들어간다.

> 경질막밑출혈의 메커니즘 : 위대뇌정맥은 위로 주행하여 정중부에서 거미막을 통과하여 위시상정맥굴로 유입된다. 거미막을 통과하여 정맥굴로 유입되기까지의 부분은 외력에 의해 손상되기도 한다. 즉 외력으로 거미막이 뇌와 함께 이동할 때 뇌경질막은 움직이지 않기 때문에 경질막밑공간으로 정맥이 당겨져서 손상을 받는 것이다. 이렇게 경질막밑출혈이 일어난다.

◆**얕은중간대뇌정맥**(superficial middle cerebral vein) 가쪽고랑을 뒤위쪽에서 앞아래쪽으로 주행하는 정맥으로 해면정맥굴로 들어간다.

이 정맥과 위대뇌정맥과의 연결가지로 위시상정맥굴로 들어가는 정맥을 **위연결정맥**(상문합정맥 superior anastomotic vein, vein of Trolard), 아래대뇌정맥과의 연결가지로 가로정맥굴로 들어가는 정맥을 **아래연결정맥**(하문합정맥 inferior anastomotic vein, vein of Labbe)이라 한다.

위연결정맥에는 중심고랑 앞뒤에 있는 운동영역과 감각영역의 정맥이 유입된다. 아래연결정맥에는 관자엽 뒷부분이나 마루엽 아랫부분의 정맥이 들어온다.

◆**아래대뇌정맥**(inferior cerebral vein) 반구 가쪽면에서 아랫부분과 반구 아랫면(이마엽의 아랫부분 · 관자엽 · 뒤통수엽)으로부터 모이는 작은 정맥이다. 앞쪽에서는 위시상정맥굴로 들어가고, 뒤쪽에서는 해면정맥굴 · 위바위정맥굴 · 가로정맥굴로 들어간다.

깊은대뇌정맥(심대뇌정맥 Deep cerebral veins)

대뇌의 깊은부위, 즉 대뇌바닥핵 · 속섬유막 · 맥락얼기 등에서 정맥혈액을 모으는 정맥이다.

◆**뇌바닥정맥**(뇌기저정맥 brain basal vein, vein of Rosenthal) 시각교차 근처에서 **앞대뇌정맥**(anterior cerebral vein, 앞대뇌동맥에 동반되어 주행하는 동맥)과 **깊은중간대뇌정맥**(deep middle cerebral vein, 중간대뇌동맥에 동반되어

가쪽고랑 깊은부위를 주행한다)이 합류되어 뇌바닥정맥이 된다.

뇌바닥정맥은 시각로 안쪽모서리를 따라 뒤쪽으로 주행하고, 대뇌다리 옆면을 위로 주행하여 큰대뇌정맥(뒤에 설명)으로 유입된다.

뇌바닥정맥에는 뒤대뇌동맥의 분포영역인 대뇌반구 아랫면의 중앙부 · 대뇌둘레계통의 대부분 · 대뇌바닥핵 · 속섬유막 · 시상하부 · 중간뇌 등에서 정맥이 유입된다.

◆**속대뇌정맥**(대뇌내정맥 internal cerebral vein) **투명사이막정맥**(투명중격정맥 vein of septum pellucidum, 투명사이막을 따라 뒤쪽으로 주행하는 정맥으로 이마엽 깊은부위의 정맥혈액을 모은다) · **위시상줄무늬체정맥**(상시상선조체정맥 superior thalamostriate vein, 꼬리핵과 시상 사이를 주행하는 정맥으로 줄무늬체 · 시상 등에서 정맥혈액을 모은다) 및 **위맥락얼기정맥**(상맥락총정맥 superior choroidal vein, 가쪽뇌실의 맥락얼기에서 정맥혈액을 모은다)이 합쳐져서 속대뇌정맥이 된다.

속대뇌정맥은 뇌들보 아래를 뒤쪽으로 주행하고 뇌들보팽대 아래에서 좌우가 합쳐져 큰대뇌정맥이 된다.

◆**큰대뇌정맥**(대대뇌정맥 great cerebral vein, vein of Galen) 큰대뇌정맥은 좌우의 속대뇌정맥이 합쳐져 생긴다. 큰대뇌정맥은 짧은 정맥으로 뇌들보팽대를 돌아 위로 주행하고, 솔방울샘 등의 위쪽을 주행하여 곧은정맥굴로 유입된다. 큰대뇌정맥에는 뇌바닥정맥이나 소뇌 윗면에서의 정맥도 유입된다.

뇌줄기 · 소뇌의 정맥은 주로 뒤머리뼈우묵에 있는 경질막정맥굴로 들어간다.

경질막정맥굴(Dural venous sinuses)

경질막정맥굴은 뇌경질막의 안팎 2엽 사이에 있는 정맥공간으로 머리안에서 주로 뇌의 정맥혈액을 모아 속목정맥으로 유입된다.

경질막정맥굴은 여러 이끌정맥(도출정맥 emissary veins, p.548)에 의해서 머리 바깥부위(머리덮개 · 얼굴 · 목)에 있는 정맥과 연결된다. 또한 머리덮개뼈의 판사이층에 있는 판사이정맥(diploic veins)에 의해서도 머리 바깥부위 정맥과 연결된다.

> 머리 바깥부위 염증의 머리속으로의 파급 : 이끌정맥이나 판사이정맥을 거쳐서 머리 바깥부위, 즉 머리덮개 · 얼굴 등의 염증이 경질막정맥굴로 파급되는 경우가 있다. 이러한 염증의 파급이 원인이 되어 해면정맥굴에서 혈전을 일으키기도 한다.

경질막정맥굴에는 다음의 종류가 있다(그림 9-105, 106).

◆**위시상정맥굴**(상시상정맥동 superior sagittal sinus) 대뇌낫의 위모서리에 있고, 머리덮개뼈 내면의 위시상정맥굴고랑을 따라 앞쪽에서 뒤쪽으로 주행한다.

뒤쪽끝의 속뒤통수융기에서 보통 약간 오른쪽으로 치우쳐 가로정맥굴과 합쳐진다.

위시상정맥굴에는 옆으로 튀어나오는 몇 개의 공간을 볼 수 있다. 이 공간을 **가쪽공간**(외측방 lateral lacuna)이라 한다. 가쪽공간과 시상정맥굴의 속공간에 거미막과립이 돌출된다(그림 9-96 참고).

◆**아래시상정맥굴**(하시상정맥동 inferior sagittal sinus) 대뇌낫 아래모서리를 따라 앞쪽에서 뒤쪽으로 주행하는 작은정맥굴로, 곧은정맥굴과 합쳐진다.

◆**곧은정맥굴**(직정맥동 straight sinus) 대뇌낫과 소뇌천막이 합쳐진 곳에서 뒤쪽으로 주행하는 정맥굴인 아래시상정맥굴과 큰대뇌정맥이 합류하여 생긴다. 일반적으로 약간 왼쪽으로 치우쳐 주행하고 가로정맥굴과 합쳐진다.

◆**가로정맥굴**(횡정맥동 transverse sinus) 속뒤통수융기로부터 소뇌천막 뒤모서리를 따라 앞 바깥방향으로 주행한다. 오른쪽의 가로정맥굴은 위시상정맥굴과 이어지고, 왼쪽의 가로정맥굴은 곧은정맥굴과 이어진다.

가로정맥굴은 앞쪽에서 구불정맥굴이 된다.

◆**구불정맥굴**(S상정맥동 sigmoid sinus) 가로정맥굴과 이어져 안쪽 아랫방향으로 주행하고 목정맥구멍을 통해 머리안에서 밖으로 나와 속목정맥이 된다.

가운데귀염(중이염)의 경질막정맥굴로의 파급 : 구불정맥굴과 가로정맥굴을 모두 **가쪽정맥굴**(lateral sinus)이라 부르기도 한다. 이 정맥굴은 꼭지돌기의 꼭지벌집이나 가운데귀의 꼭지방과 얇은 뼈벽으로 나누어져 있으므로 가운데귀의 염증이 이 정맥굴로 파급되는 경우가 있다. 염증이 가쪽정맥굴에서 위시상정맥굴로 파급되면 뇌척수액의 흡수가 장애되어 머리속압력이 항진되기도 한다.

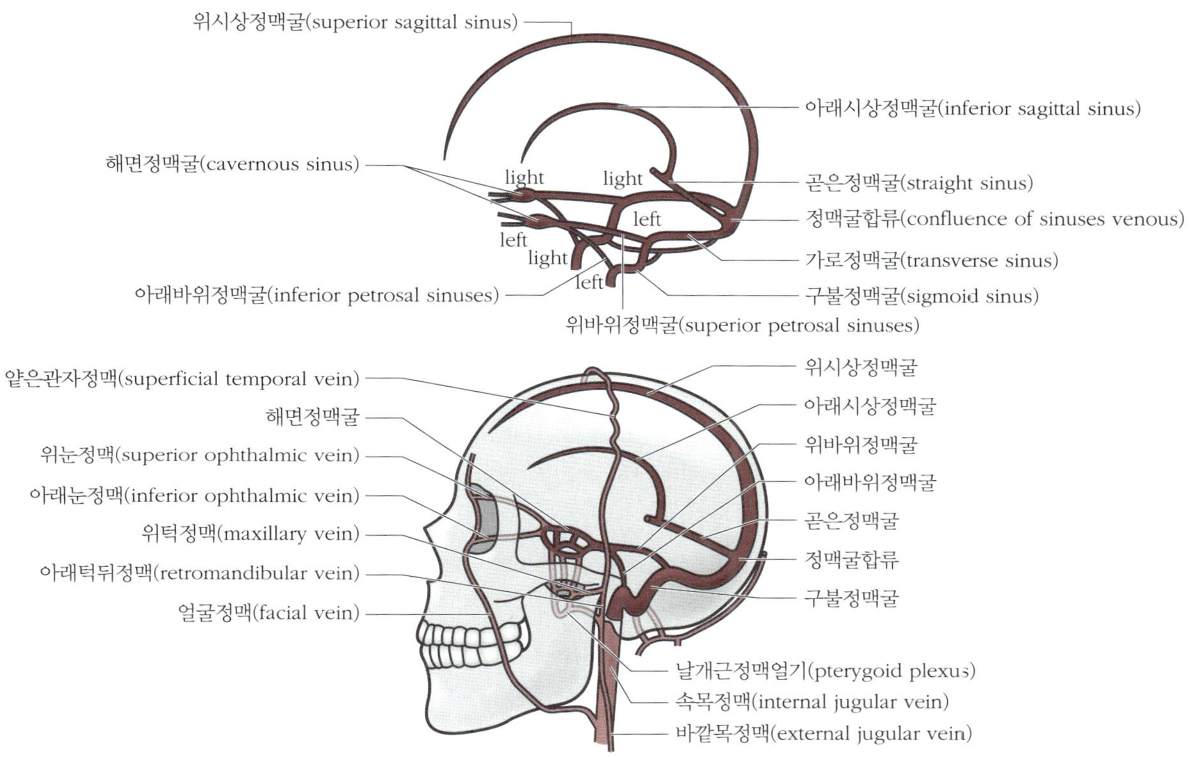

그림 9-105 대뇌의 정맥

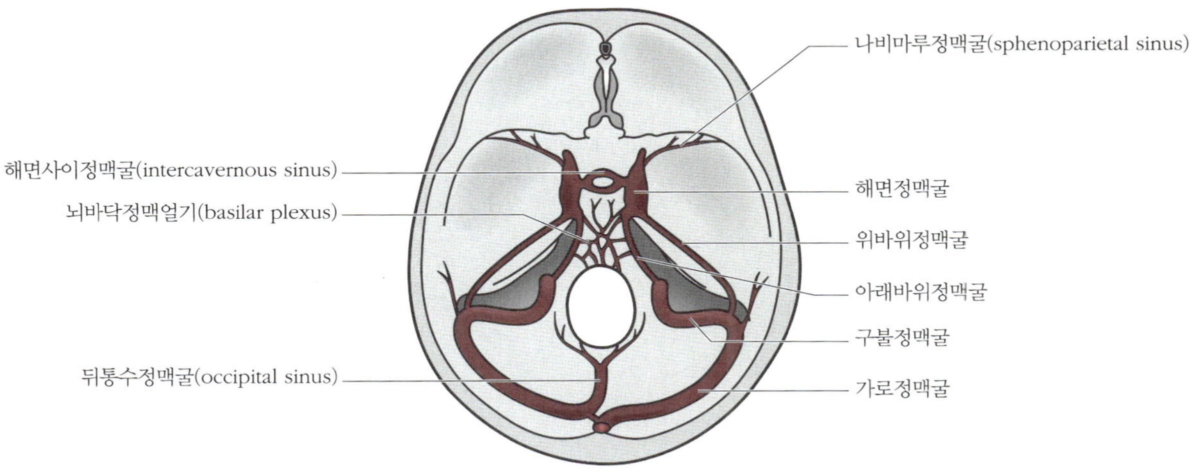

그림 9-106 뇌바닥의 정맥

◆**뒤통수정맥굴**(후두정맥동 occipital sinus) 소뇌낫의 부착부위(뒤모서리)에 있는 정맥굴로서 정맥굴합류로 유입된다. 큰뒤통수구멍 근처에서 척추정먹얼기와 교통한다.

속뒤통수뼈융기에서 위시상정맥굴 · 곧은정맥굴 · 가로정맥굴 · 뒤통수정맥굴이 합류된다. 여기를 **정맥굴합류**(정맥동합류 confluence of sinuses venous)라고 한다.

◆**해면정맥굴**(해면정맥동 cavernous sinus) 중간머리뼈우묵에서 터키안장 가쪽에 있는 정맥굴이다.

굴의 속공간은 상당수의 결합조직섬유다발이 통과하므로 해면형태를 나타낸다. 좌우의 해면정맥굴은 터키안장 양쪽에 있는 모서리에서 교통한다. 이 좌우를 잇는 정맥굴을 **해면사이정맥굴**(해면간정맥동 intercavernous sinus)이라 한다. 해면정맥굴은 뒤쪽으로 주행하여 위 · 아래 바위정맥굴로 유입된다.

해면정맥굴 속을 속목동맥 · 갓돌림신경이 앞쪽으로 주행한다. 정맥굴 가쪽벽을 따라 눈돌림신경 · 도르래신경 · 눈신경 · 위턱신경이 앞쪽으로 주행한다(그림 9-107). 또한 정맥굴 위쪽에는 시각로가 주행하고 대뇌 아랫면의 갈고리(해마곁이랑)가 있다.

해면정맥굴은 위눈정맥을 받고, 이 정맥에 의해서 얼굴의 정맥이나 날개근정맥얼기와도 교통한다.

해면정맥굴로의 염증 파급 : 해면정맥굴로 염증이 파급되면 눈확내용물 · 눈꺼풀 등에서 정맥혈액의 환류가 장애받으므로 눈꺼풀 · 결막의 울혈 · 부종, 눈바닥에서의 출혈유두 및 눈알의 돌출 등이 일어난다.

또한 해면정맥굴 속으로 또는 맞닿아 주행하는 신경이 압박됨으로 인한 증상(눈알근육의 마비 등)이 나타난다.

◆**위 · 아래 바위정맥굴**(상 · 하 추체정맥동 superior and inferior petrosal sinus) 관자뼈 피라미드의 위모서리와 아래모서리에 있는 작은정맥굴이다. 위바위정맥굴은 해면정맥굴과 가로정맥굴에 연결되고, 아래바위정맥굴은 해면정맥굴과 속목정맥(목정맥위망울)을 연결한다.

◆**나비마루정맥굴**(접형두정정맥동 sphenoparietal sinus) 나비뼈 작은날개에서 뒤모서리의 아래를 주행하고 해면정맥굴로 들어간다.

◆**뇌바닥정맥얼기**(뇌기저정맥총 brain basilar vein plexus) 터키안장 뒤쪽에 있는 경사면의 위에 있고, 해면정맥굴과 위 · 아래 바위정맥굴로 이어진다. 또한 아래에서는 큰뒤통수구멍을 거쳐 척주관 안에 있는 속척주정맥얼기와 교통한다.

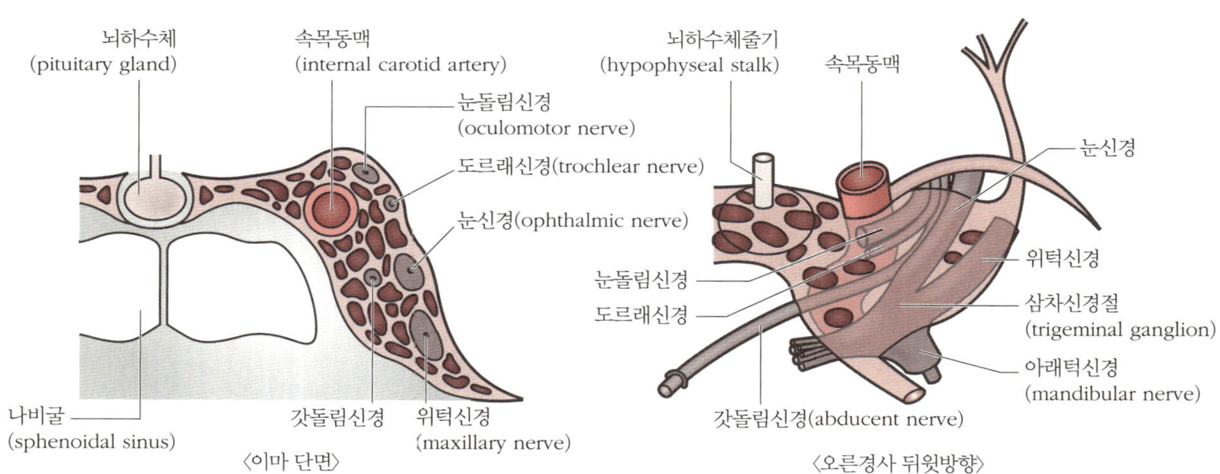

그림 9-107 해면정맥굴

Ⅲ. 중추신경계의 전도로

중추신경계에서 말초로부터 중추로의 정보전달이나 중추로부터 말초로의 명령전달은 신경세포의 연쇄에 의해서 실행된다. 이러한 신경세포의 연쇄가 전도로를 만든다. 중추신경계에는 많은 전도로가 있지만, 여기에서는 오름전도로와 내림전도로로 나누어 주요 전도로를 설명한다.

A. 오름전도로(상행전도로 Ascending pathway)

오름전도로는 말초에서 중추로 정보를 전달하는 경로이며, 몸감각 · 깊은감각 · 시각 · 청각 · 미각 · 후각을 전달하는 **감각성 전도로**이다.

중추신경계에 있는 각 부분의 전도로에 대해서는 이미 단편적으로 설명하였지만, 여기에서는 말초에서 중추까지의 경로를 전체적으로 간단하게 설명한다.

1 피부감각의 전도로

피부감각(온각 통각 · 촉각 압각)의 전도로이다. 이 전도로는 말초에서 중추에 이를 때까지 원칙적으로 3개 신경세포(1~3차 신경세포)의 연쇄로 되어 있다(그림 9-108).

일반적으로 **1차 신경세포**는 척수신경절에, **2차 신경세포**는 척수 또는 뇌줄기에, **3차 신경세포**는 시상에 있다. 이와 같이 소수의 신경세포 연쇄에 의한 전도로계에서는 그 섬유의 배열에 일반적으로 몸형태 배열이 나타난다.

팔다리 · 몸통의 몸감각은 척수신경에 의해 전달되고, 머리의 감각은 삼차신경에 의해서 전달된다.

척수신경에 의한 전도로

◆**온각과 통각의 전도로** (그림 9-109) 말초에서 수용된 온각과 통각의 자극은 척수신경절에서 신경세포(1차 신경세포)의 말초돌기로 들어가고 중추돌기로 전달되며, 신경섬유는 척수의 뒤뿌리를 거쳐 척수에 도달한다.

척수로 들어가면 섬유는 뒤가쪽다발을 약간 위 또는 아래로 주행한 뒤 뒤뿔에 이르고, 여기서 신경세포를 바꾼다(2차 신경세포).

2차 신경세포의 섬유는 백색질맞교차를 통해 반대쪽으로 교차되고, 가쪽섬유단의 표면층에서 **가쪽척수시상로**를 만들어 위로 주행한다.

가쪽척수시상로는 위로 주행하여 숨뇌 · 다리뇌 등쪽부위 · 중간뇌뒤판을 통해 시상의 뒤배쪽가쪽핵(VPL핵)에서 끝난다.

시상핵에서 3차 신경세포가 되고, 속섬유막의 뒷다리를 통해 대뇌겉질의 몸감각영역에 이른다.

시상에서는 섬유판속핵 · 뒤핵 등에서 끝나는 섬유도 있다.

덧붙여 가슴안 · 배안에 있는 내장의 통각섬유는 자율신경과 함께 주행하여 똑같이 뒤뿌리를 거쳐 뒤뿔로 들어온다. 여기서 2차 신경세포로 바뀌어 척수시상로에 더해져서 위로 주행하고, 시상핵을 거쳐 3차 신경세포가 되며 대뇌겉질의 감각영역에 이른다.

◆**보통촉압각의 전도로** (그림 9-109) 이미 설명한 것과 같이(p.676) 조대촉압각은 식별력이 없는 원시적인 감각이다.

1차 신경세포는 척수신경절의 신경세포이다. 그 중추돌기는 뒤뿌리에서 척수로 들어가고, 척수의 뒤뿔에서 2

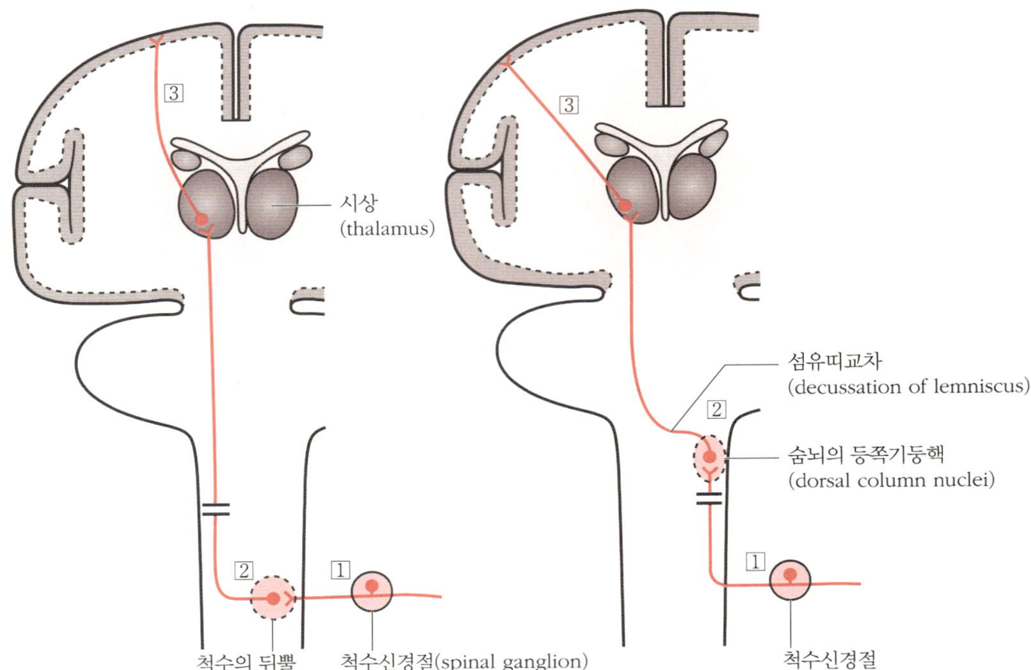

그림 9-108 피부감각의 전달로

온각과 통각, 촉각과 압각에서는 2차 뉴런이 있는 부위와 교차하는 부위가 다르다.

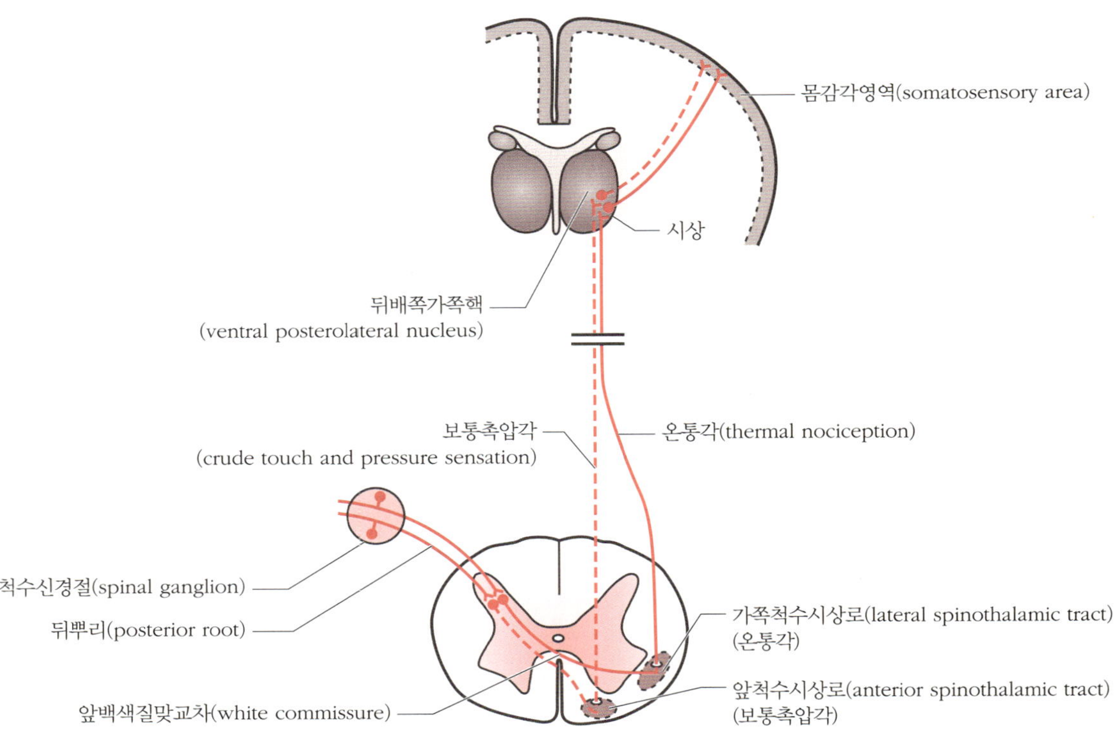

그림 9-109 온통각과 보통촉압각의 전달로(척수시상로계)

차 신경세포로 바뀐다.

2차 신경세포는 척수의 반대쪽으로 교차하고, 앞섬유단을 **앞척수시상로**로서 위로 주행한다. 숨뇌 · 다리뇌에서는 가쪽척수시상로 등안쪽을, 중간뇌에서는 가쪽척수시상로 안쪽을 위로 주행하여 시상의 뒤배쪽가쪽핵(VPL핵)에서 3차 신경세포와 연결된다.

3차 신경세포는 시상을 통해 대뇌겉질의 감각영역에 이른다.

앞에서 설명한 온통각과 조대촉압각의 전도로인 척수시상로계(spinothalamic system)는 계통발생학적으로 가장 오래된 감각신경로이다. 특히 통각은 주로 생체보호에 관계하는 원시감각이다.

척수시상로계의 섬유는 뇌줄기그물체에서 끝나는 것도 많다. 특히 척수 전체에 걸쳐서 뒤뿔에서 생긴 뒤 가쪽섬유단을 위로 주행하여 숨뇌그물체에서 끝나는 오름길이 있다. 이것을 **척수그물체로**(척수망상체로 spinoreticular tract)라고 한다. 섬유는 그물체에서 신경세포를 바꾸어 시상(섬유판속핵)에 이른다.

◆**미세촉각의 전도로** (그림 9-110)　미세촉각은 식별력이 있는 촉각이다.

1차 신경세포는 척수신경절의 신경세포로 말초에서 뒤뿌리를 거쳐 척수로 들어간 뒤 뒤섬유단(널판다발 · 쐐기다발)을 위로 주행하여 숨뇌에 이르고 등쪽기둥핵(dorsal column nuclei)에서 2차 신경세포로 바뀐다.

다리의 촉각을 전달하는 1차 신경세포, 예를 들면 다리에서 숨뇌까지 이르는 길이이므로 체내에서 가장 긴 신경세포이다.

2차 신경세포는 숨뇌의 등쪽기둥핵에서 나온 뒤 반대쪽으로 교차되어 안쪽섬유띠를 만든다. 숨뇌 · 다리뇌의 배쪽부위, 중간뇌뒤판의 배가쪽부위를 위로 주행하여 시상(뒤배쪽가쪽핵 ; VPL핵)에 이르고 3차 신경세포에 접속한다.

3차 신경세포는 시상으로부터 생겨나 속섬유막의 뒷다리를 통해 대뇌겉질에 있는 감각영역에 이른다. 식별력

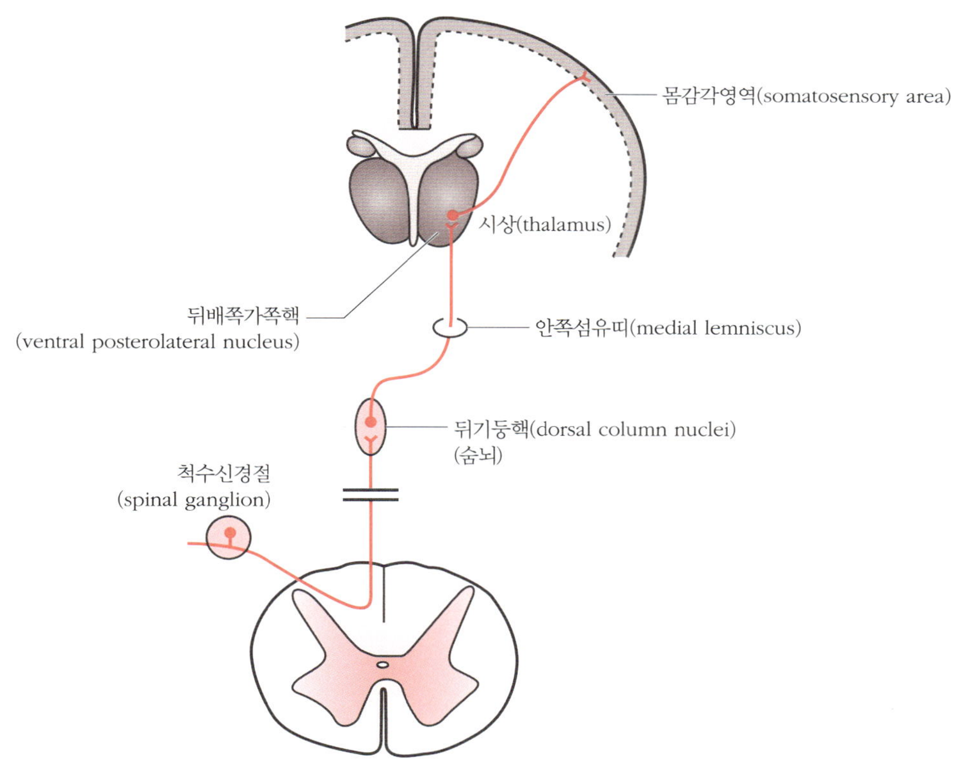

그림 9-110 미세촉각(fine touch)의 전도로
안쪽섬유띠가 교차하는 곳은 숨뇌의 피라미드교차 바로 위이다.

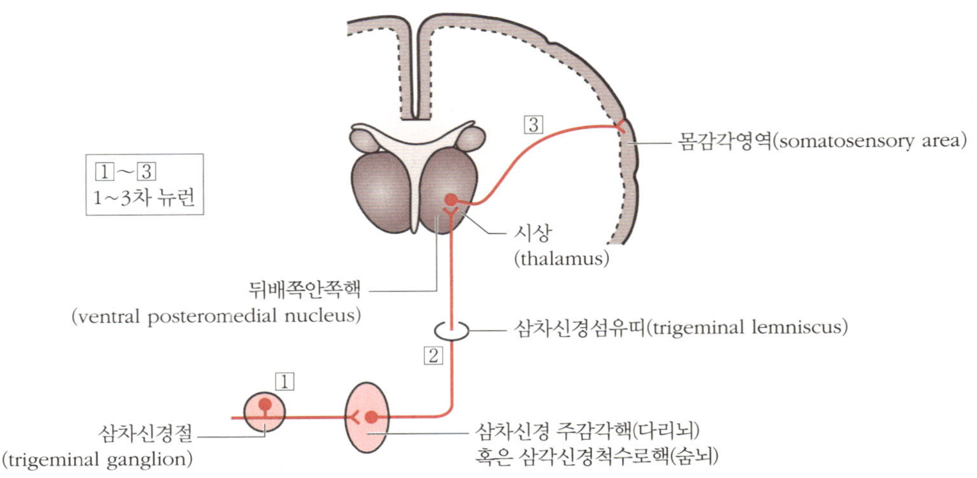

그림 9-111 얼굴피부감각의 전달로

삼차신경핵(nucleus of trigeminal nerve)은 숨뇌 · 다리뇌 · 중간뇌를 걸치는 큰 신경핵이다.

이 있는 촉각은 계통발생학적으로 새롭게 생성된 주요 감각으로 포유류, 특히 사람에서 가장 발달한다. 이 감각에 의해, 예를 들면 손으로 만지는 물체의 형상 · 크기 · 성상 등을 알 수 있다. 이 감각로인 뒤섬유단은 깊은감각과 같은 신체안의 고유감각 전도로이기도 하여 척수에서는 중계되지 않고 위로 주행하여 숨뇌에서 2차 신경세포에 중계된다. 뒤섬유단은 계통발생학적으로 새로운 신경로로서 감각은 정신활동과도 관계가 있다.

뇌신경에 의한 전도로

머리, 특히 얼굴부위의 피부감각(온통각 · 촉압각)은 주로 삼차신경에 의해 전달된다. 1차 신경세포는 삼차신경절에 있는 신경세포이다. 중추돌기는 다리뇌로 들어가고, 일부(식별력이 있는 촉각)는 삼차신경으뜸감각핵에 이르며, 일부(온통각 · 식별력이 없는 촉압각 등)는 삼차신경척수로가 되어 아래로 주행하면서 척수로핵에서 끝난다.

2차 신경세포는 주감각핵 · 척수로핵의 신경세포에서 시작되고, 그 섬유는 핵에서 생겨나서 삼차신경핵시상로(삼차신경섬유띠)가 된다. 2차 신경세포는 반대쪽으로 교차되어 다리뇌 · 중간뇌를 위로 주행하며 시상(뒤배쪽안쪽핵 ; VPM핵)에 이르러 3차 신경세포에 접속한다.

3차 신경세포는 시상에서 속섬유막 뒷다리를 통해 대뇌겉질의 몸감각영역에 도달한다(그림 9-111).

2 깊은감각의 전도로

깊은감각은 이미 설명한 것과 같이(p.677), 근육 · 힘줄 · 관절 등에서 일어나며, 신체의 위치 · 운동 · 중량 등의 고유감각이다.

깊은감각은 의식되지 않는 것과 의식되는 것이 있다. 비의식형 깊은감각은 소뇌로 전달되고, 의식형 깊은감각은 식별성의 촉각과 같은 경로(뒤섬유단 → 등쪽기둥핵 → 안쪽섬유띠 → 시상 → 대뇌겉질의 감각영역)로 전달된다.

비의식형 깊은감각의 전도로 (그림 9-112)

말초에서 척수를 거쳐 소뇌에 이를 때까지 다음의 경로를 가진다. 모든 경로는 2개의 신경세포 연쇄로 되어 있고 일반적으로 비교차성으로 같은 쪽의 소뇌에 이른다.

소뇌에 이르는 깊은감각은 무의식중에 신체의 평형을 유지할 때 운동 조절정보가 된다.

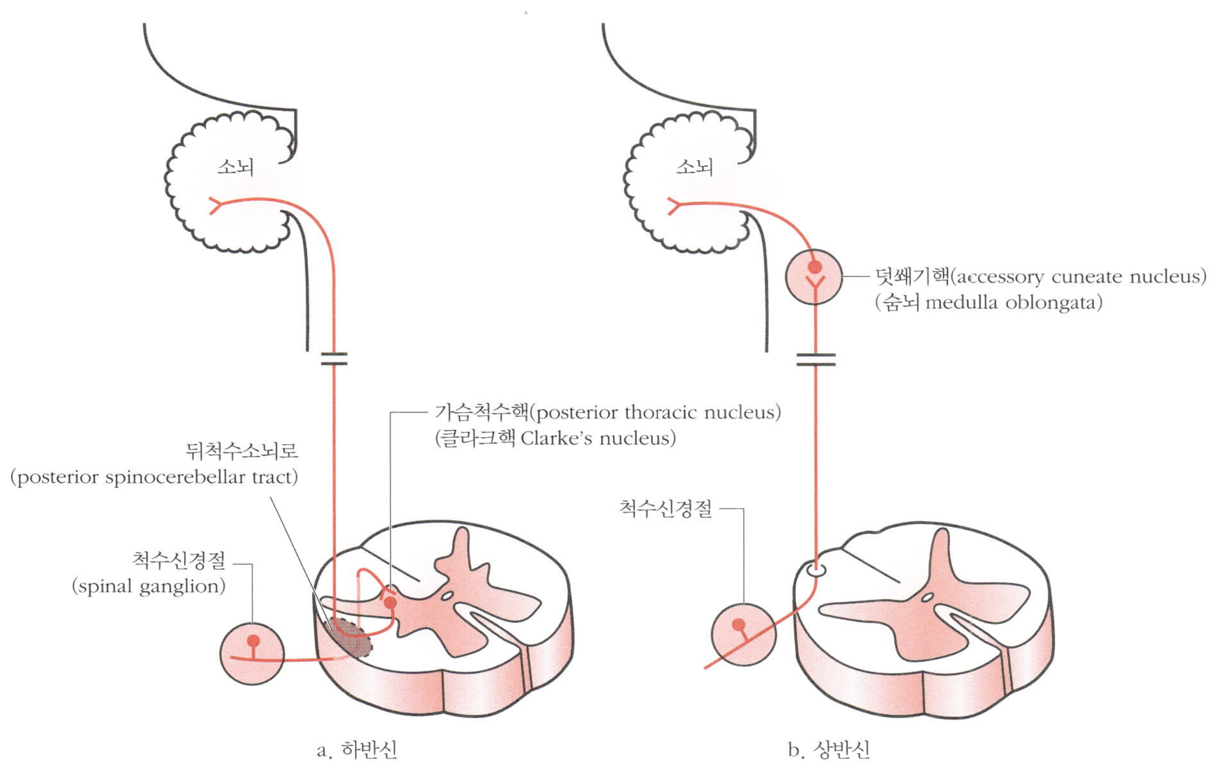

그림 9-112 비의식형 깊은감각의 전도로
상반신과 하반신에서는 2차 뉴런이 있는 부분이 다르다는 점에 주의한다.

◆**하반신의 깊은감각 전도로** 하반신, 즉 다리 · 몸통아랫부위의 1차 신경세포는 척수신경절에 있다. 뒤뿌리를 지나서 척수로 들어가고, 널판다발을 위로 주행하여 뒤뿔 기초부에 있는 **가슴척수핵**(thoracic nucleus)에 이르며, 2차 신경세포에 중계된다.

2차 신경세포는 가슴척수핵에서 같은 쪽의 섬유단은 **뒤척수소뇌로**(후척수소뇌로 posterior spinocerebellar tract)로서 위로 주행하고 숨뇌에서 아래소뇌다리를 거쳐 소뇌에 이른다.

가슴척수핵은 주로 가슴척수(T1~L3)에 있고, 하반신(몸통아래부위와 다리)의 비의식형 깊은감각의 중계핵이다.

◆**상반신 깊은감각 전도로** 상반신, 특히 위팔 · 몸통윗부분 · 목에서 비의식형 깊은감각을 전달하는 1차 신경세포는 척수신경절의 신경세포이다. 뒤뿌리를 거쳐 척수로 들어가서 그대로 같은 쪽 뒤섬유단의 쐐기다발을 위로 주행하고(긴뒤섬유단로), 숨뇌의 **덧쐐기다발핵**(accessory cuneate nucleus, 쐐기다발핵의 등가쪽에 있는 핵)에서 2차 신경세포에 접속한다. 2차 신경세포는 아래소뇌다리를 거쳐 같은 쪽의 소뇌에 이른다.

의식형 깊은감각 전도로

의식형 깊은감각은 일반 몸감각과 같이 3개의 신경세포 연쇄로 전달되고, 식별력이 있는 촉각과 같은 전도로 위로 주행한다(그림 9-113). 1차 신경세포는 뒤뿌리를 거쳐 척수로 들어가고, 뒤섬유단을 위로 주행한다. 숨뇌의 등쪽기둥핵에서 2차 신경세포가 되고, 교차되어 안쪽섬유띠가 되며 시상에 이른다. 그 다음 3차 신경세포가 시상에서 나와 대뇌겉질(감각영역)에 이른다.

머리의 깊은감각은 삼차신경 등의 뇌신경을 거쳐 소뇌로 전달된다고 하지만 분명하지 않은 점도 많다.

씹기근육 · 턱관절 · 치아 등의 깊은감각은 삼차신경으로 전달되며, 삼차신경 중간뇌로핵에 도달한다. 중간뇌

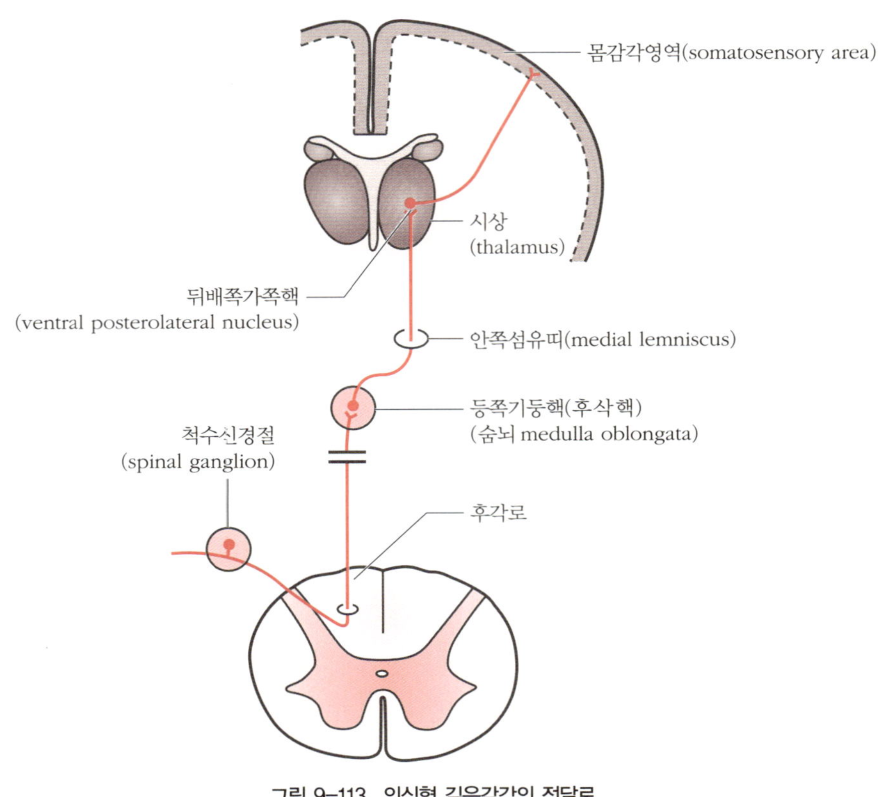

그림 9-113 의식형 깊은감각의 전달로

로핵의 신경세포는 삼차신경절이나 척수신경절의 신경세포와 같은 형태를 가지며, 신경절의 신경세포에 해당한다. 즉 중간뇌로핵에서 신경세포의 말초돌기가 말초부위에 도달하며, 그 섬유에 의해서 깊은감각이 직접 중간뇌로핵으로 전달된다.

3 시각의 전도로

시각의 전도로는 망막에서 수용되는 시각자극이 대뇌겉질의 시각영역에 도달할 때까지의 경로이다(그림 9-114).

망막의 시각세포에서 수용되는 시각 임펄스는 시각신경에 의해서 전달된다. 시각신경을 만드는 신경섬유는 망막에서 안구 뒤의 끝 3~4 mm 안(코)쪽에 모여 시각신경유두(시신경원판)를 만들고, 시각신경이 되어 안구로부터 나온다.

시각신경은 눈확에서 시각신경관을 통해 머리안으로 들어온다. 좌우 시각신경은 사이뇌에 있는 셋째뇌실의 앞아랫벽에 맞닿는 곳에서 합쳐져서 **시(신경)교차**를 만들고, 다시 좌우로 나누어져 뒤바깥쪽을 향해 시각로가 된다. **시각로**는 시상 뒤쪽끝에 있는 가쪽무릎체에서 들어온다.

가쪽무릎체로 중계되어 그곳에서 생기는 섬유가 속섬유막뒷다리의 수정체 뒷부분을 통해 관자엽 속을 방사형태로 지나서 **시각부챗살**(optic radiation)을 만든다. 그리고 뒤통수엽 안쪽면에 있는 시각영역에 이른다.

시각교차에서는 좌우 시각신경 섬유 중에서 절반이 교차된다.

조류 이하의 하등동물에서는 좌우 시각신경섬유가 모두 교차되지만, 고등동물에서는 교차하지 않는 섬유가 점차 증가한다.

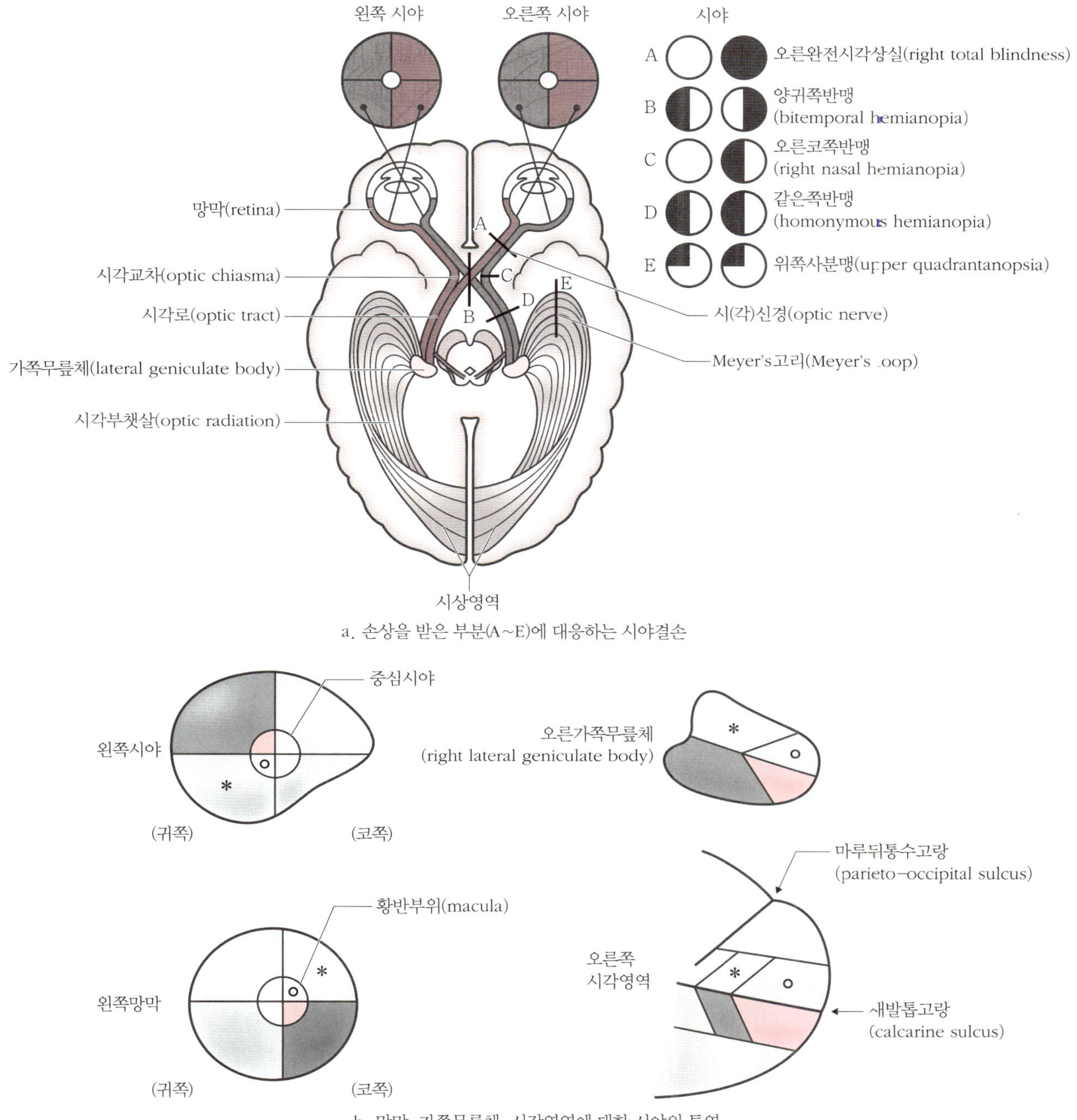

a. 손상을 받은 부분(A~E)에 대응하는 시야결손

b. 망막, 가쪽무릎체, 시각영역에 대한 시야의 투영

그림 9-114 시각전도로

a 그림에서는 시각영역을 좌우로 2등분하여 A~D로 보고 있다. b 그림에서는 시야를 4등분하여 각 부분을 중심시야와 그 이외 부분으로 나누었다. 중심시야가 뇌의 큰 부분을 자치하는 것을 알 수 있으며, 위쪽부분의 시야가 새발톱고랑(calcarine sulcus) 아래로 투영되는 것을 알 수 있다.

망막의 코쪽 절반부분에서의 섬유는 교차되어 반대쪽 시각로에 진입하지만, 귀쪽 절반부분에서의 섬유는 교차되지 않고 같은 쪽 시각로에 들어간다.

즉 시야의 왼쪽 절반부분은 왼쪽눈의 코쪽 절반부분 망막과 오른쪽눈의 귀쪽 절반부분 망막에 투영된다. 그리고 오른쪽 시각로로 들어가서 오른쪽 가쪽무릎체에 이른다. 여기서 신경세포를 바꾸어 오른쪽 반구의 시각영역에 투사된다. 또한 시야의 위쪽부위는 망막의 아랫부위에 투영되고, 시각영역에서는 그 아랫부위(새발톱고랑보다 아랫부분)에 투사된다. 망막의 황반부위는 시각영역에서 새발톱고랑 주위의 뒤쪽에 나타나고, 특히 중심오목에 비치는 상은 뒤끝에 투사된다(그림 9-114).

가쪽무릎체를 나온 섬유는 일단 앞쪽으로 돌아오는 듯한 루프를 나타낸 뒤 뒤통수엽으로 향한다. 이것을 Meyer's고리(Meyer's loop)라고 한다.

시야결손 : 앞에서 설명한 시각의 전도로가 그 경로에서 손상되면 손상부위에 의해서 다음과 같은 특유의 시야결손이 일어난다(그림 9-114).

① **시각신경의 손상** : 손상된 쪽의 시야가 완전히 소실된다(**완전시각상실** 완전실명 total blindness).

② **시각교차의 손상** : 이 손상은 시각교차가 뇌하수체종양에 의해서 압박받아 생기는 경우가 많다. 이 경우에는 시각교차에서 교차하는 섬유가 침범되므로 좌우 시야의 가쪽(귀쪽) 절반부분에 결손이 생긴다(**양귀쪽반맹** bitemporal hemianopsia).

그 외에 시각교차의 가쪽이 침범되면 코쪽의 시야결손(**코쪽반맹** 비측반맹 nasal hemianopsia)이 생긴다. 이러한 손상은 비교적 드물지만 교차의 가쪽에 접하는 속목동맥의 동맥류 등으로 인해 생긴다.

③ **시각로의 손상** : 시각로가 침범되면 양쪽 시야의 같은 쪽 절반부분이 결손된다. 예를 들면 한쪽 시야의 코쪽 절반부분과 다른쪽 시야의 귀쪽 절반부분이 결손된다(**같은쪽반맹** 동측반맹 homonymous hemianopsia).

④ **시각부챗살의 손상** : 시각부챗살에는 섬유가 넓게 부챗살형태로 지나므로 반맹을 일으킬 정도의 광범위한 장애가 일어나는 경우는 드물다. 다만, Meyer's고리(Meyer's loop)는 관자엽종양에 의해서 손상을 받기 쉬우며, 시야 위 1/4부분의 결손(**사분맹** quadrantanopsia)이 나타난다.

⑤ **시각의 손상** : 뒤통수엽겉질의 시각영역이 침범되면 양쪽 눈에서 같은 쪽 절반부분의 결손(**같은쪽반맹** 동측반맹 homonymous hemianopsia)이 나타난다.

황반보존(macular sparing) : 시각부챗살의 뒷부분이나 시각영역이 침범되었을 때에는 황반부위에 해당하는 시야의 중심부는 결손 없이 유지된다. 이 현상을 황반보존이라 한다. 황반보존이 일어나는 이유는 황반부에서 나오는 섬유가 시각부챗살의 뒷부분이나 시각영역에 퍼져서 뇌의 넓은 범위를 차지하기 때문이다. 시각영역이 침범되는 것은 뒤대뇌동맥의 폐쇄 등 혈관장애에 의한 것이 많다.

4 청각의 전도로

청각자극은 속귀의 나선기관(코르티기관)에 수용된다. 그곳의 달팽이신경절에 있는 쌍극신경세포의 말초성돌기를 거쳐 중추성돌기로 흥분이 전달된다. 중추성돌기는 달팽이신경(속귀신경)이 되어 다리뇌로 들어가고 달팽이신경핵(등쪽핵 및 배쪽핵)에 이르러 신경세포를 바꾼다. 달팽이신경핵에서 생기는 섬유는 반대쪽을 향해 가로로 주행하여 교차된다. 이러한 양쪽의 달팽이신경핵에서 생기는 가로섬유는 **마름섬유체**(능형체 trapezoid body)를 만든다. 마름섬유체의 섬유는 교차된 후 **가쪽섬유띠**가 되어 다리뇌 등쪽부위를 위로 주행하고, 중간뇌 **아래둔덕**에 이른다. 그 다음 아래둔덕에서 시상 뒤쪽끝에 있는 안쪽무릎체에 이른다. **안쪽무릎체**로 중계되어 여기에서 생기는 섬유가 속섬유막 뒷다리의 수정체 아랫부분을 통해 관자엽의 청각영역에 이른다(그림 9-115).

청각전도로의 경과 중에는 마름섬유체 · 가쪽섬유띠 등에 작은 중계핵들이 산재되어 있다.

이와 같이 전도로의 경과 중에 지나는 중계핵을 통해 일부 섬유는 신경세포를 바꾸어 청각정보를 처리한다.

아래둔덕핵은 이미 설명한 것과 같이(p.698) 청각자극에 대한 여러 반사를 맡는다.

5 미각의 전도로

혀의 맛봉오리에서 수용되는 미각은 얼굴신경(중간신경)과 혀인두신경에 의해서 전달된다.

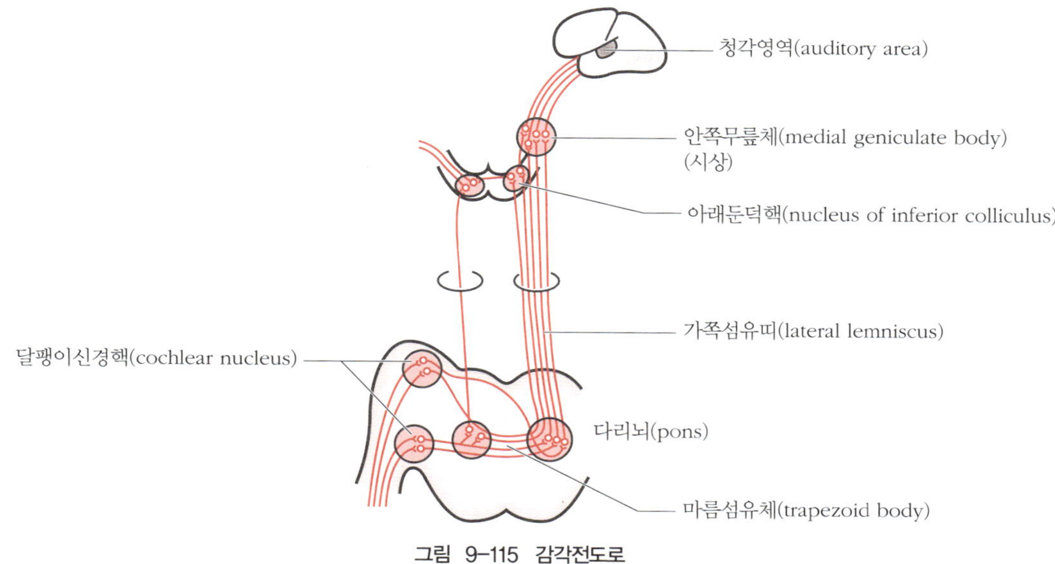

그림 9-115 감각전도로

혀 앞 2/3부분의 감각섬유는 얼굴신경의 무릎신경절에 있는 신경세포의 말초성돌기로서 고실끈신경을 거쳐 혀신경으로 들어와 혀에 분포한다. 혀 뒤 1/3부분에 분포하는 신경섬유는 혀인두신경의 아래신경절에 있는 신경세포의 말초성돌기이다. 이러한 미각자극은 각각 신경세포의 중추성돌기로 전달되고, 그 섬유가 숨뇌로 들어오면 **고립로**(고속 solitary tract)를 만들고, 아래로 주행하여 **고립로핵**(고속핵 solitary nucleus)에서 끝난다.

고립로핵 이후의 전도로는 분명하지는 않지만, 반대쪽으로 교차되어 일반적으로 몸감각의 전도로와 거의 같은 경로를 지난다고 생각된다. 즉 고립로핵에서 생기는 섬유는 대부분이 교차되어 숨뇌 · 다리뇌에서 **안쪽섬유띠**에 더해지고, 그 등안쪽부위를 위로 주행하여 **시상**(뒤배쪽안쪽핵 ; VPM핵)에 이른다. 이곳에서의 섬유가 속섬유막 뒷다리를 통해 대뇌겉질의 미각구역에 이른다. 미각구역은 중심뒤이랑 아랫부분에 있다고 알려져 있다.

6 후각의 전도로

후각은 코안 윗부분에 있는 **후각부위** 점막상피(후상피)의 후각세포에 수용된다. 후각세포의 중추성돌기가 후각신경이 되고 벌집체판을 통해 **후각망울**로 들어간다. 후각망울에서 뒤쪽을 향해 후각로가 주행하고, 그 섬유는 대부분이 **가쪽후각수조**를 통해 해마곁이랑의 갈고리 부근에 있는 일차후각중추에 도달한다. 일차후각중추에 맞닿는 해마곁이랑 앞부분을 **후각속영역**(entorhinal area)이라 하며 이차후각중추로 간주된다.

B. 내림전도로

내림전도로는 운동신경로이며, 다음 7개의 전도로가 있다.

1 겉질핵섬유(피질핵섬유 Corticonuclear fibers)

겉질핵섬유는 대뇌겉질의 일차운동영역(중심앞이랑의 아래 1/3부분)에서 나와 **속섬유막**을 향해 모이고, 그 무릎을 통해 **대뇌다리**로 들어와서 안쪽부위를 아래로 주행한다. 섬유는 뇌신경의 운동핵(눈돌림신경핵 · 도르래신경핵 · 갓돌림신경핵 · 삼차신경운동핵 · 얼굴신경핵 · 의문핵 · 혀밑신경핵)에서 끝난다.

섬유는 대부분이 반대쪽으로 교차되지만, 일부는 비교차성으로 같은 쪽의 운동핵에서 끝난다.

그물체에 있는 사이신경세포를 거쳐 운동핵의 운동신경세포에 접속하는 경우도 많다.

운동핵의 운동신경세포는 각각 뇌신경으로서 머리와 목의 근육(안구근육, 얼굴표정근, 씹기근육, 인두와 후두의 근육, 혀근육)을 지배한다.

2 겉질척수섬유(피질척수섬유 Corticospinal fibers)

겉질척수섬유는 대뇌겉질의 일차운동영역(중심앞이랑의 중앙부분과 윗부분)에서 생겨나 속섬유막을 향해 모여서 **속섬유막의 뒷다리**를 통해 아래로 주행한다(그림 9-116).

속섬유막에서 팔에 대한 섬유는 뒷다리의 앞부분을, 다리에 대한 섬유는 뒷다리의 뒷부분을 지난다.

그 다음에 **대뇌다리**로 들어와서 그 중앙 2/3부분을 아래로 주행하고 다리뇌 · 숨뇌에 이른다. 숨뇌에서는 그 아랫부분의 배쪽 중앙부에 모여 **피라미드**(실제로는 그 일부)를 형성한다(그림 9-28 참고). 그래서 겉질척수섬유를 **피라미드로**(pyramidal tract)라고도 한다.

숨뇌 아래쪽끝(큰구멍의 바로 위쪽)에서 섬유는 반대쪽으로 교차하여 **피라미드교차**(추체교차 decussation of pyramids)를 만든다.

피라미드를 만드는 내림섬유 대부분은 피라미드교차로서 반대쪽으로 교차되고, 척수섬유단을 **가쪽겉질척수로**(외측피질척수로 lateral corticospinal tract)로 아래로 주행한다.

피라미드를 통과하는 섬유 가운데, 평균 15%의 섬유는 교차되지 않고 같은 쪽의 척수앞섬유단을 **앞겉질척수로**(전피질척수로 anterior corticospinal tract)로 아래로 주행한다.

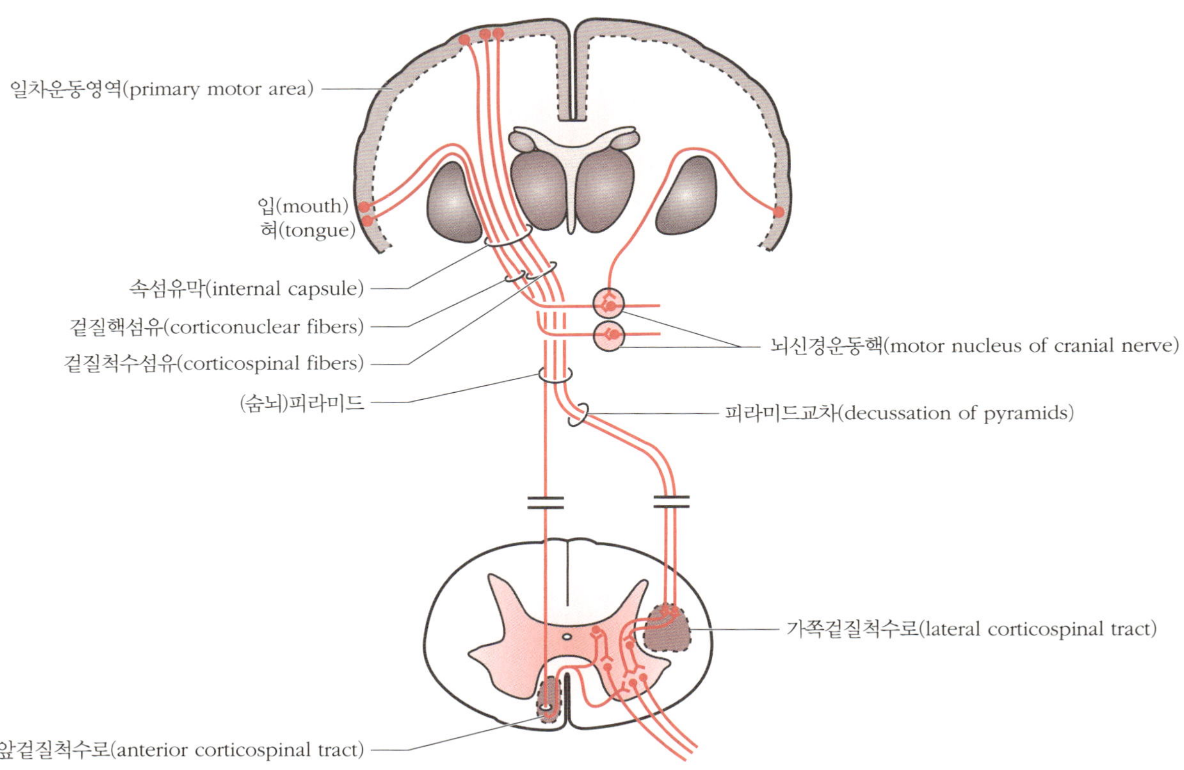

그림 9-116 겉질핵섬유와 겉질척수섬유

겉질척수섬유는 별칭으로 피라미드로(pyramidal tract)라고 불린다.

교차하는 섬유의 비율은 개체 차이가 크다. 또한 대부분의 사람에서 교차되는 비율은 좌우가 같지 않다. 왼쪽 피라미드로에서 교차하는 비율이 크다.

가쪽겉질척수로의 섬유는 척수를 아래로 주행하면서 척수회색질로 들어가고, 앞뿔의 운동신경세포에 접속한다. 일부는 사이신경세포를 거쳐서 간접적으로 연결된다.

앞겉질척수로의 섬유는 척수를 아래로 주행하여 앞백색질맞교차를 통해 교차되고, 반대쪽 앞뿔에서 끝나지만 일부는 비교차성으로 같은 쪽에서 끝난다.

이와 같이 겉질척수로는 대뇌겉질로부터 생겨나 척수앞뿔에 도달하고, 운동신경세포에 운동 명령을 전달하여 뼈대근육의 운동을 일으키게 한다.

숨뇌의 피라미드를 통과하는 전도로 중에서 중심앞이랑의 일차운동영역에서 생기는 섬유는 약 40%라고 한다. 그리고 마루엽 특히 중심뒤이랑이나 중심곁소엽 등에서 생기는 섬유가 약 30%, 이마엽의 운동앞영역 등에서 생기는 섬유가 약 30%를 차지한다고 한다.

마루엽에서 생기는 섬유는 뒤섬유핵이나 척수뒤뿔의 아교질 등에 도달하고, 감각성 임펄스 유입에 대해 조절 기능을 한다.

피라미드로계(추체로계 Pyramidal tract system)

겉질핵섬유는 뇌줄기의 뇌신경운동핵에서 끝나는데, 피라미드까지 도달하지 않아도 척수앞뿔과 같은 기능을 하는 뇌신경의 운동핵에서 끝나므로 겉질척수로와 함께 피라미드로계에 포함시킨다.

피라미드로계는 대뇌의 새겉질에서 생기는 신경로로, 계통발생학적으로 새롭고 포유류에서 최초로 발달하여 뼈대근육의 정밀한 수의운동을 맡는다.

강직마비와 이완마비 : 피라미드로계가 침범당하면 수의운동의 마비(정도에 따라 마비 paralysis 혹은 불완전마비 paresis)가 일어난다. 이것은 일반적으로 강직마비(spastic paralysis)이며, 근육긴장도의 항진을 동반한다.

직접적으로 근육을 지배하고 있는 운동신경세포를 포함한 척수의 앞뿔, 앞뿌리, 척수신경, 뇌신경의 운동핵, 뇌신경이 침범되면 근육은 긴장 저하 · 소실에 의해서 부드러워져 마비되고, 그 다음에 근육 위축이 일어난다. 이러한 마비를 이완마비(flaccid paralysis)라고 한다.

상위운동신경세포와 하위운동신경세포 : 임상에서는 대뇌의 일차운동영역에서 시작되어 척수앞뿔의 운동신경세포에 이르기까지 신경세포를 상위운동신경세포라 하고, 척수앞뿔의 운동신경세포를 하위운동신경세포라고 한다. 상위운동신경세포의 장애로 강직마비가 일어나고, 하위운동신경세포의 장애로 이완마비가 일어난다고 할 수 있다.

3 적핵척수로

적핵(p.699)에서 생겨나서 반대쪽으로 교차되고, 다리뇌 · 숨뇌를 통해 척수섬유단을 아래로 주행한다.

사이신경세포를 거쳐 척수앞뿔의 운동신경세포에 접속한다.

사람에서는 적핵척수로(적핵척수로 rubrospinal tract)의 발달은 약하고, 적핵에서 그물체로의 내림섬유(**적핵그물섬유** 적핵망상섬유 rubroreticular fibers)가 많다. 그물체를 개입시켜 운동신경세포에 작용한다.

적핵은 소뇌 · 대뇌 · 척수 등과 연결되며, 그 사이에 존재하는 중요한 핵이다. 적핵척수로를 통해 척수의 운동신경세포에 작용하는데 특히 굽힘근에는 촉진적으로, 폄근 혹은 항중력근에서는 억제적으로 작용을 한다.

4 그물체척수로

그물체는 계통발생학적으로 가장 오래되고 중요한 기능을 가지는 기초적 신경구조이다.

그물척수로(망상척수로 reticulospinal tract)는 그물체에 산재하는 핵에서 생긴다. 다리뇌그물척수로(pontoreticulospinal tract)는 비교차성으로 척수앞섬유단을 아래로 주행한다. 그리고 숨뇌그물척수로(bulboreticulospinal tract)에는 교차성과 비교차성이 있으며 척수섬유단을 아래로 주행한다.

그물척수로는 척수앞뿔의 운동신경세포, 특히 γ운동신경세포에 접속하여 근육긴장도의 조절을 맡는다고 한다.

5 시각덮개숨뇌로(시개연수로 Tectobulbar tract)와 시각덮개척수로(시개척수로 Tectospinal tract)

시각덮개숨뇌로와 시각덮개척수로는 중간뇌위둔덕에서 생기고, 대부분이 중간뇌뒤판에서 교차하여 안쪽세로다발을 아래로 주행하여 그물체에 이른다(시각덮개그물체로). 다시 목척수의 윗부분에 있는 앞뿔에, 일부는 가슴척수 윗부분의 가쪽뿔에 이른다.

이 신경로는 주로 시감각에 따라 반사적으로 안구나 머리를 움직이고, 자세를 조정하도록 작용한다. 가슴척수 가쪽뿔에서 끝나는 섬유는 교감신경계의 신경절앞신경세포에 접속하여 동공을 여는 반사를 맡는다고 생각된다.

6 안뜰척수로

다리뇌 · 숨뇌에 있는 안뜰신경핵에서 생기고, 비교차성으로 같은 쪽의 척수앞섬유단을 아래로 주행하여 앞뿔의 운동신경세포에 접속한다.

안뜰신경핵은 안뜰신경의 종말핵인 동시에 소뇌와도 섬유결합을 가져 소뇌로부터의 입력도 받는다. 안뜰척수로(전정척수로 vestibulospinal tract)는 주로 폄근에 대해서 촉진적으로, 굽힘근에 대해서는 억제적으로 작용하여 신체의 평형을 유지한다.

7 올리브척수로

숨뇌에 있는 올리브핵에서 생기고, 교차성으로 척수섬유단을 아래로 주행하여 앞뿔의 운동신경세포에 접속한다.

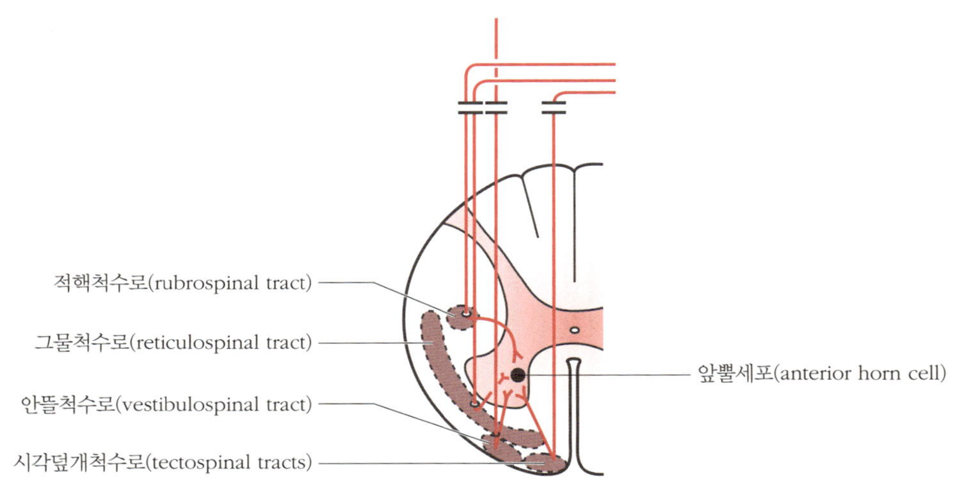

그림 9-117 척수에서 겉질척수로 이외의 운동성 전도로

겉질척수로의 명령을 받는 척수의 앞뿔세포는 이러한 운동성 전도로를 통하여 운동을 조절한다.

올리브핵은 대뇌겉질 · 줄무늬체 · 적핵이나 척수(올리브척추로섬유 olivospinal fibers)로부터 입력을 받아 뼈대근육의 활동을 조정한다고 생각된다.

척수앞뿔세포에서는 피라미드로(겉질척수로)의 신경섬유가 결합하는 것 이외에 피라미드로 이외 신경로(여러개)의 신경섬유가 직접 혹은 사이신경세포를 개입시켜 결합한다(그림 9-117). 이것들은 일차운동영역에서 척수앞뿔세포에 도달하는 명령을 따르고, 무의식적으로 뼈대근육의 수축 정도를 세밀하게 조정하는 동시에 신체의 평형을 유지하는 데도 도움이 되고 있다.

피라미드바깥길계(추체외로계 extrapyramidal system) : 미국의 신경과 의사 키니어 · 윌슨(Kinnier Wilson, 1874-1937)이 제창한 것으로 운동조절에 관계하는 피라미드로 이외의 모든 원심성신경로를 가리키는 용어이다.

피라미드로를 수의운동에 관련된 운동신경로, 피라미드바깥길을 불수의운동에 관련된 운동신경로로 정하는 방법이 있다. 이것에 근거하여 항정신병약물의 부작용으로 나타나는 불수의운동을 임상에서는 **피라미드바깥길증상**(추체외로증상 extrapyramidal symptom)이라고 부른다. 예를 들면 불수의운동형, 근육긴장도이상, 떨림 혹은 작은동작이 약불 부작용으로 나타나는 것을 말하며 대뇌바닥핵의 장애가 원인이다.

피라미드바깥길이라는 용어는 몇 가지의 이유로 지금은 사용되고 있지 않다.

부록 1

근육 [이는곳 – 닿는곳 – 지배신경]

팔의 근육

팔이음뼈의 근육

근육	기시	정지	지배신경
등세모근	뒤통수뼈의 위목선 안쪽 1/3부분. 제6 혹은 제7 등뼈가시돌기에서 제11 등뼈의 가시돌기에 이르는 정중선	빗장뼈의 가쪽 1/3부분(내림부분). 어깨봉우리, 어깨가시(수평부위), 어깨가시의 바닥부위(오름부분)	운동가지 : 더부신경 감각가지 : 목신경얼기(C2~4)
넓은등근	어깨뼈 아래각, 제7~12 등뼈의 가시돌기. 모든 허리 및 엉치뼈의 가시돌기와 엉덩뼈능선의 후반부. 제9 · 10 갈비뼈	위팔뼈작은결절	가슴등신경
어깨올림근	제1~4 목뼈의 가로돌기	어깨뼈위각과 이것과 이어지는 안쪽모서리 윗부분	목신경(C3 · 4)
마름근	제5 목뼈 가시돌기의 높이에서 목덜미인대와 1~5 등뼈의 가시돌기	어깨뼈 안쪽모서리	어깨뼈등신경
앞톱니근	제1~9 갈비뼈의 가쪽면	어깨뼈 위각 · 안쪽모서리 · 아래각	긴가슴신경
빗장밑근	제1 갈비뼈의 앞쪽 끝	빗장뼈의 아랫면	빗장밑근신경
큰가슴근	빗장뼈의 안쪽 1/3부분(빗장뼈), 복장뼈와 위쪽 갈비연골(복장갈비부위), 배곧은집(abdominal rectus sheath)의 위쪽 끝(배부위)	위팔뼈큰결절	가쪽가슴근신경과 안쪽가슴근신경의 일부
작은가슴근	제2~5 갈비뼈의 앞쪽끝	어깨뼈부리돌기	안쪽가슴근신경
어깨세모근	어깨뼈가시, 어깨뼈봉우리, 빗장뼈의 가쪽 1/3부분	위팔뼈 중앙가쪽면(세모근거친면)	겨드랑신경
가시위근	어깨뼈가시위오목	위팔뼈큰결절 윗부분	어깨뼈위신경
가시아래근	어깨뼈가시아래오목	위팔뼈큰결절 뒷부분의 중앙부	어깨뼈위신경
작은원근	어깨뼈등쪽면 위쪽부위의 가쪽모서리	위팔뼈큰결절 뒷부분의 아랫부분	겨드랑신경
큰원근	어깨뼈아래각과 주위	위팔뼈작은결절	어깨뼈아래신경
어깨뼈아래근	어깨뼈아래오목	위팔뼈작은결절 윗부분	어깨뼈아래신경
부리위팔근	어깨뼈부리돌기의 앞쪽끝	위팔뼈 중간부 안쪽모서리	근육피부신경

위팔의 근육

근육	기시	정지	지배신경
위팔두갈래근	긴갈래 : 어깨뼈관절오목의 바로 위(관절위결절) 짧은갈래 : 어깨뼈부리돌기	노뼈거친면	근육피부신경
위팔근	위팔뼈 앞면 아랫부위	자뼈거친면	근육피부신경과 노신경
위팔세갈래근	긴갈래 : 어깨뼈관절오목의 바로 아래(관절아래결절) 가쪽갈래 : 위팔뼈 뒷면에서 노신경고랑의 바깥쪽위 안쪽갈래 : 같은 부분의 안쪽아래	자뼈의 팔꿈치머리	노신경
팔꿈치근	위팔뼈 가쪽위관절융기의 뒷면과 팔꿉관절주머니	팔꿈치머리 가쪽면	노신경

아래팔의 굽힘근

근육	기시	정지	지배신경
원엎침근	위팔뼈머리 : 위팔뼈 안쪽위관절융기 자뼈머리 : 자뼈의 갈고리돌기	노뼈 중간부위의 가쪽면	정중신경
노쪽손목굽힘근	위팔뼈 안쪽위관절융기	제2 손허리뼈바닥	정중신경
긴손바닥근	위팔뼈 안쪽위관절융기	손바닥널힘줄이 된다	정중신경
자쪽손목굽힘근	위팔뼈머리 : 위팔뼈 안쪽위관절융기 자뼈머리 : 팔꿈치머리 · 자뼈 중간부 뒤모서리	갈고리뼈, 제5 손허리뼈바닥	자신경
얕은손가락굽힘근	위팔자뼈머리 : 위팔뼈 안쪽위관절융기와 자뼈거친면 노뼈머리 : 노뼈앞모서리의 윗부분	제2~5 중간마디뼈몸통	정중신경
깊은손가락굽힘근	자뼈와 그것에 맞닿는 뼈사이막	제2~5 끝마디뼈바닥	정중신경, 단 자쪽 절반부위는 자신경
긴엄지굽힘근	노뼈와 그것에 맞닿는 뼈사이막	엄지손가락 끝마디뼈바닥	정중신경
네모엎침근	자뼈 아래 1/4부분의 앞면	노뼈먼쪽부위의 앞면	정중신경

아래팔의 폄근

근육	기시	정지	지배신경
팔노뼈근	위팔뼈가쪽모서리의 먼쪽부위	노뼈 먼쪽끝 가쪽모서리	노신경
긴노쪽손목폄근	위팔뼈가쪽모서리	제2 손허리뼈바닥 등쪽	노신경
짧은노쪽손목폄근	위팔뼈가쪽위관절융기	제3 손허리뼈바닥 등쪽	노신경
(전체)손가락폄근	위팔뼈가쪽위관절융기	제2~4 손가락 손가락등쪽널힘줄	노신경
작은손가락폄근	위팔뼈가쪽위관절융기	새끼손가락 손가락등쪽널힘줄	노신경
자쪽손목폄근	위팔뼈머리 : 위팔뼈가쪽위관절융기 자뼈머리 : 자뼈뒤모서리 몸쪽부위	새끼손가락 손허리뼈바닥	노신경
손뒤침근	위팔뼈 가쪽위관절융기, 팔꿈치관절주머니의 뒷면, 자뼈의 노패임의 뒷면(손뒤침근능선)	노뼈 몸쪽 1/3부위의 가쪽면	노신경
긴엄지벌림근	노뼈와 자뼈의 중간부 등쪽면과 양뼈 사이의 뼈사이막등쪽면	엄지손가락 손허리뼈바닥	노신경
짧은엄지폄근	긴엄지벌림근의 아래쪽에서 노뼈등쪽면과 뼈사이막등쪽면	엄지손가락 첫마디뼈바닥	노신경
긴엄지폄근	긴엄지벌림근의 아래쪽에서 노뼈등쪽면과 뼈사이막등쪽면	엄지손가락 끝마디뼈바닥	노신경
집게폄근	자뼈의 등쪽면 먼쪽부위	제2 손가락 손가락등쪽널힘줄	노신경

손의 근육

근육	기시	정지	지배신경
짧은엄지벌림근	손배뼈(결절)와 굽힘근지지띠	엄지손가락 첫마디뼈바닥(노쪽)	정중신경
엄지맞섬근	짧은엄지벌림근의 깊은부분, 큰마름뼈와 굽힘근지지띠	엄지손가락 손허리뼈의 노쪽가장자리	정중신경
짧은엄지굽힘근	굽힘근지지띠, 큰마름뼈, 작은마름뼈, 알머리뼈	엄지손가락 첫마디뼈바닥	정중신경
엄지모음근	가로갈래 : 제2 · 3 손허리뼈바닥 경사갈래 : 작은마름뼈와 알머리뼈의 바닥쪽면을 덮은 인대	엄지손가락 첫마디뼈바닥	자신경
새끼손가락벌림근	콩알뼈	새끼손가락 첫마디뼈바닥	자신경
새끼손가락맞섬근	갈고리뼈와 굽힘근지지띠	새끼손가락 손허리뼈의 자뼈가장자리	자신경
짧은새끼손가락굽힘근	굽힘근지지띠와 갈고리뼈	새끼손가락 첫마디뼈바닥	자신경
벌레근(제1~4)	깊은손가락굽힘근의 4개 힘줄	손가락등쪽널힘줄에 더해진다	제1 · 2는 정중신경 제3 · 4는 자신경
바닥쪽뼈사이근	제2 손허리뼈의 자쪽과 제4 · 5 손허리뼈의 노쪽	손가락등쪽널힘줄에 더해져 중간마디뼈몸통과 끝마디뼈바닥에 붙는다	자신경
등쪽뼈사이근	제1~5 손허리뼈에 대응하는 면	제2손가락의 허리쪽, 제3손가락의 양쪽 제4손가락의 자쪽에서 첫마디뼈바닥에 붙는다. 손가락등쪽널힘줄에도 더해진다	자신경

다리의 근육

다리이음뼈의 근육

근육	기시	정지	지배신경
엉덩뼈근	엉덩뼈오목	넙다리뼈의 작은돌기	넙다리신경
큰허리근	얕은머리 : 제2 등뼈~제4 허리뼈의 피라미드와 추간원판 깊은머리 : 제12 갈비뼈과 제1~5 허리뼈 갈비뼈돌기	넙다리뼈의 작은돌기	허리신경얼기(L2 · 3)
큰볼기근	엉덩뼈날개의 뒷부분에서 엉치뼈 가쪽모서리	엉덩정강근막띠와 넙다리뼈 뒷면의 볼기근거친면	아래볼기신경
넙다리근막긴근	위앞엉덩뼈가시 바로 뒤 엉덩뼈능선 및 넙다리근막의 안쪽면	엉덩정강근막띠	위볼기신경
중간볼기근	엉덩뼈날개의 바깥면에서 큰볼기근보다 앞	넙다리뼈의 큰돌기	위볼기신경
작은볼기근	엉덩뼈날개의 바깥면 아랫부분	넙다리뼈의 큰돌기	위볼기신경
궁둥구멍근	엉치뼈앞면의 가쪽부위	넙다리뼈의 큰돌기	엉치신경얼기(S1 · 2)
속폐쇄근	볼기뼈의 폐쇄구멍을 닫는 폐쇄막 안쪽면	큰돌기의 안쪽	엉치신경얼기(L5, S1 · 2)
위쌍둥이근	궁둥뼈가시	돌기오목	엉치신경얼기(L5, S1 · 2)
아래쌍둥이근	궁둥뼈결절	돌기오목	엉치신경얼기(L5, S1 · 2)
넙다리네모근	궁둥뼈결절	돌기사이능선	엉치신경얼기(L5, S1)
가쪽폐쇄근	폐쇄막의 바깥면	돌기오목 아랫부위	폐쇄신경

넙다리의 근육

근육	기시	정지	지배신경
넙다리빗근	위앞엉덩뼈가시	정강뼈거친면의 안쪽부위	넙다리신경
넙다리곧은근	아래앞엉덩뼈가시와 볼기고랑의 위모서리	무릎뼈 위모서리에 붙지만 아래끝에서 무릎인대가 되어 정강뼈거친면으로	넙다리신경
가쪽넓은근	넙다리뼈 거친선의 가쪽둘레	넙다리곧은근의 힘줄 양쪽과 무릎뼈 위모서리	넙다리신경
중간넓은근	넙다리뼈 앞면	넙다리곧은근의 힘줄 뒷면에 합쳐져 무릎뼈로	넙다리신경
안쪽넓은근	넙다리뼈 거친선의 안쪽둘레	넙다리곧은근의 힘줄 양쪽과 무릎뼈 위모서리	넙다리신경
두덩정강근	두덩뼈 아랫가지	정강뼈거친면 안쪽부위	폐쇄신경
두덩근	두덩의 윗가지	넙다리뼈몸통 몸쪽부의 두덩근선	넙다리신경
긴모음근	두덩뼈결절의 아래	넙다리뼈거친선의 안쪽둘레의 중앙 1/3부위	폐쇄신경
짧은모음근	두덩뼈몸통에서 두덩뼈아랫가지	넙다리뼈거친선 안쪽둘레의 몸쪽 1/3부위	폐쇄신경
큰모음근	두덩뼈아랫가지	넙다리뼈거친선의 안쪽둘레 전체 길이와 안쪽위관절융기(모음근결절)	폐쇄신경과 궁둥신경
넙다리두갈래근	긴갈래 : 궁둥뼈결절 짧은갈래 : 넙다리뼈의 거친선	종아리뼈머리의 가쪽	긴갈래 : 정강신경 짧은갈래 : 온종아리신경
반힘줄모양근	궁둥뼈결절	정강뼈거친면 안쪽부	정강신경
반막모양근	궁둥뼈결절	정강뼈안쪽관절융기	정강신경

종아리의 근육

근육	기시	정지	지배신경
앞정강근	정강뼈 가쪽면과 종아리뼈사이막	제1 발허리뼈바닥, 안쪽쐐기뼈의 발바닥면	깊은종아리신경
긴발가락폄근	종아리뼈 앞면의 위 2/3부위와 뼈사이막의 위 3/4부위	발가락등널힘줄이 되는 가쪽 제4 발가락의 중간마디뼈와 끝마디뼈	깊은종아리신경
종아리근	종아리뼈 안쪽면과 뼈사이막 아래 1/3부위	제5 발허리뼈바닥	깊은종아리신경
긴엄지폄근	종아리뼈중앙 앞면과 종아리뼈사이막	엄지발가락의 끝마디뼈바닥, 일부는 첫마디뼈바닥	깊은종아리신경
짧은발가락폄근	발꿈치뼈 윗면	제1~4 발가락의 중간마디뼈와 끝마디뼈	깊은종아리신경
긴종아리근	종아리뼈 위 2/3부분	제1 발허리뼈바닥, 안쪽쐐기뼈	얕은종아리신경
짧은종아리근	종아리뼈 아래 2/3부분	제5 발허리뼈바닥	얕은종아리신경
장딴지근	안쪽갈래 : 넙다리뼈 안쪽위관절융기 가쪽갈래 : 넙다리뼈 가쪽위관절융기	발꿈치힘줄이 된다	정강신경
가자미근	정강뼈와 종아리뼈의 뒷면	발꿈치힘줄에 더해진다	정강신경
발바닥근	넙다리뼈의 가쪽위관절융기	발꿈치힘줄의 안쪽모서리에 더해진다	정강신경
다리오금근	넙다리뼈의 가쪽위관절융기	정강뼈 뒷면의 윗부분	
긴엄지굽힘근	종아리뼈몸통의 뒷면	엄지발가락의 끝마디뼈바닥	정강신경
긴발가락굽힘근	정강뼈의 뒷면	제2~5 발가락의 끝마디뼈바닥	정강신경
뒤정강근	종아리뼈사이막 뒷면과 이것에 맞닿는 정강뼈와 종아리뼈	발배뼈거친면, 쐐기뼈, 제2~4 발가락의 중간마디뼈바닥	정강신경

발의 근육

근육	기시	정지	지배신경
엄지발가락벌림근	발꿈치뼈융기 안쪽돌기	엄지발가락의 첫마디뼈바닥	안쪽발바닥신경
짧은발가락굽힘근	발꿈치뼈융기 안쪽돌기와 가쪽돌기의 사이	제2~5 발가락의 중간마디뼈	안쪽발바닥신경
새끼발가락벌림근	발꿈치뼈융기 가쪽돌기	새끼발가락의 첫마디뼈바닥	가쪽발바닥신경
발바닥네모근	안쪽갈래 : 발꿈치뼈 안쪽돌기 가쪽갈래 : 발꿈치뼈 가쪽돌기	긴발가락굽힘근의 힘줄	가쪽발바닥신경
벌레근	긴발가락굽힘근의 힘줄	제2~5 발가락의 발가락등쪽널힘줄	안쪽의 1개 근육은 안쪽발바닥신경, 가쪽의 3개 근육은 가쪽발바닥신경
짧은엄지굽힘근	입방뼈 밑면 안쪽부, 안쪽 · 중간 · 가쪽쐐기뼈	엄지발가락의 첫마디뼈바닥	안쪽발바닥신경
엄지모음근	경사갈래 : 입방뼈, 가쪽쐐기뼈, 제2~4 발허리뼈바닥 가로갈래 : 제2~5 발허리발가락관절의 관절주머니	엄지발가락의 첫마디뼈바닥	가쪽발바닥신경
짧은새끼발가락굽힘근	제5 발허리뼈바닥	새끼발가락의 첫마디뼈바닥	가쪽발바닥신경
등쪽뼈사이근	제1~5 발허리뼈에 대응하는 면	제2~4 발가락의 첫마디뼈	가쪽발바닥신경
바닥쪽뼈사이근	제3~5 발허리뼈의 밑면	제3~5 발가락의 첫마디뼈 안쪽	가쪽발바닥신경

등의 근육

근육	기시	정지	지배신경
널판근	아래쪽 5 목뼈의 목덜미인대(머리널판근), 제 3~6 등뼈의 가시돌기(목널판근)	뒤통수뼈 위목덜미선의 가쪽 1/3 부분, 관자뼈의 꼭지돌기(머리널판근), 제1~4 목뼈의 가로돌기(목널판근)	큰뒤통수신경과 그 외 척수신경뒷가지(C3~5)
엉덩갈비근	제3~6 갈비뼈 위모서리(목엉덩갈비근), 아래쪽 6개 갈비뼈의 위모서리(허리엉덩갈비근의 가슴부위), 허리등근막(허리엉덩갈비근의 허리부위)	제4~6 목뼈의 가로돌기(목엉덩갈비근), 위쪽 6개 갈비뼈의 갈비각(허리엉덩갈비근의 가슴), 아래쪽 6개 갈비뼈의 갈비각(허리엉덩갈비근의 허리부위)	척수신경 뒷가지
가장긴근	위쪽 3 등뼈와 아래쪽 5 목뼈의 가로돌기(머리가장긴근), 위쪽 4 · 5 등뼈의 가로돌기(목가장긴근), 허리등근막(등가장긴근)	관자뼈의 꼭지돌기뒷모서리(머리가장긴근), 제2~6 목뼈의 가로돌기(목가장긴근), 제3~12 등뼈의 가로돌기와 인접한 갈비뼈(등가장긴근)	척수신경 뒷가지
가시근	머리반가시근의 일부(머리가시근), 아래쪽 2 목뼈와 위쪽 2 등뼈의 가시돌기(목가시근), 아래쪽 2 등뼈와 위쪽 2 허리뼈의 가시돌기(등가시근)	목반가시근의 안쪽모서리에 합쳐지는 것(머리가시근), 제2~4 목뼈의 가시돌기(목가시근), 제2~9 등뼈의 가시돌기(등가시근)	척수신경 뒷가지
반가시근	아래쪽 3~4 목뼈가시돌기, 위쪽 6 등뼈의 가로돌기(머리반가시근), 위쪽 6 등뼈의 가로돌기(목반가시근), 아래쪽 6 등뼈의 가로돌기(목반가시근)	뒤통수뼈의 위목덜미선과 아래목덜미선 사이의 뒤통수뼈 비늘부위(목반가시근). 제2~6 목뼈의 가시돌기(목반가시근), 위쪽 등뼈 및 아래쪽 2 목뼈의 가시돌기(등반가시근)	척수신경 뒷가지
뭇갈래근	제4 목뼈에서 엉치뼈 등쪽면 사이의 가로돌기	2~4개의 위쪽 가시돌기	척수신경 뒷가지
돌림근	척추뼈(꼬리뼈는 제외)의 가로돌기	1~2개의 위쪽 척추의 척추뼈고리(가시돌기의 근원)	척수신경 뒷가지
가시사이근	옆 가시돌기의 사이(주로 목뼈, 꼬리뼈)에 있다		척수신경 뒷가지
가로돌기사이근	위아래의 인접 가로돌기 사이(주로 목뼈, 허리뼈)에 있다		목 및 팔 신경얼기 가지, 제1~5 허리신경 뒷가지
큰뒤통수곧은근	제2 목뼈(중쇠뼈)의 가시돌기	뒤통수뼈의 아래목덜미선 중앙부위	뒤통수밑신경 뒷가지
작은뒤통수곧은근	제1 목뼈(고리뼈)의 뒤고리	뒤통수뼈의 아래목덜미선 안쪽 1/3부분	뒤통수밑신경 뒷가지
위머리빗근	제1 목뼈(고리뼈)의 가로돌기	위목덜미선과 아래목덜미선 사이에서 목반가시근의 가쪽 뒤통수뼈	뒤통수밑신경 뒷가지
아래머리빗근	제2 목뼈(중쇠뼈)의 가시돌기	제1 목뼈(고리뼈)의 가로돌기	뒤통수밑신경 뒷가지

가슴벽의 근육

근육	기시	정지	지배신경
바깥갈비사이근	위쪽 갈비뼈 아래모서리	아래쪽 갈비뼈 위모서리	갈비사이신경
속갈비사이근	위쪽 갈비뼈 아래모서리	아래쪽 갈비뼈 위모서리	갈비사이신경
맨속갈비사이근	위쪽 갈비뼈 아래모서리	아래쪽 갈비뼈 위모서리	갈비사이신경
갈비밑근	아래쪽 갈비뼈 위모서리	1개 혹은 2개 위쪽의 갈비뼈 아래모서리	갈비사이신경
가로가슴근	복장뼈몸통의 아래 1/3부분과 칼돌기 안쪽면	제2~6 갈비연골	갈비사이신경
갈비올림근	제7 목뼈와 제1~11 등뼈의 가로돌기	아래쪽 갈비뼈 위모서리 혹은 바깥면에서 갈비뼈결절과 갈비뼈각의 사이	척수신경 뒷가지
위뒤톱니근	제5 목뼈~제1 등뼈의 가시돌기와 목덜미인대	제2~5 갈비뼈각	갈비사이신경
아래뒤톱니근	제10 등뼈~제2 허리뼈의 가시돌기	제9~12 갈비뼈	갈비사이신경
가로막	복장뼈의 칼돌기 뒷면(복장뼈부위), 아래쪽 6갈비뼈와 갈비연골(갈비뼈부위), 제1~3 허리뼈의 척추뼈몸통과 그 양쪽에 있는 활꼴인대(허리뼈부위)	힘줄중심	운동 : 가로막신경 감각 : 중앙부는 가로막신경, 가까운 부위는 아래쪽 5쌍의 갈비사이신경

배벽의 근육

근육	기시	정지	지배신경
배바깥빗근	제5~12 갈비뼈의 바깥면	백색선, 엉덩뼈능선의 바깥둘레	제5~12 가슴신경의 앞가지
배속빗근	등허리근막(얕은엽), 엉덩뼈능선의 앞 2/3부분, 샅고랑인대의 가쪽 2/3부분	제8~12 갈비뼈 아래모서리, 백색선, 두덩선	제10~12 가슴신경과 제1 허리신경의 앞가지
배가로근	제7~12 갈비뼈(연골)의 안쪽면, 등허리근막, 엉덩뼈능선의 앞 2/3부분, 샅고랑인대의 가쪽 1/3부분	배곧은근집	제6 가슴신경~제1허리신경의 앞가지
배곧은근	제5~7 갈비뼈(연골), 복장뼈의 칼돌기	두덩결합의 앞면과 두덩 위모서리	제6 가슴신경~제1 허리신경의 앞가지
배세모근	두덩의 앞면	백색선	제12 갈비사이신경(갈비밑신경)

골반의 근육

근육	기시	정지	지배신경
두덩꼬리근	두덩뼈의 안쪽면	꼬리뼈	엉치신경얼기(S3 · 4)
엉덩꼬리근	엉덩뼈의 안쪽면	항문꼬리인대	엉치신경얼기(S3 · 4)
꼬리근	궁둥뼈가시	꼬리뼈	엉치신경얼기(S3 · 4)
얕은샅가로근	궁둥뼈결절	샅힘줄중심	음부신경
바깥요도조임근	두덩뼈아랫가지	요도가로막부위(남성) 요도위쪽부위(여성)	음부신경
궁둥해면체근	궁둥뼈가지	음경해면체(남성) 음핵등쪽면의 백색막(여성)	음부신경
망울해면체근	샅힘줄중심, 요도망울, 요도해면체의 뒷부분(남성) 샅힘줄중심, 안뜰망울의 뒷부분(여성)	음경해면체(남성) 음핵해면체(여성)	음부신경

머리와 목의 근육

머리의 근육

근육	기시	정지	지배신경
눈둘레근	안쪽눈꺼풀인대(눈꺼풀부분), 이마뼈코부분(눈확부위), 눈물뼈의 뒤눈물주머니능선(눈물주머니부분)	가쪽눈꺼풀인대(눈꺼풀부분), 눈확주위의 피부와 눈꺼풀판(눈확부위), 안쪽눈구석(눈물주머니부분)	얼굴신경
눈썹주름근	눈썹활사이(이마뼈코부분)	눈썹의 피부	얼굴신경
눈살근	콧등(코뼈)	눈썹활사이의 피부	얼굴신경
코근	코의 양쪽(위턱뼈)	콧등(가로부분), 콧방울 바깥모서리와 아래모서리(콧방울부분)	얼굴신경
입둘레근	위턱뼈와 아래턱뼈의 정중면	입술의 점막	얼굴신경
위입술콧방울올림근	위턱뼈의 이마돌기	윗입술과 콧방울의 피부	얼굴신경
위입술올림근	눈확아래모서리의 아래(위턱뼈)	윗입술의 피부	얼굴신경
큰 · 작은 광대근	광대뼈	큰광대근 : 입꼬리 작은광대근 : 윗입술	얼굴신경
입꼬리올림근	위턱뼈의 송곳니오목	입꼬리의 피부	얼굴신경
입꼬리당김근	볼의 피부	입꼬리의 피부	얼굴신경
입꼬리내림근	아래턱뼈몸통의 아래모서리, 넓은목근	입꼬리의 피부	얼굴신경
아래입술내림근	아래턱뼈 앞면의 턱끝구멍 부근	아랫입술의 피부	얼굴신경
턱끝근	아래턱몸통의 앞면	턱끝의 피부	얼굴신경
볼근	위턱뼈와 아래턱뼈 뒷면의 옆면 및 날개근아래턱솔기	입꼬리에서 입둘레근의 깊은층에 더해진다	얼굴신경
뒤통수이마근	이마근 : 눈썹과 눈썹활사이의 피부	뒤통수밑근육 : 뒤통수뼈에 있는 바깥뒤통수뼈융기의 좌우위목덜미선과 맨위목덜미선	얼굴신경
관자마루근	귓바퀴의 윗방향	머리덮개널힘줄	얼굴신경
깨물근	광대활	아래턱뼈가지 및 턱뼈각의 바깥면	아래턱신경
관자근	관자뼈 · 마루뼈의 옆면	아래턱뼈의 근육돌기	아래턱신경
가쪽날개근	아래갈래 : 나비뼈 날개돌기의 가쪽판 가쪽면 위갈래 : 큰날개의 아랫면	아래턱뼈관절돌기의 날개근오목	아래턱신경
안쪽날개근	깊은갈래 : 나비뼈의 날개오목 및 날개돌기의 가쪽판 안쪽면 얕은갈래 : 위턱뼈의 옆머리 아랫면	턱뼈각 안쪽면의 날개근거친면	아래턱신경

인두의 근육

근육	기시	정지	지배신경
귀관인두근	귀관연골부분	인두벽	미주신경
붓인두근	붓돌기	인두벽	혀인두신경
입천장인두근	단단입천장	인두벽	미주신경
위인두수축근	날개갈고리와 안쪽판, 날개아래턱솔기, 아래턱의 턱목뿔근선의 뒤쪽끝, 가로혀근	인두솔기	미주신경
중간인두수축근	목뿔뼈의 큰뿔과 작은뿔	인두솔기	미주신경
아래인두수축근	방패연골의 가쪽면, 반지연골	인두솔기	미주신경

후두의 근육

근육	기시	정지	지배신경
반지방패근	반지연골의 앞가쪽부위	방패연골의 아래모서리	위후두신경의 바깥가지
뒤반지모뿔근	반지연골판의 뒷면	모뿔연골의 근육돌기	되돌이후두신경
가쪽반지모뿔근	반지연골의 가쪽면	모뿔연골의 근육돌기	되돌이후두신경
가로모뿔근	모뿔연골의 뒤안쪽면	반대쪽의 같은 부위	되돌이후두신경
모뿔후두덮개근	모뿔연골의 근육돌기	후두덮개	되돌이후두신경
방패모뿔근	방패연골의 정중부 뒷면	모뿔연골의 앞가쪽면	되돌이후두신경
성대근	성대인대	모뿔연골의 성대돌기	되돌이후두신경

목의 근육

근육	기시	정지	지배신경
넓은목근	아래턱뼈의 아래모서리	가슴의 윗부분 피부밑조직	얼굴신경
목빗근	빗장뼈의 안쪽 1/3부분(빗장뼈머리), 복장뼈자루의 위모서리(복장뼈머리)	꼭지돌기의 앞쪽끝에서 뒤통수뼈의 위목덜미선 가쪽부위	운동성은 더부신경, 감각성은 목신경고리
위턱두힘살근	앞힘살 : 아래턱뼈몸통 중앙근처의 안쪽면 뒤힘살 : 꼭지돌기	목뿔뼈의 가쪽부위	앞힘살 : 아래턱신경 뒤힘살 : 얼굴신경
붓목뿔근	붓돌기	목뿔뼈몸통의 작은뿔	얼굴신경
턱목뿔근	아래턱뼈몸통의 안쪽면	다른쪽의 같은 근육, 뒷부분은 목뿔뼈에 붙는다	아래턱신경의 가지(턱목뿔근신경)
턱끝목뿔근	아래턱뼈몸통 안쪽면의 정중부(턱끝가시)	목뿔뼈몸통	혀밑신경의 가지(C1)
복장목뿔근	복장뼈자루의 안쪽면, 복장빗장관절, 복장빼끝 뒷면	목뿔뼈몸통	목신경고리 (C1~3)
어깨목뿔근	위힘살 : 중간힘줄 아래힘살 : 어깨뼈위모서리	위힘살 : 목뿔뼈몸통 아래힘살 : 중간힘줄	목신경고리(C1~3) 위힘살 : C1 아래힘살 : C1~3
복장방패근	복장뼈자루의 안쪽면	방패연골의 바깥면	목신경고리 (C1~3)
방패목뿔근	방패연골의 바깥면	목뿔뼈몸통과 큰뿔	혀밑신경의 가지(C1)
목긴근	아래쪽 5 목뼈와 윗쪽 3 등뼈 사이의 척추뼈몸통 혹은 가로돌기	제1~6 목뼈의 척추뼈몸통 혹은 가로돌기	목신경의 앞가지 (C2~6)
긴머리근	제2~7 목뼈의 가로돌기	뒤통수뼈바닥의 아랫면(큰뒤통수구멍의 앞)	목신경의 앞가지 (C1~3)
이마곧은근	제1목뼈(꼬리뼈)의 가로들기	뒤통수의 바닥 아랫면	목신경의 앞가지 (C1 · 2)
가쪽머리곧은근	제1 목뼈(꼬리뼈)의 가로돌기	뒤통수뼈 아랫면	목신경의 앞가지 (C1 · 2)
앞목갈비근	제3~6 목뼈의 가로돌기(앞결절)	제1 갈비뼈의 앞목갈비근결절	목신경얼기 (C4~6)
중간목갈비근	제2~7 목뼈의 가로돌기(뒤결절)	제1 갈비뼈	목신경얼기 (C3~8)
뒤목갈비근	제4~6 목뼈의 가로돌기(뒤결절)	제2 갈비뼈	목신경얼기 (C6~8)

안구근육

근육	기시	정지	지배신경
안쪽곧은근	온힘줄고리	안구 앞부분의 공막	눈돌림신경
가쪽곧은근	온힘줄고리	안구 앞부분의 공막	갓돌림신경
위곧은근	온힘줄고리	안구 앞부분의 공막	눈돌림신경
아래곧은근	온힘줄고리	안구 앞부분의 공막	눈돌림신경
위빗근	나비뼈 시각신경관의 위 안쪽부위	안구 뒷부위에 있는 윗면의 공막	도르래신경
아래빗근	눈확의 앞아래 안쪽구석(코눈물뼈관의 근처)	안구 뒷부위에 있는 아랫면의 공막	눈돌림신경

귓속뼈근육

근육	기시	정지	지배신경
고막긴장근	근육귀뼈관(고막긴장근반관) 및 연골부분	망치뼈자루의 위쪽끝	아래턱신경
등자근	고실 뒷벽에 있는 피라미드융기	등자뼈머리	얼굴신경

부록 2

신경 [이는곳-분포]

팔이음뼈 및 팔의 신경

신경	기시	분포
어깨뼈등신경	팔신경얼기(C5)	근육가지 : 마름근 피부가지 : 없음
긴가슴신경	팔신경얼기(C5~7)	근육가지 : 앞톱니근 피부가지 : 없음
어깨뼈위신경	팔신경얼기(C5 · 6)	근육가지 : 가시위근, 가시아래근, 목갈비근, 목긴근, 빗장밑근 피부가지 : 많지 않음 관절가지 : 어깨관절
안쪽 · 가쪽 가슴근 신경	팔신경얼기의 안쪽 혹은 가쪽 신경다발(C5~8, T1)	근육가지 : 큰가슴근, 작은가슴근 피부가지 : 위팔 앞면과 겨드랑 앞벽의 피부, 어깨빗장인대와 그 주위의 피부
안쪽위팔피부신경	팔신경얼기의 안쪽신경다발(C8 · T1)	근육가지 : 위팔 안쪽의 피부 피부가지 : 없음
안쪽아래팔피부신경	팔신경얼기의 안쪽신경다발(C8 · T1)	근육가지 : 아래팔 앞면의 피부 피부가지 : 없음
겨드랑신경	팔신경얼기의 뒤신경다발(C5 · 6)	근육가지 : 어깨세모근, 작은원근 피부가지 : 위팔 윗부분의 가쪽 피부(위가쪽위팔피부신경)
어깨뼈아래신경	팔신경얼기의 뒤신경다발(C5 · 6), 겨드랑신경	근육가지 : 어깨뼈아래근 아랫부분, 큰원근 피부가지 : 없음
가슴등신경	팔신경얼기의 뒤신경다발(C6~8)	근육가지 : 넓은등근 피부가지 : 없음
근육피부신경	팔신경얼기의 가쪽신경다발(C5~7)	근육가지 : 위팔 앞쪽굽힘근 전체(위팔두갈래근, 위팔근, 부리위팔근) 피부가지 : 아래팔 노쪽 절반부위 피부(가쪽아래팔피부신경) 관절가지 : 팔꿉관절
정중신경	팔신경얼기의 가쪽과 안쪽 신경다발(C5~8, T1)	근육가지 : 아래팔굽힘근군 대부분, 엄지두덩의 근육, 엄지손가락쪽의 벌레근 피부가지 : 엄지손가락쪽 3과 1/2의 손가락바닥쪽 피부와 손가락의 중간마디 · 끝마디의 등쪽 피부 관절가지 : 팔꿉관절, 손목관절, 손가락사이관절
노신경	팔신경얼기의 뒤신경다발	근육가지 : 위팔과 아래팔 전체의 폄근(위팔노근, 긴노쪽손목폄근, 손뒤침근) 피부가지 : 위팔의 뒤쪽(뒤위팔피부신경), 위팔 아래부위의 가쪽(아래가쪽위팔피부신경), 아래팔의 뒤쪽(뒤아래팔피부신경)의 손등과 엄지손가락쪽 3과 1/2의 손가락등쪽 피부 관절가지 : 팔꿉관절과 손의 관절
자신경	팔신경얼기의 안쪽신경다발(C7 · 8, T1)	근육가지 : 아래팔굽힘근의 일부(자쪽손목굽힘근, 깊은손가락굽힘근의 자쪽절반부)와 새끼두덩근, 자쪽의 벌레근, 모든 뼈사이근, 엄지모음근 피부가지 : 아래팔 아랫부분의 자쪽, 손바닥과 손등의 자쪽 1과 1/2의 피부 관절가지 : 팔꿉관절과 손의 관절

다리이음뼈 및 다리의 신경

신경	기시	분포와 신경가지
허리신경	L1~5	신경가지 : 앞가지는 허리신경얼기를 만든다 근육가지 : 뒷가지는 허리부위의 등근육으로 피부가지 : 뒷가지는 허리부위 등쪽면의 피부 · 볼기 윗부분의 피부로
허리신경얼기	T12, L1~4의 앞가지	신경가지 : 엉덩아랫배신경, 엉덩샅굴신경, 음부넙다리신경, 가쪽넙다리피부신경, 넙다리신경, 폐쇄신경 근육가지 : 큰허리근, 허리네모근 피부가지 : 볼기의 위쪽 피부(위볼기신경)
엉덩아랫배신경	허리신경얼기(T12, L1)	근육가지 : 배가로근, 배속빗근 피부가지 : 아랫배부위와 볼기의 피부
엉덩샅굴신경	허리신경얼기(L1)	근육가지 : 배가로근, 배속빗근 피부가지 : 음낭(대음순)의 피부
음부넙다리신경	허리신경얼기(L1 · 2)	근육가지 : 고환올림근 피부가지 : 넙다리 윗부분의 안쪽 피부
가쪽넙다리피부신경	허리신경얼기(L1 · 2)	피부가지 : 넙다리 가쪽부위 피부
넙다리신경	허리신경얼기(L2~4)	근육가지 : 넙다리빗근, 넙다리네갈래근, 두덩근, 엉덩근 피부가지 : 넙다리 앞면의 피부, 장딴지와 발등의 안쪽면 관절가지 : 엉덩관절, 무릎관절
폐쇄신경	허리신경얼기(L2~4)	근육가지 : 넙다리모음근군(두덩정강근, 긴 · 짧은 · 큰 모음근) 피부가지 : 넙다리 앞면의 피부, 장딴지와 발등의 안쪽면 관절가지 : 엉덩관절, 무릎관절
궁둥신경	엉치신경얼기 (L4 · 5, S1~3)	근육가지 : 넙다리뒤쪽의 굽힘근(넙다리두갈래근, 반힘줄모양근, 반막모양근, 큰모음근 뒤부위, 장딴지와 발의 모든 근육) 피부가지 : 장딴지 피부의 대부분 관절가지 : 엉덩관절
정강신경	궁둥신경(L4 · 5, S1~3)	근육가지 : 장딴지 뒤쪽의 근육(장딴지근, 가자미근, 오금근, 긴발가락굽힘근, 긴엄지굽힘근, 뒤정강근)과 발바닥의 근육 피부가지 : 장딴지의 뒷면 먼쪽부위, 발등 가쪽모서리의 피부 관절가지 : 발의 관절
온종아리신경	궁둥신경(L4 · 5, S1)	신경가지 : 가쪽장딴지피부신경, 얕은종아리신경과 깊은종아리신경 관절가지 : 무릎관절
가쪽장딴지피부신경	온종아리신경	피부가지 : 장딴지 가쪽의 피부 근육가지 : 없음
얕은종아리신경	온종아리신경	근육가지 : 종아리근군(긴 · 짧은 종아리근) 피부가지 : 장딴지의 아랫부분과 발등 대부분의 피부
깊은종아리신경	온종아리신경	근육가지 : 장딴지 앞쪽의 폄근무리(앞정강근, 긴발가락폄근, 긴엄지폄근)와 발등의 폄근무리 피부가지 : 발등의 일부(엄지발가락과 제2발가락을 향하는 등쪽면)

등의 신경

신경	기시	분포
큰뒤통수신경	목신경(C2) 뒷가지의 안쪽 가지	피부가지 : 뒤통수부위의 피부 근육가지 : 없음
위볼기피부신경	허리신경(L1~3) 뒷가지의 가쪽가지	피부가지 : 볼기 윗부분의 피부 근육가지 : 없음
중간볼기피부신경	엉치신경(S1~3) 뒷가지의 가쪽가지	피부가지 : 볼기 윗부분의 피부 근육가지 : 없음

가슴벽과 가슴안의 신경

신경	기시	분포
제1~11갈비사이신경	제1~11가슴신경 앞가지	근육가지 : 가슴벽의 근육 피부가지 : 가슴벽 옆면, 앞면의 피부 감각가지 : 벽쪽가슴막, 배막
가로막신경	목신경 앞가지(C3~5)	운동가지 : 가로막 감각가지 : 가로막의 윗면을 덮는 가슴막, 가로막의 밑면을 덮는 배막, 심장막 중에서 섬유성심장막과 장막성심장막의 벽쪽막
되돌이후두신경	미주신경	운동가지 : 속후두근(반지방패근 이외) 감각가지 : 후두의 점막층(성대문보다 아랫부위)

배벽과 배안의 신경

신경	기시	분포
제7~11 갈비뼈사이 신경	제7~11 가슴신경 앞가지	근육가지 : 가슴벽의 근육, 배벽의 근육 피부가지 : 옆배벽과 앞배벽의 피부, 가슴벽의 피부
갈비밑신경 (제12 갈비사이신경)	제12 가슴신경 앞가지	근육가지 : 배벽의 근육 피부가지 : 배벽 아랫부분의 피부

골반의 신경

신경	기시	분포
위볼기신경	엉치신경얼기(L4 · 5, S1)	근육피부가지 : 중간볼기근, 작은볼기근, 넙다리근막긴장근과 그 위의 피부
아래볼기신경	엉치신경얼기(L5, S1 · 2)	근육피부가지 : 큰볼기근과 그 위의 피부
뒤넙다리피부신경	엉치신경얼기(S1 · 2)	근육가지 : 아래볼기부위와 넙다리 뒷면 및 무릎관절의 피부 피부가지 : 없음
음부신경	엉치신경얼기(S1~4)	근육가지 : 바깥항문조임근과 샅 전체의 근육 피부가지 : 항문 주위의 피부, 샅의 피부, 외음부

머리와 목의 신경

뇌신경 (감)감각섬유, (운)운동섬유, (혼)양쪽 모두

신경	뇌신경핵(부위)	분포
후각신경(감)	감각핵 : 후각망울(이마엽 아랫면)	감각가지 : 후각상피의 후각세포
시각신경(감)	감각핵 : 시각영역(뒤통수엽)	감각가지 : 망막의 신경세포(가쪽무릎체로 중계)
눈돌림신경(혼)	운동핵 : 눈돌림신경으뜸핵(중간뇌) 자율성핵 : 눈돌림신경덧핵(중간뇌)	운동가지 : 윗눈꺼풀올림근, 위곧은근, 안쪽곧은근, 아래곧은근 부교감신경핵 : 홍채와 동공조임근(섬모체신경절로 중계)
도르래신경(운)	운동핵 : 도르래신경핵(중간뇌)	운동가지 : 위빗근
삼차신경(혼)	감각핵 : 삼차신경핵(중간뇌, 다리뇌, 숨뇌) 운동핵 : 삼차신경운동핵(다리뇌)	감각가지 : 머리덮개, 얼굴의 피부, 눈확, 코안점막층, 치아, 잇몸, 입안점막의 일부 운동가지 : 씹기근육, 고막긴장근
갓돌림신경(운)	운동핵 : 갓돌림신경핵(다리뇌)	운동가지 : 가쪽곧은근
얼굴신경(혼)	운동핵 : 얼굴신경핵(다리뇌) 감각핵 : 고립로핵(숨뇌) 자율성핵 : 위침분비핵(다리뇌)	운동가지 : 얼굴근육 감각근 : 혀의 앞 2/3부분 부교감신경가지 : 눈물샘, 턱밑샘, 혀밑샘
속귀신경(감)	감각핵 : 안뜰신경핵과 달팽이신경핵(다리뇌)	감각가지 : 속귀의 안뜰과 반고리관(안뜰신경) 달팽이의 나선기관(달팽이신경)
혀인두신경(혼)	감각핵 : 혀인두신경등쪽핵(숨뇌) 운동핵 : 의문핵 위쪽끝부위(다리뇌) 자율성핵 : 아래침분비핵(다리뇌)	감각가지 : 혀의 1/3부분, 인두의 일부, 목동맥팽대, 목동맥토리 운동가지 : 붓인두근 부교감신경가지 : 귀밑샘(귀신경절로 중계)
미주신경(혼)	자율성핵 : 미주신경자율신경성 운동핵(숨뇌) 운동핵 : 의문핵 중앙부(숨뇌) 감각핵 : 미주신경 등쪽핵(숨뇌)	부교감신경가지 : 목 · 가슴 · 배부위의 내장 운동가지 : 물렁입천장 · 인두 · 후두의 근육 감각가지 : 귓바퀴 뒷면, 귓바퀴길 뒤아랫벽, 혀뿌리부위, 인두점막, 후두점막
더부신경(운)	운동핵 : 의문핵의 아래끝(숨뇌)	운동가지 : 물렁입천장, 인두의 근육, 목빗근, 등세모근
혀밑신경(운)	운동핵 : 혀밑신경핵(숨뇌)	운동가지 : 혀근육

머리덮개에 분포하는 신경

신경	중추쪽의 신경과 자극의 전달방법	말초쪽의 신경분포영역
도르래위신경	→ 이마신경(→ 눈신경)	피부가지 : 이마부위에서 마루부위의 피부
눈확위신경	→ 이마신경(→ 눈신경)	피부가지 : 이마부위에서 마루부위의 피부
광대신경	→ 위턱신경	피부가지 : 관자부위의 피부
귓바퀴관자신경	→ 아래턱신경	피부가지 : 관자부위피부, 귓바퀴위쪽의 가쪽면, 바깥귀길, 고막 교감 · 부교감 신경가지 : 귀밑샘
큰귓바퀴신경	→ 목신경얼기(C3 · 4)	피부가지 : 귓바퀴 뒷부분의 피부
작은뒤통수신경	→ 목신경얼기(C2 · 3)	피부가지 : 뒤통수부위의 피부
큰뒤통수신경	⇄ 목신경(C2)의 뒷가지	피부가지 : 뒤통수부위에서 마루부위의 피부 근육가지 : 깊은목근(머리가장긴근, 머리반가시근, 머리널판근)
제3 뒤통수신경	⇄ 목신경(C3)의 뒷가지	피부가지 : 뒤통수부위 바깥뒤통수융기 주위의 피부 근육가지 : 깊은목근(목반가시근)

머리뼈바닥의 구멍을 통과하는 신경 · 혈관

머리바닥면의 구멍	신경	혈관
벌집체판의 작은구멍	후각신경	
시각신경관	시각신경	눈동맥, 위눈정맥
위눈확틈새	눈신경, 눈돌림신경, 도르래신경, 갓돌림신경	위눈정맥
원형구멍	위턱신경	
타원구멍	아래턱신경	
뇌막동맥구멍		중간경질막동정맥
파열구멍	연골로 폐쇄	
목정맥구멍	앞부분 : 혀인두신경, 미주신경, 더부신경	뒷부분 : 속목정맥
목동맥관		속목동맥
얼굴신경관	얼굴신경	
혀밑신경관	혀밑신경	
큰뒤통수구멍	척수, 더부신경	척추동맥, 척추정맥얼기
속귓구멍	얼굴신경, 속귀신경	속귀의 혈관
관절융기관		이끌정맥

부록 3

구용어 정리

구용어	신용어	영어
가동관절	움직관절	diarthrosis
가성늑골	거짓갈비뼈	false rib
각간섬유	다리사이섬유	intercrural fibres
각간와	대뇌다리사이오목	interpeduncular fossa
각절흔	각패임	angular incisure
각회	모이랑	angular gyrus
간겸상간막	간낫인대	liver falciform ligament
간극	틈	interspace
간뇌	사이뇌	diencephalon
간막띠	간막띠	mesocolic taenia
간신경총	간신경얼기	hepatic plexus
간신장와	간콩팥오목	hepatorenal recess, morison's pouch
간십이지장인대	간샘창자인대	hepatoduodenal ligament
간원삭	간원인대	round ligament of liver
간원인대열	간원인대틈새	fissure for liver round ligament
간위간막	간위인대	hepatogastric ligament
간접서혜탈장	간접샅굴탈장	indirect inguinal hernia
간질	버팀질	stroma
간하공간	간밑공간	subhepatic space
간헐파행	간헐절뚝거림	intermittent claudication
감각실어증	감각언어상실증	sensory aphasia
감각피질	감각겉질	sensory cortex
감음난청	지각난청	perceptive deafness
갑상경동맥	갑상목동맥	thyrocervical trunk
갑상선	갑상샘	thyroid gland
갑상설골	방패목뿔	thyrohyoid
갑상설골막	방패목뿔막	thyrohyoid membrane
갑상설관	갑상혀관	thyroglossal duct
갑상연골	방패연골	thyroid cartilage
갑상피열근	방패모뿔근	thyro-arytenoid muscle
개재뉴런	사이신경세포	inter neuron
개판	지붕판	roof plate
거골	목말뼈	talus
거골경	목말뼈목	neck of talus
거골구	목말뼈고랑	sulcus talus

구용어	신용어	영어
거골두	목말뼈머리	head of talus
거골선반	목말선반	talar shelf
거골체	목말뼈몸통	body of talus
거골하관절	목말밑관절	subtalar joint
거골활차	목말뼈도르래	trochlea of talus
거근융기	올림근융기	torus levator
거대결장증	거대잘록창자증	megacolon
거상	올림	elevation
거종주관절	목말발꿈치발배관절	talocalcanealnavicular joint
거퇴관절	발목관절	talocrural articulation
건	힘줄	tendon
건구획	힘줄구획	tendon compartment
건막	널힘줄	aponeurosis
건반사	힘줄반사	tendon reflex
건삭	힘줄끈	tendinous cords
건중심	힘줄중심	central tendon
건초	힘줄집	tendon sheath
건초염	힘줄윤활막염	tenovaginitis
건하낭	힘줄밑주머니	subtendinous bursa
검비주름	눈꺼풀코주름	palpebronasal fold
검상돌기	칼돌기	xiphoid process
검판근	눈꺼풀판근	tarsal muscles
검판선	눈꺼풀판샘	tarsal gland
견갑거근	어깨올림근	levator scapulae
견갑경	어깨뼈목	neck of scapula
견갑골	어깨뼈	scapula bone
견갑극	어깨뼈가시	spine of scapula
견갑동맥문합	어깨동맥연결	scapular anastomosis
견갑부	어깨부위	scapular region
견갑상동맥	어깨위동맥	suprascapular artery
견갑상부	어깨위부위	suprascapular region
견갑상신경	어깨위신경	suprascapular nerve
견갑상절흔	어깨위패임	suprascapular notch
견갑선	어깨뼈선	scapular line
견갑설골근	어깨목뿔근	omohyoid muscle
견갑하근	어깨밑근	subscapularis muscle
견갑하동맥	어깨밑동맥	subscapular artery
견갑하림프절	어깨밑림프절	subscapular nodes
견갑하부	어깨아래부위	infrascapular region
견갑하신경	어깨밑신경	subscapular nerve
견갑하와	어깨뼈밑오목	subscapular fossa

구용어	신용어	영어
견갑회선동맥	어깨휘돌이동맥	circumflex scapular artery
견관절	어깨관절	shoulder joint
견봉	어깨뼈봉우리	acromion
견봉각	봉우리각	acromial angle
견봉단	봉우리끝	acromial end
견봉쇄골관절	봉우리빗장관절	acromioclavicular joint
견봉쇄골인대	봉우리빗장인대	acromioclavicular ligament
견봉하낭	봉우리밑주머니	subacromial bursa
견치	송곳니	canine tooth
결막낭	결막주머니	conjunctival sac
결막반월주름	결막반달주름	conjunctival semilunar fold
결장	잘록창자	colon
결장간막	잘록창자간막	mesocolon
결장띠	잘록창자띠	taenia coli
결장반월주름	잘록창자반달주름	semilunar fold of colon
결장방림프절	잘록창자옆림프절	paracolic lymph node
결장상림프절	잘록창자위림프절	epicolic node
결장압흔	잘록창자자국	colic impression
결장옆고랑	잘록창자옆고랑	paracolic groove
결장팽대	잘록창자팽대	haustra of colon
결절간구	결절사이고랑	intertubercular groove
결합건	샅고랑낫힘줄	conjoined tendon
겸상연	낫모서리	falciform margin
경계구	경계고랑	sulcus limitans
경골	정강뼈	tibia
경골신경	정강신경	tibial nerve
경골조면	정강뼈거친면	tibial tuberosity
경골체	정강뼈몸통	body of tibia
경골측부인대	정강뼈곁인대	tibial collateral ligament
경구개	단단입천장	hard palate
경극간근	목가시사이근	interspinales cervicis muscle
경늑골	목갈비뼈	cervical rib
경늑골증후군	목갈비뼈증후군	cervical rib syndrome
경돌설골인대	붓목뿔인대	stylohyoid ligament
경돌설근	붓혀근	styloglossus muscle
경돌인두근	붓인두근	stylopharyngeal muscle
경돌인두근가지	붓인두근가지	stylopharyngeal branch
경동맥결절	목동맥결절	carotid tubercle
경동맥관	목동맥관	carotid canal
경동맥구	목동맥고랑	carotid sulcus
경동맥동	목동맥팽대	carotid sinus

구용어	신용어	영어
경동맥동가지	목동맥팽대가지	carotid sinus branch
경동맥벽	목동맥벽	carotid wall
경동맥사이펀	목동맥사이펀	carotid syphon
경동맥삼각	목동맥삼각	carotid triangle
경동맥체	목동맥토리	carotid body
경동맥초	목혈관신경집	carotid sheath
경막	경질막	dura mater
경막외극	경질막바깥공간	epidural space
경막외마취	경질막바깥마취	epidural anesthesia
경막외출혈	경질막바깥출혈	epidural hemorrhage
경막하공간	경질막밑공간	subdural space
경부	목부위	regions of the neck
경부경직	목경직	stiff neck
경부근막	목근막	cervical fascia
경부신경고리	목신경고리	ansa cervicalis
경부신경총	목신경얼기	cervical plexus
경사대	비스듬틀	clivus
경사슬와인대	빗오금인대	oblique popliteal ligament
경사열	빗틈새	oblique fissure
경상돌기	붓돌기	styloid process
경상설골	붓목뿔근	stylohyoid
경상하악인대	붓아래턱인대	stylomandibular ligament
경선	날줄	meridian
경선섬유	날줄섬유	meridional fiber
경유돌공	붓꼭지구멍	stylomastoid foramen
경장근	긴목근	longus colli muscle
경장늑근	목엉덩갈비근	iliocostalis cervicis muscle
경절	뼈분절	sclerotome
경정맥견갑설골근림프절	목정맥어깨목뿔근림프절	jugulo-omohyoid node
경정맥공	목정맥구멍	jugular foramen
경정맥벽	목정맥벽	jugular wall
경정맥상구	목정맥위망울	superior bulb of jugular vein
경정맥와	목정맥오목	jugular fossa
경정맥이복근림프절	목정맥두힘살근림프절	jugulodigastric node
경정맥절흔	목정맥패임	jugular notch
경정맥하구	목정맥아래망울	inferior bulb of jugular vein
경정맥확장	목정맥확장	jugular vein dilatation
경체각	목줄기각	neck-shaft angle
경최장근	목가장긴근	longissimus cervicis
경추	목뼈	cervical vertebra
경추전만증	목척추앞굽음증	cervical lordosis

구용어	신용어	영어
경추팽대	목팽대	cervical enlargement
경판상근	목널판근	splenius cervicis muscle
경횡동맥	가로목동맥	transverse cervical artery
경흉신경절	목가슴신경절	cervicothoracic ganglion
경흉신경절	목가슴신경절	cervicothoracic ganglion
계관	볏돌기	crista galli
고관절	엉덩관절	hip joint
고깔	승모	cuculla
고리췌장	고리이자	annular pancreas
고립림프소절	홑림프소절	solitary lymphoid nodule
고막구	고막고랑	groove of tympanic membrane
고막장근	고막긴장근	tensor tympani muscle
고막제	고막배꼽	umbo of tympanic membrane
고삭신경	고실끈신경	chorda tympani
고속	고립로	solitary tract
고속핵	고립로핵	solitary nucleus
고실개	고실천장	tegmen tympani
고실계	고실계단	scala tympani
고실부	고실부위	tympanic part
고실신경총	고실신경얼기	tympanic plexus
고유구강	고유입안	oral cavity proper
고유배근	고유등근육	muscles of back proper
고유속	고유다발	fasciculus proprius
고유장측지동맥	고유바닥쪽손가락동맥	proper palmar digital artery
고유장측지신경	고유바닥쪽손가락신경	proper palmar digital nerve
고유후각	고유뒤뿔	proper posterior horn
고환거근	고환올림근	cremaster muscle
고환거근동맥	고환올림근동맥	cremasteric artery
고환거근막	고환올림근막	cremasteric fascia
고환거근반사	고환올림근반사	cremasteric reflex
고환동맥신경총	고환동맥신경얼기	testicular plexus
고환망	고환그물	rete testis
고환방체	부고환곁체	paradidymis
고환소대	고환길잡이	gubernaculum testis
고환수출관	고환날세관	testis efferent duct
고환종격	고환세로칸	mediastinum testis
고환중격	고환사이막	septa testis
고환초막	고환집막	tunica vaginalis
고환하강	고환내림	descent of testis
곡정세관	곱슬정세관	convoluted seminiferous tubule
골간	뼈몸통	diaphysis

구용어	신용어	영어
골간근	뼈사이근	interosseous muscles
골간단	뼈몸통끝	metaphysis
골간막	뼈사이막	interosseous membrane
골간연	뼈사이모서리	interosseous border
골간인대	뼈사이인대	interosseous ligament
골간천장인대	뼈사이엉덩엉치인대	interosseous sacroiliac ligament
골격근	뼈대근육	skeletal muscle
골구개	뼈입천장	bony palate
골나선판	뼈나선판	osseous spiral lamina
골다공증	뼈엉성증	osteoporosis
골단	뼈끝	epiphysis
골단동맥	뼈끝동맥	epiphysial artery
골단연골	뼈끝연골	epiphysial cartilage
골막	뼈막	periosteum
골막동맥	뼈막동맥	periosteal artery
골미로	뼈미로	bony labyrinth
골밀도	뼈밀도	bone mineral density
골반강	골반안	pelvic cavity
골반격막	골반가로막	pelvic diaphragm
골반경사	골반기울기	pelvic inclination
골반입구	위골반문	pelvic inlet
골반정맥총	골반정맥얼기	pelvic venous plexus
골반출구	아래골반문	pelvic outlet
골비중격	콧등사이뼈	bony nasal septum
골산도	뼈출산길	bony birth canal
골소주	뼈잔기둥	bony trabecula
골수	뼈속질	bone marrow
골수강	뼈속질공간	medullary cavity
골연령	뼈나이	bone age
골유합	뼈붙음	synostosis
골화	뼈되기	ossification
골화중심	뼈되기중심	ossification center
공막	흰자위막	sclera
공막외극	공막바깥공간	episcleral space
공막정맥동	공막정맥굴	scleral venous sinus
공장	빈창자	jejunum
공장동맥	빈창자동맥	jejunal artery
공장정맥	빈창자정맥	jejunal vein
공통신건	온폄힘줄	common extensor tendon
과간선	융기사이선	intercondylar line
과간와	융기사이오목	intercondylar fossa

구용어	신용어	영어
과간융기	융기사이융기	intercondylar eminence
과관	관절융기관	condylar canal
과도출정맥	관절융기이끌정맥	condylar emissary vein
과상관절	두융기관절	bicondylar joints
과상돌기	관절융기	condyle
과와	관절융기오목	condylar fossa
관골	광대뼈	zygomatic bone
관골	볼기뼈	coxal bone
관골구와	절구오목	acetabular fossa
관골구절흔	절구패임	acetabular notch
관골구횡인대	절구가로인대	transverse acetabular ligament
관골궁	광대활	zygomatic arch
관골돌기	광대돌기	zygomatic process
관골신경	광대신경	zygomatic nerve
관골측두지	광대관자가지	zygomaticotemporal branch
관상구	방실사이고랑	coronary sulcus
관상정맥동	관상정맥굴	coronary sinus
관상정맥동판막	관상정맥굴판막	valve of coronary sinus
관절강	관절공간	articular cavity
관절낭	관절주머니	articular capsule
관절낭내인대	관절주머니속인대	intracapsular ligament
관절낭외인대	관절주머니바깥인대	extracapsular ligament
관절반월	관절반달	articular meniscus
관절순	오목테두리	glenoid labrum
관절순	절구테두리	acetabular labrum
관절와	관절오목	glenoid cavity
관절원판	관절원반	articular disc
관절환상면	관절둘레	articular circumference
관통지	관통가지	perforating branch
광경근	넓은목근	platysma
광배근	넓은등근	latissimus dorsi muscle
교감신경간	교감신경줄기	sympathetic trunk
교감신경간신경절	교감신경줄기신경절	ganglion of sympathetic trunk
교근	깨물근	masseter muscle
교근신경	깨물근신경	masseteric nerve
교뇌	다리뇌	pons
교뇌상완	다리뇌위팔	brachium of pons
교뇌핵	다리뇌핵	pontine nucleus
교련섬유	맞교차섬유	commissural fibers
교련하기관	맞교차밑기관	subcommissural organ
교세포	아교세포	glia

구용어	신용어	영어
교소뇌	다리뇌소뇌	pontocerebellum
교양질	아교질	gelatinous substance
교지	다리뇌가지	pontine arteries
교통지	교통가지	ramus communicans
구	고랑	groove
구	입	mouth
구각거근	입꼬리올림근	levator anguli oris muscle
구각하제근	입꼬리내림근	depressor anguli oris muscle
구간부	구역사이부분	intersegmental part
구강	입안	oral cavity
구강구	구강구멍	oral opening
구강부	입부위	oral region
구강선	입안샘	glands of mouth
구강와	입오목	oral fossa
구강전정	입안뜰	oral vestibule
구개	입천장	palate
구개건막	입천장널힘줄	palatine aponeurosis
구개골	입천장뼈	palatine bone
구개골수평판	입천장뼈수평판	palatine bone horizontal plate
구개돌기	입천장돌기	palatine process
구개범거근	입천장올림근	levator veli palatini muscle
구개범장근	입천장긴장근	tensor veli palatini muscle
구개봉선	입천장솔기	palatine raphe
구개선	입천장샘	palatine glands
구개설궁	입천장혀활	palatoglossal arch
구개설근	입천장혀근	palatoglossus muscle
구개수	목젖	uvula
구개수근	목젖근	muscles uvula
구개열	입천장갈림증	cleft palate
구개인두궁	입천장인두활	palatopharyngeal arch
구개인두근	입천장인두근	palatopharyngeus muscle
구개편도	목구멍편도	palatine tonsil
구관절	절구관절	spheroidal joint
구상관절	절구관절	cotyloid joint
구상돌기	갈고리돌기	coronoid process
구상돌기	갈고리이랑	uncus
구상돌기와	갈고리오목	coronoid fossa
구상속	갈고리다발	uncinate fasciculus
구상핵	둥근핵	globose nucleus
구상회발작	갈고리이랑발작	uncinate fit
구소뇌	옛소뇌	paleocerebellum

구용어	신용어	영어
구순	입술	lip
구순구개열	입술입천장갈림증	cleft palate with cleft lip
구순열	입술갈림증	cleft lip
구심신경섬유	들신경섬유	afferent nerve fiber
구심실고리	팽대심실고리	bulboventricular loop
구역내부	구역안부분	intrasegmental part
구윤근	입둘레근	orbicularis oris muscle
구음	입소리	articulation
구음장애	조음장애	dysarthria
구인두	입인두	oropharynx
구치후극	어금니뒤공간	retromolar space
구피질	옛겉질	paleocortex
구해면체근	망울해면체근	bulbospongiosus
구협	목구멍	fauces
구형낭	둥근주머니	saccule
굴곡	굽힘	flexion
굴곡선	굽힘주름	flexion crease
굴근	굽힘근무리	flexor muscles
굴근지대	굽힘근지지띠	flexor retinaculum
궁상동맥	활꼴동맥	arcuate artery
궁상선	활꼴선	arcuate line
궁상섬유	활꼴섬유	arcuate fibers
궁상융기	활꼴융기	arcuate eminence
궁형핵	활꼴핵	arcuate nucleus
귀두경	귀두목	neck of glans
귀지선	귀지샘	ceruminous gland
극	가시	spine
극간인대	가시사이인대	interspinal ligament
극골간직경	가시사이거리	interspinous diameter
극공	뇌막동맥구멍	foramen spinosum
극돌기	가시돌기	spinous process
극상근	가시위근	supraspinatus muscle
극상와	가시위오목	supraspinatus fossa
극상인대	가시끝인대	supraspinal ligament
극하근	가시아래근	infraspinatus muscle
극하와	가시아래오목	infraspinatus fossa
근극	근육공간	muscular space
근긴장	근육긴장도	muscle tone
근두	근육머리	muscle head
근막하낭	근막밑주머니	subfascial bursa
근미	근육꼬리	muscle tail

구용어	신용어	영어
근복	힘살	muscle belly
근부	근육부위	muscular part
근사	잔뿌리	rootlet
근삼각	근육삼각	muscular triangle
근성방어	근육방어	muscular defense
근위	몸쪽	proximal
근위수근선	몸쪽손목주름	proximal wrist crease
근위요척골관절	몸쪽노자관절	proximal radioulnar joint
근위지	몸쪽팔다리	proximal limb
근위지절간관절	몸쪽손가락뼈사이관절	proximal interphalangeal joint
근위횡선	몸쪽가로주름	proximal transverse crease
근이관관	근육귀뼈관	musculotubal canal
근이관관중격	인두뼈관사이막	septum of musculotubal canal
근절	근육마디	myomere
근절	근육분절	myotome
근접반사	바투보기반사	near reflex
근지	근육가지	muscular branch
근층	근육층	muscle layer
근피신경	근육피부신경	musculocutaneous nerve
근하윤활낭	근육밑주머니	submuscular bursa
근횡격막동맥	근육가로막동맥	musculophrenic artery
급성중이염	급성가운데귀염	acute otitis media
기관분기부	기관갈림부	tracheal bifurcation
기관식도루	기관식도샛길	tracheoesophageal fistula
기관임파소절	기관림프소절	tracheal lymphatic nodules
기관전층	기관앞층	pretracheal layer
기관지종격줄기	기관지세로칸줄기	bronchomediastinal trunk
기관지폐구역	기관지허파구역	bronchopulmonary segment
기관지폐림프절	기관지허파림프절	bronchopulmonary node
기능성종동맥	기능성끝동맥	functional end artery
기도진전	활동떨림	intention tremor
기면증	발작수면	narcolepsy
기시	고정말단	fixed end
기저	바닥	base
기저판	바닥판	basal lamina
기절골	첫마디뼈	proximal phalanx
기정맥	홀정맥	azygos vein
기흉	공기가슴증	pneumothorax

구용어	신용어	영어
나선기	나선기관	spiral organ
난관	자궁관	uterine tube
난관임신	자궁관임신	tubal pregnancy
난관협부	자궁관잘룩	tubal isthmus
난소방체	난소곁체	paroophoron
난소상체	난소위체	epoophoron
난소소대	난소길잡이	gubernaculum of ovary
난소와	난소오목	ovarian fossa
난원공	타원구멍	foramen ovale
난원공개존	열린타원구멍	patent foramen ovale
난원와	타원오목	oval fossa
난원창	안뜰창	oval window
날개견갑골	날개어깨뼈	winged scapula
남성외생식기	남성바깥생식기관	male external genitalia
내경동맥	속목동맥	internal carotid artery
내경정맥	속목정맥	internal jugular vein
내골반측정법	속골반측정법	internal pelvimetry
내과	안쪽복사	medial malleolus
내궁상섬유	속활꼴섬유	internal arcuate fibers
내늑간근	속갈비사이근	internal intercostal muscle
내늑간막	속갈비사이막	internal intercostal membrane
내두개저	속머리바닥	internal surface of cranial base
내림프	속림프	endolymph
내맥립종	속다래끼	internal hordeolum
내반	안쪽굽이	varus
내반고	안굽이엉덩관절	coxa vara
내반슬	안굽이무릎	genu varum
내반주	안굽이팔꿈치	cubitus varus
내복사근	배속빗근	internal oblique abdominal muscle
내설근	내인혀근	intrinsic muscle of tongue
내수질판	속섬유판	internal medullary lamina
내안각	안쪽눈구석	medial angle of eye
내요도괄약근	속요도조임근	internal urethral sphincter
내요도구	속요도구멍	internal urethral orifice
내음부동맥	속음부동맥	internal pudendal artery
내이	속귀	internal ear
내이개근	내재귓바퀴근	intrinsic auricular muscle
내이공	속귓구멍	internal acoustic opening
내장골동맥	속엉덩동맥	internal iliac artery
내장골림프절	속엉덩림프절	internal iliac node
내장골정맥	속엉덩정맥	internal iliac vein

구용어	신용어	영어
내장변위	내장자리바꿈	visceral inversion
내장성운동신경세포	신경절앞신경세포	visceral motor neuron
내장측복막	내장쪽배막	visceral peritoneum
내전	모음	adduction
내전근결절	모음근결절	adductor tubercle
내전근관	모음근굴	adductor canal
내전근군	모음근무리	adductors group
내전근열공	모음근구멍	adductor hiatus
내정삭근막	속정삭근막	internal spermatic fascia
내척추정맥총	속척추정맥얼기	internal vertebral venous plexus
내측	안쪽	medial
내측각	안쪽다리	medial crus
내측과	안쪽관절융기	medial condyle
내측과간결절	안쪽융기사이결절	medial intercondylar tubercle
내측광근	안쪽넓은근	vastus medialis
내측구	안쪽구역	medial segment
내측궁상인대	안쪽활꼴인대	medial arcuate ligament
내측대퇴근간중격	안쪽넙다리근육사이막	medial femoral intermuscular septum of thigh
내측대퇴회선동맥	안쪽넙다리휘돌이동맥	medial circumflex femoral artery
내측두	안쪽갈래	medial head
내측모대	안쪽섬유띠	medial lemniscus
내측반월	안쪽반달	medial meniscus
내측벽	안쪽벽	medial wall
내측비돌기	안쪽코돌기	medial nasal process
내측비복피부신경	안쪽장딴지피부신경	medial sural cutaneous nerve
내측상과	안쪽위관절융기	medial epicondyle
내측상완근간중격	안쪽위팔근육사이막	medial intermuscular septum of arm
내측상완피부신경	안쪽위팔피부신경	medial cutaneous nerve of arm
내측서혜와	안쪽샅굴오목	medial inguinal fossa
내측선	안쪽후각수조	medial stria
내측설상골	안쪽쐐기뼈	medial cuneiform bone
내측수근융기	안쪽손목융기	medial eminence of wrist
내측순	안쪽입술	medial lip
내측슬상체	안쪽무릎체	medial geniculate body
내측슬상체핵	안쪽무릎체핵	medial geniculate nucleus
내측신경삭	안쪽신경다발	medial nerve cord
내측안검동맥	안쪽눈꺼풀동맥	medial palpebral artery
내측안검인대	안쪽눈꺼풀인대	medial palpebral ligament
내측연	안쪽모서리	medial border
내측융기	안쪽융기	medial eminence
내측이두근절흔	안쪽두갈래근패임	medial bicipital notch

구용어	신용어	영어
내측익돌근신경	안쪽날개근신경	nerve to medial pterygoid muscle
내측익상근	안쪽날개근	medial pterygoid muscle
내측인대	안쪽인대	medial ligament
내측전두회	안쪽이마이랑	medial frontal gyrus
내측전완피부신경	안쪽아래팔피부신경	medial cutaneous nerve of forearm
내측제주름	안쪽배꼽주름	medial umbilical fold
내측족배피부신경	안쪽발등피부신경	medial dorsal cutaneous nerve
내측족척동맥	안쪽발바닥동맥	medial plantar artery
내측족척신경	안쪽발바닥신경	medial plantar nerve
내측종속	안쪽세로다발	medial longitudinal fasciculus
내측중엽지	안쪽구역기관지	medial segmental bronchus
내측지	안쪽가지	medial branch
내측직근	안쪽곧은근	medial rectus muscle
내측측부동맥	안쪽곁동맥	medial collateral artery
내측치골방광인대	안쪽두덩방광인대	medial pubovesical ligament
내측치골전립선인대	안쪽두덩전립샘인대	medial puboprostatic ligament
내측폐저구	안쪽바닥구역	medial basal segment
내측폐저지	안쪽바닥구역기관지	medial basal segmental bronchus
내측후두측두회	안쪽뒤통수관자이랑	medial occipitotemporal gyrus
내측흉근신경	안쪽가슴근신경	medial pectoral nerve
내판	속판	internal table
내폐쇄근	속폐쇄근	obturator internus
내포	속섬유막	internal capsule
내항문괄약근	속항문조임근	internal anal sphincter
내회전	안쪽돌림	internal rotation
내후두융기	속뒤통수뼈융기	internal occipital protuberance
내흉동맥	속가슴동맥	internal thoracic artery
농흉	고름가슴증	pyothorax
뇌간	뇌줄기	brainstem
뇌간망상체	뇌줄기그물체	brainstem reticular formation
뇌궁	뇌활	fornix
뇌궁각	뇌활다리	crus of fornix
뇌궁교련	뇌활맞교차	commissure of fornix
뇌궁주	뇌활기둥	column of fornix
뇌궁체	뇌활몸통	body of fornix
뇌기저구	뇌바닥고랑	brain basilar sulcus
뇌기저정맥	뇌바닥정맥	brain basal vein
뇌기저정맥총	뇌바닥정맥얼기	brain basilar vein plexus
뇌량	뇌들보	corpus callosum
뇌량간	뇌들보줄기	corpus callosum trunk
뇌량구	뇌들보고랑	sulcus of corpus callosum

구용어	신용어	영어
뇌량문	뇌들보부리	corpus callosum rostrum
뇌량방사	뇌들보부챗살	radiation of corpus callosum
뇌량섬유	뇌들보섬유	corpus callosum fibers
뇌량슬	뇌들보무릎	corpus callosum genu
뇌량팽대	뇌들보팽대	splenium
뇌량하부	뇌들보밑구역	subcallosal area
뇌사	뇌모래	brain sand
뇌실간공	뇌실사이구멍	interventricular foramen
뇌연막	뇌연질막	cranial pia mater
뇌저동맥	뇌바닥동맥	basilar artery
뇌지주막	뇌거미막	cranial arachnoid mater
누골	눈물뼈	lacrimal bone
누구	눈물언덕	lacrimal caruncle
누낭	눈물주머니	lacrimal sac
누낭부	눈물주머니부분	lacrimal part
누낭와	눈물주머니오목	fossa for lacrimal sac
누낭원개	눈물주머니천장	fornix of lacrimal sac
누두	깔때기	infundibulum
누두함요	깔때기오목	infundibular recess
누두핵	깔때기핵	infundibular nucleus
누두흉	오목가슴	funnel chest
누선	눈물샘	lacrimal gland
누선동맥	눈물샘동맥	lacrimal artery
누선신경	눈물샘신경	lacrimal nerve
누선와	눈물샘오목	fossa for lacrimal gland
누소관	눈물소관	lacrimal canaliculus
누점	눈물점	lacrimal punctum
누호	눈물못	lacrimal lake
늑간극	갈비사이공간	intercostal space
늑간림프절	갈비사이림프절	intercostal node
늑간상완신경	갈비사이위팔신경	intercostobrachial nerve
늑간신경	갈비사이신경	intercostal nerve
늑간신경차단	갈비사이신경차단	intercostal nerve block
늑경동맥	목갈비동맥	costocervical trunk
늑골	갈비뼈	rib
늑골각	갈비각	angle of rib
늑골거근	갈비뼈올림근	levator costal muscle
늑골결절	갈비뼈결절	costal tubercle
늑골결절관절면	갈비뼈결절관절면	articular facet of tubercle
늑골경	갈비뼈목	neck of rib
늑골구	갈비뼈고랑	costal groove

구용어	신용어	영어
늑골궁	갈비활	costal arch
늑골돌기	갈비돌기	costal process
늑골두	갈비뼈머리	costal head
늑골두관절	갈비뼈머리관절	joint of head of rib
늑골두관절면	갈비뼈머리관절면	articular facet of head
늑골두능	갈비뼈머리능선	costal crest of head
늑골면	갈비면	costal surface
늑골부	갈비부위	costal part
늑골와	갈비오목	costal facet
늑골절흔	갈비패임	costal notch
늑골종격동	갈비세로칸오목	costomediastinal recess
늑골척추관절	갈비척추관절	costovertebral joint
늑골체	갈비뼈몸통	costal body
늑골횡격막동	갈비가로막오목	costodiaphragmatic recess
늑골흉막	갈비가슴막	costal pleura
늑쇄인대	갈비빗장인대	costoclavicular ligament
늑연골	갈비연골	costal cartilage
늑하근	갈비밑근	subcostal muscle
늑하동맥	갈비아래동맥	subcostal artery
늑하부	갈비밑부위	subcostal region
늑하신경	갈비밑신경	subcostal nerve
늑횡돌기관절	갈비가로돌기관절	costotransverse joint
능형근	마름근	rhomboid muscle
능형뇌	마름뇌	hindbrain, rhombencephalon
능형순	마름뇌입술	rhomboid lip
능형와	마름오목	rhomboid fossa
능형인대	마름인대	trapezoid ligament
능형체	마름섬유체	trapezoid body

구용어	신용어	영어
다리뇌덮개	다리뇌등쪽부위	tegmentum of pons
다리뇌바닥부위	다리뇌배쪽부위	basilar part of pons
다열근	뭇갈래근	multifidus muscle
다우상근	뭇깃근육	multipennate muscle
다축관절	뭇축관절	multiaxial joint
단골	짧은뼈	short bone
단관절	단순관절	simple joint
단내전근	짧은모음근	adductor brevis
단두	짧은갈래	short head
단모양체신경	짧은섬모체신경	short ciliary nerve
단무지굴근	짧은엄지굽힘근	flexor pollicis brevis muscle

구용어	신용어	영어
단무지굴근	짧은엄지발가락굽힘근	flexor hallux brevis muscle
단무지신근	짧은엄지(발가락)폄근	extensor hallucis brevis muscle
단무지신근	짧은엄지(손가락)폄근	extensor pollicis brevis muscle
단무지외전근	짧은엄지벌림근	abductor pollicis brevis muscle
단비골근	짧은종아리근	fibularis brevis muscle
단소지굴근	짧은새끼굽힘근	flexor digiti minimi brevis muscle
단수장근	짧은손바닥근	palmaris brevis muscle
단순후모양체동맥	짧은뒤섬모체동맥	short posterior ciliary artery
단요측수근신근	짧은노쪽손목폄근	extensor carpi radialis brevis muscle
단위동맥	짧은위동맥	short gastric artery
단위정맥	짧은위정맥	short gastric vein
단일시냅스반사	단일연접반사	monosynaptic reflex
단족지신근	짧은발가락폄근	extensor digitorum brevis muscle
단지굴근	짧은발가락굽힘근	flexor digitorum brevis
단척인대	짧은발바닥인대	short plantar ligament
담관	쓸개관	bile duct
담관	온쓸개관	bile duct
담낭	쓸개	gallbladder
담낭관	쓸개주머니관	cystic duct
담낭동맥	쓸개동맥	cystic artery
담낭와	쓸개오목	fossa for gallbladder
담석증	쓸개돌증	cholelithiasis
담창구	창백핵	globus pallidus
담췌관팽대	온쓸개이자관팽대	hepatopancreatic ampulla
대각결합경	빗앞뒤지름	diagonal conjugate
대결절	큰결절	greater tubercle
대겸자	큰집게	major forceps
대골반	큰골반	greater pelvis
대관골근	큰광대근	zygomaticus major muscle
대광반사	빛반사	light reflex
대구개공	큰입천장구멍	greater palatine foramen
대구개관	큰입천장관	greater palatine canal
대구개구	큰입천장고랑	greater palatine groove
대구개동맥	큰입천장동맥	greater palatine artery
대구치	큰어금니	molar tooth
대내장신경	큰내장신경	greater splanchnic nerve
대내전근	큰모음근	adductor magnus muscle
대뇌각	대뇌다리	cerebral peduncle
대뇌겸	대뇌낫	cerebral falx
대뇌구	대뇌고랑	cerebral sulcus
대뇌내정맥	속대뇌정맥	internal cerebral vein

구용어	신용어	영어
대뇌동맥륜	대뇌동맥고리	cerebral arterial circle, circle of willis
대뇌백색질	백색질	white substance of cerebrum
대뇌변연계	대뇌둘레계통	cerebral limbic system
대뇌엽	뇌엽	brain lobe
대뇌종렬	대뇌세로틈새	longitudinal cerebral fissure
대뇌피질	대뇌겉질	cerebral cortex
대뇌회	대뇌이랑	cerebral gyrus
대뇌회압흔	대뇌이랑자국	impression of cerebral gyrus
대뇌횡열	대뇌가로틈새	transverse cerebral fissure
대능형골	큰마름뼈	trapezium
대능형골결절	큰마름뼈결절	tubercle of trapezium
대능형근	큰마름근	rhomboid major muscle
대대뇌정맥	대뇌정맥	great cerebral vein
대동맥구	대동맥팽대	aortic bulb
대동맥궁	대동맥활	aortic arch
대동맥동	대동맥굴	aortic sinus
대동맥열공	대동맥구멍	aortic hiatus
대동맥전림프절	대동맥앞림프절	pre-aortic lymph node
대동맥판	대동맥판막	aortic valve
대둔근	큰볼기근	gluteus maximus muscle
대립운동	맞섬운동	opposition motor
대만	큰굽이	greater curvature
대망	큰그물막	greater omentum
대망띠	그물막띠	omental taenia
대복재정맥	큰두렁정맥	great saphenous vein
대봉선핵	큰솔기핵	raphe magnus nucleus
대상구	띠고랑	cingulate sulcus
대상속	띠다발	cingulum
대상통증	띠통증	girdle pain
대상피질운동영역	띠다발겉질운동영역	motor area of cingulate cortex
대상회	띠이랑	cingulate gyrus
대상회협	띠이랑잘록	isthmus of cingulate gyrus
대설하선관	큰혀밑샘관	major sublingual gland duct
대수조	소뇌숨뇌수조	cisterna magna
대신배	큰콩팥잔	major calyx
대심장정맥	큰심장정맥	great cardiac vein
대십이지장유두	큰샘창자유두	major duodenal papilla
대요근	큰허리근	psoas major muscle
대원형근	큰원근	teres major muscle
대이개신경	큰귓바퀴신경	great auricular nerve
대이륜	귀맞둘레	antihelix

구용어	신용어	영어
대이륜각	맞둘레다리	crura of antihelix
대이주	맞구슬	antitragus
대장	큰창자	large intestine
대전자	큰돌기	greater trochanter
대전정선	큰안뜰샘	greater vestibular gland
대정맥구	대정맥고랑	groove for vena cava
대정맥동	대정맥굴	sinus of vena cava
대정맥열공	대정맥구멍	caval opening
대좌골공	큰궁둥구멍	greater sciatic foramen
대좌골절흔	큰궁둥패임	greater sciatic notch
대천문	앞숫구멍	anterior fontanelle
대추체신경	큰바위신경	greater petrosal nerve
대추체신경구	큰바위신경고랑	groove for greater petrosal nerve
대타액선	큰침샘	major salivary gland
대퇴	넙다리	thigh
대퇴골	넙다리뼈	femur
대퇴골경	넙다리뼈목	neck of femur
대퇴골두	넙다리뼈머리	head of femur
대퇴골두와	넙다리뼈머리오목	fovea for femur of head
대퇴골두인대	넙다리뼈머리인대	ligament of head of femur)
대퇴골외측과	넙다리뼈가쪽관절융기	lateral condyle of femur
대퇴골체	넙다리뼈몸통	body of femur
대퇴관	넙다리관	femoral canal
대퇴근막	넙다리근막	fascia lata
대퇴근막장근	넙다리근막긴장근	tensor fascia lata
대퇴동맥	넙다리동맥	femoral artery
대퇴륜	넙다리관구멍	femoral ring
대퇴방형근	넙다리네모근	quadratus femoris muscle
대퇴부	넙다리부위	femoral region
대퇴사두근	넙다리네갈래근	quadriceps femoris muscle
대퇴삼각	넙다리삼각	femoral triangle
대퇴신경	넙다리신경	femoral nerve
대퇴이두근	넙다리두갈래근	biceps femoris muscle
대퇴정맥	넙다리정맥	femoral vein
대퇴직근	넙다리곧은근	rectus femoris muscle
대퇴초	넙다리집	femoral sheath
대퇴탈장	넙다리탈장	femoral hernia
대홍채경계	홍채바깥가장자리	outer border of iris
대홍채동맥륜	큰홍채동맥고리	major circulus anteriosus of iris
대후두공	큰구멍	foramen magnum
대후두신경	큰뒤통수신경	greater occipital nerve

구용어	신용어	영어
대후두직근	큰뒤머리곧은근	rectus capitis posterior major
대흉근	큰가슴근	pectoralis major muscle
더글러스와농양	곧창자자궁오목농양	douglas abscess
데퀴바인건초염	데퀴바인힘줄윤활막염	De Quervain tenovaginitis
도출정맥	이끌정맥	emissary vein
동공괄약근	동공조임근	sphincter pupillae muscle
동맥간	동맥줄기	arterial trunk
동맥관개존증	동맥관열림증	patent ductus arteriosus
동맥관삭	동맥관인대	ligamentum arteriosum
동맥구	동맥고랑	groove for artery
동맥원추	동맥원뿔	conus arteriosus or infundibulum
동방구	굴심방구멍	sinuatrial orifice
동심방결절	굴심방결절	sinoatrial node
동안신경	눈돌림신경	oculomotor nerve
동안신경핵	눈돌림신경핵	oculomotor nucleus
동요성보행	뒤뚱걸음	waddling gait
동종피질	같은겉질	isocortex
동측반맹	같은쪽반맹	homonymous hemianopsia
두개강	머리안	cranial cavity
두개골	머리뼈	cranium
두개골막	머리뼈바깥막	pericranium
두개관	머리덮개뼈	calvaria
두개상면	머리뼈의 윗면	cranial superior aspect
두개원개	머리둥근천장	cranial vault
두개저골절	머리뼈바닥골절	basilar skull fracture
두개전면	머리얼굴면	cranial facial aspect
두개천문	머리숫구멍	cranial fontanelle
두개측면	머리가쪽면	cranial lateral aspect
두개표근	머리덮개근	epicranial muscle
두개활막관절	머리윤활관절	cranial synovial joints
두상골	콩알뼈	pisiform bone
두상돌기	콩알돌기	pisiform process
두장근	긴머리근	longus capital muscle
두정	마루점	vertex
두정결절	마루결절	parietal tuber
두정골	마루뼈	parietal bone
두정교뇌섬유	마루다리뇌섬유	parietopontine fibers
두정도출정맥	마루이끌정맥	parietal emissary vein
두정부	마루부위	parietal region
두정연합피질	마루연합겉질	parietal association cortex
두정엽	마루엽	parietal lobe

구용어	신용어	영어
두정엽내구	마루엽속고랑	intraparietal sulcus
두정후두구	마루뒤통수고랑	parieto-occipital sulcus
두최장근	머리가장긴근	longissimus capitis
두판상근	머리널판근	splenius capitis muscle
두피	머리덮개	scalp
둔근면	볼기면	gluteal surface
둔근조면	볼기근거친면	gluteal tuberosity
둔부	볼기부위	gluteal region
등골	등자뼈	stapes
등골근	등자근	stapedius muscle
등골근신경	등자근신경	nerve to stapedius
등골윤상인대	등자뼈머리띠인대	annular ligament of stapes

구용어	신용어	영어
렌즈	수정체	lens
마미	말총	cauda equina
마제족	발꿈치들린휜발증	talipes equinus
막내골화	막속뼈되기	intramembranous ossification
막성미로	막미로	membranous labyrinth
말절골	끝마디뼈	distal phalanx
망낭	그물막주머니	omental bursa
망낭공	그물막구멍	omental foramen
망막맹부	안보임망막	nonvisual retina
망막모양체부	망막섬모체부	ciliary part of retina
망막시부	망막시각부	optic part of retina
망상척수로	그물척수로	reticulospinal tract
망상체	그물체	reticular formation
망상층	그물층	reticular layer
망상핵	그물핵	reticular nucleus
맥락총	맥락얼기	choroid plexus
맹장	막창자	caecum
맹장게실	막창자곁주머니	cecal diverticulum
맹장싹	막창자싹	cecal bud
메켈게실	메켈곁주머니	meckel diverticulum
면정	얼굴종기	facial furuncle
모	털	hair
모간	털줄기	hair shaft
모구	털망울	hair bulb
모근	털뿌리	hair root
모기질	털바탕질	hair matrix

구용어	신용어	영어
모낭	털주머니	hair follicle
모낭선	털샘	pilous gland
모상건막	머리덮개널힘줄	epicranial aponeurosis
모양체	섬모체	ciliary body
모양체고리	섬모체고리	ciliary ring
모양체관	섬모체관	corona ciliaris
모양체근	섬모체근	ciliary muscle
모양체돌기	섬모체돌기	ciliary processes
모양체동맥	섬모체동맥	ciliary artery
모양체소대	섬모체띠	ciliary zonule
모양체신경절	섬모체신경절	ciliary ganglion
모유두	털유두	hair papilla
목덜미와	목덜미오목	nuchal fovea
목신경	척수신경	cervical nerves
무기폐	폐확장부전	atelectasis
무대신경절	홑신경절	ganglion impar
무수초	민말이집	unmyelinated
무장막야	무장막구역	bare area
무지	엄지손가락	thumb
무지구	엄지두덩	thenar eminence
무지구근	엄지두덩근	thenar muscles
무지근막	엄지두덩근막	thenar fascia
무지내전근	엄지(발가락)모음근	adductor hallux muscle
무지내전근	엄지(손가락)모음근	adductor pollicis muscle
무지대립근	엄지맞섬근	opponens pollicis muscle
무지외전근	엄지벌림근	abductor hallucis
무지주동맥	엄지으뜸동맥	princeps pollicis artery
문측	입쪽	rostral
문합	연결	anastomosis
미간	눈썹활사이	glabella
미골	꼬리뼈	coccyx
미골근	꼬리근	coccygeus muscle
미골소체	꼬리뼈토리	coccygeal body
미골신경총	꼬리신경얼기	coccygeal plexus
미부	꼬리부분	coccygeal part
미상돌기	꼬리돌기	caudate process
미상엽	꼬리엽	caudate lobe
미상핵	꼬리핵	caudate nucleus
미측	꼬리쪽	caudal
미하강고환	안내려간고환	undescended testis

구용어	신용어	영어
바르톨린샘염	큰질어귀샘염	bartholinitis
박근	두덩정강근	gracilis muscle
박속	널판다발	gracile fasciculus
박속결절	널판다발결절	gracile tubercle
박속핵	널판핵	gracile nucleus
반건형근	반힘줄근	semitendinosus muscle
반규관	반고리관	semicircular ducts
반규관	반고리뼈관	semicircular canal
반극근	반가시근	semispinalis muscle
반기정맥	반홀정맥	hemiazygos vein
반막형근	반막근	semimembranous muscle
반사궁	반사활	reflex arc
반사선	선모양반사	light streak
반우상근	반깃근	unipennate muscle
반월선	반달선	linea semilunar
반월열공	반달틈새	semilunar hiatus
반월판	반달판막	semilunar valve
반월판결절	반달첨판결절	nodule of semilunar cusp
반전인대	접힌인대	reflected ligament
반회골간동맥	뼈사이되돌이동맥	interosseous recurrent artery
반회후두신경	되돌이후두신경	recurrent laryngeal nerve
반회후두신경마비	되돌이후두신경마비	recurrent laryngeal nerve paralysis
발살바동	발살바굴	sinus of Valsalva
발성불능	소리못냄증	aphonia
방광경	방광목	neck of bladder
방광상와	방광위오목	supravesical fossa
방광신경총	방광신경얼기	vesical plexus
방광신경총	방광신경얼기	vesical plexus
방광자궁와	방광자궁오목	vesicouterine pouch
방광저	방광바닥	fundus of bladder
방광정맥총	방광정맥얼기	vesical venous plexus
방광첨	방광꼭대기	apex of bladder
방광체	방광몸통	body of bladder
방사관	대뇌부챗살	corona radiata
방사상늑골두인대	부챗꼴갈비뼈머리인대	radiate ligament of head of rib
방실속	방실다발	atrioventricular bundle
방추상근	방추근육	fusiform muscle
방형엽	네모엽	quadrate lobe
방형회내근	네모엎침근	pronator quadratus muscle
배	등	back
배굴	등쪽굽힘	dorsal flexion

구용어	신용어	영어
배뇨	소변보기	urination
배측	등쪽	dorsal
배측견갑동맥	등쪽어깨동맥	dorsal scapular artery
배측견갑신경	등쪽어깨신경	dorsal scapular nerve
배측골간근	등쪽뼈사이근	dorsal interosseous muscle
배측수근동맥궁	등쪽손목동맥활	dorsal carpal arches
배측수근지	등쪽손목가지	dorsal carpal branch
배측외측핵	등쪽가쪽핵	lateral dorsal nucleus
배측요골수근인대	등쪽노손목인대	dorsal radiocarpal ligament
배측위간막	등쪽위간막	dorsal mesogastrium
배측중수동맥	등쪽손허리동맥	dorsal metacarpal artery
배측중족동맥	등쪽발허리동맥	dorsal metatarsal artery
배측지	등쪽가지	dorsal branch
배측지동맥	등쪽발가락(손가락)동맥	dorsal digital artery
배측지신경	등쪽손가락신경	dorsal digital nerve
백막	백색막	tunica albuginea
백색교통지	백색교통가지	white ramus communicans
백선	백색선	linea alba
백질	백색질	white matter
벽측복막	벽쪽배막	parietal peritoneum
벽측지	벽쪽가지	parietal branches
벽측판	벽쪽층	parietal layer
벽측흉막	벽쪽가슴막	parietal pleura
변연대	가장자리구역	marginal zone
변연동맥	모서리동맥	marginal artery
변연엽	둘레엽	limbic lobe
변환운동장애	상반운동반복장애	dysdiadochokinesia
보상만곡	보상굽이	compensatory curvature
복	배	abdomen
복강내압	배속압	intraabdominal pressure
복강신경총	복강신경얼기	celiac plexus
복내측핵	배안쪽핵	ventromedial nucleus
복막	배막	peritoneum
복막강	배막안	peritoneal cavity
복막수	복막주렁	epiploic appendices
복막후극	배막뒤공간	retroperitoneal space
복부	배부위	abdominal regions
복부구멍	배구멍	abdominal ostium
복부대동맥	배대동맥	abdominal aorta
복부대동맥신경총	배대동맥신경얼기	abdominal aortic plexus
복부천자술	배천자술	abdominal paracentesis

구용어	신용어	영어
복시	겹보임	diplopia
복식호흡	배호흡	abdominal breathing
복외측근절	배쪽가쪽근육분절	hypomere
복재신경	두렁신경	saphenous nerve
복재열공	두렁구멍	saphenous hiatus
복직근	배곧은근	rectus abdominis muscle
복직근초	배곧은근집	abdominal rectus sheath
복측	배쪽	ventral
복측내장가지	배쪽내장가지	ventral visceral branch
복측대동맥	배쪽대동맥	ventral aorta
복측시상	배쪽시상	ventral thalamus
복측위간막	배쪽위간막	ventral mesogastrium
복측피개영역	배쪽표피영역	ventral tegmental area
복횡근	배가로근	transverse abdominal muscle
복횡근막	배가로근막	transversalis fascia
봉공근	넙다리빗근	sartorius muscle
봉선핵	솔기핵	raphe nucleus
봉합골	봉합뼈	sutural bone
부갑상선	부갑상샘	parathyroid gland
부돌기	덧돌기	accessory process
부동관절	못움직관절	synarthrosis
부반기정맥	덧반홀정맥	accessory hemiazygos vein
부비강염	코곁굴염	sinusitis
부비동	코곁굴	paranasal sinus
부시각구조	덧시각구조	accessory visual structures
부신	콩팥위샘	adrenal gland
부신경	더부신경	accessory nerve
부신압흔	콩팥위샘자국	suprarenal impression
부유늑골	뜬갈비뼈	floating rib
부유방	덧유방	accessory breast
부유슬개골	뜬무릎뼈	floating patella
부췌관	덧이자관	assessory pancreatic duct
부횡격막신경	덧가로막신경	accessory phrenic nerve
분계구	종말고랑	sulcus terminalis cordis
분계릉	분계능선	crista terminalis
분계조	분계섬유줄	stria terminalis
분리성척추전방전위증	잘룩척추전방전위증	isthmic spondylolisthesis
분문	들문	cardia
분문구	들문구멍	cardiac orifice
분문절흔	들문패임	cardiac notch
불규칙골	불규칙뼈	irregular bone

구용어	신용어	영어
비	코	nose
비갑개해면총	코선반해면얼기	cavernous plexus of concha
비강	코안	nasal cavity
비강인두도	코인두굴	nasopharyngeal meatus
비골	종아리뼈	fibula
비골	코뼈	nasal bone
비골동맥	종아리동맥	fibular artery
비골두	종아리뼈머리	head of fibula
비골절흔	종아리패임	fibular notch
비골체	종아리뼈몸통	body of fibula
비골측부인대	종아리곁인대	fibular collateral ligament
비공호흡	콧구멍호흡	nostril breathing
비구	절구	acetabulum
비구개신경	코입천장신경	nasopalatine nerve
비근	코근	nasalis muscle
비근	코뿌리	root of nose
비근근	눈살근	procerus muscle
비뇨생식격막	비뇨생식가로막	urogenital diaphragm
비동맥	지라동맥	splenic artery
비루관	코눈물관	nasolacrimal duct
비루관	코눈물뼈관	nasolacrimal canal
비루관주름	코눈물관주름	lacrimal fold
비류	딸기코종	rhinophyma
비모양체신경	코섬모체신경	nasociliary nerve
비문증	날파리증	muscae volitantes
비배	콧등	dorsum of nose
비배동맥	콧등동맥	dorsal nasal artery
비복	장딴지	sura
비복근	장딴지근	gastrocnemius muscle
비복동맥	장딴지동맥	sural artery
비부	코부위	nasal region
비순구	코입술고랑	nasolabial sulcus
비신인대	지라콩팥인대	splenorenal ligament
비역	코문턱	limen nasi
비연골	코연골	nasal cartilage
비와	코오목	nasal pit
비융기	코융기	agger nasi
비익	콧방울	ala of nose
비익부	콧방울부분	alar part
비인두	코인두	nasopharynx
비장	지라	spleen

구용어	신용어	영어
비장문	지라문	splenic hilum
비장신경총	지라신경얼기	splenic plexus
비장지	지라가지	splenic branch
비전정	코안뜰	nasal vestibule
비전정모	코안뜰털	hair of vestibule of nose
비정맥	지라정맥	splenic vein
비중격하제근	코사이막내림근	depressor septum nassal
비첨	코끝	apex of nose
비측반맹	코쪽반맹	nasal hemianopsia

구용어	신용어	영어
사각공간	가쪽겨드랑집	quadrangular space
사각근	목갈비근	scalene muscle
사각근결절	목갈비근결절	scalene tubercle
사각근틈	목갈비근틈	scalene gap
사각막	네모막	quadrangular membrane
사경	기운목	torticollis
사경	빗지름	oblique diameter
사골	벌집뼈	ethmoidal bone
사골누두	벌집뼈깔때기	ethmoidal infundibulum
사골미로	벌집뼈미로	ethmoidal labyrinth
사골봉소	벌집	ethmoidal cell
사골포	벌집뼈융기	ethmoidal bulla
사두	빗갈래	oblique head
사두근	네머리근	four-headed muscle
사상근막	체근막	cribriform fascia
사상반	체반	macula cribrosa
사상유두	실모양유두	filiform papilla
사심장막동	경사심장막굴	oblique pericardial sinus
사지	팔다리	limbs
산과결합경	출산앞뒤지름	obstetric conjugate
산립종	콩다래끼	chalazion
삼각	시옷점	lambda
삼각골	세모뼈	triquetrum
삼각공간	안쪽겨드랑집	triangular space
삼각근	어깨세모근	deltoid muscle
삼각근가지	어깨세모근가지	deltoid branch
삼각근부	어깨세모근부위	deltoid region
삼각근조면	세모근거친면	deltoid tuberosity
삼각근하낭	어깨세모근밑주머니	subdeltoid bursa
삼각봉합	시옷봉합	lambdoid suture

구용어	신용어	영어
삼각와	세모오목	triangular fossa
삼각인대	세모인대	triangular ligament
삼각흉근삼각	세모가슴근삼각	deltopectoral triangle
삼각흉근절흔	세모가슴근패임	deltopectoral notch
삼두근	세머리근	three-headed muscle
삼차신경모대	삼차신경섬유띠	trigeminal lemniscus
삼차신경절압흔	삼차신경절자국	trigeminal impression
삼차신경주감각핵	삼차신경으뜸감각핵	principal sensory nucleus of trigeminal nerve
삼차신경중뇌로핵	삼차신경중간뇌로핵	trigeminal mesencephalic nucleus
삼차신경척수로핵	삼차신경척수로핵	spinal nucleus of trigeminal nerve
상각	위각	superior angle
상갑상선동맥	위갑상샘동맥	superior thyroid artery
상갑상선정맥	위갑상샘정맥	superior thyroid veins
상검판	위눈꺼풀판	superior tarsus
상결막원개	위결막구석	superior conjunctival fornix
상경부신경절	위목신경절	superior cervical ganglion
상경비관절	위정강종아리관절	superior tibiofibular joint
상경심장신경	위목심장신경	superior cervical cardiac nerve
상경심장지	위목심장가지	superior cervical cardiac branch
상고실동맥	위고실동맥	superior tympanic artery
상고실오목	고실위오목	epitympanic recess
상골반격막근막	위골반가로막근막	superior fascia of pelvic diaphragm
상과	위관절융기	epicondyle
상과선	위관절융기선	epicondylar line
상관절돌기	위관절돌기	superior articular process
상관절면	위관절면	superior articular surface
상구	위둔덕	superior colliculus
상구역	위구역	superior segment
상늑골와	위갈비오목	superior costal fovea
상대정맥	위대정맥	superior vena cava
상대정맥구	위대정맥구멍	opening of superior vena cava
상두사근	위머리빗근	obliquus capitis superior muscle
상두정소엽	위마루소엽	superior parietal lobule
상둔동맥	위볼기동맥	superior gluteal artery
상둔신경	위볼기신경	superior gluteal nerve
상둔피신경	위볼기피부가지	superior clunial nerves
상맥락총정맥	위맥락얼기정맥	superior choroidal vein
상문합정맥	위연결정맥	superior anastomotic vein
상방광동맥	위방광동맥	superior vesical artery
상복벽동맥	위배벽동맥	superior epigastric artery
상복부	명치부위	epigastric region

구용어	신용어	영어
상복부통증	명치통증	epigastric pain
상복와	명치오목	epigastric fossa
상부	윗부분	superior part
상부갑상선	위부갑상샘	superior parathyroid gland
상부신동맥	위부신동맥	superior suprarenal artery
상비갑개	위코선반	superior nasal concha
상비골지대	위종아리지지띠	superior fibular retinacula
상비도	위콧길	superior nasal meatus
상사근	위빗근	superior oblique muscle
상설구	위혀구역	superior lingular segment
상설지	위혀가지	superior lingual bronchus
상소뇌각	위소뇌다티	superior cerebellar peduncle
상소뇌동맥	위소뇌동맥	superior cerebellar artery
상수범	위속질덮개	superior medullary velum
상순거근	위입술올림근	levator labii superioris muscle
상순동맥	윗입술동맥	inferior labial branches
상순비익거근	위입술콧방울올림근	levator labii superioris alaeque nasi muscle
상순소대	위입술주름띠	frenulum of upper lip
상시상동구	위시상정맥굴고랑	groove for superior sagittal sinus
상시상선조체정맥	위시상줄무늬체정맥	superior thalamostriate vein
상시상정맥동	위시상정맥굴	superior sagittal sinus
상신근지대	위폄근지지띠	superior extensor retinaculum
상십이지장곡	위샘창자굽이	superior duodenal flexure
상쌍자근	위쌍둥이근	gemellus superior muscle
상악골	위턱뼈	maxilla
상악돌기	위턱돌기	maxillary process
상악동	위턱굴	maxillary sinus
상악동암종	위턱굴암종	maxillary carcinoma
상악신경	위턱신경	maxillary nerve
상악체	위턱뼈몸통	body of maxilla
상안검	위눈꺼풀	upper eyelid
상안검구	위눈꺼풀고랑	suprapalpebral sulcus
상안와열	위눈확틈새	superior orbital fissure
상안정맥	위눈정맥	superior ophthalmic vein
상연	위모서리	superior border
상엽	위엽	superior lobe
상엽지	위구역가지	superior segmental bronchus
상완	위팔	arm
상완골	위팔뼈	humerus
상완골두	위팔뼈머리	head of humerus
상완골소두	위팔뼈작은머리	capitulum of humerus

구용어	신용어	영어
상완골영양동맥	위팔영양동맥	humeral nutrient artery
상완골체	위팔몸통	body of humerus
상완골활차	위팔뼈도르래	trochlea of humerus
상완관절융기	위팔뼈관절융기	condyle of humerus
상완근	위팔근	brachialis muscle
상완근막	위팔근막	brachial fascia
상완동맥	위팔동맥	brachial artery
상완부	위팔부위	brachial region
상완삼두근	위팔세갈래근	triceps brachii muscle
상완삼두근반사	위팔세갈래근반사	humerus triceps reflex
상완심부동맥	위팔깊은동맥	profunda brachial artery
상완요골관절	위팔노관절	humeroradial joint
상완요골근	위팔노근	brachioradialis muscle
상완이두근	위팔두갈래근	biceps brachii muscle
상완척골관절	위팔자관절	humeroulnar joint
상외측상완피부신경	위가쪽위팔피부신경	superior lateral cutaneous nerve of arm
상요부삼각	위허리삼각	superior lumbar triangle
상요생식격막근막	위비뇨생식가로막근막	superior urogenital diaphragm fascia
상인두수축근	위인두수축근	superior pharyngeal constrictor
상장간막동맥	위창자간막동맥	superior mesenteric artery
상장간막동맥신경총	위창자간막신경얼기	superior mesenteric plexus
상장간막림프절	위창자간막림프절	superior mesenteric node
상장간막정맥	위창자간막정맥	superior mesenteric vein
상전두구	위이마고랑	superior frontal sulcus
상전장골극	위앞엉덩뼈가시	anterior superior iliac spine
상조피	위손발톱허물	eponychium
상종설근	위세로혀근	superior longitudinal muscle of tongue
상종속	위세로다발	superior longitudinal fasciculus
상지	팔	upper limb
상지대	팔이음뼈	shoulder girdle
상지부	팔부위	regions of upper limb
상직근	위곧은근	superior rectus muscle
상직장동맥	위곧창자동맥	superior rectal artery
상직장정맥	위곧창자정맥	superior rectal vein
상척골측측부동맥	위자쪽곁동맥	superior ulnar collateral artery
상추골절흔	위척추뼈패임	superior vertebral notch
상추체정맥동	위바위정맥굴	superior petrosal sinus
상췌십이지장동맥	위이자샘창자동맥	superior pancreaticoduodenal artery
상측두구	위관자고랑	superior temporal sulcus
상측두선	위관자선	superior temporal line
상치골인대	위두덩인대	superior pubic ligament

구용어	신용어	영어
상치열궁	위이틀활	upper dental arcade
상치조신경	위이틀신경	superior alveolar nerve
상타액핵	위침분비핵	superior salivary nucleus
상폐정맥	위허파정맥	superior pulmonary vein
상하복신경총	위아랫배신경얼기	superior hypogastric plexus
상항선	위목덜미선	superior nuchal line
상행결장	오름잘록창자	ascending colon
상행구개동맥	오름입천장동맥	ascending palatine artery
상행대동맥	오름대동맥	ascending aorta
상행망상체활성계	오름그물체활성계통	ascending reticular activated system
상행부	오름부분	ascending part
상행요정맥	오름허리정맥	ascending lumbar vein
상행인두동맥	오름인두동맥	ascending pharyngeal artery
상행전도로	오름전도로	ascending pathway
상행지	오름가지	ascending ramus
상횡격막동맥	위가로막동맥	superior phrenic artery
상후거근	위뒤톱니근	serratus posterior superior muscle
상후두동맥	위후두동맥	superior laryngeal artery
상후두지	위후두신경	superior laryngeal nerve
상후장골극	위뒤엉덩뼈가시	posterior superior iliac spine
상흉동맥	맨위가슴동맥	superior thoracic artery
생나무골절	불완전굴곡골절	greenstick fracture
생리적만곡	생리적굽이	physiological curvature
생인손	손발톱주위염	parongima
서골	보습뼈	vomer
서골비연골	보습코연골	vomeronasal cartilage
서비기	보습코기관	vomeronasal organ
서혜관	샅굴	inguinal canal
서혜부	샅굴부위	inguinal region, groin
서혜인대	샅고랑인대	inguinal ligament
선조구역	줄무늬영역	striate area
선조체	줄무늬체	corpus striatum
선천사경	선천기운목	congenital torticollis
선천성거대결장	선천거대잘록창자	congenital megacolon
선천성고관절탈구	선천엉덩관절탈구	congenital hip dislocation
선천횡격막탈장	선천가로막탈장	congenital diaphragmatic hernia
설골	목뿔뼈	hyoid bone
설골상근	목뿔위근육	suprahyoid muscle
설골설근	목뿔혀근	hyoglossus muscle
설골하근	목뿔아래근	infrahyoid muscle
설골후두개인대	목뿔후두덮개인대	hyoepiglottic ligament

구용어	신용어	영어
설근	혀뿌리	root of tongue
설동맥	혀동맥	lingual artery
설맹공	혀막구멍	foramen caecum of tongue
설배부	혓등	back of tongue
설배정맥	혓등정맥	dorsal lingual vein
설상결절	쐐기다발결절	cuneate tubercle
설상결절	쐐기연골결절	cuneiform tubercle
설상속	쐐기다발	cuneate fasciculus
설상속핵	쐐기핵	cuneate nucleus
설상연골	쐐기연골	cuneiform cartilage
설상회	혀이랑	lingual gyrus
설선	혀샘	lingual gland
설소대	혀주름띠	frenulum of tongue
설소포	혀림프소절	lingual follicle
설신경	혀신경	lingual nerve
설유두	혀유두	lingual papilla
설인신경	혀인두신경	glossopharyngeal nerve
설정맥	혀정맥	lingual vein
설정중구	혀정중고랑	median sulcus of tongue
설지	혀가지	lingual branch
설첨	혀끝	tip of tongue
설체	혀몸통	body of tongue
설편도	혀편도	lingual tonsil
설하선	혀밑샘	sublingual gland
설하소구	혀밑언덕	sublingual caruncle
설하신경	혀밑신경	hypoglossal nerve
설하신경관	혀밑신경관	hypoglossal canal
설하신경삼각	혀밑신경삼각	trigone of hypoglossal nerve
설하신경핵	혀밑신경핵	hypoglossal nucleus
설하주름	혀밑주름	sublingual fold
섬유륜	섬유고리	anulus fibrosus
섬유연골륜	섬유연골고리	fibrocartilaginous ring
성모	성털	sexual hair
성문	성대문	glottis
성문열	성대문틈새	rima glottidis
성문하강	성대문아래공간	infraglottic cavity
성상신경절	별신경절	stellate ganglion
성숙털	종말털	terminal hair
세로띠	세로다발	longitudinal bands
소각결절	잔뿔연골결절	corniculate tubercle
소각연골	잔뿔연골	corniculate cartilage

구용어	신용어	영어
소결절	작은결절	lesser tubercle
소골반	작은골반	lesser pelvis
소관골근	작은광대근	zygomaticus minor muscle
소구	작은돌기	monticule
소구개공	작은입천장구멍	lesser palatine foramen
소구개관	작은입천장관	lesser palatine canal
소구개동맥	작은입천장동맥	lesser palatine artery
소구치	작은어금니	premolar tooth
소근	입꼬리당김근	risorius muscle
소내장신경	작은내장신경	lesser splanchnic nerve
소뇌겸	소뇌낫	cerebellar falx
소뇌곡	소뇌계곡	vallecula of cerebellum
소뇌교각부위	소뇌다리뇌각부위	cerebellopontine angle region
소뇌교각종양	소뇌다리구석종양	cerebellar pontine angular tumor
소뇌구	소뇌고랑	cerebellar fissure
소뇌백질	소뇌백색질	white substance of cerebellum
소뇌피질	소뇌겉질	cerebellar cortex
소뇌활수	소뇌나무	arbor vitae
소뇌회	소뇌잎새	folia of cerebellum
소뇌횡열	소뇌가로틈새	transverse cerebellar fissure
소능형골	작은마름뼈	trapezoid
소능형근	작은마름근	rhomboid minor muscle
소대	꺼풀주름띠	frenulum
소대섬유	섬모체띠섬유	zonular fiber
소둔근	작은볼기근	gluteus minimus muscle
소만	작은굽이	lesser curvature
소망	작은그물막	lesser omentum
소복재정맥	작은두렁정맥	small saphenous vein
소성결합조직	성긴결합조직	loose connective tissue
소성결합조직층	성긴결합조직층	loose connective tissue layer
소신배	작은콩팥잔	minor calyx
소심장정맥	작은심장정맥	small cardiac vein
소십이지장유두	작은샘창자유두	minor duodenal papilla
소엽간동맥	소엽사이동맥	interlobular artery
소와	오목	foveola
소요근	작은허리근	psoas minor muscle
소원근	작은원근	teres minor muscle
소익	작은날개	lesser wing
소장	작은창자	small intestine
소전자	작은돌기	lesser trochanter
소좌골공	작은궁둥구멍	lesser sciatic foramen

구용어	신용어	영어
소좌골절흔	작은궁둥패임	lesser sciatic notch
소지구	새끼두덩	hypothenar eminence
소지구근	새끼두덩근	hypothenar muscles
소지구근막	새끼두덩근막	hypothenar fascia
소지대립근	새끼맞섬근	opponens digiti minimi
소지신근	작은손가락폄근	extensor digiti minimi
소지외전근	새끼발가락벌림근	abductor digiti minimi
소지외전근	새끼벌림근	abductor digiti minimi
소천문	뒤숫구멍	posterior fontanelle
소추체신경	작은바위신경	lesser petrosal nerve
소추체신경구	작은바위신경고랑	groove for lesser petrosal nerve
소타액선	작은침샘	minor salivary glands
소홍채동맥륜	작은홍채앞고리	minor circulus anteriosus of iris
소후두신경	작은뒤통수신경	lesser occipital nerve
소후두직근	작은뒤머리곧은근	rectus capitis posterior minor
소흉근	작은가슴근	pectoralis minor muscle
손발바닥농포증	손발바닥고름물집증	palmoplantaris pustulosis
손하수	손처짐	drop hand
송과체	솔방울샘	pineal gland
송과체와	솔방울오목	pineal recess
쇄골	빗장뼈	clavicle
쇄골간인대	빗장사이인대	interclavicular ligament
쇄골골절	빗장뼈골절	fracture of the clavicle
쇄골부	빗장부위	clavicular region
쇄골상가지	빗장위가지	supraclavicular branch
쇄골상림프절	빗장위림프절	supraclavicular node
쇄골상부	빗장위부위	supraclavicular part
쇄골상삼각	빗장위삼각	supraclavicular triangle
쇄골상신경	빗장위신경	supraclavicular nerves
쇄골상와	빗장위오목	supraclavicular fossa
쇄골절흔	빗장패임	clavicular notch
쇄골중간선	빗장중간선	midclavicular line
쇄골하가지	빗장아래가지	infraclavicular branch
쇄골하근	빗장밑근	subclavius muscle
쇄골하동맥	빗장밑동맥	subclavian artery
쇄골하동맥구	빗장밑동맥고랑	groove for subclavian artery
쇄골하동맥신경총	빗장밑동맥신경얼기	subclavian plexus
쇄골하부	빗장뼈아랫부분	infraclavicular part
쇄골하와	빗장아래오목	infraclavicular fossa
쇄골하정맥	빗장밑정맥	subclavian vein
쇄골하정맥구	빗장밑정맥고랑	groove for subclavian vein

구용어	신용어	영어
수	손	hand
수근	손목	carpus/wrist
수근간관절	손목뼈사이관절	intercarpal joint
수근골	손목뼈	carpal bone
수근골불안정증	손목불안정증	carpal instability
수근관	손목굴	carpal tunnel
수근관절면	손목관절면	carpal articular surface
수근관증후군	손목굴증후군	carpal tunnel syndrome
수근구	손목고랑	carpal groove
수근부	손목부위	carpal region
수근선	손목주름	wrist crease
수근중수관절	손목손허리관절	carpometacarpal joint
수두증	물뇌증	hydrocephalus
수막	뇌척수막	meninges
수모세포종	속질모세포종	medulloblastoma
수배	손등	dorsum of hand
수배근막	손등근막	dorsal fascia of hand
수상돌기	가지돌기	dendrite
수신증	물콩팥증	hydronephrosis
수의근	맘대로근	voluntary muscle
수장	손바닥	palm
수장가지	손바닥가지	palmar branch
수장건막	손바닥널힘줄	palmar aponeurosis
수장문	손바닥지문	palmar print
수장부	손바닥부위	palmar region
수장선	손바닥주름	palmar crease
수정체피질	수정체겉질	cortex of lens
수지섬유초	손가락섬유집	fibrous sheath of digit of hand
수지절간관절	손가락뼈사이관절	interphalangeal joint of hand
수직설근	수직혀근	vertical muscle of tongue
수질	속질	medulla
수판내핵	섬유판속핵	intralaminar nuclei
수평안진	수평눈떨림	horizontal nystagmus
수평열	수평틈새	horizontal fissure
수핵	속질핵	nucleus pulposus
수흉증	물가슴증	hydrothorax
순막	눈깜박거림막	nictating membrane
순부	입술부분	labial part
순선	입술샘	labial gland
스푼조갑	숟가락손발톱	spoon nail
스프링인대	탄력인대	spring ligament

구용어	신용어	영어
슬	무릎	knee
슬개건반사	무릎힘줄반사	patellar tendon reflex
슬개골	무릎뼈	patella
슬개골저	무릎뼈바닥	base of patella
슬개골첨	무릎뼈꼭지	apex of patella
슬개면	무릎면	patellar surface
슬개상낭	무릎위주머니	suprapatellar bursa
슬개인대	무릎인대	patellar ligament
슬개하지방체	무릎아래지방체	infrapatellar fat pad
슬개하활막주름	무릎아래윤활주름	infrapatellar synovial fold
슬관절	무릎관절	knee joint
슬신경절	무릎신경절	geniculate ganglion
슬십자인대	무릎십자인대	cruciate ligament of knee
슬와	다리오금	popliteal fossa
슬와근	오금근	popliteus muscle
슬와동맥	오금동맥	popliteal artery
슬와면	오금면	popliteal surface
슬와부근육	넙다리뒤근육	hamstrings muscles
슬와정맥	오금정맥	popliteal vein
승모근	등세모근	trapezius muscle
시각실인증	시각인식불능증	visual agnosia
시각피질	시각겉질	visual cortex
시개	시각덮개	optic tectum
시개연수로	시각덮개숨뇌로	tectobulbar tract
시개전역	시각덮개앞구역	pretectal area
시개전핵	시각덮개앞핵	pretectal nuclei
시개척수로	시각덮개척수로	tectospinal tract
시교차상핵	시각교차위핵	suprachiasmatic nucleus
시방사	시각부챗살	optic radiation
시삭상함요	시각로위오목	supraoptic recess
시상간교	시상사이붙음	interthalamic adhesion
시상내측핵	시상안쪽핵	thalamus medial nuclei
시상두정섬유	시상마루섬유	thalamoparietal fibers
시상망상핵	시상그물핵	thalamus reticular nucleus
시상배측핵	시상등쪽핵무리	dorsal nuclei thalamus
시상복측핵	시상배쪽핵무리	thalamus ventral nuclei
시상전결절	시상앞결절	anterior thalamic tubercle
시상전핵	시상앞핵	thalamus anterior nuclei
시상침	시상베개	pulvinar
시상통증	자발통증	thalamic pain
시상하구	시상밑고랑	hypothalamic sulcus

구용어	신용어	영어
시상하핵	시상밑핵	subthalamic nucleus
시상후핵	시상뒤핵	thalamus posterior nucleus
시신경	시각신경	optic nerve
시신경관	시각신경관	optic canal
시신경교차	시각(신경)교차	optic chiasma
시신경교차구	시신경교차고랑	chiasmatic sulcus
시신경교차상핵	시각로위핵	supra-optic nucleus
시신경교차전야	시각교차앞구역	preoptic area
시신경유두	시각신경원판	optic disc
시신경유두함요	시신경원판오목	depression of optic disc
시지신근	집게폄근	extensor indicis muscle
시지요측동맥	집게노쪽동맥	radial indicis artery
식도신경총	식도신경얼기	esophageal plexus
식도압흔	식도자국	oesophageal impression
식도열공	식도구멍	oesophageal hiatus
식도열공탈장	식도구멍탈장	esophageal hiatus hernia
신경교	신경아교	neuroglia
신경구	신경고랑	neural groove
신경원	신경세포	neuron
신경절간지	신경절사이가지	interganglionic branch
신경절전섬유	신경절이전섬유	preganglionic fiber
신경절후섬유	신경절이후섬유	postganglionic fiber
신경초종	신경집종	neurinoma
신경총	신경얼기	nerve plexus
신근	폄근	extensor muscles
신근지지띠	폄근지지띠	extensor retinaculum
신배	콩팥잔	renal calyx
신소뇌	새소뇌	neocerebellum
신수질	콩팥속질	renal medulla
신우	콩팥깔때기	renal pelvis
신우신염	깔때기콩팥염	pyelonephritis
신우조영술	깔때기조영술	pyelography
신장	콩팥	kidney
신장구역	콩팥구역	renal segment
신장근막	콩팥근막	renal fascia
신장급통증	콩팥급통증	renal colic
신장동	콩팥굴	renal sinus
신장동맥	콩팥동맥	renal artery
신장문	콩팥문	hilum of kidney
신장반사	뻗침반사	stretch reflex
신장방지방체	콩팥주위지방체	pararenal fat body

구용어	신용어	영어
신장신경총	콩팥신경얼기	renal plexus
신장압흔	콩팥자국	renal impression
신장엽	콩팥엽	kidney lobe
신장유두	콩팥유두	renal papilla
신장정맥	콩팥정맥	renal vein
신장주위지방피막	콩팥주위지방피막	perirenal fat capsule
신장추체	콩팥피라미드	renal pyramid
신장하수	콩팥처짐	nephroptosis
신전	폄	extension
신주	콩팥기둥	renal columns
신피질	새겉질	neocortex
신피질	콩팥겉질	renal cortex
실간공	심실사이구멍	interventricular foramen
실방섬유	뇌실곁핵뇌하수체섬유	paraventricular fibers
실방핵	뇌실곁핵	paraventricular nucleus
실상릉	심실위능선	supraventricular crest
실정핵	꼭지핵	fastigial nucleus
실행증	행위상실증	apraxia
심경동맥	깊은목동맥	deep cervical artery
심경부림프절	깊은목림프절	deep cervical node
심근막	깊은근막	deep fascia
심근층	심장근육층	myocardium
심내막	심장속막	endocardium
심내막관	심장속막관	endocardial heart tube
심내막융기	심장속막융기	endocardial cushion
심대뇌정맥	깊은대뇌정맥	deep cerebral veins
심막	심장막	pericardium
심막강	심장막안	pericardial cavity
심방중격	심방사이막	interatrial septum
심방중격결손	심방사이막결손	atrial septal defect
심부감각	깊은감각	deep sensation
심부대퇴동맥	깊은넙다리동맥	deep femoral artery
심부림프관	깊은림프관	deep lymphatic vessels
심부림프절	깊은림프절	deep nodes
심부비골신경	깊은종아리신경	deep peroneal nerve
심부서혜림프절	깊은샅고랑림프절	deep inguinal nodes
심부수장동맥궁	깊은손바닥동맥활	deep palmar artery arch
심부수장지	깊은손바닥가지	deep palmar branch
심부전	심장기능상실	heart failure
심부정맥	깊은정맥	deep vein
심부하퇴근막	종아리근막	deep fascia of leg

구용어	신용어	영어
심부호흡	깊은호흡	deep respiration
심부횡중수인대	깊은가로손허리인대	deep transverse metacarpal ligament
심부흡기	깊은들숨	deep inspiration
심상성좌창	여드름	acne vulgaris
심상유두	버섯유두	fungiform papilla
심서혜륜	깊은샅굴구멍	deep inguinal ring
심설동맥	깊은혀동맥	deep lingual artery
심설정맥	깊은혀정맥	deep lingual vein
심수지굴근	깊은손가락굽힘근	flexor digitorum profundus muscle
심슬와림프절	깊은오금림프절	deep popliteal nodes
심실중격	심실사이막	interventricular septum
심실중격결손	심실사이막결손	ventricular septal defect
심와	심장따리	vortex of heart
심외막	심장바깥막	epicardium
심외음부동맥	깊은바깥음부동맥	deep external pudendal artery
심음	심장음	heart sound
심음청진부위	심장음청진영역	auscultatory area of heart sound
심장골회선동맥	깊은엉덩휘돌이동맥	deep circumflex iliac artery
심장구	심장망울	bulb of heart
심장신경총	심장신경얼기	cardiac plexus
심장압흔	심장자국	cardiac impression
심장절흔	심장패임	cardiac notch
심장탁음계	얕은심장둔탁음영역	area of superficial cardiac dullness
심장하수	심장처짐	drop heart
심장횡격막동맥	심장가로막동맥	pericardiacophrenic artery
심저부	심장바닥	base of heart
심첨	심장꼭대기	apex of heart
심첨박동	심장꼭대기박동	heart apex beat
심측두신경	깊은관자신경	deep temporal nerve
심호기	깊은날숨	deep expiration
심횡중족인대	깊은가로발허리인대	deep transverse metatarsal ligament
십이지장	샘창자	duodenum
십이지장게실	샘창자곁주머니	duodenal diverticulum
십이지장공장굴곡	샘빈창자굽이	duodenojejunal flexure
십이지장구	샘창자팽대	duodenal bulb
십이지장압흔	샘창자자국	duodenal impression
십이지장제근	샘창자걸이근	suspensory muscle of duodenum

구용어	신용어	영어
아킬레스건 분절	아킬레스힘줄 절단	achilles tendon fragmentation
아킬레스건	아킬레스힘줄	achilles tendon

구용어	신용어	영어
아포크린샘	부분분비샘	apocrine gland
악관절	턱관절	temporomandibular joint
악동맥	위턱동맥	maxillary artery
악설골근	턱목뿔근	mylohyoid
악이복근	위턱두힘살근	maxillary digastric muscle
악하림프절	턱밑림프절	submandibular node
악하선	턱밑샘	submandibular gland
악하선관	턱밑샘관	submandibular duct
악하신경절	턱밑신경절	submandibular ganglion
안각동맥	눈구석동맥	angular artery
안각정맥	눈구석정맥	angular vein
안검	눈꺼풀	eyelid
안검거근	눈꺼풀올림근	levator palpebrae superioris muscle
안검결막	눈꺼풀결막	palpebral conjunctiva
안검렬	눈꺼풀틈새	palpebral fissure
안검부	눈꺼풀부위	palpebral part
안검외반	눈꺼풀겉말림	ectropion of lids
안검판	눈꺼풀판	tarsus
안검하수	눈꺼풀처짐	blepharoptosis
안결절	안장결절	tuberculum sellae
안구	눈알	eyeball
안구근막초	안구근막집	fascial sheath of eyeball
안구돌출증	눈앞돌출증	exophthalmos
안구마비	눈근육마비	ocular paralysis
안구맥관층	안구혈관막	vascular membrane of eyeball
안구섬유층	눈알섬유층	fibrous membrane of eyeball
안구지지인대	안구걸이인대	suspensory ligament of eyeball
안구함몰	눈알함몰	enophthalmos
안동맥	눈동맥	ophthalmic artery
안뜰막	얇은막	vestibular membrane
안면	얼굴	face
안면골격	얼굴뼈대	facial skeleton
안면근	얼굴근육	facial muscle
안면동맥	얼굴동맥	facial artery
안면부위	얼굴부위	facial regions
안면신경	얼굴신경	facial nerve
안면신경관	얼굴신경관	facial canal
안면신경관슬	얼굴신경관무릎	geniculum of facial canal
안면신경관융기	얼굴신경관융기	prominence of facial canal
안면신경구	얼굴신경둔덕	facial colliculus
안면신경슬	얼굴신경무릎	genu of facial nerve

구용어	신용어	영어
안면신경핵	얼굴신경핵	facial nucleus
안면열	얼굴틈새	facial cleft
안면위험삼각	얼굴위험삼각	danger triangle of face
안면정맥	얼굴정맥	facial vein
안방	안구방	chamber of eyeball
안방수	안구방수	aqueous humor of eyeball
안신경	눈신경	ophthalmic nerve
안와	눈확	orbit
안와격막	눈확가로닥	orbital septum
안와골막	눈확뼈막	periorbital membrane
안와구	눈확고랑	orbital sulcus
안와구멍	눈확구멍	orbital opening
안와근	눈확근	orbital muscle
안와부	눈확부위	orbital region
안와상공	눈확위구멍	supraorbital foramen
안와상동맥	눈확위동맥	supraorbital artery
안와상신경	눈확위신경	supraorbital nerve
안와상연	눈확위모서리	supraorbital margin
안와상절흔	눈확위패임	supraorbital notch
안와상정맥	눈확위정맥	supraorbital vein
안와지방체	눈확지방체	orbital fat body
안와판	눈확판	orbital plate
안와하공	눈확아래구멍	infraorbital foramen
안와하구	눈확아래고랑	infraorbital groove
안와하동맥	눈확아래동맥	infraorbital artery
안와하신경	눈확아래신경	infraorbital nerve
안와하연	눈확아래모서리	infraorbital margin
안와회	눈확이랑	orbital gyrus
안윤근	눈둘레근	orbicularis oculi muscle
안장	터키안장	sella turcica
안장격막	안장가로막	sellar diaphragm
안저	눈바닥	ocular fundus
안진	눈떨림	nystagmus
압흔	자국	impression
액모	겨드랑털	axillary hair
액와	겨드랑	axilla
액와근막	겨드랑근막	axillary fascia
액와꼬리	젖샘가쪽돌기	axillary tail
액와동맥	겨드랑동맥	axillary artery
액와림프절	겨드랑림프절	axillary lymph node
액와부	겨드랑부위	axillary region

구용어	신용어	영어
액와신경	겨드랑신경	axillary nerve
액와신경마비	겨드랑신경마비	paralysis of axillary nerve
액취증	겨드랑땀악취증	axillary osmidrosis
억제	내림	depression
언어구역	언어영역	speech area
에딩거-베스트팔핵	덧눈돌림신경핵	Edinger-Westphal nucleus
에브넬선	장액선	Ebner's glands
연골결합	유리연골결합	synchondrosis
연골내골화	연골뼈되기	cartilaginous ossification
연골성외이도	연골바깥귀길	cartilaginous external acoustic meatus
연구개	물렁입천장	soft palate
연구개마비	물렁입천장마비	paralysis of soft palate
연부	가장자리부분	marginal part
연상회	모서리위이랑	supramarginal gyrus
연수	숨뇌	medulla oblongata
연수마비	숨뇌마비	bulbar palsy
연수융기	숨뇌융기	bulbar ridge
연하	삼키기	deglutition
연하반사	삼킴반사	swallowing reflex
열	틈새	fissure
열공인대	갈고리인대	lacunar ligament
염좌	삠	sprain
엽간동맥	엽사이동맥	interlobar artery
엽상유두	잎새유두	foliate papilla
영구치	간니	permanent teeth
오디괄약근	오디조임근	Oddi's sphincter
오른폐정맥	오른허파정맥	right pulmonary vein
오십견	동결견	frozen shoulder
오훼견봉인대	부리어깨봉우리인대	coracoacromial ligament
오훼돌기	부리돌기	coracoid process
오훼상완인대	부리위팔인대	coracohumeral ligament
오훼쇄골인대	부리빗장인대	coracoclavicular ligament
오훼완근	부리위팔근	coracobrachialis muscle
와	오목	fossa
와우	달팽이	cochlea
와우관	달팽이관	cochlear duct
와우나선관	달팽이나선관	spiral canal of cochlea
와우신경	달팽이신경	cochlear nerve
와우신경핵	달팽이신경핵	cochlear nucleus
와우저	달팽이바닥	base of cochlea
와우정	달팽이꼭대기	cochlear cupula

구용어	신용어	영어
와우창	달팽이창	round window
와우축	달팽이축	modiolus
완두동맥	팔머리동맥	brachiocephalic trunk
완두정맥	팔머리정맥	brachiocephalic vein
완신경총	팔신경얼기	brachial plexus
완신경총마비	팔신경얼기마비	brachialis plexus paralysis
완전실명	완전시각상실	total blindness
완전실어증	완전언어상실증	total aphasia
외결합경	바깥앞뒤지름	external conjugate
외경동맥	바깥목동맥	external carotid artery
외경정맥	바깥목정맥	external jugular vein
외골반측정	바깥골반측정	external pelvimetry
외과	가쪽복사	lateral malleolus
외과경	외과목	surgical neck
외늑간근	바깥갈비사이근	external intercostal muscle
외늑간막	바깥갈비사이막	external intercostal membrane
외두개저면	바깥머리바닥면	external surface of cranial base
외림프	바깥림프	perilymph
외막	바깥막	adventitia
외맥립종	바깥다래끼	external hordeolum
외반	바깥굽이	valgus
외반고	밖굽이엉덩관절	coxa valga
외반슬	밖굽이무릎	genu valgum
외반주	밖굽이팔꿈치	cubitus valgus
외복사근	배바깥빗근	external oblique abdominal muscle
외부생식기	여성의 바깥생식기관	female external genitalia
외비	바깥코	external nose
외비공	바깥콧구멍	external nostrils
외안각	가쪽눈구석	lateral angle of eye
외요도괄약근	바깥요도조임근	external urethral sphincter
외요도구	바깥요도구멍	external urethral orifice
외음부동맥	바깥음부동맥	external pudendal artery
외음부정맥	바깥음부정맥	external pudendal veins
외이	바깥귀	external ear
외이개근	바깥귓바퀴근	extrinsic auricular muscle
외이공	바깥귓구멍	external acoustic opening
외이도	바깥귀길	external acoustic meatus
외이도연골	바깥귀길연골	cartilage of acoustic meatus
외자궁구	바깥자궁구멍	external os of uterus
외장골동맥	바깥엉덩동맥	external iliac artery
외장골림프절	바깥엉덩림프절	external iliac node

구용어	신용어	영어
외장골정맥	바깥엉덩정맥	external iliac vein
외전	벌림	abduction
외전신경	갓돌림신경	abducent nerve
외전신경핵	갓돌림신경핵	abducens nucleus
외정삭근막	바깥정삭근막	external spermatic fascia
외족궁	가쪽활	lateral arch
외척추정맥총	바깥척주정맥얼기	external vertebral venous plexus
외측	가쪽	lateral
외측각	가쪽각	lateral angle
외측각	가쪽다리	lateral crus
외측갑상골인대	가쪽방패목뿔인대	lateral thyrohyoid ligament
외측골반규관	가쪽반고리뼈관	lateral semicircular canal
외측과	가쪽관절융기	lateral condyle
외측과간결절	가쪽융기사이결절	lateral intercondylar tubercle
외측광근	가쪽넓은근	vastus lateralis
외측괴	가쪽덩이	lateral mass
외측구	가쪽고랑	lateral sulcus
외측구	가쪽구역	lateral segment
외측굴곡	가쪽굽힘	lateral flexion
외측궁상인대	가쪽활꼴인대	lateral arcuate ligament
외측내장지	가쪽내장가지	lateral visceral branches
외측대동맥림프절	가쪽대동맥림프절	lateral aortic node
외측대퇴근간중격	가쪽넙다리근육사이막	lateral femoral intermuscular septum
외측대퇴피부신경	가쪽넙다리피부신경	lateral cutaneous nerve of thigh
외측대퇴회선동맥	가쪽넙다리휘돌이동맥	lateral circumflex femoral artery
외측두	가쪽갈래	lateral head
외측두직근	가쪽머리곧은근	rectus capitis lateralis muscle
외측림프절	가쪽림프절	lateral nodes
외측모대	가쪽섬유띠	lateral lemniscus
외측반월	가쪽반달	lateral meniscus
외측방	가쪽공간	lateral lacuna
외측벽	가쪽벽	lateral wall
외측복측핵	배쪽가쪽복합핵	ventral lateral complex
외측비돌기	가쪽코돌기	lateral nasal process
외측비복피신경	가쪽장딴지피부신경	lateral sural cutaneous nerve
외측상과	가쪽위관절융기	lateral epicondyle
외측상완근간중격	가쪽위팔근육사이막	lateral intermuscular septum of arm
외측서혜와	가쪽샅굴오목	lateral inguinal fossa
외측선	가쪽후각수조	lateral stria
외측설상골	가쪽쐐기뼈	lateral cuneiform bone
외측설후두개주름	가쪽혀후두덮개주름	lateral glossoepiglottic fold

구용어	신용어	영어
외측수근융기	가쪽손목융기	lateral eminence of wrist
외측순	가쪽입술	lateral lip
외측슬상체	가쪽무릎체	lateral geniculate body
외측슬상체핵	가쪽무릎체핵	lateral geniculate nucleus
외측신경삭	가쪽신경다발	lateral nerve cord
외측안검인대	가쪽눈꺼풀인대	lateral palpebral ligament
외측연	가쪽모서리	lateral border
외측유선지	가쪽젖샘가지	lateral mammary branches
외측윤상피열근	가쪽반지모뿔근	lateral crico-arytenoid muscle
외측이두근절흔	가쪽두갈래근패임	lateral bicipital notch
외측익돌근	가쪽날개근	lateral pterygoid muscle
외측익돌근신경	가쪽날개근신경	nerve to lateral pterygoid
외측전완피신경	가쪽아래팔피부신경	lateral cutaneous nerve of forearm
외측제주름	가쪽배꼽주름	lateral umbilical fold
외측족배피부신경	가쪽발등피부신경	lateral dorsal cutaneous nerve
외측족척동맥	가쪽발바닥동맥	lateral plantar artery
외측족척신경	가쪽발바닥신경	lateral plantar nerve
외측중엽지	가쪽구역기관지	lateral segmental bronchus
외측지	가쪽가지	lateral branch
외측직근	가쪽곧은근	lateral rectus muscle
외측천골능	가쪽엉치뼈능선	lateral sacral crest
외측천골동맥	가쪽엉치동맥	lateral sacral artery
외측측부인대	가쪽곁인대	lateral collateral ligament
외측폐저구	가쪽바닥구역	lateral basal segmental bronchus
외측폐저지	가쪽바닥구역기관지	lateral basal segmental bronchus
외측피질척수로	가쪽겉질척수로	lateral corticospinal tract
외측환축관절	가쪽고리중쇠관절	lateral atlanto-axial joints
외측후두측두회	가쪽뒤통수관자이랑	lateral occipitotemporal gyrus
외측후핵	뒤가쪽핵	lateral posterior nucleus
외측흉근신경	가지가쪽가슴근신경	lateral pectoral nerve
외측흉동맥	가쪽가슴동맥	lateral thoracic artery
외판	바깥판	external table
외폐쇄근	바깥폐쇄근	obturator externus
외포	바깥섬유막	external capsule
외항문괄약근	바깥항문조임근	external anal sphincter
외회전	바깥돌림	external rotation
외후두융기	바깥뒤통수뼈융기	external occipital protuberance
요	허리	waist
요골	노뼈	radius
요골경	노뼈목	neck of radius
요골경상돌기	노쪽붓돌기	radial styloid processe

구용어	신용어	영어
요골동맥	노동맥	radial artery
요골두	노뼈머리	head of radius
요골수근관절	손목관절	wrist joint
요골신경	노신경	radial nerve
요골신경구	노신경고랑	groove for radial nerve
요골와	노오목	radial fossa
요골윤상인대	노뼈머리띠인대	annular ligament of radius
요골절흔	노패임	radial notch
요골조면	노뼈거친면	radial tuberosity
요골체	노뼈몸통	body of radius
요골측부인대	외측측부인대	radial collateral ligament
요관구	요관구멍	ureteral opening
요관신경총	요관신경얼기	ureteric plexus
요극간근	허리가시사이근	interspinales lumborum muscle
요내장신경	허리내장신경	lumbar splanchnic nerve
요도구	음경망울	bulb of penis
요도릉	요도능선	urethral crest
요도면	요도표면	urethral surface
요도주상와	요도배오목	navicular fossa
요도하열증	요도밑열림증	hypospadias
요동맥	허리동맥	lumbar artery
요방형근	허리네모근	quadratus lumborum muscle
요배근막	등허리근막	lumbodorsal fascia
요부	허리부위	lumbar region
요삼각	허리삼각	lumbar triangle
요생식구	비뇨생식구멍	urogenital groove
요생식주름	비뇨생식주름	urogenital fold
요신경	허리신경	lumbar nerve
요신경절	허리신경절	lumbar ganglia
요신경총	허리신경얼기	lumbar plexus
요실금	오줌지림	urinary incontinence
요의	오줌마려움	desire to void
요장늑근	허리엉덩갈비근	iliocostalis lumborum muscle
요정맥	허리정맥	lumbar vein
요정체	소변정체	urinary retention
요천추각	허리엉치각	lumbosacral angle
요천추신경총	허리엉치신경얼기	lumbosacral plexus
요천추팽대	허리엉치팽대	lumbosacral enlargement
요추	허리뼈	lumbar vertebra
요추교감신경절제술	허리교감신경절제술	lumbar sympathectomy
요추늑골삼각	허리갈비삼각	lumbocostal triangle

구용어	신용어	영어
요추부	허리부분	lumbar part
요추전만증	허리척주앞굽음증	lumbar lordosis
요추천자	허리천자	lumbar puncture
요측반회동맥	노쪽되돌이동맥	radial recurrent artery
요측수근굴근	노쪽손목굽힘근	flexor carpi radialis muscle
요측윤활낭	노쪽윤활주머니	radial bursa
요측종선	노쪽세로주름	radial longitudinal crease
요측측부동맥	노쪽곁동맥	radial collateral artery
요측측부인대	노쪽손목곁인대	radial collateral ligament
우	오른	right
우각	오른다리	right crus
우각	오른다발	right bundle
우각	오른뿔	right horn
우간관	오른간관	right hepatic duct
우간엽	오른간엽	right hepatic lobe
우간정맥	오른간정맥	right hepatic vein
우결장곡	오른잘록창자굽이	right colic flexure
우결장동맥	오른잘록창자동맥	right colic artery
우관상동맥	오른관상동맥	right coronary artery
우관상첨판	오른관상첨판	right coronary cusp
우반월첨판	오른반달첨판	right semilunar cusp
우반월판	오른반달판막	right semilunar cusp
우방실구	오른방실구멍	right atrioventricular orifice
우방실구	오른방실판각오른방실구멍	right atrioventricular orifice
우방실판	오른방실판막	right atrioventricular valve
우상엽기관지	오른위엽기관지	right superior lobar bronchi
우심방	오른심방	right atrium
우심실	오른심실	right ventricle
우심증	오른심장증	dextrocardia
우연지	오른모서리가지	right marginal branch
우위대망동맥	오른위그물막동맥	right gastroepiploic artery
우위대망림프절	오른위그물막림프절	right gastroepiploic node
우위대망정맥	오른위그물막정맥	right gastroepiploic vein
우위동맥	오른위동맥	right gastric artery
우위림프절	오른위림프절	right gastric node
우위정맥	오른위정맥	right gastric vein
우유반점	유백색반점	milky spot
우폐동맥	오른허파동맥	right pulmonary artery
우하복신경	오른아랫배신경	right hypogastric nerve
우하엽기관지	오른아래엽기관지	right inferior lobar bronchi
운동계	운동계통	locomotor system

구용어	신용어	영어
운동섬유	운동신경섬유	motor fiber
운동실어증	운동언어상실증	motor aphasia
운동피질	운동겉질	motor cortex
울혈비장비대	울혈지라비대	congestive splenomegaly
원발장루프	원발창자고리	primary intestinal loop
원배	둥근등	roundback
원시피질	원시겉질	archicortex
원심신경섬유	날신경섬유	efferent nerve fiber
원위	먼쪽	distal
원위수근선	먼쪽손목주름	distal wrist crease
원위요척골관절	먼쪽노자관절	distal radioulnar joint
원위지	먼쪽팔다리	distal limb
원위지절간관절	먼쪽손가락뼈사이관절	distal interphalangeal joint
원위횡선	먼쪽가로주름	distal transverse crease
원추인대	원뿔인대	conoid ligament
원형공	원형구멍	foramen rotundum
원형회내근	원엎침근	pronator teres muscle
월상골	반달뼈	lunate bone
월상면	반달뼈면	lunate surface
위결장인대	위잘록창자인대	gastrocolic ligament
위도	위몸통관	gastric canal
위비간막	위지라인대	gastrosplenic ligament
위신경총	위신경얼기	gastric plexus
위아래운동	수직운동	vertical movement
위압흔	위자국	gastric impression
위저	위바닥	fundus of stomach
위체	위몸통	body of stomach
위포말	위거품	stomach bubble
위하수	위처짐	gastroptosis
위횡격간막	위가로막인대	gastrophrenic ligament
윗벽	천장	roof
유각기	흔듦기	swing phase
유곽유두	성곽유두	vallate papilla
유관	젖샘관	lactiferous duct
유관동	젖샘관팽대	lactiferous sinus
유구골	갈고리뼈	hamate bone
유돌도출정맥	꼭지이끌정맥	mastoid emissary vein
유돌동	꼭지방	mastoid antrum
유돌동구	꼭지방입구	aditus to mastoid antrum
유돌벽	꼭지벽	mastoid wall
유돌봉소	꼭지벌집	mastoid cells

구용어	신용어	영어
유돌염	꼭지돌기염	mastoiditis
유두골	알머리뼈	capitate bone
유두공	유두구멍	papillary foramen
유두근	꼭지근	papillary muscle
유두돌기	꼭지돌기	mammillary process
유두부종	울혈유두	choked disc
유두선	젖꼭지선	mammary line, nipple line
유두시상속	유두시상다발	mammillothalamic fascicle
유두피개속	중간뇌뒤판	mamillotegmental fasciculus
유루증	눈물흘림증	epiphora
유륜	젖꽃판	areola
유륜선	젖꽃판샘	areolar gland
유문	날문	pylorus
유문관	날문관	pyloric canal
유문괄약근	날문조임근	pyloric sphincter
유문구	날문구멍	pyloric orifice
유문동	날문방	pyloric antrum
유문림프절	날문림프절	pyloric lymph node
유문부	날문부위	pyloric part
유문전정맥	날문앞정맥	prepyloric vein
유문횡단면	날문가로면	transpyloric plane
유미조	가슴림프관팽대	cisterna chyli
유방	젖	breast
유방릉	젖능선	mammary crest
유방제인대	유방걸이인대	suspensory ligament of breast
유방하부	유방밑부위	submammary region
유분증	대변실금	encopresis
유선	젖샘	mammary gland
유선	젖선	milk line
유선엽	젖샘엽	lobe of mammary gland
유양돌기	꼭지돌기	mastoid process
유양림프절	꼭지림프절	mastoid lymph node
유치	젖니	deciduous teeth
유치대구치	젖니큰어금니	deciduous molar
육주	근육기둥	trabecula carneae
육주방광	기둥방광	trabeculated bladder
윤상갑상관절	반지방패관절	cricothyroid joint
윤상갑상근	반지방패근	cricothyroid muscle
윤상기관인대	반지기관인대	cricotracheal ligament
윤상연골	반지연골	cricoid cartilage
윤상인두근	반지인두근	cricopharyngeal muscle

구용어	신용어	영어
윤상주름	돌림주름	circular folds
윤상피열관절	반지모뿔관절	cricoarytenoid joint
윤활낭	윤활주머니	synovial bursa
융기	두덩	eminence
음경각	음경다리	crus of penis
음경구동맥	음경망울동맥	artery of bulb of penis
음경근	음경뿌리	root of penis
음경배동맥	음경등동맥	dorsal artery of penis
음경배부	음경등쪽	dorsum of penis
음경배부신경	음경등신경	dorsal nerve of penis
음경봉선	음경솔기	raphe of penis
음경심동맥	깊은음경동맥	deep artery of penis
음경제어인대	음경걸이인대	suspensory ligament of penis
음경중격	음경사이막	septum penis
음경체	음경몸통	body of penis
음낭봉선	음낭솔기	raphe of scrotum
음낭수종	물음낭종	scrotal hydrocele
음낭중격	음낭사이막	septum of scrotum
음모	거웃	pubic hair
음부대퇴신경	음부넙다리신경	genitofemoral nerve
음부지	음부가지	genital branch
음부틈새	음부갈림	pudendal cleft
음순교련	입술연결부	labial commissure
음핵각	음핵다리	crus of clitoris
음핵배동맥	음핵등동맥	dorsal artery of clitoris
음핵배부신경	음핵등신경	dorsal nerve of clitoris
음핵소대	음핵꺼풀주름띠	frenulum of clitoris
음핵심동맥	깊은음핵동맥	deep artery of clitoris
음핵제인대	음핵걸이인대	suspensory ligament of clitoris
음핵체	음핵몸통	body of clitoris
음핵포피	음핵꺼풀	prepuce of clitoris
의핵	의문핵	nucleus ambiguous
이갑개	귀조가비	concha of auricle
이개	귓바퀴	auricle
이개결절	귓바퀴결절	auricular tubercle
이개근	귓바퀴근육	auricular muscle
이개부	귓바퀴부위	auricular region
이개연골	귓바퀴연골	auricular cartilage
이개측두신경	귓바퀴관자신경	auriculotemporal nerve
이개혈종	귓바퀴혈종	hematoma of auricle
이경	귀보개	otoscope

구용어	신용어	영어
이관	귀관	auditory tube
이관고실구멍	귀관고실구멍	auditory tube tympanic opening
이관골부	귀관뼈부분	auditory tube bony part
이관관	귀관길	canal for auditory tube
이관융기	귀관융기	torus tubarius
이관인두구멍	귀관인두구멍	pharyngeal opening of auditory tube
이관인두근	귀관인두근	salpingopharyngeus muscle
이관통기법	귀관통기법	tympanic inflation
이관편도	귀관편도	tubal tonsil
이관협착	귀관협착	tubal stenosis
이구	귀지	cerumen
이동맹장	움직막창자	mobile caecum
이동신장	이동콩팥	movable kidney
이두근구	두갈래근고랑	bicipital groove
이륜	귓바퀴	helix
이마돌기	이마면	frontal plane
이모	털	tragi
이복근	두힘살근	two-bellied muscle
이부	턱끝부위	mental region
이분인대	두갈래인대	bifurcate ligament
이상구	조롱박구멍	piriform aperture
이상근	궁둥구멍근	piriform muscle
이상면	귀모양면	auricular surface
이상와	조롱박오목	pyriform sinus
이설골근	턱끝목뿔근	geniohyoid muscle
이설근	턱끝혀근	genioglossus muscle
이소골	귓속뼈	auditory ossicles
이소골근	귓속뼈근육	muscles of auditory ossicles
이수	귓불	earlobe
이신경절	귀신경절	otic ganglion
이완불능증	이완못함증	achalasia
이종피질	부등겉질	allocortex
이차골화중심	이차뼈되기중심	secondary ossification center
이차공	이차구멍	foramen secondum
이차만곡	이차굽이	secondary curvature
이차모	이차털	secondary hair
이차중격	둘째사이막	secundum septum
이차체성감각영역	이차몸감각영역	second somatosensory area
이축성관절	쌍축관절	biaxial joint
이턱결절	턱끝결절	mental tubercle
이턱공	턱끝구멍	mental foramen

구용어	신용어	영어
이턱극	턱끝가시	mental spine
이턱순구	턱끝입술고랑	mentolabial sulcus
이턱융기	턱끝융기	mental protuberance
이턱횡근	턱끝가로근	transverse menti muscle
이하동맥	턱끝밑동맥	submental artery
이하림프절	턱끝밑림프절	submental node
이하선	귀밑샘	parotid gland
이하선림프절	귀밑샘림프절	parotid node
이하선유두	귀밑샘유두	parotid papilla
익구개신경절	날개입천장신경절	pterygopalatine ganglion
익구개와	날개입천장오목	pterygopalatine fossa
익돌관	날개관	pterygoid canal
익돌관동맥	날개관동맥	artery of pterygoid canal
익돌구	날개갈고리	pterygoid hamulus
익돌근정맥총	날개근정맥얼기	pterygoid plexus
익돌와	날개오목	pterygoid fossa
익돌하악봉선	날개아래턱솔기	pterygomandibular rache
익상근	날개근	pterygoid muscle
익상돌기	날개돌기	pterygoid process
익상돌기내측판	날개돌기안쪽판	pterygoid process medial plate
익상악열	날개위턱틈새	pterygomaxillary fissure
익상인대	날개인대	alar ligament
익상주름	날개주름	alar folds
인두낭	인두물혹	pharyngeal cyst
인두림프륜	인두림프고리	pharyngeal lymphoid ring
인두신경총	인두신경얼기	pharyngeal nerve plexus
인두원개	인두둥근천장	vault of pharynx
인두정맥총	인두정맥얼기	pharyngeal vein plexus
인두측극	인두곁공간	parapharyngeal space
인두편도염	아데노이드염	adenoiditis
인두함요	인두오목	pharyngeal recess
인두후극	인두뒤공간	retropharyngeal space
인두후농양	인두뒤농양	retropharyngeal abscess
인두후림프절	인두뒤림프절	retropharyngeal node
인상봉합	비늘봉합	squamous suture
일반내장구심성	일반내장들신경성	general visceral afferent
일반내장원심성	일반내장날신경성	general visceral efferent
일반체성감각핵	일반몸감각핵	general somatic sensory nucleus
일반체성구심성	일반몸들신경성	general somatic afferent
일반체성운동핵	일반몸운동핵	general somatic motor nucleus
일반체성원심성	일반몸날신경성	general somatic efferent

구용어	신용어	영어
일차골화중심	일차뼈되기중심	primary ossification center
일차공	일차구멍	foramen prinum
일차만곡	일차굽이	primary curvature
일차시각피질	일차시각겉질	primary visual cortex
일차운동피질	일차운동겉질	primary motor cortex
일차중격	첫째사이막	primum septum
일차체성감각영역	일차몸감각영역	primary somatosensory area
일축성관절	홑축관절	uniaxial joint
입각기	디딤기	stance phase
입모근	털세움근	arrector muscle of hair
입방골	입방뼈	cuboid bone

구용어	신용어	영어
자궁강	자궁안	uterine cavity
자궁경	자궁목	cervix of uterus
자궁경관	자궁목관	cervical canal
자궁경횡인대	자궁목가로인대	transverse cervical ligament
자궁구	자궁구멍	uterine ostium
자궁근층	자궁근육층	myometrium
자궁내막	자궁속막	endometrium
자궁방조직	자궁주위조직	parametrium
자궁부	자궁부위	uterine part
자궁외막	자궁바깥막	perimetrium
자궁외임신	딴곳임신	ectopic pregnancy
자궁원삭	자궁원인대	round ligament of uterus
자궁저	자궁바닥	fundus of uterus
자궁정맥총	자궁정맥얼기	uterine venous plexus
자궁질신경총	자궁질신경얼기	uterovaginal plexus
자궁천골인대	자궁엉치인대	uterosacral ligament
자궁체	자궁몸통	body of uterus
자궁하부	아래자궁분절	lower uterine segment
자궁협부	자궁잘록	isthmus of uterus
자유띠	자유띠	free taenia
잠금	맞물림	locking
장간동맥신경총	창자간막동맥사이신경얼기	intermesenteric plexus
장간막근(뿌리)	창자간막뿌리	root of mesentery
장경인대	엉덩정강근막띠	iliotibial tract
장골	긴뼈	long bone
장골	엉덩뼈	ilium
장골근	엉덩근	iliacus muscle
장골근막	엉덩근막	iliac fascia

구용어	신용어	영어
장골능	엉덩뼈능선	iliac crest
장골대퇴인대	엉덩넙다리인대	iliofemoral ligament
장골동맥신경총	엉덩동맥신경얼기	iliac artery plexus
장골서혜신경	엉덩샅굴신경	ilioinguinal nerve
장골와	엉덩뼈오목	iliac fossa
장골익	엉덩뼈날개	ala of ilium
장골조면	엉덩뼈거친면	iliac tuberosity
장골치골궁	칸사이근막활	iliopectineal arch
장골하복신경	엉덩아랫배신경	iliohypogastric nerve
장내전근	긴모음근	adductor longus muscle
장늑근	엉덩갈비근	iliocostalis muscle
장두	긴갈래	long head
장막	융모막	serosa
장막성심막	장막심장막	serous pericardium
장모양체신경	긴섬모체신경	long ciliary nerve
장무지굴근	긴엄지굽힘근	flexor pollicis longus muscle
장무지신근	긴엄지폄근	extensor pollicis longus muscle
장무지외전근	긴엄지벌림근	abductor pollicis longus muscle
장미골근	엉덩꼬리근	iliococcygeus muscle
장비골근	긴종아리근	fibularis longus muscle
장비골근건구	긴종아리근힘줄고랑	groove for tendon of peroneus longus muscle
장비골근구	긴종아리근고랑	groove for peroneus longus muscle
장수장근	긴손바닥근	palmaris longus muscle
장염전	창자꼬임	intestinal volvulus
장요근	엉덩허리근	iliopsoas muscle
장요동맥	엉덩허리동맥	iliolumbar artery
장요측수근신근	긴노쪽손목폄근	extensor carpi radialis longus muscle
장융모	창자융모	intestinal villi
장족무지굴근	긴엄지발가락굽힘근	flexor hallucis longus muscle
장족무지신근	긴엄지발가락폄근	extensor hallucis longus muscle
장중첩증	창자겹침증	intussusception
장지굴근	긴발가락굽힘근	flexor digitorum longus muscle
장지신근	긴발가락폄근	extensor digitorum longus
장척인대	긴발바닥인대	long plantar ligament
장측골간근	바닥쪽뼈사이근	palmar interosseus muscle
장측골반근막	내장쪽골반근막	visceral pelvic fascia
장측수근동맥궁	바닥쪽손목동맥활	palmar carpal arches
장측수근지	바닥쪽손목가지	palmar carpal branch
장측요골수근인대	바닥쪽노손목인대	palmar radiocarpal ligament
장측인대	바닥쪽인대	palmar ligament
장측중수동맥	바닥쪽손허리동맥	palmar metacarpal arteries

구용어	신용어	영어
장치골융기	엉덩두덩뼈가지	iliopubic ramus
장후모양체동맥	긴뒤섬모체동맥	long posterior ciliary artery
저작근	씹기근육	masticatory muscle
저작반사	씹기반사	chewing reflex
저작운동	씹기운동	chewing motion
적색골수	적색뼈속질	red marrow
적핵	적색핵	red nucleus
적핵망상섬유	적핵그물섬유	rubroreticular fibers
적핵척수로	적핵척수로	rubrospinal tract
전거골관절면	앞목말관절면	anterior talar articular surface
전거비인대	앞목말종아리인대	anterior talofibular ligament
전거종관절	앞목말발꿈치관절	anterior talocalcaneal joint
전결절	앞결절	anterior tubercle
전경	앞경사	anteversion
전경골근	앞정강근	tibialis anterior muscle
전경골동맥	앞정강동맥	anterior tibial artery
전경골림프절	앞정강림프절	anterior tibial node
전경골정맥	앞정강정맥	anterior tibial veins
전경부	앞목부위	anterior cervical region
전경삼각	앞목삼각	anterior triangle
전경정맥	앞목정맥	anterior jugular vein
전고실동맥	앞고실동맥	anterior tympanic artery
전골간동맥	앞뼈사이동맥	anterior interosseous artery
전골간신경	앞뼈사이신경	anterior interosseous nerve
전과간구	앞융기사이구역	anterior intercondylar area
전교련	앞맞교차	anterior commissure
전구	앞구역	anterior segment
전구상회	해마앞능선이랑	presubiculum
전굴	앞굽음	anteflexion
전궁	앞고리	anterior arch
전근	앞뿌리	ventral root
전내측대퇴근간중격	앞안쪽넙다리근육사이막	anteromedial intermuscular septum
전뇌	앞뇌	prosencephalon
전늑간가지	앞갈비사이가지	anterior intercostal branch
전대뇌동맥	앞대뇌동맥	anterior cerebral artery
전두	이마	forehead
전두	이마부위	sinciput
전두개와	앞머리뼈우묵	anterior cranial fossa
전두골	이마뼈	frontal bone
전두골봉합	이마봉합	frontal bone suture
전두공	이마구멍	frontal foramen

구용어	신용어	영어
전두동	이마굴	frontal sinus
전두면	전두돌기	frontal process
전두부	이마부위	frontal region
전두비골돌기	이마코돌기	frontonasal process
전두비골봉합	이마코뼈봉합	frontonasal suture
전두비늘부	이마편평부	frontal squamous part
전두사골봉합	이마벌집봉합	fronto-ethmoidal suture
전두신경	이마신경	frontal nerve
전두연합피질	이마연합겉질	frontal association cortex
전두엽	이마엽	frontal lobe
전두융기	이마융기	frontal tuber
전두전피질	이마앞겉질	prefrontal cortex
전두절흔	이마패임	frontal notch
전두직근	앞머리곧은근	rectus capitis anterior muscle
전둔근선	앞볼기근선	anterior gluteal line
전림프절	앞림프절	anterior node
전립선	전립샘	prostate
전립선동	전립샘동굴	prostatic sinus
전립선신경총	전립샘신경얼기	prostatic plexus
전립선정맥총	전립샘정맥얼기	prostatic venous plexus
전맥락막동맥	앞맥락얼기동맥	anterior choroidal artery
전맹장동맥	앞막창자동맥	anterior cecal artery
전모양체동맥	앞섬모체동맥	anterior ciliary artery
전미주신경간	앞미주신경줄기	anterior vagus nerve trunk
전반규관	앞반고리뼈관	anterior semicircular canal
전반월판	앞반달판막	anterior semilunar cusp
전방	앞방	anterior chamber
전방거근	앞톱니근	serratus anterior muscle
전방피부가지	앞피부가지	anterior cutaneous branches
전복측핵	앞배쪽핵	ventral anterior nucleus
전분지	앞신경갈래	anterior division
전비골두인대	앞종아리뼈머리인대	anterior ligament of fibular head
전비극	앞코가시	anterior nasal spine
전사각근	앞목갈비근	scalenus anterior
전사골공	앞벌집구멍	anterior ethmoidal foramen
전사골동맥	앞벌집동맥	anterior ethmoidal arteries
전사골신경	앞벌집신경	anterior ethmoidal nerve
전삭	앞섬유단	anterior funiculus
전상구	앞위구역	anterior superior segment
전상엽지	앞구역기관지	anterior segmental bronchus
전상완회선동맥	앞위팔휘돌이동맥	anterior circumflex humeral artery

구용어	신용어	영어
전상핵	마개핵	emboliform nucleus
전순	앞입술	anterior lip
전시상방사	앞시상부챗살	anterior thalamic radiation
전시상하부간질핵	앞시상하부사이질핵	interstitial nuclei of the anterior hypothalamus
전실간지	앞심실사이가지	anterior interventricular branch
전심실간구	앞심실사이고랑	anterior interventricular sulcus
전심장정맥	앞심장정맥	anterior cardiac vein
전십자인대	앞십자인대	anterior cruciate ligament
전안검연	앞눈꺼풀가장자리	anterior palpebral margin
전액와선	앞겨드랑선	anterior axillary line
전액와주름	앞겨드랑주름	anterior axillary fold
전연	앞모서리	anterior border
전엽	앞엽	anterior lobe
전완	아래팔	forearm
전완골간막	아래팔뼈사이막	interosseous membrane of forearm
전완근막	아래팔근막	antebrachial fascia
전완부	아래팔부위	antebrachial region
전외측구	앞가쪽고랑	anterolateral sulcus
전외측척수절개술	앞가쪽척수(신경로)시상로절단술	anterolateral cordotomy
전외측천문	앞가쪽숫구멍	anterior lateral fontanel
전운동구역	운동앞영역	premotor area
전위지	앞위가지	anterior gastric branches
전유두근	앞꼭지근	anterior papillary muscle
전음난청	전도난청	conductive deafness
전음낭신경	앞음낭신경	anterior scrotal nerve
전음낭지	앞음낭가지	anterior scrotal branch
전음순교련	앞음순연결부	anterior labial commissures
전음순신경	앞음순신경	anterior labial nerve
전음순지	앞음순가지	anterior labial branch
전자	돌기	trochanter
전자간릉	돌기사이능선	intertrochanteric crest
전자간선	돌기사이선	intertrochanteric line
전자간직경	돌기사이지름	intertrochanteric diameter
전자낭	돌기윤활주머니	trochanteric bursa
전자와	돌기오목	trochanteric fossa
전장	담장	claustrum
전장	앞창자	foregut
전정	안뜰	vestibule
전정계단	안뜰계단	scala vestibuli
전정구	안뜰망울	bulb of vestibule
전정소뇌	안뜰소뇌	vestibulocerebellum

구용어	신용어	영어
전정신경	안뜰신경	vestibular nerve
전정신경핵	안뜰신경핵	vestibular nucleus
전정영역	안뜰영역	vestibular area
전정와우신경	속귀신경	vestibulocochlear nerve
전정인대	안뜰인대	vestibular ligament
전정주름	안뜰주름	vestibular fold
전정중선	앞정중선	anterior median line
전정중열	앞정중틈새	anterior median fissure
전정척수로	안뜰척수로	vestibulospinal tract
전종격림프절	앞세로칸림프절	anterior mediastinal lymph node
전종골관절면	앞발꿈치뼈관절면	anterior facet for calcaneus
전종인대	앞세로인대	anterior longitudinal ligament
전지	앞가지	anterior ramus
전질원주	앞질기둥	anterior vaginal column
전척수동맥	앞척수동맥	anterior spinal artery
전척수동맥증후군	앞척수동맥증후군	anterior spinal artery syndrome
전천골공	앞엉치뼈구멍	anterior sacral foramina
전천장인대	앞엉치엉덩인대	anterior sacroiliac ligament
전첨	앞첨판	anterior cusp
전초림프절	감시림프절	sentinel node
전초림프절생검	감시림프절생검	sentinel lymph node biopsy
전추골주름	앞망치주름	anterior mallear fold
전침대돌기	앞침대돌기	anterior clinoid process
전폐저구	앞바닥구역	anterior basal segmental bronchus
전폐저지	앞바닥구역기관지	anterior basal segmental bronchus
전피질척수로	앞겉질척수로	anterior corticospinal tract
전하소뇌동맥	앞아래소뇌동맥	anterior inferior cerebellar artery
전회백질교련	앞회색질맞교차	anterior gray commissure
전후경	앞뒤지름	anteroposterior diameter
전흉골부	복장부위	presternal region
절전신경세포	신경절이전신경세포	preganglionic neuron
절치	앞니	incisor tooth
절치골	앞니뼈	incisive bone
절치공	앞니구멍	incisive foramina
절치관	앞니관	incisive canal
절치와	앞니오목	incisive fossa
절치유두	앞니유두	incisive papilla
절후신경세포	신경절이후신경세포	postganglionic neuron
절흔	패임	notch
점막근층	점막근육층	muscularis mucosae
점막하층	점막밑층	submucosa

구용어	신용어	영어
접구개공	나비입천장구멍	sphenopalatine foramen
접번관절	경첩관절	hinge joint
접번운동	경첩운동	hinge movement
접사함요	나비벌집오목	sphenoethmoidal recess
접추체열	나비바위틈새	sphenopetrosal fissure
접하악인대	나비아래턱인대	sphenomandibular ligament
접형골	나비뼈	sphenoidal bone
접형골극	나비뼈가시	spine of sphenoid bone
접형구개동맥	나비입천장동맥	sphenopalatine artery
접형동	나비굴	sphenoidal sinus
접형두정정맥동	나비마루정맥굴	sphenoparietal sinus
정관신경총	정관신경얼기	deferential plexus
정구	요도둔덕	seminal colliculus
정맥관삭	정맥관인대	ligamentum venosum
정맥관삭열	정맥관인대틈새	fissure for ligamentum venosum
정맥동	정맥굴	venous sinus
정맥동판	정맥굴판	valve of sinus venosus
정맥동합류	정맥굴합류	confluence of sinuses venous
정맥총	정맥얼기	venous plexus
정복	위치복원	reposition
정삭정맥류	덩굴정맥류	varicocele
정중갑상골인대	정중방패목뿔인대	median thyrohyoid ligament
정중구개봉합	정중입천장봉합	median palatine suture
정중궁상인대	정중활꼴인대	median arcuate ligament
정중설후두개주름	정중혀덮개주름	median glossoepiglottic fold
정중연수가지	정중숨뇌가지	median medullary branches
정중윤상갑상인대	정중반지방패인대	median cricothyroid ligament
정중제삭	정중배꼽인더	median umbilical ligament
정중제주름	정중배꼽주름	median umbilical fold
정중천골능	정중엉치뼈능선	median sacral crest
정중천골동맥	정중엉치동맥	median sacral artery
정중환축관절	정중고리중쇠관절	median atlanto–axial joints
정지	이동끝	mobile end
제3뇌실전복측구	제3뇌실앞배쪽영역	anterioventral third ventricular area
제3전자	제3돌기	third trochanter
제대	탯줄	umbilical cord
제동맥	배꼽동맥	umbilical artery
제동맥삭	배꼽동맥끈	cord of umbilical artery
제륜	배꼽고리	umbilical ring
제방정맥	배꼽옆정맥	paraumbilical vein
제부	배꼽부위	umbilical region

구용어	신용어	영어
제삼비골근	셋째종아리근	peroneus tertius muscle
제어인대	제한인대	check ligament
제정맥	배꼽정맥	umbilical vein
조갑곽	손발톱성곽	nail wall
조갑근	손발톱뿌리	nail root
조갑기질	손발톱바탕질	nail matrix
조갑저	손발톱바닥	nail bed
조갑체	손톱몸통	body of nail
조거구	새발톱고랑	calcarine sulcus
조거극	새발톱돌기	calcarine spur
조면	거친면	tuberosity
조선	거친선	linea aspera
조조발기	아침발기	morning erection
족관절	발관절	joints of foot
족궁	발활	arch of foot
족근	발목	ankle
족근간관절	발목뼈사이관절	intertarsal joint
족근골	발목뼈	tarsal bone
족근동	발목뼈굴	tarsal sinus
족근부	발목부위	ankle region
족근중족관절	발목발허리관절	tarsometatarsal joint
족무지	엄지발가락	great toe
족배동맥	발등동맥	dorsalis pedis artery
족배부위	발등부위	dorsal region of foot
족배정맥망	발등정맥그물	dorsal venous network of foot
족배측지신경	등쪽발가락신경	dorsal digital nerves of foot
족부	발부위	foot region
족저	발바닥	sole
족저부	발바닥부위	plantar region
족저정맥망	발바닥정맥그물	plantar venous network
족저지문	발바닥지문	plantar print
족지절간관절	발가락뼈사이관절	interphalangeal joints of foot
족척건막	발바닥널힘줄	plantar aponeurosis
족척근	장딴지빗근	plantaris muscle
족척동맥	깊은발바닥동맥	deep plantar artery
족척동맥궁	발바닥동맥활	plantar artery arch
족척방형근	발바닥네모근	quadratus plantae muscle
족하수	발처짐	foot drop
종	발꿈치	heel
종격	가슴세로칸	mediastinum
종격면	세로칸면	mediastinal surface

구용어	신용어	영어
종격흉막	세로칸가슴막	mediastinal pleura
종골	발꿈치뼈	calcaneus
종골건	발꿈치힘줄	calcaneal tendon
종골구	발꿈치뼈고랑	calcaneal sulcus
종골융기	발꿈치뼈융기	calcaneal tuberosity
종교섬유	다리뇌세로섬유	longitudinal pontine fibers
종뇌	끝뇌	telencephalon
종동맥	끝동맥	end–artery
종부위	발꿈치부위	heel region
종비인대	발꿈치종아리인대	calcaneofibular ligament
종입방관절	발꿈치입방관절	calcaneocuboid joint
종자골	종자뼈	sesamoid bone
종족	발끝들린휜발증	talipes calcaneus
종족궁	세로활	longitudinal arch
좌각	왼다리	left crus
좌각	왼다발	left bundle
좌각	왼뿔	left horn
좌간관	왼간관	left hepatic duct
좌간엽	왼간엽	left hepatic lobe
좌간정맥	왼간정맥	left hepatic vein
좌결장굴곡	왼잘록창자굽이	left colic flexure
좌결장동맥	왼잘록창자동맥	left colic artery
좌골	궁둥뼈	ischium
좌골결절	궁둥뼈결절	ischial tuberosity
좌골극	궁둥뼈가시	ischial spine
좌골대퇴인대	궁둥넙다리인대	ischiofemoral ligament
좌골신경	궁둥신경	sciatic nerve
좌골신경통	궁둥신경통	sciatica
좌골지	궁둥뼈가지	ramus of ischium
좌골직장와	궁둥항문오목	ischiorectal fossa
좌골직장와농양	궁둥항문오목농양	ischiorectal abscess
좌골직장와체지방	궁둥항문오목체지방	fat body of ischio–rectal fossa
좌골체	궁둥뼈몸통	body of ischium
좌골해면체근	궁둥해면체근	ischiocavernous muscle
좌관상동맥	왼관상동맥	left coronary artery
좌관상첨판	왼관상첨판	left coronary cusp
좌반월첨판	왼반달첨판	left semilunar cusp
좌반월판	왼반달판막	left semilunar cusp
좌방실구	왼방실판막왼방실구멍	left atrioventricular orifice
좌방실판	왼방실판막	left atrioventricular valve
좌상엽기관지	왼위엽기관지	left superior lobar bronchi

구용어	신용어	영어
좌쇄골하동맥	왼빗장밑동맥	left subclavian artery
좌쇄골하임파본간	왼빗장밑림프관줄기	left subclavian trunk
좌심방	왼심방	left atrium
좌심방후정맥	왼심방뒤정맥	posterior vein of left atrium
좌심실	왼심실	left ventricle
좌심실후정맥	왼심실뒤정맥	posterior vein of left ventricle
좌심이	왼심방귀	left atrial auricle
좌위대망동맥	왼위그물막동맥	left gastroepiploic artery
좌위대망림프절	왼위그물막림프절	left gastroepiploic node
좌위대망정맥	왼위그물막정맥	left gastroepiploic vein
좌위동맥	왼위동맥	left gastric artery
좌위림프절	왼위림프절	left gastric node
좌위정맥	왼위정맥	left gastric vein
좌총경동맥	왼온목동맥	left common carotid artery
좌폐동맥	왼허파동맥	left pulmonary artery
좌폐소설	왼허파혀	lingula of left lung
좌폐정맥	왼허파정맥	left pulmonary vein
좌하복신경	왼아랫배신경	left hypogastric nerve
좌하엽기관지	왼아래엽기관지	left inferior lobar bronchus
주	팔꿈치	elbow
주간절흔	귀구슬사이패임	intertragic notch
주관절	팔굽관절	elbow joint
주관절각	팔꿈치각	cubital angle
주관절내장애	팔굽관절공간장애	internal derangement of elbow joint
주관절동맥망	팔굽관절동맥그물	cubital artery anastomosis
주관절와	팔오금	cubital fossa
주근	팔꿈치근	anconeus muscle
주두	팔꿈치머리	olecranon
주두골피하윤활낭	팔꿈치머리피부밑주머니	subcutaneous olecranon bursa
주두와	팔꿈치오목	olecranon fossa
주두윤활낭염	팔꿈치머리윤활주머니염	olecranon bursitis
주부	팔꿈치부위	cubital region
주상골	발배뼈	navicular
주상골	손배뼈	scaphoid
주상골조면	발배뼈거친면	tuberosity
주인대	기본인대	cardinal ligament
중간광근	중간넓은근	vastus intermedius
중간뇌	중간뇌소포	mesencephalon
중간대	중간구역	intermediate zone
중간둔근	중간볼기근	gluteus medius muscle
중간부	중간부분	middle part

구용어	신용어	영어
중간설상골	중간쐐기뼈	intermediate cuneiform bone
중간수근선	중간손목주름	middle wrist crease
중간장간막림프절	중간창자간막림프절	intermediate mesenteric node
중간족배피부신경	중간발등피부신경	intermediate dorsal cutaneous nerve
중간종선	중간세로주름	middle longitudinal crease
중간질외측부	가쪽중간회색질	lateral intermediate substance
중간질중심부	중심중간회색질	central intermediate substance
중간천골능	중간엉치뼈능선	intermediate sacral crest
중갑상선정맥	중간갑상샘정맥	middle thyroid veins
중거골관절면	중간목말관절면	middle talar articular surface
중거종관절	중간목말발꿈치관절	middle talocalcaneal joint
중격변연기둥	사이막모서리기둥	septomarginal trabecula
중격영역	사이막영역	septal area
중격유두근	사이막유두근	septal papillary muscle
중격첨	사이막첨판	septal cusp
중결장동맥	중간잘록창자동맥	middle colic artery
중경막동맥	중간경질막동맥	middle meningeal artery
중경막동맥	중간뇌막동맥	middle meningeal artery
중경심장신경	중간목심장신경	middle cervical cardiac nerve
중공기관	속빈기관	hollow organ
중뇌	중간뇌	midbrain
중뇌개	중간뇌덮개	tectum of midbrain
중뇌수도	중간뇌수도관	aqueduct of midbrain
중뇌수도주위회백질	중간뇌수도관주위회색질	periaqueductal grey matter
중뇌피개	중간뇌뒤판	tegmentum of midbrain
중두개와	중간머리뼈우묵	middle cranial fossa
중둔신경	중간볼기신경	middle clunial nerve
중부신동맥	중간부신동맥	middle suprarenal artery
중비갑개	중간코선반	middle nasal concha
중비도	중간콧길	middle nasal meatus
중비도전방	중간콧길앞탕	atrium of middle nasal meatus
중사각근	중간목갈비근	scalenus medius
중소뇌각	중간소뇌다리	middle cerebellar peduncle
중수	손허리	metacarpus
중수골	손허리뼈	metacarpal bone
중수골간극	손허리뼈사이공간	interosseous metacarpal space
중수관절	손목뼈중간관절	midcarpal joint
중수지절관절	손허리손가락관절	metacarpo-phalangeal joint
중수지절관절주름	손허리손가락관절주름	metacarpophalangeal crease
중슬동맥	중간무릎동맥	middle genicular artery
중신관	중간콩팥관	mesonephric duct

구용어	신용어	영어
중신방관	중간콩팥곁관	paramesonephric duct
중심구	중심고랑	central sulcus
중심와	중심오목	fovea centralis
중심장정맥	중간심장정맥	middle cardiac vein
중심전구	중심앞고랑	precentral sulcus
중심전회	중심앞이랑	precentral gyrus
중심정중핵	중심정중핵	centromedian nucleus
중심회백질	중심회색질	central gray substance
중심후구	중심뒤고랑	postcentral sulcus
중심후회	중심뒤이랑	postcentral gyrus
중액와선	중간겨드랑선	midaxillary line
중엽	중간엽	middle lobe
중엽지	중간엽가지	middle lobar bronchial
중이	가운데귀	middle ear
중인두수축근	중간인두수축근	middle pharyngeal constrictor
중장	중간창자	midgut
중절골	중간마디뼈	middle phalanx
중족간관절	발허리사이관절	intermetatarsal joints
중족골	발허리뼈	metatarsal bone
중족지절관절	발허리발가락관절	metatarsophalangeal joints
중종골관절면	중간발꿈치뼈관절면	middle facet for calcaneus
중직장동맥	중간곧창자동맥	middle rectal artery
중직장동맥신경총	중간곧창자동맥신경얼기	middle rectal plexus
중직장정맥	중간곧창자정맥	middle rectal vein
즐상근	빗살근육	pectinate muscle
즐상선	빗살선	pectinate line
지	손가락	fingers including thumb
지간소구	가락사이덩이	interdigital ball
지골	마디뼈	phalanx
지굴근총건초	굽힘근온힘줄집	common flexor sheath
지대	지지띠	retinaculum
지배건막	등쪽손가락널힘줄	dorsal digital aponeurosis
지신근	손가락폄근	extensor digitorum muscle
지주막과립소와	과립오목	granuar foveola
지주막하강	거미막밑공간	subarachnoid space
지주막하출혈	거미막밑출혈	subarachnoid hemorrhage
직세동맥	곧은세동맥	straight arteriole
직장	곧창자	rectum
직장간막	곧창자간막	mesorectum
직장방광와	곧창자방광오목	rectovesical pouch
직장방광중격	곧창자방광사이막	rectovesical septum

구용어	신용어	영어
직장방와	곧창자옆오목	pararectal fossa
직장암	곧창자암	rectal cancer
직장자궁와	곧창자자궁오목	recto-uterine pouch
직장정맥총	곧창자정맥얼기	rectal venous plexus
직장팽대	곧창자팽대	rectal ampulla
직장횡주름	곧창자가로주름	transverse folds of rectum
직장후강	곧창자뒤공간	retrorectal space
직정맥동	곧은정맥굴	straight sinus
직혈관	곧은혈관	vasa recta
진성늑골	참갈비뼈	true rib
질구	질구멍	vaginal orifice
질부	질부위	vaginal part
질상부	질위부위	supravaginal part
질원개	질천장	vaginal fornix
질전정	질안뜰	vaginal vestibule
질전정구동맥	질안뜰망울동맥	artery of vaginal bulb vestibule
질점막주름	점막주름	vaginal rugae
질정맥총	질정맥얼기	vaginal venous plexus
질지	질가지	vaginal branch
집합림프소절	무리림프소절	aggregated lymphoid nodules, Peyer's patch

구용어	신용어	영어
차축관절	중쇠관절	pivot joint
참결합선	참앞뒤지름	true conjugate
채상주름	술모양주름	fimbriate fold
척골	자뼈	ulna
척골경상돌기	자붓돌기	ulnar styloid process
척골동맥	자동맥	ulnar artery
척골두	자뼈머리	head of ulna
척골신경	자신경	ulnar nerve
척골신경구	자신경고랑	groove for ulnar nerve
척골신경마비	자신경마비	paralysis of ulnar nerve
척골절흔	자패임	ulnar notch
척골조면	자뼈거친면	tuberosity of ulna
척골체	자뼈몸통	body of ulna
척골측부인대	내측측부인대	ulnar collateral ligament
척수경막	척수경질막	spinal dura mater
척수공동증	척수물구멍증	syringomyelia
척수망상체	척수그물체	spinal reticular formation
척수망상체로	척수그물체로	spinoreticular tract
척수모대	척수섬유띠	spinal lemniscus

구용어	신용어	영어
척수신경근통증	척수신경뿌리통증	radicular pain
척수연막	척수연질막	spinal pia mater
척수연수로	척수숨뇌로	spinobulbar tract
척수원추	척수원뿔	conus medullaris
척수지주막	척수거미막	spinal arachnoid membrane
척주	등골뼈	vertebral column
척주기립근	척주세움근	erector spinae muscle
척주부	척주부위	vertebral region
척주측만증	척주옆굽음증	scoliosis
척추골	척추뼈	vertebra
척추공	척추뼈구멍	vertebral foramen
척추궁	척추뼈고리	vertebral arch
척추궁근	척추뼈고리줄기	vertebral arch pedicle
척추궁판	척추뼈고리판	vertebral arch lamina
척추전근	척추앞근육	prevertebral muscle
척추전만증	척추앞굽음증	lordosis
척추전엽	척추앞층	prevertebral layer
척추정맥총	척추정맥얼기	vertebral venous plexus
척추체	척추뼈몸통	vertebral body
척추체정맥	척추뼈몸통정맥	basivertebral vein
척추후근	척추뒤근육	postvertebral muscle
척추후만	척추뒤굽음	kyphosis
척측골간근	바닥쪽뼈사이근	plantar interosseous muscle
척측반회동맥	자쪽되돌이동맥	ulnar recurrent artery
척측수근굴근	자쪽손목굽힘근	flexor carpi ulnaris muscle
척측수근신근	자쪽손목폄근	extensor carpi ulnaris muscle
척측윤활낭	자쪽윤활주머니	ulnar bursa
척측종선	자쪽세로주름	ulnar longitudinal crease
척측종입방인대	바닥쪽발꿈치입방인대	plantar calcaneocuboid ligament
척측종주인대	바닥쪽발꿈치발배인대	plantar calcaneonavicular ligament
척측중족동맥	바닥쪽발허리동맥	plantar metatarsal arteries
척측지동맥	바닥쪽발가락동맥	plantar digital artery
척측측부인대	자쪽손목곁인대	ulnar collateral ligament
천	얕은	superficial
천결절인대	엉치결절인대	sacrotuberous ligament
천골	엉치뼈	sacrum
천골각	엉치뼈뿔	sacral cornu of horn
천골경막외마취	엉치꼬리마취	sacral caudal anesthesia
천골관	엉치뼈관	sacral canal
천골굴곡	엉치굽이	sacral flexure
천골내장신경	엉치내장신경	sacral splanchnic nerve

구용어	신용어	영어
천골능형	엉치마름모	sacral rhomboid
천골림프절	엉치림프절	sacral node
천골부	엉치부위	sacral region
천골삼각	엉치뼈삼각	sacral triangle
천골신경	엉치신경	sacral nerve
천골신경절	엉치신경절	sacral ganglia
천골신경총	엉치신경얼기	sacral plexus
천골열공	엉치뼈틈새	sacral hiatus
천골저	엉치뼈바닥	base of sacrum
천골전신경	엉치앞신경	presacral nerve
천골정맥총	엉치정맥얼기	sacral venous plexus
천골첨	엉치뼈끝	sacral apex
천극인대	엉치가시인대	sacrospinal ligament
천근막	얕은근막	superficial fascia
천막절흔	천막패임	tentorial notch
천비골신경	얕은종아리신경	superficial peroneal nerve
천서혜륜	얕은샅굴구멍	superficial inguinal ring
천서혜림프절	림프관얕은샅고랑림프절	superficial inguinal node
천음경배부정맥	얕은음경등정맥	superficial dorsal vein of penis
천장관절	엉치엉덩관절	sacroiliac joint
천추	엉치뼈	sacral vertebra
천측두동맥	얕은관자동맥	superficial temporal artery
천측두정맥	얕은관자정맥	superficial temporal vein
천회음극	얕은샅공간	superficial perineal space
첨	첨판	cusp
첨단림프절	꼭대기림프절	apical node
첩모	속눈썹	eyelash
청각실인증	청각인식불능증	auditory agnosia
청반	청색반점	locus ceruleus
청반핵	청색반점핵	nucleus of locus ceruleus
청소년성대변화	청소년목소리변화	adolescent voice change
체	몸통	body
체성감각연합구역	몸감각연합영역	somatosensory association area
체성감각피질	몸감각겉질	somatosensory cortex
체성신경계	몸신경계	somatic nervous system
체성원심신경섬유	몸들신경섬유	somatic efferent fibers
체순환	온몸순환	systemic circulation
체절	몸분절	somite
체형배열	몸형태 배열	somatotopic organization
초막강	고환집막공간	tunica vaginalis cavity
초자체	유리체	vitreous body

구용어	신용어	영어
초자체관	유리체관	hyaloid canal
초자체동맥	유리체동맥	hyaloid artery
촉각실인증	촉각인식불능증	tactile agnosia
촉문	모양촉각	figura tactilis
총간관	온간관	common hepatic duct
총간동맥	온간동맥	common hepatic artery
총경동맥	온목동맥	common carotid artery
총골간동맥	온뼈사이동맥	common interosseous artery
총비골신경	온종아리신경	common fibular nerve
총비도	온콧길	common nasal meatus
총장골동맥	온엉덩동맥	common iliac artery
총장골림프절	온엉덩림프절	common iliac node
총장골정맥	온엉덩정맥	common iliac vein
총장측지동맥	온바닥쪽손가락동맥	common palmar digital artery
총장측지신경	온바닥쪽손가락신경	common palmar digital nerve
최내늑간근	맨속갈비사이근	innermost intercostal muscle
최상늑간동맥	맨위갈비사이동맥	uppermost intercostal artery
최상항선	맨위목덜미선	highest nuchal line
최장근	가장긴근	longissimus muscle
최하갑상선동맥	맨아래갑상샘동맥	thyroid ima artery
최하야	맨아래구역	area postrema
추간공	척추사이구멍	intervertebral foramen
추간관절	돌기사이관절	zygapophysial joint
추간원판	척추사이원반	intervertebral disc
추간판탈출	원반탈출	disc herniation
추골	망치뼈	malleus
추골돌기	척추융기	vertebra prominence
추골동맥	척추동맥	vertebral artery
추골선	망치뼈선	malleolar stria
추골융기	망치뼈융기	malleolar prominence
추궁절제술	고리판절제술	laminectomy
추미근	눈썹주름근	corrugator supercilii muscle
추체	피라미드	pyramid
추체교차	피라미드교차	decussation of pyramids
추체근	배세모근	pyramidalis muscle
추체로계	피라미드로계	pyramidal tract system
추체부	바위부위	petrous part
추체상연	바위윗모서리	superior border of petrous part
추체외로계	피라미드바깥길계	extrapyramidal system
추체외로증상	피라미드바깥길증상	extrapyramidal symptom
추체융기	피라미드융기	pyramidal eminence

구용어	신용어	영어
추체저부	피라미드바닥	pyramidal base
추체첨부	바위끝	petrous apex
추체후두열	바위뒤통수틈새	petro-occipital fissure
축추	중쇠뼈	axis
충부	벌레	vermis
충수	막창자꼬리	vermiform appendix
충수간막	막창자꼬리간막	meso-appendix
충수동맥	막창자꼬리동맥	appendicular artery
충양근	벌레근	lumbrical muscle
췌관	이자관	pancreatic duct
췌두	이자머리	head of pancreas
췌미	이자꼬리	tail of pancreas
췌신경총	이자신경얼기	pancreatic plexus
췌장	이자	pancreas
췌장지	이자가지	pancreatic branch
췌체	이자몸통	body of pancreas
측각	가쪽뿔	lateral horn
측뇌실	가쪽뇌실	lateral ventricle
측두골	관자뼈	temporal bone
측두교핵섬유	관자다리뇌섬유	temporopontine fiber
측두근	관자근	temporal muscle
측두돌기	관자돌기	temporal process
측두두정근	관자마루근	temporoparietalis
측두부	관자부위	temporal region
측두선	관자선	temporal line
측두연합피질	관자연합겉질	temporal association cortex
측두엽	관자엽	temporal lobe
측두와	관자우묵	temporal fossa
측두하릉	관자아래능선	infratemporal crest
측두하와	관자아래우묵	infratemporal fossa
측복부	가쪽배부위	lateral abdominal region
측부가지	곁가지	collateral branch
측부구	곁고랑	collateral sulcus
측부순환	곁순환	collateral circulation
측부인대	곁인대	collateral ligament
측삭	가쪽섬유단	lateral funiculus
측정이상	겨냥이상	dysmetria
측좌핵	측위핵	nucleus accumbens
측피지	가쪽피부가지	lateral cutaneous branch
치간극	치아간격	interdental space
치골	두덩뼈	pubis

구용어	신용어	영어
치골간원판	두덩사이원반	interpubic disc
치골결절	두덩뼈결절	pubic tubercle
치골결합	두덩결합	pubic symphysis
치골결합면	두덩결합면	pubic symphysial surface
치골경부인대	두덩목인대	pubocervical ligament
치골궁	두덩활	pubic arch
치골궁인대	두덩활꼴인대	arcuate pubic ligament
치골근	두덩근	pectineus muscle
치골대퇴인대	두덩넙다리인대	pubofemoral ligament
치골릉	두덩뼈능선	pubic crest
치골미골근	두덩꼬리근	pubococcygeus muscle
치골방광인대	두덩방광인대	pubovesical ligament
치골부	두덩부위	pubic region
치골상지	두덩뼈위가지	superior pubic ramus
치골전립선인대	두덩전립샘인대	puboprostatic ligament
치골전만곡	두덩앞굽이	prepubic curvature
치골즐	두덩빗살	pecten pubis
치골즐	두덩뼈빗살	pecten pubis
치골직장근	두덩곧창자근	puborectalis muscle
치골질근	두덩질근	pubovaginalis muscle
치골체	두덩뼈몸통	body of pubis
치골하각	두덩밑각	subpubic angle
치골하만곡	두덩아래굽이	infrapubic curvature
치골하지	두덩뼈아래가지	inferior pubic ramus
치골후극	두덩뒤공간	retropubic space
치관	치아머리	crown
치관결절	치아결절	crown tubercle
치구	불두덩	mons pubis
치근	치아뿌리	dental root
치근관	치아뿌리관	dental root canal
치돌기	치아돌기	dens
치돌기면	치아돌기면	facet for dens
치밀골	치밀뼈	compact bone
치상선	치아선	dentate line
치상인대	치아인대	denticulate ligament
치상핵	치아핵	dentate nucleus
치상회	치아이랑	dentate gyrus
치수	치아속질	dental pulp
치수강	치수공간	pulp cavity
치아탓상악동염	치원성위턱뼈동굴	odontogenic maxillary sinusitis
치은	잇몸	gingiva

구용어	신용어	영어
치조	이틀	dental alveoli
치조간중격	이틀사이막	interalveolar septum
치조궁	이틀활	alveolar arch
치조돌기	이틀돌기	alveolar process
치조부	이틀부	alveolar part
치주	치아주위조직	periodontium
치첨인대	치아끝인대	apical ligament of dens
치핵구역	치핵띠	hemorrhoidal zone
침골	모루뼈	incus
침골체	모루뼈몸통	body of incus

구용어	신용어	영어
콜리스근막	얕은근막	Colles' fascia
쿠퍼지지인대	쿠퍼걸이인대	Cooper suspensory ligament
큰구멍	큰뒤통수구멍	foramen magnum
클락주핵	클락기둥핵	nucleus of Clark's column

구용어	신용어	영어
타액선	침샘	salivary glands
타원낭	타원주머니	utricle
탄력원추	탄력원뿔	conus elasticus
태설	이끼혀	coated tongue
태아생모	배냇솜털	primary hair
태양신경절	일광신경절	solar ganglion
테니스엘보우	테니스팔꿉증	tennis elbow
통모양가슴	술통가슴	barrel chest
투명중격강	투명사이막공간	cave of septum pellucidum
투명중격정맥	투명사이막정맥	vein of septum pellucidum
투명중격판	투명사이막판	lamina of septum pellucidum
특수체성감각핵	특수몸감각핵	special somatic sensory nucleus
틈새	고랑	fissure

구용어	신용어	영어
파열공	파열구멍	foramen lacerum
판간관	판사이관	diploic canal
판간정맥	판사이정맥	diploic vein
판간층	판사이층	diploe
판상근	널판근	splenius muscle
팽대	망울	bulb
팽대부괄약근	팽대부조임근	sphincter of ampulla
편도병소감염증	편도병터감염증	focal disease of tonsil infection

구용어	신용어	영어
편도주위농양	편도주위고름집	peritonsillar abscess
편도지	편도가지	tonsillar branch
편엽	타래	flocculus
편엽소절엽	타래결절엽	flocculonodular lobe
편평골	납작뼈	flat bone
편평골반	납작골반	platypelloid pelvis
편평부	비늘부위	squamous part
평정호기	안정날숨	quiet expiration
평정흡기	안정들숨	quiet inspiration
폐	허파	lung
폐간막	허파인대	pulmonary ligament
폐근	허파뿌리	root of lung
폐내림프절	허파속림프절	intrapulmonary node
폐동맥	허파동맥	pulmonary trunk
폐동맥간	허파동맥줄기	pulmonary trunk
폐동맥구	허파동맥판막허파동맥구멍	opening of pulmonary trunk
폐동맥판	허파동맥판막	pulmonary valve
폐면	허파면	pulmonary surface
폐문	허파문	hilum of lung
폐문림프절	허파문림프절	hilar lymph node
폐쇄공	폐쇄구멍	obturator foramen
폐쇄비음	막힘콧소리증	rhinolalia clausa
폐순환	허파순환	pulmonary circulation
폐신경총	허파신경얼기	pulmonary plexus
폐저	허파바닥	base of lung
폐정맥	허파정맥	pulmonary vein
폐첨구	허파꼭대기구역	lung apical segment
폐첨부	허파꼭대기	apex of lung
폐첨지	허파꼭대기구역기관지	lung apical segmental bronchus
폐첨후구	허파꼭대기뒤구역	lung apicoposterior segment
폐첨후지	허파꼭대기뒤구역가지	lung apicoposterior segmental bronchus
폐포	허파꽈리	alveolus
폐흉막	허파가슴막	pleura pulmonalis
포경	우멍거지	phimosis
포피	꺼풀	prepuce
포피선	음경꺼풀샘	preputial gland
표재가지	얕은가지	superficial branch
표재경부림프절	얕은목림프절	superficial cervical nodes
표재림프관	얕은림프관	superficial lymphatic vessel
표재림프절	얕은림프절	superficial nodes
표재복벽동맥	얕은배벽동맥	superficial epigastric artery

구용어	신용어	영어
표재복벽정맥	얕은배벽정맥	superficial epigastric vein
표재서혜림프절	얕은샅고랑림프절	superficial inguinal nodes
표재수장동맥궁	얕은손바닥동맥활	superficial palmar artery arch
표재수장지	얕은손바닥가지	superficial palmar branch
표재슬와림프절	얕은오금림프절	superficial popliteal nodes
표재장골회선동맥	얕은엉덩휘돌이동맥	superficial circumflex iliac vein
표재정맥	얕은정맥	superficial vein
표재지굴근	얕은손가락굽힘근	flexor digitorum superficialis muscle
표정근	얼굴표정근	muscle of facial expression
푸르킨예섬유	심장전도근육섬유	Purkinje fiber
프테리온	관자놀이점	pterion
피각	조가비핵	putamen
피개막	덮개막	tectorial membrane
피근	피부근육	cutaneous muscle
피부선	피부샘	skin gland
피부소구	피부고랑	skin sulcus
피열간절흔	모뿔사이패임	interarytenoid notch
피열연골	모뿔연골	arytenoid cartilage
피열후두개근	모뿔후두덮개근	aryepiglottic muscle
피정맥	피부정맥	cutaneous vein
피지	피부가지	cutaneous branch
피지	피부기름	sebum
피지선	피부기름샘	sebaceous gland
피질	겉질	cortex
피질교뇌섬유	겉질다리뇌섬유	corticopontine fibers
피질망상체섬유	겉질그물체섬유	corticoreticular fibers
피질맹	겉질시각상실	cortical blindness
피질적핵섬유	겉질적색섬유	corticorubral fibers
피질지	겉질가지	cortical branch)라고 부른다
피질척수로	겉질척수로	corticospinal tract
피질척수섬유	겉질척수섬유	corticospinal fibers
피질핵섬유	겉질핵섬유	corticonuclear fibers
피하윤활낭	피부밑윤활주머니	subcutaneous bursa
피하전자낭	피부밑돌기윤활주머니	subcutaneous trochanteric bursa
피하조직	피부밑조직	subcutaneous tissue

구용어	신용어	영어
하각	아래각	inferior angle
하갑상선동맥	아래갑상샘동맥	inferior thyroid artery
하검판	아래눈꺼풀판	inferior tarsus
하결막원개	아래결막구석	inferior conjunctival fornix

구용어	신용어	영어
하경비	아래정강종아리인대결합	inferior tibiofibular syndesmosis
하경사근	아래빗근	inferior oblique muscle
하경심장신경	아래목심장신경	inferior cervical cardiac nerve
하경심장지	아래목심장가지	inferior cervical cardiac branch
하고실동맥	아래고실동맥	inferior tympanic artery
하골반격막근막	아래골반가로막근막	inferior fascia of pelvic diaphragm
하관절돌기	아래관절돌기	inferior articular process
하관절면	아래관절면	inferior articular surface
하구	아래둔덕	inferior colliculus
하구핵	아래둔덕핵	nucleus of inferior colliculus
하늑골와	아래갈비오목	inferior costal facet
하대정맥	아래대정맥	inferior vena cava
하대정맥구	아래대정맥구멍	opening of inferior vena cava
하대정맥판막	아래대정맥판막	valve of inferior vena cava
하두사근	아래머리빗근	obliquus capitis inferior muscle
하둔근선	아래볼기근선	inferior gluteal line
하둔동맥	아래볼기동맥	inferior gluteal artery
하둔신경	아래볼기신경	inferior gluteal nerve
하둔피신경	아래볼기피부신경	inferior clunial nerve
하문합정맥	아래연결정맥	inferior anastomotic vein
하방광동맥	아래방광동맥	inferior vesical artery
하복벽동맥	아래배벽동맥	inferior epigastric artery
하복신경총	아랫배신경얼기	hypogastric plexus
하부갑상선	아래부갑상샘	inferior parathyroid gland
하부신동맥	아래부신동맥	inferior suprarenal artery
하비갑개	아래코선반	inferior nasal concha
하비골지대	아래종아리지지띠	inferior fibular retinacula
하비도	아래콧길	inferior nasal meatus
하설구	아래혀구역	inferior lingular segment
하설지	아래혀가지	inferior lingual bronchus
하소뇌각	아래소뇌다리	inferior cerebellar peduncle
하수범	아래속질덮개	inferior medullary velum
하수체선종	뇌하수체샘종	pituitary adenoma
하수체종양	뇌하수체종양	pituitary tumor
하순동맥	아래입술동맥	inferior labial artery
하순소대	아래입술주름띠	frenulum of lower lip
하순하제근	아래입술내림근	depressor labii inferioris muscle
하슬동맥	아래무릎동맥	inferior genicular artery
하시상정맥동	아래시상정맥굴	inferior sagittal sinus
하신근지대	아래폄근지지띠	inferior extensor retinaculum
하쌍자근	아래쌍둥이근	gemellus inferior muscle

구용어	신용어	영어
하악각	턱뼈각	angle of mandible
하악경	턱뼈목	neck of mandible
하악골	아래턱뼈	mandible
하악공	턱뼈구멍	mandibular foramen
하악관	턱뼈관	mandibular canal
하악관절탈구	턱관절탈구	dislocation of temporomandibular joint
하악돌기	턱뼈돌기	mandibular process
하악두	아래턱뼈머리	head of mandible
하악신경	아래턱신경	mandibular nerve
하악와	턱관절오목	mandibular fossa
하악저	턱뼈바닥	base of mandible
하악절흔	턱뼈패임	mandibular notch
하악지	아래턱뼈가지	ramus of mandible
하악체	아래턱뼈몸통	body of mandible
하악후정맥	아래턱뒤정맥	retromandibular vein
하안검	아래눈꺼풀	lower eyelid
하안와열	아래눈확틈새	inferior orbital fissure
하안정맥	아래눈정맥	inferior ophthalmic vein
하연	아래모서리	inferior border
하엽	아래엽	inferior lobe
하외측상완피부신경	아래가쪽위팔피부신경	inferior lateral cutaneous nerve of arm
하요생식격막근막	아래비뇨생식가로막근막	inferior urogenital diaphragm fascia
하인두수축근	아래인두수축근	inferior pharyngeal constrictor
하장간막동맥	아래창자간막동맥	inferior mesenteric artery
하장간막림프절	아래창자간막림프절	inferior mesenteric node
하장간막신경총	아래창자간막신경얼기	inferior mesenteric plexus
하전구	아래앞구역	anterior inferior segment
하전두구	아래이마고랑	inferior frontal sulcus
하전장골극	아래앞엉덩뼈가시	anterior inferior iliac spine
하조피	아래손발톱허물	hyponychium
하종설근	아래세로혀근	inferior longitudinal muscle of tongue
하종속	아래세로다발	inferior longitudinal fasciculus
하지	다리	lower limb
하직근	아래곧은근	inferior rectus muscle
하직장동맥	아래곧창자동객	inferior rectal artery
하직장동맥신경총	아래곧창자동맥신경얼기	inferior rectal artery plexus
하직장신경	아래곧창자신경	inferior rectal nerve
하직장정맥	아래곧창자정맥	inferior rectal vein
하척골측측부동맥	아래자쪽곁동맥	inferior ulnar collateral artery
하추골절흔	아래척추뼈패임	inferior vertebral notch
하추체정맥동	아래바위정맥굴	inferior petrosal sinus

구용어	신용어	영어
하췌십이지장동맥	아래니자샘창자동맥	inferior pancreaticoduodenal artery
하측두구	아래관자고랑	inferior temporal sulcus
하측두선	아래관자선	inferior temporal line
하치열궁	아래이틀활	lower dental arcade
하치조동맥	아래이틀동맥	inferior alveolar artery
하치조신경	아래이틀신경	inferior alveolar nerve
하타액핵	아래침분비핵	inferior salivary nucleus
하퇴	종아리	leg
하퇴골간막	다리뼈사이막	interosseous membrane of leg
하퇴부	다리부위	crural region
하퇴삼두근	장딴지세갈래근	triceps sura
하폐정맥	아래허파정맥	inferior pulmonary vein
하하복신경총	아래아랫배신경얼기	inferior hypogastric plexus
하항선	아래목덜미선	inferior nuchal line
하행결장	내림잘록창자	descending colon
하행구개동맥	내림입천장동맥	descending palatine artery
하행로	내림길	descending tract
하행부	내림부분	descending part
하행슬동맥	무릎내림동맥	descending genicular artery
하행후동맥	내림뒤동맥	posterior descending artery
하횡격막동맥	아래가로막동맥	inferior phrenic artery
하후거근	아래뒤톱니근	serratus posterior inferior muscle
하후두동맥	아래후두동맥	inferior laryngeal artery
하후두신경	아래후두신경	inferior laryngeal nerve
하후장골극	아래뒤엉덩뼈가시	posterior inferior iliac spine
한선	땀샘	sweat gland
한선공	땀구멍	sweat pore
함기골	공기뼈	pneumatic bone
항	목덜미	nucha
항근막	목덜미근막	nuchal fascia
항문거근	항문올림근	levator ani
항문괄약근	항문조임근	anal sphincter
항문동	항문굴	anal sinus
항문루	항문샛길	anal fistula
항문미골인대	항문꼬리인대	anococcygeal ligament
항문원주	항문기둥	anal column
항문이행대	항문이행부위	anal transitional zone
항문주위농양	항문주위고름집	anal abscess
항문주위선	항문주위샘	circumanal gland
항문직장륜	항문곧창자굽이	anorectal ring
항문판	항문판막	anal valve

구용어	신용어	영어
항문폐쇄	항문막힘증	imperforate anus
항인대	목덜미인대	nuchal ligament
해마구	해마고랑	hippocampal sulcus
해마대복합체	해마지지뭍복합체	hippocampal subiculum complex
해마방회	해마곁이랑	parahippocampal gyrus
해면간정맥동	해면사이정맥굴	intercavernous sinus
해면골	갯솜뼈	spongy bone
해면극	해면공간	cavernous space
해면정맥동	해면정맥굴	cavernous sinus
해면체소주	해면체잔기둥	corpus cavernosum trabecula
해부경	해부목	anatomical neck
해부학적결합경	해부학적앞뒤지름	anatomical conjugate
핵간안근마비	신경핵사이눈근육마비	internuclear ophthalmoplegia
헌터관	모음근굴	Hunter's canal
현훈	현기증	vertigo
혈흉	혈액가슴	hemothorax
협	볼	cheek
협근	볼근	buccinator
협력근	협동근	synergist
협부	볼부위	buccal region
협선	볼샘	buccal gland
협신경	볼신경	buccal nerve
협심증	가슴조임증	angina pectoris
협지방체	볼지방덩이	buccal fat pad
호기	날숨	expiration
호흡부	호흡부위	respiratory region
홍채각막각틈새	홍채각막구석공간	space of iridocorneal angle
환상사지	헛팔다리	phantom limb
환추	고리뼈	atlas
환추관절	고리중쇠관절	atlanto–axial joints
환추십자인대	고리십자인대	cruciate ligament of atlas
환추횡인대	고리가로인대	transverse ligament of atlas
환추후두관절	고리뒤통수관절	atlanto–occipital joint
활막관절	윤활관절	synovial joint
활막융모	윤활융모	synovial villi
활막주름	윤활주름	synovial fold
활막초	윤활집	synovial sheath
활액	윤활액	synovial fluid
활액막	윤활막	synovial membrane
활주	미끄럼	sliding
활차상동맥	도르래위동맥	supratrochlear artery

구용어	신용어	영어
활차상신경	도르래위신경	supratrochlear nerve
활차상정맥	도르래위정맥	supratrochlear vein
활차신경	도르래신경	trochlear nerve
활차신경핵	도르래신경핵	trochlear nucleus
활차절흔	도르래패임	trochlear notch
활차하신경	도르래아래신경	infratrochlear nerve
황색골수	황색뼈속질	yellow marrow
회결장동맥	돌잘록창자동맥	ileocolic artery
회결장림프절	돌잘록창자림프절	ileocolic node
회내	엎침	pronation
회백교통지	회색교통가지	gray ramus communicans
회백융기	회색융기	tuber cinerea
회백질	회색질	gray matter
회백질	회색질	gray substance
회백층	회색질층	indusium griseum
회선지	휘돌이가지	circumflex branch
회외	뒤침	supination
회외근	손뒤침근	supinator muscle
회외근능선	뒤침근능선	supinator crest
회음	샅	perineum
회음굴곡	샅굽이	perineal flexure
회음동맥	샅동맥	perineal artery
회음봉선	샅솔기	perineal raphe
회음신경	샅신경	perineal nerve
회음열상	샅찢김	perineal laceration
회음체	샅힘줄중심	perineal body
회음피하조직	샅피부밑조직	subcutaneous tissue of perineum
회음횡인대	샅가로인대	transverse perineal ligament
회장	돌창자	ileum
회장공	돌창자구멍	ileal orifice
회장구소대	돌창자구멍주름띠	frenulum of ileal orifice
회장동맥	돌창자동맥	ileal artery
회장정맥	돌창자정맥	ileal vein
회전	돌림	rotation
회전근	돌림근	rotator muscle
회전근개	돌림근띠	rotator cuff
횡격막	가로막	diaphragm
횡격막결장인대	가로막잘록창자인대	phrenicocolic ligament
횡격막림프절	가로막림프절	diaphragmatic node
횡격막면	가로막면	diaphragmatic surface
횡격막신경	가로막신경	phrenic nerve

구용어	신용어	영어
횡격막하공간	가로막밑공간	subphrenic space
횡격막하농양	가로막밑고름집	subphrenic abscess
횡격비인대	가로막지라인대	phrenicosplenic ligament
횡격신경마비	가로막신경마비	phrenic nerve palsy
횡격흉막	가로막가슴막	diaphragmatic pleura
횡경부신경	가로목신경	transverse cervical nerve
횡교섬유	다리뇌가로섬유	transverse pontine fibers
횡구개봉합	가로입천장봉합	transverse palatine suture
횡구개주름	가로입천장주름	transverse palatine fold
횡늑골와	가로갈비오목	transverse costal facet
횡단면	가로면	transverse plane
횡돌공	가로돌기구멍	foramen transversarium
횡돌기	가로돌기	transverse process
횡돌기간근	가로돌기사이근	intertransverse muscle
횡돌기극근	가로돌기가시근	transversospinales muscle
횡동구	가로정맥굴고랑	groove for transverse sinus
횡두	가로갈래	transverse head
횡방광주름	가로방광주름	transverse vesical fold
횡부	가로부분	transverse part
횡선	가로능선	transverse ridges
횡설근	가로혀근	transverse muscle of tongue
횡속	가로다발	transverse fasciculi
횡심장막동	가로심장막굴	transverse pericardial sinus
횡인대	가로인대	transverse ligament
횡정맥동	가로정맥굴	transverse sinus
횡중격	가로사이막	transverse septum
횡직경	가로지름	transverse diameter
횡피열근	가로모뿔근	transverse arytenoid
횡행결장	가로잘록창자	transverse colon
횡행결장간막	가로잘록창자간막	transverse mesocolon
횡흉근	가로가슴근	transversus thoracic muscle
후각부	후각부위	olfactory region
후각첨	뒤뿔꼭지	apex of posterior horn
후거골관절면	뒤목말뼈관절면	posterior talar articular surface
후거비인대	뒤목말종아리인대	posterior talofibular ligament
후결절	뒤결절	posterior tubercle
후경골근	뒤정강근	tibialis posterior muscle
후경골동맥	뒤정강동맥	posterior tibial artery
후경부	뒤목부위	posterior cervical region
후경삼각	뒤목삼각	posterior triangle
후고실동맥	뒤고실동맥	posterior tympanic artery

구용어	신용어	영어
후골간동맥	뒤뼈사이동맥	posterior interosseous artery
후골간신경	뒤뼈사이신경	posterior interosseous nerve
후과간구	뒤융기사이구역	posterior intercondylar area
후관통질	뒤관통질	posterior perforated substance
후교련	뒤맞교차	posterior commissure
후교련	시상상부맞교차	posterior commissure
후교통동맥	뒤교통동맥	posterior communicating artery
후구	뒷구역	posterior segment
후구	후각망울	olfactory bulb
후궁	뒤고리	posterior arch
후근	뒤뿌리	dorsal root
후근마비	뒤근육마비	posticus muscle paralysis
후내방핵	뒤안쪽핵	dorsomedial nucleus
후내측복측핵	배쪽뒤안쪽핵	ventral posteromedial nucleus
후뇌	뒤뇌	metencephalon
후늑간동맥	뒤갈비사이동맥	posterior intercostal artery
후대뇌동맥	뒤대뇌동맥	posterior cerebral artery
후대퇴피신경	뒤넙다리피부신경	posterior femoral cutaneous nerve
후두강	후두안	laryngeal cavity
후두개	후두덮개	epiglottis
후두개경	후두덮개줄기	stalk
후두개곡	후두덮개계곡	epiglottic vallecula
후두개연골	후두덮개연골	epiglottic cartilage
후두개와	뒷머리뼈우묵	posterior cranial fossa
후두골	뒤통수뼈	occipital bone
후두골비늘부	뒤통수뼈비늘부위	squamous part of occipital bone
후두골편평부	뒤통수뼈편평부	squamous part of occipital bone
후두과	뒤통수관절융기	occipital condyle
후두교섬유	뒤통수다리뇌섬유	occipitopontine fibers
후두도출정맥	뒤통수이끌정맥	occipital emissary vein
후두동맥	뒤통수동맥	occipital artery
후두림프절	뒤통수림프절	occipital lymph nodes
후두부	뒤통수부위	occipital region
후두삼각	뒤통수삼각	occipital triangle
후두섬유탄성막	후두섬유탄력막	fibroelastic membrane of larynx
후두엽	뒤통수엽	occipital lobe
후두전두근	뒤통수이마근	occipitofrontal muscle
후두전두속	뒤통수이마다발	occipitofrontal fasciculus
후두전정	후두안뜰	laryngeal vestibule
후두정맥	뒤통수정맥	occipital vein
후두정맥동	뒤통수정맥굴	occipital sinus

구용어	신용어	영어
후두측두구	뒤통수관자고랑	occipitotemporal sulcus
후두하근	뒤통수밑근육	suboccipital muscles
후두하삼각	뒤통수밑삼각	suboccipital triangle
후두하신경	뒤통수밑신경	suboccipital nerve
후둔근선	뒤볼기근선	posterior gluteal line
후맹장동맥	뒤막창자동맥	posterior caecum artery
후모양체동맥	뒤섬모체동맥	posterior ciliary artery
후미주신경간	뒤미주신경줄기	posterior vagus nerve trunk
후반규관	뒤반고리뼈관	posterior semicircular canal
후반월첨판	뒤반달첨판	posterior semilunar cusp
후방	뒷방	posterior chamber
후복막장기	배막뒤기관	retroperitoneal organ
후복막장기	배막뒤장기	retroperitoneal organ
후분지	뒤신경갈래	posterior division
후비골두인대	뒤종아리뼈머리인대	posterior ligament of fibular head
후비공	뒤콧구멍	choana
후비극	뒤코가시	posterior nasal spine
후사각근	뒤목갈비근	scalenus posterior
후사골공	뒤벌집구멍	posterior ethmoidal foramen
후사골동맥	뒤벌집동맥	posterior ethmoidal artery
후사골신경	뒤벌집신경	posterior ethmoidal nerve
후삭	뒤섬유단	posterior funiculus
후삭	후각로	olfactory tract
후삼각	후각로삼각	olfactory trigone
후상엽지	뒤구역기관지	posterior segmental bronchus
후상완피부신경	뒤위팔피부신경	posterior cutaneous nerve of arm
후상완회선동맥	뒤위팔휘돌이동맥	posterior circumflex humeral artery
후상치조가지	뒤위이틀가지	posterior superior alveolar branch
후상치조동맥	뒤위이틀동맥	posterior superior alveolar artery
후순	뒤입술	posterior lip
후신경삭	뒤쪽신경다발	posterior nerve cord
후실간지	뒤심실사이가지	posterior interventricular branch
후심실간구	뒤심실사이고랑	posterior interventricular sulcus
후십자인대	뒤십자인대	posterior cruciate ligament
후안검연	뒤눈꺼풀가장자리	posterior palpebral margin
후액와선	뒤겨드랑선	posterior axillary line
후액와주름	뒤겨드랑주름	posterior axillary fold
후엽	뒤엽	posterior lobe
후외측구	뒤가쪽고랑	posterolateral sulcus
후외측복측핵	배쪽뒤가쪽핵	ventral posterolateral nucleus
후외측속	뒤가쪽다발	posterolateral fasciculus

구용어	신용어	영어
후외측열	뒤가쪽틈새	posterolateral fissure
후위지	뒤위가지	posterior gastric branches
후유두근	뒤꼭지근	posterior papillary muscle
후윤상피열근	뒤반지모뿔근	posterior crico-arytenoid muscle
후음낭신경	뒤음낭신경	posterior scrotal nerve
후음낭지	뒤음낭가지	posterior scrotal branch
후음순교련	뒤음순연결부	posterior labial commissures
후음순신경	뒤음순신경	posterior labial nerve
후음순지	뒤음순가지	posterior labial branch
후이개동맥	뒤귓바퀴동맥	posterior auricular artery
후이개정맥	뒤귓바퀴정맥	posterior auricular vein
후장	뒤창자	hindgut
후전완피부신경	뒤아래팔피부신경	posterior cutaneous nerve of forearm
후정중구	뒤정중고랑	posterior median sulcus
후종격림프절	뒤세로칸림프절	posterior mediastinal lymph node
후종골관절면	뒤발꿈치뼈관절면	posterior facet for calcaneus
후종인대	뒤세로인대	posterior longitudinal ligament
후종인대골화증	뒤세로인대뼈되기	ossification of posterior longitudinal ligament
후지	뒷가지	posterior ramus
후질원주	뒤질기둥	posterior vaginal column
후척수동맥	뒤척수동맥	posterior spinal artery
후척수소뇌로	뒤척수소뇌로	posterior spinocerebellar tract
후천골공	뒤엉치뼈구멍	posterior sacral foramina
후천장인대	뒤엉치엉덩인대	posterior sacroiliac ligament
후첨	뒤첨판	posterior cusp
후추골주름	뒤망치주름	posterior mallear fold
후폐저구	뒤바닥구역	posterior basal segmental bronchus
후폐저지	뒤바닥구역기관지	posterior basal segmental bronchus
후하소뇌동맥	뒤아래소뇌동맥	posterior inferior cerebellar artery
후흉핵	뒤가슴핵	posterior thoracic nucleus
흉	가슴	chest
흉강	가슴안	thoracic cavity
흉견봉동맥	가슴봉우리동맥	thoracoacromial artery
흉골	복장뼈	sternum
흉골각	복장뼈각	sternal angle
흉골갑상근	복장방패근	sternothyroid muscle
흉골단	복장끝	sternal end
흉골방림프절	복장옆림프절	parasternal node
흉골병	복장뼈자루	manubrium sterni
흉골병연골결합	복장뼈자루몸통결합	manubriosternal joint
흉골부	복장부위	sternal part

구용어	신용어	영어
흉골설골	복장목뿔근	sternohyoid
흉골심막인대	복장심장막인대	stenopericardial ligament
흉골옆선	복장옆선	parasternal line
흉골위공간	복장위공간	suprasternal space
흉골천자	복장뚫기	sternal puncture
흉골체	복장뼈몸통	body of sternum
흉골후통증	복장뼈뒤통증	retrosternal pain
흉곽	가슴우리	thoracic cage
흉곽내압	가슴안압력	intrathoracic pressure
흉곽상구	위가슴우리문	superior thoracic aperture
흉곽하구	아래가슴우리문	inferior thoracic aperture
흉관	가슴림프관	thoracic duct
흉극간근	등사이가시근	interspinales thoracis muscle
흉근간림프절	가슴근사이림프절	interpectoral node
흉근림프절	가슴근림프절	pectoral node
흉내근막	가슴속근막	endothoracic fascia
흉늑관절	복장갈비관절	sternocostal joint
흉늑두	복장갈비머리	sternocostal head
흉늑면	복장갈비면	sternocostal surface
흉늑삼각	복장갈비삼각	sternocostal triangle
흉대동맥신경총	가슴대동맥신경얼기	thoracic aorta plexus
흉막	가슴막	pleura
흉막강	가슴막공간	pleural cavity
흉막강천자	가슴막안뚫기	pleural cavity puncture
흉막돔	가슴막돔	dome of pleura
흉막동	가슴막오목	pleural recess
흉막상막	가슴막위막	suprapleural membrane
흉막액	가슴막액	pleural liquor
흉배동맥	가슴등동맥	thoracodorsal artery
흉배신경	가슴등신경	thoracodorsal nerve
흉벽	가슴벽	chest wall
흉부	가슴부분	thoracic part
흉부대동맥	가슴대동맥	thoracic aorta
흉선	가슴샘	thymus
흉쇄관절	복장빗장관절	sternoclavicular joint
흉쇄유돌근	목빗근	sternocleidomastoid muscle
흉쇄인대	복장빗장인대	sternoclavicular ligament
흉식호흡	가슴호흡	thoracic breathing
흉신경절	가슴신경절	thoracic ganglia
흉심장신경	가슴심장신경	thoracic cardiac nerve
흉심장지	가슴심장가지	thoracic cardiac branch

구용어	신용어	영어
흉요근막	등허리근막	thoracolumbar fascia
흉최장근	등가장긴근	longissimus thoracis
흉추	등뼈	thoracic vertebra
흉폐지	가슴허파가지	thoracic pulmonary branch
흑질	흑색질	substantia nigra
흡기	들숨	inspiration
흡인반사	빨기반사	sucking reflex
힘줄끈	섬유다발	vinculum tendinum

구용어	신용어	영어
Lister후결절	Lister뒤결절	dorsal tubercle of Lister
S상결장	구불잘록창자	sigmoid colon
S상결장동맥	구불잘록창자동맥	sigmoid artery
S상동구	구불정맥굴고랑	groove for sigmoid sinus
S상정맥동	구불정맥굴	sigmoid sinus

찾아보기

〈ㄴ〉

〈ㄹ〉

〈ㅁ〉

〈ㅇ〉

〈ㅊ〉

〈기타〉

찾아보기

〈B〉

〈C〉

〈J〉

〈K〉

〈L〉

〈M〉

〈S〉

감수 정 혁 상

2001. 8. 경희대학교 동서의학대학원 의과학 박사
2003. 3. ~ 현재 경희대학교 한의과대학 해부학교실 주임교수

번역 · 교정 이 승 진

성균관대학교 약학대학 졸업
국립 한의학전문대학원 졸업
현재 송산한의원 원장

임상해부학 강의

2014년 3월 17일 초판 1쇄 발행

감수 | 정혁상
번역 · 교정 | 이승진
펴낸이 | 권영두
펴낸곳 | 대성의학사
주소 | 서울특별시 중구 을지로 126-1 (을지로3가, 3층)
전화 | 02) 2279-3444
팩스 | 02) 2285-0108
출판등록 | 2009년 06월 22일(제301-2013-095호)
홈페이지 | www.medibook.co.kr

값 65,000원
ISBN 978-89-97436-15-6 93510